社区卫生服务实用手册

主　　编　李学信
副 主 编　沈志洪　王　勇　刘必成　尹忠诚
　　　　　陈永年　羊海涛　汤仕忠　陆召军

東南大學出版社
·南京·

内 容 提 要

为了促进社区卫生服务人员业务水平的提高，提升社区卫生服务质量，保证社区卫生服务的可持续发展，由江苏省卫生厅组织了数十位长期从事全科医学教育、疾病控制和社区卫生服务工作的专家、教授编写了《社区卫生服务实用手册》。本书约160万字，分5部分：社区卫生服务相关法规、政策，社区公共卫生服务，社区基本医疗服务，社区护理服务，附录。附录包括常用卫生统计方法，主要传染病的潜伏期、传染期和隔离期一览表，《国家扩大免疫计划实施方案》疫苗免疫程序一览表，主要生物制品使用方法一览表，常用消毒剂性能、使用方法一览表，常用杀虫剂使用方法一览表，常用化学灭鼠剂性能、使用方法一览表，合理膳食结构示意图，常用食物营养成分表，体质指数表，临床常用药物应用简表，临床常用中成药，临床检验参考值，内科常用操作技术，外科常用操作技术，江苏省社区卫生服务先进区(市)评估标准、江苏省示范城市社区卫生服务中心评估标准等。本书内容非常丰富，实用性、可操作性强，可供各级行政部门、各级卫生行政部门，城乡各级社区卫生服务机构的全科医生、公共卫生医生、社区护士、社区卫生管理人员参考。

图书在版编目(CIP)数据

社区卫生服务实用手册/李学信主编. —南京：东南大学出版社，2008.8

ISBN 978-7-5641-1272-1

Ⅰ. 社… Ⅱ. 李… Ⅲ. 社区服务：卫生服务-手册
Ⅳ. R197.1-62

中国版本图书馆CIP数据核字(2008)第091322号

社区卫生服务实用手册

出版发行	东南大学出版社
社　　址	南京市四牌楼2号
邮　　编	210096
电　　话	(025)83793328
出 版 人	江　汉
印　　刷	通州市印刷总厂有限公司
开　　本	787mm×1092mm　1/16
印　　张	63.75
字　　数	160千字
书　　号	ISBN 978-7-5641-1272-1/R·110
版　　次	2008年8月第1版　2008年8月第1次印刷
定　　价	158.00元
印　　数	1—5000册

《社区卫生服务实用手册》
编委会名单

序

建立覆盖全体居民的基本卫生保健制度，不断提高人民群众的健康水平，是全面建设小康社会，推进社会主义现代化建设的重要目标。社区卫生服务是实现人人享有基本卫生保健目标的基础环节，发展社区卫生服务可以优化卫生资源配置，成为有效缓解群众看病贵、看病难问题的切入点；发展社区卫生服务可以带动和促进基本医疗保险制度、药品生产流通体制和医疗救助制度等方面的改革与发展，成为卫生综合改革的交汇点。

在江苏省委省政府的领导下，按照政府主导，鼓励社会力量参与，多渠道发展社区卫生服务的原则，全省城市社区卫生服务快速发展。当前，提高专业人员的业务水平和服务能力是发展社区卫生服务的当务之急。在社区卫生服务机构中，全科医师、社区护士、公共卫生和管理人员是社区卫生服务的主要组织者和提供者，不断提高他们的业务素质和服务能力，对提高社区卫生服务质量，保证社区卫生服务的可持续性发展，具有重要的意义。为了促进社区卫生服务人员业务水平的提高，江苏省卫生厅组织了数十位长期从事全科医学教育、社区卫生服务工作的专家、教授，共同编写了这部《社区卫生服务实用手册》，供城乡社区卫生工作者作为工作参考书。这本手册有着四个显著特点。首先，较为全面地汇集了发展社区卫生服务的有关法规政策，以及我省发展社区卫生服务在政策层面上的一些创新做法，这对各地的社区卫生服务实际工作具有较强的指导性；第二，传统的基层（全科）医师手册一般只有医疗的内容，而本书增添了社区护理的内容，并以较大篇幅阐述了社区公共卫生服务的业务内容，较好地体现了社区卫生服务应有的综合性服务功能；第三，根据社区卫生服务的特点，在内容的安排上突出了基层所需要的适宜技术，具有较强的实用性；第四，本书编撰了大量的预防、保健、计划生育、医疗康复等方面的参考数据，可作为工具书查询使用。我们相信，本手册的出版，必将对增强我省乃至国内社区卫生服务以及农村基层卫生专业人员的业务素质，提高服务水平起到积极的作用。

江苏省卫生厅厅长 郭兴华

前　　言

社区卫生服务是基本医疗服务和公共卫生服务的双重网底。发展社区卫生服务，为群众提供价廉、便捷的医疗保健服务，对于缓解群众看病难、看病贵问题，提高全社会疾病预防控制水平，具有重要意义。全科医师、社区护士是社区卫生服务的主要提供者，提高他们的业务素质和技术水平，对于提高社区卫生服务质量及其发展的可持续性，促进群众健康长寿，显得尤其重要。

为满足社区卫生服务机构中全科医师、社区护士、公共卫生医师和社区卫生服务管理人员工作的实际需要，江苏省卫生厅组织省内部分医学院校、疾病预防控制中心的六十余位专家、教授，编写了这本《社区卫生服务实用手册》。全书150余万字，共分5篇。第一篇为发展社区卫生服务的相关法律政策；第二篇为社区公共卫生服务；第三篇为社区基本医疗服务；第四篇为社区护理服务；第五篇为附录，汇集了大量的实用卫生数据。本书不仅能满足全科医师、社区公共卫生医师、社区护士和社区卫生服务管理人员的实际需要，亦能满足广大农村基层医疗卫生机构工作人员的业务需求，也可作为一般家庭卫生保健的参考书。

参加本手册编写的人员，各自都担负着繁重的医疗、教学、科研和疾病防治工作，接受编写任务后挤出时间全力以赴，仅用不到一年的时间就完成了书稿，对编写人员的通力协作和对社区卫生服务事业高度负责的精神深表敬佩。在本书编写过程中，得到徐州医学院及其附属医院、附属第三医院、江苏省疾病预防控制中心、东南大学附属中大医院和江苏职工医科大学等单位的大力支持；周莹主任护师在护理部分审定书稿中做了大量工作，董桂兰、王长松主任积极参与中医药部分审定稿工作，在此一并感谢。

由于编写时间较为短促，加之缺乏经验，定有许多不足之处，恳请广大读者提出宝贵意见，以利改进。

编　者

2007年11月

目　　录

第一篇　社区卫生服务的相关政策与法律法规

第二篇　社区公共卫生服务

第三篇 社区基本医疗服务

第四篇　社区护理服务

第一篇　社区卫生服务的相关政策与法律法规

第一章　政府制定的社区卫生服务有关文件

大力发展社区卫生服务是卫生改革的重要措施。为了促进社区卫生服务的健康发展，国务院和各有关部委制定了一系列的卫生政策。主要有：

1. 1997 年《中共中央、国务院关于卫生改革发展的规定》第 8 条提出：“改革城市卫生服务体系，积极发展社区卫生服务，逐步形成功能合理、方便群众的卫生服务网络”。

2. 1999 年国家 10 部委下发《关于发展城市社区卫生服务的若干意见》，从发展城市社区卫生服务重要意义、目标和原则、组织领导、服务体系、规范管理、配套政策等 6 个方面作出了规定。

3. 1999 年国家计委、财政部、卫生部下发了《关于开展区域卫生规划工作的指导意见》，明确要把社区卫生服务纳入社区综合服务体系建设并和职工保障制度改革相衔接。

4. 2000 年中共中央办公厅、国务院办公厅转发《民政部关于在全国推进城市社区建设的意见》，提出“要把城市卫生工作的重点放到社区，积极发展社区卫生。加强社区卫生服务站点的建设，积极开展以疾病预防、医疗、康复、健康教育和计划生育技术服务等为主要内容的社区卫生服务，方便群众就医，不断改善社区居民的卫生条件。”

5. 2000 年财政部、国家计委、卫生部下发《关于卫生事业补助政策的意见》，明确“政府举办的社区卫生服务组织以定额补助为主，由同级财政予以安排。”

6. 2000 年财政部、税务总局下发《关于医疗卫生机构有关税收政策的通知》，明确了社区卫生服务机构的税收政策。

7. 2000 年卫生部下发了《城市社区卫生服务机构设置原则》、《城市社区卫生服务中心设置指导标准》和《城市社区卫生服务主要设置指导标准》。

8. 2001 年卫生部下发《城市社区卫生服务基本工作内容（试行）》。

9. 2001 年卫生部下发《卫生部关于 2005 年城市社区卫生服务发展目标的意见》。

10. 2002 年国家 11 部委经国务院同意下发《关于加强发展城市社区卫生服务的意见》，系统阐明了加快发展社区卫生服务的政策规定和保障措施。

11. 2006 年《国务院关于发展城市社区卫生服务的指导意见》，进一步明确社区卫生服务是城市卫生工作的重要组成部分，是实现人人享有初级卫生保健目标的基础环节。

12. 2006 年国家财政部、发改委和卫生部联合下发《关于城市社区卫生服务补助政策的意见》，进一步明确了发展社区卫生服务的财政补助政策。

13. 2006 年中央编办、卫生部、财政部和民政部共同下发了《城市社区卫生服务机构设置和编制标准指导意见》，为指导社区卫生服务机构合理配置人力资源、保证功能发挥和提高运行效率提供了政策依据。

14. 2006年国家劳动和社会保障部下发了《关于促进医疗保险参保人员充分利用社区卫生服务的指导意见》，提出了“两纳入一引导”的政策。“两纳入”是指将符合条件的社区卫生服务机构纳入定点范围和将符合规定的社区卫生服务项目纳入支付范围，“一引导”是指完善参保人员利用社区医疗服务的引导措施。

15. 2006年卫生部下发了《城市社区卫生服务机构管理办法（试行）》和《城市社区卫生服务中心、站基本标准》，就社区卫生服务机构的服务功能与执业范围、机构设置与执业登记、人员配备与管理、执业规则与业务管理以及行业监管等方面进行了明确的界定。

16. 2006年国家发改委、物价总局和卫生部联合下发了《关于加强城市社区卫生服务机构医疗服务和药品价格管理意见的通知》，明确了社区卫生服务的价格管理权限、付费方式和如何确定社区卫生服务中的基本医疗价格等问题。

17. 2006年卫生部和国家中医药管理局联合下发了《关于公立医院支援社区卫生服务工作的意见》，明确了公立医院支持社区卫生服务工作的基本原则、工作目标任务及保障措施。

目前，支持社区卫生服务发展的政策较为完善，各省大多数都制定了发展社区卫生服务的有关配套文件，社区卫生服务发展的环境较为宽松。

第二章　社区卫生服务的相关政策

一、社区卫生服务网络体系

（一）社区卫生服务及机构性质

社区卫生服务是在政府领导、社会参与和上级卫生机构指导下，以基层卫生机构为主体、全科医师为骨干、合理使用社区资源和适宜技术，向居民提供具有综合性、主动性、连续性服务特征的基层卫生服务。社区卫生服务以人的健康为中心、家庭为单位、社区为范围，以需求为导向，以解决社区主要卫生问题，满足居民公共卫生服务和基本医疗卫生服务需求为目的，具有明显的公益性质。社区卫生服务是城市卫生工作的重要组成部分，是有效缓解群众看病难、看病贵问题的切入点，是卫生综合改革的交汇点，也是实现人人享有基本卫生保健目标的基础环节。在经济较为发达地区的农村，也普遍开展了社区卫生服务，并正成为农村卫生服务的发展方向。社区卫生服务机构是指经区（市、县）级政府卫生行政部门登记注册并取得《医疗机构执业许可证》的社区卫生服务中心和社区卫生服务站。社区卫生服务机构是公共卫生服务和基本医疗的双重网底，不以营利为目的，为非营利性医疗机构。

（二）社区卫生服务网络架构

社区卫生服务网络以社区卫生服务中心为主体，由社区卫生服务站以及其他具有社区特色的专业卫生服务机构共同组成。具有社区特色的专业服务机构主要是指老年康复院和老年护理院。

根据我国发展社区卫生服务的相关政策，社区卫生服务中心均要求为独立法人机构。在同一辖区内，提倡社区卫生服务中心与社区卫生服务站实行一体化管理，实行该管理模式的社区卫生服务站通常为中心的派出机构，因此可为非独立法人机构；设置为独立法人机构的社区卫生服务站应当接受本辖区社区卫生服务中心的业务管理和指导。

（三）社区卫生服务机构的规划与设置

1. 社区卫生服务机构的设置规划　科学的机构设置规划是社区卫生服务机构健康有序发展的重要前提。制定社区卫生服务机构设置规划，应当在区域卫生规划指导下进行。区域卫生规划是以提高一定区域内居民健康为目的，根据区域内经济发展，人口数量与结构，自然地理环境，居民主要卫生问题和同步的卫生需求等因素，统筹规划，确定区域内卫生发展的目标、模式、规模和速度，合理配置卫生资源，改善和提高区域内的卫生综合服务能力。社区卫生服务机构是卫生资源和卫生服务体系的重要组成部分，因此，社区卫生服务机构的设置，必须纳入区域卫生规划进行总体设计。在总体规划的指导下，制定社区卫生服务机构设置规划，依据服务人口、服务半径、行政区划等综合因素进行科学合理的安排，防止和杜绝重复设置、资源浪费的现象发生。社区卫生服务机构设置规划的制定，应由设区的市政府卫生行政部门负责，并报同级政府批准，报当地省级政府卫生行政部门备案。

2. 机构设置原则　城市社区卫生服务中心按照每3万～10万人口或每个街道（镇）所

辖范围规划设置一个社区卫生服务中心。按照中心的地理位置，辖区内距中心较远服务而覆盖不到的地方根据需要下设社区卫生服务站。农村按每个建制乡镇由政府举办一所社区卫生服务中心，社区卫生服务站根据需要设置。同一辖区可以由社区卫生服务中心派出人员下设社区卫生服务站，为同一法人主体，实行一体化管理。

3. 机构建设的标准

(1) 社区卫生服务中心：至少设 5 张日间观察床和 30 张以护理康复为主要功能的病床，但不得超过 50 张。

机构的基本设施至少应具备 2 000 m^2 以上的业务用房。功能分区合理，流程科学，环境温馨，诊室设置符合“一对一”的服务模式，通道达到无障碍要求，并符合国家卫生学标准，有防暑保暖设施。

根据业务需要配置必须的基本设备，以江苏省制定的标准为例，一般至少应配备：

诊疗设备：诊断床、听诊器、血压计、体温计、全科医疗诊断系统、观片灯、体重身高计、出诊箱、治疗推车、供氧设备、电动吸引器、简易手术设备、可调式输液椅、手推式抢救车及抢救设备、脉枕、针灸器具、火罐等。

辅助检查设备：心电图机、B 超、300 mA X 光机、显微镜、离心机、血球计数仪、尿常规分析仪、生化分析仪、快速血糖自动测定仪、心电监护仪、简易呼吸机、电冰箱、恒温箱、药品柜、中药饮片调剂设备、高压蒸汽消毒器等设备。

预防保健设备：妇科检查床、妇科常规检查设备、身长(高)和体重测查设备、听(视)力测查工具、电冰箱、疫苗标牌、紫外线灯、冷藏包、运动治疗和功能测评等设备。

健康教育及其他设备：健康教育影像设备、计算机、打印机及健康档案、医疗保险信息管理与费用结算有关设备等。

设病床的，必须配备与之相应的病床单元设施。

根据需求至少应配备符合城镇职工医疗保险基本用药目录规定的药品，农村社区卫生服务中心至少应配备符合新型合作医疗用药目录的药品，以及适量的急救药品。

(2) 社区卫生服务站：业务用房的使用面积不低于 150 m^2，一般应设 3 张日间观察床。不设病床。基本设备应当有诊断床、听诊器、血压计、体温计、全科医疗诊断系统、心电图机、观片灯、体重身高计、血糖仪、出诊箱、治疗推车、急救箱、供氧设备、电冰箱、脉枕、针灸器具、火罐、必要的消毒灭菌设施、药品柜、档案柜、电脑及打印设备、电话等通讯设备、健康教育影像设备以及与开展工作相适应的其他设备。

4. 机构建设的途径　社区卫生服务机构主要通过调整现有卫生资源，对政府举办的区级医院、街道(镇)卫生院以及企事业单位所属医疗机构等实施重组、改造或功能转换等方式建成。现有卫生资源不足的，由当地政府按照社区卫生服务机构设置规划新建，也可以由社会资本参与举办。

5. 机构的审批与登记　设置社区卫生服务机构，须按照社区卫生服务机构设置规划，由区(市、县)级政府卫生行政部门根据《医疗机构管理条例》、《医疗机构管理条例实施细则》、《社区卫生服务中心基本标准》、《社区卫生服务站基本标准》进行设置审批和执业登记。由区(市、县)级政府卫生行政部门审批的，同时报上一级政府卫生行政部门备案。设置审批社区卫生服务机构，应征询所在街道办事处及社区居民委员会的意见。

(四) 社区卫生服务机构与其他医疗卫生机构的关系

社区卫生服务机构与大中型医院、疾病预防控制机构以及妇幼保健机构共同构成了新型的城乡卫生服务体系。他们之间应建立密切的联系，合理的分工。

1. 社区卫生服务机构与大中型综合医院 社区卫生服务机构与大中型综合医院通过合理分工、双向转诊，共同解决社区群众的看病就医问题。社区卫生服务机构主要解决一般常见病的诊疗并逐步承担大中型医院的一般门诊、康复和护理等服务；大中型医院主要解决社区卫生服务机构无法解决的疑难杂症和危、重症病人的诊疗等。

2. 社区卫生服务机构与疾病预防控制、妇幼保健等公共卫生服务机构 社区卫生服务机构与疾病预防控制、妇幼保健等公共卫生服务机构共同完成公共卫生服务任务。疾病预防控制和妇幼保健机构对社区卫生服务机构提供业务指导和技术支持；社区卫生服务机构承担适宜在社区开展的基本公共卫生服务工作。

二、社区卫生服务功能

（一）社区卫生服务的内容

社区卫生服务的内容包括公共卫生服务和基本医疗服务两部分。

1. 社区卫生服务机构提供的公共卫生服务

(1) 卫生信息管理：根据国家规定收集、报告辖区有关卫生信息，开展社区卫生诊断，建立和管理居民健康档案，向辖区街道办事处及有关单位和部门提出改进社区公共卫生状况的建议。

(2) 健康教育：普及卫生保健常识，实施重点人群及重点场所健康教育，帮助居民逐步形成利于维护和增进健康的行为方式。

(3) 传染病、地方病、寄生虫病预防控制：负责疫情报告和监测，协助开展结核病、性病、艾滋病、其他常见传染病以及地方病、寄生虫病的预防控制，实施预防接种，配合开展爱国卫生工作。

(4) 慢性病预防控制：开展高危人群和重点慢性病筛查，实施高危人群和重点慢性病病例管理。

(5) 精神卫生服务：实施精神病社区管理，为社区居民提供心理健康指导。

(6) 妇女保健：提供婚前保健、孕前保健、孕产期保健、更年期保健，开展妇女常见病预防和筛查。

(7) 儿童保健：开展新生儿保健、婴幼儿及学龄前儿童保健，协助对辖区内托幼机构进行卫生保健指导。

(8) 老年保健：指导老年人进行疾病预防和自我保健，进行家庭访视，提供针对性的健康指导。

(9) 残疾康复指导和康复训练。

(10) 计划生育技术咨询、指导，发放避孕药具。

(11) 协助处置辖区内的突发公共卫生事件。

(12) 政府卫生行政部门规定的其他公共卫生服务。

2. 社区卫生服务机构提供的基本医疗服务

(1) 一般常见病、多发病诊疗、护理和诊断明确的慢性病治疗。

(2) 社区现场应急救护。

(3) 家庭出诊、家庭护理、家庭病床等家庭医疗服务。

(4) 转诊服务。

(5) 康复医疗服务。

(6) 政府卫生行政部门批准的其他适宜医疗服务。

(二) 社区卫生服务中心与站的职能分工

在社区卫生服务网络中,中心是主体,应当具有完整的“六位一体”的综合性服务功能;站是补充,不要求具有完整的“六位一体”功能,主要开展一般常见病治疗,提供家庭病床、妇幼保健、计划生育技术指导、健康教育和咨询等服务。社区卫生服务站原则上不进行疾病诊断,不开展儿童计划免疫接种和计划生育手术等服务。

(三) 社区卫生服务的主要方式

社区卫生服务是一种有别于综合性医院、专科医院和专业疾病防治机构的基层卫生服务,它的主要特点是提供综合性服务,主动性服务,连续性服务和人性化服务。社区卫生服务的发展方向应当逐步向责任医生制度过渡。社区卫生服务的主要服务方式可根据具体情况、人群需求、卫生资源等采取多种形式。主要的有以下几种:

1. 上门服务　社区卫生服务机构具有与居民居住地近的特点,可以根据居民的需要,提供上门出诊等服务,充分发挥其方便、快捷的服务优势。

2. 签约式服务　社区卫生服务机构与居民签订健康保健合同,为患有慢性非传染性疾病的病人或出现亚健康状况的居民提供个体化的健康管理,提高健康水平。

3. 建立健康档案　为居民建立健康档案,是社区卫生服务机构实施连续性服务的重要载体。健康档案的建立对象主要包括:辖区内来就诊的人群、提供健康监测服务的重点人群(如慢性非传染性疾病病人、老人等)。健康档案应当成为全科医师和其他专业人员的重要服务工具,在为居民提高公共卫生服务和基本医疗服务时,及时将居民的健康信息记入健康档案,并成为下次诊疗诊断时的重要参考。居民健康档案应实行计算机管理,以实现管理信息采集的实时性和信息共享。居民健康档案应当按照实际工作需要建档,建多少使用多少,并采取保密措施,保护居民的个人健康信息。

4. 开设家庭病床　根据居民的需求,选择适宜的病种,开设家庭病床,依据相关管理规范,全科医师和社区护士到病人家庭提供相应的诊疗和家庭护理服务,保证服务到位。

5. 实行全科医学团队服务　社区卫生服务的综合性服务特征,需要全科医师、社区护士和公共卫生人员组成全科医学团队共同完成。全科医学团队服务可以成为社区卫生服务机构的管理模式进行推行,采取人员竞聘的方式将全科医师、社区护士和公共卫生人员组成若干个服务团队,与责任医师制度结合起来,划定各个团队的服务范围,定期深入社区、家庭提供疾病诊疗、健康咨询、健康教育、慢病管理、结核病等传染病人服药监测等服务。针对居民的疾病和健康状况,举办健康知识讲座、办健康教育宣传栏,开展群体性健康教育。在日常诊疗和公共卫生服务中,针对服务对象的实际进行有针对性的个体健康教育,为社区居民提供健康处方,帮助其了解卫生保健知识,促进其良好卫生习惯和健康生活方式的养成。

6. 实施双向转诊　加强社区居民就医指导,及时把重症、疑难病症等病人转到综合性医院或专科医院诊治,做到不误时。综合医院及专科医院也要及时将诊断明确的慢性疾病病人、康复期病人转回社区进行治疗和康复。

7. 咨询和预约服务　开通热线电话，为社区居民提供包括就医指南、健康心理和医疗咨询等咨询服务；向社区居民公布预约电话，提供电话预约服务，做到方便快捷。

社区卫生服务人员还应根据社区居民的需求变化，不断探索新的服务方式，以满足社区居民的卫生保健服务需求。

三、社区卫生服务队伍建设

（一）城乡社区卫生服务专业队伍的组成

社区卫生服务专业队伍主要由以下人员组成：

全科医师：是全科医学团队的骨干和核心，是基本医疗服务的主要提供者，并会同其他专业人员承担妇女保健、儿童保健、老年保健、健康教育、传染病管理、慢性非传染性疾病的防治和管理等公共卫生服务，全科医师是社区首诊者，是医疗保障制度的“守门人”。

社区护士：是全科医学团队的重要成员，主要承担社区护理、健康教育、预防接种以及有关社区保健工作。

公共卫生医师：全科医学团队的组成之一，负责社区传染病管理、环境消杀、学校卫生以及与全科医师、社区护士协同开展妇女保健、儿童保健、慢性病防治等公共卫生服务。

其他专业人员：包括康复医师、康复治疗师以及药学、检验、放射诊断等辅助人员。随着社区卫生服务的发展，还会加入健康管理师、社会工作者、心理治疗师等专业人员。

（二）城乡社区卫生人员岗位培训及农民健康工程培训

加强城乡社区卫生服务专业队伍建设是发展社区卫生服务的重要措施，应当引起政府主管部门和社区卫生服务机构管理者的重视。2002 年卫生部下发了《关于发展全科医学教育的意见》，对社区卫生人员岗位培训提出了具体要求，江苏省从 2003 年开始进行城市社区卫生人员岗位培训工作。江苏省政府于 2006 年在全省实施农民健康工程，为了配合农民健康工程的实施，提出了加强农村卫生人员培训的具体要求。城市社区和农村卫生人员岗位培训的主要内容是：

1. 城乡社区卫生机构全科医师、社区护士、公共卫生人员岗位培训　这是当前全科医学教育的重点。岗位培训的目的，是按照开展社区卫生服务的工作的要求，对已经在社区或即将到社区工作的医生、护士以及公共卫生人员进行岗位培训，转变服务观念，建立全科医学理念，掌握社区卫生服务的必要技能，以适应社区卫生服务的需要。在统一培训要求的基础上，培训工作由各省辖市卫生行政部门组织，指定具有培训能力的医学院校承担。培训结束后，由省卫生厅组织统一的培训考试，实践技能考核和理论考试合格者发给岗位培训合格证书，作为到社区上岗工作的依据。

(1) 全科医师岗位培训：按照卫生部要求，根据各地实际情况，采取脱产、半脱产的集中培训方式，理论讲授、小组案例讨论、临床和社区实践相结合，培训学时为 500～600 学时，其中理论教学 240 学时，实践教学 260 学时，有条件的地方可安排 100 学时的选修内容。培训内容包括全科医学基础、全科医疗、社区预防和社区保健与康复 4 个部分。江苏省对全科医师岗位培训规定的时间为 600 学时，具体培训课程见表 1－1。社区护士为 300 学时，公共卫生人员为 400 学时。

表 1-1 全科医师岗位培训课程计划

培训课程	培训学时
社区卫生服务导论	40
医学心理学	30
医学统计方法	20
流行病学	30
预防医学	30
社区保健	40
社区康复	20
社区急救	50
老年医学	30
社区常见健康问题的诊断与处理	170
中医学基础	30
健康教育与健康促进	10
临床常用诊疗技术	100(以临床实践为主)
合计	600

(2) 社区护士岗位培训:培训方法与全科医师相同。卫生部要求培训学时不少于 240 学时，培训内容包括社区卫生服务概论、社区护理概论、社区健康教育与健康促进、社区特殊人群保健、社区常见慢性非传染性疾病病人的护理及康复、社区常见传染病的护理与突发公共卫生事件的处理、社区精神卫生及精神障碍者的护理管理、社区紧急救护、临终关怀、社区常见护理技术操作等内容。江苏省对社区护士岗位培训按 300 学时安排，培训课程计划见表 1-2。

表 1-2 社区护士岗位培训课程计划

培训课程	培训学时
社区护理概论	20
社区常见疾病家庭护理	68
社区老年护理	18
健康教育与健康促进	18
社区预防与保健	60
社区紧急救护	18
社区康复护理	10
社区人群心理健康	18
实习	70
合计	300

(3) 公共卫生医师岗位培训:江苏省对公共卫生人员岗位培训要求不少于 400 学时，培训方法与全科医师、社区护士基本相同。培训课程见表 1-3。

表 1-3 公共卫生医师岗位培训课程计划

课程名称	学时
社区卫生服务导论	32
流行病学	60
预防医学	40
医学统计方法	68
常见传染病、慢性病防治	60
社区保健	40
健康教育与健康促进	20
医学心理学技能	20
公共卫生法学	20
社区实践	40
合计	400

2. 农村乡镇卫生院骨干人员培训　这一培训是从农村乡镇卫生院队伍建设的需要出发，拟通过培训，为每个乡镇卫生院培训 4～5 名主诊医师。培训的专业包括内科、外科、妇产科、医学影像诊断、医技，培训对象为乡镇卫生院中具有执业医师资格，中专学历从事临床工作十年以上，或大学专科以上学历从事临床工作 5 年以上，或具有中级及以上医师职称，年龄在 45 岁以下。培训时间为全脱产半年，其中理论学习 3 个月，临床强化实习 3 个月，理论培训实行全省统考，理论考试和实习考核合格，由省卫生厅发给培训合格证书。在培训内容上，根据农村基层卫生机构的工作需要，加强与临床工作比较密切的医学基础理论新知识学习，强化临床常见病、多发病的诊断能力的培养。为了使培训能适应农村今后向社区卫生服务模式发展，培训计划相应安排了全科医学基础培训课程。考虑到农村基层卫生人员外出学习的机会比较少，在临床强化实习的安排上，要求至少安排到县级及以上医院，针对每个学员的工作经历和不同需要，制定个性化的实习计划，安排主治医师以上的人员进行个别带教，以保证在有限的时间里，让学员确有所获。

3. 乡村医生全科医学基础知识培训　乡村医生是我国所特有的农村基层卫生人员，几十年来为我国农村卫生事业发挥了重要作用。江苏省根据农村社会经济的发展，提出农村也将逐步推行社区卫生服务模式的要求。农村的社区卫生服务机构是在原有的乡、村两级卫生服务体系的基础上，按照规划将原有的乡镇卫生院和村卫生室改建为社区卫生服务中心和社区卫生服务站。由于目前村卫生室仍然主要由乡村医生执业为主，为了帮助乡村医生适应农村推行社区卫生服务的要求，提高服务能力，作为农民健康工程培训的组成部分，对乡村医生普遍进行全科医学基础知识培训。培训对象为农村社区卫生服务站（村卫生室）按照《乡医条例》规定进行执业注册的在岗乡村医生。培训时间总计面授 250 学时，其中理论教学 200 学时，技能训练 50 学时。共开设社区卫生服务导论、社区预防、流行病学基本知识、社区保健、社区常见健康问题的诊断与处理等课程。

4. 农村乡镇卫生院（社区卫生服务中心）管理人员培训　按照江苏省的规划，从 2006 年起，用 3～4 年的时间，将全省所有乡镇卫生院（社区卫生服务中心）的主要管理干部进行卫生管理知识的轮训，以提高农村基层卫生机构的管理水平。培训班主要开设管理学基本理论、农村卫生事业管理概论、农村妇幼卫生管理、疾病预防与控制、基层卫生服务管理、卫生法学、计算机在卫生管理中的应用等课程，并安排卫生改革等热点问题专题讲座。培训班教学全过程为3个月。采取分散自学与集中面授相结合。集中学习期间除了理论授课外，还安排分组讨论、参观考察城乡基层卫生机构等内容，培训结束每个学员要撰写一篇调研报告。经考核合格，发给培训证书。农村乡镇卫生院（社区卫生服务中心）管理人员培训对于农村基层卫生机构的建设，提高基层卫生管理水平具有深远的意义。

（三）全科医学专科医师培训

专科医师培训是指医学专业毕业生完成院校教育之后，在经过认可的培训基地中，以住院医师的身份，接受以提高临床诊治能力为主的系统、规范的培训。培训目的是使住院医师达到某一临床专科所需要的基本理论、基本知识和基本技能要求，成为能独立从事某一专科临床医疗工作的专科医师。专科医师培训制度是在我国原有已实施多年的住院医师规范化培训的基础上发展而来的，是医师培养制度与国际接轨的结果。全科医师是专科医师培训的一个专业，全科医学专科医师培训是全科医学的核心，是今后培养高素质全科医师的主要途径。

1. 培训对象　全科医学专科医师培训的对象是具有高等院校医学专业本科及以上学历，拟到社区卫生机构从事临床医疗工作的人员，或已从事临床医疗工作并取得执业医师资格证书，要求接受培训的人员。前者主要是社区卫生服务机构招聘的应届高等医学院校毕业生，后者则是已经在社区卫生服务机构工作的医师。

2. 培训内容　全科医学专科医师的培养期限为3年，主要包括三个部分内容：

(1) 全科医学相关理论学习：时间为3个月。主要学习全科医学概论、医患关系与医学伦理学、康复医学、临床心理咨询、社区预防保健、实用卫生统计与流行病学原理与方法、社区卫生服务管理、科研设计与论文撰写等课程，采取集中授课和自学的方式进行。

(2) 临床科室轮转：时间为26个月。在轮转期间，学员在经过评估认可的“临床培训基地”中的内科、外科、妇产科、儿科、精神科、急诊科、传染科、皮肤科、眼科、耳鼻咽喉科、康复科等主要临床科室和相关科室，在带教医师的指导下进行医疗工作，接受临床基本技能训练，同时学习相关专业理论知识。

(3) 社区卫生实习：时间为7个月。要求学员在经过评估认可的社区培训基地（通常为社区卫生服务中心）工作，在导师的指导下直接参加社区全科医疗诊疗实践和病人管理活动，树立以人为中心、以家庭为单位、以社区为基础的观念，培养为个体与群体提供连续性、综合性、协调性服务的能力，与服务对象沟通并建立良好医患关系的技巧；训练社区卫生服务综合管理和团队合作的能力，以及结合实际工作发现问题、开展科研的基本素质。掌握重点人群的特殊预防保健问题。

上述三个部分的培训内容并不一定要分段进行，可以根据培训的需要穿插进行。学员完成培训科目，经理论考试和技能考核合格，由卫生部发给统一印制的培训合格证书。

3. 培训基地　全科医学专科医师培训工作实行全行业属地管理。卫生部和各省、区、市卫生行政部门分别成立毕业后医学教育委员会，负责组织培训工作的研究、指导、协调和质量监控。

全科医师培训基地由临床培训基地、社区培训基地共同组成。

临床培训基地一般设在三级综合医院，或500张病床以上、年收治病人5 000人次以上的二级甲等综合医院。医院科室设置基本齐全，包括内、外、妇、儿、急诊、传染病、精神、皮肤与性病、康复、中医、眼、耳鼻喉等科室，并具有符合要求的诊疗工作量。个别科室缺如或不能完成全科医学科培训细则要求时，可与其他具有相关科室的医院联合申报。在带教师资方面，要求确定相对固定的带教师资，并经省级及以上全科医学培训中心师资培训。临床培训基地由申请单位提出申请，经省卫生厅毕业后医学教育委员会组织评估合格，报卫生部毕业后医学教育委员会备案。

社区培训基地主要设在具备条件的社区卫生服务中心，要求具有较完备的社区卫生服务功能，科室设置规范齐全，有教室（会议室）、图书室、黑板、投影仪、计算机等教学设备，图书室至少有 3 种以上全科/家庭医学杂志，20 种以上常用参考书或工具书。必须有 5 名以上经过培训的专科指导医师，带教指导医师每日门诊量不低于 20 人。社区培训基地提出申请后经省卫生厅毕业后医学教育委员会组织评估确认。

除了上述两类培训基地，还应当组织具有全科医学教学力量的医学院校参与理论培训，与临床培训基地和社区培训基地共同完成培训任务。

4. 培养经费　全科医学专科医师培训通常采用招聘应届医学院校医学本科生，经过培训再回到社区卫生服务机构工作的方式。要实现这一培养方式，首先需要解决经费支持。由于社区卫生服务机构与综合性医院相比，自身经济能力较弱，因此，必须得到政府的财政支持，采取政府拨款为主，用人单位为辅的方法，筹集所需要的培训经费和培训期间学员应得的工资报酬。

5. 培训的人事管理　全科医学专科医师培训对象主要有：

(1) 以已经在社区工作的医师或虽然尚未工作但已经与社区卫生机构建立就业劳动关系的毕业生作为培训对象。

(2) 由临床基地面向社会招收学员，在基地完成培训后再选择就业单位就业。

按照第一种方式，学员由所在单位负责办理有关社会保险及人事代理手续，并按照就业协议负担学员的基本工资，临床基地负责培训期间的考核及管理，培训结束后回原单位工作。按照第二种方式，应当由临床基地负责为学员办理社会保险及人事代理，并负担学员培训期间的工资待遇，培训结束后学员自主就业，培训基地可向用人单位回收部分培训成本。

（四）继续医学教育的管理规定及学分授予方法

按照国际通行的模式，医学教育是由医学院校的基础教育、以住院医师（专科医师）培养为主要形式的毕业后教育以及继续医学教育这三个相互连续的阶段组成。在这三个阶段中，继续医学教育是医生在完成毕业后教育后，在本专业领域内继续不断地随时掌握有关的新知识、新理论、新技术和新方法，使之在整个工作生涯中始终跟上科学技术发展步伐的终身过程。在我国，由于医学教育的基础部分有多个层次，因而在实际实施中继续医学教育的对象涵盖了所有已经取得执业资格正在从事医疗卫生技术工作的卫生人员，其中重点是具有中级及以上专业技术职务的卫生人员。

根据卫生部、人事部 2000 年印发的《继续医学教育规定（试行）》以及江苏省卫生厅与人事厅的具体规定，继续医学教育的主要要求及做法是：

1. 教育内容及教育方式　以现代医学科学技术发展中的新理论、新知识、新技术和新方法为重点，实行项目学分制。完成毕业后医学教育或具有中级以上（含中级）职称的卫技人员，每年需完成不少于 25 学分，其中Ⅰ类学分不少于 10 学分，Ⅱ类学分不少于 15 学分。

每年获得的远程继续医学教育学分数不超过10学分(包括Ⅰ类、Ⅱ类学分)。Ⅰ类、Ⅱ类学分不可互相替代。Ⅰ类学分可以在任期内或注册期内累计完成。

初级职称卫技人员(不含参加专科医师规范化培训人员)每年需获得15学分(Ⅰ类或Ⅱ类学分)。

2. 学分授予　项目学分按照授予方法分为两类。

Ⅰ类学分(国家级):经全国继续医学教育委员会评审、批准和公布的国家级项目;国家级继续医学教育基地申报,由全国继续医学教育委员会批准、公布的国家级项目;经省继续医学教育委员会评审、批准和公布的省级项目;省级继续医学教育基地申报,由省继续医学教育委员会批准、公布的省级项目;经省继续医学教育委员会认定,由中华医学会、中华口腔学会、中华预防医学会、中华护理学会、中国医师协会等指定社团在省内举办的继续医学教育项目。

为适应基层卫生专业技术人员培训、卫生突发事件应急培训,以及面向基层全体在职卫生技术人员开展的培训需要,由卫生部、省卫生厅组织和批准的培训项目(含远程医学教育项目)。

Ⅱ类学分:主要包括:市级继续医学教育项目;医疗卫生单位和省级学术团体组织的继续医学教育自管项目;自学、发表论文等其他形式的继续医学教育活动。

3. 继续教育管理及考核　继续医学教育在卫生系统已经实施多年,成为各医疗卫生单位卫生专业队伍建设的常规工作,但由于经费不足、教育信息渠道不够通畅等原因,尤其是机构领导不够重视,使得基层卫生机构专业人员继续教育的制度普遍没有建立和实施起来,影响了队伍服务能力的提高。加强城乡基层卫生机构卫生专业人员继续教育,应当引起各级卫生行政部门和基层卫生机构领导的重视,将所需经费列入预算,建立继续教育的考核制度,将卫生专业人员完成继续教育的情况列入各单位对工作人员年度考核的内容。继续医学教育合格作为卫生技术人员聘任、专业技术职务晋升和执业再注册的必备条件之一。卫生行政主管部门应当组织医学院校和其他医疗卫生机构,组织开发以基层适宜技术和常见病、多发病知识更新为主要内容,适合基层需要的继续教育项目,采取多种教育方式,为基层提供更多的知识更新学习机会。

(五) 社区卫生人员职称评审政策

为了鼓励和引导卫生专业人员到社区工作,国家在卫生专业技术职称资格评审上正在制定出台有关政策。根据社区卫生工作的实际情况,对社区卫生人员的专业技术职称资格评审作出专门的规定。江苏省从2003年开始在卫生专业技术职称资格评审中专门设置了社区医(药、护、技)师系列,由于国家对初、中级卫生专业技术职称资格已经实行了“以考代评”的办法,并且在医师中级职务资格考试中已经设置了全科医学专业,因此社区医(药、护、技)师系列只设立了副高、正高级专业技术职称资格评审。

1. 社区系列的评审对象　经政府卫生行政部门批准列入社区卫生服务机构及县以下(不含县)的医疗卫生机构中已取得相应的执业资格或专业技术资格,并从事与执业资格或专业技术资格类别相同的医疗、预防、药学、护理、医技等专业技术工作的人员。

2. 社区系列的评审条件　根据社区卫生工作的实际,对社区系列的评审条件作了适当调整,相对于医院同层次人员的评审条件,在学历、论文、外语等方面适当放宽要求。

(1) 学历:与医院同层次职称相比,具有大学本科及以上学历人员的学历及职龄要求相同，社区副主任医(药、护、技)师增为“取得大学专科学历后从事本专业技术工作15年(或大学专科学历且累计从事本专业技术工作20年)以上，取得主治(管)医(药、护、技)师资格后，从事本专业技术工作6年以上”的要求，社区主任医(药、护、技)师的资历要求中对科研成果的要求由“获得省(部)级科技进步二等奖”改为“获得省(部)级科技进步三等奖”。

(2) 科研业绩及论文专著：与医院同层次职称相比，社区副主任医(药、护、技)师县级科技进步一等奖的要求放宽为“主持或作为技术负责人完成过县级以上综合研究课题1项或单项研究课题2项以上，且课题已通过鉴定或准予结题”，并增列“对本专业技术操作问题进行总结研究，提炼出的经验在行业内推广，取得实效”的要求。论文要求可有省级以上刊物和市级各1篇(医院同层次要求正式刊物第一作者2篇)。社区主任医(药、护、技)师的科研业绩只要求为市(厅)级以上科技进步奖获奖项目或本专业课题的主要完成人，不要求有等级的获奖项目，论文要求为在省级以上专业刊物公开发表本专业论文3篇以上，或省级以上刊物2篇，市级刊物1篇，比医院同层次职称的要求也有所放宽。

外语要求：按照江苏省人事厅的规定，申报社区系列专业技术职称资格的人员，职称外语可免考。

四、社区卫生服务经济政策

(一) 政府对社区卫生服务的投入责任与投入方式

社区卫生服务是提供公益性卫生服务的机构，各级政府负有发展社区卫生服务的主要责任。发展社区卫生服务，必须坚持政府主导的原则，不断加大政府投入力度，完善政府投入方式，创新社区卫生服务投入机制。

1. 政府投入的范围　政府对社区卫生服务的补助应当包括：按规定为社区居民提供公共卫生服务的经费，社区卫生服务机构的基本建设、房屋修缮、基本设备配置、人员培训和事业单位养老保险制度建立以前按国家规定离退休人员的费用等方面的投入和支出等。随着经济社会的发展，为了达到十七大提出的“建设基本医疗卫生制度，提高全民医疗卫生健康水平的任务”以及“人人享有基本医疗卫生服务”的卫生事业发展目标，政府还应当根据财力水平确定对社区基本医疗的补助水平，使社区卫生服务机构能按成本提供基本医疗服务，切实减轻老百姓的医药费用负担。

2. 各级政府的责任划分　社区卫生服务补助的主要责任者是区级和设区的市级政府。目前国家的政策要求区、市级政府根据卫生部等部门制定的当地城市社区基本公共卫生服务项目和服务规范，结合本地财政经济状况，按社区服务人口人均一定标准在预算中安排社区公共卫生服务经费，并按规定安排基本建设、房屋修缮、基本设备配置、人员培训和事业单位养老保险制度建立以前的离退休人员费用等经费。省级政府也要按照基本公共卫生服务均等化的要求，安排必要的专项转移支付资金，支持困难地区发展社区卫生服务。中央财政对中西部地区社区卫生服务的基础设施建设、基本设备配置和人员培训以及公共卫生服务补助等给予必要的支持。

3. 社区卫生服务的补助方式　社区公共卫生服务由政府采取购买服务的方式，根据社区卫生服务机构服务人口数和提供的公共卫生服务项目、数量、质量以及单位(或综合)项目补助定额，在全面考核评价的基础上核定补助。社区卫生服务机构房屋修缮、基本设备配置和人员培训等所需资金按项目支出预算办法核定补助。基本医疗服务一般是通过医疗保险、医疗救助以及个人付费等方式，由服务收费补偿。部分地区对因政策原因造成的基本医疗服务亏损，由同级财政根据基本医疗服务成本与收费标准之间的差额，统筹考虑社区卫生服务机构的整体收支情况给予适当补助。不少地区已经实行的社区基本药品零差率销售制度，就是政府对社区卫生服务机构使用基本药品的差价部分进行补助的方式。

（二）医疗保障制度与社区卫生服务

1. 医疗保障制度与社区卫生服务的关系　不管是发展社区卫生服务还是建立城镇基本医疗保险制度和新型农村合作医疗制度，都是立足于群众的基本医疗需求，关注医疗资源的合理使用，降低医疗费用。社区卫生服务与医疗保险制度是相互依存，互为促进的。合理引导参保人员利用社区卫生服务，可以有效合理的控制医疗费用增长，为保险基金的平稳运行奠定基础；社区卫生服务在功能合理定位的基础上，争取城镇基本医疗保险的政策倾斜与支持，有利于促进社区卫生服务的健康发展。

2. 医疗保险制度应与社区卫生服务进行合理对接的要求　目前与社区卫生服务发展关系较密切的主要是城镇职工基本医疗保险、城镇居民医疗保险和新型农村合作医疗。

（1）“城镇职工基本医疗保险”：实行属地管理，原则上以地级以上行政区（包括地、市、州、盟）为统筹单位，基本医疗保险费由用人单位和职工双方共同负担。基本医疗保险基金实行社会统筹和个人账户相结合，统筹基金支付参保人员的住院费用，个人账户支付参保人员的门诊费用，分别核算。为使城镇职工基本养老保险基金平稳运行，节约医药费用并引导参保人员充分利用社区卫生服务，劳动和社会保障部门应当将符合条件的社区卫生服务机构纳入定点医疗机构范围，其住院、门急诊、家庭病床以及老年康复服务项目纳入基金支付的范围，慢性病人在社区卫生服务机构门诊的医药费用，符合当地基本医疗保险政策的部分纳入统筹基金支付范围。参保人员在社区卫生服务机构就医，其医药费个人自付比例应当低于二级以上医院。应创新基本医疗保险进社区的机制，在坚持大病统筹的基础上，兼顾门诊。同时改革费用支付方式，实行费用预付制，发挥需求引导和流程管理功能，提高资金使用效益。

（2）新型农村合作医疗制度：由政府主导，农民自愿参加，并由政府、集体和个人多方筹资，实行社会统筹与个人账户相结合，以大病统筹为主、兼顾门诊。从方便群众就医和节省医疗卫生资源的角度出发，新型农村合作医疗应该把农村社区卫生服务中心和社区卫生服务站列为定点医疗机构，并且作为参保人员就医的首选单位。对实行一体化管理的社区卫生服务机构，参保人员可选择社区卫生服务中心及其下设的1家社区卫生服务站作为定点。目前，大多数地区均采取这种模式。

（3）城市居民医疗保险：是以大病统筹为主的城镇居民基本医疗保险制度，覆盖范围是没有从业的城镇居民。城市居民医疗保险以省辖市市区和县（市）为单位进行统筹，采取个人（家庭）缴费和财政补助相结合的筹资方式，财政补助向困难人群倾斜，重点解决城镇居民住院和门诊大病医疗费用支出，有条件的地区也可以探索门诊医疗费用统筹的保障方式。在全国范围内目前城市居民医疗保险处于试点阶段，江苏省已全面启动。根据城镇居民基本医疗保险制度的基本要求，一般都是结合实行参保人员社区首诊和双向转诊制度，引导参保人员“小病和康复在社区，大病救治进医院”。

3. 医疗保障制度对社区卫生服务机构的要求　总的来说，为配合医疗保险制度的实施，取得医疗保险定点资格的社区卫生服务机构必须符合当地政府制定的社区卫生服务机构设置规划，具有相应的执业资格。社区卫生服务机构应加强基础设施建设，优化服务环境，加大人才培养力度，努力提高服务能力，严格依法规范服务，提高服务质量和水平。同时，要严格执行物价部门制定的社区卫生服务项目和药品价格管理办法，建立规范的公共卫生与基本医疗服务财务管理制度，管理人员及医务人员掌握医疗保险的各项政策规定，具备医疗保险信息管理要求的基本条件等。

在医疗保险药品目录、诊疗项目范围和医疗服务设施标准规定的范围内，根据物价部门制定的社区卫生服务价格标准，对定点社区卫生服务机构提供的一般常见病和多发病诊疗等基本医疗服务项目，进行审定后可纳入医疗保险基金支付范围。

（三）社区卫生服务的价格政策

1. 社区卫生服务价格管理权限　社区卫生服务机构开展的基本医疗服务实行政府指导价管理。医疗服务的具体定价权限由省、自治区、直辖市价格主管部门会同同级卫生行政部门确定。社区卫生服务机构开展医疗服务价格项目，应符合《全国医疗服务价格项目规范》；新增医疗服务价格项目由省、自治区、直辖市价格主管部门会同同级卫生、中医药行政部门审批。

2. 社区卫生服务收费方式与标准　社区卫生服务的收费可以实行按项目收费，也可以对一般常见病、多发病采取按病种收费等方式。对于一些个性化服务，可以通过由社区卫生服务机构与服务对象签订合同，按照服务时间、服务次数或服务人数等收取费用。对医疗保险参保人员提供的基本医疗服务，可由医疗保险经办机构与社区卫生服务机构采取签订协议的方式，协商确定付费方式及标准。但社区卫生服务机构要健全内部管理制度，自觉执行相关医药价格政策，全面落实价格公示和收费清单制度。

3. 社区卫生服务药品的价格政策　社区卫生服务机构销售政府定价的药品，其零售价格在不高于政府规定的最高零售价格前提下，以药品生产企业实际出厂（口岸）价加规定流通差价率作价。药品生产经营企业，要主动向社区卫生服务机构提供零售价格建议。对不提供零售价格建议的，社区卫生服务机构可拒绝采购和使用。目前，各级政府正在采取积极措施，逐步弱化药品收益对社区卫生服务机构的补偿作用，在研究采取相关配套措施的基础上，进一步降低社区卫生服务机构销售药品的实际加价率。有条件的地区已经实行了社区卫生服务基本药品零差率销售，药品差价部分由政府补贴。

（四）社区卫生服务的税收政策

社区卫生服务机构是非营利性医疗机构，享受国家规定的税收优惠政策。即对社区卫生服务机构按政府规定收费价格取得的医疗卫生服务收入，免征各项税收；对非医疗卫生服务收入直接用于改善医疗卫生服务条件的部分，经税务部门审核批准可抵扣其应纳税所得额，其余额征收企业所得税。

企业单位、事业单位、社会团体、个人的房屋和土地等不动产，无偿提供给公益性社区卫生服务机构使用期间，按照国家规定免征房产税和城镇土地使用税。

企业单位、事业单位、社会团体、个人通过公益性团体和政府机构向社区卫生服务机构的捐赠，经主管税务机关审核后，在计算应纳税额时，按国家有关规定予以扣除。

五、社区卫生服务绩效评估与考核

绩效是组织、团体、个体按其工作性质和职责，履行职务完成工作的结果和行为过程。社区卫生服务绩效评估，按照对象的不同而有不同的含义。

以社区卫生服务的责任主体、机构为对象的绩效评估　是以预先制定的工作目标和工作标准，对实施后的成效和经验进行总结，找出存在的问题，改进和提高社区卫生服务工作，判断预定社区卫生服务目标取得进展的数量和价值。社区卫生服务绩效评估应贯穿于社区卫生服务工作的全过程，是社区卫生服务管理的重要环节，是保证社区卫生服务目标顺利完成的重要手段。开展社区卫生服务绩效评估，可以促进当地政府增进对社区卫生服务工作的重视程度，落实国家出台的有关推进社区卫生服务发展的政策，为社区卫生机构的发展提供良好的条件和环境；做好以社区卫生服务机构为对象的绩效评估，可以促进社区卫生机构改进服务方式和管理水平，提高政府投入的社会效益水平，加强对机构的监督管理。

以社区卫生机构工作人员为对象的绩效考核　是机构人力资源管理的重要方式，是从社区卫生机构工作目标出发，对员工在工作中所表现的能力、态度和业绩进行考评，促使员工提高工作效率和工作质量，推动社区卫生服务机构工作目标的实现。

社区卫生服务绩效评估与考核的程序有：制定评估计划，确立评估标准（指标体系），建立组织并培训人员，组织实施评估，对评估资料进行分析、评价，提出评估报告。

评估（考核）指标的设定是做好评估（考核）工作的前提，在指标设计时应当以评估（考核）目标和工作规程（工作标准）为依据，按照各个指标内容的重要程度确定指标分值的权重。指标应尽可能具有较强的可测量性和可操作性。

按照评估内容的侧重点，大体可分为以下几类。

（一）以区（市）政府为主要评估对象的综合性评估

指标案例：2003 年卫生部、民政部和国家中医药管理局启动了创建全国社区卫生服务示范区活动，印发了示范区的标准，组织了示范区评估。江苏省相应开展了省级示范区创建活动，在省级示范区创建、评估的基础上，向国家推荐全国示范区候选单位。2005 年 8 月，经省政府同意，江苏省卫生厅、民政厅和江苏省中医药局联合下发了江苏省社区卫生服务先进区评估标准，决定在社区卫生服务示范区创建活动的基础上，全省开展社区卫生服务先进区的创建活动，并将这一活动作为今后推进社区卫生工作的长效活动。

社区卫生服务先进区标准由 5 个一级指标和 26 个二级指标构成，主要包括：

1. 加强组织领导，贯彻落实发展社区卫生服务政策

(1) 加强组织领导，突出政府责任，将社区卫生服务作为卫生工作重点纳入政府工作目标。

(2) 认真实施区域卫生规划和社区卫生服务机构设置规划，坚持政府主导，多渠道发展社区卫生服务。

(3) 政府增加对社区卫生服务的投入，建立稳定的财政筹资和投入机制。新增城市卫生投入主要用于发展社区卫生服务。

(4) 将社区卫生服务纳入公共卫生建设范畴，统筹规划，协调建设，建立社区防控传染病的长效机制。

(5) 建立医疗保险进社区的机制，做好与社区卫生服务的衔接工作。

(6) 政府办社区卫生服务中心业务用房纳入社区公共服务设施建设规划，由政府无偿提供，并给予税收优惠措施。

(7) 规范社区卫生服务项目和价格管理，落实社区卫生服务税收优惠政策。

2. 推行社区卫生服务运行机制综合改革，维护社区卫生服务公益性质

(8) 政府办社区卫生服务机构实行全额预算、收支两条线管理，维护社区卫生服务公益性质。

(9) 实行基本药品政府集中采购、统一配供和零差率使用，减轻群众医药费用负担。

(10) 深化人事制度和分配制度改革，提高工作效率。

(11) 建立社区首诊制度和双向转诊制度，改变服务模式。

3. 加强社区卫生服务体系建设

(12) 社区卫生服务网络科学合理。

(13) 社区卫生服务机构建设规范。

(14) 建立社区卫生服务机构第三方评价监督机制。

(15) 合理配备人员。

(16) 医院支持社区卫生服务队伍建设。

(17) 加强社区卫生服务人员培训。

4. 完善社区卫生服务功能，提高服务质量

(18) 明确社区卫生服务机构职能。

(19) 落实预防保健任务。

(20) 提供方便、快捷的医疗服务。

(21) 开展康复和计划生育技术指导。

(22) 提高应对突发公共卫生事件的处理能力。

(23) 推行惠民医疗。

5. 加强社区卫生服务监督管理，确保服务安全

(24) 依法实行准入制度。

(25) 加强服务质量的监督管理。

(26) 社会效果明显。

(二) 以社区卫生服务机构为对象的综合性评估

以政府对社区卫生服务所设置的建设标准为依据，对社区卫生机构进行全面评价，促进机构的标准化、规范化建设。

指标设计案例：

1. 行政管理

(1) 符合当地城市社区卫生服务机构设置规划，中心为独立法人并独立建账。

(2) 纳入城镇职工和居民医疗保险或新型农村合作医疗定点机构。

(3) 各项工作制度和技术操作规程健全，并严格执行。

(4) 医护人员、收费标准、药品价格等进行公示，收费合理，有服务预约电话和监督电话。

(5) 进行人事分配制度改革，全员聘用，竞争上岗，岗位职责明确，实行岗位和绩效工资制度。

(6) 药品参加集中招标采购。

(7) 挂号、收费、取药、疫情报告、健康档案实行计算机管理。

(8) 对辖区内社区卫生服务站进行业务指导和业务管理。

(9) 有上级专项补助经费,并随着经济发展逐步提高。专项经费包括:在职人员工资补助、基本公共卫生服务经费补助、房屋修缮、设备更新、人员培训以及离退休人员经费补助等。

2. 基本功能

(10) 卫生信息管理:有完整的社区诊断报告,60 岁以上居民健康档案建档率≥90%;健康档案计算机动态管理率 100%。

(11) 健康教育:设立健康教育专栏,有健康教育场所、健康教育设备及健康教育材料;开展形式多样的健康教育宣传并有记录;社区居民卫生保健基本知识知晓率>80%。

(12) 疾病预防控制:掌握辖区内慢性病人的基础资料,制定高血压、糖尿病、脑卒中等病人的社区干预管理计划并实施;门诊 35 岁以上病人首诊测血压>90%,60 岁以上高血压、糖尿病规范化管理率≥90%;计划免疫实行计算机管理,辖区内 7 岁以内儿童基础疫苗全程免疫接种率>95%;有社区突发公共卫生事件应急预案,医务人员熟悉应急处理程序;做好辖区内艾滋病、性病、结核等传染性疾病的疫情监测。

(13) 妇幼保健:做好辖区内妇幼卫生信息管理和妇女儿童保健服务。孕产妇保健管理率和 7 岁以下儿童保健管理率>95%,“三网监测”及时率和准确率达 100%。

(14) 康复:有康复病床、康复器材和专职人员,能提供康复治疗服务;指导康复对象和家属进行康复训练;对残疾人家庭环境设施及工作学习场所提供康复技术咨询。

(15) 计生指导:开展计划生育宣传与咨询,免费为已婚育龄妇女提供避孕节育药具。辖区内育龄妇女避孕节育知识知晓率>95%。

(16) 实行 24 小时门诊及值班,设立预约和咨询电话。

(17) 做好常见病、多发病的诊断、治疗及护理;诊断明确的慢性病的治疗和护理;辖区内居民在中心门诊比例>40%。

(18) 做好院前急救及院内急诊抢救。

(19) 组建 3 个以上全科服务团队,实行责任医生制度,对居民实行网格化健康管理,开展上门巡诊、出诊和预约服务。

(20) 开设家庭病床并按时上门服务。

(21) 与上级医院建立双向转诊关系,有合同、有转诊记录。

(22) 无超范围服务、没有无证执业现象。

3. 科室设置

(23) 预防保健科室:设立妇女保健室(妇科专用检查床相对隔离)、儿童保健室(检查室与接诊室分设)、计划生育室(开展计划生育手术的应做到四室分开)、免疫接种门诊(至少一苗一桌,并设留观区)、健康教育室等。

(24) 临床科室:设立急诊(抢救)室(应设在一楼)、抢救室(应设在一楼)、全科诊疗室(不少于 2 个)、中医诊室、康复治疗室、输液室(成人和儿童分设)、日间病房、治疗室、处置室等,其余的可根据功能相应增设诊室。

(25) 医技及其他科室:设立 X 光室(相对处于盲端)、检验室(生化与常规分开)、B 超室、心电图室、药房、消毒供应间等。

(26) 后勤管理科室：坚持精简、效能原则，根据功能和实际需要设置。

4. 基础设施与基本设备

(27) 使用全国统一标识，各部门及科室有分布示意图和醒目标牌；院内绿化面积＞20%。

(28) 基本设备符合《江苏省城市社区卫生服务中心设置标准》要求，性能良好。

(29) 业务用房使用面积＞2 000 m^2，功能分区合理，流程科学，环境整齐、清洁。

(30) 设有5张以上、50张以下以康复护理为主的床位，床单元配置符合要求。

(31) 实行开放式窗口服务，设立预检问询台，有电子显示屏幕。

(32) 设有方便老年人、残疾人的无障碍设施，污水、污物无害化处理符合卫生学标准。

(33) 病房有电视、空调、厕所，床单元设施齐全；观察室、输液室有电视及空调，输液室有5张以上躺椅，提供开水、轮椅等便民措施。

(34) 各诊室使用面积＞12 m^2，实行一对一服务；每床净使用面积＞6 m^2；康复治疗室使用面积＞40 m^2，健康教育室使用面积＞30 m^2，免疫接种室按甲级接种门诊要求分类设室，使用面积＞50 m^2；妇女保健室和儿童保健室使用面积均＞20 m^2；计划生育手术室面积＞50 m^2。

5. 人员配备

(35) 人员配备精干，至少配备9名全科医师（含1名中医师）和1名公共卫生医师，其余人员按工作需要配备。

(36) 卫技人员占职工总数的比例≥90%；在岗卫生技术人员具有国家法定执业资格。

(37) 全科医师中副主任以上职称2人以上；中医执业医师1名，需具备中级以上技术职称以上；卫技人员中50%有大专以上学历。

(38) 新进人员中，医师具有医学本科以上学历，其他卫技人员具有大专以上学历或中级以上卫生技术职称。

6. 服务质量

(39) 医、护、技“三基本”考核合格率＞90%。

(40) 门诊处方、病历合格率及住院病历甲级率＞90%。

(41) 有优质服务和便民措施，并认真落实。

(42) 有防范和处理医疗事故预案，三年内无任何医疗事故发生。

(43) 社区居民满意度＞90%。

（三）社区卫生机构绩效评价

以服务数量、质量和群众满意度为评价的核心指标。一般不主张设立社区卫生机构的业务收入指标，以突出社区卫生服务的公益性。在评价主体上，应积极发挥社区居民在考核中的作用，考核结果应当与政府投入相结合，作为政府投入、购买公共卫生服务的重要依据。

绩效评价常用指标：

1. 效率

(1) 指标设计

投入：政府投入有公共卫生投入、设备设施投入、人员经费投入、固定资产折旧、其他投入；社会投入。

产出：公共卫生服务有预防接种数量、传染病人管理工作量、妇女保健工作数量、儿童保健工作数量、老年保健工作数量、康复工作数量、计划生育工作数量、慢病管理工作量、健康教育工作、健康档案建档数;基本医疗服务包括:门诊、出诊、家庭病床、院前急救、住院、手术、其他;其他服务如:合作医疗管理、卫生监督协管。

(2) 指标意义:通过投入、产出比的分析,衡量社区卫生服务机构工作效率的状况。

2. 效益

(1) 指标设计:居民在社区卫生机构就诊比例。该指标是检测一定区域内在相同的时间段里,居民总的就诊数量中在社区卫生服务机构的就诊比例。由于受到居民就诊客观数据收集的限制,本指标应当以省辖市为单位进行统计,而不宜以某区、乡镇甚至以某个社区卫生服务中心为单位进行评价。

(2) 指标意义:该指标主要反映建设社区卫生服务机构对于居民就诊分流情况的影响,是否达到政府预期目的。

3. 质量

(1) 指标设计

公共卫生服务质量:社区诊断报告质量、预防接种五苗接种率、孕产妇保健系统管理率、儿童保健系统管理率、糖尿病病人规范管理率、高血压病人规范管理率、结核病病人规范管理率、精神病病人规范管理率、健康档案使用率。

医疗服务质量:门诊处方基本药物使用比例、抗生素合理使用比例、门诊处方书写合格率、门诊诊疗使用健康档案比例、门诊病历(健康档案)书写合格率、次均门诊费用、医疗废弃物处理、院内感染控制、检验质控、医疗事故及医疗纠纷发生数、服务辖区居民健康知识知晓率、服务辖区居民对社区卫生服务知晓率。

(2) 指标意义:服务质量状况是任一服务机构生存的生命线,也是社区卫生服务机构绩效的重要体现,通过质量指标的评价,可以更好地促进社区卫生服务机构健康发展。

4. 满意度

(1) 指标设计:居民满意度、社区组织满意度、员工满意度。满意度指标的测定,通常采用设计问卷调查表向居民和病人进行随访、信函调查等方式进行。由于调查的方式决定了单个居民调查的时间不可能长,否则居民的接受度很低,因此问卷调查表的设问不能过多,语言要简洁、直接、大众化,尽量不用或少用专业术语。

(2) 指标意义:满意度是社区卫生服务绩效的终末指标,也是最直接的客观指标,对社区卫生服务机构的绩效评价具有极为重要的意义。使用该指标的难点是,要使调查结果能客观地说明问题,需要有一定数量的调查样本,因而要有相应的时间、人力给予保证。

(3) 调查指标设计案例

社区卫生服务满意度问卷调查表

被调查人年龄: 性别:男 女

请在下列问题的备选答案上打"√",或在空格处填写。

1. 你患病后,最常去的医疗卫生机构是(可多项选择):

(1) 社区卫生服务中心(站) (2) 二、三级医院

(3) 职工医院 (4) 部队医院 (5) 私人诊所 (6) 其他医疗机构

2. 你对本社区卫生服务机构服务水平的总体印象是:

(1) 满意 (2) 一般 (3) 不满意

3. 你到你居住区内的社区卫生服务中心(站)就诊是否方便?

(1) 很近,很方便　(2) 有点远　(3) 太远了,不方便

4. 你在社区卫生服务中心(站)就诊时,医生接诊时的情况是:

(1) 能耐心听取你叙述病情,作细致的检查

(2) 诊治检查不细致　(3) 三言两语就开处方

5. 你在社区卫生服务中心(站)就诊时,护士的服务

(1) 态度亲切和蔼,操作熟练准确　(2) 态度好但技术不行

(3) 技术好但态度不好　(4) 态度不好技术也不好

*6. 你请社区卫生服务中心(站)的医生或护士到家里出过诊吗? 如请过,出诊的医生或护士是否能及时到达,服务是否满意。(未请过的不填)

(1) 能及时到达,服务满意　(2) 能及时到达,但服务不行

(3) 时间很长才到,服务还不错　(4) 到达不及时,服务也不好

7. 你到社区卫生服务中心(站)就诊,每次都能看到公示的药品价格和服务项目价格吗?

(1) 每次能看到　(2) 有时有,有时没有　(3) 从未看到

8. 你对社区卫生服务机构的收费看法如何

(1) 合理　(2) 比较合理　(3) 不合理

*9. 你如果与社区卫生服务中心(站)签订过居民健康保健合同,社区卫生服务中心(站)履行合同的情况怎样?(未签订过的不填)

(1) 完全履行　(2) 基本履行　(3) 未履行

10. 你在社区卫生服务中心(站)就诊时,医生或护士除了诊治疾病外,向你讲解过与疾病治疗有关的日常生活中的注意事项和预防措施吗?

(1) 讲过　(2) 没讲过

11. 你参加过社区卫生服务中心(站)组织的健康教育讲座和其他宣传活动吗?

(1) 参加过　(2) 未参加过

12. 你在社区卫生服务中心(站)就诊时,阅读过他们提供的健康教育宣传资料吗?

(1) 阅读过　(2) 见过,未阅读　(3) 未见过

*13. 你如果是城市医保享受者,你愿意选择就近的社区卫生服务机构作为自己的医疗保险服务单位吗?(如果不是医保对象则可不填)

(1) 愿意　(2) 不愿意

说明:答卷人所回答的问题,如选择答案(1)的占所答题的80%的,该答卷为"满意"。打*号的问题不属于该情况者可不回答。

第三章 社区卫生服务相关法律法规

一、社区卫生服务机构与人员管理

（一）医疗机构管理法律规定

现行医疗机构管理方面的法律、法规、规章有：医疗机构管理条例（1994 年 4 月 26 日国务院颁布）；医疗机构管理条例实施细则（1994 年 8 月 29 日卫生部发布）；医疗机构基本标准（试行）（1994 年 9 月 2 日卫生部发布）；中外合资、合作医疗机构管理暂行办法（2000 年 5 月 15 日卫生部、对外贸易经济合作部发布）等。

1. 医疗机构的设置　申请设置医疗机构应当向县级或省级人民政府卫生行政部门提出设置申请，提交设置申请书、设置可行性研究报告、选址报告和建筑设计平面图，卫生行政部门批准设置的，发给设置医疗机构批准书。

2. 医疗机构的执业登记　医疗机构执业必须进行登记。登记需向登记机关提供法律规定的相关材料，登记的事项有：医疗机构类别、名称、地址、法定代表人或者主要负责人、注册资金、服务方式、诊疗科目等，符合登记条件的，领取《医疗机构执业许可证》。医疗机构登记事项发生变更的，必须向登记机关申请办理变更登记。

3. 医疗机构的校验　床位不满 100 张的医疗机构其《医疗机构执业许可证》每年校验 1 次；床位在 100 张以上的医疗机构，其《医疗机构执业许可证》每 3 年校验 1 次。校验由原登记机关办理。校验的医疗机构有不符合《医疗机构基本标准》，在限期整改期间仍有基本标准之一条者，登记机关可给予 1～6 个月的暂缓校验。暂缓校验期间如不能通过校验的，由登记机关注销其《医疗机构执业许可证》。

4. 医疗机构的执业

（1）医疗机构执业，必须遵守有关法律、法规和医疗技术规范。

（2）医疗机构必须按核准登记的诊疗科目开展诊疗活动。

（3）医疗机构不得使用非卫生技术人员从事医疗卫生技术工作。

（4）医疗机构工作人员上岗工作必须佩带载有本人姓名、职务或者职称的标牌。

（5）医疗机构应当严格执行无菌消毒、隔离制度、采取科学有效的措施处理污水和废弃物，预防和减少医院感染。

（6）持有医疗机构标志的票据和病历本册以及处方笺、各种检查的申请单、报告单、证明文书单、药品分装袋、制剂标签等不得买卖、出借和转让。

（7）医疗机构应当按照卫生行政部门的有关规定、标准加强医疗质量管理，实施医疗质量保证方案，确保医疗安全和服务质量。

（8）医疗机构应当定期检查、考核各项规章制度和各类人员的岗位责任制的执行和落实情况。

（9）医疗机构应当经常对医务人员进行“基础理论、基本知识、基本技能”的训练和考核，把“严格要求、严密组织、严谨态度”落实到各项工作中。

（10）医疗机构为死因不明者出具的《死亡医学证明书》，只作为是否死亡的诊断，不作死亡原因的诊断。

(11) 医疗机构应当尊重病人对自己的病情、诊断、治疗的知情权利，在实施手术、特殊检查、特殊治疗时，应当向病人作必要的解释，因实施保护性医疗措施不宜向病人说明情况的，应当将有关情况通知病人家属。

(12) 医疗机构必须按照政府或者物价部门的有关规定收取医疗费用，详细列项，并出具收据。

(13) 医疗机构必须承担相应的预防保健工作。

(14) 发生重大灾害、事故、疾病流行或者其他意外情况时，医疗机构及其卫生技术人员必须服从县级以上人民政府卫生行政部门的调遣。

5. 相关法律责任

(1) 未取得《医疗机构执业许可证》擅自执业的，由县级以上人民政府卫生行政部门责令其停止执业活动，没收非法所得和药品、器械，并可根据情节处以1万元以下的罚款。

(2) 逾期不校验《医疗机构执业许可证》从事诊疗活动的，由县级以上人民政府卫生行政部门责令其限期补办校验手续。拒不校验的，吊销其《医疗机构执业许可证》。

(3) 除急诊和急救外，诊疗活动超出登记范围的，由县级以上人民政府卫生行政部门予以警告，责令其改正，并可根据情节处以3 000元以下的罚款。

(4) 任用非卫生技术人员从事医疗卫生技术工作的，责令其立即改正，并可处以5 000元以下的罚款直至吊销《医疗机构执业许可证》。

(5) 出具虚假证明文件，给予警告，直至处以1 000元以下的罚款。

(二) 医师管理的法律规定

现行医师管理方面的法律、法规、规章有：中华人民共和国执业医师法(1998年6月26日全国人大常委会通过)，医师资格考试暂行办法(2002年2月5日卫生部发布)，医师执业注册暂行办法(1999年7月16日卫生部发布)，具有医学专业技术职务任职资格人员认定医师资格及执业注册办法(1999年6月28日卫生部发布)，传统医学师承和确有专长人员医师资格考试暂行办法(1999年7月23日卫生部发布)，中医师、士管理办法(国家中医药管理局发布)，乡村医生从业管理条例(2003年8月5日国务院颁布)等。

1. 国家医师资格考试制度　国家实行医师资格考试制度。医师资格考试分为执业医师资格考试和执业助理医师资格考试。

2. 参加医师资格考试条件　具有高等学校医学专业本科以上学历，在执业医师指导下，在医疗、预防、保健机构中试用期满1年的或取得执业助理医师执业证书后，具有高等学校医学专科学历，在医疗、预防、保健机构中工作满2年的，具有中等专业学校医学专业学历，在医疗、预防、保健机构中工作满5年的，可以参加执业医师资格考试；具有高等学校医学专科学历或者中等专业学校医学专业学历，在执业医师指导下，在医疗、预防、保健机构中试用期满1年的，可以参加执业助理医师资格考试。

3. 医师资格考试的组织和程序　医师资格考试实行国家统一考试，每年举行一次，一般在每年9月中旬的双休日。参加医师资格考试的人员，应当在公告规定期限内到户籍所在地的考点办理报名手续，并提交照片、身份证明、毕业证书复印件、试用机构出具的考核证明等材料。考试类别分为临床、中医(包括中医、民族医、中西医结合)、口腔、公共卫生四类，考试方式分为实践技能考试和医学综合笔试。实践技能考试合格的考生持实践技能考试合格证明参加医学综合笔试。考试成绩合格的，颁发卫生部统一印制的《医师资格证书》。

4. 医师执业注册

(1) 取得医师资格的，可以向所在地县级以上卫生行政部门申请注册。申请医师执业注册需提交：执业注册申请审核表、照片、《医师资格证书》、申请人的健康体检表、身份证明、拟聘用证明等材料。

(2) 医师经注册后，可以在医疗、预防、保健机构中按照注册的执业地点、执业类别、执业范围执业、从事相应的医疗、预防、保健业务。未经医师注册取得执业证书，不得从事医师执业活动。

(3) 医师受刑事处罚或吊销医师执业证书的行政处罚，自处罚执行完毕之日起或处罚决定之日起至申请注册之日止，不满 2 年的，处于甲类、乙类传染病传染期、精神病发作期的，卫生行政部门不予注册。

(4) 医师有：受刑事处罚、受吊销执业证书行政处罚、考核不合格，暂停执业活动后再次考核仍不合格、中止医师执业活动满 2 年、身体健康状况不宜继续执业等情形之一的，卫生行政部门应注销注册。

(5) 医师变更执业地点、执业范围等注册事项的，应当到卫生行政部门办理变更注册手续。

(6) 医师中止执业活动 2 年以上或不予注册的自行消失的，应当重新申请注册。

5. 医师的执业权利　医师执业活动中享有下列权利：

(1) 在注册的执业范围内，进行医学诊查、疾病调查、医学处置、出具相应医学证明文件，选择合理的医疗、预防、保健方案。

(2) 按照国务院卫生行政部门规定的标准，获得与本人执业活动相当的医疗设备基本条件。

(3) 从事医学研究、学术交流、参加专业学术团体。

(4) 参加专业培训，接受继续医学教育。

(5) 在执业活动中，人格尊严、人身安全不受侵犯。

(6) 获取工资报酬和津贴，享受国家规定的福利待遇。

(7) 对所在机构的医疗、预防、保健工作和卫生行政部门的工作提出意见和建议，依法参与所在机构的民主管理。

6. 医师的执业义务

(1) 遵守法律、法规，遵守技术操作规范。

(2) 树立敬业精神，遵守职业道德，履行医师职责，尽职尽责为病人服务，关心、爱护、尊重病人，保护病人的隐私。

(3) 努力钻研业务，更新知识，提高专业技术水平。

(4) 宣传卫生保健知识，对病人进行健康教育。

(5) 实施医疗、预防、保健措施，签署有关医学证明文件，必须亲自诊查、调查，并按照规定及时填写医学文书，不得隐匿、伪造或者销毁医学文书及相关资料，不得出具与自己执业范围无关或者与执业类别不相符的医学证明文件。

(6) 对危急病人，医师应当采取紧急措施进行诊断，不得拒绝急救处置。

(7) 应当使用经国家有关部门批准使用的药品、消毒药剂和医疗器械。

(8) 应当向病人或者其家属介绍病情，但应注意避免对病人产生不利后果，医师进行实验性临床医疗，应当经医院批准并征得病人本人或者其家属同意。

(9) 不得利用职务方便，索取、非法收受病人财物或者牟取其他不正当利益。

(10) 遇有自然灾害、传染病流行、突发重大伤亡事故及其他严重威胁人民生命健康的紧急情况时，医师应当服从县级以上人民政府卫生行政部门的调遣。

(11) 发生医疗事故或者发现传染病疫情时，应当按照有关规定及时向所在机构或者卫生行政部门报告，发现病人涉嫌伤害事件或者非正常死亡时，应当按照有关规定向有关部门报告。

7. 医师的考核　县级以上人民政府卫生行政部门委托符合条件的医疗、预防、保健机构或者医疗卫生行业、学术组织承担医师定期考核工作。医师定期考核每两年为一个周期。医师定期考核包括业务水平测评、工作成绩和职业道德评定。业务水平测评由考核机构负责，工作成绩、职业道德评定由医师所在医疗、预防、保健机构负责，考核机构复核。国家实行医师行为记录制度，医师行为记录分为良好行为记录和不良行为记录。良好行为记录包括医师执业过程中受到的奖励、表彰，完成政府指令性任务，取得的技术成果等；不良行为记录包括因违反医疗管理法规和诊疗规范受到行政处罚、处分以及发生的医疗事故等。医师行为记录作为医师考核的依据之一。医师考核的结果分为合格和不合格，工作成绩、职业道德和业务水平中任何一项不能通过评定或测评的，即为不合格。卫生行政部门应当将考核结果记入《医师执业证书》的执业记录栏，并录入医师执业注册信息库。对考核不合格的医师，卫生行政部门可以责令其暂停执业活动3～6个月，并接受培训和继续医学教育；暂停执业活动期满，由考核机构再次进行考核，对考核合格者，允许其继续执业，但该医师在本考核周期内不得评优和晋升；对考核不合格的，由卫生行政部门注销注册，收回医师执业证书。

8. 医师的培训　县级以上人民政府卫生行政部门应当制定医师培训计划，对医师进行多种形式的培训，为医师接受继续医学教育提供条件。医疗、预防、保健机构应当按照规定和计划保证本机构医师的培训和继续医学教育。根据《江苏省继续医学教育项目及学分管理办法(试行)》规定，完成毕业后医学教育培训或具有中级以上(含中级)专业技术职称的卫生技术人员，参加继续医学教育所取得的学分，每年不得低于25学分。其Ⅰ类学分不低于10学分，Ⅱ类学分不低于15学分。两类学分不可互相替代，Ⅰ类学分可在任期或注册期内累计完成。初级专业技术职称的卫生技术人员(不含参加住院医师规范化培训人员)，每年必须取得继续医学教育15学分。

9. 相关法律责任

(1) 以不正当手段取得医师执业证书的，由发给证书的卫生行政部门予以吊销。

(2) 医师在执业活动中，违反执业医师法规定的义务，由县级以上政府卫生行政部门给予警告或者暂停6个月以上1年以下执业活动，情节严重的，吊销其执业证书，构成犯罪的，依法追究刑事责任。

(3) 未经批准擅自开办医疗机构行医或者非医师行医的，由县级以上卫生行政部门予以取缔，没收其违法所得及药品、器械，并处10万元的罚款，吊销其执业证书；对于取得医师资格但未经医师注册取得执业证书而从事医师执业活动的人员亦按照非医师行医处理。

(三) 护士管理的法律规定

现行护士管理方面的法规有护士条例(2008年1月31日国务院颁布)。

1. 护士执业注册

(1) 护士执业,应当经护士执业注册取得执业证书。

(2) 申请护士执业注册,应当具备下列条件:

具备完全民事行为能力;

在中等职业学校、高等学校完成国务院教育主管部门和国务院卫生主管部门规定的普通全日制3年以上的护理、助产专业课程学习,包括在教学、综合医院完成8个月以上护理临床实习,并取得相应学历证书;

通过国务院卫生主管部门组织的护士执业资格考试;

符合国务院卫生主管部门规定的健康标准考核。

(3) 护士执业注册申请,应当自通过护士执业资格考试之日起3年内提出;逾期提出申请的,除应当具备申请护士执业注册的条件外还应当在符合国务院卫生主管部门规定条件的医疗卫生机构接受3个月临床护理培训并考核合格。

(4) 护士条例施行前按照国家有关规定已经取得护士执业证书或者护理专业技术职称、从事护理活动的人员,经执业地省、自治区、直辖市人民政府卫生主管部门审核合格,换领护士执业证书。

(5) 申请护士执业注册的,应当向拟执业地省、自治区、直辖市人民政府卫生主管部门提出申请。收到申请的卫生主管部门应当自收到申请之日起20个工作日内做出决定,对具备护士条例规定条件的,准予注册,并发给护士执业证书;对不具备护士条例规定条件的,不予注册,并书面说明理由。

护士执业注册有效期为5年。

(6) 护士在其执业注册有效期内变更执业地点的,应当到拟执业地省、自治区、直辖市人民政府卫生主管部门报告。收到报告的卫生主管部门应当自收到报告之日起7个工作日内为其办理变更手续。护士跨省、自治区、直辖市变更执业地点的,收到报告的卫生主管部门应当向其原执业地省、自治区、直辖市人民政府卫生主管部门通报。

(7) 护士执业注册有效期届满需要继续执业的,应当在护士执业注册有效期届满前向执业地省、自治区、直辖市人民政府卫生主管部门申请延续注册。收到申请的卫生主管部门对具备护士条例规定条件的,准予延续,延续执业注册有效期为5年;对不具备护士条例规定条件的,不予延续,并书面说明理由。

(8) 护士有行政许可法规定的应当予以注销注册情形的,原注册报名应当依照行政许可法规定注销其执业注册。

(9) 县级以上地方人民政府卫生主管部门应当建立本行政区域的护士执业良好记录和不良记录,并将该记录记入护士执业信息系统。

护士执业良好记录包括护士受到的表彰、奖励以及完成政府指令性任务的情况等内容。护士执业不良记录包括护士因违反护士条例以及其他卫生管理法律、法规、规章或者诊疗技术规范的规定受到行政处罚、处分的情况等内容。

2. 护士的权利和义务

(1) 护士执业,有按照国家有关规定获取工资报酬、享受福利待遇、参加社会保险的权利。任何单位或者个人不得克扣护士工资,降低或者取消护士福利等待遇。

(2) 护士执业,有获得与其所从事的护理工作相适应的卫生防护、医疗保健服务的权利。从事直接接触有毒、有害物质、有感染传染病危险工作的护士,有依照有关法律、行政法规的规定接受职业健康监护的权利;患职业病的,有依照有关法律、行政法规的规定获得赔偿的权利。

（3）护士有按照国家有关规定获得与本人业务能力和学术水平相应的专业技术职称、职称的权利；有参加专业培训、从事学术研究和交流、参加行业协会和专业学术团体的权利。

（4）护士有获得疾病诊疗、护理相关信息的权利和其他与履行护理职责相关的权利，可以对医疗卫生机构和卫生主管部门的工作提出意见和建议。

（5）护士执业，应当遵守法律、法规、规章和诊疗技术规范的规定。

（6）护士在执业活动中，发现病人病情危急，应当立即通知医师；在紧急情况下为抢救垂危病人生命，应当先行实施必要的紧急救护。

护士发现医嘱违反法律、法规、规章或者诊疗技术规范规定的，应当及时向开具医嘱的医师提出；必要时，应当向该医师所在科室的负责人或者医疗卫生机构负责医疗服务管理的人员报告。

（7）护士应当尊重、关心、爱护病人，保护病人的隐私。

（8）护士有义务参与公共卫生和疾病预防控制工作。发生自然灾害、公共卫生事件等严重威胁公众生命健康的突发事件，护士应当服从县级以上人民政府卫生主管部门或者所在医疗卫生机构的安排，参加医疗救护。

3. 医疗卫生机构的职责

（1）医疗卫生机构配备护士的数量不得低于国务院卫生主管部门规定的护士配备标准。

（2）医疗卫生机构不得允许未取得护士执业证书的人员、未依照护士管理条例的规定办理执业地点变更手续的护士、护士执业注册有效期届满未延续执业注册的护士在本机构从事诊疗技术规范规定的护理活动。在教学、综合医院进行护理临床实习的人员应当在护士指导下开展有关工作。

（3）医疗卫生机构应当为护士提供卫生防护用品，并采取有效的卫生防护措施和医疗保健措施。

（4）医疗卫生机构应当执行国家有关工资、福利待遇等规定，按照国家有关规定为在本机构从事护理工作的护士足额缴纳社会保险费用，保障护士的合法权益。对在艰苦边远地区工作，或者直接从事接触有毒、有害物质和有感染传染病危险工作的护士，所在医疗卫生机构应当按照国家有关规定给予津贴。

（5）医疗卫生机构应当制定、实施本机构护士在职培训计划，并保证护士接受培训。护士培训应当注重新知识、新技术的应用；根据临床专科护理发展和专科护理岗位的需要，开展对护士的专科护理培训。

（6）医疗卫生机构应当按照国务院卫生主管部门的规定，设置专门机构或者配备专(兼)职人员负责护理管理工作。

（7）医疗卫生机构应当建立护士岗位责任制并进行监督检查。护士因不履行职责或者违反职业道德受到投诉的，其所在医疗卫生机构应当进行调查。经查证属实的，医疗卫生机构应当对护士做出处理，并将调查处理情况告诉投诉人。

4. 护士的相关法律责任

（1）护士在执业活动中，如：发现病人病情危急未立即通知医师的；发现医嘱违反法律、法规、规章或者诊疗技术规范的规定，未提出或者报告的；泄露病人隐私的；发生自然灾害、公共卫生事件等严重威胁公众生命健康的突发事件，不服从安排参加医疗救护等情形之一的；由县级以上地方人民政府卫生主管部门依据职责分工责令改正，给予警告；情节严重的，暂停其6个月以上1年以下执业活动，直至由原发证部门吊销护士执业证书。

护士在执业活动中造成医疗事故的，依照医疗事故处理的有关规定承担法律责任。

(2) 护士被吊销执业证书的，自执业证书被吊销之日起2年内不得申请执业注册。

二、社区公共卫生服务管理

（一）食品卫生管理法律规定

现行食品卫生管理方面的法律、法规、规章主要有中华人民共和国食品卫生法（1995年10月30日全国人大常委会通过），食品中毒事故处理办法（1999年12月24日卫生部发布），餐饮业食品卫生管理办法（2000年1月16日卫生部发布），生活饮用水卫生监督管理办法（1996年7月9日卫生部发布），江苏省食品卫生条例（2001年10月26日江苏省人大常委会通过）等。

1. 生产经营食品的卫生要求

(1) 保持内外环境整洁，采取有效消除苍蝇、老鼠、蟑螂和其他有害昆虫及其滋生条件的措施，须与有毒有害场所保持规定的距离。

(2) 食品生产经营企业应当有与产品品种、数量相适应的食品原料处理、加工、包装、储存等厂房或者场所。

(3) 应当有相应的消毒、更衣、盥洗、采光、照明、通风、防腐、防尘、防蝇、防鼠、洗涤、污水排放、存放垃圾和废弃物场所的设施。

(4) 设备布局和工艺流程应当合理，防止待加工食品与直接入口食品、原料与成品交叉污染，食品不得接触有毒物和不洁物。

(5) 餐具、炊具和盛放直接入口食品的容器，使用前必须洗净、消毒，炊具、用具用后必须洗净，保持清洁。

(6) 储存、运输和装卸食品的容器包装、工具、设备和条件必须安全、无害，保持清洁，防止食品污染。

(7) 直接入口的食品应当有小包装或者使用无毒、清洁的包装材料。

(8) 食品生产经营人员应当经常保持个人卫生，生产、销售食品时，必须将手洗净，穿戴清洁的工作衣、帽，销售直接入口食品时，必须使用售货工具。

(9) 用水必须符合国家规定的城乡生活饮用水的标准。

(10) 使用的洗涤剂、消毒剂应当对人体安全、无害。

2. 对食品的包装、标志或产品说明书的要求　定型包装食品和食品添加剂，必须在包装标志或产品说明书上根据不同产品分别按照规定标出品名、产地、厂名、生产日期、批号或者代号、规格、配方或者主要成分、保质期限、食用或者使用方法等。食品、食品添加剂的产品说明书，不得有夸大或者虚假的宣传内容。食品包装标志必须清楚，容易辨识。在国内市场销售的食品，必须有中文标志。

3. 对食品生产经营人员的健康要求

(1) 食品生产经营人员每年必须进行健康检查；新参加工作和临时参加工作的食品生产经营人员必须进行健康检查，取得健康证明后方可参加工作。

(2) 患有痢疾、伤寒、病毒性肝炎等消化道传染病（包括病原体携带者），活动性肺结核，化脓性或者渗出性皮肤病以及其他有碍食品卫生的疾病的，不得参加接触直接入口食品的工作。

4. 食品生产经营许可证制度

(1) 食品生产经营企业和食品摊贩，必须先取得卫生行政部门发放的卫生许可证方可向工商行政管理部门申请登记。未取得卫生许可证的，不得从事食品生产经营活动。

(2) 食品生产经营者不得伪造、涂改、出借卫生许可证。

5. 食品卫生监督职责

(1) 进行食品卫生监测、检验和技术指导。

(2) 协助培训食品生产经营人员，监督食品生产经营人员的健康检查。

(3) 宣传食品卫生、营养知识，进行食品卫生评价，公布食品卫生情况。

(4) 对食品生产经营企业的新建、扩建、改建工程的选址和设计进行卫生审查、并参加工程验收。

(5) 对食品中毒和食品污染事故进行调查，并采取控制措施。

(6) 对违反食品卫生法的行为进行巡回监督检查。

(7) 对违反食品卫生法的行为追查责任，依法进行行政处罚。

6. 食品卫生监督员的职责　食品卫生监督员执行卫生行政部门交付的任务。执行任务时，可以向食品生产经营者了解情况，索取必要的资料，进行生产经营场所检查，按照规定无偿采样，生产经营者不得拒绝或者隐瞒。食品卫生监督员对经营者提供的技术资料负有保密的义务。

7. 发生食物中毒后的处置

(1) 发生食物中毒的单位和接受病人进行治疗的单位，除采取抢救措施外，应当及时向所在地卫生行政部门报告发生食物中毒事故的单位、地址、时间、中毒人数、可疑食物等有关内容。

(2) 县级以上政府卫生行政部门对已造成食物中毒事故或者有证据证明可能导致食物中毒事故的，可以对该食品生产经营者采取下列临时控制措施，如封存造成食物中毒或者可能导致食物中毒的食品及其原料，封存被污染的食品用工具及用具，并责令进行清洗消毒。

8. 相关法律责任

(1) 违法生产经营不符合卫生标准的食品，造成食物中毒事故或者其他食源性疾患的，责令其停止生产经营，销毁导致食物中毒或者其他食源性疾患的食品，没收违法所得，并处以违法所得1倍以上5倍以下的罚款或1 000元以上5万元以下的罚款，吊销卫生许可证。

(2) 违法生产经营不符合卫生标准的食品，造成严重食物中毒事故或者其他严重食源性疾患，对人体健康造成严重危害的，或者在生产经营的食品中掺入有毒、有害的非食品原料的，吊销卫生许可证，依法追究刑事责任。

(3) 违法生产经营禁止生产经营的食品的，责令其停止生产经营，立即公告收回已出售的食品并销毁该食品，没收违法所得，并处以违法所得1倍以上5倍以下的罚款；没有违法所得的，处以1 000元以上5万元以下的罚款，情节严重的吊销卫生许可证。

(4) 食品生产经营人员未取得健康证明而从事食品生产经营的，或者对患有疾病不得接触直接入口食品的生产经营人员，不按规定调离的，责令其改正，可以处以5 000元以下的罚款。

(5) 食品卫生监督管理人员滥用职权、玩忽职守、营私舞弊，造成重大事故，构成犯罪的，依法追究刑事责任；不构成犯罪的，依法给予行政处分。

（二）公共场所卫生管理的法律规定

现行公共场所卫生管理方面的法规、规章有公共场所卫生管理条例（1987 年 4 月 1 日国务院颁布），学校卫生条例（1990 年 4 月 25 日国务院批准，6 月 14 日国家教委、卫生部发布）等。

1. 学校卫生工作管理

（1）城市普通中小学、农村中小学和普通中学设卫生室，按学生人数 600∶1 的比例配备卫生技术人员。中等专业学校、技工学校、职业中学，可以根据需要，配备专职卫生技术人员。

（2）各级卫生行政部门应当组织医疗单位和专业防治机构对学生进行健康检查、传染病防治和常见病防治，接受转诊治疗。

（3）各级疾病预防控制中心，对学校卫生工作承担下列任务：实施学校卫生监测，掌握本地区学生生长发育和健康状况。

2. 公共场所卫生管理

（1）国家对公共场所以及新建、改建、扩建的公共场所的选址和设计实行“卫生许可证”制度。

（2）公共场所直接为顾客服务的人员，须持有“健康许可证”方能从事本职工作。患有痢疾、伤寒、病毒性肝炎、活动性肺结核、化脓性或者渗出性皮肤病以及其他有碍公共卫生的疾病的，未治愈前不得从事直接为顾客服务的工作。

（3）各级疾病预防控制机构，负责管辖范围内的公共场所卫生监督工作。疾病预防控制机构根据需要设立公共场所卫生监督员，由其上级主管部门发给证书。卫生监督员有权对公共场所进行现场检查，索取有关资料，经营单位不得拒绝或隐瞒，卫生监督员对所提供的技术资料有保密的责任。公共场所卫生监督员在执行任务时，应佩戴证章、出示证件。

3. 相关法律责任　有下列行为之一的单位或者个人，疾病预防控制机构应根据情节轻重，给予警告、罚款、停业整顿、吊销“卫生许可证”的行政处罚：卫生质量不符合国家卫生标准和要求，而继续经营的；未获得“健康许可证”而从事直接为顾客服务的；拒绝卫生监督的；未取得“卫生许可证”而擅自营业的。

（三）突发公共卫生事件管理的法律规定

现行突发公共卫生事件管理方面的法规、规章有突发公共卫生事件应急条例（2003 年 5 月 9 日国务院颁布），突发公共卫生事件与传染病疫情监测信息报告管理办法（2003 年 11 月 7 日卫生部发布），群体性不明原因疾病应急处理方案（2007 年 1 月 16 日卫生部发布）。

1. 突发公共卫生事件　是指突然发生，造成或可能造成社会大众健康严重损害的重大传染病疫情、群体性不明原因疾病、重大食物和职业中毒以及其他严重影响大众健康的事件。

2. 突发公共卫生事件处理的领导与组织　突发事件发生后，国务院设立全国突发事件应急处理指挥部，由国务院有关部门和军队有关部门组成，国务院主管领导人担任总指挥，负责对全国突发事件应急处理的统一指挥。突发事件发生后，省、自治区、直辖市人民政府主管领导人担任总指挥，负责领导、指挥本行政区域内突发事件应急处理工作。县级以上各级政府卫生行政主管部门，在各自的职责范围内做好突发事件应急处理的有关工作。

3. 卫生部门对突发事件的应急准备

(1) 县级以上各级政府卫生行政主管部门，应当指定机构负责开展突发事件的日常监测，并确保监测与预警系统的正常运行。监测与预警工作应当根据突发事件的类别，制定监测计划，科学分析、综合评价监测数据。对早期发现的潜在隐患以及可能发生的突发事件，应当依照本条例规定的报告程序和时限及时报告。

(2) 县级以上各级政府应当加强急救医疗服务网络的建设，配备相应的医疗救治药物、技术、设备和人员，提高医疗卫生机构应对相应各类突发事件的救治能力。设区的市级以上各级地方政府应当设置与传染病防治工作需要相适应的传染病专科医院，或者指定具备传染病防治条件和能力的医疗机构承担传染病防治任务。

(3) 县级以上地方政府卫生行政主管部门，应当定期对医疗卫生机构和人员开展突发事件应急处理相关知识、技能的培训，定期组织医疗卫生机构进行突发事件应急演练，推广最新知识和新技术。

4. 突发公共卫生事件的应急报告

(1) 国家建立突发事件应急报告制度。突发事件监测机构、医疗卫生机构和有关单位发现有以下情形之一者：发生或者可能发生传染病暴发、流行的，发生或者发现不明原因群体性疾病的，发生传染病菌种、毒种丢失的，发生或者可能发生重大食物和职业中毒事件的，应当在2小时内向所在地县级政府卫生行政主管部门报告；接到报告的卫生行政主管部门应当在2小时内向本级人民政府报告，并同时向上级人民政府卫生行政主管部门和国务院卫生行政部门报告。

(2) 获得突发事件相关信息的责任报告单位和责任报告人，应当在2小时内以电话或传真等方式向属地卫生行政部门指定的专业机构报告，具备网络直报条件的要同时进行网络直报，直报的信息由指定的专业机构审核后进入国家数据库。不具备网络直报条件的责任报告单位和责任报告人，应采用最快的通讯方式将《突发公共卫生事件相关信息报告卡》报送属地卫生行政部门指定的专业机构，接到《突发公共卫生事件相关信息报告卡》的专业机构，应对信息进行审核，确定其真实性，2小时内进行网络直报，同时以电话或传真等方式报告同级卫生行政部门。

(3) 任何单位和个人对突发事件，不得隐瞒、缓报、谎报。任何单位和个人有权向人民政府及其有关部门报告突发事件隐患，有权向上级政府及其有关部门举报地方政府及其有关部门不履行突发事件应急处理职责，或者不按照规定履行职责的情况。

5. 突发公共卫生事件的应急处理对医疗机构的要求

(1) 医疗卫生机构应当对因突发事件致病的人员提供医疗救护和现场救援，对就诊病人必须接诊治疗，并书写详细、完整的病历记录；对需要转送的病人，应当按照规定将病人及其病历记录的复印件转送接诊的或者指定的医疗机构。

(2) 医疗卫生机构内应当采取卫生防护措施，防止交叉感染和污染。

(3) 医疗机构应当对传染病病人密切接触者采取医学观察措施，传染病病人密切接触者应当予以配合。

(4) 医疗机构收治传染病病人、疑似传染病病人，应当依法报告所在地的疾病预防控制机构。接到报告的疾病预防控制机构应当立即对可能受到危害的人员进行调查，根据需要采取必要的控制措施。

6. 相关法律责任　医疗卫生机构有下列行为之一者：未依照条例的规定履行报告职责，隐瞒、缓报或者谎报的，未依照本条例的规定及时采取控制措施的，未依照本条例的规定履行突发事件监测职责的，拒绝接诊病人的，拒不服从突发事件应急处理指挥部调度的，由卫生行政主管部门责令改正、通报批评、给予警告；情节严重的，吊销《医疗机构执业许可证》；对主要负责人、负有责任的主管人员和其他直接责任人员依法给予降级或者撤职的纪律处分；造成传染病传播、流行或者对社会大众健康造成其他严重后果、构成犯罪的，依法追究刑事责任。

（四）传染病防治的法律规定

现行传染病防治方面的法律、法规、规章主要有中华人民共和国传染病防治法（2004 年 8 月 28 日全国人大常委会通过），艾滋病防治条例（2006 年 1 月 29 日国务院颁布），血吸虫病防治条例（2006 年 4 月 1 日国务院颁布），疫苗流通和预防接种管理条例（2006 年 3 月 24 日国务院颁布），结核病防治管理办法（1991 年 9 月 12 日卫生部发布），医疗机构传染病预检分诊管理办法（2005 年 2 月 28 日卫生部发布），江苏省艾滋病防治条例（2004 年 8 月 20 日江苏省人大常委会通过）等。

1. 法定管理传染病　列入传染病防治法进行管理的传染病称为法定管理传染病，分 3 类。甲类指鼠疫、霍乱。乙类指传染性非典型肺炎、艾滋病、病毒性肝炎类，脊髓灰质炎、人感染高致病性禽流感、麻疹、流行性出血热、狂犬病、流行性乙型脑炎、登革热、炭疽、细菌性和阿米巴痢疾、肺结核、伤寒和副伤寒、流行性脑脊髓膜炎、百日咳、白喉、新生儿破伤风、猩红热、布鲁氏菌病、淋病、梅毒、钩端螺旋体病、血吸虫病、疟疾。丙类指流行性感冒、流行性腮腺炎、风疹、急性出血性结膜炎、麻风病、流行性和地方性斑疹伤寒、黑热病、包虫病、丝虫病以及除霍乱、细菌性和阿米巴痢疾、伤寒和副伤寒以外的感染性腹泻。现行法定管理以外的其他传染病，根据其暴发、流行情况和危害程度，需要列入甲类传染病的，由国务院决定，需要列入乙类、丙类传染病的，由国务院卫生行政部门决定并予以公布。

2. 医疗机构在传染病预防工作中的职责　医疗机构必须严格执行国务院卫生行政部门规定的管理制度，操作规范，防止传染病的医源性感染即医院感染。

(1) 医疗机构应当确定专门的部门或者人员，承担传染病疫情报告，本单位的传染病预防、控制以及责任区域内的传染病预防工作。承担医疗活动中与医院感染有关的危险因素监测、安全防护、消毒、隔离和医疗废弃物处置工作。

(2) 医疗机构的实验室和从事微生物实验的单位，应当符合国家规定的条件和技术标准，建立严格的监督管理制度，对传染病病原体样本按照规定和措施实行严格监督管理，严防传染病病原体的实验室感染和病原微生物的扩散。

(3) 医疗机构使用血液和血液制品，必须遵守国家有关规定，防止因输入血液、使用血液制品引起经血液传播疾病的发生。

3. 我国传染病预防的基本制度

(1) 国家实行有计划的预防接种制度；

(2) 国家建立传染病监测制度；

(3) 国家建立传染病预警制度；

(4) 国家建立传染病菌种、毒种库。

4. 传染病疫情报告　各级各类医疗机构、疾病预防控制机构、采供血机构均为传染病疫情责任报告单位；其执行职务的人员和乡村医生、个体开业医生均为责任疫情报告人，必须按照传染病防治法的规定进行疫情报告，履行法律规定的义务。责任报告单位和责任疫情报告人发现甲类传染病和乙类传染病中的炭疽、传染性非典型肺炎、脊髓灰质炎、人感染高致病性禽流感病人或疑似病人时，或发现其他传染病和不明原因疾病暴发时，应于2小时内将疾病报告卡通过网络报告；未实行网络直报的责任报告单位应于2小时内以最快的通讯方式（电话、传真）向当地县级疾病预防控制机构报告，并于2小时内寄出传染病报告卡。对其他乙类、丙类传染病病人、疑似病人和规定报告的传染病病原携带者在诊断后，实行网络直报的责任报告单位应于24小时内进行网络报告；未实行网络直报的责任报告单位应于24小时内寄出传染病报告卡。

5. 医疗机构的疫情控制要求　医疗机构发现甲类传染病时，应当及时采取下列措施：

（1）对病人、病原携带者予以隔离治疗，隔离期限根据医学检查结果确定。

（2）对疑似病人，确诊前在指定场所单独隔离治疗。

（3）对医疗机构内的病人，病原携带者，疑似病人的密切接触者，在指定场所进行医学观察和采取其他必要的预防措施。拒绝隔离治疗或者隔离期未满擅自脱离治疗的，可以由公安机关协助医疗机构采取强制隔离措施。

医疗机构发现乙类或丙类传染病病人，应当根据病情采取必要的治疗和控制措施。医疗机构对本单位内被传染病病原体感染的场所、物品以及医疗废弃物，必须依照法律、法规的规定实施消毒和无害化处理。

6. 传染病的医疗救治

（1）医疗机构的基本标准、建筑设计和服务流程，应当符合预防传染病医院管理的要求。医疗机构应当按照国务院卫生行政部门规定的传染病诊断标准和治疗要求，采取相应措施，提高传染病医疗救治能力。

（2）医疗机构应当对传染病病人或者疑似传染病病人提供医疗救护、现场救援和接诊治疗，书写病历记录以及其他有关资料，并妥善保管。

（3）医疗机构应当建立传染病预检、分诊制度，二级以上综合医院应当设立感染性疾病科，没有设立感染性疾病科的医疗机构应当设立传染病分诊点。感染性疾病科和分诊点应当标志明确，相对独立，通风良好，流程合理，具有消毒隔离条件和必要的防护用品。

（4）医疗机构各科室的医师在接诊过程中，应当注意询问病人有关的流行病学史、职业史，结合病人的主诉、病史、症状和体征等对来诊的病人进行传染病的预检，经预检的传染病病人或者疑似传染病病人的，应当将病人分诊至感染性疾病科或去分诊点就诊，同时对接诊处采取必要的消毒措施。

（5）医疗机构在接到卫生部和省级人民政府发布特定传染病预警信息后，按照当地卫生行政部门的要求，加强指定传染病的预检、分诊工作，必要时，设立相对独立的针对特定传染病的预检处，引导就诊病人首先到预检处检诊，初步排除指定传染病后，再到相应的普通科室就诊。

（6）对呼吸道等特殊传染病病人或者疑似病人，医疗机构应当依法采取隔离或者控制传染措施，并按照规定对病人的陪同人员和其他密切接触人员采取医学观察和其他必要的预防措施。

（7）医疗机构不具备传染病救治能力时，应当及时将病人转诊到具备救治能力的医疗机构，并将病历资料复印件转至相应的医疗机构。

（8）转诊传染病病人或疑似传染病病人时，应当按照当地卫生行政部门的规定使用专用车辆。

7. 艾滋病的预防与控制

(1) 国家建立健全艾滋病监测网络。国家实行艾滋病自愿咨询和自愿检测制度。

(2) 对卫生技术人员和在执行公务中可能感染艾滋病毒的人员，县级以上政府卫生主管部门和其他有关部门应当组织开展艾滋病防治知识和专业技能的培训，有关单位应当采取有效的卫生防护措施和医疗保健措施。

(3) 医疗卫生机构和出入境检验检疫机构应当按照国务院卫生行政主管部门的规定，遵守标准防护原则，严格执行操作规程和消毒管理制度，防止发生艾滋病医院感染和医源性感染。

(4) 医疗机构应当对因应急用血而临时采集的血液进行艾滋病检测，对临床用血艾滋病检测结果进行核查；对未经艾滋病检测、核查或者艾滋病检测阳性的血液，不得采集使用。

(5) 未经本人或者其监护人同意，任何单位或者个人不得公开艾滋病病毒感染者、艾滋病病人及其家属姓名、住址、工作单位、肖像、病史资料以及其他可能推断出其具体身份的信息。

8. 艾滋病的治疗与救助

(1) 医疗机构应当为艾滋病病毒感染者和艾滋病病人提供艾滋病防治咨询、诊断和治疗服务。医疗机构不得因就诊的病人是艾滋病病毒感染者或者艾滋病病人，推诿或者拒绝对其其他疾病进行治疗。

(2) 对确诊的艾滋病病毒感染者和艾滋病病人，医疗卫生机构的工作人员应当将其感染或者发病的事实告知本人；本人为无行为能力人或者限制行为能力人的，应当告知其监护人。

(3) 医疗机构应当按照国务院卫生主管部门制定的预防艾滋病母婴传播技术指导方案的规定，对孕产妇提供艾滋病防治咨询和检测，对感染艾滋病病毒的孕产妇及其婴儿，提供预防艾滋病母婴传染的咨询、产前指导、阻断、治疗、产后访视、婴儿随访和检测服务。

9. 血吸虫病的防治

(1) 血吸虫病防治地区根据血吸虫病预防控制标准，划分为重点防治地区和一般防治地区。

(2) 处于同一水系或者相对独立地理环境的血吸虫病防治地区各地方人民政府应当开展血吸虫病联防联控，组织有关部门和机构同步实施下列血吸虫病防治措施：在农业、兽医、水利、林业等工程项目中采取与血吸虫病防治有关的工程措施；进行人和家畜的血吸虫病筛查、治疗和管理；开展流行病学调查和疫情监测；调查钉螺分布，实施药物杀灭钉螺；防止未经无害处理的粪便直接进入水体。

(3) 禁止在有钉螺地带放养牛、羊、猪等家畜，禁止引种在有钉螺地带培育的芦苇等植物和农作物的种子、种苗等繁殖材料。

(4) 医疗机构、疾病预防控制机构、动物防疫监督机构和植物检疫机构应当根据血吸虫病的监测、筛查、预测、流行病学调查，疫情报告和处理工作，开展杀灭钉螺、血吸虫病防治技术指导以及其他防治工作。血吸虫病防治地区的医疗机构、疾病预防控制机构、动物防疫监督机构和植物检疫机构应当定期对其工作人员进行血吸虫病防治知识、技能的培训和考核。

(5) 急性血吸虫病暴发、流行时，县级以上地方人民政府应当根据控制急性血吸虫病暴发、流行的需要，依照传染病防治法和其他有关法律的规定采取紧急措施，进行下列应急处理：组织医疗机构救治急性传染病病人；组织疾病预防控制机构和动物防疫监督机构分别对接触疫水的人和家畜实施预防性服药；组织有关部门和单位杀灭钉螺和处理疫水；组织有关乡(镇)人民政府在有钉螺地带设置警示标志，禁止人和家畜接触疫水。

10. 疫苗接种

(1) 国家实行有计划的预防接种制度，推行扩大免疫规划。

(2) 疫苗分为两类，第一类疫苗，是指政府免费向公民提供，公民应当依照政府的规定受种的疫苗，包括国家免疫规划确立的疫苗，省、自治区、直辖市人民政府在执行国家免疫规划时增加的疫苗，以及县级以上人民政府或者卫生主管部门组织的应急接种或者群体性预防接种所使用的疫苗；第二类疫苗，是指由公民自费并且自愿受种的其他疫苗。

(3) 接种第一类疫苗由政府承担费用，接种第二类疫苗由受种者或者监护人承担费用。

(4) 需要接种第一类疫苗的受种者应当依照《疫苗流通和预防接种管理条例》规定受种；受种者为未成年人的，其监护人应当配合有关疾病预防控制机构和医疗机构等医疗卫生机构，保证受种者及时接种。

(5) 接种单位应当具备下列条件：具有医疗机构执业许可证件；具有经过县级人民政府卫生主管部门组织的预防接种专业培训并考核合格的执业医师、执业助理医师、护士或者乡村医生；具有符合疫苗储存、运输管理规范的冷藏设施、设备和冷藏保管制度。承担预防接种工作的城镇医疗卫生机构，应当设立预防接种门诊。

(6) 接种单位应当承担责任区域内的预防接种工作，并接受所在地县级疾病预防控制机构的技术指导。

(7) 接种单位接受第一类疫苗或者购进第二类疫苗，应当建立并保存真实、完整的接受、购进记录。接种单位应当根据预防接种工作的需要，制定第一类疫苗的需求计划和第二类疫苗的购买计划，并向县级人民政府卫生主管部门和县级疾病预防控制机构报告。

(8) 接种单位接种疫苗，应当遵守预防接种工作规范、免疫程序、疫苗使用指导原则和接种方案，并在其接种场所的显著位置公示第一类疫苗的品种和接种方法。

(9) 医疗卫生人员在实施接种前，应当告知受种者或者其监护人所接种疫苗的品种、作用、禁忌证、不良反应以及注意事项，询问受种者的健康状况以及是否有接种禁忌证等情况，并如实记录告知和询问情况。受种者或者其监护人，应当了解预防接种的相关知识，并如实提供受种者的健康状况和接种禁忌证等情况。医疗卫生人员应当对符合接种条件的受种者实施接种，并依照国务院卫生主管部门的规定，填写保存接种记录。对于因有接种禁忌证而不能接种的受种者，医疗卫生人员应当对受种者或者其监护人提出医学建议。

(10) 国家对儿童实行预防接种证制度。在儿童出生后一个月内，其监护人应当到儿童居住地承担预防接种工作，到接种单位为其办理预防接种证。接种单位对儿童实施接种时，应当查验预防接种证，并做好记录。儿童离开原居住地期间，由现居住地承担预防接种单位负责对其实施接种。

(11) 接种单位应当按照国家免疫规划对居住在其责任区域内需要接种第一类疫苗的受种者接种，并达到国家免疫规划所要求的接种率。

(12) 接种单位应当依照国务院卫生主管部门的规划对接种情况进行登记，并向所在地的县级人民政府卫生主管部门和县级疾病预防控制机构报告。接种单位在完成国家免疫规划后剩余第一类疫苗的，应当向原疫苗分发单位报告，并说明理由。

(13) 接种单位接种第一类疫苗不得收取任何费用，接种第二类疫苗可以按照价格主管部门核定的标准收取服务费、接种耗材费。

(14) 政府卫生主管部门根据传染病监测和预警信息,为了预防、控制传染病的暴发流行,需要在本行政区域内部分地区进行群体性预防接种的,应当报经本级人民政府决定,并向上一级人民政府卫生行政主管部门备案。任何单位或者个人不得擅自进行群体性预防接种。

11. 预防接种异常反应的处理

(1) 预防接种异常反应,是指合格的疫苗在实施规范接种过程中或者实施规范接种后造成受种者机体组织器官、功能损害,相关各方均无过错的药品不良反应。

(2) 不属于预防接种异常反应的情形是:因疫苗本身特性引起的接种后一般反应。因疫苗质量不合格给受种者造成的损害;因接种单位违反预防接种工作规范、免疫程序、疫苗使用指导原则、接种方案给受种者造成的损害;受种者在接种时正处于某种疾病的潜伏期或者前驱期,接种后偶尔发病;受种者有疫苗说明书规定的接种禁忌证,在接种前受种者或者其监护人未如实提供受种者的健康状况和接种禁忌证等情况,按种后受种者原有疾病急性复发或者病情加重;因心理因素发生的个体或者群体的心因性反应。

(3) 因预防接种异常反应造成受种者死亡,严重残疾或者器官组织损伤的,应当给予一次性补偿。因接种第一类疫苗引起预防接种异常反应需要对受种者予以补偿。因接种第一类疫苗引起预防接种异常反应需要对受种者予以补偿的,补偿费用由省、自治区、直辖市人民政府财政部门在预防接种工作经费中安排。因接种第二类疫苗引起预防接种异常反应需要对受种者予以补助的,补偿费用由相关的疫苗生产企业负担。

(4) 因疫苗质量不合格给受种者造成损害,依照药品管理法的有关规定处理;因接种单位违反预防接种工作规范、免疫程序、疫苗使用指导原则,接种方案给受种者造成损害的,依照《医疗事故处理条例》的有关规定处理。

12. 相关法律责任

(1) 医疗机构违反传染病防治法规定,有下列情形之一的,由县级以上人民政府卫生行政部门责令改正,通报批评,给予警告;造成传染病传播、流行或者其他严重后果的,对负有责任的主管人员和其他直接责任人员,依法给予降级、撤职、开除的处分,并可以依法吊销有关责任人员的执业证书;构成犯罪的,依法追究刑事责任:未按照规定承担本单位的传染病预防、控制工作,医院感染控制任务和责任区域内的传染病预防工作的;未按照规定报告传染病疫情、或者隐瞒、谎报、缓报传染病疫情的;发现传染病疫情时,未按照规定对传染病病人、疑似传染病病人提供现场救护、现场救援、接诊、转诊的,或者拒绝接受转诊的;未按照规定对本单位内被传染病病原体污染的所有物品以及医疗废弃物实施消毒或者无害化处置的;未按照规定对医疗器械进行消毒、或者对按照规定一次使用的医疗器具未予销毁、再次使用的;在医疗救治过程中未按照规定保管医学记录资料的;故意泄露传染病病人、病原携带者、疑似传染病病人、密切接触者涉及个人隐私的有关信息、资料的。

(2) 医疗卫生机构未按艾滋病防治条例规定履行职责,有下列情形之一的,由县级以上人民政府卫生主管部门责令其限期改正,通报批评,给予警告;造成艾滋病传播、流行或者其他严重后果的,对负有责任的主管人员和其他直接责任人员依法给予降级、撤职、开除的处分,并可依法吊销有关机构或责任人员的执业许可证;构成犯罪的,依法追究刑事责任:未履行艾滋病监测职责的;未按照规定免费提供咨询和初筛检测的;对临时应急采集的血液未进行艾滋病检测,对临时用血艾滋病检测结果未进行核查,或将艾滋病检测阳性的血液用于临床的;未遵守标准防护原则,或未执行操作规程和消毒管理制度,发生艾滋病医院感染或医源性感染的；未采取有效的卫生防护措施和医疗保健措施的；推诿、拒绝治疗艾滋病病毒感染者或艾滋病病人的其他疾病，或对艾滋病病毒感染者、艾滋病病人未提供咨询、诊断和治疗服务的；未对艾滋病病毒感染者或艾滋病病人进行医学随访的；未按照规定对感染艾滋病病毒的孕产妇及其婴儿提供预防艾滋病母婴传播技术指导的。

(3) 医疗机构、疾病预防控制机构违反血吸虫病防治条例规定，有下列情形之一的，由县级以上人民政府卫生主管部门责令限期改正，通报批评，给予警告；逾期不改正，造成血吸虫病传播、流行或者其他严重后果的，对负有责任的主管人员和其他直接责任人依法给予降级、撤职、开除的处分，并可以依法吊销有关责任人的执业证书；负有责任的主管人员和其他直接责任人员构成犯罪的，依法追究刑事责任：未依照规定开展血吸虫病防治工作的；未定期对其工作人员进行血吸虫病防治知识、技能培训和考核的；发现急性血吸虫病疫情或者接到急性血吸虫病暴发、流行报告时，未及时采取措施的。

(4) 乡级医疗卫生机构未依照疫苗流通和预防接种管理条例规定将第一类疫苗分发到承担预防接种工作的村医疗卫生机构的，由县级以上人民政府卫生主管部门责令改正，通过批评，给予警告；有违法所得的，没收违法所得；拒不改正的，对主要负责人、直接负责的主管人员和其他直接责任人依法给予警告、降级处分。

(5) 疫苗接种单位有下列情形之一的，由所在地县级人民政府卫生主管部门责令其改正，给予警告；拒不改正的，对主要负责人、直接负责的主管人员依法给予警告、降级的处分，对负有责任的医疗卫生人员责令暂停 3 个月以上 6 个月以下的执业活动：未依照规定建立并保存真实、完整的疫苗接收或者购进记录的；未在其接种场所的显著位置公示第一类疫苗的品种和接种方法的；医疗卫生人员在接种前，未依照本条例规定告知、询问受种者或者其监护人有关情况的；实施预防接种的医疗卫生人员未依照规定填写并保存接种记录的；未依照规定对接种疫苗的情况进行登记并报告的。

(6) 疫苗接种单位有下列情形之一的，由县级以上地方人民政府卫生主管部门责令其改正、给予警告；有违法所得的，没收违法所得；拒不改正的，对主要负责人、直接负责的主管人员和其他直接责任人员依法给予警告、降级的处分；造成受种者人身损害或者其他严重后果的，对主要负责人、直接负责的主管人员依法给予撤职、开除的处分，并由原发证部门吊销负有责任的医疗卫生人员的执业证书：从不具有疫苗经营资格的单位或者个人购进第二类疫苗的；接种疫苗未遵守预防接种工作规范、免疫程序、疫苗使用指导原则、接种方案的；发现预防接种异常反应，未依照规定及时处理或者报告的；擅自进行群体性预防接种的。

(7) 未经卫生主管部门依法指定擅自从事接种工作的，由所在地或者行为发生地的县级人民政府卫生主管部门责令其改正，给予警告；有违法持有疫苗的，没收违法持有的疫苗；有违法所得的，没收违法所得；拒不改正的，对主要负责人、直接负责的主管人员和其他直接责任人员依法给予警告、降级的处分。

(8) 违反疫苗流通和预防接种管理条例规定发布接种第二类疫苗的建议信息的，由所在地或者行为发生地的县级人民政府卫生主管部门责令其通过大众媒体消除影响，给予警告；有违法所得的，没收违法所得，并处违法所得 1 倍以上 3 倍以下的罚款；构成犯罪的，依法追究刑事责任。

（五）职业病防治的法律规定

现行职业病防治方面的法律、法规、规章主要有中华人民共和国职业病防治法（2001 年

10月27日全国人大常委会通过),中华人民共和国尘肺病防治条例(1987年12月3日国务院颁布),职业健康监护管理办法(2002年3月28日卫生部发布),职业病诊断与鉴定管理办法(2002年3月28日卫生部发布),国家职业卫生标准管理办法(2002年3月28日卫生部发布),江苏省职业病防治条例(2002年6月22日江苏省人大常委会通过)等。

1. 职业病　是指企业、事业单位和个人经济组织(以下统称用人单位)的劳动者在职业活动中,因接触粉尘、放射性物质和其他有毒、有害物质引起的疾病。

2. 职业病预防

(1) 产生职业危害的用人单位的设立除应当符合法律、行政法规规定的设立条件外,其工作场所还应当符合下列职业卫生要求:职业病危害因素的强度或者浓度符合国家卫生标准;有与职业病危害防护相适应的设施;生产布局合理,符合有害与无害作业分开的原则;有配套的更衣间、洗浴间、孕妇休息间等卫生设施;设备、工具、用具等设施符合劳动者生理、心理健康的要求;法律、行政法规和国务院卫生行政部门关于保护劳动者健康的其他要求。

(2) 建立职业病危害项目的申报制度。用人单位设有依法公布的职业病目录所列职业病的危害项目的,应当及时、如实地向卫生行政部门申报,接受监督。

(3) 用人单位应当采取下列职业病防治管理措施:设置或者指定职业卫生管理机构或者组织,配备专职或者兼职的职业卫生专业人员,负责本单位的职业病防治工作;制定职业病防治计划和实施方案;建立、健全职业卫生管理制度和操作规程;建立、健全职业卫生档案和劳动者健康监护档案;建立、健全工作场所职业病危害因素监测及评价制度;建立、健全职业病危害事故应急救援预案。

(4) 用人单位与劳动者订立劳动合同(含聘用合同)时,应当将工作过程中可能产生的职业危害及其后果、职业病防护措施和待遇等如实告知劳动者,并在劳动合同中写明,不得隐瞒或者欺骗。

(5) 用人单位应当对劳动者进行上岗前的职业卫生培训和在岗期间的定期职业卫生培训,普及职业卫生知识,督促劳动者遵守职业病防治法律、法规、规章和操作规程,指导劳动者正确使用职业病防护设备和个人使用的职业病防护用品。劳动者应学习和掌握相关的职业卫生知识,遵守职业病防治法律、法规、规章和操作规程,正确使用、维护职业病防护设备和个人使用的职业病防护用品,发现职业病危害事故隐患应及时报告。

(6) 对从事接触职业病危害作业的劳动者,用人单位应按照规定组织上岗前、在岗期间和离岗时的职业健康检查,并将检查结果如实告知劳动者。用人单位不得安排未经上岗前职业健康检查的劳动者从事接触职业病危害的作业,不得安排有职业禁忌的劳动者从事其所禁忌的作业。

(7) 用人单位应为劳动者建立职业健康监护档案,并按规定的期限妥善保存。职业健康监护档案应包括劳动者的职业史、职业病危害接触史、职业健康检查结果和职业病诊疗等有关个人健康资料。

(8) 发生或可能发生急性职业病危害事故时,用人单位应立即采取应急救援和控制措施,并及时报告所在地卫生行政部门和有关部门。对遭受或者可能遭受急性职业病危害的劳动者,用人单位应及时组织救治、进行健康检查和医学观察,所需费用由用人单位承担。

3. 职业病诊断

(1) 职业病诊断应当由省级以上人民政府卫生行政部门批准的医疗卫生机构承担。

(2) 职业病诊断依据国务院卫生行政部门制定的诊断标准,综合分析下列因素:病人的职业史;职业病危害接触史和现场危害调查与评价;临床表现以及辅助检查结果等。设有证据否定职业病危害因素与病人临床表现之间的必然联系的,在排除其他致病因素后,应当诊断为职业病。承担职业病诊断的医疗卫生机构在进行职业病诊断时,应当组织 3 名以上取得职业病诊断资格的执业医师集体诊断,职业病诊断证明书应由参与诊断的医师共同签署,并经承担职业病诊断的医疗机构审核盖章。职业病诊断、鉴定需要用人单位提供有关职业卫生和健康监护等资料时,用人单位应当如实提供,劳动者和有关机构也应当提供与职业病诊断鉴定有关的资料。

(3) 医疗卫生机构发现疑似职业病病人时,应当告知劳动者本人并及时通知用人单位。疑似职业病病人在诊断、医学观察期间的费用,由用人单位承担。

4. 相关法律责任

(1) 用人单位和医疗卫生机构未按照规定报告职业病、疑似职业病的,由卫生行政部门责令限期改正,给予警告,可以并处 1 万元以下的罚款;弄虚作假的,并处 2 万元以上 5 万元以下的罚款;对直接负责的主管人员和其他直接责任人员,可以依法给予降级或者撤职的处分。

(2) 未取得职业卫生服务资质认证擅自从事职业健康检查、职业病诊断的,由卫生行政部门责令其立即停止违法行为,没收违法所得,并处违法所得 2 倍以上 10 倍以下罚款或 5 000千元以上 5 万元以下的罚款;情节严重的,对直接负责的主管人员和其他直接责任人员,依法给予降级、撤职或者开除的处分。

(3) 从事职业卫生技术服务的机构和承担职业健康检查、职业病诊断的医疗卫生机构违反职业病防治法规定,有下列行为之一的,由卫生行政部门责令立即停止违法行为,给予警告,没收违法所得,并处违法所得 2 倍以上 5 倍以下的罚款或 5 000 元以上 2 万元以下的罚款;情节严重的,由认证或者批准机关取消相应的资格;对直接负责的主管人员和其他直接责任人员,依法给予降级、撤职或者开除的处分;构成犯罪的依法追究刑事责任:超出资质认证或者批准范围从事职业卫生技术服务或者职业健康检查、职业病诊断的;不按照职业病防治法履行法定职责的;出具虚假证明文件的。

(六) 感染、消毒管理的法律规定

现行医院感染、消毒管理方面的规章有:消毒管理办法(2002 年 3 月 28 日卫生部发布);医院感染管理办法(2006 年 7 月 6 日卫生部发布)等。

1. 医院感染的组织管理　各级各类医疗机构应当建立医院感染管理责任制,制定并落实医院感染管理的规章制度和工作规范,严格执行有关技术操作规范和工作标准,有效预防和控制医院感染,防止传染病病原体、耐药菌、条件致病菌及其他病原微生物的传播。住院床位总数在 100 张以上的医院应当指定分管医院感染管理工作的部门,其他医疗机构应当有医院感染管理专职人员。

2. 医院感染的预防与控制

(1) 医疗机构应按照消毒管理办法,严格执行医疗器械、器具的消毒工作技术规范,达到以下要求:进入人体组织,无菌器官的医疗器械、器具和物品必须达到无菌水平;接触皮肤、黏膜的医疗器械、器具和物品必须达到消毒水平;各种用于注射、穿刺、采血等有创操作的医疗器具必须一用一无菌;使用的消毒药械、一次性医疗器械和器具应当符合国家有关规定,一次性使用的医疗器械、器具不得重复使用。

(2) 医疗机构应当制定具体措施,保证医务人员的手卫生、诊疗环境条件、无菌操作技术和职业卫生防护工作符合规定要求,对医院感染的危险因素进行控制;应当严格执行隔离技术规范,根据病原体传播途径,采取相应的隔离措施;应当制定医务人员职业卫生防护工作的具体措施,提供必要的防护用品,保障医务人员的职业健康;应当按照《抗菌药物临床应用指导原则》,加强抗菌药物临床使用和耐药菌监测管理。

(3) 医疗机构经调查证实发生:5 例以上医院感染暴发,由于医院感染暴发导致病人死亡,由于医院感染暴发导致 3 人以上人身损害后果,应当于 12 小时内向县级卫生行政部门报告,并同时向所在地疾病预防控制机构报告。

3. 医院消毒的卫生要求

(1) 医疗机构应当建立消毒管理组织,制定消毒管理制度,执行国家有关规范、标准和规定,定期开展消毒与灭菌效果检测工作;医疗卫生机构工作人员应当接受消毒技术培训、掌握消毒知识,并按规定严格执行消毒隔离制度。

(2) 使用一次性医疗用品后应当及时进行无害化处理,购进的消毒产品必须建立并执行进货检查验收制度。

(3) 医疗卫生机构的环境、物品应当符合国家有关规范、标准和规定。排放废弃的污水、污物应当按照国家有关规定进行无害化处理。运送传染病病人及其污染物品的车辆、工具必须随时进行消毒处理。

4. 相关法律责任　医疗机构有以下行为之一的,由县级卫生行政部门责令其改正,逾期不改的,给予警告并通报批评,情节严重的,对主要负责人和直接责任人给予降级或者撤职的行政处分:未建立或者未落实医院感染管理的规章制度、工作规范;未指定专(兼)职人员负责医院感染预防与控制工作;违反对医疗器械、器具的消毒工作技术规范;违反无菌操作技术规范和隔离技术规范;未对消毒药械和一次性医疗器械、器具的相关证明进行审核;未对医务人员职业暴露提供职业卫生防护。医疗机构违反消毒的卫生要求,由县级卫生行政部门责令限期改正,可以处 5 000 元以下罚款;造成感染性疾病暴发的,可以处 5 000 元以上 2 万元以下罚款。

(七) 医疗废弃物管理的法律规定

现行医疗废弃物管理方面的法规、规章有:医疗废弃物管理条例(2003 年 6 月 16 日国务院颁布);医疗废弃物管理行政处罚办法(2004 年 5 月 2 日卫生部发布)等。

1. 医疗废弃物　指医疗卫生机构在医疗、预防、保健以及其他相关活动中产生的具有直接或者间接感染性、毒性以及其他危害性的废弃物。卫生部和国家环保总局制定了医疗废弃物分类目录。

2. 医疗废弃物的处置

(1) 具备集中处置条件的医疗卫生机构应当根据就近集中处置的原则,及时将医疗废弃物交由医疗废弃物集中处置单位处置。医疗废弃物中的培养基、标本和菌种、毒种保存液等高危险废弃物,在交由医疗废弃物集中处置单位处置前应当就地消毒。

(2) 不具备集中处置医疗废弃物条件的农村,医疗卫生机构应当按照县级人民政府卫生行政主管部门、环境保护行政主管部门的要求,自行就地处置其产生的医疗废弃物。自行处置的应当符合下列基本要求:使用后的一次性医疗器具和容易致人损伤的医疗废物,应当消毒并作毁形处理;能够焚烧的,应当及时焚烧,不能焚烧的,消毒后集中填埋。

3. 医疗卫生机构对医疗废弃物的管理

（1）医疗卫生机构应当及时收集本单位产生的医疗废弃物，并按照类别分别置于防渗漏，防锐器穿透的专用包装物或者密闭的容器内。医疗废弃物专用包装、容器，应当有明显的警示标志和警示说明。

（2）医疗卫生机构应当建立医疗废弃物的暂时储存设施、设备，不得露天存放医疗废弃物；医疗废弃物暂时储存的时间不得超过2天。医疗废弃物的暂时储存设施、设备，应当远离医疗区、食品加工区、人员活动区以及生活垃圾存放场所，并设置明显的警示标志和防渗漏、防鼠、防蚊蝇、防蟑螂、防盗以及预防儿童接触等安全措施。医疗废弃物的暂时储存设施、设备应当定期消毒和清洁。

（3）医疗卫生机构和医疗废弃物集中处置单位，应当对医疗废弃物进行登记，登记内容应当包括医疗废弃物的来源、种类、重量或者数量、交接时间、处置方法、最终去向以及经办人签名等项目。登记资料至少保存3年。

4. 相关法律责任　医疗卫生机构有未建立、健全医疗废弃物管理制度，未对医疗废弃物进行登记或者未保存登记资料，贮存设施或设备不符合环境保护、卫生要求，未将医疗废弃物按照类别分别置于专用包装或者容器等情形，由卫生行政主管部门或者环境保护行政主管部门责令限期改正，给予警告，直至处3万元以下罚款。不具备集中处置医疗废弃物条件的农村，医疗卫生机构未按照医疗废弃物管理条例处置医疗废弃物的，由以上行政主管部门给予警告，逾期不改正的，处1000元以上5000元以下的罚款：造成传染病传播或者环境污染事故的，由原发证部门暂扣或者吊销执业许可证，构成犯罪的，依法追究刑事责任。

三、社区卫生基本医疗服务管理

（一）计划生育技术服务、母婴保健的法律规定

现行计划生育技术服务、母婴保健方面的法律、法规、规章主要有：中华人民共和国人口与计划生育法（2001年12月29日全国人大常委会通过），计划生育技术服务管理条例（2001年6月13日国务院颁布），计划生育技术服务管理条例实施细则（2001年12月29日国家计划生育委员会发布），中华人民共和国母婴保健法（1994年10月27日全国人大常委会通过），中华人民共和国母婴保健法实施办法（2001年6月20日国务院发布），江苏省人口与计划生育条例（2002年10月23日江苏省人大常委会通过），江苏省人大关于禁止非医学需要胎儿性别鉴定和选择性别人工终止妊娠的决定（2005年7月29日江苏省人大常委会通过）等。

1. 计划生育技术服务　计划生育技术服务包括计划生育技术指导、咨询及与计划生育有关的临床医疗服务。

（1）计划生育技术指导、咨询：包括生殖健康科普宣传、教育、咨询；提供避孕药具及相关的指导、咨询、随访。

对已经施行避孕、节育手术和输卵（精）管复通手术的，提供相关的咨询、随访。

（2）与计划生育有关的临床医疗服务：包括：①避孕和节育的医学检查，主要指按照避孕、节育技术常规。为了排除禁忌证，掌握适应证而进行的术前健康检查以及术后康复和保证避孕安全、有效所需要的检查。②各种计划生育手术并发症和计划生育药具不良反应的诊断、鉴定和治疗。③施行各种避孕、节育手术和输卵（精）管复通手术等恢复生育力的手术

以及与施行手术相关的临床医学诊断和治疗。④根据国家计划生育委员会和卫生部共同制定的有关规定，开展围绕生育、节育、不育的其他生育保健服务。⑤病残儿医学鉴定中必要的检查、观察、治疗活动。

2. 计划生育技术服务机构　从事计划生育技术服务的医疗、保健机构是指持有《医疗机构执业许可证》，又依照计划生育技术服务管理条例规定设有计划生育技术服务科（室），并取得计划生育技术服务项目执业许可的医疗、保健单位。

3. 计划生育技术服务人员　计划生育技术服务人员必须取得《计划生育技术服务人员合格证》；从事计划生育有关的临床服务人员，应当依照《执业医师法》及国家有关乡村医生、护士等卫生技术人员管理的规定，向所在地县级以上人民政府卫生行政部门申请注册。

4. 胎儿性别鉴定与人工终止妊娠　禁止任何机构和个人使用超声诊断或者染色体检测等技术进行非医学需要的胎儿性别鉴定。任何机构和个人不得擅自开展医学需要的胎儿性别鉴定。禁止任何机构和个人进行非医学需要的选择性别的人工终止妊娠。有胎儿患有严重遗传性疾病；胎儿有严重缺陷；患严重疾病继续妊娠可能危及孕妇生命安全或者严重危害孕妇健康情形之一，经县级以上医疗保健机构产前诊断，凭有相关资格的医疗、保健机构出具的医学诊断意见书，可以人工终止妊娠。开展接生的医疗、保健机构应当建立接生登记制度。未经卫生或计生行政部门批准，任何机构和个人不得开展人工终止妊娠手术。妊娠14周以上妇女的人工终止妊娠，由取得《医疗机构执业许可证》或《生育技术服务机构执业许可证》的医疗、保健机构或计划生育服务机构在获准开展的业务项目范围内施行，施术机构应当查验其医学诊断意见书或相关证明，逐人逐项做好手术登记，并将医学诊断意见书或者证明复印件同手术记录一并存档。

5. 婚前保健　医疗保健机构应当为公民提供下列婚前保健服务：

(1) 婚前卫生指导，包括有关性卫生的保健和教育，新婚避孕知识及计划生育指导，受孕前的准备，环境和疾病对后代影响等孕前保健知识，遗传病的基本知识，影响婚育的有关疾病的基本知识，其他生殖保健知识。

(2) 婚前卫生咨询，对有关婚配、生育保健等问题提供医学意见。

(3) 婚前医学检查，对准备结婚的男女双方可能患影响结婚和生育的疾病进行医学检查。

6. 婚前医学检查　经婚前医学检查出具的检查证明应当列明是否发现下列疾病。

(1) 在传染期内的指定传染病；

(2) 在发病期内的有关精神病；

(3) 不宜生育的严重遗传性疾病；

(4) 医学上认为不宜结婚的其他疾病。

从事婚前医学检查的医疗、保健机构，由所在地设区的市级人民政府卫生行政部门进行审查，符合条件的，在其《医疗机构执业许可证》上注明。

7. 孕产期保健　医疗、保健机构应为育龄妇女提供有关避孕、节育、生育和生殖健康的咨询和医疗保健服务。医师发现或者怀疑育龄夫妻患有严重遗传性疾病的，应当提出医学意见。为孕产妇提供医疗保健服务包括：

(1) 为孕产妇建立保健手册(卡)，定期进行医学检查。

(2) 为孕产妇提供卫生、营养、心理等方面的医学指导与咨询。

(3) 对高危孕妇进行重点监护、随访和医疗保健服务。

(4) 为孕妇提供安全分娩技术服务。

(5) 定期进行产后访视,指导产妇科学喂养婴儿。

(6) 提供避孕咨询指导和技术服务。

(7) 对产妇及其家属进行生理保健教育和科学育儿知识教育。

(8) 其他孕产期保健服务。

发现孕妇患有严重妊娠合并症或者并发症,严重的精神性疾病,国务院卫生行政部门规定的严重影响生育的其他疾病或者物理、化学、生物等有毒有害因素可能危及孕妇生命安全,或者可能严重影响孕妇健康和胎儿正常发育的,应当对孕妇进行医学指导和必要的医学检查。

孕妇羊水过多或者过少,胎儿发育异常或者胎儿有可能畸形,孕早期接触过可能导致胎儿先天缺陷的物质,有遗传病家族史或者曾经分娩过先天性严重缺陷婴儿,初产妇年龄超过35周岁等情形之一,医师应当对其进行产前诊断。

8. 婴儿保健 医疗保健机构应当按照国家有关规定开展新生儿先天性、遗传性代谢病筛查、诊断、治疗和监测;进行新生儿访视,建立儿童保健手册(卡),定期对其进行健康检查;对婴儿进行预防接种。

9. 相关法律责任

(1) 未取得执业许可,擅自从事计划生育技术服务的,由政府计生行政部门责令改正,给予警告,没收违法所得和有关药品、医疗器械,处违法所得5倍以下的罚款;造成严重后果,构成犯罪的,依法追究刑事责任。

(2) 计划生育技术服务机构聘用没有依法取得《合格证》的人员从事计划生育技术服务的,由政府计划生育行政部门责令改正,没收违法所得,处违法所得3倍以下的罚款。

(3) 从事计划生育技术服务的机构和人员未经批准擅自从事产前诊断和使用辅助生育技术治疗不育症的,由政府卫生行政和计划生育部门责令其改正,给予警告,没收违法所得和有关药品、医疗器械,处违法所得5倍以下的罚款,情节严重的,由原发证部门注销计划生育技术服务的执业资格。擅自增加计划生育技术服务项目或在执业机构外从事计划生育技术服务的,由原发证部门责令改正,给予警告,没收违法所得,处违法所得5倍以下的罚款,情节严重的,由原发证部门注销相关的执业资格。开展计划生育技术服务时出具虚假证明文件、做假手术的,由原发证部门对该部门的正职负责人、直接负责的主管人员和其他责任人给予降级或者撤职的行政处分,构成犯罪的,依法追究刑事责任。

(4) 违法为他人进行非医学需要的胎儿性别鉴定或者非医学需要的选择性别人工终止妊娠手术的,由政府卫生行政和计划生育部门给予警告,没收违法所得,处违法所得6倍以下罚款,情节严重的,由原发证部门吊销执业证书,有关责任人由单位或上级主管部门给予行政处分,构成犯罪的,依法追究刑事责任。

(5) 对妊娠14周以上的妊娠妇女施行人工终止妊娠手术未查验、登记和保存有关医学诊断意见书或证明,以及作虚假手术记录的,由上级主管部门责令其改正,并对直接负责的主管人和其他责任人依法给予行政处分。

(6) 医疗、保健机构或人员未取得母婴保健技术许可,擅自从事婚前医学检查、遗传病诊断、产前诊断、终止妊娠手术和医学技术鉴定或者出具有关医学证明的,由卫生行政部门给予警告,责令其停止违法行为,没收违法所得;违法所得5 000元以上的,并处违法所得3倍以上5倍以下的罚款;违法所得不足5 000元的,并处5 000元以上2万元以下的罚款。

(7) 从事母婴保健技术服务的人员出具虚假医学证明文件的,依法给予行政处分;有下列情形之一的,由原发证部门撤销相应的母婴保健技术执业资格或者医师执业证书:因延误诊治,造成严重后果的;给当事人身心健康造成严重后果的;造成其他严重后果的。

(二) 药品管理的法律规定

现行药品、医疗器械管理方面的法律、法规、规章主要有中华人民共和国药品管理法(2001 年 2 月 28 日全国人大常委会通过),中华人民共和国药品管理法实施条例(2002 年 8 月 4 日国务院颁布),医疗用毒性药品管理办法(1988 年 12 月 27 日国务院颁布),麻醉药品和精神药品管理条例(2005 年 8 月 3 日国务院颁布),处方药品与非处方药品分类管理办法(1999 年 6 月 18 日国家药品监督管理局发布),预防用生物制品生产供应管理办法(1994 年 9 月 2 日卫生部发布)等。

1. 药品购进与调配管理

(1) 医疗机构购进药品,必须建立并执行进货检查验收制度。验收药品合格证明和其他标志,必须有真实、完整的药品购进记录,药品购进记录必须注明药品的通用名称、剂型、规格、批号、有效期、生产厂商、供货单位、购进价格、购货日期以及国务院药品监督管理部门规定的其他内容。

(2) 医疗机构审核和调配处方的药剂人员必须是依法经资格认定的药学技术人员。

2. 特殊药品的管理

(1) 医疗机构供应和调配毒性药品,凭医生签名的正式处方,每次处方不得超过 2 日剂量,调配处方时,必须认真负责,计量准确,按医嘱注明要求,并由配方人员及具有药师以上技术职称的复核人员签名盖章后方可发出。

(2) 医疗机构需要使用麻醉药品和第一类精神药品,应经所在地设区的市级卫生主管部门批准,取得麻醉药品、第一类精神药品购用印鉴卡。

(3) 医疗机构应按照国务院卫生主管部门的规定,对本单位执业医师进行有关麻醉药品和精神药品使用知识的培训、考核,经考核合格的,授予麻醉药品和第一类精神药品处方资格。执业医师取得麻醉药品和第一类精神药品的处方资格后,方可在本医疗机构开具麻醉药品和第一类精神药品处方,但不得为自己开具此种处方。

(4) 具有麻醉药品和第一类精神药品处方资格的执业医师,根据临床应用指导原则,对确需要使用麻醉药品或者第一类精神药品的病人,应当满足其合理用药需求。

(5) 执业医师应当使用专用处方开具麻醉药品和精神药品,单张处方的最大用量应当符合国务院卫生主管部门的规定。

(6) 对麻醉药品和第一类精神药品处方,处方的调配人、核对人应仔细核对,签署姓名,并予以登记,对不符合麻醉药品和精神药品管理条例规定的,处方的调配人、核对人应拒绝发药。

(7) 医疗机构使用放射性药品,必须符合国家放射性核素卫生防护管理的规定,所在地的省级公安、环保和卫生行政部门根据该医疗机构医疗技术人员的水平、设备条件,核发相应等级的《放射性药品使用许可证》。无许可证的医疗单位不得临床使用放射性药品。

3. 处方药与非处方药的管理　国家根据药品品种、规格、适应证、剂量及给药途径不同,对药品分别按处方药与非处方药进行管理,处方药必须凭执业医师或执业助理医师处方才可调配、购买和使用,非处方药不需凭执业医师或执业助理医师处方即可自行判断、购买和使用。医疗机构根据医疗需要可以决定或推荐使用非处方药。

4. 预防用生物制品的管理

(1) 各级各类医疗保健机构和人员必须使用由疾病预防控制机构逐级分发或供应的预防用生物制品(指传染病防治法规定管理的甲类、乙类和丙类传染病的菌苗、疫苗、类毒素等人用生物制品),预防用生物制品必须在疾病预防控制机构监督指导下使用。

(2) 各级各类医疗、保健、疾病预防控制机构对预防用生物制品在使用前或分发前必须核查制品的包装质量、生产单位、生产批准文号、生产批号、出厂日期、有效日期,进货渠道和制品的专用或防伪标志,并应书面登记,以便备查。

(3) 被接种人或被接种人家属有权了解实施接种工作的单位或人员实施免疫接种的预防用生物制品的进货渠道,并可以拒绝接种法律规定以外非正常渠道获得的预防用生物制品。

(4) 医疗保健机构对使用生物制品过程中发现的质量或其他可疑问题应及时向生物制品鉴定部门或当地政府卫生行政部门报告,接到报告的部门应给予答复。

5. 药品不良反应的报告

(1) 国家实行药品不良反应报告制度,医疗机构应当按规定报告所发现的药品不良反应。

(2) 药品不良反应实行逐级、定期报告制度,必要时可以越级报告。

(3) 医疗机构必须指定专(兼)职人员负责本单位使用药品的不良反应报告和监测工作,发现可能与用药有关的不良反应应详细记录、调查、分析、评价、处理,填写《药品不良反应/事件报告表》,每季度向所在的省级药品不良反应监测中心报告,其中新的或严重的药品不良反应应予发现之日起 15 日内报告,死亡病例需及时报告。

(4) 新药监测期内的药品应报告该药品发生的所有不良反应,新药监测期已满的药品,报告该药品引起的新的和严重的不良反应。

(5) 医疗机构发现群体药品不良反应,应立即向所在地省级食品药品监督管理部门以及药品不良反应监测中心报告。

6. 相关法律责任

(1) 医疗机构在药品购销中暗中收受回扣或者其他利益的,由工商行政管理部门处 1 万元以上 20 万元以下的罚款,有违法所得的,予以没收,构成犯罪的,依法追究刑事责任。

(2) 医疗机构的负责人、药品采购人员、医师等有关人员收受药品生产企业、药品经营企业或者其代理人给予的财物或者其他利益,由卫生行政部门或者本单位给予处分,没收违法所得,对违法行为情节严重的执业医师,由卫生行政部门吊销其执业证书,构成犯罪的依法追究刑事责任。

(3) 取得麻醉药品、第一类精神药品购用印鉴卡的医疗机构,有下列情形之一者,如未依照规定购买、储存麻醉药品和第一类精神药品的,未依照规定保存麻醉药品和精神药品专用处方或者未依照规定进行处方专册登记的,未依照规定报告麻醉药品和精神药品的进货、库存、使用数量的,未依照规定销毁麻醉药品和精神药品的,由市级卫生行政主管部门责令其限期其改正,给予警告,逾期不改正的,责令其停业,并处 5 000 元以上 1 万元以下的罚款,情节严重的,吊销其印鉴卡,对直接负责的主管人员和其他直接责任人员,依法给予降级、撤职、开除的处分。

(4) 具有麻醉药品和第一类精神药品处方资格的执业医师,违反规定开具麻醉药品和第一类精神药品的，由其所在医疗机构取消其麻醉药品和第一类精神药品处方资格，造成严重后果的，由原发证部门吊销其执业证书；未取得麻醉药品和第一类精神药品处方资格的执业医师擅自开具麻醉药品和第一类精神药品处方，由县级以上卫生主管部门给予警告，暂停其执业活动，造成严重后果的，吊销其执业证书，构成犯罪的，依法追究刑事责任；处方的调配人、核对人违反规定未对麻醉药品和第一类精神药品处方进行核对，造成严重后果的，由原发证部门吊销其执业证书。

(5) 医疗保健机构和人员参与、中介或直接从事假劣预防用生物制品经营活动的，由县级以上卫生行政部门处以罚款，对主管人员和直接责任者由所在单位或上级主管机关根据情节，可以给予行政处分，情节严重、构成犯罪的，依照国家有关法律追究刑事责任。

(6) 对非法经营、出售预防用生物制品的单位和个人，由县级以上卫生行政部门处以罚款，并通报批评，对主管人员和直接责任者由其所在单位或上级机关根据情节给予行政处分。

(7) 医疗机构有下列情形之一者：如无专职或兼职人员负责本单位药品不良反应监测工作，未按要求报告药品不良反应，发现药品不良反应匿而不报，隐瞒药品不良反应资料等，由食品药品监督管理部门移交同级卫生行政部门处理。

（三）医疗器械管理的法律规定

现行医疗器械管理方面的法规、规章主要有：医疗器械监督管理条例（2000 年 1 月 4 日国务院颁布）；一次性使用无菌医疗器械监督管理条例（2000 年 10 月 13 日国家药品监督管理局发布）；大型医用设备配置与使用管理办法（2004 年 12 月 31 日卫生部发布）等。

1. 医疗器械的分类与质量管理

(1) 国家对医疗器械实行分类管理，第一类指通过常规管理足以保证安全性、有效性的医疗器械，第二类指对其安全性、有效性应加以适当控制的医疗器械，第三类指植入人体，用于支持、维持生命，对人体具有潜在危险，对其安全性、有效性必须严格控制的医疗器械。

(2) 国家建立医疗器械质量事故报告制度和医疗器械质量事故公告制度。

2. 无菌医疗器械的管理

(1) 医疗机构应建立无菌器械使用后销毁制度。使用过的无菌器械必须按规定销毁，使其零部件不再具有使用功能，经消毒无害化处理，并做好记录。医疗机构不得重复使用无菌器械。

(2) 医疗机构发现不合格无菌器械，应立即停止使用、封存，并及时报告所在地药品监督管理部门，不得擅自处理。经验证为不合格的无菌器械，在所在地药品监督管理部门的监督下予以处理。

(3) 医疗机构使用不合格无菌器械，不能指明不合格生产者的，视为使用无产品注册证的产品，不能指明不合格品供货者的，视为从无《医疗器械经营企业许可证》的企业购进的产品。

(4) 医疗机构使用无菌器械发生不良事件时，应在事件发生后 24 小时内，报告所在地省级药品监督管理部门和卫生行政部门。

(5) 医疗机构不得有下列行为：从非法渠道购进无菌器械；使用小包装已破损、标志不清的无菌器械；使用过期、已淘汰无菌器械；使用无医疗器械产品注册证、无医疗器械产品合格证的无菌器械。

3. 相关法律责任

(1) 医疗机构使用无产品注册证明、无合格证明、过期、失效、淘汰的医疗器械的，或从无《医疗器械生产企业许可证》、《医疗器械经营企业许可证》的企业购进医疗器械的，由县级以上药品监督管理部门责令其改正，给予警告，没收违法使用的产品和违法所得，并处违法所得5倍以下的罚款；对主管人员和其他直接责任人依法给予纪律处分；构成犯罪的，依法追究刑事责任。

(2) 医疗机构重复使用一次性使用的医疗器械的，或者对应当销毁的医疗器械未进行销毁的，由县级以上药品监督管理部门责令改正，给予警告，可以处5000元以上3万元以下的罚款，对主管人员和其他直接责任人依法给予纪律处分；构成犯罪的，依法追究刑事责任。

(3) 医疗机构未建立使用后销毁制度或伪造、变造无菌器械采购、使用后销毁记录的，由县级以上药品监督管理部门责令改正，给予警告，并处1万元以上3万元以下罚款。

(四) 血液管理法律规定

现行血液管理方面的法律、法规、规章主要有：中华人民共和国献血法(1997年12月29日全国人大常委会通过)；血液制品管理条例(1996年12月6日国务院颁布)；医疗机构临床用血管理办法(1999年1月7日卫生部发布)等；江苏省献血条例(2000年5月24日江苏省人大常委会通过)。

1. 医疗机构临床用血管理

(1) 医疗机构对临床用血必须进行核查，不得将不符合国家规定标准的血液用于临床。

(2) 无偿献血者献血量在800 ml以上(含800 ml)的，终身享受免费用血；无偿献血者献血量未达到800 ml的，按本人献血量的三倍享受免费用血。无偿献血者的配偶、父母及子女需要用血的，其累计免费用血按献血者献血量等量提供。在本省无偿献血的公民，在本省需要医疗临床用血的，凭本人《居民身份证》和《无偿献血证》用血。无偿献血者的配偶、父母及子女需要用血的，还需提供其与无偿献血者关系的有效证件或证明。

(3) 符合条件的公民临床用血时，本人和其配偶、父母及子女均未献血的，应当交纳与其临床用血费用等量的用血互助保证金。单位或居民委员会、村民委员会完成献血计划的，其所属公民医疗临床用血时，免交用血互助保证金。不符合献血条件的公民需要临床用血时，免交用血互助保证金。

(4) 公民本人或其配偶、父母及子女自交纳用血互助保证金之日起1年内，符合献血条件者在本省无偿献血的，献血机构应当在其献血后10日内返还相应的用血互助保证金。逾期未无偿献血的，用血互助保证金用于献血的宣传、科研和管理。

(5) 急诊抢救病人需要用血时，医疗机构应先给予用血，然后用血者按照有关规定补办用血手续。

(6) 为保障公民临床急救用血的需要，国家提倡并指导择期手术的病人自身储血，动员家庭、亲友、所在单位以及社会互助献血。

(7) 医疗机构不得使用原料血浆，除批准的科研项目外，不得直接使用脐带血。

(8) 医疗机构临床用血应当遵照合理科学的原则，制定用血计划，不得浪费和滥用血液。

(9) 医疗机构临床用血，由县级以上卫生行政部门指定的血站供给。

(10) 医疗机构要指定医务人员负责血液的收领、发放工作，要认真核查血袋包装，核查的内容有：血液的名称及其许可证号，献血者姓名（或条形码）、血型、血液品种、采血日期及时间、有效期及时间、血袋编号（或条形码）、储存条件。

（11）申请输血应由经治医师逐项填写《临床输血申请单》，由主治医师核准签字，连同受血者血样于预定输血日期前送交输血科（血库）备血。

（12）决定输血前，经治医师应向病人或者其家属说明输同种异体血的不良反应和经血传播疾病的可能性，征得病人或家属同意，并在《输血治疗同意书》上签字。《输血治疗同意书》入病历。无家属签字的无自主意识病人的紧急输血，应报医院职能部门或主管领导同意、备案、并记入病历。

（13）确定输血后，医护人员持输血申请单和贴好标签的试管，当面核对病人姓名、性别、年龄、病案号、病室/门诊、床号、血型和诊断，采集血样。由医护人员或专门人员将受血者血样与输血申请单送交输血科（血库），双方逐项核对。

（14）输血前由2名医护人员核对交叉配血报告单及血袋标签上各项内容，检查血袋有无破损渗漏，血液颜色是否正常。准确无误方可输血。

（15）输血时，由2名医护人员带病历共同到病人床旁核对病人姓名、性别、年龄、病案号、门急诊病室、床号、血型等，确认与配血报告相符，再次核对血液后，用符合标准的输血器进行输血。

（16）医疗机构因应急用血需要临时采集血液的，必须符合以下情况：边远地区的医疗机构和所在地无血站（或中心血库）；危及病人生命急需输血，而其他医疗措施所不能替代；具备交叉配血及快速诊断方法检验乙型肝炎病毒表面抗原、丙型肝炎病毒抗体、艾滋病病毒抗体的条件。

2. 相关法律责任

（1）医疗机构使用非法机构提供的血液的，由县级以上卫生行政部门给予警告，并处以1 000元以上1万元以下罚款。

（2）医疗机构临床用血违反《医疗机构临床用血管理办法》的，由县级以上卫生行政部门依照有关法律法规给予行政处罚；对直接责任人，由医疗机构及其上级主管部门酌情给予处分，情节严重，构成犯罪的，依法追究刑事责任。

（3）医疗机构违反《江苏省献血条例》的规定，将不符合国家规定标准的血液用于病人的，由县级以上卫生行政部门责令其改正；给病人健康造成损害的，应当依法赔偿，对直接负责的主管人员和其他直接责任人，依法给予行政处分；构成犯罪的，依法追究刑事责任。

（五）病历与处方管理法律规定

现行病历与处方管理方面的法律、法规、规章有：医疗机构病历管理规定（2002年7月19日卫生部、国家中医药管理局发布），病历书写基本规范（试行）（2002年8月16日卫生部、国家中医药管理局发布），处方管理办法（2006年2月14日卫生部发布）等。

1. 病历管理

（1）医疗机构应当建立病历管理制度，设置专门部门或者配备专（兼）职人员，具体负责本机构病历和病案的保存与管理工作。住院病历由医疗机构负责保管。

（2）医疗机构应当严格病历管理，严禁任何人涂改、伪造、隐匿、销毁、抢夺、窃取病历。

（3）除涉及对病人实施医疗活动的医务人员及医疗服务质量监控人员外，其他任何机构和个人不得擅自查阅该病人的病历。因科研、教学需要查阅病历的，需经病人就诊的医疗机构有关部门同意后查阅，阅后应当立即归还。不得泄露病人隐私。

(4) 在病人住院期间，其住院病历由所在病区负责集中、统一保管。病区应当在收到住院病人的化验单(检验报告)、医学影像检查资料等检查结果后24小时内归入住院病历。住院病历在病人出院后由设置的专门部门或者专(兼)职人员负责集中、统一保存与管理。

(5) 住院病历因医疗活动或复印、复制等需要带离病区时，应当由病区指定专门人员负责携带和保管。

(6) 医疗机构应当受理下列人员和机构复印或者复制病历资料的申请：病人本人或其代理人；死亡病人近亲属或其代理人；保险机构。受理申请时，应当要求申请人提供有关身份证明材料。

(7) 医疗机构可以为申请人复印或者复制的病历资料包括：门(急)诊病历和住院病历中的住院志(即入院记录)、体温单、医嘱单、化验单(化验报告)、医学影像检查资料、特殊检查(治疗)同意书、手术同意书、手术及麻醉记录单、病理报告、护理记录、出院记录。复印或者复制的病历资料经申请人核对无误后，医疗机构应当加盖证明印记。

2. 病历书写规范

(1) 基本要求

病历是指医务人员在医疗活动过程中形成的文字、符号、图 表、影像、组织切片等资料的总和，包括门(急)诊病历和住院病历。病历书写是指医务人员通过问诊、查体、辅助检查、诊断、治疗、护理等医疗活动获得有关资料，并进行归纳、分析、整理形成医疗活动记录的行为。

病历书写应当客观、真实、准确、及时、完整。

住院病历书写应当使用蓝黑墨水、碳素墨水，门(急)诊病历和需复写的资料可以使用蓝或黑色油水的圆珠笔。

病历书写应当使用中文和医学术语。通用的外文缩写和无正式中文译名的症状、体征、疾病名称等可以使用外文。

病历书写应当文字工整，字迹清晰，表述准确，语句通顺，标点正确。书写过程中出现错字时，应当用双线划在错字上，不得采用刮、粘、涂等方法掩盖或去除原来的字迹。

病历应当按照规定的内容书写，并由相应医务人员签名。

实习医务人员、试用期医务人员书写的病历，应当经过在本医疗机构合法执业的医务人员审阅、修改并签名。

进修医务人员应当由接收进修的医疗机构根据其胜任本专业工作的实际情况认定后书写病历。

上级医务人员有审查修改下级医务人员书写的病历的责任。修改时，应当注明修改日期，修改人员签名，并保持原记录清楚、可辨。

因抢救急危病人，未能及时书写病历的，有关医务人员应当在抢救结束后6小时内据实补记，并加以注明。

对按照有关规定需取得病人书面同意方可进行的医疗活动(如特殊检查、特殊治疗、手术、实验性临床医疗等)，应当由病人本人签署同意书。病人不具备完全民事行为能力时，应当由其法定代理人签字；病人因病无法签字时，应当由其近亲属签字，没有近亲属的，由其关系人签字；为抢救病人，在法定代理人或近亲属、关系人无法及时签字的情况下，可由医疗机构负责人或者被授权的负责人签字。

（2）门（急）诊病历书写要求及内容：①门（急）诊病历内容包括门诊病历首页（门诊手册封面）、病历记录、化验单（检验报告）、医学影像检查资料等。②门（急）诊病历首页内容应包括病人姓名、性别、出生年月、民族、婚姻状况、职业、工作单位、住址、药物过敏史等项目；门诊手册封面内容应包括病人姓名、性别、年龄、工作单位或住址、药物过敏史等项目。③门（急）诊病历记录分为初诊病历记录和复诊病历记录。初诊病历记录书写内容应当包括就诊时间、科别、主诉、现病史、既往史，阳性体征、必要的阴性体征和辅助检查结果，诊断及治疗意见和医师签名等。复诊病历记录书写内容应当包括就诊时间、科别、主诉、病史、必要的体格检查和辅助检查结果、诊断、治疗处理意见和医师签名等。④急诊病历书写就诊时间应当具体到分钟。⑤门（急）诊病历记录应当由接诊医师在病人就诊时及时完成。抢救危重病人时，应当书写抢救记录。对收入急诊观察室的病人，应当书写留观期间的观察记录。

（3）住院病历书写要求及内容：①住院病历内容包括住院病案首页、住院志、体温单、医嘱单、化验单（检验报告）、医学影像检查资料、特殊检查（治疗）同意书、手术同意书、麻醉记录单、手术及手术护理记录单、病理资料、护理记录、出院记录（或死亡记录）、病程记录（含抢救记录）、疑难病例讨论记录、会诊意见、上级医师查房记录、死亡病例讨论记录等。②住院志是指病人入院后，由经治医师通过问诊、查体、辅助检查获得有关资料，并对这些资料归纳分析书写而成的记录。住院志的书写形式分为入院记录、再次或多次入院记录、24 小时内入出院记录。入院记录、再次或多次入院记录应当于病人入院后 24 小时内完成，24 小时内入出院记录应当于病人出院后 24 小时内完成，24 小时内入院死亡记录应当于病人死亡后 24 小时内完成。

入院记录的要求及内容包括：病人一般情况（姓名、性别、年龄、民族、婚姻状况、出生地、职业、入院日期、记录日期、病史陈述者）、主诉（病人就诊的主要症状及持续时间）、现病史（病人本次疾病的发生、演变、诊疗等方面的详细情况）、既往史（病人过去的健康和疾病情况，包括既往一般健康状况、疾病史、传染病史、预防接种史、手术外伤史、输血史、药物过敏史等）、个人史、婚育史、女性病人的月经史、家族史、体格检查（体温、脉搏、呼吸、血压、一般情况、皮肤、黏膜、全身浅表淋巴结、头部及其器官、颈部、胸部、腹部、直肠肛门、外生殖器、脊柱、四肢、神经系统等）。

专科情况应当根据专科需要，记录专科特殊情况。

辅助检查指入院前所作的与本次疾病相关的主要检查及其结果。应当写明检查日期，如系在其他医疗机构所作检查，应当写明该机构名称。

初步诊断是指经治医师根据病人入院时情况，综合分析所作出的诊断。如初步诊断为多项时，应当主次分明。

书写入院记录的医师签名。

病程记录是指继住院志之后，对病人病情和诊疗过程所进行的连续性记录。内容包括病人的病情变化情况、重要的辅助检查结果及临床意义、上级医师查房意见、会诊意见、医师分析讨论意见、所采取的诊疗措施及效果、医嘱更改及理由、向病人及其近亲属告知的重要事项等。

病程记录的要求及内容包括：

①首次病程记录：病人入院后由经治医师或值班医师书写的第一次病程记录，应当在病人入院 8 小时内完成，内容包括病例特点、诊断依据及鉴别诊断、诊疗计划等。

②日常病程记录:病人住院期间诊疗过程的经常性、连续性记录,由医师书写,也可以由实习医务人员或试用期医务人员书写。书写日常病程记录时,首先标明记录日期,另起一行记录具体内容。对病危病人应当根据病情变化随时书写病程记录,每天至少1次,记录时间应当具体到分钟。对病重病人,至少2天记录一次病程记录。对病情稳定的病人,至少3天记录一次病程记录。对病情稳定的慢性病病人,至少5天记录一次病程记录。

③上级医师查房记录:上级医师查房时对病人病情、诊断、鉴别诊断、当前治疗措施疗效的分析及下一步诊疗意见等的记录。主治医师首次查房记录应当于病人入院24小时内完成。内容包括查房医师的姓名、专业技术职务、补充的病史和体征、诊断依据与鉴别诊断的分析及诊疗计划等。主治医师日常查房记录间隔时间视病情和诊疗情况确定,内容包括查房医师的姓名、专业技术职务,对病情的分析和诊疗意见等。科主任或具有副主任医师以上专业技术职务任职资格医师查房的记录,内容包括查房医师的姓名、专业技术职称、对病情的分析和诊疗意见等。

④疑难病例讨论记录:由科主任或具有副主任医师以上专业技术职务任职资格的医师主持、召集有关医务人员对确诊困难或疗效不确切病例讨论的记录。内容包括讨论日期、主持人及参加人员姓名、专业技术职务、讨论意见等。

⑤交(接)班记录:病人经治医师发生变更之际,交班医师和接班医师分别对病人病情及诊疗情况进行简要总结的记录。交班记录应当在交班前由交班医师书写完成;接班记录应当由接班医师于接班后24小时内完成。交(接)班记录的内容包括入院日期、交班或接班日期、病人姓名、性别、年龄、主诉、入院情况、入院诊断、诊疗经过、目前情况、目前诊断、交班注意事项或接班诊疗计划、医师签名等。

⑥转科记录:病人住院期间需要转科时,经转入科室医师会诊并同意接收后,由转出科室和转入科室医师分别书写的记录。包括转出记录和转入记录。转出记录由转出科室医师在病人转出科室前书写完成(紧急情况除外);转入记录由转入科室医师于病人转入后24小时内完成。转科记录内容包括入院日期、转出或转入日期、病人姓名、性别、年龄、主诉、入院情况、入院诊断、诊疗经过、目前情况、目前诊断、转科目的及注意事项或转入诊疗计划、医师签名等。

⑦阶段小结:病人住院时间较长,由经治医师每月作病情及诊疗情况总结。阶段小结的内容包括入院日期、小结日期、病人姓名、性别、年龄、主诉、入院情况、入院诊断、诊疗经过、目前情况、目前诊断、诊疗计划、医师签名等。交(接)班记录、转科记录可代替阶段小结。

⑧抢救记录:病人病情危重,采取抢救措施时作的记录。内容包括病情变化情况、抢救时间及措施、参加抢救的医务人员姓名及专业技术职务等。记录抢救时间应当具体到分钟。

⑨会诊记录(含会诊意见):病人在住院期间需要其他科室或者其他医疗机构协助诊疗时,分别由申请医师和会诊医师书写的记录。内容包括申请会诊记录和会诊意见记录。申请会诊记录应当简要载明病人病情及诊疗情况、申请会诊的理由和目的,申请会诊医师签名等。会诊意见记录应当有会诊意见、会诊医师所在的科别或者医疗机构名称、会诊时间及会诊医师签名等。

⑩术前小结:在病人手术前,由经治医师对病人病情所作的总结。内容包括简要病情、术前诊断、手术指征、拟施手术名称和方式、拟施麻醉方式、注意事项等。

⑪术前讨论记录:因病人病情较重或手术难度较大,手术前在上级医师主持下,对拟实施手术方式和术中可能出现的问题及应对措施所作的讨论记录。内容包括术前准备情况、

手术指征、手术方案、可能出现的意外及防范措施、参加讨论者的姓名、专业技术职务、讨论日期、记录者的签名等。

⑫麻醉记录:麻醉医师在麻醉实施中书写的麻醉经过及处理措施的记录。麻醉记录应当另页书写,内容包括病人一般情况、麻醉前用药、术前诊断、术中诊断、麻醉方式、麻醉期间用药及处理、手术起止时间、麻醉医师签名等。

⑬手术记录:手术者书写的反映手术一般情况、手术经过、术中发现及处理等情况的特殊记录,应当在术后24小时内完成。特殊情况下由第一助手书写时,应有手术者签名。手术记录应当另页书写,内容包括一般项目(病人姓名、性别、科别、病房、床位号、住院病历号或病案号)、手术日期、术前诊断、术中诊断、手术名称、手术者及助手姓名、麻醉方法、手术经过、术中出现的情况及处理等。

⑭手术护理记录:巡回护士对手术病人术中护理情况及所用器械、敷料的记录,应当在手术结束后即时完成。手术护理记录应当另页书写,内容包括病人姓名、住院病历号(或病案号)、手术日期、手术名称、术中护理情况、所用各种器械和敷料数量的清点核对、巡回护士和手术器械护士签名等。

⑮术后首次病程记录:参加手术的医师在病人术后即时完成的病程记录。内容包括手术时间、术中诊断、麻醉方式、手术方式、手术简要经过、术后处理措施、术后应当特别注意观察的事项等。

⑯手术同意书:是指手术前,经治医师向病人告知拟施手术的相关情况,并由病人签署同意手术的医学文书。内容包括术前诊断、手术名称、术中或术后可能出现的并发症、手术风险、病人签名、医师签名等。

⑰特殊检查、特殊治疗同意书:是指在实施特殊检查、特殊治疗前,经治医师向病人告知特殊检查、特殊治疗的相关情况,并由病人签署同意检查、治疗的医学文书。内容包括特殊检查、特殊治疗项目名称、目的、可能出现的并发症及风险、病人签名、医师签名等。

⑱出院记录:是指经治医师对病人此次住院期间诊疗情况的总结,应当在病人出院后24小时内完成。内容主要包括入院日期、入院情况、入院诊断、诊疗经过、出院诊断、出院情况、出院医嘱、医师签名等。

⑲死亡记录:指经治医师对死亡病人住院期间诊疗和抢救经过的记录,应当在病人死亡后24小时内完成。内容包括入院日期、死亡时间、入院情况、入院诊断、诊疗经过(重点记录病情演变、抢救经过)、死亡原因、死亡诊断等。记录死亡时间应当具体到分钟。

⑳死亡病例讨论记录:是指在病人死亡1周内,由科主任或具有副主任医师以上专业技术职务任职资格的医师主持,对死亡病例进行讨论、分析的记录。内容包括讨论日期、主持人及参加人员姓名、专业技术职称、讨论意见等。

(6)医嘱:是指医师在医疗活动中下达的医学指令。

医嘱内容及起始、停止时间应当由医师书写。

医嘱内容应当准确、清楚,每项医嘱应当只包含一个内容,并注明下达时间,应当具体到分钟。

医嘱不得涂改。需要取消时,应当使用红色墨水标注“取消”字样并签名。

一般情况下,医师不得下达口头医嘱。因抢救急危病人需要下达口头医嘱时,护士应当复诵一遍。抢救结束后,医师应当即刻据实补记医嘱。

医嘱单分为长期医嘱单和临时医嘱单。

长期医嘱单内容包括病人姓名、科别、住院病历号（或病案号）、页码、起始日期和时间、长期医嘱内容、停止日期和时间、医师签名、执行时间、执行护士签名。临时医嘱单内容包括医嘱时间、临时医嘱内容、医师签名、执行时间、执行护士签名等。

辅助检查报告单是指病人住院期间所做各项检验、检查结果的记录。内容包括病人姓名、性别、年龄、住院病历号（或病案号）、检查项目、检查结果、报告日期、报告人员签名或者印章等。

体温单为表格式，以护士填写为主。内容包括病人姓名、科室、床号、入院日期、住院病历号（或病案号）、日期、手术后天数、体温、脉搏、呼吸、血压、大便次数、出入液量、体重、住院周数等。

护理记录分为一般病人护理记录和危重病人护理记录。一般病人护理记录是指护士根据医嘱和病情对一般病人住院期间护理过程的客观记录。内容包括病人姓名、科别、住院病历号（或病案号）、床位号、页码、记录日期和时间、病情观察情况、护理措施和效果、护士签名等。危重病人护理记录是指护士根据医嘱和病情对危重病人住院期间护理过程的客观记录。危重病人护理记录应当根据相应专科的护理特点书写。内容包括病人姓名、科别、住院病历号（或病案号）、床位号、页码、记录日期和时间、出入液量、体温、脉搏、呼吸、血压等病情观察、护理措施和效果、护士签名等。记录时间应当具体到分钟。

3. 处方管理　处方书写应符合下列规则：

(1) 病人一般情况、临床诊断填写清晰、完整，并与病历记载相一致。

(2) 每张处方限于一名病人的用药。

(3) 字迹清楚，不得涂改；如需修改，应当在修改处签名并注明修改日期。

(4) 药品名称应当使用规范的中文通用名书写；没有中文名称的可使用规范的英文名称书写，医疗机构或医师、药师不得自行编制药品缩写名称或者使用代号，书写药品名称、剂量、规格、用法、用量要准确规范，药品用法可用规范的中文、英文、拉丁文或缩写体书写，但不得使用“遵医嘱”、“自用”等含糊不清字句。

(5) 病人年龄应当填写实足年龄，新生儿、婴幼儿填写日、月龄，必要时要注明体重。

(6) 西药和中成药可以分别开具处方，中药饮片应单独开具处方。

(7) 开具西药、中成药处方，每一种药品应另起一行，每张处方不得超过 5 种药品。

(8) 中药饮片处方的书写，一般应按照“君、臣、佐、使”的顺序排列，调剂、煎煮的特殊要求注明在药品右上方，并加括号，如布包、先煎、后下等；对饮片的产地、炮制有特殊要求的，应在药品名称之前写明。

(9) 药品用法用量应按照药品说明书规定的常规用法、用量使用，特殊情况需要超剂量使用时，应说明原因并再次签名。

(10) 除特殊情况外，应说明临床诊断。

(11) 开具处方后的空白处画一斜线，以示处方完毕。

(12) 处方医师的签名式样和专用签字应与院内药学部门留样备查的式样相一致，不得任意改动，否则应当重新登记留样备案。

(13) 药品剂量与数量用阿拉伯数字书写，剂量应当使用法定剂量单位：重量以克(g)、毫克(mg)、微克(μg)、纳克(ng)为单位；容量以升(L)、毫升(ml)为单位；国际单位(IU)、单位(U)；中药饮片以克(g)为单位。片剂、丸剂、胶囊剂、颗粒剂分别以片、丸、粒、袋为单位；

溶液剂以支、瓶为单位;软膏及乳膏剂以支、盒为单位;注射剂以支、瓶为单位,应注明含量;中药饮片以剂为单位。

4. 处方权的获得

(1) 经注册的执业医师在执业地点取得相应的处方权。经注册的执业助理医师在医疗机构开具的处方,应经所在执业地点执业医师签名或加盖专用签章后方有效。

(2) 经注册的执业助理医师在乡、民族乡、镇、村的医疗机构独立从事一般的执业活动,可以在注册的执业地点取得相应的处方权。

(3) 医师应当在注册的医疗机构签名留样或者专用签章备案后,方可开具处方。

(4) 医师取得麻醉药品和第一类精神药品处方权后,方可在本机构开具麻醉药品和第一类精神药品处方,但不得为自己开具该类药品处方。药师取得麻醉药品和第一类精神药品调剂资格后,方可在本机构调剂麻醉药品和第一类精神药品。

(5) 试用期人员开具处方,应经所在医疗机构有处方权的执业医师审核、并签名或加盖专用签章后方有效。

(6) 进修医师由接受进修的医疗机构对其胜任本专业工作的实际情况进行认定后授予相应的处方权。

5. 处方的开具

(1) 医师应当根据医疗、预防、保健需要,按照诊疗规范、药品说明书中的药品适应证、药理作用、用法、用量、禁忌证、不良反应和注意事项等开具处方。

(2) 医师开具处方应当使用经药品监督管理部门批准并公布的药品通用名称。

(3) 处方开具当日有效。特殊情况下需延长有效期的,由开具处方的医师说明有效期限,但有效期最长不超过 3 天。

(4) 处方一般不得超过 7 日用量;急诊处方一般不得超过 3 日用量;对于某些慢性病、老年病或特殊情况,处方用量可适当延长,但医师应当注明理由。

(5) 门(急)诊癌症疼痛病人和中、重度慢性疼痛病人需长期使用麻醉药品和第一类精神药品的,首诊医师应当亲自诊查病人,建立相应的病历,要求其签署《知情同意书》,病历中应当留存下列材料复印件:二级以上医院开具的诊断说明;病人户籍簿、身份证或者其他相关有效身份证明文件;为病人代办人员身份证明文件。

(6) 除需长期使用麻醉药品和第一类精神药品的门(急)诊癌症疼痛病人和中、重度慢性疼痛病人外,麻醉药品注射剂仅限于医疗机构内使用。

(7) 为门(急)诊病人开具的麻醉药品注射剂,每张处方为一次常用量;控缓释制剂,每张处方不得超过 7 日常用量;其他剂型,每张处方不得超过 3 日常用量。第一类精神药品注射剂,每张处方为一次常用量;控缓释制剂,每张处方不得超过 7 日常用量;其他剂型,每张处方不得超过 3 日常用量。哌甲酯用于治疗儿童多动症时,每张处方不得超过 15 日常用量;第二类精神药品一般每张处方不得超过 7 日常用量;对于慢性病或某些特殊情况的病人,处方用量可以适当延长,医师应当注明理由。

(8) 为门(急)诊癌症疼痛病人和中、重度慢性疼痛病人开具的麻醉药品、第一类精神药品注射剂,每张处方不得超过 3 日常用量;控缓释制剂,每张处方不得超过 15 日常用量;其他剂型,每张处方不得超过 7 日常用量。

(9) 为住院病人开具的麻醉品和第一类精神药品处方应当逐日开具,每张处方为 1 日常用量。

(10) 对于需要特别加强管理的麻醉药品，二氢埃托啡处方为一次常用量，仅限于二级以上医院内使用；哌替啶处方为一次常用量，仅限于医疗机构内使用。

(11) 医疗机构应当要求长期使用麻醉药品和第一类精神药品的门(急)诊癌症疼痛病人和中、重度慢性疼痛病人，每3个月复诊或者随诊一次。

(12) 医师利用计算机开具、传递普通方时，应当同时打印出纸质处方，其格式与手写处方一致；打印的纸质处方经签名或加盖签章后有效。

6. 相关法律责任

(1) 医疗机构应当对出现超常处方3次以上且无正当理由的医师提出警告，限制其处方权；限制处方权后，仍连续2次以上出现超常处方且无正当理由的，取消其处方权。

(2) 医师出现下列情形之一的：被责令暂停营业；考核不合格离岗培训期间；被注销、吊销执业证书；不按规定开具处方，造成严重后果的；不按照规定使用药品，造成不良后果的；因开具处方牟取私利；由所在医疗机构予以取消其处方权。

(3) 医师出现下列情形之一的：未取得处方权或者被取消处方权后开具药品处方的；未按照本办法规定开具药品处方的；违反《处方管理办法》其他规定的；由县级以上卫生行政部门给予警告或者责令暂停6个月以上1年以下执业活动，情节严重的，吊销其执业证书。

(4) 医疗机构有下列情形之一的：使用未取得处方权的人员、被取消处方权的医师开具处方的；使用未取得麻醉药品和第一类精神药品处方资格的医师开具麻醉药品和第一类精神药品处方的；使用未取得药学专业技术职务任职资格的人员从事处方调剂工作的；由县级以上卫生行政部门责令限期改正，并可处以5 000元以下的罚款，情节严重，吊销其《医疗机构执业许可证》。

(5) 医师有下列情形之一的：未取得麻醉药品和第一类精神药品处方资格的医师擅自开具麻醉药品和第一类精神药品处方的；具有麻醉药品和第一类精神药品处方资格的医师未按照规定开具麻醉药品和第一类精神药品的处方，或者未按照卫生部制定的麻醉药品和精神药品临床应用指导原则使用麻醉药品和第一类精神药品的；由县级以上人民政府卫生行政主管部门给予警告，暂停其执业活动。造成严重后果的，吊销其执业证书，构成犯罪的，依法追究刑事责任。

(六) 医疗事故处理的法律规定

现行医疗事故处理方面的法规、规章有医疗事故处理条例(2002年4月4日国务院颁布)，医疗事故技术鉴定暂行办法(2002年9月1日卫生部发布)；医疗事故分级标准(试行)(2002年9月1日卫生部发布)，重大医疗过失行为和医疗事故报告制度的规定(2002年8月16日卫生部、国家中医药管理局发布)等。

1. 医疗事故的构成　医疗事故是指医疗机构及其医务人员在医疗活动中，违反医疗卫生管理法律、行政法规、部门规章和诊疗护理规范、常规、过失造成病人人身损害的事故。根据卫生部的有关解释、答复，对于取得医师资格但未经医师注册取得执业证书而从事医师执业活动的人员在行医过程中造成病人人身损害的，未取得医师资格的医学专业毕业生违反规定擅自在医疗机构中独立从事临床工作，造成病人人身损害的，不属医疗事故，按非法行医处理。

有下列情形之一的，不属于医疗事故：在紧急情况下为抢救垂危病人生命而采取紧急医学措施造成不良后果的；在医疗活动中由于病人病情异常或者病人体质特殊发生医疗意外的;在现有医学科学条件下,发生无法预料或者不能防范的不良后果的;无过错输血感染造成不良后果的;因患方原因延误诊疗导致不良后果的;因不可抗力造成不良后果的。

2. 医疗事故的分级　根据对病人人身造成的损害程度,医疗事故分为一、二、三、四级。其中一级分为一级甲等,一级乙等;二级分为二级甲等,二级乙等,二级丙等,二级丁等;三级分为三级甲等,三级乙等,三级丙等,三级丁等,三级戊等。卫生部《医疗事故分级标准(试行)》中列出了每一等级医疗事故的具体人身损害情形。

3. 医疗事故的预防

(1) 医疗机构及其医务人员在医疗活动中,必须严格遵守医疗卫生管理法律、行政法规、部门规章和诊疗护理规范、常规,恪守医疗服务职业道德。

(2) 医疗机构应当对其医务人员进行医疗卫生管理法律、行政法规、部门规章和诊疗护理规范、常规的培训和医疗服务职业道德教育。

(3) 医疗机构应设置医疗服务质量监控部门或配备专(兼)职人员,具体负责监督本医疗机构的医务人员的医疗服务工作,检查医务人员的执业情况,接受病人对医疗服务的投诉,向其提供咨询服务。

(4) 医疗机构应当按照国务院卫生行政部门规定的要求,书写并妥善保管病历资料;因抢救急危病人未能及时书写病历的,有关医务人员应当在抢救结束后6小时内据实补记。

(5) 在医疗活动中,医疗机构及其医务人员应当将病人的病情、医疗措施、医疗风险等如实告知病人,及时解答其咨询,但应避免对病人产生不利后果。

4. 发生医疗事故和医疗事故争议后的应急处置

(1) 发生或发现医疗过失行为,医疗机构及其医务人员应立即采取有效措施,避免或者减轻对病人身体健康的伤害,防止损害扩大。

(2) 发生医疗事故争议时,死亡病例讨论记录、疑难病例讨论记录、上级医师查房记录、会诊意见、病程记录等应当在医患双方在场的情况下封存和启封。封存的病历资料可以是复印件,由医疗机构保管。

(3) 疑似输液、注射、药物等引起不良后果的,医患双方应共同对现场实物进行封存和启封。封存的现场实物由医疗机构保管,需要检验的应当由双方共同指定的,依法具有检验资格的检验机构进行检验。

(4) 病人死亡,医患双方当事人不能确定死因或对死因有异议的,应当在病人死亡后48小时内进行尸检,具备尸体冻存条件的,可以延长至7日。尸检应当经病人近亲属同意并签字。

5. 医疗过失行为、医疗事故争议和医疗事故的报告

(1) 医务人员在医疗活动中发生或者发现医疗事故、可能引起医疗事故的医疗过失行为或者发生事故争议的,应立即向所在科室负责人或医疗机构负责人报告。

(2) 发生重大医疗过失行为(导致病人死亡或者可能为二级以上的医疗事故,导致3人以上人身损害后果),医疗机构应当于12小时内向所在地县级卫生行政部门报告。

(3) 重大医疗过失为导致3名以上病人死亡或者10名以上病人出现人身损害的,医疗机构应当立即向所在地县级卫生行政部门报告。

(4) 医疗事故争议未经医疗事故技术鉴定,由双方当事人自行协商解决的,医疗机构应当自协商解决之日起7日内向所在地县级卫生行政部门作出书面报告。

(5) 医疗事故争议经医疗事故技术鉴定确定为医疗事故,双方当事人协商或者卫生行

政部门调解解决的，医疗机构应当在解决后7日内向所在地县级卫生行政部门作出书面报告。

(6) 医疗事故争议经法院调解或者判决的，医疗机构应当自收到生效的调解书或判决书之日起7日内向所在地县级卫生行政部门作出书面报告。

6. 医疗事故争议、医疗事故的处理途径　发生医疗事故争议及确定为医疗事故的，可以双方协商解决，当事人申请卫生行政部门处理，当事人向人民法院提起诉讼。

7. 医疗侵权诉讼的举证责任　因医疗行为引起的侵权诉讼，由医疗机构就医疗行为与损害结果之间不存在因果关系及不存在医疗过错承担举证责任。没有证据或证据不足以证明当事人的事实主张的，由负有举证责任的当事人承担不利后果。

8. 医疗事故技术鉴定

(1) 医疗事故由设区的市级地方医学会负责组织首次鉴定工作；由省、自治区、直辖市地方医学会负责组织再次鉴定工作。

(2) 医疗事故的技术鉴定可以由双方当事人共同委托医学会、卫生行政部门移交给医学会、人民法院委托医学会进行鉴定。

(3) 受理医疗事故技术鉴定的医学会应当自受理医疗事故技术鉴定之日起5日内通知双方当事人提交进行鉴定所需的材料，当事人应当自收到医学会的通知之日起10日内提交有关医疗事故技术鉴定的材料、书面陈述及答辩。根据卫生部答复，医疗机构不如实提供相关材料或不配合调查，导致医疗事故技术鉴定不能进行的，应当承担医疗事故责任。病人向卫生行政部门提出判断医疗事故等级及责任程度请求的，卫生行政部门可以委托医学会按照医疗事故分级标准对病人人身损害的后果进行等级判断，若二级、三级医疗事故无法判断等级的，按同级甲等判定，责任程度按照完全责任判定。

9. 医疗事故的赔偿　属于医疗事故的，由医疗机构承担赔偿责任。赔偿的项目和标准如下。

(1) 医疗费：按照医疗事故对病人造成的人身损害进行治疗所发生的医疗费用计算，但不包括原发病医疗费用。

(2) 误工费：按照本人因误工减少的固定收入计算或事故发生地上一年度职工年平均工资计算。

(3) 住院伙食补助费：按照事故发生地国家机关一般工作人员的出差伙食补助标准计算。

(4) 陪护费：按照事故发生地上一年度职工年平均工资计算。

(5) 残疾生活补助费：按照事故发生地居民年平均生活费计算，自定残之日起最长赔偿30年。

(6) 残疾用具费：因残疾需要配置补偿功能器具的，凭医疗机构证明，按照普及型器具的费用计算。

(7) 丧葬费：按照事故发生地丧葬费的补助标准计算。

(8) 被抚养人生活费：以死者生前或残疾者丧失劳动能力前实际扶养且没有劳动能力的人为限，按照其户籍所在地居民最低生活保障标准计算。

(9) 交通费：按照病人实际必须的费用计算。

(10) 住宿费，按照事故发生地国家机关工作人员的出差住宿补助标准计算。

(11) 精神损害抚慰金，造成病人死亡和造成病人残疾，分别按照事故发生地居民年平均生活费的最高6倍和最高3倍赔偿。

具体赔偿数额的确定，可以由当事人双方协商，可由卫生行政部门调解，也可以法院进行调解和作出判决。

医疗事故的赔偿费用，实行一次性结算，由承担医疗事故责任的医疗机构支付。

10. 相关法律责任

(1) 对发生医疗事故的医务人员给予行政处分或纪律处分、责令其暂停执业活动，吊销执业证书等处罚，情节严重构成犯罪的，追究刑事责任(依据刑法第三百三十五条 医务人员因严重不负责任，造成就诊人死亡或者严重损害就诊人身体健康的，处三年以下有期徒刑、管制或拘役)。

(2) 对未在规定时间内向卫生行政部门报告重大医疗过失行为的直接责任人给予行政处分或纪律处分。

(七) 健康检查管理的法律规定

现行健康检查管理方面的规章有：预防性健康检查管理办法(1995年6月2日卫生部发布)；职业性健康检查管理规定(1997年10月29日卫生部发布)等。

1. 预防性健康检查　指对食品、饮用水生产经营人员、直接从事化妆品生产的人员、公共场所直接为顾客服务的人员、有害作业人员、放射性工作人员以及在校学生等按国家有关卫生法律、法规规定所进行的从业前、从业和就学期间的健康检查。

2. 对预防性健康检查单位的管理

(1) 承担预防性健康检查工作的医疗卫生机构必须经政府卫生行政部门审核批准后，方可在指定范围内开展预防性健康检查工作。

(2) 健康检查单位应设置候诊室、化验室、档案室及卫生间等，并配备相应仪器设备；要有健全的临床检查、实验室检验、调光检查和档案管理等常规工作程序；严格执行消毒、隔离制度和各项医护技术操作规范。

(3) 健康检查单位应根据健康检查对象和内容确定相应的专业人员参加预防性健康检查工作。主检人员应由主治(管)医(技)师以上或相应职称的专业人员担任。

(4) 健康检查单位不得随意增减健康检查项目和频次。必须接受上级专业机构的业务指导和卫生监督机构质量控制、技术考核等全面监督管理。每年定期向卫生监督机构报告预防性健康检查工作情况，按规定做好疫情、职业病报告和统计工作。

3. 预防性健康检查工作的程序和内容

(1) 承担健康检查的单位根据卫生监督机构确定的受检人员名单，按规定的应检项目安排健康检查。具体健康检查工作按国家有关技术规范进行。

(2) 健康检查单位应将受检人员的检查、检验等原始记录及健康检查结果报送卫生监督机构。卫生监督机构根据健康检查结果，对预防性健康检查合格者签发健康合格证明，对不合格者提出处理意见，并监督执行。原始材料同时交受检查单位或规定的存档单位存档。

(3) 预防性健康检查的内容，对从事食品、饮用水生产经营人员、化妆品生产人员、公共场所直接为顾客服务人员，主要检查病毒性肝炎、痢疾、伤寒、活动性肺结核和皮肤病等疾病；对有害作业人员和放射性工作人员主要检查职业禁忌证、职业病及与职业有关的疾病；对在校学生主要检查生长发育、健康状况以及常见病、传染病和地方病；对有关卫生法律、法规对预防性健康检查内容另有规定的，按有关法律、法规规定进行。根据实际情况、确需增减的预防性健康检查的具体项目，须报请省、自治区、直辖市政府卫生行政部门批准后，方可执行。

4. 职业性健康检查　是指对从事有职业危害或对健康有特殊要求的作业人员的健康所进行的医学检查。

5. 职业性健康检查要求

(1) 职业性健康检查是一项政策、技术性很强的工作，从事职业性健康检查工作的医疗卫生机构，必须经省级卫生行政部门审核批准。从事职业性健康检查的人员，必须熟悉国家有关职业病防治的法规、规章、技术规范和标准。

(2) 用人单位凡安排人员从事或接触有职业危害因素或对健康有特殊要求的作业时，必须进行上岗前的职业性健康检查。经检查合格后，方可从事有关作业。

(3) 用人单位必须对从事或接触有职业危害因素的作业者，从事对健康有特殊要求的作业者，曾从事过粉尘作业的离岗者或退休者，定期进行职业性健康检查。

(4) 从事职业性健康检查的单位，必须执行国家有关职业性健康检查的统计报告制度，除向被检查单位发出体检结果和处理意见外，还必须按《卫生监督统计报告管理规定》的要求向卫生行政部门报告。

6. 相关法律责任

(1) 对未经政府卫生行政部门审核批准，擅自开展预防性健康检查管理办法规定范围内的预防性健康检查的单位，由政府卫生行政部门责令其停止体检活动，没收非法所得。

(2) 对在预防性健康检查中，玩忽职守、滥用职权、徇私舞弊、弄虚作假的工作人员，由主管部门给予行政处分。造成严重后果构成犯罪者，由司法机关依法追究刑事责任。

第二篇　社区公共卫生服务

第一章　卫生信息管理

一、社区卫生调查

社区卫生调查是根据一定的调查目的，选择合适的调查方法，收集有关社区卫生的资料，进行统计分析，最后做出社区诊断。

（一）社区卫生调查内容

根据调查的目的，收集资料的范围一般应包括以下几个方面。

1. 社区人口学资料

(1) 人口数量及构成：即人口静态资料，包括年龄、性别、民族、文化程度、职业人口构成。

(2) 人口自然增长趋势：即人口动态资料，包括人口出生、死亡及死亡原因资料。

2. 社区人群健康状况

(1) 人群发病、患病、伤残资料。

(2) 社区高危人群及危险因素：如吸烟、酗酒、吸毒、不良饮食习惯、未预防注射或未定期健康检查等。

(3) 社区居民的健康意识，居民的求医行为。

3. 社区环境状况　包括自然环境状况和人文社会环境。

(1) 社区自然地理条件的基本资料：农村社区要了解地貌、水文、动植物种类、气候、气象等。

(2) 安全饮用水普及情况。

(3) 环境污染情况。

(4) 社区家庭结构及功能：包括家庭类型、家庭成员文化及职业状况、家庭生活周期、家庭居住情况等。

4. 社区资源

(1) 经济资源：社区整体的经济状况、公共设施、交通情况等。

(2) 卫生资源：包括社区卫生机构和卫生设施；社区的卫生人力及技术水平；社区卫生事业建设项目等。

(3) 社区动员潜力：居民的社区意识、对卫生事业的关心程度。

5. 卫生服务状况

(1) 卫生服务利用：从医院获得的资料，包括就诊人数、住院人数等；从居民调查中获得的资料，了解个人或社会实际接受卫生服务的数量、质量及满意度。

(2) 卫生服务供给:具体的包括卫生服务设施与管理情况,包括病床数、社区卫生服务中心、社区卫生服务站数量等资料;人力资料,包括医生、护士、公共卫生及卫生保健、其他卫生人员数等。

(二) 社区卫生调查的实施

实施社区卫生调查包括调查设计,准备调查表,培训人员,试点调查,修改方案,正式调查,资料存贮与分析,撰写总结报告。

1. 调查设计　调查设计是对调查研究全过程的一个全面设想,以保证调查研究以较少的人力、物力取得较大的效果。它包括调查目的、调查对象、调查方法、调查步骤和进度、资料统计分析方法和预期结果。

2. 准备调查表,培训人员

1) 编写调查表:调查表有一览表和个案调查表两种主要格式。一览表可填写多个调查对象,适于项目较少的调查。个案调查表为一人一表,适于项目较多的调查。调查表主要部分是:

(1) 调查表的名称、编号。

(2) 一般项目或识别项目,如姓名、性别、出生日期、婚姻状况、民族、职业、工作单位、家庭住址等。

(3) 研究变量。这部分根据研究目的有逻辑顺序地分类编写。例如疾病史、有害物质暴露史、饮食习惯、生活嗜好等。

(4) 调查者签名,调查日期。

编写调查表的一些原则:

(1) 需要的项目一个不能少,不需要的项目一个都不要。

(2) 语言要准确、简练,尽量通俗易懂。

(3) 项目的设计必须有严密的逻辑性。

(4) 尽量用客观的、定量的指标。

2) 调查员的培训:由于调查研究常需要较多的人参加,因此调查研究的质量与调查人员关系很大。新选一批人做调查员工作,应对选中的调查员进行系统培训,培训的基本程序:

(1) 培训者讲解调查方法和要求,使学员逐项熟悉调查表。

(2) 学员之间作模拟实习。

(3) 去现场由培训者示范。

(4) 学员两人一组以健康人为对象做练习。

(5) 学员面对病人实习。

这个过程中,培训者对调查员辅导、纠正和考核。对不合格者进行淘汰,合格者参加工作。如果启用老调查员,也要对他们就这次调查的方法及要求进行培训,但可免去基本素质的训练。

3. 试点调查,修改方案　在进行正式调查前,要在现场选少部分调查对象做预调查,检验调查方案是否可行,调查是否适用,调查员是否适应调查环境,现场保障是否跟得上,等等。在预调查的基础上修改完善调查方案。

4. 正式调查　为保证调查工作的顺利进行,使搜集到的资料准确,应明确组织者,按照实施方案,要统一认识,统一方法,统一标准。保证时间进度,加强分工与联系。

(1) 组织措施:有明确的现场工作系统,一般分成三级,第一级为课题负责人,由1~2人组成，可分正副；第二级为现场监督人，可设一或若干人，第三级为具体实施人员，包括调查员、病例资料摘抄员。课题负责人之下还有另两支系统，即标本检验与资料的整理分析，各有两级人员分工进行工作。

(2) 人员分工：将参与工作的人员根据需要分为调查组、实验组和后勤组。

(3) 资料的审核：在现场由现场监督人组成，负责现场调查资料的项目审核、数字审核、逻辑审核。资料汇总后，由组织者再进行审核，并按5%左右回访。

5. 资料存贮与分析

(1) 建立数据库：用 EPIDATA3.0 软件建立数据库。

(2) 资料录入：调查资料经审核后，由培训合格的人员录入，最好是双人双机录入。

(3) 复核查错：用 EPIDATA3.0 软件的 Check 比对查错。

(4) 整理分析：用 SPSS 软件等。设计中应概括说明使用的计算指标，如发病率、死亡率、患病率等。简要列出打算分析的主要项目，例如男女性别发病率的差异，年龄与发病率高低的关系，吸烟引起发病危险程度的测定，多因素综合作用的判别与自变量的筛选，因素间交互作用，等等。

6. 总结报告　总结阶段主要是对收集到的资料进行整理分析，并结合专业知识进行统计推断，揭示社区人群健康状况的规律。最后写出调查报告，进行社区诊断，总结通过本次调查得到了哪些资料、发现了什么问题、说明了什么问题，以及调查过程中存在什么问题、应如何改进等。最终回答和解决社区人群健康的实际问题。

二、社区诊断

社区诊断是社区卫生工作者运用社区调查资料，对社区卫生状况、人群健康的危害因素，人群对卫生服务的需求与利用等情况进行的分析、判断，找出社区存在的主要健康问题，明确社区可利用资源，为实施以社区为范围的卫生服务提供依据。社区诊断是社区卫生服务人员主动地进行社区调查，收集社区内居民健康状况、社区内可利用卫生资源及资源利用情况等资料来对社区健康状况进行描述，并确定社区内主要卫生问题的过程。

(一) 社区诊断的内容

1. 发现社区的主要健康和卫生问题　在社区卫生调查的基础上，了解当地居民的疾病谱，及各种疾病的发病率、患病率、死亡率等问题。同时，明确不同人群、不同地区、不同时间上述疾病的分布状况和严重程度等。

要了解和分析社区的自然环境和社会环境，包括安全饮用水的普及情况，环境污染情况，家庭居住环境，以及经济水平、教育水平、家庭结构与功能、社区的休闲环境等。

2. 确定应优先解决的社区卫生问题　一个社区或一个人群在一定时期内所面临的卫生问题往往是众多的。由于卫生资源的有限性，不可能面面俱到地解决所有的卫生问题。因此，必须根据问题的普遍性、严重性、紧迫性、可干预性和效益性等原则排出优先解决的顺序，明确哪些问题需要优先解决。

3. 诊断出影响社区健康的主要原因　对优先问题所涉及的人群，应采用相应的流行病学和统计学方法，对其社会、经济、人口等方面的特征进行详尽的描述和分析，探讨影响社区健康的主要原因，评估疾病发生的危险因素，以期明确重点或高危目标人群，为干预计划的制订提供必要的依据。

4. 明确社区可利用的资源　社区卫生服务的资源不仅仅来源于卫生机构，社区其他组织乃至居民的资源均可用于社区卫生服务。要分析哪些资源是可利用的，哪些资源是尚待开发利用的。更为重要的是，要注重对社区已有资源的开发利用，充分提高其使用效率，可采取重新配置或优化管理程序等方法来达到这一目的。社区内可用于解决健康问题的资源主要包括：

(1) 经济资源：指社区整体的经济状况，公共设施，产业结构，交通状况等；这些资源的多少及分布，直接影响到卫生保健服务的质量。

(2) 机构性资源：包括医疗保健机构、社会福利机构、社会慈善机构、文化教育机构、社会团体如工会、协会等。了解这些机构的功能及可利用性，有助于社区卫生服务的持续性发展。

(3) 人力资源：包括各类医务人员和卫生相关人员，如行政人员，居民委员会人员等。

(4) 社区动员潜力：社区动员潜力是指社区内可动员来为医疗卫生保健服务的所有人、财、物、信息、技术等资源。包括居民的社区意识、社区组织的活动，社区居民对卫生事业的关心程度，社区人口的素质与经济能力等。

(5) 争取有关组织和机构的支持，社区卫生服务工作不仅是卫生部门的事，它应是全社区的责任。卫生工作者应善于开发领导层，积极争取社区有关组织和机构的理解与支持；建立必要的机制，使“健康为人人，人人为健康”的目标成为现实。

（二）社区诊断的方法与步骤

1. 社区诊断方法　可采用流行病学研究方法和社会学研究方法。流行病学的研究方法一般分为描述性研究、分析性研究、实验性研究和理论性研究。社会学研究方法如观察法、访问法、问卷法和文献法。根据社区诊断的目的，选用不同的方法，也可几种方法结合使用。

2. 社区诊断步骤

(1) 确定社区诊断的目标：目标的确定有助于选定社区诊断的方法。

(2) 界定目标社区或人群：目标社区可由地理区域或特异人群来界定，确定目标社区的界限对资料的收集和分析以及制订社区卫生计划是很有必要的。

(3) 收集目标社区的资料：社区资料是进行社区卫生诊断的基础。只有在完整、可靠的信息基础上才能发现社区卫生问题，做出正确诊断。一般来讲，首先在现有的资料中寻找自己需要的信息。在充分利用现有资料的基础上，如果还不能得到所需要的信息，那么就要根据需要，有目的地开展调查，收集相关资料。

现有的资料主要包括卫生系统的疾病统计资料、病例档案以及公安部门的人口资料和统计部门的经济资料等等。资料来源的渠道通常有：卫生部门、统计部门、医疗机构、地方政府的计划部门以及相关组织（如世界卫生组织、世界银行、联合国儿童基金会、联合国开发署等）。原有社区卫生调查及筛检资料、有关报刊文件索取的资料、社区访谈资料等也很重要。

(4) 确定所要解决的社区卫生问题的优先顺序：一个社区或一个人群，在同一时期所面临的卫生问题往往是众多的。研究者应从中决定优先解决的问题，只有这样才能集中资源和精力达到预期目标。

(5) 制定社区干预计划：通过资料分析，明确了社区存在的主要卫生问题，明确了应优先解决的卫生问题及严重程度，明确了卫生问题所涉及的目标人群及其有关特征等等。制定社区计划时，既要制订解决该问题的计划，又要在计划中要明确社区卫生服务机构能否干预该问题，干预费用、干预进程、干预的效果和效益如何，社区能提供多少支持等。

（三）社区诊断报告

1. 前言　简要介绍进行社区诊断的背景、目的、时间、方法和相关资料来源等。撰写时"前言"省略。

2. 社区的基本情况　重点描述以下情况。

(1) 社区类型：对社区进行总体描述，所属社区是居民社区、企业社区、城市社区、农村社区或者是两个或几个的混合型等。

(2) 社区组织和人员结构：包括社区内居委会数、单位数、户数、总人口数、育龄妇女数、流动人口数等。可利用的卫生资源也要适当介绍。

(3) 社区地形、地貌、地理位置，尤其是与社区人群健康有关的地形、地貌要重点描述。

(4) 社区产业结构，经济状况等。

(5) 社区居民风俗习惯，社会网络等。

3. 社区诊断结果：这部分是重点，要归纳，提炼，可用自然语言和人工语言（表和图）表达，分以下几个部分描述。

(1) 社会人口学：包括：①静态人口：即人口数量和构成，描述绝对数量（户籍数），相对数量（居住＋流动人口）以及按年龄、性别、职业、文化程度、民族、就业状况等描述人口构成。②动态人口：包括人口增长率（自然增长率，社会增长率），人口发展趋势（如老龄化）。

本部分可用人口金字塔图表示人口年龄构成的坐标图。通常以纵轴表示年龄，可以每岁或每 5 岁为一级；横轴为各年龄级别的人口实数，男女性别分开，就构成年龄性别金字塔。

(2) 疾病谱和疾病负担：①居民疾病现患情况，社区居民疾病谱。②主要疾病和伤害的死亡率、死因构成和死因顺位。③居民主要健康问题及分布特征。④社区特殊健康问题，如损伤与中毒情况，居民或病人的生活质量，心理健康状况，残疾现患率等。⑤疾病负担，包括疾病的社会、家庭、个人负担和经济负担状况。也可按主要病种描述。

(3) 行为和危险因素分析：①与慢性病有关的危险因素，如吸烟、饮酒、超重、不参加体育锻炼、不合理膳食结构、高血压、高血脂、生活与工作的紧张度等状况。②自然环境中存在与疾病有关的危害因素。③工作、生活环境如居住条件、卫生设施、饮用水、生活用燃料、工作环境的污染等与疾病有关的危害因素。

(4) 卫生服务需求与利用：①卫生知识的获取渠道；②居民两周患病、就诊情况分析，年龄别、性别不同病因住院率与平均住院天数，年龄别、性别不同病因就诊率与日门诊量排序；③健康体检情况；④居民对卫生服务的需求和利用；卫生服务的及时性、可达性和群众的满意度、反应性。

(5) 组织机构与卫生资源：①社区行政管理组织、机构及其功能分工。②各种组织、机构之间的关系。③社区居民宗教信仰、传统社会风俗习惯、受教育水平与行为观念等。④卫生防疫、防病机构、人员的现状分析。⑤慢性病防治工作中需要依靠的主要组织和机构。

(6) 政策建议：在社区诊断的基础上，针对重点疾病、优先解决的健康问题，根据现有社会经济发展政策和卫生防病资源及可利用状况，制定社区疾病控制和健康促进策略与措施。

三、居民个人、家庭健康档案的建立和管理

居民健康档案是记录有关居民健康信息的系统化文件，包括病历记录、健康检查记录、保健卡片以及个人和家庭一般情况记录档案等。它是社区卫生服务工作中收集、记录社区居民健康信息的重要工具。

（一）健康档案内容

就目前社区卫生服务工作而言，居民健康档案应包括家庭健康档案、个人健康档案、特殊人群保健记录（儿童保健、老人保健和妇女保健）和慢性病随访记录四部分。

1. 家庭健康档案　家庭健康档案包括家庭的基本资料、家系图、家庭生活周期、家庭卫生保健、家庭主要问题目录及问题描述和家庭各成员的健康档案（其形式与内容见个人健康档案）。

（1）家庭基本资料：包括家庭住址、人数及每人的基本资料、建档医生和护士姓名、建档日期等。

（2）家系图：以绘图的方式表示家庭结构及各成员的健康状况和社会资料，是简明的家庭综合资料，其使用符号参考生物学。

（3）家庭生活周期：可分为8个阶段，即新婚、第一个孩子出生、学龄前儿童、学龄儿童、青少年、孩子离家创业、空巢期和退休。

（4）家庭卫生保健记录：包括家庭环境的卫生状况、居住条件、生活起居方式等。

（5）家庭主要问题目录及其描述：记载家庭生活压力事件及危机的发生日期、问题描述及结果等。

2. 个人健康档案　个人健康档案，包括以问题为中心的个人健康问题记录和以预防为导向的周期性健康检查记录，以及长期用药记录、辅助检查记录、住院记录、转诊记录、会诊记录、周期性健康检查记录。这些记录主要以表格形式出现。

1）个人健康问题记录：目前，全科医疗中个人健康问题记录多采取以问题为中心的医疗记录（POMR）。POMR由基本资料、问题目录、问题描述、病情流程表等组成。

（1）基本资料：基本资料一般包括人口学资料（如年龄、性别、教育程度、职业、婚姻、种族、社会经济状况等）、行为资料（如吸烟、饮酒、饮食习惯、运动、就医行为等）、个人史（药物过敏、月经史等）。

（2）问题目录：问题目录中所记录的问题是指过去影响、现在正在影响或将来还要影响病人健康的异常情况。可以是明确的或不明确的诊断，可以是无法解释的症状、体征或实验室检查结果，也可以是社会、经济、心理、行为问题（如失业、丧偶、偏异行为等）。分主要问题目录和暂时性问题目录，前者多列慢性问题及尚未解决的问题，后者则为急性问题。

（3）问题描述及问题进展记录：问题描述将问题表中的每一问题依序号逐一以“S—O—A—P”的形式进行描述。

S：代表病人的主观资料（subject data），主观资料是由病人提供的主诉、症状、病史、家族史等，医生的主观看法不可加入其中，要求尽量用病人的语言来描述。

O：代表客观资料（objective data），是医生诊疗过程中观察到的病人的资料，包括体检所见之体征、实验室检查、X线等检查的资料以及病人的态度、行为等。

A：代表评估（assessment）。评估是SOAP中最重要、也是最困难的一部分。完整的评

估应包括诊断、鉴别诊断、与其他问题的关系、问题的轻重程度及预后等。

P:代表计划(plan)。计划也称与问题相关的计划,是针对问题而提出的,每一问题都有相应的计划,包括诊断计划、治疗计划、病人指导等。

(4) 病情流程表:流程表以列表的形式描述病情(或其他问题)在一段时间内的变化情况,包括症状、体征、检验、用药、行为等的动态观察。

流程表通常在病情(或问题)进展一段时间后,将资料做一图表化的总结回顾,可以概括出清晰的轮廓,及时掌握病况,修订治疗计划、病人的教育计划等。

2) 长期用药记录:记录建档人长期、主要用药名称、用量、用法,开始用药时间,变更情况等。

3) 辅助检查记录:记录实验室检查、超声检查、X 线检查等项目名称、检查结果及结果描述。

4) 住院记录:记录住院病历号,医院名称、科别,诊断和处理及结果等。

5) 会诊和转诊记录:转诊即把病人某一问题的部分照顾责任暂时转给别的医生。

会诊是指某一医生为病人的问题请教别的医生。

6) 家庭病床记录:记录问题名称、发生日期、建床日期、撤床日期和病人转归等。

7) 周期性健康检查记录:周期性健康检查记录内容包括有计划的健康普查(如测血压、乳房检查、胃镜检查、尿液检查等),计划免疫(预防免疫接种等)和健康教育等。

3. 特殊人群保健记录

(1) 儿童保健记录:为社区 7 岁以下的儿童建立保健记录。包括一般情况,预防接种记录,婴(幼)儿询问记录,婴(幼)儿、儿童体格检查记录,缺点矫治及异常情况处理记录等。

(2) 老人保健记录:为社区 60 岁以上的老人建立保健记录,包括生活行为与习惯、生活能力、慢性病史、体检记录等。

(3) 妇女保健记录:为社区已婚妇女或 20 岁以上的未婚妇女建立有关围婚期、围产期、围绝经期保健记录,包括一般情况、围产期保健(妊娠情况、分娩情况、产后访视)、妇科检查记录等。

4. 慢性病随访记录　根据社区居民慢性病发病情况,建立主要慢性病随访监测记录,为实施慢性病干预措施提供依据,内容包括症状、体征、实验室检查、并发症、转诊、指导、用药等。

(二) 居民个人、家庭健康档案建立

有了一份好的居民健康档案,只是一个基础,关键是如何填写好,如何应用好每一份健康档案。在相应项目处填写具体数据和(或)文字时,要注意项目填写规范化、标准化。

1. 档案号　共 11 位,如 12345678901,12 位表示街道(乡/镇),34 位表示居委会(村),56 位表示楼(组),789 位表示家庭序号,10、11 位表示个人序号。

2. 身份证号　老身份证为 15 位,新身份证为 18 位。儿童建档时后两位可用英文字母代替或空缺,待满 16 岁,取得身份证后再补上。

3. 出生年月　填被建档人出生日期,公历年、月、日。

4. 民族　是指具有共同语言、共同地域、共同经济生活以及表现于共同文化上的共同心理素质的人的共同体。填被建档人民族全称。如父母不是同一民族,其民族属性以在公安部门注册的民族为准。

5. 学历(文化程度) 是指被建档人接受国内外教育所取得的最高学历或现有文化水平所相当的学历。

(1) 不识字或识字很少:是指不识字或识字不足1 500个,不能阅读通俗书报,不能写便条的人(不包括正在小学就读的学生)。

(2) 小学:小学毕业、肄业及在校生,也包括未上过小学,但识字超过1 500个,能阅读通俗书报,能写便条,达到扫盲标准的人。

(3) 初中:初中毕业、肄业及在校生,技工学校相当于初中的,填写"初中"。

(4) 高中:普通高中、职业高中和技工学校的毕业、肄业及在校生。

(5) 中专:中等专业学校的毕业、肄业及在校生。

(6) 大专:大学专科的毕业、肄业及在校生。

(7) 大学本科及以上:大学本科、硕士研究生、博士研究生的毕业、肄业及在校生。

6. 职业 如从事多种职业,应按当前实际从事的工作(从事该项工作超过2年以上)填写职业栏。若从事现工作不到2年,则填写以前从事的工作。

(1) 行政管理人员:是指在各类机构(机关、企事业单位等)从事管理工作的人员。

(2) 科技人员:是指中专以上学历或有专业职称,在各类机构中从事技术工作的人员。

(3) 办事或一般业务人员:在各类机构中的办公或业务人员。

(4) 商业和服务业:是指在商业和其他服务业从事服务性工作的人员,如个体经营者、商店售货员、各种修理工、售票员、导游员等。

(5) 工人:是指在制造、生产、运输等各类机构中从事生产性工作的人员。

(6) 农民:凡是属于农业户口,在农村从事农业生产的人员。

(7) 林牧渔业人员:主要从事林牧渔业生产的人员。

(8) 军警:正式在军队中服役的现役军人、武装警察,人民警察和保安。

(9) 家庭妇女:是指无工作在家做一些家务活,操持家务,不从事生产性劳动的妇女。

(10) 离、退休人员:是指离开工作岗位(时间超过2年),没有重新被聘用者。

(11) 待业:指毕业、肄业的学生等待分配工作或寻找工作者。

(12) 学生:指大、中、小学在读学生。

7. 婚姻

(1) 未婚:是指建档时间前从未结过婚的人。

(2) 初婚:有配偶且第一次结婚者,包括事实初婚。

(3) 再婚:有配偶,但因离婚、丧偶等原因又一次(第二次及以上)结婚者。

(4) 离婚:因各种原因,夫妻双方已解除婚姻关系者。

(5) 丧偶:因各种原因,夫妻一方已死亡者。

8. 费用类型

(1) 公费医疗:是指享受公费医疗待遇的人。

(2) 劳保医疗:是指全民所有制工矿企业等单位的职工,一些集体所有制的企业等单位参照劳动保护条例给其职工及其亲属提供的劳动医疗待遇的人。

(3) 半劳保医疗:企业等单位给予职工所供养的直系亲属在指定医疗单位就诊享受半劳保医疗待遇的人。

(4) 医疗保险:是指部分居民通过某种方式和途径筹集资金,以解决集资者本身或其赡养者的医疗费用的一种制度和措施。有城镇职工医疗保险、城镇居民工医疗保险和商业医疗保险等。

(5) 统筹医疗：是指某些机关、单位的组织，职工自愿参加，定期交纳资金，为其直系子女报销部分医疗费用的形式。

(6) 合作医疗：是指居民依靠集体经济的力量，在自愿互利基础上组织起来的医疗制度。

(7) 自费：自己负担医疗费用。

9. 月经

(1) 初潮：第一次月经来潮称为初潮，填开始年龄(岁)。

(2) 经期：月经持续时间(天)。

(3) 周期：出血的第一天称为月经周期的开始，两次月经第一天的间隔时间称为一个月经周期(天)。

(4) 绝经：月经停止，填年龄(岁)。

10. 吸烟　是指每日吸香烟等于和多于1支或每月吸烟叶等于和多于50 g(1两)且持续1年以上者，不吸或偶吸但不够以上标准者为"不吸烟"。"开始吸烟年龄"是指有规律地吸烟开始的年龄。戒烟指戒一年以上。

11. 饮酒　不论是饮白酒、啤酒，葡萄酒、黄酒等哪种酒，只要平均每周等于或多于1两者即为饮酒、否则为不饮。如逢年过节等才饮一次者不算饮酒。"开始饮酒年龄"指有规律地饮酒开始的年龄。戒酒指戒一年以上。

12. 户主　为其家庭成员所公认的、在家庭中起基本决定作用的、在大多数情况下是家庭经济的主要支撑者。与户口本上的户主有一定的区别。

13. 与户主的关系

(1) 配偶：是指户主本人的妻子或丈夫。

(2) 子女：是指户主的子女，包括媳、婿。

(3) 孙子女：包括孙子女、外孙子女、孙媳婿和外孙媳婿。

(4) 父母：是指户主的父母，包括岳父母、公婆。

(5) 祖父母：包括外祖父母、祖父母。

(6) 兄弟姐妹：包括嫂子、弟媳、姐夫和妹夫。

(7) 其他：姑、叔、表亲等其他亲属，以及保姆、同事、同学等与户主没有亲属关系的人。

14. 家庭发展阶段　填家庭生活周期，分为8个阶段：新婚、第一个孩子出生、有学龄前儿童、有学龄儿童、有青少年、孩子离家创业、空巢期和退休。

填写要求：

(1) 根据户主，填各阶段开始发生日期(年、月)。

(2) 第一孩子出生到孩子离家创业这5项以第一个孩子判断。

(3) 空巢期以最小一个孩子判断。

(4) 空巢期和退休可能重复。

(5) 孩子离家创业阶段根据我国国情有离家不创业和创业不离家。

(6) 离婚后重组家庭：另起一行填写。

15. 问题目录　问题目录中所记录的问题是指过去影响、现在正在影响或将来还要影响病人健康的异常情况。可以是明确的或不明确的诊断，可以是无法解释的症状、体征或实验室检查结果，也可以是社会、经济、心理、行为问题(如失业、丧偶、偏异行为等)。

问题目录常以表格形式记录，将确认后的问题按发生的年代顺序逐一编号记入表中。分“主要问题目录”和“暂时性问题目录”。

1）主要问题目录：记录慢性问题及尚未解决的问题。

2）暂时问题目录：记录急性问题。同一个问题可多次出现多次记录（个人档案也可没有暂时性问题目录）。

（1）序号：将确认后的问题按发生的年代顺序逐一编号。

（2）问题名称：记录问题名用汉字全称。

（3）发生日期：记录问题发生日期（年、月、日或年、月），也可是第一次发现日期（年、月、日）。

（4）记录日期：第一次记录日期（年、月、日）。

（5）解决日期：问题解决的日期（年、月、日）。

（6）处理及结果：记录处理问题的方式和方法或结果。

16. 家庭主要问题目录　以列表的方式填写每一个对家庭有影响的问题（序号、问题名称、发生人、发生日期、记录日期、问题描述、处理及结果）。

（1）序号：按登记先后编顺序号，最好按发生时间顺序编号。

（2）问题名称：如药物过敏，遗传问题，患恶性肿瘤、心脑血管疾病等，家人有吸烟者、酗酒者，有新婚者、离婚、丧偶和（或）家庭不和睦。

（3）发生人：填发生问题人的姓名全称，与家庭成员列表一致。

（4）发生日期：填问题发生日期（年、月、日），不知发生日期的填发现日期。

（5）记录日期：填问题登记日期（年、月、日）。

（6）问题描述：用文字对问题进行描述，可按 SOAP 格式描写。

（7）处理及结果：视具体问题，视具体情况描述，有的问题此项可不填。

17. 健康检查记录　按照体检日期顺序排列，另增附页。

（1）日期：是指体检日期（年、月、日）。

（2）主检医生：是指承担并负责体检工作，具有主治医师以上技术职称的医务人员。

（3）身高：测量时受检者应脱鞋、帽、外衣。测量尺与地面垂直（可把软尺贴在墙上）。受检者应背对测量尺，双足跟并拢，头、后背、足跟紧贴测量尺（墙壁）。测量时，直角三角板与墙面垂直，并将头发压平，然后准确读出测量数值。以 cm（厘米）为单位，计小数点后 1 位数，如 173.5 cm。

（4）体重：测量前应校正体重计。体重计应放在硬地面上，并使其平衡。受检者应脱鞋、帽、外衣。体重计稳定后再读数，读数时双眼直对指针。以 kg（千克）为单位，计小数点后 1 位数，如 63.5 kg。

（5）腹围：测量腹围时，让病人排尿后取平卧位，用软尺经脐和第四腰椎棘突绕腹一周，测得的周长，即为腹围。通常以 cm（厘米）为单位。

（6）腰围：测量时受检者应穿贴身单衣单裤，直立，双手下垂，双足并拢。受检者应保持平静正常呼吸。在腰部肋下缘与髂嵴上缘中点（近似于受检者做侧弯腰时的折线）处水平测量。使用服装软尺，量尺应松紧适宜，应特别注意保持测量时软尺前后在同一水平线上。重复测两次，以 cm（厘米）为单位，计小数点后 1 位数。

（7）臀围：测量时受检者应穿贴身单衣单裤，直立、双手下垂、双足并拢。在耻骨联合水平测量臀部最大周径。测量时量尺应松紧适宜，应特别注意保持测量时软尺前后在同一水平线上。重复测两次，以 cm（厘米）为单位，计小数点后 1 位数。

(8) 血压:测量时房间应安静。测前1小时停止较强体力活动。统一使用汞柱式血压计,使用前血压计必须校正。测量受检者血压时,血压计汞柱必须垂直,坐位测量右肱动脉压。右上臂须充分暴露,并置于心脏同一水平,袖带捆扎松紧适宜,距肘窝 2 cm。以听诊法测量血压,先加压到脉搏音消失再加压 30 mmHg,然后将袖带放气,放气不宜过快,以每秒 2mm 速度为宜。记录下收缩压和舒张压,收缩压以 Korotkoff 第一音(听到的第一个声音)为准;舒张压以 Korotkoff 第五音(所有声音消失)为准。如有个别声音持续不消失,则采用 Korotkoff 第四音(变调音)。两次测量之间应将袖带中气体完全排空。测定臂上举 5 秒钟后再放桌上,休息 25 秒钟后再测量,共测 3 次,以 mmHg(毫米汞柱)为单位。

(9) 营养状况:在营养状况等级(良好、中等、不良)上打"√"表示,单项选择。

良好:精神饱满,皮肤色泽红润,弹性好,皮下脂肪丰满,指甲、毛发润泽,肌肉坚实,肋间隙及锁骨上窝深浅适中。

中等:介于良好与不良之间。

不良:皮肤萎黄、干燥,弹性减低,皮下脂肪菲薄,指甲粗糙无光泽,毛发稀疏易脱落,肌肉松弛无力,肋间隙及锁骨上窝凹陷,肩胛骨和髂骨嶙峋突出。

(10) 视力:用视力表检测左、右眼视力,并分别记录。

(11) 辨色力:用色盲表检测左、右眼辨色力,并记录。

(12) 眼疾:如有,记录疾病名。如无,记录"未见异常"。

(13) 口腔疾患:如有,记录疾病名。如无,记录"未见异常"。

(14) 疾病记录:下列部位或器官(牙齿、皮肤、脊柱、四肢、心脏、肺脏、胸廓、腹部、肝脏、脾脏)检查情况,如患病,在相应部位或器官处记录疾病名。否则,记录"未见异常"。

18. 长期用药记录　针对主要问题记录长期、经常使用的主要药物。如治疗慢性病的主要药物。用列表的形式记录有关项目。

(1) 序号:按记录先后的序列号(最好按服药时间先后排序)。

(2) 药物名称:用药典药物通用名汉字名全称。

(3) 用量:用法和每次剂量。

(4) 开始用药日期:记录开始用药日期(年月日)。

(5) 停止/变更日期:停止或变更药物及药物用法或剂量的日期(年月日)。

(6) 备注:除上述各项外,需要对"长期用药"的说明。

19. 辅助检查记录　记录影像检查、生化检查、超声检查等辅助检查结果。用列表的形式记录有关项目。

(1) 序号:按记录先后的序列号(最好按时间先后排序)。

(2) 检查日期:记录检查实施日期(年月日)。

(3) 检查项目:辅助检查项目汉字名全称。

(4) 检测结果:辅助检查所得到的结果。

(5) 结果描述:有的辅助检查结果需用文字描述的用汉字记录。

(6) 备注:除上述各项外,需要对"辅助检查"的说明。

20. 转诊记录　转诊,即把病人某一问题的部分照顾责任暂时转给别的医生。转诊是全科医生与专科医生协调合作,为病人提供连续性、完整性照顾的过程。转诊只是把病人照顾的责任部分地转移。用列表的形式记录有关项目。

(1) 序号:按记录先后的序列号(最好按转诊时间先后排序)。

(2) 转诊日期:记录转诊实施日期(年月日)。

(3) 转诊原因:转诊原因的汉字名全称。

(4) 转至单位:接受转诊的医疗机构名全称。

(5) 转回日期:记录从接受转诊的医疗机构转回社区卫生服务中心(站)的日期(年、月、日)。

(6) 转回诊断:接受转诊的医疗机构对被转诊人健康问题的诊断的汉字名全称。

(7) 处理:接受转诊的医疗机构对被转诊人的处理(方式或方法)。

(8) 备注:除上述各项外,需要对“转诊”的说明。

21. 会诊记录　会诊是指某一医生为病人的问题请教别的医生。会诊是全科医生与专科医生协调合作,为病人提供连续性、完整性照顾的过程,会诊时全科医生对病人负有全部责任。用列表的形式记录有关项目。

(1) 序号:按记录先后的序列号(最好按会诊时间先后排序)。

(2) 会诊日期:记录会诊实施日期(年月日)。

(3) 会诊原因:会诊原因的汉字名全称。

(4) 会诊单位/医生:接受会诊的医疗机构名全称或医务人员姓名。

(5) 会诊诊断:接受会诊的医疗机构或医务人员对被会诊人健康问题诊断的汉字名全称。

(6) 处理:接受会诊的医疗机构或医务人员对被会诊人的处理(方式或方法)。

(7) 备注:除上述各项外,需要对“会诊”的说明。

22. 住院记录　因健康原因到综合性医院或专科医院接受住院治疗和检查。用列表的形式记录有关项目。

(1) 序号:按记录先后的序列号(最好按住院时间先后排序)。

(2) 诊断:住院诊断疾病的汉字名全称。

(3) 医院名称:住院医院的汉字名全称。

(4) 科 室:住院期间接受治疗科室的汉字名全称。

(5) 入院日期:记录住院开始日期(年、月、日)。

(6) 出院日期:记录开始出院日期(年、月、日)。

(7) 结果:记录疾病的转归,如痊愈、好转、恶化、死亡等。

(8) 住院号:住院病历编号。

23. 家庭病床记录　记录建档人因健康问题需在家建立病床,接受治疗有关情况。用列表的形式记录有关项目。

(1) 序号:按记录先后的序列号(最好按建立家庭病床时间先后排序)。

(2) 问题名称:记录问题汉字名全称。

(3) 发生日期:记录问题发生日期(年、月、日或年、月),也可是发现日期(年、月、日)。

(4) 建床日期:建立家庭病床日期(年、月、日)。

(5) 撤床日期:撤除家庭病床的日期(年、月、日)。

(6) 转归:记录疾病的转归,如痊愈、好转、恶化、死亡等。

24. 预防保健记录　记录建档人接受健康教育、预防接种和周期性健康体检结果,用列表的形式记录有关项目。

(1) 序号:按记录先后的序列号(最好按时间先后排序)。

(2) 项目名称:是指健康教育、预防接种或周期性健康体检项目汉字名全称。

(3) 日期:记录上述项目实施日期(年、月、日)。

(4) 结果：是指建档人的收获、预防接种的效果或健康体检的结果等。

25. 老年保健记录中生活能力　记录老年人穿衣、进食、沐浴、如厕、仪表(洗脸、梳头、剃须)、走动、排尿控制、排便控制、变换坐位及卧位、上楼梯 10 项情况，每项按照自理 10 分、需帮助 5 分、依靠别人 0 分，计算总得分。

(1) 自理：靠自己顺利完成。

(2) 需帮助：部分自己完成，部分依靠别人帮忙。

(3) 依靠别人：被动地接受他人的帮助才能完成。

(4) 穿衣：穿上衣、裤子、鞋袜。

(5) 进食：盛饭、吃饭，倒开水、喝水。

(6) 沐浴：到浴室脱衣、洗澡、穿衣。

(7) 如厕：到厕所解裤子、排大小便。

(8) 仪表：是指洗脸、梳头、剃须。

(9) 走动：是指行走活动。

(10) 排尿控制：指控制排尿意思。

(11) 排便控制：指控制排便意思。

(12) 变换坐位及卧位：坐下后起立或起立再坐下或躺在床上翻动身体。

(13) 上楼梯：徒手上下楼梯。

26. 儿童保健记录中出生史　胎次是指怀孕次数；产次是指孕满 28 周以上各种分娩总数，包括剖宫产，双胎为 2 次。新生儿出生时采用 Apgar 评分。

(1) 第____胎：记录被建档人是第几胎，填阿拉伯数字。

(2) 第____产：记录被建档人是第几产次，填阿拉伯数字。

(3) 孕____周：记录被建档人在怀孕多少周后出生，填阿拉伯数字。

(4) 新生儿评分：记录被建档人出生时评分得分数，填阿拉伯数字。

(5) 单(双、多)胎：记录被建档人出生时同胎婴儿数，在(单、双、多)相应项目名上打“√”表示，单项选择。

(6) 体重：记录被建档人出生时体重，单位 g(克)，取整数。

(7) 满月体重：记录被建档人出生满 1 月时体重，单位 g(克)，取整数。

(8) 出生地点：记录被建档人出生医疗机构汉字全称。如在家生产，填“在家庭中”。

27. 儿童保健记录中身长评价　有多种评价方法。现介绍“标准差法”，即将所用的评价参考数据按平均值或中位数加减一个标准差、加减两个标准差、加减 3 个标准差及大于和小于 3 个标准差，然后看所调查对象属于哪个范围(表 2－1)。

表 2－1　儿童身高、体重评价判断标准

评价	标准差法	百分位法
上	＞均数＋2SD	$>P_{97}$
中上	均数＋SD～均数＋2SD	$P_{80\sim97}$
中＋	均数～均数＋SD	$P_{50\sim80}$
中－	均数－SD～均数	$P_{20\sim50}$
中下	均数－2SD～均数－SD	$P_{3\sim20}$
下	＜均数－2SD	$<P_{3}$

28. 儿童保健记录中体重、头围、前囟、皮下脂肪评价

(1) 体重:新生儿称体重可用婴儿磅秤或特制的杠杆秤,1 个月至 7 岁称重应用杠杆式磅秤或木杆式钩秤。测量体重前应检查磅秤零点,被测者要脱去外衣、鞋、帽。尽量排空大、小便,冬季注意调节室温,最好让小儿脱成单衣、单裤,否则要扣去衣服重量。称重时,婴儿取卧位,1～3 岁小儿可坐位,家长不可扶着小孩,小孩也不能接触其他物体,以免影响准确性。使用杆秤时注意不要离床或地面过高,秤砣不要砸伤小儿。

称重量时,放置砝码的数量使之接近小儿年龄相当的体重,并迅速调整游锤至杠杆正中水平,将砝码所示读数相加,以 kg(千克)为单位,记录至小数点后两位。如果有以往记录,要注意比较,发现可疑时,应重新测量。

(2) 头围:被测者取坐位、立位或仰卧位,测量者位于小儿右侧或前方,用左手拇指将软尺零点固定于头部右侧眉弓上缘处,软尺经枕骨粗隆及左侧眉弓上缘回至零点,读至 0.1 cm。

(3) 前囟:前囟为额骨和顶骨形成的菱形间隙,测量对边的中点连线距离,单位 cm(厘米),保留一位小数。

胸围:3 岁以下小儿取卧位或立位。测量者位于小儿前方或右侧,用左手拇指固定软尺零点于被测者胸前乳头下缘(乳腺已发育的女孩,可以胸骨中线第四肋间高度为固定点),右手拉软尺使其绕经背部右侧,过两肩胛下角下缘,经身体左侧回至零点,取平静呼吸时的中间读数至 0.1 cm。

(4) 皮下脂肪:皮下脂肪厚度又称皮褶厚度,直接反映体内脂肪量,故与小儿营养状况关系密切。可用 X 线照片、超声波、皮褶卡钳等方法测量。皮褶卡钳是测定皮褶厚度的专用量具。测量时右手握钳,左手用拇、食指捏起测量部位的皮肤和皮下脂肪,捏时两指的距离为 3 cm,要使脂肪与下面的肌肉充分离开,然后用皮褶卡钳测量皮褶厚度。注意卡钳头面积应是 6 mm×15 mm 的长方形,所有边角要磨圆。在钳口打开时,钳面的压力要保持稳定,测量时读刻度至 0.5 mm。

常用的测量部位:①肩胛下角部(背部):取左肩胛骨下角下稍偏外侧处,皮褶自下侧至上中方向,与脊柱成 45°角。②肱三头肌部:上肢在身体侧面放松下垂,位于肩峰与鹰嘴连线的中点上,皮褶方向与上臂的长轴平行。③腹部:锁骨中线上平脐处,皮褶方向与躯干长轴平行。

29. 儿童综合营养评价　获得儿童形体测量数据后,通过综合分析,即可对该儿童作出营养状况的评价,其结果参看表 2-2。

表 2-2　综合营养评价

按年龄的身高	按年龄的体重	按身高的体重	临床意义
低	高	高	肥胖$^{++}$
中	高	高	目前营养好
低	中	高	目前营养好,过去营养不良
高	高	中	高个子,营养正常
中	中	中	营养正常
低	低	中	目前营养正常,过去营养不良

续表 2-2

按年龄的身高	按年龄的体重	按身高的体重	临床意义
高	中	低	目前轻度营养不良
中	低	低	目前营养不良$^{+}$
高	低	低	目前营养不良$^{2+}$

30. 妇女保健记录的填写

1）生育史

(1) 怀孕：即妊娠，是指胎儿在母体内发育成长的过程。卵子受精是妊娠的开始，胎儿及其附属物的排出是妊娠的终止。填具体数据，单位次。

(2) 足月产：妊娠 38～42 周间分娩者。填具体数据，单位次。

(3) 早产：妊娠 28～37 周间分娩者。填具体数据，单位次。

(4) 流产：妊娠不到 20 周，胎儿体重不足 500 g 而中止妊娠者。其中发生在妊娠 12 周以前者称为早期流产，发生在妊娠 12 周以后者称为晚期流产。填具体数据，单位次。

(5) 存活：分娩后现存活子女数。填具体数据，单位人。

2）宫高：孕妇自觉腹部逐渐膨胀，检查腹部时可见子宫按妊娠月份增大。因此，可以根据子宫底高度判断妊娠月份。测量从耻骨联合上缘至子宫底之间的距离。单位 cm(厘米)。记录测量值。

3）胎位：即胎方位，胎儿先露部的指示点与母体骨盆的关系称胎方位。枕先露以枕骨、面先露以颏骨、臀先露以骶骨、肩先露以肩胛骨为指示点，根据指示点与母体骨盆左、右、前、后、横的关系，而有不同的胎位(表 2-3)。

表 2-3 各种胎产式、胎先露和胎方位种类及英文缩写

- 纵产式
  - 头先露
    - 枕先露
      - 枕左前(LOA)、枕左横 (LOT)、枕左后(LOP)
      - 枕右前(ROA)、枕右横(ROT)、枕右后(ROP)
    - 面先露
      - 颏左前(LMA)、颏左横(LMT)、颏左后(LMP)
      - 颏右前(RMA)、颏右横(RMT)、颏右后(RMP)
  - 臀先露
    - 骶左前(LSA)、骶左横(LST)、骶左后(LSP)
    - 骶右前(RSA)、骶右横(RST)、骶右后(RSP).
- 横产式-肩先露
  - 肩左前(LScA)、肩左后(LScP)
  - 肩右前(RScA)、肩右后(RScP)

4）骶耻外径：孕妇取左侧卧位，右腿伸直，左腿弯曲，用骨盆测量器测量自第五腰椎棘突下至耻骨联合上缘中点的距离。单位 cm(厘米)。

5）坐骨结节间径：检查者戴消毒手套，以食、中两指触及双侧坐骨棘，估计其间的距离。最好用中骨盆测量器以手指引导测量确切数据。单位 cm(厘米)。

(三) 居民个人、家庭健康档案管理

居民健康档案记载了居民一生中有关健康问题的全部，应集中存放，专人负责，居民每次就诊时，调档、就诊、登记、归档。有条件的单位应逐步发展微机化管理。

1. 建立健全制度　为使健康档案完整、准确、全面地反映一个人一生的健康状况，有必要制定有关健康档案的建立、保管、使用、保密等制度，完善相应的设备，配备专职人员，妥善

保管健康档案。

2. 居民健康档案的建立　社区居民要每人建一份个人健康档案，根据居民类别（儿童、妇女和老人）在前述个人健康档案的基础上相应地建立保健记录，有慢性病者还要建立慢性病随访记录。建立居民健康档案可以在居民到社区卫生服务机构初次就诊时建立，也可以结合入户调查进行。

家庭健康档案，一般在首次建档时，完成其主要内容的记录，待家庭发生变动或结合社区实际情况再补充或增加有关内容。家庭主要问题目录随时记录。

3. 居民健康档案的保管和使用　居民就诊时，医务人员要认真书写，按规定格式要求完整记录。会诊时，由经治医师调档、记录有关会诊情况。转诊或住院时，事后要及时将有关转诊、住院期间的问题、处理经过及结果等录入健康档案。如转诊、住院医院与社区卫生服务机构建立了微机联网，应由经治医师调档、记录相应健康问题等。

健康档案要统一编号、集中存放在社区卫生服务中心（站）（或全科医疗门诊部），由专人负责保管。集中存放的地点应当方便居民就诊时调档，一般可存放在挂号处。居民每次就诊时凭就诊卡向档案室调取个人健康档案，就诊完后迅速将档案归还档案室，换回就诊卡。

居民健康档案建立后要定期或不定期地分析其间的有关内容，及时发现个人、家庭和社区的主要健康问题，有针对性地提出防治措施，做到物尽其用，充分发挥健康档案在提高居民健康水平中的作用。

四、卫生信息计算机管理

随着社区卫生服务组织信息化程度的提高，信息技术与资源开发利用的内涵也将不断拓展和深入，电子计算机在社区卫生服务信息管理中的作用将逐步受到重视。

社区卫生服务管理信息系统是帮助社区卫生服务工作者准确有效地处理信息的系统。它是通过使用计算机和通讯设备采集、存贮、处理和传输社区居民健康问题的有关信息和其他信息。

（一）卫生信息计算机管理的建立

信息系统建立的步骤：

1. 系统规划　了解社区卫生服务的要求及现实环境，从技术、经济和社会因素等 3 个方面研究并论证本系统的可行性，编写可行性研究报告，制定初步的系统开发计划。主要解决建立信息系统的目标、方针、系统结构、投资原则等问题。

2. 系统需求分析　信息系统的负责人在这个阶段中必须充分了解将要使用信息系统的部门的业务情况和拟选新系统的特性。确定被开发的系统的运行环境、功能和性能要求，编写用户手册概要和确认测试准则，为概要设计提供需求说明书。

3. 系统设计　根据系统需求说明，建立目标系统的总体结构和子系统模块间的关系，定义各子系统或多模块之间的接口、设计全局性数据库和数据结构，规定设计限制、制订组装测试计划。对概要设计中产生的子系统及功能模块进行进一步分解或过程描述，设计内部算法和数据结构，为编写源代码提供必要的说明，建立“模块开发卷宗”。

4. 系统实现　这个阶段就是要准备好信息系统软件，将详细设计说明转化为所要求的源程序，并对其进行单元测试，验证接口与详细设计说明的一致性。如果是使用成品软件则要与软件供应商谈判购买软件的使用权。值得注意的是，信息系统所使用的计算机应该到软件基本完成之后，系统使用之前再购买为宜。

5. 系统测试　信息系统软件在交付使用之前要进行严格、全面的测试。检测软件的功能以及正确性、可行性和操作的简便性等内容，以便发现问题，解决问题，保证信息系统顺利地投入运行和使用。

6. 设备的配置　应根据使用的需要配置计算机设备。信息系统中的计算机设备配置要充分考虑到信息系统一旦使用后就不能中断这个特点，在选择计算机设备时除注重性能价格外，还要注意设备的可靠性。对于关键设备，如服务器、整个系统共用的设备等要有备份。

7. 人员培训　在系统投入使用之前要重视对使用人员和卫生管理人员的培训。培训的目的一方面是提高他们的使用技能，另一方面也是使他们充分了解信息系统的特点。信息系统是靠人来操作的，只有提高使用人员的水平，才能使信息系统的应用水平得到提高，信息系统的效益才能充分发挥出来。

8. 系统使用和维护　对投入运行的系统进行修改，以改正在前阶段未发现的错误，使系统能适应外界环境的改变，并实现系统的功能扩充和性能改善。

从原来的手工管理系统转换到计算机信息自动化系统，这一过程是一个很重要的阶段。转换工作主要包括向应用部门介绍新系统的特点，初始数据的准备、录入和核对等在手工管理系统与计算机信息系统如何并行工作。在这个转换过程中应特别注意：①信息系统的负责人要在系统转换之前做好充分的准备工作，如安排好工作时间表，明确每个步骤要解决的问题，配备好培训咨询和维护人员。在系统转换过程中，技术人员要做到随时能为信息系统的应用提供支持服务，技术上确保系统转换顺利进行。②社区卫生服务中心的领导或部门的领导在系统转换的过程中应积极地督促和推进转换进程，在人员、资金和组织协调上给予具体实际的支持。③应用部门要有熟悉业务的人员先熟悉新系统，在转换过程中起骨干作用。

（二）数据文件库的建立与分析

1. 数据文件库结构　满足 dBaseⅣ格式要求，字段（变量）名，用英文（如 X1、X2），字段类型为数值型（日期资料用日期型）。

2. 数据文件库赋值与连接

（1）有具体数值的项目，自动将数值转过来。

（2）各数据文件间识别项为身份证或档案号，但不要出现身份证号，可将身份证转为一种识别码。

（3）缺损、不明用“0”。

（4）体检记录、多次随访记录按日期分别建库。

（5）妊娠期保健、产时、产后访视（新生儿访视）还要注意按孕次来识别。

3. 应用 SPSS 对数据文件进行统计分析。

【附】

社区卫生服务

居民健康档案

姓　　名＿＿＿＿＿＿＿　　　　档 案 号＿＿＿＿＿＿＿

户主姓名＿＿＿＿＿＿＿　　　　电话号码＿＿＿＿＿＿＿

＿＿＿＿＿＿省(区)＿＿＿＿＿＿市＿＿＿＿＿＿区(县)

＿＿＿＿＿街道(乡/镇)＿＿＿＿＿居委会(村)＿＿＿＿＿弄(路/巷)

＿＿＿＿＿号＿＿＿＿＿栋＿＿＿＿＿门/单元＿＿＿＿＿室

0
9
8
7
6
5
4
3
2
1

建档单位＿＿＿＿＿＿＿＿＿＿＿＿＿＿

建档医生＿＿＿＿＿＿＿＿＿＿＿＿＿＿

建档护士＿＿＿＿＿＿＿＿＿＿＿＿＿＿

建档日期＿＿＿＿＿＿＿＿＿＿＿＿＿＿

（此样表仅供参考）

家庭成员基本情况表

姓名	性别	出生日期	职业(工种)	疾病史									
				高血压	糖尿病	冠心病	脑卒中	过敏疾病	结核病	精神疾病	先天畸形	恶性肿瘤	其他

家系图：

家庭发展阶段

阶段	新婚	第一个孩子出生(0～30个月)	有学龄前儿童(31个月～<6岁)	有学龄儿童(6～<13岁)	有青少年(13～30岁)	孩子离家创业	空巢期	退休
时间								
时间								

家庭主要问题目录

序号	问题名称	发生人	发生日期	记录日期	问题描述	处理及结果

【附】个人健康档案

档案号________ 身份证号________

姓名________性别______出生年月________民族________出生地________
学历________职业________婚姻________血型________费用类型________
医保账号________工作单位________
月经史:初潮________岁 经期________天 周期________天 绝经________岁
生育史:妊娠________流产________早产________足月产________存活________
生母________生父________户主________与户主关系________

曾患疾病史:

疾病名	诊断日期	疾病名	诊断日期	疾病名	诊断日期
高血压		脑卒中		结核病	
糖尿病		过敏性疾病		精神疾病	
冠心病		先天畸形		恶性肿瘤	
高血脂症		后天性残疾			

药物过敏史:

序号	过敏药物名称	发生过敏时间	备注

行为习惯:

吸烟:开始年龄________(岁) 吸烟量________支/天 戒烟年龄________(岁)
饮茶:开始年龄________(岁) 饮茶量________两/月
品种:红茶、绿茶、花茶、其他
饮酒:开始年龄________(岁) 饮酒量________两/周 戒酒年龄________(岁)
品种:白酒、啤酒、红酒、黄酒、果酒、其他
饮食:主食(大米、白面、杂粮) 一日________餐 口味________(咸、适中、淡)
锻炼:每周锻炼______次 每次锻炼时间________分钟
睡眠:每天________小时 午休:有(每天________小时),偶尔,无
居住类型:独居、同配偶一起、和父母一起、和子女一起、同配偶子女一起、其他
主要生活来源:工资、离退休金、儿女、救济金、储蓄、其他亲属
参加的社会活动类型:俱乐部、公园、老年活动站、老年大学、其他

健康检查记录

日期________年________月________日　主检医生________________

身高________cm　体重________kg　腰围________cm　臀围________cm

血压________/________mmHg (kPa)　　　脉搏________次/分

五官科	眼	裸视力	右	左	矫正视力	右	左	砂眼	右	左
		眼底			晶状体			眼睑		
		角膜			结膜					
		其他						医师签名		
	耳	听力	右	左	外耳道			鼓膜		
		其他								
	鼻	外形			鼻中隔			副鼻窦		
		黏膜			鼻甲			其他		
	咽喉	黏膜			扁桃体			鼻咽部		
		喉头			其他			医师签名		
	口腔	龋齿			假齿			牙周		
		缺齿			黏膜			医师签名		
内科	发育及营养状况				精神状态					
	肺及呼吸道	呼吸道			啰音					
		其他								
	心血管	心律			心音					
		杂音			其他					
	腹部	外观			包块					
		肝脾			压痛					
		其他								
	神经	生理反射			病理反射					
		其他						医师签名		
外科	皮肤		淋巴结			甲状腺				
	乳房		脊柱			四肢				
	关节		肛门			生殖器				
	前列腺		其他			医师签名				
妇科	外阴		阴道			宫颈				
	宫体		附件			涂片				
	刮片									
	其他				医师签名					

续上表

检验与物理检查结果	血常规：Rbc ________ 10^{12}/L，PLT ________ g/L Wbc ________ 10^{9}/L，N ________ %，L ________ %。 尿常规：蛋白________，葡萄糖________，细胞学镜检________。 生 化：ALT ________ U/L，AKP ________ U/L，r－GGT ________ U/L， HDL－C ________ mmol/L，LDL－C ________ mmol/L， T－CHO ________ mmol/L，TG ________ mmol/L， BUN ________ mmol/L，Cr ________ umol/L，UA ________ umol/L， 空腹血糖________ mmol/L，餐后血糖 ________ mmol/L。 同位素：AFP ________ μg/L，CEA ________ μg/L。 微生物：HBsAg ________ u，HBeAg ________ u， HBsAb ________ u，HBeAb ________ u，HBcAb ________ u。 X线胸透： 心电图： B超： 其他：
体检结果	

主要问题目录

序号	问题名称	发生日期	记录日期	解决日期	处理及结果

暂时问题目录

序号	问题名称	发生日期	记录日期	解决日期	处理及结果

接诊记录

序号	就诊日期	主观资料、客观资料、评价(SOA)	治疗、指导计划(P)	接诊医生

长期用药记录

序号	药物名称	用 量	开始用药日期	停止/变更日期	备注

辅助检查记录

序号	检查日期	检 查 项 目	检 测 结 果	结 果 描 述	备 注

转诊记录

序号	转诊日期	转诊原因	转至单位	转回日期	转回诊断	处理	备注

会诊记录

序号	会诊日期	会诊原因	会诊单位/医生	会诊诊断	处理	备注

住院记录

序号	诊 断	医院名称	科 室	入院日期	出院日期	结 果	住院号

家庭病床记录

序号	问题名称	发生日期	建床日期	撤床日期	转 归

预防保健记录

序号	项 目 名 称	日 期	结 果

慢性病病人门诊随访记录

就诊日期	血压(mmHg)		心率(次/分)	血糖	血脂	问题及用药	医生
	收缩压	舒张压					

高血压系统管理随访监测记录表

个人档案号__________身份证号______________姓名________性别______年龄______岁

项目 \ 时间								
目前症状	头痛							
	头晕							
	烦躁							
	面色苍白/潮红							
	视力模糊							
	耳鸣							
	四肢乏力							
	心悸							
	肢体麻木							
	其他							
体征	血压（mmHg）	收缩压						
		舒张压						
	心率（次/分）							
	身高（cm）							
	体重（kg）							
	体重指数 BMI							
	腰围（cm）臀围（cm）							
	腰围/臀围							
	意识							
	水肿							
	眼底	出血/渗出						
		视乳头水肿						
	其他							
辅助检查	EKG							
	血糖 静脉	空腹						
		餐后 2 小时						
	血糖 指血	空腹						
		餐后 2 小时						
	TC							
	HDL							
	LDL							
	TG							
	肌酐							
	BUN							
	尿蛋白							
	管型							
	微球蛋白							
合并症	脑血管	缺血性脑卒中						
		脑出血						
		短暂性脑缺血发作						

续上表

合并症	心脏	心律失常						
		心肌梗死						
		心绞痛						
		充血性心力衰竭						
	肾脏	高血压性肾病						
		肾衰竭						
	血管	夹层动脉瘤						
		症状性动脉疾病						
	视网膜	出血或渗出						
		视盘水肿						
高血压等级								
转诊	心内科							
	眼科							
	肾内科							
	神经内科							
药物降压治疗	1 规律;2 不规律;3 不服							
	用药名称							
	用药名称							
	未规律服药原因	经济原因						
		忘记						
		不良反应						
		配药不方便						
		不需药物治疗						
		其他						
非药物治疗措施	限盐							
	吸烟(支/天)							
	比上次减少吸烟(支/天)							
	饮酒(克/天)							
	比上次减少饮酒(克/天)							
	有规律体育运动							
	放松情绪							
	减轻体重							
	其他措施							
药物治疗	药物 1 名称							
	药物 1 用量							
	药物 2 名称							
	药物 2 用量							
	药物 3 名称							
	药物 3 用量							
预约随访时间(年/月/日)								
随 访 医 生								

2 型糖尿病系统管理随访监测记录表

个人档案号__________身份证号______________姓名________性别______年龄______岁

项目 \ 时间								
目前症状	多饮							
	多食							
	多尿							
	消瘦							
	乏力							
	视力模糊							
	手脚麻木							
	手足疼痛							
	四肢发凉							
	精神紧张							
	其他症状							
体征	呼吸(次/分)							
	心率(次/分)							
	血压(mmHg) 收缩压							
	血压(mmHg) 舒张压							
	身高(cm)							
	体重(kg)							
	体重指数 BMI							
	腰围(cm)							
	臀围(cm)							
	腰围/臀围							
	水肿							
	肢体皮肤颜色							
	肢体皮肤温度							
	肢体皮肤痛觉							
	肢体皮肤异常感觉							
	肢体皮肤感染							
	足背动脉搏动							
	跟腱反射							
	阴茎勃起功能障碍(ED)							
	视网膜病变							
	其他							
检查项目	血糖 静脉 空腹							
	血糖 静脉 餐后 2 小时							
	血糖 指血 空腹							
	血糖 指血 餐后 2 小时							
	血液检查 血红蛋白							
	血液检查 白细胞							
	血液检查 HbA1c							
	血液检查 TC							
	血液检查 LDL							

续上表

检查项目	血液检查	HDL						
		TG						
		肌酐						
		BUN						
		钾						
		钠						
	尿液	白细胞						
		红细胞						
		尿蛋白						
		管型						
		糖						
		酮体						
		24 小时糖定量						
		其他						
	B超							
	心电图							
	其他							
近期急性并发症	糖尿病酮症酸中毒							
	糖尿病非酮症高渗综合征							
	乳酸性酸中毒							
	糖尿病低血糖							
目前慢性并发症	冠心病							
	冠心病(心肌梗死)							
	高血压							
	高血脂							
	视网膜病变							
	周围神经病变							
	肾病							
	足部病变							
	脑卒中							
非药物治疗	饮食(餐次/天)							
	每餐平均主食(g)							
	体力活动	次/周						
		分/次						
	吸烟(支/天)							
	比上次减少吸烟(支/天)							
	饮酒(g/天)							
	比上次减少饮酒(g/天)							
	自我血糖监测(次/周)							
转诊	眼科							
	心内科							
	神经内科							
	肾内科							

续上表

转诊	外科						
	皮肤科						
	其他						
用药	口服降糖药 1 名称						
	口服降糖药 1 用量						
	口服降糖药 2 名称						
	口服降糖药 2 用量						
	胰岛素名称						
	胰岛素用量						
预约随访时间(年/月/日)							
随 访 医 生							

老年保健记录

个人档案号________________ 身份证号________________

姓名________ 性别________ 年龄________ 建卡日期： 年 月 日

一、生活行为与习惯

吸烟：开始年龄________(岁) 吸烟量________支/天 戒烟年龄________(岁)

饮茶：开始年龄________(岁) 饮茶量________两/月

常饮 红茶________ 绿茶________ 花茶________ 其他

嗜好 淡茶________ 浓茶________ 适中________

饮酒：开始年龄________(岁) 饮酒量________两/周 戒酒年龄________(岁)

常饮 白酒________ 啤酒________ 红酒________ 黄酒________ 果酒________ 其他________

饮食：主食(大米，白面，杂粮) 一日________餐 口味(咸________适中________淡________)

嗜甜 嗜咸 嗜荤 嗜素 偏食

睡眠：正常(每天________小时) 失眠(经常、偶尔、从不)

体力活动(经常 偶尔 否)；每周锻炼一次 每次锻炼时间一分钟

居住类型：独居、同配偶一起、和子女一起、同配偶子女一起、其他

主要生活来源：离退休金、儿女、救济金、储蓄、其他亲属

参加的社会活动类型：公园、老年活动站、老年大学、其他

二、生活能力(自理 10 分、需帮助 5 分、依靠别人 0 分，得分)

穿 衣： 自理 需帮助 依靠别人

进 食： 自理 需帮助 依靠别人

沐 浴： 自理 需帮助 依靠别人

如 厕： 自理 需帮助 依靠别人

仪表(洗脸、梳头、剃须)： 自理　需帮助　依靠别人
走　动： 自理　需帮助　依靠别人
排尿控制： 自理　需帮助　依靠别人
排便控制： 自理　需帮助　依靠别人
变换坐位及卧位： 自理　需帮助　依靠别人
上　楼　梯： 自理　需帮助　依靠别人
能力受限时的照顾人：配偶　子女　保姆　邻居　社会　其他

三、慢性病史

序号	疾病名称	患病年龄	病情描述	转归	确诊医院

四、健康检查记录

(与个人档案中“健康检查记录”相同)

儿童保健记录

个人档案号________________ 身份证号________________
姓名______ 性别______ 出生日期______ 建卡日期： 年 月 日

保健号________
父亲姓名______ 年龄______ 工作单位______ 职业______
母亲姓名______ 年龄______ 工作单位______ 职业______
家族史：父亲有疾病：
　　母亲有疾病：
　　其他人有疾病：
出生史：第　胎，第　产、孕___周，新生儿评分_____ 单(双、多)胎，
　　出生体重___g，满月体重___g，出生地点______
产时情况：顺产，胎吸、产钳、臀位助产、臀牵引、剖宫产、其他______
产时窒息：有、否，足月产、早产、过期产
4个月内母乳喂养：足、1/2、1/3、无
过去病史：

病　名	麻疹	水痘	腮腺炎	白喉	百日咳
患病年月					
病　史	痢疾	肝炎	结核	常腹泻	常咳嗽
患病年月					

常住地址：
户口所在地址：
联系电话：

一、计划免疫记录

疫苗名称	接种日期	疫苗名称	接种日期	疫苗名称	接种日期
卡介苗	年 月 日	百白破混合制剂	年 月 日	乙脑疫苗	年 月 日
	年 月 日		年 月 日		年 月 日
	年 月 日		年 月 日		年 月 日
乙肝疫苗	年 月 日		年 月 日	流脑菌苗	年 月 日
	年 月 日		年 月 日		年 月 日
	年 月 日	脊髓灰质炎疫苗	年 月 日		年 月 日
	年 月 日		年 月 日		年 月 日
麻疹疫苗	年 月 日		年 月 日		年 月 日
	年 月 日		年 月 日		年 月 日

二、婴儿询问记录

幼儿询问记录

项目										
检查日期										
实足月龄										
母乳 足、1/2 1/3、无										
母乳 断奶月龄										
牛奶(瓶/日)										
奶粉(袋/月)										
乳儿粉(袋/月)										
奶糕(块/日)										
①粥②软饭③面条										
蛋(个/日)										
①蔬菜②水果										
①鱼②肉										
食欲(好 中 差)										
维生素D制剂										
钙制剂										
多汗										
夜惊										
烦躁										
户外活动小时/日										
大便 性状										
大便 次/日										
上次检查至今曾患疾病 呼吸										
上次检查至今曾患疾病 消化										
上次检查至今曾患疾病										
检查医生										

项目				
检查日期				
实足月龄				
①牛奶②奶粉				
乳儿粉				
①蔬菜②水果				
①蛋②鱼③肉				
豆制品				
①饭②面(g/日)				
食欲(好 中 差)				
①偏食②零食				
睡眠 午睡				
睡眠 ①好②中③差				
刷牙				
常洗头洗澡				
每日洗脚洗臀				
食前洗手				
常剪指甲				
独用毛巾				
①散童②集童				
不良习惯或动作				
上次检查至今曾患疾病 呼吸				
上次检查至今曾患疾病 消化				
上次检查至今曾患疾病				
检查医生				

三、小儿动作发育

动　作	月　龄
俯卧举头	
坐头稳定	
翻　　身	
独　　坐	
扶　　站	
扶　　走	
独　　站	
独　　走	
上 台 阶	

四、婴幼儿检查记录

检查日期																
实足月(年)龄																
身长(cm)																
评　价																
体重(kg)																
评　价																
头围(cm)																
前囟(cm)																
胸围(cm)																
毛　发																
面　色																
皮　肤																
皮下脂肪																
淋巴结																
五　官																
口　腔																
牙齿	只　数															
	龋　齿															
胸廓																
心																
肺																
肝																
脾																
生殖器																
骨　骼																
其　他																
血红蛋白																
DDST 结果																
检查者																

五、3岁以上儿童体格检查记录

检查日期		年 月 日	年 月 日	年 月 日	年 月 日	年 月 日	年 月 日	年 月 日
实足年龄								
身长(cm)								
体重(kg)								
发育								
营养								
贫血								
囟门(cm)								
脱发								
皮肤								
淋巴结								
视力	左眼							
	右眼							
眼疾								
耳								
鼻								
口腔								
牙	只数							
	龋齿							
咽部								
扁桃体								
胸廓								
心								
肺								
腹部								
肝肋下(cm)								
脾肋下(cm)								
四肢关节								
肌肉发育								
生殖器								
疝气								
精神、神经发育								
畸形								
大便检查								
胸部透视								
体检医生								

缺 点 矫 治 及 异 常 情 况 处 理

日 期	缺点及异常情况	矫治及指导意见	医生

妇女保健记录

个人档案号________________ 身份证________________

姓名________ 年龄________ 建卡日期： 年 月 日

一、一般情况

(临时户口 居住____ ____年)

1. 月经史 初潮____岁 经期____天/周期____天 绝经____岁
   痛经(有 无) 经量(多 中 少) 白带(多、中、少、无)
2. 婚姻 结婚日期____年____月 婚前检查(已做、未做)近亲结婚(是、否)
   丈夫姓名__________丈夫工作单位____________________
3. 生育史 怀孕共____胎,其中足月产胎,早产____胎,流产____胎,存活____胎
4. 疾病史 心脏病 肝病 肾病 肺结核 贫血 糖尿病 甲状腺功能亢进 高血压 畸形 生殖器官手术 其他
5. 家族史 无异常 先天性疾病 畸形 高血压 多胎 其他
6. 异常孕产史 无 自然流产≥2 次 人工流产≥2 次 葡萄胎 死胎死产 产前产后出血 早产 妊娠高血压综合征 畸形 手术产 其他
7. 避孕措施 (上环、服药、工具、结扎、其他) 上环时间__________;结扎时间__________。

二、围产期保健

1. 一般情况

建卡号__________建卡单位__________建立日期__________

孕次____产次____末次月经____年____月____日 预产期年____月____日

孕早期情况 无异常 阴道出血 病毒感染 妊娠剧吐 接触放射线 服用可能致畸形药物 接触有毒有害物质 其他

产后休养地址______________________电话__________邮编__________

健康教育 1. 2. 3. 4. 5. 次

2. 初次检查

初检孕周____周 身高____cm 体重____kg 血压________mmHg

体格检查：心肺________________________________

肝脾______________________脊柱__________________

四肢______________________皮肤__________________

妇科检查:外阴________ 阴道________ 宫颈________

宫体________ 附件________

化　验:血红蛋白________孕妇血型________丈夫血型________

尿糖________肝功能________

白带常规________尿常规________HBsAg________

HbsAb______HbeAg______HbeAb______HbcAb______

诊　断________________________

处　理________________________

检查者__________检查日期:　年　月　日

3. 妊娠中、晚期保健记录

日期												
孕周												
血压(mmHg)												
体重(kg)												
宫高(cm)												
腹围(cm)												
胎位												
胎心(次/分)												
先露												
衔接												
浮肿												
尿蛋白												
血红蛋白												
高危评分												
骶耻外径												
坐骨结节间径												
其他												
并发症												
处理												
预约日期												
检查单位												
签名												

4. 分娩情况

住院号________分娩日期________年______月______分娩孕周________周

分娩地点:市及市以上医院、县(区)医院、街道(镇)卫生院、家中、途中

分娩方式:顺产　胎吸　臀助　臀牵引　产钳　剖宫产　毁胎　其他

会阴情况:完整　Ⅰ°　Ⅱ°　Ⅲ°　侧切　正中切　其他

产后2小时血压________mmHg　.产后24小时出血量____ml

产时产后并发症:无　早产　产后出血　妊高征　子痫　胎膜早破　胎儿窘迫　滞产

脐带脱垂/绕颈　子宫破裂　软产道血肿　切口感染　产褥感染　其他________

异常情况:

签名________________

5. 产后访视

日 期	产后天数	血压(mmHg)	体温	会阴	宫底	恶露	乳房		处 理	签 名
							乳头	乳汁		

6. 产后42天健康检查

产后检查日期______________产后天数____天　血压____________mmHg

血红蛋白________乳房________

妇检:外阴________________阴道________________宫颈________________

子宫________________附件________________

计划生育指导:(1) 上环　(2) 避孕药　(3) 工具　(4) 结扎

处理____签名________

7. 新生儿情况

性别:(1) 男　(2) 女　(3) 两性畸形

胎数:(1) 单胎　(2) 双胎　(3) 多胎

出生体重____________g　Apgar评分1分____5分________

存活情况:(0) 活产　(1) 死胎　(2) 死产　(3) 新生儿死亡

死亡原因:(1) 前置胎盘　(2) 胎盘早剥　(3) 脐带因素　(4) 窘迫　(5) 窒息

(6) 产伤　(7) 早产　(8) 出生缺陷　(9) 其他

出生缺陷:(0) 无　(1) 神经管畸形　(2) 唇腭裂　(3) 先天愚型　(4) 先天性心脏病

(5) 肢体畸形　(6) 其他

新生儿并发症:(0) 无　(1) 重度窒息　(2) 肺炎　(3) 产伤　(4) 呼吸窘迫综合征

(5) 脐部感染　(6) 硬肿症　(7) 病理性黄疸　(8) 颅内出血　(9) 其他

出院日期____________　接产单位________________

转科转院日期____________　签名________________

新生儿访视

日期	天数	体重（kg）	体温℃	脐部		皮肤	臀部	口腔	大便性状	喂养方式	其他	处理	签名
				正常	感染								

三、妇女病检查记录

序号	日期	检查项目	诊断	处理	检查者

第二章　健康教育与健康促进

行为对健康和疾病产生的影响越来越清晰地呈现在人们面前，健康教育与健康促进的主要任务就是去改善人们健康相关行为。正如 WHO 在世界卫生报告中所指出的那样：应当将改善人们的行为作为当前减少疾病风险的最重要策略。健康教育和一般教育一样，关系到人们的知识、态度和行为的改变。健康促进就是极力引导人们养成有益于健康的行为，使自己更健康。

健康教育是指帮助目标人群或个体改善健康相关行为的系统社会活动。社区健康教育：社区卫生人员利用健康教育手段与方法，帮助居民实现“健康状态”的愿望，学习健康相关知识，鼓励人们养成有益于健康生活的行为习惯，从而达到最佳的健康状态。

健康促进是指促使人们维护和提高自身健康的过程，是协调人类与环境的战略，它规定个人与社会对健康各自所负的责任。广义：将健康促进视为当前防制疾病、增进健康的总体战略；狭义：将健康促进视为一种具体的工作策略。

健康教育具有多学科性和跨学科性、以行为改变为目标、以传播、教育、干预为手段和注重计划的设计、效果评价的特点。

一、健康教育的基本原则

1. 和谐性——关系融洽　健康教育者与健康教育的接受者之间必须建立融洽关系，在传授与接受知识时双方能彼此了解，这有利于知识的渗透，所以社区卫生人员需对社区人群进行了解，从而加强与社区居民的联系，建设和谐社会。

2. 特异性——因材施教　社区健康教育的接受者是不同的人群，有着不同的学习需要和文化背景，故要因材施教，就是从健康教育的接受者的实际情况出发，进行健康教育的教学。一是教学应适合学习者的知识水平和能力，过高过低均不适宜；二是教学应照顾不同学习者的个体差异，健康教育计划个案化是一个有效的手段。社区卫生人员制定健康教育计划与内容要考虑学习者（居民）的年龄、性别、阅历、社会经济状况、文化、职业、生活习惯、风俗与疾病谱。进行健康教育时应注意针对性、适应性和实用性，以人群的实际需要为健康教育的重点，制定适合个体或特定人群的健康教育的教学计划。

3. 巩固性——循序渐进　健康教育的目的不仅是帮助居民学到保持或恢复健康的知识，而且要让居民自觉地培养健康的态度和养成健康的行为，即要达到知、信、行三个层次的改变，在未达到这些目的之前，需要进行反复多次同样内容的教育，但要掌握复习的艺术性，做到老调重弹，赋予新意。

4. 灵活性——形式多样　健康教育指导者应善于根据不同人群和现有的学习条件，使健康教育形式多样化。采用个别谈话或咨询，健康教育小册子等。在选择教育方法时，尽可能选择学习者所喜爱的学习方式，不要在社区健康教育中采用一种模式；采用形象化、多感官的教学活动将会提高学习者的学习效率。

5. 科学性——内容正确　在“信息爆炸”的今天，新的科技成果、卫生知识层出不穷。健康教育者要注意知识更新，保证健康教育的质量。宜先请教有关专家，查阅考证，有根有据。切忌盲目跟风，宣传一些过时的技术、观念和药物等。

二、健康教育的方法及其选择

（一）健康教育的方法

1. 个体教育法　个体教育法是通过与个体谈话的形式给予个别指导。如社区卫生人员进行家庭医疗护理时常采用这种方法。个体教育法有以下特色。

（1）规模小，指导者与学习者能够较容易地建立互相信任的关系。

（2）与群体教育相比较，指导者容易得到学习者的信息反馈，因此教育的内容更具针对性。

（3）个别教育便于顾及个人的能力与需要，有效地达到教学目标。

（4）个别教育便于引入敏感话题，如性健康教育。

（5）指导者必须要注意业务素质的提高。能回答的问题一定要讲清说透，并且需要核对所讲解的内容是否真正解决了学习者存在的问题，对于一时解答不了的问题不要含糊其辞，使人不知所云。

2. 群体教育法　根据社区特殊人群，如儿童、妇女、老年人等的特点，定期地组织报告会，专题讲座，小组讨论等群体教育方法对居民进行健康教育。

（1）报告会：经验交流性质，可在里弄、街道、社区范围内组织。其特点为规模大、听众多、内容具体，容易收到预期效果。例如糖尿病血糖控制经验交流，控制高血压经验交流等。

（2）专题讲座：医护人员就社区居民近期所关注的主要健康问题，邀请一些医学专家、医科大学教师等进行专题讲座。如慢性病防制，可从病因、病理、临床表现、预防、治疗及心理等多方面进行知识传授，使居民由浅入深地了解这些知识，并掌握这些知识，以改变自己的不良生活行为。

3. 小组讨论会　是一种人数不多，5～30人的小型会议。这种形式的教育方法特别适合情感领域的知识传授。其特点是主持者和学习者一起围绕中心议题展开讨论，参加者畅所欲言，各抒己见，与会者之间相互学习，相互帮助，但主持者需掌握讨论的方向，控制局面，不要跑题。

4. 文字教育法　文字教育方法就是用语言文字为工具，将人们所需要的健康知识编写成为通俗、易懂、生动、简明的文字材料，以传单、报刊、书籍、小册子、卫生黑板报等形式为载体，使人们在潜移默化中明白科学道理，养成健康行为。文字教育方法是健康教育中最基本的、也是最广泛使用的一种健康教育方式。其特点为：

（1）不受时间、空间限制：印刷好的教育材料可以散发给学习者自己阅读。学习者可以根据自己的特点，决定阅读时间、阅读地点及阅读内容。

（2）可以长久保存：文字教育材料不像口头语言那样瞬间消失，而是可以长久保存，便于随时查阅、复习。

（3）使用范围广泛、适应性强：文字教育材料可以根据需要大量印刷，不受外在的学习环境的影响，也不受地方方言的影响，更重要的是，使用同一种文字的人都能阅读文字教育材料，从而解决了因语言隔阂而造成的沟通障碍。

5. 形象化教育法　形象教学的方式是多种多样的。采用实物、标本、模型、照片、示范表演等方式教学都属于形象化教学。这种形式的教学方法有着其他形式无法比拟的优点。实物、标本、模型、照片以它们的真实感可以启发人们的求知欲和好奇心，让人们很自然地产生信服感。教育者示范表演时，学习者不仅能用眼看示范的物品、教导者的动作与表情，而且能够用耳听教导者解说。这种视听结合的教学法可以提高学习者的学习效率。

6. 多媒体教育法　运用现代化技术手段，把抽象、难懂的概念形象化进行教学。具体讲就是应用电影、电视、幻灯、广播、收音、录音、录像、语音实验室、计算机等教具进行教学。多媒体教学方法的特点：

(1) 与口头语言教育相比，多媒体教育内容不会随着教导者声音消失而消失，学习者可以反复听、看。

(2) 与文字语言教育相比，多媒体教育充分发挥了视听并用的优势，从而能够增强教育者和学习者的效率。据科学研究证明，人的五种感觉器官中，视觉的学习效率最高，占83%，听觉占11%，单靠视觉学习记忆力约为27%，单靠听觉约为16%，而视听觉并用时记忆力可达66%。

(3) 多媒体教育直观性强，能将抽象的、难于理解的内容具体化、形象化。

(4) 多媒体教育运用现代化技术手段，丰富了教育内容，克服了时间与空间的限制。

（二）选择健康教育方法要注意的问题

1. 适当性　适当性是指所选教育方法应适合教育者、学习者、教学内容和教学环境。在进行健康教育前，首先应该对学习者有所了解。性别、年龄，文化水平，职业、文化背景、健康信念、生活习惯以及健康状况等因素，都是在选择教育方法时应当考虑的问题。因此，选择健康教育方法时，一定要因人施教，因时制宜，投其所好，有的放矢。如果有多种教育方法适合学习者，教导者在选择教育方法时应尽量选择自己擅长的教育方法。

2. 有效性　有效性即指所选教育方法能有效地帮助学习者达到学习目标。教育方法是为教育者圆满完成教育任务，使学习者达到预期学习目标而服务的。因此，选择教育方法时，应考虑所选择的方法能为学习者乐于接受吗，能充分表现教育内容吗，能让学习者快捷地达到预期学习目标吗。

3. 效率性　是指达到学习目标所要耗费的资源。通常在保证达到学习目标的前提下，我们选择最小的投入量能获得最大效率，即符合效率原则。例如：给社区内的孕妇做孕期健康保健教育时，由于参加学习的人数不多，可以考虑问答问题、小组讨论或专题座谈的教育方法，这样在健康教育的过程中可取得反馈，随时调整教学内容，做到"对症下药"，教学的效果也会更好。假如为此筹办大型展览或举办专题游园活动，显然耗费的人力、物力、财力会比上述教育方法要多得多，而且也不能收到预期的效果。

4. 综合性　是指综合运用多种教育方法。因健康教育涉及领域广泛，单一的教育方法往往不能达到目的，故需综合运用多种教育方法，使各方法之间相辅相成。例如，可以把口头、文字、图画、标本、模型、电影、录像等都汇集起来，视听兼顾，受到人们的欢迎，收效显著。

健康教育形式与内容的多样性决定了社区卫生人员必须采用恰当的教育方法，才能满足社区不同人群的需要。对处于青春发育期的初中和高中学生，可以利用生理卫生课，讲解性心理、生殖器官解剖知识，还可以印发小册子，指出不良性行为带来的不良后果，如未婚先孕等。对于婚龄青年，可以举办婚前学习班、性知识专题讲座等。对于一些特殊的性问题，则以性知识咨询门诊或个别通信咨询等形式较为合适。

正确选择健康教育方法才能收到预期效果。健康教育的内容能否通过恰如其分的表现形式迅速地被社区人群所接受，与我们如何选择健康教育的具体方法是密切相关的。

健康教育的最终目的是要让人们自觉地养成健康的行为，而健康行为的养成并非一蹴而就的，而是依循一定的步骤，即先获得健康知识，然后造成健康态度的改变，最后形成健康行为。健康教育所起的作用实质上是为个体提供健康知识，从而促进个体养成健康行为。如果在健康教育实践中，没有采用恰当的教育方法，即使健康教育内容对受教育者十分重要，但受教育者听不进去，或是不能理解，他们也不可能获得足够的健康知识，养成健康的行为。

三、健康教育与健康促进项目的规划

健康教育与健康促进项目的规划是指一个组织机构根据实际情况，通过科学的预测与决策，提出在未来的一段时期内所要达到的健康教育与健康促进的目标和实现这一目标的方法、途径等所有活动的过程，包括计划、实施及评价的全过程。

（一）规划原则

1. 目的性原则　规划首先应确定一个明确的目标，使各项工作的开展都围绕它进行，才能保证规划目标的实现。

2. 前瞻性原则　在制订规划的目标时，要考虑到未来，要面向未来，服务于未来，考虑到长远的发展和要求。

3. 整体性原则　健康教育和健康促进是社区卫生服务的重要组成部分，是整个卫生系统发展中的一个子系统。

4. 从实际出发的原则　做到从实际出发的原则，既要借鉴历史的经验和教训，又要做细致周密的调查和研究，从实际出发制定要求。

5. 弹性原则　在实施规划时，有可能会遇到一些变故，所以在制订规划时要留有余地，并且预先制定应变对策，以确保规划的顺利实施。

6. 参与性原则　制订规划目标时，要考虑到目标和社区群众所关心问题的符合程度，只有两者结合起来，才能吸引社区群众的参与，才能得到群众的支持，达到预期的效果。

（二）规划的目标

1. 规划的总体目标　规划的总体目标又称为规划的目的。规划的总体目标是规划的最终结果，是规划的一个努力方向，是一个宏观的目标。它的实现需要很长的时间，也许规划的制定者并不能看到目标的完成。

2. 规划的具体目标

1）具体目标的概述：规划的具体目标可以用5个英文字母“SMART"来表示，special（具体的），measurable（可测量的），achievable（可完成的）. reliable（可信的），time bound（有时间的限制）。具体地说，规划目标可以归纳成4个“W”和2个“H”。Who—对谁？What—实现什么变化（发病率、行为、信念）？When—在多长时间内实现这种变化？Where—在什么范围内实现这种变化？How much—变化程度多大？How to measure—如何测量这种变化？

例如：某社区青少年控烟规划实施一年后，15～22岁青少年的吸烟率由规划前的50％下降到30％，两年后下降到20％。在这个事例中，就回答了以上的5个问题。

2）具体目标的分类制定：健康教育的具体目标可分为教育目标、行为目标和健康目标三个方面。下面以控烟规划为例来说明教育目标和行为目标。

(1) 教育目标:规划实行一年后:①知识方面:80%的青少年能说出三种以上吸烟对健康的危害,60%的青少年能说出吸烟成瘾的主要原因;②态度方面,70%的青少年表示不但现在不吸烟,以后也不吸烟,80%的青少年表示更喜欢与不吸烟的人交往;③信念方面:50%的青少年相信自己能把烟戒掉,70%的青少年相信自己在吸烟的人面前能控制住自己不吸烟;④技巧方面:50%的青少年学会如何拒绝吸第一支烟的技巧,90%不吸烟的青少年学会劝阻别人不要在公共场所吸烟。

(2) 行为目标:60%的青少年戒烟,40%的青少年能够劝阻家人不要吸烟。

(3) 健康目标:从健康教育和健康促进规划的实施至目标人群的健康状况的变化,往往是一个长期的过程,因此健康目标的选择取决于该项规划的性质、持续时间、是否可能在执行期内产生健康效应等。例如一个社区高血压病干预的目标可以采用高血压的发病率、冠心病的发病率等指标。

(三) 健康教育与健康促进的具体步骤

目前在健康教育和健康促进的研究和实践方面,国内外应用最多、影响最广的是美国学者 L W Green 提出的 PRECEDE－PROCEED 模式。PRECEDE 是指在教育和(或)环境诊断、评价中应用倾向因素、促成因素和强化因素。PROCEED 则是指执行教育和环境干预中运用政策、法规和组织手段。实际上,该模式分为两个阶段:PRECEDE 阶段着重应用于诊断,或称为需求评估;PROCEED 阶段侧重在执行过程与评价过程。

根据 PRECEDE－PROCEED 模式的程序,将规划设计分为 9 个基本步骤,即从最终的结果追溯到最初的起因,用演绎的方式逐步推进。前 5 个步骤实际为社区需求评估的内容,通过评估了解社区需要解决的优先问题,因而是确定社区健康教育与健康促进策略的实际依据。后面的步骤为评价阶段。评价不是 PRECEDE－PROCEED 模式的最后步骤,评价工作应贯穿于整个模式的始终。

PRECEDE 阶段(诊断期或需求评估期):社会诊断→流行病学诊断→行为与环境诊断→教育与组织诊断→管理与政策诊断。

PROCEED 阶段 (执行期):执行→进程评价→效果评价→结局评价。

(四) 制定策略

1. 明确优先的项目　通过社区需求评估可以发现社区的需求是多方面、多层次的。很多需求往往互相关联,解决一项优先的需求就可以带动多个问题的解决。因此,制定策略时首先就是要确定优先干预的健康问题或行为问题(真实地反映社区群众最迫切的需要以及反映各种特殊人群存在的特殊需要),把有限的资源用于群众最关切、干预最有效的项目上。

1) 确定优先项目的基本原则

(1) 依据对人群健康威胁的严重程度排序:如某疾病致残、致死率高,某疾病受累人群比例大,与该疾病相关的危险因素分布广,该行为与疾病结局关系密切有关。

(2) 依据危险因素的可干预性排序:例如该因素是明确的致病因素;是可以测量,可以定量评价其消长的;是可以预防控制且有明确健康效益的;该因素的干预措施是对象所能接受的且操作简便。

(3) 按成本—效益估计排序:该因素的干预通过成本—效益分析证明能用最低的成本达到最大的效果和最高的社会效益。

(4) 把小环境与大环境结合起来排序：大、小环境均良好，应给予表扬或激励并继续保持；大环境良好，小环境不良，应加强健康教育与健康促进，这是社区健康教育与健康促进的最佳时机，可在社区内大力开展控烟教育、合理膳食和营养教育、预防艾滋健康教育与健康促进等；大环境不良，小环境良好，在此情况下应加强国家政策的制定；大、小环境均不良，此时应等待时机，并加强基础研究。

2) 问题树：在收集、综合各种资料的基础上，进行审慎的社会需求评估，明确主要健康问题的时候，也可用一种系统分析的方法，即问题树的方法。问题树的方法帮助研究者进一步逐级分解产生主要健康问题的各种原因以及它们之间的逻辑关系，直至清晰而具体地了解可以采取哪些干预措施，明确哪些是行为的问题，哪些是非行为的问题，将分解的各步以形象的画图方式加以描述。

2. 确定目标人群

(1) 一级目标人群：计划希望这些人群实施所建议的健康行为。如婴幼儿保健计划，一级目标人群包括婴幼儿的父母、祖父母、其他亲属和婴幼儿的实际监护人。

(2) 二级目标人群：对一级目标人群有重要影响的人，或能激发教育和加强一级目标人群行为的人，包括医务人员、朋友及有关行政领导。

(3) 三级目标人群：决策者、经济资助者和其他对计划的成功实施有重要影响的人。

3. 制定教育策略　教育计划的制订要紧紧围绕目标人群的特征和预期要达到的目标。一般来说，完整的教育策略包括健康教育策略、社会策略、环境策略三个方面。

(1) 健康教育策略：健康教育的目标人群多种多样，具有不同的生理特征、心理特征、社会特征等，所以健康教育的策略也应该根据不同的人群制定相应的策略，才能达到预期的目标。

(2) 社会策略：是指政策法规、各种机构制定的制度和规定。例如吸烟干预计划的社会策略包括：公共场合禁止吸烟、禁止商店向未成年人出售香烟、学校禁烟的规定等。

(3) 环境策略：是指改变自然环境和社会环境。如在控烟的社区健康促进规划中，环境策略可包括在公共场合不设立售烟亭，在一定场所设立明显的吸烟区等。

4. 确定教育场所　教育场所在一项健康教育和健康促进项目中所起的作用是十分重要的。一般来说，一个较大的或综合的健康促进项目有多个教育场所和多种途径完成。干预场所可以分为以下几种。

(1) 教育机构：包括幼儿园、小学、中学、大学等各级教育场所。

(2) 卫生机构：卫生机构包括各级医院、卫生保健机构、康复机构等。

(3) 工作场所：工作场所包括办公室、工厂、车间等。

(4) 公共场所：公共场所包括公园、车站、机场、街道等。

(5) 居民家庭：包括家庭、社区。

在进行健康教育和健康促进项目时，以上5类场所可以并举，根据具体情况选择适当的场所。

5. 确定教育的框架内容　以上3种不同的策略和5类不同的教育场所，组成了教育干预的框架结构。

6. 确定教育活动的日程安排　健康教育和健康促进的过程大体可分为四个阶段：①调研计划阶段：包括基线调查、制定项目计划、制定监测和评价计划。②准备阶段：包括制作健康教育材料、预试验、人员的培训、物资的准备等。③干预阶段：包括争取领导支持、各种媒体的应用、监测和评价计划的执行等。④总结阶段：包括整理、分析所收集的材料和数据，撰写项目总结报告，计划今后的工作等。

7. 确定组织网络和执行人员　组织网络具有多层次、多部门、多渠道的特点，从而确保目标的实现。执行人员可以以专业人员为主体，政府人员、各级医疗卫生服务机构、学校积极参与。对于参加规划的非专业人员要给予专业的培训，提高其执行计划和评价计划的多种技能。

8. 确定监测和评价计划　在进行健康教育和健康促进活动中，要及时地对执行的效果进行评价，以保证工作的顺利进行，确保预期目标的实现。

四、健康教育与健康促进项目的实施

健康教育与健康促进项目的规划设计完成后，怎样实现规划中的预期目标，达到理想目标，这就是健康促进规划的实施。

（一）社区健康教育的要素

社区健康教育是一项庞大的工程，需要全社会的共同参与和协调。这项工作的开展包括五个基本要素，即社区政府的决策、社区工作网络的健全、社区资源的有效利用、社区健康教育项目的科学规划与评价、社区群众的广泛参与等。

（二）社区健康教育的实施环节

社区健康教育实施环节由五个部分组成：制定实施时间表、控制实施质量、建立实施的组织机构、配备和培训实施工作人员、配备和购置所需的设备物资。

1. 制定实施时间表　时间表是一个进度表，同时也是一个对照表，可以用来对照检查各项工作的进展程度和速度，及时对工作的完成进行评估。时间表的具体内容包括：

（1）工作内容：指各项具体活动，如健康咨询、各种培训班、小组讨论等。

（2）工作地点：指活动的场所，如培训班在社区活动中心进行。

（3）负责人员：如培训班由社区健康教育者负责。

（4）经费预算：即该项活动的花费。

（5）特殊需求：即该项活动是否需要特殊的设备，如幻灯机、投影仪、光碟、放像机等，是否需要外请人员等。

在时间表中，比较重要的是时间的计划和经费的预算。时间表的制定者要保证各项工作能够按计划完成，合理分配各项工作的时间，尽量不要重叠，充分考虑到实际操作过程中可能遇到的困难，根据这些实际情况给予科学的安排。经费的预算是这项工作开展的另一个重点，也是难点。在实际工作中，要根据实际的经济情况安排合理、有效的工作内容，使有限的经费能够得到充分利用，避免浪费。

2. 实施的质量控制

（1）质量控制的内容：包括工作过程的监测、活动内容的监测、活动开展状况的监测等。

计划中的各项活动都是按照时间表来进行的，既要对各项活动的进展情况，是超前还是延误，超前了多久、延误了多久必须十分清楚；又要了解实际工作的开展状况和计划是否相符合：培训的内容是否符合，培训的时数是否符合，教材和工作人员是否符合，学员的数量和质量是否符合等。

(2) 质量控制的方法：计划开始实施时就要求各项目的负责人及时准确地进行记录，记录内容包括活动的时间、地点，参与的工作人员，参与的目标人群，整个活动进程和经费的支出状况，参与人员对活动的意见等。主管人员可以到实施活动现场进行考察，亲自参与实施活动，在实际参与中了解工作情况，发现并解决问题。开展财务方面的审计。

3. 实施的组织机构　在开始实施一项社区健康教育与健康促进规划时，首要任务是要建立实施工作的领导机构和具体承担各项实施任务的执行机构，并确定相应的协作单位和制定有利于社区健康教育与健康促进工作开展的条例和规章，即领导机构、执行机构、组织间的协调与合作以及政策的支持。

4. 实施人员的选定与培训

(1) 实施人员的选定：健康教育的实施人员主要从执行机构中选出，必要时可以从相应业务部门聘请人员共同工作。实施人员应该掌握与实施该计划有关的知识和技能。

(2) 人员培训：在开展一项具体的实施项目之前，对实施的工作人员进行相应的培训是完成该项目的重要的内容。通过培训使实施工作人员熟悉项目的管理程序，掌握相关的知识和技能，适应实施工作的需要。

5. 购置所需的健康教育材料及设备物资。

五、健康教育与健康促进项目的评价

评价是根据一定原则或标准，通过细致的检查确定各项活动的实施情况、适合程度、效益、效果与费用等，并与预期目标进行比较的过程。评价工作是科学管理的重要内容，它贯穿于整个计划的始终，是一项系统工程。

健康教育评价是一个系统地收集、分析、表达资料的过程，它将贯穿于健康教育过程的始终。健康教育评价旨在确定健康教育计划和干预的价值，为健康教育计划的进一步实施和以后项目的决策提供依据。健康教育评价不仅能使我们了解健康教育项目的效果，还能全面监测、控制、保障计划的实施和实施质量，从而成为取得预期效果的关键措施。

由于计划有多个步骤，每个步骤都可促成结果，因此对每个步骤都可进行评价。评价工作贯穿于计划设计、实施和总结的全过程，是健康教育与健康促进项目的规划不可缺少的重要组成部分。

（一）评价的种类和内容

1. 形成评价　形成评价是对项目计划进行的评价活动，是一个完善项目计划，避免工作失误的过程，其目的是在教育干预之前使计划成功的机会最大。

形成评价的具体内容包括：了解目标人群的基本特征（如年龄、职业、文化程度等）；目标人群对各种干预措施的看法；健康教育材料的生产、储存、批发、零售以及发放渠道等；问卷的预调查、修改和定稿；了解健康促进干预策略的适用人群以及项目的预试验情况；针对计划早期阶段可能出现的问题，作适当调整（这一内容也可归于过程评价）。

在形成评价的过程中，可以运用当今各种先进的技术对相应的内容进行评估。主要从整个计划的科学性、政策的支持性、技术的适宜性和目标人群的可接受性等几个方面来考虑形成评价的指标。应该强调的是，尽管该评价不能绝对确保项目计划的成功，但却是一个非常重要、不可缺少的环节。

2. 过程评价　过程评价起始于健康教育计划实施开始之时，贯穿于计划执行的全过程。说明计划在实际执行中的情况及效率，而不是执行计划产生的结果或总的变化，以便及时发现问题和缺点，改善计划活动或策略，保证计划目标的实现。

过程评价可提供资料说明计划成败的原因或需加以改进的理由，以及计划执行的动态发展过程和费用。在评价中常用一系列标准（目标）做比较，故也把过程评价称为计划的质量控制。过程评价需在建立信息反馈或过程追踪系统的基础上有计划地进行。

过程评价通过过程追踪系统迅速反馈计划干预在实际执行中的情况，以及环境条件对计划执行和即时效应的影响。它具体说明计划在什么条件下、由谁、向什么目标人群、以多大的努力提供了什么干预活动，哪些干预活动有效，哪些无效，如何改进计划，计划的费用如何等。因此过程评价是促使计划成功的有力保证，是计划评价中十分重要的组成部分。

1）过程评价的作用

（1）评估项目运作情况：健康教育促进计划的执行不仅涉及计划的设计者、管理者、目标人群，还涉及每项活动的具体执行者。其过程较为复杂，有时活动的执行者是由社区志愿者、新闻工作者、大专院校学生等非专业人员承担，因此，过程评价就显得尤为重要。一般可从7个方面进行评估：是否为目标人群所接受；是否按既定计划执行，执行的质量如何；目标人群是否积极参与，不愿参与的原因何在；各种干预措施的利用情况，利用率低的原因是什么；是否建立完整的信息反馈体系，各项记录的完整性和质量如何；在执行过程中，有无重大的环境变化（如有无重大事件发生），对项目有无影响，程度如何；项目执行者的技能、态度、责任心和协调能力等。

（2）修正项目计划：根据上述项目运作情况，确定哪些干预是成功的，哪些项目的效果不理想，需要进行调整，有无必要对项目执行者进行进一步的培训，社区环境若发生重大改变，是否要求计划做相应的变更，总而言之，以不偏离项目目标为准则。

2）过程评价常用指标：评价干预活动类型、干预次数等基本情况。

$$\text{媒体拥有率}=\frac{\text{某种媒体拥有的人数}}{\text{目标人群总数}}\times 100\%$$

$$\text{干预活动覆盖率}=\frac{\text{接受某项干预活动的人数}}{\text{目标人群总人数}}\times 100\%$$

$$\text{干预活动暴露率}=\frac{\text{实际参与某项干预活动的人数}}{\text{该干预活动应参加人数}}\times 100\%$$

常用有效指数（effectiveness index，EI）作为一项干预活动的有效指标，在此基础上，计算各项干预活动EI的算术平均数，即项目有效指数（program effectiveness index，PEI）来评价整个项目。

$$EI=\frac{\text{干预活动的暴露率}}{\text{预期达到的参与百分比}}\times 100\%$$

$$PEI=\frac{1}{n}\sum_{k=1}^{n}{}_{EIk}$$

3. 效应评价　是对目标人群因健康教育项目所导致的相关行为及其影响因素的变化进行评价，又称近期和中期效果评价。评价的内容包括影响健康相关行为三类因素（倾向因素、促成因素及强化因素）的变化和目标人群健康相关行为的变化。

由于健康教育的直接作用和效果主要表现于目标人群知、信、行的变化，因此效应评价是计划评价的重点。为使评价结果更有科学性和说服力，对评价要求严密可靠，常需采用实验或准实验的评价类型和随机选择研究对象等方法。

效应评价常用的评价指标有：

$$\text{卫生知识平均得分}=\frac{\text{受调查者知识得分之和}}{\text{受调查的人数}}$$

$$\text{卫生知识合格率}=\frac{\text{卫生知识达到合格标准的人数}}{\text{受调查的人数}}\times 100\%$$

$$\text{卫生知识知晓率}=\frac{\text{知晓某卫生知识的人数}}{\text{受调查的人数}}\times 100\%$$

$$\text{信念流行率}=\frac{\text{调查者中有某种信念的人数}}{\text{受调查的人数}}\times 100\%$$

$$\text{行为流行率}=\frac{\text{调查者中特定行为的人数}}{\text{受调查的人数}}\times 100\%$$

$$\text{行为改变率}=\frac{\text{一定时期内某行为发生改变的人数}}{\text{观察期开始有该行为的人数}}\times 100\%$$

4. 结局评价　着眼于评价健康促进项目导致的人群健康状况的改变，即评价健康促进计划的目的是否实现，故又称为远期效果评价。评价的内容有两个主要方面。

(1) 效果：计划对目标人群健康状况的影响，以婴儿死亡率、期望寿命、减寿人年数最为常用，以及某病发病率、患病率、粗死亡率和死因别死亡率也较常用；生理指标用得较多的有血压、胆固醇、血红蛋白、体重或体重指数变化等。

(2) 效益：是指计划在改变人群健康状况中所带来的远期社会效益和经济效益，表现为生命质量的提高和卫生保健成本降低。生命质量的测定，根据评价的角度不同可选用一定的量表。

健康教育的最终目的是提高人们的生活质量，创造健康文明的世界。结局评价可提高人们对健康教育重要性的认识，但需长期随访调查，因为健康状况的变化不是在短时期内就能显现出来的，为此，需投入大量的人力、物力和时间，加之有些指标，特别是效益指标较难测定，因此，结局评价比效应评价的难度更大，时间需要更长。

5. 总结评价　是指近期、中期和远期效果相结合进行的评价。虽然这种评价必须在计划终结时做总的评价，但它绝不是在干预结束或计划完成以后开始的。它需要依靠研究阶段所收集的资料以及干预期间追踪和定期监测所积累的资料，并需对计划目标所涉及的指标做一系列的中间测量。因此，在计划设计的同时或在干预开始之前，就应对总结评价的问题、目标、指标、资料收集方法、评价类型等进行评价计划设计。

（二）影响评价的因素及其控制

影响评价的因素是指在健康教育计划执行或评价期间发生的可能对目标人群产生某种影响的因素，主要包括时间因素、测试或观察因素（心理暗示、项目工作人员的成熟性、评定错误）、测量工具因素、测量对象因素以及各种偏倚等。

在实际工作中，主要通过加强对调查者的培训和资格审查，以及测试和观察时的质量控制，如使调查者在项目初始时即达到熟练程度，明确评价标准，始终以客观、公正的态度对待目标人群及其发生的变化等，就可减少这些因素对测量质量的影响。

同时，在进行评价测量之前，首先要选择适宜的测量方法和工具，然后检验工具的可靠性,这样才能获得真实、可信的评价结果。

（三）评价报告的书写方法

评价报告是评价机构的有形“产品”,通过它使人们了解评价的价值,争取领导、组织或个人对开展健康教育和健康促进计划评价的支持,可以深入分析评价过程中发生的一切事件以及这些事件与评价目的的关系,通过这些分析可为改进教育材料和计划设计提出修改意见。评价报告是计划干预效果的正式文献,有助于说明计划和教育材料的作用。评价结果可对将来的计划起到一定的借鉴作用,作为将来评价工作的基础。因为评价计划、材料、策略、调查工具等都已经经过实践检验,是今后类似评价工作的稳固基础。通过评价报告,与其他人分享评价结果,使类似的计划能设计得更好。

1. 确定报告的阅读对象　不同阅读对象对报告中的不同内容的兴趣不同。计划负责单位的领导对计划的各方面问题有浓厚兴趣,尤其是对计划执行情况和问题、不同计划活动的效应和费用、计划的管理等感兴趣;计划资助者主要对计划效果及费用效益的分析感兴趣;健康教育工作者对健康教育的实践内容感兴趣;卫生保健工作者对医疗保健的实践感兴趣;当地居民和新闻媒体对计划在改善社区健康和健康服务方面感兴趣。因此,评价报告应针对不同阅读对象,对他们感兴趣的内容做重点介绍。

对不同阅读对象除报告内容的重点不同外,在文章篇幅长短、内容复杂程度以及语言文字方面都应有相应的变化。计划评价是一种改善计划、对决策者施加影响的管理工具。

为使评价报告对决策者发生影响,就必须考虑如何使用评价报告才能满足决策者的阅读需要。为此,评价报告中必须注意把评价结果与决策重点联系起来,提出决策者关心的数据和资料。在评价报告正式发表前,最好通过与决策者的个别接触,先让决策者了解有关评价的结果,评价者应充分说明对决策的看法、评价报告对决策者的特殊意义和使用价值,同时还应注意决策者的反应,如他的立场和观点。在此基础上,可考虑对评价报告内容做适当调整或修改。这种沟通会增加评价报告中的信息被决策者接受和采纳的机会。

2. 评价报告书写提纲　评价报告的书写类似于科研论文。一个完整的健康教育计划评价报告,建议采用以下提纲。

(1) 标题(首页):要确切、简明,能够说明本次评价的中心内容。

(2) 摘要:简要叙述评价的目的、方法、步骤和结果,并列出关键词,使读者对评价报告的要点有概要性认识。摘要一般有半页至一页纸。

(3) 目录:便于读者查询。

(4) 引言:简要论述规划目标以及实现该目标的价值、国内外概况、本次规划的创新点、关键的评价问题等。

(5) 计划内容的阐述:规划干预的性质(项目学习的目的、使用何种教育形式、媒体的使用情况)、干预内容(知识、技能)、计划活动程序(地点、频度、持续时间)、人员配备(人数、培训情况等)。

(6) 评价的方法:简述设计的方法、过程评价。包括对照组的选择、抽样方法、样本含量的确定、资料的可信度、资料的收集、整理与分析,简介本次资料的特点,所用统计分析方法、用何软件处理等。

(7) 研究结果与讨论:包括阳性、阴性结果(可适当运用统计表或统计图表达)及原因分析,计划效益和效果分析,新发现的问题等。

(8) 结论和建议:规划达到目标的程度如何,有无必要改进,如何改进,推广价值如何等。

(9) 主要参考文献。

(10) 附录:主要给出所用评价工具,如调查表等。

六、健康管理

健康管理是指对个人或人群的健康危险因素进行全面监测、分析、评估以及预测和预防的全过程。其宗旨是调动个人及集体的积极性,有效地利用有限的资源力求达到最大的健康改善效果。作为一种服务,其具体做法是根据个人的健康状况进行评价和为个人提供有针对性的健康指导,使他们采取行动来改善健康。

(一) 健康管理的基本策略

健康管理的基本策略是通过评估和控制健康风险,达到维护健康的目的。健康信息收集、健康风险评估和健康干预三部分中前两者旨在提供有针对性的个性化健康信息来调动个体降低本身健康风险的积极性,而健康干预则是根据循证医学的研究结果指导个体维护自己的健康,降低已经存在的健康风险。

健康管理的基本策略有以下 6 种,它们是生活方式管理、需求管理、疾病管理、灾难性病伤管理、残疾管理和综合的群体健康管理。现分述如下:

1. 生活方式管理　从卫生服务的角度来说,生活方式管理是指以个人或自我为核心的卫生保健活动。该定义强调个人选择行为方式的重要性,因为后者直接影响人们的健康。生活方式管理通过健康促进技术,比如行为纠正和健康教育,来保护人们远离不良行为,减少健康危险因素对健康的损害,预防疾病,改善健康。与危害的严重性相对应,膳食、体力活动、吸烟、适度饮酒、精神压力等是目前对国人进行生活方式管理的重点。

生活方式管理可以说是其他群体健康管理策略的基础成分。生活方式的干预技术在生活方式管理中举足轻重。在实践中,4 种主要技术常用于促进人们改变生活方式。

(1) 教育:传递知识,确立态度,改变行为。

(2) 激励:通过正面强化、反面强化、反馈促进、惩罚等措施进行行为矫正。

(3) 训练:通过一系列的参与式训练与体验,培训个体掌握行为矫正的技术。

(4) 营销:利用社会营销的技术推广健康行为,营造健康的大环境,促进个体改变不健康的行为。

单独应用或联合应用这些技术,可以帮助人们朝着有利于健康的方向改变生活方式。实践证明,行为改变绝非易事,形成习惯并终生坚持是健康行为改变的终极目标。在此过程中,亲朋好友、社区等社会支持系统的帮助非常重要,可以在传播信息、采取行动方面提供有利的环境和条件。在实际应用中,生活方式管理可以以多种不同的形式出现,也可以融入健康管理的其他策略中去。例如,生活方式管理可以纳入疾病管理项目中,用于减少疾病的发生率,或降低疾病的损害;可以在需求管理项目中出现,帮助人们更好地选择食物,提醒人们进行预防性的医学检查等。不管应用什么样的方法和技术,生活方式管理的目的都是相同的,即通过选择健康的生活方式,减少疾病的危险因素,预防疾病或伤害的发生。

2. 需求管理　健康管理所采用的另一个常用策略是需求管理。需求管理包括自我保健服务和人群就诊分流服务,帮助人们更好地使用医疗服务和管理自己的小病。这一管理策略基于这样一个理念:如果人们在和自己有关的医疗保健决策中扮演积极作用,服务效果会更好。通过提供一些工具,比如小病自助决策支持系统和行为支持,个人可以更好地利用医疗保健服务,在正确的时间、正确的地点,利用正确的服务类型。

需求管理实质上是通过帮助健康消费者维护自身健康和寻求恰当的卫生服务,控制卫生成本,促进卫生服务资源的合理利用。需求管理的目标是减少昂贵的、临床并非必需的医疗服务,同时改善人群的健康状况。需求管理常用的手段包括寻找手术的替代疗法、帮助病人减少特定的危险因素并采纳健康的生活方式、鼓励自我保健/干预等。

目前已有多种方法和技术用于预测谁将是卫生服务的利用者。归纳起来这些方法主要有:

(1) 以问卷为基础的健康评估:以健康和疾病风险评估为代表,通过综合性的问卷和一定的评估技术,预测在未来的一定时间内个人的患病风险,以及谁将是卫生服务的主要消耗者。

(2) 以医疗卫生花费为基础的评估:该方法是通过分析已发生的医疗卫生费用,预测未来的医疗花费。与问卷法不同,医疗花费数据是已经客观存在的,不会出现个人自报数据对预测结果的影响。

需求管理通常通过一系列的服务手段和工具,去影响和指导人们的卫生保健需求。常见的方法有:24 小时电话就诊分流服务、转诊服务、基于互联网的卫生信息数据库、健康课堂、服务预约等。有时,需求管理还会以“守门人”的面目出现在疾病管理项目中。

3. 疾病管理　疾病管理是健康管理的又一主要策略,其历史发展较长。美国疾病管理协会对疾病管理的定义是:疾病管理是一个协调医疗保健干预和与病人沟通的系统,它强调病人自我保健的重要性。疾病管理支撑医患关系和保健计划,强调运用循证医学和增强个人能力的策略来预防疾病的恶化,它以持续性地改善个体或群体健康为基准来评估临床、人文和经济方面的效果。该协会进一步表示,疾病管理必须包含人群识别、循证医学的指导、医生与服务提供者协调运作、病人自我管理教育、过程与结果的预测和管理以及定期的报告和反馈。

由此可以看出,疾病管理的方法有:

(1) 确定目标人群:如糖尿病管理项目的管理对象为已诊断患有 1 型或 2 型糖尿病的病人。

(2) 关注个体或群体连续性的健康状况与生活质量:不要以单个病例和/或其单次就诊事件为中心,这也是疾病管理与传统的单个病例管理的区别。

(3) 医疗卫生服务及干预措施的综合协调:这一点至关重要,疾病本身使得疾病管理关注健康状况的持续性改善过程,而大多数国家卫生服务系统的多样性与复杂性,使得协调来自于多个服务提供者的医疗卫生服务与干预措施的一致性与有效性特别艰难。然而,正因为协调困难,也显示了疾病管理协调的重要性。

4. 灾难性病、伤管理　灾难性病、伤管理是疾病管理的一个特殊类型,顾名思义,它关注的是“灾难性”的疾病或伤害。这里的“灾难性”可以是指对健康的危害十分严重,也可以是指其造成的医疗卫生花费巨大,常见于肿瘤、肾衰竭、严重外伤等情形。

疾病管理的特点对灾难性病、伤管理同样适用,因为灾难性病、伤本身所具有的一些特点,如发生率低,需要长期复杂的医疗卫生服务,服务的可及性受家庭、经济、保险等各方面的影响较大等,注定了灾难性病、伤管理的复杂性和艰难性。

一般来说，灾难性病、伤管理项目应做到以下几点。

(1) 转诊及时。

(2) 综合考虑各方面因素，制订出适宜的医疗服务计划。

(3) 具备一支包含多种医学专科及综合业务能力的服务队伍，能有效应对可能出现的多种医疗服务需要。

(4) 最大限度地帮助病人进行自我管理。

(5) 使病人及其家人满意。

5. 残疾管理　残疾管理的目的是减少工作地点发生残疾事故的频率和费用代价。从雇主的角度出发，根据伤残程度分别处理，希望尽量减少因残疾造成的劳动和生活能力下降。对于雇主来说残疾的真正代价包括失去生产力的损失。生产力损失的计算是以全部替代职员的所有花费来估算的，必须用这些职工替代那些由于短期残疾而缺勤的员工。

残疾管理的具体目标：

(1) 防止残疾恶化。

(2) 注重功能性能力保护而不是缓解疼痛。

(3) 设定实际康复和返工的期望值。

(4) 详细说明限制事项和可行事项。

(5) 评估医学和社会心理学因素。

(6) 与病人和雇主进行有效沟通。

(7) 有需要时要考虑复职情况。

(8) 要实行循环管理。

6. 综合的群体健康管理　综合的群体健康管理通过协调上述不同的健康管理策略来对个体提供更为全面的健康和福利管理。这些策略都是以人的健康需要为中心而发展起来的，须有的放矢。健康管理实践中基本上应该都考虑采取综合的群体健康管理模式。

(二) 健康管理的步骤与内容

1. 健康教育的步骤　健康管理就是搜集个人或人群等服务对象的健康信息，对服务对象的健康状况和影响因素进行评估，在健康评估的基础上帮助服务对象通过行为纠正以改善健康，对于所采取的干预措施是否合理再次评价，这样一个长期而连续的监测→评价→干预→再评价循环过程。

第 1 步：了解你的健康——收集信息。

健康信息收集：通过周期性健康检查，发现健康危险因素、亚健康者、早期病人(监测)，为健康危险因素评价、干预管理和评价效果提供基础数据。

只有了解个人的健康才能有效地维护个人的健康。专门的健康信息系统将在分析相关健康信息的基础上提供一系列健康及疾病危险性评价报告，并帮助个人及集体明确相关危险因素及健康的发展趋势。健康评价的结果及相应的健康信息可通过互联网在医生及个人间进行动态管理。

第 2 步：评估你的健康——健康评价。

健康危险因素评价：为干预管理和干预效果的评价提供依据。

个人化的健康管理计划是鉴别及有效控制个人健康危险因素的关键。将以那些可以改变或可控制的指标为重点，提出健康改善目标，提供行动指南以及相关的健康改善模块。它不但提供了预防性干预的原则,而且也为医生及个人之间的沟通提供了一个有效的工具。

第 3 步:改善你的健康 ——采取行动。

健康促进干预/诊疗管理:是最实质和最重要的一个环节,是整个健康管理的核心。

以多种形式帮助个人积极采取行动来实现个人健康管理计划的目标。个人在专业人员的指导下选择自我维护的手段,并通过个人健康管理日记、参加专项健康维护课程及跟踪随访措施来达到健康改善效果。

第 4 步:完善你的健康——干预效果评价。

对健康干预的实施效果进行动态追踪,了解存在的问题,评价计划和措施的实施效果,并对干预方案做进一步的完善。

上述几个环节是一个长期的、连续不断、周而复始的服务流程,只有长期坚持才能收到预期效果。

2. 健康管理的内容

1) 个体健康管理

(1) 搜集个人健康信息:包括一般信息、现病史、既往病史、家族史、膳食及生活方式、体格及实验室检查。

(2) 个体健康评估:危险因素提示、个人主要疾病危险性评估。当完成个人健康信息收集后,通过疾病危险性评价模型分析计算,得出按病种的疾病危险性评价报告。健康管理者及个人能够清楚地了解个人患慢性病的危险性。

(3) 个体健康管理措施:一旦明确了个人患慢性病的危险性及疾病危险因素分布,健康管理服务即可通过个人健康改善的行动计划及指南对不同危险因素实施个人化的健康指导。由于每个人具有不同危险因素组合,因此会针对个人自身危险因素筛选出个人健康管理处方,使每个人都能更有效地针对自己的危险因素采取相应的措施。比如健康教育、合理膳食、有效运动、能量平衡、量化管理、不健康行为干预、合理用药、建议随访专科医师。

(4) 个体健康的再评估:通过对个体的定期跟踪监测,依据监测的数据评价健康变化趋势,了解个体健康危险因素的控制情况,再进行饮食、行为的指导,最终达到减少疾病的发生、降低医疗费用的目的。

2) 功能社区的群体健康管理:所谓功能社区指的是学校、企业、机关等由相同处境人群构成的社区,是青少年和劳动力人群聚集的场所。

(1) 员工健康的筛选及评估:定期健康体检收集员工健康信息,并通过疾病危险性评价模型计算出每个员工的患病危险性。

(2) 对评估结果进行分析并进行健康管理人群分类(健康人群、亚健康人群、患病人群)。

(3) 实施目标人群的干预措施:如以控制颈椎病、高血压为目标,针对不同的人群包括健康人群、亚健康人群、患病人群制定相应的干预策略和方案。

(4) 周期性的随访:了解存在的问题,评价计划和措施的实施效果,并对干预方案做进一步的调整、完善。

3) 一般社区的群体健康管理

(1) 社区卫生调查:在开展社区群体健康管理之前,先摸清本社区居民健康的基本状况,找出本社区的主要公共问题。

(2) 社区卫生需求评估:利用各种社会调查方法和需求评估技术对社区卫生服务的各

方面进行考察、分析，以发现社区卫生问题及其影响因素，并利用社区资源解决社区主要卫生问题。对评估结果进行分析并进行健康管理人群分类(健康人群、亚健康人群、患病人群)

(3) 社区健康促进计划：根据社区健康问题和实际情况，通过科学地预测、权衡社区健康的需要和可能性，提出在未来一定时期内要达到的目标及其实现目标的策略和方法。

(4) 实施目标人群的干预措施：以社区为基础，以社区居民群体健康为目标，充分发挥社区政府部门、医疗保健机构和社区居民的作用，根据社区卫生调查结果，针对主要公共卫生问题及不同目标人群，以健康教育和健康促进为主要手段，促进政策、环境改变和人们生活行为方式转变，实施社区居民群体健康管理，提高人群自我保健意识和社区整体健康水平。

(5) 周期性的随访：比较干预措施实施前后人群知识、行为的变化；环境条件、政策的变化；人群健康水平的变化。

4) 社区卫生服务机构中的健康管理

(1) 健康管理中心管理：规划设置社区卫生服务机构，应立足于调整卫生资源配置，加强社区卫生服务机构建设，完善社区卫生服务机构布局。

(2) 社区卫生服务团队管理：社区卫生服务团队主要由全科医师、社区护士、预防保健三类人员(各类至少1名)组成，兼顾年龄、职称、能力进行合理搭配，实现社区医疗、社区护理和预防保健工作的优势互补。应明确其职责并对其进行监督管理。

(3) 责任医师管理：当责任医师建立起固定的服务对象时，就具有记录服务对象健康状况的责任，每一位医师都要同时做好医疗和预防的工作。

第三章　传染性疾病的预防与控制

近年来，全球传染病发病率大幅回升，流行、暴发事件不断。一些被认为早已得到控制的传染病卷土重来，如肺结核等；同时又新发现了数十种传染病，如急性传染性非典型肺炎(SARS)、人感染高致病性禽流感等。目前，传染病仍是引起人类死亡的主要原因之一。因此，为了社区居民的健康，必须根据实际情况制定出预防和控制传染病的措施和策略。传染病的防制措施包括传染病的预防措施和防疫措施。前者是指尚未发生疫情时，平时应采取的措施；后者则是指当疫情发生时，应采取的隔离阻断措施。事实证明，传染病是可以从降低发病率、控制其流行和发展，最终达到根除或消灭的。

一、传染性疾病的预防措施

（一）免疫预防

免疫预防是用免疫手段将预防传染病的抗原或抗体等多种制品，通过适宜的途径注入人体，模拟一个轻度的自然感染或刺激机体产生免疫应答，以诱发、促使机体处于免疫状态，从而增强机体对抗相应疾病的能力，以达到保护易感人群，预防和控制传染病在人群中发生和流行的目的。

预防接种的实施分为两类，一类是计划免疫(包括扩大免疫规划 EPI)，另一类是应急预防接种。具体免疫程序见表 2－4。

计划免疫常规预防接种是国家有计划、有组织、科学地使用生物制品，对儿童按照一定免疫程序实施的预防接种，以预防相应的儿童传染病，提高人群免疫水平，达到控制以至最终消灭相应传染病的目的。常规预防接种强调科学性和计划性。我国自 20 世纪 80 年代初期开始实施计划免疫，目前被列入儿童计划免疫的有卡介苗、脊髓灰质炎疫苗、百白破三联疫苗、麻疹疫苗等，分别预防结核、脊髓灰质炎、百日咳、白喉、破伤风、麻疹等。1992 年初我国又决定将乙型肝炎疫苗列入计划免疫管理。部分省市还将流行性乙型脑炎疫苗、流行性脑脊髓膜炎疫苗、流行性腮腺炎疫苗、风疹疫苗等纳入计划免疫管理。2007 年底卫生部颁布了《扩大国家免疫规划实施》，对 15 种疾病实施计划免疫。

（二）卫生检疫

检疫可分为国境卫生检疫和国内卫生检疫。

国境卫生检疫是指国境卫生检验检疫机构依照有关法规，在一个国家国际通航的港口、机场、陆地边境和国界江河口岸，对进出国境人员、交通工具、货物、行李和邮件等实施医学检查和必要的卫生处理，以防止传染病由国外传入和由国内传出，保护人民健康和国家安全，这种综合性措施称为国境卫生检疫。

国内卫生检疫是指卫生检疫机构依照有关法规，对在一个国家境内出入的列车、船舶、航空器和其他车辆出入检疫传染病疫区时和在非检疫传染病疫区的交通工具上发现检疫传染病疫情时，依照《国内交通卫生检疫条例》对交通工具及其乘运的人员、物资实施卫生检疫。

表 2-4 疫苗免疫程序

疫苗	接种对象月(年)龄	接种剂次	接种部位	接种途径	接种剂量/剂次	备注
乙肝疫苗	0、1、6月龄	3	上臂三角肌	肌内注射	酵母苗 5 μg/0.5 ml，CHO苗 10 μg/1 ml、20 μg/1 ml	出生后 24 小时内接种第 1 剂次，第 1、2 剂次间隔≥28 天
卡介苗	出生时	1	上臂三角肌中部略下处	皮内注射	0.1 ml	
脊髓灰质炎疫苗	2、3、4 月龄，4 周岁	4		口服	1 粒	第 1、2 剂次，第 2、3 剂次间隔均≥28 天
百白破疫苗	3、4、5 月龄，18～24 月龄	4	上臂外侧三角肌	肌内注射	0.5 ml	第 1、2 剂次，第 2、3 剂次间隔均≥28 天
白破疫苗	6 周岁	1	上臂三角肌	肌内注射	0.5 ml	
麻风疫苗(麻疹疫苗)	8 月龄	1	上臂外侧三角肌下缘附着处	皮下注射	0.5 ml	
麻腮风疫苗(麻腮疫苗、麻疹疫苗)	18～24 月龄	1	上臂外侧三角肌下缘附着处	皮下注射	0.5 ml	
乙脑减毒活疫苗	8 月龄，2 周岁	2	上臂外侧三角肌下缘附着处	皮下注射	0.5 ml	
A 群流脑疫苗	6～18 月龄	2	上臂外侧三角肌附着处	皮下注射	30 μg/0.5 ml	第 1、2 剂次间隔 3 个月
A+C 流脑疫苗	3 周岁，6 周岁	2	上臂外侧三角肌附着处	皮下注射	100 μg/0.5 ml	2 剂次间隔≥3 年；第 1 剂次与 A 群流脑疫苗第 2 剂次间隔≥12 个月
甲肝减毒活疫苗	18 月龄	1	上臂外侧三角肌附着处	皮下注射	1 ml	
出血热疫苗(双价)	16～60 周岁	3	上臂外侧三角肌	肌内注射	1 ml	接种第 1 剂次后 14 天接种第 2 剂次，第 3 剂次在第 1 剂次接种后 6 个月接种
炭疽疫苗	炭疽疫情发生时，病例或病畜间接接触者及疫点周围高危人群	1	上臂外侧三角肌附着处	皮上划痕	0.05 ml(2 滴)	病例或病畜的直接接触者不能接种
钩体疫苗	流行地区可能接触疫水的 7～60 岁高危人群	2	上臂外侧三角肌附着处	皮下注射	成人第 1 剂 0.5 ml，第 2 剂 1.0 ml，7～13 岁剂量减半，必要时 7 岁以下儿童依据年龄、体重酌量注射，不超过成人剂量 1/4	接种第 1 剂次后 7～10 天接种第 2 剂次
乙脑灭活疫苗	8 月龄(2 剂次)，2 周岁，6 周岁	4	上臂外侧三角肌下缘附着处	皮下注射	0.5 ml	第 1、2 剂次间隔 7～10 天
甲肝灭活疫苗	18 月龄，24～30 月龄	2	上臂三角肌附着处	肌内注射	0.5 ml	2 剂次间隔≥6 个月

注：1. CHO 疫苗用于新生儿母婴阻断的剂量为 20 μg/ml。

2. 未收入药典的疫苗，其接种部位、途径和剂量参见疫苗使用说明书。

《国内交通卫生检疫条例》中所称检疫传染病，是指鼠疫、霍乱以及国务院确定并公布的其他传染病。

对出入检疫传染病疫区的交通工具及其乘运的人员、物资，县级以上地方人民政府卫生行政部门或者铁路、交通、民用航空行政主管部门的卫生主管机构根据各自的职责，有权采取下列相应的交通卫生检疫措施。

(1) 对出入检疫传染病疫区的人员、交通工具及其承运的物资进行查验。

(2) 对检疫传染病病人、病原携带者、疑似检疫传染病病人和与其密切接触者，实施临时隔离、医学检查及其他应急医学措施。

(3) 对被检疫传染病病原体污染或者可能被污染的物品，实施控制和卫生处理。

(4) 对通过该疫区的交通工具及其停靠场所，实施紧急卫生处理。

(5) 需要采取的其他卫生检疫措施。

采取前款所列交通卫生检疫措施的期间自决定实施时起至决定解除时止。

非检疫传染病疫区的交通工具上发现下列情形之一时，县级以上地方人民政府卫生行政部门或者铁路、交通、民用航空行政主管部门的卫生主管部门机构根据各自的职责，有权对交通工具及其乘运的人员、物资实施交通卫生检疫。

(1) 发现有感染鼠疫的啮齿类动物或者啮齿类动物反常死亡，并且死因不明；

(2) 发现鼠疫、霍乱病人、病原携带者和疑似鼠疫、霍乱病人；

(3) 发现国务院确定并公布的需要实施国内交通卫生检疫的其他传染病。

社区卫生服务机构应积极配合当地卫生行政部门做好卫生检疫工作，这对防止境外传染病的传入和境内传染病的传播扩散有着积极重要的意义。

(三) 改善卫生条件

改善卫生条件，实现初级卫生保健的有关要求，清除外环境可能存在的疾病传播因子或使其无害化，是预防传染病的根本措施。其主要内容包括：有计划地建设和改造公共卫生设施，保持饮水卫生，粪便和污染物的管理和无害化处理，处理食品卫生监督，公共场所的消毒及卫生措施，医院内感染的预防，蚊蝇等媒介昆虫和鼠类的杀灭等。

(四) 健康教育

健康教育对传染病的预防和控制成效卓著，如安全性行为与艾滋病的预防，饭前便后洗手与肠道传染病的预防等，是一种低成本高效益的传染病防制方法。

传染病预防控制的健康教育可分为经常性健康教育和应对突发疫情的健康教育。

经常性健康教育，就是通过动员全社会广泛开展传染病的健康教育，普及传染病预防知识，使广大群众自觉讲究个人卫生与环境卫生。例如定期或不定期对社区人群进行传染病防制知识的普及教育。

应对性健康教育，是指在发生传染病疫情时，为了尽早扑灭或遏制疫情扩散而采取的应急性健康教育措施。具有短期、快速反应、时效性强的特点，如非典暴发流行时对社区人群进行健康教育。

二、传染性疾病的防疫措施

（一）疫情报告

1. 报告病种 根据2004年国家颁布的《中华人民共和国传染病防治法》规定：法定报告病种分为甲类、乙类和丙类，共37种。

甲类：鼠疫、霍乱

乙类：传染性非典型肺炎、艾滋病、病毒性肝炎、脊髓灰质炎、人感染高致病性禽流感、麻疹、流行性出血热、狂犬病、流行性乙型脑炎、登革热、炭疽、细菌性痢疾和阿米巴性痢疾、肺结核、伤寒和副伤寒、流行性脑脊髓膜炎、百日咳、白喉、新生儿破伤风、猩红热、布鲁氏菌病、淋病、梅毒、钩端螺旋体病、血吸虫病、疟疾。

丙类：流行性感冒、流行性腮腺炎、风疹、急性出血性结膜炎、麻风病、流行性和地方性斑疹伤寒、黑热病、包虫病、丝虫病，除霍乱、细菌性痢疾和阿米巴性痢疾、伤寒和副伤寒以外的感染性腹泻病。

2. 责任报告人及报告时限 各级各类医疗卫生机构、疾病预防控制机构、采供血机构均为责任疫情报告单位；其执行职务的医护人员和乡村医生、个体开业医生均为责任疫情报告人，必须按传染病防治法的规定进行疫情报告，履行法律规定的义务。责任报告人对甲类传染病、传染性非典型肺炎和乙类传染病中艾滋病、肺炭疽、脊髓灰质炎的病人、病原携带者或疑似病人，城镇应于2小时内、农村应于6小时内通过传染病疫情监测信息系统进行报告。对其他乙类传染病病人、疑似病人和伤寒副伤寒、痢疾、梅毒、淋病、乙型肝炎、白喉、疟疾的病原携带者，城镇应于6小时内、农村应于12小时内通过传染病疫情监测信息系统进行报告。对丙类传染病和其他传染病，应当在24小时内通过传染病疫情监测信息系统进行报告。

（二）疾病监测

我国的传染病监测包括常规报告和哨点监测。常规报告是指我国的法定传染病报告系统，报告病种多，范围覆盖全国。哨点监测是指在经过选择的人群中用标准的内容和方法开展的监测。例如我国的艾滋病哨点监测系统，是根据流行特点由设在全国各地的上百个监测哨点对高危人群进行定点、定时、定量的艾滋病病毒抗体检测，由此了解我国艾滋病的感染状况和变化趋势。

传染病监测的主要内容：

1. 收集人口学资料。
2. 传染病发病、死亡及其分布。
3. 病原体型别、毒力和耐药性等。
4. 媒介昆虫和动物宿主种类、分布和病原体携带状况。
5. 人群免疫水平。
6. 评价防疫措施的效果。
7. 研究流行因素和流行规律。
8. 预测疫情。

（三）疫源地调查和处理

1. 疫源地调查　发生急性传染病暴发重大疫情时，应及时组织开展流行病学调查，掌握急性传染病暴发的流行规律，查明传染源、传播途径和疫情波及的范围，阐明流行因素，为及时制定暴发疫情控制方案提供科学依据。调查方法主要有个案调查与暴发调查两种。

1）个案调查：是指对单个的病例及其家庭（居所）和周围环境进行现场调查和有关处理措施，查明病例发生的原因和疫源地的情况，以便控制疫情蔓延，积累资料，作为当地流行病学分析的基础。在调查表中应包括如下信息。

(1) 个人资料：姓名、年龄、性别、民族、住址、居住年限和职业等。

(2) 临床资料：发作、住院、痊愈或死亡的日期，诊断依据（疾病症状和体征，实验室检查结果），疾病结局。

(3) 流行病学资料：既往史、接种史、接触史、可能暴露的日期、可能的传染源或传播途径等；

(4) 处理措施：临床治疗情况，预防处理情况等。

2）暴发调查：暴发调查的对象，应该是发生病例的整个地区（单位）及与之有关的地区。暴发疫情调查主要用于群体急性感染，目的是确定暴发的原因。要迅速摸清发病的时间分布、地区分布及人群分布，确定可能的传染源与传播途径，提出紧急对策并考核对策的效果，尽快控制疫情。暴发疫情调查结果应及时报告上级卫生行政部门和疾病预防控制机构。

调查方法：

(1) 确定问题，核实诊断：确定流行或暴发是否存在是首当其冲的问题。为此目的，早期发现致病源是最重要的一步。这不仅是为了识别暴发或流行的疾病，而且还可能明确传播机制和控制手段。为了诊断病例，首先要有疾病的工作定义，以便识别和报告病例。当对传播的来源、方式或病原体了解更多以后，有时有必要修改病例的诊断标准。

(2) 评价现有的资料，全面考察疫情，计算各种罹患率：应尽可能地早确定暴发疾病的流行病学特征，包括不同人群、时间和地点的发病资料、临床特点及环境的评价。具体步骤如下：

①确定暴发的范围；

②如果可能，通过适当的实验室检查确定病因学诊断；

③识别所有的处于危险的人群；

④识别主要的临床和流行病学特征，包括发病的年龄、性别、种族情况，发生的日期，以及有关的实验室检查指标；

⑤获得水、食物、空气等可能与病原传播来源有关的环境中样本的基础资料；

⑥获取有暴露危险的人员名单，食堂、家庭或旅馆的位置等资料；

⑦组织调查队伍，包括流行病学家、临床医师、实验室工作者和其他卫生人员；

⑧与当地行政部门联系以取得支持。

(3) 可能的传播方式：当暴露于一个共同来源（如空气、水、牛奶、某种食品、受感染的人、动物、寄生虫等）的某些人比其他罹患率高得多时，或能找到有关的致病源时，则传播方式可能查明。

(4) 注意特殊情况：暴发的调查主要是寻找与该病最高发病率有关的暴露，与此同时，调查者应特别注意，为什么某些人有暴露却未发病，而某些人无暴露却发病了。这些情况常可提供关于暴发来源及传播方式的线索。

(5) 形成假设并检验假设:流行病学工作者将可利用的资料集合起来后,对暴发的来源和传播方式提出假设,就像临床医生检查病人后做出临床诊断一样。然后,对假设是否正确进行检验,包括进一步分析,实验室检查,或者针对可疑来源或可疑传播方式的某种控制措施的效果评价。应当能证明所有病例、实验室资料和流行病学证据与初步假设是一致的;没有其他假设与该资料相符;暴露程度越大(或假设的致病原的剂量越高)疾病的发生率越高。

(6) 暴发调查中,应边调查、边分析、边采取控制暴发与流行的综合措施,以免延误时机。

(7) 总结报告:包括暴发的经过、调查过程与主要表现、采取的措施与效果、经验教训与结论等。尽量用数字、表格、统计图来说明。报告既可供行政部门决策时参考,还可能有医疗和法律上的用途。

综上所述,可见暴发调查中大量的工作属于描述性研究。但是在进一步调查分析中,常需对可疑的暴发原因进行假设检验,这必须通过病例对照研究和队列研究技术来完成。将患病的与未患病的两组暴露于某可疑致病因子的比例进行比较,看是否有显著性差异,或者比较有暴露史与无暴露史的两组罹患率有无统计学差异,从而使判断暴发的原因更可靠,更有说服力。

2. 疫源地处理

(1) 对疫源地必须采取紧急的处理措施,以彻底消灭传染源,切断传播途径,防止疫情扩散蔓延。

(2) 掌握疫情、随时向上级卫生部门汇报疫情处理情况直至疫情解除。

(3) 与传染源密切接触者,必须进行隔离观察,至最长潜伏期后方可解除隔离,并对周围环境随时消毒。

(4) 对病人的分泌物、排泄物随时消毒,对污染的地段、物品、餐具进行消毒,病房隔离定时每日消毒。

(5) 在疾病隔离的同时,协助疾病控制中心迅速开展流行病学调查,追查传染源及密切接触者,并随时消毒。

(6) 当传染源已经离开疫源地(如病人出院、转移或死亡)应进行最后一次彻底的消毒措施,即终末消毒。其目的是杀灭遗留在疫源地内的各种物件上的病原体。

(四) 针对传染源的措施

1. 针对病人的措施

(1) 病人:要早发现、早诊断、早报告、早隔离、早治疗。只有做到"五早",才能控制传染源,防止传染病在人群中传播蔓延。例如,在社区内可通过卫生健康教育,充分调动基层卫生人员的主观能动性,不断提高医务人员业务水平;定期开展健康检查和不定期传染病筛查与普查,有助于尽早查出非临床型病例和隐性感染者;将病人尽早隔离是防止传染病扩散的主要方法,隔离期限由该病的最长传染期来确定。如病人一经确诊,就应按《中华人民共和国传染病防治法》的规定实行分级管理。

甲类传染病和乙类传染病中的传染性非典型肺炎、肺炭疽和人感染高致病性禽流感,必须强制隔离治疗,必要时由公安部门协助采取强制隔离治疗措施。

乙类传染病病人,根据病情可住院隔离或在家中隔离治疗,直至治愈。其中有些病人,其传染源作用不大,如肾综合征出血热、钩端螺旋体病、布鲁杆菌病等病人可不必隔离。值得注意的是:虽然将艾滋病由原来按照甲类传染病管理改为按照一般乙类传染病管理,但目前我国艾滋病防制的形势仍然严峻。

活动性肺结核和丙类传染病中的瘤型麻风病病人必须经临床和微生物学检查证实痊愈才可恢复工作和学习。其他丙类传染病病人在临床治愈后即可工作学习。

(2) 疑似病人:对疑似病人,应尽早明确诊断。甲类传染病的疑似病人必须在指定场所进行隔离观察、治疗。乙类传染病的疑似病人,在医疗保健机构指导下治疗或隔离治疗。传染病疑似病人必须接受医学检查、随访和隔离治疗措施,不得拒绝。

2. 针对病原携带者的措施　病原携带者在传染病的流行过程中具有重要的流行病学意义,及时发现和管理病原携带者有助于防止传染病的扩散蔓延。

(1) 对病原携带者应做好登记并进行管理,指导督促他们自觉养成良好的卫生习惯和道德风尚。

(2) 定期随访,经 2～3 次病原检查阴性时,方可解除管理。

(3) 在饮食行业、服务行业及托幼机构工作的病原携带者须暂时调离工作岗位,久治不愈的伤寒或病毒性肝炎的病原携带者不得再从事威胁性职业。

(4) 艾滋病、乙型肝炎和疟疾的病原携带者严禁做献血员。

3. 针对接触者的措施　是指曾接触传染源而有可能受感染者,都应接受检疫。检疫期限从最后接触之日算起相当于该病的最长潜伏期。留验又称隔离观察。甲类传染病的接触者应收留在指定场所进行观察,限制其活动范围,进行诊察、检验和治疗。

4. 针对动物传染源的措施

(1) 对人类危害大且无经济价值的动物应予以消灭,如灭鼠。

(2) 危害性较大的病畜或野生动物,应予以捕杀、焚烧、深埋,如患疯牛病和炭疽病的家畜、患狂犬病的犬等。

(3) 危害不大且有经济价值的病畜,应予以隔离治疗。

(4) 此外,还要做好家畜及宠物的预防接种和检疫工作。

(五) 针对传播途径的措施

对疫源地可能涉及的传播途径可采取消毒、杀虫、灭鼠等适宜的处理措施。

1. 消毒　消毒是指杀灭或清除停留在体外传播媒介上的存活病原体或其他有害微生物,使其达到无害的程度。消毒是针对病原微生物和其他有害微生物的,只要将有害微生物的数量减少到无害的程度,不要求将所有有害微生物全部杀死或清除。消毒一般分为预防性消毒和疫源地消毒。

1) 预防性消毒:即指没有发现明显的传染源时,对可能受到病原体或有害微生物污染的场所或物品进行的消毒。如医院非传染病病区、门诊部、办公室及公共场所的消毒、饮水消毒、空气消毒、餐具消毒等。

2) 疫源地消毒:即指对存在或曾经存在传染病传染源的疫源地所进行的消毒。其目的是杀灭或清除传染源排出的病原体,如传染病病房或病家的消毒等。

疫源地消毒又可分为随时消毒和终末消毒。①随时消毒:指有传染源存在的疫源地,对其排泄物及分泌物或被污染的物品、场所及时进行消毒,以迅速将致病微生物杀灭。随时消毒要经常进行,一般指导家属完成。②终末消毒:指传染源痊愈、死亡或离开住所后对疫源地进行一次彻底消毒。其目的是完全清除传染源所播散、留下的致病微生物。一般来说，对外环境抵抗力较强的致病性微生物引起的疾病，才需要进行终末消毒，如霍乱、伤寒、副伤寒、痢疾、病毒性肝炎、脊髓灰质炎等肠道传染病，肺鼠疫、肺结核、白喉、猩红热等呼吸道传染病，炭疽、鼠疫等动物性传染病等都需进行终末消毒。而在外环境中存活时间较短的致病性微生物引起的疾病，如麻疹、水痘、流行性感冒等，一般不需进行终末消毒。

常用的消毒方法包括：

(1) 物理消毒法：指用物理因素杀灭或清除病原微生物的方法。常用的物理消毒方法有自然净化、机械除菌、热力、辐射、超声波与微波消毒等。其中热力消毒法可通过煮沸、高压蒸气和干热等热力高温使病原体的蛋白质发生凝固，从而达到消毒目的。

(2) 化学消毒法：指用化学消毒剂作用于病原体，使病原体的蛋白质产生不可恢复的变性，以达到杀灭或清除病原微生物的目的。

化学消毒剂可分为高、中、低效 3 类。

高效消毒剂能杀灭细菌芽孢和真菌孢子，又称灭菌剂，如含碘或含氯消毒剂、过氧乙酸、甲醛等。

中效消毒剂可杀灭除细菌芽孢以外的多种微生物，如乙醇等。

低效消毒剂只能杀灭细菌繁殖体、部分真菌和亲脂性病毒，如氯己定(洗必泰)、苯扎溴铵(新洁尔灭)等。

(3) 生物消毒法：指利用活的生物作消毒因子来清除病原体的方法，如在污水的净化过程中，可利用缺氧条件下厌氧微生物的生长来阻碍需氧微生物的存活。由于各种传染病病原体的种类、存活时间、传染力、传播媒介与途径、被消毒对象的性质、疫源地现场的特点等不尽相同，因此，所选用的消毒方法也不同。有些传染病(如伤寒、副伤寒、菌痢、病毒性肝炎、脊髓灰质炎、炭疽、布鲁菌病、鼠疫、霍乱、艾滋病等)的病原体在体外生存时间较长，传播能力强，必须使用杀菌能力强的高效灭菌剂(如过氧乙酸、环氧乙烷、甲醛等)、热力或辐射消毒；有些传染病(如麻疹、百日咳、流行性脑脊髓膜炎、流行性腮腺炎等)的病原体在体外生存时间不长，传播能力弱，一般不需进行终末消毒，而采用通风等消毒方法；对一些不直接在人间传播的虫媒传染病(如斑疹伤寒、回归热等)，一般可不采取消毒措施，但要做好杀虫工作。另外，选择消毒方式还应考虑现场条件，如地面缺水，宜采用粉剂喷洒；水源充足，则用液体喷洒；在人口密集的场所不能使用大量刺激性或有毒气体消毒；靠近火源的场所，不宜使用环氧乙烷等易燃易爆气体消毒。

2. 杀虫　杀虫是杀灭或防制能传播传染病的病媒节肢动物的方法，切断传播途径，以预防虫媒传染病的发生与流行。

杀虫方法可分为以下几种。

(1) 化学杀虫法：是目前应用最广的杀虫方法，但存在耐药性和污染环境两大难题(具体用法见附录)。

其中有机氯杀虫剂因容易形成耐药性和导致环境污染，我国已在 20 世纪 80 年代停止生产滴滴涕、六六六，目前改用高效低毒的三氯杀虫酯。

有机磷杀虫剂具有快速触杀和胃毒作用，兼有熏杀和内吸作用，如敌敌畏、敌百虫、倍硫磷等。

氨基甲酸酯类杀虫剂具有广谱、低毒、高效的特点，包括西维因、速灭威和巴沙等。

拟除虫菊酯类杀虫剂具有广谱、高效、击倒快、毒性低、残效期短等特点，包括丙烯菊酯、四甲司林(胺菊酯)、甲醚菊酯等。

植物杀虫剂具有触杀、胃毒及熏杀作用,如除虫菊酯、百部、闹羊花等。

(2) 物理杀虫法:是指利用机械、温度、灯光、声音、电热等物理因子杀虫或防虫。例如蝇拍捕蝇、网捕蚊蝇、水烫虱子和臭虫、超声波驱蚊等。

(3) 生物杀虫法:是指通过人工培养、从外地移植自然界的天敌、或人工培养某种病原微生物来控制虫害。其优点是对人畜安全,一般不会造成环境污染。

3. 灭鼠

(1) 器械灭鼠法:常用的器械有鼠夹、鼠笼、鼠套、暗箭、鼠扣、电鼠、压鼠板和粘鼠剂等。捕鼠器械通常晚放早收,可一连放 3～4 天,布放地点以鼠类经常出没和取食的场所为宜,选择水分较多的食物,加些植物油作为诱饵可增强效果。

(2) 生物灭鼠法:可利用天敌和病原微生物灭鼠。鼠的天敌有猫、黄鼠狼、狐狸、刺猬及各种蛇类。积极保护鼠类天敌有利于在一定范围内减少鼠类的数量。

(3) 药物灭鼠法:可分为毒饵灭鼠和熏蒸毒物灭鼠。

毒饵灭鼠法要求灭鼠药物应适口性好,老鼠乐于食取;对鼠类有较强的选择性毒杀作用,对人畜毒性较小;价格便宜,供应充足;不易产生耐药性与环境污染;药物在体内容易分解消失,有较好的解毒剂;在疫区灭鼠时要求药物作用迅速,而日常灭鼠时要求药物作用缓慢,以免其他鼠群产生惊恐而拒食。常见的灭鼠药物有磷化锌、二苯茚酮(敌鼠)及敌鼠钠盐、灭鼠灵、大隆、灭鼠安及灭鼠优。

熏蒸灭鼠法是使鼠从呼吸道吸入毒气而死亡。通常用于车厢、船舶、仓库、建筑物、鼠洞及下水道等处。该方法应由专业人员实施,并注意加强个人防护。常用熏蒸灭鼠剂有氯化苦、硫黄、烟剂等。

除上述方法外,还可通过断绝鼠粮,捣毁鼠类隐藏场所,搞好防鼠建筑工程等方法来破坏鼠类生活、繁殖的环境,以达到灭鼠目的。

【附】 地震灾区预防性消毒与杀虫

一、饮水消毒

震灾后,保障饮水安全、预防肠道传染病是消毒的首要工作。

1. 煮沸消毒　是一种十分简便有效的消毒方法,将水煮沸 1 分钟以上,可以达到消毒及杀死寄生虫卵的作用。

2. 集中式供水应严格按水净化、消毒、监测程序进行,并加强监测。

3. 分散式饮用水池塘、井水和河水等用缸或桶盛装,水混浊度大时,应将水静置澄清或用明矾等混凝剂(100 mg/L,10 分钟)预处理后取上清液进行消毒。每 50 kg 水加入 1 片漂精片,加药时先将漂白精片放在陶瓷或搪瓷碗(杯)中捣碎溶解,然后倒入水中搅拌均匀,30 分钟后即可使用;或者每 100 kg 水直接投入 1 片泡腾片,泡腾片完全溶解后搅拌均匀,30 分钟后即可使用。

4. 水井缓解持续消毒　用打有 2～3 个小孔的塑料袋或塑料瓶装上消毒剂,按每一米深的水一袋(瓶)剂量用绳子或长竹杆将塑料袋(瓶)沉入水中,使消毒剂缓缓释放,起到消毒作用,待水中有效氯含量达 3 mg/L,30 分钟以后再检测余氯 0.5～0.7 mg/L 即可。

二、环境消毒与除臭

针对震灾区群众临时居住场所、厕所、垃圾堆放场所等,以及有明显尸臭的场所和臭味明显的垃圾堆进行环境消毒。

具体消毒方法：

1. 表面消毒　喷洒 500 mg/L 浓度的含氯消毒剂，或 0.2%的过氧乙酸溶液，将表面喷湿。

2. 垃圾桶及垃圾　喷洒 2000 mg/L 浓度的含氯消毒剂。

3. 厕所　喷洒 1000～2000 mg/L 浓度的含氯消毒剂。主要喷洒门把手、门框、路面、蹲坑等处，将表面喷湿。

4. 临时居住场所　喷洒 500～1000 mg/L 浓度的消毒剂，主要喷洒居住场所的地面、门、痰迹、呕吐物、垃圾桶、厕所。

5. 有明显尸臭的场所　在确定下面没有生还者的情况下，喷洒 500 mg/L 浓度的含氯消毒剂。

三、灭绳

主要针对蝇密度高的场所，如医院与临时救治点、临时人群安置场所、食品加工场所、厕所、垃圾堆放场所、遗体存放场所以及其他人口稠密的场所。

防治原则：以化学防治为主，同时组织人力清理、处置垃圾，减少蝇类孳生地。有条件的场所搞好防蝇，如安装纱门、纱窗，食品、餐具放入柜保存，熟食加防蝇罩等。

(一)化学杀灭成蝇

1. 直接表面喷洒对于蝇类密集停留的场所，如垃圾堆、倒塌建筑区域等。可以将杀虫剂直接对准蝇群喷洒，杀死直接接触杀虫剂的蝇，并保持一定的持效性。如果施药面不受雨淋或不易被清除，可以使用滞留喷洒药剂，否则使用一般药剂，持效性不必太长，免得浪费和污染环境。外环境可以喷洒 1%的奋斗呐药剂，喷洒量为 100 ml/m^2。

2. 空间喷雾用于快速杀灭室内和室外的成蝇。可以使用超低量喷雾器、迷雾喷雾器和烟雾机施药。使用专用空间喷雾用杀虫剂、熏蒸杀虫剂和烟雾剂。室外喷雾易受气流影响，可以使用迷雾喷雾器，室内和无风的室外，可以使用超低量喷雾器。如喷洒沙飞克杀虫剂等。

3. 滞留喷洒施药面应为蝇类停留的地方，室内如天花板，两米以上的墙面，动物饲养卷舍的木柱、栅栏、隔板等蝇类喜欢停留尤其是夜间停留的地方，垃圾桶(箱)外壁等。施药面尽量选择不会淋雨及很少做清洁的地方，以保持长的药效。可以采用喷、涂、刷的方法施药。在窗纱、门帘上施药也可以取得很好的效果。如喷洒 1%的奋斗呐药剂，喷洒量为 100 ml/m^2。

4. 毒蝇绳。利用蝇类喜欢在悬挂的绳索上停留的习性，将浸有敌敌畏乳油的 2～5 mm 粗的棉绳或麻绳悬挂在室内天花板上、畜禽圈舍的室内、垃圾房的室内、餐馆室内和食品市场等处。

5. 灭蝇毒饵。将灭蝇毒饵摆放在蝇密度高的场所。

(二)杀灭蝇蛆

在垃圾堆放场所、厕所等蝇蛆密度高的场所，可以喷洒 1%的敌敌畏进行杀灭。

四、灭蚊

医院、临时救治点，临时人群安置场所为重点灭蚊场所。

防治原则：搞好防蚊，如安装纱门、纱窗，使用蚊帐，尤其是药物浸泡蚊帐。开始以化学防治为主，迅速控制蝇密度，同时组织人力清理、处置废弃积水，减少蚊类孳生地。

灭蚊方法：

1. 空间喷雾　用于快速杀灭室内和室外的成蚊。可以使用超低量喷雾器、迷雾喷雾器和烟雾机施药。使用专用空间喷雾用杀虫剂、熏蒸杀虫剂和烟雾齐。室外喷雾易受气流影响，可以使用迷雾喷雾器，室内和无风的室外，特别是林地可以使用超低量喷雾器或烟雾机，如喷洒沙飞克杀虫剂等。

2. 滞留喷洒施药面应为蚊类停留的地方，室内两米以下的墙面，床底、帐篷的内面。在窗纱、门帘上施药也可以取得很好的效果，如喷洒 1%的奋斗呐药剂，喷洒量为 100 ml/m^2。

3. 点燃蚊香也可以起到很好的驱蚊作用。

（六）针对易感人群的措施

1. 免疫预防　预防接种用生物制品有数十种之多，但并非都适用于应急预防接种，一般在以下几种情况才采用应急预防接种（表 2－5）。

（1）甲类传染病流行时，如鼠疫、甲型肝炎等。

（2）当发生地震等自然灾害时，灾区有暴发甲类或重要乙类传染病流行危险时。

（3）疫苗的毒性反应小，遇到已经处于潜伏期的感染者，注射疫苗后不会加重病情，如白喉疫苗、脊髓灰质炎糖丸疫苗、流脑多糖疫苗。

（4）疫苗注射后产生抗体快、所需时间短于该病的潜伏期者。如麻疹的潜伏期一般 7～14 天，最长 21 天，接种疫苗 6～12 天即可产生免疫力。

表 2－5　常用应急预防接种生物制品一览表

疫苗名称	接种对象	接种时间
甲型肝炎疫苗	流行地区居民及威胁性职业人群	流行期
脊髓灰质炎疫苗	7 岁以上儿童	流行期
伤寒疫苗	流行地区居民及威胁性职业人群	流行期
痢疾疫苗	流行地区居民及威胁性职业人群	流行期
霍乱疫苗	流行地区居民及威胁性职业人群	流行期
流行性感冒疫苗	1 岁以上健康人群	流行期前
流行性脑脊髓膜炎疫苗	6 个月至 15 岁儿童	流行期前
麻疹疫苗	8 个月至 12 岁儿童	流行期
流行性腮腺炎疫苗	易感人群	流行期
水痘疫苗	1 岁以上的密切接触者	流行期
白、破二联疫苗	5 至 14 岁儿童	流行期
肾综合征出血热疫苗	疫区易感人群	流行期
钩端螺旋体疫苗	疫区接触疫水人群	流行期
鼠疫疫苗	疫区人群及进入疫区人员	流行期
狂犬疫苗	暴露者	暴露后
破伤风抗毒素	暴露者（有开放性伤口者）	暴露后

2. 药物预防　药物预防也可以作为一种应急措施来预防传染病的传播。如用磺胺类药物预防流行性脑脊髓膜炎，用金刚烷胺预防流行性感冒。但药物预防作用时间短、效果不巩固，且易产生耐药性，因此其具有较大的局限性。

3. 个人防护　接触传染源的医务人员和实验室工作人员应严格遵守操作规程，配置和使用必要的个人防护品；有可能暴露于传染病生物传播媒介的个人需穿戴防护用品，如口罩、手套、护腿、鞋套等；疟疾流行区可使用个人防护蚊帐；安全的性生活，应使用安全套。

（七）传染病暴发、流行时的紧急措施

根据《中华人民共和国传染病防治法》规定，在有传染病暴发、流行时，除立即组织力量进行防治外，当地政府报经上一级地方政府批准，可采取下列紧急措施：

1. 限制或停止集市、集会、影剧院演出或其他人群聚集活动。

2. 停工、停业、停课。

3. 封闭或者封存被传染病病原体污染的公共饮用水源、食品以及相关物品。

4. 控制或者捕杀染疫野生动物、家畜家禽。

5. 封闭可能造成传染病扩散的场所。

在采取紧急措施防止传染病传播的同时，基层卫生单位应积极配合上级卫生部门开展传染病暴发调查，并实施有效的措施控制疫情，包括隔离传染源，治疗病人尤其是抢救危重病人，采取措施消除在暴发调查过程中发现的传播途径和危险因素，如封闭可疑水源、饮水消毒、禁食可疑食物、捕杀动物传染源和应急预防接种(传染病的暴发调查见前面章节)。

三、重点传染性疾病的防治

(一) 霍乱

霍乱是由霍乱弧菌所致的烈性肠道传染病，属于甲类传染病。主要通过水、食物传播。主要特征是发病急、传播快、波及范围广。临床上以剧烈无痛腹泻、呕吐、脱水为主要表现。

1. 流行病学要点

(1) 传染源：病人和带菌者为主要传染源，其中轻型及隐性感染者更为重要。

(2) 传播途径：病人、带菌者的粪便或排泄物污染水源或食品，经口感染人群，引起传播。经水传播是最主要途径，常呈暴发流行。

(3) 易感人群：人群普遍易感，且隐性感染多。病后可产生一定免疫力，但维持时间仅一至几个月，仍有可能再感染。近年来流动人口在某些地区是主要发病人群。

(4) 流行特征：夏秋季流行，一般集中于 7～10 月份，四季散发。暴发，即局部地区或单位短期内出现大量病人，多见于新疫区；散发，即较长时间内均有少数病人散在发生，相互间往往没有明显联系，多见于老疫区。

2. 诊断要点　符合以下 3 项中的一项即可诊断为霍乱：①凡有吐泻症状，粪便培养有霍乱弧菌生长者；②流行区人群，有典型症状、但粪培养无霍乱弧菌生长者，经血清抗体测定效价呈 4 倍增长；③虽无症状但粪便培养阳性，且在粪检前后 5 日内曾有腹泻表现，并有密切接触史者。

3. 处理措施要点

(1) 严格隔离：确诊病人和疑似病例应分别隔离，病人排泄物应彻底消毒。病人症状消失后，隔日粪便培养一次，连续两次粪便培养阴性方可解除隔离。

(2) 及时补液：补液是最重要的治疗措施。原则：早期，快速，足量，先盐后糖，先快后慢，适时补碱，及时补钾。

(3) 辅以抗菌和对症治疗：常用药物有多西环素、环丙沙星、诺氟沙星等。重症病人经补足液体后，血压仍较低，可加用血管活性药物，如多巴胺、间羟胺。出现急性肺水肿及心力衰竭应暂停输液，给予镇静剂、利尿剂及强心剂等。

4. 预防措施要点

(1) 控制传染源：病人要隔离治疗；接触者严密检疫 5 天，留粪便培养，并服药预防。

(2) 切断传播途径：改善环境卫生，加强饮水消毒和食品管理。对病人或带菌者的粪便与排泄物均应严格消毒。严禁用新粪施肥，积极杀蛆、灭蝇及加强卫生教育。

(3) 保护易感人群：对重点人群开展有计划的霍乱菌苗接种。

（二）病毒性肝炎

病毒性肝炎是由病毒引起的以肝损害为特征的一组传染病，常见的有甲、乙、丙、丁、戊型5种肝炎。病毒性肝炎具有传染性强、传播途径复杂、流行面广泛等特点。临床上主要表现为乏力、食欲减退、恶心、呕吐、肝肿大及肝功能损害，部分病人可有黄疸和发热。

1. 流行病学要点

（1）传染源：肝炎病人或无症状的病毒携带者可成为肝炎的传染源。

（2）传播途径：甲型和戊型病毒性肝炎主要以粪-口途径传播。乙型、丙型和丁型病毒性肝炎均以血液传播为主。

（3）易感人群：人群普遍易感。

（4）流行特征：病毒性肝炎的分布遍及全世界，在不同地区各型肝炎的感染率有较大差别。甲型肝炎全年均可发病，通常为散发，秋冬季为发病高峰。据估计，全球人口中超过1/3感染过乙型肝炎病毒，约5%是慢性病毒携带者，其中约25%的携带者可发展成为慢性乙型肝炎、肝硬化和肝癌。西欧、北美及大洋洲地区为低流行区，非洲、亚洲地区为高流行区。戊型肝炎主要流行于亚洲和非洲一些发展中国家。

2. 诊断要点

（1）流行病学：有明确的流行病学史，如密切接触史和注射史等。密切接触史是指与确诊病人（特别是急性期）同吃、同住、同生活或经常接触肝炎病毒污染物（如食品、血液、粪便）或有性接触而未采取防护措施者。注射史是指在半年内曾接受输血、血液制品及未经严格消毒的器具注射药物、免疫接种和针刺治疗等。

（2）临床表现及体征：出现乏力、食欲减退、恶心等症状，但无其他原因可解释，肝肿大并有压痛、肝区叩击痛，部分病人可有轻度脾肿大。

（3）病原学检查：凡检验阳性，且流行病学史、症状和体征三项中有两项阳性，或检验及体征均呈阳性，并排除其他疾病者可诊断为病毒性肝炎。

3. 处理措施要点　病毒性肝炎目前还缺乏可靠的特效治疗方法，各型肝炎的治疗原则均以足够的休息、营养为主，辅以适当药物，避免饮酒、过劳和损害肝脏药物。治疗时应根据不同病原、不同临床类型及组织学损害区别对待。

4. 预防措施要点

（1）控制传染源：急性病人应隔离治疗至病毒消失。慢性病人和携带者可根据病毒复制指标评估传染性大小。凡现症感染者不能从事食品加工、饮食服务、托幼保育等工作。对献血员进行严格筛选，不合格者不得献血。

（2）切断传播途径：甲型和戊型肝炎——重点在搞好卫生措施，如水源保护、饮水消毒、食品卫生、食具消毒，加强个人卫生、粪便管理等。

乙、丙、丁型肝炎预防的重点在于防止通过血液和体液的传播。

（3）保护易感人群：甲型肝炎，在甲型肝炎流行期间，易感人群（婴幼儿、儿童和血清抗-HAVIgG阴性者）都应注射甲型肝炎减毒活疫苗（甲肝活疫苗）。乙型肝炎疫苗，易感者均可接种，新生儿应进行普种。与乙型肝炎病毒感染者密切接触者、医务工作者、同性恋者、药瘾者等高危人群及从事托幼保育、食品加工、饮食服务等职业人群也是主要的接种对象。目前对丙、丁、戊型肝炎尚缺乏特异性免疫预防措施。

（三）肺结核

肺结核是由结核杆菌感染引起的慢性呼吸道传染病。结核杆菌可侵入人体全身各器官，主要侵犯肺，因此肺结核最常见。肺结核的症状主要有慢性咳嗽、咳痰、咯血、低热、盗汗等。

1. 流行病学要点

(1) 传染源：主要是结核病病人，特别是活动性肺结核病人。

(2) 传播途径：主要经呼吸道传播。当传染性肺结核病人咳嗽、咳痰、打喷嚏和大声说话时，从肺部喷出大量含结核菌的飞沫，健康人吸入后易感染。结核病也有可能通过随地吐痰形成的"尘埃"传染。

(3) 易感人群：主要为未感染过结核菌，且对结核菌无特异性免疫力的人群。

(4) 流行特征：结核病已成为全世界成人因传染病而死亡的主要原因之一，每年约 200 万人死于结核病。我国目前结核病病人数量居世界第二位。据 2000 年全国结核病流行病学调查，我国约有 5.5 亿人感染过结核杆菌，有活动性肺结核病人约 500 万，每年约 13 万人死于结核病。结核病疫情在经济不发达的中西部地区更为严重。农村人口活动性肺结核和涂片阳性肺结核(传染性肺结核)的患病率均高于城镇人口。

2. 诊断要点　痰结核分枝杆菌检查是确诊肺结核的主要方法。

3. 处理措施要点　早发现、早治疗，以消除传染源，减少结核杆菌传播的机会。

我国目前采用的是世界公认和首推的结核病治疗管理的有效策略——直接观察下的短程督导化疗(DOTS)。DOTS 可以最大可能地治愈所有的结核病病人，减少结核病的传播，是控制结核病流行的最主要手段。

4. 预防措施要点

(1) 控制传染源：传染性肺结核病人应早发现，积极治疗，防止疾病的传播扩散。

(2) 切断传播途径：结核菌主要通过呼吸道传染，因此应禁止随地吐痰。对结核菌阳性病人的痰、日用品，以及周围的东西要加以消毒和适当处理，室内可用紫外线照射消毒，病人用过的食具可煮沸，被褥在烈日下暴晒。平时应保持室内通风、空气清洁，勤洗澡、勤换衣。

(3) 保护易感人群：新生儿与婴幼儿接种卡介苗。年老体弱者应加强营养和锻炼，劳逸结合，增强体质。

（四）肾综合征出血热

肾综合征出血热，是一种由汉坦病毒所致的经鼠传播的急性自然疫源性传染病。临床上以发热、休克、充血出血和急性肾衰竭为主要表现。

1. 流行病学要点

1) 传染源：在我国黑线姬鼠和褐家鼠为主要宿主动物和传染源，林区则是大林姬鼠。

2) 传播途径

(1) 呼吸道传播：鼠类携带病毒的排泄物，如尿、粪、唾液等污染尘埃后形成的气溶胶，能通过呼吸道而感染人体。

(2) 消化道传播：进食被鼠类携带病毒的排泄物所污染的食物，可经口腔和胃肠黏膜而感染。

(3) 接触传播：被鼠咬伤或抓破，接触带病毒的鼠类血液和排泄物亦可导致感染。

(4) 母婴传播:孕妇感染本病后,病毒可经胎盘感染胎儿。

(5) 虫媒传播:寄生于鼠类身上的革螨或恙螨具有传播作用。

3) 易感人群:人群普遍易感。以男性青壮年农民和工人发病较多。其他人群亦可发病,不同人群发病的多少与接触传染源的机会多少有关。

4) 流行特征:汉坦病毒属感染主要分布于亚洲,其次为欧洲和非洲,美洲病例较少。目前世界上 31 个发病国家和地区中,我国疫情最重、其次为俄罗斯、韩国和芬兰。其余国家病例较少。我国除青海和新疆外,其余 29 个省、市和自治区均有病例报告。目前我国的流行趋势是老疫区病例逐渐减少,新疫区不断增加。虽然本病四季均可发病,但有明显高峰季节。其中黑线姬鼠传播以 11 月至次年 1 月份为高峰,5～7 月为小高峰。家鼠传播者以 3～5 月份为高峰。林区姬鼠为传染源者流行高峰在夏季。

2. 诊断要点

1) 流行病学:发病在疫区及流行季节,或病前 2 个月内有疫区旅居史,或病前 2 个月内有与鼠类或其排泄物(尿、粪)(或)分泌物(唾液)直接或间接接触史。

2) 临床表现及体征

(1) 早期症状和体征:起病急,发冷,发热(38℃以上);全身酸痛,乏力,呈衰竭状;头痛,眼眶痛,腰痛(三痛);面、颈、上胸部充血潮红(三红),呈酒醉貌;眼睑水肿,结膜充血水肿,有点状或片状出血;上腭黏膜呈网状充血,点状出血;腋下皮肤有线状或簇状排列的出血点;束臂试验阳性。

(2) 病程经过:典型病例有发热期、低血压期、少尿期、多尿期和恢复期 5 期经过。前 3 期可有重叠。

3) 实验室检验

(1) 血检查:早期白细胞数低或正常,3～4 日后明显增多,杆状核细胞增多,出现较多的异型淋巴细胞;血小板明显减少。

(2) 尿检查:尿蛋白阳性,并迅速加重,伴显微镜下血尿、管型尿。

(3) 血清特异性 IgM 抗体阳性。

(4) 恢复期血清特异性 IgG 抗体比急性期增高有 4 倍以上(注:有人主张 IgG 抗体滴度达 1∶320,结合临床表现及流行病学史,亦可确诊本病)。

(5) 从病人血液白细胞或尿沉渣细胞检查到汉坦病毒抗原或病毒 RNA。

3. 处理措施要点　抓好“三早一就”(早发现、早休息、早治疗,就近治疗)措施及发热期治疗。通过综合性抢救治疗措施,预防控制低血压休克、肾衰竭、大出血(三关),做好抢救治疗中的护理工作。

4. 预防措施要点

(1) 消除传染源:应用药物、机械等方法灭鼠。

(2) 切断传播途径:防止鼠类排泄物污染食品,不用手接触鼠类及其排泄物。动物实验时要防止被大、小白鼠咬伤。

(3) 减少易感人群或高危人群:我国研制的沙鼠肾细胞疫苗(Ⅰ型汉坦病毒)和地鼠肾细胞疫苗(U 型病毒)每次 1 ml,共注射 3 次(间隔时间按说明书),保护率达 88%～94%。一年后应加强注射一针。有发热、严重疾病和过敏者忌用。

（五）血吸虫病

血吸虫病是由血吸虫的成虫寄生在人体肝、脾门静脉的血管内所引起的疾病，为人畜共患传染病。主要通过人的皮肤接触血吸虫的中间宿主钉螺幼体感染的疫水而感染。急性期临床可出现畏寒、高热、肝脾肿大、肝区疼痛等症状，慢性期可出现腹泻、腹水、肝硬化等症状。

1. 流行病学要点

(1) 传染源：被血吸虫感染的病人及家畜中的病牛、病猪是重要的传染源。钉螺是血吸虫的唯一中间宿主。

(2) 传播途径：主要通过皮肤、黏膜与疫水接触感染。

(3) 易感人群：人对血吸虫普遍易感。

(4) 流行特征：目前血吸虫病在湖北、湖南、江西、安徽、江苏 5 省湖区及四川、云南 2 省部分山区流行较为严重。病人以农民、渔民为多，与经常接触疫水有关。男性多于女性，5 岁以下儿童感染率低，10～20 岁青少年感染率最高。感染多发生在夏秋季。

2. 诊断要点

(1) 流行病学：有血吸虫疫水接触史是诊断的必要条件。

(2) 临床表现及体征：具有急性或慢性、晚期血吸虫的症状和体征，如发热、皮炎、荨麻疹、腹痛、腹泻、肝脾肿大等。

(3) 实验室检验：①大便沉淀孵化试验：沉孵法是目前最主要的诊断方法。晚期病人由于肠黏膜增厚，虫卵进入肠腔数量减少，检查阳性率极低。轻型病人从粪便中排出虫卵很少，多呈间歇性出现，阳性率也不高。②免疫学检查：有辅助诊断价值，一般不作确诊依据。以皮内试验，尾蚴膜试验，环卵沉淀试验特异性较高且应用较多。

3. 处理措施要点

(1) 病原治疗：动物及临床实验证明吡喹酮的毒性小、疗效好、给药方便、适应证广，可用于治疗各期各型血吸虫病病人。

(2) 对症治疗：给予补液、保证水和电解质平衡，加强营养及全身支持疗法。

4. 预防措施要点

(1) 控制传染源：在流行区每年对病人、病畜进行普查、普治。

(2) 切断传播途径：消灭钉螺是预防本病的关键。

(3) 保护易感人群：严禁在疫水中游泳，戏水。接触疫水时应穿着防护衣裤和使用防尾蚴剂等。

（六）疟疾

疟疾是由疟原虫经蚊虫叮咬后传播的疾病。临床上以周期性发作的寒战、高热、出汗退热，以及贫血和脾大为特点。

1. 流行病学要点

(1) 传染源：疟疾病人和疟原虫携带者。

(2) 传播途径：蚊虫叮咬是主要传播途径，少数可以通过母婴垂直传播。

(3) 易感人群：人对疟疾普遍易感，病后免疫力不持久。

(4) 流行特征：目前我国常见的是间日疟，恶性疟主要流行于海南、云南 2 省。三日疟罕见。发病以夏秋季最多，以散发为主，农村多于城市。

2. 诊断要点

(1) 流行病学：发病前是否到过疟疾流行区，新近有无输血史。

(2) 临床表现及体征：骤起寒战、高热，寒战持续 10 分钟到 2 小时，继以高热，体温达 40℃，全身酸痛、乏力，但神志清楚，无明显中毒症状。发热持续 2～6 小时后，开始大汗，体温骤降，仍感明显乏力。持续 1～2 小时后进入间歇期。间日疟间歇期 48 小时，三日疟为 72 小时，恶性疟发热无规律，一般无明显间歇。疟疾初发时发热多不规律，发作数次后才呈周期性。反复多次发作可伴有脾脏肿大和贫血。

(3) 实验室检验：疟疾的确诊有赖于疟原虫检查：①涂片（薄片与厚片）染色查疟原虫，并可鉴别疟原虫种类。②骨髓涂片染色查疟原虫，阳性率较血片高。

3. 处理措施要点　积极的对症治疗和抗疟原虫治疗。抗疟原虫的主要药物有氯喹、伯氨喹啉、甲氟喹啉、奎宁等。

4. 预防措施要点

(1) 控制传染源：及时发现病人，登记，管理并追踪观察。对现症者要尽快控制，并予根治；对带虫者进行休止期治疗或抗复发治疗是控制传染源的关键。

(2) 切断传播途径：灭蚊是预防本病的重要措施，主要是清除蚊虫孳生场所。常用的方法：在按蚊栖息地、滞留地喷洒杀虫剂。个人防护亦可使用驱避剂或蚊帐等工具避蚊。

(3) 保护易感人群：预防性服药，对高疟区的健康人群及外来人群可酌情选用。药物应具安全性、半衰期长，以免频繁给药。在非耐氯喹疟疾流行区，氯喹为首选的理想药物。耐氯喹疟疾流行区，可用甲氟喹啉或乙胺嘧啶。

（七）流行性感冒

流行性感冒简称流感，是由流行性感冒病毒引起的急性呼吸道传染病。流感病毒传染性强，特别是甲型流感病毒易发生变异，已引起多次世界范围的大流行。

1. 流行病学要点

(1) 传染源：流感病人及隐性感染病毒携带者为主要传染源。

(2) 传播途径：呼吸道经空气飞沫传播。

(3) 人群易感性：人群对流感普遍易感，病后有一定的免疫力，由于各亚型间无交叉免疫力，且病毒易发生变异，故免疫维持时间不长，可重复感染。

(4) 流行特征：流行无季节性，但以冬季较为常见。甲、乙型流感多为暴发或小流行、丙型流感常易散发。

2. 诊断要点

(1) 流行病学：在流行季节与病人有密切接触史和集体发病史。

(2) 临床表现：流感的症状通常较普通感冒重，主要为突然起病的高热、寒战、头痛、肌痛、全身不适。上呼吸道卡他症状相对较轻或不明显。

(3) 实验室检查：确诊流感的主要方法靠病毒分离。

3. 处理措施要点　对无并发症的流感，无需任何特殊操作处理，应着重并发症的预防；对有继发细菌感染者应及早使用抗生素。若并发肺炎时按肺炎的综合疗法处理。

4. 预防措施要点

(1) 控制传染源：对病人进行适当的治疗。

(2) 切断传播途径：加强环境消毒，公共场所应加强通风。减少公众集会娱乐活动，以防止疫情的进一步扩散。

(3) 保护易感者：①主动免疫：注射流感灭活疫苗或减毒活疫苗。前者接种对象为老年、婴幼儿、免疫受抑制的病人，后者接种对象为健康成人与少年儿童。②药物预防：金刚烷胺酸盐 0.1 g，每日 2 次，连服 7～14 日。中草药如清热解毒类药物可适当选用。

【附】 人感染高致病性禽流感

禽流感是由甲型流感病毒引起的一种禽类急性传染病，禽流感病毒按病原体的致病性可分为高致病性、低致病性和非致病性三大类。由 H_5N_1 血清型引起的禽流感称高致病性禽流感，发病率和病死率都很高，危害巨大，被世界动物卫生组织列为 A 类动物传染病。某些禽流感病毒亚型可以感染人类，造成人的急性呼吸道传染病，称为人感染高致病性禽流感，简称人禽流感。

1. 流行病学要点

(1) 传染源：人禽流感的传染源主要是患禽流感或携带禽流感病毒的鸡、鸭、鹅等禽鸟类，特别是鸡，是本病的主要传染源。

(2) 传播途径：人禽流感是与活禽鸟密切接触后感染的。接触禽鸟粪便及分泌物是禽流感传播的主要渠道，人与人之间传播的能力十分低。

(3) 易感人群：12 岁以下儿童最容易受到传染。与禽类密切接触人员，包括从事禽类饲养、销售、运输、宰杀等职业人群受感染的机会要高于普通人。

(4) 流行特征：2003 年以来，禽流感在亚洲肆虐，韩国、日本、柬埔寨、印度尼西亚、我国台湾地区和广西、湖北、湖南等省都相继发生了禽流感，损失巨大。目前，在泰国、马来西亚等南亚地区仍有暴发，且不断出现人禽流感感染病例。

2. 诊断要点

(1) 流行病学：当地有禽流感的流行，在禽类中检测出高致病性的甲型流感病毒。发病人群有禽类接触史，特别是在禽类养殖场的工作、销售、运输人员。

(2) 临床表现及体征：出现畏寒、高热、咽痛，体温在数小时至 24 小时内升达 39～40℃，持续多日。部分病人出现咳嗽、胸痛、气急，可以有血丝痰，影像学提示两肺炎症。重症病人可以出现心功能不全和血压下降。有些病人可以有呕吐腹泻等胃肠道症状。体征见眼结膜轻度充血，咽部充血，肺部有干啰音。

(3) 实验室检验：确诊流感的主要方法靠病毒分离。

3. 处理措施要点

(1) 人禽流感病人的治疗应住院治疗，多饮水，高热时给予解热镇痛药物。儿童避免使用阿司匹林，以防发生 Reye 综合征。

(2) 抗病毒治疗的推荐方法：金刚烷胺和甲基金刚烷胺可抑制甲型流感病毒株的复制。利巴伟林(三氮唑核苷)又称利巴韦林病毒唑。具有广效抗 DNA 和 RNA 病毒的作用。

4. 预防措施要点

(1) 消除传染源：必须做到四早。①早发现：早发现禽流感病禽和病人；②早报告：早向卫生防疫部门报告禽流感病禽和病人；③早隔离：病人要至少隔离至热退后两天，病禽要封闭或封锁；④早治疗：要早治疗病人，早杀灭病禽。对病人要进行综合性有效治疗，在病鸡场周围 3 km 内的病禽要就地杀灭、深埋。

(2) 切断传播途径：①戴口罩：人禽流感病人、接触者(如医护人员和饲养人员)必须戴口罩；②换气：病房、养鸡场和居室加强通风换气；③远离易感场所：少去或不去人群密集的场所与养鸡场，去时戴口罩；④消毒：病房和养鸡场的空气消毒，病人和病禽的分泌物与排泄物消毒，被病毒污染的物体表面消毒，禽流感病毒对高温、紫外线和常用消毒剂都很敏感。

(3) 减少易感人群或高危人群：儿童、小学生、60 岁以上老人、免疫力低下者、慢性病病人是人禽流感的好发人群，对这些人要注意御寒，加强户外锻炼，增强抵抗力，接种流感疫苗。

（八）性传播疾病

性传播疾病（STD）是由性接触、类似性行为及间接接触所感染的一组传染性疾病。我国监测的性病共有8种，包括淋病、梅毒、艾滋病、非淋菌性尿道炎（宫颈炎）、尖锐湿疣、生殖器疱疹、性病淋巴肉芽肿和软下疳。

1. 流行病学要点

（1）传染源：性病病人及其病原携带者是主要传染源。

（2）传播途径：①性接触传播，性行为的直接接触是STD的主要传播途径。②非性行为的直接接触传播，主要通过直接接触病人的病变或其分泌物所致。③血源感染，经静脉输注感染的血液、血液成分或血液制品及静脉注射毒品等途径是传播艾滋病（AIDS）、乙型肝炎或梅毒的主要途径。④母婴传播，许多STD如梅毒、淋病、艾滋病（AIDS）、衣原体感染等可经胎盘、产道等途径由母亲传给胎儿或新生儿。⑤医源性传播以及日常生活接触也有可能传播。

（3）易感人群：人群普遍易感，几乎没有年龄、性别的差异。

（4）流行特征：STD的多数病例集中于20～39岁年龄组，男性高于女性。近年来女性病例数逐年升高，二者比例逐渐缩小。

2. 诊断要点

（1）淋病

临床表现：①男性表现出尿痛、尿道口红肿、溢脓，可有尿急，尿频及伴有全身不适。女性多有白带增多、脓性，腰痛、下腹痛、子宫颈红肿、宫颈口糜烂、有脓性分泌物。前庭大腺部位可发生红肿及疼痛。②取尿道或宫颈脓性分泌物涂片作革兰染色，镜下可见大量多形核粒细胞。多个多形核粒细胞内可见数量多少不等的革兰阴性双球菌。此法对女性病人检出率低，可有假阴性，必要时应作培养。

培养：标本在选择性培养基上培养，可出现典型菌落。氧化酶试验阳性。取典型菌落做细菌涂片可见到革兰阴性双球菌。

（2）梅毒：暗视野显微镜检查看见梅毒螺旋体；梅毒血清学试验，非梅毒螺旋体抗原结合试验，如梅毒试验（VDRL）、快速血浆反应示环状卡片试验（RPR）、血清反应（USR）试验等，为筛查试验。梅毒螺旋体抗原结合试验，如梅素螺旋体血凝试验（TPHA）、荧光螺旋体抗体吸收试验（FTA-ABS）等为证实试验。

（3）性病性淋巴肉芽肿

临床表现：①早期有初疮，在外生殖器部位出现单个（偶有多个）小丘疹、糜烂、溃疡，数日后自愈。1～4周后出现单侧腹股沟淋巴结肿大、压痛。它可被腹股沟韧带上下分隔形成“沟槽征”。破溃形成瘘管似“喷水壶状”，痊愈后遗留瘢痕。可有发热、关节痛、肝脾肿大、结节性红斑等。晚期发生直肠狭窄、生殖器象皮肿。②感染4周后用衣原体作补体结合试验呈阳性，1∶64以上有诊断意义，或作微量免疫荧光血清学试验。肿大的淋巴结做病理检查有星状脓疡，周围有上皮细胞栅状排列。淋巴结抽取物中的白细胞用免疫荧光法显示有包涵体。有条件可作沙眼衣原体培养。

（4）软下疳

临床表现：①潜伏期3～7天。男性多发生于冠状沟、包皮、龟头、会阴等处；女性多在小阴唇、大阴唇和后联合处。生殖器外可见于肛门、大腿上部、口腔和手指部。初发为外生殖器部位的炎性小丘疹，1～2 天后迅速变为脓疱，破溃形成疼痛性溃疡，溃疡呈圆形或卵圆形，边缘不整，可潜行穿凿，周围皮肤潮红。溃疡基底柔软，为肉芽组织，易出血，覆以脓性分泌物。约 50%的病人发生急性、疼痛性腹股沟淋巴结炎（横痃），表面皮肤红肿，可破溃。由于自身接种，感染也可播散到身体其他部位的皮肤和黏膜。②从溃疡或横痃处取材涂片作革兰染色，镜下可见到革兰阴性短杆菌，呈长链状排列，多条链平行，似“鱼群状”，可考虑为杜克雷嗜血杆菌，但涂片的敏感性大约为 50%。另外溃疡中其他革兰阴性菌可造成假阳性。标本在选择性培养基上培养，可出现典型菌落，取典型菌落做细菌涂片，可见到革兰阴性短链杆菌。细菌经分离鉴定，可明确为杜克雷嗜血杆菌。

3. 预防措施　杜绝不洁性行为；及时、有效地治疗现症病人；加强宣传教育，提高自我保护意识。

（九）艾滋病

艾滋病全称为“获得性免疫缺陷综合征”（AIDS），是由人类免疫缺陷病毒（HIV）感染导致的后天性免疫缺陷性疾病。目前没有治愈的方法和有效疫苗，但可以预防。

1. 流行病学要点

(1) 传染源：艾滋病病毒感染者和病人。

(2) 传播途径：艾滋病病毒存在于病毒携带者的血液、精液、阴道分泌物、乳汁及伤口渗出液中，主要通过三种途径传播。①性接触传播：男女或男男之间无保护的性行为（肛交、阴道交、口交）可传播艾滋病，性伴侣越多，感染的危险就越大。②血液传播：通过吸毒者共用注射器、输血和应用血液和（或）血制品可传播。③母婴垂直传播：感染了艾滋病病毒的女性在怀孕、分娩和哺乳时可以将病毒传染给孩子。

日常生活与工作接触不传播艾滋病。共餐、握手、咳嗽、打喷嚏、拥抱，共用电话、钞票、马桶、床单、衣被等，一起工作、洗浴、游泳等均不传播，蚊虫叮咬也不传播。

(3) 易感人群：人群普遍易感。

(4) 流行特征：我国首例艾滋病病例发现于 1985 年，发病数逐年上升。截止 2006 年 10 月 31 日，全国历年累计报告艾滋病 183733 例，其中艾滋病病人 40667 例，死亡 12464 例。疫情波及全国 31 个省、自治区、直辖市，感染者以青壮年为主。感染者的流动、大量人口流动和性病疫情上升等是造成艾滋病蔓延的重要因素。

2. 诊断要点　艾滋病病毒抗体阳性，又具有下述任何一项者，可为实验确诊艾滋病病人。

近期内（3～6 个月）体重减轻 10%以上，且持续发热达 38℃一个月以上。

近期内（3～6 个月）体重减轻 10%以上，且持续腹泻（每日达 3～5 次）一个月以上。卡氏肺囊虫肺炎（PCR）、卡波济肉瘤（KS）。明显的霉菌或其他条件致病感染。

若抗体阳性者体重减轻、发热、腹泻症状接近上述第 1 项时，可为实验确诊艾滋病病人。

CD4/CD8（辅助/抑制）淋巴细胞计数比值<1，CD4 细胞计数下降。

全身淋巴结肿大，有明显的中枢神经系统占位性病变的症状和体征，出现痴呆、辨别能力丧失或运动神经功能障碍。

3. 治疗原则　对急性艾滋病病毒感染和无临床症状的艾滋病病人无需特殊药物治疗，只需注意休息，加强营养和劳逸结合，但要避免传染他人。对于 AIDS 病人主要针对病原学和各种并发症的治疗，也包括支持、免疫调节和心理治疗。如果 P24 抗原阳性，CD4 淋巴细

胞总数小于 0.2×10^9，可用齐多夫定[叠氮胸苷(Azidothimidine，AZT)]等抑制艾滋病病毒逆转录酶的药物以减少 HIV 病毒的复制。

4. 预防原则

(1) 宣传教育：通过健康宣教，提高艾滋病知识知晓率，保护易感人群。

(2) 提高安全套使用率，尤其是性工作者、同性恋人群的安全套使用率。

(3) 避免共用针具。在吸毒者中继续开展美沙酮维持治疗和针具交换项目，并进行艾滋病病毒早期筛查。各级医疗单位应严格实行一人一针一管，如没有条件使用一次性注射器，则应遵照消毒管理方法的有关规定进行严格消毒。加强对各种医疗器械尤其口腔器械和内窥镜的消毒。

(4) 献血员献血前检测 HIV 抗体，阳性者不得献血。

第四章 慢性非传染性疾病的管理

慢性非传染性疾病(以下简称慢性病)是指以生活方式、环境危险因素为主引起的恶性肿瘤、心血管疾病、糖尿病、慢性阻塞性肺疾患等为代表的一组疾病。慢性病通常为不能自愈,也几乎不能被治愈的终身性疾病。

慢性病的疾病管理是以人群为基础,重视疾病发生发展的全过程(高危的管理,患病后的临床诊治、保健康复,并发症的预防与治疗等),强调预防、保健、医疗等多学科的合作,提倡资源的早利用,减少非必需的发病之后的医疗花费,提高卫生资源和资金的使用效率。国内外的许多经验都已证实,加强包括疾病预防在内的医疗保健可以起到事半功倍的功效。

现以几种常见慢性病为例,具体介绍社区卫生服务机构如何实施疾病管理。

一、高血压

病人在未服用抗高血压药物的情况下,3 次非同日检查的血压收缩压≥140 mmHg,舒张压≥90 mmHg,并持续这种状态称为高血压。高血压是心脑血管疾病重要的危险因素。国内外成功经验表明,控制血压是有效减少和延缓心肌梗死、脑卒中等心脑血管疾病发生的最有力手段之一。

(一) 目的

1. 通过多种渠道,发现高血压高危人群、亚健康状态者和早期病人。

2. 通过健康教育和个体化指导,使病人掌握疾病防治知识和技能,进行自我管理,在改变不健康生活方式、控制危险因素、实现能量平衡(非药物治疗)的基础上合理用药,有效预防和控制疾病的发展,减轻病情,减少并发症,提高生命质量,延长健康寿命,降低疾病负担。

(二) 内容

1. 确定管理健康对象

1) 发现高血压病人渠道

(1) 机会性筛查

①就医:医生在诊疗过程中,通过血压测量发现或确诊高血压病人。

②社区血压测量点:如在药店、医院、社区居委会等场所设置血压测量点,提供环境支持,增加检出的机会。

(2) 重点人群筛查

①35 岁以上病人首诊应测量血压:社区卫生服务机构门诊对首次就诊的 35 岁以上病人测量血压,以早期发现高血压病人。

②高危人群筛查:可选择在 35 岁以上成人中开展筛查,对于检出的高血压病人应进行登记和随访。

③人群健康档案的建立:通过建立人群健康档案时的血压测量和询问,发现高血压病人。

④健康体检:定期或不定期的从业人员健康检查、单位组织健康检查时检出高血压病人,特别是无症状高血压病人。

⑤收集社区内已确诊的病人信息：利用家庭访视等机会，收集不在社区确诊的高血压病人信息。

2）登记高血压病人

（1）对象：对确诊的高血压病人（表 2－6），应及时建立社区高血压病人管理卡，有条件的地区建立高血压病人信息计算机数据库。

表 2－6　血压水平的定义和分类（mmHg）

分类	收缩压		舒张压
正常血压	＜120	和	＜80
正常高值	120－139	或	80－89
高血压	≥140	或	≥90
1 级高血压（轻度）	140－159	或	90－99
2 级高血压（中度）	160－179	或	100－109
3 级高血压（重度）	≥180	或	≥110
单纯收缩期高血压	≥140	和	＜90

（2）内容

①基本信息：姓名、性别、年龄、婚姻、文化程度、职业等一般人口学特征；联系方式和主要医疗支付方式等。

②病史：高血压现病史、既往病史、家族史、用药情况、生活行为（饮食、运动、吸烟、饮酒）等。

③体检：测量身高、体重、腰围、臀围；心血管系统检查，如血压、心率、心脏大小、有无杂音及外周动脉情况；肺部检查，如肺部干湿啰音；腹部检查，如腹部血管杂音、肿块及肝脏增大；神经系统损害。

④辅助检查：血脂、空腹血糖、血常规、尿常规、心电图、超声心动图、眼底检查、肝功能、肾功能等（也可从病人最近病史记录中摘录信息）。

⑤诊断和治疗情况：诊断和高血压分级，饮食、运动、药物处方和随访管理计划。

2. 高血压病人的随访管理

1）原则

（1）全科医师在首次随访时，应根据病人血压级别和其他危险因素情况，进行病人危险分层（表 2－7、2－8）。

表 2－7　危险分层及定义

其他危险因素和病史	血压（mmHg） 1 级 收缩压 140～159 或 舒张压 90～99	2 级 收缩压 160～179 或 舒张压 100～109	3 级 收缩压≥180 或 舒张压≥110
Ⅰ. 无其他危险因素	低危	中危	高危
Ⅱ. 1～2 个危险因素	中危	中危	很高危
Ⅲ. ≥3 个危险因素或靶器官损害或糖尿病	高危	高危	很高危
Ⅳ. 并存临床情况	很高危	很高危	很高危

资料来自《高血压防治方案（2005 年）》。

2-8 高血压病人预后的影响因素表

心血管病的危险因素	靶器官的损害(TOD)	糖尿病	并存的临床情况(ACC)
• 收缩压和舒张压水平(1～3级) • 男性＞55岁 • 女性＞65岁 • 吸烟 • 血脂异常 TC≥5.7 mmol/L (220 mg/dl) 或LDL-C＞3.6 mmol/L (140 mg/dl) 或HDL-C＜1.0 mmol/L (40 mg/dl) • 早发心血管病家族史 一级亲属,发病年龄＜50岁 • 腹型肥胖或肥胖 腹型肥胖*WC男性≥85 cm 女性≥80 cm 肥胖 BMI≥28 kg/m² • 缺乏体力活动 • 高敏C反应蛋白≥3 mg/L 或C反应蛋白≥10 mg/L	• 左心室肥厚 心电图、超声心动图或X线 • 动脉壁增厚 颈动脉超声IMT≥0.9 mm 或动脉粥样硬化性斑块的超声表现 • 血清肌酐轻度升高 男性115～133 μmol/L (1.3～1.5 mg/dl) 女性107～124 μmol/L (1.2～1.4 mg/dl) • 微量白蛋白尿 尿白蛋白30～300 mg/24 h 白蛋白/肌酐比: 男性≥22 mg/g (2.5 mg/mmol) 女性≥31 mg/g (3.5 mg/mmol)	空腹血糖≥7.0 mmol/L (126 mg/dl) 餐后血糖≥11.1 mmol/L (200 mg/dl)	• 脑血管病 缺血性卒中 脑出血 短暂性脑缺血发作 • 心脏疾病 心肌梗死史 心绞痛 冠状动脉血运重建 充血性心力衰竭 • 肾脏疾病 糖尿病肾病 肾功能受损(血清肌酐) 男性＞133 μmol/L(1.5 mg/dl) 女性＞124 μmol/L(1.4 mg/dl) 蛋白尿(＞300 mg/24 h) • 外周血管疾病 • 视网膜病变:出血或渗出,视盘水肿

注:1. TC:总胆固醇;LDC-C:低密度脂蛋白胆固醇;HDL-C:高密度脂蛋白胆固醇;BMI:体重指数;WC:腰围,*为中国肥胖工作组标准;IMT:颈动脉内膜中层厚度。

2. 资料来自《高血压防治方案(2005年)》。

(2) 根据高血压病人危险分层情况,实行分级随访和管理;如果由于条件限制或信息缺乏而不能实施危险分层,可按照血压情况分级。

(3) 社区医师在首次随访时,应根据病人的临床评估和管理级别,为高血压病人制定个体化随访管理方案。

(4) 对于每一例登记管理的高血压病人,应建立社区高血压病人管理卡,由社区医师在首次随访时负责填写。

(5) 社区医师在随访时,应监测病人的血压、各种危险因素和临床情况的改变以及观察疗效,认真填写社区高血压病人管理卡(随访记录单),同时全科医师要发放健康处方并让病人了解自己的病情,包括高血压、危险因素及同时存在的临床情况,了解控制血压的重要性,了解终生坚持治疗的必要性。

(6) 对所有高血压病人,包括给予药物治疗的病人,均应进行健康教育,建议其按照健康处方,采取非药物干预措施,改变不良生活方式。

(7) 社区卫生服务机构将符合转诊条件的高血压病人及时转向综合医院。

2) 随访管理内容

(1) 血压动态情况:指导病人对血压定期自我监测和记录,或为病人测量和记录血压值,分析和评价最近血压控制情况。每年度对病人进行血压控制等级评估,分为优良(全年有3/4以上时间血压记录在140/90 mmHg以下,即＞9个月)、尚可(全年有1/2以上时间血压记录在 140/90 mmHg 以下，即 6～9 个月）和不良（全年有 1/2 或以下时间血压记录在 140/90 mmHg 以下，即≤6 个月）三个等级。

（2）健康行为改变：记录病人现有的不健康生活方式和危险因素，开展针对性的健康教育，普及健康知识，提供健康处方，教会病人改变或（和）消除行为危险因素的技能。

（3）药物治疗：了解病人就诊和药物使用情况，评价药物治疗的效果。对于治疗有效的病人，督促其坚持用药；对于效果不佳的病人，督促其到综合医院调整治疗方案。

（4）督促定期化验检查：根据高血压分级管理要求督促病人定期去医院做心、肾功能检查和眼底检查。发现病人出现靶器官损害可疑情况时，应及时督促病人去医院进一步检查。

3）随访管理要求

（1）一级管理

管理对象：男性年龄＜55 岁，女性年龄＜65 岁，高血压 1 级、无其他心血管疾病危险因素，按照危险分层属于低危的高血压病人。

管理要求：至少 3 个月随访一次，了解血压控制情况，针对病人存在的危险因素情况采取非药物治疗为主的健康教育处方。当单纯非药物治疗 6～12 个月效果不佳时，增加药物治疗。

（2）二级管理

管理对象：高血压 2 级或 1～2 级同时有 1～2 个其他心血管疾病危险因素，按照危险分层属于中危的高血压病人。

管理要求：至少 2 个月随访一次，了解血压控制情况，针对病人存在的危险因素情况采取非药物治疗为主的健康教育处方，改变不良生活方式。当单纯非药物治疗 3～6 个月效果不佳时，增加药物治疗，并评价药物治疗效果。

（3）三级管理

管理对象：高血压 3 级或 1～2 级或合并 3 个以上其他心血管疾病危险因素或并发靶器官损害或糖尿病或并存临床情况者，按照危险分层属于高危和很高危的高血压病人。

管理要求：至少 1 个月随访一次，及时发现高血压危象，了解血压控制水平，加强规范降压治疗，强调按时服药，密切注意病人的病情发展和药物治疗可能出现的不良反应，发现异常情况，及时向病人提出靶器官损害的预警与评价，督促病人到医院进一步治疗。

不同级别管理对象在随访时应当定期进行的相关检验和检查项目参见表 2-9。

表 2-9 高血压病人分级管理的随访内容和频度表

项目	一级管理	二级管理	三级管理
测量血压	每 3 个月至少 1 次	每 2 个月至少 1 次	每 1 个月至少 1 次
了解病人自觉症状	做	做	做
测量体重（BMI）	每 6 个月 1 次	每 3 个月 1 次	每 3 个月 1 次
非药物治疗	做	做	做
药物治疗	6～12 个月后血压≥150/95 mmHg 时开始	3～6 个月后血压≥150/95 mmHg 时开始	立即开始，作为主要治疗手段，根据情况调整强度和力度
测量血脂	每 2～3 年 1 次	每年 1 次	每年 1 次
测量空腹血糖	每 2～3 年 1 次	每年 1 次	每年 1 次

续表 2-9

项目	一级管理	二级管理	三级管理
检测血常规	每 2～3 年 1 次	每年 1 次	每年至少 1 次，并视病情决定检测频度
检测尿常规	每 2～3 年 1 次	每年 1 次	每年至少 1 次，并视病情决定检测频度
心电图检查	每 2～3 年 1 次	每年 1 次	每年至少 1 次，并视病情决定检测频度
肾功能检查	每 2～3 年 1 次	每年 1 次	每年至少 1 次，并视病情决定检测频度
眼底检查	每 2～3 年 1 次	每 2 年 1 次	每 2 年至少 1 次，并视病情决定检测频度
超声心动图检查		每 2 年 1 次	每 2 年至少 1 次，并视病情决定检测频度

资料来自《高血压防治方案(2005 年)》。

(4) 随访管理形式：可采用门诊随访管理与社区个体随访管理相结合的方式，进行随访管理。

（三）方法

1. 以社区为基础建立高血压病的管理网络　由社区卫生服务机构、社区居委会共同组成社区高血压病管理网络。利用这个网络创造健康促进，健康管理的社会支持环境。

1) 对社区人群健康教育

(1) 根据社区人群特点，利用各种渠道(如健康教育画廊、专栏、黑板报、广播、录像等)，有针对性地开展健康教育活动，普及社区人群的健康知识，提高对高血压及其危险因素的认知和健康意识。

(2) 创建健康促进场所，营造健康生活方式的支持环境。

(3) 对社区的不同目标人群，提供相应的健康行为指导。

2) 提供病人自我管理的支持系统：社区卫生服务机构应该为高血压病人提供以下有关自我管理的支持系统。

(1) 制订自我管理的有效策略，包括设立目标、制订行动计划、解决问题和随访。

(2) 提供支持的人员组成及角色分工，可以由医生、护士、有经验的病人组成，有的可以利用其他社区资源，如居民委员会、企业等。

(3) 提供支持信息：社区卫生服务机构要为病人的自我管理提供连续的支持。内容包括高血压防治基本知识和技能，情感支持，高血压及其并发症可以预防和控制的信念支持，健康生活方式的养成教育。

(4) 支持渠道：专家咨询、小组就诊、讲座、病人俱乐部、热线电话、医生随访等。

2. 建立健全高血压病人病历档案，实行分级分类管理　社区医院及专业人员除参与社区健康教育外，对已经确诊的高血压病人要建立健全档案，确立高血压控制治疗目标与责任制，采取分级分类管理。高血压病人进行分期分层和确定相应的治疗目标，可以有效地控制血压水平，减少心脑血管并发症的发生。治疗中，全科医师应密切观察，详细记录治疗结果、治疗后的不良反应及药物毒副作用等，以利于根据病情调整治疗方案。

3. 采取规范管理、综合治疗、个体化治疗相结合的治疗模式　以社区为基础建立的高血压病的管理网络，从高血压病人的发现、确诊，到高血压病情程度的确定和分期、病人的教育、心理行为指导和随访、治疗方案的商讨和执行，均应实行规范化、预约式管理，以确保病人在疾病早期就享受到最及时和适当的医疗服务，从根本上提高高血压二级预防水平和高血压治疗的成本效益比。这里特别强调对病人要从第一次见面就开始管理。做好登记并预约下次复诊时间。

综合治疗包括非药物干预和药物治疗。

1）非药物干预

(1) 合理膳食：每日每人钠盐摄入量不超过 6 g，减少饱和脂肪的摄入，多吃新鲜蔬菜水果，限制乙醇的摄入量，避免高度和烈性酒，注意膳食热量平衡。

(2) 适量运动：根据病人和高危个体身体情况，选择适宜的运动形式和运动量。可以选择多种有氧运动的方式，如快步走、跑步、骑自行车、打太极拳、游泳等。

(3) 控制体重：通过合理膳食和体育锻炼，控制体重增长或降低体重 5%～10%，最好能控制体质指数在 18.5～23.9 kg/m^2 的正常范围内。

(4) 戒烟：提供戒烟方法和技能，帮助病人和高危个体树立戒烟的信心。

(5) 缓解精神压力：鼓励参加各种活动来进行自我调节和放松心情。

2）药物治疗：遵循以下原则。

(1) 强调治疗要达到目标血压。轻型高血压的药物治疗是必要和有益的。

(2) 小剂量开始，逐步增加以获得最低有效剂量。

(3) 合理联合用药，在单药治疗效果差时，采用两种或两种以上药物。

(4) 24 小时平稳降压，尽可能使用每日给药一次的长效制剂。

(5) 避免频繁换药，但病人耐受性差，或用药 4～6 周后疗效反应很差，可换药。

(6) 个体化治疗。

(7) 长期用药。

有关降压药物种类及选择参照本手册临床有关章节。

4. 定期随访，强化治疗，作好社区防治效果评价　高血压社区综合防治是对高血压病人的生命全程负责。社区医师需要有高度的事业心与强烈的责任感，要做好病人的随访、转归、加重和死亡的登记。跟踪随访与强化治疗是促进高血压防治十分必要的手段，也是做好社区高血压防治的重要环节。如对初诊疑有高血压的病人，3 天后一定要求复诊，以确定高血压病的有无。对进入高血压社区防治管理的病人，每 2～3 个月随诊一次，监测血压及各种危险因素，指导生活方式。强调达标治疗观念，至少每 3 个月检查一次高血压病人的用药情况。对治疗 3 个月后未达降压目标的，可改用另一种药或两种联合用药。对合并糖尿病、心力衰竭、肾脏损害的特殊病例，要特别考虑用药后的毒副作用。定期总结社区高血压病例治疗率、管理率、控制率、服药率，还应定期做好社区高血压病人体重指数、腰臀围比、生化指标、烟酒行为变化情况，病情危险度分层分析，病情转归、病情加重及死亡等记录。

（四）评价

对社区高血压防制的评价指标包括防治工作指标和效果指标两方面。

1. 社区高血压防治工作指标

1）高血压病人建卡情况

(1) 建档率 $=\frac{\text{社区建立高血压病人管理档案数}}{\text{社区已知的高血压病人数}}\times 100\%$

(2) 建档合格率 $=\frac{\text{社区高血压病人管理档案合格的人数}}{\text{社区已建立高血压病人管理档案的人数}}\times 100\%$

2) 高血压随访管理覆盖情况

(1) 实际管理率 $=\frac{\text{已经管理的高血压病人数}}{\text{社区发现的高血压病人总人数}}\times 100\%$

(2) 规范管理率 $=\frac{\text{严格遵照社区高血压病人管理流程管理的病人数}}{\text{社区内实际管理的高血压病人总人数}}\times 100\%$

3) 高血压病人治疗情况

(1) 治疗率 $=\frac{\text{某年在社区接受治疗的高血压病人人数}}{\text{同年社区中全部高血压病人人数}}\times 100\%$

(2) 规范治疗率 $=\frac{\text{某年社区能按医嘱接受规范治疗的高血压病人人数}}{\text{同年社区中全部高血压病人人数}}\times 100\%$

4) 双向转诊执行情况

(1) 转出率 $=\frac{\text{社区医院符合转出条件且转出的病人数}}{\text{社区医院符合转出条件的病人数}}\times 100\%$

(2) 双向转诊率 $=\frac{\text{符合转诊条件转出并已转回的病人数}}{\text{符合转诊条件的病人总数}}\times 100\%$

5) 高血压病人管理满意情况

(1) 被管理的高血压病人满意率 $=\frac{\text{被管理高血压病人中感到满意的人数}}{\text{被管理总人数}}\times 100\%$

(2) 从事社区高血压管理的社区医生满意率 $=$

$$\frac{\text{对社区高血压管理感到满意的社区医生数}}{\text{从事社区高血压管理的社区医生总数}}\times 100\%$$

(3) 行政部门满意度 $=$

$$\frac{\text{卫生等行政部门对社区高血压防治管理感到满意的被调查者人数}}{\text{卫生等行政部门中被调查的总人数}}\times 100\%$$

2. 效果指标

1) 高血压防治知识知晓情况

(1) 高血压防治知识知晓率 $=\frac{\text{社区中了解高血压防治知识的被调查人数}}{\text{社区中被调查的总人数}}\times 100\%$

(2) 卫生知识均分 $=\frac{\text{被调查者知识得分总和}}{\text{被调查人数}}$

2) 高血压病人中知道自己患高血压的病人所占的比例

(1) 高血压知晓率 $=\frac{\text{被调查者知道自己患高血压的人数}}{\text{社区中被调查的高血压病人数}}\times 100\%$

(2) 首诊测压检出率 $=\frac{\text{某年社区首诊测压检出的新高血压病人数}}{\text{同年社区首诊测压总人数}}\times 100\%$

3) 血压控制情况

(1) 血压控制优良率 $=\frac{\text{社区内血压控制优良的高血压病人数}}{\text{社区内高血压病人总数}}\times 100\%$

(2) 血压控制率 $=\frac{\text{社区内血压控制优良和尚可的高血压病人数}}{\text{社区内高血压病人总数}}\times 100\%$

4）社区人群高血压危险因素流行情况

（1）信念流行率$=\frac{\text{对某信念的人数}}{\text{被调查人数}}\times 100\%$

（2）行为流行率$=\frac{\text{有某行为的人数}}{\text{被调查人数}}\times 100\%$

（3）行为改变率$=\frac{\text{在一定期间内某行为改变人数}}{\text{在一定期间内观察人数}}\times 100\%$

5）高血压发生并发症的情况

（1）脑卒中发生率$=\frac{\text{某年社区发生脑卒中的病人数}}{\text{某年社区总人数}}\times 100\%$

（2）社区高血压病人中脑卒中发生率=

$$\frac{\text{某年社区高血压病人中发生脑卒中的病人数}}{\text{某年社区高血压病人总人数}}\times 100\%$$

（3）管理的高血压病人中脑卒中发生率=

$$\frac{\text{某年社区管理高血压病人中发生脑卒中的病人数}}{\text{某年社区管理的高血压病人总人数}}\times 100\%$$

（4）急性心肌梗死发生率$=\frac{\text{某年社区发生急性心肌梗死的病人数}}{\text{某年社区总人数}}\times 100\%$

（5）社区高血压病人中急性心肌梗死发生率=

$$\frac{\text{某年社区高血压病人中发生急性心肌梗死的病人数}}{\text{某年社区高血压病人总人数}}\times 100\%$$

（6）管理高血压病人中急性心肌梗死发生率=

$$\frac{\text{某年社区管理的高血压病人中发生急性心肌梗死的病人数}}{\text{某年社区管理的高血压病人总人数}}\times 100\%$$

二、糖尿病

糖尿病是由多种病因引起的一组代谢异常综合征。其特点是慢性高血糖，伴有胰岛素分泌绝对或相对不足和（或）功能作用障碍，导致糖类、脂肪、蛋白质代谢紊乱，造成多器官的慢性损伤、功能障碍或衰竭。近几十年来，随着生活水平的提高和人口的老龄化，糖尿病患病率呈现世界性的上升趋势，对人群总体健康的危害程度已居慢性非传染疾病的第三位。

（一）目的

1. 开展社区糖尿病规范化防治工作，规范社区卫生服务机构的糖尿病预防、诊疗服务。

2. 加强社区糖尿病的三级预防工作，提高人群健康意识，改变不健康生活方式，降低危险因素水平，促进早诊、早治，开展病人管理，控制糖尿病及其并发症的发生和发展。

（二）内容

1. 确定健康管理对象

1）发现糖尿病病人的渠道

（1）机会性筛查：社区医生在各种临床诊疗过程中，通过检测血糖在就诊者中发现或诊断糖尿病病人。一旦发现空腹血糖≥5.6 mmol/L（100 mg/dl），应建议其进行 OGTT 检测。

(2) 高危人群筛查:根据高危人群界定的条件和特点,对符合条件的对象进行血糖筛查。

(3) 健康档案:通过以往建立的人群健康档案,基线调查,或者糖尿病筛查时的血糖检测结果发现糖尿病病人。

(4) 健康体检:通过定期或不定期的从业人员健康体检、单位组织健康检查,检出糖尿病病人。

(5) 主动检测:通过健康教育,促使病人或高危人群主动检测血糖,发现糖尿病病人。

(6) 收集社区内已确诊病人的信息:利用家庭访视等机会,收集社区卫生服务机构以外医疗机构确诊的糖尿病病人。

2) 糖尿病高危人群界定条件:符合下列任一项条件者即为高危人群。

(1) 曾有轻度血糖升高(IFG 和 IGT)者。

(2) 有糖尿病家族史者(双亲或同胞患糖尿病)。

(3) 肥胖和超重者[体重指数(BMI)≥24 kg/m^2]。

(4) 妊娠糖尿病病人或曾经分娩巨大儿(出生体重≥4 kg)的妇女。

(5) 高血压病人(血压≥140/90 mmHg)和(或)心脑血管病变者。

(6) 有高密度脂蛋白胆固醇降低(≤35 mg /dl,即 0.91 mmol/L)和(或)高三酰甘油血症(≥250 mg/dl ,即 2.75 mmol/L)者。

(7) 年龄 45 岁以上,且常年不参加体力活动者。

建议对高危人群每年检测一次空腹血糖和(或)进行 OGTT。

3) 登记糖尿病病人

(1) 对象:对新确诊或各种方式发现的糖尿病病人及糖调节受损者,要进行病人信息的登记。

(2) 登记内容:对于首次确诊的糖尿病病人及首次进入社区管理的糖尿病病人,首先填写精尿病病人管理卡,筛查出来的血糖调节受损者应纳入高危人群管理。有条件的地区应该将病人信息录入计算机。糖尿病病人管理信息主要包括以下几个方面:

①基本信息:参照高血压病人管理相关部分。

②患病一般信息:糖尿病现病史、既往病史、家族史、用药情况、生活行为(饮食、运动、吸烟、饮酒)等。

③目前并发症或合并症情况:有无高血压、视网膜病变、糖尿病肾病 、糖尿病足、糖尿病神经病变、高血脂、冠心病、脑卒中等。

④最近一次检查结果:空腹血糖、餐后血糖、血压、血脂、体重指数、视网膜病变、神经病变、尿微量清蛋白等。

⑤近期治疗情况:有无饮食控制、体力活动、戒烟、限酒、口服降糖药及用量、胰岛素及用量等。

2. 糖尿病病人的随访管理

1) 原则

(1) 个体化:根据病人病情确定分类管理水平,同时考虑病人个人需求、心理及家庭等因素,制定个体化的随访计划。

(2) 综合性:干预和管理应包括非药物治疗、药物治疗、相关指标和并发症监测、健康教育、病人自我管理及其支持等综合性措施。

(3) 参与性:开发病人主动参与的意愿,提高病人主动参与的能力,为病人提供咨询等健康指导。

(4) 及时性:定期为病人进行病情、并发症和相关危险因素的评估,及时发现问题,并采取适当的干预措施。

(5) 连续性:以社区卫生服务机构常规随访、综合医院阶段性诊疗,结合病人日常自我管理,组成对糖尿病病人的连续、动态管理。

2) 随访管理内容:规范的糖尿病病人随访管理内容应包括以下几个方面:

(1) 了解与评估:了解病人病情,评估治疗情况。

(2) 非药物治疗:了解行为改变情况,调整非药物治疗方案,教会病人改变或消除行为危险因素的技能。

(3) 药物治疗:了解病人就诊和药物使用情况,评价药物治疗的效果,指导病人正确使用管理手册。对于治疗效果不佳的病人,应督促其到综合医院调整治疗方案。

(4) 监测检查指标:根据糖尿病分类管理要求,督促病人定期检查血糖、血压、糖化血红蛋白及相关并发症。发现病人出现靶器官损害可疑情况时,及时督促病人到综合医院检查。

(5) 健康教育:有针对性地进行健康教育。

(6) 病人自我管理技能指导:了解、检查病人自我管理的情况,对其进行医学指导,提供必要的知识和技能支持。

3) 随访管理要求

(1) 常规管理

管理对象:血糖水平比较稳定;无并发症或并发症稳定的病人;不愿参加强化管理的病人。

随访管理要求:对常规管理的病人,要求随访每年至少 6 次。每次随访都应了解病人的症状、体征,血糖、血压、血脂等糖尿病及其并发症的变化,以及药物治疗、非药物治疗、病人自我管理和随访等情况。

(2) 强化管理

管理对象:符合以下任一条件的病人应实行强化管理。已有早期并发症;自我管理能力差;血糖控制情况差;其他特殊情况如妊娠、围手术期、1 型糖尿病(包括成人迟发性自身免疫性糖尿病);治疗上有积极要求;相对年轻,病程短者。

随访管理要求:要求每年随访至少 12 次。内容与常规管理相同。

糖尿病病人分类管理随访具体内容与频度见表 2-10。

表 2-10 糖尿病病人分类管理随访内容与频度

内 容	常规管理	强化管理
A. 了解病人病情		
症状、体征、血糖、血压的指标及治疗随访情况	每年至少 6 次	每年至少 12 次
B. 非药物治疗		
饮食治疗	每年至少 6 次	每年至少 12 次
运动治疗		
心理治疗		

续表 2-10

内　容	常规管理	强化管理
C. 药物治疗		
合理用药指导	每2个月至少评估1次	每1个月至少评估1次
D. 健康教育和病人自我管理		
糖尿病及相关并发症防治知识和技能	每年至少6次	每年至少12次
增加病人随访管理依从性 病人自我管理知识和技能	侧重提高病人随访和治疗的依从性； 强化非药物治疗； 提高病人自我管理能力； 提高病人自我监测水平	在常规管理内容基础上，强化规范用药及并发症防治内容
E. 临床监测指标		
血糖	每2周1次	每周至少2天测量血糖，其中至少测量1次空腹血糖和1次餐后血糖；希望达到测量空腹血糖及早、中、晚三餐后血糖各1次
血压	伴发高血压的病人，每周1次；未伴发高血压的病人，每3个月至少1次	伴发高血压的病人，每周1～2次；未伴发高血压的病人每月1次
血脂	每年至少1次	每年至少1次；血脂异常者，每6个月检查1次
糖化血红蛋白	最好3个月1次，至少1年1次	每3个月1次
尿微量白蛋白	每年至少1次	每年至少1次
心电图(ECG)	每年至少1次	每年至少2次
尿常规	每年至少1次	每半年至少1次
神经病变	每年至少1次	每年至少2次
视网膜检查	每年1次	每年1～2次
足部检查	每年1次	每年2～3次
血纤维蛋白原	选择做	每年1次
血小板聚集率	选择做	每年1次
颈动脉超声检查	选择做	视心血管危险因素而定

注：1. 血糖、血压的测量包括病人自测数。

2. 表中随访内容和频度，适用于没有明显并发症的糖尿病病人；对于出现并发症或其他异常的糖尿病病人，应由临床医师视其具体病情决定检测内容和检查频度。

3. 资料来自《糖尿病防治方案(2005年)》。

（三）方法

1. 以社区为基础建立糖尿病的管理网络　由社区卫生服务机构、社区居委会共同组成社区糖尿病管理网络。利用这个网络创造健康促进，健康管理的社会支持环境。

1）对社区人群健康教育与健康促进

（1）根据社区人群特点，利用各种渠道（如健康教育画廊、专栏、黑板报、广播、录像等），有针对性地开展健康教育活动，普及社区人群的健康知识，提高对糖尿病及其危险因素的认知和健康意识。

（2）创建健康促进场所，营造健康生活方式的支持环境。

（3）对社区的不同目标人群，提供相应的健康行为指导。

2）社区高危人群健康指导与干预

（1）群体指导与干预

①通过社区宣传，相关危险因素评价等活动，提高高危人群识别自身危险因素的能力。

②通过健康教育，提高高危人群对糖尿病早期症状的认识。

③针对吸烟、肥胖、体力活动减少、不合理膳食等单个危险因素，开展有针对性的社区宣传和群体干预。

（2）个体指导与干预

①利用社区门诊、家庭访视等途径，针对高危个体，进行糖尿病患病危险的评估，并给予个体化的生活行为指导，提供健康服务。

②有条件的地方可建立高危人群信息库，并进行定期随访和管理。

3）提供病人自我管理的社区支持系统：社区卫生服务机构应该为糖尿病病人提供以下有关自我管理的支持系统。

（1）制订自我管理的有效策略：包括评价、设立目标、制订行动计划、解决问题和随访。尤其要提供培养和让病人建立糖尿病及其并发症可以预防和控制的信念支持。

（2）支持系统组成人员：包括医生、护士、有经验的病人、家庭成员、志愿者及其他人员。

（3）支持渠道：讲座、专家咨询、指导、热线电话、病人俱乐部、网络、家庭病床、医生随访等。

（4）提供支持信息：社区卫生服务机构要为病人的自我管理提供连续的支持。内容包括糖尿病防治基本知识和技能，情感支持，糖尿病及其并发症可以预防和控制的信念支持，健康生活方式的养成教育。

2. 建立健全糖尿病病人病历档案，实行分类管理　社区医院及专业人员除参与社区健康教育外，对已经确诊的糖尿病病人要建立健全档案，确立糖尿病控制治疗目标与责任制，采取分类（常规、强化）管理。对糖尿病病人进行病情、并发症和相关危险因素的评估和确定相应的治疗目标，可以有效地控制血糖、血压、血脂等相关指标水平，预防和延缓糖尿病并发症的发生。治疗中，社区医生应密切观察，详细记录治疗结果、治疗后的不良反应及药物毒副作用等，以利根据病情调整治疗方案。

3. 采取规范管理、规范化长期综合治疗和防治措施个体化的治疗模式　以社区为基础建立的糖尿病的管理网络，从糖尿病病人的发现、确诊，到糖尿病病情程度的确定、病人的教育、心理行为指导和随访、治疗方案的商讨和执行，均应实行规范化、预约式管理，以确保病人在疾病早期就享受到最及时和适当的医疗服务，从根本上提高糖尿病二级预防水平和糖尿病治疗的成本效益比。这里特别强调对病人要从第一次见面就开始管理。做好登记并预约下次复诊时间。

规范化长期综合治疗：糖尿病需要终身防治，一旦放松治疗，病情易反复和恶化。糖尿病的综合治疗包括非药物治疗、药物治疗。

1）非药物治疗

（1）糖尿病教育：对糖尿病病人及其家属要进行宣传教育。糖尿病病人不仅需要了解有关糖尿病及其并发症防治的基本知识，而且要逐步改变不健康的生活习惯（如吸烟、酗酒、摄盐过多、肥胖、体力活动太少等），通过自身行为的改变，控制危险因素和疾病的进一步发展。

（2）饮食治疗：糖尿病病人的饮食要特别强调控制总能量的摄入，脂肪的摄入和食盐的摄入。根据病人病情和个人特点制定个体化膳食处方，注意食物多样化，通过食物交换份方法合理搭配膳食。注意膳食平衡，其中脂肪能量占膳食总能量的20%～30%；碳水化合物占55%～65%；蛋白质不要多于膳食总能量的15%。主张每日粗细粮主食约为250～350 g；病人每月摄入的食用油量不超过500 g，采用少量多餐的清淡饮食，食盐不超过6 g/天。多吃绿叶蔬菜、豆类食物。

（3）运动治疗：病人合理运动有益无损，可促进血液循环、增强新陈代谢、减少脂肪堆积、降低血糖，增强体质。糖尿病病人的运动治疗强调进行经常性中等强度的体力活动；不提倡剧烈运动，注意运动安全。根据病人病情和身体状况，制定个体化的运动处方，建议采用散步、快走、太极拳、广播操、骑车、跳舞、室内活动等不剧烈的运动，每周运动时间在150分钟左右，每天20～30分钟。

（4）自我监测：包括饮食、运动治疗的监测记录，每日1次；适时进行症状、体重、血压、腰围/臀围、腹围监测，血糖（末梢血）每周监测1～2次；血脂每2～3个月监测1次；糖化血红蛋白每3个月监测1次。根据不同病情做其他检查。

2）药物治疗的原则

（1）医生要在充分考虑病人的病情、经济文化背景、糖尿病防治知识技能、治疗意愿等情况，在遵照专科医生意见的前提下，与病人一起制定个体化的治疗方案。

（2）采取综合性治疗，糖尿病病人除了控制血糖外，对同时伴有高血压、高血脂和其他并发症的病人，要同时考虑采取降压、调脂和控制并发症的措施。

（3）药物治疗要求规范用药。1型糖尿病主要是选择合适的胰岛素，同时避免低血糖。2型糖尿病的用药要参照《中国糖尿病防治指南》糖尿病治疗部分内容和《国际糖尿病联盟亚太区糖尿病指南》。

（4）安全用药，同时疗效明显。一方面要防止发生低血糖，另一方面要在安全的前提下注意血糖达标。由于老年病人发生低血糖更危险，因此60岁以上的老年病人血糖控制达到良好，即空腹血糖7.8 mmol/L(140 mg/dl)，餐后2小时血糖＜11.1 mmol/L(200 mg/dl)亦可以接受。

（5）对于新发病的2型糖尿病病人，首先建议饮食治疗和加强运动。如经过饮食、运动治疗一个月后，高血糖未得到良好控制，肥胖者首选服用二甲双胍或胰岛素增敏剂（格列酮类药物）；消瘦者可选用磺脲类或格列奈类降糖药；空腹血糖控制尚好，但餐后高血糖明显者可选用α-糖苷酶抑制剂。

（6）如单一种药物治疗后血糖控制仍不满意，可联合两种药物治疗。如联合两种或3种药物仍不能控制高血糖，可考虑联合应用口服降糖药和胰岛素治疗。

（四）评价

通过评价社区糖尿病防治工作，及时发现实施中的问题并解决，提高工作质量，以达到社区糖尿病防治预期的工作目标和效果。

评价方法和指标参见社区高血压防制的评价指标。

三、冠心病

冠状动脉粥样硬化性心脏病（简称冠心病），是由于冠状动脉功能性或器质性改变而引起的冠状动脉血流和心肌需求不平衡所导致的心肌缺血性心脏病。常见的临床类型为心绞痛和心肌梗死。自20世纪50年代以来，冠心病已成为危害人类健康的一个主要非传染性疾病。

国内外许多实例表明，通过对其危险因素的预防与控制，可取得良好的防病效果。社区卫生服务机构应将冠心病列为重点管理的疾病。目前普遍采用"全人群策略"和"高危人群策略"的双向预防策略。同时根据该病发生、发展的不同阶段实行分级预防措施。

（一）目的

1. 在人群中针对冠心病可控制的危险因素采取措施，避免和减少这些危险因素在人群中的暴露，以控制或降低该病的发病率。

2. 针对已患病的个体，采取相应措施，力争达到早发现、早诊断、早治疗。加强对病人的管理、治疗，防止病情的加重及并发症的发生。

3. 针对冠心病病人强化治疗与康复工作，提高存活率，力争使病人病而不残、残而不废，提高生命质量。

（二）内容

1. 确定健康管理对象

1）筛查高危人群的原则：冠心病筛查关键的一步是个体冠心病危险水平的估计。但由于对冠心病危险因素的种类认识不同，各指标量化困难等原因使方案之间差别较大。一般认为：

（1）20岁时应进行一次心电图检查作为一生的基线，因多种原因未作者在40岁时必须做基线心电图。如结果正常可以每隔5年做一次心电图检查。

（2）对符合下列条件之一，且年龄在40岁及以上者，应做运动心电图检查。

①长期采取静坐工作方式和生活方式者。

②长期从事剧烈体力活动者或长期处于高度紧张工作者。例如：飞行员、消防员、警察、公共汽车和卡车司机、火车司机。

③有两个以上心脑血管疾病危险因素的人，例如血清胆固醇超过20 mmol/L(240 mg/dl)、血压超过140/90 mmHg、年龄超过50岁、患有糖尿病、每天吸烟10支以上、家族中有55岁以前患心脑血管疾病者。美国弗明汉和明斯特研究所通过前瞻性队列研究，确定了预测个体冠心病危险度的9个独立变量是年龄、吸烟、心绞痛病史、心肌梗死家族史、收缩压、低密度脂蛋白胆固醇、高密度脂蛋白胆固醇、高三酰甘油、糖尿病。然后将结果分为5个危险级。有兴趣者可到 http://www.chd-taskforce.com 网页查询。

2）现患病例管理

(1) 登记对象:对确诊冠心病病人,应及时建立社区冠心病病人管理卡,有条件的地区建立冠心病病人信息计算机数据库。

(2) 登记内容:参照高血压病人登记内容。此外,详细记录冠心病病史、心功能情况、治疗情况及病人生活质量。

(3) 随访管理要求:随访管理应根据病人是否合并高血压、糖尿病等慢性病,及具有其他心脑血管疾病危险因素的情况,与合并的慢性病社区现患管理同步进行。对未合并其他慢性病者,根据病人情况,制定个体化随访管理方案,在随访管理冠心病事件的同时要监测血压、血糖、血脂动态变化和危险因素控制情况。

(三) 方法

1. 借助社区健康档案建立冠心病的管理网络 利用社区高血压和糖尿病管理网络,同时开展社区冠心病系统管理。利用这个网络创造健康促进,健康管理的社会支持环境。

1) 对社区人群健康教育:鉴于冠心病是高血压、糖尿病和高脂血症的发展与相关事件,而冠心病本身又是急性心肌梗死和心性猝死的基础性疾病特点。应加强对健康人群的干预,降低社区全人群整体危险因素水平。

(1) 有针对性地设计危险因素干预措施计划,制作适合健康群体的高血压、高血脂等健康教育材料。

(2) 通过大众媒体进行广泛的健康倡导,知识传播。

(3) 定期评估健康传播效果,及时发放健康教育资料和工具,完善健康教育手段。更好地建立起支持性环境,尤其是政府参与,政策支持,伙伴关系,社区群众资源动员。

2) 高危人群健康干预:具有冠心病危险因素者应纳入高危人群进行管理,实施健康干预。

(1) 通过社区诊断筛查(最常见是通过高血压、糖尿病和高脂血症病人管理)发现高危人群,及时进行登记。

(2) 利用健康档案和监测资料分析高危人群的危险因素,确定可干预因素,设计针对性干预方案。

(3) 通过健康教育传播健康知识,保健技能,提高高危群体的自我保护能力。

(4) 定期跟踪收集干预活动所产生的反应资料,做好阶段性过程评估,指导设计方案。

3) 提供冠心病病人自我管理的支持系统

(1) 建立社区卫生服务机构与病人本人的保健合同,为病人实施个体化治疗和保健方案。借助健康档案和保健合同的约束,保持与病人的联系,及时将药物、保健知识和保健技能送达病人。

(2) 提供支持信息:社区卫生服务机构要为病人的自我管理提供连续的支持。内容包括:冠心病防治基本知识和技能;知识更新,情感支持;冠心病及其并发症可以预防和控制的信念支持;健康生活方式的养成教育。提高依从性,动员病人加入到慢性病健康促进社区的活动以重建生活。

(3) 支持系统组成和支持渠道:参照社区高血压、糖尿病防制部分。

2. 强调三级预防并用,综合实施的现患管理 根据病人存在的危险因素:如吸烟或饮酒习惯、高血压、高血脂、肥胖、高盐或高脂肪饮食、紧张或情绪波动等,制定个体化控制危险因素的一级预防方案,例如如何戒烟、限酒、平衡膳食、适量运动、控制体重等。

控制和减少心肌梗死危险因素,延缓或逆转病程进展,防止急性冠状动脉事件发生。有专家将冠心病二级预防概括为 A、B、C 三条防线：A——阿司匹林（Aspirine），小剂量（每日 50～75 mg），长期服用，抗血小板治疗；B——β-受体阻断药（β-block），无禁忌证者可长期服用，有预防猝死效果；C——调节血脂（cholesterol lowing），包括膳食控制及药物治疗。此外，要治疗并发症，控制高血压、糖尿病等。

三级预防主要是针对冠心病进行及时强化治疗，采用药物或非药物干预，以防复发或病情加重。主要措施是：坚持用药，同时给予心理和躯体的康复措施，减少并发症与致残，提高其生活质量，延长寿命。

（四）评价

评价方法和指标参见社区高血压防制的评价指标。

四、脑卒中

脑卒中，又称卒中、中风或脑血管意外。脑卒中包括缺血性与出血性两大类。除了单一危险因素是来自严重的遗传缺陷（如多基因障碍）外，一般认为脑卒中主要是多种危险因素协同作用或相互作用所致。

与脑卒中有关的危险因素有：遗传、高血压、体重超重和肥胖、年龄（55 岁以后，每增加 10 岁危险性增加 2 倍）、性别（男性高于女性）、不良膳食习惯、缺乏体育运动、持续紧张或突发性情绪剧变、吸烟、酗酒、糖尿病、高脂血症、促凝血机制亢进、各种类型的心脏病和慢性炎症感染反应尤其是血管炎性反应等。

（一）目的

1. 通过社区干预改变危险因素，降低脑卒中发病率。

2. 针对脑卒中病人存在的危险因素，坚持进行干预，减少并发症和后遗症，防止脑卒中事件再发生。

3. 对脑卒中病人加强康复，综合治疗，预防或减轻残疾的发生，提高病人的生存质量。

（二）内容

1. 确定健康管理对象　脑卒中的发作常常没有临床预兆，给脑卒中筛查带来极大的困难。一般认为，凡是与高血压和冠心病筛查有关的危险因素和危险度评价指标均适用于脑卒中的危险度评价。为便于社区筛查脑卒中高危人群的实际操作，现根据有关的文献结合社区实践提出以下建议。

1）轻度危险：具有以下情况之一者，归于轻度危险群体。

（1）血清胆固醇在 5.2～6.2 mmol/L（200～239 mg/dl）或低于 3.6 mmol/L（140 mg/dl）血清 HDL-C≤0.9 mmol/L（35mg/dl）。

（2）血压 130～140/85～90 mmHg；

（3）前期糖尿病或糖耐量下降（OGTT）120 分钟：≥7.8 mmol/L（140 mg/dl）但≤10.0 mmol/L（180 mg/dl）。

（4）轻度眼底动脉硬化，颈动脉硬化。

（5）体重指数（BMI）25.0～29.9。

（6）口服避孕药的女性。

具有以上任一项情况，年龄≤30 岁者可以考虑 5 年后复查，但>30 岁者应隔 3 年进行周期性复查;具有以上任 2 项或以上情况,年龄≥30 岁者应每隔 1 年进行周期性复查。

2)中度危险:具有以下情况之一者,归于中度危险群体。

(1)血清胆固醇在 10.4 mmol/L(400 mg/dl)或低于 3.6 mmol/L(130 mg/dl),血清 HDL-G≤0.9 mmol/L(35 mg/dl)。

(2)血压≥140/95 mmHg。

(3)糖尿病或糖耐量下降(OGTT)120 分钟:≥8.3 mmol/L(≥150 mg/dl)但≤11.1 mmol/L(≤200 mg/dl)。

(4)中度眼底动脉硬化,颈动脉硬化。

(5)体重指数(BMI)为 30.0~39.9。

具有以上任一项情况,年龄≤30 岁者可以考虑 3 年后复查,但>30 岁者应每年进行周期性复查;具有以上 2 项或以上情况,年龄≥30 岁者应每半年进行周期性复查。

3)重度危险:具有以下情况之一者,归于重度危险群体。

(1)血清胆固醇在≥10.4 mmol/L(≥400 mg/dl)或低于 2.8 mmol/L(110 mg/dl),血清 HDL-C≤0.6 mmol/L(25 mg/dl)。

(2)血压≥160/≥104 mmHg。

(3)糖尿病或糖耐量下降(OGTT)120 分钟:≥11.1 mmol/L(200 mg/dl)。

(4)重度眼底动脉硬化,颈动脉硬化。

(5)体重指数≥40.0。

(6)曾发生过暂时性脑缺血发作(TLA)。

具有以上任一项情况,应每半年进行周期性复查。

2. 现患病例管理

(1)登记对象:通过病情监测发现脑卒中病人并及时进行登记。

(2)登记内容:参照高血压病人管理卡内容。此外,详细记录脑卒中病史、治疗情况及病人生活质量。

(3)随访管理要求:随访管理应根据病人是否合并高血压、糖尿病等慢性病,及其他心脑血管疾病危险因素的情况,与合并的慢性病社区现患管理同步进行。对未合并其他慢性病者,根据病人情况,制定个体化随访管理方案,在随访管理脑卒中事件的同时要监测血压、血糖、血脂动态变化和危险因素控制情况。

(三)方法

1. 借助社区健康档案建立脑卒中的管理网络。利用社区高血压和糖尿病管理网络,同时开展社区脑卒中系统管理。利用这个网络创造健康促进,健康管理的社会支持环境。

1)对社区健康人群保健管理

(1)通过社区诊断,建立健康群体健康档案库。

(2)有针对性地设计危险因素干预措施计划,制作适合公众群体的心脑血管疾病健康教育材料。

(3)通过大众媒体进行广泛的健康倡导,知识传播。

(4)定期评估健康传播效果,及时发展健康教育资料和工具,完善健康教育手段。更好地建立支持性环境。

2)高危人群健康干预:具有上述脑卒中危险因素但未合并其他慢性病者,以及脑卒中病人家属应确定并纳入高危人群进行管理。加强脑血管疾病危险因素的监测,主要监测血压、血糖、血脂、暂时性脑缺血发作(TLA),控制危险因素。

(1) 一旦发现高危人群,及时进行登记,利用健康档案和监测资料分析高危人群的危险因素,确定可干预因素,设计针对性干预方案,积极治疗或矫正相关情况。

(2) 通过健康教育传播健康知识、保健技能,提高高危群体的自我保护能力,尤其强调眼底检查和暂时性脑缺血发作(TLA)自报监测。

(3) 跟踪收集干预活动所产生的反应资料,做好阶段性过程评估,指导调整设计方案。

2. 对脑卒中病人实施三级预防的综合管理　社区卫生服务机构对现症病人主要提供心理支持,生活重建、预防再发脑卒中和其他相关疾病事件。对中(重)度致残的现症病人,提供功能康复和家庭生活关照,最后实行临终关怀。主要做法:

(1) 通过病情监测发现病人并及时进行登记,可以借助健康档案,计算机数据库等方式建立登记档案。

(2) 三级预防同时并用,实施综合防制。建立社区地段医务人员与病人本人的合同,为病人实施个体化治疗和保健方案。借助健康档案和保健合同的约束,保持与病人的联系,及时将药物和保健知识,保健技能送达病人。通过家访和病人定点定诊,加强对家属传授护理知识,指导家属进行非住院治疗。

(3) 指导病人知识更新,行为改变,提高依从性,动员病人通过逐步功能锻炼、学习不断提高生活自理能力,提高重建生活的信心,帮助病人在康复过程中提高生活质量。

(4) 对病人的高血压、糖尿病等危险因素进行监测和治疗,对管理效果进行评估,必要时调整原个体化治疗与保健方案,使其更加具有针对性,个体性和可行性。

(四) 评价

评价方法和指标参见社区高血压防制的评价指标。

五、恶性肿瘤

恶性肿瘤是以人体中细胞异常增殖及转移为特点的一大类疾病。其发病与有害环境因素(长期接触化学、物理或生物致癌物如烟尘、废气、电离辐射、黄曲霉毒素、病毒感染)、不健康生活方式(如低纤维素或高脂肪饮食)和生活行为(吸烟、酗酒)、不良社会心理状态(如由于工作或生活受到挫折而长期精神忧郁)及遗传易感性密切相关。随着社会经济的发展,恶性肿瘤的主要危险因素并未得到相应控制。在我国当前肝癌、胃癌及食管癌等死亡居高不下的同时,肺癌、结直肠癌及乳腺癌等又呈显著上升趋势。

(一) 目的

1. 通过社区干预改变危险因素,降低恶性肿瘤发病率。

2. 针对当地重点恶性肿瘤的三"早"(发现、诊断和治疗)措施,提高恶性肿瘤5年生存率及降低死亡率。

3. 规范姑息治疗,积极进行康复指导,延长病人的生存时间,提高生存质量。

(二) 内容

社区恶性肿瘤防制工作必须基于认真的社区诊断证据之上。严格定义社区优先肿瘤防制问题,针对不同肿瘤,对应地明确可控制的重点危险因素,科学严谨地设计筛查、干预、预防保健计划及评估方案。认真负责地组织实施,真实准确地收集过程资料,及时进行评估和对方案进行修正。

1. 防癌普查

1）无症状人群的早期筛检

（1）乳腺癌的筛检：30 岁以上妇女应推行乳房自我检查，40 岁以上妇女应每年做一次临床检查，50～59 岁妇女每 1～2 年应进行 X 线摄像或 X 线摄像与每年 1 次临床检查相结合的筛查。应注意 30 岁以后初孕、12 岁以前月经初潮、50 岁以后绝经、肥胖症、高脂膳食者、有卵巢患病史及患子宫内膜炎等高危人群。

（2）宫颈癌的筛检：一切有性生活的妇女从有性生活开始起应 1～3 年进行 1 次宫颈脱落细胞涂片检查。

（3）结肠、直肠癌的筛检：40 岁以上人群应每年进行 1 次肛门指检（仅限 7～8 cm 深度），50 岁以上人群，特别是有家族肿瘤史、家族息肉史、息肉溃疡史及结肠直肠癌病史者，应每年进行一次大便隐血试验（注意药物、食物所致假阳性及腺瘤、肠癌以外的消化道出血的干扰）；每隔 3～5 年做 1 次乙状结肠镜检查。

2）有症状人群的监测：由于约有 75％恶性肿瘤发生在人体易于查出和发现的部位，为便于及早发现肿瘤，在日常生活中，如发现常见恶性肿瘤以下先兆症状，应及早到医院进行检查和处理。

（1）身体任何部位（如乳腺、颈部或腹部）触及肿块，尤其是逐渐增大的。

（2）身体任何部位（如舌、颊、皮肤等处）没有外伤而发生的溃疡，特别是经久不愈的。

（3）不正常的出血或分泌物，如中年以上妇女出现不规则阴道流血或分泌物增多。

（4）进行性加重的吞咽困难或进食时胸骨后异物感，滞留感。

（5）久治不愈的干咳、声音嘶哑或痰中带血。

（6）原因不明的乏力或消瘦。

（7）排便习惯或大便性状改变，伴有便血。

（8）鼻塞、鼻出血、单侧头痛或伴有复视时。

（9）赘生物或黑痣的突然增大或有破溃、出血，或原来有的毛发脱落的。

（10）反复出现无痛性血尿。

2. 现患管理

1）登记对象：对确诊恶性肿瘤病人，应及时建立社区恶性肿瘤病人管理卡，有条件的地区建立恶性肿瘤病人信息计算机数据库。

2）登记内容：在社区居民健康档案一般内容的基础上，详细记录恶性肿瘤病史、家族史、治疗情况及病人生活质量等内容。

3）现患管理的综合目标

（1）预防并发感染。

（2）预防和早期发现肿瘤转移并及时处理。

（3）对病人进行早期心理护理，提高生存意识，配合治疗，防止自杀。

（4）无疼痛和临终关怀。

（三）方法

1. 借助社区健康档案建立恶性肿瘤的管理网络　利用慢性病管理网络，同时开展社区恶性肿瘤系统管理。利用这个网络创造健康促进，健康管理的社会支持环境。

1）对社区健康人群保健管理

(1) 通过社区诊断,建立健康群体健康档案库。

(2) 针对当地高发恶性肿瘤,设计危险因素干预措施计划,制作适合公众群体的恶性肿瘤健康教育材料。

(3) 通过大众媒体进行广泛的健康倡导,知识传播。

(4) 定期评估健康传播效果,及时发放健康教育资料和工具,完善健康教育手段。更好地建立支持性环境。

2) 高危人群健康干预

(1) 通过普查、筛查或周期性体检发现潜在病人,并及时登记。利用健康档案和监测资料分析高危人群的危险因素,确定可干预因素,例如职业劳保,环境污染等,针对性设计干预方案。

(2) 通过健康教育传播健康知识,提高高危群体的自我保健能力。传授保健技能和自查自检技能,主要围绕劝阻吸烟、合理营养、食品卫生、开展体育运动、环境保护等开展一系列健康干预活动。

(3) 定期跟踪收集干预活动所产生的反应资料,做好阶段性过程评估,指导调整原社区恶性肿瘤预防与控制的健康促进方案。建立支持性环境,发展相关政策。

2. 现患管理　恶性肿瘤现症病人社区中实施非住院治疗应以术后康复、综合治疗,体能支持、无痛治疗、临终关怀为主要措施。

(1) 通过"三早"筛查发现病人并及时进行登记,可以借助健康档案,计算机数据库等方式建立登记档案,不断完善癌症信息登记系统,建立统一的癌症数据库。

(2) 建立社区地段医务人员与病人本人的保健合同,为病人提供综合治疗、术后康复、临终关怀和护理保健方案。借助健康档案和保健合同的约束,保持与病人的联系,及时将治疗药物、必需的护理和保健知识,保健技能送达病人尤其是家属,尽量提高病人的医疗依从性。对管理对象周期性体检作出具体安排。

(3) 指导病人正确对待疾病,正确对待死亡,坚定病人求生的信念。动员病人加入社区的某些活动组织中去重建生活,释放病人的心理压力,争取保持愉快的精神状态,有利于疾病良性转化和自限甚至自愈或治愈。

(4) 要加强对病人的护理工作,在对肿瘤病人进行无痛治疗为主的放射、药物、免疫和滋补等综合治疗的同时,高质量的护理工作是取得成功的至关重要因素。护理重点是配合治疗的护理,尤其是手术后失能的护理;安慰病人及家属,鼓励家属支持病人生存,向家属传授有关护理的基础知识并邀请其参与护理工作;关照病人生活尤其是病人的个人卫生护理以防并发感染。全科医师要定期对管理效果进行评估,与护士一起同病人及家属讨论研究原个体化治疗与保健方案,在可行与合理的前提下适当调整,使其更加具有针对性、个体性和可行性。

(四) 评价

评价方法和指标参见社区高血压防制的评价指标。

第五章 特殊人群保健

一、社区精神卫生服务

随着工业化和现代化的进程，人们的生活和工作方式发生了很大变化，社会竞争不断加剧，导致生活中的心理应激因素增加，带来新的心理和行为问题，使精神障碍的患病率有逐年上升的趋势。精神障碍已经成为严重威胁人们健康的疾病，造成社会经济的负担加重。大量的精神障碍病人出院后也成为社区医疗服务的特殊人群。

精神卫生工作的主要内容是提高人们承受应激的能力，预防和减少各类不良心理与行为问题的发生，提高人们的心理健康水平。为了做好精神卫生工作，联合国世界卫生组织特别强调将精神卫生整合在初级卫生保健之中，发展以社区为基础的精神卫生保健和康复，这也是我国21世纪精神卫生工作的方向。

社区精神卫生服务是以社区为单元开展精神与心理疾病的预防、治疗和康复工作，目的是提高社区居民的心理健康水平，提高个体承受应激和适应社会的能力，从而减少心理和行为问题。

在社区精神卫生服务中，对于精神障碍，应当采取预防、治疗和康复相结合的“全程治疗”。大部分精神障碍是慢性疾病，并有可能导致某种程度的残疾，因此，预防和康复是社区精神卫生服务的重要环节。

（一）精神障碍的社区预防

精神障碍的社区预防已经发展成为符合我国现实特点的“三级预防”体系。

1. 一级预防　一级预防为病因学预防，通过消除或减少病因或致病因素来防止或减少精神障碍的发生，是在发病前采取的最积极、最主动的预防措施。主要内容包括：

（1）大力宣传精神健康的重要意义，普及精神卫生知识，提高人们对精神健康的自我保健意识。

（2）对社区中易患精神障碍的高危人群，因人而异采取心理干预措施，为他们提供心理宣泄的途径，以预防精神障碍的发生、降低精神障碍的发病率。

（3）培养个体的应变及适应能力，加强各生理阶段的精神卫生指导；开展各年龄阶段的精神卫生、心理咨询门诊，如家庭咨询、青春期少年心理咨询、高危儿童咨询、婚姻咨询、教育咨询等。

2. 二级预防　二级预防的服务对象为精神障碍发生前期及发病期病人，重点是早期发现、早期诊断、早期治疗。主要内容包括：

（1）深入进行社区精神障碍的宣教工作，提高社区居民对精神障碍的识别能力，改变人们对精神障碍病人的偏见，尽早发现精神障碍病人。

（2）对确认或可疑的精神障碍者，要指导其及时就诊，明确诊断，积极治疗，确认疾病完全缓解。要定期进行家庭访视，指导病人坚持治疗、合理用药，教会家庭成员观察病情，减少复发。

3. 三级预防　三级预防的服务对象为需要康复的精神残疾者，帮助病人最大限度地恢复社会功能，减少功能残疾，延缓疾病衰退的进程，提高病人的生活质量。主要内容包括：

(1) 建立精神障碍康复体系,做好社区康复的管理工作,制定出比较完善的社区医疗、护理、管理内容及相关制度。为精神障碍者提供康复必需的生活保障,提高病人的生活质量。

(2) 对精神障碍者提供多种多样的康复训练和心理治疗,让病人正确面对疾病,正确认识自己,应对各种心理社会问题。要指导慢性病病人或老年病人坚持治疗,督促病人按时按量服药,防止疾病恶化,减少残疾,使病人最大限度地恢复心理和社会功能。

(3) 建立各种工娱治疗站、作业站、娱乐站,对病人进行各种康复训练,同时进行健康教育、精神康复、疾病咨询等,使病人早日恢复家庭生活和回归社会。

(4) 对出院病人进行定期随访,指导并协助家庭成员为病人制订生活计划,努力解决病人的心理健康问题和日常生活中的实际困难。

(5) 重视心理、社会因素对疾病预后和复发的影响,关心和满足精神障碍病人的合理要求,帮助病人享受社会生活,为其提供良好的社会环境,预防疾病复发。

(二) 社区心理咨询与心理治疗

精神障碍的发生与社会心理因素密切相关,因此,在社区精神卫生服务中,应广泛开展社区心理咨询和心理治疗。

1. 心理咨询和心理治疗的概念　心理咨询主要是指咨询者根据来访者(咨询对象)的需求,针对他们存在的心理问题或困惑,给予指导、建议或帮助。心理治疗是一种以助人为目的的专业性人际互动过程,是指治疗者借助心理学的方法(语言的和非语言的)改变病人的心理状态,解决病人的情绪、认知及行为等问题的一类治疗方法。心理咨询与心理治疗有许多相似之处,二者区别主要在于对象各有侧重——心理咨询主要针对普通咨客,而心理治疗主要针对临床病人。尤其是在社区精神卫生服务实践中两者难以截然分开。

2. 心理咨询与治疗的作用

(1) 提供必要的精神支持和帮助:在每个人面临自己无法耐受和应付的危机和矛盾,悲观,焦虑时,心理工作者通过倾听、解释和指导等方法,作为他的良师益友,为其提供安慰、支持和帮助,提高和增强其承受和适应能力。

(2) 认识和改变不适应环境的认知和行为:心理工作者要帮助人们认识一些将可能影响其社会功能和生理功能的不正确的认知态度,如消极的思维方式、错误的或非理性的信念等,并改变其不良认知态度和信念,重塑自己的人格和行为,正视现实,增强对现实环境的适应能力和对挫折的耐受性。

(3) 发挥情绪调节和疏导的作用:心身疾病可以导致情绪异常,可能又反过来影响躯体健康。通过心理咨询和治疗,让社区成员倾诉心中的疑虑、烦恼和痛苦,宣泄压抑的情绪,调动积极情绪,学会转换不良心境的方法,可以缓解不适症状和解除痛苦。

(4) 恢复健康的行为方式:疾病的发生、发展与不良行为习惯和方式关系密切,不良行为方式可导致疾病、加重疾病。心理工作者在帮助来访者认识自身的不健康的行为同时,要指导他们培养良好的行为习惯和健康的生活方式,重建学习解决问题的方法和适应环境的良好行为方式。

3. 心理咨询和治疗的程序　心理咨询和心理治疗是临床心理学主要的专业手段,咨询和治疗方法各异,不下100种,但不管是何种方法,都必须按照一定的程序进行心理咨询和治疗。作为社区服务心理工作者,掌握基本的程序即可达到良好效果。

1) 初始阶段:为对来访者心理问题的探索阶段。

(1) 收集资料

①填写病史:以了解来访者的心理状态,同时使其整理自己的思路,明确自己的求治目的。病史内容包括疾病的发生、发展时间,最突出的症状,要求解决的问题,自己过去的学习、工作、生活经历,家庭成员及各成员间的关系,以及自己的兴趣、爱好等。

②进行必要的体格检查和心理测验:不论什么病人都必须了解他患了什么病,是躯体疾病、心身疾病、还是精神疾病。都要经过全面的体格检查、检验以及必要的心理测验,为心理治疗提供诊治依据。

(2) 应注意的问题

①建立良好的咨询关系:求治愿望是治疗的基础,共情是治疗进展的必要条件,良好的咨询合作关系是疗效产生的前提。融洽、信任的咨询关系有助于背景资料的收集,是心理咨询治疗成功的关键因素之一。为此,在接触时应给病人留下良好的第一印象。在治疗中医生关注、理解、同情,坦诚相待病人,倾听他们的诉说,以建立相互信任与合作的关系。

②资料的可靠性:对病史要进一步了解和核实,尤其是心理社会背景,查清问题的来龙去脉,以保证病史的正确性和更好地评估症状的严重性。

③适宜的治疗环境:心理工作者应服装整洁,表情平和。诊室的环境应认真布置,要体现出温馨、自然、典雅的格调,如灯光、色彩宜柔和,环境宜安静,相对隔音,有 3~4 个软椅或沙发,并有茶几和茶具,带有家庭的氛围,给人以恬静、舒适的感觉。心理治疗一般仅在心理工作者和来访者中进行,精神不正常者应有 1 名家属陪同。如教学与研究需要可装录音或录像装置,或单向玻璃,但一般不宜给治疗者所知。这样的环境可以创造一种有利于来访者倾吐自己的苦恼,使他有安全感、亲切感的氛围。

(3) 心理问题的判别:在心理咨询和治疗中,判别某种心理行为问题并非易事,如判断行为问题就涉及行为学理论知识,通过与来访者作详细的交谈或测验,收集来自各个方面的资料,才能作出分析和判断。这一工作的成败将影响整个治疗的效果。对问题的判断有以下内容:

①问题行为的表现:包括问题行为(problem behavior)出现的频率、程度和持续时间。例如嗜酒行为,何时开始饮酒,每天饮多少酒,饮酒时及饮酒后伴随的感觉,有无酗酒史,醉酒时有无异常行为,是否想过戒酒,戒酒后有何感觉,戒了多久,为什么又饮酒了等等。但是,有些行为反应可能因发生得很频繁,如焦虑的发作、剧烈的头痛或症状持续长久和肌肉的痉挛等等,致使病人难以准确表达,这就需要深入细致地进行分析和判断。

②问题行为的病因:通过对问题(嗜酒)行为的过去史、发展过程和变化等方面的认真询问,收集各种相关的资料,有时可以发现嗜酒行为发生、发展的某些重要的心理社会因素。例如,亲人亡故、夫妻不和、离婚或子女教育等方面的生活事件。

③问题行为的相关因素:通过深入的了解,可能会发现问题行为的各种影响或控制因素。许多环境刺激因素可增强或减轻行为症状,而这些因素在心理治疗中具重要意义。通过与病人共同回顾异常行为的发生、发展的过程,常可以发现某些与社会心理应激有关的促动因素。这样,医生不但掌握了病人治疗前的行为水平,为评估治疗效果提供参照性指标,而且还可以对病人异常行为的各种影响因素有较为深入的了解,为下一步选择治疗方案提供了客观的依据。

2) 中间阶段:为心理咨询和治疗的操作和深入阶段。通常用几天到几周时间对有关心理行为问题进行治疗前的测量和分析,通过对所掌握的材料的分析比较,找出症结之所在和关键的问题。

(1) 操作步骤

①听主诉并巩固求医动机:让来访者进一步诉说苦衷,消除其影响病情的消极情绪。同时,向来访者适当地介绍和解释心理治疗的目的、意义、方法和效果,可适当列举成功病例,以鼓舞来访者的信心。

②在进行判断问题的同时,还要注意了解病人对行为治疗的愿望,巩固其求助动机,树立对心理治疗的信心。必要时,应通过对心理治疗的目的、意义、方法及效果等进行适当的解释,促使其积极参与治疗。但是,如果来访者最终对心理治疗没有兴趣,更应加强做工作而不能放弃。

③心理诊断:在尽可能详尽地占有资料和了解来访者心理问题和人格特征的基础上,心理医生经过分析比较,找出问题的关键,做出心理诊断,制定治疗计划。

④分析与解释,提高认识:对记录的结果进行分析,寻找和证实问题行为与环境刺激因素之间的联系。功能分析时,应注意是否有引起行为反应的特定的环境刺激因素。如来访者是否总是在某一特定的场合出现焦虑反应;饮酒的量是否在与人交往时较多等等;是否存在行为的结果对问题行为本身有强化的现象,如饮酒行为是否在心情郁闷、愉快或受他人蛊惑等情况下而被增强。用一种或数种理论作指导,制定治疗计划,选择适当的谈话方法通过分析、解释、建议、训练等方式进行治疗。

⑤指导与教育:指导治疗在治疗开始前,对来访者进行有关治疗原理和目的等方面的指导,如向来访者介绍对其问题行为的分析及诊断;告知其心理行为产生的原因,并从行为学理论的角度简单说明治疗的原理;对所收集的各种相关因素进行分析,指出哪些因素与问题行为的维持和发展有密切联系,对此可用结合行为学理论作简单说明;与他们讨论心理行为因素与躯体疾病之间的因果关系,说明行为治疗的必要性;较详细地介绍将要采用的行为治疗的目的和原理;特别指出治疗的成败取决于自身反复的训练、新的行为模式的形成、不断地完成心理工作者规定的任务和掌握强化的原则等;让来访者了解一些有关自身疾病的医疗知识,然后心理工作者询问来访者,要求其自我解释、使他们学会分析自己的心理,发现人格的不足,找出患病原因。必要时,可采用提出问题要求病人解释,对来访者的叙述进行准确的重点复述,提醒来访者注意可能有关但被忽略的成分等方法。心理工作者治疗的方式应因人、因事、因地、因时而异,对意识清晰与不清晰,对精神正常与不正常者治疗的方法也不同,以使认知重组和行为重塑更有成效。

(2) 应注意的问题

①心理工作者在作出心理诊断前,必要时可辅以心理测验,根据临床资料结合心理测量结果得出结论性意见。

②选择的行为治疗方法通常是:来访者有要求治疗的动机,并具备配合治疗的能力和条件;心理工作者已在测量中发现各种相关因素,并且既往的经验证实,选择的治疗方案对这一类异常行为有效,使用的方法与来访者的具体情况相匹配。

③在治疗中,宜不断地进行交流,心理工作者注意来访者对交谈信息的反馈,允许他们提出问题并及时作出解释,以提高来访者对问题的认识。治疗中动态观察疗效,必要时及时修正治疗方案。同时,加强交流易使来访者具有参与感和参与的意识,使治疗方案得以较好地贯彻和执行。来访者则通过领悟、模仿、学习,逐渐改变认知,建立新的健康的行为。此阶段一般可采用支持性心理治疗、教育性心理治疗、重建性心理治疗等方法。

④心理工作者在掌握来访者治疗前的行为水平的基础上，详细记录各治疗阶段的来访者心理和他们对疗法的反应，作为下一阶段治疗的依据和参考。同时，在心理工作者的指导下，来访者也可以成为自己的问题行为的监督者。通过自我观察或自我监督，促进新的健康行为的建立和巩固。

3）巩固结束阶段：为心理咨询和治疗的疗效评估和巩固阶段。

（1）操作步骤

①经过一段时间的治疗后，对疗效进行分析和评价，确定是否达到了预期的目标和是否终止治疗。一般的说，产生疗效后，来访者的症状或主要症状将减轻或消除，认知、情绪和行为都有一定的改善，在双方认识一致的情况下可以终止治疗。

②进行追踪治疗，嘱咐来访者应与心理工作者经常保持联系，根据需要定期或不定期地来心理治疗室复诊。

（2）应注意的问题

①心理咨询和治疗与其他治疗一样，以最终疗效为归宿。异常行为的形成有一长期"习得"的过程，即便是取得疗效，也极易复发。人对环境的适应是无穷尽的，人格的改造也是无穷尽的，人们总是需要不断地适应与改造并不断地巩固。为此，心理工作者在对治疗的效果作适当评估后，常需制定继续训练的目标，通过保持定期复诊来实施维持期的治疗，对病人今后的生活进行适当的指导。

②巩固疗效的治疗计划可与病人共同制订，耐心解释其必要性，并要求来访者严格按计划实施，尽可能地避免症状的复发。心理工作者应鼓励来访者将所学的方法不断付诸实践，使其树立信心，相信只要针对自己人格的不足之处不断地进行锻炼、改造，改变原来的生活态度和行为方式，培养健康的人格和行为，就可以掌握自己的命运，很好地适应社会。来访者在与心理工作者的互动中理解、领悟、模仿，学习新的认识方式、建立新的行为方式，以较好地适应未来将面临的社会环境。

不同的心理学家因观点和经验体会不同，对治疗阶段的划分亦异。心理学家荣格(Jung，C. G)认为，心理治疗可简略地分为三个阶段：第一个阶段是倾诉，第二个阶段是分析解释，第三个阶段是指导教育。国内也有学者认为，心理治疗的过程可划分为接纳、体验情感、认知重组和行为重塑四个基本阶段。但万变不离其宗，一个完整的心理咨询和治疗均应包括收集资料、评价和诊断、分析和解释，促成行为改变等部分。在具体治疗中，依据心理工作者自己的经验和需要，视来访者的具体情况酌情实施。

4. 心理咨询和心理治疗的适用范围　广义地说，社区心理咨询和心理治疗适用于任何有心理问题和行为问题的来访者。狭义地讲，主要适用于以情绪为主导的心理障碍。社会的变革，科技的飞速进步，紧张的生活节奏，复杂的人际关系，使人的心理社会应激明显增多，心理活动更加复杂，人们的情绪和心身活动较以往更易发生障碍，也使心理治疗的应用范围越来越广。心理咨询和心理治疗的适用范围大致分为以下几个方面。

（1）急性情感障碍：来访者因某些原因导致情感障碍，出现心理危机。这些来访者往往急需解决问题，情绪问题较重，在对有关躯体疾病进行急性处置的同时，对引发疾病的心理危机也需要接受心理工作者的紧急处理，如给予解释、劝导、宣泄、安慰等心理的支持、暗示和进行松弛训练等，以帮助其消除对某些问题的敏感，降低心理应激反应的水平，使情绪得以缓解或控制。如妻子目睹丈夫死于车祸，自己虽未受伤，但紧张、恐惧，数分钟后两下肢瘫痪。医院经各项检查均未发现任何异常。在听完来访者的主诉后说："不必害怕，你的情绪是可以稳定的”,耐心给予精神支持、疏导和暗示。

(2) 慢性疾病病人的心理问题:社区有大量久治不愈的慢性疾病病人,长期承受疾病的痛苦,或康复无望,他们一般都存在较多的心理问题,心身交互作用,往往使疾病临床表现多样化,诊治复杂化,导致恶性循环,影响康复。对这类来访者应用认知领悟疗法、心理支持疗法和行为疗法等治疗,对改变他们的认知和行为,促进心理康复大有裨益。譬如,对高血压脑出血后遗有痉挛性瘫痪的病人,在药物治疗的同时,使用理性情绪疗法,认知领悟疗法,并辅以生物反馈疗法或音乐疗法,帮助其正确地对待面临的生活事件,并采用松弛训练稳定情绪,改善心境,松弛痉挛肌肉。这样,既预防了脑出血的复发和促进瘫痪肢体的恢复,又调节了病人的心理,形成心身的良性循环。

(3) 心身疾病:顾名思义,是指心理社会因素在躯体疾病的发生、发展和转归中起重要作用的一组疾病。“心病还需心药医”,心理工作者使用针对性的心理咨询和治疗手段,以消除致病的心理社会因素,或减轻、缓解这些心理因素所致的心理应激反应,阻断发病过程中的恶性循环,恢复心理和生理的内稳态,使心身康复。譬如,对十二指肠溃疡的来访者针对他致病的心理原因,如个性特点和行为方式,长期的精神紧张,不良情绪的作用等,采用认知领悟疗法和行为疗法,帮助其建立正确的自我观念,学会放松自己、悦纳自己,注意恰当地宣泄不良情绪,努力造就宽松的心理环境,保持愉悦的心境,促进溃疡的愈复。

(4) 精神疾病:各类神经症如焦虑性神经症、强迫性神经症、抑郁性神经症、恐怖性神经症、疑病性神经症、癔病、神经衰弱等,以及恢复期的精神分裂症、抑郁症等精神疾病,从精神疾病专科医院出院后,也是社区心理卫生服务的重点人群。他们的发病与病人病前特定的素质和人格基础有关,但社区家庭、邻居和社会歧视等心理社会因素在疾病的发生中起“触发媒介”的作用。对这些神经症和恢复期的精神分裂症病人和家属也可以进行心理咨询和心理治疗,譬如,对易接受暗示的焦虑性神经症病人,除指导病人改变对诱发其焦虑情绪的社会心理因素的认知外,可采用催眠的方法,训练其松弛,以后让他们进行自我催眠,强化松弛训练。鼓励病人参加太极拳、瑜伽等体育锻炼,使心身松弛,减缓紧张、焦虑情绪。

(5) 各类行为问题:各类行为问题,诸如儿童多动症、社交恐惧症、过食与肥胖、烟瘾、酒瘾、性功能障碍等,都可以通过心理咨询和治疗、行为训练来纠正。譬如,对以比同龄儿童有长时间持续的、明显的注意力不集中和活动过度为主要特征的儿童多动综合征病儿,可给予行为矫正疗法,当病儿行为有所好转、自我控制能力加强时,使用奖励法予以鼓励和强化,促进他克服注意力涣散与多动的不良行为,培养良好的生活习惯。必要时还要进行家庭治疗,指导其父母注意自我修养,对儿童的教养态度必须一致,防止对儿童心理产生不良影响。

(6) 社会适应不良:在社会中生活的人总是不可避免地遭受社会心理因素的挑战,部分特异质的人就可能对社会的适应困难,以至出现易激惹或退缩的心理、行为、躯体症状或心身疾病,甚至精神疾病。对此类来访者可应用理性情绪疗法,帮助改变认知;训练并增强其心理耐受能力;必要时进行社会和家庭等个别治疗,改变来访者所处的环境。

5. 心理咨询和治疗的技巧　因为心理咨询和治疗的方法和技巧直接影响心理咨询和治疗的效果,故必须予以充分重视。大量临床心理学专家通过实践,认识到心理工作者必须注意以下几个方面:

(1) 认真积极地听取来访者的倾诉,启发他谈问题、谈苦恼、谈个人经历与社会环境的关系,谈对形成困境因素的自我分析,谈他将如何摆脱困境的打算、要求咨询的目的和要求等。要以极大的耐心倾听,不要轻易解释,为来访者提供宣泄情绪的机会。尽量多地获取可供分析的信息。

(2) 归纳和分析问题，整理出最关键的问题，需答疑和指导的事情是什么，并注意两者之间的关系是否一致。整理方式应采取与来访者共同讨论、分析进行。对整理出的问题，应询问来访者的意见看其是否确切，对所做的分析和结论是否同意，以便使下一步的指导更有针对性，并使来访者信服。

(3) 有针对性地先解决关键性的问题。其他有关的次要问题留待下一步一个一个地解答。解答问题时，一定要重点突出。

(4) 解答、指导时，应照顾到对方的文化水平、性格特点以及解决问题的可能条件。建议、指导要实事求是，在现实条件下，经过努力，可以达到目的者最好。不要好高骛远，切忌脱离实际的夸夸其谈，只讲一大堆空道理不仅无益，反而有害。

(5) 建议。指导时应注意以下几个方面：纠正来访者的认知活动；良好性格的塑造；掌握应付各种困难的心理应对方式，培养适应社会环境的能力。处理措施中，还应包括必要的药物治疗和社会治疗。后两者的治疗价值也非常重要，不能因为强调了来访者自己解决问题的能力就忽视了上述治疗的重要性。心理咨询和治疗的效果怎样也决定于运用这两种治疗的功夫技巧。在社会治疗中，如能取得家庭和组织的理解、支持和帮助，则是心理咨询和治疗取得效果的最后关键。

(6) 在处理问题的实践中，如来访者面临的困难较大，应叮嘱其继续来咨询、磋商。要经常注意来访者的情绪变化，及时给予鼓励、支持，防止悲观、失望。必要时，扩大咨询对象范围，邀请家属和组织参加，共同交换意见，协商处理。

(三) 精神障碍的社区康复

精神康复是运用现有的设施和手段，尽量改善精神障碍病人的精神症状，最大限度地恢复其社会功能。精神障碍康复有三项基本原则，即功能训练、全面康复、回归社会。

精神康复包括相互联系的医院康复和社区康复两部分。对大多数精神障碍病人进行治疗的最基本场所是社区，而非医院。许多病人在疾病稳定期存在中度至重度的角色社会功能受损，需要在社区开展综合性康复和干预。

社区精神障碍的康复工作要做到“个性化、整体化、长期化”。

1. 精神障碍社区康复的目的

(1) 预防精神残疾：早期发现，及时、充分治疗。治疗后给予全面康复措施，尽量使病人达到治愈或缓解。缓解期加强巩固治疗，防止精神残疾的发生。

(2) 减轻精神残疾程度：对已经出现精神残疾的病人，应加强康复训练，以减轻其残疾程度，提高其生活自理能力，从而减轻家庭和社会负担。

(3) 提高社会适应能力：提高精神残疾者的社会适应能力，是精神康复工作过程中的重点，也是终极目标，以减少对社会的不良影响，提高病人的生活质量。

(4) 恢复劳动能力：通过各种康复训练，使病人生活和工作能力逐渐恢复，以使病人重新融入社会生活。

2. 精神障碍社区康复的工作体系

(1) 社区保健机构：基层初级医疗保健人员经过专业知识培训后，成为专职或兼职的精神科医务工作者，在社区开展精神障碍的康复工作。工作内容包括：设立专科门诊，开设家庭病床，定期随访，知识宣教，指导病人家属，制定个体化的康复方案等。

（2）工疗站和福利工场：这是专门安置无职业或暂时不能回归社会的病人的机构。接近现实的工作就业场所，病人治疗的同时从事力所能及的生产劳动，提高病人适应社会环境的能力。

（3）精神病专科医院：专科医院除了实施医院康复外，还在社区康复中发挥重要作用。可以提供咨询和会诊服务，并且承担社区精神科医生的培训工作。

（4）日间医院和夜间医院：这是一种过渡性的医院设施，即在专业治疗机构设立日间病房和夜间病房。如果病人家庭居住条件较好，即可白天在日间医院接受治疗和康复，夜间返家；对于缺乏居住条件者，白天回归社区就业，晚上就住于夜间医院接受必要的医疗和康复措施。这是帮助慢性精神障碍病人回归社会的一种形式。

（5）长期看护所：对象是那些社会功能已明显衰退的慢性精神病病人，或是那些可能对社会造成危害、病情无法得到控制的病人。

（6）群众性看护小组：由社区委员会干部、基层医务人员、邻居和家属等组成的自救性组织。职能包括：定期访视病人，指导病人家属，知识宣教，病情监护等。

（7）家庭干预：是近年来普遍受到重视的心理社会干预措施，国内多采用集体教育性家庭干预，如家庭联谊会，专业人员定期为家属讲授精神障碍知识和康复知识，家属之间可以交流心得、互相帮助，覆盖面广，可以降低病人家庭负担，减少复发。

3. 精神分裂症的社区管理

1）医疗管理：在社区医院建立精神专科门诊，定期由精神专科医师参加门诊。门诊应与假出院相结合开展工作，对社区的病人分别归类记录在案。社区公共卫生医生的工作内容为：①负责本社区中精神障碍病人康复期的维持治疗和记录，以及不愿住院的病人治疗和病情变化的记录，及时提出干预的对策。②定期进行家庭访视，指导家庭成员和病人。③对本社区的精神障碍病人记录、归档，得到完整的流行病学资料。④配备一定的社会工作者、心理学家和志愿者开展对病人的心理康复训练和社会家庭职业功能的指导培训。⑤对患病期间出现违反社会治安的病人要进行重点定期随访。⑥在社区开展精神障碍和防治的宣教工作，以便及早发现新出现的病例，得到早期诊断和治疗。

2）组织管理：精神病病人出院后的组织管理也是精神分裂症预防的重要环节，是社区管理的重要组成部分。做好出院病人的组织管理，能够调动病人的积极因素，改善家庭关系，促进病人康复，能维持社区良好秩序，有利于社区精神卫生工作的开展。

（1）坚持开放式管理，尽可能让病人出院后过正常化家庭生活，并走出家庭、走进社区。出院的病人虽然还有部分异常精神活动，但经过住院治疗恢复正常的言行和心理需要，愿意接受管理和过正常人的生活。因此通过开放性社区管理，发挥病人的特长和爱好，充分调动病人的主观能动性，组织社区内的病人学习和劳动，使病人摆脱患病后自卑困扰，促进恢复正常交往，有利于回归社会。

（2）由专职社区医务人员具体负责，定期上门指导和监督，合理安排病人的作息制度，使其养成良好的生活习惯和行为；有计划地安排室内外工娱、体育活动与学习，丰富病人的业余生活。尽可能使病人不脱离社会生活。鼓励病人关心国家大事，定期组织病人一起看书、读报、收听广播节目、收看电视新闻，组织病人集体参加适当的工娱活动，交流生活技巧和体会，使病人与社会生活保持密切联系。

（四）危机干预

1. 危机干预的定义　危机干预就是给处于危机中的个体及时的帮助，使症状得到立即缓解和持久的消失，使个体很快恢复到危机前的生理、心理和社会功能水平，并获得新的应付技能，以预防将来心理危机的发生。

危机干预(crisis intervention)先由 Lindeman 于 1944 年提出，美国学者 Caplan 在美国哈佛地区进行了大量心理卫生工作后加以发展。

目前公认的危机干预的含义是：个体处于有威胁的应激状态，当对个体生理或心理的刺激强烈到超过自身承受能力时，正常个体维持与其环境相平衡的状态会打乱，个体的心理反应将变得越来越无组织性和目的性，若不能使用惯用应对机制解决应激，就会导致紧张、焦虑、无助等情绪紊乱。这种危机不仅使个体体验到巨大的痛苦，而且还可能导致自杀、攻击等行为的出现。

2. 危机干预的过程　对处于心理危机中的个体，干预一般包括评估、制定干预目标、进行具体实施和干预终止等过程。

(1) 对处于心理危机中个体的评估：医生接触病人后应对其进行评估，包括应激事件是什么？病人是否有能力应对？应用的心理机制是什么？这些机制作用如何？病人的社会支持系统如何？是住院治疗还是门诊治疗？在这一过程中治疗者应与病人建立一种良好的关系，取得病人的信任。交谈中尽可能使病人有充分表达情感的机会，维护病人的自尊心。

(2) 制定干预目标：对病人进行全面评估后，要与病人及家属制定明确同时又是切实可行的干预措施。措施的基本要求是根据病人的需要，适合病人的原有心理素质状况，直接解决病人的痛苦。

(3) 实施和终止治疗：从应激事件相关的所有资料和信息中找出认知和行为方面的共同问题，然后寻求解决这一问题的办法，同时注意防止和克服治疗过程中出现的不良移情和认知缺陷。一旦某一目标达到，再确定下一步目标，逐步解决病人的心理危机。如果病人已基本达到了情绪平衡和危机前的功能水平，并经双方同意就可终止治疗。

3. 早期危机干预　类似于急性应激障碍，包括鼓励病人冷静地面对痛苦经历、表达相关的情绪体验和帮助病人调整情绪反应到接近正常水平，提供心理支持，处理病人的内疚感(如病人的亲人在同一事故中死亡)和病人对生和死的态度等。少量、短期应用抗焦虑药和镇静催眠有助于缓解焦虑和调整紊乱的睡眠。这些简单的早期干预方法要尽早实施，以阻断创伤性事故的心理痕迹。一般由现场的医务人员和社区公共卫生医生即可完成，不一定需要精神科专科医生的指导。

二、妇女保健

妇女保健是根据妇女各个时期的生理特点，运用医学技术，采取直接和相关的防治措施、管理方法、保障妇女的生命安全与健康的一种保健工作。

(一) 青春期保健

青春期保健分三级。一级预防包括合理的营养，培养良好的个人生活习惯，适当的体格锻炼和劳动，进行心理卫生和性知识等的教育；二级预防包括早期发现疾病和行为异常以及减少危险因素，定期对青少年的体格检查，及早筛查出健康和行为问题；三级预防包括对女青年疾病的治疗与康复。青春期保健以一级预防为重点。

1. 青春期营养　青春期是身体发育的重要时期，需要的营养物质多，应注意营养成分

的搭 配,不要挑食、偏食,保持足够热量。不要暴饮暴食,避免诱发胃肠疾病或体重过量。饮食过度会使血液过于集中于胃肠,大脑等重要器官相对缺血。也不要为了减肥而过度节食,造成营养不良,影响机体生长发育,甚至会导致头晕、贫血、月经不规则等。饮食的原则是:①高蛋白;②高碳水化合物;③多种维生素;④富含矿物质及微量元素的食品;⑤适当进食脂肪。另外,饮食中应注意营养成分的合理搭配,多样化,培养良好的饮食习惯。

足量的水分对青少年身体、成长十分必要,所以应养成多饮水的习惯,但不宜以各种饮料来替代水。

2. 体育锻炼　青春期是学习负担最重时期之一,不注意体育锻炼,体质容易受到影响。体育锻炼对身体健康成长十分重要,保持适量的运动负荷,并注意营养补充。经期应避免剧烈运动。

3. 心理卫生　心理卫生是指人们的内心与环境之间保持和谐与平衡的关系。青春期是智力发育、世界观形成和信念确定的重要时期。在这段时期中,自我意识增强,愿与同龄人结成伙伴,信任伙伴胜过家长与教师,此时若结交好伙伴,可互相鼓励、共同进步,若结交坏伙伴,不良意识也会互相影响,后果严重;好奇心、模仿性强,容易沾染不良嗜好,误入歧途;常不愿将内心活动表露。这段时期,师长们应理解青春期的心理行为特点,根据各种具体问题,强调正面教育与耐心引导,以培养她们的健康的心理,建立性格和乐观向上的情绪及适应环境、改造环境的意志。中学里应开设专门的心理卫生课程和心理咨询,使青春期少女能健康、平稳、积极地度过青春期。

4. 卫生指导　青春期易出现人体激素调节不稳定,使皮肤皮脂腺产生大量皮脂淤斑积于腺体内,加之毛囊壁角化速度快,皮肤落屑堆积毛囊口导致脂质分泌不畅形成"痤疮",容易细菌感染,反复发作造成颜面出现凹凸不平,影响容貌。此期应保持皮肤清洁。

在初潮前就应进行有关月经生理和经期卫生知识的教育,初潮后1～2年内,因卵巢未完全发育,功能尚不稳定,会出现短期停经或月经紊乱,只要不发生经量过多或引起贫血,应属于生理范围。月经还可因环境改变、情绪波动、劳动强度、寒冷刺激等因素而发生变化,如月经紊乱、闭经、痛经等。若不予以重视、及时防治,可影响健康或以后的生殖功能。经期卫生内容如下:

(1) 建立月经卡,逐月记录月经周期、经期血量和白带的变化,以便及时发现异常,及时治疗。

(2) 经期卫生:经期应加强外阴清洁,不宜盆浴、游泳,更不宜性交,以防细菌带入阴道,引起感染或由于性交刺激盆腔充血致经血增多,经期延长。月经纸应柔软、清洁、勤换。丹碧丝棉条等内装式用品不宜使用。

(3) 注意保暖,避免高温或寒冷刺激:月经期处于高、低温环境中均可导致月经不调。如月经过少、闭经、痛经、月经量过多、经期紊乱等,故要避免。

(4) 避免过劳,经期要避免重体力劳动和剧烈的体育劳动,以免盆腔充血,引起月经量过多,周期延长。

(5) 刺激性食物,经期不宜进食辛辣刺激性食物及饮酒,以保持大便通畅,减少盆腔充血。不喝咖啡、可可和浓茶,以免加重情绪波动。

(6) 经期应保持心情愉快,睡眠充足。经期的下腹轻微坠胀,腰酸、乳房胀痛、疲乏、嗜睡等,均属正常生理现象,不必为此过分紧张,应保持情绪稳定和愉快、乐观,以免加重症状。

5. 乳房保健　少女到了16岁后,乳房发育基本定型,应及时佩带乳罩。以防止乳房松弛下垂。有利于乳房的血液循环。行动时可减少因乳房摆动而产生的不适。佩带乳罩，应注意其大小适宜，合适的大小可由乳房下缘测量的胸围的大小选择。乳罩应勤换，以保持乳房的清洁。体育锻炼有利于胸部肌肉群的发育；还可在睡前或洗澡时，双手捧住乳房，进行10分钟左右的轻轻按摩，以促进乳腺的发育；睡眠的姿势应取侧卧位，不宜采取俯卧位。俯卧位睡姿会使乳房受压。

6. 性知识教育　性不仅是一种自然现象和生理现象，而且还有着广泛的社会影响。因此，性教育和性道德教育实为广大青春期少女所必需。性教育的内容包括：①男女生殖器的解剖、生理等知识；②关于生育的过程；③青春期发育表现(第一性征和第二性征的发育)；⑤性器官和性生活卫生；⑥月经紊乱和手淫、遗精问题；⑦性道德教育；⑧男女性别心理特征，男女社会角色特征；⑨性功能障碍的表现、治疗和预防；⑩避孕、计划生育和优生知识。

7. 定期体格检查　及早发现及治疗青春期少女常见疾病，如月经失调、原发性及继发性闭经等，及时发现少女的行为偏差以及处理少女妊娠、性传播疾病等。

(二) 围生期保健

围生期保健是指一次妊娠从妊娠前、妊娠期、分娩期、产褥期(哺乳期)到新生儿期，为孕母和胎婴儿的健康所进行的一系列保健措施。

1. 孕前期保健　孕前期保健又称为围婚期保健，是围绕结婚前后及准备受孕前需求的保健，为保障婚配双方及其下一代健康所进行的一系列保健服务措施。其内容包括婚前医学检查、异常情况分类指导、婚育知识宣传和婚育保健指导。围婚期保健的目的是保证健康的婚配，避免有血缘的近亲间或遗传病病人之间的不适当婚配和生育，使男女双方能科学地选定终身伴侣；在婚前能从身心两方面作好准备，有利于防止各种疾病，特别是遗传性疾病，以减少人群中遗传病蔓延；婚后生活能健康发展，为后代优生打下良好的基础；为受孕创造有利胎儿发育的环境。

1) 受孕时机的选择：我国婚姻法规定结婚年龄男方不得早于22岁，女方不得早于20岁.这是法定的最低年龄，并不是最佳年龄。据统计，新婚夫妻如不采取避孕措施，约有80%以上妇女在婚后一年内受孕。从医学和社会学观点看来，女性最佳结婚年龄为23～25岁，男性为25～27岁；最佳生育年龄一般认为女性为25～29岁，男性为25～35岁。如过早生育，女方生殖器官和骨盆往往尚未完全发育成熟，妊娠、分娩的额外负担对母婴健康均为不利，也会增加难产的机会，甚至造成一些并发症或后遗症。而且，过早承担教养子女的责任，会影响工作、学习和家庭生活的安排。但也应避免过晚生育，一般女性不要超过30岁，因为年龄过大，妊娠、分娩中发生并发症(如子宫收缩乏力、产程延长、产后出血等)的机会增多，难产率也会增高。尤其在35岁以后，卵巢功能逐渐趋向衰退，卵子中染色体畸变的机会增多，容易造成流产、死胎或畸胎。最佳年龄生育阶段是生殖力最为旺盛的阶段，精子和卵子质量较好，计划受孕容易成功，难产的机会也少，有利于下一代身体素质的提高。

2) 健康条件的准备：父母的健康是优化下一代身体素质的基础。计划受孕最好在男女双方都处于体质健壮、精神饱满的时候进行。在患病期间应尽量避免受孕。

新婚阶段，由于男女双方都比较疲乏，接触烟酒机会较多，如婚后随即受孕，常会影响孕妇的健康和胎儿的发育。一般认为最好延缓到婚后3～6个月受孕比较适当。因为经过几个月的婚后生活，新婚阶段的体力已恢复，工作和家务也安排就绪，性生活也有了规律，夫妻双方在各方面也能互相适应，如此时健康状态良好，就可以考虑计划受孕。

3）避免不利因素的影响：外界环境中的某些不良刺激往往会影响妊娠的进展、胎儿的发育，甚至会降低精子、卵子的质量。所以，在计划受孕前，应尽力排除以下几种不利因素的干扰，创造一种良好的受孕条件：①烟酒危害：烟酒对生殖细胞和胚胎发育的不良影响已被公认，所以，在婚前卫生指导中应强调在计划受孕前，夫妻双方都应避免接触烟酒。②环境因素：在工作或生活的周围环境中，某些理化因素会影响受孕的质量，如高温、放射线、噪声、振动等物理因素，以及铅、汞、镉、砷等金属，苯、甲苯、二甲苯等有机溶剂，氯化烯、苯乙烯等高分子化合物和某些农药等都有对胎儿的发育有害，应当在受孕前尽量避免接触。③生物因素：迄今已知有多种病毒能通过胎盘危害胎儿，可引起死胎、早产、胎儿宫内生长发育迟缓、智力障碍或畸形。明确有致畸作用的有风疹病毒、巨细胞病毒、单纯疱疹病毒、流感病毒等。另外，如孕妇患有弓形虫病，可造成流产、胎儿畸形或严重神经系统损害。此病终末宿主为猫，故在受孕前应停止接触猫、狗及其他家畜。不吃未煮熟的鱼、肉，接触生肉后要洗净双手和用具。④药物致畸：由于治疗疾病或避孕等需要，正在应用某些可能有害于受孕的药物，或虽已停用这些药物，但在其作用尚未消失之前均应避免受孕。⑤社会心理影响：工作学习上的紧张、经济上的拮据、家务安排上的困难，尤其是夫妻感情的矛盾、对生育意愿的分歧等社会心理因素都会影响受孕的质量。

近年来，国内外研究发现神经管畸形儿的出生，除了与遗传因素和环境不良因素（包括生物、化学、物理等因素）有关外，叶酸缺乏也是重要原因之一。经大样本研究观察证实，从孕前 1 个月起至早孕 3 个月内连续每天口服叶酸 0.4 mg，可预防神经管畸形儿的出生，其有效预防率达 78%。同时，还应在孕前开始注意改进膳食，增加叶酸的摄入量。如在计划受孕前按照以上方法补充叶酸，不失为一项简便易行、花费不多的优生措施。

4）计划受孕的方法：夫妻双方了解了受孕原理，选择好了受孕时机，又为计划受孕准备了各方面的有利条件，还要掌握一些科学的受孕方法和技术。

自然计划生育法是根据妇女生殖系统正常的周期性生理变化，采用日程推算、基础体温测量和（或）宫颈黏液观察等方法，自我掌握排卵规律，鉴别“易孕阶段”和“不易受孕阶段”，通过择日性交，从而达到计划受孕或计划避孕的目的。其基本原理为：卵子排出后一般只能存活 12～24 小时，精子在女性生殖道内只能生存 1～3 天（最多为 5 天）。因此，一般来说，从排卵前 3 天至排卵后 1 天最易受孕，即称为“易孕阶段”。选择“易孕阶段”性交才有可能使计划受孕成功。常用方法有 3 种：

（1）日程推算法：大部分妇女排卵发生于下次月经来潮前 12～16 天（平均 14 天）。日程推算法是根据以往 12 个月以上的月经周期记录，推算出月经周期中的“易孕期”和“不易受孕期”。

例如，以往最短周期天数－19＝排卵前“不易受孕期”的末一天，次日即为“易孕期”的第一天。以往最长周期天数－10＝排卵后“易孕期”的末一天。这样，就可以算出“易孕期”的具体日期。但单独使用日程推算法并不十分可靠，因为排卵期可受环境、情绪、患病或某些药物等因素的影响而发生变化，而且月经周期过长、过短或不规则者不适宜用此法。

（2）基础体温测量法：正常妇女基础体温在月经周期呈周期性变化，一般排卵发生在基础体温上升前一天或由低向高上升的过程中。在温度处于升高水平的 3 天内为“易孕期”，从第 4 天起直至下次月经来潮前即为“不易受孕期”。体温升高幅度一般应为 0.3～0.5℃，若上升呈阶梯式，则必须连续 3 天都高于上升前 6 天的平均体温 0.2℃以上。基础体温的升高提示排卵已经发生，但这种方法不能预测排卵。

(3) 宫颈黏液观察法：妇女宫颈黏液的性状会随着月经周期中不同阶段性激素的水平有所变化。当雌激素水平较低的月经期前后，黏液常稠厚而量少，甚至毫无黏液，阴部感觉干燥。接近月经周期的中期，当雌激素水平逐步升高时，黏液会随之增多，并越来越薄，越接近排卵期，越变得清澈透亮，状似蛋清，且富于弹性，拉丝度高，阴部滑润感最明显。在出现这种黏液的最后一天称为“高峰日”。其前后 48 小时之间会发生排卵(“高峰日”大多相当于排卵日或排卵前一天)。这种排卵期的宫颈黏液对受孕颇为有利，能对精子起到保护、营养、增强活力等作用。这种排卵期的宫颈黏液对受孕颇为有利，能对精子起到保护、营养、增强活力、引导穿透等作用。出现阴部湿润感的阶段可认为是易孕期。本法系训练妇女凭自身阴部的湿润度，自行观察黏液性状变化，从而掌握本人的排卵规律。选择排卵前的“湿润期”至“高峰日”后 3 天内性交有利于受孕的成功。

以上 3 种方法都具有安全、简便、经济、有效的优点，但必须在夫妻双方密切配合下才能增加成功机会。这 3 种方法各具特点。日程推算法可用来计算出排卵前的“易孕期”，基础体温法可测算排卵后的“不易受孕期”，宫颈黏液观察法则能预测排卵的发生，并有助于确定排卵已经过去。如将 3 种方法结合起来应用，就能扬长避短，收效更大。

4) 新婚期性保健

(1) 顺利渡过首次性生活：新婚之夜，女子往往处于紧张、恐惧、羞涩而又疑虑的复杂心理状态。如果男方只图自己性的满足，不注意方式方法，急躁粗暴地鲁莽从事，不仅会给女方精神上造成不良刺激，躯体上也会造成损伤，使其对性交产生惧怕和厌恶，甚至导致心理上的性功能障碍。要使初次性交能顺利完成，男方应对自己的性冲动稍加克制，要有步骤地采用温柔、爱抚的方式去消除女方的胆怯心理，随后才能激发其性欲而取得配合。女方应主动配合。首先须解除精神紧张，保持肌肉放松，采取两腿展开的姿势，使阴道口得以充分扩展，便于阴茎插入，也有利于减轻疼痛、减少损伤。如女方处女膜比较坚韧或肥厚，处女膜孔较紧或阴道狭小，阴茎插入时可能阻力较大，则可采取分次插入、逐步扩张的方式。大部分新婚夫妇能在数天内获得成功。如经以上方法仍不能解除障碍者，应进行检查、咨询。

(2) 科学地认识处女膜问题：按照传统习俗，处女膜的完整历来被认作是判定女子贞操的标志。有些女子在初次性交中因丈夫未发现血迹而被误断为不是处女。有的夫妻为了处女膜的疑云长期存在着感情的阴影，甚至造成家庭悲剧。所以，在婚前卫生指导中应宣传处女膜的问题，要以科学的态度来对待。医学实践证明，处女膜因人而异，处女膜孔有松有紧，在性交时会出现不同的反应。富于弹性而松软的处女膜在性交动作比较轻柔的情况下，可以不发生裂伤出血，甚至有多次性交后仍能保持完整状态者。有的女子确属处女，但其处女膜曾因外伤，在初次性交时不再出血。

通常在初次性交中，处女膜会发生轻度擦伤和点滴出血，但偶然也会出血较多。如女方感到裂伤后局部灼痛，应暂停数天性交，以利创口自然愈合。如发生多量出血，应立即去医院就诊，给予止血。

(3) 注意预防蜜月性膀胱炎：新婚期间男女双方对性器官的解剖生理还不大熟悉，如对性卫生不够重视，盲目触摸、频繁摩擦，会增加尿道口的污染，再加上新婚期间比较劳累，体力消耗大，抵抗力必然有所减弱，引起感染的机会则更多。蜜月性膀胱炎是新婚阶段的常见病，一旦受染，常容易反复发作，应注意预防。

(4) 建立和谐的性生活

①爱情基础的巩固和发展:爱情是两性间性吸引的动力、性生活和谐的先决条件。但是夫妻间可因年龄、体质、性格、职业、文化水平、思想意识等方面的差异而在性意识、性观念上有所不同,会影响性生活和谐的建立。合乎道德原则、互相尊重、互相体谅、互相配合的两性关系可以弥补彼此间的差距而取得性生活的和谐。然而,性爱只是爱情的一部分,夫妻间除了性生活以外,还有更多的生活情趣和内容,包括工作上的志同道合,学习上互相促进,业余爱好方面的兴趣相投以及合理地分担家务,有计划地安排生育和教育下一代等,都有利于爱情的保持和发展,在性生活中才有可能达到生理和心理的高度交融。

②必要的健康条件和精神状态:性交不仅是一个由神经系统支配,内分泌调节、性器官的复杂生理活动,还包括循环、呼吸作用的加强、肌肉运动的频率、热能消耗的增多等全身反应,是需要相当的体力和饱满的情绪才能胜任的。如在健康条件欠佳、精神状态不振的情况下进行性交,性功能的发挥必然会受到影响,性生活就难以和谐。

③性生活良好氛围的创造:人的性意识的性反应受高级神经中枢所控制,社会心理因素的干扰会影响性功能的发挥。创造一个性生活的良好氛围即保持周围环境的安静、隐蔽、温馨、舒适,使人思想放松、心情舒畅,会有利于性生活的和谐。忧虑、委屈、恐惧、不安等心理压力会破坏性生活的气氛,甚至造成性功能障碍。

④养成良好的性卫生习惯:经常保持外阴部的清洁卫生,不论男女,除定期洗澡外,还要经常注意外阴部的卫生,每次性生活前后应当清洗干净。男子的包皮垢有利于病原体的生长繁殖,如不经常清除,不仅会引起自身感染,而且通过性交还会传给女方。女性由于外阴部的解剖特点,如阴唇和阴蒂间皱褶较多,分泌物常易存积,阴道口又邻近尿道口和肛门,更易相互污染,所以保持外阴部的清洁尤为重要。

孕前期保健要点:①健康教育:了解妊娠生理及受孕时期、条件及不利因素;②积极治疗原有的急、慢性疾病,为宝宝到来创造健康良好的环境;③积极做好孕前医学咨询。

2. 孕早期保健　停经12周末以前称为早期妊娠,即孕早期。孕育一个健康聪明的后代,必须从受孕早期开始保健,避免一切有害胚胎的环境因素,创造一切良好环境,促进胎儿发育。胎儿的健康发育直接与母体的先天因素及在孕期的抚育环境、营养及感染等诸多因素有关。

(1) 胎儿畸形的防范:引起胎儿畸形的病因比较复杂,遗传因素(包括染色体异常和基因异常)占出生缺陷的25%,环境因素(包括物理因素、生物因素、母体代谢失调、物理和化学物质等)占出生缺陷的10%,遗传因素与环境因素相互作用下引致畸形的占65%。遗传因素是人力无法改变的,而环境因素则主要是人为因素,其中包括感染、环境污染、药物摄取等诸多因素,这些是可以尽量避免的。

妊娠3~8周(胚期)是胚胎主要器官、系统基本形成期,对环境物质的作用最为敏感,最容易受致畸物质的作用而产生畸胎。妊娠早期即停经3个月内,是胚胎组织、器官分化期,也正是孕妇早孕反应剧烈期,孕妇恶心、呕吐、不思饮食,不能供足胚胎所需营养,亦是胚胎健康发育的不利因素。孕妇营养不良、维生素摄入不足是致胎儿发育畸形的重要原因之一。

(2) 营养指导:营养不良不但可以使胚芽发育延迟,还可影响细胞分化数量及质量,影响器宫功能,甚至出生后患成人胎源性疾病,所以,孕妇要做到饮食结构搭配合理。

孕妇每日蛋白质的摄入量与孕前相差无机但必须保障全面及量的充足。每日至少需要摄取脂肪 50～60 g 才可满足需要。

碳水化合物是提供热量的主要来源，谷类食物中碳水化合物占 75%左右。碳水化合物消化吸收后提供热量，可替代蛋白质，还可提供纤维素，促进肠蠕动。

各种维生素对维持胎儿正常生理功能和生长发育、促进新陈代谢有很重要的作用。维生素 A 及 D 主要来源于动物内脏及奶、蛋、鱼类食品。人体在阳光照射下可合成维生素 D。B 族维生素中，维生素 B_1 可从谷物中得到，维生素 B_2 从肝、肾、蛋、花生、芝麻、蔬菜中得到补充。维生素 C 的主要来源是新鲜水果和蔬菜。

钙、磷是造骨成齿的主要原料。铁是血红蛋白的重要成分。锌、碘等微量元素在生长发育中是不可缺少的。一般每日钙供给 1～1.2 g，铁 12～20 mg，锌 15 mg，碘 120～160 mg。牛奶、鱼、虾、排骨中含钙多，动物性食品中铁的吸收率高于植物性食品，海带、紫菜等海产品中含碘丰富，动物性食品如羊、牛、猪、鱼肉等含锌较多。

孕早期孕妇各种营养物质的补充不可忽视，合理的膳食结构更应重视。一日三餐热量分布为早餐占 25%～30%，午餐占 5%～40%，晚餐占 30%～35%为宜。食物中优质蛋白质不少于 1/3。除鸡、鱼、肉、蛋外，豆制品是廉价物美的优质蛋白，应鼓励食用。要注意摄入恰当的碳水化合物，以便满足胚胎生长对热能的需要。

孕早期保健要点：①确诊早孕，建立早孕保健卡；②测量基础血压和体重；③询问有无遗传病家族史；③了解有无接触过有害的化学制剂及长期放射线接触史；④进行高危妊娠的初筛，了解有无高血压、心脏病、糖尿病、肝肾疾病等病史，以及有无不良孕产史；⑤保持室内空气清新，避免接触空气污浊环境，避免病毒感染，戒烟酒；⑥如患病用药要遵医嘱，以防药物致畸；⑦注意营养，提供足够热量、蛋白质，多吃蔬菜水果，避免精神刺激，保持心情舒畅；⑧生活起居要有规律，保证睡眠时间。每天有适当活动，但应避免疲劳。

3. 孕中期保健　停经 13～27 周末为中期妊娠，即孕中期。此阶段内胚胎的组织、器官已分化完成，进入组织器官细胞的功能发育阶段，每个组织细胞功能完善且胎儿已成雏形，体重增长比早孕时要快，营养的需求亦明显增加，孕母的妊娠反应明显减轻。

孕中期是胎儿脑细胞、神经细胞、骨骼生长的重要时期，孕妇在此期的营养状况，会在很大程度上影响到胎儿的健康。优生的基础离不开合理的膳食营养，合理适度的营养不仅让孕妇顺利度过孕期，还能使宝宝健康、聪明。胎儿大脑的发育开始于妊娠的 10～18 周，至出生后 2 周岁得以完成。此过程包括脑细胞的增殖和脑细胞的增长肥大。当营养不良发生在脑细胞的增殖期，会造成脑细胞数目永久性的减少，导致智力发育迟缓，脑功能异常；当营养不良发生在脑细胞的增长肥大期，则妨碍脑细胞体积增大和髓鞘形成。改善营养后，脑功能可能恢复。

孕中期保健要点：①注意加强营养，适当补充铁剂、钙剂；②定期监测胎儿生长发育的各项指标（如宫高、腹围、体重、胎儿双顶径等）；③进行胎儿开放型神经管畸形和唐氏综合征的遗传筛查，对疑有畸形或遗传病及高龄孕妇的胎儿要进一步做产前诊断；④预防妊娠并发症如妊娠期高血压疾病等，预防及治疗生殖道感染；⑤做好高危妊娠的各项筛查工作。

4. 孕晚期保健　孕 28 周至分娩前（40±2 周）称为妊娠晚期。在此阶段内胎儿发育较快，每个器官的组织细胞亦开始功能发育，胎儿体重每天以 20 g 速度增长，故孕母对营养的要求增加。胎儿的生长发育对孕母来讲其负担亦日益加重，易给孕母带来疾病，有许多孕妇体内各器官功能不能代偿时即会出现病理症状，如血压升高、心悸胸闷、气喘、头晕等。

孕晚期保健要点:①补充营养时应注意热量、蛋白质、维生素、微量元素、矿物质等既要增加又要平衡;②定期检测胎儿生长发育的各项指标;③注意防治妊娠期高血压疾病、胎位异常、胎膜早破、早产、产前出血等妊娠并发症;④监测胎盘功能,及早发现并及时纠正胎儿宫内缺氧;⑤做好分娩前的心理准备,举办孕妇学校,让孕妇及家属了解妊娠生理、心理变化及身心保健内容及方法;⑥做好乳房准备,以利于产后哺乳。

5. 孕中晚期常见妊娠性疾病与健康促进

(1) 妊娠高血压疾病:妊娠高血压疾病是怀孕中晚期常见的疾病。它无论对孕妇还是胎儿都会造成很大影响,导致一些不良结局,必须高度重视。如果在怀孕20周后,孕妇出现高血压、水肿和蛋白尿这三大症状,很可能是患了妊娠高血压疾病,也称为妊高征。这三大症状可同时存在,也可只出现一个或两个。如果病情未能控制,有可能进一步发展成先兆子痫,出现头晕、眼花、胸闷、恶心、呕吐等症状。如出现全身抽搐和昏迷时,已经发展为危及生命的子痫了。很多因素如寒冷季节气温变化,精神高度紧张,过度疲劳,合并高血压、糖尿病等内科疾病等都可诱发妊高征。

①定时做产前检查:是及早发现妊高征的最好方法。每一次检查医生都会测量血压、验尿及称体重,并检查腿部水肿现象。这些均是判别妊高征的最重要指标,如有异常,医生会及早采取对症治疗,使病情得到控制,不至于发展得很严重。②合理安排饮食:妊高征与营养因素密切相关,动物脂肪、热能摄入太多,蛋白质、各种维生素、矿物质和微量元素摄入不足,都会诱发或加重妊高征。因此,正确指导孕妇合理安排饮食,对预防和控制妊高征的发生发展非常关键。饮食上要低盐、低糖、低脂肪、高蛋白质,多吃蔬菜和水果并保证钙的摄入量。③生活规律:从7个孕月起不做过重、过于激烈的工作和运动,减少家务劳动;身体疲乏时马上休息,每天保证睡眠至少在8个小时以上,包括中午休息半小时到1小时。④心态要平稳,情绪不大起大落,感到不适赶快去看医生。⑤坚持做适量运动:经常散步、游泳或森林浴,增强抵抗力。⑥控制体重:身体过胖容易引起妊高征。在28孕周后一般每周体重增加应控制在500 g以内。

(2) 妊娠期合并心脏病:妊娠期合并心脏病是高危妊娠之一,发病率为1%～4%。在我国孕产妇死因顺位中,妊娠合并心脏病高居第2位。怀孕后,心脏血管生理变化往往会造成心脏额外的负担,另外,生产过程中的阵痛、用力、体能消耗等都会增加心脏负荷,如果心脏原来就不健康的孕妇,此时往往会出现心脏超负荷现象,可能危及孕妇和胎儿的生命。患有心脏病的孕妇,其怀孕的结果与心脏功能分级有密切关系。医学上常常使用"纽约心脏病协会"的标准来对心脏功能进行分级。第一级:没有心脏病症状,活动不受限制,平常活动无不适。第二级:身体活动稍受限制,休息时并无不适,不过进行平常的活动即会出现疲倦、心悸、心绞痛或呼吸困难等症状。第三级:身体活动受限制,休息时并无不适,但在轻微活动后即有疲倦、心悸、心绞痛和呼吸困难等症状。第四级:任何活动都会不适,即使休息时也有心脏病症状,活动后加剧。心功能1～2级可以允许妊娠,但易发生早产、流产、死胎,孕期及分娩期需母胎监护;心功能三级以上或有肺动脉高压症、发绀型先天性心脏病、严重心律失常、活动性风湿热者均不允许妊娠。

健康促进要求:①患有心脏病的孕妇最好多休息,建议每晚至少睡10个小时,每餐饭后躺下休息半小时。可以做轻松家事和散步,不可做粗重工作或剧烈运动。②避免高热量食物,并且必须控制体重增长(最好控制在11 kg以内)。③避免高盐饮食,避免体内水分积存过多。④注意铁和钙的摄入。避免贫血,因贫血会增加心脏负荷而造成心力衰竭。同时希望孕妇及家人学会自我保健，自我监测心率，若半夜孕妇自感胸闷需起床，心率≥110次/分，呼吸≥20次/分，出现轻微呛咳等症状时，应找医生咨询给予纠正，防止早期心力衰竭的发生。

(3) 妊娠期贫血：贫血是妊娠期最常见的一种并发症，因为妊娠期胎儿及胎盘发育使血容量增加，但血浆增加多于血细胞增加，血液呈稀释状态，引起"生理性贫血"。如果孕妇饮食不当、挑食、营养不良或有潜在性血液病等，就可促使其发病。当孕妇血色素低于100 g/L时，即为妊娠期贫血。妊娠期贫血易导致妊娠期高血压、心功能不全，分娩风险亦增加，对胎儿会阻碍其生长发育，尤其是脑发育，甚至危及胎儿生命，引起胎儿宫内窘迫、早产或死胎。

健康促进要求：①在孕期应常查血色素，如早孕期、孕28周、孕36周各查一次等；②调整孕期营养，多吃含铁的各种蔬菜、动物肝脏及蛋黄类。③孕中期后可以补充含铁药物，若贫血仍严重者，应去血液科排除疾病。分娩期必须住院才可安度顺产。

(4) 妊娠期合并糖尿病：妊娠期合并糖尿病包括妊娠前已有糖尿病或妊娠后首次发生发现的糖尿病。糖尿病对孕妇来讲容易并发妊高征、肾病、感染、产后出血、羊水过多、巨大儿等，增加难产和手术机会；糖尿病对胎儿和新生儿来讲可导致胎儿发育受限、胎儿畸形、新生儿呼吸窘迫综合征和新生儿低血糖，使死胎和新生儿死亡率增高，同时胎儿成年后易患代谢综合征等。对妊娠糖尿病可以通过葡萄糖筛查和葡萄糖耐量试验确诊。

健康促进要求：为保证母胎必需的营养，维持血糖在正常范围，预防酮症酸中毒，首先必须控制孕妇的饮食，使餐后2小时血糖控制在8 mmol/L以下并且没有饥饿感。当饮食控制不能使血糖在正常范围者，应遵医嘱加用降糖药。在孕期对母胎监护：①孕母血糖监测：孕早期应查糖化血红蛋白，如≥8.5 mg/L应终止妊娠。从孕10周起，每1～2周复查1次，根据结果随时调整食谱及用药量。②胎儿监测：应在孕16～20周、24～28周进行两次B超检查，排除异常，孕35周起应每周查胎儿宫内状态，发现异常及时终止妊娠。

(5) 妊娠期肝病：妊娠期肝病系指妊娠期孕妇感染5类肝炎病毒中的一类而致妊娠期肝炎，或由于妊娠期肝脏负荷增加而致肝酶升高或肝脏合成功能受损所表现出的临床症状。后者常于分娩后症状缓解。但是两者均对母胎威胁较大，严重时可以危及生命。孕期病毒对肝脏功能损伤加重，孕早期妊娠反应加重，孕中晚期易并发妊娠高血压，分娩期因凝血因子合成减少并发产后出血、弥散性血管凝血、消化道出血、感染等，甚至导致肝性脑病或肝肾综合征危及生命安全。对胎儿来讲，孕早期肝炎病毒可致胚胎畸形，孕中晚期因总蛋白量低下致胎儿发育不佳，严重者可使胎死宫内及新生儿死亡，或引起先天性慢性肝炎携带、肝硬化、原发性肝癌等疾病。孕期可以通过查肝功能和肝炎病毒抗原抗体诊断。若孕早期发现乙型肝炎表面抗原、e抗原、核心抗体均阳性，并且谷丙转氨酶≥100 U，则应酌情终止妊娠。孕中晚期应定期监测血清肝酶及总蛋白，若异常，立即请医师诊治。

健康促进要求：①加强营养，高蛋白、高碳水化合物、高维生素、低脂、低糖、低盐饮食，但精蛋白不可过量，每天40～60 g为宜。②劳逸结合，应避免过多的夜生活，每天保证睡眠6～8小时。③孕期避免损伤肝功能的药物的应用，如氯丙嗪、红霉素、利福平等。

妊娠期肝内胆汁淤积症的防治：孕妇在孕中晚期出现角膜黄染、皮肤瘙痒等症状(瘙痒以腹部和手心为主)应找医师诊治。这是由于肝内胆红素代谢障碍，总胆红素及间接胆红素升高所致。本病可以降低胎盘功能及引起胎儿猝死。当甘胆酸超过正常人的10倍时，应住院监测胎盘功能及胎儿宫内状态。

(6) 胎儿宫内发育迟缓:胎儿宫内发育迟缓是指孕37周后胎儿出生体重小于2 500 g,或低于同孕龄儿平均体重的两个标准差,或低于同孕龄儿正常体重的第10百分位数。患儿不仅死亡率为正常儿的4~6倍,而且还会影响儿童期及青春期的体能和智能发育。测量宫底高度、腹围、体重等指标,推测胎儿大小。若连续三周宫底高度不增,则提示胎儿发育受限。再进行B超检查监测胎儿体表特征,胎头双顶径、胸围、腹围、肢体长度等,测得数值与正常儿的平均值比较。可以应用用妊娠图来监测胎儿在孕期中的发育。

健康促进要求:①定期测量宫高、腹围、体重,用妊娠图进行孕期监护,可疑者做进一步检查。②从孕早期开始就应注意营养,均衡饮食,减少疾病,避免接触有毒有害物,禁烟酒。③发现胎儿发育迟缓应找医师接受保健知识,必要时应住院治疗。

(7) 胎膜早破:胎膜早破是妊娠晚期较为常见的异常现象,对孕妇和胎儿危害较大。胎膜早破即是在临产前胎膜破裂。其病因复杂,一般由于生殖道炎症或宫颈口松弛及其他因素引起。在正常情况下,破膜是在宫口开达3 cm后。胎膜早破时,脐带会顺着羊水外流。脐带是母体向胎儿输送营养物质和氧气的通道,脐带脱垂后,脐带受压,从母体来的血液和氧气不能顺利进入胎儿体内,使胎儿缺氧而发生宫内窒息,甚至迅速死亡。胎膜早破还容易引起感染、诱致早产等,可危及母、胎生命。

健康促进要求:①加强孕期卫生,积极治疗生殖道炎症。②节制性生活,避免突然腹压增加。③营养中应注意补充足量的维生素、钙、锌、铜等。④一旦见阴道流水(即乳白色透明液体)自控不住者,应立即躺下,适当地抬高臀部,立即送医院,以防脐带及肢体外露。

6. 产时保健　产时保健内容包括:①严格执行无菌操作规程,预防产褥感染及新生儿破伤风等感染;② 注意产妇情绪,给予安慰和鼓励,密切观察宫缩,定时了解宫颈口扩张和胎先露部下降情况,及时识别头位难产;③预防产伤,及时发现和正确处理各种难产 ;④及时纠正宫缩乏力,及时娩出胎盘,以防出血 ;⑤预防窒息,及时处理胎儿呼吸窘迫,接产时做好新生儿抢救工作;⑥加强对高危妊娠的产时监护和产程处理。

产时保健的其他相关内容:

1) 分娩先兆的识别:首先是“子宫底下降”。一般在分娩前2~3周,因胎头入盆,会感觉上腹部轻松了一些,呼吸和胃口也明显好转,但胎头压迫膀胱,使得小便次数增多,走路也不太舒服。这是胎头下降的原因。其次是出现“假宫缩”。正式临产前1~2周,可有不规则子宫收缩,通常感觉是宫体发硬并伴有轻微腹痛,常在夜间出现而白天消失,每次间隔时间可长可短,每次持续时间不长于30秒钟,有的孕妇还可感到轻微腰酸,与月经痛感觉相似,触摸腹部感觉肚皮紧紧的,甚至肚子硬硬的。由于“假宫缩”疼痛的强度不够,宫口不会扩张。但当子宫收缩强度越来越明显,不管卧着、睡着和坐着都是同样发生的,并且阵痛间隔也开始变得规则,不超过5分钟就有一次阵痛,这种情况表示分娩时刻快到了。第三是“见红”。正式临产前24~48小时出现少量血性黏液并伴有咖啡色、粉红色或鲜红色的血从阴道内流出,称为见红。正式临产前发生胎膜破裂,羊水自阴道流出,孕妇感觉无法控制它的流出,也是正常的产兆之一。

2) 产程是个生理现象:产程系指孕妇出现规则宫缩(每十分钟出现2~3次中等强度可使宫颈管消失和宫口开大的宫缩)至胎儿及附属物全部被迫出母体外的全过程。产程分为三个阶段。第一产程从规则阵痛开始到宫口开全,初产妇平均需11~12小时,经产妇平均6~8小时。当子宫收缩强度越来越明显,不管卧着、睡着和坐着都是同样发生,并且阵痛间隔也开始变得规则，不超过5分钟就有一次阵痛，则表示分娩已来临！在第一产程初期，若体力允许可以散步，在待产室自由走动，累了就休息。如果阵痛越来越厉害，说明宫缩很强，产程就会快了。第二产程又称胎儿娩出期，从宫口开全到胎儿娩出，初产妇平均需1～2小时，不应该超过2小时。经产妇通常数分钟完成，也有长达1小时，不应该超过1小时。这期间，阵痛往往较前缓解。此时应指导产妇正确使劲，像解大便一样往下用力，促进胎儿的娩出。第三产程又称胎盘娩出期，从胎儿娩出后到胎盘娩出，需要5～15分钟的时间，不应该超过30分钟。这个时候在医生的帮助下产妇只要稍稍用力就可完成。

3）精心安排临产前的饮食：分娩是一个极消耗体力和能量的过程，产妇必须有足够的能量供给，才能有良好的子宫收缩力。临产前，如孕妇进食少，则能量供应不足，可造成子宫收缩无力，产程延长，胎儿宫内窘迫，新生儿窒息，即使经产钳、胎头吸引或剖腹产等手术助产，母亲也可能因极度的疲劳造成产后子宫无力收缩，发生产后大出血。所以，临产时要鼓励产妇吃饱喝足，这对分娩能否顺利进展有着至关重要的意义。

临产前孕妇饮食以富含糖分、蛋白质、维生素、易消化食物为好。根据产妇自己的爱好，可选择面汤、稀饭、蛋糕、肉粥、藕粉、牛奶、果汁、苹果、香蕉以及巧克力等多样食品。每日进食4～5次，少吃多餐。注意既不可过于饥渴，也不能暴饮暴食。产妇每顿吃1～2个鸡蛋足够，可再配些其他营养品。临产期间，由于宫缩的干扰及睡眠的不足，产妇胃肠道分泌消化液的能力降低，蠕动功能也减弱，吃进的食物从胃排到肠里的时间（胃排空时间）也由平时的4小时增加至6小时左右。因此，最好不吃不容易消化的油炸或肥肉类油性大的食物。此时，由于阵阵发作的宫缩痛，常影响产妇的胃口。产妇应在宫缩间歇期进食。临产时，产妇应进食高能量易消化、少渣、可口味鲜的食物，如面条鸡蛋汤、面条排骨汤、牛奶、酸奶、巧克力等食物，让产妇吃饱吃好，为分娩准备足够的能量。如果实在因宫缩太紧不能进食时，也可通过输入葡萄糖、维生素来补充能量。

4）到医院待产的时机：产妇出现以下情况应到医院待产。

（1）见红：在子宫开始收缩前24～48小时，通常产妇会发现有混杂一些黏液的血性的分泌物由阴道流出，这虽是即将分娩的征兆，但不代表立刻要生产。若血量不多于月经第二天的量，还不需入院，但若有多量出血，且出血是鲜血状，不伴有腹痛，则需立刻入院。

（2）在规则阵痛开始之前数小时、数天甚至1～2周前，孕妇会感受到一种不规则、间歇性的子宫收缩，这种收缩不会导致子宫口扩张与宫颈变薄消失，又称为“假宫缩”。有时可能规则的10～20分钟出现一次收缩，强度增强，造成孕妇疼痛不适，但持续一段时间后疼痛又会改善，这通常是“假宫缩”，并不需立即到医院。若产妇感到子宫有规则性收缩，坐和站立都是一样明显，就该到医院检查了。

（3）破膜流水：阴道流水，自己不能控制，此时又没有阵痛，称之为“胎膜早破”，应该立即入院。在入院途中，孕妇应该保持平卧位，臀部垫高，防止羊水流出过多、过急，引起胎儿脐带脱落，造成不可估计的严重后果。

（4）有些特殊情况可考虑提前住院，如孕妇合并高血压、糖尿病、心脏病等情况，则根据医生的安排提前住院。

（5）孕妇自己感觉胎动频繁需要立即入院，有急产史、经产妇等则应该稍有风吹草动就提前入院。

5）产时的注意事项：在一般情况下，整个生产过程会轻松简单地完成，但偶尔也会发生紧急状况，如胎儿窘迫或阴道大出血等。其实，我们可以通过以下一些技巧来应对。①临产后由家人陪伴，由助产士指导，分散产妇注意力，一起闲聊一些产妇感兴趣的话题，并讲解分娩的过程，使产妇掌握分娩知识，有效地缓解分娩过程中的不适，从而降低对宫缩的感受力。②采用一些让产妇放松的技巧。如由家属或助产士抚摸产妇腰背部，并指导其放松，反复的鼓励产妇并告知进展情况。对有一定音乐欣赏能力的产妇可选择播放舒缓的音乐使之放松。③产妇当精神紧张时，呼吸频率就加快，告知产妇调节呼吸的频率和节律，可缓解由于分娩所产生的压力。可选择缓慢的胸式呼吸，呼吸的频率调整为正常的 1/2。随着宫缩频率和强度的增加则可选择浅呼吸，其频率为正常呼吸的 2 倍。当不适达到最强的程度时选用喘吹式呼吸，即 4 次短浅呼吸后吹一口气。④当宫口开全时，产妇疼痛有所缓解，有大便感，应指导产妇屏气用力。此时产妇可能非常疲惫，但是一定要鼓足勇气，调整自己的心理和体力，积极配合，正确用力，否则消耗体力影响产程进展而使产程延长，胎儿易发生窒息及颅内出血，产妇容易发生产后出血。

6) 剖宫产的适应证：临床上对剖宫产的指征有着严格的规定，在产妇方面，剖宫产的适应征包括：①头盆不称：骨盆狭窄或者异常，如曾有过骨盆骨折或患小儿麻痹的孕妇以及身材矮小者，其骨盆会变形而变狭窄，需剖宫产。②先兆子宫破裂。③软产道异常，有瘢痕组织或盆腔肿瘤阻碍先露下降者，或宫颈水肿、坚硬不宜扩张者。④宫缩乏力，经处理无效，伴有产程延长者。⑤胎位异常，如横位、臀位时足先露、颏后位不能行阴道分娩者。⑥严重的产前出血，如前置胎盘、胎盘早期剥离。⑦孕妇患心肺疾病如心脏病时需剖宫产。⑧孕妇血小板减少，低于 50×10^9/L 者。⑨引产失败而又需于短时间内结束分娩者。⑩高龄初产妇（大于 35 岁）适应证可适当放宽。⑪孕妇患糖尿病，如羊水过多或巨大儿，易发生难产，或严重的糖尿病并发血管病变，胎儿生长发育较小，但胎盘功能低下，也需要剖宫生产。或胎儿已成熟，催生失败时也需剖宫产。在胎儿方面，剖宫产的适应证包括：①胎儿窘迫：从胎心监护仪中发现胎心异常，提示胎儿宫内缺氧者。②脐带脱垂：胎儿正常，估计短时间内不能自阴道分娩者。③珍贵儿也可以放宽手术指征。④巨大儿，体重超过 4 500 g 的胎儿，如经阴道分娩常会发生难产、肩难产。胎儿外伤（如骨折或臂神经丛伤害），采取剖宫产较安全。剖宫产后必须避孕 2 年，以使切口瘢痕组织长好后方能再次怀孕。

7) 剖宫产后的护理：剖宫产后产妇身体发生了明显的变化：术后禁食、平卧位、麻醉后活动受限，使恶露持续时间延长，子宫受到创伤，影响了子宫正常收缩；手术中失血，影响了子宫复旧，术中创伤，产妇精神疲惫，脑垂体分泌催乳素不足，影响乳汁正常分泌等。由此可见，剖宫产后确须加强护理，以利于产妇早日康复。

(1) 手术后因为预防麻醉药的作用，需要平卧 6 小时，6 小时后可垫高枕，使产妇身体和床成 20°～30°，既可减轻子宫收缩疼痛感，又可有利于恶露的流出。

(2) 早活动：术后 6 小时知觉恢复后，就应该进行双腿的伸缩活动和练习翻身，24 小时后应该练习坐起，这样能增强胃肠蠕动，尽早排气，还可预防肠粘连及血栓形成。

(3) 饮食：术后 6 小时可进食些米汤、藕粉等流质食物。术后第二天可吃粥、鲫鱼汤等半流质食物。肛门排气后就可以正常饮食，但是要逐步增加食量，进食容易消化、清淡的食物，要多喝汤，有利于乳汁的分泌。因为产后胃肠蠕动慢，加之切口疼痛，活动少，容易腹胀，每天应该少吃多餐，多吃蔬菜，预防便秘。

(4) 及时排便、排尿：剖宫产后，由于疼痛致使腹部不敢用力，大小便不能及时排泄，易造成尿潴留和大便秘结，故术后产妇应及时大小便。一般于手术后第二天输液结束后拔除导尿管，在拔除后 2～4 小时应及时排尿。如果大便硬结，排便困难，应通知医生，使用开塞露。

(5) 剖宫产时，子宫出血较多，应注意阴道出血量，如发现超过月经量，及时通知医生。积极母乳喂养，促进子宫收缩，防止产后出血。

(6) 咳嗽、恶心、呕吐时，应压住伤口两侧，防止切口渗血、缝线断裂。

(7) 产后孕妇会出汗多，孕妇就要注意卫生和保健，防止感冒，如体温超过 37.5℃，则不宜出院。出院一周内，最好每天下午测体温一次，以便及早发现低热，及时处理。

8) 急产的处理：假如已经临产，来不及到医院，可按以下步骤处理：①找到一个安全平坦的地方，如在家中，就躺在床上。准备几条干净大浴巾或毛巾，迅速铺上干净的毛巾，以蹲坐或者半坐卧的姿势，用手掌轻轻压在阴道与肛门间的位置，稍微用力，或者嘱产妇深呼气，让胎儿的头慢慢娩出。头娩出之后再用一点点力，一般胎儿就能顺势娩出。②尽快以干净的毛巾擦拭婴儿脸部及身体，并察看是否有哭声，或马上拍打婴儿脚底，使婴儿哭出声音，再把婴儿适当包裹。注意保暖，并让婴儿头偏向一边，防止继续吐出羊水，造成窒息。③用细线在脐带中间扎紧，再用干净的刀剪剪掉，注意要距离胎儿腹部多留点，至少 10 cm 以上。④通常在胎儿娩出后 15 分钟内，产妇再次向下用力，胎盘会伴随一阵宫缩娩出。可找来塑料袋将胎盘装起来，带至医院确认胎盘是否完全娩出，假如没有，不用急着拉出来，要将产妇迅速送到医院处理。

7. 产褥期保健　产褥期是胎儿、胎盘娩出后至产后 42 天这段时期。产妇身体虚弱，抵抗力差，易患病，必须有规律的生活方能恢复到产前水平。

产褥期保健要点：①经阴道自然分娩的产妇，在产后 6～12 小时内即可起床做轻微活动，产后第 2 日可在室内随意活动。行会阴后-侧切或剖宫产的产妇，应适当推迟活动时间。②指导产妇做产后健身操，健身操的运动量应由小到大，循序渐进。③产后访视时，访视者应认真观察产妇子宫复旧情况、手术伤口情况、有无乳腺感染及生殖道感染等。④关心产妇休养环境，饮食营养要丰富，注意外阴清洁。另外，产前有并发症者尽量争取在产褥期内治愈，产褥期间产妇应哺育婴儿，产褥期内禁忌性交。

· 产褥期访视

服务对象：产后 42 天内的产妇、新生儿。

(1) 出院访：产妇离院返家三天时，访视内容包括测血压、体温，记录宫高、恶露、会阴伤口或腹部伤口愈合情况；指导哺乳、孕妇营养、产褥期孕母康复的健康指导及育儿方法指导等。

(2) 半月访：婴儿出生半个月时，访视内容与出院访视相同，重点在婴儿喂养、母乳喂养，指导哺乳姿势、营养、婴儿洗澡、抚触、称体重，婴儿体重增加 100～500 g。

(3) 满月访：婴儿出生 28 天时，访视内容与半月访相同。婴儿体重应增加 500～1 500 g。

每次访视应有详细记录，并嘱产妇 42 天到产妇居住地的社区服务中心或保健中心做母婴健康体检，交代婴儿预防接种事宜，交儿保科对婴儿继续进行保健系统管理。保存围产卡上所有资料。

8. 哺乳期保健　哺乳期是指产后产妇用自己乳汁喂养婴儿的时期，通常为 10 个月。母乳不但营养丰富、营养物质搭配最合理、适合婴儿消化吸收，而且含多种免疫物质，能增加婴儿的抗病能力，预防疾病；母乳喂育婴儿省时、省力、经济、方便；通过母乳喂养，母婴皮肤频繁接触婴儿能增强母子感情，因此，应坚持母乳喂养。哺乳期保健主要有：①注意营养，每日摄入的总热量比非孕期增加 1255.5～2092.5 kJ(300～500 kca)，饮食中应有足够的蔬菜和水果，以及谷类食品，注意补充足够的钙、锌、铁、硒、碘、镁等无机盐类。②保持良好的心态和充足的睡眠；③通过合理的饮食和适当的锻炼，以维持正常合理的体重，避免由于过量的摄入而导致的肥胖；④做好乳房护理：包括热敷、按摩和挤奶等以减轻乳房胀痛和维持乳汁的继续分泌。产后初次哺乳，由于乳汁分泌尚不畅通，如果婴儿的吸吮力比较强，易发生疼痛，当乳汁分泌旺盛时会改善。让婴儿在吸吮时含住整个乳晕而不只是乳头，则不会感到疼痛和不适。另外，如喂奶姿势不正确或使用肥皂水、乙醇等清洗乳房都容易引起乳头干裂而产生疼痛。一旦发生乳头干裂可挤少量乳汁涂于乳头上。严重者可暂停喂奶，把乳汁挤出来再喂婴儿，等改善后再继续喂奶。

（三）围绝经期保健

围绝经期是是指妇女从生育能力旺盛和性生活正常逐渐衰退到老年的一段过渡时期，即从卵巢功能开始衰退到完全停止的阶段。由于卵巢内分泌功能衰退的过程是逐渐发展的，并且存在很大的个体差异，所以很难肯定更年期开始和结束的确切时间。目前多数学者将 40～60 岁定为围绝经期。妇女在围绝经期常出现一系列的生理和心理变化。

1. 生殖器官的解剖学改变　妇女的内外生殖器官进入更年期后，特别是绝经以后会发生较明显的改变，外生殖器官主要表现出阴毛稀疏、阴阜及大、小阴唇呈萎缩状，内生殖器官以卵巢的变化对机体的影响最大。

2. 内分泌变化　当妇女进入更年期后，由于卵巢中卵泡数目大量减少，导致了分泌雌激素功能下降，从而失去了对下丘脑-垂体的负反馈调节，使体内平衡的内分泌系统发生一系列变化：①促性腺激素的变化，包括垂体分泌的促卵泡生长激素(FSH)和促黄体生长激素(LH)的水平增高。②雌激素的变化，包括体内雌激素水平是逐渐下降状态，当下降到已不能再引起子宫内膜增殖、分泌脱落而发生撤退性出血时，就会出现月经停止，即绝经。③孕激素的变化，包括孕激素水平和雌激素一样逐步降低。④雄激素的变化，包括卵巢分泌的睾酮上升可导致部分绝经后妇女多毛。⑤其他：进入更年期后，随着卵差分泌雌激素的功能减退，使垂体的分泌功能也受到很大影响。有些绝经后妇女，垂体分泌的促甲状腺素、生长激素和促肾上腺皮质激素水平增高，可能出现乳房增生、多毛、甲状腺功能亢进等症状。

3. 围绝经期妇女的心理变化　妇女在围绝经期可出现以下心理症状，包括能力和精力减退、注意力不集中、易激动、情绪波动较大、紧张抑郁、焦虑、自我封闭、固执、有内心受挫感及自责自罪等，而且自感有失眠、头痛、头晕、乏力等不适。

围绝经期保健要点：①合理安排生活，重视蛋白质、维生素及微量元素的摄入，补充钙剂，防骨质疏松；②注意锻炼身体，保持心情舒畅；③保持外生殖器的清洁，预防感染；④防治绝经前期月经失调，重视绝经后阴道流血；⑤为防治绝经期综合征、骨质疏松、心血管疾病等发生，可考虑应用激素替代疗法，使生活质量明显提高，同时有预防绝经期血脂紊乱、骨质丢失等作用；⑥体内支持组织及韧带松弛，容易发生子宫脱垂及张力性尿失禁，应行提肌锻炼(用力做收缩肛门括约肌的动作，每日 3 次，每次 15 分钟)。⑦每年定期进行妇女病与肿瘤的普查，做到早发现、早诊断、早治疗。另外，应避孕直到月经停止 12 个月以上。

（四）老年期保健

绝经后妇女保健绝经后，妇女经过十多年逐渐进入老年期(60～65 岁为老年前期，65 岁以后为老年期)。体内雌激素水平进一步下降，仍有少量雄激素分泌，促甲状腺激素、促肾上腺皮质激素进一步升高，常出现血压升高、肥胖、血胆固醇升高等。到老年期还可发生肾上腺皮质功能减退等，临床上常表现为泌尿、生殖器官萎缩，易出现阴道与尿路感染、尿失禁；全身逐渐衰弱，因肥胖而腹部及臀部增大；因骨质疏松而变矮，并易发生骨折；皮肤变薄，弹性下降，出现皱槽，皮脂腺分泌减少，毛发脱落变细；冠状动脉粥样硬化性心脏病发生率增高。保健的主要内容包括：①起居规律，饮食合理，心情舒畅，适度锻炼；②保持外阴清洁，预防发生感染；③如有阴道流血应积极诊治；④为防止发生子宫脱垂及张力性尿失禁，进行提肌锻炼；⑤定期妇科检查及全身检查；⑥加大补钙剂量，防绝经后骨质疏松；⑦继续行激素替代治疗，但应适当减量。

三、儿童保健

（一）7 岁以下儿童保健系统管理

7 岁以下儿童保健系统管理(简称儿童保健系统管理)是指对 7 岁以内的儿童，建立健康档案，系统地定期进行健康检查，观察其生长发育趋势，筛查体弱儿进行专案管理，促进儿童健康。儿童保健系统管理的形式和方法有定期健康检查和小儿生长监测两种。

1. 定期健康检查

1) 对象：7 岁以下儿童，重点为 3 岁以内的婴幼儿。

2) 检查时间和检查次数：城市采取 4∶2∶1 检查模式，即 小儿 1 岁内每 3 个月检查 1 次共 4 次；1～3 岁每 6 个月左右检查 1 次，每年检查 2 次；3 岁以上每年体检 1 次。农村一般采取 3∶2∶1 检查模式，即小儿 1 岁内查 3 次(3、6、9～12 个月各 1 次)；1～3 岁每 6 个月左右检查 1 次，每年检查 2 次(即 1.5 岁、2 岁、2.5 岁、3 岁各 1 次)；3 岁以上，每年体检 1 次。有条件的农村地区也可采取 4∶2∶1 检查模式。

3) 检查程序和内容

(1) 询问：询问一般项目、喂养、生活及疾病情况等。

(2) 体格测量与评价：体格测量指标有体重、身高(长)和头围。根据需要可增加胸围、坐高(顶—臀长)、上臂围、皮下脂肪厚度(皮褶厚度)等指标的测量。

体格评价方法主要采用均值离差法评价法和小儿生长发育图评价法(即小儿生长监测)。

(3) 体格检查：对全身各系统、器官进行检查。有条件的地区或根据有关规定可开展儿童视力筛查、听力筛查、智力筛查等。

(4) 化验等辅助检查：根据体格检查发现的问题，作相应的化验等辅助检查。血红蛋白(Hb)应定期常规检查，要求小儿生后第一年查 2 次，在 6～9 个月、12 个月各检查一次，一岁后可每年检查一次。

(5) 给予保健指导及异常情况的处理：根据上述各项结果，结合家长的情况给予适当的处理指导，并在儿童保健卡相应地方做好记录。对于发现的活动性佝偻病、贫血等体弱儿，则按体弱儿管理常规进行收案管理，并在儿童保健卡的处理记录中写明收案原因及诊断、收案和结案的日期，在儿童保健卡封面的右上角注明属于何种体弱儿。

(6) 预约下次检查时间。

2. 小儿生长监测　小儿生长监测是指对个体儿童的体重进行定期、连续的测量与评价的过程。其目的是早期发现生长偏离正常的现象，及时采取干预措施，促进儿童的健康。

目前小儿生长监测主要适用于3岁以内儿童。应教会家长使用小儿生长发育图监测自己小儿的生长情况。

1) 监测工具

(1) 体重计：最好使用杠杆式儿童磅秤或钩秤。

(2) 小儿生长发育图：见图2-1。

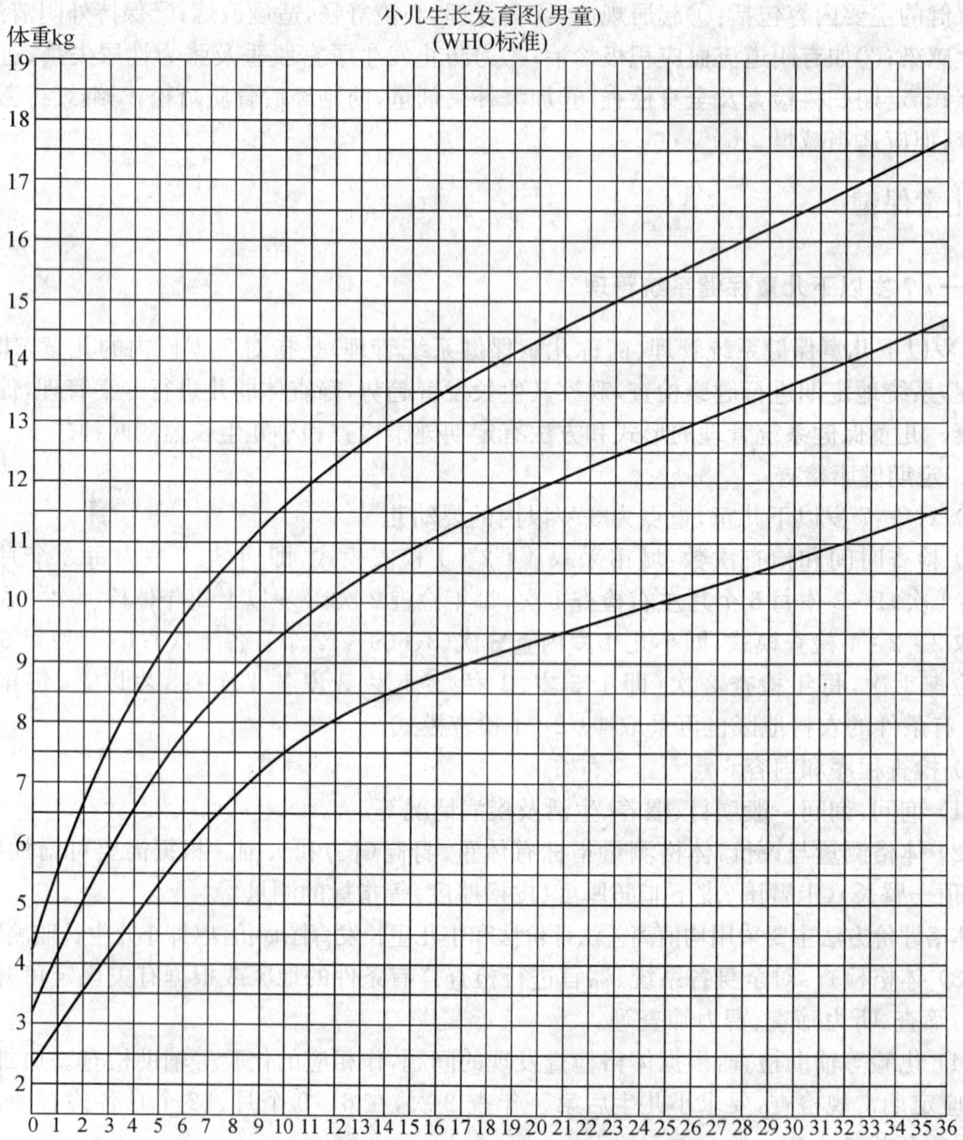

图2-1　小儿生长发育曲线图(月龄)

注：中间一条曲线代表按年龄别体重均值，上面一条曲线代表按年龄别体重均值加2个标准差值(即正常范围的高限)，下面一条曲线代表按年龄别体重均值减2个标准差值(即正常范围的低限)。

2）监测的内容和方法步骤

(1) 定期、连续、准确地测量个体儿童的体重。一般 6 个月以内的婴儿每月测 1 次体重，6～12 个月的小儿每 2 个月测 1 次体重，1～3 岁的幼儿每 3 个月测 1 次体重。如果小儿体重增长不太好则要改为每月测量 1 次直至体重增长恢复正常。

(2) 在小儿生长发育图中画小儿的体重曲线。

(3) 评价小儿体重曲线的变化趋势并分析其原因。

小儿体重曲线的变化趋势主要有 6 种：曲线平行、曲线高偏、曲线低偏、曲线平坦、曲线下斜和曲线剧升。其中前两种是正常的变化形式，后 4 种是异常的变化形式。

①曲线平行：小儿体重曲线在上下两条参考标准曲线之间且与任何一条参考标准曲线平行，说明小儿体重在正常范围，并且体重增长速度和生长趋势也是正常的。

②曲线高偏：小儿体重曲线缓慢向上偏斜，不与参考标准曲线平行，这是个好现象，说明小儿体重增长在向好的方向发展。

③曲线低偏：小儿体重曲线虽在上升但不与参考标准曲线平行，出现向下偏离的倾向，说明小儿体重虽在增长但增长速度不够。

④曲线平坦：小儿体重曲线变平，不与参考标准曲线平行，说明小儿体重未增加。

⑤曲线下斜：小儿体重曲线向下倾斜，不与参考标准曲线平行，说明小儿体重减轻。

⑥曲线剧升：小儿的体重曲线急剧向上倾斜，甚至超出上面这条参考标准曲线，说明小儿体重增长过快。

小儿的体重曲线出现上述后四种情况都属异常情况，都要对小儿进行全面体检，找出其原因。出现曲线低偏，这是发生营养不良或疾病的早期信号，应引起高度重视；出现曲线平坦、下斜或剧升的情况，均应尽快找医生检查，及时找出原因。

(4) 根据小儿体重曲线变化趋势及引起体重曲线变化的原因，结合其家庭经济情况和家长的文化等，指导家长采取相应的干预措施，促进小儿的健康成长。

3. 体弱儿管理　体弱儿管理范围一般为：①活动性维生素 D 缺乏性佝偻病；②营养性缺铁性贫血；③中度及以上营养不良；④早产、低出生体重儿；⑤满月增磅不足 600 g 的新生儿。

凡符合管理范围及收案标准的体弱儿，均应按照体弱儿管理常规进行收案管理，填写“体弱儿专案管理记录表”和“体弱儿管理登记表”。收案管理期间，还应按系统管理要求进行定期健康检查。对达到结案标准者则进行结案，重新转为定期健康检查。

1）活动性维生素 D 缺乏性佝偻病的管理

【收案标准】

凡活动性佝偻病患儿均应收案管理。

(1) 具体收案标准

①腕骨 X 线检查有活动性佝偻病征象。

②如 X 线正常，或无条件检查时，有血生化检查异常，并有一项佝偻病症状及一项佝偻病体征。常见的血生化检查项目有骨碱性磷酸酶、血碱性磷酸酶、血清钙、血清磷以及钙磷乘积等。

如 X 线检查及血生化检查均正常，或均无条件检查时，可根据以下条件进行收案。

A. 3 个月以上的婴儿，具有典型的颅骨软化。

B. 1 岁以内婴儿，具有佝偻病的高危因素，并有两项佝偻病的症状及一项主要体征，或两项次要体征。

C. 1岁以上的小儿，具有两项佝偻病的症状及一项主要体征。

(2) 佝偻病的高危因素

①1岁内的婴儿，尤其6个月内的小婴儿。

②早产儿、多胎儿、出生体重异常的婴儿(出生体重小于2 500 g，或大于4 000 g)。

③人工喂养的婴儿。

④冬季出生的婴儿，或户外活动少，每天接受日光照射不足1小时的婴儿。

⑤生长发育迅速的婴儿，如体重评价在均值加2个标准差以上，或在第97百分位以上的婴儿。

⑥母亲怀孕期间有缺钙抽搐史的儿童。

⑦患有肝、肾疾病的儿童。

(3) 佝偻病的症状：主要为一些非特异表现：①多汗；②夜惊；③烦躁不安。

(4) 佝偻病的主要体征：①颅骨软化(乒乓头等)；②方颅或马鞍形头；③肋软沟；④肋串珠；⑤手、脚镯；⑥鸡胸；⑦漏斗胸；⑧"O"型腿；⑨"X"型腿；⑩脊柱后突或侧弯。

(5) 佝偻病的次要体征：①囟门增大；②囟门晚闭；③囟门边软；④出牙迟缓；⑤枕秃；⑥肋外翻。

【管理方法】

(1)维生素D治疗

活动期初期：口服维生素D每月15万～30万U，最好选用每日疗法的剂型(每天服用1万U、连用15～30天为一疗程)，也可选用突击疗法(一次性服用)的剂型，具体服用方法根据不同剂型而定。从第一天服药算起1个月后复查，一般都能恢复正常；对口服不适应或不能坚持口服者可改为肌内一次性注射维生素$D_3$15万～30万U或维生素$D_2$20万～40万U，1个月后复查，一般也能恢复正常。

活动期激期：口服维生素D每月30万U，具体服用方法根据不同剂型而定。从第一天服药算起1个月后复查，一般都能恢复正常；对口服不适应或不能坚持口服者可改为肌肉一次性注射维生素$D_3$30万U或维生素$D_2$40万U，1个月后复查，一般能恢复正常。对复查尚未完全恢复正常者，可根据恢复情况酌情按上述剂量的一半至全量再次用药，如使用一次性服用或一次性注射等突击疗法则两次用药间隔时间一般为1个月(通常不少于1个月)。

恢复期治疗：在停药后的1个月内不需要用任何维生素D制剂，只需多晒太阳即可。停药1个月后，可开始服伊可新等用于预防佝偻病的维生素D制剂，如在夏秋季节小儿平均每天晒太阳在2小时以上则可暂时不服维生素D制剂，但如果晒太阳不足则即使在夏天也要每天服预防性的维生素D制剂。

后遗症期治疗：不需要药物治疗，但通过物理治疗和体育锻炼仍有可能得到部分恢复，如鸡胸可做俯卧位抬头扩胸运动，"X"形腿可按摩大腿内侧肌群、"/"形腿可按摩大腿外侧肌群以增强肌肉力量而帮助矫正畸形。对遗留有严重的下肢骨骼畸形者，一般在4岁以后可考虑手术矫形治疗。

(2)酌情补钙：使用维生素D治疗小儿佝偻病时应提前2～3天或同时补充钙剂，一般口服较为安全。但平时服用伊可新等预防性药物时，如果儿童饮食正常均衡，则儿童从食物中摄入的钙一般是足够的，通常不需同时补钙。只有当食物中钙供给不足或人体钙缺失时，才需用钙剂来补充。

(3) 指导户外活动：每天户外活动2小时以上。

(4) 喂养指导:①强调母乳喂养; ②及时添加辅助食品;③补充含钙较高的食物及含维生素D稍多的食物,如牛奶(奶粉)、动物肝脏、蛋黄等。

(5) 随访:①每月复查1次,并做记录;②复查后,已恢复正常的,可改用维生素D的预防量,即每日400～800 U;③复查后,如仍为活动期,可再按初次维生素D治疗量的半量至全量重复给药。如经3次治疗仍为活动期,应转上级妇幼保健机构进一步检查以排除抗维生素D性佝偻病等。

【结案标准】

(1) 症状消失、体征减轻或消失。

(2) 血生化检查指标恢复正常。

(3) X线检查正常或仅有临时钙化带增宽,密度增加。

2) 营养性缺铁性贫血的管理:营养性缺铁性贫血是由于体内铁缺乏以致血红蛋白(血色素)合成减少所致的一种贫血。

【收案标准】

凡6个月以上小儿血红蛋白低于110 g/L,6个月以下的婴儿血红蛋白低于100 g/L均应收案管理。

【管理方法】

(1) 喂养指导:强调母乳喂养;及时添加辅助食品;补充含铁及蛋白质丰富的食品;增加绿叶蔬菜、西红柿等含维生素C丰富的食品;适当食用铁强化食品。

(2) 药物治疗

①铁剂治疗

轻度贫血者: 先调整饮食,一个月后复查血红蛋白,大多能恢复正常;如血红蛋白仍未恢复正常,则再加服铁剂治疗。

中度及中度以上贫血者:用铁剂治疗至少3个月。口服剂量以元素铁计算,一般每天4～6 mg/kg,分2～3次服用。最好于两餐之间服药,既减少对胃黏膜的刺激,又利于吸收。常用的口服铁剂有葡萄糖酸亚铁、富马酸铁、硫酸亚铁、乳酸亚铁、10%枸橼酸铁铵等。由于注射铁剂易出现不良反应,应尽量少用。

②其他药物治疗:可服用维生素C每日0.1 g,以促进铁的吸收利用;疑伴有叶酸缺乏者可同时服用叶酸每日5 mg。

(3) 随访:定期随访,每月复查一次,并做记录。

铁剂治疗4周后,复查血红蛋白,凡血红蛋白呈上升趋势者,应继续治疗直至血红蛋白恢复正常。血红蛋白恢复正常后,仍应按照原剂量继续治疗8周,故铁剂治疗总疗程一般至少3个月。

铁剂治疗4周后如血红蛋白未上升,应进一步查明原因或转上级医疗保健单位进行诊治。

【结案标准】

(1) 血红蛋白上升至正常,并维持8周不下降。

(2) 贫血症状及体征消失。

3) 营养不良的管理:营养不良是因热量和(或)蛋白质缺乏所致的一种营养缺乏症,故又称蛋白质-热能营养不良。

【收案标准】

凡属中、重度营养不良均应收案管理,尤以中、重度低体重,消瘦和严重慢性营养不良为重点。

【管理方法】

本病应以预防为主,若发现小儿有近期急性营养不良时应:

(1) 查找原因。

(2) 积极治疗原发病。

(3) 指导喂养,①强调母乳喂养;②根据小儿年龄特点,指导合理补充营养,调整饮食,及时添加辅助食品;③增加饮食次数或增加热量的摄入。

(4) 药物及其他治疗:①助消化药;②多种维生素;③锌;④中医中药(开胃健脾的中药、推拿、捏脊等);⑤生长激素。

(5) 定期随访:①每月复查一次,测量体重、身高并进行评价;②收案时应做血红蛋白检查,异常者按贫血常规管理,有条件者做智力检查和微量元素检查,异常者应做出相应的处理。

(6) 营养不良的预防

①广泛开展健康教育,让母亲了解母乳喂养的优点和添加辅食的时间、种类和原则,以及如何制作婴儿辅助食品。宣传饭前、便后洗手,饮用安全干净的水,预防腹泻和其他肠道传染病。

②鼓励、促进和支持母乳喂养,尽量保证每个婴儿出生后头 4～6 个月纯母乳喂养,按需哺喂。

③及时、合理地添加辅助食品。

④开展小儿生长监测。

【结案标准】

(1) 按年龄的体重应达到均值减一个标准差以上,且症状、体征消失,并维持 2 个月。

(2) 如经指导、治疗后症状、体征消失,但体重仍未达到均值减一个标准差以上者,可采用按身高的体重评价,如按身高的体重已达到均值减一个标准差以上即可结案。

4) 早产、低出生体重儿及满月增磅不足 600 g 新生儿的管理

【收案标准】

(1) 胎龄未满 37 周而出生体重低于 2 500 g 的早产儿。

(2) 出生体重低于 2 500 g 的足月新生儿。

(3) 满月增磅不足 600 g 的新生儿。

【管理方法】

(1) 早产儿或低出生体重儿在出生后即应收案管理,酌情增加新生儿访视次数,满月后,仍要每月家庭随访一次,直至生后 3 个月。每次随访要有记录。

(2) 生活能力差、体温持续不升或体重低于 2 000 g 的早产儿,在有条件情况下,转新生儿病房进行特殊护理和喂养。

(3) 护理和喂养指导

①每次访视时应测量体温,使体温保持在 36～37℃,低于 36℃时,应采取保温措施。

②每次访视时应测量体重,观察增长速度,体重不增时,应查找原因,采取相应措施。

③指导皮肤护理。

④强调母乳喂养,早开奶,按需喂奶,吸吮能力差但有吞咽功能者,可用小勺或滴管喂奶,喂饱为度。一般 2 个小时一次。母乳不足的新生儿,应指导喂养方法。

(4) 预防用药

①生后半个月开始补充维生素 D 以预防小儿佝偻病,每日口服维生素 D 400～800 U(常用药物有伊可新等),或用维生素 D_3 10 万～20 万 U 一次性肌内注射。

②生后 2 个月补充铁剂,元素铁每日 2 mg/kg。

(5) 门诊定期随访

①满 3 个月后，转入儿童保健门诊，每月复查一次。

②酌情进行血红蛋白、佝偻病的血生化及 X 线检查以及进行定期智能筛查，针对检查结果采取相应措施或指导，必要时转上级保健机构诊治。

【结案标准】

(1) 体重达到正常：按年龄的体重或按身长的体重，达到均值减一个标准差以上，并持续 2 个月无变化。

(2) 生活能力明显增强，如吸吮能力、体温保持正常、大小便正常等。

(二) 新生儿访视

1. 访视对象　母亲在本地区进行产后休养的所有新生儿均为访视对象。

2. 访视时间和次数　一般应访视 3～4 次。各次访视时间一般如下：

(1) 住院分娩者：出院后第 2～3 天、14 天、28 天。

(2) 在家分娩者：生后第 2 天、7 天、14 天和 28 天。

对高危新生儿或在访视中发现有异常情况的新生儿应增加访视次数，加强管理，直至恢复正常方可转入正常管理。

3. 访视方式　通常由所辖地区(地段)的妇幼保健人员进行新生儿访视，并常与产妇的产后访视结合起来进行。

4. 访视方法和内容

访视方法：每次访视一般经过询问、检查和指导几个环节。

访视内容：每次访视内容均有不同的侧重点。

1) 初访：初访(第一次访视)的重点是进行全面的询问、检查和指导，并及时发现高危新生儿。同时，要注意新生儿的各种特殊生理状态，如生理性体重下降、生理性黄疸、乳腺增大、假月经等。

(1) 询问：询问新生儿母亲或照看人，了解新生儿出生时体重、身长、头围、孕周、分娩方式、是否有产时窒息等出生情况，尤其要注意是否存在新生儿高危因素；新生儿卡介苗、乙肝疫苗等预防接种情况；新生儿疾病筛查情况；新生儿喂养、大小便、睡眠、哭声等生活情况；母亲睡眠、饮食、哺乳等情况。

(2) 观察：一要观察新生儿居室的清洁卫生、室内温度、湿度、通风状况等生活环境情况；二要观察新生儿衣着、尿布及被褥等是否适宜。

(3) 检查：首先要观察新生儿精神、食欲、睡眠、反应等一般情况；二要进行体格测量(主要测量体重，有条件者可测量身长和头围)和体温测量；三要进行全面体格检查，应从新生儿的头部、口腔、颈部、胸部、腹部、会阴、肛门到四肢、皮肤等进行检查，检查时应特别注意皮肤黏膜黄疸情况，安静时每分钟呼吸次数，脐部有无分泌物或感染，颈、腋、腹股沟及臀部等处有无皮肤糜烂，心脏等身体各部位有无畸形，主要神经反射及四肢活动等情况。

(4) 指导：指导是新生儿访视的重要内容，包括以下指导内容。

保暖：新生儿居室温度要适宜，避免过热或过冷。室温过低可导致寒冷损伤，室温过高又可导致高体温而引起猝死。正常足月新生儿初生 24 小时内居室温度以 22～24℃为宜，24 小时以后以 20～22℃为宜，可利用空调、取暖器等调节室温。在利用空调、取暖器等调节室温时，要保持适宜的空气湿度。合适的居室湿度为 50%左右。可在室内放一盆水或在炉子上加一壶水以适当增加室内湿度。在使用取暖器、暖水瓶等取暖时，还要防止烫伤。此外，新生儿衣着及被褥厚薄要适当，禁止打“蜡烛包”。

喂养：提倡母乳喂养，做到母婴同室，按需哺乳，不要轻易放弃母乳喂养，不要随意添加辅助食品。尤其是在新生儿出现生理性体重下降时，决不可轻易补充母乳代用品，以免母乳喂养失败。当母乳确实不足时，应合理指导喂养方法进行混合喂养或人工喂养。

护理：包括新生儿的皮肤护理、脐部护理指导；新生儿居室卫生指导；母亲营养指导；纠正不良的风俗习惯，避免用脏布擦口腔、用针挑马牙、挤新生儿生理性肿大的乳房、吸安慰橡皮奶头等。

疾病防治指导：按规定进行乙肝疫苗、卡介苗的接种。发现有鹅口疮、皮肤感染、脐部感染等应及时给予指导处理。

2）半月访：半月访一般在生后 14 天左右进行，这也是对大多数住院分娩新生儿进行的第二次访视。访视重点为：

（1）了解初访时发现的异常情况是否已恢复正常或得到矫治。

（2）观察脐带脱落情况，注意脐部有无感染；查看黄疸消退情况，如出现黄疸逐渐加重等异常情况应作进一步诊治。

（3）测量体重，了解体重恢复情况，如体重仍未恢复到出生时体重，应查找原因，予以妥善处理。

（4）测量体温，如体温过低，应注意指导保暖。如体温过高，应及时查找原因并给予治疗。

（5）指导母亲预防小儿佝偻病的方法。足月产正常新生儿一般从生后半个月起可逐步开始晒太阳和进行户外活动，晒太阳时间根据小儿耐受情况从每次 3～5 分钟逐步延长至 15～30 分钟，次数从每天 1 次逐步增加至 2～4 次，晒太阳和进行户外活动时要观察小儿的反应，如有不适反应要暂时停止并及时处理。新生儿一般从生后半个月起，在医生指导下开始服用伊可新等维生素 D 制剂以预防小儿佝偻病，维生素 D 每天预防量为 400～800 U（相当于每天 1 颗伊可新）。

（6）继续指导母乳喂养。

3）满月访：在新生儿满 28 天时进行最后一次访视，即满月访。满月访访视重点为：

（1）测量体重。将所测体重与出生体重比较，若增长值（即满月增磅数值）不足 600 g，应纳入体弱儿中按体弱儿管理要求进行管理，积极查找原因，采取相应干预措施。

（2）进行全面体格检查。

（3）指导：可开始指导家长使用小儿生长发育图对小儿进行生长监测，帮助家长纵向观察小儿体重增长情况。继续指导户外活动及维生素 D 制剂服用方法以预防佝偻病的发生。如在夏秋季节小儿平均每天晒太阳在 2 小时以上则可暂时不服维生素 D 制剂，但如果晒太阳不足则即使在夏天也要每天服用维生素 D 制剂。至于预防佝偻病时是否需要补充钙剂，主要根据小儿饮食来定，如果母乳充足或者小儿喝牛奶或奶粉较多则食物中的钙一般是够的，不必另外补充钙剂。宣传预防接种的基础免疫程序，按时进行各种疫苗的接种。告之家长在小儿生后 42 天或 3 个月时将小儿转入儿童保健系统管理，进行定期健康检查。

每次访视后，均应将访视结果记录在新生儿访视卡上。对已访视结束的新生儿访视卡要按规定进行主要项目的统计分析和上报。统计分析的主要项目有：新生儿访视人数和新生儿访视率、各种疾病的发生率、满月增磅率等。

（三）儿童心理卫生

随着独生子女的日益增多，儿童心理行为问题也越来越多。因此，有必要按照儿童心理发展的规律和心理卫生的年龄特点，采取咨询指导、训练、教育等方法来保护和促进儿童的心理健康，同时，通过心理行为筛查来早期发现儿童心理行为偏异并及时给予矫治。

1. 儿童心理测验　小儿神经心理发育水平表现在感知、运动、语言及心理过程等各种能力及性格方面，对这些能力及特征的检查统称为心理测验，在婴幼儿期称为发育测验或发育评价。心理测验主要作用一是评价小儿的智能、情绪及行为等心理发育是否正常；二是确定神经系统疾病患儿是否存在心理障碍，以便鉴别诊断和判断预后；三是评价神经系统和心理障碍患儿的治疗效果。

儿童心理测验方法一般分为筛查性方法和诊断性方法两大类。

1）筛查性方法

(1) 丹佛发育筛查测验(DDST)：适用于0～6岁。

(2) 绘人测验：适用于4～12岁。

(3) 图片词汇测验(PPVT)：适用于4～9岁。

(4) 入学合格测试(50项)：适用于4～10岁。

(5) 瑞文试验：适用于5～75岁。

2）诊断性方法

(1) 盖塞尔发育量表：适用于4周～3岁。

(2) 韦氏学前及初小儿童智能量表(小韦氏)：适用于4～6岁。

(3) 韦氏儿童智力量表(修订版)(大韦氏)：适用于6～16岁。

3）丹佛发育筛查测验(DDST)

(1)目的：①筛查出临床上无症状，而发育上可能有问题的小儿；②对疑有问题的小儿予以证实与否定；③对有高危因素的小儿进行发育监测。

(2) 工具

①红色绒线团(直径约10 cm)1个。

②葡萄干若干粒(或类似大小的小丸)。

③细柄拨浪鼓1个。

④边长2.5 cm的方木(积木)11块(红色8块，黄、蓝、绿色各1块)。

⑤无色透明玻璃小瓶1个(瓶口直径1.5 cm)。

⑥小摇铃一个。

⑦皮球两个(直径分别为7 cm和10 cm)。

⑧红铅笔1支。

(3) 内容：共104项，分为四个能区。

①个人—社会能区(应人能)：共23项，测查人际关系和自我帮助能力。

②精细动作与适应性能区(应物能)：共30项，测查眼手协调等运动能力。

③语言能区：共20项，测查言语的接受与表达功能。

④大运动能区：共31项，测查坐立、行走、跳跃等能力。

(4) 操作步骤

①填写一般项目，计算出实际年龄，划出年龄线。实际年龄的计算以测查日期减去出生

日期即得，以X岁X月X日记录。

②从年龄线左侧3个项目开始，向右侧测查，直至连续3个项目不通过为止。注意，跨年龄线的项目须全部测查。

③每个项目可重复3次，并将结果写在该项目的横条上作标记，以“P”表示通过，“F”表示未通过，“R”表示不合作，“N”表示无机会完成。

④分别计算出年龄线左侧及年龄线上的“F”数。年龄线左侧的“F”为发育迟缓，应用红笔醒目地标出。

⑤结果判断：测查结果判断分为异常、可疑、无法判断和正常4种。

异常：满足以下两条中的任何一条即为异常：2个或更多能区有2项或更多项的迟缓；1个能区有≥2项迟缓，同时另一个或一个以上能区有一项迟缓和该能区年龄线上项目均为“F”。

可疑：满足以下两条中的任何一条即为可疑：1个能区有≥2项迟缓；1个或1个以上能区有一项迟缓，同时该能区年线上项目均为“F”。

无法判断：结果中“N”的项目太多。

正常：无以上情况。

2. 儿童社会适应能力测试　儿童社会适应能力指儿童适应赖以生存的外界环境的能力，即个体对其周围自然环境和社会需要的应付及适应能力。

1）测试量表：一般采用日本S-M社会生活能力检查量表（修订版），即“婴儿-初中生社会生活能力量表”，简称S-M量表。S-M量表适应年龄为6月～15岁，测试项目共130项，分为6个行为能力区，即：

（1）独立生活能力：包括进食、脱穿衣服、料理大小便、个人与集体、清洁卫生状况等。

（2）运动能力；包括走路、上阶梯、过马路、认识交通标志等。

（3）作业：包括抓握物品，画图、剪图形、解系鞋带等。

（4）交往：包括叫名转头、说话、懂简单指令、交谈、打电话等。

（5）参加集体活动：包括做游戏、值日、参加文体活动等。

（6）自我管理：包括想自己独干、不随便拿别人东西、控制自己不提无理要求等。

2）测试方法

（1）计算年龄：用测查日期减出生日期得到小儿的实际年龄（年一月一日）。

（2）指导语：对儿童家长、每日照料孩子的人或经常与孩子接触的人说：“此项检查是为了了解您孩子的各种生活能力而进行的，与幼儿园或学校的成绩无关。其中有项目可能不能完成，这是因为您的孩子还小，请认真考虑您孩子的日常表现后，坦率地回答。我们对您的真诚合作表示感谢。”

（3）记录符号：①“o”：表示通过，指孩子对该项目会（基本上会），或认为有机会就会。②“×”：表示不通过，指孩子对该项目不会（不太会），或认为有机会也不会。

（4）操作起止：从相应的年龄段第一项开始提问，①如连续10项通过，则认为这以前的项目均已通过，可继续向下提问，直至连续十项不能通过，则认为这以后的项目均不能通过，检查即可停止；②如开始10项未能通过，应继续向前提问，直至连续10项均能通过，方可继续向后提问。

（5）记录和汇总得分：①通过一项得一分；②操作结束后，分别计算出各能力区得分和总得分（即“粗分”）。

（6）计算标准分：查“粗分与标准分换算表”（表2-11），将总得分换算成标准分。

表 2－11 粗分与标准分换算表

标准分	6月～1岁	1～1.5岁	1.5～2岁	2～2.5岁	2.5～3岁	3～4岁
5	—	—	—	—	—	—
6	—	—	—	＜2	＜4	＜6
7	—	—	—	2～11	4～15	6～17
8	—	＜3	＜8	12～20	16～23	18～28
9	＜4	3～9	8～17	21～29	24～32	29～40
10	4～10	10～25	18～37	30～48	33～53	41～65
11	11～14	26～33	38～47	49～58	54～63	66～76
12	15～18	34～40	48～57	59～67	64～73	77～88
13	＞18	＞40	＞57	＞67	＞73	＞88

标准分	4～5岁	5～6岁	6～8岁	8～10岁	10～12岁	12～14岁
5	＜5	＜9	＜30	＜38	＜63	＜70
6	5～16	9～22	30～42	38～52	63～74	70～80
7	17～28	23～37	43～54	53～66	75～86	81～91
8	29～40	38～51	55～67	67～80	87～97	92～102
9	41～51	52～65	68～80	81～95	98～109	103～113
10	52～74	66～95	81～106	96～124	110～125	114～126
11	75～88	96～109	107～119	＞124	＞125	＞126
12	89～100	110～123	120～131	—	—	—
13	＞100	＞123	＞131	—	—	—

（7）结果评定：根据标准分值，查评定结果表即可对小儿的社会适应能力进行评定（表 2－12）。

表 2－12 评定结果表

标准分	评定结果
≤5	极重度
6	重度
7	中度
8	轻度
9	边缘
10	正常
11	高常
12	优秀
13	非常优秀

3. 儿童心理行为偏异

1) 智力低下：智力低下又称“智能缺陷”、“智能迟缓”或“精神发育迟滞”，是指发生于发育时期的，一般智力功能明显低下和适应能力显著缺陷的一组疾病。

(1) 诊断标准：智力低下的诊断标准有三条，三条必须同时具备才能诊断为智力低下：

①智力也即儿童的智商明显低于同年龄儿童正常水平，智商通常在70或70以下。

②社会交往技能、言语交流能力、日常生活自理能力、个人独立生活能力等社会适应能力明显不足或缺陷。

③在18岁以下的发育年龄起病。

(2) 治疗：通过新生儿疾病筛查等一旦确诊为甲状腺功能低下、苯丙酮尿症、半乳糖血症等先天性遗传代谢性疾病，在尚未出现智力低下等临床症状前即应马上开始治疗，这样可防止或减轻智力低下的发生。对已经出现智力低下的儿童，也应尽早开始治疗，除积极治疗病因外，还应积极进行康复治疗和康复训练。

(3) 预防

①广泛开展健康教育和医学遗传学的咨询工作。

②加强婚前保健工作，提高婚检率，禁止近亲结婚，对查出患有严重遗传性疾病者提出不宜生育等医学建议。

③做好产前诊断(筛查)工作。

④做好新生儿疾病筛查工作。

⑤合理营养，预防儿童锌、铁等影响儿童智力的营养素的缺乏。

⑥加强儿童心理行为的筛查和早期教育工作，早发现智力异常，早进行干预。

2) 儿童多动综合征：儿童多动综合征简称“小儿多动症”，又称“注意缺陷多动障碍(ADHD)、“轻微脑功能障碍综合征”或“注意缺陷障碍”，是一种儿童慢性行为障碍性疾病。一般男童发病率高于女童。

(1) 诊断标准

①年龄在6周岁以上。

②与年龄和环境不相适宜的动作过多。

③与年龄不相称的注意力不集中。

④行为冲动。

⑤上述主要症状在7岁以前出现并持续6个月以上。

⑥儿童智力正常或接近正常。

此外，还可使用康纳尔(Conner)简易多动症量表进行多动症筛查。

(2) 治疗：应采取综合措施进行治疗，包括心理治疗、药物治疗和行为矫正。对病情不是很重者一般采用心理治疗和行为矫正即可，对病情较重者则可在心理治疗和行为矫正的基础上加以药物治疗。常用的药物为哌醋甲酯(利太林)。该药用药剂量因人而异，一般从每天上午上课前半小时口服该药5 mg开始，可在餐前或餐后服用，必要时于中午再服上午剂量的一半，如无效则以后每星期增加药量每日5～10 mg，但每天的总药量一般不应超过30 mg。服用该药可能会出现食欲减退、腹部不适、头晕等不良反应，为减轻这些不良反应，在星期天及其他节假日可暂时停服。如果服药后症状明显改善，可试着停药半个月到一个月，如停药后仍保持良好状态则可正式停药；如果服药1个月后病情无改善则应停药或改服其他药物并做进一步检查。用于治疗多动症的其他药物还有匹莫林、丙咪嗪等。

3）遗尿症(尿床)：遗尿症是指5岁以上的儿童反复发生的、不自主的排尿行为。遗尿多发生在夜间睡眠时，有的也可发生在白天睡眠时，少数甚至在清醒有尿意时仍不能控制排尿而发生尿床。

遗尿症的治疗应采取综合治疗措施：

(1) 消除患儿各种紧张心理。

(2) 训练膀胱功能。白天可适当多喝水，在有尿意时可憋一段时间，直到患儿非小便不可时才小便，小便开始后要突然停一会儿再排尿、再停一下再排尿，一次排尿过程中像这样重复3～4次，这样既可增加膀胱的容量，又可训练膀胱括约肌的功能。

(3) 放置警示标志。在患儿睡觉等生活场所放置一定标记，使患儿看到标记后即能提醒自己不能尿床。

(4) 建立停止排尿的条件反射。可采用闹钟等定时器定时叫醒患儿起床小便，也可用称为“叫醒器”的仪器在患儿刚开始尿床时即接通电源发出报警声而叫醒小儿起床小便，这样可训练小儿规律排尿和在睡眠中有意识地醒来起床排尿。

(5) 合理安排生活。晚餐可吃干一点食物，晚上适当控制饮水，睡前避免兴奋激动。

(6) 药物治疗：可用盐酸丙咪嗪，6～12岁每晚睡前半个小时至1个小时口服25 mg或遵医嘱。

(7) 针灸或中药治疗。

(四) 儿童五官保健

1. 口腔保健

1）龋齿的防治

(1) 清洁牙齿：对1～2岁的孩子，每次进食后应喂点温开水；家长可用清洁纱布裹在干净食指上蘸点凉开水或凉盐开水轻轻擦拭小儿的牙齿，早晚各1次；可让孩子模仿大人漱口、刷牙的动作，并让他们用清水或淡盐水模仿漱口。

对2～3岁的孩子，一是要继续让孩子学漱口。漱口时以清水或淡盐水为宜，可先给孩子做漱口示范，再让孩子将水含在口中，鼓动腮帮，利用水力冲洗清除掉口腔内尤其是牙齿上和牙缝间的食物残渣。二是学刷牙，可先给孩子做示范，再教孩子刷牙。

对3岁以上的孩子，大多数已逐步掌握基本的刷牙方法，此时应鼓励孩子尽量做到正确刷牙。正确刷牙要做到四个“3”：饮食后3分钟内刷牙、每次要刷牙3分钟以上、每次刷牙要刷牙齿的3面(即牙齿内侧面、外侧面和咬聆面)、最长每3个月换一次牙刷。

(2) 健康饮食：少吃或不吃糖(包括各种甜食)。

(3) 进行牙齿的医疗防护：磨牙萌出后可及早进行牙齿咬聆面窝沟封闭，以防止糖、食物残渣等残留窝沟内诱发龋齿；牙齿表面涂氟化物以增强牙齿抗龋能力。

(4) 定期进行口腔检查：通过定期口腔检查，发现浅龋及时治疗可防止其进一步发展成中龋或深龋。

2）口腔感染的防治

(1) 不要随意用纱布等物品擦口腔黏膜。口腔黏膜非常娇嫩，血管又丰富，用物品擦口腔黏膜很容易导致口腔黏膜损伤而发炎。

(2) 禁割“螳螂嘴”。“螳螂嘴”又称“吸奶垫”，是指位于口腔两侧颊部、突向口腔的两块脂肪垫。

(3) 禁挑“马牙”。“马牙”又称“上皮珠”,是指在新生儿上颚中线和牙龈附近散在的黄白色、小米粒大小的隆起颗粒。

(4) 鹅口疮:鹅口疮又称“雪口疮”,是一种由霉菌(白色念珠菌)引起的口腔黏膜感染性疾病。处理方法以局部用药为主,一般可用1%甲紫溶液(紫药水)涂于口腔,应使整个口腔都涂到,尤其是患处,每天2~3次,连用4~5天。也可用浓度为每毫升10万U的制霉菌素溶液涂于口腔或慢慢滴入口腔里,每6小时一次,连用4~5天。对于病情重者或合并消化道其他部位霉菌感染者,在局部用药的同时可在医生的指导下口服制霉菌素片治疗。为预防鹅口疮,哺乳时母亲要保证乳头清洁,奶嘴、奶瓶要煮沸消毒,婴儿围兜、尿布要经常用开水烫烫并常拿到太阳下晒,不要随意给婴幼儿服用抗生素。

2. 眼保健

1) 注意用眼卫生

(1) 保持眼部清洁,洗脸时用毛巾或小纱布蘸水清洗即可。

(2) 如果孩子眼屎较多,可以指导家长给孩子点“红霉素眼膏”或“金霉素眼膏”。

(3) 不要老是让小儿盯着看同一物品。

(4) 小儿喜欢看的室内物品应离小儿稍远些,而且应经常变换物品的挂、放位置。

(5) 小儿睡的小床应经常换位置,小儿也应每隔2~3天换一头睡睡。

(6) 看书写字保持正确的姿势。

(7) 不要在光线不好地方及动荡车船等交通工具里看书写字。

(8) 发现或怀疑小儿眼睛有问题要及时就诊。

2) 进行视力筛查:凡是7岁以下儿童均要进行视力筛查,其中3岁以内儿童主要对屈光异常及眼位异常进行筛查,3岁以上儿童主要对视力异常及眼位异常进行筛查。

(1) 筛查方式:利用儿童保健门诊或组织专项筛查进行儿童视力筛查。

(2) 筛查时间:一般在3岁以前筛查1次,有条件的单位在小儿生后6个月左右即可进行视力检查;3~7岁以下每年筛查1次。

对筛查未通过或可疑的患儿,年龄在3岁以内者在6个月内进行复筛,年龄在3岁以上者在3个月内进行复筛。

对复筛仍未通过或可疑的患儿,则告之监护人到指定的医疗保健机构进行确诊和治疗。

3) 近视的防治:较轻的近视一般通过改善用眼卫生、纠正不良的用眼习惯,多数能恢复正常;如近视较重则应配戴眼镜进行矫治。

近视的预防重在注意用眼卫生,如阅读写字姿势要正确,要做到3个“1”即眼睛与书本相距约30 cm、胸部与桌沿相距1拳、手握笔距笔尖约3 cm;不要在走路和动荡的车船里看书;不要躺着看书;不要在光线不好地方看书写字;看书写字的时间一次不要过长;尽量少看电视,即使看每次时间也不要超过半小时;坚持做眼保健操等。

4) 弱视的防治:弱视是指眼球无器质性病变而矫正视力达不到正常者,多见于幼儿及学龄前儿童。

凡是疑为弱视者,均应作散瞳验光,一旦确诊即应给予相应治疗,如配戴矫正眼镜、使用遮盖健眼法(除了洗脸和睡觉外的其他时间均严格遮盖健眼,强迫使用弱视眼)等,如有手术治疗指征也可进行手术治疗。

3. 听力保健

1) 耳朵的日常护理

(1) 洗澡时不要让水进入耳内,若不慎进入,可用干棉签轻轻吸干。

(2) 耳屎常可自行掉出,不要用东西掏挖以免伤及鼓膜和外耳道;如果耳屎结成硬块则要请医生处理。

(3) 平时注意小儿对声音的反应,如怀疑听力有异常,应及时进行听力检查。

2) 预防听力损伤

(1) 儿童尽量不要使用链霉素、庆大霉素等有耳毒性的药物,以免造成听力损伤。

(2) 避免噪音对小儿听力的影响。小儿生活的场所应相对安静,音响、电视等发音设备声音不能太高,避免近距离观看烟花爆竹,远离发出强噪音的场所。

(3) 防止耳机尤其是耳塞式耳机对儿童听力的损害。

3) 进行新生儿听力筛查:详见新生儿疾病筛查。

(五) 新生儿疾病筛查

1. 新生儿疾病筛查的病种　依据国家有关规定,目前列入新生儿疾病筛查范围的病种包括新生儿先天性甲状腺功能低下和苯丙酮尿症;各省也根据本地实际,除了国家规定的两种疾病外,还增加了一些新的筛查病种,有的省早已将新生儿听力障碍筛查纳入了新生儿疾病筛查范围。今后,国家和省卫生行政部门根据具体情况可能还会确定新的筛查病种,目前国家也正在考虑将新生儿听力障碍筛查纳入新生儿疾病筛查范围。

2. 筛查对象　所有活产新生儿。高危新生儿尤其要注意进行听力筛查。

3. 筛查时间

1) 新生儿听力筛查时间

(1) 初步筛查(初筛)时间:新生儿生后 3～5 天。

(2) 第 2 次筛查(复筛)时间:婴儿出生 42 天内。

初筛未通过、可疑或初筛已经通过但属于重症监护病房患儿等听力损失高危儿,需要进行听力复筛。努力实现 1 个月内进行筛查,对初筛阳性者在出生 42 天内进行复筛,3 个月内进行诊断,6 个月内进行干预的目标。

2) 新生儿苯丙酮尿症和先天性甲状腺功能低下筛查时间:需在新生儿生后充分哺乳 72 小时后进行,由接产单位采血员采集新生儿足跟血送检测。

4. 对新生儿疾病筛查相关业务部门的要求　从事新生儿疾病筛查工作的医疗保健机构和人员,必须严格执行各项新生儿疾病筛查诊疗常规,做到早期诊断、早期治疗,规范开展各项筛查服务工作。同时,要按照有关新生儿疾病筛查质量控制标准要求,严格做好筛查各环节的质量控制,及时做好筛查信息的统计汇总及上报,全面提高新生儿疾病筛查质量。

设产科的医疗保健机构(包括社区卫生服务中心)应当做好新生儿疾病筛查的宣传、咨询和筛查血片的采集工作。未设产科的医疗保健机构(包括社区卫生服务中心、站)应按新生儿疾病筛查分中心等筛查机构的要求,做好新生儿疾病筛查的宣传工作,积极配合新生儿疾病筛查分中心等筛查机构共同做好筛查工作。

(六) 儿童计划免疫

1. 儿童计划免疫程序　按卫生部规定,1 岁以内儿童应完成的基础免疫有“五苗”(卡介苗、乙肝疫苗、脊髓灰质炎三价混合疫苗、百白破混合制剂和麻疹疫苗)。各省在做好上述“五苗”接种工作的基础上,可能还会根据本地情况适当增加一些疫苗的接种,如乙脑疫苗和流脑疫苗的接种。

在新生儿期必须对新生儿进行的基础免疫接种有卡介苗和乙肝疫苗接种。卡介苗基础免疫接种和乙肝疫苗第一针接种一般由接产医院负责，分别在儿童出生后 3 天内和 24 小时内进行接种；乙肝疫苗第二针和第三针接种一般由当地社区卫生服务中心、乡镇（街道）卫生院等由疾病控制部门指定的医疗卫生机构负责，分别在儿童满月时和 6 个月龄时进行接种。

由于各地规定的必须接种的疫苗种类及相关疾病流行的时间等有差异，各省儿童计划免疫程序可能略有不同，如江苏省儿童计划免疫程序见表 2－13。

表 2－13　江苏省儿童计划免疫程序

接种时间	卡介苗	乙肝疫苗	脊髓灰质炎三价混合疫苗	百白破混合制剂	麻疹疫苗	乙脑疫苗	流脑疫苗
出生时	基础	基础 1					
1 月龄		基础 2					
2 月龄			基础 1				
3 月龄			基础 2	基础 1			
4 月龄			基础 3	基础 2			
5 月龄				基础 3			
6 月龄		基础 3					
6～18 月龄						基础打 2 针	
8 月龄					基础		
10～22 月龄							基础打 2 针
1～2 岁							
1.5～2 岁			加强 1	加强		加强 1	
4 岁			加强 2		加强		
5 岁							加强
6 岁						加强 2	
7 岁				白破二联加强			
11～12 岁							

注：乙脑基础免疫一般打 2 针，间隔 7～10 天；部分地区如使用乙脑减毒活疫苗，则 1～2 岁初种 1 针，第 2 年和第 5 年分别加强 1 针。

2. 预防接种的禁忌证

1）一般禁忌证：有以下情况者各种生物制剂均暂时或终生不能接种。

（1）发热病人。

（2）急性传染病病人及其恢复期的 1 个月以内者。

（3）有急性传染病接触史而未过检疫期者。

（4）患心脏病、肾脏病、活动性肺结核等严重的慢性器质性疾病者。

（5）患癔病、癫痫及脑发育不全等严重慢性中枢神经系统疾病者。

(6) 免疫缺陷病或接受免疫抑制剂治疗的病人。

(7) 有哮喘、荨麻疹等明确过敏史或变态反应性疾病者。

(8) 较重的急性营养不良、佝偻病或贫血患儿以及早产儿、出生体重低于 2 500 g 等发育差或身体素质差的小儿。

2) 特殊禁忌证:小儿有下列某种情况时暂时或终生不能接种相应的生物制剂。

(1) 有惊厥或脑发育不全者禁止接种百白破混合制剂。

(2) 严重皮炎、牛皮癣、湿疹、化脓性皮肤病以及"OT"(旧结核菌素)或"PPD"(结核菌素纯蛋白衍化物)试验阳性者不种或暂缓接种卡介苗。

(3) 腹泻者暂不服脊髓灰质炎疫苗(小儿麻痹症糖丸)。

(4)已患麻疹者不接种麻疹活疫苗。

(5) 乙型肝炎病人禁种乙肝疫苗;乙肝病毒携带者一般不再接种乙肝疫苗。

(6) 有中枢神经系统疾病者禁种乙脑疫苗和流脑菌苗。

(7) HIV 感染儿童,或 HIV 阳性母亲所生的新生儿在尚未除外 HIV 感染的情况下,均不宜使用减毒活疫苗(卡介苗和脊髓灰质炎),也不推荐使用水痘及轮状病毒疫苗,但其他疫苗一般可按照正常预防接种程序接种。一旦除外 HIV 感染应及时补种尚未接种的疫苗,完成婴儿时期的基础免疫。

3. 预防接种的反应及处理　预防接种的反应分为局部反应和全身反应。大多数疫苗接种后局部反应和全身反应都很轻微,也是短暂的,经过 1～2 天的休息即可恢复正常,不需要特殊处理。

由于每个婴儿的体质不同,有的小儿接种后会出现一些稍重的反应,一般也不需要特殊处理,但对发热的小儿可适当多吃点奶或多喝点水,出现高热的小儿可适当进行退热处理;如出现晕厥,应让孩子立即平卧,适当给孩子喝点温开水或糖水,一般在短时间内即可恢复正常,数分钟后仍不恢复正常者,可刺激人中穴,也可皮下注射 1∶1 000 的肾上腺素每千克体重 0.01～0.03 mg,或采取其他措施进行处理。为了保证安全、减少接种反应,各种预防接种必须在婴儿身体健康的情况下进行。如果有病或不舒服暂时不要进行接种。

4. 注意事项

(1) 儿童空腹饥饿时不宜打预防针以免发生低血糖等严重反应。

(2) 儿童生病时不能打预防针。

(3) 打过预防针后,最好在接种场所休息 15～30 分钟,接种后如出现高热或其他接种反应,要及时诊治。

(4) 打针后暂时不要洗澡,尤其是打针当天不能给婴儿洗澡,以防打针部位发生感染。

(5) 打针后 2～3 天内避免剧烈活动。

(6) 注意注射部位的清洁卫生。

(7) 有些疫苗需按一定的间隔时间连续接种多次才有效,所以一定要按照规定的免疫程序、接种日期进行预防接种,否则会半途而废。

(8) 如果漏打预防针,应及时进行补种或按有关规定处理。

四、老年保健

人体的衰老是一个随年龄增长而逐渐演变的过程,划分老年人的标准主要是以人的生理功能开始衰老为依据。我国古代一般以 50 岁以上称为老年。国外按照人体解剖结构和生理变化,以46~65岁为渐衰期,65岁以上为衰老期,从而确定65岁为进入老年的标志。1982年中华医学会老年医学分会根据我国目前的实际情况,提出我国以60及60岁以上为老年人,并提出了老年分期的意见,即60~89岁为老年期,45~59岁为老年前期,90岁以上为长寿期。

按照国际通行标准,若60岁以上人口占总体人口的比例超过10%或65岁以上人口占总体人口的比例超过7%,该社会人口类型即称为老龄人口类型。根据第五次全国人口普查数据显示,我国60岁及以上的人口为1.31亿,占总人口比例的10.34%。中国人口年龄结构已开始进入老龄化阶段。进入21世纪后,中国人口老龄化速度加快。2005年底,中国60岁以上老年人口近1.44亿,占总人口的比例达11%,因此人口老龄化问题已成为我国社会的重要问题。

老年保健的目的是从老年人的生理特点出发,研究老年人生理、心理及社会因素对健康的影响,采取必要的措施以改善老年人的健康,提高老年人的生活质量,延长其寿命。

(一)老年人的生理特点

人进入老年后都会出现生理老化,进而出现病理老化。

1. 脑的变化　主要为脑萎缩、脑动脉硬化,可使人的思维、记忆、行为发生障碍,相应的临床症状有头痛、眩晕、耳鸣、记忆力低下、定向障碍、运动障碍、知觉障碍、语言障碍、失认失用症等。

2. 肺部的变化　支气管壁纤维化,细支气管、肺泡管、肺泡囊扩张,肺泡换气量减少、肺的弹性收缩力降低。此外,随年龄增加,脊柱后凸,胸部变形,肋骨关节硬化,使呼吸运动受限,功能降低,呼吸系统的屏障减弱,因而老年人多患上呼吸道感染、慢性支气管炎、肺气肿、肺炎,常因呼吸、循环功能不全导致死亡。

3. 心血管系统的变化　心脏随年龄增长心肌纤维化,瓣膜硬化而出现瓣膜相对狭窄和关闭不全,产生心尖部的杂音。心肌组织结构的改变,使老年人易发生心律不齐,多为室上性早搏(如房性、房室结性早搏)。老年人房室传导系统有时可以看到以房室束分支为中心的纤维样变性,可出现不同程度的房室传导阻滞和束支传导阻滞。冠状动脉硬化可引起心绞痛,甚至心肌梗死。动脉硬化还可造成末端供血减少,“间歇跛行”,静脉可因弹性消失而产生静脉曲张。心脏功能的降低,主动脉增宽、弹性降低和肺动脉弹性降低,使得老年人体循环和肺循环功能状态下降。外周毛细血管也出现单位面积功能性毛细血管数量减少,毛细血管基底膜增厚,外膜原纤维胶原化,使毛细血管管腔变小,因而导致收缩压和舒张压的增高,以收缩压增高更显著,脉压增加。

4. 消化系统的变化　步入老年期后,齿龈及齿根逐渐发生萎缩,牙齿易脱落。舌表面味蕾易发生萎缩。口腔黏膜上皮角化增加,唾液分泌减少,唾液中淀粉酶活性减弱,这些因素导致老年人易出现味觉和食欲下降、口干、吞咽困难及食物消化能力减弱。肠胃蠕动减弱,腺体萎缩,胃液、胰液、胆汁等消化液分泌减少,使消化功能降低,出现饱胀不适,消化不良及便秘等现象。肝脏萎缩可使老年人糖耐量降低,胰腺萎缩可使基础代谢降低。

5. 泌尿系统的变化　老年人的肾功能障碍主要来自动脉硬化和慢性肾炎。高血压可引起肾小动脉硬化,后者又可加剧高血压,形成恶性循环。老年人膀胱变小,储量减少,易产生尿频;前列腺随年龄增大而增生,可造成老年人排尿困难、夜尿增多甚至尿潴留。

6. 骨、关节变化　人到老年,骨的生成和吸收在中年后出现负平衡,骨小梁减少,骨密质也相应变薄，易患骨质疏松症，以股骨颈部及脊椎部分骨质疏松更为多见。老年人下肢肌力弱，关节活动障碍，容易摔倒，发生骨折，有时轻微的外力也可引起病理性骨折。关节的变化首先是关节软骨、椎间盘的变性，某些易受外力作用的部位形成骨赘。椎间盘变性、椎间关节的改变易导致椎间盘突出，而引起一系列临床症状。关节周围软组织也容易发生变化，加之骨、关节活动障碍或肌力降低，易产生肌膜炎、滑膜囊炎、腱板障碍、韧带弛缓等，形成关节周围炎，其中较多见的是肩关节周围炎(老年肩)及农村常见的老年性膝外翻("O"型腿)。

7. 其他　老年人都有远视(老光眼)、视力减退、光感减弱和视野变小；听力下降，对高频率声音下降尤为明显；还容易出现老年性白内障、老年性耳聋、皮肤干燥、色素斑；还会出现免疫系统功能降低，使老年人易患感染性疾病，或免疫失调而患自身免疫性疾病及肿瘤。

(二) 老年人的生活起居

指导老年人生活起居要有规律。

1. 居室环境　指导老年人居室环境要适合安全需要。

(1) 老年人的卧室、活动室面积尽可能宽敞些。在老人走动的范围内应有足够的采光，使老人在室内活动时感到方便。地面平而不滑且保持干燥，以防滑倒。

(2) 室温适宜。老人居住的房间室温度以18～24℃为宜。冬天的太阳是可贵的，在中午时分应打开窗户，加强日光照射，保持室内空气流通。室内过冷用取暖设备时，要注意安全。冬季气候干燥，室内相对湿度在40%～50%为宜。如果室内用火炉取暖时，不妨在炉子上放一壶水，使水保持沸腾状，让热气不停地蒸发；或晾几件湿衣服，可以增加空气的湿度。

(3) 各室之间要保持平坦、无障碍物，方便行走。

(4) 家具不宜放置过多过乱，但要方便老人使用。

(5) 老年人睡的床，坐的椅子，高度要适中，避免老年人在上下床时跌倒，最好把床调至老年人坐在床上脚可着地的高度。如高度不能调校，应在床边放置固定的台阶。在床的两侧应备置有靠背的木椅护档，以防老人坠床摔伤。

(6) 床铺一般不宜太软，尤其是肥胖者的，过软的弹簧通常会使身体过度下陷，影响呼吸及循环，也不易于翻身和移动体位，故一般宜睡硬板床。特别瘦的老年人，床上应垫得软些，以增加接触面，避免某些组织较薄的部位过度受压。

(7) 卫生间最好使用坐式抽水马桶，避免如厕时间过长，而出现肢体麻木、头晕等现象。厕所要有扶手，防止下蹲及起立费力而造成摔倒。如厕或入浴时不宜锁门，以便旁人能够关心照应，防止万一发生意外及时前往救助。对反应迟钝、有体位性低血压、服用氯丙嗪(冬眠灵)类药物以及降压药的老人，夜尿较频及前列腺肥大的老人，床边应准备夜间排尿的小便壶。手电筒或电灯开关接线放在固定位置，以便夜间使用。

(8) 浴室应有防滑措施，浴盆不宜过高，盆口离地不应超过50 cm。高龄老人进出浴盆必须有人搀扶，如用淋浴，最好坐在椅子上洗。洗澡时间不宜过长，水温不宜过高。

2. 外出活动　当老年人单独外出活动时，指导老人要注意：

(1) 告诉家人自己的目的地、路途、离家的时间以及预计回家时间。

(2) 最好带上亲属的联系电话，以防万一发生意外时，他人发现能及时联系家属。

(3) 检查衣服鞋帽穿着是否适宜，需要的物品是否齐备；主张老年人外出时应该常穿黄、红、橙等醒目色调的衣服，这些颜色有扩张效果，很远就能被人看见，这样就可以减少被冲撞的危险。

(4) 注意外出活动时间不宜太长，高龄老人最好有人陪伴。

(5) 注意避开上下班人多拥挤的高峰时间。

(6) 夏季外出应尽量避免“骄阳似火”的晌午。需要外出时，要打遮阳伞或戴遮阳帽、太阳镜等，还可在暴露部位涂抹防晒霜。

3. 服饰穿戴　指导老年人穿衣要适合身体，以利于健康。

1) 衣服：老年人的服装应选择轻、软、保暖性好的衣料。如果是内衣、内裤一般应选择纯棉布料，对皮肤的透气性强，穿着舒适柔软。衣服款式要宽大些，衬料宜柔软，穿起来既方便又舒适。为适应老人腹大等特征，裤腰不宜过小，后裆不宜过宽。衣、裤不宜过于长大，尤其是裤腿太长会直接影响行走。

(1) 春季：老年人应遵循“春捂秋冻”的规律，切不可过早地脱去棉衣，注意随天气变化增减衣服，以防伤风感冒。

(2) 夏季：应尽量穿宽松透气性和吸汗都比较好的衣服，可以选择浅色衣服，质地以棉麻、真丝织物为好。

(3) 秋季：早晚温差较大，除了随身穿着的衣服外，应捎带一件用于早晚遇寒的两用衫，以防感冒。

(4) 冬季：选择加厚棉衣。棉衣中的棉絮最好选蓬松度大、分量轻、保温性能好的棉花、羽绒和丝绵等。在这些蓬蓬松松的絮状物中，藏着许多静止空气，不易传热，保暖效果好。也可以穿皮衣。服装的衣领、袖口采用封闭型结构也能增加保暖性，阻止老人身体热量的外流和外界冷空气的入侵。对于关节活动往往不够灵活，或患有关节炎的老年人，应尽可能用对襟开扣的毛线衣、卫生衣，纽扣也宜少些，便于穿脱。

2) 帽子：既可以防尘遮阳、避寒驱暑，也可有一定装饰作用。但帽子的佩戴应注意：

(1) 不宜太紧，老人在选择帽子的时候要注意尺寸合适，应以头部的尺寸再加0.5～1 cm为准。

(2) 质地柔软、轻便，特别是高血压病人，帽子不宜过厚、过重，否则会诱发头晕等不良反应。

(3) 对于头皮油脂分泌特别多的人，宜戴透气、轻薄的帽子，并勤洗刷以保持帽子的清洁。

(4) 对皮毛、某些织品过敏的人，为防止出现过敏反应，应避免戴该种材料制成帽子。

3) 腰带：老年人的腰带最好使用松紧带，这样穿脱方便。忌腰带过紧，如腰带太紧，易造成下肢血流不畅，对肛门的影响最为严重，下肢供血不足，容易患上痔疮。

4) 袜子：袜子直接接触皮肤，舒适是非常重要的。

(1) 夏季穿袜子，可以考虑美观和舒适度。一方面穿袜子对脚有一定的保护作用，减缓鞋与脚的摩擦，从而减少因步行给脚带来的伤害和刺激；另一方面也可以防止光脚穿鞋时因出汗所引起足不适。

(2) 冬季穿袜子，主要考虑保暖防寒，因而选择保暖性好的袜子，对于汗脚宜选择透气性好的棉袜或羊毛袜，脚容易干裂的应选择尼龙袜。

5) 鞋：选择鞋子注意考虑舒适与卫生。

(1) 老年人最好选择略带后跟的鞋，鞋跟高度以 2 cm 为宜，如旅游鞋、软底皮鞋、塑料鞋等。这样符合老年人脚部的特点。老年人随着年龄的增长，足部肌肉、韧带会出现退化，肌肉的力量会随之减弱，足弓的弹性逐步丧失，如果鞋跟不够 2 cm，脚着地的瞬间全身体重过多地作用在后跟，走路多了，上传的冲力可能会使老人产生足踝、膝、髋关节和腰等部位的疼痛不适以及头昏、头痛等。另外，略带跟的鞋稳定性比平底鞋好，使老年人在活动中容易控制身体的稳定，避免了跌倒或引起足部肌肉和韧带的各种损伤。

(2) 鞋底宜稍软、稍厚及稍大些。鞋底硬而薄时，地面的冲击力直接作用于足部，使足部易于疲劳、劳损。鞋底稍大些，以免摔倒。

(3) 冬天特别注意足部的保暖。穿松软的棉鞋。

(4) 选鞋最好中午去，早晨选的鞋易偏小，黄昏选的鞋易偏大。皮鞋内最好有鞋垫，以增加吸湿功能。

(5) 此外穿脱袜子、鞋、裤时应坐着进行。

4. 睡眠　由于生理原因随着年龄增加，人的睡眠时间呈递减趋势发展。

(1) 睡眠时间：老年人新陈代谢减慢，精力消耗较少，一般睡眠时间减少，但每天应保持睡 7～9 个小时，其中包括午睡。可以指导老人不要压抑自己的睡意，应做到随时疲倦随时休息。

(2) 睡眠姿势：可以先取仰卧位姿势，使肌肉放松，再取侧卧位，这样利于入睡，也有利于休息。取仰卧位进行睡眠时，两手应避免放在胸部，导致压迫心肺，造成胸闷。两手可自然放置两侧，或是放在肚脐处，这样可以防止肚脐受凉引起不适。取侧卧位进入睡眠时，可将位于下方的手放于头下，这样可以防止手臂受压而产生麻木，还可以使耳朵和枕头免于太过接近而产生耳鸣。腿脚的位置可根据身体感觉自我调整。

(3) 午睡：老年人由于大脑皮质的抑制减弱，往往在睡眠上会出现难睡易醒，另一方面由于体质原因，老年人即使晚上睡眠好，白天也容易疲劳，所以每天午睡片刻，或闭目静卧，特别是盛夏酷暑，对于消除疲劳，或弥补晚上睡眠的不足，有非常重要的作用。最好采用右侧卧位。

(4) 睡前注意事项：①睡前不要吃得太饱，也不要饭后立即入睡，最好先散散步或稍微活动一下。②睡前不宜过度饮水，以免夜尿增多，影响睡眠质量。③不要饮浓茶、含咖啡因的饮料或吸烟，造成难以入睡。④睡前要避免精神紧张，保持家庭关系和谐，对有刺激的电视、电影尽量不看。⑤睡前不宜剧烈运动。

(5) 失眠的预防与治疗：有些老年人晚上睡得少，但却能利用白天打瞌睡来弥补睡眠不足，这种情况不能算作失眠。此外，偶然一两次睡不着觉也不能算是失眠。真正失眠是一种病态，病人经常在床上躺上几个小时仍无法入睡，从而影响第二天的正常生活，白天常有头昏、头胀、精神萎靡不振。可建议并指导老人做到以下几点。

①培养良好的生活习惯和作息制度，如每天固定入睡时间。

②积极参加群体活动，参加适当的体育锻炼，自我放松，减轻心理压力和负担。

③睡前用热水(以能忍受的热度为宜)泡脚有利于睡眠。

④面部按摩法：入睡前，仰卧于床上，双掌轻轻按摩脸部，以缓慢的速度均匀而有力地进行，每次持续时间为 2～3 分钟，按摩重点在眼部周围和鼻翼两侧。

⑤耳部搓摩法：闭目仰卧，用拇指下方以较快的频率用力搓摩耳根前部约 30 秒钟的时间，然后改为搓摩耳根后部约 30 秒钟，最后用两手掌心对整个耳部进行搓摩，持续时间 1 分钟左右。耳部的脉络相当敏感和丰富，可以保证睡眠的顺利进行。

⑥静卧床上，全身放松，情绪稳定，然后开始从 1 至 100 反复默数。

⑦保持仰卧位,用枕巾叠好后中部盖在双眼上,两外段围绕头部,压在头下,然后静卧,放松全身,有助入睡。

⑧用手揉搓脚心:由内向外进行,每只脚揉搓 80~100 次,可促进血液循环,疏通经脉。

⑨想脐法:全身放松,卧于床上,平稳呼吸,默想脐部。

5. 其他

(1) 排便:老年人因进食量减少、胃肠功能低下及腹肌收缩力减弱等因素容易发生便秘,故应适当多食一些富含纤维素的食物,也可采用清晨饮一杯水或果汁或蜂蜜水等通便措施,必要时还可以采用栓剂或灌肠,忌用力排便。

(2) 排尿:部分老年人肾功能减退,膀胱颈部硬化或患有神经性膀胱炎、前列腺肥大而易引起排尿障碍,常出现尿少、尿频、夜间尿频、尿失禁以及尿线变细等症状,可以采取相应措施加强指导,如控制晚餐后摄入过多的水分,床边准备夜间排尿的小便壶等,但尽可能避免卧床排尿,避免留置导尿管。尿失禁时要注意对两大腿间及臀部的皮肤护理,防止发生褥疮。

(3) 防火、防烫伤:由于老年人记忆力差,故提供老年人使用的物品,特别是与煤气、炉灶有关的物品,应安装警笛或定时钟,随时提醒老年人。使用冷、热物品时,如热水袋、冰袋,要注意用毛巾包裹后再放置在皮肤上,以免烫伤和冻伤。

(三) 合理饮食

除了定时,粗细粮搭配,干稀搭配,食物少而精,软而易消化,保证足够的营养外,还应该注意进食过程的安全,进食的体位要合适,尽量采取坐位或半卧位,同时进食的速度要稍慢。要求老人注意力集中,细嚼慢咽。吃干食发噎者,进食时准备水或饮料,每口食物不宜过多;喝稀食易呛者,应把食物加工成糊状;注意禽类及鱼类食物中的骨与刺,还要防止饮水引起呛咳。

1. 饮食要求

(1) 食物营养应符合平衡膳食的要求:老年人总热量的供给量应控制在 7 531.2~8 368 kJ。热量供给量以维持标准体重为原则。

(2) 主食品种应多样化:粗细合理搭配,米面和杂粮混食,提高主食蛋白质的生理价值。

(3) 多吃新鲜蔬菜和水果:蔬菜、水果富含维生素和无机盐。食物纤维和果胶有促进胃肠蠕动的功能,使排粪便通畅,具有防治高血脂、动脉粥样硬化、胆结石、糖尿病及结肠癌的作用,但不宜过多,以免过度刺激肠黏膜引起胀气及腹泻。

(4) 多食用含碘食物:对预防动脉粥样硬化、减少脑血管意外有一定作用。

(5) 注意食物加工方法:饭菜要富有营养,力求做到色、香、味、形俱佳。老年人牙齿松动脱落、咀嚼能力差,烹调时应切碎煮烂,使其柔软。不宜食用黏、甜、酸、咸、油腻或油炸食物。

(6) 饮食要定时定量:避免暴饮暴食,不宜过饥过饱,每餐以七分饱为宜。进食要细嚼慢咽,保持口腔清洁。

(7) 适量饮水:每餐要供应汤菜,既有利消化又可补充水分,但不宜过多。

(8) 其他:饮食温度要适宜。不宜吸烟、饮酒、食用辛辣或其他刺激性食物。

2. 食谱的编制

(1) 确定总热量及营养素量:膳食热量供给以维持标准体重为原则,肥胖或超重者应限制热量的摄入。总热量中蛋白质占12%～14%，其中优质蛋白占45%～50%，脂肪占20%～25%，糖类占60%～70%。

（2）确定日主食量：每日300～350 g，主食确定后，计算主食所含蛋白质、脂肪、糖类的量。

（3）确定日副食量：副食量种类和数量可根据经济条件确定鱼、肉、禽、蛋、奶及豆制品数量，并计算蛋白质、脂肪、糖类含量，食物胆固醇量应控制在每日300 mg以下。

（4）确定日蔬菜和水果量：蔬菜和水果在副食中占重要位置，是维生素的主要来源。每人每日最好吃4种以上蔬菜，数量在500 g左右，水果100 g左右。调味品钠盐应控制在每日5 g，食油选植物油，如菜籽油、豆油、花生油等。

（5）确定日餐次 老年人宜采用1日4餐制。

餐次与时间：早餐7:00，午餐12:00，加餐15:00，晚餐18:00。

热量分配：早餐25%；午餐35%，加餐15%；晚餐25%。

确定1日各餐食物用量（表2-14）后即可算出全部营养素量，然后与供给标准比较，一般在±10%内即合理。相差太多，可做适当调整和补充。

3. 食谱说明

（1）食谱中的牛奶不含糖，喜甜食者可加少许糖。1 g糖增加热量16.7 kJ。脱脂牛奶的脱脂方法是将牛奶煮沸后放置一会儿，去掉形成的奶皮，反复2～3次即可。

（2）食谱中未写水发或水浸的食物均为干制品重量，用前均需先用水发开，如木耳、银耳、香菇、千张、油皮、海米、粉丝等。

（3）食谱中注明炝菜时，应保证菜肴质地脆嫩，需要用焯的菜注意卫生，清洗干净。胡萝卜、海带、芹菜等，炝前应先用旺火烧开水，放菜，急焯。切忌水少菜多，长时间煮沸，以防水溶性维生素损失。炝时最好加少许香油，起锅后倒入菜盘翻拌一下即可。老年人则可把炝菜改做烩菜，如烩黄瓜、烩笋丝、烩胡萝卜丝、烩芹菜丝等。

（4）菠菜与豆腐同烩时，菠菜应先用水焯除去草酸，有利于豆腐中的钙吸收。

（5）食谱中的水果、鸡、鱼、鸡蛋等均为可食部分重量。

例如食谱中香蕉100 g为可食部分，则市品应为180 g（约3.6两），因香蕉可食部分为56%，所以：180× 56%=100 g。

鲤鱼可食部分为62%，如食谱中注明为100 g的市品，则应为162 g（约3.1两），即162×62%=100 g。

（6）老年人食用的菜肴以清烧为主，不要过咸。烹调用油最好采用菜油、葵花籽油、玉米油、花生油、芝麻油等。也采用蒸、炖、烩烹调的方法。但蒸、炖等方法由于时间较长营养素损失多，所以，能生吃的菜尽可能生吃，或多吃些水果补充维生素。水果不能代替蔬菜。

（7）食量较少的老年人，主食（每日300～350 g）不能按食谱中要求选用，应补充高蛋白食物（如鱼虾类、禽类、豆制品、奶类、瘦肉类等），还可以补充水果、蔬菜，以满足机体需要。

（8）此食谱热量供给一般在7 531.2～8 368 kJ。身体健壮、活动量较大的老年人应在此食谱基础上增加蛋白质食物或粮食、水果、蔬菜，量不要过多。活动量较小或卧床的老年妇女，应适当减少主食摄入量，减少热量，但蛋白质、维生素、无机盐供给应充足。

表 2-14 每日摄入不同热量的食物用量(g)

总热量(kJ)	主食	副食	蔬菜、水果	调味品	蛋白质 质量	蛋白质 占总热量的百分比(%)	脂肪 质量	脂肪 占总热量的百分比(%)
1 0041.6	米面 400	鸡、鸭、鱼、蛋白或瘦肉* 150,牛奶或豆浆 250,豆制品** 50	红、黄、绿色蔬菜 400,水果 100	油 25,盐 5,糖 25	78	13	61	23
9 204.8	米面 350	鸡、鸭、鱼、蛋白或瘦肉 150,牛奶或豆浆 250,豆制品 50	红、黄、绿色蔬菜 400,水果 100	油 25,盐 5,糖 25	74	14	59	24
8 368.0	米面 325	鸡、鸭、鱼、蛋白或瘦肉 125,牛奶或豆浆 250,豆制品 50	红、黄、绿色蔬菜 300,水果 100	油 20,盐 5,糖 20	70	14	48	22
7 531.2	米面 300	鸡、鸭、鱼、蛋白或瘦肉 100,牛奶或豆浆 250,豆制品 50	红、黄、绿色蔬菜 300,水果 100	油 15,盐 5,糖 20	65	14	41	21

* 瘦肉指猪、牛、羊肉 **豆制品指豆腐。

4. 四季饮食要合理调节

(1) 春季饮食宜清淡,饭菜温热,宜食用新鲜果蔬、鸡肝、鲫鱼等富含维生素的食物,以满足人体的需要。但慢性气管炎病人禁食或少食辛辣、高盐食物。气虚者可服补黄氏生脉饮、补中益气丸;血虚者可服用人参养荣丸;肾虚者可服六味地黄丸、杞菊地黄丸;脾胃虚弱者,适用红参,注意多吃姜,喝些蜂蜜水;而疲倦乏力、口干者则选用生晒参,有条件者可选用西洋参。

(2) 夏季饮食以清淡、新鲜、易消化为主,如蔬果、蛋类、豆制品等,少食高脂、厚味及辛辣上火之物。烹调应注重色、香、味,以增进食欲。制作一些清凉食品,如绿豆粥、莲子粥、荷叶粥以及赤豆糕、酸梅汤、菊花茶等;新鲜凉拌菜,加些醋、蒜泥、姜末等调味品。要多喝白开水或含微量元素的矿泉水。祖国医学有"补气防暑法",宜选取一些补气药物连服数剂,以扶正气。如西洋参,也可用五味子捣碎煎汤代茶饮,可治气虚不敛、口渴多汗。

(3) 秋天适当多食一些酸味甘润的果蔬。秋燥会引起咽、鼻、唇干燥及干咳、声嘶、皮肤干裂、大便燥结等燥症,因而在饮食上宜多选甘寒滋润之品,如百合、银耳、山药、秋梨、藕、鸭肉、柿子、芝麻等,以润肺生津、养阴清燥。芋头、红薯、包心菜、萝卜是秋季进补的宝贝,营养上的独到之处是动物性食品无法比拟的。鱼也是这季节进补的好水产品。秋季少食葱、姜等辛味调味品。秋天不宜过多进补,以免伤及肠胃。对于确有阴伤如口燥咽干、干咳痰少病人,可适当服用沙参、麦冬、百合、川贝等,能缓解秋燥。

(4) 冬季进补,是我国传统的自我保健方法之一。可选食:粳米、玉米、小麦、黄豆、豌豆等谷豆类，韭菜、香菜、萝卜、黄花菜等蔬菜，羊肉、狗肉、鹅肉、鸭肉、牛肉、鳝鱼、带鱼、虾等肉食，橘子、桂圆、核桃、栗子、白薯等。狗肉、羊肉是老人冬季滋补的佳品。

（四）适度运动

生命在于运动。坚持有规律的科学运动，可以强身健体，增强抵抗力，延缓衰老，延年益寿。但老年人由于生理原因，各组织器官渐趋衰退，而且可能患有一种或多种疾病。因此在锻炼时应注意选择适宜的运动项目及运动时间。

1. 运动的种类　生活能够自理的老年人可选择：

(1) 散步：散步具有良好的健身作用。有节律的散步可调节神经系统，增加肺活量，改善心血管功能，促进消化吸收功能，有利于通便，有助于睡眠。以中速(每分钟80～90步)或快速(每分钟100步以上)，每日步行1小时为好。一般健康的老年人或患有慢性病如体质虚弱，有心脏病、高血压以及肥胖病人而不宜进行大运动量锻炼的老年人，尤为适宜。运动量和运动速度可根据自己的具体情况自行调节。

(2) 慢跑：慢跑是一种耐力性的有氧运动，慢跑对身体各部分锻炼大于散步，能促进新陈代谢，加快血液循环，增强心肺功能，能减肥。慢跑中每2～3步吸气1次，再跑2～3步呼气1次，而跑步快慢可根据自己情况进行调节，应以不觉心慌气短、不喘粗气为宜。初跑时，速度慢(每分钟30 m或50 m或70 m)，距离短，大约慢跑5～10分钟，可以跑与走交替。以后速度可逐步增加到110～130 m，跑步时间可延长到15～20分钟。尽量坚持每周锻炼3～5次。跑完后，注意放松活动，可缓慢步行或原地踏步，使身体恢复到安静状态。

对原来缺乏锻炼的老年人，开始时可采取散步，随着体质改善，可以散步与慢跑交替进行，从每日跑几十米逐渐增加距离。如感觉累时，可以多走少跑。以达到锻炼身体的目的，而同时又不觉劳累。具体跑多长距离，应以自己感觉为度，不能硬性规定。

但有下列疾病者禁忌跑步：脑血管疾病、严重心功能不全、严重心律失常、糖尿病、靠药物治疗稳定的高血压、过度肥胖症等。

(3) 游泳：游泳是一项全身性健身运动，可改善呼吸功能，加快新陈代谢和血液循环，增强机体适应外界环境变化的能力，抵御寒冷，预防疾病。游泳运动量和强度根据自身情况而定，姿势不限，每日1次。游泳时出现头晕、恶心、寒战等异常情况应及时出水。但患有严重心脑血管疾病、精神病、皮肤病、中耳炎、肝炎、鼻窦炎及传染性疾病的不宜游泳。

(4) 骑自行车：骑自行车运动能锻炼肌肉系统，锻炼肢体关节的柔韧性和灵活性，增强心肺功能、新陈代谢等。老年人骑自行车要注意骑车的姿势，最好骑一段调整一个姿势，或推车步行一段，再继续骑，速度和距离视自己的体力而行，特别要注意交通安全。

(5) 球类运动：健身球、羽毛球、网球、乒乓球、台球、门球和高尔夫球等都是适合老年人的球类运动，可根据自己的身体情况、爱好和条件选择。

(6) 太极拳：太极拳特别适合老年人，能改善神经系统，增强心肺功能、呼吸功能。可以学习简化太极拳，如不能完成全套动作的，可分节练习。太极拳是我国传统的健身术。太极拳的动作柔韧、稳重、圆滑、缓慢、动静结合，特别适宜于中老年人。练太极拳对神经系统、消化系统、呼吸系统都有良好的作用，所以坚持长期练太极拳既能防病保健，又能防老益寿。

(7) 健身操：这是深受妇女欢迎的一项运动，如果套路和动作编排得当，一套45分钟的健身操，可以达到全身运动的效果。

2. 运动锻炼的原则

（1）经常性原则：体育运动贵在坚持，这样才能达到健身强体的效果。经常性原则是指在身体允许的情况下，根据自己所选择的项目，如慢跑每周 3～5 次，那么就要坚持下去，每周都如此，这样也可算是经常了，而并非每年 365 天一天都不间断。

（2）循序渐进原则：运动量和强度要从小到大，时间要由短到长，动作要从易到难，一定要根据自己的身体状况制订运动计划。

（3）全面性原则：全面性就是身体的各种素质都应得到锻炼，所以可选择多种运动项目，这样对身心健康更有益。如老年人可用快步走来练习速度，太极拳来练习柔韧性。

（4）个别对待原则：人的体能有强弱之分，运动基础也有不同，身体健康状况也有好坏，所以运动计划应视自身体能、身体状况而制定。如内脏下垂、腹壁松弛的人应选择能锻炼腹肌的运动。

3. 运动锻炼注意的问题

（1）锻炼要选择适当场地，空气要新鲜。

（2）要与周围老人一块参加活动，以免发生意外时能互相帮助。

（3）身体不适，发热时不要勉强运动，以免损害健康。

（4）在时间上，春天空气宜人，适合外出散步、行走、慢跑、打拳、做操、登山等；夏天尽量不做激烈体力活动和紧张的脑力活动，少在烈日下行走和长时间劳作，更不要在中午锻炼，以防中暑；秋季进行锻炼，运动量不宜太大，不宜剧烈。可随着天气逐渐转冷，逐步进行一些耐寒锻炼。冬天不要起得太早，以免受凉。可选择慢跑、倒退走、打太极拳等。

（5）饭后不要马上运动，饭后 1 小时再运动较好。

（五）心理卫生

老年人在生理功能衰退的同时，心理活动也有相应的变化，如反应迟钝，记忆力下降，易于焦虑抑郁，甚至性格和行为也有改变。特别是退休，改变了久已习惯的生活方式，或子女独立成家而离去，亲朋好友陆续亡故，故心理上容易产生丧失感、孤独感、寂寞感和空虚感。这种心理老化在某种程度上比自然老化更为重要，也不利于身体健康。所以要根据这一时期的心理特点加强心理保健。

1. 正确认识衰老与疾病　正确认识生老病死这一客观规律，积极预防病理性老化，重视自我保健，提高心理调适能力，健康老龄化是可以实现的。

2. 调适离退休的心理　正确认识退休的含意，退休只是退出原有的工作岗位，而不是退出社会，更不是退出人生大舞台。要尽快找到适合自己的位置，重新安排人生，订出目标，继续参与社会活动，干一些力所能及的事情，培养一些新的兴趣爱好，使生活充实起来。要"退而不休"，"老有所为"。

3. 处理好婚姻、家庭关系　尽快改变传统的养老观念（养儿防老、多子多福），适应养老模式的转变。尽量做到"三自"，即"经济自立、生活自理、精神自慰"，增强独立性，减少依赖性。此外良好的家庭关系，夫妻恩爱、代际关系和谐、互相尊重、互相关心，这也是心理健康、身体健康的重要影响因素。

4. 合理安排生活，多与他人交往　积极参加各种社会活动、文娱和体育活动，多与外界沟通，多与他人交往，要有可以谈心的好朋友，要很好地利用闲暇时间，培养情趣爱好，实现"老有所为"、"老有所学"和"老有所乐"。做些力所能及的家务劳动，照顾孙子、孙女，享受天伦之乐，心情愉快，有益于身心健康。

（六）安全用药

1. 药物引起的不良反应 老年人基础代谢低，各脏器功能趋于衰退，如胃肠运动、腺体分泌减弱，这会影响药物的吸收并降低疗效，同时老人消化系统比较脆弱，一些药物往往会影响消化功能，如抗生素、氯化钾等易引起恶心、腹胀，感冒通、阿司匹林等部分解热镇痛药易引起消化道黏膜病变，进而引起胃出血，故在服用时应明确饭后服用，以减少不良反应。

药物服用吸收后大部分经肝脏进行代谢，然后经肾脏排泄，由于老年人的肝内酶类的活性随年龄的增长而降低，故有些药物在体内代谢较慢，同时老年人由于肾动脉硬化而造成肾血流量减少，排泄功能减退；易造成药物在体内积聚，产生蓄积作用和毒副作用，故在考虑治疗作用的同时，亦应考虑到其药物的毒副作用，尽量避免对肝、肾功能有损害的药物。如果肝肾功能障碍时，药物在体内的代谢也发生改变，应特别注意药物的剂量。

老年人听力减退，头部眩晕或心脏有病、肾功能减退者，在应用氨基糖苷类抗生素如链霉素、卡那霉素、庆大霉素时，应当特别小心，否则易致身体平衡功能、听力及肾功能减退；有青光眼者忌用阿托品类药；糖尿病者忌用多糖食品；吗啡、哌替啶（度冷丁）等对老年人特别敏感的麻醉药应慎用，因这些药物安全范围小，容易引起老年人的昏迷，抑制呼吸中枢等严重情况。

2. 老年人用药需要注意的问题

（1）宜先就医后用药，不宜先服药后就医，以免掩盖病情，延误诊断，影响治疗。

（2）用药方法宜口服不宜立即肌注或静脉滴注，口服用药比注射用药安全、方便。

（3）用药种类宜少不宜多，药物用得多容易发生药物相互作用，产生毒副反应。最好同时用药不超过3～4种。

（4）用药的剂量宜小不宜大，老年人的肾脏的排泄功能降低和肝脏对药物代谢速度慢，容易引起蓄积中毒。有人主张，一般情况下，60～80岁为成人量的3/4～2/3，大于80岁的为成人量的1/2。具体对象还需根据肝肾功能状况，因人而异，细心调整。病人应遵从医师的建议。

（5）用药的时间宜短不宜长，以免产生对药物依赖性、耐受性及成瘾性。

（6）药性宜温不宜剧，老年人气虚体弱，对于剧烈的药物常因抗不住会发生虚脱、休克等危险。

（7）疗程宜缓不宜急，急则治其表，缓则治其本，要做到固本扶正，标本兼顾。

（8）宜用中药调养，西药急救，尽量做到攻补兼施。一般认为中药比西药安全，毒副反应要小得多。

（9）宜用自己熟悉适应的常用药，不宜贪新求贵，急着使用“特效药”。

（10）宜用食补，不宜用药补，药补不如食补。

另外，在给药的时候需要注意：

①内服药与外用药应分开，标记鲜明，发给时向老人讲解清楚，使其确实明白。

②耐心细致地观察药物的作用与毒副作用：在服用有过敏反应的药物时应注意其延缓反应，初次给药需加强观察。当静脉、肌肉给药时，除了速度慢于平时外，应边注射边观察，发现问题立即停止注射，同时报告医生；在药物推注完后，不要让老人立即起床，应继续观察2～3分钟。安眠药最好上床后服，以防药物在老人上床前起作用而引起跌倒。

③注意服药安全：夜间或睡眠中给服药，一定要把老人叫醒后再服，以防似醒非醒服药

造成呛咳,使药物误入气管。粉剂应装胶囊或加水混成糊状再服。用温开水吞服,同时服药前先饮一小口水,以湿润口腔。药片吞服后还需多饮几口水,以免药片沾于食管壁上,使局部上皮黏膜受到刺激,并影响药物吸收。注意对药物的依赖性、成瘾性。凡属急救用药,要掌握用药方法,药品要固定放置,便于急时用药。

3. 老年人使用解热镇痛、镇静或催眠药需要注意的问题

(1) 解热镇痛:解热镇痛药是临床常用的药物之一。然而滥用或加大剂量应用,可产生显著的副作用和不良反应,有些反应对年轻人来说,也许不是什么大问题,可对老年人来说,就很严重或十分危险。因此,老年人使用解热镇痛药要特别注意。

常用的解热镇痛药,如水杨酸类、吲哚美辛、保泰松等药能导致胃肠出血。如复方阿司匹林,60 岁以上的老人每次只能服 0.3 g,剂量大了会造成大量出汗,甚至虚脱。总剂量过大还会发生酸中毒。该药品对消化道有刺激性,容易引起恶心、呕吐、食欲不振等,严重的甚至会造成消化道出血,故不宜空腹服用。患有胃或十二指肠溃疡病的人应不用或少用。吲哚美辛(消炎痛)除能造成胃溃疡外,长期应用还能引起胃肠道出血、精神障碍、颜面浮肿、眩晕或腹泻。大量用保泰松会发生水肿,甚至引起再生障碍性贫血。由此可见,这类药的毒性和副作用都不小,对老年人来说,要特别慎用。

很多人都知道康泰克是感冒药,它的化学名是复方盐酸苯丙醇胺缓释胶囊,有强烈的收缩血管作用,能迅速缓解流鼻涕、鼻塞等感冒早期症状,而对发热、头痛、肌肉痛、咳嗽等无缓解作用。若老人患有严重的高血压症,而苯丙醇胺迅速收缩全身微小血管的作用能使血压升高,患有高血压、冠状动脉硬化、青光眼、癫痫等病的病人服用之后易引起头痛、头昏、心悸、恶心、呕吐、焦虑不安等反应,甚至诱发早搏、中风、癫痫发作等,再加上老年人肝脏功能减退,即使服用正常剂量,也会因代谢能力降低,使体内药物浓度较高,致使毒副作用加强或持久,故老年人最好慎用此类药物。含有苯丙醇胺的药物还有斯耐普-D。

现在市售的感冒药种类很多,配方也不同,老人一定要在弄清病情的前提下正确选用,如有疑问,要向医师、药师咨询。目前常用的感冒西药有感冒通、快克、日夜百服宁、泰诺等。感冒通配方中含双氯芬(双氯灭痛),是一种解热镇痛药,对肾脏有一定的毒性,应慎用。日夜百服宁、泰诺等大部分感冒药均含有氯苯那敏(扑尔敏)成分,能加重前列腺肥大者的症状,故前列腺肥大较重者不宜使用。快克为含金刚烷胺的治疗病毒性感冒药,可见失眠、多动、幻觉等毒副作用,且半衰期长,易引起蓄积,不适于老人、脑血管硬化及癫痫病病人禁用。

此外,解热镇痛药虽然能暂时把体温降下来,但有时这种假象反而掩盖了真相,会耽误疾病的正确诊断,造成不堪设想的后果。因而在病因未查明之前,切忌滥用解热镇痛药,否则治标不治本。

(2) 镇静或催眠药:失眠时,最好不要急于用药催眠,应首先找出失眠的原因,并设法消除这些原因。其中最常见原因:

①躯体因素:这是因各种疾病的不良刺激引起的失眠,须针对病因给予治疗。

②环境因素:如睡眠环境及睡眠习惯的改变。

③心理因素:情绪变化,精神过度紧张等。

④睡眠节奏和时间的改变。

老年人失眠,不可采用苯巴妥钠(鲁米那)及异戊巴比妥(阿米妥)等药物。因为这些药物能造成头昏脑胀、步态不稳、容易跌跤,还可产生类似动脉硬化性痴呆及智力障碍,尤其是肺性脑病的病人禁用。如果要用司可巴比妥(速可眠),一定要先从小剂量开始使用,半夜里

起夜时一定要小心跌跤。相对来说，地西泮（安定）类药物要安全得多，可选用地西泮（安定）、硝西泮（硝基安定）、艾司唑仑（舒乐安定），应从小剂量开始使用，一段时间后更换一种，以减缓耐药性的产生。除此以外，一些中成药也有一定效果，可酌情选用。

另外，对睡眠不深，彻夜多梦和易醒者应选用长时间作用的催眠药，如地西泮（安定）、甲丙氨酯（眠而通）、水合氯醛等，对睡眠尚好但入睡困难的病人，则可选用发挥作用快的催眠药，如司可巴比妥、甲喹酮（安眠酮）等。

4. 老年人使用抗生素药物需要注意的问题　抗生素、化学合成药等在人体吸收以后，多由肝脏和肾脏解毒、排泄。因此，肝肾功能不全的老人，在用这些药时需慎重，不宜长期或大剂量应用。四环素类抗生素和磺胺类药物长期服用，可以损害肝细胞，并伴有对骨髓、心脏、肾脏及皮肤的损害；链霉素、卡那霉素、庆大霉素使用时间稍长，能引起眩晕、耳鸣、耳聋、平衡失调，对肾脏也有影响；使用氯霉素可能引起再生障碍性贫血；红霉素、呋喃妥因等能在肝胆内郁积，产生中毒和过敏反应。故长期、大剂量使用这些抗生素药物，对老年人是非常不利的。使用抗生素时注意：

(1) 针对不同感染及不同部位，及早合理并准确应用。首选对肝、肾功能影响较小的青霉素类，如病情需要，可根据肾功能情况选用氨基糖苷，但应注意剂量。给药方法应考虑老年人胃肠功能及吸收情况，最好静脉给药。

(2) 用药时间不宜无限制延长，一般在体温正常 3 天后停药。对于应用 3 天无效的病人，应进一步分析原因，如非细菌感染、药物热、病毒、霉菌感染，可根据细菌培养更换新的抗生素。

(3) 预防不良反应：老年人患病后应及时就诊，以便得到正确诊断和及时治疗，尽量避免自己乱用药物及盲目加大药物剂量，以免产生严重的不良反应。在患有两种以上疾病用药时，应向医生了解多种药物同时服用时有无毒副作用，以便提前预防。

5. 正确使用维生素　维生素是参与机体代谢必不可少的六大营养物质（蛋白质、脂肪、碳水化合物、维生素、无机盐和水）之一。维生素是维持生命的要素，是我们绝对不可能缺少的有机化合物。

首先，在生理功能上，虽然维生素不是构成机体组织的原料，也不是供应机体的能量，但它是机体不可缺少的一类物质。现已证明，大多数维生素是某些酶的辅酶组成成分，在物质代谢中起重要作用。没有维生素，酶就无法构成，无法发挥作用。而没有酶——生物化学反应的催化剂，人就无法维持生命。

其次，机体缺乏维生素时，物质代谢就要发生障碍，影响正常的生理功能，甚至引起某些疾病，如夜盲症、脚气病、佝偻病等。这些疾病统称为维生素 A 缺乏症。

维生素对人体健康是至关重要的，但在一般情况下，只要正常进食，消化吸收功能正常，一般人不存在维生素缺乏的问题，不必另行补充。但如老年人患有慢性消耗性疾病或肠道吸收障碍时，则易出现维生素缺乏现象，需要适当补充，但不可滥用。滥用维生素，不仅造成药物的浪费，还可引起维生素与维生素之间的失衡，影响机体的正常功能，严重时还可造成中毒。

老年人缺乏维生素 B_1 时，可发生营养性糖尿病多发性神经炎，脚气病等。但长期大量盲目服用，可引起头痛，疲倦、烦躁、眼花、食欲减退、腹泻、水肿、心律失常等不良反应。静脉注射过快可导致血压下降或过敏反应（荨麻疹、支气管哮喘等）。

叶酸，又称维生素 B_1，参与核酸的合成，具有生理作用。缺乏时，可造成巨幼红细胞性贫血。但过量服用时，可出现口苦、皮肤潮红、发热、恶心呕吐等不良反应。

老年人缺乏维生素 B_6 时，可出现贫血，人体抵抗力下降，痉挛等缺乏症状。大量服用时，与左旋多巴呈明显拮抗作用，可消除左旋多巴的抗震颤麻痹作用，降低异烟肼的抗结核作用。大剂量维生素 B_6 注射，还可发生过敏反应。

老年人缺乏维生素 B_{12} 时，可导致巨幼红细胞性贫血、神经障碍、舌炎等。但长期大量盲目服用，除可发生过敏反应，严重时可发生过敏性休克，还有助于病毒 DNA 的合成，亦有利于病毒的生长，故不可滥用。

老年人缺乏维生素 C 时，可出现牙龈出血，牙齿松动等维生素 C 缺乏症状。但长期大量盲目服用，可引起恶心呕吐，胃部不适及泌尿系统结石症状；可破坏食物中的维生素 B_{12}，阻碍食物中钙离子、锌离子的吸收，引起维生素 B_{12}、铜、锌的缺乏。

老年人缺乏维生素 A 时，可出现弱光下视力下降、皮肤干燥、上皮生长不良等。但若长期大量盲目服用，则会出现毛发脱落，皮肤瘙痒，恶心呕吐，剧烈头痛等中毒症状。

老年人缺乏维生素 D 时，骨质疏松发生率高，易发生骨折。但长期大量盲目服用，可引起低热、烦躁、肝肾损害、骨骼硬化等。

老年人缺乏维生素 E 时，抗氧化作用减弱，但大量长期盲目服用，可引起血小板聚集，血栓形成、胃肠功能紊乱、皮肤皲裂、荨麻疹、激素代谢紊乱、血脂升高、视力模糊、免疫功能减低等不良反应。

综上所述，老年人应防止滥用维生素，更不可将维生素当成补药服用。

6. 不要使用过期药物、变质药物

1）首先识别药物的有效期：国产药的有效期可以通过查看有效期或批号。凡经药政机关审核批准生产和销售的药物，在原包装瓶贴上或盒子标签上都印有生产日期、批号、有效期。可根据这些资料来判断是否过期。

2）观察药品的色泽

（1）注射剂：观察药液是否澄清，有无变色等。注射剂除个别特殊的品种允许有轻微浑浊外，一般都是澄清的液体。凡有明显浑浊、沉淀或结晶析出，经加热不能溶解者均不可使用。还有些中草药注射液在贮存中容易产生浑浊或沉淀，也不可使用。

（2）片剂、胶囊剂：如发现药片有受潮粘连、膨大、变形、破碎以及糖衣片变色或严重斑点、发霉等不可使用。如酵母片发霉生虫，维生素 C 片氧化变色，阿司匹林片遇潮后有醋酸的酸味，不可使用。有些中成药如舒筋活血片吸潮后变棕褐色，药片松散、粘连不宜使用。胶囊剂容易吸潮发黏，内容物变质，不要服用。

（3）散剂：结块发霉、变色粘连不可使用。

（4）眼药水：打开后要在 3～5 天用完。如发现存放的眼药水有变色和出现如絮状物，不可再用。

（5）酊剂、浸膏剂、糖浆剂：如检查中发现有沉淀、发霉、变色或变味等不可使用。如颠茄合剂贮存过久有沉淀析出，不可再用；如止咳糖浆有发酵、发霉状或变味都不可使用。

（6）软膏剂：一般较稳定，但应检查其基质有无酸败，异臭，检查其有无油层析出或结晶析出。若有油层或结晶析出，经加工调匀后可使用，但若变色、异臭者则不能使用。

（7）丸剂：变色、发干、霉变生虫、有异味都不能使用。

（七）中医养生

中医学认为，人体与自然界是一个统一的有机体，因而人的各种生理活动，一定要客观地和自然界的四时变化相适应。祖国医学非常注意环境、季节、气候对人类健康长寿的影响，提出要延年益寿，必须遵守客观规律的变化，而绝不应超越自然的变化，春养生、夏养长、秋养收、冬养藏，这是四时养生之道。因此，老年人更应注意春避风，夏避暑，秋避湿，冬避寒，调节阴阳，顺应自然的变化，维持正常的生理规律。

1. 顺时养生

1）春季：在该季节养生需要注意：

(1) 注意防病：在春季，气温、气压、气流变化无常，忽冷忽热，时风时雨，易引起冠心病、风心病、肺心病、慢性支气管炎、关节炎、胃炎、精神病的复发、加重或恶化，应特别注意。

(2) 注意精神调养：在春季应特别重视精神调养，切忌大动肝火，更忌情志忧郁不舒。要做到心情开朗，乐观愉快，而悲忧或思虑过度等都会伤及身体，只有精神愉悦，才能促进人的体力充沛，祛病延年。

2）夏季：在酷暑盛夏的养生中，需要注意：

(1) 高温要防暑，但千万别贪凉。居室要经常通风、洒水，亦可辅以台扇、吊扇及空调器以调节温度，使室内温度保持在25℃左右，最高不超过30℃，湿度在60%上下。但要注意夏季暑热，毛孔开放，人体易受风寒湿邪侵袭，故夏季不宜露宿，不能以地面、阳台为床，防止引发关节炎、坐骨神经痛等；不能对着电扇、当窗而眠，以免人体调节失衡而致病；不宜将空调温度开得过低，使室内外温差过大，导致进出时人体难以适应。外出回来时，切不可用冷水洗澡，不能过量食用冷饮，否则会导致胃肠痉挛、腹痛。

(2) 养神莫躁狂。“心静自然凉”，在夏季要思绪平稳，心气和畅，不可急躁激动。

(3) 疾病早预防。

第一要防治心脑血管疾病。夏季体内水分耗损多，导致血液浓缩，使血栓、栓塞、动脉硬化斑块形成的几率增加，加之疲劳、情绪不稳、生物钟紊乱、神经内分泌功能失调等，引起血压升高、心脑细胞缺血缺氧，使心脑血管病发生、发展和复发。

第二要防治胃肠道疾病。夏季大量饮水，冲淡胃酸，对病菌的杀灭能力减弱，常会发生急性胃肠炎，出现呕吐、腹泻、腹痛等。

第三防治伤风。大汗淋漓用冷水冲洗，吹着电扇入睡，温差过大的空调房间都可使老人着凉，加上盛夏劳倦、元气亏损，从而风热之邪乘虚而入，出现发热、头痛、鼻塞流涕、咽喉肿痛、咳嗽黄痰、口干舌燥等热伤风症状。

第四防皮肤病，如蚊虫叮咬、热痱、疖毒及凉席过敏症等。

第五预防空调病、中暑、夏季情感障碍等。

3）秋季：秋季的气候处于“阳消阴长”的过渡阶段，人体的生理活动与自然环境变化相适应，体内阴阳双方也随之发生改变，秋季养生保健，离不开“养收”这一原则。必须注意保养内守之阴气。

(1) 精神养生。秋季，草叶枯落，花木凋零，让人会因此产生凄凉、忧郁、烦躁等情绪变化。老年人更会有垂暮之感。这时，尽量保持神志安宁，减缓秋季肃杀之气对人体的影响。

(2) 保健防病。秋季也是肠炎、痢疾等病的多发季节。要做好预防工作，注意饮食卫生，不喝生水，不吃腐败变质和被污染的食物，搞好环境卫生，消灭蚊蝇等。

4）冬季：冬季，自然界万物闭藏的季节，中医养生认为人的阳气也要“藏”于内。因此，这个季节养生的原则即“养藏”。

(1) 注意保暖，特别要注意双脚的保暖。中医认为，足部受寒，势必影响内脏，可引致腹泻、月经不调、阳痿、腰腿痛等病症。睡觉时忌憋尿,长时间憋尿,会使有毒物质积存而引起膀胱炎、尿道炎等。忌蒙头睡觉,蒙头睡觉,易造成缺氧而致胸闷气短。

(2) 加强锻炼。冬季昼短夜长,阳光较弱,适宜在室外锻炼,一方面补充阳光照射不足,另外,在冷空气中锻炼可增强抵抗能力,以防感冒。

2. 采用中药进补禁忌

(1) 忌无虚滥补。这会导致阴阳失调,机体的正常功能受到扰乱,而且浪费钱财。

(2) 忌虚不受补。一些病人由于脾胃虚弱,本身的消化、吸收功能已不健全,而阿胶、龟、鳖等补血、补阴之品,多较滋腻,不易被吸收,容易滞留肠胃而产生口干、烦躁、失眠、脘胀等症状,从而出现病症不减甚至反而加重。

(3) 忌补不对症。如阴虚病人盲目用温热补药,使原有的阴虚证候加重,因此,必须根据体质选择进补的方式。

(4) 忌守药待康。患病后,仅依赖补品和补药来恢复健康是不行的。加强体育锻炼、饮食调养、保持良好精神状态都是十分重要的。

此外,进补时需要特别注意的问题:

(1) 日常饮食时防止暴饮暴食、饮酒过度、偏食、挑食、过食生冷等。

(2) 要注意传统的忌口,以免食物的性味与药性对抗,如服人参时忌食萝卜。

(3) 要选择适合自己的补品,如可选择单味药补如鹿茸、人参,也可选中成药如归脾丸、十全大补丸,也可选药物浸酒或补粥、补益药膳等。

(4) 在进补时突然感冒发热,或月经来潮时,一般暂停补药,因这些突然出现的病理变化与进补方法有矛盾,故进补时有可能加重病情,一般停止进补,或在医生指导下进行。

(5) 煎补药时最好用沙锅,或搪瓷烧锅。一般不宜使用金属器皿。

3. 自我按摩　按摩又叫推拿,具有悠久的历史,是祖国传统医学的重要组成部分。按摩能平衡阴阳,调整脏腑,疏通经络,调和气血;按摩能活血化淤,消肿止痛,解除粘连,滑利关节。按摩能温经祛寒,除湿散风。按摩可以提高机体的抗病能力,促进组织修复。

1) 按摩的种类:可分3大类:一是保健按摩,以防病健身为主要目的,成人常做保健按摩可以通经活络,平衡阴阳,强身祛病;二为医疗按摩,可以治疗各种疾病,如腰腿痛、颈椎病、肩周炎、慢性劳损、各种神经性瘫痪;三是运动前放松肌肉、韧带,防止运动时损伤。

自我按摩易学、易行,省时、省钱,不受环境、场所限制,长期坚持可以收到有病治病,无病者强身健体、延年益寿的良好效果。

2) 自我按摩的方法:按压法、揉捏法、摩擦法、推摩法、提拿法、捶击法、抖动法。

(1) 按压法:其特点是以局部施压为主,用力大则作用深透,接触面积小时常有酸、麻、胀、痛的感觉。方法是:用手指或手掌按压在一部(穴)位上,停留数分钟。用点、掐、按、挤等方法也可。这样可以放松肌肉,消除疼痛,解除疲劳。

(2) 揉捏法:其特点是操作的手指或手掌与被揉部位的皮肤紧贴,通过转动和摇动使肌肉、肌膜等深部组织受到有节律的按摩,采用揉、弹、拨、捻、捏等法均可。此法能促进血液与淋巴循环,加强肌肉的新陈代谢,增强肌肉弹性,具有较好的放松作用。

(3) 摩擦法:其特点是被按摩的部位受到摩擦。采用擦(直线来回摩擦)、摩(曲线或环形摩动)、抹(朝同一方向直线抹动)、推(直线朝同一方向推动)等手法均可,能促进血液循环,清洁皮肤,改善汗腺与皮脂腺功能,对中枢神经有镇静作用。

(4) 推摩法:其特点是用手指或手掌向前后左右推动。采用此法时要用力,不仅可以作用于皮肤,还可以作用于皮下组织。可以加强血液和淋巴循环,具有消肿止痛作用。

(5)提拿法:其特点是对皮下组织或肌肉进行上提或牵拉。采用拿、捏、揪、抓等手法均可,具有解经通络、提神开窍、行气活血、软坚散结、活血止痛的作用。

(6)捶击法:其特点是用节律性断续的冲击力刺激被叩捶部位,采用叩、拍、捶等手法有节奏有弹性地作用于皮肤深部组织,可促进局部血液循环,增加皮肤局部营养。

(7)抖动法:手指固定压迫某一部位,并做轻微的抖动。此法可使局部肌肉放松,利于活血,增加肌肉弹性。

3)按摩的禁忌:自我保健按摩对疾病防治有良好的效果,但是以下情况是不适宜按摩的。

(1)空腹勿按摩,因空腹按摩易损伤胃黏膜而诱发胃病。

(2)饱食勿按摩,因饱食后血流加快,胃蠕动增强,如果按摩易引起呕吐、胸闷等不良反应。一般应在饭后1小时进行。

(3)痈疖、肿瘤勿按摩。长有痈疖或肿瘤部位多有毛细血管扩张,局部血流量增加,易导致病变的扩散而加重病情。

(4)患感染性疾病勿按摩。如丹毒、骨髓炎、骨结核、化脓性关节炎忌按摩。

(5)患皮肤病、烫伤勿接摩。如湿疹、癣疱疹、脓肿、溃疡性皮肤病、烫伤、烧伤等忌按摩。

(6)内科危重病勿按摩。如严重心脏病、肝炎、肺病、急腹症等忌按摩。

(7)外伤、软组织损伤勿按摩。开放性损伤、急性闭合性软组织损伤,轻者24小时,重者48小时内禁止按摩;肌腱、韧带完全断裂的急性期,骨折或关节脱位的早期禁止按摩。

(8)患血液病或有出血倾向勿按摩。如恶性贫血、妇女月经、妊娠期忌按摩。

此外,体质极度虚弱、极度疲劳、醉后神志不清时也不宜进行保健按摩。

(八)老年保健管理

1. 立法、制定管理规范　我国宪法在保护老年人权益等方面已有了许多明确的规定,1996年8月29日全国人大第二十一次会议上又通过了《中华人民共和国老年人权益保障法》,并于1996年10月1日起实行。我国老年保健组织行政机构除卫生部门外,还有老龄委员会。从中央到省、市、县、乡各级都建立了老龄工作办事机构;民政部门则从中央民政部到省市级民政厅局、县级民政局、乡镇民政干事,组成了负责管理老年人福利事业的机构。这些机构的建立为老年保健网的建立提供了保障。但为了适应老年保健工作的需要,还需要更多的社区医生投入到老年保健这项工作中来。社区医师是开展社区老年保健系统管理工作的主角。

2. 建立健全各种老年人的保健组织　包括开设老年人专科医院、老年人门诊、老年家庭病房、老年心理咨询等方便老年人就医、咨询。

3. 社区提供的保健内容　在改善老年人的健康状况和生活质量时,社区一级提供的保健服务内容包括:

(1)提供家庭保健和帮助。

(2)有照料精神损害老年人的日间护理院。

(3)为家中没有护理人员的老人提供日间护理,如举办“社区托老所”。

(4)为老年人提供计时服务。

(5)提供交通和护送服务。

(6) 为社区老年人提供营养指导或膳食服务。

(7) 为老年人提供社会、文娱、咨询、治疗和健康教育活动等。

4. 健康教育活动　步入老年期，机体的适应能力、抗病能力和代谢能力都有明显地降低，并可能出现这样或那样的疾病情况。根据这一特点，社区老年保健网络应定期组织有关专业人员对老年人进行健康教育指导。通过健康教育，使老年人自己能合理地调节自己的心态，正确地处理好社会、家庭中人与人之间的关系，保持心情舒畅平静；制定合理的生活方式，保持规律的生活、积极参加力所能及的社区文体活动；注意平衡膳食及摄入营养素的搭配；老年人的死亡教育等。

5. 高龄、丧偶等高危老人的管理　建立 65 岁以上老人的健康管理档案，包括老年人的行为生活方式、健康指导情况、定期健康检查的结果。

6. 卧床老年人管理　老年人因为疾病或衰老而卧床，可能会带来一系列的问题并造成不良后果，如出现并发症等，使全身症状恶化，从而更加延长卧床时间。故应对卧床老人采取积极措施，加强管理，尽量缩短卧床时间。

对长期卧床老人可从以下三方面着手：

(1) 医学方面：防止感染及循环、呼吸功能衰竭；增加营养、促进代谢；防止和治疗褥疮、皮肤炎症等；加强对神经性膀胱炎、尿路感染、结石等病症的治疗与管理。

(2) 社会方面的对策：可选派家庭助理员做家庭访问，照料老人饮食等。设置老人电话服务中心，提供电话咨询服务，必要时可以得到医生护士的及时帮助。

(3) 定期检查巡回医疗：社区全科医生对老年人进行定期的巡回医疗，可以早期发现病人，使之早期治疗，早日康复。还可以有计划地组织有关医疗单位对本社区内的老年人进行体检，在发现问题的基础上再进行详细的检查，以找出病因，及时治疗。

五、残疾人康复指导和康复训练

(一) 肌力训练

肌力是肌肉在收缩时所能表现出来的能力，以肌肉最大兴奋时所能负荷的重量来表示。肌力训练是根据超量负荷的原理，通过肌肉的主动收缩来改善或增强肌肉的力量。根据是否施加阻力分为非抗阻力运动和抗阻力运动。非抗阻力运动包括电刺激运动、主动助力运动和主动运动，抗阻力运动包括等张抗阻运动、等长抗阻运动、等速抗阻运动。

适应证：各种失用性、神经源性、肌源性肌萎缩；关节源性肌无力；其他原因引起的肌肉功能障碍等。

禁忌证：各种原因致关节不稳、骨折未愈合又未作内固定、骨关节肿瘤、严重心肺功能障碍等。

1. 肌力训练基本方法的选择　先进行肌肉功能测试，根据原有肌力水平来选择肌力训练方式。

肌力为 0 级时，可进行电刺激以延缓肌萎缩的发生，也可进行传递神经冲动的训练。传递冲动可与被动运动结合进行。

肌力为 1～2 级时，可进行肌肉电刺激疗法。肌电反馈训练和肌肉电刺激相结合，效果较好。也可以开始主动助力训练，即在肌肉主动收缩的同时施加外力帮助，以便完成大幅度的关节运动。根据助力来源分徒手助力和悬吊助力运动。治疗者帮助病人进行主动锻炼。

这时一定要注意向病人强调主观用力，给予最低限度的助力帮助，以避免以被动运动替代助力运动。随着病人主动运动能力的改善，治疗者应逐渐减少帮助。

肌力达 2 级时，多进行悬吊助力运动，即减除肢体重力负荷的主动训练。训练中可用带子、绳索、挂钩、滑轮等简单装置悬挂肢体；或将肢体放在敷有滑石粉的光滑平板上，在水平面运动；或在温水浴中运动，利用水的自然浮力减除肢体的部分重力。

肌力为 3 级，多进行主动运动，即让病人将需训练的肢体放在抗重力的位置上进行的运动。肌力为 3 级以上时，应由主动训练逐步进展到抗阻训练。肌力为 4 级以上时，适合抗阻训练。

2. 抗阻训练　是克服外加阻力的主动训练方法。按使用器械与否，可分为徒手抗阻训练和器械抗阻训练；根据肌肉收缩类型可划分为等张运动、等长运动，以及等速运动。现分述如下。

1）等张训练：是利用肌肉的等张收缩进行的抗阻训练，可分为向心性收缩和离心性收缩。一般根据其肌力的大小选择徒手抗阻训练和器械抗阻训练。阻力大，重复次数少有利于发展肌肉力量；阻力中等，重复次数多有利于发展肌肉耐力。

（1）徒手抗阻训练：治疗者施加阻力的方向与运动肢体成直角，施加阻力的大小、部位与时间应根据病人肌力的大小及运动部位而作相应调整。操作训练前首先评定病人关节活动度和肌力，明确功能受限情况；将病人置于适合训练的舒适体位；提醒病人尽最大努力但要无痛地完成训练；同一肢体单一运动的重复次数一般为 8～10 次。

（2）机械抗阻训练：方法基本同徒手抗阻训练，治疗者施加的阻力来源于器械，可以用砂袋、哑铃、实心球、功率自行车、墙壁拉力器或专用的肌力练习器如股四头肌拉力器等。重物可以直接固定在关节的远端，也可以滑轮或绳索固定。具体要求基本等同于徒手抗阻训练。

（3）渐进性抗阻训练是等张训练的一个重要内容：测定需训练肌或肌群通过规定范围能完成 10 次运动的最大重量，这个重量称为 10RM（repeated maxⅠmum）。训练前应进行一定的热身活动；以该 10RM 重量为基准，进行以下 3 组训练：第 1 组取 10RM 的 50%量，重复练习 10 次。第 2 组取 10RM 的 75%量，重复练习 10 次。第 3 组取 10RM 的全量，重复练习 10 次。每组训练之间休息 1～2 分钟，每天训练 1 次。每周重新测定 10RM 量，作为下周训练的基准。渐退性抗阻训练：与渐进性抗阻训练相反的部分是第 1、2、3 组训练的重量分别为 100%的 10RM 量、75%的 10RM 量、50%的 10RM 量，其余内容则与之相同。每日调节的渐进性抗阻训练：测定需训练肌或肌群通过规定范围能完成 6 次运动的最大重量(6RM)。再进行如下 4 组训练：第 1 组：50%的 6RM 量，重复 10 次；第 2 组：75%的 6RM 量，重复 6 次；第 3 组：100%的 6RM 量，尽最大努力重复；重复次数达 5～6 次，则第 4 组的训练重量不变；低于 5～6 次，则第 4 组的训练重量减量；高于 5～6 次则第 4 组的训练重量增量。第 4 组：根据第 3 组的重复次数调整练习重量。一般次日训练的运动量根据第 4 组的重复次数确定，一般第 4 组重复次数越高，训练重量的增量就越大，第 4 组适宜的重复次数为 5～7 次，次日训练的增量适当增加。

2）等长训练：肌肉收缩时，没有可见的肌肉缩短或关节运动。肌肉尽管没有做功，但能产生相当大的张力，并由此能增加力量。主要适应于关节不能或不宜运动时，比如关节石膏或夹板固定、关节创伤、炎症、肿胀等情况，用于延缓和减轻肌肉废用性萎缩。由于等长运动时无关节活动，力量增加的范围只能在完成收缩的位置上，从而具有角度的特异性；其力量增加的范围只对20°角范围内的肌力增长有效。因此,为了增加关节全范围活动内的肌力,就必须把关节置于不同角度的位置上训练,角度的间隔通常以20°为宜;每次抗阻力维持5～10秒为宜。

(1) 短促等长训练:训练肌群在可以耐受的最大负荷下等长收缩,持续6秒钟,重复20次,每次间歇休息20秒钟,每天训练一次;也可应用"tens"法则方法,训练肌群在可耐受的最大负荷下等长收缩,持续10秒钟收缩后,休息10秒钟,重复10次为一组训练,每天共做10组。

(2) 多点等长训练:在关节活动范围内,每隔10°做一组等长训练,每组重复收缩10秒钟,其中初始2秒钟为增加张力的时间,最后2秒钟为降低张力的时间,中间6秒钟为持续全力高强度等长收缩时间。

(3) 短暂最大收缩训练:为等张和等长相结合的抗阻训练方法,肌肉抗阻等张收缩后,再持续最大等长收缩5～10秒钟,然后放松,重复5次,每日训练只做一个动作,每次增加负荷0.5 kg。

3) 注意事项

(1) 选择合适的训练方法:增强肌力的效果与选择的训练方法恰当与否直接有关。阻力通常加在需要增强肌力的肌肉远端附着部位,以较小的力量产生较大的力矩。阻力的方向总是与肌肉收缩使关节发生运动的方向相反。每次施加的阻力应平稳,不应呈跳动性。

(2) 掌握好运动量,严格遵循疲劳而不过度疲劳的原则:肌力训练的运动量以训练后第二天不感到疲劳和疼痛为宜。如训练局部存在炎症或训练后出现局部疼痛,即在训练中及训练后24小时内有严重关节疼痛或肌肉疼痛出现时,训练应减量或暂时中止,避免运动出现损伤。

(3) 掌握好节律,严格遵循超量恢复的原则:肌肉训练会引起一定的肌群疲劳,要掌握适宜的训练频度,使后一次训练在前一次训练后的超量恢复阶段内进行。训练间隔太短,肌肉疲劳尚未完全恢复,继续训练易致肌肉劳损;间隔太长,超量恢复已消退,无法使肌肉收缩力增强。

(4) 注意心血管系统反应:不同运动量的运动对心血管系统将产生不同程度的应激。有高血压、冠心病或其他心血管系统疾病者禁忌在作等长抗阻运动时过分用力或闭气。等长抗阻力运动,特别是抗较大阻力时,易诱发机体的调压反射,具有明显的升压作用,应予避免。

(二) 关节活动度训练

关节活动度可分为主动活动度与被动活动度,一般来讲被动活动度大于或等于主动活动度。通常所说关节活动度是指被动活动度,即在身体完全放松状态下,某一关节可被移动的最大范围。而受试者自己主动活动某关节可达到的最大范围为主动活动度。关节活动度训练主要用于改善和维持关节的活动范围,以利于病人完成功能性活动。适应于任何原因所致的关节肌肉、肌腱、韧带、关节囊挛缩、粘连,关节活动受限等情况,也可作为运动训练开始前热身准备的活动内容。

适应证:各种原因引起的关节潜在或现存的功能障碍等。

禁忌证:各种原因致关节不稳、骨折未愈合又未作内固定、骨关节肿瘤、全身情况极差等。

1. 常用的方法　根据是否借助外力分为主动运动、主动助力运动和被动运动，根据是否使用器械分为徒手运动和器械运动。

1）主动运动：该训练可以促进血液循环，具有温和的牵拉作用，能松解疏松的粘连组织，牵拉挛缩不严重的组织，有助于保持和增加关节的活动范围。最常用的方法是各种徒手体操，主动进行伸展练习。一般根据对病人关节活动受限程度的评估，设计一些有针对性的练习动作。优点是适应性强，不受场地限制；缺点是运动强度一般不太大，在有较严重粘连或挛缩时治疗效果欠佳。

2）主动助力运动：常用的有器械练习、悬吊练习和滑轮练习等。

(1) 器械练习：利用杠杆原理，以器械为助力，带动活动受限的关节进行活动。应用时应根据病情及治疗目的，选择相应器械，如体操棒、火棒、肋木，以及针对四肢关节活动障碍而专门设计的练习器械，如肩关节练习器、肘关节练习器、踝关节练习器等。器械练习可以个人参加，也可以小组集体进行，因为趣味性大，病人一般很愿意参加。

(2) 悬吊练习：利用挂钩，绳索和吊带组合将拟活动的肢体悬吊起来，使其在去除肢体重力的前提下主动活动，类似于钟摆样运动。悬吊练习的固定方法可以分为2种。一种为垂直固定，固定点位于肢体重心的上方，主要用于支撑肢体；另一种是轴向固定，固定点位于关节的上方主要是使肢体易于活动。

(3) 滑轮练习：利用滑轮和绳索，以健侧肢体帮助对侧肢体活动。如使用滑轮、肩轮、肩梯、踝关节训练器等器材。由于较高温度可以帮助增加关节活动度，因此关节活动度练习通常与一些有温热效应的物理因子治疗方法相结合，以加强训练的效果；如使用超短波可使深部组织消炎；应用消炎药如某些激素加普鲁卡因做痛点注射或局部喷撒可以止痛、消炎并使肌肉放松，和牵拉等方法配合应用，可起协同作用。

3）被动运动：根据力量来源分为两种：一种是由经过专门培训的治疗人员完成的被动运动，如关节可动范围内的运动和关节松动技术；另一种是借助外力由病人自己完成的被动运动，如滑轮练习、关节牵引、持续性被动活动等。

(1) 关节可动范围运动：治疗者根据关节运动学原理完成的关节各个方向的活动，具有维持关节现有的活动范围，预防关节挛缩的作用。

(2) 关节松动术是指治疗师用手法使组成关节的骨端能在关节囊和韧带等软组织的弹性范围内发生移动的操作技术，属于被动运动范畴。具体内容见后面相关章节。

(3) 持续被动关节活动练习(CPM)：是使用持续被动关节活动训练器被动活动四肢各关节的一种练习方法，目前临床普遍应用。持续被动关节活动练习是通过缓慢、持续长时间、小范围、反复的运动来防止关节周围软组织的粘连和挛缩；通过关节面相对运动和关节腔内的加压与减压交替变化，维持关节软骨的营养供应；增加关节韧带修复能力；抑制疼痛。它可根据病人情况先设定患侧关节活动范围、运动速度、使用时间等参数，使关节的活动限定在无痛范围内进行。适用于各种骨折术后、关节炎症、关节挛缩松解术后、关节组织韧带术后病人，尤其是术后早期可立即应用。训练每日1次，持续使用10～14天。

2. 关节活动度训练注意事项　根据病人的具体情况选择合适的训练方法，选择舒适且放松的体位，必要时除去衣物。操作应缓慢，力度应适中，控制好节奏。应在无痛范围内进行训练。肢体关节活动度训练尤其要注意稳定关节近端，然后再做动作。几个关节的活动度都需训练时，可依照从远端向近端的顺序进行，每个关节活动5～10次。

（三）耐力训练

耐力是指人体持续进行工作的能力，包括力量耐力，速度耐力，专门耐力和全身耐力四种。全身耐力训练也称为有氧训练。通常我们所说耐力训练，一般是指有氧运动或有氧耐力训练。有氧耐力训练旨在提高机体心肺功能，调节代谢，改善运动时有氧供能的能力。是以身体大肌群参与、较低强度，持续较长时间、较规律的运动类型为主的训练方法。现分述肌力量耐力训练和全身耐力训练如下：

适应证：心血管疾病、代谢性疾病、慢性呼吸系统疾病、其他慢性疾病状态。

禁忌证：各种疾病的急性发作期或进展期；心血管功能不稳定者；严重骨质疏松者；肢体功能障碍无法完成运动量者；主观上不合作或不能理解者；感知认知者；精神疾病发作期。

1. 肌力量耐力训练　一般的说，在发展肌耐力的同时必然发展了肌力，即耐力是肌力能维持的时间，但两者在训练思路上截然不同。发展肌力，要求短时间内对抗重负荷，重复次数应少；而发展耐力则需使用轻负荷，在长时间内反复重复。值得注意的是两者又存在着密切的联系；训练肌力时，如重复次数过多或持续时间过长，将导致速度和力量下降；训练耐力时，如不增加负荷，则不但不利于较快地产生肌耐力，也不利于肌力的增长。因此，发展力量耐力的基本方法与肌力训练相同。

2. 全身耐力训练　全身耐力训练一般采取制订运动处方的形式。运动处方包含以下内容：

1）运动处方的建立

（1）运动方式：运动方式可根据病人自身具体情况、喜好而定；大肌群参与的活动如步行、慢跑、游泳、划船、跳绳、登山、滑冰、越野滑雪、骑自行车等活动都是有氧耐力训练的可选择运动类型，年老体弱者、有残疾者可做力所能及的厨艺及家务劳动如准备饮食、整理床铺、收拾房间、打扫卫生等活动。

（2）运动强度：一般采用50%～70%的最大摄氧量、最大代谢当量值和靶心率等确定练习强度；运动强度的选择要根据病人的自身病情、年龄、心肺功能情况，过去的运动习惯以及要达到的康复目标，制订出适合病人具体情况的运动强度。

最常用的表示有氧训练运动强度的指标有：

①最大吸氧量的百分比（$\%VO_2max$）：是国际公认的通用方法。最大吸氧量是指单位时间内最大耗氧量。目前推荐以50%～85%VO_2max强度为有氧耐力训练强度，但现代康复理论提倡低于50%VO_2max强度的运动，尤以25%～40%VO_2max强度更适合于心脏病人及老年人。

②最高心率的百分比（%HRmax）：最高心率指机体运动至力竭时每分钟的心跳次数。可通过极限或亚极限运动试验直接测得，也可根据公式粗略计算。年龄相关的最大心率等于：220—年龄。靶心率是运动中允许达到的安全心率；靶心率的计算方法为180—年龄或（运动试验中所达到最大心率—安静心率）×（60%～80%）＋安静心率。

③代谢当量数（METs）：代谢当量是指单位时间内单位体重的耗氧量。单位是MET，1MET＝3.5 ml/(kg·min)。一般认为有氧耐力训练的运动强度以3～7METs为宜。WHO已正式公布了日常生活活动及各项体育运动对应的METs值，请参看相关资料。

④自觉劳累分级（RPE）：是受试者主观感受的疲劳程度，可用来表示有氧耐力训练的运动强度。RPE分级量表中数字为11级和15级分别相当于60%至90%HRmax范围的

运动强度。同时，每个数字×10即为受试者主观感受如下时的心率(表2-15)。

表2-15 RPE自觉劳累分级量表

7	8	9	10	11	12	13	14	15	16	17	18	19
非常轻		很轻		有点累		稍累		累		很累		非常累

(3) 运动持续时间：一般为20～30分钟。运动时间长短宜与运动强度相匹配。病人健康状况良好，体力佳，无器质性疾病可采用较长时间的活动，而体力弱、年纪大、有器质性疾病的病人可采用短时间，一日多次，累积运动时间达标的方式活动。

(4) 运动频度：运动频率取决于运动量大小。若运动量小，应增加每周运动次数，最好每天都活动，才能产生最佳训练效果。因此，目前一般推荐最好每天1次，运动频度为每周3～7次也可。

2）训练的过程

(1) 预备运动：可采用全身柔软体操、牵张肌群训练、呼吸训练和慢跑等形式，时间为10分钟左右，要求心率增加量为每分钟20次左右。

(2) 训练运动：根据运动处方进行，其中达到靶心率的运动时间不应少于10～5分钟。

(3) 整理运动：可采用轻松的体操、散步、自我按摩等方法，时间为5～10分钟。

3）注意事项：运动强度须首先用规范的方法确定，如平板运动试验测定VO_2max等。

(1) 严格遵守运动处方中规定的运动量、运动强度和运动速度；戒除烟酒等危害身体健康的不良嗜好；根据气温变化随时采取相应的措施；运动后大汗淋漓时不要马上洗澡；注意训练后精力、食欲、睡眠、清晨心率等反应，以掌握合适的强度；炎热气候，人们锻炼时可选清晨或傍晚凉爽时，有条件者可选择有空调设施的室内进行运动，以免大量出汗；如果出汗较多，要及时补充水分。

(2) 提示运动强度过大的情况有：无法完成运动；运动时因气喘而不能与他人随意交谈；运动后有无力、恶心感或持续性疲劳或持续性关节酸痛感，并在次日清晨安静心率突然出现明显的上升；运动后出现睡眠障碍等。

(3) 注意循序渐进：参加有氧耐力训练，需按照运动量从小到大的顺序依次进行，注意防止发生运动损伤。

(4) 注意持之以恒：有氧耐力训练需长期坚持，对机体产生的良性作用一般在8周以后才能看到训练效果。

(5) 注意个体差异：对不同疾病、不同人群、不同训练目的制订相应的运动处方。如健康人以提高心肺功能为主，要以较大强度运动；对老年人、孕妇或高危疾病病人则宜从事低强度、短时、多次累积的活动。

（四）平衡训练

平衡功能是由于突然受到外力的干扰，使身体重心偏离稳定位置时，四肢、躯干通过反射性的或随意的运动以恢复稳定的能力。

适应证：中枢性瘫痪或其他神经疾病所致感觉、运动功能受损或前庭器官病变引起的平衡功能障碍。

禁忌证：严重认知损害不能理解训练目的和技能者；下肢骨折、软组织损伤或手术后有平衡功能障碍的病人。

1. 基本训练操作程序　训练顺序：从稳定支持面至不稳定支持面；由最稳定体位逐步进展到最不稳定体位；从静态平衡进展到动态平衡；从简单动作到复杂动作。训练频度：原则上训练频度越高则效果越佳。训练频度应尽可能达到平衡反应可成为习惯性动作时为止。训练强度：无特殊要求。训练时间：通常由病人的疲劳程度所决定。

2. 训练方法选择原则　以病人平衡功能的评定结果为基础，通过选择支持面的软、硬、大、小、宽、窄，人体重心高或低，比较稳定至不稳定的体位，静态或动态训练，对平衡干扰力量的预知性，感官刺激的传入途径，感觉刺激传入的状况等等因素来设定训练方法及难度。先易后难，先静后动。逐步缩减人体支撑面积和提高身体重心，在保持稳定性的前提下逐步增加头颈和躯干运动，从睁眼训练逐步过渡到闭眼训练。

3. 训练方法

1）静态平衡训练法：即在任一体位采用加负载的方法刺激姿势反射。可先从比较稳定的体位开始，然后转至不稳定体位。包括坐位平衡、跪位平衡、站位平衡和单腿平衡的训练。支撑面由大到小，身体的重心由低到高，机体维持平衡所动员的感觉系统、反射活动是由简单到复杂逐次递增的。静态平衡的评价通常是以静态平衡的保持时间表示，能维持6～10秒钟为正常。

2）动态平衡训练法：病人在有功能需要或受到外力作用的情况下，有意识、无意识地通过姿势肌肉的调整，保持机体于平衡状态的能力训练。包括软地面行走、平衡板练习、步行、打球、游戏、打太极拳等。步行可进行前行、后退、左右侧移等不同方向行走，也可在日常生活活动中练习。动态平衡的评价以平衡完成情况来判定。

3）坐位平衡训练法：病人可取坐位，手置于身体两侧或大腿上，心情保持放松状态。

(1) Ⅰ级平衡训练：指不受外力和无身体动作的前提下保持独立坐位姿势的训练，病人通过协调躯干肌肉以保持身体直立。开始时需要有人在身旁保护，逐步过渡到无保护的独立坐位。

(2) Ⅱ级平衡训练：指病人可以独立完成身体重心转移，躯干屈曲、伸展、左右倾斜及旋转运动，并保持坐位平衡的训练。可以采用拾取身体周围物体进行训练。

(3) Ⅲ级平衡训练：指可以在抵抗外力的情况下保持身体平衡的训练。病人双手抱肘于胸前，由治疗者施加外力破坏病人坐位稳定，诱发病人的调正反应。

4）立位平衡训练法

(1) Ⅰ级平衡训练：指不受外力和无身体动作的前提下保持独立站立姿势的训练，病人用下肢支撑体重保持站立位，必要时治疗者可用自己双膝来控制下肢，或使用支架帮助病人固定膝关节。刚开始时两足间距可较大，在能够独立站立后应逐步缩小两足之间的距离。

(2) Ⅱ级平衡训练：指在站立姿势下，病人可以独立完成身体重心转移，躯干屈曲、伸展、左右倾斜及旋转运动，并保持平衡的训练。刚开始时由治疗者双手协助固定病人髋部，完成重心转移和躯体活动，慢慢过渡到由病人独立完成动作。

(3) Ⅲ级平衡训练：指在站立姿势下病人抵抗外力干扰保持身体平衡的训练。病人可以采用平衡板训练、站立作业训练等。

5）利用设备的动态平衡训练

(1) 平衡板训练：病人在平行杠内保持站立姿势和双下肢重心的转移训练。病人与治疗人员均立于平衡板上，治疗人员双手调整病人的立位姿势，协助控制病人骨盆，注意将平衡板置于平行杠内；然后用双足缓慢地摇动平衡板破坏身体的平衡；病人与平行杠呈垂直位

（即旋转 90°）。平衡板摇摆的速度要缓慢，以免病人精神紧张。

(2) 大球或滚筒训练：病人双手分开，与肩同宽，抓握体操棒，治疗人员给予病人协助，以手重叠协助固定病人双手的握棒动作，并使腕关节保持背伸位。病人用患侧下肢单腿站立，健侧足轻踏于大球球体，治疗人员用脚将大球前后滚动，病人下肢随之运动。健侧下肢支撑体重，患足置于大球上，随大球的滚动完成屈伸运动。

(3) 水中平衡训练：病人在泳池中站立，水平面与胸部平齐。1 级：双足分立，与肩平齐，双上肢于肩水平外展，掌心向前，完成双上肢向胸前合拢的动作，并随后返回起始位置。2 级：双足间的距离缩小，直至并拢，完成以上动作。3 级：单腿站立，完成以上动作。4 级：闭眼，完成以上动作。5 级：双手佩戴划水板，增加阻力，完成以上动作。

4. 注意事项　平衡训练前，要求病人放松，以减少紧张心理对训练的影响。平衡训练应遵循从最稳定体位逐步进展到最不稳定体位、从静态平衡进展到动态平衡、从睁眼训练进展到闭眼训练的基本原则。平衡训练首先应保持头和躯干的稳定。动态平衡训练时，他人施加的外力不应过强，仅需诱发姿势反射即可。任何平衡训练均应注意保护，避免发生意外损伤，以确保安全。若训练中发生头晕、头痛、恶心症状时，应减少运动量。

（五）牵张训练

牵张训练是通过被动牵张病人的肌肉、结缔组织，或利用自身重量为牵张力量进行的使病理性缩短的软组织或缩短性关节活动受限延长的治疗方法。在康复医学和运动医学中牵张训练应用较多。

适应证：肌源性、关节源性、神经源性肌肉功能障碍。

禁忌证：骨性关节活动障碍、新近的骨折未做内固定、局部组织有血肿或炎性肿块、神经损伤或吻合术后一个月内、严重骨质疏松症。

1. 基本方法

1) 被动牵张：被动牵张可分为手法被动牵张和机械被动牵张。手法被动牵张可由治疗师用力并控制牵张方向、速度、强度和持续时间；持续时间 15～30 秒钟，重复数次，总时间 2～4分钟；一般用缓和、轻柔的低强度进行维持性牵张。机械被动牵张可采用重锤、滑轮系统、夹板等，持续时间可达 20 分钟或更多。常用方法：

(1) 肩关节牵张：仰卧位、站立位、坐位均可，治疗师面向病人，一手抓持病人的同侧肘关节，在用力拉向治疗方向的同时，另一手支撑固定病人的同侧肩关节。

(2) 股内收肌群牵张：仰卧位，足尽量分开，治疗师坐床边，躯干前倾，一手环抱病人的同侧膝关节，在用力拉向外侧的同时，另一手支撑固定病人的另一侧膝关节，即可完成患侧内收肌牵张。左右均可。

2) 自我牵张：病人利用自身重量为牵张力所进行的被动牵张病人挛缩组织的训练方法。常用方法：

(1) 肩关节牵张：利用肋木、肩梯等器械。患侧上肢屈曲和外展时面对器械，使用手指尽力攀爬；患侧上肢后伸时背对器械做下蹲动作，注意缓慢，用力。

(2) 股内收肌群牵张：站立位，双足尽量分开，双手叉腰，在身体重心移向健侧的同时，稍屈健膝，即可完成患侧内收肌牵张。左右均可。坐位膝关节屈曲 90°，双足心尽量相对，双手抓踝关节上方，在肘关节顶压膝关节内侧的同时，躯干前倾。持续时间同上。

2. 注意事项

（1）牵张前，评价病人功能，明确限制情况，选择牵张方法。

（2）病人应尽量使自身处于舒适、放松的治疗体位，必要时脱去妨碍治疗的衣物。

（3）必要时在牵张前应用放松技术、热疗及热身训练。牵张后，可应用冷疗减少牵张所致的微小损伤性肌痛。冷疗时仍应将关节处于展长位。

（4）注意操作要规范，先稳定、舒适地抓握所需治疗关节的远端和近端，然后活动远端部分，牵张力量轻柔、缓慢、持续，达到持续时间后逐渐放松力量，休息片刻后再重复。

（5）避免过度牵张长期制动、水肿和无力的组织。牵张后若局部疼痛持续时间超过24小时不缓解，则表明牵张力量过大。

（六）放松训练

放松训练通常有肌肉放松训练和精神放松训练两个内容。两者关系密切，精神如紧张，必伴随着肌肉的紧张，肌肉紧张时，精神上也不可能松弛。所以进行放松训练时，应同时注意两种形式的放松。肌肉放松训练主要是指骨骼肌的放松，通过缓解肌肉痉挛、镇痛，达到调节自主神经功能紊乱，缓解神经官能症状的目的，同时还可用于治疗因精神、躯体的过度应激所致的各种病症。

适应证：肌源性、关节源性、神经源性肌肉功能障碍，自主神经功能紊乱。

禁忌证：无特殊禁忌证。

常用的肌肉放松训练方法：

（1）对比法：其理论依据是肌肉强力收缩后，通过诱导原理可使同一肌肉产生相同强度的松弛。通常让病人处于完全放松的体位，再使病人反复练习某一肌群的收缩和松弛，以提高此肌肉的感觉，才能使肌肉真正得到松弛。一般从远端肌群开始，然后至近端肌群。具体方法：最好在既安静又无他人干扰的环境下进行，松解所有束缚身上的带子，包括手表、皮带、眼镜、钥匙等，坐或卧位均可，先闭眼安静休息数分钟。将腕关节作背伸并保持数秒钟，使前臂背侧肘关节部感到有一种模糊的、部位不明确的紧张感觉。当病人体会到后，即停止作背伸动作，让手腕自然下落，紧张感也随之减弱。这就是肌肉松弛。若屈肌紧张，则可作腕关节掌侧屈，体会屈肌的紧张，然后进行松弛。反复练习直至肌肉得到很好放松为止。依次作全身关节的伸肌和屈肌的松弛。训练时间安排上肢6天、下肢9天、躯干3天、面部1～3天为宜。

（2）交替法：其理论依据是原动肌的紧张可以使拮抗肌产生相应的负诱导而出现抑制性松弛。通常让病人处于有利于拮抗肌收缩的体位，坐位或卧位均可，可能仍有某些部位紧张。然后收缩某些肌群，以使某些互为拮抗的紧张的肌群得到松弛。一般其程序和对比法正好相反，先从肢体近端肌群开始，然后到肢体远端肌群。具体方法：最好在既安静又无他人干扰的环境下进行，对身体的各部位具体放松的指令，如活动您的肢体，现在不要动了，让脑子体会一下现在的新体位。①肩部：将您的肩拉向您的脚；②上肢：向外抬起您的上臂，稍稍伸直肘部；③手：张开您的手掌和手指，并置于桌面；④髋：将您的双腿分开；⑤膝：稍伸直您的双腿；⑥脚：将足趾向下屈曲；⑦头：将头后仰靠背；⑧背部：将背向后压；⑨腰部：将腰向后压；⑩下颌：不要张嘴，将下颌向下牵拉；⑪呼吸：要求“叹气”，感到腰部在缩小。

（3）肌电生物反馈治疗：这是使用生物反馈仪将无法感觉到的肌电活动转变成各种能感觉到的信号，如电生理仪的指针摆动或以示波器波形或以声响等表示，从而客观地了解到肌肉松弛和紧张时的各种肌电活动。根据信号的不同表现，要求病人逐渐调节并掌握肌肉松弛时的信号活动，熟练掌握后，能在无电生理仪监测下更快地松弛肌肉。

(4) 下垂摆动：将病人上肢或下肢均置于下垂位，作前后放松摆动，直至肢体远端出现明显麻胀感为止。此方法也可加 0.5～1 kg 重量于肢体末端，再作摆动。此方法适用于肩、髋、膝部的放松，尤其适宜于缓解强直性震颤麻痹。

(5) 放松体操：多用于明显紧张而又无法放松者，如颈、肩、胸、背部的肌群。若在体操前先进行热敷或按摩(轻而放松手法)，可促进肌肉松弛。体操可在卧、坐、站各种姿势下进行。要求和呼吸配合，吸气时收缩肌群，呼气时放松还原。

(6) 暗示法：通过暗示，治疗者用平静、柔和、催眠般的语气，给予病人指示，要求病人思想轮流集中身体各部位。如要使某一肢体放松，需先要想到它很重、很重，重复数次，直至该部显示松弛，如下肢此时就出现外旋。如要求病人抬起某一肢体，但病人此时已无法移动，似乎感觉它已在飘浮一样。

(七) 关节松动技术

1. 概念　是指治疗师用手法操作使组成关节的骨端能在关节囊和韧带等软组织的弹性所限定的范围内发生移动，以缓解关节疼痛，维持或改善关节活动范围的手法操作技术，属于被动运动范畴。通常该操作技术选择使用于关节的生理运动和附属运动。关节的生理运动是指关节在生理范围内完成的自主运动，可主动或被动完成；关节的附属运动是指关节自主活动范围外，解剖范围内由他人完成的运动，是维持关节正常活动不可缺少的一种运动。

适应证：各种关节功能障碍包括关节疼痛、肌肉紧张及痉挛、可逆性和进行性关节活动降低等。

禁忌证：各种原因致关节活动过度、因外伤或疾病引起肿胀、急性炎症、恶性肿瘤、未愈合的关节骨折等。

2. 基本手法

(1) 摆动：固定关节近端，关节远端作往返运动，如关节的屈、伸、收、展、旋转，属生理运动。摆动必须在关节活动范围达到正常的 60%时才可应用，未达到这一范围者，先应用附属运动的手法来改善。

(2) 滚动：当一块骨在另一块骨表面发生滚动时，两块骨的表面形态必然不一致，因此一般伴关节的滑动和旋转。关节功能正常时，滚动手法可能挤压关节，易引起损伤，故较少单独使用。

(3) 滑动：平面或曲面关节发生的关节面侧方移动为滑动。当一块骨在另一块骨上滑动时，如为单纯滑动，两骨表面形态必须一致，或是平面，或是曲面。如果是曲面，两骨表面的凹凸程度必须相等。关节表面形状越接近，运动时，一块骨在另一块骨表面的滑动就越多，形状越不一致，滚动就越多。由于滑动可缓解疼痛，合并牵拉可松解关节囊，改善关节活动范围，因此应用较多。

(4) 旋转：旋转时，移动骨表面的同一点做圆周运动。旋转常与滑动和滚动同时发生。不同关节旋转轴的位置有所不同。如肩关节的旋转轴经肱骨头中心并垂直于肩胛骨关节盂；髋关节的旋转是股骨头绕着经过股骨头中心，并垂直于髋臼的旋转轴运动。

(5) 分离和牵引：分离是指外力作用使关节面垂直移位，牵引指外力作用使关节面水平移位。当外力要与关节垂直，使构成关节两骨表面呈直角必须相互分开时，才称分离；当外力与骨的长轴平行，使关节远端移位时，称牵拉。

3. 手法强度分级　见表 2-16。

表 2-16　手法强度分级

Ⅰ级	在关节活动范围起始端作小幅度、小范围、节律性的摆动。
Ⅱ级	在关节生理活动范围的中间部分做大幅度、节律性摆动，以松动关节，但不接触关节活动的起始端和终末端
Ⅲ级	在关节活动范围的中、末部分做大幅度、大范围、节律性的摆动，以松动关节。每次均接触至关节活动范围的极限，能感觉到关节周围软组织的紧张
Ⅳ级	在关节活动范围的终末部分做小幅度、小范围、节律性的摆动，以松动关节。每次均接触到关节活动的终末端，并能感觉到关节周围软组织的紧张

4. 注意事项

(1) 治疗前应对病人的疼痛和关节运动功能受限情况进行评定。

(2) 治疗师用手或皮带固定关节的近骨端，治疗力量尽量接近相对应的关节面，运动方向与治疗关节面平面平行或垂直。病人在治疗体位下尽量放松，被治疗关节处于休息位。

(3) Ⅱ级手法适用于治疗因疼痛所致的关节活动受限，Ⅲ级适用于关节疼痛伴僵硬者，Ⅳ级适用于关节因周围软组织粘连、挛缩所致的关节功能障碍者。Ⅰ、Ⅳ级手法速度宜快；Ⅱ、Ⅲ级手法节律每秒钟 2～3 次，时间 1～2 分钟。

(4) 在恶性肿瘤、骨关节疾病、未愈合骨折、剧烈疼痛、相邻关节活动过度、手术、创伤后、系统性结缔组织疾病和老年人等情况下要谨慎使用关节松动技术。

（八）协调训练

协调性是体现运动控制的重要指标，它是指随意运动时相关肌肉以合适的时间、力量和速度进行的顺序性活动。协调性障碍见于各种原因所致深部感觉障碍者、中枢神经系统损伤后的运动以及如帕金森病等不随意运动所致的协调运动障碍。协调性训练是指利用残存部分的感觉系统以及利用视觉、听觉和触觉来促进随意运动的控制能力的锻炼方法。

适应证：深部感觉障碍；小脑性、前庭迷路性和大脑性运动失调、震颤性麻痹；因不随意运动所致的一系列协调运动障碍。

禁忌证：严重认知损害不能理解训练目的和技能者；骨折、脱位未愈者；严重疼痛或肌力、肌张力异常者。

1. 操作方法　主要是集中病人的注意力，分别进行上肢、下肢、躯干在卧位、坐位、站立位、步行中和增加负荷的步行中的协调性活动训练，反复强化，每一动作重复 3～4 次。

(1) 肢体交替活动：如右臂、左臂交替上举，右臂上举，左臂前屈交替进行等。

(2) 肢体、躯干活动：躯干前倾，上肢前伸，躯干旋转与四肢配合等。

(3) 手、足练习：如双手交替拍打双腿，对指练习，双脚交替拍打地面等。

(4) 全身练习：如划船、打球、步行、太极拳等活动。

2. 训练要点

(1) 病人应注意循序渐进的训练，从卧位训练开始，依序进行坐位、站立位等训练；核心在于集中注意力，进行反复正确的练习。

(2) 先从简单的单侧动作开始，再逐步过渡到比较复杂的动作；先做容易完成的大范围、快速的动作，熟练后再做小范围、缓慢的动作。

(3) 最初睁眼训练，后交替睁眼和闭眼，最后完成闭眼训练。

(4) 两侧轻重不等的残疾者，先从轻侧开始；两侧残疾程度相同者，可先从右侧开始。

3. 注意事项　训练中注意安全监护，防止跌倒或不适当的关节损伤。所有训练要在正常可动范围内进行，活动要注意趣味性。对协调障碍明显、影响日常生活者可提供辅助设施，以减少残疾影响。训练完成后要用与训练相等的时间进行休息。

（九）步行训练

步行是人类双腿规则地交替移动，带动身体从一点到达另一点而需耗能很少的活动。

适应证：中枢神经系统损伤、骨骼运动系统的病变或损伤。

禁忌证：站立平衡功能障碍者、下肢骨折未愈合者、各种原因所致的关节不稳。

1. 基本原则

(1) 训练前应着重解决步行训练中可能影响训练效果的主要问题。中枢性瘫痪步态应注意降低并解除肌肉痉挛；疼痛步态通常应注意消炎镇痛；外周瘫痪步态应注意关节的固定和肌力训练；关节挛缩者应注意进行关节活动训练。

(2) 步行训练必须依照先站立平衡训练，然后是步行动作分解训练，最后是实际步行训练的次序进行。期间肌力准备贯穿于整个训练始终。

(3) 依据量力而行的原则。不是每名病人通过训练都可恢复独立步行。部分下肢支撑能力不足或活动控制能力不足的病人需要永久性地应用矫形器或辅助步行器具，在训练过程当中经常需要治疗师帮助，或使用双杠、拐杖、助行器等器械。病人需要量力而行地对待训练过程，不能对训练效果寄予过高期望。

(4) 注意全身反应。步行障碍病人步行训练时的能量消耗往往远高于正常步行。特别是心血管疾病病人，在训练时要注意病人的全身耐力。

2. 基本方法

1) 肌力训练：首先需评定步行相关肌群的肌力，根据其功能状况进行有针对性的训练指导。偏瘫病人的肌力训练以离心收缩为主；需借助于助行器或拐杖行走的病人，主要进行上肢肌力训练。下肢截肢病人主要进行残端肌群和腹部肌肉力量的训练。独立步行者主要进行下肢肌力训练。

2) 直立床训练：长期卧床或脊髓损伤病人，为防止体位性低血压的发生，可利用直立床由平躺渐渐调整到直立的状态；在病人能够耐受身体直立时，才考虑开始行走训练。

3) 分解动作训练：先进行站立平衡训练。在病人达到Ⅱ～Ⅲ级平衡后，再进行身体重心转移训练，原地向前、后、两侧移步的训练；再以健腿支撑，患腿进行重心转移和移动训练；然后以患腿支撑，健腿进行上述训练；最后进行站立训练，从每次10～20分钟开始，依病人体能状况改善而逐渐增加。

4) 平行杠步行训练：分解动作完成良好之后，才开始在平行杠内进行行走训练。行走训练自平行杠内训练开始。在平行杠内行走训练时，其一端可放置一面矫正镜，使病人能够看到自己的步行姿势以便及时矫正。训练的基本步态包括：

(1) 四点步行：健侧手先向前伸出扶杠，患侧下肢向前迈步，患侧手再向前扶杠，最后健侧下肢跟上。如果是双侧下肢障碍，则可选择任意的启动动作。

(2) 三点步行:先身体前倾,双手扶杠,然后患侧下肢向前,最后是健侧下肢跟上。

(3) 二点步行:右手和左下肢先向前,然后左手和右下肢跟上。另一种变异是两下肢瘫痪者的方式,即两手先向前,然后两下肢同时向前;两下肢向前落在双手支撑的同一平面,称为摆至步;落在双手支撑面的前面称之为摆过步。

5) 独立步行训练:病人在下肢支撑能力达到100%体重,同时站立平衡能力达到Ⅲ级,可以开始独立步行训练。训练步骤仍然是先分解动作,然后综合训练,最后增加行走距离、速度和地面的复杂度。长距离独立步行训练与全身耐力训练相关。助行器及扶拐步行训练(略)参考康复护理技术相关章节。

(十) 呼吸训练

呼吸训练是指保证呼吸道通畅、提高呼吸肌功能、促进排痰和痰液引流、改善肺和支气管组织血液代谢、加强气体交换效率的训练方法。呼吸训练广泛用于各种疾病的早期恢复阶段以及呼吸系统疾病的恢复期。

适应证:慢性阻塞性肺疾病、慢性限制性肺疾病、慢性肺实质疾病、哮喘及其他慢性呼吸系统疾病伴呼吸功能障碍。

禁忌证:临床症状不稳定、感染未控制、呼吸衰竭,训练时可导致病情恶化的其他临床情况。

1. 训练的体位　选择使病人处于舒适、放松的体位,例如卧位、半卧位、前倚靠坐位等。通常体弱或病后初愈者可取仰卧位或半卧位。支气管哮喘病人可采用向前倚靠坐位,即在桌上放上2～3个枕头,头向前靠在枕上,两前臂置在枕下;为发展一侧的胸式呼吸,可采取患侧在上的侧卧位;对体力较好者可采用前倾站位如以臀部靠墙,上体向前倾,或直立前倾等。

2. 训练的方法

1) 腹式呼吸训练:病人取放松卧位或坐位;呼吸时腹部放松,经鼻缓慢深吸气,吸气时意想将气体吸往腹部,应感知下肋弓向外扩展。呼气时缩唇吹出,同时收缩腹肌,应感知肋弓下沉变小。如在卧位,吸气时可用双手置于腹部,随吸气双手随腹部膨隆而向外扩张;呼气时在腹部塌陷同时,双手逐渐向腹部加压。通常呼气与吸气的时间比例大致为1∶1,强调适当深呼吸,以减慢呼吸频率,提高通气效率。每次练习腹式呼吸次数不宜过多,即练习3～4次。

2) 抗阻呼气训练:是指在呼气时施加阻力的训练方法,可以采用吹笛样呼气、吹瓶呼吸、吹球囊呼吸和发音呼吸等。

3) 局部呼吸训练:指在胸部局部加压的呼吸方法。通常采用暗示法。治疗师或病人把手或其他物体如沙袋、布带放于需加强部位,吸气时对抗,使局部膨隆,呼气时松开。

4) 排痰训练

(1) 体位引流:利用重力促进各个肺段内积聚的分泌物排出。分泌物少,每天上、下午各引流一次;分泌物多,每天引流3～4次。每次引流一个部位,时间5～10分钟。有数个部位,则总时间不超过30～45分钟,以免疲劳。

(2) 胸部叩击、震颤:其方法为治疗者五指并拢,虚掌,运用腕关节摆动轻叩在病人引流部位胸壁30～45秒钟,随后用手按在病变部位,嘱其做深呼吸,在深呼气时做胸壁摩颤振动,连续3～5次,如此重复2～3次后,再嘱病人咳嗽排痰。

(3) 咳嗽训练:深吸气后短暂屏气,关闭声门,突然打开声门,形成高速气流,促使分泌物移动,随咳嗽排出体外。

5) 呼吸肌训练

(1) 增强吸气肌练习:使用抗阻呼吸器开始练习3～5分钟,一天3～5次,以后增加至20～30分钟。

(2) 增强腹肌练习:病人取仰卧位,腹部放置沙袋作挺腹练习,开始为1.5～2.5 kg,以后可以逐步增加至5～10 kg,每次5分钟。

3. 注意事项

(1) 病人训练时避免情绪紧张,选择放松体位。训练最好在饭前进行。场地宜选择在空气新鲜处。

(2) 使用恰当的呼吸节律和呼吸时间。为增加通气量,应放慢节律;为扩展局部的胸廓,呼吸频率不能过慢。

(3) 呼吸训练中均应有规律地进行反复训练,直至呼吸恢复自然为止。如每天6次,每次做6回呼吸训练,以后可逐步增加每次的训练次数。

(4) 一般情况下用鼻呼吸,且自然不用力,由浅至深。吸气一般为1～5秒钟,呼气2～8秒钟,在呼气后稍休息1～3秒钟。各种训练每次一般为5～10分钟,避免疲劳。

(5) 通常要求加强吸气训练,但对肺气肿等病人,则应教会呼气训练方法。与肢体运动配合时,肢体运动宜简单、易操作。应避免憋气。

(十一) 言语治疗

言语训练是指通过各种手段对有言语障碍的病人进行针对性治疗。

适应证:脑部病损所致的各种类型失语症、交流障碍。

禁忌证:无特殊禁忌证。

1. 训练前准备　尽可能使用安静环境,避免噪音,以免干扰病人的情绪,分散注意力,加重自我紧张;安排舒适稳定的坐椅及高度适当的桌子;室内照明、温度等要适宜,通风良好。开始训练前准备好包括录音机、录音带、呼吸训练器、镜子、秒表、压舌板或喉镜、单词卡、图卡、短语或短文卡、动作画卡或情景画卡、各种评估表和评估用盒等。应有充分时间安排训练计划和整理训练用具(如 纸、笔、卡片等),应尽量减少病人视野范围的不必要物品。

2. 治疗形式　包括"一对一"训练,即一名治疗师对一名病人的训练方式。自主训练:病人经过一对一训练之后,这时治疗师可将部分需要反复练习的内容让病人进行自主训练。小组训练:治疗师可根据病人的不同情况,编成小组,开展活动。家庭训练:应将评价及制定的治疗计划介绍和示范给家属,并可通过观摩、阅读指导手册等方法教会家属训练技术,逐步过渡到回家进行训练。

3. 治疗方法

1) 语音训练

(1) 模仿治疗师发音。

(2) 照镜子检查自己的口腔动作是否与言语治疗师做的口腔动作一致。

(3) 依据言语治疗师画出的口形图掌握舌、唇、齿的位置以及气流的方向、大小。

2) 听理解训练

(1) 单词的认知和辨别:每次出示3个常用物品图片,说一个物品名称后要求病人指出相应的物品图片。

(2) 语句理解:每次出示3个常用物品图片说出其中一个物品的功能,让病人听后将其指出。

3) 口语表达训练

(1) 单词练习:从最简单的数字、诗词、儿歌或歌曲开始让病人自动地、机械地从嘴里发出,反复训练。可以使用反义词、关联词、惯用语的方法鼓励病人进行口头表达。

(2) 复述单词:先进行听觉训练,要求画片先与对应文字卡片相匹配,然后给病人出示一组卡片,并说:"我说几遍图中物品的名称,请一边看图与字一边注意听。"每个反复听10次。等病人正确的复述后可变换刺激方法,如用不同速度和强度,每次刺激让其复述2次,也可刺激后不马上复述,等数秒后再试着复述。

(3) 复述句子、短文:用以上复习练习中所用的单词,同其他语词组合成简单的句子或短文,练习方法同上。

(4) 实用化练习:将练习的单词、句子应用于实际生活。如提问:"杯子里装着什么东西?""你渴的时候怎么办?"让其回答。

(5) 自发口语练习:看动作画,让其用口语解释说明。看情景画,鼓励病人自由描述。叙述某日某事或刚刚在身边发生的事等。

4) 阅读理解及朗读训练

(1) 视觉认知:同时摆出数张画片,将相对应文字卡片让病人看过后进行词-图匹配练习。渐增卡片的张数。

(2) 听觉认知:同时摆出数张单词的文字卡片,病人听治疗师读一个词后指出相应的字卡。渐增卡片的张数。

(3) 朗读单词:出示单词卡,反复读给病人听,再要求病人一起朗读,最后自己朗读。

(4) 句子、短文的理解:用句子或短文的卡片,让病人指出情景画与相应事物,如"天是蓝的吗?""草是绿的吗?"等等。反复练习。

(5) 朗读篇章:选择有趣的读物带其同声朗读,开始以接近普通速度进行,数次后鼓励其自己读。反复练习。

5) 书写训练:从词-词匹配开始,到看图命名书写听写;看物品图片写出单词和听写单词、简单的短句到复杂的长句、短文;看动作图片,写叙述短句;看情景图片,写叙述文;最后记日记和给朋友写信等。

4. 训练注意事项

(1) 凡是有言语障碍的病人都可以接受言语治疗,但对伴有严重意识障碍、情感障碍、行为障碍、智力障碍或有精神疾病的病人,以及无训练动机或拒绝接受治疗者,言语训练往往难以进行或难以达到预期的效果。

(2) 语言训练开始时间应确定在病人意识清楚,病情稳定,思想能够耐受集中训练30分钟左右的时间。训练时间应限制在30分钟以内。短时间、高频率的训练其效果相对要好。

(3) 要密切观察病人的行为举止,一旦发现病人有疲倦迹象应采取调整训练时间、缩短训练时间及更换训练项目的处理。

(4) 每次训练开始时从对病人容易的课题入手,并在每天训练结束前让病人完成若干估计能正确反应的内容,令其获得成功感而激励进一步坚持训练。对一些重症病人应加强对非言语交流方式的利用和训练，如手势语、画图、交流板或交流手册、电脑交流装置。

（十二）神经促通技术

神经促通技术是指依据神经生理和神经发育的原理，利用各种措施促进中枢神经系统损伤病人的正常姿势反射和平衡反应出现，并自觉地应用到各种日常生活活动中去，获得较正确的运动输出，形成较为正常的活动模式的技术方法。它主要由 Rood 法、Bobath 法、Brunnstrom 法、PNF 技术等学派组成。这些方法的共同特点是：利用各种感觉刺激如触觉、压觉、振动觉、关节位置觉、运动觉、视觉及语言刺激等作为治疗的主要手段；强调病人主观参与的作用；依据人类神经发育学规律；强调训练目标为病人出现功能性的运动行为。

1. Bobath 技术　通过抑制不正常的姿势、病理性反射或异常运动模式，尽可能诱发出正常运动，达到提高病人日常生活活动的能力，是神经发育技术方式之一。运用运动发育控制理论，强调运动感觉的学习，重视技巧性动作的掌握和整体治疗，主张根据神经发育规律，充分利用正常感觉反馈输入、姿势反射活动和各种平衡反应调节肌张力，逐渐促进正常运动模式形成。

适应证：中枢神经系统疾患，包括儿童脑瘫、成人偏瘫及其他有运动控制障碍的病人。

禁忌证：非中枢神经系统疾患。

基本技术与手法：

（1）控制关键点：关键点是指人体的某些特定部位，这些部位对身体其他部位或肢体的肌张力具有重要影响。治疗中治疗者通过在关键点上的手法操作来抑制异常的姿势反射和肌张力，引出或促进正常的肌张力、姿势反射和平衡反应。对关键点的控制是 Bobath 技术中手法操作的核心，常与反射性抑制联合应用。人体关键点包括头部、上肢的拇指、下肢的拇趾、胸骨中下段、肩峰、髂前上棘等。

（2）反射性抑制：躯干屈肌张力增高时，把头部放置在过伸位，可以降低屈肌张力，增加伸肌张力；躯干伸肌张力增高时，把头放置在屈曲位，可以降低伸肌张力，增加屈肌张力；躯干屈肌与伸肌张力均增高时，可以通过保持骨盆不动的情况下旋转躯干来抑制。肢体屈肌张力增高时可取肢体外旋位，外展肌张力增高时可取肢体内旋位，上臂屈肌痉挛时，取肢体的对称性伸展（保持头在中立位）。躯干、头、肢体的伸肌张力均增高时，使髋屈曲外展并屈膝即可抑制。上肢的反射性抑制为：肩胛带前伸，肩关节上举超过 90°但小于 120°作外展、外旋，肘关节伸展，前臂旋后，腕关节背屈，掌指关节伸展，手指伸展，拇指外展的伸展模式。下肢的反射性抑制为：髋关节伸展，膝关节屈曲，踝关节背屈，足外翻。

（3）调正反应：当身体偏离正常姿势时，人体会自发性地出现恢复正常姿势的动作，即头部位置、头部对躯干位置、四肢对躯干位置等恢复正常的一系列反应，称为调正反应。根据感受刺激部位和动作效应出现的部位，可将调正反应分为 4 类：发自颈部作用于躯干、发自迷路作用于头部、发自躯干作用于颈部以及发自眼睛作用于头部。平衡反应是比调正反应更高级的维持全身平衡的一种反应。当人体突然受到外界刺激引起重心变化时，四肢和躯干出现一种自动运动，以恢复重心到原有稳定状态。

2. Rood 技术　也称为多感觉刺激疗法，主要内容是利用多种感觉刺激方法作用于皮肤、关节等感受器，通过感觉反馈环路调节脊髓传出纤维的兴奋性，从而改变特异性靶肌肉的肌张力，诱发或协调肌肉活动。适用于中枢神经系统损伤后各个时期的运动功能障碍的治疗。

适应证:中枢神经系统疾患,包括儿童脑瘫、成人偏瘫及其他有运动控制障碍的病人。

禁忌证:非中枢神经系统疾患。

基本技术与手法:Rood 根据个体发育规律总结出 8 个运动模式,即仰卧屈曲模式、转体或滚动模式、俯卧伸展模式、颈肌协同收缩模式、俯卧屈肘模式、手膝位支撑模式、站立模式以及行走模式。

一般欲兴奋某块肌肉需反复快速刺激;欲抑制某块肌肉则需缓慢持续刺激。感觉刺激的方法包括:温度刺激如使用冰块、温水、湿毛巾刺激皮肤等,机械性刺激如用毛刷刷擦、用手轻拍、小锤敲击、振动刺激等,关节感觉刺激如牵拉关节、挤压关节、摇动躯干或肢体等。用小冰块快速刺激轻擦某肌肉表面皮肤几次,即可诱发该皮肤下肌肉的收缩;若使用冰水较长时间浸泡肌张力高的痉挛肌肉,则可使该肌肉肌痉挛减轻,张力降低。与之相似,轻叩肌腱或肌腹、快速拍打振动、逆毛发轻刷皮肤、快速牵张、摇动、挤压关节都可兴奋肌肉活动。缓慢持续触摸、牵拉关节、中等温热敷、较轻的关节挤压、轻叩加轻压都可抑制肌肉活动。此外,Rood 技术中常选用一些特殊的感觉刺激来促进或抑制肌肉。例如,听觉和视觉刺激可用来兴奋或抑制中枢神经系统,节奏明快的音乐具有促进作用,节奏舒缓的音乐具有抑制作用;光线明亮、色彩鲜艳的环境可以产生易化效果。

3. Brunnstrom 技术　在中枢神经系统损伤初期,利用协同运动等病理运动模式和反射模式作为促进手段,然后再把这些运动模式逐步修整成功能性运动,以恢复运动控制能力的方法。

适应证:中枢神经系统疾患,包括儿童脑瘫、成人偏瘫及其他有运动控制障碍的病人。主要应用于偏瘫治疗。

禁忌证:非中枢神经系统疾患。

基本技术与方法:早期充分利用包括原始反射在内的一切方法引出肢体的运动反应,并利用各种运动模式(不论这种运动是正常的、还是异常的),如共同运动、联合反应,再从异常模式中引导、分离出正常的运动成分。最终脱离异常的运动模式,逐渐向正常、功能性模式过渡。

1) 原始反射

(1) 紧张性颈反射:是由于颈部关节和肌肉受到牵拉所引起的一种本体反射,包括对称性和非对称性两种。对称性紧张性颈反射表现为当头前屈使下颌靠胸时,出现双上肢屈曲与双下肢伸展反射;当头后伸时,出现双上肢伸展与双下肢屈曲。如反射较弱,可不出现肢体运动而仅有肌张力上的改变。非对称性紧张性颈反射:当头转向一侧时,出现同侧上下肢伸展和对侧上下肢的屈曲反射。同样如反射较弱,可不出现肢体运动而仅有肌张力上的改变。偏瘫病人将头转向患侧,可使偏瘫侧上肢过高的屈肌张力下降,伸肌张力增高。

(2) 紧张性迷路反射:使头处于中间位仰卧时,病人可出现四肢伸展或伸肌肌张力增高的反应,俯卧时则出现四肢屈曲或屈肌肌张力增强。

(3) 紧张性腰反射:指上部躯体对骨盆的位置发生变动时所出现的肢体肌张力变化。

2) 共同运动:当让病人活动患侧上肢或下肢的某一个关节时,与之相关的同一协同模式中的相邻关节甚至整个肢体都可出现一种不可控制的固定运动,形成特有的活动模式,称为共同运动。

3) 联合反应:指用力使身体一部分肌肉收缩抗阻时,可诱发其他部位的肌肉发生非随意运动的收缩或肌张力升高。其反应是按照一种固定的模式出现,如在健侧上肢屈肘位对抗阻力时，患侧固定表现为胸大肌收缩；上肢用力，同侧下肢反应；上、下肢交叉联合反应也可能见到。

4. 神经肌肉本体促进技术(PNF技术) PNF技术主要是应用本体感觉刺激促进肌肉收缩，增强肌力、扩大关节活动范围，增加功能活动的方法。它的特点是关键技术为徒手施加阻力，刺激本体感受器，肌肉牵拉，外感受器辅助和要求病人配合。

适应证：瘫痪，尤其是脑性瘫痪；骨科损伤性疾病、运动创伤、周围神经损伤和关节炎所致的功能障碍。

禁忌证：无特殊禁忌证。

基本技术：PNF以正常的运动模式和运动发展为基础技术，强调整体运动而不是单一肌肉的活动。其特征是运用螺旋对角线模式运动，通过主缩肌和拮抗肌间的交互收缩、舒张，促进肌力的平衡与协调。肢体远端关节首先按要求完成活动，并保持该位置，随后其他部分一起活动。由始至终应用旋转动作。

常用的其他基本技术还包括：节律性启动，在预定的关节活动范围中由被动活动开始逐渐转为主动抗阻运动。等张收缩组合，指某一组肌群相继进行抗阻向心性收缩、离心性收缩、等长收缩，中间无肌肉舒张。拮抗肌逆转，是指运动中在不停顿或放松的前提下，主动改变运动的方向。稳定性逆转，是指通过改变阻力的方向来改变等长收缩的方向，但关节不运动或运动范围很小。重复收缩技术，是指在病人进行某肌群单方向等张收缩的过程中，再给予肌肉快速牵拉刺激，强化肌肉收缩力量的方法。重复牵拉，是指通过牵拉肌肉，增加肌张力，以诱发肌肉的牵张反射。收缩-舒张，指要求病人在关节活动范围内尽力抗阻等张收缩，然后放松，保持5秒钟以上。保持收缩一舒张，指病人在较小关节活动范围内进行等长收缩后舒张，然后再运动至可动最大范围内，肌肉进行反复收缩的技术。

第六章　计划生育技术指导

计划生育技术工作是应用现代化科学知识和医疗诊治技术对育龄人群在优生优育、节育、不育及其相关的领域进行指导(包括宣传、教育、咨询等)和服务。它是我国经济可持续发展的关键性问题,涉及政府、社区、人民团体、家庭和个人等方方面面。其基本内容是生殖健康教育和计划生育技术服务(如咨询指导、发放避孕药具、计划生育手术及其他有关的技术服务等)。

一、常用避孕药具和避孕方法的知情选择

(一) 宫内节育器(IUD)

宫内节育器是一种相对安全、有效、简便、经济、可逆的节育器具。其副反应轻,广大妇女易于接受,避孕有效率可达98%以上。其种类有:

1. 惰性 IUD　用惰性材料制成,如不锈钢、金、银、塑料、尼龙、橡胶、硅胶等材料。其物理化学性能稳定,与人体组织相容性较好,不释放活性物质。由于惰性 IUD 带器妊娠率较高,目前已基本淘汰。国内曾使用过的有金属圆环、宫形环等。

2. 带铜 IUD　以惰性 IUD 为载体(支架),加铜丝或铜套,置入宫腔内,铜能释放铜离子,发挥活性作用,提高避孕效果。常用的有智利 TCu200、VCu200、上海 TCu200、TCu200C、TCu380A、金塑铜环、母体乐铜 375 等。

3. 含药及含药铜 IUD　目前推广使用的含药 IUD 分为两大类。第一类含类固醇激素,第二类含前列腺素抑制剂于带铜 IUD 上。此类 IUD 体积减小,质地柔韧,易于放置,不良反应轻。常用的含药、铜 IUD 有左炔诺孕酮(曼月乐)、左旋 18 甲孕酮宫内节育器(LNG)钥匙形 IUD、药铜环 165 等。

(二) 屏障避孕

屏障避孕是利用屏障的方法阻止精子与卵子相遇而达到避孕的目的。该法不干扰机体生理,若使用得当,避孕效果可靠。

1. 阴茎套　为乳胶薄膜制成的长形套,性交时套在男性阴茎上防止精液流入阴道。具有安全、有效、方便、低廉、可自行掌握等优点。其规格有大、中、小 3 个型号。直径分别为 35、33、31 mm,长度为 19±1.1 cm,厚度 0.04～0.07 mm。每次性交时应更换新的阴茎套。选择合适阴茎套型号,使用前检查确定无漏孔。射精后在阴茎尚未完全软缩时,按住套口和阴茎一起取出,性交后,若发现阴茎套破裂或滑脱,应立即采取补救措施,如口服紧急避孕药等。正确使用阴茎套,避孕有效率可达 93%～95%。阴茎套还具有防止性病传播的作用,故应推广使用。

2. 女用避孕套　国产女用避孕套是由乳胶制成的柔软、宽松、袋状避孕工具。长 15～17 cm 开口外连一直径为 7 cm 的柔韧外环,套内游离一直径为 5.5 cm 的内环。使用时将内环轻推入阴道 5～7 cm 处,外环贴在外阴处。性交后,握住外环旋转,使套口封闭拉出。目前我国正处于临床实验阶段。

3. 阴道杀精子药　阴道杀精子药避孕方法是在性交前将杀精子药放入阴道内以杀伤精子而达到避孕目的。可以单独使用或配合避孕套使用。目前国内生产的阴道杀精子药主要为壬苯醇醚(Nonoxyl-9,Np9)。常用剂型有避孕药膜、避孕栓剂、避孕药片、避孕胶冻等。

（三）女用固醇类避孕药

女用类固醇多为人工合成的孕激素和雌激素制剂，通过抑制排卵、改变宫颈黏液、阻碍受精及干扰着床发挥避孕作用。

1. 适应证　要求避孕的健康育龄妇女，无使用固醇类避孕药物禁忌证者。

2. 禁忌证

(1) 重要器官病变，急、慢性肝炎或肾炎，严重心血管疾病，冠状动脉粥样硬化、高血压。

(2) 各型血液病或血栓性疾病、内分泌疾病如糖尿病、甲状腺功能亢进。

(3) 恶性肿瘤、癌前病变、子宫病变或乳房肿瘤病人。

(4) 精神病生活不能自理者。

(5) 月经稀少或年龄＞45 岁者。

(6) 年龄＞35 岁的吸烟妇女不宜长期服用，以免引起卵巢功能早衰。

(7) 哺乳期、产后未满半年或月经未恢复者。

3. 避孕药的种类及使用　各类药品成分与剂量请参见使用说明书。

1) 复方短效口服避孕药：是使用最早，应用最广泛的一类避孕药物。如使用规范，其避孕有效率可达 99.95%。

【用法】

复方炔诺酮片(避孕 1 号)、复方醋酸甲地孕酮片(避孕 2 号)、0 号口服避孕片(避孕 0 号)、复方左炔诺孕酮片 4 种药物均从月经周期的第 5 日开始，每晚 1 片，连服 22 日。如漏服，可于次日晨补服 1 片。一般停药 1～3 日月经来潮，则于月经第 5 日开始服用下一周期药物。如停药 7 日无月经来潮，仍可于第 8 日开始下一周期药物。如停经达 2 月以上，应停药寻找原因，排除妊娠。

复方去氧孕烯避孕片(妈富隆)：每板 21 片。从月经周期的第 1 日开始，每晚服 1 片，连续服药 21 日。停药 7 日后开始服用第 2 个周期的药物。停药期间应有月经来潮，否则应停药除外妊娠。

复方孕二烯酮避孕片(敏定偶)：每板 28 片，其中 21 片为白色避孕药片，7 片为红色安慰剂(不含活性药物)。从月经周期第 1 日开始，每晚服白色药 1 片，连续服 21 日后，再服 7 日安慰剂。服安慰剂时月经应来潮。服完安慰剂后，继续服第 2 周期药物。

复方左炔诺孕酮三相片：有三种颜色药片，黄色 6 片，白色 5 片，棕色 10 片。该药从月经周期第 3 日开始服黄色片，每晚 1 片，连服 6 日；接着服白色片，每晚 1 片，连服 5 日；再接着服棕色片，每晚一片，连服 10 日。停药 1～3 日月经来潮。停药 7 日后，按上述顺序开始服用下一周期药物。

【不良反应及处理】

(1) 类早孕反应：如恶心、头晕、乏力、食欲不振、呕吐等，一般可继续服药，2～3 月后反应可自然减轻或消失。轻者无需特殊处理，重者可予对症处理，如口服维生素 B_6 100 mg 每日 1～3 次。如治疗无效，应考虑停药或换药。

(2) 阴道出血：如出血发生在月经周期的前半期，可能因雌激素不足所致，可在服避孕药同时，加服炔雌醇 0.005～0.015 mg，直到服完 22 片为止；如出血发生在月经周期的后半期,常系孕激素不足,可每晚加服避孕药片 0.5～1 片,直到服完 22 片为止;如出血量似月经,应停药。停药后第 5 日,再开始服下一周期的药物。

【健康处方】

(1) 应按时服药,不得随意停服或漏服。

(2) 如发现药片潮解或出现裂隙则可能影响药效,不宜服用。

(3) 服药期间应定期随访体检,包括乳腺、妇科检查、宫颈细胞学检查、血液系统、肝功能、视力检查等,如有异常及时诊治。

(4) 服药期间建议戒烟。

(5) 与抗生素、利福平、苯妥英钠等药物同时服用时,有可能降低药效。

(6) 要求妊娠者,应在停药 6 个月后再受孕。若避孕失败导致妊娠,建议终止,以免对胎儿发育造成不良影响。

2) 复方长效口服避孕药:本类避孕药由长效雌激素和人工合成孕激素配伍制成。胃肠道吸收长效雌激素后,储存于脂肪组织内缓慢释放起长效避孕作用,避孕有效率达 96%～98%,服药 1 次可避孕 1 个月。

【用法】

复方长效左炔诺孕酮炔雌醚片(复方左旋 18 甲长效片):服药的第 1 周期于月经第 5 日服 1 片,间隔 20 日后再服 1 片,即第 1 周期服 2 片;第 2 周期起,按第 1 周期第 2 次服药日期服药,每月服 1 片即可。

【不良反应及处理】

类早孕反应及阴道出血处理同复方短效口服避孕药。少数人可能出现胃痛、头痛、水肿、乳房胀、皮疹、面部色素沉着或脱发等,轻者对症处理,重者应停药。

3) 速效口服避孕药(探亲避孕药):此类药物除双炔失碳酸酯外均为孕激素或雌、孕激素制剂。服用时间不受经期限制,适用于短期探亲夫妇。避孕有效率为 97%～99%。

【用法】

(1) 炔诺酮探亲片:于性交当晚开始服用,每晚 1 片。若已服 14 日而探亲期未满,可改服短效口服避孕药至探亲结束。停药 1 周月经即可来潮。

(2) 左炔诺孕酮探亲片(18 甲速效避孕片):服法同炔诺酮探亲片,但应于性交前 1～2 日开始服用,每晚 1 片,连服 14～15 日不间断。探亲超过 14 日者应改服短效口服避孕药避孕。

(3) 醋酸甲地孕酮探亲片(探亲避孕片 1 号):于性交前 6～8 小时服 1 片,当晚再服 1 片,以后每晚服 1 片,直至探亲结束次日再服 1 片。

(4) 双炔失碳酸酯片(53 号避孕片):于探亲当日中午服 1 片,晚上加服 1 片。以后每晚服 1 片,探亲结束的次日再服 1 片。如服 14 日探亲仍未结束,改服短效口服避孕药。

【不良反应及处理】

部分妇女服药后可能出现胃部不适、恶心、呕吐等类早孕反应,或有少量阴道出血等不良反应,处理同短效口服避孕药。

【健康处方】

(1) 53 号抗孕片所含的双炔失碳酸酯具有雌激素活性,哺乳妇女不宜服用。

(2) 本类药物不良反应及对月经的影响可能较大,服药前应做好相应准备。

4) 长效避孕针剂:本类药物主要适用于不能坚持口服避孕药,并愿意选择注射方式避孕者。避孕有效率可达 98%～99%。

【用法】

(1) 复方雌-孕激素长效避孕针:常用的有复方己酸孕酮避孕针剂(避孕针 Ⅰ 号)。首次于月经周期第 5 日肌注 2 支或第 5 日和第 15 日各肌注 1 支，以后每周期 10～12 日肌注 1 支。

(2) 单纯孕激素避孕针：常用的有醋酸甲羟孕酮避孕针(DMPA)。首次于月经周期第 5 日肌注 1 支，以后每 3 个月肌注 1 支。

【不良反应及处理】用药前 3 个月可能出现月经期延长、周期不规则，可加服短效口服避孕药至该周期需注射避孕针时为止。月经周期缩短者，可在下次用药时增加药量。如出现不规则出血，可酌情增加雌激素或孕激素，无效则停药。月经过多药物治疗无效时，应考虑诊断性刮宫。

【健康处方】

(1) 用药期间应定期做乳房、肝功能、视力以及血液系统等检查，出血量多者应常规诊刮。

(2) 首次用药后应留院观察至少 15 分钟，以防过敏反应。有过敏者应停药。

(3) 严格规范用药，抽药时应将药液摇匀、吸净。

(4) 单纯孕激素避孕针可用于哺乳期避孕。

5) 紧急避孕药：指在无防护措施的性生活后的一定时间内，采用服药或放置 IUD 等措施，以避免非意愿妊娠的一种事后避孕措施，有效率为 98%。

【用法】

(1) 米非司酮(含珠停)：性交后 72 小时内口服 1 片(10 mg 或 25 mg)。

(2) 左炔诺孕酮(毓婷)：性交后 72 小时内服 1 片(0.75 mg)，12 小时后重复 1 次。

【不良反应及处理】服药后可能出现恶心、呕吐、乳房胀痛、头痛、头晕、不规则阴道出血、月经提前或延迟等，大多数不需要特殊处理，但应做好宣传咨询工作。

【健康处方】

(1) 对紧急避孕失败者应警惕异位妊娠可能。

(2) 服用紧急避孕药的周期，不应再有无防护措施的性生活。

(3) 紧急避孕药避孕有效率低，不能替代常规避孕方法。

6) 皮下埋植剂：是一种缓释系统的避孕剂，可避孕 5 年，有效率为 99%以上。本类药物不含雌激素，取出后恢复生育功能快，不影响乳汁质量，使用方便。其不良反应主要为不规则阴道出血，少数闭经，一般 3～6 月可减轻或消失，可给予对症治疗。

7) 阴道药环：含孕激素的阴道避孕环，是以具有良好渗透性和稳定性的硅胶为载体，环内含有一定量孕激素。通过药物持续而缓慢的释放，经阴道黏膜吸收，达到长效避孕效果。避孕有效率可达 97%。常用的阴道药环的种类有甲硅环、左炔诺孕酮避孕环。两者均于月经周期的第 5 日放置于阴道穹隆处，或套在子宫颈上。月经期不需取出。常见的不良反应有不规则阴道出血、药环脱落和白带增多等，可给予对症治疗。

(四) 自然避孕法

自然避孕法是根据女性月经周期中出现的症状和体征，间接判断排卵现象，识别排卵前、后的易受孕期，从而避开易受孕日进行性交而达到避孕的目的。自然避孕法不用任何药具，不需施行任何医疗手段，但需夫妇双方密切配合。常用的自然避孕法有：

1. 月经日记卡法　本法适用于月经周期基本规则的健康女性。

【使用方法】

(1) 安全期避孕:即根据以往6～12个月的月经周期,确定平均周期天数,并预算下次月经来潮日;将预算出的下次月经来潮日减14日,即为假定排卵日;在此日期前5日和后4日为危险期,要避免进行性生活,而其余时间则为安全期。本法失败率为20%。

(2) 改良奥吉诺公式:根据以往6～12个月的月经周期,最短月经周期天数减21日,向前是前安全期;最长月经周期天数减10日,向后是后安全期。两安全期之间则为危险期,要避免进行性生活。

【健康处方】

(1) 月经周期的计算是从月经来潮的第1日起至下次月经来潮的第1日为止。

(2) 月经周期不规则的妇女不宜使用本法。

(3) 情绪紧张、环境变化、性活动、健康状况、药物等因素,均可引起月经周期的变化,可能影响本法的避孕效果。

2. 基础体温测量法　基础体温是指人体处于完全休息状态时的体温。生育期妇女,在有排卵的月经周期中基础体温呈双相型。根据基础体温的周期性变化,选择后安全期进行性生活,可达到避孕的目的。方法是:于清晨刚睡醒后即刻测量体温,妇女不能起床,不能讲话,不能饮水、进食,用口表测量5分钟,记录测量结果。当体温处于升高水平3昼夜后为不易受孕期,可以进行性生活,其余日子须避孕。夜班工作的妇女在连续睡眠6小时后,同样可测基础体温;如有其他原因导致发热,可影响基础体温。

3. 宫颈黏液观察法(比林斯法)　正常月经周期中,月经刚过几乎无黏液分泌,外阴口干燥。随着卵泡的发育,宫颈黏液开始分泌。但量少,质黏稠,外阴口有潮湿而黏稠的感觉。卵泡发育近成熟时,宫颈黏液分泌量增多,如蛋清状,外阴口有湿滑感。排卵前至排卵发生,外阴口黏液由湿滑变得黏稠而干燥。黏液变化的前1日,称为"黏液峰日"。此时几乎为LH峰时期,是最易受孕日。排卵后宫颈黏液分泌量迅速减少,外阴口重新干燥至下次月经来潮。根据宫颈黏液的周期性变化进行排卵期的观察,避开排卵期性交,可达到避孕的目的。

(五) 输卵管节育术

采用手术方法结扎、切断、电凝、环套、输卵管夹阻断输卵管,防止精卵相遇,称为输卵管绝育术。这是一种安全、永久性节育措施。现常用的输卵管绝育术有小切口腹式输卵管绝育术和腹腔镜绝育术两种。前者适用于自愿接受绝育手术的已婚妇女,或因某种疾病不宜妊娠者(如心脏病、严重遗传病等)。发热、各种感染性疾病的急性期、全身衰弱,不能耐受手术以及严重的神经症者,均为手术禁忌证。常见的阻断输卵管的方法有抽芯近端包埋法、银夹法、输卵管折叠结扎切断法等。腹腔镜绝育是20世纪70年代发展起来的一项新技术,已经在全世界得到广泛应用。腹腔镜绝育安全、有效、简便,具有切口小、麻醉简易、手术迅速、组织创伤小、术后恢复快、住院天数少、无需拆线、并发症少、有利于输卵管再通等优点。但它需经一定培训及有专门仪器设备,否则可能造成手术意外。腹腔镜绝育术采用热效应毁坏或机械阻断输卵管,从而达到绝育目的。常见的手术方法有电凝绝育术、内凝绝育术、套环绝育术、输卵管夹绝育术4种。

（六）避孕节育方法的知情选择

所谓知情选择是指通过宣传、教育、培训、咨询、指导等途径，使育龄妇女了解常用避孕方法的避孕原理、适应证、禁忌证、正确使用方法、常见不良反应及其防治方法，并在医务人员和计划生育工作者的精心指导下，选择满意的、适合自己的避孕方法。常见的不同年龄、不同时期避孕节育方法的选择有：

1. 新婚夫妇　此期应选择对今后生育影响小和不易感染的避孕方法，如短效口服避孕药、男用避孕药、自然避孕法等。婚后 2～3 个月，可采用屏障避孕法、阴道避孕药环等。新婚阶段一般不宜选用 IUD 和长效口服避孕药或长效避孕针剂。

2. 产后、哺乳期妇女　宜选择不影响泌乳、哺乳和婴儿生长发育的避孕方法。常用的有宫内节育器，可于产后立即放置或产后满 42 天放置；单纯孕激素避孕法，如皮下埋植、单纯孕激素长效避孕针剂等。此外，自然避孕法及屏障避孕法（避孕套）或某些易溶解的外用杀精剂等也可供此期妇女选择。此期不宜使用复方口服避孕制剂，以免雌激素影响乳汁分泌。哺乳期也不宜使用不易溶解的外用杀精剂，如避孕片、药膜等。

3. 生育后夫妇　目前我国多数妇女生育后有一段长达 20 年左右的避孕期。此期宜选用相对长效、稳定而又可逆的避孕方法，如 IUD、皮下埋植剂、长效避孕药等，也可酌情选用短效口服避孕药、各种屏障避孕法、外用杀精剂、自然避孕法以及绝育术等。

4. 围绝经期妇女　此阶段卵巢功能逐渐衰退，阴道分泌物相对较少，常出现月经紊乱，故原来未使用 IUD 者，不主张此时放置 IUD 避孕。但如果原来使用 IUD 且无副反应者，可继续使用至绝经后 1 年取出。此阶段不宜使用不易溶解的外用杀精剂，复方避孕制剂因含雌激素，也不主张使用。屏障避孕法、自然避孕法、阴道避孕药环等可供选择。

5. 流产后或使用 IUD 避孕失败者　应在医务人员指导下，分析避孕失败的原因，找出症结，重新选择避孕方法。通常可考虑更换一种长效、稳定的避孕措施，如短效口服避孕药、各种屏障避孕法、外用杀精剂、自然避孕法以及绝育术等。

6. 两地分居探亲阶段　此期宜选用短期、高效避孕方法，如探亲避孕药、短效口服避孕药、避孕套和杀精剂。不宜使用自然避孕法。

7. 特殊人群的避孕选择

（1）月经量多，周期不规则或痛经者可选用短效口服避孕药。

（2）子宫肌瘤或乳房肿瘤的妇女可选用单纯孕激素类制剂进行避孕。

（3）有心、肝、肾等内科疾病人宜选用屏障避孕法、外用杀精剂、IUD、自然避孕法或绝育术等。

（4）生殖道炎症、盆腔感染者可选用避孕套、口服避孕药或皮下埋植剂等。

二、优生与优育

人口问题是当今世界面临的重大问题之一。我国以计划生育为基本国策，强调在控制人口数量的同时，提高人口素质。提高人口素质，要从提高出生人口素质工作做起，这关系到中华民族的兴旺发达，并在促进家庭幸福和社会进步中发挥着重要的作用。

（一）加强宣传教育，普及优生优育知识

应加强宣传教育，使优生优育的科学知识得以普及。动员社会各方面力量，充分利用广

播、电视、报刊、网络等传播媒介，大力宣传有关政策、法律法规，普及有关科学知识，提高人民群众对优生优育重要意义的认识和自我保健能力。要依托社区广泛开展优生优育知识的宣传、教育、咨询和服务。社区医疗单位可以利用新婚学校、孕妇学校、产前检查、新生儿查体等多种形式开展工作，提倡婚前医学检查，规范围产期保健，普及新生儿健康知识，使科学的理念深入社区、深入家庭、深入个人。

（二）婚前医学检查、产前诊断和优生遗传咨询

规范婚前医学检查、产前诊断、优生遗传咨询和新生儿疾病筛查工作。开展此类工作的医疗机构必须符合国务院卫生行政部门规定的条件和技术标准，并由卫生行政部门依法许可。对需要的孕妇实施产前筛查以及应用产前诊断技术应坚持知情选择。开展产前筛查的医疗保健机构应与开展产前诊断技术的医疗保健机构建立联系，保证筛查病例能落实后续诊断。

1. 优生遗传咨询　应由从事医学遗传的专业人员或咨询医师，对咨询者就其提出的家庭中有关优生的遗传性疾病问题予以解答，并对其婚育提出建议和具体指导。

1）咨询的内容

（1）明确诊断：通过家庭调查及谱系分析，结合必要的、系统的体格检查及实验室检查，明确是否为遗传性疾病，正确认识遗传性疾病、先天性缺陷和家族性疾病的区别。

（2）预测对子代的影响：对确认为遗传性疾病者，应根据遗传性疾病类型和遗传方式预测病人子代再发风险率。对于胚胎或胎儿在宫内接触致畸因素者，应根据致畸原的毒性、接触时间、接触方式等综合分析，做出对胎儿影响的评估。

（3）估计近亲结婚对遗传性疾病的影响：近亲是指双方有共同的祖先，存在必定的血缘关系。从遗传学观点看，以表亲和比表亲还近的近亲结婚影响最大，五代以上对遗传的影响极小。近亲结婚增加了父母双方相同的有害隐性基因传给子代的机会，使其后代发生常染色体隐性遗传病的可能性显著增加。我国婚姻法明确规定“直系血亲和三代以内的旁系血亲禁止结婚”，这有利于控制遗传性疾病的发病率，有利于优生优育。在临床上常用亲缘系数、近婚系数、性连锁基因的近婚系数来估计近亲结婚对子代遗传疾病的影响程度。

2）咨询的范畴

（1）婚前咨询：通过询问病史、家系调查、家谱分析，结合婚前全面的医学检查，确诊遗传缺陷，掌握其遗传规律，推算子代患病的风险度，提出对结婚、生育的具体指导意见，从而减少或避免遗传病患儿的出生。婚前咨询及医学检查是预防遗传性疾病的第一道防线，因此尤为重要。发现影响婚育的先天畸形或遗传性疾病时，可按以下 4 种情况进行解答：对于可以矫正的生殖器畸形应暂缓结婚；男女一方或双方患有严重的常染色体显性遗传病或多基因遗传病者，此类疾病后代发病机会大，目前尚无有效的治疗方法，且不能做产前诊断，故可以结婚，但禁止生育；对性连锁遗传病者，如 X 连锁隐性遗传病，应做产前诊断判断胎儿性别，只准许生育女孩而限制生育男孩；直系血缘和三代以内旁系血缘以及男女双方均患相同的遗传性疾病或男女双方家系中患相同的遗传性疾病或严重智力低下，并伴各种畸形，生活不能自理者，应禁止结婚。

（2）产前咨询：对于夫妇一方或家属中曾生育遗传病儿或先天畸形儿，应在产前咨询再生育下一代的患病几率。对于妊娠前 3 个月接触过放射线、有毒物质或致畸药物者，也应进行产前咨询。

(3) 一般咨询:包括夫妇一方有遗传病家族史,是否会累及本人或子代;生育过的先天畸形儿是否属遗传性疾病;对多年不孕或习惯性流产的夫妇进行生育指导;对已知遗传性疾病进行治疗指导等。

3) 咨询的注意事项

(1) 谈话时做到态度亲切、和蔼,为咨询者保密,充分取得咨询者的信任和合作,使其畅所欲言,以便获得尽可能详尽的临床资料。

(2) 语言客观、恰当,避免使用刺激性语言对咨询者的疾病进行描述。解答问题实事求是,切忌语言强硬,过分肯定或否定,应该科学地说明婚育与优生、优育的知识。

(3) 建立个案记录,以便以后查询。

2. 遗传筛查　是预防遗传性疾病发生的重要步骤,主要用于遗传携带者(隐性遗传病杂合体、染色体平衡易位者)的检出。常用的遗传筛查的手段有羊膜腔穿刺羊水检查、绒毛活检、羊膜腔胎儿造影、胎儿镜检查、超声影像诊断、经皮脐静脉穿刺取胎血检测、胎儿超声心动图、磁共振成像等。

3. 产前诊断　是在遗传咨询的基础上,应用多种实验室诊断技术,对胚胎或胎儿进行直接检测或通过对母体的检查,预测胎儿在子宫内生长发育情况,诊断胎儿是否有遗传缺陷或先天畸形,以便早期发现,防止患儿的出生。目前可以进行产前诊断的遗传性疾病包括染色体病、特定酶缺陷所致的遗传性代谢病、可进行 DNA 检测的遗传病、多基因遗传的神经管缺陷、有明显形态改变的先天畸形、母儿血型不合、感染性疾病等。

(1) 产前诊断的方法:产前诊断的方法可分为 3 类、5 个水平。第一类是采用仪器检查胎儿体表是否有畸形,如超声检查、胎儿造影等;第二类是采用母体血、尿等特殊检查,间接诊断胎儿先天性疾病;第三类是直接获取胎血、羊水或胎儿组织来诊断胎儿疾病。产前诊断的 5 个水平,即形态学、染色体、酶学、代谢产物和基因。

(2) 产前诊断的对象:孕妇有下列情形之一的,经治医生应建议其进行产前诊断:①35 岁以上的高龄孕妇;②夫妇一方有先天性代谢疾病、已生育过染色体异常病儿的孕妇;③夫妇一方为染色体平衡易位者;④生育过神经管缺陷儿、唇裂、腭裂、先天性心脏病儿者;⑤性连锁隐性遗传病基因携带者;⑥在妊娠早期接受较大剂量放射线、有毒物质、致畸药物和严重病毒感染的孕妇;⑦有遗传性家族史或有近亲婚配史的孕妇;⑧原因不明的流产、死产、胎儿畸形和新生儿死亡史的孕妇;⑨本次妊娠有羊水过多、羊水过少或疑有胎儿畸形者。

(三) 围生期处理

加强孕产期保健,提倡住院分娩,狠抓产科质量,减少产伤和新生儿窒息发生。认真贯彻落实《女职工劳动保护规定》,加强对孕期女工的合理照顾与保护。严禁孕期妇女从事有毒、有害的作业。提倡孕产期保健从早孕期开始。提高孕产妇系统管理率和住院分娩率。积极动员具有高危因素的产妇到有条件的医疗保健机构定期检查和住院分娩。加强产科和儿科的质量管理和建设,建立健全各级转诊制度,不具备诊治条件的社区医院应做好高危孕产妇和新生儿的转诊与急救工作。

(四) 新生儿疾病筛查与保健

积极开展新生儿疾病筛查,预防影响出生人口素质的疾病。新生儿疾病筛查是指对一些代谢性、内分泌性疾病,在新生儿期症状尚未出现之前,用实验测定筛查出来。经早期治疗，可防止机体组织、器官不可逆性损伤，从而减少残疾儿的发生，并降低患儿的死亡率。因此，新生儿疾病筛查避免了患儿的痛苦，减轻了家庭和社会的负担，具有十分重要的意义，各级医疗保健机构均应积极开展。此外，各级政府、有关部门应加强对饮水、大气、食物等污染的管理，减少有害物质对儿童智力的损伤；做好地方病的普查、普治；同时应继续加强儿童计划免疫工作，普及各类传染病疫苗的接种率。

（五）科学研究

依靠科学研究，提高母婴保健水平。社区医疗机构应积极创造条件，重点开展防治缺血缺氧性脑损伤、降低新生儿窒息致残率、孕期疾病和合理用药、环境及营养因素对胎儿及儿童生长发育的影响及简便易行的有害物质的检测方法等科学研究工作，依靠科技进步，提高母婴保健水平。

（六）优生优育的有关法律法规

开展提高出生人口素质工作必须遵循《中华人民共和国婚姻法》、《中华人民共和国母婴保健法》、《中华人民共和国环境保护法》、《中华人民共和国劳动法》、《中华人民共和国残疾人保护法》、《食盐加碘消除碘缺乏危害管理条例》、《女职工劳动保护规定》等有关法律法规，努力降低致残、致畸的出生缺陷率，消除产前、产时、产后的不利因素导致的儿童智力损害，提高出生婴儿的体质和智能。

三、计划生育手术服务

（一）宫内节育器放置术

【适应证】

凡育龄妇女无禁忌证而自愿要求放置宫内节育器(IUD)避孕者。

【禁忌证】

1. 不能排除妊娠者。
2. 生殖器炎症急性期。
3. 近3个月内月经频发、月经过多或不规则子宫出血者。
4. 子宫颈内口过松、重度撕裂及重度狭窄者。
5. 子宫脱垂Ⅱ度以上者。
6. 生殖器官畸形，如子宫纵隔、双角子宫、双子宫。
7. 子宫腔深度<5.5 cm或>9 cm者(人工流产、剖宫产、正常产后、放置铜固定式例外)。
8. 人工流产后子宫收缩不良，出血多，有妊娠物残留或感染可能者。
9. 各种严重的全身急、慢性疾病。
10. 有铜过敏史者，不能放置含铜节育器。
11. 产后42天恶露未净、葡萄胎未满2年、严重痛经、生殖器官肿瘤、中度贫血、有异位妊娠史者应慎用。

【放置时间】

1. 月经期干净后3～7日无性生活者。
2. 月经延期或哺乳期闭经者，应在排除妊娠后放置。

3. 人工流产、钳刮、中期引产清宫后24小时内可即时放置。

4. 自然流产月经恢复正常后，药物流产2次正常月经后放置。

5. 产后42天恶露已净，会阴切口已愈合，子宫恢复正常者。

6. 剖宫产满6个月，排除妊娠后。

7. 剖宫产或阴道正常分娩胎盘娩出后可即时放置。

8. 用于紧急避孕，不论月经周期时间，在无保护性生活后5天内放置。

【IUD的选择】

见表2-17。

表2-17 常用宫内节育器型号选择(参考值)

IUD种类	宫腔深度(cm)				建议使用期(年)
	5.5～	6.0～	7.0～	7.5～9.0	
宫铜型节育器	20	22	22或24	24	10～15
TCu220C,TCu380A		28	30	32	10～15
母体乐铜375节育器	短杆型	短杆型	短杆或标准型	标准型	5～8
活性环形节育器	20	20或21	21	21或22	8～15
活性γ型节育器	24	24或26	26	28	5～8
VCu200节育器	24	24或26	26	28	5～8

选自《临床技术操作规范(计划生育分册)》中华医学会著(2006年2月第1版)。

【术前准备】

1. 术前应详细询问病史，特别了解有无高危情况，如哺乳期、多次人流、近期人流或剖宫产、长期服避孕药物史等。

2. 充分医患沟通，受术者知情同意并签署手术同意书。

3. 常规进行体格检查、妇科检查，血常规及阴道分泌物检查。

4. 术前测量血压、脉搏、体温，术前2次(间隔4小时)体温超过37.5℃者暂缓放置。

5. 检查手术包和节育器的有效灭菌日期。

【手术步骤】

1. 术者穿手术衣裤，带帽子、口罩，常规刷手后带无菌手套。

2. 受术者排空膀胱后取截石位，常规冲洗，消毒外阴、阴道。

3. 常规铺无菌巾，套腿套，垫治疗巾，铺洞巾。

4. 行双合诊检查，明确子宫大小、位置、倾屈度及附件情况。更换无菌手套。

5. 窥器暴露阴道及宫颈，拭净阴道内积液；消毒宫颈及阴道穹隆，宫颈钳钳夹宫颈前唇或后唇；擦净宫颈黏液并再次消毒宫颈及宫颈管。

6. 子宫探针沿子宫方向探测子宫腔深度。有剖宫产史或宫颈管异常者应探察宫颈管长度。

7. 根据宫颈口的松紧和宫腔深度选择合适的节育器种类、型号、大小，并决定是否需要扩张宫颈。

8. 选择节育器：有尾丝者应测量尾丝长度。使用消毒液浸泡者，应用无菌等渗盐水冲洗，将准备放置的节育器告知受术者，并示以实物。

9. 缓缓牵拉宫颈，拉直子宫轴线。根据不同的节育器种类置入节育器(可参考各种节育器的使用说明书)。

10. 撤出宫颈钳，拭净血液，取出窥阴器，手术完毕。

【手术注意事项】

1. 严格无菌操作。在放置IUD的过程中，避免进入宫腔的器械和IUD与阴道壁接触。

2. 如宫颈口较紧或使用须扩张宫口的IUD时，必须扩张宫口，不应勉强施术。

3. 操作轻柔，以防心、脑综合征及子宫损伤。

4. 放置时如感到IUD未放置至宫腔底部，应取出重放。

5. 放置环形IUD时，放环叉应避开环的接头。

6. 手术过程中如遇多量出血、器械落空感、宫腔深度异常、受术者突感下腹疼痛时，应立即停止操作，进一步查明原因，并采取相应措施。

【术后处置与随访】术后详细填写IUD放置记录。术后1个月随访，以后可1年随访1次。随访时应了解主诉和月经情况，做妇科检查和节育器定位检查(尾丝判断、B超检查、X线检查)等。

【健康处方】

1. 术后休息2天。

2. 手术后1周内不做过重的体力劳动。

3. 术后2周内不宜性生活和盆浴，注意保持外阴清洁。

4. 术后可能出现少量阴道出血和下腹不适感，多不需特殊处理。如出现出血增多、腹痛、发热、白带异常等应及时就诊。

5. 放置IUD 3～6个月内，在经期和大便后，应注意IUD是否脱出。

6. 放置带尾丝节育器者，经期不宜使用阴道内置棉条。

7. 告知所置IUD种类、使用年限、随访时间。

【常见副反应及处理】

1. 出血　多发生于IUD放置后最初3个月内。表现为经量过多、经期延长、不规则出血等。治疗可用吲哚美辛25～50 mg，每日3次口服；6-氨基己酸2～4 g，每日3次口服；云南白药0.4 g，每日3次口服。治疗3个疗程无好转者，应予更换IUD，或采用其他方法避孕。

2. 腰腹坠胀感　可能与IUD与宫腔大小及形态不符，导致子宫收缩有关。可予对症治疗，无效者应更换IUD。

【并发症及处理】

1. 子宫穿孔、节育器异位　子宫位置检查错误或存在高危因素未予重视所致。确诊节育器异位后，应经腹将其取出。

2. 感染　多因无菌操作不严或存在手术禁忌证者。当明确有感染存在，应取出IUD，并根据细菌培养予以抗炎治疗。

3. 节育器嵌顿或断裂　多由于节育器损伤子宫壁或节育器选择不恰当引起。应及时取出。若取出困难，应在B超、X线或宫腔镜引导下取出。

4. 节育器脱落　由于手术操作不规范或节育器型号选择不恰当所致。规范操作多可避免，反复脱落，可考虑其他避孕方法。

5. 带器妊娠　多见于节育器移位或异位。终止妊娠后应于月经复潮后重新放置。

（二）宫内节育器取出术

【适应证】

1. 因IUD不良反应或并发症须取出者。
2. 带器妊娠者(包括宫内妊娠及异位妊娠)。
3. 要求改用其他避孕方法或采取绝育手术者。
4. 围绝经期月经紊乱者。
5. IUD使用年限已到须更换或绝经2年以上者。
6. 计划妊娠或不需继续避孕者。

【禁忌证】

1. 全身情况不良或处于疾病的急性期时暂缓取出。
2. 生殖器急性炎症期。必要时应在积极抗炎同时取出。

【取出时间】

1. 以月经干净后3～7天为宜。
2. 如出现异常子宫出血者,可随时取出,并酌情行诊断性刮宫,刮出物送病理检查,术后抗感染治疗。
3. 带器妊娠做人工流产者,可在人流同时取出;带器中、晚期妊娠者,应在胎儿、胎盘出后检查IUD是否排出。如未排出,可于产后3月或月经恢复后取出。
4. 带器异位妊娠者应在术后月经恢复后取出。
5. 更换IUD者,可在取出后立即更换一个新IUD,也可取出后于下次月经后放置。

【术前准备】

1. 术前咨询,了解取出原因。
2. 受术者知情并签署手术协议书。
3. 术前对IUD作定位诊断(尾丝、B超、X线检查等)并明确需取出IUD的类型。
4. 行常规妇科体检及阴道分泌物检查。
5. 测体温、脉搏、血压,术前排空膀胱。
6. 术前估计取出困难者(如绝经时间较长),应做好相应准备,如B超或宫腔镜等。

【手术步骤】

1～5同"宫内节育器放置"手术步骤第1～5。

6. 探针探查宫腔深度,同时探查IUD在宫腔内的位置。
7. 用取出器钩住IUD下缘轻轻牵拉,如遇困难,应扩张宫颈口,切勿强行手术,以免损伤子宫。
8. 对于节育器嵌顿者,可牵拉金属环丝至宫颈口,见环节后剪断轻轻抽出,避免残留。
9. 一旦术中出现IUD断裂、残留,可在B超下用取器钳夹取或宫腔镜下取出。凡取出断裂节育器,应核对是否完整。
10. 有尾丝的节育器,可于近宫颈外口处,轻轻牵拉尾丝取出。
11. 必要时应将节育器带出的子宫内膜送病理检查。

【术后处置与随访】

术后应填写IUD取出记录并于手术后1个月内进行随访。

【健康处方】

1. 术后休息1天。

2. 术后 2 周内不宜性生活及盆浴。

3. 继续需要避孕者，应进行避孕指导。

4. 如为高危手术范围，医院不具备手术条件时，应及时转院治疗。

（三）皮下埋植避孕剂

【适应证】

40 岁以下健康妇女，具备以下情况者可施术。

1. 需要长期采取避孕措施者。

2. IUD 反复脱落或带器妊娠者。

3. 生殖器畸形，不宜放置 IUD 者。

【禁忌证】

1. 重要器官病变，急、慢性肝炎或肾炎，严重心血管疾病，冠状动脉粥样硬化，高血压。

2. 血液及内分泌疾病，如各型血液病或血栓性疾病、糖尿病、甲状腺功能亢进等。

3. 恶性肿瘤、癌前病变、子宫病变或乳房肿块病人。

4. 不明原因的不规则阴道出血。

5. 频发性偏头痛。

【术前准备】

1. 术前充分医患沟通，使受术者知情并签署手术协议书。

2. 详细询问病史，排除禁忌证。

3. 全面体格检查，包括体温、脉搏、血压、体重、心肺检查、乳房、妇科检查等。

4. 完善辅助检查，如血常规、凝血功能、妇科 B 超、宫颈刮片等检查。

【埋植剂种类】

国产皮下埋植剂有 2 种类型：左炔诺孕酮硅胶棒埋植剂Ⅰ型，6 根，每根含左炔诺孕酮 36 mg，总量 216 mg；左炔诺孕酮硅胶棒埋植剂Ⅱ型，2 根，每根含左炔诺孕酮 75 mg，总量 150 mg。国外产品为 NorplantⅠ型，其成分、剂量同国产Ⅰ型；NorplantⅡ型每根含左炔诺孕酮 70 mg，总量 140 mg。

【埋植时间】

1. 选择月经干净后 3～7 天进行手术。

2. 人流后出血少，确无妊娠组织残留者，可立即埋植。

3. 产后月经未恢复者，应排除妊娠后埋植。

【手术步骤】

1. 受术者取平卧位，左(右)手臂外展外旋平放于术台。

2. 手术者穿手术衣裤，带帽子、口罩。打开无菌手术包，带无菌手套。

3. 打开皮下埋植剂的包装，明确埋植剂类型，清点埋植剂数目。

4. 埋植部位以上臂内侧为宜。碘伏消毒，铺无菌洞单。

5. 于肘关节上方 6～8 cm 处，0.5%利多卡因做局部扇形浸润麻醉。

6. 切开皮肤至真皮层，长约 2～3 mm。

7. 看清套管针的刻度后，将套管针斜行刺入皮下组织内。将皮肤挑起，向扇形的一端推进至第 2(或第 3)刻度处，拔出针芯，放入 1 根埋植剂，用针芯将其向前推送至有阻力时停止，固定针芯，后退套管达第 1 刻度处，则完成 1 次埋植。针头以 15°向另一侧移动，固定第 1 根埋植剂，同法埋植第 2～6 根。Ⅰ型呈 75°角排列，Ⅱ型呈 45°角排列。

8. 术闭拔出套管针，局部消毒，覆盖敷料包扎。

【手术注意事项】

1. 套管针行进时，应将皮肤挑起，确保埋植剂埋入靠近真皮下的皮下组织，避免过深。

2. 穿刺中如遇阻力，不可强行进入。

3. 每次植入埋植剂之前，须固定已植入的前1根胶棒，避免两者重叠或将其损坏。

4. 后退套管时也必须固定针芯，以免胶棒移位。

【术后处置与随访】填写埋植手术记录。术后1个月随访，以后每年随访1次。出现下列情况者应随时就诊。

1. 可疑妊娠或已确诊为妊娠。

2. 局部明显肿胀、淤血、感染或埋植物脱出。

3. 持续性阴道多量出血，经积极治疗无好转。

4. 下腹剧烈疼痛或可疑异位妊娠。

5. 出现头痛、黄疸、乳房肿块、高血压或视觉障碍等。

【健康处方】

1. 术后休息2天。

2. 术后3日可拆除绷带和敷料，7日内保持伤口干燥，不浸水。

3. 切口局部可能出现肿胀、疼痛、轻度皮下淤血，可予严密观察。

4. 当出现下列情况时，应立即取出：①首次发生偏头痛或反复剧烈头痛发作。②出现重要脏器疾患或禁忌证者。③急性视觉障碍。④意外妊娠或可疑异位妊娠者。

（四）小切口腹式输卵管绝育术

【适应证】

1. 自愿接受绝育手术的已婚妇女，且无禁忌证者。

2. 因某种疾病不宜妊娠者，如心脏病、心功能不全、慢性肝肾疾患、严重遗传病等。

【禁忌证】

1. 各种感染性疾病的急性期，如腹部皮肤感染，产时、产后感染，急、慢性盆腔炎等。

2. 全身衰弱，不能耐受手术，如产后出血、贫血、休克、心力衰竭等不能手术。

3. 24小时内体温2次（间隔4小时）均为37.5℃以上者。

4. 严重的神经症者。

【手术时间】

1. 以月经后3～7天为宜，应尽量避免在排卵后或月经期进行。

2. 分娩后、中期妊娠引产流产后、人流后48小时内。

3. 自然流产月经恢复后，药物流产两次正常月经后。

4. 哺乳期闭经须排除妊娠后。

5. 剖宫产或其他开腹手术同时。

6. 妊娠或带器者要求绝育，必须先终止妊娠或取出节育器，然后再进行绝育术。

【术前准备】

1. 做好手术前咨询，夫妻双方知情同意，并签署手术协议书。

2. 详细询问病史，注意有无腹部手术史。

3. 全面的体格检查，包括体温、脉搏、血压，心肺听诊及妇科检查，必要时行宫颈脱落细胞检查。

4. 完善辅助检查，包括血、尿常规、凝血功能、肝功能及乙肝病毒学指标、胸透等检查。

5. 采用普鲁卡因麻醉者应做皮试。

6. 术前腹部备皮，排空膀胱，必要时保留导尿。

7. 术前空腹或禁食 4 小时，必要时可给予镇静药。

【麻醉】

1. 采用 0.5%～1%普鲁卡因或 0.5%利多卡因局部浸润麻醉。

2. 静脉加强麻醉。

3. 硬膜外麻醉多用于腹壁较厚，或有下腹手术史者。

【手术步骤】

1. 受术者取仰卧臀高位，手术野常规消毒、铺巾。

2. 选择下腹部正中耻骨联合上 2 横指处做长 2～3 cm 纵切口。产后即结扎者，切口上缘应在宫底下 2 横指。

3. 逐层切开皮肤、皮下组织，剪开腹直肌前鞘，钝性分离腹直肌。提取腹膜，确认无误后，切开进入腹腔。

4. 寻找输卵管要求稳、准、轻，可采取指板法、吊钩法、卵圆钳取法等提取输卵管。

5. 提出的输卵管必须追溯到伞端，确定无误，同时常规检查卵巢。

6. 常见的阻断输卵管的方法有抽芯近端包埋法、银夹法、输卵管折叠结扎切断法等。

7. 结扎双侧输卵管完毕后，检查腹腔内、腹壁各层有无出血、血肿及组织损伤。

8. 清点器械敷料无误，逐层关腹。

【注意事项】

1. 严格无菌操作，以防感染。

2. 操作要稳、准、轻、细，严禁一刀切开腹壁全层，以免造成其他脏器损伤

3. 寻找输卵管必须追溯到伞端，以免误扎。

4. 关腹前应常规清点器械、敷料，严防异物遗留腹腔。

5. 结扎术与阑尾切除术不宜同时进行。

【术后处置】

1. 认真填写输卵管结扎手术记录。

2. 酌情给予抗生素预防感染。

3. 受术者应住院观察，有异常随时处理。

4. 术后 5 天拆线。

【健康处方】

1. 术后休息 20 天，同时行负压吸宫术者休息 1 个月。

2. 鼓励早期下床活动，但不宜进行体力劳动或剧烈运动。

3. 保持手术部位清洁卫生，2 周内不宜性生活；人工流产后、产后者 1 月内不宜性生活。

4. 术后 3 个月内随诊 1 次，以后可结合妇科普查进行随访。

（五）人工终止妊娠术

因避孕失败所致的非意愿妊娠或因某种疾病、胎儿畸形不宜继续妊娠时，可采取引产、流产方法等补救措施终止妊娠。

1. 负压吸宫术

【适应证】

（1）妊娠10周以内自愿终止而无禁忌症者，

（2）因某种疾病不宜继续妊娠者。

【禁忌证】

（1）各种疾病的急性阶段。

（2）各种急性生殖器炎症。

（3）全身重要器官疾患难以耐受手术者。

（4）术前连续2次（间隔4小时）测量体温超过37.5℃，应暂缓手术。

【术前准备】

（1）术前充分医患沟通，让病人知情选择，并签署手术协议书。

（2）详细询问病史，特别注意高危情况。

（3）进行全面体格检查，包括心、肺功能，测量体温、血压。

（4）进行详细的妇科检查，了解生殖器有无畸形、炎症、肿瘤等疾病。

（5）完善必要的辅助检查，包括血常规、凝血功能、尿妊娠试验、B超检查及阴道分泌物检查等。

【手术步骤】

（1）术者穿手术衣裤，带帽子、口罩。常规刷手并戴无菌袖套及手套，整理手术器械。

（2）～（6）同"宫内节育器放置"手术步骤2～6。

（7）用宫颈扩张器以执笔方式逐号轻扩宫口，如有困难，切勿强行施术。

（8）根据孕周及宫颈口大小，选择适当的吸管；负压一般为400～500 mmHg。

（9）进行吸引。将吸管与备用的负压装置连接，手试负压，依子宫方向将吸管轻轻送入子宫腔，寻找胚胎着床处后开放负压。顺时针或逆时针方向旋转吸管，当有子宫收缩感或宫壁粗糙感时，关闭负压取出吸管。

（10）必要时可用刮匙轻刮宫底及两侧宫角部，再换小号吸管，降低负压吸宫1～2周。

（11）再次消毒宫颈，清理阴道血液，取出窥器。

（12）术后常规检查吸出物并进行记录，如未见绒毛或吸出物与妊娠周数不符，应送病理检查，并严密随访。

【手术注意事项】

（1）应使用人工流产专用吸引器（设安全阀和负压储备装置）。

（2）当负压较大吸住宫壁时，应解除负压后取出吸管，切忌强行牵拉造成子宫损伤。

（3）带器妊娠者术前应做节育器定位诊断。

（4）对于子宫过度倾屈、子宫畸形、宫口过紧或宫角部妊娠者，应小心操作，必要时可在B超监视下手术。

（5）手术后常规检查吸出物，必要时送病理检查。

（6）对高危妊娠孕妇，应在术前充分医患沟通，并做高危标记，由有经验的医师施术。

【术后处置】

（1）如实填写负压吸宫手术记录。

（2）受术者术后应在休息室观察30分钟至1小时，注意阴道出血及一般情况，无异常方可离院。

（3）可酌情给予宫缩剂和抗生素。

【健康处方】

(1) 术后休息2周

(2) 术后1月内禁止性生活;术后2周内禁止盆浴。

(3) 如有阴道出血增多、腹痛剧烈、发热等异常情况,应随时就诊。

(4) 术后1月门诊复查,并进行避孕指导。

(5) 符合疑难、高危手术范围者应转至区(县)以上医院或计划生育服务机构进行。

【并发症及处理】

(1) 人工流产综合反应:手术中出现心动过缓、心律失常、血压下降、面色苍白、头晕、胸闷、大汗淋漓,重者可出现晕厥、抽搐。预防及处理:术时操作应轻柔,负压要适当,扩张宫颈时,不能过快,不能用力过猛。阿托品0.5～1 mg肌内注射有一定效果。

(2) 吸宫不全:指人流术后有妊娠组织残留。其表现为人流术后持续多量阴道出血。应在积极控制感染的同时行清宫术,刮出物送病理检查。

(3) 生殖系统感染:无菌操作不严或原来存在生殖道炎症。术后应预防性应用抗生素。

(4) 子宫穿孔:当器械进入宫腔探不到宫底时,提示子宫穿孔。如穿孔小,无明显并发症,妊娠物已清除,应当立即停止手术,住院严密观察;如宫内仍有妊娠物残留,应于观察后由有经验的医师完成手术;如穿孔较大,难以排除内脏损伤,应剖腹探查,不具备手术条件者,应在输血、输液情况下及时转院。

(5) 宫腔粘连:多见于人流后出现闭经、周期性腹痛。可用探针或小号宫颈扩张器缓慢扩张宫颈内口。子宫腔粘连分离术后,宫腔可置IUD,或行人工周期。

(6) 漏吸:术时未吸出胚胎或胎盘绒毛。应复查子宫位置、大小、形状,重新探查宫腔,可再次负压吸引,吸出组织送病理检查,排除异位妊娠。

(7) 术中出血:严格把握手术适应证,规范操作。术中使子宫处于良好收缩状态。

(8) 羊水栓塞:偶可发生于人工流产术中,治疗见第三篇"妇产科常见疾病诊疗"。

2. 米非司酮配伍前列腺素终止早期妊娠　亦称药物流产,是用非手术措施终止早孕的一种方法。本法痛苦小、安全、简便、副反应小,如使用规范,完全流产率可达95%～98%。

【适应证】

(1) 本人自愿要求药物流产的18～40岁健康妇女,确诊为宫内妊娠,停经天数(从末次月经第1日算起)不超过49天。

(2) 具有手术流产的高危因素,如生殖器畸形、子宫极度倾屈、宫颈发育不良、瘢痕子宫(尤其剖宫产半年之内者)、哺乳期妊娠、多次人流等。

(3) 对手术流产心存顾虑或恐惧者。

【禁忌证】

(1) 使用米非司酮禁忌证:肝肾功能异常、内分泌疾病(肾上腺、糖尿病等)、血液系统疾病、血栓性疾病、与类固醇激素相关的肿瘤等。

(2) 使用前列腺素禁忌证:各种心血管系统疾病、青光眼、胃肠功能紊乱、癫痫、哮喘等

(3) 严重贫血及过敏性体质。

(4) 妊娠剧吐不能服药或致电解质紊乱者。

(5) 不能排除异位妊娠者。

(6) 带器妊娠。

(7) 长期服用利福平、异烟肼、抗癫痫药、抗抑郁药、前列腺素合成酶抑制剂等药物。

(8) 吸烟每日超过 10 支或酗酒。

(9) 居住偏远地区不能及时随访者。

【接诊程序】

(1) 详细询问病史,排除使用药物禁忌证。

(2) 充分医患沟通,讲明用药方法,流产效果和可能出现的不良反应。让病人知情同意并签署协议书。

(3) 仔细体格检查和妇科检查,确诊宫内妊娠。

(4) 完善辅助检查,包括血常规、凝血功能、尿妊娠试验、阴道分泌物检查等。

(5) 必须进行 B 超检查证实为宫内妊娠。如胚囊的平均直径>25 mm,并伴有胚芽及胎心搏动则不宜使用药物流产。

【用药方法】

(1) 米非司酮的用法:有顿服法和分次服法两种。顿服法为用药第 1 日顿服米非司酮 150 mg(6 片),服药后 36~48 小时(第 3 日)加服前列腺素。分次服法为用药第 1 日服米非司酮 50 mg,8~12 小时后再服 25 mg(1 片);用药第 2 日,早晚各服米非司酮 25 mg(1 片);用药第 3 日上午 7:00 左右服米非司酮 25 mg(1 片),1 小时后在原就诊单位服前列腺素。也可采用 10:00 及 22:00 分别服米非司酮 25 mg(1 片),连服 3 日,第 4 日上午在原就诊单位服前列腺素。

(2) 前列腺素的用法:首次服米非司酮 36~48 小时后,于原就诊单位空腹口服米索前列醇 600 μg,或阴道后穹隆置卡前列甲酯栓 1 mg。留院观察 6 小时。

【用药后观察】

(1) 开始服米非司酮后,病人即可以出现阴道出血。注意观察出血时间、出血量。当阴道出血量增多或有组织物排出时,应随时就诊。

(2) 服药后可能会出现轻微恶心、呕吐、食欲不振、腹痛、腹泻等症状,可严密观察,不良反应较重时应随时就诊。使用前列腺素类药物期间,必须留院观察生命体征的变化,要警惕过敏性休克和喉头水肿,并作好相应抢救的准备。

(3) 密切注意胚囊排出情况。胚囊排出后,应仔细观察是否完整,是否与妊娠时间符合。必要时送病理检查。

(4) 胚囊排出后阴道出血时间一般持续 10 日至 2 周,可门诊随诊。如阴道出血多,应随时就诊,必要时行刮宫术。如胚囊排出后 2 周阴道出血仍持续不净,应行刮宫术,并将刮出物送病理检查。如服药后观察 6 小时仍未见胚囊排出,且无阴道出血,可预约 1 周后来院随诊。1 周后仍无胚囊排出者,行负压吸引终止妊娠。

(5) 认真如实填写药物流产记录。

【结果评定】

(1) 完全流产:用药后胚囊自行完整排出,或虽未见胚囊排出,但超声检查宫内无妊娠物,未经刮宫,出血自行停止,尿妊娠试验转阴性,子宫恢复正常大小。

(2) 不全流产:用药后胚囊自行排出。但在随诊过程中因出血过多或出血时间过长而行刮宫术。术后病理检查为绒毛或蜕膜。

(3) 失败:观察至用药第 8 日仍未见胚囊排出,经 B 超证实胚胎继续发育或停止发育但仍滞留在宫内,最终须采用负压吸宫术终止妊娠。

【健康处方】

(1) 药物流产应在具备抢救条件(急诊刮宫、给氧、输液、输血)的区、县级及以上医疗单位或计划生育服务机构进行。实施药物流产的单位和个人必须获得专项执业许可。

(2) 服药必须按时,不能漏服。服药期间不能同时服用前列腺素合成酶抑制剂、镇静剂和广谱抗生素。

(3) 用药期间出现阴道出血均应使用专用容器收集,以便观察。离院期间出现组织物排出应送原就诊单位检查。

(4) 应严格遵医嘱进行随诊,并及时进行流产结果评定。

(5) 胚囊排出后出血增多或出现持续腹痛、发热,应及时就诊。

(6) 药物流产后休息 2 周;月经恢复前禁性生活。

3. 依沙吖啶羊膜腔内注射中期妊娠引产　依沙吖啶(利凡诺)是一种强力杀菌剂,能引起子宫收缩,促使胎儿胎盘排出,临床引产效果可达 90%～99%。

【适应证】

(1) 妊娠 14～27 周要求终止妊娠而无禁忌证者。

(2) 因某种疾病不宜继续妊娠者。

(3) 产前诊断胎儿畸形者。

【禁忌证】

(1) 身体重要器官病变难以耐受手术。

(2) 各种疾病的急性期,如急性生殖器炎症或穿刺部位皮肤感染。

(3) 中央性前置胎盘。

(4) 依沙吖啶试验阳性。

(5) 瘢痕子宫、子宫发育不良、宫颈陈旧性裂伤者慎用。

【术前准备】

(1) 中期妊娠引产必须住院进行。

(2) 术前充分医患沟通,详细向病人讲解手术可能发生的并发症,使其知情同意,并签署手术协议书。

(3) 进行全身及妇科查体,排除手术禁忌证。

(4) 完善辅助检查,包括血、尿常规,肝、肾功能,凝血功能,心电图等检查,备血。

(5) 引产使用的器械、敷料高压灭菌。

(6) 手术区域备皮,完成依沙吖啶试验。

【手术步骤】

(1) 手术应在手术室或产房内进行,如需在 B 超室穿刺应提前进行空气消毒。

(2) 手术者穿手术衣裤,带帽子、口罩,常规刷手,带无菌手套。

(3) 受术者排空膀胱后取平卧位。

(4) 选择穿刺点后(根据妊娠月份选择不同部位,以囊性感最明显部位为宜;也可 B 超定位),常规消毒,铺无菌洞单。

(5) 用 7 号带芯腰穿针从选择好的穿刺点垂直进针,有落空感时即进入羊膜腔(一般感三层阻力:皮肤、腹直肌前鞘、子宫壁)。拔出针芯可见羊水溢出,或用 5 ml 空针回抽羊水。如有出血,应重新穿刺(不超过 2 次)。

(6) 确认在羊膜腔内后,将准备好的依沙吖啶注入。一般剂量为 0.5%～1%依沙吖啶

50～100 mg。

(7) 注药后再次回抽羊水再注入，插入针芯，迅速拔针。予无菌敷料覆盖针眼。

(8) 术毕填写手术记录。

【术后观察及处理】

(1) 术后 24～48 小时可出现规律宫缩，此时应将产妇送入待产室观察。

(2) 出现规律宫缩后应常规消毒外阴，作好接产准备。

(3) 胎儿、胎盘娩出后，应仔细检查是否完整，如有残留或阴道出血多，应立即清宫。同时检查软产道有无裂伤，并及时修补缝合。

(4) 引产后注意促宫缩、抗感染和回乳治疗。

(5) 因疾病或胎儿畸形行引产者，术后应建议行胎儿尸体解剖和胎盘病理检查。

(6) 如羊膜腔穿刺后 72 小时仍无宫缩，可于 72 小时后再次穿刺引产，用药量同首次。如 2 次引产失败，应采取其他方法终止妊娠。

【健康处方】

(1) 引产后休息 1 月。

(2) 引产后注意保持外阴清洁，预防感染。

(3) 引产后 1 月内禁止性生活和盆浴。

(4) 引产后出现阴道出血过多、持续腹痛、发热等，应随时就诊。

(5) 引产 1 月后门诊复查，并采取避孕措施。

【附】 高危计划生育手术范围及管理

1. 高危计划生育手术范围

(1) 年龄≤20 岁。

(2) 年龄≥50 岁。

(3) 绝经 1 年以上。

(4) 半年内有终止妊娠或 1 年内有 2 次以上人工流产史或总计 3 次以上人工流产史。

(5) 剖宫产术后半年内。

(6) 足月分娩后 3 个月内。

(7) 哺乳期。

(8) 长期服用甾体避孕药。

(9) 生殖器畸形。

(10) 生殖系统肿瘤。

(11) 子宫位置高度倾屈。

(12) 宫颈暴露困难。

(13) 脊柱、下肢、骨盆病变致膀胱截石位困难者。

(14) 既往妊娠有胎盘粘连出血史。

(15) 既往有子宫穿孔、宫颈阴道裂伤或阴道穹隆裂伤者。

(16) 带器妊娠。

(17) 宫角妊娠、宫颈妊娠、子宫峡部妊娠、胚胎着床于剖宫产瘢痕处。

(18) IUD 嵌顿、断裂、变形、异位。

(19) 稽留流产、可疑异位妊娠、可疑滋养细胞疾病者。

2. 高危计划生育手术管理

(1) 门诊应进行高危筛查，在病历上做高危标记，标明高危因素。

(2) 术前向病人及家属讲明手术难度和可能发生的并发症，签署知情同意书或手术协议书。

(3) 进行高危手术操作，应安排充足的手术时间，并由有经验的医师承担手术。

(4) 疑难高危手术应在二级以上医疗机构、妇幼保健机构、计划生育服务机构进行。

(5) 疑难高危手术必要时进行手术前会诊讨论，采取预防措施。

(6) 门诊手术者术后观察 2 小时，无异常方可离院。

(7) 术后落实节育措施。

第七章　突发公共卫生事件的应急处置

社区全科医生及公共卫生医师在突发公共卫生事件的应对中，常态下应做好突发公共卫生事件及其相关信息的监测、报告，应急状态时应积极协助进行伤病者的紧急医疗救援和转运，配合疾病控制机构开展事件的各项应急处置工作，如采样、送检等。

一、突发公共卫生事件的监测

（一）监测的内容

1. 突发公共卫生事件相关信息监测　突发公共卫生事件相关信息是指有发生突发公共卫生事件潜在可能的一些苗头信息，主要包括：①发生或者可能发生传染病暴发、流行的；②发生或者发现不明原因的群体性疾病的；③发生传染病菌种、毒种、放射源等丢失的；④发生或者可能发生重大食物和职业中毒事件的；⑤发生或者可能发生生活饮用水污染、放射性污染；⑥发生或者可能发生生物、化学、核及放射性恐怖事件；⑦自然灾害、人为灾害引发或可能引发的突发公共卫生事件；⑧发生或者可能发生其他严重影响公众健康的事件；⑨突发公共卫生事件发生的全过程。

具体可参照突发公共卫生事件的界定与判断内容。

2. 常规传染病疫情监测（详见传染病预防与控制部分）。

3. 症状监测　按照症状监测系统的监测要求，定期或不定期收集特定范围人群中某一类临床症候群在时间、空间上的异常变化及其发生频率。

4. 基本公共卫生监测　指食品卫生、环境卫生、职业卫生、放射卫生、学校卫生、妇幼卫生等方面的健康危害因素的监测，以及死亡监测、药物不良反应监测、其他与公共卫生有关事件的监测等，具体监测内容依照各监测系统的要求执行。

5. 突发公共卫生事件的主动监测　主要指突发公共卫生事件专题调查，或者是针对某一危险因素或高危人群开展的监测，如不明原因疾病的调查，医源性感染暴发的病例调查等。

（二）监测方法

1. 常规传染病及突发公共卫生事件监测　按照《突发公共卫生事件应急条例》、《突发公共卫生事件与传染病疫情监测信息报告管理办法》、《国家突发公共卫生事件及其相关信息报告管理工作规范》、《不明原因肺炎病例监测实施方案（试行）》等法律法规及工作方案，开展日常传染病和突发公共卫生事件相关信息的监测，收集有关信息，发现突发公共卫生事件相关信息时及时按规定程序报告，有条件的可通过突发公共卫生事件管理信息系统进行网络直报。

2. 相关症状监测及突发公共卫生事件主动监测　依照监测系统或专题调查的要求，收集监测方案规定的监测信息或相关资料，填写监测报表，定期上报到指定机构。

3. 基本公共卫生信息收集　根据特定监测系统的要求，收集辖区食品、环境、职业、放射、学校、妇幼等健康危害因素相关信息、死亡、药物不良反应以及其他与公共卫生有关事件的监测信息，填写监测报告卡(表)，汇总上报至指定专业机构。有条件的可通过中国疾病预防控制信息系统进行网络直报。

二、突发公共卫生事件的报告

(一) 责任报告单位和责任报告人

社区(乡镇)传染病及突发公共卫生事件的责任报告单位主要指社区(乡镇)内的各级各类医疗卫生机构，其执行职务的医疗卫生人员、乡村医生、个体开业医生等为责任报告人。

(二) 报告方式、时限和程序

获得突发公共卫生事件相关信息的责任报告单位和责任报告人，应在 2 小时内以电话或传真等方式向属地县(市、区)级疾控机构报告，具备网络直报条件的要同时进行网络直报；不具备网络直报条件的责任报告单位和责任报告人，要采用最快的通讯方式将《突发公共卫生事件相关信息报告卡》报送属地县(市、区)级疾病控制机构。

(三) 报告内容

突发公共卫生事件相关信息的报告内容宜简明、准确，应包括以下要素：时间、地点、信息来源、发病(中毒)人数、主要症状与体征、事件起因和性质、发生或发现的基本过程、已造成的后果、涉及的地域范围，以及事件发展趋势和已经采取的措施、下一步工作建议等。

所有突发公共卫生事件及其相关信息的完整报告应包括初次报告、进程报告和结案报告，报告的原则是：初次报告要快，进程报告要新，结案报告要全。

三、突发公共卫生事件的界定与判断

社区全科医生或公共卫生医师发现下列情况，应视为突发公共卫生事件相关信息，按规定程序和时限及时上报。

(一) 传染病

1. 鼠疫　发现 1 例及以上病例。

2. 霍乱　发现 1 例及以上病例。

3. 传染性非典型肺炎　发现 1 例及以上传染性非典型肺炎病例病人或疑似病人。

4. 人感染高致病性禽流感　发现 1 例及以上人感染高致病性禽流感病例。

5. 炭疽　发生 1 例及以上肺炭疽病例；或 1 周内，同一学校、幼儿园、自然村寨、社区、建筑工地等集体单位发生 3 例及以上皮肤炭疽或肠炭疽病例；或 1 例及以上职业性炭疽病例。

6. 甲型肝炎和(或)戊型肝炎　1 周内，同一学校、幼儿园、自然村寨、社区、建筑工地等集体单位发生 5 例及以上甲型肝炎和(或)戊型肝炎病例。

7. 伤寒(副伤寒)　1 周内，同一学校、幼儿园、自然村寨、社区、建筑工地等集体单位发生 5 例及以上伤寒(副伤寒)病例，或出现 2 例及以上死亡。

8. 细菌性和阿米巴性痢疾　3 天内，同一学校、幼儿园、自然村寨、社区、建筑工地等集体单位发生 10 例及以上细菌性和阿米巴性痢疾病例，或出现 2 例及以上死亡。

9. 麻疹 1周内,同一学校、幼儿园、自然村寨、社区、建筑工地等集体单位发生10例及以上麻疹病例。

10. 风疹 1周内,同一学校、幼儿园、自然村寨、社区等集体单位发生10例及以上风疹病例。

11. 流行性脑脊髓膜炎 3天内,同一学校、幼儿园、自然村寨、社区、建筑工地等集体单位发生3例及以上流脑病例,或者有2例及以上死亡。

12. 登革热 1周内,本地区发生5例及以上登革热病例,或首次发现病例。

13. 肾综合征出血热(流行性出血热) 1周内,同一自然村寨、社区、建筑工地、学校等集体单位发生5例(高发地区10例)及以上肾综合征出血热病例,或者死亡1例及以上。

14. 钩端螺旋体病 1周内,同一自然村寨、建筑工地等集体单位发生5例及以上钩端螺旋体病病例,或者死亡1例及以上。

15. 流行性乙型脑炎 1周内,同一乡镇、街道等发生5例及以上乙脑病例,或者死亡1例及以上。

16. 疟疾 以行政村为单位,1个月内,发现5例(高发地区10例)及以上当地感染的病例;或在近3年内无当地感染病例报告的乡镇,以行政村为单位,1个月内发现5例及以上当地感染的病例;在恶性疟流行地区,以乡(镇)为单位,1个月内发现2例及以上恶性疟死亡病例;在非恶性疟流行地区,出现输入性恶性疟继发感染病例。

17. 血吸虫病 在未控制地区,以行政村为单位,2周内发生急性血吸虫病10例及以上,或在同一感染地点1周内连续发生急性血吸虫病5例及以上;在传播控制地区,以行政村为单位,2周内发生急性血吸虫病5例及以上,或在同一感染地点1周内连续发生急性血吸虫病3例及以上;在传播阻断地区或非流行区,发现当地感染的病人、病牛或感染性钉螺。

18. 流感 1周内,在同一学校、幼儿园或其他集体单位发生30例及以上流感样病例,或5例及以上因流感样症状住院病例,或发生5例及以上流感样病例死亡。

19. 流行性腮腺炎 1周内,同一学校、幼儿园等集体单位中发生10例及以上流行性腮腺炎病例。

20. 感染性腹泻(除霍乱、痢疾、伤寒和副伤寒以外) 1周内,同一学校、幼儿园、自然村寨、社区、建筑工地等集体单位中发生20例及以上感染性腹泻病例,或死亡1例及以上。

21. 猩红热 1周内,同一学校、幼儿园等集体单位中,发生10例及以上猩红热病例。

22. 水痘 1周内,同一学校、幼儿园等集体单位中,发生10例及以上水痘病例。

23. 输血性乙型肝炎、丙型肝炎、艾滋病 医疗机构、采供血机构发生3例及以上输血性乙型肝炎、丙型肝炎病例或疑似病例或艾滋病病毒感染。

24. 新发或再发传染病 发现本地区从未发生过的传染病或发生本地区近5年从未报告的或国家宣布已消灭的传染病。

25. 不明原因肺炎 发现不明原因肺炎病例。

26. 其他非法定报告的传染病,如水痘等,结合当地既往流行形势,参照乙、丙类传染病判断标准界定。

(二)食物中毒

1. 一次食物中毒人数30人及以上或死亡1人及以上。

2. 学校、幼儿园、建筑工地等集体单位发生食物中毒,一次中毒人数5人及以上或死亡

1人及以上。

3. 地区性或全国性重要活动期间发生食物中毒,一次中毒人数5人及以上或死亡1人及以上。

(三)职业中毒

发生急性职业中毒10人及以上或者死亡1人及以上者。

(四)其他中毒

出现食物中毒、职业中毒以外的急性中毒病例3例及以上的事件。

(五)环境因素事件

发生环境因素改变所致的急性病例3例及以上。

(六)意外辐射照射事件

出现意外辐射照射人员1例及以上。

(七)传染病菌种、毒种丢失

发生鼠疫、炭疽、非典、艾滋病、霍乱、脊髓灰质炎等菌种、毒种丢失事件。

(八)预防接种和预防服药群体性不良反应

1. 群体性预防接种反应　一个预防接种单位一次预防接种活动中出现群体性疑似异常反应;或发生死亡。

2. 群体预防性服药反应　一个预防服药点一次预防服药活动中出现不良反应(或心因性反应)10例及以上;或死亡1例及以上。

(九)医源性感染事件

医源性、实验室和医院感染暴发。

(十)群体性不明原因疾病

2周内,一个医疗机构或同一自然村寨、社区、建筑工地、学校等集体单位发生有相同临床症状的不明原因疾病3例及以上。

(十一)其他突发公共卫生事件

各级人民政府卫生行政部门认定的其他突发公共卫生事件。

四、社区突发公共卫生事件应急处置

发生突发公共卫生事件时,当地社区卫生服务中心及区域医疗救援机构的执业医生应积极对伤病员进行医疗救治与转运,协助疾控机构采集或运送标本。需要时服从调遣到事件发生现场开展救援,同时做好个人防护。

（一）紧急医疗救援和转运

现场专业医疗救援的任务主要有3点：①迅速对伤病员进行检伤分类，找出生命受到威胁的危重伤病员并紧急处置其致命伤。②保持危重伤病员的气道通畅、供氧、维持其血液循环，满足基本生命需要。③迅速安全地将所有伤病员疏散、转运到具有救治能力的医院。

开展紧急医疗救援和转运时应遵守下列原则：

1. 安全第一，包括伤病员和救助者自身的安全。医疗救援人员进入现场前应采取必要的安全防护措施；重伤病员应尽量就地抢救，但因环境危险而不允许就地处置时，应将伤病员移至安全处，再检查处置。

2. 分级救治与合理转运相结合。到达现场后首先应全面清查伤病员人数，进行检伤、分类。重症伤病员应优先救治，轻症伤病员可在给予简单处理后转运。

3. 救治的基本原则是“先救命，后治伤”。救援中应首先考虑伤病员呼吸、循环等致命问题，条件允许时尽早给氧、积极止血并适当补液，呼吸循环支持是关键。

4. 危重症伤病员必须在进行必要的现场处置后再转运。例如，活动性大出血者的止血、气道不全梗阻者的气道通畅维持、脏器外溢者的减压包扎、严重脊柱、骨盆或长骨干骨折者的临时外固定等。因经受严重打击后的多发伤剧烈疼痛和精神上的高度恐惧、紧张而造成疼痛或神经性休克者，可给予适当的止痛、镇静药物。

5. 现场救援时，重视气候因素的影响，冬季的防寒、保暖，夏季的降温、防暑对于呼吸、循环不稳定的危重伤病员至关重要。

6. 现场急救并不等于急诊室急救，也不等于病房或监护病房（ICU）急救。应从实际情况出发，力求在适当时间、地点以适当方式对伤病员实施最好的救护。

（二）现场检伤和分类

1. 现场检伤　现场群体性检伤通常采用“五步检伤法”和“简明检伤分类法”，前者强调检查内容，后者将检伤与分类一步完成。

（1）“五步检伤法”的内容：①气道检查：首先判定呼吸道是否通畅、有无舌后坠、口咽气管异物梗阻或颜面部及下颌骨骨折，并采取相应措施保持气道通畅。②呼吸情况：观察是否有自主呼吸、呼吸频率、呼吸深浅或胸廓起伏程度、双侧呼吸运动是否对称、双侧呼吸音有无差异，以及伤病员口唇颜色等。③循环情况：检查挠、股、颈动脉搏动，如可触及则收缩压估计分别为80 mmHg、70 mmHg、60 mmHg左右；检查甲床毛细血管再灌注时间（正常为2秒钟）以及有无活动性大出血。④ 神经系统功能：检查意识状态、瞳孔大小及对光反射、有无肢体运动功能障碍或异常、昏迷程度评分。⑤ 充分暴露检查：根据现场具体情况，短暂解开或脱去伤病员衣服充分暴露身体各部进行望、触、叩、听等检查，以便发现危及生命的严重损伤。

（2）“简明检伤分类法”：可快捷地将伤病员分类，适于初步检伤，通常分四步①行动能力检查：对行动自如的伤病员先引导到轻伤接收站，暂不进行处理，或仅提供敷料、绷带等让其自行包扎皮肤挫伤及小裂伤等，通常不需要医护人员立即进行治疗。有个别伤病员可能有潜在的重伤或可能发展为重伤，故需复检判定。②呼吸检查：对不能行走的伤病员进行呼吸检查之前须打开气道（注意保护颈椎，可采用提颌法或改良推颌法，尽量不让头部后仰）。检查呼吸须采用“一听、二看、三感觉”的标准方法。无呼吸的伤病员暂不处理；存在自主呼吸、但呼吸次数每分钟超过 30 次或少于 6 次者属于危重伤病员，需优先处理；每分钟呼吸 6～30 次者可开始第三步检伤——血液循环状况检查。③循环检查：通过触及桡动脉搏动和观察甲床毛细血管复充盈时间来完成血液循环的迅速检查，搏动存在且复充盈时间<2 秒钟者为循环良好，可以进行下一步检查；搏动不存在且复充盈时间>2 秒钟者为循环衰竭的危重症伤病员，优先进行救治，并需立即检查是否有活动性大出血并给予有效止血及补液处理。④意识状态：判断伤病者意识状态前，应先检查其是否有头部外伤，然后简单询问并命令其做诸如张口、睁眼、抬手等动作。不能正确回答问题、不能完成指令动作者多为危重伤病员，应优先处理；能回答问题、能完成指令动作者可初步列为轻症伤病员，暂不予处置，但需警惕其隐藏内脏的严重损伤或逐渐发展为重伤的可能性。

2. 检伤后分类　根据检伤结果，通常可将伤病者分成 4 类，并分别标示不同的醒目颜色，并按先后顺序给予处置。危重症病人（红色标示）优先处置、转运；重症病人（黄色标示）次优先处置、转运；轻症病人（绿色标示）可延期处置、转运；濒死或死亡者（黑色标示）可暂不做处置。总之要优先处理救治机会较大的伤病员。①危重症病人：有危及生命的严重损伤，如窒息、活动性大出血及休克、开放性气胸、内脏溢出或大于体表面积 30%～50%的Ⅲ度和Ⅱ度烧、烫伤等，应标示红色标志，在现场先简单处理致命伤、控制大出血、支持呼吸等，然后优先予以转运。②重症病人：有严重损伤，如不伴呼吸衰竭的胸部外伤、不伴大出血休克的腹部外伤、不伴意识障碍的头部外伤、伴或不伴脊髓损伤的脊柱骨折等，经紧急救治后生命体征或伤情可暂时稳定，应标示黄色标志，并进行现场处理、次优先转运。③轻症病人：无严重损伤，如软组织挫伤、轻度烧烫伤等，现场无需特殊治疗，一般可自行护理，应标示绿色标志，并根据现场条件可稍延迟转运。④濒死或死亡者：遭受致命性损伤，如严重毁损性颅脑外伤伴脑组织大部外露、大面积重度烧伤合并头、胸、腹严重损伤等，呼吸、心跳已停止且超过 12 分钟未给予心肺复苏救治，或因头、胸、腹严重外伤而无法实施心肺复苏救治，应标示黑色标志，停放在特定区域，并妥善保存其所有物品以备后期查验。

（三）伤病者的现场紧急处理

伤病员的现场救治以抢救生命为主，其次是防止“二次损伤”或尽量减轻伤残及并发症。处置方法应简单、易行、快捷、有效，尽量采用无创措施，一般仅给予生命支持的基础治疗，必要时可施行气管置管、补液、给药等生命支持的高级治疗。

1. 心肺复苏　①判断呼吸、心跳停止，应主要检查伤病员的意识、呼吸及循环。②心肺复苏早期操作程序（步骤），通常采用“八步抢救法”，即判断意识→呼救→使伤病员呈仰卧位→检查呼吸→人工呼吸→检查脉搏→胸外心脏按压。③捶击：呼吸、心搏刚刚停止的伤病员，可试行心前区捶击，但一般仅主张单次捶击。8 岁以下儿童或呼吸、心跳停止时间较长（大于 2 分钟～3 分钟）者以及因出血过多而心脏停搏的伤病员，不宜施行心前区捶击。④胸外心脏按压操作：施行心脏按压与人工呼吸的次数最佳比例是 15∶2 或大于 15∶2。心脏按压的次数成人应大于 100 次/分，儿童应大于 120 次/分。⑤除颤：伤病员昏迷并疑有呼吸、心搏停止，如条件允许，应尽快除颤。⑥用药：心脏停骤早期应按“1 mg、2 mg、3 mg 或1 mg、3 mg、5 mg 阶梯递增法”给予肾上腺素静脉推注。如还未开通静脉，可将肾上腺素稀释至 10～20 ml 经气道给药。6 岁以下儿童，在其他尝试均不能很快建立静脉通道时，可选择胫骨结节下部位用粗针头紧急骨穿输入药物、液体。阿托品不宜用作心肺复苏常规药物，仅在心率大于 40 次/分时才可使用。出现室性心律失常时，应使用利多卡因，也可选用胺碘酮静脉推注。碳酸氢钠在心肺复苏早期不宜使用，如复苏十几分钟后有证据显示呈现代谢性酸中毒、且建立了可靠的通气方式，可根据“晚一点、少一点、慢一点”的原则给药。心肺复苏早期亦不应给予大剂量脱水药，防止诱发严重水电解质紊乱等。

2. 呼吸支持　①体位：昏迷伤病员在现场抢救处置及转运途中，如未施行气管置管，应尽量使其保持在稳定侧卧位，以利口内呕吐物及唾液、血液流出，避免堵塞气道或误吸。对胸壁广泛损伤造成“连枷胸”的伤病员可取俯卧位，以限制反常呼吸、减少纵隔摆动。②打开气道：头后仰是现场急救中防止舌后坠、打开气道的简便方法，对无颈椎损伤的伤病员也可采用压额、抬下颏的方法。对疑有颈椎损伤的伤病员打开气道时禁忌使其头后仰，可采用提颌法或改良推颌法。在打开气道同时应注意及时清除伤病员口腔内异物。③呼吸方式：对呼吸暂停或呼吸困难的伤病员，应在保证气道通畅的前提下首先使用简易无创性呼吸器（皮球面罩）辅助呼吸，并充足供氧，使其血氧饱和度维持在95%以上。少数较长时间没有自主呼吸、但又可能获救的伤病员可在现场施行喉罩通气或气管置管等有创治疗。④ 呼吸兴奋剂：未恢复自主呼吸的情况下，不应使用呼吸兴奋剂。如呼吸恢复但不够时，才考虑使用“呼吸双联”静注。

3. 循环支持　①止血：有效止血是循环支持的重要前提。②补液：有条件时或已采取有效止血措施后，对循环不稳定的危重伤病员应紧急开放静脉输注等渗盐水，尤其是给予少量高渗盐溶液有一定的抗休克作用。③体位：休克伤病员，可采取头低、脚高的“抗休克卧位”，不应取坐位。

4. 致命伤处置　应在现场进行紧急处置的损伤主要包括活动性大出血、开放性气胸、内脏外溢、肢体毁损或离断、异物刺入、头颅外伤后的脑脊液耳鼻漏、严重骨盆及长骨干骨折、脊柱骨折等。

（四）伤病者的转运

一旦现场条件及伤病员条件允许，应及时转运伤病者至医疗机构。转运时，应遵循的原则及注意事项包括：

1. 专人负责、统一指挥　为保证现场转运资源（车辆、担架、人员及其他运输工具等）的集中使用，应由有经验医护人员或管理者统一指挥、有序运作。

2. 坚持科学的优先转运原则　在检伤分类的基础上，优先转运红色标志危重伤员及黄色标志重伤员，绿色标志轻伤员可暂缓转运。

3. 在现场设置特殊区域，以利伤病员集中、车辆集结，开辟转运专用通道。

4. 提前与收治转运伤病员的单位进行联络，组织动员、统筹安排有关医院、血液中心等做好治疗准备，合理分流伤病员。

5. 伤病员的分级转运　根据伤病情对伤病员采用分级转运方法。根据需要将普通救护车、标准化移动式加强监护治疗车、非专业救援志愿者、高年资急救医师等各种资源合理组合用于不同伤病员的转运，保证转运安全、资源利用高效。

6. 充分做好转运前的准备工作，包括伤病员的准备、运输工具准备、车上物资设备的准备，以及医护人员、通讯联络的准备等，正确把握转运指征及时机。

7. 伤病员转运途中注意事项　严密观察伤病员生命体征变化，随时检查伤病情况及治疗的具体情况，发现问题及时处理，必要时应停车抢救。在严密监控下适当给予镇静或止痛治疗，防止伤病员坠落或碰伤。对特殊伤病员（如传染病病人）及特殊现场，应采取适当的隔离、防护措施。医护人员也应做好个人防护。

（五）样本采集与运送

1. 病原微生物标本的采集

1）采样时间：在怀疑细菌感染时应尽量在急性发病期和使用抗生素之前采集标本，进行细菌的分离培养，否则这种标本在分离培养时要加药物拮抗剂，例如使用青霉素的要加青霉素酶，使用磺胺药的加对氨苯甲酸等。作病毒分离和病毒抗原检测的标本，应在发病初期和急性期采样，病毒分离标本最好在发病1～2天内采取。

根据不同疾病的特点和临床表现，需要采集的标本种类、检测目的、采样时间及要求也不尽一致。例如伤寒病人应在发病早期未用抗生素之前采血培养，在2～3周时停用抗生素2天后采粪便培养。

2）采样容器：采集标本应使用无菌容器，一个标本一个容器。对容器基本要求是：耐用材料制成；包装好后可防渗漏；能承受运送过程中可能发生的温度和压力变化。

3）采样标本的标志：采集和运送标本的容器必须有明确的能牢固粘贴的标签，标明标本的种类、原始采样容器、标本性质、数量、运送人和接收人及其联系方式、包装日期、运输日期、统一的识别编号及病人姓名、检验目的、临床诊断等信息，以供检验者参考。在暴发调查中个案调查的信息应和标本同时收集，并相互符合。每个病人应有唯一的统一编号。

实验室可能需要其他信息来解释一些结果，如病人信息（年龄、性别、完整地址），临床资料（发病日期、临床症状、治疗史、可疑的发病原因、采样前是否用抗生素），急性或恢复期标本，症状类似病人的其他标本。接收标本的实验室也应记录接收日期和时间、接收标本者的姓名、标本性质和状态等。

4）各种标本的采样方法：采样的基本要求是注意无菌操作，尽量避免污染。采取局部病变标本处，不可用消毒剂，必要时以无菌等渗盐水冲洗，拭干后再取样。尽可能采集病变明显部位的材料，如结核病人的干酪样痰液等。临床标本的采集可以分为以下两类：

（1）用于细菌或病毒分离或检测抗原用的标本：如粪便、咽拭子、痰液、尿液、血液、脑脊液等。

粪便标本：应在急性腹泻期及用药前采集自然排出的粪便，挑取黏液或脓血部分，液状粪便采取絮状物1～3 ml；成型粪便至少取蚕豆大小粪块（约5 g），盛于灭菌容器内、保存液或增菌液后送检。也可用肛拭采样，即以无菌棉拭用保菌液或等渗盐水润湿后，插入肛门内3～5 cm，转动取出，插入保存液或无菌试管内送检。所采取的粪便标本应尽快送检，不得超过2小时送到化验室，运送时间超过2小时者，应保存在4～8℃送检。

咽拭子、洗漱液或痰液标本：令病人仰头张口，用压舌板压舌，将无菌棉拭子伸入口腔涂抹咽部数次后，放入2 ml Hank's液试管中。洗漱液是用等渗盐水（0.9%）或自配淡盐水15 ml，采集方法是先让病人咳嗽，然后以洗漱液反复洗漱咽部1分钟，洗漱毕将洗漱液直接吐入试管内。采取标本的时间一般在发病的第一日采集，最迟不得超过3日。肺部感染应采取痰标本，以清晨第一口痰为最佳。

脑脊液标本：在无菌条件下由腰椎穿刺，用无菌试管收集3～5 ml（作厌氧培养时标本应注入厌氧瓶内）。用于细菌培养时标本采集后应立即送检（必要时作床边接种，因脑膜炎奈瑟菌离体后迅速自溶，容易死亡），标本大多不需要运送培养液且不能冷冻。用于病毒培养时，也无须运送培养液，在4～8℃最多可维持48小时，更长时间需在−70℃保存。

血液标本：作血液病原菌培养时，严格用无菌穿刺法采静脉血，成人 10～15 ml，儿童2～5 ml，婴儿 0.5～2 ml，移入无菌的有螺口的抗凝容器或培养瓶中送检。大多数病原体在环境温度下 24 小时之内送检可做血培养，如时间长需在 4～8℃运送。

尿液采集：培养细菌关键是无菌操作并在用药前进行。主要是中段尿采集法，先用肥皂水清洗外阴部，再以无菌水洗净，一般取首次晨尿的中段尿 10～20 ml，置于无菌试管内。最好在 2～3 小时内送到实验室检测，否则也不要冷冻，可在 4～8℃保存运送样品。

皮肤样品：在诊断不明确、表现异常等少数情况下，可能需要采集皮疹或皮肤病变标本。出现囊疱疹或脓疱疹时，可直接从囊疱或脓疱采样用于镜检或培养。怀疑皮肤炭疽或淋巴腺鼠疫时，可从病变皮肤（焦痂和腹股沟淋巴结）取样做细菌学培养。采集疱疹标本时，要注意无菌操作，刺破泡囊后用无菌拭子尽量拭抹足够量的疱疹内液体。如可能应做 2 张拭子玻璃涂片，放置晾干，也可直接放于病毒运送培养基。玻片干燥后放入塑料玻片盒中，在保存和运送时不能冷藏或冷冻玻片，应在室温下放在密闭容器中。

尸检标本：每个标本用单独的无菌活检针，至少取 1～2 g 感染部位标本，放入单独的装有相应培养基的无菌容器中。如固定液用于组织病理学，无菌盐溶液用于制备免疫荧光显微技术所需的冷冻切片，各种分离细菌或病毒所需的转运培养基。采血需心脏穿刺；怀疑脑型疟，需取大脑皮质做涂片检测恶性疟原虫。已固定的标本可在常温下保存或运送，用于细菌培养的标本可在运送培养基中常温保存至 24 小时，用于病毒培养的标本在病毒运送培养基或无菌盐水中 4～8℃ 可保存 24～48 小时，长期保存最好在－70℃。如怀疑狂犬病，未固定的脑部标本应立即冷冻，可将标本固定并在常温运送。

核酸检测标本：采集咽拭子或肛拭子等用于检测核酸时，不能使用棉拭子和木质拭子棒，因为此类材料中含核酸扩增抑制剂；要使用灭菌人造纤维拭子和塑料棒。

（2）用于病原抗体检测的标本：通常包括血液和脑脊液。

血清学诊断的标本：用于检测 IgM 的血清一般采于发病一个月内。用于检测 IgG 的血液应收集 2 次，第一次于发病初期（1～3 天），越早越好，第二次血样一般在恢复期（第一次采血后 3～4 周）；双份血清同时检测，如抗体滴度有四倍以上升高才有意义。如用于微量法试验，可用三棱针刺手指或耳垂部，再用毛细管采集，一般不少于 0.3 ml。采集血清标本可取 10 ml 静脉血移入无抗凝剂的无菌螺口管，室温静置 30 分钟使之凝集，然后置冰盒中 4～8℃至少 1～2 小时（在此温度下可存放 48～72 小时）。血清标本也可在实验室低速离心（1 000 g，10 分钟）以弃去残存血细胞。

如果能立即检测，应该在室温下 24 小时内尽快分离血清。如果 24 小时内不能送达实验室，应在运送前尽可能分离血清。血清可在 4～8℃最多保存 10 天。如果长期不检测，应冻存血清。如果在现场不能分离血清，血标本应在 4～8℃保存，未分离的血标本不能冷冻保存。

脑脊液标本：具体方法同前所述，一般于出现神经症状时采集，查 IgM 只需 1 份脑脊液，而查 IgG 则需收集 2 次，时间间隔同前所述。

2. 病原微生物标本的保存　为分离标本中的病原细菌或病毒，应选择合适的培养基和推荐保存温度。

（1）用于分离培养细菌的标本应在运送培养基中运送并保存于合适的温度，能确保目标细菌的存活并抑制其他微生物的过度生长。除了脑脊液、尿液、唾液，其他标本若能在 24 小时内处理，多数可存放在室温，若长期保存，应存放在 4～8℃；但一些低温敏感的细菌除外，如志贺菌、脑膜炎双球菌、肺炎球菌。直肠拭子或新鲜粪便拭子，若在48小时内检测，保存于4℃；若在48小时后检测，保存于－70℃。新鲜粪便，需在采集后2小时内存于冰箱。一般建议尽快进行病原分离。

(2) 用于分离病毒的标本，一般应放在保温容器(0～4℃)里，不可放置超过2天，应尽早送到实验室进行病毒分离，如无条件立即运送或不能立即分离病毒时，应将标本冻存保存。若长期储存，最好在－70℃冻存。

(3) 如怀疑是寄生虫，所取粪便中加入10%福尔马林和PVA防腐剂(充分混合)，存于4℃；新鲜粪便可存于－15℃。

(4) 用于检测抗原或抗体的标本可在4～8℃保存24～48小时，在－20℃保存时间更长。检测抗体的血清可以在4℃保存约一个星期，最长10天，超过一周必须在－20℃下冷冻。一定要注意避免不必要的反复冰融，所以在运送过程中若无设备保证血清的冷冻状态，最好不要冷冻血清。在室温存放血清虽然不理想，但仍可用于检测抗体，甚至是存放数周的血清，因此不要将已采集的血清轻易弃去。

(5) 保证样品运送所需温度的方法：维持4～8℃，运送盒中围绕第二层容器至少要填充4个冰袋，可维持冷藏2～3天。为保证－20℃条件，在外包装袋内用2 kg干冰，需确保二氧化碳能释放以防爆炸，这样可维持样本冷冻1～2天。为保证－70℃条件，可采用液氮来储存和运送。

3. 病原微生物标本的包装、运送

(1) 病原微生物标本的包装：根据国际空运和健康相关条例，菌毒株属于运输中的感染性材料。任何感染性材料的包装和运输都必须遵循WHO对传染性物质和诊断性标本的安全运送指南(WHO,1997)。运送标本时最安全的方式是用由三个包装层对包装物进行三层包装。

原始的容器应该是防漏的，可盛容量不超过500 ml。在原始容器与第二层包装之间应放置有吸附作用的材料。如果在一个第二层包装中安放了几个易碎的原始容器，则这些容器应进行独立包装或分开以防互相碰撞。第二层也应该是防漏性包装。

另外，包装必须符合标准，如果要空运，一个完整的包装其整个外部最小尺寸不能小于10 cm，每个包装中标本量不超过4 kg或4 L(每个原始容器最大500 ml)。每个包装标本中所含的感染物不应超过50 g或50 ml。运输标本的外包装必须有明确的标签，标明寄送人和接收人的详细联系方式、包装日期和运输日期等。附带的文件包含标本的详细资料(材料的种类、性质、数量、采样日期)，相应的生物危害标签及所需的保存温度等。

(2) 病原微生物标本的运送：地面运送标本时，注意将装有标本的箱子紧紧固定在交通工具上，车上还应备有吸水材料、消毒剂、手套、口罩、护目镜、密封防水的废弃物容器等防护用品。为避免路途颠簸引起标本溶血，可在运送前分离血清。在国际、国家、商业的有关规定允许情况下，诊断标本也可空运，应注意规范包装。

运送中的技术要求：①分离培养细菌、病毒的标本大多数要求冷藏运送；不耐寒冷的脑膜炎双球菌等应在35～37℃保温运送。粪便标本因含杂菌较多，常需加入甘油缓冲盐水保存液，但甘油缓冲盐水不能用于弯曲菌和弧菌。②血液标本用于细菌、病毒或寄生虫分离时，需低温保存，但不能冷冻，用冰块而不是干冰运送。做立克次体类微生物的全血标本要求干冰保存和冷冻运送。③检测核酸样品的运送要求低温、快速。从标本采集到检测的间隔时间要尽可能短，并尽可能将标本处于冷藏状态。检测前保存时间较长时，则需冷冻标本防止核酸降解。

4. 样本采集与运送中的生物安全　①采样时要戴手套，接触不同病人时要更换手套，以免交叉污染。②采样中尽可能穿防护服，根据估计疫情级别的不同，选择不同的防护服。③将用过的针头直接丢在专门的盒子中单独保存并按规定销毁或损毁。④污染的不可废弃设备或材料应先消毒后清洗，污染的可以废弃设备和材料应该先消毒后废弃。⑤为避免吸入病原，需要时可使用防护口罩、护目镜，呼吸面罩，用于防止有高度感染力的可吸入病原。⑥特殊情况下可在现场搭建简易焚烧炉，焚烧后将废弃物深埋。

（六）个人防护

个体防护是指为了保护突发公共卫生事件应急处置现场工作人员免受化学、生物与放射性污染危害而采取的措施，以防范现场环境中有害物质对人体健康的影响。

1. 个体防护装置　临床急救人员应按C级防护要求配备个体防护装置。C级防护装备包括：①空气过滤式呼吸防护用品：正压或负压系统，选择性空气过滤，适合特定的防护对象和危害等级；②头罩式化学防护服：隔离颗粒物、少量液体喷溅；③防护手套：防化学液体渗透；④防护靴：防化学液体渗透。

2. 防护装置穿脱顺序　防护装置穿脱应该在一个专用的空间内进行。

（1）穿戴顺序：首先按规程戴呼吸防护器（如防护口罩、半面型全面型呼吸防护器、携气式呼吸防护器等），检查气密性，然后戴帽子或头罩，眼罩，穿防护服和防护鞋（鞋套），最后戴防护手套。

（2）脱去顺序：首先去掉眼罩，放入消毒液中，然后脱去手套（脱的过程中手不能触摸到手套的外表面）、防护服、帽子、鞋（或鞋套），最后去掉呼吸防护器。

（3）穿脱防护装置时要注意以下几点：动作要轻，避免沾染的有害物扬起；在脱的过程中要尽量减少污染面在环境中暴露的面积和时间；脱去的一次性污染物品要装入塑料包装袋中，扎口，两层包装。

对于可多次重复使用的防护用品，如防护服、防护手套等，要在每次使用后对其进行洗消处理和性能检查，达到相应指标后方可再次使用。

第八章　社区卫生监督与检测

凡是有人群和从事社会活动的地方，都需要有一个良好的公共卫生环境。卫生法就是根据《中华人民共和国宪法》的规定和社会主义建设的方针、政策和任务，为保障人民健康，发展卫生事业而制定的有关卫生工作的法律、法规、规章等规范性文件总和。卫生监督执法作为法律手段之一，是国家意志的体现和职能的行使，通过卫生监督执法的手段达到制约危害人民健康，保护公民的生命健康权，促进卫生事业的发展。因此，社区公共卫生医师应熟悉和了解卫生监督执法工作的内容，配合和协助卫生监督执法机构做好卫生监督工作。

一、卫生监督执法概述

（一）卫生监督执法定义

所谓卫生监督执法是指国家的卫生行政机关或法定机构依据法律、法规授权在其管辖范围内，按法定程序对有关生产经营单位和个体执行卫生法律、法规、标准进行监督检查，监测和处罚的具体行政行为的总称。它有以下几个含义：①卫生监督执法要由法律、法规规定的国家卫生行政部门或其授权的卫生监督机构，行使监督执法权；②卫生监督执法的内容由卫生法律、法规所定；③卫生监督执法机构对管理相对人可依法直接进行监督执法检查；④卫生监督执法机构对管理相对人的违法行为，可依法进行处罚。

卫生监督执法具有保护公民健康权，是实施国家职能的行政行为，具有较大的自由裁量权、卫生专业技术性和时效性等特征。其时效性特征除具有一定法律、法规中的时效性的特点外，主要表现在对危害人民健康事故发生时的监督执法时效性上，一旦发现有危害健康因素时，必须及时采取控制措施，避免危害发展。

（二）卫生监督执法应遵循的基本原则

依法行政是国家卫生执法机关或被授权的其他机关执法活动的最基本原则。只有坚持依法办事，方能保证卫生监督执法行为合法、适当、有序、高效。因此，在卫生监督执法中应遵循以下几个基本原则：

1. 依法行政的原则　所谓依法行政要体现以下 4 个方面：①要以卫生法规为依据；②适用卫生法规准确无误；③在法定权限范围内，正当行使监督；④不滥用职权。

2. 遵守法定程序的原则　首先，是卫生监督的执法行为程序要合法。只有遵守法定的程序，才能产生相应的法律效力；其次，是保障卫生监督执法主体、依法享有权利和应尽义务。卫生监督执法要做到执法公开、公正和效率。若卫生监督执法人员行使职务时，要先表明身份和意图。作出处理时，要书面告知处理依据和诉讼权等，严格执行执法工作中对人数的要求等；第三，是卫生监督执法行为要符合法定程序。

3. 以事实为依据的原则　卫生监督机关和卫生监督人员，在运用卫生法律规范处理卫生违法案件时，必须以客观事实为依据，切勿主观想象和武断。要深入现场调查，充分了解案情及其相互间的联系，在充分占有证据的基础上，做到定性准确、处理恰当，要合理使用卫生监督机关自由裁量权。在处理过程中既要遵守标准，又要结合实际情况，在保证食用者人身安全的前提下，尽可能减少经济损失。对严重超过国家卫生标准而又不积极改进的，要依法进行制裁。卫生监督机关和卫生监督人员，也要做到有错必究。否则，就要承担由此引发的法律责任。

4. 独立审理违法案件的原则　该原则表明，卫生监督机关依照卫生法律、法规和规章、规定处理卫生违法案件时，不受任何机关、团体和个人干涉和过问。

（三）卫生监督执法的法律责任

1. 公共卫生监督执法法律责任的确定　①违法主体必须是公共卫生执法机关及卫生监督员；②公共卫生执法机关及其卫生监督员的行政行为，必须是违法行为；③违法必须是公共卫生执法机关及其卫生监督员在执行公务中有故意或过失；④法律责任是法定的。

2.《行政处罚法》规定的应予追究法律责任的行政违法行为有以下 12 种。

（1）行政机关没有法定的行政处罚依据而实施处罚。

（2）行政机关擅自改变行政处罚种类、幅度。

（3）行政机关违反法定的行政处罚程序。

（4）行政机关没有法律、法规或规章依据，擅自委托其他组织实施行政处罚。

（5）行政机关对当事人进行罚款、没收财物而不使用罚款、没收财物单据或使用非法定部门制作的罚款和没收财物单据。

（6）行政机关违反规定自行收缴罚款、行政机关违反规定返还罚款或拍卖的款项。

（7）行政机关将罚款、没收违法所得或财物截留、私分或变相私分。

（8）执法人员利用职务上便利，索取或收受他人财物、收缴罚款占为己有。

（9）行政机关使用或毁损扣押的财物，对当事人造成了损失。

（10）行政机关违法实行检查措施或执行措施，给公民人身或财产造成了损害，给法人或其他组织造成了损失。

（11）行政机关为牟取本单位私利，对应当依法移交司法机关追究刑事责任的不移交，以行政处罚代替刑罚；或徇私舞弊、包庇纵容违法行为。

（12）执法人员玩忽职守，对应当予以制止和处罚的违法行为不予以制止、处罚，致使公民、法人或其他组织合法权益、公共权益和社会秩序遭受了损害。

（四）卫生监督执法与职业道德

《中共中央关于加强社会主义精神文明建设若干重要问题的决议》中指出，要“大力倡导爱岗敬业、诚实守信、办事公道、服务群众、奉献社会的职业道德”，这是对我国各行各业职业道德的基本要求。因此，卫生监督员在代表政府行使卫生监督执法权的过程中，必须具有良好的职业道德。

1. 卫生监督执法职业道德规范的主要内容　①依法行政，严格执法。卫生监督执法机关及卫生监督员在监督执法中，必须做到有法必依、执法必严、违法必究。②公正廉洁、不徇私情。在行使执法权时，卫生监督员要廉洁奉公，不贪污受贿，不以权谋私，不徇情枉法。③爱岗敬业，忠于职守、热爱本职工作，工作中一丝不苟和高度责任心。④准确取证，实事求是。取证必须全面、准确、合法，在尊重事实的基础上，依法作出处理。⑤服务人民、奉献社会。⑥证件齐全、仪表端正。

2. 违反职业道德规范的处理　对在卫生监督执法活动中的违反职业道德规范的行为，

不仅要受到政纪处理,构成犯罪的还要受到刑罚的制裁。具体处理如下:①违反卫生监督执法职业道德规范的一般行为,可根据不同情况,采取批评教育、扣发奖金、在一定期限内不准晋级,解聘、调离工作岗位等方法处理。②违反卫生监督执法职业道德规范情节严重、构成违纪的,要根据有关规定给予相应的行政纪律处分。行政处分有警告、记过、记大过、降级、撤职、开除等 6 种类型。③违反卫生监督执法职业道德规范情节特别严重,触犯刑律和构成犯罪的,由司法机关处理。

3. 卫生监督执法的职业道德建设　首先要加强学习和教育,在此基础上建立卫生监督执法职业道德规范和制度 ,建立完善的监督制约机制和激励机制。①卫生监督执法中,监督机制:是指依法对卫生监督执法机关及其卫生监督员在卫生监督执法过程中遵纪守法和廉政勤政情况的监察和督导活动,以相应的法律、法规、规章制度给予落实。②卫生监督执法制度建设是卫生行政机关内部制约机制的具体体现,主要包括规章、规范性文件备案制度、委托行政执法备案制度、行政执法人员资格认证及持证执法制度、重大行政处罚备案制度、行政执法监督稽查制度、行政执法争议调查制度、行政执法统计制度、行政执法责任制度。

(五) 行政复议和行政诉讼

1. 行政复议　是指公民、法人或其他组织认为具体行政行为侵犯其合法权益,向行政机关提出行政复议申请,行政机关受理行政复议申请,作出行政复议决定的活动。

(1) 卫生行政复议的范围:①对罚款、吊销许可证与卫生合格证、撤销卫生批准文号、责令停业、没收违法财物等卫生行政处罚不服。②对违法财产的查封、扣押等卫生行政强制措施不服。③认为符合法定条件和程序,申请行政机关颁发卫生许可证、合格证和批准文号等,卫生行政机关拒绝履行或不予答复。④认为卫生监督执法机关违法要求履行义务的。⑤认为卫生监督执法机关侵犯其人身权和财产权。⑥卫生法律、法规、规章规定可以提起行政诉讼或可以申请复议的其他具体行政行为。

(2) 申请行政复议的方式:申请人申请行政复议,可以采用书面申请,也可以口头申请;对口头申请的,行政复议机关应当当场记录申请人的基本情况、行政复议请求、申请行政复议的主要事实、理由和时间。

(3) 申请人申请行政复议程度:一般应采用书面申请的方式,提交复议申请书,因为行政复议原则上采取书面审查的办法。复议申请书的主要内容是申请人的姓名、性别、年龄、职业、住址等;被申请人的名称、地址;申请复议的要求和理由;提出复议申请的日期。

2. 行政诉讼　是指公民、法人或其他组织认为行政机关和行政机关工作人员的具体行政行为,侵犯其合法权益时,在法定期限内依法向人民法院起诉,由人民法院审理裁决的活动。它包括当事人的起诉,法院对行政案件的受理、审理、裁决和执行。

行政诉讼法第四十一条规定:“提起行政诉讼应当具备下列条件:①原告是认为具体行政行为侵犯其合法权益的公民、法人或其他组织;②有明确的被告;③有具体的诉讼请求和事实根据;④属于人民法院受案范围和受诉人民法院管辖。”《行政诉讼法》第三十七条规定:“对属于人民法院受案范围的行政案件,公民、法人或其他组织可以先向上一级行政机关或法律、法规规定的行政机关申请复议,对复议不服的,再向人民法院提起诉讼,也可以直接向人民法院提起诉讼。”

（六）卫生行政执法的依据

卫生法作为一个独立的法律，是国家法律体系中的一个重要组成部分。卫生法是国家卫生行政机关、卫生监督执法机关及工作人员卫生监督管理活动中的重要法律依据。

1. 卫生法律　是指由国家制定或认可，并由国家强制实施，用以调整政府为保护公民身体健康，在各种社会卫生活动中形成的各种社会关系的法律规范的总称。除了国家制定的专门卫生法律、法规和规章，即中央和地方政权机关所制定颁布的各种公共卫生法律、法规和规章外，还包括宪法和其他法律、法规中有关卫生法内容的条款，以及我国参加或承认的国际组织卫生法。它除具有法律的一般属性外，还有自己的基本特性，即有保护公民健康权、维护全人类和全社会利益和科学性、技术性特征。

2. 卫生行政法规　是国务院根据宪法和法律制定或颁布的有关卫生方面规范性文件的总称，如《公共场所卫生管理条例》、《化妆品卫生监督条例》、《中华人民共和国尘肺病防治条例》等。法规的地位和效力，低于卫生法律，是制定地方性法规和行政规章的依据。我国最高权力机关或最高行政机关签署、承认、批准或授权，参与制定的国际上有关卫生法规，也是我国卫生法的渊源组成部分，如《国际卫生条例》，我国已于 1979 年 6 月 1 日正式承认。

地方性卫生法规包括两部分：一是各省、自治区、直辖市以及省、自治区人民政府所在地的市和经国务院批准的较大的市人民代表大会及其常务委员会，根据本行政区域的具体情况和实际需要，在不与宪法、法律、行政法规相抵触的前提下，制定和发布的卫生法规，其地位和效力低于卫生法律、卫生行政法规；二是民族自治区的人民代表大会，依照当地民族的政治、经济和文化特点，制定和发布的卫生方面的单一规范性条例。

3. 卫生行政规章　是指国家行政机关依照法律规定的权限和程序，制定颁布有关卫生行政管理事项的规范性文件，其属性为卫生行政立法。它对规范、保障和约束行政管理具有重要作用。

卫生行政规章的制定与发布有三种情况：①由卫生部为贯彻法律、法规而规定和发布的卫生行政规章；②卫生部与中央有关行政部门联合制定与发布的，如《生活饮用水卫生监督管理办法》；③由法律、法规授权卫生部制定和发布的。地方性卫生行政规章是由省、自治区、直辖市及省、自治区人民政府所在地的市和经国务院批准的较大的市的人民政府，根据法律、法规制定和发布的有关卫生方面的规范性文件。

4. 卫生标准　是以医药卫生科技成果和实践为依据，以对人群或实验动物的健康影响为依据，或以生理学反应为基础，针对与人的生存、生活、劳动和学习有关的各种自然、人为环境因素和条件有害因素所作的一系列量值规定，以及为保证实现这些规定所必需的技术行为标准和管理要求，经有关方面协商一致，由主管部门批准，并以特定程序和形式颁布的统一规定。卫生标准是公共卫生法律体系中的重要组成部分，是国家重要技术规范，是卫生监督执法的另一重要依据。

根据 1988 年全国人大常委会通过的《中华人民共和国标准化法》的规定，标准按其发布机构的主管范围和标准发生作用的有效范围分为四级，即国家标准（代号为 GB)、行业标准（原专业标准或部颁标准，代号 ZB)、地方标准和企业标准。对于同一项标准，在较高级标准公布以后，较低级的标准即行废止。同时还规定，国家标准、行业标准分为强制性标准和推荐标准。省、自治区、直辖市标准化行政主管部门制定的工业产品的安全、卫生要求的地方标准，在本行政区域内是强制性标准。凡是涉及人体健康，人身、财产安全的标准和法律、行政法规规定强制执行的标准,是强制性标准必须执行。不符合强制标准的产品,禁止生产、销售和进口。其余标准是推荐性标准,国家鼓励企业自愿采用。同时国家鼓励积极采用国际标准。

(七)卫生监督执法证据

所谓卫生监督执法证据,是指公共卫生监督执法主体及其执法人员在公共卫生监督执法过程中,依法收集的、用以证明公共卫生行政管理相对人是否遵守公共卫生法律、法规、规章和行政处理决定,或确定违法行为或事实是否存在以及其他有关案件的真实情况等事实。该定义有以下几层含义:①证据收集、审查和使用的主体,是公共卫生监督执法机关或机构。②证据是在公共卫生监督执法过程中,依法调查和收集取得的。③证据的表现形式,应反映公共卫生行政管理活动所固有的技术性和专业性的特点,并符合行政诉讼证据的法定形式,即书证、物证、视听资料、证人证言、当事人的陈述、鉴定结论、勘验笔录、现场笔录,以利同样适用公共卫生监督执法主体,在行政诉讼活动中履行举证责任。④证据应是与所证明事物以及案件相联系的客观事实,即具有客观性和相关性。

《食品卫生法》第三十五条第二款规定,"食品卫生监督员在执行任务时,可以向食品生产经营者了解情况,索取必要的资料,进入生产经营场所检查,按照规定无偿采样。生产经营者不得拒绝或隐瞒。"《公共场所卫生管理条例》第十三条规定:"卫生监督员有权对公共场所进行现场检查,索取有关资料,经营单位不得拒绝或隐瞒。"因此,任何单位和个人都不得妨碍其依法行使这一权利。收集证据的原则和要求:①收集证据要严格按照法定程序进行。《行政处罚法》第三十七条中规定:"行政机关在进行调查或进行检查时,执法人员不得少于2人,并应当向当事人或有关人员出示证件。询问或检查应当作笔录。"卫生部《食品卫生监督程序》对食品卫生监督检查、监测和检验、食物中毒和食品污染事故的调查处理等执法活动中的证据收集程序,都作了明确的具体规定。②收集证据必须及时和主动。证据搜集越及时,越易取得,这对查明案件事实至关重要。③收集证据必须全面、客观、公正。《行政处罚法》第三十六条规定:"行政机关发现公民、法人或其他组织有依法给予行政处罚行为的,必须全面、客观、公正地调查、收集有关证据。"④收集证据要充分应用先进的技术手段。

根据法律、法规及规章的规定,公共卫生监督执法证据收集的基本方法有:①索取现有资料;②监督检查;③监测、检验和鉴定;④调查;⑤勘验。公共卫生执法主体及执法人员在调查取证时,可以运用录音、录像、拍照等手段取得证据,也可以利用一些现成的可以作为证据的视听资料。

公共卫生执法证据的保全,是指通过采取必要的强制措施,防止证据隐匿、转移、销毁或防止易于灭失证据的灭失行为。《行政处罚法》第三十七条规定:"行政机关在收集证据时,可以采取抽样取证的方法;在证据可能灭失或以后难以取得的情况下,经行政机关负责人批准,可以先行登记保存,并应当在7天内及时做出处理决定。在此期间,当事人或有关人员不得销毁或转移证据。"《行政诉讼法》第三十六条规定:"在证据可能灭失或以后难以取得的情况下,诉讼参加人可以向人民法院申请保全证据,人民法院也可以主动采取保全措施。"

卫生监督执法中卫生检测,目的是了解产品及环境的卫生质量,为卫生监督执法提供科学依据,是卫生监督执法中经常应用的重要技术手段之一。因此,卫生监督执法中的卫生检测机构应当是法定或依法指定的检验机构。

（八）卫生监督执法文书

所谓卫生监督执法文书，是指国家卫生行政机关或被授权的执法机关，在卫生行政执法和适用卫生法律、卫生法规公务活动中制作的，具有法律效力或法律意义的非规范性文件，是行政执法文书的一种。卫生监督执法文书除了具有一般法律文书的内容法律性、材料真实性、语言准确性、形式程式性、实施强制性等特点外，还具有较强的专业性和科学性。

1. 卫生部 1992 年卫监发第 14 号《关于统一 27 种卫生监督文书格式的通知》，同时编印的《卫生监督文书指导手册》，对卫生监督文书的使用、制作作了具体说明和指导。全国统一的 27 种卫生监督文书如下：

(1) 预防性卫生监督文书有 6 种：①建设项目卫生审查申请（Y－01）；②建设项目设计卫生审查认可书（Y－02）；③建设项目竣工卫生验收认可书（Y－03）；④卫生许可证申请书（Y－04）；⑤卫生许可证（Y－05）；⑥预防性健康体检、卫生培训合格证（Y－06）。

(2) 经常性卫生监督文书有 14 种：①现场卫生监督笔录（J－01）；②卫生监督意见书（J－02）；③卫生行政控制决定书（J－03）；④解除卫生行政控制决定书（J－04）；⑤受理举报案件登记表（J－05）；⑥立案审批单（J－06）；⑦调查笔录（J－07）；⑧卫生行政处罚合议／复议记录（J－08）；⑨卫生行政处罚审批表（J－09）；⑩卫生行政处罚决定书（J－10）；⑪送达回证（J－11）；⑫强制执行申请书（J－12）；⑬卫生行政处罚结案单（J－13）；⑭禁忌人员调离决定书（J－14）。

(3) 卫生监督监测文书有 2 种：①样品采集记录表（C－01）；②卫生检测结果报告单（C－02）。

(4) 卫生行政复议书有 5 种：①卫生行政复议案件受理通知书（F－01）；②卫生行政复议申请书补正通知（F－02）；③卫生行政复议裁决书（F－03）；④卫生行政复议案件移送书（F－04）；⑤卫生行政复议决定书（F－05）。

2. 卫生行政执法处罚文书种类　共有 21 种：①案件受理记录；②立案报告；③案件移送书；④现场检查笔录；⑤询问笔录；⑥保存证据通知书；⑦采样记录；⑧封条；⑨合议记录；⑩案件调查终结报告；⑪行政处罚事先告知书；⑫陈述和申辩笔录；⑬行政处罚听证告知书；⑭行政处罚听证通知书；⑮听证笔录；⑯听证意见书；⑰当场行政处罚决定书；⑱行政处罚决定书；⑲送达回执；⑳责令改正通知书；㉑结案报告。

（九）卫生监督执法任务

1. 预防性卫生监督。
2. 定期或不定期的现场巡回检查。
3. 发放卫生许可证。
4. 伤害健康事故的调查、报告和处理。
5. 违法行为的卫生行政处罚。
6. 健康相关产品的管理。
7. 卫生行政控制。
8. 宣传卫生法律、法规，协助培训从业人员和监督从业人员健康检查。
9. 定期公布卫生状况和抽检产品的结果。
10. 突发公共卫生事件应急处置、预防与监督。

（十）卫生监督分类

1. 按卫生监督的过程分类　①预防性卫生监督：根据不同阶段分为可行性研究阶段的卫生审查、设计阶段的卫生审查、施工阶段的卫生审查、项目工程验收的卫生审查。②经常性卫生监督：是指卫生行政机关定期或不定期地对管辖内企事业单位、个人或有关社会组织遵守公共卫生法规的情况进行的日常性监督活动。

2. 按卫生监督的行为方式分类　①羁绊卫生监督行为与自由裁量卫生监督行为：羁绊卫生监督行为指凡是公共卫生法律、法规和规章对行为的内容、形式、程序、范围、手段等作了较详细、具体和明确规定的卫生监督行为，卫生行政机关实施羁绊行为时，必须严格依法办事，依照规定，不能以自己的评价、权衡、裁量参与其中，不能带有随意性。自由裁量卫生监督行为是指公共卫生法律、法规和规章在规定行为的内容、形式、程序、范围、手段等方面，留有一定的选择余地和幅度，或只作原则规定，由卫生行政机关根据法律、规范的理解和相对人的行为状况的了解，给予综合性考虑，所采取的卫生监督行为。即卫生行政机关可选择和掺杂自己的意志于其中的行为，但要求卫生行政机关和卫生监督人员不能滥用自由裁量权。② 依职权卫生监督行为和依申请卫生监督行为：依职权卫生监督行为，即根据公共卫生法规赋予的职权，不待相对人的申请而由卫生行政机关主动作出的卫生监督行为。依申请卫生监督行为，是指卫生行政机关只有在相对人申请的条件下，方能依法采取的卫生监督行为。③要式卫生监督行为和非要式卫生监督行为：要式卫生监督行为必须依据法定方式进行或必须具备一定的法定形式，方能产生法律效力和后果的卫生监督行为。非要式卫生监督行为系卫生法规未规定一定具体方式和形式，允许卫生行政机关依据情况自行选择适当方式和形式进行的卫生监督行为。

3. 依照卫生专业法律、法规分类　分为食品卫生监督、劳动卫生监督、放射卫生监督、公共场所卫生监督、学校卫生监督、化妆品卫生监督和传染病防治监督等。

二、卫生行政处罚

所谓卫生行政处罚，是指公共卫生执法主体对构成公共卫生违法的公民、法人或其他组织依法实施的行政制裁行为。实施卫生行政处罚的主体，必须是拥有行政处罚权的公共卫生执法主体；处罚的事实是违反公共卫生法律、法规及规章制度的规定，依法应当予以处罚的行为；被处罚的主体，必须是已构成公共卫生行政违法的公民、法人或其他组织。

（一）行政处罚的原则、种类和时效

1. 行政处罚应遵循的原则　①行政处罚法定原则：即行政处罚的依据、职权、主体和程序是法定的。②行政处罚公正、公开原则：作出的行政处罚要在法定范围和幅度内，并与违法行为的事实、性质、情节以及社会危害程度相当，不得滥罚。要执行告知程序和听取当事人意见程序，被处罚人有权获悉各项具体处罚内容和处罚依据，要给予被处罚人陈述、申辩的机会，严格执行听证程序和坚持回避制度。③行政处罚过罚相当原则：《行政处罚法》第四条第一款规定：“设定和实施行政处罚，必须以事实为依据，与违法行为的事实、性质、情节以及社会危害程度相当。”④无救济即无处罚的原则：《行政处罚法》第六条规定：“公民、法人或其他组织，对行政机关所给予的行政处罚，享有陈述权、申辩权；对行政处罚不服的，有权依法申请行政复议或提起行政诉讼。公民、法人或其他组织因行政机关违法给予行

政处罚受到损害的，有权依法提出赔偿要求。”⑤受处罚不免民事责任的原则：《行政处罚法》第七条规定：“公民、法人或其他组织因违法受到行政处罚，其违法行为对他人造成损害的，应当依法承担民事责任。”⑥行政处罚与教育相结合的原则。

2. 行政处罚法对行政处罚种类的规定　《行政处罚法》第八条规定的行政处罚的种类共有 7 种：①警告；②罚款；③没收违法所得、没收非法财物；④责令停产停业；⑤暂扣或吊销许可证、暂扣或吊销营业执照；⑥行政拘留；⑦ 法律、行政法规规定的其他行政处罚。

3. 行政处罚适用的时效　《行政处罚法》第二十九条规定：“违法行为在 2 年内未被发现的，不再给予行政处罚。法律另有规定的除外。前款规定的期限，从违法行为发生之日起计算；违法行为有连续或继续状态的，从行为终了之日起计算。”

（二）行政处罚程序

所谓行政处罚实施程序，是指《行政处罚法》规定的、在实施行政处罚过程中，行政机关和当事人都必须遵循的规范和制度。即行政机关和当事人在行政处罚实施过程中，必须依照的法定方式和步骤，包括形式、顺序、时限等内容。我国行政处罚法规定的行政处罚程序有 3 类：即简易程序、一般程序和听证程序。

1. 简易程序　又称当场处罚程序，是针对违法事实确凿、且有法定依据和处罚较轻的行为而设立的。《行政处罚法》规定：“对违法事实确凿、且有法定依据，对公民处以 50 元以下，对法人或其他组织处以 1 000 元以下罚款或警告的行政处罚，可以当场作出行政处罚决定。”

2. 一般程序　又称普通程序，是指行政机关实施行政处罚的基本程序。行政主体在实施行政处罚过程中，除法律、法规有特别规定或依法可用简易程序的案件外，实施行政处罚应依照一般程序。一般程序有以下基本过程：立案、调查取证、决定、制作行政处罚决定书。

3. 调查取证程序　《行政处罚法》规定的调查取证程序，既适用于一般程序，也适用于简易程序，其主要内容如下：①查明事实：查明违法事实是调查取证目的。《行政处罚法》第三十条规定：“违法事实不清的，不得给予行政处罚。”②调查取证的要求：《行政处罚法》规定行政机关发现违法行为的，必须全面、客观、公正地调查取证。调查方式必须符合法律规定。③符合对调查或检查的人数规定：《行政处罚法》规定行政机关在调查或进行检查时，执法人员不得少于 2 人。④出示证件：行政机关执法人员在执行公务时，必须出示证件，表明合法的执法身份。⑤制作笔录：行政机关执法人员在调查或检查时，应当作询问笔录或检查笔录。⑥抽样取证方式：行政机关在收集证据时，可以采取抽样取证的方法。⑦采用证据登记保存措施：行政机关在证据可能灭失或以后难以取得的情况下，经行政机关负责人批准，可以先行登记保存，并应当在 7 天内作出处理决定。⑧执行回避制度。

4. 行政处罚决定程序　可分一般行政处罚案件和重大行政处罚案件两种。对情节复杂或者重大违法行为，给予较重的行政处罚，行政机关的负责人应当集体讨论决定。

5. 听证程序　是指行政机关作出行政处罚前，由行政机关指派专人主持听取案件调查人和当事人就案件的事实、处罚理由及适用依据进行陈述、质证和辩论的法定程序。听证程序只适用于停产停业、吊销许可证或营业执照以及较大数额的罚款三种行政处罚。当事人不承担行政机关组织的听证费用。听证程序：当事人要求听证，应当在行政机关告知 3 天内提出；行政机关应在听证的 7 天前通知当事人举行听证的时间与地点；除涉及国家和商业秘密或个人隐私外，听证公开进行；当事人可亲自参加听证，也可委托 1～2 人代理；听证由行政机关指定非本案调查人员主持,当事人认为主持人与本案有直接利害关系的,有权申请回避;听证时,调查人员提出当事人的违法事实、证据和行政处罚建议;当事人进行申辩和质证;听证时,应作笔录,交当事人审核无误后,签字或盖章。听证结束后,行政机关依法作出决定。

(三)实施行政处罚要件

1. 作出行政处罚的行政主体,必须有法定的行政处罚的职权。必须具有行政机关权力、级别管辖权和地域管辖权。

2. 违法行为事实清楚、证据确凿、充分,即在某一违反行政规范的行为发生后,行政机关对该行为作出处理。

3. 行政处罚决定适用的法律法规正确。

(四)行政处罚决定书送达

行政处罚决定书应当在宣告后当场交付当事人;当事人不在场的,行政机关应在7天内依照民事诉讼的有关规定,将行政处罚决定书送达当事人。将处罚决定书交付当事人或代理人,经签收送达回执后,即为当场送达。当场送达可以由行政机关派人送达当事人处所,也可以通知当事人到行政机关来履行送达手续。民事诉讼法规定,若当场送达时,当事人不在场,行政机关应在7天内依照以下方式送达行政处罚决定书。

1. 直接送达　即当场交付送达。

2. 留置送达　指受送达人无正当理由拒绝接受送达处罚决定书的送达人,应邀请有关基层组织或所在单位的代表出场,说明情况,在送达回执上记明拒收情况和日期,由送达人、见证人签名或盖章,把送达的处罚决定书留在受送达人的住所,即视为已经送达。

3. 委托送达　直接送达确有困难,如受送达人不居住在本辖区内,送达机关可委托受送达人居住地的机关代为送达。委托送达包括国内委托送达,也包括境外的委托送达。

4. 转交送达　是指受送达人若是军人,可通过其部队政治机关转交,代为转交的机关收到送达文书后,应当立即交受送达人签收,以送达回执上的签收日期为送达日期。

5. 邮寄送达　通过邮寄方式送达。用挂号信将回执作为送达凭证,收件人签收挂号信的日期为送达日期。

6. 公告送达　受送达人下落不明或用其他方式无法送达时,可采用张贴布告、登报、广播等公告送达方式,自发出公告之日起,经过60天,即视为送达。

(五)行政处罚执行

行政机关的行政处罚决定一经作出,即产生法律效力。当事人应当在规定期限内自觉履行。若当事人不主动履行,行政机关可以通过强制执行措施强制履行,以保证行政处罚决定的贯彻和管理社会事务职能的实现。行政机关对逾期不履行行政处罚决定的当事人,可以采取下列强制执行措施:①加罚:被处以罚款的当事人到期不缴纳罚款的,行政机关可以在原罚款处罚决定的基础上,每天按罚款数额的3%加以罚款;原罚款处罚决定仍然执行。②拍卖查封、扣押的财物或划拨冻结的存款:被处以罚款的当事人逾期拒不履行义务,行政机关根据法律规定,可以将查封、扣押的财物拆卖或将冻结的存款划拨抵缴罚款。③申请人民法院强制执行:根据我国现行法律规定,只有公安、海关、税务机关有强制执行权,大多数行政机关没有强制执行权。行政机关可以依法申请人民法院强制执行。

（六）行政处罚规定

1. 罚款决定与罚款收缴分离 《行政处罚法》规定：作出罚款决定的行政机关，应与收缴罚款的机构分离。内容为：①行政机关不得自行收缴罚款：除依照《行政处罚法》第四十七条、四十八条的规定，当场收缴的罚款外，作出行政处罚决定的机关工作人员不得自行收缴罚款。第四十七条规定，在简易程序中，对当场作出 20 元以下的罚款决定或依照简易程序作出罚款决定，但若不当场收缴罚款，则事后难以执行的，执法人员可以当场收缴罚款。第四十八条规定："在边远、水上、交通不便地区，受罚款处罚的当事人向指定银行缴纳罚款困难，经当事人提出，行政机关及其执法人员可以当场收缴罚款。执法人员当场收缴罚款的，必须向当事人出具省、自治区、直辖市财政部门统一印发的罚款收据，并应自收缴罚款之日起 2 天内，在水上收缴的，应当自抵岸之日起 2 天内，交至行政机关。行政机关应当在 2 天内，将罚款缴付指定银行。"②当事人的缴纳义务：当事人应当自收到行政处罚决定书之日起 15 天内，到指定银行缴纳罚款。③银行的职责：银行应当收受罚款，并将罚款直接上缴国库。

2. 罚款的暂缓履行或分期履行 《行政处罚法》规定，当事人非主观上拒绝当事人申请，并经行政机关批准，可以暂缓或分期缴纳罚款。

3. 行政复议和行政诉讼中行政处罚决定不停止执行 当事人对行政处罚决定不服的，可以依法申请行政复议或提起行政诉讼，但在行政复议和行政诉讼过程中，行政处罚决定不停止执行，法律另有规定除外。

三、食品卫生监督

（一）社区食品卫生特点

食品、餐饮卫生涉及社会每个单位、家庭和成员，事关人民群众的切身利益和身体健康，历来是人们关注的热点和焦点。社区食品卫生问题主要涉及餐饮业及食品摊贩的卫生问题。餐饮、食品摊贩具有小本经营，分散性、流动性大，从业人员来源复杂，文化素质不一，法制观念淡薄和管理工作难等特点。

（二）食品卫生监督检查

食品卫生监督检查是《食品卫生法》赋予卫生行政部门的一项职责，是卫生行政部门依法对食品生产经营者所生产经营的食品、食品添加剂、食品容器、包装材料、食品用工具、设施、洗涤剂、消毒剂以及场所、设施和有关环境进行检查、索取资料、采样、现场处理等行政执法行为。

卫生行政部门在进行食品卫生监督检查时，根据检查的方式，一般分为定期监督检查、不定期监督检查和专项监督检查 3 种。

1. 定期监督检查 是卫生行政部门预先计划，按照一定期限，对管辖范围内的食品及食品用产品的生产经营者进行监督检查，并对其遵守食品卫生法律、法规和规章情况作出评价。它是卫生行政部门发现问题及解决问题的一种主要工作方法，具有计划性、系统性、全面性等特点，常用监督检查覆盖率作为考核工作的指标。

2. 不定期监督检查　是卫生行政部门针对管辖范围内某一时期存在的食品卫生问题，或在特定情况下对某种食品卫生状况进行随时突击检查的方式。作为定期监督检查的一个重要补充，具有时间的突然性、对象的不确定性等特点，能比较真实地反映食品生产经营者的食品卫生状况。

3. 专项监督检查　也称专题监督检查，是卫生行政部门根据已初步掌握的有关情况，针对食品生产经营者存在的某一突出违法问题或生产经营过程中暴露出的食品卫生问题所作的较为深入的食品卫生监督检查。

（三）餐饮卫生监督

餐饮业包括宾馆、饭店、酒店、招待所、餐饮配送中心、饭庄、餐馆、饮食店、职工食堂、学生食堂以及在城乡街头或集贸市场生产经营的街头食品。

1. 餐饮业的内部设施和布局

（1）基本构成要求：要有餐厅、加工间、辅助间，严防交叉污染。

（2）餐饮业的环境卫生要求：地面、墙壁、门窗、灯具、冷暖空调机、桌椅等清洁整齐、室内基本无蝇、无鼠、无蟑螂。用餐后做到桌净、地洁，餐桌上的调料容器及其他物品清洁卫生，定期消毒，供顾客使用的酱油、醋，符合相应的卫生标准，每天更换。台布一餐一换，小毛巾一用一消毒。服务员工具取货、工具定位。餐厅小卖部（酒吧、咖啡厅）出售的酒水符合卫生要求；“食品卫生许可证”悬挂在明显处；厨房和加工场所的天花板、墙面无霉斑、油垢、剥落等现象，有排烟、排气设施。排气罩清洁，无滴水、滴油；有防蝇、防尘设施，无害虫。地面无积水、积垢，有地漏等设施，排水沟畅通。有带盖的专用垃圾桶，垃圾清运及时。老鼠、苍蝇及其他有害昆虫的控制措施：房屋所有洞穴和与外界相通的排水口封死，或安装牢固的金属网，木门的下部安装金属防护板。房屋开口部安装防蝇的纱门、纱窗或风幕，入口处有灭蝇设施。食品贮存在各种密闭的容器内。

2. 烹调、加工卫生

（1）原料：各种原辅料有进货验收制度，有验收记录；不使用变质、霉变或含有有毒、有害物质以及被有毒、有害物质污染的原料；各种原料分类存放，离墙离地和防鼠、防潮。

（2）用具及容器：各种盆、盘、桶等容器和用具，标有生熟标记，生熟严格分开；接触直接入口食品的用具、容器、抹布及工作人员的手消毒规范。

（3）粗加工：原料有容器盛放，不着地；蔬菜摘净、洗净；水产品及禽蛋类有专用清洗池；加工肉、禽、水产用的刀、墩、案、盆与蔬菜用的分开；冷冻肉类和禽类在烹饪前彻底解冻；面点用的禽蛋在使用前洗净消毒。清洗加工后的原料，存放在清洁的容器内，不随地堆放；加工后的半成品及时使用，放入冷库内短暂保存。

（4）烹调加工：加工的熟食物应烧熟煮透，西餐用的牛排、煎鸡蛋等风味品种，如不能热透，必须保证原料新鲜，并保证加热至八成熟以上，生鸡蛋必须在加工前清洗消毒；生熟食品的案台分开，成品与半成品分开，冷柜（箱）内存放的熟食与食品原料分开，配菜盘和用于切配熟食的刀、墩、板等用具专用，定位存放；供随时食用的食物（如自助餐），有保温设施，其温度在 60℃以上；隔餐隔夜的熟食，食前经再加热处理，重新加热的温度达到 70℃以上；所用的调（佐）料符合卫生要求，使用后加盖；所使用的食品添加剂符合使用卫生标准；食堂不供应生食、死贝壳类水产品或其他不符合卫生要求的食品；主食面点米、面、黄油、果酱、果料、豆馅等原料没有生虫、霉变、异味和污秽不洁。糕点存放有专库或专柜，做到通风、干燥、防尘、防蝇、防鼠、防毒；含水分较高和带馅的糕点，存放在冰箱，做到生熟分开保存。含淀粉类食品及其他剩余原料摊开，在阴凉通风处保存。加工直接入口的面点（如被花蛋糕、冷食点心等）在专室内进行制作。室内装有空调、紫外线灯、洗手、消毒池、冷藏柜。用具、工作台、容器专用，使用前洗净消毒，保持清洁。成品冷藏保存。食品盖被专用、洁净，里外面有标记；正确使用食品添加剂。加工凉菜做到“五专”：即专人、固定厨师专门加工、专室（即凉菜专用加工间，专室内不得加工其他食品，不得存放无关物品，室内设洗手池和出菜窗口；装置空调，温度控制在20℃以下）、专用工具（凉菜间内应备专用的刀、砧、板、盆、盘、抹布、墩等用具，严禁与其他部位的用具混用）、专用消毒设备（凉菜间内应设有供手、工具、容器、水果、蔬菜消毒用的设备，但水果、蔬菜未经清洗，不得入凉菜间）和专用冷藏设备（凉菜间内应设足够的冰箱存放凉菜及所用的原料）。外购的冷荤等凉菜食品，专人验收、登记，并有相应的证明；购回后及时冷藏。制作的凉菜当餐用完，若有剩余，存放于专用冰箱；隔夜或超过6小时的熟肉，经重新加热后再食用。定型包装熟肉在保质期内食用。大型宴会（200人以上）的各种凉菜建立留样制度，每种凉菜留样不少于150 g，冷藏保留48小时。对生食水产品及其他生食品有严格的要求和规定，严禁生食淡水产品，严禁在凉菜间加工生食水产品及其他生食品。

3. 餐（饮）具的洗刷、消毒和保洁　采用有效的清洗、消毒方法；经消毒后的餐（饮）具达到清洁、光亮、无油垢、无水迹的要求；消毒后的餐（饮）具贮存在保洁柜内备用，已消毒和未消毒的餐（饮）具分柜存放，贮存柜有明显标记；盛放餐（饮）具的垫布，在更换餐（饮）具时同时更换；餐具摆放需在就餐前30分钟内；若超过此时间，应回收重新消毒处理。

4. 食品采样、保存和运送　采样是从整批被检测物质中抽取一小部分能充分反映该物质质量的样品。采样检验的目的是通过对采集的样品进行感官检查和实验室检验，以了解食品产品的性质、成分、含量、卫生指标的质量等，并作出正确的卫生评价，或查出某些环节存在的卫生问题。采样、保存和运送有以下基本要求：①采样时要注意所取样品的代表性，并设法保持样品原有的真实性，在送验前不能发生任何质量的变化，做好样品的保存和运送。②选择性采样时，要注意做好采样记录。记录内容包括食品名称、生产厂名、生产日期或产品批号、产品数量、包装类型及规格、运输储存情况、该批食品的现状、包装有否破损或受污染、现场开包作感官检查等情况的详细记录。③采样完毕，先将采样货物整理好，然后填写采样数据，一式两份，一份交被采样单位（部门），一份采样单位（部门）保存；标记：需要送上一级作仲裁用的样品或引起食物中毒样品，在运送前，要先加盖密封，贴上封条纸，写明日期和盖公章，或加石蜡封口，以防运送途中更换样品；样品保藏：易腐败或必须冷藏的样品，在运送过程要保持冷藏状态，以防样品变质。

（四）食物中毒的调查与处理

1. 现场调查处理程序

（1）接到食物中毒事件报告后，卫生行政部门应按照《食物中毒事故报告登记表》上的项目，详细记录和核实发生食物中毒事件的单位、地址、时间、中毒人数、可疑食物和临床表现等有关内容。同时应告知报告者，除及时抢救病人外，要保护好现场，保留可疑中毒食品和病人吐泻物。核实后，按本预案规定的程序和时限进行报告。

(2) 接到食物中毒事件报告的卫生行政部门,应按照本预案的应急应对原则,立即安排应急处理,专业技术机构派出有关专业人员,携带有关卫生行政执法文书和采样工具、医疗救治药械等,赴食物中毒事件现场进行调查处理。卫生行政部门和应急处理专业技术机构按本预案的有关规定,履行各自职责。

(3) 医疗救治机构对发生食物中毒的病人要全力进行抢救,将伤害减少到最低水平。

(4) 卫生监督机构立即保护事件现场,开展卫生学调查、取证和控制工作。对剩余食品、食品原料及可疑中毒食品,填写卫生行政控制决定书,予以封存。对已售出的可疑食品,设法追回。必要时,可通过新闻媒体公告追回。对被污染的食品工具及用具等,责令其彻底清洗消毒。

(5) 疾病预防控制机构应开启检验快速通道,对采集样品进行检验。由于技术原因需上级疾病预防控制机构或其他检验机构协助检验的,由疾病预防控制中心直接提交采集的样品进行检验。情况特殊需延长出具检验报告时限的,应向卫生行政部门报告。

(6) 发生疑难和影响较大的食物中毒事件时,卫生行政部门应参与事件的调查处理,对食物中毒事件调查、中毒原因确定、可疑食物鉴定、采取控制措施等,提出指导意见。

(7) 疾病预防控制机构组织开展流行病学调查,调查结束后,撰写技术分析报告,并按规定报送卫生行政部门和卫生监督机构。

(8) 卫生监督机构根据卫生学调查、取证结果,提出卫生监督意见,依据有关法律、法规提出行政处罚建议,报同级卫生行政部门决定,并执行处罚决定。

2. 现场调查处理有关要求

(1) 开展流行病学调查。

(2) 样品采集与送检。

(3) 卫生学调查。

(4) 食物中毒诊断,按《食物中毒诊断标准及技术处理总则》的规定执行。

(5) 根据流行病学调查及中毒标本的初步检验结果,初步认定食物中毒后,依法采取行政控制措施,防止食物中毒继续发生和蔓延。必要时,应及时通知中毒食品的来源地和流向地的卫生行政部门。

(6) 确定为细菌性食物中毒的中毒食品,一般采取蒸煮 15 min 后掩埋或焚烧;液体的还可加消毒剂杀菌后排放。确定为化学性、动植物性、真菌性食物中毒的中毒食品,应采取相应的分解、灭活措施后焚烧或深埋,严禁作为食品工业原料或动物饲料使用。

(7) 根据不同的中毒原因,对中毒场所应采取相应的消毒处理。

四、饮用水卫生监督

(一) 社区饮用水卫生特点

社区饮用水主要是指社区内的小型集中式供水、分散式供水和二次供水等。其特点为供水范围和供水量较少。

(二) 饮用水的卫生监督内容

1. 饮用水必须符合国家卫生标准。有下列情形之一的,禁止供给饮用。①混有异物,出现异色、异味或其他感官性状异常，可能对人体健康有害的；②有毒、有害物质含量超过国家卫生标准的；③含有寄生虫、微生物等，有可能引起疾病的；④与不符合卫生标准和卫生管理要求的供水设施及用品直接接触的；⑤未经卫生检验的；⑥因防病等特殊需要，经市或区、县人民政府批准停止供水的。

2. 饮用水的供水过程，必须符合国家卫生要求。①保持供水设施和周围环境清洁，与有毒、有害场所或污染源保持规定的防护距离；②自备水源供水设施与城镇公共供水管网，不得有任何连接；③二次供水设施与城镇公共供水管网，不得直接连接；④供水设施与非饮用水不得相通；⑤供水设施必须安全密闭，有必要的卫生防护设施；⑥供水设备应当按照卫生行政部门规定的期限清洗、消毒；⑦新设备、新管网使用前或旧设备、旧管网修复后，必须严格清洗、消毒；⑧集中式供水必须有水质消毒设备；⑨凡与饮用水直接接触的供水设备及用品，应当无毒、无害，不得污染水质；⑩直接从事供水、管水或供水设施清洗、消毒等卫生维护工作的人员，上岗时应当保持个人卫生；疾病有碍水质卫生的病人和病原携带者，不得直接从事供水、管水或供水设施清洗、消毒等卫生维护工作。

3. 供水设施的产权单位或其委托的单位，是供水设施管理责任单位，负责供水设施的日常卫生管理。

4. 集中式供水、二次供水设施的管理责任单位和从事供水设施的清洗、消毒等卫生维护工作的单位，必须取得卫生行政部门的卫生许可证后，方可供水或从事清洗、消毒等卫生维护工作。卫生许可证由卫生行政部门定期复验。

5. 供水设施的管理责任单位，应当建立、健全饮用水卫生管理制度，配备专职或兼职卫生管理人员，组织从业人员进行卫生知识培训和健康检查。

6. 农村简易自来水，由乡、镇人民政府确定机构或专人负责卫生管理工作。村民委员会应当确定卫生管理人员具体负责水源的卫生防护、供水设施的维护和水质定期消毒等日常管理工作。

7. 城镇公共供水设施的管理责任单位，应当配备水质检验人员和设备，建立、健全对水源水、出厂水、末梢水的水质检验制度，按时将水质检验结果报所在地卫生行政部门备案。

8. 直接从事供水、管水和供水设施清洗、消毒等卫生维护工作的人员，每年必须进行一次健康检查；新参加工作和临时参加工作的人员，必须进行健康检查，取得健康合格证后，方可上岗；健康检查由市卫生行政部门确定的医疗卫生机构负责。

9. 利用新材料制作供水设备及用品，必须经市卫生行政部门批准；销售利用新材料制作的供水设备及用品，必须有省级以上卫生行政部门的批准证明；供水设施的管理责任单位，不得使用未经批准的上述设备及用品。

10. 市和区、县卫生行政部门设立饮用水卫生监督员，执行卫生行政部门交付的任务。卫生监督员在执行任务时，可以向供水设施的管理责任单位了解情况，索取必要的资料，对供水场所和设施进行检查和采样检验。供水设施的管理责任单位及其工作人员，不得拒绝或隐瞒。

11. 市卫生行政部门确定的卫生防疫机构，负责对本辖区的饮用水进行卫生检验，并出具检验报告。

12. 发生饮用水污染的供水设施的管理责任单位、污染责任单位和收治病人的医疗单位，除采取紧急措施外，应当根据国家和本市有关规定，及时向所在地卫生行政部门和相关部门报告。卫生行政部门接到报告后，应当及时调查处理。

13. 市和区、县卫生行政部门对已造成或有证据证明可能导致饮用水污染的供水设施的管理责任单位、污染责任单位，采取下列临时控制措施。①责令停止供水；②封闭供水设施，并责令进行清洗、消毒；③责令控制、排除污染源；④封存有关供水设备及用品。

14. 停止供水期间由污染责任单位采取措施解决临时供水；停止城镇公共供水，必须报市或者区、县人民政府批准。

（三）饮用水采样检测要求

1. 水源水的采集　①水源水是指集中式供水水源地的水。②水源水采样点通常应选择汲水处。在河流、湖泊可以直接汲水的场合，可用适当的容器如水桶采样，从桥上等地方采样时，可将系着绳子的桶或带有坠子的采样瓶，投入水中汲水。注意不能混入漂浮水面上的物质。

2. 出厂水的采集　①出厂水是指集中式供水单位水处理工艺过程完成的水；②出厂水的采样点，应设在出厂水进入输送管道以前处。

3. 末梢水的采集　①末梢水是指出厂水经输水管网输送至终端（用户水龙头）处的水；②末梢水的采集，应注意采样时间。夜间可能析出可沉积于管道的附着物，取样时应打开水龙头放水数分钟，排出沉淀物。采集用于无生物学指标检验的样品前，应对水龙头进行消毒。

4. 二次供水的采集　①二次供水是指集中式供水，在入户前经再度储存、加压和消毒或深度处理，通过管道或容器输送给用户的供水方式；②二次供水的采集，应包括水箱（或蓄水池）进水、出水以及末梢水。

5. 分散式供水的采集　①分散式供水是指用户直接从水源水取水，未经任何设施或仅有简易设施的供水方式；②分散式供水的采集，应根据实际使用情况确定。

6. 采集水样容器的选择原则　容器不能是新的污染源，容器壁不应吸收或吸附某些待检测组分，容器不应与待测组分发生反应。采样前，必须对容器进行清洗，容器应充分洗净。采集供微生物检验用的水样，一般用 250 ml 或 500 ml 的磨口广口玻璃瓶，洗涤后可用干热灭菌（常用 160～180℃，1～2 小时）和高压蒸气灭菌（121℃，15 分钟）。

7. 采集自来水应注意采样的时间　夜间水停用时，管道附着物易析出，使悬浮物及一些组分含量升高。采样前，应先将水龙头完全打开，放水数分钟，排出管道中积存的死水。采样时，首先用被采集的水荡洗采样器，一般至少荡涤容器 2～3 次。采集供水系统的水样时，应先将管道积水排出，以保证样品的代表性。采集井水时，需利用抽水机设备，启动后，先放水数分钟，将积留在管道内的杂质及陈旧水排出，然后用采样容器接取水样。

8. 采样点的选择　采样点的设置要有代表性，应分别设在水厂出水口和居民经常用水点及管网末梢。管网末梢的水质检验采样点数，一般应按供水人口每 2 万人设一个采样点计算。供水人口在 20 万以下，可酌量增加采样点数，供水人口在 100 万以上时，可酌量减少采样点数。

9. 水质检验项目和检验频率　根据卫生部《城市饮用水卫生监测网络试点工作方案》的要求，城市饮用水监测频率和监测指标要求见表 2－18。当检验结果超出表 2－18 水质指标限值时，应立即重复测定，并增加检测频率。水质检验结果连续超标时，应查明原因，采取有效措施，防止对人体健康造成危害。农村地区可以参照方案的要求，根据当地实际情况决定监测的频率和指标。

表 2－18 监测频率和监测指标要求

类型		监测频率	监测指标
市政供水	出厂水	丰水期、枯水期各1次	GB 5749－2006 中要求全分析①
	末梢水	枯水期1次(10%监测点)	GB 5749－2006 中要求全分析②
		每月1次(90%监测点)	余氯、菌落总数、总大肠菌群、色度、浑浊度、pH、肉眼可见物、铁、锰、COD
	二次供水	丰水期、枯水期各1次	余氯、菌落总数、总大肠菌群、色度、浑浊度、pH、肉眼可见物、铁、锰、COD、氨氮、亚硝酸盐
自建设施供水	出厂水	丰水期、枯水期各1次	GB 5749－2006 中要求全分析①

注：①包括常规指标和非常规指标，但总α射线和总β射线，贾第鞭毛虫和隐孢子虫，不作为本次试点监测指标；②第一年做全分析，若第二年继续实施，可根据监测情况，减少达标项目的检测。

（四）洪涝灾害期间饮用水卫生监测

洪涝灾害期间应加大饮用水卫生监测的频率，在有条件的地方应按国家标准《生活饮用水标准检验法》（GB 5750－2006）检验。在现场条件不具备时可采用简易方法检验。

1. 洪涝灾害期间主要应加强以下项目的检测 ①水源水检验项目：浑浊度、pH、色度、氨氮、需氧量以及其他有关项目；②饮水检验项目：浑浊度、余氯、大肠菌群、粪大肠菌、色度、臭味与味以及其他有关项目。其中浑浊度和余氯两项每天每批处理水均测定，以便指导水处理措施的进行。

2. 开展饮用水污染调查 卫生监督员到达现场后，可根据饮用水污染的发生途径，开展现场调查，并做好调查记录。①收集水源基本情况，水文、地质资料，气象资料和水质背景资料，分析判断水质改变原因和程度。②根据《生活饮用水集中式供水单位卫生规范》的要求，加强集中式供水单位的监督检查，包括水源防护情况的检查、卫生管理制度执行情况、集中式供水单位水质检验等。③根据《生活饮用水水质卫生规范》，对出厂水水质进行监督监测。执行国家《生活饮用水卫生标准》(GB 5749－2006)，对微生物污染严重的水源，饮水中余氯可采用世界卫生组织推荐值0.7 mg/L。对水源选择和处理条件受到限制的灾区，可适当放宽“感官和一般化学指标”的要求，采用爱国卫生运动委员会和卫生部批准“农村实施〈生活用水卫生标准〉准则”，水质应达二级以上；特殊情况容许按三级要求处理。④督促集中式供水单位，对受污染的供水管网在重新启用前，进行一次彻底的清洗。

五、社区公共场所卫生监督

（一）公共场所的卫生特点

从卫生角度看公共场所有如下特点：首先，是人群聚集，流动性大，而这些人群健康状况、卫生知识水平各异，设备及物品供公众反复使用、接触，易受污染；其次，是环境一般由建筑物与外界隔离，具有一定的封闭性，产生了一定的微小气候和其他特征，上述特点易造成传染病的传播。

（二）公共场所卫生要求与标准

公共场所卫生应达到下列卫生要求：

1. 室内空气要达到卫生标准：各类公共场所室内空气要达到规定的各项标准，采取自然通风或机械通风，防止室内空气污染，以保证室内空气清新。

2. 微气候适宜：公共场所都是人工环境，室内的微气候在不同的季节采取相应的措施，以保证室内的微气候舒适，温度、湿度、气流、采光等均达到国家标准，有利于公众及从业人员的身心健康。

3. 采光、照明良好：公共场所的建筑物都是人工环境，其采光照明应满足人们的视力健康、安全需要。

4. 噪声符合标准：舞厅、影剧院等应采取必要的措施，使噪声达到规定的标准。

5. 公用物品和卫生设施需符合卫生标准：公共场所公共用品、用具供顾客使用，必须按一客一换的要求，进行清洗消毒，各种卫生设施的卫生质量必须符合卫生标准要求，防止传染病通过用品、用具传播。公共场所卫生监督监测的重点在更换频率、清洗和消毒质量及效果方面。

6. 公共浴池、游泳池水质需符合水质卫生要求：为防止病原微生物携带者接触水源和水体，造成水介传染病的传播，应按规定定期换水、消毒。

（三）公共场所卫生监督

公共场所卫生监督是指卫生行政机关通过强制性监督形式，施行卫生许可证制度，要求公共场所经营者在经营过程中涉及卫生行为和卫生管理行为，应符合国家有关要求，以创造良好的卫生环境，保障人群身体健康。

1. 公共场所经常性卫生监督的主要内容　①卫生组织、卫生管理制度是否建立、健全及执行情况；②基本卫生设施是否达到；③公共场所环境卫生状况是否达标；④消毒设施、消毒设备是否健全、完好及运行情况良好；⑤从业人员健康体检、卫生知识培训、六病调离情况；⑥对公共场所卫生标准及有关规定的执行情况是否落实；⑦通风换气设施的运行状况是否良好；⑧卫生许可证、健康证是否在有效期内。

2. 公共场所卫生监测程序　①确定被监测单位、监测方式、监测指标、样品数量、分析和评价；②监测点布设要有代表性，尽量避免各种因素影响监测结果；③至少每年监测 1 次，在正常营业的状态下进行；④采样方法按《公共场所监测技术规范》要求进行；⑤监测项目按《公共场所卫生标准》规定的项目进行监测；⑥公共场所卫生监督监测的重点是公共用品、用具的卫生状况，对公共用品、用具采样要无菌操作。

六、社区托幼、学校卫生监督

（一）托幼、学校场所的卫生特点

托幼机构、学校是一个接受教育和掌握生活、工作技能的场所，是教育者和受教育者生活、学习和工作的环境，因而解决好学校的公共卫生问题非常重要。学校的卫生问题主要涉及学生的心理、精神卫生及学校环境卫生和传染病的防治问题。

（二）托幼、学校场所的卫生管理

1. 统计报告　卫生监督统计报告将卫生监测、登记报告和统计报表结合起来，是获得卫生监督信息的重要渠道，也是根据统计法和有关公共卫生法律、法规、规章建立起来的一项重要的国家卫生制度。如学校卫生情况年报表，该报表适用于全国普通高等学校，中等专业学校和技工学校、普通中学和普通小学及上述学校的全体注册学生。在填报过程中所涉及的部门、单位及个人都有义务进行填报。年报表内容包括学校卫生监督、学生预防保健、学生疾病发生情况。

2. 培训　是针对职务和工作的具体要求，向受训者灌输特殊知识和训练其掌握专门技艺，其着眼点是工作的需要。有关的培训内容很多，可根据培训的目的及接受培训对象而定。培训内容主要包括学校卫生工作条例、学校体育工作条例、食品卫生法、公共场所卫生管理条例、生活饮用水卫生管理办法、学校集体用餐管理办法、学校卫生标准、学校预防性卫生监督的设计卫生要求、学校经常性卫生监督及其综合评价、学生用品的卫生监督、生长发育评估等有关法律法规。

3. 托幼、学校场所的卫生监督　①学习卫生：学生每天学习时间（包括自习）小学不超过 6 小时中学不超过 8 小时，大学不超过 10 小时。每节课持续时间中、小学为 45 分钟，课间休息10 分钟，不得以任何理由和方式增加授课时间或假期补课。②监督内容：根据《学校卫生工作条例》要求，着重检查学校是否合理安排学生的学习时间。

4. 学校建筑及设备卫生　①教室人均面积标准：普通教室人均使用面积，按每班学生人数计算，每人所占面积(m^2)，小学为 1.15 m^2，中学为 1.22 m^2。监督内容：按普通教室学生人数计算学生人均面积是否达到标准。②教室课桌椅标准：课桌、课椅的尺寸应符合 GB 7792－87《学校课桌椅卫生标准》。课桌椅配套使用率应达到 100%。课桌椅（整套）与学生身高符合率达 100%。监督内容：除标准所列项目外，还应监督前排边座学生与黑板远端形成的水平视角不<30°，最后一排不超过 8.0 m；行间距离不<0.5 m；内外墙两侧留 10～15 cm。此外，应检查学生良好的坐姿：脊柱正直、头稍前倾、不耸肩、不歪头、两前臂平放在桌面上、胸距课桌近缘一拳、大腿水平、两足平放在地面上、眼与书距离为 30～35 cm。③教室黑板标准：黑板尺寸：高度不应<1 000 mm，宽度，小学不宜<3 600 mm，中学不宜<4 000 mm。黑板下沿与讲台面的垂直距离：小学宜为 800～900 mm，中学宜为1 000～1 100 mm。黑板表面应采用耐磨和无光泽的材料。监督内容：为标准所列各项。④教室采光标准：南北朝向；左侧采光；课桌面采光系数>1.5%；玻地比>1：6；侧墙、后墙反射系数>70%；前墙反射系数>50%；课桌面的反射系数>35%；黑板表面的反射系数>15%。监督内容：为标准所列各项。⑤教室照明标准：教室桌面平均照度不低于 150 LX；灯头距桌面悬挂高度为 1.7～1.9 m；灯具长轴与黑板垂直；灯具为控照式灯具；教室黑板应设黑板灯，其垂直平均照度不应低于 200 LX，照度均匀度不应低于 0.7。监督内容：除标准外，教室照明光源采用荧光灯；室内桌面各点照度均匀，不产生阴影，避免眩光；教室不宜采用裸灯照明。⑥教室微气候标准：教室内 CO_2 浓度低于 0.15%；教室内应勤换气；教室通风应符合规定；普通教室室温为 16～18℃。监督内容：为标准所列各项。⑦学校环境噪声标准：普通教室外环境噪声<50 dB(A)；学校主要教学用房的外墙面与铁路的距离不应<300 m；距城市干道距离不应<80 m；两排教室相对长边距离>25 m；教室不应受音乐教室干扰；教室长边与运动场边距离>25 m。监督内容：除标准诸项外，学校不宜与市场、公共娱乐场所、医院太平间和公共厕所等场所毗邻。

5. 学校食品卫生监督　学校食品卫生监督范围：学生食堂、食品生产经营场所、学生普通餐、课间餐、营养餐及学生热饭处。①食品卫生要求：食品应当无毒、无害，应符合营养要求，实现合理营养；食品生产经营必须符合相关规定；用水必须符合生活饮用水卫生标准；食品生产经营及管理人员经常保持个人卫生，每年必须进行健康检查，取得健康证及经培训合格后方可持证上岗；食品生产经营单位(者)必须取得卫生行政部门发放的卫生许可证，方能从事生产经营活动；食品生产经营单位(者)应当健全食品卫生管理制度，并配备专、兼职食品卫生管理人员；食品采购员不买腐烂变质原料，保管员不收腐烂变质原料，加工人员不用腐烂变质原料，炊事员不卖变质食品；食物贮存应做到生熟分开，成品与半成品分开，食品与食物、药物分开，熟食品与天然冰分开；学生营养餐经营单位，应配备专(兼)职营养师(士)或经培训合格的营养配餐员；厨师须经食品卫生和营养知识培训取得合格证后方可上岗。②监督内容：检查卫生许可证、从业人员健康证、有关卫生制度和各类人员岗位责任制；检查食堂、食品生产经营场所的布局、工艺流程、设施及卫生状况；检查个人卫生及环境卫生；检查食品卫生许可证及熟食品卫生和保存情况和查阅食谱。

6. 学校公共场所卫生监督　①图书阅览室标准：学生图书阅览室设于环境安静，并与教室用房联系方便的位置。座位数小学宜为全校学生人数的1/20，中学宜为全校学生人数的1/12。桌面平均照度为200 LX，光线均匀、柔和，不眩目。桌面采光系数不得低于1.5%，玻地比为1∶6。阅览室每个座位占有面积不低于1.2 m^2，阅览室内保持空气清洁、室内禁止吸烟；应采用湿式清扫。监督内容：参照标准。②学生宿舍标准：学生宿舍由居室、管理室、盥洗室、厕所、贮藏室（或设贮藏空间)及清洁用具室组成；学生宿舍居室，人均面积不得<2.7 m^2，每室居住7～8人为宜；学生盥洗室的盥洗槽每12人占600 mm长度，室内要设污水池及地漏；宿舍的女生厕所12人设一个大便器(或1 100 mm长大便槽)，男生厕所每20人设一个大便器(或1 100 mm长大便槽)和500 mm长小便槽。厕所内应设洗手盆、污水池和地漏；学生宿舍应设晒衣设施；学生宿舍不应与教学用房合建；女生宿舍应分区或单元设置，不得分层设置，其出入口应分开设置。监督内容：除按标准实施监督外，应对宿舍卫生管理制度、环境及个人用品卫生实施检查。③招待所标准：学校招待所客房内微气候、空气质量、噪声、照度及公共用品卫生标准，必须符合GB 9663－1996《旅店业卫生标准》所规定的标准值。学校招待所的所容所貌和周围环境应整洁、美观；有健全的卫生制度及岗位责任制；床上用品、公共茶具、毛巾、脸盆、拖鞋应一客一换；必须有消毒间或消毒设施；茶具表面光洁、无油渍、无水渍、无异味，其菌落总数应符合规定标准；客房内卫生间的洗漱池、浴盆，应每天清洗、消毒，并应符合规定标准；公共卫生间(盥洗间和厕所)应每天清扫、消毒，做到无积水、无积粪、无异味、无蚊蝇；应有防蚊、蝇、蟑螂和防鼠设施，并应做到室内外无蚊蝇孳生场所；招待所内自备水源与二次供水水质应符合GB 5749－85《生活饮用水卫生标准》；招待所内设的理发店、娱乐场所、浴室等应执行相应的卫生标准；卫生间应有自然通风管或机械通风装置；空调器的进风口应设在室外；招待所内部装饰及保温材料，不得对人体有潜在危害。监督内容：卫生许可证、从业人员健康证，应持证上岗；各项卫生制度健全；制定岗位责任制；有交接班记录和卫生宣传材料等；茶具细菌学检查每季度应监测1次，每次监测1～3天，每天采样不少于3次，采样在上、下午分别进行。④娱乐场所标准：各类学校娱乐场所内的微气候、空气质量、噪声、通风等卫生标准，必须符合GB 9664－1996《文化娱乐场所卫生标准》所规定的标准值。卫生要求：娱乐场所室内外环境应整洁、美观，地面无果皮、

痰迹和垃圾;应有健全的卫生制度;场内禁止吸烟;呼吸道传染病流行季节,必须加强室内机械通风换气和空气消毒。监督内容:通风照明设施,卫生许可证、从业人员健康证和持证上岗、卫生制度。监测:一氧化碳、二氧化碳测定、空气中细菌测定、微气候测定。上述指标监测,每季度一次,每次 2 天,每天各场所均应监测,进行卫生学评估。⑤体育馆标准:学校体育馆内的微气候、空气质量、通风等卫生标准,必须符合 GB 9668-1996《体育馆卫生标准》所规定的标准值。其卫生要求:体育馆内应有机械通风装置;体育馆内禁止吸烟;根据座位数分别设置相应蹲位的男、女厕所。厕所应有单独通风排气设施,并无异味;饮用水必须经过消毒,其水质应符合 GB 5749-85《生活饮用水卫生标准》规定;应采用湿式清扫,及时清除垃圾,保持环境整洁。监督内容同标准。监测:对馆内微气候、空气质量等每季度监测 1 次,每次监测 1～3 天,每天采样不少于 3 次,在上午、下午分别进行。⑥游泳场所标准:室内、外游泳场所的水质和游泳馆的空气质量,必须符合 GB 9667-1996《游泳场所卫生标准》的规定。卫生要求:游泳场所的通道及卫生设施应保持清洁、无异味,并应定期消毒;池水中加入0.25～0.5 mg/L 硫酸铜,以防止藻类生长。若发现藻类生长时,应加大药量,但不应超过1.0 mg/L;浸脚消毒池水的余氯含量应保持 5～10 mg/L,4 小时更换 1 次。儿童涉水池连续供给的新水中余氯浓度,应保持 0.3～0.5 mg/L;人工游泳池在开放时间内,应每天定时补充新水,保证池水卫生状况良好;严禁患有肝炎、心脏病、皮肤癣病(含脚癣)、重症沙眼、急性结膜炎、中耳炎、肠道传染病、精神病等病人和酗酒者进入游泳池游泳;禁止出租游泳衣、裤。监督内容:除按标准卫生要求外,应检查卫生许可证、从业人员健康证和持证上岗、卫生制度。监测:对游泳池、游泳馆内水质及空气卫生质量,每季度监测 1 次,每次监测 1～3 天,每天采样不少于 3 次,在上午、下午分别进行。⑦洗手设施的卫生要求:洗手设施以水龙头或水槽为宜;洗手设施以流水为主;80～100 名学生设一个水龙头或 600 mm 长的水槽。监督内容:按卫生要求进行。⑧室内厕所的卫生标准:每层楼应设男、女学生厕所,应有单独出入口;厕所内通风良好,有排气管道和自然采光或人工照明;厕所内应设污水池和地漏;小学女生每 20 名设一个大便器或 1 000 mm 长大便槽,男生每 40 名设一个大便器或 1 000 mm长大便槽和 1 000 mm 长小便槽;中学女生每 25 名设一个大便器或 1 100 mm 长大便槽。男生每 50 名设一个大便器或 1 100 mm 长大便槽和 1 000 mm 长小便槽。厕所内 90 人设一个洗手盆或 600 mm 长盥洗槽。监督内容:按标准要求各项进行外,要监督卫生清扫制度执行情况。⑨室外厕所的卫生要求:应设在距教学楼 60 m 处,有棚盖、防雨、防风及人工照明设备,蹲位之间要有隔板(墙),踏板坚固、安全,踏板宽 20 cm,起粪口要密封,蹲位及厕所周围无蝇蛆。小学女生每 15 人设一个蹲位,男生每 30 人设一个蹲位(或 1 000 mm 长大便槽)和 1 000 mm 长小便槽;中学女生每 20 人设一个蹲位,男生每 40 人设一个蹲位(或1 100 mm长大便槽)和 1 000 mm 长小便槽。监督内容:按要求进行外,检查卫生清扫制度执行情况。⑩洗浴设施标准:应符合 GB 9665-1996《公共浴室卫生标准》规定的室温、空气质量和水温等标准值。卫生要求:公共浴室以淋浴为主,应设有等候室、更衣室、浴室、厕所和消毒等房间;淋浴室地面和墙裙要用水磨石或瓷砖铺贴,以防潮、防污垢、防霉斑,地面应防渗、防滑、防积水,有地漏;淋浴室应设气窗,气窗面积为地面面积的 5%;公共浴室不设公共毛巾、茶具、拖鞋及浴巾;淋浴喷头数应按学生数的 100∶1 设置;禁止患有各种传染性皮肤病学生就浴;公共浴室用水水质应符合 GB 5749-85《生活饮用水卫生标准》。监督内容:除按要求外,监督卫生制度和管理情况,从业人员健康证和卫生许可证以及定期清洗、消毒情况。

7. 生活饮用水卫生监督　学校应为学生提供符合 GB 5749-8《生活饮用水卫生标准》

所规定的水质标准和卫生要求。

(1) 学校二次加压供水的卫生要求：高低位水箱应设在单独房间内，房间要清洁卫生，定期粉刷墙壁，室内无杂物，门上锁；水箱密闭，有盖上锁，饮用水管不得与非生活饮用水管相接；水箱壁应是无毒、无味涂料；水箱应垫高，离地面 20 cm 以上；贮水池周围 10 m 内不得有住宅及污染源，周围有完好的栅栏或围墙防护；检查口加盖上锁。气压罐、泵房要设在单独房间内，隔膜式压力罐所用隔膜必须无毒；管网的材料、铺设、卫生防护，应符合卫生要求；二次加压供水应有专(兼)职管水人员，要经过身体健康检查和卫生知识培训合格后方可上岗；建立健全各项卫生制度；贮水设备要有专业人员定期消毒。

(2) 学校热水供应卫生要求：饮水器皿要定期、清洗消毒；供水应充足、安全、卫生；学生自带饮水器皿；专人负责管理，并定期身体健康检查，经培训合格后持证上岗。监督内容：二次加压供水，应重点检查水箱、贮水池、气压罐及管网的卫生情况；学校 2 次加压供水及供热水的卫生管理；检查健康证及水质检测资料。监测：自备水源水质一年监测 2 次，每次进行水质全分析；二次供水水质一年监测 2 次，每次对水质标准部分指标进行检测；末梢余氯检测应随时进行。

8. 传染病防治　各级各类学校要认真贯彻《中华人民共和国传染病防治法》及《消毒管理办法》。

(1) 传染病的预防：开展健康教育。根据不同地区、不同季节，宣传传染病防治知识，加强学生自我保健能力；加强学生体育锻炼，增强体质；有计划地开展爱国卫生运动，改进环境卫生；加强饮食、饮水卫生管理工作，防止食源、水源性传染病的发生；搞好教室卫生，坚持开窗换气、湿式扫除制度；做好学生预防接种工作，提高机体免疫力。

(2) 传染病的管理：加强晨检及缺课原因调查，做到早发现、早诊断、早报告、早隔离、早治疗；对密切接触者和病原携带者应进行医学观察、留检或隔离，规范药物预防和预防接种；处理好疫源地，切断传播途径。做好被污染物品、食物、呕吐物、排泄物的消毒工作；保护易感学生，可进行应急接种或服预防性药物。监督内容：检查传染病登记、报告、晨检、复学证明等记录；检查饮食、水卫生管理状况；检查传染病防治措施。

9. 地方病的防治　学校应积极向学生宣传列入国家重点防治的克山病、大骨节病、地方性甲状腺肿、地方性克汀病及地方性氟中毒等的防治知识，根据不同地区、不同病种宣传不同的预防知识，有针对性地采取防护措施。

10. 托幼、学校突发公共卫生事件的处置

(1) 特点：学校卫生应急事件是指学校内发生的危害学生群体健康需立即处理的事件。通常是指学校内发生的食物中毒、传染病流行、预防性接种或预防性服药的异常反应、学生集体癔病等事件。其特点是事件发生的原因相同、受害学生表现的症状相同(程度有区别)、短时间多人发生。事件一旦发生，若不及时处理，将迅速扩散，产生较大社会影响。

(2) 处理原则：在学校内发生突发卫生事件后，都应立即向有关职能科室或者上级领导报告，以争取最快的时间采取措施，控制事态进一步发展。要尽量准确掌握发生的时间、地点、人数、症状，可能受损害的范围，初步判断事件可能的原因。根据有关处理原则，采取积极控制措施。严格执行有关规定，未经授权，不得随意公开学校卫生应急事件的性质、原因、危害程度等。无论是在突发事件处理中，还是处理完毕，学校卫生监督员都不能根据了解的情况，对社会随便公开。更不能在处理中凭经验或主观想象，随便给事件的性质、原因下结论。

(3) 处置的基本程序：接到突发事件报告后，首先，要询问报告人事件发生时间、发生地点、主要症状、涉及人数，报告者姓名、单位、电话，并做好记录，并以最快的方式和最短的时间向领导及相关科室报告，初步判断可能发生的原因。若领导有处理意见，要记录在应急事件报告登记本上；其次，是按有关要求调查处理；第三，是卫生突发事件处理结束时，应及时总结。总结的基本内容有题目、事件经过、调查及处理(包括行政处罚)、措施、效果评价等。

七、社区职业卫生监督

(一) 职业性有害因素

1. 化学因素　有毒物质如铅、汞、苯、一氧化碳、有机磷农药等；生产性粉尘如游离二氧化硅粉尘、石棉粉尘、煤尘、有机粉尘等。

2. 物理因素　异常气象条件如高温、低温、高湿等；异常气压如高气压、低气压等；噪声、振动；非电离辐射如射频辐射、红外线、紫外线、激光等；电离辐射如 X 射线和 α、β、γ 射线等。

3. 生物因素　微生物、昆虫和尾蚴、水生动物体液，如一些海鱼表层体液中含有能溶解皮肤角质层的特殊成分、各种生物或生物的蛋白质、鸭毛绒、棉尘、谷尘等。

(二) 职业性病损

职业性有害因素引起的病损，包括职业病、工作相关疾病和职业性外伤。

1. 职业病与法定职业病　当职业性有害因素作用于人体的强度和时间超过一定的限度时，就引起人体功能性或器质性病理改变，出现相应的临床征象，统称为职业病。医学上所指的职业病是泛指职业性有害因素所致的特定疾病，而由政府部门立法明文规定的职业病，称为法定职业病。我国卫生部、劳动保障部于 2002 年 4 月 18 日(02 卫监法发 108 号《职业病名单》)，新颁布的职业病名单分 10 类 115 种，包括尘肺 13 种，职业性放射性疾病 11 种，职业中毒 56 种，物理因素职业病 5 种，职业性传染病 3 种，职业性皮肤病 8 种，职业性眼病 3 种，职业性耳鼻喉疾病 3 种，职业性肿瘤 8 种，其他职业病 5 种，其中包括化学灼伤等工作事故。对部分职业病制订了国家《职业病诊断标准》，并公布实施。

2. 职业病的诊断与诊断的资料　《中华人民共和国职业病防治法》规定，职业病诊断应由省级以上人民政府卫生部门批准的医疗机构承担。申请职业病诊断应提供的资料：①职业史、既往史；②职业健康监护档案复印件；③职业健康检查结果；④工作场所历年职业病危害因素检测、评估资料；⑤诊断机构要求提供的其他必需的有关材料。

(三) 职业卫生调查

所谓职业卫生调查是识别和评估职业性有害因素及实施职业卫生服务和管理的重要手段。职业卫生调查形式可分为职业卫生基本情况调查、专题调查和事故调查 3 大类。

1. 职业卫生基本情况调查

(1) 调查目的：掌握所辖地区各企业的职业卫生状况和需求，建立所辖单位的职业卫生档案。

(2) 调查对象和要求：对所辖地区所有企业，应按单位逐一进行调查，填写统一表格，并复核后，系统列编。在日常职业卫生工作中，需随时将检测结果和健康检查的结果，职业病发病情况，以及生产和企业变迁情况录入职业卫生档案，以备查阅、分析。

（3）调查内容：包括被调查单位基本情况、主要产品和工艺流程、作业场所的劳动条件、劳动组织及班次、职业有害因素及其接触人数、生产环境及接触者健康状况、防护设备及其使用和维修等情况、生活福利和医疗卫生服务情况。

2. 职业卫生专题调查

（1）调查目的：对某一行业或某一有害因素的职业卫生状况进行调查，探究职业性有害因素对职工健康的影响，或就某种具体问题进行专项调查研究。

（2）调查项目：可视实际需要加以选择。例如，职业有害因素与健康关系的调查，工作有关疾病调查，环境监测方法研究，生物监测研究，预防措施效果的卫生学评估等。

3. 职业卫生事故调查　发生突发事故时，必须详尽了解现场事故发生的全过程和有关规章制度，包括事故发生时的气象条件、设备运转情况、作业状态、操作规程及防护措施等；通过中毒病人或班组人员，了解事故发生过程和细节，以及同类生产的其他作业场所是否发生过类似事故。当现场未经清理时，应迅速检测生产环境中各种有害因素的浓度或强度；若现场已遭破坏，必要时采用模拟现场试验，估测接触浓度或强度。若有可检测的生物监测指标，应及时采样测定。最后，根据调查资料，作出综合判断，提出处理意见及防止事故再度发生的对策和措施，以书面形式上报上级机关并分发有关单位。

职业卫生调查步骤除事故调查外，职业卫生基本情况调查和专题调查的工作步骤基本相似，一般可分准备阶段、实施阶段和总结3个阶段。

（四）就业人员健康管理

职业健康监护是以预防为目的，根据劳动者的职业接触史，通过定期或不定期的医学健康检查和健康相关资料的收集，连续性地监测劳动者的健康状况，分析劳动者健康变化与所接触的职业病危害因素的关系，并及时地将健康检查和资料分析结果报告给用人单位和劳动者本人，以便及时采取干预措施，保护劳动者健康。职业健康检查工作应当由省级人民政府卫生行政部门审定、批准，获得健康检查资格的医疗机构承担。职业健康监护主要目的是早期发现职业病、职业健康损害和职业禁忌证。

1. 职业健康监护的种类　可分为上岗前检查、在岗期间定期检查、离岗时检查、应急健康检查和离岗后医学随访检查5类。

2. 职业健康监护档案管理　用人单位应根据职业病防治法的要求，建立职业健康监护档案。职业健康监护档案应由用人单位建立和管理，并按照规定的期限妥善保存。劳动者有权查阅、复印其本人的职业健康监护档案。职业健康监护档案应有专人严格管理。

3. 职业健康监护的实施步骤　①向受检单位索取近年来职业危害因素接触资料；②根据所接触的职业危害因素类别，确定检查项目；③对委托单位用工人员规范体检；④体检工作结束之日起30天内，体检资料、体检结论、职业健康监护评价报告送报委托单位，体检结果书面告知用人单位，同时及时告知劳动者本人；⑤职业健康检查结论汇总表和职业健康监护评价报告统一归档管理；⑥按年度汇总职业健康检查结果，并将汇总材料和患有职业禁忌证的劳动者名单，报告用人单位所在地县级卫生行政部门。

4. 职业中毒事故现场调查和治疗原则

（1）职业中毒事故现场调查目的：确定造成中毒危害的物质、对中毒原因和危害程度进行评估、向现场救援者提供救援建议、对伤者进行现场急救,并向临床工作者提出处理意见、对公众、媒体和决策者提供建议、防止类似事件再次发生。

(2) 现场调查内容: 到达中毒现场后,应与事件处理现场负责人联系。若现场尚未得到控制,立即采取隔离、人员疏散、伤员急救等现场控制处理。了解中毒事件概况(时间、地点、中毒人数、救治情况),并进行现场勘察。勘察内容包括了解现场环境状况、生产工艺流程及相关资料,在现场对可疑毒物浓度进行快速检测、采集样品留实验室分析。倘若现场已经遭到破坏,可以事后模拟现场进行检测作为参考。调查现场中毒者及其他相关人员,了解中毒事件发生经过,中毒人员接触毒物时间、地点、方式、中毒人员姓名、性别、工种,中毒的主要症状、体征、实验室检查及抢救经过。同时向临床救治单位进一步了解相关资料,并采集病人的生物样本留作检测。

(3)职业中毒的治疗原则: ①切断毒源和脱离中毒现场;②清除毒物及减少毒物吸收;③维持生命体征:中毒者若心跳、呼吸已停止,在保持呼吸道畅通下,应迅速实施正确、有效的心肺复苏术(CPR);④加速毒物排出;⑤对症支持治疗,以减轻各种症状,预防继发感染,保护重要脏器,加强营养支持,促进康复。

八、卫生监督检测的种类

1. 卫生监督检测的种类　包括食品卫生监督检测、饮用水卫生监督检测、公共场所卫生监督检测、托幼学校卫生监督检测、职业健康监护和医疗机构卫生监督检测等。

2. 各类卫生监督检测项目

(1) 食品卫生检测的微生物指标: 菌落(细菌)总数、大肠菌群、粪大肠菌群、金黄色葡萄球菌分离和鉴定、溶血性链球菌分离和鉴定、沙门菌分离和生化鉴定、铜绿假单胞菌分离和鉴定、霉菌和酵母菌计数、油脂酸败试验、脲酶活性试验、牛奶新鲜度试验等;物理指标:臭、味、肉眼可见物、浑浊度、透明度、色度、乳及乳制品杂质度、溶解度、乳稠度、密度等。

(2) 消毒、杀虫、灭鼠检测: 空气中微生物(沉降、浮游菌)检测、物体、手表面微生物检测、消毒药械的消毒、灭菌效果等。

(3) 饮用水水质检测: 卫生部和国家标准化管理委员会联合发布新的强制性国家《生活饮用水卫生标准》(GB 5749－2006)于 2007 年 7 月 1 日起实施。新标准一是加强了对水质有机物、微生物和水质消毒等方面的要求,新标准中的饮用水水质指标由原标准的 35 项增至 106 项,增加了 71 项,其中微生物指标由 2 项增至 6 项,饮用水消毒剂指标由 1 项增至 4 项,毒理指标中无机化合物由 10 项增至 21 项,毒理指标中有机化合物由 5 项增至 53 项,感官性状和一般理化指标,由 15 项增至 20 项,放射性指标仍为 2 项;二是统一了城镇和农村饮用水卫生标准;三是实现饮用水标准与国际接轨。新标准水质项目和指标值的选择,充分考虑了我国实际情况,并参考了世界卫生组织的《饮用水水质准则》,参考了欧盟、美国、俄罗斯和日本等国饮用水标准。

(4) 公共场所卫生检测: 二氧化碳、一氧化碳、飘尘、可吸入颗粒物、气温、湿度、风速、换气率、采光系数、气压、照度、臭氧、甲醛等。

(5) 作业场所卫生检测指标: 二氧化碳、一氧化碳、气温、湿度、噪声、高频辐射强度、风速、紫外辐射、粉尘、苯、其他极易经皮肤吸收引起中毒的剧毒物质(如有机磷、三硝基甲苯、四乙基铅等)。

第三篇 社区基本医疗服务

第一章 临床常见症状及处理

发 热

发热是临床众多疾病的共有症状之一，是致热原及各种原因作用于体温调节中枢，引起体温调节中枢功能障碍，体温升高超出正常范围，谓之发热。

正常人体温一般为36～37℃。不同个体略有差异，老年人因代谢率低，体温相对低于青壮年；在高温环境下体温可稍有升高；妇女月经期体温稍低，妊娠期体温略高于正常。在24小时内下午体温稍高于凌晨，剧烈运动或餐后的体温也稍略升高，但波动范围一般不超过1℃。

当腋下、口腔或直肠内体温分别超过37℃、37.3℃或37.6℃，且24小时体温波动在1℃以上时，称为发热。

【临床诊断思路】

1. 发热伴皮疹　见图3－1。

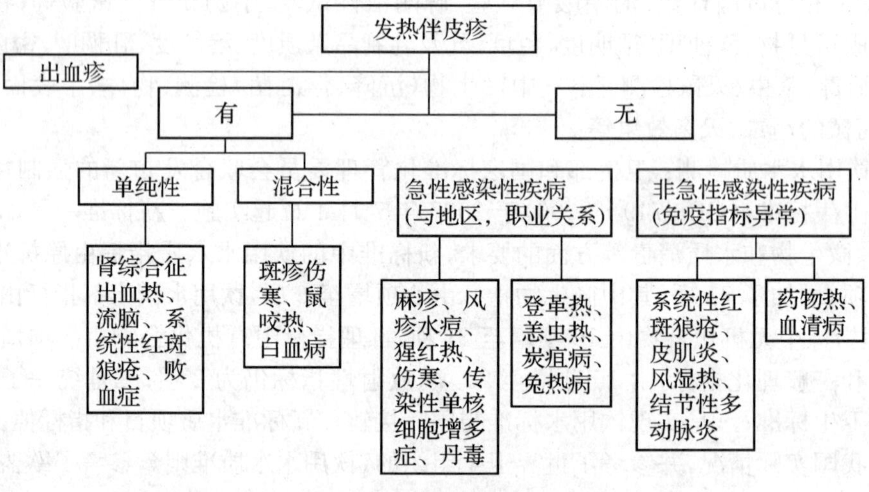

图3－1　发热伴皮疹的诊断思路

1）首先确定有无出血性皮疹。

2）根据出血疹独立存在，还是与其他皮疹混合存在，分为两种情况：

(1) 独立存在的发热性出血疹可见于流行性出血热、流行性脑脊髓膜炎、亚急性细菌性心内膜炎等疾病。

(2) 混合性出血疹常见于白血病、斑疹伤寒、鼠咬热等疾病。

3）根据有无急性感染征象可将非出血疹的发热病因考虑为感染性疾病和非感染性疾

病两种情况。

(1) 感染性疾病除皮疹外，常有急性感染征象。本组疾病几乎都是传染病。其中与职业或地区有关的有登革热、恙虫病、炭疽病和兔热病，与职业、地区无关的有麻疹、风疹、水痘、传染性单核细胞增多症、伤寒和副伤寒、猩红热和肠道病毒感染等。

(2) 非感染性疾病多为免疫性疾病，常有免疫指标的异常。常用的免疫指标有血清免疫球蛋白、血清补体、各种抗体等。若异常，支持本组疾病的诊断。本组疾病包括结缔组织病和变态反应性免疫病，如系统性红斑狼疮、皮肌炎、结节性多动脉炎、变态反应性亚败血症、风湿热等。

2. 发热伴急性关节炎(痛) 见图 3－2。

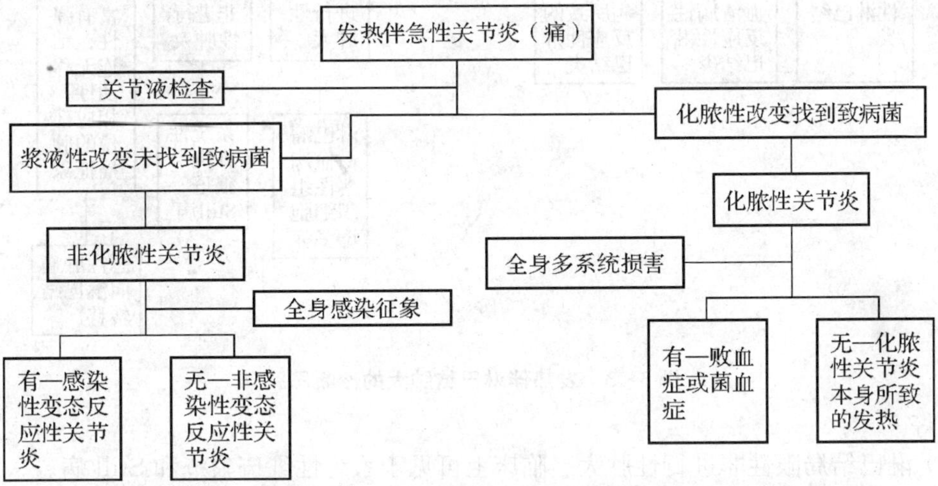

图 3－2 发热伴急性关节炎的诊断思路

1) 首先根据关节液的性质将急性关节炎(痛)分为化脓性与非化脓性关节炎。

(1) 关节液若为化脓性改变，涂片及培养获取病原菌，则诊断为急性化脓性关节炎。

(2) 关节液若为浆液性改变，涂片及培养未获得病原菌，或仅有关节疼痛及(或)红、肿，则诊断为急性非化脓性关节炎(痛)。

2) 根据全身有无急性感染征象和血、骨髓细菌培养检查，进一步诊断发热的病因。

(1) 对急性化脓性关节炎来说，若有全身急性感染征象，血或骨髓细菌培养阳性，且常常与关节液获取的病原菌一致，则发热是由于该病原菌所致的败血症、脓毒败血症或菌血症所引起。化脓性关节炎(痛)来说，有全身感染征象，血或骨髓细菌培养阳性，则诊断为急性感染性变态反应性关节炎，发热乃败血症、脓毒败血症或菌血症所致。

(2) 若全身无急性感染征象，血或骨髓细菌培养阴性，则诊断为急性非感染性变态反应性关节炎，发热由非感染性疾病引起。

3. 发热伴淋巴结肿大 见图 3－3。

1) 根据肿大的淋巴结是否疼痛分为疼痛性和无痛性淋巴结肿大。

2) 根据局部有无红、热可将疼痛性淋巴结肿大分两种情况思考。

(1) 凡肿大之淋巴结局部有红、热，并能找到与之相关的局部细菌感染灶，可诊断为急性单纯性淋巴结炎。

(2) 若肿大的淋巴结以疼痛为主，局部无明显红、热，全身有急性感染征象，则考虑为感染所致的反应性淋巴结肿，通常多见于细菌、病毒、螺旋体、丝虫等感染。

3) 根据肿大淋巴结的某些特点将无痛性淋巴结肿大进一步区分为 3 种情况。

(1) 淋巴结孤立性局限性进行性肿大。此常见于淋巴瘤、急性白血病和恶性组织细胞

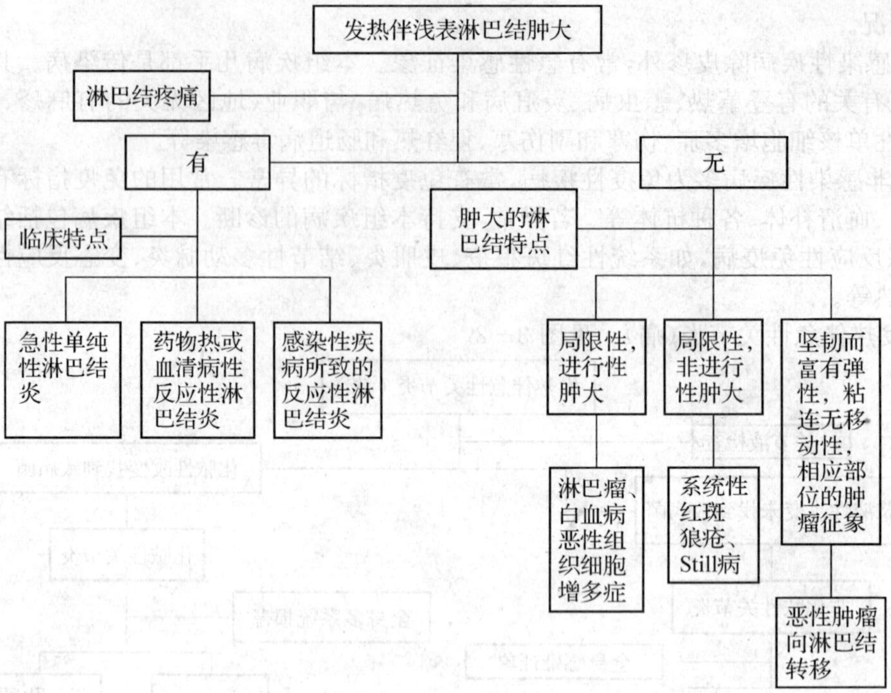

图 3-3　发热伴淋巴结肿大的诊断思路

增生症等。

（2）淋巴结局限性非进行性肿大。临床上可见于系统性红斑狼疮和 Still 病。

（3）肿大的淋巴结坚硬而富有弹性，粘连，无移动性。此常为恶性肿瘤向淋巴结转移的征象。

4. 发热伴倾向于某一系统为主的症状

（1）发热伴呼吸道症状：见图 3-4。

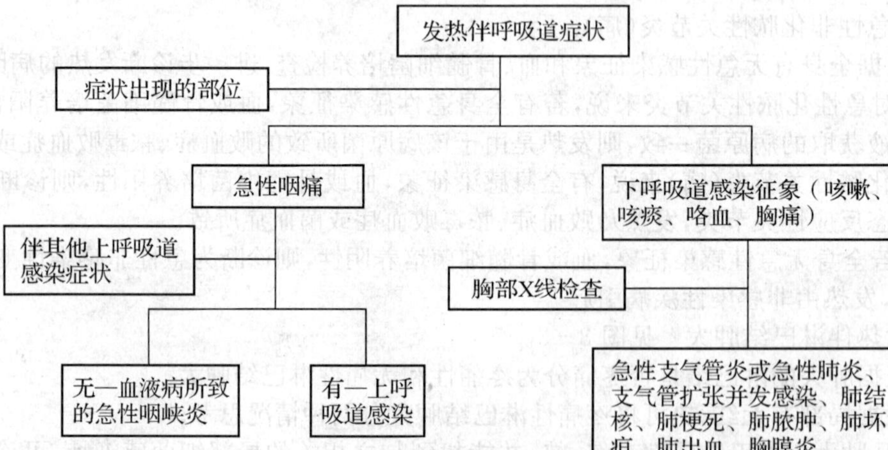

图 3-4　发热伴呼吸道症状为主的诊断思路

（2）发热伴神经系统症状：见图 3-5。

（3）发热伴消化系统症状：见图 3-6。

（4）发热伴其他系统症状：见图 3-7。

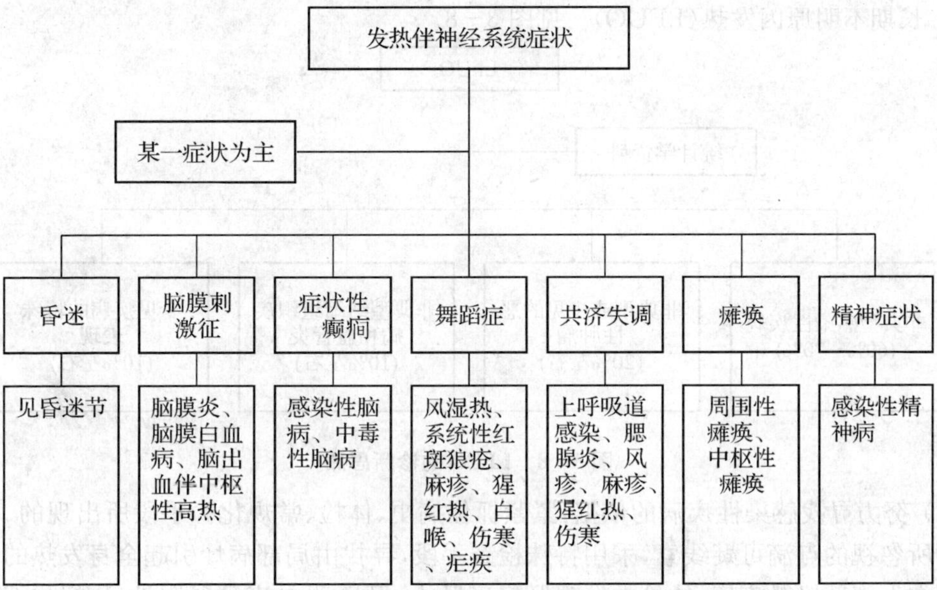

图 3－5 发热伴神经系统症状为主的诊断思路

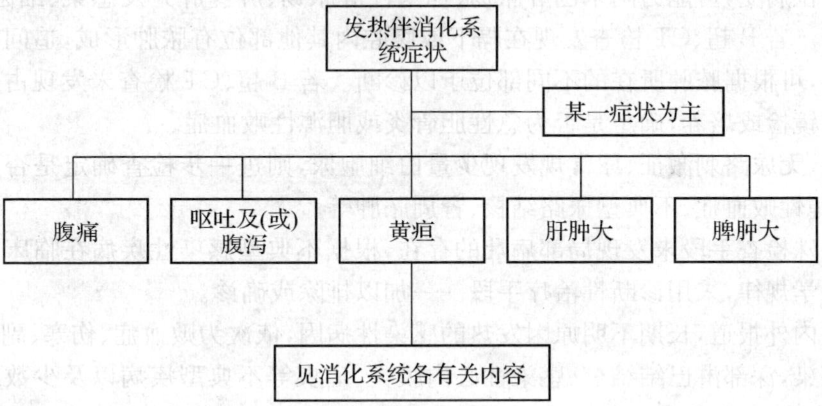

图 3－6 发热伴消化系统症状为主的诊断思路

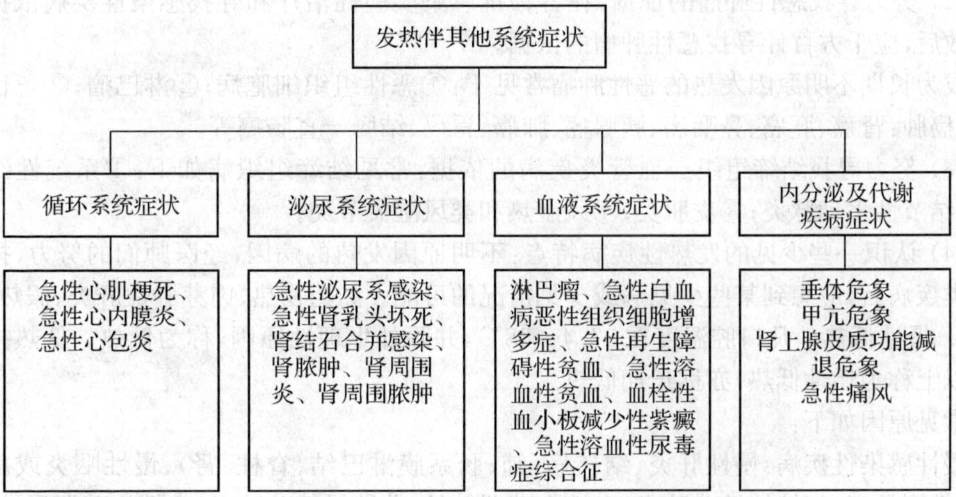

图 3－7 发热伴其他系统症状为主的诊断思路

5. 长期不明原因发热(LFUO)　见图 3－8。

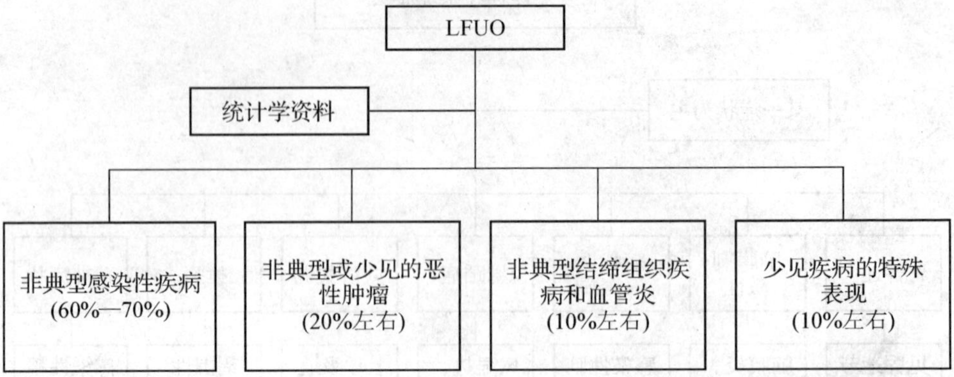

图 3－8　LFUO 的诊断思路

(1) 努力寻找感染性疾病的依据:紧紧抓住病史、体检、常规化验手段所出现的、易为临床医师所忽视的点滴可疑线索,采用特殊检查手段,寻找由局部病灶引起全身发热的证据。

如右上腹部轻微疼痛,体检中发现肝轻度肿大,肝区叩击痛可疑阳性,B 超或 CT 检查发现肝内占位病变,可能为阿米巴肝脓疡、蛔虫性肝脓疡、肝囊肿并发感染、细菌性肝脓疡、肝癌液化等。若 B 超、CT 检查发现在膈下或腹腔内其他部位有脓肿形成,追问有右腹部手术或外伤史,可根据脓肿所在的不同部位予以诊断。若 B 超、CT 检查未发现占位病变可作胆汁引流作镜检或培养,确定是否为急性胆管炎或胆源性败血症。

如腰痛、无尿路刺激征、尿常规发现少量白细胞尿,则进一步检查确定是否为不典型肾盂肾炎、肾源性败血症、不典型尿路结核、肾周脓肿等。

通过特殊检查手段未发现局部病灶的存在,根据不典型感染性疾病在临床上从常见到少见的统计学规律,采用诊断性治疗手段一一加以排除或确诊。

根据国内外报道,长期不明原因发热的感染性病因,依次为败血症、伤寒、副伤寒或其他沙门菌属感染,深部淋巴结结核、感染性心内膜炎、疟疾等不典型疾病以及少数地区性传染病,如血吸虫病、布氏杆菌病等。

(2) 努力寻找恶性肿瘤的证据:在各种抗感染实验性治疗和寻找感染性疾病依据的努力失败后,应千方百计寻找恶性肿瘤的依据。

成为长期不明原因发热的恶性肿瘤常见于:①恶性组织细胞病;②淋巴瘤;③急性白血病;④癌肿:肾癌、肝癌、鼻咽癌、胰腺癌、肺癌、胃癌、结肠－直肠癌等。

(3) 努力寻找结缔组织－血管炎疾病的依据:常见结缔组织病如下:①系统性红斑狼疮;②结节性多动脉炎;③皮肌炎;④风湿热和类风湿关节炎。

(4) 认识一些少见的发热性疾病特点:不明原因发热的病因,经医师们的努力,排除上述三类疾病后,应想到某些少见病或少见情况的可能。如药物热、肉芽肿性肝炎、假热等。

6. 慢性低热　凡口腔温度在 37.4～38℃,并除外生理性原因,称为低热。低热持续一个月以上称为慢性低热,亦称长期低热。

常见原因如下:

慢性感染性疾病:慢性肝炎、结核病(肺、肠系膜淋巴结、脊柱、肾)、慢性咽炎或扁桃体炎、慢性副鼻窦炎、结核性盆腔炎、女性生殖器结核、非特异性盆腔炎、女性生殖器慢性炎症、慢性前列腺炎、慢性胆囊炎、胆管感染、全身巨细胞包涵体病等。

慢性非感染性疾病：非典型风湿病、结核性风湿性关节炎、甲状腺功能亢进症、消化溃疡性低热、结缔组织疾病的低热、原因不明性肠炎、慢性局限性肠炎、慢性非特异性肠炎、慢性血液病伴低热、间脑综合征、肝炎后低热、肝硬化伴低热、链球菌感染后状态等。

功能性慢性低热：神经功能性低热、感染后低热等。

7. 超高热　见图 3－9。

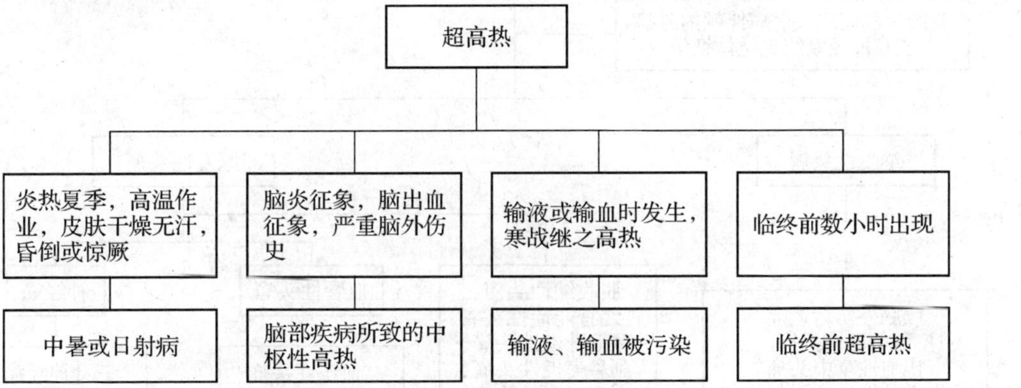

图 3－9　超高热的诊断思路

当体温超过 41℃以上称为超高热。这是体温调节中枢功能衰竭的表现。

常见超高热疾病如下：①中暑或日射病；②脑部疾病所致的中枢性高热；③输液、输血被污染；④临终前高热。

【处理原则】

1. 病因治疗　对发热性疾病应尽快明确病因，针对病因治疗是关键措施，如明确了伤寒、败血症细菌性感染，应选用有效抗生素治疗。如系淋巴瘤应采取有效化学药物治疗方案。

2. 对症治疗　对于低热或中等度发热、一般不作退热处理。高热时可适当处理使体温降到 38～38.5℃，以减轻病人不适；体温超过 40℃时可诱发惊厥、谵妄、休克或心功能不全等不良后果，为此主张采取积极综合降温措施：

（1）物理降温：于头额部、枕部置冰帽或湿冷毛巾，两腋、腹股沟部放置冰袋，或将病人卧于冰水睡袋上；或用 25%～50%乙醇擦浴躯干、四肢，也可用冰盐水灌肠、降低室温等措施迅速降温。

（2）药物降温：口眼或肌注小剂量解热镇痛药如复方氨基比林、安乃近（对此类药物过敏者禁用）等，对解热镇痛药的疗效不显著的超高热病人或伴有谵妄、抽搐者，可用亚冬眠疗法，也可用小剂量皮质激素（如地塞米松），一则可以降温，二则可以减轻中毒症状、脑水肿。但不应当把地塞米松当作"常规退热药"使用，否则会掩盖病情，贻误诊断，同时也会由此出现众多不良并发症。

（3）一般处理：对高热病人要求卧床休息，维持水、电解质平衡，补充维生素 B 及维生素 C；对谵妄、惊厥者应及时吸氧，使用地西泮（安定）等镇静药。

头　痛

头痛是指额、颞、顶及枕部的疼痛。可见于多种疾病，大多无特异性，且经过良好，例如全身感染发热性疾病往往伴有头痛，精神紧张、过度疲劳也可有头痛。但反复发作或持续的头痛，可能是某些器质性疾病的信号，应认真检查，明确诊断，及时治疗。

【临床诊断思路】

见图 3-10。

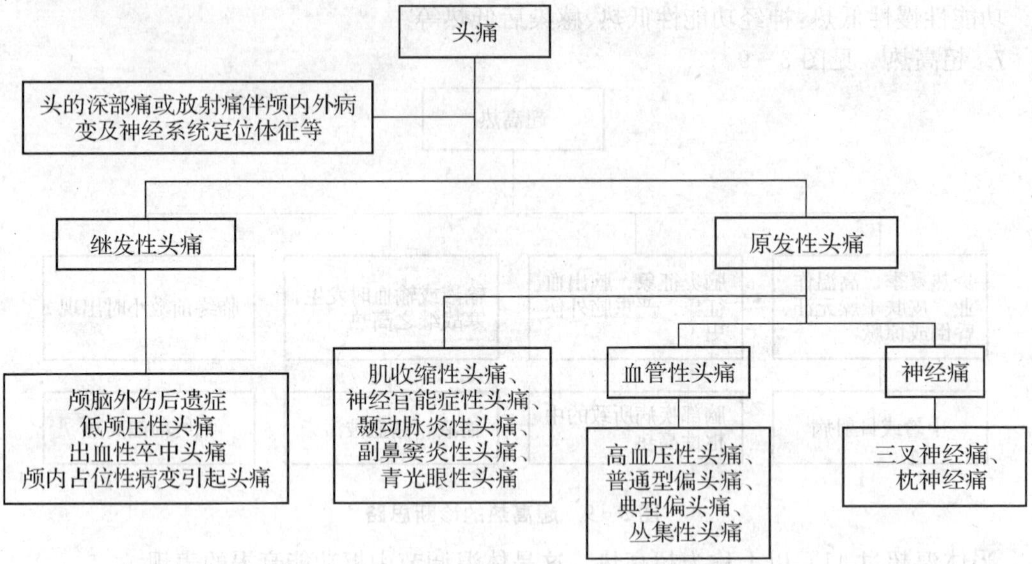

图 3-10　头痛的诊断思路

1. 首先区分是继发性头痛还是原发性头痛。

继发性头痛系颅内外存有明确病变，且头痛为主要症状之一者，主要指颅内占位性病变、脑血管病、炎症性头痛及颅脑外伤所致的头痛。详细询问病史、全面神经系统检查和适时地选择先进的神经放射学诊断技术将不难鉴别为何种病变所致的头痛。

(1) 颅内占位性病变所致头痛：颅内占位性病变通常指脑肿瘤、颅内转移瘤、颅内囊虫病或包虫病等疾病。多见于中、青年，一般缓慢起病，多数病人表现为头痛、呕吐、视乳头水肿等颅高压征和相应的神经系统功能障碍，体检除视乳头外还可有神经系统定位体征。CT、MRI 检查除显示占位效应外，在一定程度上提示病变的性质。

(2) 脑血管病性头痛：头痛是脑出血和蛛网膜下隙出血的主要症状之一。急剧的头痛，持续不减，并有不同程度的意识障碍而无发热者，提示颅内血管性疾病(如蛛网膜下隙出血)。

(3) 炎症性头痛：由感染性疾患、颞动脉炎所致，感染性疾患一般有发热等全身中毒症状，常见的有脑膜炎、脑炎，性质有化脓性、结核性、病毒性及真菌性。脑膜炎所致头痛往往剧烈并持续性，颈项强直，脑脊液检查往往有细胞数与蛋白的增高，压力也可很高。颞动脉炎为一少见疾病，见于老年人，咀嚼时出现头痛是其首发症状，颞动脉增粗有压痛，多伴有贫血、发热、白细胞增高、血沉增快、颞动脉活检证明有巨细胞性血管炎可以确诊。

(4) 颅脑外伤所致的头痛：原因较多，常见脑震荡、脑挫伤、硬膜下血肿、颅内血肿、脑外伤后遗症。经 CT 扫描和 MRI 检查可以确诊。

2. 排除继发性头痛，确定为原发性头痛。

原发性头痛是最常见的以头痛为主诉，不伴其他重要症状和神经系统阳性体征的慢性头痛。此类头痛中有血管性头痛、头部神经痛，非发作性头痛有肌紧张性头痛、神经官能性头痛。

(1) 血管性头痛：血管性头痛最常见的是偏头痛。以反复发作性的头痛为特点，发作间歇期正常。偏头痛特点：偏头痛病人的头痛发作通常是在白天，也可在夜间睡眠中醒后发生。头痛的部位有一半以上局限于头一侧,1/4 左右的病人表现为全头痛,头的任一侧都可受累。其中近一半病人,每次头痛部位都可变化,但严重的头痛发作总是累及同一侧;另有一半的病人头痛固定在一侧。还有少数病人的头痛部位是在枕部和头顶部,甚至有面部和颈部疼痛的。因此,不能只根据头痛的部位就做出偏头痛的诊断。高血压头痛亦为血管性头痛。此头痛的程度与血压的高低不平行,而与血压波动关系较明显,清晨出现头痛是其特征,可为偏头痛,亦可为全头痛,后头、前额部、眼窝部、颞部局限性头痛较常见,但部位不固定。疼痛性质多呈沉重感或间歇性钝痛、压迫感或为搏动性,常持续,从事活动逐渐减轻或消失。

(2) 神经性头痛:有枕大神经痛、枕小神经痛、耳大神经痛、此外还有颜面痛的三叉神经痛。这些疼痛范围与周围神经的分布一致,均为发作性头痛,持续时间短暂,像针刺样或电击样剧痛。

(3) 肌紧张性头痛:是比较常见的,是由于额肌、颞肌、枕肌等头颈部肌肉持续性痉挛收缩所致。引起头颈部肌肉持续性痉挛、收缩的原因较多,但易发生在情绪紧张、焦虑、急躁时,故称为紧张性头痛。其头痛为胀痛、压痛性或束紧感,疼痛部位多位于额部或颞部,偶限于一侧,若在枕部常诉说颈部不适,检查可发现颈部痉挛,其余检查未见异常。

(4) 神经官能性头痛:神经官能症、抑郁症、癔病等经常出现头痛,部位可在头顶部,或不固定,不太剧烈,呈压迫性钝痛,或可有灼痛、刺痛、麻木感,部位常变化,性质多样,受外界影响而加重或缓解,常伴有失眠、记忆力减退、注意力不集中等,多有过劳、精神创伤等原因。

【处理原则】

1. 病因治疗　积极查找病因,如精神紧张、外伤、感染、中毒、肿瘤等,并给予积极治疗。

2. 对症治疗

(1) 偏头痛:给予阿司匹林(乙酰水杨酸)、吲哚美辛(消炎痛)、咖啡因麦角胺、普萘洛尔(心得安)、可乐定等药物治疗。

(2) 从集性头痛:头痛发作时用镇痛安定类药物效果不佳,可应用氧吸入(用面罩,10 L/分,不少于 15 分钟)或鼻内滴 2%利多卡因。也可用舒马普坦(英明格)6 mg 皮下注射。预防和缩短丛集期可用皮质激素、碳酸锂、麦角胺或钙通道阻断药。泼尼松(开始每日用 40～60 mg,10 日后减量)效果较佳,可缩短或中止丛集期。慢性病例可用碳酸锂(每日 600 mg)。

(3) 肌肉收缩性头痛(神经性头痛):给予颈枕部肌肉按摩、热敷、电兴奋治疗。

(4) 牵引性头痛:颅内压高者,降低颅内压;低者多饮水或鞘内注射等渗盐水。

(5) 脑膜刺激性头痛:适用于蛛网膜下腔出血的稳定期或浆液性脑膜炎急性期,颅内压正常者,一次可放出脑脊液 10 ml,必要时数天后重复 1 次。

3. 中药针灸治疗

咳嗽、咳痰

咳嗽作为一种重要的防御机制,能清除呼吸道分泌物及气道内异物,从生理角度讲是有意义的,但频繁而剧烈的咳嗽可以影响呼吸、心脏和工作与睡眠,则为病理状态。

咳痰是气管、支气管的分泌物或肺泡内的渗出液,借助咳嗽将其排出体外。

咳嗽、咳痰是呼吸系统疾病常见的症状之一。

【临床诊断思路】

见图 3－11。

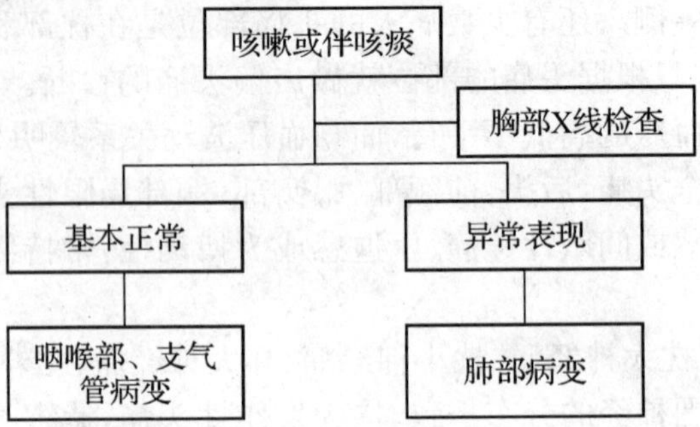

图 3－11　咳嗽、咳痰的诊断思路

1. 根据胸部 X 线检查明确是气道还是肺部病变。

凡初次就诊或持续咳嗽 2 周以上者，最好常规做胸部 X 线检查。若有肺部或胸膜疾病，常可清楚显示出病变特点，容易诊断。若 X 线探查未见异常或基本正常，则可考虑咽喉部或支气管疾病，并进一步检查明确其病因。

2. 进一步了解气道病变，明确咳嗽的病因在于咽喉部还是支气管。

咽喉病变的特点是：①全身症状多较轻，特别是慢性病变，常无明显全身症状；②咳嗽常呈刺激性干咳，除非侵犯气管与支气管，一般无痰，咳嗽往往在临睡前或夜间加重；③病人常有咽喉瘙痒、灼热、刺痛、声嘶；④胸部 X 线检查正常。有上述特点的病人作间接喉镜检查，往往可以窥见咽喉部炎症，结核或肿瘤的特征，必要时做病理检查可以确诊。

3. 详细检查明确支气管病变的性质。

急性支气管疾病起病较急，咳嗽症状往往较重，主要见于急性支气管炎，一般很容易确定诊断；另一种为上呼吸道异物，多见于儿童，骤然出现剧烈干咳，并伴有吸气性呼吸困难、哮鸣音与吸气时三凹征，若能明确有异物吸入史，则诊断容易明确。

慢性支气管病变由于症状与 X 线均缺乏特征性，明确诊断颇为不易。年老病人，2 年以上反复发作的有慢性咳嗽、咳痰史，冬春季节加重，若能排除其他支气管病变，可诊断为慢性支气管炎。病人年轻起病，反复咳嗽，咳大量脓性痰或伴有反复咯血，应考虑为支气管扩张，确诊有赖于支气管造影。对于阵发性剧烈咳嗽、喘鸣、阵发性呼吸困难并伴有低热、反复小量咯血者，无论有无肺结核存在，均应注意支气管内膜结核的可能，支气管镜或痰涂片找见抗酸杆菌可确定诊断，凡阵发性呼吸困难，伴有哮鸣、咳嗽、两肺闻及哮鸣音，缓解期无症状与体征者，可确诊为支气管哮喘。

4. 确定是否为胸膜病所致的咳嗽。

胸膜疾病最常见的原因有自发性气胸与渗出性胸膜炎，诊断容易确定。但需注意，肺部病变如结核、肿瘤、肺炎等，有时不仅肺部本身病变的刺激出现咳嗽，也可同时因病变波及胸膜引起咳嗽。这类病人由于其肺部病变多较明显，诊断不难.

5. 根据心脏检查及 X 线特征区分是心脏疾病还是肺部本身病变。

心血管疾病，不仅有心悸，气短等症状，也可出现咳嗽、咳痰与肺部阴影，易与肺部本身病变相混淆，因此对咳嗽、咳痰病人必须仔细作心脏检查，排除心血管疾病所致的咳嗽。心血管病病人的咳嗽主要见于左心衰竭的肺淤血与肺水肿。这是由于左心衰竭时，支气管黏膜淤血，肺泡与支气管受到浆液性或血性渗出物刺激所致，也可以因增大的左心房和扩大的肺动脉压迫气管或支气管，或合并支气管与肺部感染等引起，另外，右心或体循环静脉栓子脱落造成肺栓塞时，也可引起咳嗽。心血管病病人出现咳嗽时，心脏原发症状与体征均较明显，结合前述特点，一般容易诊断。

6. 进一步分析肺部病变的病因。各种原因的肺部病变均可伴有咳嗽与咳痰，如肺炎、肺脓肿、肺结核、肺寄生虫病、肺部原发性肿瘤或肺部转移瘤，过敏性肺疾患、结缔组织病的肺损害(如系统性红斑狼疮、类风湿性关节炎等)、尘肺、肺泡微石症，放射性肺损伤等。由于这类疾病病因繁多，表现形式各异，诊断较为复杂，需要全面询问病史，详细的体格检查，仔细的胸部 X 线分析，必要时作纤支气管镜检查与肺活检明确诊断。

【处理原则】

1. 病因治疗　如炎症时选用有效的抗生素，支气管扩张手术切除等。

2. 促进痰液排出　可选用反射性促使支气管分泌剂，如氯化铵等；也可用促黏液分解剂如溴己新(必嗽平)。另外，雾化吸入，体位引流均有助于痰液排出。

3. 一般不主张应用镇静药　但对剧烈干咳以至于影响休息与工作者，可视病情应用枸橼酸喷托维林(咳必清)、可待因等。

咯　血

喉以下的呼吸道出血经口腔咯出，称为咯血。咯血量视不同病因和病变性质而异，但与病变的严重程度并不完全一致。对于一个以咯血为主要特征而就诊的病人，接诊医生应考虑：①是咯血还是口腔、鼻腔或上消化道出血经口排出。②是支气管与肺部病变抑或全身性疾病的肺部损害。③是肺部感染还是肺部肿瘤。

【临床诊断思路】

见图 3-12。

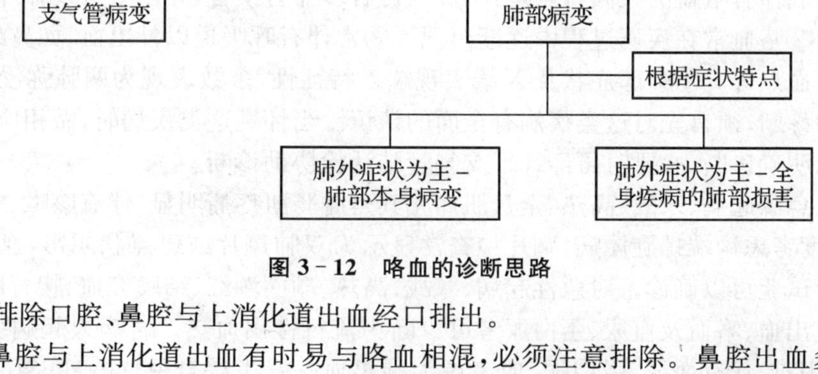

图 3-12　咯血的诊断思路

1. 先排除口腔、鼻腔与上消化道出血经口排出。

口腔、鼻腔与上消化道出血有时易与咯血相混，必须注意排除。鼻腔出血多在鼻孔流出，并常在鼻中隔前下方发现出血灶，诊断较易。有时鼻后部或鼻咽部出血较多，经口吐出容易误认为咯血，用鼻咽镜检查如见血液沿咽后壁往下流则可以确诊。口腔病灶与牙龈出血极易见出血灶，诊断容易确定。呕血为上消化道出血经口腔吐出。呕血与咯血一般易于鉴别(表3-1)。

表3-1 咯血与呕血的鉴别

鉴别要点	咯 血	呕 血
原发疾病	肺结核、支气管扩张症、肺炎、肺脓肿、心脏病	消化性溃疡、肝硬化、急性胃黏膜病变等
先兆症状	咽喉痒、胸闷、咳嗽等	上腹部不适、恶心、呕吐等
出血方式	咳出	呕出
血液特点	鲜红、混有痰和泡沫、不易凝固	暗红色或咖啡色，混有食物残渣
酸碱反应	呈碱性	呈酸性
伴随症状	咯血停止后痰中带血，不伴有黑便	呕血停止后无痰中带血，伴有黑便

2. 根据胸部X线检查有无异常将咯血区分为支气管病变和肺部病变。

鉴于胸部X线检查简便易行，诊断可靠，因此该检查应列为常规，若胸部X线检查未见明显实变阴影或仅有肺纹理增多与紊乱，则考虑为支气管病变所致的咯血。这类病人的特点是除胸部X线检查基本正常外，病人的全身症状一般也比较轻。

3. 根据病史与咯血特点进一步分析支气管病变咯血的原因。

支气管病变导致咯血的最常见原因是支气管炎与支气管扩张。若病人原有慢性支气管炎病变，伴随支气管炎症加剧而出现小量咯血应考虑为慢性支气管炎。病人幼年有麻疹、肺炎或支气管肺炎史，青少年起病，长期反复大量脓痰，X线见肺纹理增多、聚集或下肺蜂窝状透亮区，则非结核性支气管扩张的诊断容易确定，但应注意少数支气管扩张平时无明显咳嗽与咳痰，仅有反复咯血，不易与慢性支气管炎区别，必要时可作支气管造影确诊。若病人原有肺结核病史，胸片显示结核病已纤维化但仍有或多或少的咯血时，应考虑为结核性支气管扩张。对于胸部X线无明显异常，一般止咳药物难以控制的阵发性刺激性咳嗽、喘鸣与呼吸困难伴有反复小量咯血或血痰时，应考虑为支气管内膜结核的可能，若痰结核菌阳性则可以确诊。

4. 根据伴随症状的特点区别肺部病变与全身性疾病引起的肺部损害。

全身疾病伴有咯血的共同特点是：①病人常有多器官损害，并以全身或肺外器官损害为突出表现。②咯血常在疾病过程中逐渐出现。③常伴有呼吸道以外出血，如鼻衄、消化道出血及皮肤出血点等。④肺部症状及X线表现缺乏特征性，多数表现为两肺弥漫性病变。对这类疾病的诊断，须首先对这类疾病有全面的认识。当怀疑这类疾病时，做相应的实验室检查一般可以明确诊断，必要时可经纤维支气管肺活检协助诊断。

凡病人急骤起病、寒战、高热、全身肌痛尤其是腓肠肌疼痛明显，伴有咳嗽、痰中带血，咯血者，应高度考虑钩端螺旋体病，胸片检查常显示为双肺斑片或斑点状阴影，血培养及钩端螺旋体凝溶试验可以确诊。对急性起病、寒战、高热、颜面潮红、结膜充血、腰背肌痛明显，伴有皮肤黏膜出血、咯血及血尿、蛋白尿者可诊断为流行性出血热。若病人起病缓慢，间歇性咯血、呼吸困难．伴有血尿、蛋白尿，应考虑为肺出血—肾炎综合征(Goodpasture 综合征)，肾活检免疫荧光检查发现抗肾小球基底膜抗体则诊断确定。对于病人有全身多系统损害、兼有X线肺部阴影与咯血，抗菌素治疗不良，应考虑结缔组织疾病伴有肺部损害的可能，免疫学检查可协助诊断。另外，某些血液病如白血病、血小板减少性紫癜也可伴有咯血，这类病人常伴有其他部位的出血，血液学检查可帮助确诊。

5. 寻找有无引起肺血管病变的因素。

肺血管病变也是咯血原因之一，这类病变多继发于心血管疾病，尤其是二尖瓣狭窄伴有心房纤颤者，不仅可以因左心功能衰竭导致肺部淤血，也可因血栓脱落而导致栓塞。因此，对于咯血病人，必须仔细做心脏检查。

6. 根据病史及X线特点进一步明确肺部本身病变的病因。

对于胸部X线异常并排除了全身性疾病肺损害与继发性肺血管病变的咯血病人，应进一步区分是肺的感染性疾病还是肺部肿瘤。

肺部感染性疾病根据病史，X线检查及疾病原体检查的特点，常可获得正确的诊断。如肺结核根据结核中毒症状，X线胸片表现为斑片状、纤维条索状阴影或空洞等，可考虑本病，痰找到抗酸杆菌即可确诊，诊断较为容易。但肺部感染性疾病与肺部肿瘤的区别有时较为困难，易造成误诊，如支气管肿瘤合并阻塞性肺部感染、肺癌与肺结核并存时，应注意全面分析与观察。

【处理原则】

包括病因治疗及对症止血治疗两大方面。

1. 止血治疗

(1) 小量咯血病人需卧床休息，宜进少量凉或温的饮食(不宜太烫热饮食)，镇静、止咳、保持大便通畅，酌情应用一般止血药物如卡巴克络(安络血)、维生素K、云南白药、氨基己酸口服或肌注或静脉滴注治疗。

(2) 中等量及大量咯血，绝对卧床，取患侧卧位，消除恐惧感，一般不用镇咳药，监护生命体征。

止血药给予垂体后叶素5～20 U加入葡萄糖溶液中缓慢静脉滴注，必要时小剂量可维持静脉滴注。对高血压、冠心病、妊娠等病人禁用。可使用其他止血药物，如酚磺乙酸(止血敏)、氨甲苯酸(止血芳酸)、蛇凝血素(立止血)等，也可用酚妥拉明10 mg加入葡萄糖液中静滴。

(3) 经纤支镜局部止血：灌注冷盐水，去甲肾上腺素、凝血酶、明胶海绵止血，或用Fogarty气囊压迫止血，或激光止血。

(4) 支气管动脉栓塞止血疗法，大咯血经药物治疗无效时可选用。

(5) 输新鲜血：持续大咯血出现血容量不足时，应输新鲜血液，除补充血容量外，还提供凝血因子，有一定止血作用。

(6) 手术，对反复大咯血，内科治疗无效者，出血部位明确，无手术禁忌证者，可手术将相应肺叶或肺段切除。

2. 窒息的处理　发现窒息先兆或窒息时，立即置病人于侧卧头低足高位，轻拍背部以利血块排出，尽快挖出或吸出口、咽、鼻、喉部血块，保持气道通畅，危急时，立即做环甲膜穿刺或气管置管清除淤血，解除气道阻塞，然后充分吸氧。

3. 病因治疗，根据必要的辅助检查，做出病因诊断，积极进行病因治疗，防止咯血再复发。

呕血

呕血是指十二指肠悬肌(Treitz 韧带)以上的消化道,包括食管、胃、十二指肠、胰腺、胆管及胃空肠吻合术后的空肠出血或全身疾病所致急性上消化道出血,经口腔呕吐。呕血可呈咖啡色,暗红色或鲜红色。呕血要与口腔、鼻咽部出血以及咯血鉴别(见咯血)。

【临床诊断思路】

见图 3-13。

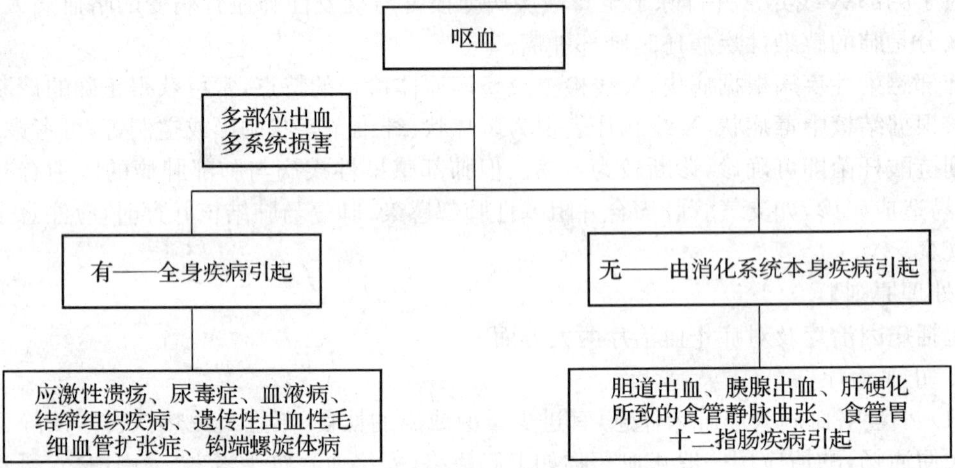

图 3-13 呕血的诊断思路

1. 确定是否伴有多部位出血和多系统损害。

根据有无多部位出血和多系统损害将呕血分为两大类:若无则为消化道本身疾病所致。

1) 全身性疾病主要有以下几个疾病可引起上消化道出血。

(1) 血液病。

(2) 尿毒症。

(3) 应激性溃疡。

(4) 结缔组织疾病。

(5) 遗传性出血性毛细血管扩张症。

(6) 钩端螺旋体病。

2) 无多部位出血和多系统损害,考虑呕血由消化系统本身疾病引起。

2. 根据有无胆、胰、肝病征象,确认或排除胆、胰、肝病引起的出血。

(1) 胆管出血:在西方国家是由于车祸所引起的肝脏创伤及肝内外肿瘤或结石所致。国内则以肝胆系统化脓性感染为最常见原因,胆石症次之。右上腹痛、上消化道出血和黄疸是胆管出血的三联征。

(2) 胰腺出血:慢性胰腺炎反复发作引起脂肪坏死、出血、假性囊肿形成。囊肿壁内胰酶腐蚀囊壁小血管可引起囊内出血。如腐蚀邻近大血管可引起消化道出血甚至腹腔内出血。

(3) 肝硬化所致的食管胃底静脉曲张破裂:其出血的特点是突然、大量,甚至呈喷射性呕血。既往有病毒性肝炎、血吸虫病或慢性乙醇中毒史;体检发现肝功能损害及门脉高压症,如巩膜黄染、血管痣,肝掌、脾肿大、腹壁静脉怒张、腹部移动性浊音等,则有助于食管胃底静脉曲张破裂出血的诊断。但因脾脏常在上消化道出血后暂时缩小，诊断时不应过分强调脾肿大为依据。肝功能检查异常，B超检查可显示出肝硬化的大小、外形改变以及发现脾脏肿大等，可作为食管胃底静脉曲张破裂出血的佐证。

值得强调的是，由于肝硬化病人因静脉淤血、缺氧等因素，易使充血性胃病、糜烂性胃炎或溃疡病等发病率增高，绝非全由食管或胃底静脉曲张破裂引起。其中约1/3的病人出血实际上源自消化性溃疡或出血糜烂性胃炎。随着食管纤维镜和纤维胃镜急症使用，对肝硬化伴发上消化道出血的原因到底是食管与胃底静脉曲张破裂，还是溃疡抑或胃炎引起，其诊断正确率已大大提高。

如果没有胆、胰、肝病变的征象，则呕血考虑由食管、胃、十二指肠疾病引起。

随着纤维内镜的急症使用，对出血的正确诊断率有很大的提高。

3. 为了进一步明确食管、胃、十二指肠的出血部位、病变性质可做急症特殊检查。

(1) 胃管抽吸。

(2) 紧急上消化道内镜检查。

(3) 选择性动脉造影。

(4) 早期X线检查。

(5) 荧光素棉线试验。

经过上述的特殊检测手段，使绝大多数的呕血病人明确病变部位以及病变的性质。引起呕血常见病因有食管、胃，十二指肠疾病，如下所述。

1. 食管病变(除前述的食管胃底静脉破裂)

(1) 食管炎：本病引起的上消化道出血以呕血为主，一般出血较慢而且量少，可被误诊为溃疡病出血。

(2) 食管憩室炎：本病并发炎症或溃疡时，可发生急性出血，以呕血为主。

(3) 食管消化性溃疡：本病常发生于消化性食管炎或食管的异位胃黏膜的基础上，食管下端近贲门处，可并发急性出血。

(4) 食管癌：食管癌伴发出血于癌肿晚期发生。一般为小量持续出血，以呕血为主。本病以进行性吞咽困难为主要临床表现，此症状常见于呕血发生后。

(5) 食管异物：食管大出血多为食管异物(如鱼骨、鸡骨)的严重并发症，乃由于损伤大血管所致，偶尔穿刺主动脉引起致命性大出血，但大多为小量的出血。

(6) 食管贲门黏膜撕裂症：发病机制为频繁剧烈的恶心呕吐，腹腔内压骤然升高，导致食管下端和贲门处黏膜及黏膜下层纵形撕裂，黏膜下小动脉和其他血管大量出血。本综合征可见于任何年龄。过量饮酒为常见诱因，严重呃逆、妊娠呕吐，剧烈吐泻，用力排便等亦可引起贲门黏膜撕裂。临床表现为剧烈呕吐后，出现烧灼感和呕血，体检除一些与出血有关体征外常无特殊发现。

2. 胃、十二指肠病变

(1) 消化性溃疡：溃疡病出血约占上消化道出血的50%，其中十二指肠球部溃疡占半数以上。慢性、周期性、节律性上腹痛多提示出血来自本病。特别是在出血前疼痛加剧，出血后减轻或缓解，更有助于本病的诊断。溃疡出血均发生于活动期，为溃疡周围或基底肉芽组织的血管破裂所致。

(2) 急性胃黏膜糜烂：又名急性出血糜烂性胃炎。其特点为黏膜充血、出血、糜烂，甚至多发性浅表溃疡，深度一般不超过肌层。发病率仅次于溃疡病，占25%左右。有服用阿司匹林(乙酰水杨酸)等损害胃黏膜的药物、酗酒、应激状态者,当发生出血时,应考虑本病的可能。慢性糜烂一般都在胃窦部,应激性急性糜烂多在胃底部,而胆汁反流所致的胃黏膜急性糜烂则多在胃窦部。

胃黏膜急性糜烂除出血外,无明显其他临床表现。在出血停止数天,有时甚至24~48小时后,病变即可消失。

(3) 胃癌:在呕血中占3%~6%。对中年以上病人,近期出现上腹部不适,伴有厌食、消瘦者,应警惕胃癌的可能。一般胃癌出血多因癌肿糜烂或溃疡,侵蚀基底部或周边血管所致。

(4) 胆汁反流:本症作为呕血的病因近几年受到重视。正常情况下,由于幽门括约肌的特殊结构,胆汁不能反流入胃腔。但在幽门成形术,胃部分切除及胃空肠吻合术后,尤其是十二指肠球部溃疡、幽门管溃疡等病变均可导致幽门功能改变。此外,吸烟、饮酒及慢性肺部疾患等亦可引起幽门括约肌功能异常。胆汁返流进入胃腔,胆酸、溶血卵磷脂等胆汁内有害物质,加上胃酸的协同作用,可使胃黏膜屏障受到严重损害,返流时间过久,则渐渐形成黏膜结构的变异。近年来被某些学者命名为慢性胃黏膜反应(chronic gastric mucosal reaction,CGMR)。

(5) 其他少见的原因有:胃石症、胃结核、胃黏膜下恒径小动脉破溃、钩虫病。

4. 粗略估计上消化道出血的量。

大便隐血试验阳性者,提示每日出血量在50~70 ml以上;呕血者,胃内积血常超过250~300 ml;收缩压在80 mmHg左右者,估计失血量达1 500 ml,为全身血液量的一半左右;收缩压在60 mmHg左右者,估计失血量达2 500 ml。高血压病人例外。

【处理原则】

1. 加强护理　呕血时将病人平卧头偏向一侧,防止窒息发生、暂禁食,生命体征监护,必要时中心静脉压监测。

2. 补充血容量　可用等渗盐水、右旋糖酐或其他血浆代用品积极补充血容量,维持有效血循环。休克时应立即输血,维持血压在100 mmHg左右。

3. 止血

(1) 抑制胃酸分泌:①H_2受体拮抗剂,如甲氰咪呱、雷尼替丁、法莫替丁静脉滴注,对消化性溃疡及急性胃黏膜病变出血有一定疗效。②质子泵抑制剂如奥美拉唑(洛赛克)或兰索拉唑、泮托拉唑等(口服或静脉注射,主要适用于消化性溃疡出血)。

(2) 药物止血:①无明显恶心呕吐者给予冷盐水加去甲肾上腺素口服,收缩血管止血。②凝血酶口服或鼻饲。③垂体后叶素每分钟0.2~0.3U持续静滴,止血后改为0.1U维持8~12小时,适用于食管胃底静脉曲张破裂出血。但对高血压、冠心病、孕妇、心律失常、心肌缺血慎用。④生长抑素类药物如奥曲肽或施他宁缓慢静推,继之静滴,出血停止后再维持8~72小时。适用于食管胃底静脉曲张破裂病人。

(3) 内窥镜下止血,内窥镜下对出血灶喷洒止血药如去甲肾上腺素、凝血酶,亦可用激光、微波、热凝固疗法、高频电灼等方法。对食管静脉曲张破裂出血可直视下注射硬化剂等。

(4) 三腔两囊管压迫止血,适用于食管胃底静脉曲张破裂出血,有确切疗效。

(5) 栓塞治疗,可经肝胃奇静脉栓塞治疗。

(6) 经颈静脉肝内门-体分流术,适用于食管胃底静脉曲张破裂出血。

(7) 外科手术,当内科止血无效,而出血部位明确时,或发生再次大出血病人,无手术禁忌情况下，可紧急外科手术治疗。

心 悸

心悸是一个常见症状。病人自觉心跳或心慌，伴有心前区不适感。当心率缓慢常感到心脏搏动强烈，心率加快时可感到心脏跳动，甚至可感到心前区振动。体检检查时可发现心率加快、减慢或心律不齐。

【临床诊断思路】

见图 3－14。

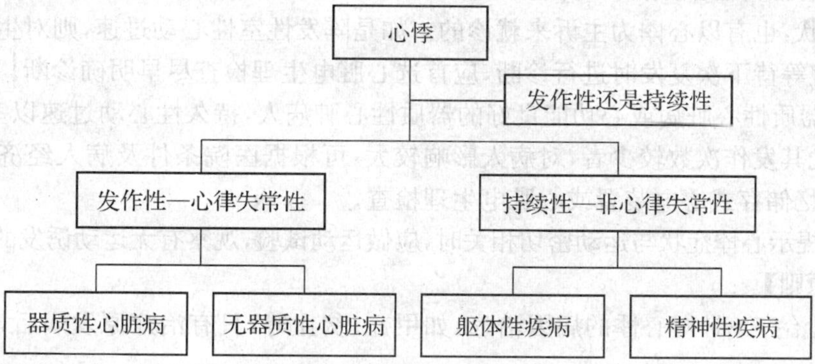

图 3－14 心悸的诊断思路

1. 通过病史区别心律失常抑或非心律失常引起的心悸。

通常，心律失常引起的心悸多呈发作性，非心律失常性心悸呈持续性，且有心搏强烈的感觉。后者可因心脏扩大、肥大引起的心缩力增强引起，也可能是其他疾病引起心动过速或心缩力增强的结果。

对于发作性心悸，应了解起始与终止是突然性抑或逐渐发生。前者提示阵发性心动过速，后者提示窦性心动过速。发作持续时间对判断心律失常类型有重要意义。若病人诉说心悸转瞬即逝或者感到心脏突然蹦一下，提示早搏是其原因。如突然心悸发作持续一段时间后骤然停止，提示阵发性心动过速。

2. 对非心律失常性心悸，明确有无躯体性疾病及其严重程度。

非心脏性躯体疾病，如甲状腺功能亢进症（简称甲亢）、贫血、发热、缺氧、类癌及嗜铬细胞瘤等均可引起持续性心悸。贫血与甲亢的诊断一般不难。有时甲亢病人只表现为持续性窦性心动过速或心房纤颤，而其他症状不明显，临床医生应时刻想到这一可能性。对不明原因心房纤颤或窦性心动过速病人，甲状腺功能检查应列为常规。嗜铬细胞瘤病人表现为血压升高，血、尿儿茶酚胺及其代谢产物测定有助于诊断。许多药物及某些兴奋药等均可引起心悸。饮用咖啡或乙醇后也可发生心悸。排除了器质性疾病及药物因素（询问服药史）引起心悸的原因后，结合其他症状如头昏、失眠、焦虑等可考虑精神因素引起的心悸。

3. 通过动态心电图等检查进一步明确心律失常性心悸的原因。

心律失常可由心脏病引起，也可在无器质性心脏病基础上发生。可以每天发生，也可数天、数周甚至数月、数年发生一次。不管有无心脏病，若心悸发作频率很高，普通心电图捕捉不到心律失常时，可做动态心电图检查。若发作次数少或不可预测其何时发生，即使动态心电图检查，明确诊断的机会也很小。对这类病人，可视两种情况分别处理。

1）瞬间心悸：多提示早搏或短阵心动过速。缓慢心律失常，如窦性静止、窦房传导阻滞，极少引起心悸感觉。如窦性停搏时间较长常引起头昏、昏厥的症状。但心动过缓促使异位搏动产生时，也可有心悸感。对发作次数少、心悸时间极短的病人，佩戴病人自己启动、记忆储存式心电装置较合适，病人觉心悸时立即启动按钮，事后可将记录的心电信号回放出来。

2）阵发性心悸：每次发作持续时间较长，多提示阵发性心动过速，如室上速、室速或阵发性房颤。多数情况下，因为持续时间较长，在条件许可的地方（如城市）应有足够时间到达医院做急诊心电图检查明确诊断。对不能及时确诊的病人，可佩戴记忆储存式心电装置及（或）做心脏电生理检查。

（1）严重器质性心脏病、心功能严重受损的病人，持久性心动过速常引起头昏、胸痛甚至晕厥等症状，也有以心悸为主诉来就诊的。如是阵发性室性心动过速，则对生命具有较大威胁，故不宜等待下次复发时进行诊断，应首选心脏电生理检查尽早明确诊断。

（2）无器质性心脏病或心功能良好的器质性心脏病人，持久性心动过速以室上性多见，预后较好，尤其发作次数较少者，对病人影响较大，可根据医院条件及病人经济条件等情况决定佩戴记忆储存式心电装置或心脏电生理检查。

当病史提示心悸症状与运动密切相关时，应做运动试验，观察有无运动诱发的心律失常。

【处理原则】

1. 病因治疗　针对心悸的病因治疗，如甲亢、贫血等，只有治疗原发病后，心悸才可消失。

2. 心律失常性心悸治疗　视心律失常的性质而定。对持久性室上速或室速，应予充分治疗。对早搏或非持久性心动过速，迄今尚无过硬资料表明心律失常药物的使用可改善病人预后。对心肌梗死后室早病人使用Ic类抗心律失常药物（恩卡尼、氟卡尼、普罗帕酮）反而增加猝死率与总死亡率，故不宜使用该类药物。对无明显器质性心脏病的早搏或短阵心动过速病人，若心悸症状明显，可考虑给予镇静药及（或）β-阻断药，有时也可考虑短期使用某些抗心律失常药物，以消除或减轻症状为治疗目的，而不能以“消灭”心电图上的早搏为目标。

胸　痛

胸痛是指各种因素如炎症、缺氧、癌肿浸润、组织坏死以及物理和化学因子等刺激胸部的感觉神经纤维，产生痛觉冲动传至大脑皮质的痛觉中枢而引起的局部疼痛。临床上遇到的胸痛有两大类：①急性胸痛。②发作性胸痛。简单的病史很容易将急性胸痛与发作性胸痛区别开来。

【临床诊断思路】

（一）急性胸痛

见图 3－15。

1. 首先根据胸痛特点区分为内脏疾病与胸壁疾病所致的胸痛。后者疼痛有 3 个特点：胸痛固定于病变部位；患部有压痛；胸廓活动如呼吸、咳嗽、举臂使胸痛加剧。部分病人可有外伤史。

（1）皮肤及皮下组织病变时，外观有异常改变不来诊断。带状疱疹未出现疱疹时的疼痛易误诊为肋间神经痛或心绞痛，应予注意。

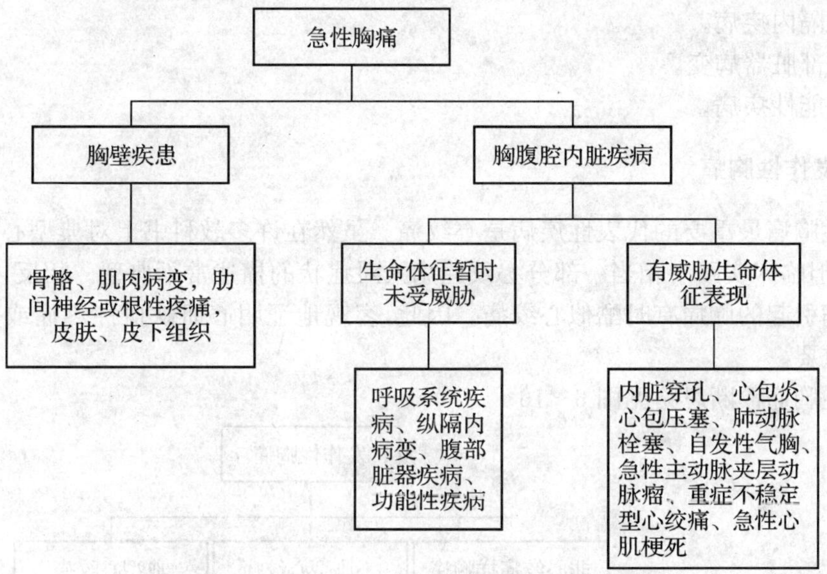

图 3－15　急性胸痛的诊断思路

(2) 肋间神经或根性疼痛的性质为刺痛或灼痛,沿肋间神经分布或放射至肩部。怀疑胸段脊髓压迫症,做椎管造影等检查。

(3) 骨、关节病变局部有压痛,局部体征多较显著,X 线检查多能确定诊断。

(4) 肌肉病变多有损伤或劳伤史,活动胸部肌肉可疼痛显著加剧。流行性胸痛的特点是:病毒全身感染的症状与体征,如发热、咽痛;胸、腹部肌肉常同时累及,甚至全身肌肉均可发生疼痛;肌痛最剧烈的部位可有变迁。

2. 除外胸壁疾病后,考虑是否有危及生命的严重急症可能。

这些疾病是急性心肌梗死、急性主动脉夹层血肿、主动脉窦动脉瘤破裂、肺动脉栓塞、急性心包炎及心包压塞、自发性气胸及上腹部某些急腹症。

简单的病史、体检及床边心电图可将心肌缺血性疼痛与非心肌缺血性疼痛的疾病区别开来。床边心电图检查对急性胸痛甚至上腹疼痛的病人,尤其中老年病人应列为常规。

3. 进一步确诊心肌缺血性胸痛。

(1) 急性心肌梗死。

(2) 重症不稳定型心绞痛。

4. 进一步诊断具有威胁生命的非缺血性胸痛疾病。

通过第 2 步诊断程序,初步确定为非心肌缺血性胸痛后,应有选择地做 X 线、心超声及实验室检查,对其他可能威胁生命的胸痛急症进一步明确诊断。

(1) 肺动脉栓塞。

(2) 急性主动脉夹层血肿。

(3) 瓦氏窦瘤破裂。

5. 其他原因急性胸痛的进一步诊断。

前面叙述的急性胸痛疾病如不及时诊治可能迅速危及生命。下而提到的一些疾病虽不如前述的胸痛疾病凶险,但如延误诊断,也可能造成严重后果,故应予重视。这些疾病有:

(1) 呼吸系统疾病。

(2) 纵隔内疾病。

(3) 腹部脏器病变。

(4) 功能性疾病。

(二) 发作性胸痛

发作性胸痛最重要的代表性疾病是心绞痛。虽然在许多教科书上对典型心绞痛作了精彩的描写，但临床实践中相当一部分心绞痛病人对症状的描述常不典型。相反，一些非心肌缺血性疾病引起的胸痛有时酷似心绞痛。因此，客观地证明心肌缺血性疼痛或其他疾病的疼痛至关重要。

发作性胸痛诊断思路见图 3-16。

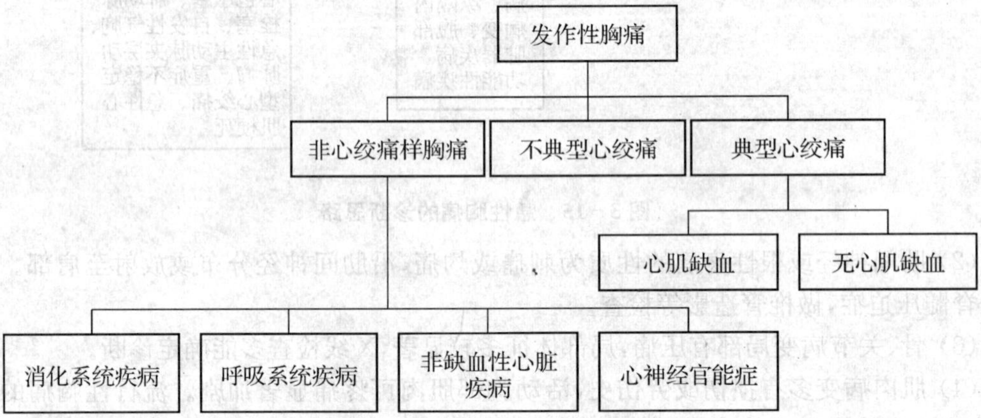

图 3-16 发作性胸痛诊断思路

1. 首先对发作性胸痛作出分类。

根据发作性胸痛的特点，大部分病人可分成以下 3 类：①典型心绞痛样症状；②症状不典型，但部分特点与心绞痛相似；③症状显然不符合心绞痛，如烧灼样疼痛、刺痛，或长达数小时之久的心尖部疼痛而活动如常，或伴有明显消化道症状或精神症状等。据研究，这三类不同症状的 45 岁以上病人中，冠心病患病率分别为 90%、50%及 5%。因此，具有典型心绞痛特点的 45 岁以上病人，尤其是男性，即使不做进一步检查，医生根据病史也有 90%的把握可以诊断冠心病。病史不典型者，仅靠病史正确诊断及误诊率各占一半。冠心病危险因素虽有诊断参考价值，但更重要的是进一步检查。对显然不符合心绞痛的胸痛病人，着重针对病因作有关检查，进一步的心脏方面检查常常起到否定冠心病的作用。

胸痛发作时心电图检查具有较大价值，应仔细观察 ST-T 改变，并与胸痛发作前后的心电图比较，若有动态性 ST-T 改变对诊断心绞痛的价值较大。临床实践中，恰好抓住胸痛发作时能获得心电图资料的机会不多。因此，绝大部分发作性胸痛病人需作下一步检查才能明确诊断。

2. 根据一些非创伤性检查肯定或否定心肌缺血性胸痛。

1)运动试验：这是最简单、经验积累最丰富的非创伤性检查，故应列为首选。从诊断角度看，对 45 岁以上典型心绞痛病人运动试验的价值除进一步证实诊断外，主要在于发现有无强阳性指标。强阳性指标包括：平板运动实验不能完成 Bruce 方案 2 级；运动后收缩压下降>10mmHg；运动引起的 ST 段缺血性下降>2mm。当出现强阳性指标时，表明病人属冠心病高危病人，应做冠状动脉造影，积极治疗。

2)放射性核素研究：该试验的诊断敏感性与特异性稍高于运动试验。放射核素心室造影适用对判断左室运动功能较好，心肌灌注扫描对发现心肌缺血较佳。放射性核素研究的适应证有：

(1) 症状不典型或无症状病人运动试验阳性时，帮助进一步肯定或否定诊断。

(2) 稳定性心绞痛病人症状轻微，而运动试验强阳性，进一步确定可逆性缺血的严重性。

(3) 静息心电图已有异常，运动试验结果难于解释其意义时，心肌灌注扫描有助于诊断是否存在可逆性心肌缺血。

(4) 典型心绞痛病人运动试验意外地出现阴性或模棱两可的结果时，可进一步帮助诊断。如核素试验结果仍为阴性，提示进一步检查应朝非冠心病方向进行。

3) 心超声检查：结合运动试验，超声心动图检查可发现缺血心肌的节段性活动异常。也可结合静注大剂量双嘧达莫(潘生丁)，观察区域性室壁活动异常作为心肌缺血指标。本法所需设备较简单，但需要有经验的医师全面观察确定。

4) 动态心电图检查：某些稳定的静息型心绞痛病人，运动试验及核素试验结果可为阴性。心肌缺血的诱发可能不是用氧增加，而可能由于冠状动脉痉挛引起，动态心电图检查有助于这类病人的诊断。

5) 过度换气及冷加压试验：少数高度提示变异性心绞痛，但仔细检查期间无自发性发作，或高度怀疑冠状动脉痉挛是胸痛主要原因而症状又不典型时，可进行这些试验。

3. 通过选择性冠状动脉造影，证实有无冠状动脉主要分支的病变。

目前该检查主要为治疗服务，很少因为纯诊断目的而作冠状动脉造影。凡通过非创伤检查已确定为高危的冠心病人、不稳定性心绞痛病人或症状严重内科治疗无效的稳定型心绞痛病人，均是冠状动脉造影的适应证，为进一步做经皮穿刺冠状动脉成形术(PTCA)或冠状动脉搭桥手术提供明确的病变部位及严重程度等资料。冠状动脉造影作为诊断手段时，适用于：①症状严重、非创伤检查结果不能肯定或否定是否系缺血性胸痛所致；②某些特殊职业人员需要作此项检查时，如飞机驾驶员等。

缺血性胸痛病人冠状动脉造影如未发现冠状动脉有显著狭窄，应做麦角胺激发试验。若试验阳性表明缺血性胸痛系冠状动脉痉挛所致。若结果阴性，可诊断为X综合征。

4. 进一步诊断非心绞痛样胸痛病人。

这类胸痛病人中，大部分属于非心脏原因的胸痛，少数由其他原因的心血管疾病所致，诊断并不困难。如遇到胸痛显然不符合典型心绞痛特点的病人，尤其是年轻病人，一开始即应该从非心脏方面入手检查。对前述的符合典型心绞痛或不典型心绞痛病人，通过详细的非创伤性检查排除心肌缺血性疼痛后，也应进一步从非心脏方面着手检查。

(1) 消化系统疾病。

(2) 呼吸系统疾病。

(3) 其他心血管疾病。

(4) 心神经官能症。

【处理原则】

1. 病因治疗　肺、胸膜、胸部的炎症性疾病，应积极抗感染。心绞痛可服用硝酸酯类药物、β-受体阻断药、钙通道阻断药等。心肌梗死和肺梗死尽早进行溶栓抗凝治疗。食管病变可用制酸药及促胃动力药物。

2. 对症止痛治疗

局部封闭：肋间神经痛及局部肌肉疼痛可用1%普鲁卡因局部封闭，肋软骨炎也可用1%普鲁卡因＋氢化考的松局部封闭，暂时止痛。

胸部损伤：炎症可给予消炎或内服镇痛药阿司匹林、吲哚美辛、索米痛片等或外用镇痛膏贴敷。

内脏疾病所致疼痛：心绞痛可含服硝酸甘油0.3～0.6 mg或硝酸异山梨醇5～10 mg。对恶性肿瘤、急性心肌梗死的剧烈疼痛可用吗啡5～10 mg皮下注射或哌替啶(度冷丁)50～100 mg肌内注射。

其他减轻疼痛方法可用理疗、按摩、穴位按压、针灸等方法，也可用欣赏音乐等放松转移对疼痛的注意力。

发　绀

发绀指皮肤、黏膜及其他组织的颜色呈青紫样改变。皮肤的异常色素或色素异常沉着有时类似发绀，仔细辨认时不难区别。影响发绀的因素颇多。内在因素如皮肤厚薄、皮肤毛细血管的丰富程度及皮肤本身的色泽等；外在因素如观察者判断颜色差别的能力、检查时的光线背景及周围温度等。发绀的最佳观察部位是末梢部位，如手足及皮肤较薄、无色素及毛细血管丰富之处颊、口唇、口腔黏膜及舌等。

发绀系血液中含有异常血红蛋白衍化物或毛细血管血流中还原血红蛋白绝对量增多所引起。临床实践中，可将发绀分成急性或非急性两种。

【临床诊断思路】

见图3－17。

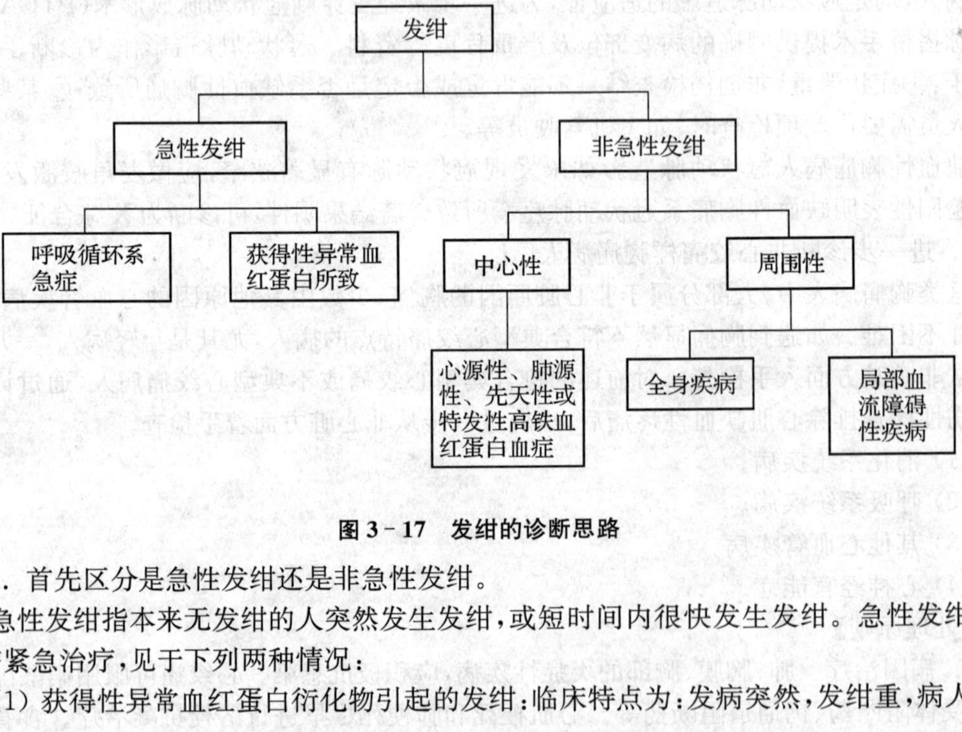

图3－17　发绀的诊断思路

1. 首先区分是急性发绀还是非急性发绀。

急性发绀指本来无发绀的人突然发生发绀，或短时间内很快发生发绀。急性发绀是急症，需紧急治疗，见于下列两种情况：

(1) 获得性异常血红蛋白衍化物引起的发绀：临床特点为：发病突然，发绀重，病人可呈衰竭状态或意识障碍但无严重呼吸困难,无心肺疾病体征。此时,应详细询问进食情况,如有无服隔夜的煮熟青菜或盐腌不久的咸菜(肠源性发绀)。了解服药或化学品接触史也不应忽视,能引起急性发绀的常用药物有伯氨喹啉、亚硝酸盐、次硝酸铋、磺胺类及非那西丁等。

(2) 呼吸、循环系统急症所致的发绀:见于急性肺部感染、急性呼吸衰竭、喉气管梗阻或急性心力衰竭、休克等严重疾病。临床特点为:①发病快,伴高度呼吸困难或血压严重下降;②有心、肺疾病证据;③高浓度吸氧可使发绀减轻;④因喉头炎症或气管异物阻塞等引起者,伴有显著吸气性呼吸困难的表现,可能有异物吸入史。经病史、体检,心电图、X线及血气分析等检查,上述疾病的诊断不难。

2. 对非急性发绀病人明确是中心性发绀或周围性发绀。

中心性发绀由于先天性心脏病右向左分流或肺部病变等致动脉血氧饱和度下降而引起。周围性发绀由于局部血流淤滞或红细胞增多引起。两者之间区别有如下几点:

(1) 中心性发绀为全身性,不仅见于四肢及颜面,也见于口腔黏膜、舌及躯干。周围性发绀仅见于身体下垂及末梢部位,如颜面及肢端。

(2) 中心性紫绀的发绀部位常是温暖的,周围性发绀部位是冰冷的。

(3) 加热或按摩发绀部位,前者发绀程度不变,后者可减轻或消失。

(4) 中心性发绀可出现杵状指(也可不出现),周围性发绀不发生杵状指。

(5) 运动可使中心性发绀加重,周围性发绀可减轻。

(6) 如鉴别有困难,动脉血氧饱和度测定可确定诊断。前者通常降至85%或以下,后者在正常范围。

临床上见到的发绀在许多情况下属混合性,如左心衰竭或肺部疾病病人,开始时属中心性发绀,当发生右心衰竭后,由于静脉压升高,体循环血流淤滞,周围性发绀亦同时出现。

3. 进一步明确发绀原因。

1) 周围性发绀:血液通过周围循环毛细血管时血流速度减慢、淤滞,组织耗氧率增加,至还原血红蛋白超过50g/L时即发生紫绀。这种情况可见于全身性疾病或局限性病变。

发绀如限于身体某一局部,常指示局部血流障碍性疾病。一侧肢体发绀伴水肿见于局部静脉阻塞性病变;肢体出现疼痛,动脉搏动极弱或缺如,见于动脉阻塞病变。手足出现雷诺现象(苍白→紫绀→变红),应寻找原因,特别是结缔组织疾病。青年女性双手有冷感与发绀,寒冷可使症状加重,无雷诺现象,提示肢端发绀症(一种自主神经官能症)。如肢体下垂后出现发绀,上举后消失,提示系统性小静脉功能不全。

全身血流障碍引起的周围性发绀见于三尖瓣病变、重症肺动脉瓣狭窄、原发性肺动脉高压、缩窄性心包炎及少见的真性红细胞增多症等。

2) 中心性发绀

(1) 肺性发绀:见于急、慢性呼吸系统疾病,各种心脏病引起的肺淤血,肺动、静脉瘘。

(2) 心性发绀:当发绀伴杵状指及红细胞增多三大主征出现时,首先应怀疑先天性心脏病的存在。少数慢性肺部疾病的病例也可发生此类发绀。但后天性心脏病如风湿性瓣膜病发生心力衰竭和发绀时,无杵状指发生。

(3) 先天性高铁血红蛋白血症:自幼发绀,家族史,无杵状指,无心肺疾病证据,注射亚甲蓝或大量维生素C可使发绀暂时消退。分光光度镜检查可确诊,罕见。

(4) 特发性高铁血红蛋白血症:见于女性,阵发性发生,与月经周期有关。本病罕见。

【处理原则】

1. 急性发绀应采取急救措施。急性发绀是临床急症，应迅速采取果断措施，如上呼吸道梗阻引起发绀及极度呼吸困难者应立即气管切开，取出异物。获得性高铁血红蛋白血症所致的发绀应迅速给以特效解救药如静注亚甲蓝，吸氧的效果很差。

2. 非急性发绀的治疗主要针对病因。吸氧对减轻肺性发绀效果良好，而对心源性发绀基本上无效。但当心性发绀合并发生肺淤血或其他肺部并发症时吸氧有一定效果。

水　肿

人体组织间隙有过多的液体积聚时称为水肿。水肿可分为全身性和局部性。全身性水肿时液体在体内组织间隙呈弥漫性分布。当液量相当多时则出现压陷性水肿。

【临床诊断思路】

见图 3－18。

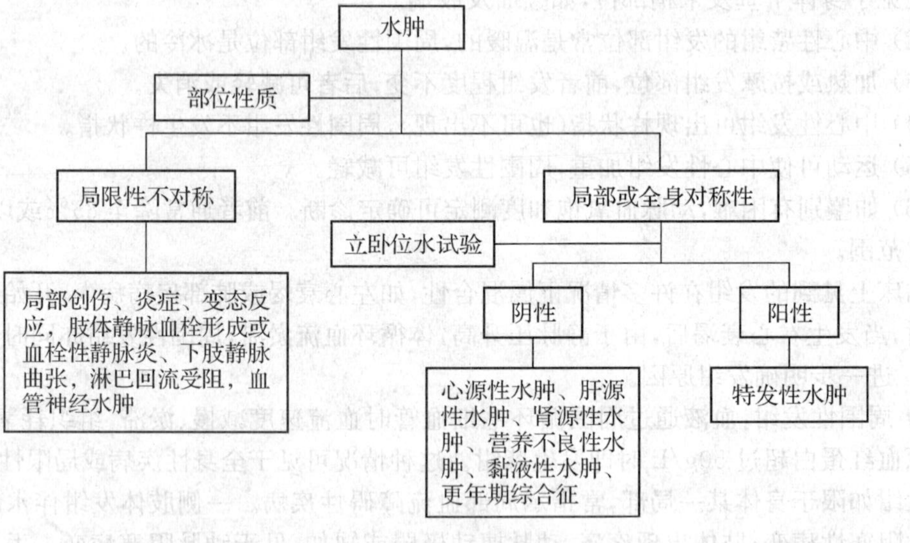

图 3－18　水肿的诊断思路

1. 区分是局限性水肿还是全身性水肿。

局限性水肿可根据其临床特征，确认之：①不对称；②局部性；③局部除水肿外，尚可发现其他体征。如创伤、炎症、变态反应、静脉病变、血管神经性水肿等原因。

在排除局限性水肿后，才考虑全身性水肿。其特点为：①对称性，如双眼睑浮肿；②多数全身性水肿由局部水肿(对称性)发展而来；⑨常有全身性病因可寻。

2. 根据病因和立卧位水试验将全身性水肿分为继发性和特发性。

继发性水肿常可找到全身性病因。其常见的病因有心源性、肾源性、肝源性、营养不良性、内分泌性等五类。排除继发性水肿后，才考虑特发性水肿，立卧位水试验阳性将有助于本水肿的诊断。

【处理原则】

1. 局限性水肿　主要是消除引起水肿局部病因。有时辅以抬高患肢，冷敷、热敷等消肿措施。

2. 继发性水肿主要是病因治疗。必要时，可根据不同类型的水肿辅以利尿药，纠正血浆低白蛋白血症、腹水穿刺放液术、腹水超滤回输术等措施。

3. 特发性水肿可试用调整自主神经功能的药物以及利尿药,常取得良效。

恶心与呕吐

呕吐是由于延脑的呕吐中枢和化学感受器触发区受到刺激而发生的胃内容物通过食管迅速排出体外的一种症状,呕吐包括恶心、干呕和呕吐3期。不伴有恶心和由膈、肋间及腹肌强烈收缩等协调动作产生的食物由胃流入口腔称反食,应首先与呕吐相区别。

【临床诊断思路】

见图3-19。

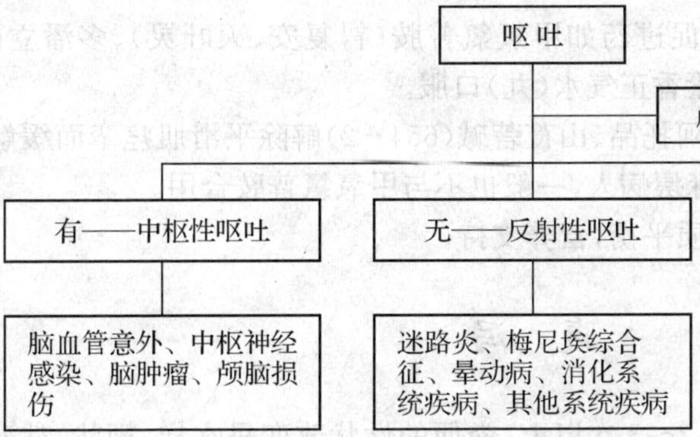

图3-19 呕吐的诊断思路

1. 首先根据有无颅内高压症将呕吐区分为中枢性呕吐和反射性呕吐。所谓颅内高压症是指剧烈的头痛、喷射性呕吐和视盘水肿三联征。若呕吐为喷射性,且与剧烈头痛、视盘水肿同时存在,则此呕吐可诊断为中枢性呕吐。呕吐后,头痛症状将明显减轻。若呕吐为非喷射性,常以恶心为先兆,恶心、干呕、呕吐三期先后出现,且无剧烈头痛、视盘水肿并存,则此呕吐称为反射性呕吐。

2. 进一步明确中枢性呕吐的病因。引起中枢性呕吐的常见病因有颅脑外伤、中枢神经系统感染、脑血管意外特别是脑出血、脑肿瘤。脑脊液检查对中枢性呕吐的病因鉴别极为重要。颅脑CT、脑血管造影等有助于获得确凿的诊断依据。

3. 根据有无发作性眩晕可以将反射性呕吐区分为前庭障碍性呕吐和非前庭障碍性呕吐。

4. 根据发作性眩晕的特点进一步明确前庭障碍性呕吐的病因。引起前庭障碍性呕吐的常见病因有:①迷路炎:除发作性眩晕外,伴有恶心、呕吐、眼球震颤等。迷路炎常与急、慢性化脓性中耳炎同时存在,因此耳疾的检查有利于诊断。②梅尼埃病:表现为水平性旋转性眩晕,常伴有耳鸣。眩晕发作时可有面色苍白、出冷汗、恶心、呕吐、血压下降等反射性迷走神经刺激症状。发病多在中年,每次发作症状相似。③晕动病:乘车、船时发生。

5. 根据系统症状的特点进一步明确非前庭障碍的反射性呕吐的病因。

(1) 以消化系统症状为主:引起呕吐的消化系统疾病颇多,如胃、十二指肠疾病,腹腔脏器急性炎症,急性病毒性肝炎,肠梗阻等。

(2) 其他系统症状为主:急性心肌梗死的早期,特别当心绞痛剧烈时常发生恶心、呕吐,充血性心衰竭时可发生呕吐,低血压伴昏厥或休克早期亦可有恶心、呕吐;肾结石发生肾绞痛的同时出现呕吐,1/3的急性肾盂肾炎以恶心、呕吐起病,尿毒症时可发生恶心、呕吐,当发生尿毒症性胃炎时呕吐更显著;电解质紊乱、糖尿病酮症酸中毒、甲状腺功能亢进危象、妊娠和妊娠中毒症、全身感染均可发生恶心、呕吐。某些药物的毒性作用如洋地黄、细胞毒药物的使用过程中亦可发生恶心、呕吐。

6. 排除上述原因的呕吐后,应注意到有无神经官能性呕吐。

呕吐可为胃神经官能症或癔病的症状之一。其特点是常发生于神经不稳定的女性,呕吐与精神刺激关系密切。呕吐常于食后立即发生,呕吐全不费力,吐出量不多,吐完又可再食。对神经官能性呕吐的诊断须取谨慎态度,常需排除器质性病变后才考虑此诊断。

【处理原则】

1. 病因治疗　针对引起恶心、呕吐的病因治疗原发病。

2. 对症治疗

(1) 止吐:可用胃肠运动功能促进药如甲氧氯普胺(胃复安、灭吐灵)、多潘立酮(吗丁啉),西沙必利餐前口服。也可用藿香正气水(丸)口服。

(2) 解痉止痛:可用抗胆碱药阿托品、山莨菪碱(654-2)解除平滑肌痉挛而缓解恶心呕吐,同时止痛作用,但不能用于肠麻痹病人,一般也不与甲氧氯普胺合用。

(3) 一般治疗,维持水和电解质平衡,营养支持。

腹　泻

腹泻系指排便次数增加,每日2～3次以上,粪便的性状改变呈水样、糊状、黏液或黏液血便等。腹泻分为急性腹泻和慢性腹泻两种,就病因而言,可分为感染性腹泻和非感染性腹泻两大类。急性腹泻病程在2个月以内。腹泻迁延不愈或反复发作病程超过2个月以上者称为慢性腹泻。腹泻病程中可出现痉挛性腹痛、严重者可有不同的脱水表现。感染性腹泻多伴有发热和中毒症状,在临床中多见。

(一) 急性腹泻

一般健康人每日排便1次,成形,外附少量黏液;部分正常人一天排便1次以上或3～4天才排便1次,但粪便均成形。腹泻是指大便次数增多,且呈不同程度的稀便,或水样便,或脓血便或含脂肪。急性腹泻为急性起病,历时短暂、常数日即止,最长不超过2个月。

【临床诊断思路】

见图3-20。

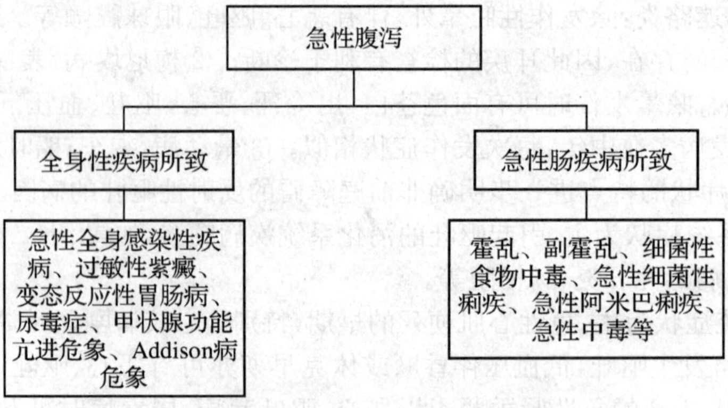

图3-20　急性腹泻的诊断思路

1. 首先根据症状将急性腹泻分为全身性疾病和急性肠疾病所致。

凡全身症状明显，则急性腹泻常由全身性疾病引起，再根据各自的临床特征予以诊断。

若腹部症状为主，则考虑急性肠疾病引起的急性腹泻。临床上急性腹泻绝大多数由肠道疾病所致，但必须先排除全身性疾病造成的可能。

2. 根据粪便常规和病原学检查将急性肠疾病区分为急性肠道感染和急性肠道非感染性疾病。

急性肠道感染除病毒性肠炎外，常常通过粪便涂片可查获致病的病原体（如细菌、真菌、原虫），并在使用抗生素以前送检大便培养可进一步得以证实。粪便常规多可查获脓细胞及（或）红细胞，甚或吞噬细胞等。

粪便病原学检查阴性者多为急性肠道非感染性疾病。但病毒性肠炎和某些急性细菌性或原虫性、真菌性肠炎的轻型粪便学检查也可出现阴性。因此对粪便病原学检查阴性者应全面分析其临床症状和体征，才能做出中肯的诊断。

3. 根据有无流行病史将急性肠道感染区分为两类。

(1) 有流行病史，常见于细菌性食物中毒、霍乱、副霍乱以及病毒性肠炎。

(2) 无流行病史者，常见于细菌性痢疾、急性阿米巴痢疾、急性血吸虫病和白色念珠菌肠炎等。

4. 根据有无中毒史将急性肠道非感染性疾病区分为急性中毒和其他疾病两种情况。

1) 急性中毒：常有中毒史。

(1) 化学毒剂急性中毒（包括重金属中毒）。

(2) 毒蕈中毒。

(3) 河豚中毒。

(4) 药物中毒及不良反应。

2) 其他：无中毒史。

(1) 急性出血性坏死性肠炎。

(2) 急性阑尾炎。

(3) 急性克隆病。

【处理原则】

根据急性腹泻的严重程度选择正确的治疗方案。

1. 如为严重急性腹泻，病人因丧失大量体液发生了周围循环衰竭，为此，迅速补充液体是当务之急。补充的总量常需 3 000 ml 以上，要求在 4～8 小时内静脉输入补液总量的 1/2～1/3，其余 1/2～2/3 在 24 小时～48 小时内输入。补液的同时应适当补充 K^+，HCO_3^- 等。可根据测定的血清钾、HCO_3^- 浓度按公式计算补充。

2. 急性腹泻多数由感染引起，根据临床特点及实验室检查结果，估计可能的病原菌以选择有效的抗菌素。如果病情严重，静脉给药；如果病情较轻，可口服抗菌药物。

3. 根据不同病因采取不同的病因治疗。如感染所致，则抗菌治疗为主；如中毒引起，脱离中毒源以及相应的解毒治疗；由全身疾病引起的治疗原发病为主。

4. 急性腹泻均应给以止泻药如活性炭、碳酸铋、地芬诺酯（苯乙哌啶）等，必要时可使用吗啡、可待因等麻醉药物。这类药物应慎用，以防病人成隐。

（二）慢性腹泻

慢性腹泻是指大便次数增多，大便不成形，稀薄或有脓、血、黏液混杂。间歇或持续 2 个月以上。慢性腹泻原因复杂，可由于慢性消化系疾病，消化系以外的慢性病变以及其他原因而引起。其中以肠道感染性疾病、功能性腹泻与肠道肿瘤为多见。

【临床诊断思路】

见图 3－21、图 3－22。

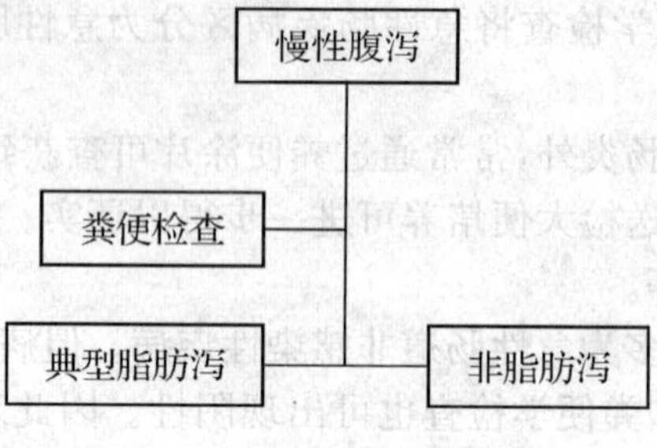

图 3－21　慢性腹泻的诊断思路

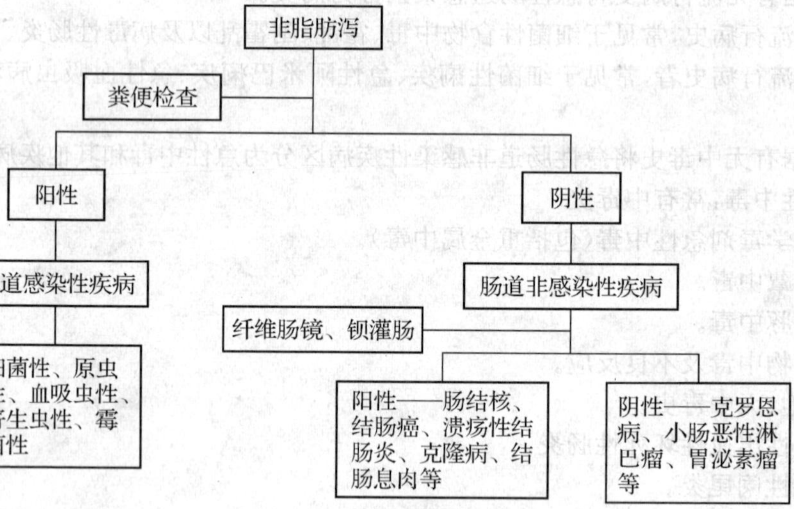

图 3－22　非脂肪泻的诊断思路

1. 首先将慢性腹泻区分为脂肪泻和非脂肪泻。

典型的脂肪泻为大便量多，不成形，淡棕或黄色，也可带灰色，呈恶臭，表面有油腻状光泽，常可飘浮在大便盆上。粪脂测定是诊断脂肪泻的一个简便的方法。正常人每日服脂肪 50～100g 时，粪脂量相当恒定，24 小时小于 5g；如 24 小时大于 6g，可认为有脂肪吸收不良。为了避免误差，应连续测定 3 天，取其平均值。大便标本苏丹Ⅲ染色后在显微镜下找脂肪滴是测定粪脂的最简便的定性方法。临床上脂肪泻病人罕见。绝大多数慢性腹泻系非脂肪泻。

2. 根据大便常规和培养检查，将慢性非脂肪泻区分为肠道感染性疾病和肠道非感染性疾病。

大便检查对慢性非脂肪泻的诊断和鉴别诊断颇具重要意义。大便检查应包括接诊医师直接观察病人大便的性状、显微镜常规检查以及大便病原学检查。肠道慢性感染性疾病除肠结核外，常通过大便检查取得诊断依据。有时大便病原学检查反复多次进行，才获取确诊依据。

肠道慢性感染性疾病（除肠结核外）常见的有以下几种。

（1）慢性细菌性痢疾。

（2）慢性阿米巴痢疾。

（3）慢性血吸虫病。

（4）寄生虫感染。

（5）肠念珠菌病。

3. 通过纤维结肠镜或钡剂灌肠检查，将肠道慢性非感染性疾病（肠结核为特殊情况）区分为两类。

1）阳性结果者常见于以下6个病。

（1）肠结核。

（2）结肠癌。

（3）溃疡性结肠炎。

（4）克罗恩病。

（5）结肠息肉。

（6）慢性结肠憩室炎。

2）阴性者见4。

4. 对纤维结肠镜或钡灌肠阴性者，再通过上、中消化道钡餐透视和（或）小肠镜检查分为两组。

1）阳性结果者，见于下列疾病：

（1）克罗恩病。

（2）原发性小肠恶性淋巴瘤。

（3）嗜酸粒细胞性胃肠炎。

（4）消化吸收不良综合征（早期）。

2）阴性结果者，见于下列疾病：

（1）胃泌素瘤。

（2）嗜酸粒细胞性胃肠炎。

（3）全身疾病引起的慢性腹泻。

（4）结肠易激综合征。

5. 对脂肪泻病人根据木糖试验结果分两类。

1）木糖吸收试验正常者：不外乎下列四组疾病。

（1）胃源性脂肪泻 。

（2）胰源性脂肪泻。

（3）肝、胆管疾病引起的脂肪泻。

（4）全身疾病引起的脂肪泻。

2）木糖吸收试验异常者见6。

6. 凡木糖吸收试验异常者都应行小肠X线钡餐检查和小肠活检。根据有无阳性结果将它们分成三组：①空肠异常者；②回肠异常或憩室病；③短肠综合征。

1）小肠黏膜活检示空肠异常者：

（1）乳糜泻。

（2）惠普尔（Whipple）三联征。

（3）无β脂白血症。

（4）无γ球蛋白血症。

(5) 小肠淋巴瘤。

(6) 小肠淋巴管扩张症 。

(7) 嗜酸性小肠炎:详见慢性腹痛节。

(8) 淀粉样变。

(9) 克罗恩病:详见非脂肪泻。

(10) 寄生虫感染。

(11) 系统性肥大细胞增多症。

2) 回肠异常或憩室病:

(1) 回肠病变为主者:克罗恩病、热带性口炎性腹泻、放射性小肠炎、系统性进行性硬化症(硬皮病)。

(2) 盲襻综合征。

(3) 短肠综合征。

【处理原则】

1. 根本治疗是针对病因　肠道感染引起的腹泻必需抗感染治疗;治疗乳糖不耐受和麦胶性乳糜泻所致的腹泻必须在饮食中剔除乳糖或麦胶类成分;高渗性腹泻的治疗原则是停食或停用造成高渗的食物和药物;分泌性腹泻易致严重脱水和电解质丢失,除消除病因,还应积极补充盐类和葡萄糖溶液;胆盐重吸收障碍引起的结肠腹泻可用考来烯胺(消胆胺)吸附胆汁酸而止泻;治疗胆汁酸缺乏所致的脂肪泻,可用中链脂肪代替日常食用的长链脂肪,因前者不需经结合胆盐水解和微粒形成等过程而由经门静脉系统吸收。

2. 对症处理

(1) 止泻药:药用碳、鞣酸蛋白、碱式碳酸铋、氢氧化铝凝胶、地芬诺酯(苯乙哌啶)、氯苯哌酰胺等。

(2) 解痉止痛药:如阿托品、山莨菪碱等。

(3) 镇静药。

便　血

便血是指消化道出血,血液由肛门排出。一般来说,便血多提示下消化道出血,或大便带血,或为全血便。颜色可呈鲜红色、暗红色或黑色,少量出血不造成粪便颜色改变,须经隐血试验才能确定者,称为隐血。

【临床诊断思路】

见图 3-23。

1. 判断是全身性疾病还是肠道局部病变引起的便血。

(1) 便血可以是多种全身性疾病的局部表现,如血小板疾病、白血病、血友病、血管异常等血液系统疾病,或累及肠道的急性传染病、重症感染引起的败血症、弥散性血管内凝血(DIC),或结缔组织疾病、肾衰竭等。

(2) 便血无疑是消化道疾病的重要表现。便血的主要病因是消化道疾病。Treits 韧带以下的小肠、结肠、直肠和肛管的炎症、溃疡、息肉、肿瘤均可引起便血。便血常常成为这类疾病的首发症状,特别是肿瘤。当病人以便血为主要表现,即缺乏消化道以外具有诊断价值的症状时,则便血由消化道疾病引起的观点基本成立。

2. 根据血便的性状初步定位消化道的病变。

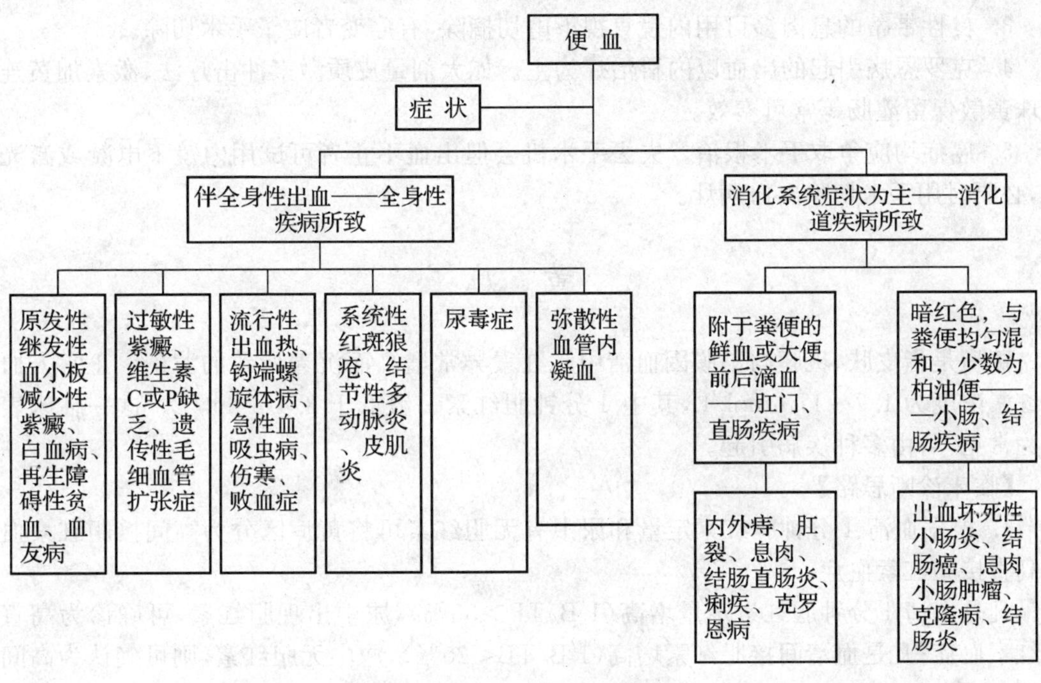

图 3－23 便血的诊断思路

肛门、直肠出血常排出鲜血或附着于成形粪便的表面；有时伴有粪便变细或带凹槽，有时还可见排便前后滴血或鲜血自肛门涌出；血便混有黏液或脓液常代表下段结肠或直肠糜烂、溃疡或炎症改变。

上段结肠以上的部位出血，血液常与粪便均匀混合并呈酱红色。小肠出血如在肠腔内停留时间较长，可见柏油样大便，血量多时为暗红色或鲜红色便。

3. 通过检测，进一步判明出血的部位、性质。

肛门视诊和肛指检查是重要的必不可少的常规检查。通过视诊可以发现外痔。内痔则须令病人作排便动作方能显露。多数的直肠新生物常通过肛门指检被触及。腹部触诊可发现腹部包块及其特征如质地、活动度及与周围器官关系从而估计其性质。B 型超声检查显示“假肾征”为结肠癌的特征图形。

气钡双重对比 X 线造影检查极有价值，可发现肠腔内新生物、息肉、憩室、结核病灶及炎性激惹、肠黏膜改变等。小肠钡剂造影(SBE)可有助于显示普通胃肠道 X 线检查难以发现的问题。

内镜包括直肠镜、乙状结肠镜和纤维结肠镜检查，对于病变性质和出血部位的确定有决定性意义，尤其对 X 线难以发现的小息肉、早期肠癌和遗传性毛细血管扩张症和恒径小动脉等病变的检出更具优点。

选择性肠系膜动脉造影和放射线核素检查(ECT)可发现活动性出血部位。

简易的吞线试验虽不十分精确，但对高位小肠出血的检出也很有帮助。

【处理原则】

1. 对大量出血病人应及时采取补充血容量，纠正水、电解质失衡等稳定生命体征的措施。在查清出血部位及性质前不宜贸然付诸手术探查。

2. 对全身性疾病引起出血者应积极治疗原发病，并给予必要的止血药物。

3. 良性带蒂的息肉多可用内镜直视下电切摘除，有癌变者应予手术切除。

4. 克罗恩病引起的出血以内科治疗为主。如大剂量皮质激素冲击疗法、激素加黄连素和珠黄散保留灌肠等常可奏效。

5. 癌症均应争取手术根治。失去手术机会但出血不止者可试用内镜下电凝或激光止血，必要时用手术切除出血病灶。

黄　疸

黄疸是指皮肤、巩膜与黏膜因血清中胆红素异常增高而沉着所致的黄染。正常人血清胆红素浓度为1.7～17 μmol/L，其中1分钟胆红素一般低于3.4 μmol/L。这一临床表现较为常见，可由多种疾病引起。

【临床诊断思路】

1. 根据血清1分钟胆红素定量和尿中有无胆红素可将黄疸区分为高间接胆红素血症或高直接胆红素血症。

凡是血清1分钟胆红素定量增高(1′B/TB＞35％)，尿中出现胆红素，可确诊为高直接胆红素血症；凡是血清间接胆红素增高(1′B/TB＜20％)，尿中无胆红素，则可确认为高间接胆红素血症。

2. 进一步将高间接胆红素血症分为溶血性黄疸和非溶血性黄疸。

判别溶血与否，尿胆原是一个重要指标。溶血时，红细胞大量破坏，胆红素生成过多，以间接胆红素为主，肝脏仍能将间接胆红素变为直接胆红素再排入肠道，肠内尿胆原生成增加。经肝肠循环，超出肝脏处理尿胆原的能力，致使血中尿胆原增加，从而尿中尿胆原大增。因此，通常把总胆红素升高，1′B/TB＜20％，尿中胆红素(－)，尿胆原3＋，归结为溶血性黄疸来考虑。此时伴有贫血、网织红细胞增加，加之血清铁增加，骨髓穿刺示红系增生旺盛，可确诊为溶血性黄疸。或根据溶血后发生贫血和黄疸两大特征，诊断也不难。

旁路性高胆红素血症，临床表现为代偿性溶血，无效造血所致，但末梢红细胞寿命正常。铅中毒、地中海性贫血、恶性贫血属于此症。

高间接胆红素血症者，尿胆原正常，无贫血，网织红细胞不增高，为非溶血性黄疸，属胆红素代谢缺陷所致的第四类黄疸。

3. 确定高直接胆红素血症后，根据有无家族史和肝功能情况，明确有无先天性非溶血性黄疸。

有家族史可寻，常规肝功能试验正常，除外其他原因引起的黄疸，则很可能是先天性非溶血性黄疸。临床上可见到的有Dubin－Johnson综合征(直接Ⅰ型)和Rotor综合征(直接Ⅱ型)。无家族史可寻，参照1′B/TB、尿三胆、肝功能试验、淤胆生化检查，并结合临床可区别为肝细胞性黄疸，还是胆汁淤积性(阻塞性)黄疸。

4. 根据B超、CT有无肝内胆管扩张，可将胆汁淤积性黄疸进一步区分为肝内型、肝外型。

B超示肝内胆管扩张者为肝外阻塞性胆汁淤积；肝内胆管不扩张者为肝内胆汁淤积。B超检查无创伤性又可复查，对判别肝内外胆管梗阻正确率在90％以上，应作为常规检查。核素检查也有助于两型的鉴别。

经过反复检查和分析，对肝外梗阻性黄疸病人，仍得不出结论时，考虑采用腹腔镜或剖腹探查以明确病因。

5. 进一步诊断黄疸的目的是确定黄疸的类型，并寻找黄疸的病因。

正确的诊断来自：①详细询问病史（接触史、家族史、过去史、妊娠史）；②仔细体格检查，除动态观察黄疸、有无皮肤瘙痒外，注意有无发热及感染、腹痛、肝脾肿大、胆囊肿大等表现；③应用基本化验，包括 TB、1′B，尿三胆，肝功能试验、淤胆生化检查；④合理选用特殊检查：X 线检查、B 超、CT、ERCP、PTC、肝活组织检查等。对上述材料综合分析，得出贴切的结论。临床上黄疸的类型有溶血性黄疸、肝细胞性黄疸、胆汁淤积性黄疸以及先天性非溶血性黄疸。

1）引起溶血性黄疸的疾病主要有遗传性球形红细胞增多症、自身免疫性溶血性贫血、同种免疫性溶血性贫血、阵发性寒冷性血红蛋白尿、阵发性睡眠性血红蛋白尿等。

2）引起肝细胞性黄疸的疾病

(1) 急性黄疸型肝炎。

(2) 慢性活动性肝炎、肝硬化、肝癌。

(3) 钩端螺旋体病。

(4) 黄疸型传染性单核细胞增多症。

(5) 全身性巨细胞性包涵体病。

(6) 中毒性肝病。

(7) 急性乙醇性肝炎。

(8) 心源性黄疸。

(9) 其他急性全身感染所致的黄疸。

3）引起肝外阻塞性黄疸的疾病：肝外胆汁郁积系肝外或肝门部大胆管机械性阻塞。其特点除胆汁淤积外，常有梗阻胆管的近侧明显扩张及肝脏弥漫性肿大。本型黄疸最常见的原因是结石、肿瘤、狭窄、炎症等。

4）引起肝内胆汁淤积的疾病：肝内胆汁淤积指肝细胞胆汁分泌器原发性代谢损害，分急性、复发性、慢性胆汁淤积。急性肝内胆汁淤积特点是发作快，黄疸往往持续一个月以上，多数在半年内消退。主要由药物和病毒性肝炎引起。

(1) 瘀胆型病毒性肝炎。

(2) 药物性胆汁淤积。

(3) 妊娠复发性黄疸。

(4) 良性特发性复发性黄疸。

(5) 原发性胆汁性肝硬化。

(6) 原发性硬化性胆管炎。

(7) 醇肝综合征。

(8) 引起先天性非溶血性黄疸的疾病。

【处理原则】

1. 治疗原发病　黄疸是一大临床表现，是由许多不同因素或疾病引起。其根本治疗是针对引起黄疸的原发病或因素。例如胆结石、药物性肝炎等。

2. 药物治疗　苯巴比妥是肝细胞内葡萄糖醛酸转换酶的诱导剂，对先天性非溶血性 Gilbert 病和 Crigfor－Najjar 征有降低血清非结合胆红素的功效。

肾上腺皮质激素对药物引起的肝损伤，尤其是肝内淤胆有一定疗效。

对症处理：严重瘙痒者可口服胆酸络合剂考来烯胺。长期阻塞性黄疸应补充脂溶性维生素 A、D、K；口服中链三酰甘油，可直接被吸收，有效地补充脂肪。对伴有感染者，可应用抗生素。急性细菌性胆管炎常伴有胆汁淤积，最好办法是缓解机械性阻塞，联合使用抗生素治疗，甚至手术治疗。

3. 手术治疗　壶腹周围癌适合外科切除手术，预后比胰头癌稍好。胰头癌目前的治疗方法均不满意。一般采用胰十二指肠切除术。总胆管结石的治疗主要靠外科治疗，或中西结合疗法。

4. 经皮肝穿刺胆管引流（PTCD）或内镜治疗。

腹　痛

腹痛是临床常见的症状，多数由腹部脏器疾病引起，但腹腔外脏器疾病或全身性疾病也可引起。由于发病原因复杂，引起腹痛机制各异，必须动态地综合分析临床症状、体征、实验室检查及器械检查，才能做出正确的诊断。腹痛诊断中最重要的是鉴定是否需要手术，如将不需要手术的病人误认为需手术，或将需手术的病人误认为不需手术，都将造成严重后果。临床上一般可将腹痛按起病缓急、病程长短分为急性及慢性腹痛。本节主要讨论急性腹痛的诊断要点。

【临床诊断思路】

见图 3－24，图 3－25。

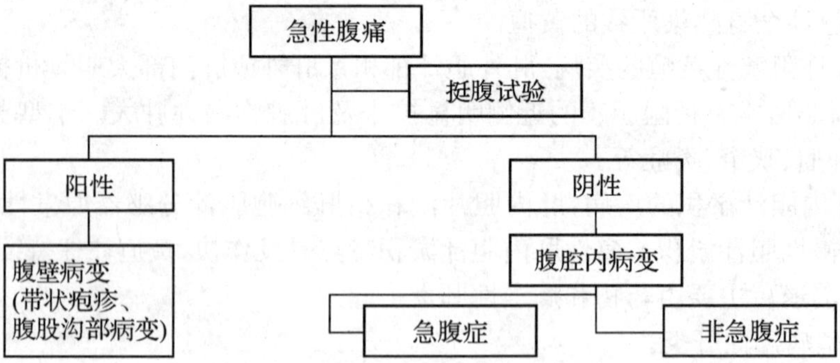

图 3－24　急性腹痛的诊断思路

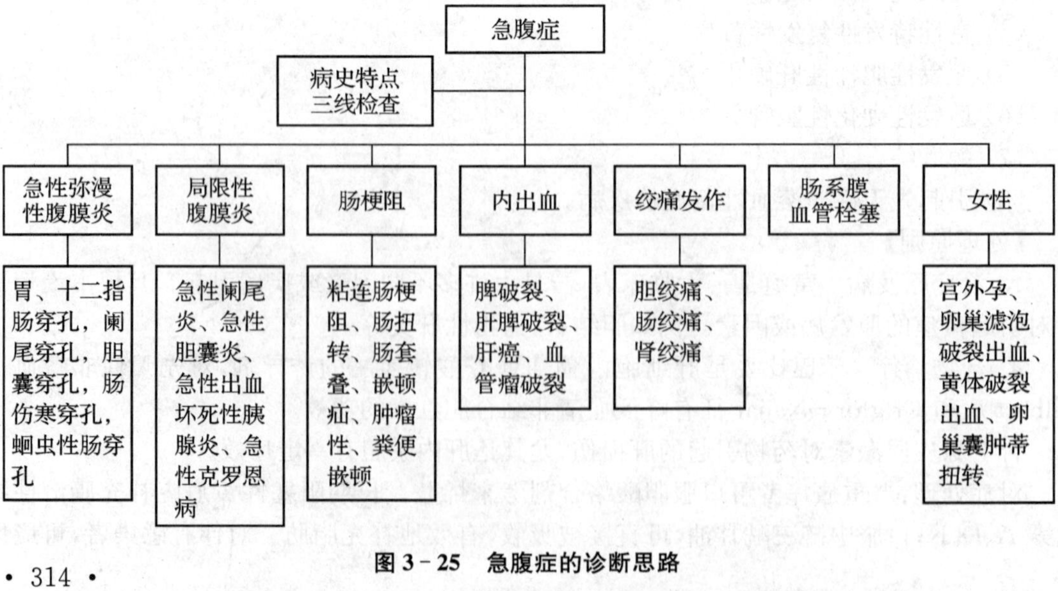

图 3－25　急腹症的诊断思路

遇到急腹痛病人，根据腹痛性质、特点、部位、伴随症状和发展过程，并按一定程序系统的检查，对获取的临床资料进行由表及里、由浅入深的分析，以逐渐建立起急腹痛的诊断思维程序，从而不断提高对急腹痛的诊断正确率和治疗、抢救成功率。

1. 根据挺腹试验首先排除或确立腹壁病变。

带状疱疹的早期，疱疹尚未发生前可表现为局部疼痛。若发生在腹部，常不超过腹中线，疼痛沿神经分布为其特征。来自腹壁的其他疼痛如肌肉劳损、肌肉挫伤、腹直肌鞘内出血等病变，易误认为急腹痛。挺腹试验将有助于区别病变在腹壁，还是在腹腔。

2. 根据病史和“三线检查”，确立有无急腹症的存在，并进一步明确急腹症的病因。

急腹症是急腹痛中最常见、最复杂、最危重的病症。共同的特点是：疼痛常呈持续性，进行性加重或阵发性加剧，或阵发性绞痛；腹部查体常有压痛、反跳痛、肌紧张；常有严重的伴随症状如休克、内出血、肠梗阻或严重感染征象等。一旦确立急腹症，立即请外科、妇产科等有关科室医师会诊，切勿贻误手术时机。

对疑有急腹症者，通过必要的检查（分“三线检查”），找出尽可能正确诊断的肯定或否定依据。可以把血常规、胸腹联合 X 线透视及有目的的 B 超检查作为“一线检查”。据此提供有无感染、贫血的线索；有无胃肠穿孔所致的膈下游离气体、肠梗阻的表现，也可排除肺部病变；B 超可用来帮助诊断脾破裂、卵巢囊肿蒂扭转，提示阑尾周围脓肿、胆囊周围渗液、腹水等，还可追查胆绞痛、肾绞痛的原因。仍未确诊者行“二线检查”，选择性 X 线胃肠造影、胆囊造影、内镜及腹腔穿刺等。必要时行“三线检查”，包括 ERCP/PTC、CT、腹腔镜、选择性动脉造影等。

通过“三线检查”，仍不能确诊的急腹症，可与有关科室医师商量，病人条件许可者行剖腹探查，以对疑难的急腹症病因作出术后诊断。

1）急性右上腹痛（非急腹症）

（1）消化系统征象为主

①胆绞痛：单纯的胆绞痛其主要临床表现与急性结石性胆囊炎相同。但其右上腹疼痛于 1 至数小时后可自行缓解或经解痉药治疗后好转，且很少并发恶心、呕吐、发热等，无急症手术指征。但胆石症急性发作时多有典型的胆绞痛，属急腹症范畴。

②胆管蛔虫症：其临床特点为；①突发右上腹部剧烈绞痛，常呈阵发性，伴有钻顶痛，间歇期可完全不痛。②伴有呕吐，有时可呕出蛔虫。⑤腹软，无肌紧张，仅在剑突下有轻度压痛。体征与剧烈绞痛不相符合为本病的特点。④B 超提示诊断。⑤内镜下取出蛔虫，腹痛立即消失。

③急性胰腺炎（水肿型）：多数病人表现左上腹、中上腹痛，仅极少数疼痛在右上腹。

（2）非消化系统征象为主

①右肋间神经痛：肋间神经痛可在该神经分布的区域内出现剧烈疼痛。如病变发生于支配腹壁的肋间神经，其临床表现易与男子腹部脏器炎症所致的急性腹痛相混淆。

②肺炎、右膈胸膜炎：大叶性肺炎或右膈胸膜炎常可引起同侧右上腹急性持续性疼痛与腹肌痉挛，特别是右下肺炎。①在腹痛前常先有发热、咳嗽、胸痛及呼吸急促。②深呼吸时下胸部运动常受限制，有明显的肺部体征，腹部无明显压痛，亦无肌卫，行胸透或摄胸片以协助诊断。

③急性心包炎：见急性中上腹痛。

④急性右心衰竭：各种原因引起的急性右心衰竭导致急性肝淤血时，迅速肿大的肝脏使

其包膜紧张，可出现显著的右上腹疼痛，并可放射至右背部。

⑤急性心肌梗死：见急性中上腹痛。

2）急性中上腹痛（非急腹症）

（1）以消化系统征象为主

①急性胃炎：有不洁饮食史；上腹疼痛伴有恶心呕吐，常易为阿托品等解痉药所缓解，因常伴发肠炎而有水样便；上腹及左季肋下压痛。

②胃、十二指肠溃疡急性发作：有反复发作的上腹疼痛史，往往因为精神紧张、劳累、受凉、饮食不当或某些药物而诱发；疼痛多为钝痛或灼痛，常伴有反酸嗳气；疼痛有节律性。

胃溃疡为餐后痛，十二指肠球部溃疡呈空腹痛或夜间痛。当溃疡穿透至浆膜层及周围脏器时，疼痛变为持续性。胃镜检查可确定诊断。

④急性肠炎：脐周阵发性绞痛，多伴有腹泻；无腹肌紧张；大便呈稀水样，常规检查有脓细胞。

⑤急性出血坏死性肠炎：见急性腹泻节。

⑥急性克罗恩病：见急腹症。

⑦急性肝静脉综合征：临床上非常少见。主要临床表现为起病急，突发性肝区疼痛及进行性肝肿大，腹水生长迅速。下腔静脉造影可明确诊断。

（2）非消化系统征象为主

①急性心包炎：急性心包炎可出现上腹部疼痛，特别是急性非特异性心包炎，且可以急性腹痛为主要表现，伴有腹肌紧张、压痛、出汗、面色苍白等症状。腹痛为持续性或阵发性，多位于上中腹部，有时可位于右下腹或全腹。

②急性心肌梗死：少数急性心肌梗死病人可仅表现为急性上腹痛，伴有恶心、呕吐，甚至可有腹肌紧张、上腹压痛，类似外科急腹症。

③腹主动脉瘤：此病可引起剧烈腹痛，疼痛多位于上中腹，具有钻顶性质，有时极为剧烈；上中腹部可触及小儿拳大的搏动性包块。包块处可闻及滚筒样杂音；腹主动脉造影可确定诊断。

④夹层主动脉瘤：临床上罕见。中年以上的高血压动脉硬化病人，发生急性剧烈腹痛，伴有休克征象而血压不下降者，应警惕夹层主动脉瘤的可能。其主要临床表现及诊断要点详见胸痛节。

⑤脊髓痨胃肠危象：疼痛呈闪电样，可非常剧烈，持续数秒至数小时，有时甚至数天之久，疼痛可不限于腹部；发生胃危象时，除严重胃痛外，伴有恶心与呕吐，发生肠危象时则表现为肠绞痛与腹泻；阿-罗两氏瞳孔，膝位反射消失，脑脊液呈胶状，金试验与血清梅毒反应阳性，可协助诊断。

3）急性左上腹痛（非急腹症）：根据有无发热分为两类。

（1）伴发热：左膈胸膜炎，见右膈胸膜炎；

（2）无发热：左肋间神经痛，见有肋间神经痛；脾梗死。

4）急性腰腹痛（非急腹症）：尿中发现明显红细胞，甚或肉眼血尿，则病变在泌尿系统。根据有无外伤史分为两类。

（1）有外伤史：肾挫伤及肾破裂。

（2）无外伤史：泌尿系结石、急性肾盂肾炎、肾梗死。

5）急性右下腹痛（非急腹症）

(1) 以消化系统征象为主

①急性克罗恩病:本病常见病变部位在回肠末端,故以右下腹痛多见。根据病变的严重程度,既可列入急腹症范畴,也可列入非急腹症范畴。本病的主要临床特点见急腹症或腹泻节。

②末端回肠憩室炎:其临床表现与急性阑尾炎相似,下列两点有助于两者鉴别。a. 此病痛点比阑尾炎更向内移,也可以在中下腹;b. 此病便血多见,少数病人可表现为急性机械性肠梗阻。本病通常靠手术探查方能确诊。

(2) 非消化系统征象为主

泌尿生殖系统征象为主有:①有输尿管结石:见急性腰腹部病。②急性附睾精索炎:右或左下腹持续性疼痛,常伴有发热;患侧下腹部压痛明显,扪摸或牵引精索时明显疼痛,阴囊检查示睾丸肿大,有触痛。妇科症状为主,有痛经、急性盆腔炎。

6) 急性左下腹痛(非急腹症)

(1) 消化系统征象为主:急性乙状结肠憩室炎。

(2) 非消化系统征象——泌尿生殖系统征象为主:可见于左侧尿路结石、痛经、急性盆腔炎、急性附睾精索炎等。

7) 急性弥漫性或部位不定性腹痛(非急腹症)。

(1) 消化系统征象为主

原发性细菌性腹膜炎:①好发年龄 2～10 岁,多在 5 岁以下。②致病菌的链球菌最多见,其次是肺炎双球菌和大肠杆菌。③常于上呼吸道感染、丹毒、猩红热等过程中血行感染所致;肝硬化、晚期血吸虫病及肾病综合征合并腹水为其背景病变,也可无明显诱因。④急腹痛伴寒战发热、恶心、呕吐以及全腹压痛明显、肌紧张、反跳痛等为其临床主要表现。⑤腹水常规检查及细菌学检查可获得确诊依据。

(2) 非消化系统征象为主:可见于尿毒症、铅中毒、急性铊中毒、腹型过敏性紫癜、糖尿病酮症酸中毒、腹型癫痫、急性血紫质病、低血糖状态、原发性高脂血症、腹型风湿病、结缔组织疾病、低钙血症、低钠血症、神经官能症性急性腹痛等。

【处理原则】

由于急腹痛非疾病诊断,而是一个涉及多科室、多系统临床急症,为此,扼要简述重要的治疗原则。大体上分手术治疗和保守治疗两个方面。

1. 手术治疗　凡疑及或明确为急腹症者,应立即请外、妇等有关科室会诊,积极制订合适的手术方案。条件允许时应及早进行手术治疗。

2. 保守治疗　包括非急腹症的治疗和急腹症的保守治疗。

(1) 抗感染:有急性感染征象者,应选择有效的抗生素,早期、足够使用之。

(2) 对非急腹症者积极进行病因治疗。

(3) 抗休克:严重急腹症病人常因剧烈腹痛或严重感染或内出血等原因引起休克。针对不同类型的休克,应采用相应的抗休克措施。

(4) 止痛药使用原则:对急腹症剧烈腹痛病人,尽可能在明确病因后使用止痛药。通常不使用强烈的止痛药,以免掩盖病情的进展,贻误正确诊断和治疗。

(5) 积极纠正出现的水、电解质、酸碱失衡。

(6) 必要时采用中药治疗。

腹部肿块

腹部肿块是多种疾病的临床表现，肿块可起源于腹壁、腹腔或腹膜后组织，其原因多种，可为炎症性、肿瘤性、先天性、梗阻性、外伤性及妊娠子宫、充盈膀胱、乙状结肠内粪块等“生理性肿块”。

【临床诊断思路】

1. 排除生理性肿块　做妇产科相关检查、导尿、灌肠等。

2. 区别腹壁、腹腔及腹膜后肿块　腹壁紧张试验有助于区别腹壁肿块，仰卧抬头，腹肌紧张时腹壁肿块可触诊更清楚，而腹腔内肿块反之。胸膝位俯卧检查，腹腔内肿块因重力作用下垂，活动度加大，触诊更清楚，腹膜后肿块无此现象，但托起后腰可能肿块随之前移，能触得更清楚。超声、CT 等影像学检查可鉴别部位。

3. 伴随症状有助于了解肿块来源　若有消化道症状，如呕吐、呕血、腹痛、血便、黏液便、黑便提示胃肠道病变，黄疸提示病变在胆、胰、肝，如有尿频、血尿反映肿块与泌尿系统有关，月经改变、阴道流血则多为女性生殖系统肿块。可参照伴随症状选用相关辅助检查。

常见腹部肿块定位见表 3－2。

表 3－2　常见腹部肿块定位

部位	右侧	中部	左侧
上腹部	1. 肝、胆、结肠纡曲，肾脏肿瘤 2. 胆囊胀大、积液，肝脓肿 3. 多囊肝、多囊肾	1. 肝、胃、结肠肿瘤 2. 胰腺囊肿、胆管囊肿 3. 马蹄肾、肾囊肿、肾盂积水	1. 胃、肝、结肠脾曲肿瘤 2. 脾包膜下血肿 3. 多囊肾
中腹部	升结肠、腹膜后肿瘤，右肾肿瘤	胰腺、小肠肿瘤、肠系膜根部转移瘤，腹主动脉瘤	降结肠癌、左肾肿瘤、多囊肾
下腹部	1. 盲肠、回盲部肿瘤，右卵巢、输卵管肿瘤 2. 阑尾脓肿、回盲部结核	1. 小肠肿瘤、子宫及附件肿瘤 2. 膀胱尿潴留	1. 乙状结肠肿瘤、左卵巢输卵管肿瘤 2. 乙状结肠积粪

【处理原则】

主要治疗引起腹部肿块的原发病。

血　尿

正常尿液中无红细胞或偶见个别红细胞，如离心沉淀后的尿液，镜检下每高倍视野有红细胞 3 个以上，即为血尿。轻症血尿尿色正常，须经显微镜检查方可确定，称为显微镜血尿。重症者尿呈洗肉水色或血色，称为肉眼血尿。

【临床诊断思路】

见图 3－26。

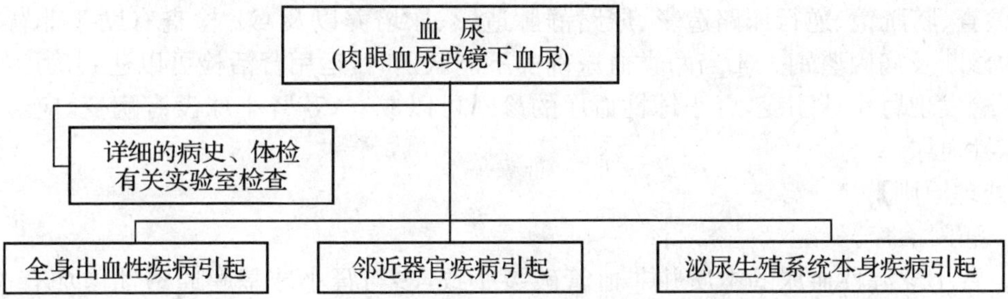

图 3－26　血尿的诊断思路

1. 根据病史、体检及相关检查，确认或排除全身出血性疾病或邻近器官疾病引起的血尿。

血尿主要病因有 3 个方面：①全身出血性疾病引起的血尿；②邻近器官的病变侵犯或波及泌尿系统引起的血尿；③泌尿生殖系统本身疾病引起的血尿。临床上血尿的病因主要是后者，但必须首先排除前两类，才能确认。

2. 根据尿三杯试验，将泌尿生殖系统疾病引起的血尿分为 3 段，初步对血尿进行定位诊断。

尿三杯试验是将病人一次完整的排尿人为地分为 3 段，搜集在 3 个玻璃杯中。若尿中的红细胞主要出现于第一杯，称为初段血尿，表明病变在前尿道；若尿中红细胞仅出现于第三杯，称为终末血尿，提示病变在后尿道和膀胱颈、膀胱三角区或前列腺；若三杯中均有数量相近的红细胞，称为全程血尿，提示病变在膀胱颈部以上的泌尿道。

初段血尿的常见病因有前尿道(球部和阴茎)的异物、炎症、肿瘤、息肉、肉阜、结石或狭窄等疾病。终末血尿的常见病因有后尿道急性炎症、膀胱三角病变区、前列腺炎症、具有长蒂的膀胱癌突入后尿道、膀胱颈息肉与肿瘤、前列腺肥大与癌肿等。

上述膀胱、后尿道、前列腺、前尿道等部位的病变常可通过膀胱镜、B 超、CT 等特殊检查很容易明确疾病的部位、性质。

3. 根据尿变形红细胞检查，可以将全程血尿分为肾小球性血尿和非肾小球性血尿。

取病人的新鲜尿液，运用位相显微镜或光学显微镜做尿变形红细胞测定，若结果为多形型[尿中红细胞数(3.0～8.0)×10^6/L，变形红细胞 80%以上]常提示为肾小球性血尿；若结果为均一型(尿中红细胞数＞8.0×10/L，变形红细胞 20%以下)常提示为非肾小球性血尿；若尿中变形红细胞和正常形态红细胞数目基本相等称为混合型血尿，常提示肾小球损害的同时合并肾小球部位以下的泌尿系损害。Fassett 等认为混合型血尿多见于 IgA 肾炎和肾结石。

这两类血尿的病因及发生机制是完全不同的。肾小球性血尿的病因是原发性或继发性肾小球肾炎，常由免疫机制或代谢性病变损害肾小球滤过膜引起；非肾小球性血尿是因肾小球部位以下的肾盂、肾盏、输尿管、膀胱等处，当炎症、结石、肿瘤、外伤、血管畸形等病变侵犯血管所引起的出血。为此，这两类血尿就各具特色，这也成为两类血尿的鉴别要点。①如病史中较早出现水肿或高血压常提示肾小球性血尿；如病史中提供尿路刺激征或肾绞痛或尿中有明显血块者常提示非肾小球性血尿。②伴有中等量以上的蛋白尿，尿蛋白圆盘电泳上出现中分子蛋白尿或高分子蛋白尿等提示肾小球蛋白尿时，有利于肾小球性血尿的诊断；若蛋白尿量较少，尿圆盘电泳上出现类似于血浆蛋白质的电泳图形，非肾小球性血尿可以确诊。③血免疫球蛋白异常，血清补体的异常，尿 FDP 阳性等有利于肾小球性血尿的诊断；

KUB检查、膀胱镜、逆行尿路造影、尿路静脉造影、尿培养以及CT检查有助于非肾小球性血尿的诊断及病因鉴别。④当两类血尿确实不能区别时，运用肾活检可以达到确诊的目的。若肾活检发现肾小球病变，肾小球性血尿的诊断可以成立；若肾小球没有病变，应考虑为非肾小球性血尿。.

【处理原则】

1. 病因治疗。

2. 肾小球源性血尿的本质并非血管破裂所致，多与肾小球基膜通透性增加有关，常可用肾上腺皮质激素、细胞毒药物及抗凝剂治疗。

3. 非肾小球源性血尿多由毛细血管、小血管破裂出血所致，治疗上可使用止血药，必要时要采取手术治疗。

眩　晕

眩晕是多个系统发生病变时导致机体对于空间关系的定向感觉障碍或平衡障碍。根据临床表现可将眩晕分为前庭系统性眩晕（亦称真性眩晕）和非系统性眩晕（亦称一般性眩晕或头晕）。根据病变起源的解剖部位不同，又将真性眩晕分为中枢性眩晕（脑性眩晕）、周围性眩晕（耳源性眩晕）及其他躯体疾病引起的眩晕。

【临床诊断思路】

见图3-27。

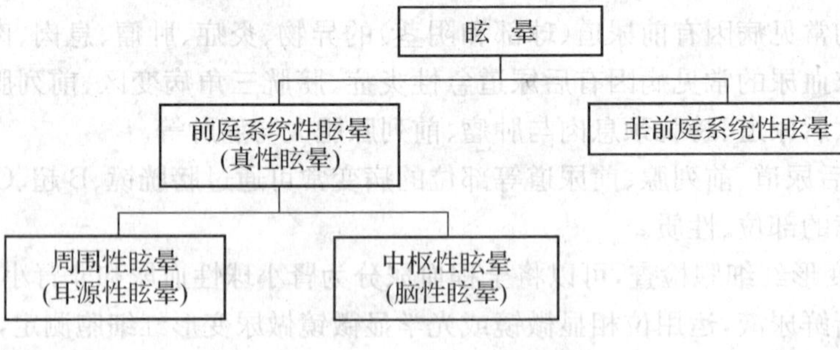

图3-27　眩晕的诊断思路

1. 首先排除非系统性眩晕。此种眩晕常为多种躯体疾病表现的神经功能障碍性症状群之一，而无神经系统器质性损害的阳性体征，无自发性眼球震颤、前庭功能检查（变温试验、位置试验、视动性眼震颤试验、直流片试验及眼震电图）无明显异常。

2. 在排除非系统性眩晕之后，根据临床特点和检查则可诊断前庭系统性眩晕（真性眩晕）。眩晕多为旋转性，或自觉为向上下、左右及摇晃的运动幻觉；眩晕发作持续时间较短，通常数小时至数天不等，亦有迁延数月者，如前庭神经之类；眼球震颤与眩晕的严重程度往往一致；闭目站立试验时病人常倒向眼睛之慢相侧，且与头位有一定的关系；与耳蜗症状相平行，常伴耳鸣或耳聋；常伴有明显的恶心、呕吐、面色苍白、出汗等迷走神经兴奋反应；

位置性眩晕和眼球震颤检查结果有助于周围性眩晕的诊断，其眼震的潜伏期5秒钟左右，持续时间15秒左右，眼震呈水平兼旋转，快相向低位耳一侧。连续检查则眼震反应及眩晕程度都迅速减弱。伴有明显的自主神经反应，一般不出现其他神经系统阳性体征。

周围性眩晕常见于：

(1) 梅尼埃病：病变位于内耳，为膜迷路的水肿积水所致。青壮年病人多见。发作性眩晕、耳鸣和听力减退、恶心呕吐、眼球震颤是其四大主征。

(2)迷路炎:中耳炎破坏迷路骨壁后炎性刺激引起迷路充血、水肿而导致眩晕发作。鼓膜穿孔、瘘管试验阳性、局部和全身感染症状和体征有助于本病诊断。

(3)发作性位置性眩晕:为内耳耳石膜病变。可能与感染和迷路损伤有关。短暂的眩晕发作与特定头位有关,可重复出现。

(4)前庭神经炎:病变位于前庭神经通路,与病毒及其他慢性感染有关。首次常在上呼吸道病毒感染数日之后发生。常见于中青年病人,极少有耳鸣和耳聋,病程持续数周后自行缓解且不再复发。

(5)药物中毒:该医源性眩晕可由多种药物引起,其中链霉素慢性中毒所致的第八对脑神经损害最常见。其他药物尚有卡那霉素、奎宁、庆大霉素、新霉素等。

3. 排除周围性眩晕后则可确诊为中枢性眩晕。

1) 颅内血管性疾病

(1) 椎-基底动脉供血不足:中年以上起病,常伴有动脉硬化及颈椎病史。眩晕常为首发症状,可伴有或无耳蜗症状,还可伴有视力障碍(一过性黑蒙或视野缺损)、共济失调、头痛、脑干定位征及发作性倾倒等。脑血流图、数字减影血管造影(DSA)、经颅多普勒等有助于确诊。

(2) 颅内动静脉畸形和动脉病:脑血管造影具有特异性改变,是最可靠的确诊方法。蛛网膜下隙出血史具有参考价值。

(3) 延髓外侧综合征:除了眩晕、平衡障碍、眼震颤外,还有吞咽困难、饮水反呛、声音嘶哑、交叉性感觉障碍。辅以椎动脉造影或 DSA 检查可以发现椎动脉或小脑后下动脉闭塞。

(4) 锁骨下动脉盗血综合征:患肢缺血和对侧椎-基底动脉供血不足症状及两侧血压不等,锁骨下窝闻及血管杂音是该病的特点。

(5) 颈椎病:多由于颈椎肥大性脊椎炎时骨刺压迫椎动脉,特别是当颈部转动或过伸时造成压迫致使椎动脉供血障碍。颈椎 X 线平片示颈椎肥大性改变。

2) 颅内占位性病变:表现中枢性眩晕的颅内肿瘤以听神经瘤、小脑肿瘤、第四脑室肿瘤和脑干肿瘤多见。95%的颅内肿瘤病人具有头痛、呕吐和视盘水肿三大主征。神经系统定位体征可以帮助定位诊断。肺癌或其他颅外恶性肿瘤的颅内转移大多在 X 线胸部透视或平片中有阳性发现。头颅 X 线平片、脑电图和颅脑超声可列为常规检查,CT、MRI 检查对排除颅内占位性病变具有决定性价值。当脑造影、脑室和脑池造影及颅脑放射性核素检查日趋减少,感染病史、脑脊液常规和细胞学检查对诊断脑脓肿和脑结核病具有重要价值。

3) 颅脑损伤:常因颅脑外伤致脑干前庭核及其中枢联络结构、前庭神经、内耳损伤而表现眩晕,但还应采用上述必要检查排除颅内慢性血肿。

4) 颅内蛛网膜炎:感染病史、脑膜刺激征阳性、体征多变等是其特点。诊断本病应持慎重态度,其确诊应在排除上述疾病之后。

【处理原则】

1. 非系统性眩晕　主要是原发病的治疗和对症处理。

2. 前庭系统性眩晕

(1) 病因治疗:感染者应予以有效的抗生素治疗。中耳炎并发急性化脓性迷路炎时,需行耳科手术。颅内占位性病变应尽早手术摘除肿瘤或清除脓肿,必要时可行减压或引流术。动静脉畸形和动脉瘤应及时进行直接夹闭、摘除等手术,防止再出血危及生命。颈椎肥大性病变应行颈椎牵引、椎管减压和固定术。药物中毒性损害者应立即停药,同时给予 B 族维生素治疗。

（2）对症治疗：急性发作期可选择性肌注东莨菪碱、茶苯海明、阿托品、山莨菪碱、盐酸异丙嗪等药物，根据病情可4～6小时后重复使用。维持治疗常用苯巴比妥、地西泮、盐酸倍他司汀、盐酸异丙嗪、东莨菪碱、盐酸氟桂利嗪等镇静、抗组织胺、抗胆碱和血管扩张药等药物。

晕　厥

晕厥（昏厥）是由于一过性脑血流量不足所致的短暂意识丧失。

【临床诊断思路】

1. 反射性晕厥　由于反射性周围血管扩张，心脏排血量减少及（或）小动脉收缩，反射功能失常而引起。

（1）血管抑制性晕厥：也称单纯性晕厥、血管迷走性晕厥，多见于年青体弱女性。发作常有明显诱因（如疼痛、恐惧、轻微出血等），多在站立位。发作前先有全身不适、心悸、胸闷、恶心、苍白、出汗、乏力等前驱症状，逐渐摇晃、跌倒，晕厥时间数秒至数分钟。当时血压低、心率缓慢，少数有暂时性抽搐。

（2）体位性低血压晕厥（直立性低血压）：发生于自卧位或下蹲位突然站立时，病人猝然跌倒，无前驱症状，当时血压下降、心率不变。

（3）颈动脉窦晕厥（颈动脉窦综合征）：见于颈动脉窦过敏及颈动脉硬化者。衣领过紧、突然转颈、吞咽动作均可导致发病。无前驱症状，当时血压下降，心率可慢或不变。

（4）排尿性晕厥：多见于中青年男性，发生于排尿时或排尿后，尤其是夜间起床小便时。

（5）反射性停搏：迷走神经功能亢进时，某些刺激可引起短暂的传导阻滞甚至停搏，如舌咽神经痛、食管刺激、胸膜和支气管刺激等。

2. 心源性晕厥　由心排血量不足引起，特点是发作与体位无关，多无前驱症状。最严重的是Adams-Stokes综合征，主要表现是在心搏停止5～10秒钟时出现晕厥，停搏15秒钟以上出现抽搐，偶有大小便失禁。

3. 脑源性晕厥　由于脑部血管发生循环障碍引起的晕厥。

（1）脑动脉粥样硬化：椎-基底动脉硬化常会引起一过性脑供血不足而致晕厥。

（2）无脉症：原发性无脉症涉及颈动脉，晕厥多在仰视时发生。

（3）脑干病变：如肿瘤、炎症、变性可直接或间接影响延髓的血管运动中枢而致晕厥。

4. 血液成分异常　如低血糖状态、换气过度综合征、重症贫血及高原晕厥等。

5. 其他病因

（1）咳嗽性晕厥：剧烈咳嗽引起胸腔和腹腔压力升高而影响静脉回流，或间接产生颅内压升高。

（2）屏气性晕厥：持续用力屏气可产生晕厥，机制同上。

（3）仰卧位低血压综合征：少数孕妇或腹腔巨大肿瘤病人，仰卧位时下腔静脉受压而产生晕厥。

（4）癔病性晕厥：有精神刺激史，卧位不动伴发不规则肢体动作，生命体征正常。

【处理原则】

1. 病因治疗　根据不同病因采取相应措施。频发血管抑制性晕厥者须避免久立、疲劳。频发体位性晕厥者，如非药物引起可给予高盐饮食。频发颈动脉窦晕厥者可施行该窦的神经切除术。排尿性晕厥病人宜在夜间排尿时取坐位。心动过缓型晕厥可安装心脏起搏器,心动过速晕厥者可药物治疗心律失常或安装抗心律失常起搏器。

2. 对症治疗　绝大部分晕厥者将体位平卧,头部放低后,不久可恢复。快速心律失常如室速、室颤者应尽快采取电复律术。

抽　搐

抽搐与惊厥均属于不随意运动,发生机制尚未完全明了,认为可能是由于运动神经元的异常放电所致。抽搐是指全身或局部成群骨骼肌非自主的抽动或强烈收缩;当肌群收缩表现为强直性和阵挛性时称为惊厥。惊厥表现的抽搐一般分全身性、对称性、伴有或不伴有意识丧失。惊厥的概念与癫痫有相同也有不同,癫痫大发作与惊厥概念相同,而小发作则不应称为惊厥。

【临床诊断思路】

1. 颅内感染性疾病　各种脑炎、脑膜炎、流行性乙型脑炎、流行性脑脊髓膜炎、其他化脓性脑膜炎和结核性脑膜炎等,抽搐往往在这些疾病的极期发生。除发热外,常伴有头痛、呕吐、嗜睡、谵妄、昏迷等脑部症状。体检可发现神经系统异常体征。

2. 颅内占位性病变　以脑肿瘤和脑脓肿为主,有颅内压力增高症状及局部定位症状与体征。

3. 颅内出血　脑溢血、蛛网膜下隙出血、颅脑闭合性外伤引起的硬膜外血肿与硬膜下血肿等均可引起抽搐。

4. 高热惊厥　多见于小儿,常发生于发热早期体温突然升高时。严重感染如败血症、中毒性菌痢、中毒性肺炎等除高热外可因毒素的影响导致惊厥。

5. 低钙惊厥(手足搐搦症)　因血清游离钙浓度降低,使肌肉神经兴奋性增高所致。

6. 癫痫　是突然发生的短暂的大脑功能失调,有意识障碍与肢体抽搐发作,并有反复发作的倾向。

7. 高血压脑病　多见于急进型高血压、急慢性肾小球肾炎、子痫等。

8. 自发性血糖过低症。

9. 癔症。

【处理原则】

1. 病因治疗。

2. 对症治疗　使用镇静、解痉药物控制惊厥,如苯巴比妥、地西泮(安定)、水合氯醛等。

3. 注意防治并发症。

肝脾肿大

肝脾肿大为许多疾病的重要体征,可出现肝肿大、脾肿大或肝脾同时肿大,依据不同病因,病症结合其大小、质地、触痛等将能给临床诊断提供重要线索。现将肝脾肿大分述如下:

(一) 肝肿大

正常人肝脏的上界于叩诊时在右锁骨中线上第 5 肋间,上下径约 12 cm,肝下缘一般人在右肋缘下不能触及,深吸气时有人可触及 1 cm,剑突下可触及 3 cm 以内,腹上角转锐的瘦高者剑突下可达 5 cm,但不会超过剑突与脐连线上、中 1/3 交界处。超过上述标准时可视为肝肿大。

【临床诊断思路】

见图 3-28。

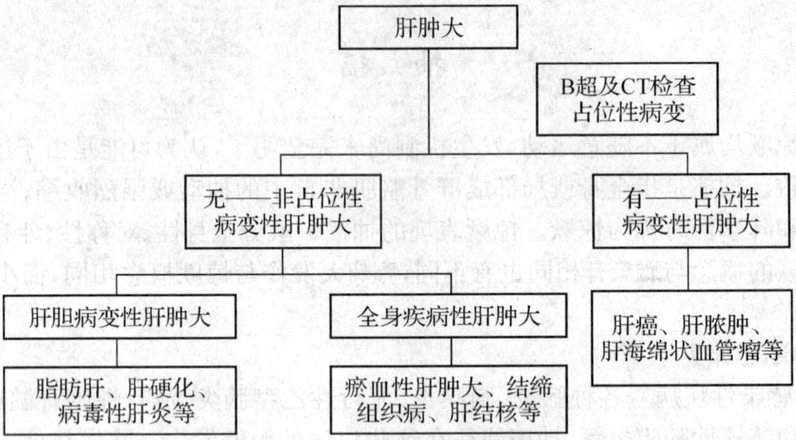

图 3-28　肝肿大的诊断思路

1. 根据 B 超、CT 检查结果,将肝肿大分为占位性病变性肝肿大和非占位性病变性肝肿大。

2. 结合临床表现将非占位性病变性肝肿大分为两类。如果临床表现以肝胆病症状为主,其他症状不明显者,考虑肝胆系统疾病病变所致的肝肿大;若临床症状以肝外系统症状为主,则肝肿大乃是全身性疾病的一个体征。

3. 根据有无感染征象,进一步将肝胆系统疾病所致的肝肿大分为感染性和非感染性两类。

(1) 感染性肝胆系统疾病:病毒性肝炎、急性梗阻性化脓性胆管炎、慢性胆囊胆管肝炎或胆原性细菌性肝炎、血吸虫病。

(2) 非感染性肝胆系统疾病:轻型慢性血吸虫病、脂肪肝、肝硬化、中毒性肝肿大、胆汁淤积性肝肿大。

4. 根据有无感染征象,将全身疾病所致肝肿大分为感染性和非感染性肝肿大。

1) 全身感染性疾病性肝肿大。

(1) 肝结核。

(2) 肝梅毒。

(3) 其他全身感染性疾病所致的肝肿大。

2) 全身非感染性疾病性肝肿大:淤血性肝肿大、血色病、肝淀粉样变性、肝豆状核变性、肝糖原累积病、结缔组织病。

5. 将占位性肝肿大分为以下几类。

(1) 肝实质性占位:原发性肝癌、继发性肝癌。

(2) 肝脓肿:细菌性肝脓肿、阿米巴性肝脓肿。

(3) 肝血管瘤。

(4) 囊性占位:先天性多囊肝、孤立性肝囊肿。

【处理原则】

1. 病因治疗。

2. 对症处理。

（二）脾肿大

脾脏在正常状态下一般触及不到，如果仰卧位或侧卧位能触摸到脾边缘，应视为脾肿大。

【临床诊断思路】

见图 3－29。

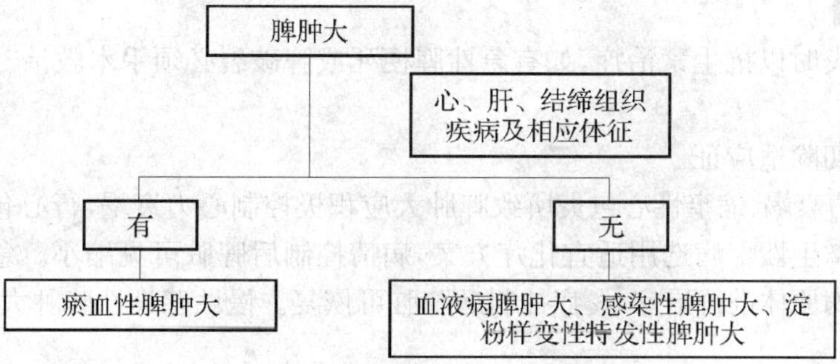

图 3－29 脾肿大的诊断思路

1. 首先明确淤血性脾肿大的病因。

根据既往有心脏病，慢性肝病史或相应症状和体征；发热伴有皮损、脱发、关节酸痛、多系统受累或小关节畸形伴功能障碍等可考虑为淤血性脾肿大。临床多见。其特点有：①多为轻、中度肿大，急性期肿大的脾脏质地柔软（门脉性肝硬化所致脾肿大例外）。②原发病病程迁延不愈，反复发作。病情缓解时脾肿大无明显回缩趋势，病程越长，脾越硬。③一般多伴有脾功能亢进或免疫性血细胞减少（心脏病，尤其是肺心病例外）。

（1）对疑有结缔组织疾病的肿大病人免疫学检查可获确诊依据。

（2）对肝肿大不明显又无循环淤血的脾大病人，首先考虑肝硬化，尤其是血吸虫病引起的门脉性肝硬化所致脾脏肿大。

（3）根据脾肿大伴有显著的肝肿大和伴循环淤血征易考虑到慢性充血性心力衰竭和缩窄性心包炎。

2. 确定脾肿大是否为血液病所致，包括骨髓增生综合征、淋巴瘤、组织细胞增生症、脂质沉积症、慢性溶血性贫血、Evan's 综合征和传染性单核细胞增多症。骨髓检查或淋巴结或骨组织活检或溶血检查便可确诊。

3. 在排除淤血性脾肿大和血液病性脾肿大后，考虑是否为感染性脾肿大。

根据发热的特点，白细胞减少伴嗜酸性粒细胞（E）减少，血肥达反应（＋），血和骨髓细菌培养（＋），结合临床上有相对缓脉、皮疹、精神萎靡甚至呈无欲貌可确诊伤寒；血片找见疟原虫或骨髓中找到裂殖体、利什曼原虫时可确诊疟疾或黑热病。对于有消化道症状的脾大病人，应仔细检查肝脏大小特别是叩触痛，有叩击痛者宜及早行肝功能检查以确定或除外急性病毒性肝炎。急性粟粒型肺结核（2 型肺结核）亦可有脾肿大。

4. 明确脾肿大伴有多种脏器肿大病人的病因。

根据肾肿大并常伴有蛋白尿，但很少有高血压；肝肿大十分显著，但肝功能正常（BSP 和 ARP 可能较敏感）；心脏肥大变硬，但心腔不扩大；可有舌肥大，以致言语不清，甚至影响进食和吞咽，应高度怀疑淀粉样变性。确诊必须靠活组织检查。淀粉样变性有原发性和继发性两类。多发性骨髓瘤、骨髓炎、结核病、肺脓肿是继发性淀粉样变性的常见病因。

5. 在排除了以上各种继发性脾肿大后，方能疑为原发性脾脏肿大。

孤立性脾脏肿大可以是脾囊肿、脾脓肿、海绵状血管瘤、脾型淋巴瘤和原发于脾脏的肿瘤。前三者B超检查有利于协助诊断,但定性困难,后两者更不易区分。脾穿刺危险性大,临床不予采用。故除外少数于生前行脾切除术后或尸检做出病理诊断,多数都是依赖病史、体征、生化检测和现代影像诊断逐一排除继发性脾肿大的各种病因后方可诊断为原发性脾肿大,不过此类脾肿大在临床上十分少见。

【处理原则】

1. 脾周围炎时以抗生素治疗,如有急性脾梗死或脾破裂必须手术救治。当然需视原发病情是否允许。

2. 掌握脾切除适应证。

3. 对由心力衰竭、缩窄性心包炎所致脾肿大应积极控制心力衰竭,行心包剥离术脾肿大可改善,对骨髓增生性疾病选用适宜化疗方案,病情控制后脾脏可见缩小。急性感染性脾肿大,宜针对不同病原体进行治疗,炎症控制后脾脏可恢复。慢性感染性脾肿大无并发症时,一般不予治疗。

发疹性疾病

皮疹可见于食物或药物过敏、感染性疾病、某些结缔组织疾病和恶性疾病。在临床上,大多数发疹性疾病都无法仅根据皮疹形态,就做出正确的诊断,而必须根据疫苗接种史、其他临床表现、流行病学史以及实验室检查结果等做出综合判断。虽然如此,某些疾病的皮疹有其特点,对疾病的诊断帮助较大。

【临床诊断思路】

1. 麻疹　麻疹是麻疹减毒活疫苗接种前,儿童常见的急性呼吸道传染病,传染性很强,临床上以高热、疾病初期上呼吸道卡他症状、麻疹黏膜斑及全身斑丘疹为特点。

皮疹多在发热后3～4天出现,发疹时体温突然升高,常至40～45℃,皮疹开始为稀疏不规则的红色斑丘疹,疹间皮肤正常,大多由耳后、颈部、沿着发际边缘,24小时内向下发展,遍及面部、躯干及上肢,第3天皮疹累及下肢及足部,包括手掌与脚掌。大部分皮疹压之退色,少数病人可有出血点或淤点,重者皮疹互相融合成较大的斑块,皮肤水肿。出疹3～4天后,皮疹开始消退,消退顺序与出疹顺序相同,疹退后,皮肤留有糠麸状脱屑及棕色色素沉着。

没有并发症者,7～10天痊愈。常见并发症有喉炎、支气管炎、肺炎、心肌炎、麻疹脑炎、亚急性硬化性全脑炎、结核病恶化、营养不良与维生素A缺乏症。

控制传染源:病人是唯一的传染源,患儿从接触麻疹后7天至出疹后5天均有传染性。应早期发现病人,早期隔离。一般病人隔离至出疹后5天,并发肺炎者延长至10天。接触麻疹的易感者应检疫观察3周。

2. 风疹　风疹是由风疹病毒引起的一种常见的急性传染病,以发热、全身皮肤红色斑丘疹为特征,常伴有耳后、枕部淋巴结肿痛。孕妇在孕早期感染风疹,病毒可通过胎盘传染给胎儿而致各种先天缺陷,称先天性风疹综合征。

典型临床表现为耳后、枕部、颈后淋巴结肿大伴触痛,持续1周左右。皮疹通常在淋巴结肿后24小时出现,出疹1～2天可有低热及卡他症状,部分病人软腭及咽部可见红色点状黏膜疹,但颊黏膜光滑,无充血及黏膜斑。

皮疹初见于面颈部,迅速向下蔓延,1天内布满躯干和四肢,但手掌、足底大都无疹。皮疹初起呈细点状淡红色斑疹、斑丘疹或丘疹，直径 2～3 mm，形态介于麻疹与猩红热之间。皮疹一般持续 3 天(1～4 天)消退，亦有人称为“三日麻疹”。多数病人面部皮疹消退而下肢皮疹方现。皮疹消退后一般不会留色素沉着，亦不脱屑，仅少数重症病人可有细小糠麸样脱屑，大块脱皮则极少见。年轻妇女和部分儿童在出疹时或出疹后几天内有多发性关节炎。

全身症状多轻，并发症少，仅少数病人可并发中耳炎、咽炎、支气管炎、肺炎、心肌炎、血小板减少性紫癜等。

控制传染源：病人是唯一的传染源，包括亚临床型或隐性感染者，其实际数目比发病者高，因此是易被忽略的重要传染源。传染期在发病前 5～7 天和发病后 3～5 天，起病当天和前一天传染性最强。病人应隔离至出疹后 5 天。

3. 幼儿急疹　幼儿急疹又称婴儿玫瑰疹，或第六病，是人类疱疹病毒 6 型导致的一种常见婴幼儿急性发热发疹性传染病。其特点是在发热 3～5 天后突然退热，出现玫瑰红色的斑丘疹。

好发于 6～18 月婴幼儿。临床特点是病初突发高热(39～40℃)，持续 3～5 天后骤降。热退后 9～12 小时内出疹，皮损呈红色斑疹或斑丘疹，偶尔周围绕以红晕，类似风疹、麻疹或猩红热。皮疹先发于躯干，后向面部及四肢扩展，四肢末端及掌跖多无皮疹，黏膜无明显皮疹。病程有自限性，出疹几小时内皮疹开始消退，经 2～3 日褪尽，无色素沉着及脱屑。

4. 猩红热　猩红热是由 A 族溶血性链球菌引起的急性呼吸道传染病。其临床特征有发热、咽炎、草莓舌、全身弥漫性红色皮疹、疹退后片状脱皮。少数患儿在病后 2～3 周发生风湿热或急性肾小球肾炎。

潜伏期一般为 2～4 天。起病急骤，寒战、发热，咽痛明显，影响进食。咽及扁桃体显著充血，可见白色脓性渗出物。舌质红，乳头红肿如草莓，称草莓舌。颈部及颌下淋巴结肿大，有触痛。

皮疹多在发热第 2 天出现，最先见于颈部、腋下和腹股沟，于 24 小时内遍布全身。在全身皮肤弥漫性充血潮红的基础上，有均匀、密集的红色细小皮疹广泛分布，触之如粗砂纸样，或如寒冷时的鸡皮样疹，疹间皮肤潮红，用手压可暂时转白。而口周围皮肤苍白，为口周苍白圈。于皮肤皱折处如腋窝、肘、腹股沟等处，皮疹密集，色深红，其间有针尖大之出血点，形成深红色横行“帕氏线”。口腔黏膜亦可见黏膜疹，充血或出血点。出疹期仍发热。病程第 1 周末开始脱屑，是猩红热特征性症状之一，首见于面部，次及躯干，然后到肢体与手足掌。面部脱屑，躯干和手足可能大片脱皮，呈手套袜套状。脱屑程度与皮疹轻重有关，一般 2～4 周脱净，不遗留色素沉着。

5. 水痘　水痘是由水痘—带状疱疹病毒引起的一种传染性极强的儿童期出疹性疾病。临床特点是皮肤黏膜出现瘙痒性水疱疹，全身症状轻微。

皮疹出现前 24 小时可有类似感冒的前驱症状，幼儿常无前驱期，皮疹特点：①分批出现红色斑疹和斑丘疹，迅速发展为清亮、卵圆形小水疱，周围有红晕，经 24 小时水疱内容物变为混浊，水疱易破溃，疱疹持续 3～4 天，然后从中心开始干缩，迅速结痂。在疾病高峰期可见到丘疹、新旧水疱和结痂同时存在，所谓“四世同堂”症状。②皮疹分布呈向心性，开始为躯干，以后至面部，头皮、四肢远端较少，瘙痒感重。③黏膜皮疹可出现在口腔、结膜、生殖器等处，易破溃形成浅溃疡。

因皮疹特殊，传染性极强，大多有病例接触史，典型病例较易诊断。儿童的水痘常常并发水泡部位的细菌感染，必须注意卫生，并避免抓破皮肤，局部和全身使用止痒、镇静药。常见并发症还有肺炎、脑炎、胎儿畸形等。

控制传染源:传染期自出疹前 24 小时至病损结痂,约 7～8 天,应隔离病人至皮疹全部结痂为止。接触水痘的易感者应检疫观察 3 周。

6. 传染性红斑　传染性红斑又称第五病,是一种可能由病毒引起的轻度的接触性的发疹传染病。本病以面部、臀部、四肢特异性红斑为临床特征,周身症状轻微。

病原体尚未确定。有人从传染性红斑病人的咽部和肛门分离出风疹病毒和埃可病毒 12 型。

人群普遍易感,尤其是孕妇、儿童。好发于 4～12 岁儿童,常在儿童集体中发生。春季易发病,可呈小流行。皮损突然发生于两侧面颊部,初为 3～5 mm 的红斑、丘疹,数小时后迅速融合成片,呈玫瑰色肿性蝶形红斑,境界清楚,似丹毒样、表面无鳞屑,分布于鼻的两侧,不累及额、口周、眼睑、颊等处。偶见微痒或烧灼感。1～2 天内皮疹蔓延胸背、上肢,最后及臀股而达手足。此时出现特征性的对称分布的花边状或网状的斑丘疹。皮损持续 6～10 天后开始消退,红斑从中央隐没,边缘成环形,邻近的环形相互交接,形成特殊的轮回状鱼鳞状。消退的顺序和发疹的先后顺序相同,消退后不留痕迹。本病有自限性,全部病程约 10～12 天。未发现有任何并发症。

出疹前 1 周左右传染性最强,一旦出疹可能就不再有传染性。

7. 手足口病　手足口病为肠病毒感染性疾病,最常见的病原体是柯萨奇病毒。夏季及初秋多发,好发年龄为 5 岁以下的儿童,传染性较高,可呈小流行。主要表现为手、足部皮疹和口腔溃疡。

潜伏期约 1 周,病初有类似感冒的症状,如发热、食欲减退、乏力等;数天之后,开始出现手、足、臀部和四肢的红色斑丘疹,部分皮疹中央出现水泡,伴轻微疼痛,无明显瘙痒,不会结痂;躯干部则多无皮疹;口腔黏膜上出现溃疡。皮疹和溃疡在 1 周左右逐渐消退。少见病毒性脑膜炎并发症。

8. 川崎病　川崎病又称皮肤黏膜淋巴结综合征,是一种原因未明的血管炎综合征,3～5 岁以下幼儿发病率高。

诊断要点:①持续发热 5 日以上,体温达 38～40℃。②急性期手掌与足底充血、硬结性水肿,恢复期指尖、趾端开始脱皮。肢端变化是本病特点。③发热同时或发热不久出现皮疹,呈向心性、多形性,最常见为遍布全身的荨麻疹样皮疹,无水疱结痂。④口腔及咽部黏膜弥漫性充血;唇红干燥、皲裂、出血或结痂;舌乳头突起呈杨梅舌;肛周皮肤潮红、脱屑;卡介苗部位皮肤潮红。⑤双侧结合膜充血。⑥急性非化脓性颈部淋巴结肿大。⑦冠状动脉病损表现,如心尖部收缩期杂音、心音遥远、心律不齐和心脏扩大,重者可因冠状动脉炎伴动脉瘤和血栓梗塞而引起猝死。

根据临床表现,并排除其他疾病,上述 7 项中具有 5 项即可成立诊断。

【处理原则】

1. 病因治疗　根据不同病因采取相应措施。

2. 对症治疗　止痒、镇静,防治继发感染。

第二章　临床常见急症的处理及急救技术

一、临床常见急症处理

心脏骤停

心脏骤停是指心脏射血功能的突然终止。导致心脏骤停最常见的原因是心室颤动，其次为缓慢性心律失常、心室停搏、持续性室性心动过速，较少见的为无脉搏性电活动。

【诊断要点】

1. 病人出现意识突然丧失。
2. 颈、股动脉搏动消失。
3. 呼吸停止或呈叹息样呼吸。
4. 皮肤黏膜呈死灰色或紫绀。
5. 瞳孔散大。
6. 如听诊心音消失更可确立诊断。

【急救措施】

1. 畅通气道(即 A)　清理病人呼吸道，保持气道通畅。将病人头后仰，提高颏部，寻找和清除口腔异物(包括假牙)。方法是：术者将一手置于病人前额用力加压，使头后仰，另一手的食、中两指抬起下颏，使下颌尖、耳垂与地平线垂直，以畅通气道，并立即施行人工呼吸、维持血流等基本生命支持措施。

2. 人工呼吸(即 B)　口对口或口对鼻呼吸，婴儿可做口对口鼻呼吸。保持病人气道开放，行人工呼吸。先检查自主呼吸是否存在(畅通病人气道后，看其胸廓活动，面部靠近病人口鼻感觉有无气流流动，耳朵听是否有气流进出呼吸道的声音，从而作出综合判断，观察时间一般在 3～5 秒钟内)。如病人无自主呼吸，则应立即行口对口呼吸。

3. 建立人工循环(即 C)　首先应确定病人心搏是否停止，主要依靠触摸颈动脉判断。无脉搏则立即施行胸外心脏按压术。方法是：按压胸骨中下 1/3 交界处，定位方法是在病人胸骨与剑突连接处以上两横指，术者放上手掌根部，然后以另一手掌根部重叠于手背上，肘部伸直，垂直用力按压。按压力量应使胸骨下陷 4～5 cm。按压与松弛时间各半。在按压至最低点应有一明显停顿，避免冲击式按压，更不能损伤病人肋骨及胸内脏器。心脏按压频率应达到每分钟 100 次。一人做按压通气比为15∶2，即先吹两口气，然后胸外心脏按压 15 次；两人做按 5∶1 的比例进行，即一人吹一口气，一人心外按压 5 次。吹气的时候，停止按压。

4. 使用药物或输液　应根据病人不同的心律失常选用药物。无条件时可"盲目用药"。一般选用肾上腺素 0.5～1 mg、阿托品 1 mg、利多卡因 75 mg。给药途径主要从大静脉推注，避免行心腔穿刺注射。

5. 心电监护　有条件时，应及早作心电监护。

6. 心室纤颤的处理　①坚持心肺复苏术 A、B、C；早期行非同步直流电复律；②可使用

5%碳酸氢钠溶液 100 ml 静脉注射，然后根据病人血气酸碱平衡来调节用量；③肾上腺素 0.5～1 mg，3～5 分钟后可重复使用；④利多卡因 75～100 mg 或溴苄胺 250～500 mg 静脉推注，根据情况可重复使用。

7. 脑复苏　及早施行正确的心肺复苏是脑复苏成功的关键。在复苏过程中可使用降温、脱水、利尿、冬眠、皮质激素、营养脑细胞等综合措施。强调尽早冰帽作头部降温。

8. 生命体征监测　有条件时应加强对病人体温、血压、呼吸、心电图、血流动力学、尿量、电解质、血气、营养及用药的监测。

喉梗阻

喉梗阻亦称喉阻塞，是因喉部或其邻近组织的病变，使喉部通道发生阻塞。如不速治，可引起严重后果。

【诊断要点】

1. 有吸入异物、大咯血、呕吐、气道炎症等病史。

2. 病人不能说话，呈吸气性喘鸣；吸气困难，有明显的三凹征(胸骨上切迹、锁骨上窝及肋间隙随吸气动作向内凹陷)。

3. 肺部呼吸音消失。

4. 喉镜、支气管镜及 X 线检查可明确诊断。

【急救措施】

1. 保持呼吸道通畅　①气道吸入异物者，应迅速为其驱除异物；②咯血病人，立即将其置头低足高位，轻拍背部，鼓励病人将血咯出；③如无效则应作气管内插管。

2. 病人病情危急时应立即用粗针头作环甲膜穿刺或作环甲膜切开术；炎症、喉痉挛等引起阻塞者，应尽早作气管切开术。术前应做好充分准备，根据异物特点和病人年龄，挑选适当器械，选择合适的麻醉方法。

3. 病人如有高热、脱水、酸中毒或全身衰弱者，应进行抗感染、输液、吸氧等治疗，以改善全身情况。

4. 积极治疗原发病。

5. 有气管内异物的病人如有严重的吸气性呼吸困难，而设备和技术所限，可先行气管切开术改善呼吸，并转送上级医院进一步救治。

休　克

休克是由不同病因(如大出血、严重创伤、重度感染及变态反应等)引起的全身组织器官血流灌注不足，使氧的供需失衡，结果导致组织细胞和脏器功能受到损伤。

【诊断要点】

1. 病史　①心源性：包括急性心肌梗死、大面积肺栓塞等。②感染性：如各种细菌严重感染。③过敏性：包括药物、抗毒血清等引起的变态反应。④失血性：如各种创伤引起的肝、脾破裂等大出血。⑤创伤性：严重创伤造成的疼痛、血容量不足等可导致外周循环衰竭。

2. 病人可有神情淡漠或烦躁不安，呼吸深快，面色苍白，皮肤湿冷，脉搏细速或不能触及。

3. 血压下降，上肢收缩压低于 90 mmHg 或有高血压者，血压降至原值的 2/3 以下，且脉压差<30 mmHg。

4. 尿量减少，每小时少于 30 ml。

【急救措施】

1. 一般处理 使病人平卧，吸氧；监测病人血压、脉搏、心率、尿量。建立静脉通路，有条件可作深静脉置管，以便快速补液和监测中心静脉压(CVP)。

2. 补容 ①低分子或中分子右旋糖酐或 706 代血浆 500 ml 于 30～60 分钟内快速静脉滴注，无反应者应测 CVP 以指导继续输液，右旋糖酐 24 小时内用量不超过 1 000 ml。②输注平衡液或等渗盐水或高渗盐水。③输液速度及总量应根据病人的 CVP、心率、脉搏和脉压以及肺部有无啰音等随时调整，若脉压增宽、脉搏清楚则提示休克缓解；CVP 增高、心率加速、肺部出现干湿啰音者应谨慎或停止补液。

3. 纠正酸中毒 可先以 5%碳酸氢钠 50～100 ml 静脉滴注，再依据病情变化和动脉血气分析结果决定以后的用量。

4. 血管活性药物的使用 在给病人充分补液的基础上，适当应用血管扩张药，以利于组织灌流。目前常用多巴胺静脉滴注，多巴胺不同剂量，有不同的作用：利尿药量每分钟 2 μg/kg，护肾剂量每分钟 2～5 μg/kg，正性肌力和维持血压剂量每分钟 5～20 μg/kg，大剂量(每分钟 20 μg/kg 以上)仅用于难治性低血压。

5. 保护病人的心、肺、肝、肾等脏器功能，防止多系统器官功能衰竭。

6. 对于休克病人，如果设备和技术所限，在维持病人生命体征稳定的同时，尽快转送上级医院进一步救治，转送途中要保持吸氧和静脉输液，并注意血压、脉搏、心率等变化。

咯 血

咯血是指喉部以下呼吸器官出血且经咳嗽从口腔排出者。临床上根据咯血量的多少，将其分为少量咯血、中等量咯血和大咯血。一般认为，一次性咯血量超过 100 ml 或 24 小时内咯血量超过 600 ml 以上者称为大咯血。急性致死性大咯血是指急剧从口鼻喷射出大量鲜血，出血量大于 2 000 ml 者。应特别强调的是，凡咯血威胁到病人生命者，不论咯血量的多少均应视为大咯血范畴。

【诊断要点】

1. 病史 ①支气管疾病：如支气管扩张症、支气管肺癌、支气管内膜结核等。②肺部疾病：如肺结核、肺脓肿、肺炎等。③心血管疾病：以风湿性心脏病二尖瓣狭窄最为常见。④全身性疾病：如血液病(血小板减少性紫癜、血友病、白血病等)、急性传染病(流行性出血热等)、肺出血—肾炎综合征等。

2. 有咳嗽、咳痰、咯血等症状。

3. 咯血量较大时，血色多为鲜红色，部分血液带有气泡，血液的 pH 呈碱性。

4. 胸部 X 线、支气管镜、支气管造影及血管造影等检查有助于明确诊断。

【急救措施】

1. 镇静 病人取侧卧位，肌内注射镇静药。

2. 镇咳 可予喷托维林(咳必清)，必要时可用可待因。

3. 止血 脑垂体后叶素 5～10 U 加入 20～30 ml 等渗盐水或葡萄糖液中缓慢静脉注射(15～20 分钟)，然后以 10～40 U 加入 5%葡萄糖液 500 ml 中静脉滴注维持，高血压、冠心病和孕妇禁用。酚磺乙胺(止血敏)、氨甲苯酸(止血芳酸)及蛇凝血素酶(立止血)等止血药也可选用。

4. 若病人发生失血性休克,可予输血。

5. 如血块阻塞病人大气管发生窒息或肺不张,应立即清除。抢救措施中应特别注意保持呼吸道通畅,采取头低脚高45°的俯卧位,轻拍背部,迅速排出积血,并尽快挖出或吸出口、咽、喉、鼻部血块。必要时用硬质气管镜吸引、气管插管或气管切开,以解除呼吸道阻塞。

6. 反复大咯血而危及病人生命,内科治疗无效,且明确咯血病因和出血部位者,可考虑外科手术,如做肺叶切除术等。

7. 对于大咯血病人,如果设备和技术所限,在维持病人生命体征稳定的同时,尽快转送上级医院进一步救治,转送途中要保持吸氧和静脉输液,并注意血压、心率等变化。

昏 迷

昏迷即意识完全丧失,是最严重的意识障碍,是高级神经活动的高度抑制状态。颅内病变和代谢性脑病是最常见两大类病因。

【诊断要点】

1. 病史 ①重点了解昏迷起病的缓急及发病过程。急性起病者常见于外伤、感染、中毒、脑血管病及休克等。②了解昏迷是否为首发症状,若是病程中出现,则应了解昏迷前有何病症。如糖尿病人可出现高渗昏迷和低血糖昏迷,肝硬化病人可出现肝昏迷,甲亢病人可出现甲亢危象等。③有无外伤史、有无农药、煤气、安眠镇静药、有毒植物等中毒。④有无可引起昏迷的内科病,如糖尿病、肾病、肝病、严重心肺疾病等。

2. 对短暂昏迷病人,应注意癫痫或晕厥等疾病。

3. 应仔细观察体温、呼吸、血压、脉搏、皮肤及头颈情况:①高热者应注意严重感染、中暑、脑桥出血、阿托品中毒等;②低体温者需注意休克、黏液水肿、低血糖、镇静药中毒、冻伤等;③脉搏过缓要注意颅内高压、房室传导阻滞或心肌梗死,心率过快者常见于心脏异位节律、发热及心力衰竭等;④呼吸节律改变类型有助于判定脑部病损部位,要注意呼吸气味(糖尿病酸中毒有烂苹果气味、尿毒症有尿臭味、肝昏迷有腐臭味、乙醇中毒有酒味,有机磷中毒有蒜臭味);⑤高血压可见于脑出血、高血压脑病及颅内高压等,低血压常见于休克、心肌梗死、安眠药中毒等;⑥皮肤呈樱桃红色为CO中毒,皮肤淤点见于败血症、流行性脑脊髓膜炎,抗胆碱能药物中毒或中暑时皮肤干燥,休克时皮肤湿冷多汗;⑦注意耳、鼻、眼结膜有无流血或溢液等外伤证据。

4. 神经系统检查应注意有无局灶性神经系统体征,瞳孔及眼底情况,重压眶上缘有无防御反射及表情反应,重刮足底有无肢体逃避反应,注意眼球位置,腱反射是否对称及病理反射:①颅内高压及蛛网膜下腔出血病人常有视乳头水肿出血;②双侧瞳孔散大见于脑缺氧、阿托品类药物中毒、中脑严重病变;③双侧瞳孔针尖样缩小见于脑桥被盖部出血、有机磷和吗啡类药物中毒。

5. 注意有无脑膜刺激征,脑膜刺激征阳性常见于中枢神经系统感染和颅内出血性疾病。

6. 腰椎穿刺检查(脑脊液细胞学、生化、病毒细胞系列)、头颅CT及磁共振检查对中枢神经系统疾病诊断具有重要价值。血检测碳氧血红蛋白有助于CO中毒的诊断。尿常规异常常见于尿毒症、糖尿病、急性尿卟啉症。疑似肝昏迷病人查血氨及肝功能。血糖及肾功能检测有助于糖尿病酸中毒、低血糖昏迷及尿毒症昏迷诊断。心电图检查可诊断心肌梗死、心律失常导致昏迷。

【急救措施】

昏迷病人应尽快上转医院住院查明原因，对因治疗。转诊途中应有医生和(或)护士护送，防止途中颠簸，保持吸氧，并密切注意呼吸、血压、脉搏情况，防止舌根后坠堵塞气道。上转医院前或暂时不能入院者，可在社区先行对症治疗。

1. 保持呼吸道通畅，定时吸痰，给氧，防止舌根后坠，密切观察并维持呼吸、血压、脉搏等生命体征，适当补液，并加强护理。

2. 密切观察呼吸情况，当出现呼吸困难时，要观察病人的缺氧症症状，可应用呼吸兴奋剂，宜尽早使用辅助呼吸器。通常先用气管内插管，如一天内无好转，则行气管切开，外接呼吸器。

3. 维持有效血循环和水电解质平衡，给予强心、升压药物，纠正休克，输液中可加入硫胺和其他维生素B族合剂。

4. 控制体温在39℃以下。可用降温保护疗法，通过低温降低脑代谢，减轻缺氧和脑水肿，为脑功能的复苏提供可能：①头部降温采用冰槽、冰帽和冰袋；②体表降温可在体表大血管处，如颈、腋下和腹股沟等处放置冰袋，或用乙醇加水进行全身性冰浴；③体内降温以冰水灌肠或冰水洗胃，应在脑水肿高峰到来之前完成降温，通常脑温度应降至28℃，并维持足够的低温时间，直至病情稳定，一般3～7天，必要时应用2～3周，最少不短于48小时。降温过程要平稳，为防止寒战和控制抽搐，可用小量肌肉松弛剂或镇静剂。复温时需逐渐进行，先自下而上地撤除冰袋，保持每24小时体温上升1～2℃为宜。

5. 预防和治疗抽搐发作，可用地西泮(安定)、苯巴比妥(鲁米那钠)静脉推注。

6. 控制脑水肿、降低颅内压：应用20%甘露醇、呋塞米(速尿)、甘油等，必要时进行侧脑室穿刺引流等。

7. 预防或抗感染，防治消化道出血和急性肾衰竭等并发症。

8. 给予脑代谢促进剂，如ATP、辅酶A、氨基酸/低分子肽(脑活素)等。

惊　厥

惊厥的病理生理基础是脑神经元的异常放电和过度兴奋，是由多种原因所致的大脑神经元暂时性功能紊乱的一种表现。发作时全身或局部肌群突然发生阵挛或强直性收缩，多伴有不同程度的意识障碍。

【诊断要点】

1. 病史　①中枢神经系统疾病：如流行性脑脊髓膜炎、乙型脑炎等；②原发性癫痫；③高血压脑病；④子痫、低血糖等。

2. 病人出现部分或全身肌肉强直性或阵发性痉挛，常伴有意识丧失。

3. 脑脊液、头颅CT、MRI、脑电图等检查有助于明确诊断。

【急救措施】

1. 治疗原发病。

2. 对于意识丧失的惊厥病人，应防止其自伤和假牙等异物落入气道。

3. 控制惊厥，可选用：苯巴比妥钠0.1～0.2 g肌内注射，每日3次；地西泮10 mg肌内注射或缓慢静脉注射。

4. 防止病人摔伤,可用保护床;避免病人咬伤舌头,可用清洁纱布裹于压舌板上,插于病人上下臼齿之间。病人有假牙的,应立即取出,以免咽下或落入气管。

5. 癫痫持续发作者可用苯巴比妥钠 0.1～0.2 g 缓慢静脉推注,必要时可重复注射,或并用地西泮 10 mg 缓慢静脉注射。上列药物不能控制者,可用阿米妥 0.2～0.5 g 肌内注射,或 0.15～0.3 g 缓慢静脉注射。病人清醒后可口服苯巴比妥 0.06～0.09 g,每 4 小时 1 次。清醒且停止发作 24 小时后,应将药物逐渐减至常规剂量。

6. 惊厥控制或缓解后,或惊厥控制不住的病人,应积极转上级医院诊治。

中　暑

中暑常发生在高温和湿度较大环境中,是以体温调节中枢障碍、汗腺功能衰竭和水电解质丢失过多为特征的疾病。根据发病机制和临床表现不同,通常将中暑分为热痉挛、热衰竭和热射病。上述三种情况可顺序发展、交搭重叠。

【诊断要点】

1. 有长时间暴露于高温或强烈辐射热环境中的病史。若环境湿度过大、散热不良、睡眠不足和过度疲劳也可诱发。

2. 先兆中暑　病人在高温条件下出现全身疲乏、四肢无力、头昏、胸闷、心悸、口渴、大汗及温度略升高等症状,离开高温环境后短时间即可恢复正常。

3. 中暑　①热衰竭:起病急,病人可突然休克。脱水明显者可口渴、烦躁、手足搐搦;以失盐为主者可有头痛、恶心、肌肉痛性痉挛等症状。②热痉挛:多发生于青壮年。往往在大量出汗后出现短暂、间歇的四肢肌肉痛性痉挛伴明显失水。③日射病:人体经长时间烈日曝晒后发生剧烈头痛、呕吐、烦躁不安,甚至惊厥、昏迷。

【急救措施】

1. 先兆中暑　立即让病人离开高温环境,给予清凉饮料。

2. 热衰竭　以给病人补充等渗盐水为主。重症低钠者可给 5%氯化钠液 50～100 ml,发生休克者同时抗休克治疗。

3. 热痉挛　给病人补充足够的葡萄糖盐水和缓慢静脉注射 10%葡萄糖酸钙 10～20 ml。

4. 热射病

(1)降温:常用的物理降温措施包括冰水浴、乙醇浴、放置冰袋、风扇吹及深井水擦洗等。病人可卧于阴凉通风的地下室或空调房间内。药物降温,用氯丙嗪 25mg 加入 5%葡萄糖盐水 500 ml 中,在 1～2 小时内滴完。病人肛温降至 38℃时应停止降温。

(2)对症治疗:保持病人呼吸道通畅,给氧,抗休克,防止并发症。

5. 体温控制不理想或出现热衰竭、热痉挛等情况时应积极转上一级医院进一步诊断和治疗。

淹　溺

淹溺是指人淹没于水或其他液体中,由于液体充塞呼吸道及肺泡或反射性引起喉痉挛发生窒息和缺氧,并处于临床死亡状态。从水中救出后暂时性窒息,尚有大动脉搏动者称为近乎淹溺。

【诊断要点】

1. 有溺水史。

2. 面部青紫或苍白。

3. 呼吸可停止,心搏可能存在或已停止。

4. 如心搏、呼吸存在,则可有不同程度的精神改变、癫痫样发作,直至昏迷。

5. 肺部可闻及湿啰音。

【急救措施】

1. 现场急救　保持病人呼吸道通畅,迅速清除口咽部异物,将病人俯卧,抢救者以手托住病人腹部,使其取头低足高位,尽可能排出呼吸道内积水。之后马上做口对口人工呼吸。如心脏搏动停止则立即行胸外心脏按压。切不可因排除呼吸道积水而影响其他抢救措施。

2. 进一步救治　①昏迷者应立即给氧,作气管插管或气管切开,进行机械通气或正压呼吸。②肺水肿者可予吸入通过95%乙醇的氧气,并静脉注射毛花丙苷(西地兰)、地塞米松等。③可用5%碳酸氢钠静脉滴注纠正代谢性酸中毒。④淡水淹溺者应注意补充钾、钠、氯等电解质;海水淹溺者应防止高钾、高氯及高钠血症。

3. 防治继发性感染,可大量、联合使用两种以上抗生素。

4. 防治惊厥、心律失常、急性呼吸窘迫综合征、急性胃肠道出血等并发症。

5. 淹溺比较重的病人,应在进行现场处理后转医院进一步治疗。

电击伤

电击伤是指与电直接接触所致的电烧伤,而电火花引起的烧伤性质同火焰烧伤,治疗可参照一般烧伤,本文着重介绍的是前者的诊断与治疗。

【诊断要点】

1. 有明确触电或被雷击伤史。

2. 全身表现　轻度电击后病人出现头晕、心悸、面色苍白、惊慌、四肢软弱和全身乏力等;重者有抽搐与休克症状,伴心律失常、迅即进入“假死”状态,亦有触电后立即进入假死状态者。所谓“假死”状态包括三种情况:①呼吸停止,②心搏存在;③心搏停止,呼吸存在;④心搏呼吸均存在,但十分微弱。

3. 局部表现　①电击处一般有一个进口和多个出口。入口处较出口处重,电流进口与出口部皮肤出现水泡,严重时组织焦化;②烧伤有可能深达肌肉、肌腱、骨周,深层组织可呈夹心样坏死,且没有明确的坏死层面;③在电流通过途径中,肘、腋或膝、股等屈面可出现“跳跃式”伤口;④由于邻近血管的损害,可出现进行性坏死,伤后坏死范围可扩大数倍;⑤局部渗出较一般烧伤重。

4. 可发生骨折、关节脱位和脑震荡等并发症。

5. X线片提示有助了解有无骨折或脏器损伤。

6. 其他检查如心电图、脑电图有助于诊断。

【急救措施】

1. 现场抢救

(1) 立即使伤者脱离电源。切断电源,或用不导电的物体拨离电源。

注意:在切断电源后,仍需用干燥木制绝缘物将病人从有关设备移开后,救助者方可接

触，因这种设备可能具有仍带有残余电力的巨大的电容器性质，使分开了的电器仍处于带电状态，不可接触。救助者切勿以手直接推拉、接触或以金属器具接触病人，以保自身安全。

(2) 呼吸心跳均停止者，立即就地进行心肺复苏治疗。呼吸停止，心搏存在，立即行口对口人工呼吸。如出事现场附近有医疗条件，应积极准备气管插管或气管切开，发现有室颤应立即给予除颤治疗。

2. 输液治疗

1) 补液量：不能根据其表面积计算，对深部组织的损伤应充分估计。尤其在高压电击伤时，深部组织的损伤很大，渗出多，体表烧伤面积不足以作为安排输液的根据。补液量主要依据病人对输液治疗的反应，包括每小时尿量，周围循环情况及对中心静脉压进行监测。通常早期输液量高于一般烧伤，每小时尿量应高于一般烧伤标准。对于有过心搏骤停或心电图异常的病人，输入量应适当控制，以防止输液过多，加重心脏负担。

2) 液体种类及补液速度

(1) 晶体液：如乳酸林格液，开始液体复苏速度推荐为每小时 10 mg/kg。

(2) 渗透性利尿药：如甘露醇。病人伤后尿呈葡萄酒色或酱油色，提示肌红蛋白血症或肌红蛋白尿，用甘露醇可预防急性肾衰竭。开始剂量为 25 g，以后每小时 12.5 g，用5～6小时以使尿量达到每小时 200～300 ml。

(3) 5%碳酸氢钠碱化尿液，防止肌红蛋白及血红蛋白排出时沉积于肾小管，以及纠正酸中毒。

3. 清创处理　电击创面的最突出特点为皮肤的创面很小，而皮肤下的深度组织的损伤却很广泛且早期不易确定。

1) 尽早彻底探查，切除坏死组织，包括可疑的间生态组织(如肌肉颜色改变，切割时伸缩性改变等)。

2) 减张。切口减张更重要的是切开筋膜减压、受压神经的清创减压。手术时，应达到充分深度，即切开深筋膜，使肌肉可以膨出，否则达不到目的。切开的创面开放，可用碘仿纱条覆盖并缝合固定，涂敷磺胺嘧啶银糊剂等防止感染。

3) 坏死范围难以确定者，给予异体或异种皮暂时覆盖，2～3 天后再行探查清创。

4) 其他

(1) 床边备止血带和止血包密切注意继发性出血，尤其是病人可能在静卧或熟睡时，血管悄然破裂，引起大出血，致使休克。

(2) 常规应用破伤风抗毒素 1 500～3 000 U 肌内注射(先做皮试)。

(3) 抗生素早期全身应用，特别警惕厌氧菌感染。

5) 现场处理后应立即转医院进一步治疗。

烧　伤

烧伤是指由热力或某些理化因素所引起的皮肤、黏膜或其他组织的损害，这是广义的烧伤。狭义的烧伤是指由热力所引起的皮肤、黏膜或其他组织的损害。烧伤原因一般可分为四类：①热力烧伤(火焰、热液、蒸气、钢水、电弧、激光等)；②化学烧伤(酸、碱、磷、芥子气、环氧乙烷、汽油、水泥等)；③电烧伤；④放射性烧伤(紫外线、X 线、β 射线、γ 射线等)。

【诊断要点】

1. 烧伤部位和烧伤原因的诊断

(1) 烧伤部位:烧伤部位的诊断一般并不困难,但要注意一些特殊部位的烧伤,如头面部、眼、耳、鼻、双手和会阴部的烧伤。头面部烧伤由于火光的刺激,双眼紧闭,因此眼球的烧伤并不多见,但由于呼吸和喊叫,可造成鼻腔和口腔的烧伤。而酸碱等化学物质溅入面部时,由于来不及闭眼,造成眼球烧伤的较多。另外,面部烧伤时,往往伴有双手的烧伤,这是由于用手保护面部或拍打火焰所致。热水袋破裂造成的烫伤,多在下肢和会阴部。掌握了这些规律,对尽快明确烧伤部位有一定的帮助。

(2) 烧伤原因:一般来说,伤者或知情者能自己陈述烧伤原因,但在伤者昏迷、又无知情者的情况下,或者化学烧伤,伤者本人也不知晓何种化学物质致伤,这时可从以下几方面来判断烧伤原因:①创面性状(火烧伤:创面发黑,污染较重,深度较深,毛发、衣物烧焦;开水烫伤:创面污染较轻,深度较浅,衣物潮湿;硫酸烧伤:创面呈棕褐色;盐酸烧伤:创面呈白色或黄蓝色;硝酸烧伤:创面呈黄色;电烧伤:可见入口和出口);②创面气味(根据烧伤创面的焦味、酸味等进行判断);③特殊检查(创面 pH 值测定、实验室检查)。

2. 烧伤面积的估计

(1) 成人体表面积的估计:头、面、颈部面积占全身体表面积的 9%(1×9%),双上肢为 18%(2×9%),躯干为 27%(3×9%),双下肢(包括双臀部)为 46%(5×9%+1%),共 11×9%+1%=100%。

(2) 12 岁以下小儿体表面积的估计:头、面、颈部面积(%)=9+(12−年龄),双下肢面积(%)=41−(12−年龄),其余部位与成人相同。

(3) 手掌法:对估计小面积的烧伤或散在分布的烧伤创面,不论年龄大小或性别差异,均可用手掌法来估计烧伤面积,即以病人并拢后的手掌面积占体表面积的 1%来计算。

(4) 烧伤面积估计的注意事项:①力求准确,并以整数表示;②Ⅰ°度不计算面积;③吸入性损伤不计算面积,但在诊断中应注明,并确定其严重程度;④大面积烧伤面积的估计可用排除法,用正常皮肤面积减去 100%,即为烧伤面积。

3. 烧伤深度的判断　烧伤的分度方法较多,目前常用的是三度四分法,即按皮肤损伤的深度不同,分为一度(Ⅰ°)烧伤、浅二度(浅Ⅱ°)烧伤、深二度(深Ⅱ°)烧伤、三度(Ⅲ°)烧伤。临床上将Ⅰ°和浅Ⅱ°烧伤称为浅度烧伤,将深Ⅱ°和Ⅲ°烧伤称为深度烧伤。

(1) 一度烧伤:仅伤及表皮。临床表现为局部干燥、疼痛、微肿而红,无水泡。伤后 2～3 天症状消失,3～5 天表皮皱缩脱屑,创面愈合。愈合后不留瘢痕。

(2) 浅二度烧伤:伤及真皮浅层。皮肤有水疱形成,故又称水疱性烧伤。临床表现为疼痛剧烈,感觉过敏,局部肿胀明显,有大小不等的水疱,疱皮较薄,内含黄色血浆样液体或蛋白凝固的胶冻物。疱皮破裂移位后,可见创面湿润,呈均匀粉红色。如无感染,一般 1～2 周创面愈合。愈合后不留瘢痕,但有不同程度的色素改变(色素沉着或色素缺失)。

(3) 深二度烧伤:伤及真皮深层。临床表现为疼痛,感觉迟钝,局部肿胀明显,有小水疱,疱皮较厚,内含黄色血浆样液体或蛋白凝固的胶冻物。疱皮破裂移位后,可见创面微湿,呈红白相间或点状猩红色,24 小时后可见网状栓塞血管,为深Ⅱ°烧伤的特征性变化。如无感染,一般 3～4 周创面愈合。愈合后表皮薄嫩,不耐磨,易破溃或反复形成小水泡,多留有瘢痕。

(4) 三度烧伤:皮肤全层受损伤,可深达皮下组织、肌肉或骨骼。皮肤全层坏死,形成焦痂,又称焦痂性烧伤。临床表现为苍白色、棕褐色或黑色焦痂,触之皮革样,无弹性,表面干燥、发凉，无痛觉，24 小时后可见粗大树枝状栓塞血管，为Ⅲ°烧伤的特征性变化。3～5 周焦痂溶解，出现肉芽组织。较大的Ⅲ°烧伤创面不能自然愈合，需行植皮手术。

4. 明确合并伤及并发症　除了烧伤外，还要明确有无其他合并伤，如骨折、腹外伤、脑外伤、创伤性窒息、挤压综合征等，尤其要注意有无吸入性损伤（呼吸道烧伤）存在。密闭环境下，头面部严重烧伤，出现呼吸困难，要考虑吸入性损伤的可能。另外，不能忽视某些化学物质烧伤的同时吸收引起中毒的问题，如磷烧伤、苯烧伤。烧伤诊断中应包括烧伤并发症，如休克、感染、急性呼吸窘迫综合征、急性肾衰竭等。

【急救措施】

1. 现场急救处理

1）热力烧伤

（1）迅速离开火区，尽快脱去着火或被热液浸渍的衣物，不可用手扑打，以免造成手烧伤。

（2）用水将火浇灭，或跳入附近水池、河沟内；或迅速卧倒，慢慢在地上滚动，压灭火焰。切不可在衣物着火时站立奔跑呼叫，以防增加头面部烧伤或造成吸入性损伤。

（3）尽早进行冷疗，即用冷水进行冲洗或浸浴，水温一般为 8～10℃，时间约为 30 分钟到 1 小时，以停止冷疗后不再有剧痛为宜。冲洗水或浸浴水用自来水即可，水温较高时，可加入冰块，切不可为寻找无菌水而耽误时机。

2）化学烧伤

（1）立即脱去被化学物质浸渍的衣物。

（2）迅速用大量流动水进行冲洗，至少 20 分钟以上，以达到稀释和去除化学物质、减轻损伤的目的。

（3）生石灰烧伤时，先用干布将生石灰清除，再用水冲洗，以免生石灰遇水产热而加重烧伤。

（4）磷烧伤时，应尽可能去除创面上可见的磷颗粒，用大量水冲洗，并用湿布包裹或浸泡在水里，使磷与空气隔绝，防止继续燃烧。磷烧伤时，创面不能用油质敷料包扎，以免增加磷的溶解与吸收，从而加重磷中毒。

（5）头面部化学烧伤时，要注意眼部的冲洗。

3）电烧伤

（1）立即切断电源。

（2）出现呼吸心搏停止时，应现场立即胸外按压和口对口人工呼吸，以抢救生命。

（3）保护创面，就近送医院进一步处理。

4）对危及病人生命的情况作紧急处理：

（1）对呼吸道烧伤者，特别是已经出现呼吸困难者，应清理口、鼻分泌物，病人臂部垫高，头后仰，托起下颌部，拉出舌头，保持呼吸道通畅。

（2）呼吸道梗阻，情况危急者，可行气管切开。缺氧明显者，可行人工呼吸或简易呼吸器正压给氧。

（3）对心搏或呼吸停止者，应立即进行心肺复苏，心跳、呼吸恢复后立即转运。

5）其他抢救处理

（1）保护创面，防止污染（急救时创面暂不作特殊处理，尤其是不能涂任何带有颜色的药物，如红药水、甲紫等，以免影响创面的观察和治疗。可用清洁敷料包扎或用干净布单包裹，避免污染或再损伤）。

(2) 合并骨折者，应进行固定后转运；烧伤后疼痛剧烈，尤其是面积较大的浅度烧伤，可应用止痛药，一般用派替啶(度冷丁)50～100 mg，肌内注射，必要时，也可应用吗啡，但要注意呼吸抑制，对伴有颅脑损伤或有呼吸功能障碍者慎用。

(3) 出血者，予以止血处理。

(4) 有条件时建立静脉通道。

2. 烧伤病人转送

1) 转送时机

(1) 烧伤面积在 29%以下者，可随时转送。

(2) 烧伤面积 30%～49%者，应在伤后 8 小时内转送到有条件的医院。

(3) 烧伤面积在 50%～69%者，应在伤后 4 小时内转送到有条件的医院，否则，应就地抗休克治疗，病情稳定后于伤后 24 小时后再转送。

(4) 烧伤面积在 70%～100%者，应在伤后 1～2 小时内转送到有条件的医院，否则应就地抗休克治疗，病情稳定后于伤后 48 小时后再转送。

(5) 无论烧伤面积多大，如病人已发生休克，应将休克基本控制后才能转送。

(6) 小儿烧伤的转送时机一般可根据成人转送时机增加一个档次来考虑。

2) 转送前准备

(1) 镇静止痛：一般用派替啶(度冷丁)和异丙嗪(非那根)肌内注射或静脉注射。转送前避免使用冬眠合剂。

(2) 创面处理：创面进行包扎，四肢环形焦痂影响末梢循环者，应行焦痂切开减压。

(3) 补液治疗：一般烧伤病人可采用口服含盐饮料，烧伤面积较大者应建立有效的静脉输液通路进行静脉补液。

(4) 抗生素使用：重度烧伤应及早使用抗生素，早期一般使用主要针对革兰阳性球菌的广谱抗生素。

(5) 保持呼吸道通畅：已有呼吸道梗阻征象或估计途中有呼吸道梗阻可能者，转送前应进行气管切开或气管插管，并准备简易吸氧包。

(6) 留置导尿管、胃管。

(7) 做好病情记录和各种处理的记录。

3) 转送途中注意事项

(1) 选择速度快、颠簸轻，具有治疗和紧急处理措施的运送工具。

(2) 注意运送途中伤员的体位，尤其是飞机起飞降落时，如不能横置，应注意头的朝向，以确保脑部供血。

(3) 气管切开者，应注意吸痰，保持呼吸道通畅。

(4) 注意静脉输液管理以及导尿管和胃管的管理。

(5) 注意防寒、防暑、防尘。

3. 进一步处理

(1) 烧伤病人的早期处理与抗休克治疗：烧伤早期处理是指病人送至收治单位(医院)后所进行的急诊治疗。处理的原则是立即抢救生命，尽快判断病情，分轻重缓急进行紧张有序的抢救。对于严重烧伤的入院后早期处理主要有以下几方面：①处理危及生命的合并伤和中毒(如发生窒息、呼吸心搏停止、大出血、开放性气胸、张力性气胸、严重急性中毒应迅速进行急救处理)；②简单了解病史，重点体格检查；③保持呼吸道通畅；④迅速建立有效的输液通道；⑤镇静、止痛；⑥留置导尿管；⑦进行各项实验室检查及必要的特殊检查；⑧预防注射(预防性注射破伤风抗毒素，一般 1 500～3 000 U 肌内注射，皮试阳性者可脱敏注射，严重烧伤应早期预防应用抗生素)；⑨创面处理；⑩以补充血容量为主要措施的早期复苏和抗休克治疗。

(2) 烧伤感染的预防和治疗：包括创面感染的处理和全身性感染的防治。

(3) 烧伤创面处理：包括非手术方法(有包扎疗法、暴露疗法、半暴露疗法、浸浴疗法、湿敷疗法、脱痂疗法等)和手术方法(有焦痂切开减压术、切痂术、削痂术、剥痂术、植皮术等)。

(4) 烧伤营养支持治疗：烧伤面积在 40%以上的病人，由于创面丢失、内分泌变化等因素，常导致超高代谢和负氮平衡，代谢率为正常人的 2～2.5 倍。大面积烧伤病人，若体重比伤前下降 10%以上，易并发感染；若下降 40%以上，体内蛋白将丧失 1/4，可危及生命。因此，营养支持治疗是严重烧伤病人治疗的关键措施之一。营养支持的方法有早期胃肠营养和选择性应用中心静脉营养支持。

(5) 烧伤并发症预防：烧伤的常见并发症有肺部感染、肺水肿、肺不张、急性呼吸窘迫综合征、急性肾功能不全、烧伤应激性溃疡、急性肝功能不全、急性心功能不全、化脓性血栓性静脉炎、多器官功能衰竭等。预防烧伤后器官并发症的基本方法是及时纠正低血容量、迅速逆转休克以及预防和积极治疗感染。同时又要根据具体病情，着重维护某些器官的功能。

冷　伤

低温寒冷引起机体的损伤，统称为冷伤。可分为冻结性冷伤和非冻结性冷伤两类。冻结性冷伤是指短时间暴露于极低温或长时间暴露于冰点以下的低温所引起的损伤，包括局部冻伤和全身冻伤(冻僵)，通常需住院观察治疗。非冻结性冷伤是指发生在冰点上低温环境中的局部性损伤，如发生在寒冷(0～10℃)和潮湿的战壕中的战壕足，因足部长时间浸渍于冰点以上的冷水中所引起的浸渍足，长时间将手浸在冷水中以及冬季常见的冻疮。此类冷伤在社区卫生医疗中较常见，是本节讨论的范畴。

【诊断要点】

1. 冻疮好发部位为手足指(趾)、手足背、足跟、面颊、耳郭等处。可单发亦可多发。典型皮损呈暗紫红色弥漫性水肿性斑块，压之褪色，温暖时发痒或刺痛；严重者可出现水疱、糜烂或溃疡。好转后皮肤消肿脱屑，可能有色素沉着，亦可能有萎缩性瘢痕。治愈后遇相同的寒冷环境，如不加注意，易再发。

2. 战壕足、浸渍足等病变较冻疮严重。皮损初为苍白、发麻，继而红肿、疼痛、水疱。可并发感染，治愈缓慢。治愈后可能对寒冷敏感，患足有疼痛、发麻、苍白等反应。

【急救措施】

1. 以预防为主。加强体育锻炼，促进局部血液循环。注意防寒、防水，保持局部干燥。易受冷部位可涂擦防冻疮霜剂。可用紫外线红斑量照射易发部位，每周 2 次。用生姜片或辣椒涂擦易患冻疮的部位，每日 2～3 次。

2. 局部可敷以冻疮膏，如有糜烂、溃疡者，可加用含抗菌药和皮质甾的软膏。

3. 可用血管扩张药如烟酸 50～100 mg 或烟酸肌醇酯 0.2～0.4 g，每日 3 次口服；维生素 E 0.1～0.2 g，每日 3 次口服。

4. 氦氖激光局部照射，每次 5～15 分钟，每周 2～3 次。

虫蜇伤

昆虫蜇伤病例急诊常可遇到，大部分病人仅出现局部的红肿热痛，但也有可能因为昆虫的毒素进入人体，引起严重的全身症状，后者更需引起重视。

【诊断要点】

1. 有昆虫蜇伤史，如蜜蜂、黄蜂、蜈蚣、毛虫、毒蝎及毒蜘蛛等。

2. 局部症状　红肿热痛，数小时后即自行消退。蜂刺残留，伤口易化脓。

3. 过敏反应　荨麻疹、肿胀、红斑和血管神经性水肿。螫伤后10～14天甚至有发生迟发变态性反应。

4. 全身中毒症状　肌软弱、痉挛、抽搐或瘫痪、呼吸窘迫、发绀、恶心、吞咽困难、发热和休克等，症状出现越早，其反应可能越严重。

5. 松毛虫刺伤还可引起关节肿胀、疼痛和活动障碍，X线摄片可显示骨质有虫蚀样损害。

【急救措施】

1. 局部处理　①黄蜂蜇伤用0.1%稀盐酸等弱酸性溶液中和外，其他多数的虫蜇伤伤口用3%氨水、3%碳酸氢钠等弱碱性溶液洗涤和冷敷，并用肥皂水和盐水洗净；②蜂刺或虫爪留在伤口内者，必须予以去除，可采用透明胶纸粘或手术取出；③并发蜂窝织炎或坏疽，给予抗生素，并按需要行清创术；④疼痛剧烈的，可取0.25～0.5%普鲁卡因作伤口周围封闭，给止痛药；⑤3%依米丁(吐根碱)1ml或复方奎宁0.3 ml(均加注射用水5 ml)注入伤口；⑥中药外敷，如季德胜蛇药片化水外敷、如意金黄散水调成糊状外敷、雄黄和枯矾等份研磨加水调成糊状外敷。

2. 抗过敏治疗　对过敏症状较轻者，可应用地塞米松、氯苯那敏(扑尔敏)等药物，有过敏性休克者需按休克治疗。

3. 对症支持疗法　目前尚无特异的抗毒血清，主要给镇静药、静脉输液、葡萄糖酸钙、中药(如蛇药片)以及抗生素等治疗。注意休克、血红蛋白尿、急性肾衰竭和呼吸衰竭的防治。

蛇咬伤

蛇分无毒蛇和毒蛇两大类。无毒蛇咬伤仅引起受伤部位局部反应。毒蛇咬伤毒素对人体产生毒理作用，可造成严重的全身症状，甚至短期内死亡。两者的处理方式有很大区别，毒蛇咬伤治疗必须迅速、有效。

【诊断要点】

1. 有蛇咬伤史。

2. 无毒蛇咬伤的判断

(1) 伤口可见锯齿形牙痕，一排或两排。

(2) 局部肿胀、水泡及坏死可能。

(3) 无明显的全身中毒症状。

3. 有毒蛇咬伤的判断

(1) 伤口多有一对深而大的牙痕，常伴有剧痛、肿胀、麻木和出血。

(2) 全身症状：①神经毒症状：主要是呼吸麻痹和肌肉瘫痪，可有头晕、视物模糊、眼睑下垂、语言不清、肢体软瘫、吞咽和呼吸困难，最终可导致呼吸循环衰竭；②血液毒症状：来势迅猛，可有伤口邻近淋巴结肿痛、畏寒发热、胸闷气促、心律失常、出血倾向、烦躁不安或谵妄，重者可发生心、肾、肝等多脏器功能衰竭。

(3) 体征：常有皮肤黏膜黄染、出血点及淤斑、四肢无力、行走不稳，和中枢神经功能障碍(如眼睑下垂、瞳孔散大、对光反应消失、不能吞咽和说话)。

(4) 实验室检查：血液、尿液或组织液特异病毒抗原检测有助于诊断。

【急救措施】

1. 一般处理

(1) 令病人保持安静、卧位，咬伤部位应低于心脏平面，限制伤肢活动，延缓蛇毒吸收。

(2) 禁食水，特别是饮酒，以防蛇毒扩散。

(3) 重症伤员及时转往有条件医院救治。转运过程中严密监护，做好必要的急救复苏准备。

2. 防止毒素扩散

(1) 早期绑扎：伤口近心端 5～10 cm 用宽约 2.5 cm 条带绑紧，松紧保持皮肤与条带间仅插入一个手指，以阻断淋巴及静脉回流，且不影响动脉血供为宜。每隔 20 分钟松开2～3 分钟，经手术处理或应用抗毒血清后可将绑带解除。

(2) 冲洗伤口：先用肥皂水清洗伤口周围，再用 0.05%高锰酸钾或 3%过氧化氢(双氧水)冲洗伤口。

(3) 扩创排毒：冲洗后，将伤口呈"+"或"++"切开，或用三棱针平刺皮肤，深2～3mm，不可过深，以免伤及血管(伤口流血不止时，忌切开)，自近及远挤压排毒，也可用拔火罐、吸乳器等方法吸毒。

注：伤口局部放置冰袋，仅能缓解疼痛，不能延缓蛇毒扩散，尚有加重组织损伤坏死，目前不主张应用。

3. 拮抗残存毒素

(1) 分解毒素：用胰蛋白酶 2 000～5 000 U 加入 0.25%～0.5%普鲁卡因 5～10 ml 中，在牙痕周围注射，环形封闭，深达肌层。12～24 小时可重复注射。

(2) 利尿排毒：可注射呋塞米(速尿)、依他尼酸钠(利尿酸钠)或甘露醇等利尿药物，也可用中药车前草、茅根等利尿，促使血中毒素排泄。

(3) 抗蛇毒血清疗法：特异性抗蛇毒血清是公认的特效药，伤后 2 小时内应用效果佳，24 小时内可常规应用。已知毒蛇种类时，应用单价血清。不能确定毒蛇种类时，用多价血清。给药方法：就诊早可以用 1～2 个剂量，有症状用 2～3 个剂量，症状重者 1～2 小时后加用 1～2 个剂量。总量小于 5 个剂量。

4. 中药疗法

(1) 南通蛇药片：伤后即服 20 片，以后每 6 小时服 10 片，也可用温开水将药片溶成糊状涂敷在伤口周围约 1.5～2 cm 处。

(2) 广州蛇药：伤后 1 次服 5 g，每 3 小时服 1 次，重病人加倍。

(3) 其他如半边莲、七叶一枝花等可煎服或捣碎涂敷于伤部。

5. 其他治疗

(1) 破伤风抗毒素 1 500～3 000 U，肌内注射(先做皮试)。

(2) 应用抗生素防止感染。

(3) 肾上腺皮质激素：静脉滴注氢化可的松 100～300 mg，加入等渗盐水葡萄糖液 100～500 ml中，静滴。

(4) 支持治疗：改善病人营养，给予能量合剂和输血，以增加抵抗力。

(5) 维持心、肺功能。

兽咬伤

犬、猪、猫等家畜或鼠、狼等野兽可能咬伤人体，以犬多见。咬伤后的伤痕或伤口可能被致病的微生物沾染，而继发感染。其中以狂犬病毒感染最为致命，狂犬病迄今尚无特效治疗。因此要正确处理伤口，及时给予预防性治疗。

【诊断要点】

1. 有家畜、野兽咬伤或抓伤史。

2. 仔细查看伤口，了解其范围和深度。

【急救措施】

1. 及时处理伤口　大量的 20%肥皂水、等渗盐水和过氧化氢(双氧水)反复冲洗伤口，若伤口较深，可用插管插入伤口，用注射器灌注冲洗。

2. 必要的清创　冲洗后用 70%乙醇擦洗或 5%碘伏反复消毒伤口，较深伤口的可按"＋"或"＋＋"切开少许，挤出污血，较深或面积较大伤口应适当清创。局部伤口一般不缝合、包扎，如伤及大血管或撕裂较大时应稀疏缝合。伤口表面不使用外用药。

3. 应用抗生素预防感染。

4. 常规应用破伤风抗毒素 1 500～3 000 U 肌内注射(先做皮试)。

5. 预防狂犬病，注射狂犬病疫苗。

1) 接种对象包括：①被狼或其他未被捕获的野兽所咬伤；②被发病而随后死亡或下落不明的犬、猫咬伤；③被已击毙不能进行病理或病毒检查的猫狗咬伤；④皮肤伤口被狂犬唾液污染者；⑤伤口在头颈等处或伤口大而深者；⑥医务人员的皮肤破损处被狂犬病病人唾液污染者等。

2) 接种时间：致伤后 48 小时内。

3) 接种程序

(1) 一般咬伤：皮肤无流血的轻度擦伤、抓伤，或破损皮肤被舔舐。

处理：于 0、3、7、14、30(或 28)天各在三角肌肌内(儿童应在大腿前侧区肌内注射)注射狂犬疫苗 1 安瓿(共 5 针次)，儿童和孕妇用量相同。慢性病人如肝硬化、免疫缺陷病、服免疫抑制药物、老人、严重营养不良和咬伤后 48 小时才开始免疫等情况，均应于首针次加倍注射量。

(2) 严重咬伤：头、面、颈、手指、全身三处以上咬伤、咬穿皮肤及舔触黏膜者。

处理：必须在 48 小时内用抗狂犬病血清(40U/kg)或狂犬病免疫球蛋白(20U/kg)浸润咬伤局部和肌内注射，而且 0、3 天的狂犬疫苗注射量须加倍，联合使用抗狂犬病血清或免疫球蛋白者，必须在全程疫苗注射完毕后再加强注射 2～3 剂疫苗，即在全程注射后第 15 天、

75 天或第 10 天、20 天、90 天加强。

(3) 健康者预防：对未咬伤健康者预防接种，可按 0 天、7 天、21 天接种程序注射 3 针。

4) 注意事项：注射疫苗后避免疲劳、大量饮酒、喝浓茶、吃刺激性食物以及从事剧烈运动等。

割 伤

【诊断要点】

1. 有割伤史。

2. 伤口边缘较整齐。

【急救措施】

1. 伤口比较浅者，组织裂隙后用等渗盐水棉球擦洗伤口，再以络合腆与乙醇消毒周围皮肤，然后用一条小的蝶形胶布或创可贴固定创缘，使伤口完全对合，包扎。

2. 深的伤口应立即压迫止血，争取尽早行清创缝合术。

3. 如伤口污染较多或割伤时间已超过 8～12 小时，但尚未发生明显感染者，皮肤缝线暂不结扎，伤口内留置盐水纱条引流。24～ 48 小时后若无明显的感染，可将缝线结扎使创缘对合。必要时应缝合修补断裂的血管、神经和肌腱。

4. 污染及较大的伤口、应延时缝合伤口，并用破伤风抗毒素 1 500U(注射前应做皮肤过敏试验)和抗生素治疗。

5. 已感染的伤口应予引流，通过换药逐步促进愈合。

刺 伤

【诊断要点】

1. 有刺伤史。

2. 表面创口较小、但较深，有时可伤及内脏。

3. 创口极易封闭，在创道深部带入的细菌、异物，易导致深部组织甚至引起全身性感染。

【急救措施】

1. 针对伤口出血，一般情况下局部压迫 3～5 分钟即可停止。

2. 浅的刺伤如异物，应取出，否则常会化脓；如有异物留于创口内，应及时取出，并以无菌敷料包扎。

3. 伤口较深及邻近重要部位，如有深部重要组织器官损伤及并发感染，甚至发生破伤风的可能，除应给予抗生素外，在受伤 12 小时内预防性注射破伤风抗毒素。

裂 伤

系钝力打击或撕扯所致的皮肤及皮下组织裂伤，为开放性损伤。

【诊断要点】

1. 有被钝力打击或撕扯等刺伤史。

2. 伤口边缘不整齐，组织损坏较多。

【急救措施】

1. 要尽早施行清创缝合术。清创时应尽量保存完好的皮肤，争取一期缝合。关节部位的伤口用“8”或“Z”形缝合，颜面、颈部的伤口要整形缝合。

2. 如伤口已感染，需经引流及交换敷料而达三期愈合。

3. 深部伤应预防性注射破伤风抗毒素，并配合抗生素治疗，

挫　伤

暴力或钝力打击所致的皮肤及皮下组织损伤或内脏损伤，皮肤无裂口，外观完整但有大量深部组织损伤，称为挫伤，属于闭合性损伤。

【诊断要点】

1. 有被暴力或钝力等打击挫伤史。

2. 伤部疼痛、肿胀、皮下淤血，或有皮肤发红，继而转为青紫。

3. 重者可有肌纤维撕裂或内脏损伤，而出现肾衰竭、休克等。有时受伤后并不立即出血，而且出血往往不流出体外，故不易发现。

4. 致伤力为螺旋方向者损伤较为严重。

5. 对伤部进行B超和(或)放射影像检查，必要时进行血尿常规和肾功能等检查。

【急救措施】

1. 早期(急性炎症期)，局部可用冷敷和压迫包扎，以减少出血。出血停止后(一般24小时左右)，可用局部热敷或理疗，以促进血肿吸收。

2. 少数伤部血肿隆起明显，可暂时予加压包扎，约3天后血肿液化，局部有波动感时，可穿刺抽吸出积血，再加压包扎。

3. 伤后如损伤严重可适当预防性地应用抗生素，或口服镇痛、消肿药物及中药熏洗。

扭　伤

发生在关节(多见于踝、膝、腰、颈等处)的闭合性软组织损伤，称“扭伤”。损伤机制为关节一侧受到过大的牵张力，相应的韧带关节囊等超过其正常活动范围，而造成部分或全部断裂。

【诊断要点】

1. 有扭伤史。

2. 常同时伴有出血。受伤关节功能障碍，局部疼痛、肿胀、青紫、淤斑，压痛明显。

3. 严重扭伤者，肌腱、肌肉、血管及神经也可发生部分断裂或合并关节半脱位，甚至脱位或骨折。

4. 踝关节扭伤最为常见，是当足部突然过度内翻时所引起。受伤后，一般仍能勉强跛行。但在踝关节下方及其附近常出现明显肿胀、压痛及淤斑。如系外侧韧带扭伤，将足内翻时可使疼痛加剧。

5. 以上症状，多在受伤后1～2日内逐渐加重。治疗不当或不及时，可遗留慢性肿痛和功能障碍，从而影响劳动和生活。在诊断时，还应注意与踝部骨折、脱位相鉴别。在处理上

应与骨折等同重视。

6. 必要时应对扭伤部位进行X线和(或)CT检查。

【急救措施】

1. 早期患肢应制动，休息，局部行冷敷(24小时后改用热敷)，亦可用局部封闭疗法或理疗、按摩、针灸及镇痛、消炎、消肿的中西医药物。

2. 韧带损伤伴关节功能障碍者，夹板、支架或石膏绷带等固定于功能位，韧带完全断裂有关节异常活动者，需手术切开缝合修补，石膏外固定1～2月。

3. 可进行痛点封闭和理疗、腰椎牵引，局部敷贴活血、散淤、止痛膏药等。

急性中毒

急性中毒发病急，症状重，变化快，因而应迅速寻找中毒原因，做出初步诊断，估计中毒程度，立即终止病人与毒物的继续接触，并做相应的对症处理，以维持病人的生命。在送往医院的同时密切观察病情，根据条件采取措施，进行驱毒、解毒治疗。同时向家属或陪送者说明可能的病情进展。

【诊断要点】

以病史为线索，根据急性中毒的规律和一些毒物的毒理特性，仔细观察临床表现和病情变化，作出初步诊断，再结合有关实验室检查，进一步明确诊断。

1. 采集详尽的中毒病史　对突然发生呕吐、腹泻、呼吸困难、青紫、休克、惊厥、昏迷的病人，在排除低血糖、糖尿病酮症、脑血管意外、脑外伤、癫痫、肝昏迷等后，应考虑有急性中毒的可能；了解毒物的种类、数量、中毒途径；收集病人身边可能盛放毒物的容器、剩余毒物或可能含毒的标本如胃内容物、尿、粪、血等，并放在冰箱中，以备以后行毒物检测。

2. 临床表现　详见表3-3。

表3-3　中毒常见的临床表现

系统	症状	常见毒物
皮肤黏膜	紫绀	亚硝酸盐、氮氧化物、氯酸盐、磺胺、非那西丁、硝基化物等
	樱桃红	氰化物、一氧化碳等
	潮红	乙醇、阿托品类、抗组胺类药等
	紫癜	毒蛇和毒虫咬伤、水杨酸钠(柳酸盐)等
	黄疸	四氯化碳、砷化物、蛇毒、毒蕈、鱼胆等
眼部症状	瞳孔缩小	有机磷、阿片类药[如吗啡、二醋吗啡(海洛因)]、巴比妥、氯丙嗪类药等
	瞳孔扩大	抗胆碱药、抗组胺类、三环类抗抑郁类药、曼陀、罗可卡因等
	眼球震颤	苯妥英钠、巴比妥类等
	幻觉	乙醇、抗胆碱药、β-受体阻断药、左旋多巴、二醋吗啡(海洛因)等
	视力障碍	有机磷、甲醇、肉毒、苯丙胺等
神经系统	嗜睡昏迷	镇静催眠止痉药、抗抑郁药、抗组胺类药、阿片类、乙醇、有机溶剂、有机磷、一氧化碳、硫化氢、三氯乙烯、四氯化碳等
	肌肉颤动和抽搐	三环类抗抑郁药、抗组胺类、氯喹、异烟肼、降糖药、呼吸兴奋药、氨茶碱、水杨酸类、有机磷、毒品、一氧化碳、毒鼠强等

续表 3-3

系统	症状	常见毒物
呼吸系统	呼吸加快	水杨酸类、甲醇、刺激性气体等
	呼吸减慢	催眠药、吗啡等
	肺水肿	刺激性气体、α-萘硫脲(安妥)、磷化锌、有机磷、百草枯等
循环系统	心律失常	洋地黄、夹竹桃、乌头、蟾蜍、肾上腺素类药、三环抗抑郁类药、氨茶碱、抗心律失常药等
	心脏骤停	洋地黄、苯妥英钠(大仑丁)、氨茶碱、锑剂、吐根碱、钡盐、排钾利尿药等
消化系统	流涎	有机磷、氰化物、铅、汞、砷、锑、氟乙酰胺等
	腹泻	毒蕈、巴豆、有机磷、秋水仙碱等
	呕吐	有机磷、洋地黄、重金属盐等

3. 实验室检查

(1) 毒物检测：对剩余的毒物或可能含毒的标本，如呕吐物、胃内容物、尿、粪、血等进行毒物分析或细菌培养。

(2) 根据毒物的中毒原理进行相应的检查：如有机磷中毒查全血胆碱酯酶；一氧化碳、苯胺、硝基化合物中毒可查变性的血红蛋白。

(3) 根据毒物对器官的选择性损害分别进行检查：如肝功能、肾功能、电解质、心电图、胸部X线平片、眼底、脑电图等。

4. 估计中毒程度　可从三方面对中毒的程度进行估计：①毒物品种和剂量；②病人的一般情况及神志状态；③有无严重并发症。

5. 下列情况应视为危险信号　①安定、催眠、抗精神病、抗忧郁药中毒，如剂量超过其每日常用量的10～20倍；②深昏迷；③抽搐；④抗胆碱能综合征；⑤高热或体温过低；⑥高血压或血压偏低；⑦肺水肿、心功能衰竭；⑧心律失常；⑨呼吸功能衰竭；⑩少尿或肾衰竭。

【抢救措施】

急性中毒病人均应送医院抢救，即使病人就诊时病情较轻，仍应认真对待，因为致毒效应可能尚未达到高峰。

1. 立即终止接触毒物　毒物由呼吸道或皮肤侵入时，要立即将病人撤离中毒现场，转到空气新鲜的地方；立即脱去污染的衣服，清洗接触部位的皮肤；由胃肠道进入的毒物应立即停止服用。

2. 一般治疗　急性中毒病人应卧床休息，保暖，密切观察病人的神志、呼吸、循环、尿量等情况。昏迷者注意保持呼吸道通畅，给予吸氧、鼻饲，维持水、电解质及酸碱平衡。高热者予物理降温，必要时行人工冬眠。

3. 清除胃肠道尚未被吸收的毒物：常用催吐法或洗胃法。

(1) 催吐：神志清楚而又能配合者可用催吐法。饮水500 ml后用压舌板、棉签等刺激咽后壁引起呕吐，亦可服用吐根糖浆或1%硫酸铜50 ml催吐。病人处于昏迷、惊厥状态以及吞服腐蚀药、汽油等不应催吐。

(2) 洗胃：如催吐无效应立即送医院进行洗胃。一般在服毒6小时内洗胃效果较好，禁忌证同催吐。一般成人用10升温水洗胃，每次200～300ml。亦可根据毒物的种类选用其他的洗胃液。活性炭是一种强有力的吸附剂，可吸附很多种毒物。成人用50～100g药用活性炭悬液，在拔胃管之前注入或口服。活性炭与硫酸镁并用能导泻并预防肠梗阻的发生。

(3) 清除皮肤上的毒物：脱去污染的衣服，用肥皂水或温水清洗皮肤和毛发。

(4) 清除眼内的毒物：毒物溅入眼内可用清水彻底冲洗。一般不用化学拮抗药。

(5) 促进已吸收毒物的排出：碱性强化利尿药（10%葡萄糖 1 000ml、5%碳酸氢钠500ml和20%甘露醇500ml）静脉滴注，对长效巴比妥和水杨酸中毒有效。可转至有条件的上级医院行血液灌流、人工透析。

(6) 应用解毒药：根据条件和药源尽量及时应用（表3－4）。

4. 降低颅内压治疗。

5. 保护脑功能　神经细胞活化剂（ATP、细胞色素C、氨基酸/低分子肽（脑活素）、甲氯芬酯（氯酯醒）、胞磷胆碱（胞二磷胆碱）、谷氨酸钠或谷氨酸钾等）应用。

6. 对毒物引起的喉头水肿、肺水肿、呼吸衰竭、哮喘、心肌损害、休克、呼吸循环骤停、心律失常、高铁血红蛋白症、出血倾向和急性肾衰竭进行相应处理。

表3－4　常用抗毒剂

药　名	作　用	用　法	毒副作用
二巯基丙醇（BAL）	对急性砷、汞中毒有显效，对锑、金、铋、镉、铀、铜等中毒也有效，对慢性中毒疗效差	肌内注射，第1天每千克体重2.5～3 mg，每4～6小时1次。	有血压高、心悸、恶心、呕吐、流涎、腹痛、视力模糊、手麻等不良反应，对肝、肾功能有损害
二巯磺丁钠（二巯基丁二酸钠）（DMS-Na）	对锑的解毒作用比BAL大10倍，对铅中毒疗效与EDTA-$CaNa_2$相同，对汞中毒疗效与BAL相同；对砷、铜、镍、镉中毒也有作用	每日1～2 g静脉注射或肌内注射，连用3～5天，间隔3～4天为1疗程，可重复使用	可有口臭、头痛、恶心、乏力，四肢酸痛，与注射速度有关
二巯基丙磺酸钠	对砷、汞中毒效果较好，对铜、铬、铋、锑等中毒也有效，疗效较BAL好	5%溶液2～3 ml肌内注射，以后每4～6小时用1～1.25 ml；2天后每日1～2次，每次2.5 ml，共1周	可有恶心、心动过速、头晕等，个别有变态反应
青霉胺	对铜、汞、铅等重金属有较强的络合作用	每次0.2～0.3 g口服，每日3次，用药3～4天，停3～4天为1疗程，重复3～4个疗程	可有恶心、呕吐、腹痛、腹泻等毒副作用，个别有发热、皮疹、血细胞减少，长期服用可有视神经炎、肾病综合征
依地酸二钠钙（ED-TA$CaNa_2$）	对铅中毒有特效，对钴、铬、铜、镉、锰、镍中毒也有效	每日1g静脉滴注或每次0.25～0.5 g，肌内注射，每日2次，连用3～4天后，间隔4天为1疗程。可重复应用	有短暂头晕、恶心、关节酸痛及乏力，大剂量有肾小管损害，个别有过敏反应
L－半胱胺酸	用于放射性核素反应、锑中毒	肌内注射或口服每次0.1～0.2 g，每日2～3次	用药同时要防低血钾
硫酸钠	用于急性钡中毒	洗胃后将10%硫酸钠150～300 ml注入胃内，1小时后可重复1次。严重者可用10%溶液10 ml缓慢静脉注射，或1%～2%溶液500～1000 ml静脉滴注2～3天	

续表 3-4

药名	作用	用法	毒副作用
甲磺酸去铁胺(去铁敏)	对铁中毒有效,也可用于含铁血黄素沉着症的驱铁	肌内注射,开始 1 g,以后每次 0.5 g,每 4～12 小时 1 次,每日总量不超过 6 g	注射局部有疼痛,并有腹泻、视力模糊、腿部肌震颤
解磷定	对内吸磷、对硫磷、三硫磷特普的解毒效果好,对敌敌畏、乐果、敌百虫、马拉硫磷的效果差,对慢性中毒无效	0.4～0.8 g 稀释后静脉注射,必要时每 2～6 小时 1 次,共 2～3 次;或每小时 0.4 g,静脉滴注维持;与阿托品合用有协同作用	注射过快有眩晕、视力模糊、恶心、呕吐、心动过缓,严重时有抽搐及呼吸抑制;有时有咽痛、腮腺肿大
阿托品	治疗有机磷农药中毒	每次 1～2 mg,皮下注射,每 1～2 小时 1 次;重度中毒 2～10 mg 立即静脉注射,以后每次 1～5 mg,每 10～30 分钟 1 次	与胆碱酯酶复能剂合用有协同作用
亚甲蓝(美蓝)	治疗苯胺、硝基苯、亚硝酸钠、硝酸甘油、苯醌、间苯二酚等引起的高铁血红蛋白症	60～100 mg 稀释后缓慢注射,必要时 30～60 分钟后重复 1 次	注射过量可引起恶心、腹痛、眩晕及神志不清等反应
亚硝酸钠	用于氰氢酸及氰化物中毒	3%溶液 10～20 ml 按每分钟 2 ml 的速度静脉注射	注射过快可引起血压骤降
硫代硫酸钠	对氰化物中毒有特效,也可用于慢性砷、汞中毒,但疗效不明显	25%溶液 40～60 ml 缓慢静脉注射,一般紧随着亚硝酸钠之后应用	注射过快可引起血压下降
乙酰胺(解氟灵)	用于氟乙酰胺中毒,与解痉药及半胱胺酸合用,疗效更好	每次 2.5～5 g,肌内注射,每日 2～4 次,一般连续注射 5～7 天	肌内注射局部疼痛
纳络酮	用于阿片类中毒、镇静催眠药中毒及乙醇中毒	肌内注射或静脉注射每次 0.4～0.8 mg	
烯丙吗啡(纳络芬)	用于吗啡及派替啶(度冷丁)中毒	静脉注射或肌内注射 5～10 mg,必要时每 10～15 分钟重复 1 次,总量小于 40 mg	可有眩晕、嗜睡、乏力、出汗、感觉异常、幻觉等不良反应
葡萄糖醛酸内酯(肝太乐)	用于中毒性肝炎、急性苯中毒、甲苯及酚等中毒,但作用尚未肯定	0.2～0.4 g,肌内注射或加入葡萄糖液中静脉滴注	

(一) 有机磷农药中毒

有机磷农药对人畜的毒性主要是抑制胆碱酯酶活性,使乙酰胆碱不能分解而在神经末梢处蓄积,使胆碱能神经受到持续冲动,导致先兴奋后衰竭的一系列的毒蕈碱样、烟碱样和中枢神经系统等症状。

有机磷农药毒性分类:①剧毒类,有甲拌磷(3911)、内吸磷(1059)、对硫磷(1605)等;②高毒类,有甲醛对硫磷、甲胺磷、氧乐果、敌敌畏等;③中度毒类,有乐果、乙硫磷、敌百虫等;④低毒类,有马拉硫磷等。

【诊断要点】

1. 有机磷农药接触史。

2. 临床表现有呼气有大蒜味、毒蕈碱样症状(瞳孔缩小、恶心、呕吐、腹泻、腹痛、流泪、大汗、痰多、肺水肿、大小便失禁等)、烟碱样症状(肌肉震颤、肌痉挛、肌无力、血压升高)以及中枢神经症状如头痛、头晕、惊厥和昏迷等。

3. 实验室检查。血胆碱酯酶活力低于正常参考值的70%;尿中也可查出毒物的代谢产物。

【抢救措施】

1. 注意保持气道通畅,及时吸痰、吸氧;解痉(地西泮 5~10 mg 静脉注射)。

2. 清除体内毒物　脱去有毒物污染的衣服,用大量清水或肥皂水清洗;口服中毒者,神志清楚时用2%碳酸氢钠(敌百虫中毒者忌用)或者 1∶5 000 高锰酸钾溶液(对硫磷中毒者忌用)反复洗胃。毒物不明时,可用等渗盐水洗胃;无上述液体时,也可用清水替代。洗后由胃管注入 30~50 g 活性炭。

3. 特异性解毒剂　轻度中毒可单用阿托品或酶复能剂,中度以上中毒需两者合用,并立即转院治疗。阿托品能减轻毒蕈碱样症状和中枢神经系统症状,应用致阿托品化(表现为颜面潮红、瞳孔散大、口干、分泌物减少或消失、心率加快)。用药期间密切观察中毒者体温、脉搏、神志等,以防阿托品中毒。胆碱酯酶复能剂用法详见表 3-5。它们能使"老化"前的、被抑制的胆碱酯酶活性恢复,能解除烟碱样症状。此类药早期应用才有效,且忌与碱性药物配伍(因可水解为有毒的氰化物)。**注意:静脉注射要慢(10 分钟以上)**。在有机磷中毒时,禁用氨茶碱、抗组胺药及抑制呼吸药(如吗啡、哌替啶)。

4. 抗休克　防治心律失常,维持水、电解质和酸碱平衡。

表 3-5　有机磷中毒常用特效解毒药及其剂量表

药名	用药阶段	轻度中毒	中度中毒		重度中毒	
			经皮	经口	经皮	经口
阿托品	开始	1~2 mg 皮下或肌内注射,1~2 小时1次	2~4 mg 静脉注射后,每 30 分钟 1~2 mg,静脉注射	3~5 mg 静脉注射后,每 30 分钟 2~3 mg,静脉注射	4~6 mg 静脉注射后,每 30 分钟 3~5 mg,静脉注射	5~10 mg 静脉注射后,每 30 分钟 4~8 mg静脉注射
	阿托品化后	每次 0.5 mg 皮下或肌内注射,每 4~6 小时 1 次	1 mg 静脉注射或肌内注射,每 2~4 小时 1 次	1.5~3 mg 静脉注射,每 2~3 小时 1 次	2~4 mg 静脉注射,每 1~2 小时 1 次	3~5 mg 静脉注射注,每 0.5~1 小时 1 次
东莨菪碱	开始		0.6~1.2 mg 静脉注射后,0.3~0.6 mg 静脉注射或肌内注射,每 30 分钟 1 次	0.9~1.5 mg 静脉注射后,0.6~0.9 mg 静脉注射,每 30 分钟 1 次	1.2~1.8 mg 静脉注射后,0.6~1.5 mg 静脉注射,每 30 分钟 1 次	1.5~3 mg 静脉注射后,1.2~2.4 mg 静脉注射,每 10 分钟1 次
	莨菪碱化后		0.3~0.6 mg 静脉注射或肌内注射,每 2~4 小时 1 次	0.3~0.9 mg 静脉注射,每 2~3 小时 1 次	0.3~1.2 mg 静脉注射,每 1~2 小时 1 次	0.6~1.5 mg 静脉注射,每 0.5~1 小时 1 次

续表 3-5

药名	用药阶段	轻度中毒	中度中毒		重度中毒	
			经皮	经口	经皮	经口
氯磷定	首剂	0.25～0.5 g 肌内注射	0.75～1.0 g 肌内注射或静脉注射(稀释后缓慢注射)		1.0～1.25 g 稀释后缓慢静脉注射	
	以后	必要时 2 小时后重复首剂肌内注射 1 次	2～3 小时后重复肌内注射或静滴		半小时后再肌内注射或静脉注射 0.5～1.0 g,其后每 2 小时 1 次,共 2～3 次。亦可于首剂后静脉滴注,每小时 0.25 g至少 6 小时,明显好转后减量	
解磷定	按氯磷定 1 g 等于解磷定 1.53 g 换算剂量用药,仅供静脉稀释后缓慢注射,不能用作肌内注射					
双复磷	首剂	0.125～0.25 g 肌内注射	0.5 g 肌内注射或稀释后缓慢静脉注射		0.5～0.75 g 稀释后缓慢静脉注射	
	以后	必要时 2～3 小时后重复首剂肌内注射 1 次	每次 0.25～0.5 g,每 2～3 小时 1 次,共 2～3 次		2 小时后再用 0.125～0.5 g,以后每 2～3 小时给 0.25 g,明显好转后减量或停药	

(二) 急性一氧化碳中毒

日常生活中的煤气、煤炉、各种工业生产、废气、火灾及含碳物质不完全燃烧等都包含或产生大量一氧化碳(CO)。CO 进入人体,与血红蛋白结合,形成碳氧血红蛋白(COHb)。CO 与 Hb 的亲和力比氧与 Hb 的亲和力大 200 倍,而 COHb 的解离速度很慢。CO 中毒可引起组织缺氧,其受损器官主要为大脑和心脏。

【诊断要点】

1. 病史　明确的 CO 中毒病史,但有时 CO 泄漏源一时不易找到。

2. 临床表现　临床表现根据中毒程度不同而不同。①轻度中毒:头痛、头晕、乏力、恶心、呕吐、嗜睡、意识模糊;②中度中毒:唇及皮肤樱桃红、浅昏迷,呼吸、血压、脉搏可有改变;③重度中毒:深昏迷、去大脑皮质状态、惊厥、呼吸抑制、休克、心律失常、肺水肿、上消化道出血等。

3. 血 COHb 简易测定法(加碱法)　取病人血 1～2 滴,用蒸馏水 3～4 ml 稀释后加 10%氢氧化钠溶液 1～2 滴,混匀,这时正常人血液是绿色;如血液中 COHb 增多时,血液仍保持淡红色不变。

【抢救措施】

1. 脱离中毒环境　迅速将病人移至空气新鲜的地方。

2. 人工呼吸、吸氧、保温　呼吸停止时,立即进行人工呼吸。

3. 昏迷者注意保持呼吸道通畅　给予面罩高浓度吸氧,氧浓度 100%或每分通气量 10 L以上。冬天注意保暖。

4. 防治脑水肿　交替应用甘露醇、呋塞米、地塞米松。频繁抽搐者,可用地西泮 10 mg 静脉注射。能量合剂、维生素 C 有利于改善脑细胞代谢。

5. 对出现的惊厥、呼吸抑制、休克、心律失常、肺水肿、上消化道出血等症候进行相应治疗。

6. 高压氧治疗　尽早送医院行高压氧治疗，一般用 202.6～303.9 kPa(2～3 个大气压)，每次 2～3 小时。

7. 其他　如有大脑皮质下的广泛脱髓鞘病变，可用地塞米松每日 20mg、维生素 B_{12} 和维生素 B_1；如有大脑局部损害病灶，可用血管扩张药，如葛根素、丹参、参麦等，有脑出血或蛛网膜下隙出血时禁用。

8. 有神经系统后遗症者应进行言语、智力、运动功能的训练。

（三）急性乙醇中毒

乙醇，俗呼酒精，一次饮酒过量可引起以神经精神症状为主的急性乙醇中毒。

【诊断要点】

1. 病史　有饮酒史，呼气有酒味。

2. 临床表现　一次大量饮酒后可引起中枢神经系统抑制，临床上分兴奋期、共济失调期和昏迷期 3 个时期。兴奋期表现头痛、欣快、兴奋、健谈、情绪不稳，易激怒、行为粗鲁或沉默、孤僻等；共济失调期有行动笨拙，步态不稳、言语含糊不清、视力模糊、恶心和呕吐等表现；昏迷期症状为昏睡、瞳孔散大、体温降低、昏迷、血压下降、心率增快，呼吸慢，最后可出现呼吸、循环衰竭而有生命危险。

3. 实验室检查　血清乙醇浓度增高、有低血糖、低血钾、肝功能异常等。

【抢救措施】

1. 轻症病人无需治疗，兴奋躁动的病人加以约束，并适当保温；重症病人应保持呼吸道通畅，头应偏向一侧，以防呕吐物误入气管发生窒息，同时给予吸氧，注意血压、脉搏变化。

2. 大量饮酒后 1～2 小时内神志尚清时，可催吐，或用 1%碳酸氢钠洗胃。昏迷者不宜催吐、洗胃。

3. 静脉输入 5%葡萄糖盐水溶液，肌内注射维生素 B_1 100 mg。

4. 昏迷者可用纳洛酮 0.4～0.8 mg 肌内注射或静脉注射，有助于缩短昏迷时间。忌用吗啡、巴比妥类药物。

5. 维持水电解质、酸碱平衡，保暖以维持正常体温。

6. 其他对症治疗。

（四）急性镇静催眠药中毒

镇静催眠药是中枢神经系统抑制药，具有镇静、催眠作用。剂量过大可麻醉全身，包括延髓中枢。一次服用大剂量可引起急性镇静催眠药中毒。镇静催眠药可分为以下几类：①苯二氮䓬类：硝西泮（硝基安定）、艾司唑仑（舒乐安定）、氯氮䓬（利眠宁）、三唑仑（海洛神）、阿普唑仑、奥沙西泮（舒宁）等；②巴比妥类：巴比妥、苯巴比妥、戊巴比妥、异戊巴比妥、硫喷妥钠等；③非巴比妥、非苯二氮䓬类：水合氯醛、格鲁米特（导眠能）、甲喹酮（安眠酮）、甲丙氨酯（眠尔通）等。

【诊断要点】

有一次服用或注射大剂量镇静催眠药史；出现意识障碍、呼吸抑制和血压下降等临床表现；胃液、血液、尿液中检出镇静催眠药。各类镇静催眠药中毒的临床表现又有各自特点。

1. 巴比妥类中毒　中枢神经系统抑制较明显。可出现嗜睡、情绪不稳、言语不清、共济失调、眼球震颤、瞳孔缩小；重症出现昏迷、呼吸浅慢、节律不匀、低肌张力性的安静昏迷、休克、体温下降；皮肤可起大疱。

2. 苯二氮䓬类中毒　中枢神经系统抑制较轻，主要表现为嗜睡、头晕、言语不清、共济失调。很少出现严重的症状，如长时间深度昏迷、呼吸抑制等。如出现应考虑同时服用了其他镇静催眠药或酒等。

3. 非巴比妥、非苯二氮䓬类中毒　症状与巴比妥类中毒相似，但也有各自特点：①水合氯醛中毒有心律失常，肝、肾功能损害；②格鲁米特（导眠能）中毒表现意识障碍有周期性波动，有抗胆碱能神经症状，如瞳孔散大等；③甲喹酮（安眠酮）中毒可有明显的呼吸抑制，出现锥体束征如肌张力增加、腱反射亢进、抽搐等；④甲丙氨酯（眠尔通）常有血压下降。

【抢救措施】

应立即送医院。转院途中需维持病人的生命功能，密切观察和记录病人的神志、瞳孔、血压、脉搏、呼吸、尿量等。在转院之前进行以下现场处理：

1. 清除毒物　用1∶5 000高锰酸钾或等渗盐水洗胃；10 g活性炭吸附毒物；33%硫酸钠60ml导泻，禁用硫酸镁导泻。

2. 碱化尿液　可用5%碳酸氢钠250～500 ml静脉滴注，同时应用呋塞米25 mg静脉推注以利尿。

3. 及时清除口咽部分泌物，保持气道通畅。

4. 特效解毒药　巴比妥类中毒无特效解毒药。氟马西尼（安易醒）是苯二氮䓬类拮抗剂，可用0.25～0.5 mg稀释后缓慢静脉注射，必要时重复，总量可达2 mg。危重病人可行血液透析或血液灌流，但对苯二氮䓬类中毒者效果不佳。

5. 维持昏迷病人的生命功能　必要时气管插管；输液以维持血压，如无效，给多巴胺；昏迷者可用纳洛酮0.4～0.8 mg肌内注射或静脉滴注。可据病情重复应用，但量大可致心律失常、血压上升，故心室兴奋性过高或急性肺水肿者慎用。如呼吸浅慢，可适量应用呼吸中枢兴奋药，但不宜反复大量使用。

6. 防治并发症　防治肺炎、急性肾衰竭等。

（五）急性阿片类药物中毒

阿片类药物有吗啡、可待因、阿片、二醋吗啡（海洛因）、复方樟脑酊、罂粟碱等。这类药物过量可抑制大脑和延髓，但兴奋脊髓。

【诊断要点】

1. 有口服或注射过量阿片类药物史，注射者皮肤可见注射点。

2. 临床表现有行为改变、欣快感、恶心、呕吐、瞳孔缩小、昏睡、尿潴留，重者出现呼吸抑制、血压下降、抽搐、昏迷、肺水肿。

3. 胃内容物及尿液中可测到此类药物。

【抢救措施】

1. 口服阿片类药物的病人，即使中毒较久也应立即洗胃，洗胃后注入50%硫酸镁60ml导泻。如为皮下注射过量，应迅速用止血带扎紧注射部位上方，局部冷敷以延缓吸收。结扎带应间歇放松。如出现呼吸抑制、血压下降、抽搐、昏迷、肺水肿立即转院处理。

2. 应用解毒剂纳洛酮0.4～0.8 mg肌内注射，或丙烯吗啡（纳洛芬）5～10 mg静脉注射，可重复使用，总量不超过40 mg。

3. 防治呼吸衰竭可用尼可刹米(可拉明)、洛贝林、哌甲酯(利他林)。但忌用士的宁、二甲弗林(回苏灵)等兴奋脊髓药物。

4. 其他对症治疗。

(六) 其他常见中毒

其他中毒包括常见农药中毒、鼠药中毒、工业品急性中毒、药物及违禁药中毒、动物、植物中毒。农药中毒的临床表现、并发症和特殊处理见表3-6,3-7,3-8。

表3-6 常见农药中毒

类别	毒物名称	临床表现	严重并发症	特殊处理
氨苯甲酸酯类	呋喃丹(虫满威)、西维因、叶蝉散(灭扑威)、灭草灵、禾大壮(环草丹)	恶心、呕吐、腹痛、腹泻、多汗、流涎、瞳孔缩小、肌纤维颤动等	抽搐、昏迷、肺水肿、呼吸衰竭	用阿托品;禁用吗啡、吩噻嗪类药物,也禁用肟类复能剂
除虫菊酯类	敌杀死、兴棉宝、速灭杀丁、杀灭菊酯	头痛、头晕、皮疹、呕吐、胸闷、多汗、流涎、抽搐等	昏迷、肺水肿	禁用高锰酸钾洗胃;不可用阿托品
有机氯杀虫剂	DDT(223)、666(六氯化苯)、氯丹、狄氏剂、艾氏剂、毒杀芬	躁动、定向障碍、共济失调等	抽搐、昏迷肺水肿、脑水肿	禁用盐类泻药、吗啡;一般不用阿托品
	杀虫醚	嗜睡、高铁血红蛋白症(紫绀)、出血性膀胱炎等	昏迷、抽搐肝、肾功能损害	亚甲蓝50~100 mg加入25%葡萄糖内静脉注射

表3-7 常见鼠药中毒

名称	临床表现	并发症	特殊处理
磷化锌(鼠耗尽)	头痛、头晕、恶心、呕吐、抽搐、心律失常等	肺水肿昏迷、休克、肝损害	0.1%~0.2%硫酸铜液及液体石蜡30~45 ml口服。禁用硫酸镁导泻,禁用解磷定和氯磷定
α-萘硫脲(安妥)	头痛、恶心、口干、刺激性咳嗽、胸膜炎、昏睡等	肺水肿、昏迷、呼吸衰竭等	10%葡萄糖酸钙10 ml稀释后缓慢静脉注射,10%硫代硫酸钠10 ml静脉注射。禁用碳酸氢钠洗胃
二苯茚酮(敌鼠钠盐)	恶心、腹痛、心悸、多处出血等	昏迷、窒息	维生素K_1 10~20 mg静脉注射,每日2~4次;输新鲜血
氟乙酰胺	恶心、口渴、上腹部灼热感、烦躁、呼吸困难、血压下降等	惊厥、昏迷、心力衰竭、呼吸衰竭	乙酰胺(解氟灵)每次2.5~5 g,每日2次静脉滴注;无水乙醇5 ml加入10%葡萄糖100 ml中静脉滴注

表 3-8 常见药物及违禁药中毒

类别	药名	临床症状	严重并发症	特殊处理
阿片类	吗啡、可待因、阿片粉、阿片酊、海洛因、复方樟脑酊	行为改变、欣快感恶心、呕吐、瞳孔缩小、身体有注射点	呼吸抑制、血压下降、昏迷、肺水肿	纳洛酮 0.8 mg,静脉注射,可重复 1 次(儿童每千克体重 0.01 mg)
巴比妥类	巴比妥、苯巴比妥、戊巴比妥、可可巴比妥(速可眠)、硫喷妥钠	缩小、呼吸浅慢、低肌张力性昏迷	血压下降、呼吸抑制	5%碳酸氢钠 100 ml 静脉滴注,纳洛酮 0.8 mg 静脉注射
苯二氮䓬类	地西泮(安定)、硝西泮(硝基安定)、艾司唑仑(舒乐安定)、氯氮䓬(利眠宁)	低肌张力性安静昏迷	血压下降呼吸抑制	氟马西尼(安易醒)0.2 mg 稀释后缓慢静脉注射,必要时重复
	可卡因	躁动、瞳孔散大、幻觉、心动过速、呕吐	抽搐、呼吸暂停、心律失常、高血压危象、高热	地西泮 10 mg 静脉注射,如有心动过速用β-受体阻断药
	苯丙胺	躁动、颤抖、瞳孔散大、唾液分泌增加、谵妄、意识模糊	抽搐、心律失常、高热	地西泮 10 mg 静脉注射,如有心动过速用β-受体阻断药
	致幻剂(升 S、O)	不现实感,失去人格、视觉感知障碍、行为障碍、颤抖、唾液分泌增加、瞳孔散大、心动过速	恐慌发作、暴力行为、抽搐	地西泮 10 mg 静脉注射;禁用吩噻嗪类药
三环类抗抑郁药	丙咪嗪、阿米替林、多塞平(多虑平)	意识障碍、阿托品样症状(瞳孔散大、皮肤黏膜干等)、肌张力增高伴双侧锥体束刺激征、抽搐	室性心动过速、房室传导阻滞、心源性休克、心搏骤停	有阿托品样症状时静脉滴注毒扁豆碱 0.5~2 mg
吩噻嗪类	氯丙嗪(冬眠灵)、奋乃静、三氟拉嗪	昏迷、抽搐、震颤、肌肉强直、静坐不能等锥体外系症状、低血压	休克、呼吸抑制	肌痉挛可用苯海拉明 20~40 mg 肌内注射;惊厥发作可用异戊巴比妥(阿米妥钠)0.1~0.3 g,稀释后缓慢静脉注射;如震颤麻痹可用苯海索(安坦)每次 4~8 mg,每日 2~3 次,或东莨菪碱每次 0.3~0.5 mg,每日2~3次
水杨酸类	阿司匹林、肠溶阿司匹林	呕吐、出汗、面红、呼吸加快、低血糖、低血钾、出血	昏迷、抽搐、肾损害、酸中毒	碱化利尿;出血时用维生素 K_1

续表 3-8

类别	药名	临床症状	严重并发症	特殊处理
洋地黄类	地高辛、毛花苷丙(西地兰)、毒毛花苷K	恶心、呕吐、头晕、黄视、心动过缓	房室传导阻滞、室性早搏、室性心动过速、室颤	洗胃时用阿托品,以防刺激迷走引起心律失常;纠正诱发中毒因素:低钾、低镁;快速心律失常可用利多卡因 50～100 mg静脉注射;如心动过缓用阿托品;房室传导阻滞者禁用钾盐静脉滴注;严重者用洋地黄抗体
抗组织胺类	苯海拉明、异丙嗪(非那根)、氯苯那敏(扑尔敏)	口干、皮肤发红、嗜睡、瞳孔扩大、共济失调	血压下降、抽搐昏迷、呼吸抑制	慎用呼吸兴奋药和镇静药
抗胆碱类	阿托品、颠茄东莨菪碱、山莨菪碱(654-2)、洋金花(曼陀罗花)	口渴、皮肤干而红、瞳孔散大、心率增快、发热、惊厥、谵妄	昏迷	新斯的明每次 0.5～1 mg、肌内注射,每 4 小时 1 次;或毛果云香碱 5～10 mg 或毒扁豆碱每次 1 mg,皮下注射,每 15～30 分钟 1 次;禁用吗啡、长效巴比妥类药
	甲氯氯普胺(胃复安)、多潘立酮(吗叮啉)	锥体外系征如扭转痉挛(头强直性扭向一侧或后仰、双目凝视、牙关紧闭、口齿不清、角弓反张)、帕金森病表现(表情呆滞、颈部固定、手足震颤、少语)		可予地西泮(安定)、阿托品;重者予苯海索(安坦);禁用吩噻嗪类镇静药
	氨茶碱	恶心、呕吐、头痛、头晕、震颤、心动过速、烦躁、抽搐	高热、心律失常、室颤	地西泮 10 mg 静脉注射 β-受体阻断药

二、创伤现场救护基本技术

创伤现场急救基本技术主要有五项:通气,止血,包扎,固定和搬运。社区卫生服务人员需熟练掌握,及时有效地开展现场救治,将为抢救病人的生命,开展进一步转诊治疗创造有利条件。

(一)通气

伤员的鼻咽腔和气管被血块、泥土或呕吐物等堵塞,或昏迷后舌后坠,均可造成窒息,应适当的选用下列方法,快捷有效的恢复呼吸道通气。

1. 指抠口咽法　一手用拇食指拉出舌头,另一手食指伸入口腔和咽部迅速将血块、异物取除。

2. 击背法　使伤员上半身前倾或半俯卧;一手支托于胸骨前,用另一手掌猛击其背部两肩胛骨之间,促使咳嗽将上呼吸道的堵塞物咳出。

3. 垂俯压腹法　从背侧用双手臂围抱伤员上腹部,将伤员提起使半身垂俯,用力压迫腹,促使上呼吸道堵塞物吐出、咳出。

4. 托颌牵舌法　昏迷伤员的舌后坠堵塞声门,应用手从下颌骨后方托向前侧,将舌牵出使声门通气。

同时,如病人存在开放性气胸,将会严重影响有效的呼吸循环,应立即用敷料(或清洁衣布)堵塞胸壁伤口,使之成为闭合性气胸。

(二)止血

止血方法有多种,根据具体情况选用简便可行、切实有效的止血方法。

1. 指压止血法　抢救者用手指把出血部位近端的动脉血管压在骨骼上,使血管闭塞,血流中断而达到止血日的。这是一种快速、有效的首选止血方法。止住血后,应根据具体情况换用其他有效的止血方法,如填塞止血法,止血带止血法等。这种方法仅是一种临时的,用于动脉出血的止血方法,不宜持久采用。下面是根据不同的出血部位采用的不同的指压止血法。

(1) 颞动脉止血法:一手固定伤员头部,用另一手拇指垂直压迫耳屏上方凹陷处,可感觉到动脉搏动,其余四指同时托住下颌。本法用于头部发际范围内及前额、颞部的出血。

(2) 颌外动脉止血法:一手固定伤员头部,用另一手拇指在下颌角前上方约 1.5cm 处,向下颌骨方向垂直压迫,其余四指托住下颌。本法用于颌部及颜面部的出血。

(3) 颈动脉止血法:用拇指在甲状软骨,环状软骨外侧与胸锁乳突肌前缘之间的沟内搏动处,向颈椎方向压迫,其余四指固定在伤员的颈后部。用于头、颈、面部大出血,且压迫其他部位无效时。非紧急情况,勿用此法。此外,不得同时压迫两侧颈动脉。

(4) 锁骨下动脉止血法:用拇指在锁骨上窝搏动处向下垂直压迫,其余四指固定肩部。本法用于肩部、眼窝或上肢出血。

(5) 肱动脉止血法:一手握住伤员伤肢的腕部,将上肢外展外旋,并屈肘抬高上肢;另一手拇指在上臂肱二头肌内侧沟搏动处,向肱骨方向垂直压迫。本法用于手、前臂及上臂中或远端出血。

(6) 尺、桡动脉止血法:双手拇指分别在腕横纹上方两侧动脉搏动处垂直压迫。本法用于手部的出血。

(7) 股动脉止血法:用两手拇指重叠放在腹股沟韧带中点稍下方、大腿根部搏动处用力垂直向下压迫。本法用于大腿、小腿或足部的出血。

(8) 腘动脉止血法:用一手拇指在腘窝横纹中点处向下垂直压迫。本法用于小腿或足部出血。

(9) 足背动脉与胫后动脉止血法:用两手拇指分别压迫足背中间近脚腕处(足背动脉),以及足跟内侧与内踝之间处(胫后动脉)。本法用于足部出血。

(10) 指动脉止血法:用一手拇指与食指分别压迫指根部两侧,用于手指出血。

2. 加压包扎止血法　伤口覆盖无菌敷料后,再用纱布、棉花、毛巾、衣服等折叠成相应大小的垫,置于无菌敷料上面,然后用绷带、三角巾等紧紧包扎,以停止出血为度。这种方法用于小动脉以及静脉或毛细血管的出血。但伤口内有碎骨片时,禁用此法,以免加重损伤。

3. 填塞止血法　用无菌的棉垫、纱布等,紧紧填塞在伤口内,再用绷带或三角巾等进行加压包扎，松紧以达到止血目的为宜。本法用于中等动脉、大、中静脉损伤出血，或伤口较深出血严重时，还可直接用于不能采用指压止血法或止血带止血法的出血部位。

4. 止血带止血法　止血带止血法是四肢较大动脉出血时救命的重要手段，用于其他止血方法不能奏效时。但如使用不当可出现肢体缺血、坏死以及急性肾衰竭等严重并发症。

1) 结扎止血带的操作方法

(1) 充气止血带：如血压计袖带，其压迫面积大，对受压迫的组织损伤较小，并容易控制压力，放松也方便。

(2) 橡皮止血带：可选用橡皮管，如听诊器胶管，弹性好，易使血管闭塞，但管径过细易造成局部组织损伤。操作时，在准备结扎止血带的部位加好衬垫，以左手拇指和食、中指拿好止血带的一端，另一手拉紧止血带围绕肢体缠绕一周，压住止血带的一端，然后再缠绕第二周，并将止血带末端用左手食、中指夹紧，向下拉出固定即可。还可将止血带的末端插入结中，拉紧止血带的另一端，使之更加牢固。

(3) 绞紧止血法：如无橡皮止血带，可根据当时情况，就便取材，如三角巾、绷带、领带、布条等均可，折叠成条带状，即可当做止血带使用。上止血带的部位加好衬垫后，用止血带缠绕，然后打一活结，再用一短棒、筷子、铅笔等的一端插入活结一侧的止血带下，并旋转绞紧至停止出血，再将短棒、筷子或铅笔的另一端插入活结套内，将活结拉紧即可。

2) 注意事项

(1) 止血带不宜直接结扎在皮肤上，应先用三角巾、毛巾等做成平整的衬垫缠绕在要结扎止血带的部位，然后再上止血带。

(2) 结扎止血带的部位在伤口的近端(上方)。上肢大动脉出血应结扎在上臂的上 1/3 处，避免结扎在中 1/3 处以下的部位，以免损伤桡神经；下肢大动脉出血应结扎在大腿中部。而在实际抢救伤员的工作中，往往把止血带结扎在靠近伤口处的健康部位，有利于最大限度地保存肢体。

(3) 结扎止血带要松紧适度，以停止出血或远端动脉搏动消失为度。结扎过紧，可损伤受压局部，结扎过松，达不到止血目的。

(4) 为防止远端肢体缺血坏死，原则上应尽量缩短使用止血带的时间，一般止血带的使用时间不宜超过 2～3 小时，每隔 40～50 分钟松解一次，以暂时恢复远端肢体血液供应。松解止血带的同时，仍应用指压止血法，以防再度出血。止血带松解 1～3 分钟后，在比原来结扎部位稍低平面重新结扎。松解时，如仍有大出血者或远端肢体已无保留可能，在转运途中可不必再松解止血带。

(5) 结扎好止血带后，在明显部位加上标记，注明结扎止血带的时间，尽快运往医院。

(6) 解除止血带，应在输血输液和采取其他有效的止血方法后方可进行。如组织已发生明显广泛坏死时，在截肢前不宜松解止血带。

(三) 包扎

1. 包扎的目的　保护伤口，减少污染，固定敷料和帮助止血。

2. 包扎的具体要求

(1) 迅速暴露伤口，判断伤情，采取紧急措施。

(2) 妥善处理伤口，应注意消毒，防止再次污染。

(3) 所用包扎材料应保持无菌，包扎伤口要全部覆盖包全。

(4) 包扎的松紧度要适当,过紧影响血液循环,敷料过松易松脱或移动。

(5) 包扎打结或用别针固定的位置,应在肢体的外侧或前面,避免在伤口处或坐卧受压的地方。

(6) 包扎伤口时,动作要迅速、敏捷、谨慎,不要碰撞和污染伤口,以免引起疼痛、出血或污染。

3. 包扎材料及包扎方法 包扎的材料分别有制式材料(如三角巾、四头带、绷带等)和就便材料两种。以下主要介绍三角巾的基本用法。

三角巾制作简单,使用方便,容易掌握,包扎面积大。三角巾不仅是较好的包扎材料,还可作为固定夹板、敷料和代替止血带使用。三角巾急救包使用方法是先把三角巾急救包的封皮撕开,然后打开三角巾,将其内的消毒敷料盖在伤口上,进行包扎;还可将三角巾叠成带状、燕尾状或连成双燕尾状和蝴蝶形等。这些形状多用于肩部、胸部、腹股沟部和臀部等处的包扎。使用三角巾,两底角打结时应为外科结,比较牢固,解除时可将其一侧边和其底角拉直,即可迅速地解开。

各部位三角巾包扎法具体如下:

1) 头部包扎法

(1) 头巾式包扎法:将三角巾底边的中点放在眉间上部,顶角经头顶垂向枕后,再将底边经左右耳上向后拉紧,在枕部交叉,并压住垂下的枕角再交叉绕耳上到额部拉紧打结。最后将顶角向上反掖在底边内或用安全针或胶布固定。

(2) 脑组织膨出的包扎法:遇有脑组织从伤口膨出,不可压迫包扎,要先用大块消毒湿纱布盖好,然后再用纱布卷成保护圈,套住膨出的脑组织,再用三角巾包扎。

(3) 头顶下颌包扎法:将三角巾底边齐眉,顶角向后盖头上,两底角经两耳上缘拉向头后部,在枕部交叉压住顶角,再经两耳垂下向前拉,一底角包绕下颌到对侧耳垂前下,与另一底角十字交叉后,又分别经两耳前上提到头顶打结,再将顶角反折到头顶部,与两底角相遇打结。

2) 面部包扎法

(1) 单侧面部包扎法:将三角巾对折双层,一手将顶角压在伤员健侧眉上,另一手将底边的一半经耳上绕到头后,用底角与顶角打结,然后将底边的另一半反折向下包盖面部,并绕颏下用底角与顶角在耳上打结。

(2) 面具式包扎法:用于广泛的面部损伤或烧伤。方法是将三角巾的顶部打结后套在下颏部,罩住面部及头部拉到枕后,将底边两端交叉拉紧后到额部打结,然后在口、鼻、眼部剪孔、开窗。

3) 眼部包扎法

(1) 单眼包扎法:将三角巾折成四指宽的带状巾,以 2/3 向下斜放在伤眼上,将下侧较长的一端经枕后绕到额前压住上侧较短的一端后,长端继续沿着额部向后绕至健侧颞部,短端反折环绕枕部至健侧颞部,与长端打结。

(2) 双眼包扎法:将三角巾折成四指宽的带状巾,将中央部盖在一侧伤眼上,下端从耳下绕到枕后,再经对侧耳上至眉间上方压住上端,继续绕过头部到对侧耳前,将上端反折斜向下,盖住另一伤眼,再绕耳下与另一端在对侧耳上或枕后打结,也可用带状巾做交叉法包扎。双眼包扎法还可用三角巾折叠成四指宽的带状巾横向绕头两周,于一侧打结。

4) 胸背部包扎法

(1) 一侧胸部伤包扎法:伤在右胸,就将三角巾的顶角放在右肩上,然后把左右底角从两腋窝拉过到背后(左边要长一些)打结。再把顶角拉过肩部与双底角结系在一起。或利用顶角小带与其打结。如果是左胸,就把顶角放在左肩上。使用在左背和右背也和胸部一样,不过其结应打在胸前。

(2) 胸部包扎法:用一个大三角巾的顶角在中间直向剪开约 25～30cm,分别放在颈部左右两边,然后把基底的左右两角在背后打一半结,再把本结两角上提和顶角撕开的两头相结。

5) 肩部包扎法:先把三角巾的中央放于肩部,顶角向颈部,底边折达二横指宽横放在上臂上部,两端绕上臂,在外侧打结,然后把顶角拉紧经背后绕过对侧腋下拉向伤侧腋下,借助系带与两底角打结。

6) 腹部包扎法:把三角巾横放在腹部,将顶角朝下,底边置于脐部,拉紧底角至围绕到腰后打结。

(四) 固定

1. 固定目的　损伤的骨关节制动,减轻疼痛,避免骨折片损伤血管和神经等,防治休克。

2. 固定的器械及材料　夹板、绷带、三角巾等。四肢骨折脱位需特制的木夹板,如临时没有特制的木夹板可就地取材,如一般布料、硬纸板、木板条,甚至书本、树枝等。

3. 固定原则

(1) 固定前尽可能牵引伤肢和矫正畸形。

(2) 固定范围一般应包括骨折处远近两个关节,牢靠但不能过紧。

(3) 如缺乏固定材料,可自体固定,如受伤上肢固定于胸廓,受伤下肢固定于健肢。

(4) 严重的软组织损伤也应将局部固定。

4. 固定方法

(1) 锁骨骨折固定法:取木板两块,制作成“T”字形,夹板加垫,用绷带缠好;然后放在伤员背部用三角巾或绷带固定。

(2) 四肢骨折固定法:上肢固定时,肘关节屈曲 90°,前臂用腰带或三角巾悬吊于胸前,必要时,再以绷带将上肢固定于躯干上以加强固定;下肢固定时,用一块长木板,其长度必须上至腋下,下至足跟的健肢上,亦可用枪支、木棍等或未受伤的健肢代替夹板进行固定。

(3) 颈椎骨折固定法:后枕部垫以软垫,头的两旁再用软垫固定,头部用绷带轻轻固定平卧在担架上,以便运输时保护颈椎。

(4) 胸、腰椎骨折固定法:伤员要平卧在垫有软垫的板床上,不宜用高枕,腰椎骨折可在腰部垫薄软垫。

【附】 搬　运

1. 搬运要求　搬运途中要力求平稳、舒适、迅速、不倾斜、少震动、搬动轻柔。

2. 搬运原则

(1) 四肢不应靠在担架边缘,以免中途撞击引起疼痛而使病情加重。

(2) 其体位一般以仰卧位为宜,昏迷病人为了保持呼吸道通畅,避免分泌物和舌根后壁堵住呼吸道,可采用半卧位或俯卧位。

(3) 骨折病人未作临时固定者禁止运送。

(4) 对疑有脊柱骨折的病人，在搬动时尽可能不变动原来的位置，减少不必要的活动以免引起或加重脊髓损伤，并绝对禁止两人拖肩一人抬腿搬动病人或一人背送病人的错误做法。

(5) 对已缠上了止血带的病人，一般在1～1.5小时放松止血带1次，在运送中应携带必要的急救药品和氧气等，并密切观察伤员的神志、呼吸、瞳孔、脉搏、血压等变化。

3. 搬运方法

(1) 病情轻，能站立行走的病人，可单人采用扶、抱、背等方法搬运，对于病情较重者，宜两人以上多人搬运。

(2) 两人或多人搬运，搬运中搬运者平排站立，将病人抱起齐步一致前进。将病人平托放于预先准备好的硬板担架或木板上，人员不够时，可由两人将病人轻轻滚翻到木板上，如采用软担架则宜取俯卧位，以保持脊柱的平直，禁止弯腰。

(3) 对颈椎损伤的病人，应由一人负责牵引头部，以保持头颈部与躯干长轴的一致，搬运时应同其他三人协同动作，将病人搬上或搬下担架。在担架上病人的头颈部两侧应用沙袋或卷叠的衣服等物垫好固定，防止在搬运中发生头颈部左右旋转或弯曲活动。

(4) 对骨盆骨折的病人，除已用多头带或绷带包扎骨盆部外，臀部两侧亦应用软垫或衣服等物垫好，并用布带将身体捆在担架上，以避免震动和减少疼痛。

第三章 临床常见疾病的诊断与处理

普通感冒

感冒(普通感冒)是鼻、鼻咽、咽喉等上呼吸道的急性炎症,可由鼻病毒、冠状病毒、腺病毒等多种病毒引起。感冒为临床常见病、多发病,发病率较高。一年四季均可发生,冬春季最多见。可发生于任何年龄,以小儿发病率最高。本病常呈散发性,偶可造成流行。感冒对人体的影响通常只限于呼吸系统。

【诊断要点】

1. 感冒潜伏期一般为 1～3 日,多数起病急。

2. 呼吸道症状表现为打喷嚏、鼻塞、流涕,1～2 天后,会相继出现咽痛、咽部异物感、咳嗽、声音嘶哑。

3. 合并眼球结膜炎时,还会出现眼痛、流泪、怕光。

4. 全身症状有畏寒、发热、乏力、腰痛、肌肉酸痛、腹胀、纳差,甚至出现呕吐、腹泻。

【治疗措施】

感冒有自愈趋势,病程大约 7 天左右,治疗着重于对症处理。

1. 非药物治疗　应卧床休息,保障足够睡眠,多饮水;在饮食上应进流质或半流质、清淡、高蛋白饮食,并应戒烟、戒酒;室内环境要保持一定的温、湿度,注意通风;同时减少外出及体力活动。

2. 药物治疗　发热可考虑使用退热药;用麻黄碱、右美沙芬和氯苯那敏(扑尔敏)(多为复合制剂)减轻鼻塞、打喷嚏、流涕等;可使用抗病毒的中成药。抗生素对无并发症的感冒并无治疗作用。但如因感冒引起继发细菌感染,可酌情使用抗生素。

【健康处方】

1. 注意保暖。

2. 加强锻炼,增加身体抵抗力。

3. 要多喝水。

4. 补充营养,多吃水果、蔬菜,补充维生素;多吃蛋类、奶类、瘦肉和各种豆制品,补充蛋白质。

5. 少到公共场所活动,以防交叉感染呼吸道传染病。

6. 房间要经常开窗通风,保持室内空气清新。

7. 天气寒冷时,身体抵抗力较弱者在外出时戴上口罩。

8. 已患感冒者不要对人打喷嚏,外出别忘戴口罩以防传染他人。

9. 饭前、便后要洗手。

流行性感冒

流行性感冒是由流感病毒引起的急性呼吸道传染病。传染性强、传染迅速、发病急。而流感病毒又是在不停变异，每年都会有新的流感病毒亚型出现。流感包括甲型流感和乙型流感。

禽流感是由甲型流感病毒的一种亚型（也称禽流感病毒）引起的传染性疾病，被国际兽疫局定为甲类传染病。禽流感能感染人类。感染后的症状主要表现为高热、咳嗽、流涕、肌痛等，多数伴有严重的肺炎，严重者发生心、肾等多种脏器功能衰竭，导致死亡，病死率很高。

【诊断要点】

1. 在流行季节，地区性或医院门急诊上呼吸道感染病人明显增加。

2. 急起畏寒、高热、头痛、全身酸痛等中毒症状；咽痛、流涕、咳嗽等呼吸道症状；少数病例有腹痛、腹胀、腹泻和呕吐等消化道症状。合并肺炎者可表现高热、剧咳、血性痰、气急、紫绀。中毒型流感表现为高热、烦躁、血压下降，易发生呼吸、循环衰竭而死亡。

3. 实验室检查

（1）外周血象：白细胞总数不高或减低，淋巴细胞相对增加。

（2）病毒分离：鼻咽分泌物或口腔含漱液分离出流感病毒。

（3）血清学检查：疾病初期和恢复期双份血清抗流感病毒抗体滴度有 4 倍或以上升高，有助于回顾性诊断。

（4）病人呼吸道上皮细胞查流感病毒抗原阳性。

【治疗措施】

1. 抗流感病毒药物治疗　目前抗流感病毒药物有神经氨酸酶抑制剂，即奥司他韦和扎那米韦。磷酸奥司他韦在成人和 13 岁以上青少年的推荐口服剂量是每次 75mg，每日 2 次，共 5 天。此外，有金刚烷胺（100 mg，每日 2 次）、金刚乙胺及抗病毒中成药等。

2. 支持治疗　休息，多饮水，注意营养，饮食要易于消化，特别是儿童和老年病人更应重视。

3. 对症治疗　应用解热药、缓解鼻黏膜充血药物、止咳祛痰药物等。儿童忌用阿司匹林。

4. 密切观察和监测并发症　抗生素仅在明确或有充分证据提示继发细菌感染时应用。

【健康处方】

1. 隔离病人　对流感病人要早期发现，迅速确诊，加强监控力度。对病人做好隔离。病人是主要的传染源，自潜伏期末即有传染性，病初 2～3 天传染性最强。

2. 接种疫苗　对于流感，预防尤为重要。每年都要在流感高发期来到之前的 9～12 月接种。由于病毒毒株的变异和疫苗抗体有效期只能维持一年，所以每年都要按时接种。重点针对高危人群，包括年龄超过 65 岁者，有慢性肺或心血管系统疾病的成人和超过 6 个月儿童（包括哮喘），肾功能障碍、免疫功能抑制（包括药物性）者，妊娠中期以上孕妇等。

3. 在流感流行期间，减少大型聚会或集体活动，避免儿童到公共场所。凡是与流感病人接触的要戴口罩。

4. 勤洗手　病毒可以在病人手摸过的地方存活 3 个小时，所以应经常洗手。

5. 保持室内空气流通　流行期间对公共场所加强通风和空气消毒。由于流感病毒不耐热，对紫外线和常用消毒剂很敏感，所以可以经常消毒，用紫外线灯照射或喷洒 0.1％的过氧乙酸液或漂白粉液。

6. 大量喝水，补充维生素 E 和维生素 C，以增加机体对病毒的抵抗能力。

7. 注意给厨具消毒。

8. 适当进行体育锻炼,保证充足的睡眠。

急性支气管炎

急性支气管炎为气管支气管树的急性炎症,常随上呼吸道感染后发生,病因主要为病毒、支原体、细菌感染。一般为自限性,最终痊愈并恢复功能。吸烟和慢性阻塞性肺气肿病人是高发人群。

【诊断要点】

1. 常先有急性上呼吸道感染的症状,鼻卡他,咽喉痛;头痛及四肢酸痛,寒战、发热,发热38℃左右,可持续3～5天。干咳无痰,或少量黏痰,明显的脓痰提示细菌感染。胸骨后痛,咳嗽时加重,并可伴有呼吸困难。

2. 多数无肺部体征,可能闻及散在的干性啰音或在肺底部闻及捻发音或湿啰音。

3. 白细胞计数多正常。

4. 胸部X线检查以排除其他疾病或合并症。

5. 痰液检查不作为常规。

【治疗措施】

1. 一般治疗　休息至体温正常,发热期间应鼓励病人喝水。

2. 对症治疗　发热给予解热镇痛药,成人给予阿司匹林500 mg或对乙酰氨基酚500 mg,每4～6小时1次口服;儿童予对乙酰氨基酚每千克体重10～15 mg,每4～6小时1次口服。干咳选喷托维林(咳必清)25 mg,每日3次口服,剧咳可用可待因,痰多用溴己新(必嗽平)16 mg,每日3次口服,或盐酸氨溴索30 mg,每日3次,或中成药止咳化痰。病人有喘憋时,可加用支气管扩张药如氨茶碱等。

3. 出现脓痰或持续高热和病情较重时,应使用抗生素。可予羟氨苄青霉素(阿莫西林)每次500～750 mg,每6～8小时1次口服,或头孢菌素一、二代药物口服,亦可以静脉滴注,如头孢呋辛常用量为1次0.75 g～1.5 g,每8小时给药一次。然后根据优势病原菌及其痰培养药物敏感试验选择抗生素。如病原为肺炎支原体或肺炎衣原体,可予红霉素每日1.0～1.2 g,分次口服或阿奇霉素每日0.5g静脉滴注或口服治疗。在流感流行期间,可考虑抗病毒治疗。

【健康处方】

1. 休息、保暖、充足睡眠。

2. 保持空气流通,室内空气新鲜,温、湿度适宜。

3. 注意大量地饮水,有助于退热和化痰。

4. 易消化饮食,保证足够的能量摄入。

5. 不可盲目乱用抗生素。

6. 咳嗽持续或加重(超过3～4周)要及时就诊检查。

肺　炎

肺炎是指包括终末气道、肺泡腔及肺间质等在内的肺实质炎症,病因以感染为最常见,如细菌、病毒、真菌、寄生虫等;其他尚可由理化因素、免疫损伤、过敏及药物所致。

感染性肺炎目前主要分两大类：

1. 社区获得性肺炎　主要致病菌仍为肺炎球菌(约40%)，支原体和病毒，革兰阴性杆菌最常见的是肺炎克雷伯杆菌。

2. 医院内获得性肺炎　致病菌为革兰阴性杆菌(可高达约50%)、金黄色葡萄球菌、霉菌等。常为混合感染，耐药菌株多，病死率高。

肺炎球菌性肺炎

肺炎球菌性肺炎是由肺炎链球菌引起的肺炎，占社区获得性肺炎的50%。肺炎球菌性肺炎一般四季可见，但以冬季最多。

【诊断要点】

1. 常有受凉淋雨、劳累、病毒感染等诱因。

2. 急性起病，寒战、高热，体温可高达39～40℃；咳嗽、咳痰，可咳出黏液血性痰或铁锈色痰，也可呈脓性痰；呼吸时患侧疼痛(胸膜炎)，并可放射至肩或腹部；呼吸困难。严重感染者可出现神志改变。

3. 呼吸浅速，面颊绯红，鼻翼扇动，口唇疱疹。可有肺叶实变或胸膜渗出的典型肺部体征，消散期可闻及湿性啰音。

4. 辅助检查

(1) 白细胞增多，核左移。

(2) 胸部X线检查显示肺浸润，局限于一叶(段)肺实变伴支气管充气征，少数合并胸腔积液。

(3) 痰涂片和培养呈短链排列的革兰阳性柳叶形双球菌。

(4) 确切诊断则需证明胸膜液、血液、肺组织或经气管吸出物中有肺炎链球菌。

5. 可以并发感染性休克、败血症、脑膜炎、脓胸。

【治疗措施】

1. 对青霉素敏感的肺炎球菌株，青霉素G是首选药物，4 000～10 000万U，分次静脉点滴。青霉素过敏者选用红霉素，每日1～1.5 g静脉点滴，林可霉素每日1.2～1.8 g，分次静脉点滴，或头孢菌素一、二代。头孢噻肟或头孢曲松钠、新一代喹诺酮类药物(左旋氧氟沙星等)是青霉素耐药菌株常选用的药物。

2. 支持治疗　包括卧床休息，高热可以物理降温或服用解热药物，补充液体，及针对胸膜疼痛使用止痛药。

3. 吸氧　重症肺炎需要吸氧，呼吸循环支持。

葡萄球菌性肺炎

葡萄球菌性肺炎是由葡萄球菌引起的急性肺化脓性炎症。其中金黄色葡萄球菌性肺炎多为院内获得性感染，常发生于婴儿和老年人，体质严重虚弱，有慢性基础疾病的住院病人，尤其是气管切开、气管插管、免疫抑制的病人，流感后继发肺部感染。

【诊断要点】

1. 有基础疾病，如糖尿病、血液病、肝病、支气管肺疾病，或免疫力低下者。及住院期间中心静脉导管置入、气管切开等。

2. 起病急,寒战、高热,毒血症症状明显。脓性痰或脓血痰,胸痛。病情进展快,可出现呼吸循环衰竭。

3. 早期可无体征,其后可出现两肺散在湿性啰音或肺实变体征,可有胸腔积液(脓胸)体征。

4. 影像学特征表现为肺部病灶多灶性,多发性、多样性和多变性。单一或多发肺小叶、肺段或肺叶的片状浸润,伴或不伴空洞形成或胸腔积液;肺气囊提示为葡萄球菌感染。治疗有效约 2~4 周后病变消散。

5. 白细胞计数增高,中性粒细胞比例增加,核左移并有中毒颗粒。

6. 痰液涂片或培养发现有金黄色葡萄球菌,确定诊断要从血液、脓液或胸腔积液培养出葡萄球菌。

【治疗措施】

1. 抗生素　大多数金黄色葡萄球菌对甲氧西林耐药。选用抗青霉素酶的青霉素,如羟氨苄青霉素(阿莫西林)0.5~1 g,每 6~8 小时一次静脉滴注,氨苄西林/舒巴坦钠 1.5~3.0 g,每 6~8 小时一次静脉滴注,或头孢菌素(如头孢呋辛),联合氨基糖苷类如阿米卡星每日 0.4 g 静脉点滴等。对于耐甲氧西林金黄色葡萄球菌,则应选用万古霉素 1~2 g,分次静脉滴注,或用替考拉宁等静脉滴注。注意参考细菌培养的药物敏感试验。

2. 对症治疗　局部化脓性病灶的处理,高热降温,止咳化痰,吸氧、呼吸支持等。

革兰阴性杆菌肺炎

革兰阴性杆菌肺炎在医院获得性肺炎中非常多见,病死率高。其中最重要的病原菌是克雷白杆菌,其他常见的是铜绿假单胞菌、大肠埃希菌、变形杆菌、黏质沙雷菌和不动杆菌。

【诊断要点】

1. 常发生于支气管扩张症和重症监护病人,以及乙醇中毒、身体虚弱或免疫抑制尤其中性粒细胞减少的病人。

2. 起病急骤,寒战、高热,胸痛。咳嗽,痰液呈棕红色黏稠胶冻状为克雷伯杆菌感染,绿色脓痰多为铜绿假单胞菌感染,暗灰色痰有粪臭味为大肠杆菌感染,污秽腥臭痰多为厌氧菌感染。

3. 肺部可有实变体征或干湿性啰音。重症病人可出现循环呼吸衰竭征象。

4. 痰液、血液或胸腔积液培养可找到革兰阴性杆菌。

5. 影像学检查 单发或多发片状阴影或伴空洞形成。典型的克雷伯杆菌肺炎大叶性实变多发生在右上叶,易形成不规则的透光区,叶间隙下坠。

【治疗措施】

1. 针对致病菌及药敏试验选用有效抗生素。头孢菌素三代对大多数革兰阴性杆菌有效,重症者联合氨基糖苷类或喹诺酮类药物。铜绿假单胞菌感染,选用抗假单孢菌的青霉素、头孢他啶、环丙沙星、亚胺培南钠(西司他丁钠)等。

2. 支持疗法　包括呼吸循环支持、营养支持。

3. 对症治疗及处理并发症。

支原体肺炎

支原体肺炎由肺炎支原体引起，是 5～35 岁人群中肺部感染常见的病原体，约占各种肺炎的 10%。支原体呼吸道感染可引起流行，表现为上呼吸道感染、支气管炎、细支气管炎和间质性肺炎。严重的支原体肺炎也可导致死亡。

【诊断要点】

1. 起病缓慢，病初有乏力、头痛、咽痛、肌肉酸痛。继而刺激性咳嗽，伴有黏痰、脓痰，甚至血痰。发热高低不一，可持续 2～3 周。

2. 肺部多无异常发现，或可闻干性或湿性啰音。部分病人出现斑丘疹、多形性红斑。重症肺炎可合并呼吸窘迫综合征。

3. 肺外并发症常见，包括溶血性贫血、血栓栓塞性并发症、多发性关节炎或神经系统综合征等。

4. X 线胸片表现多种多样，肺纹理增多，网织状阴影，双下肺叶斑点状、斑片状模糊阴影。肺叶实变和胸腔积液少见。

5. 血清病原抗体(IgM)效价＞1∶32、或滴度有 4 倍升高。

【治疗措施】

一般症状轻，可自愈。抗生素首选红霉素，成人 500 mg 口服，每 6～8 小时 1 次，或静脉应用；阿奇霉素静脉点滴每日 1 次，开始剂量为 500 mg，随后改为 250 mg，或改为口服序贯治疗。喹诺酮类药物亦有效。

军团菌肺炎

军团菌肺炎的病原体最常见的为嗜肺军团菌，大多数病例为散发性，多发生于夏末和秋初。各年龄段的人群普遍易感，患有慢性疾病的或者免疫功能低下、长期吸烟者都是易感人群。当给水循环系统受到污染(空调系统、淋浴管道)，造成气溶胶的病原体传播时，可致嗜肺军团菌在医院、宾馆等场所暴发流行。

【诊断要点】

1. 前驱期类似于流感，有周身不适、发热、头痛和肌痛，继而出现咳嗽，咳黏液样痰液。高热，伴相对缓脉，可有胸痛、咯血、呼吸困难。

2. 肺实变和(或)胸腔积液的体征。

3. 肺外表现常见有腹泻，重症病人可出现肝功能、肾功能异常，并可致精神紊乱等多脏器损害。

4. 胸部 X 线　斑片状肺段或大叶性肺泡浸润，可以多叶或双侧病变，胸腔积液较常见。少数病人出现肺脓肿。

5. 血白细胞计数可升高，常见低血钠，肝功能异常。

6. 痰液、气管吸出物、肺活检组织、胸腔积液或血液中发现军团菌具诊断价值。

7. 嗜肺军团菌抗原和抗体的检测有助诊断。

【治疗措施】

未经治疗者死亡率高，有效及时的抗生素治疗是关键。红霉素 0.5～1g 口服或静脉滴注，每6小时1次。或阿奇霉素0.5g，每日一次口服或静脉滴注。重症病人可以联合利福平或喹诺酮类药物，疗程3周以上。

病毒性肺炎

病毒性肺炎是由多种病毒感染引起的支气管肺炎。多发生于冬春季节。常见的是流行性感冒病毒，其次是副流感病毒、呼吸道合胞病毒、巨细胞病毒、腺病毒、鼻病毒、冠状病毒和某些肠道病毒，婴儿和儿童最常见的是呼吸道合胞病毒、腺病毒，细胞免疫受损的病人经常是巨细胞病毒（CMV）或单纯疱疹病毒引起肺部感染。

【诊断要点】

1. 起病缓慢，头痛、乏力、肌痛，发热、咳嗽、干咳或咳少量黏痰，症状一般较轻。

2. 免疫低下病人，病情较重，持续高热、气急、紫绀，可出现呼吸衰竭、休克、心力衰竭和氮质血症等多脏器功能障碍。

3. 严重急性呼吸综合征（SARS，又称传染性非典型肺炎）、禽流感所致重症肺炎易出现呼吸衰竭，甚至多器官功能衰竭而死亡。应注意流行病学调查。

4. 影像学检查常见间质性肺炎或支气管肺炎改变，大叶实变少见。

5. 周围白细胞计数常低下。

6. 病毒培养鉴定困难。

7. 分泌物、体液、血清的抗原、抗体的检测能协助诊断。

【治疗措施】

1. 抗病毒治疗　疱疹类病毒感染者，一般用阿昔洛韦，成人5～10 mg/kg，每8小时1次。

器官移植病人合并巨细胞肺炎可用更昔洛韦5 mg/kg静脉滴注，每日2次。流感病毒应用奥司他韦和扎那米韦。利巴韦林0.4～1.0 g，分次静脉滴注，对腺病毒肺炎、呼吸道合胞病毒肺炎均有效。中药抗病毒药物亦可选用。

2. 重症病人使用免疫球蛋白（静脉注射免疫球蛋白或巨细胞病毒免疫球蛋白）、干扰素、聚肌胞有协同治疗作用。

3. 防治合并细菌感染。

4. 预防并发症。

【肺炎的健康处方】

1. 肺炎发病机制主要是因为机体抵抗力降低，病原乘虚而入所致，所以应提高全身及呼吸道的防御功能。

(1) 加强机体自身抵抗力，适当运动锻炼，生活规律，注意休息不熬夜，避免受凉淋雨，及时增减衣服，预防感冒。

(2) 营养均衡，不吸烟、不饮酒。

(3) 出现上呼吸道感染症状，要及时治疗，加强休息营养，防止发展为下呼吸道感染。

(4) 对易感人群进行疫苗预防接种（如流感疫苗）。

2. 呼吸道感染病原菌大多是近距离呼吸道飞沫传染和密切接触传播，保持周围环境的清洁，注意个人卫生是有效的预防措施。

(1) 保持生活、工作场所通风，在使用空调的密闭空间，一定要注意定期开窗通风。

(2) 冬春季，呼吸道感染流行时期，年老或体弱者尽量少到人群密集空气不畅的公共场所，或采用出门戴口罩等防护措施。

(3) 避免随地吐痰、擤鼻涕，养成用肥皂和自来水勤洗手的良好习惯。

(4) 对可疑传染性肺炎要注意隔离，避免接触。并避免接触可疑的动物、禽鸟类。

(5) 公共场所的水管网、空调、冷却塔水定期进行检查，清洗消毒处理，避免水源的污染。对家用的空调机，经常清洗空气滤网。家庭用的热水管道、淋浴器、加热器等有可能存留水体的地方，定期清洗。

3. 肺炎治疗后，恢复期病人仍会有乏力、食欲不佳等不适，抵抗力亦未完全恢复。

(1) 注重调理、休息，适当补充营养及维生素，提高机体抗病能力。

(2) 适当增加活动，避免再受凉感冒。

(3) 治疗基础疾病，防止继发感染。

(4) 年老体弱要保持口腔清洁，避免口腔细菌吸入下呼吸道引起反复感染。

4. 对不明原因肺炎，要及时会诊和报告有关部门，对可疑传染性肺炎(如 SARS、禽流感)要注意隔离或及时转诊。

支气管哮喘

支气管哮喘是由多种细胞参与的气道慢性炎症性疾病。这种慢性炎症导致气道反应性的增加，当气道暴露于各种激发危险因素时，引起气道阻塞(支气管收缩、炎症加重、痰栓形成)和气流受限。

支气管哮喘是一种常见病，全球约有 3 亿病人，尤其儿童的发病率在增加。虽然哮喘病不能治愈，但能得到有效的治疗和控制，使人们能够提高生活质量。全球哮喘防治战略(global initiative for asthma，GINA)是目前防治哮喘的重要指南。

【诊断要点】

1. 反复发作性伴有哮鸣音的呼气性呼吸困难。

2. 反复发作性胸闷和咳嗽。

3. 发作时在双肺可闻及散在或弥漫性、以呼气相为主的哮鸣音，呼气相延长。严重哮喘发作，哮鸣音可不出现，称为寂静肺。

4. 哮喘发作有季节性，症状常在夜间及凌晨发作和加重。

5. 症状的发生和加重多与接触变应原、气候变化、灰尘、药物、吸烟、化学气体、病毒性上呼吸道感染、运动、情绪等有关。

6. 上述症状可经治疗缓解或自行缓解。

7. 呼吸功能检查 测定气流受限及其可逆性，确立哮喘诊断。

(1) 气管激发试验：临床怀疑哮喘，肺功能测定正常，可测定气道反应性，常用醋甲胆碱(乙酰甲胆碱)、组胺激发，如最大呼气量(FEV_1)下降>20%，可诊断为激发试验阳性。

(2) 支气管舒张试验：测定气道气流受限的可逆性。常用吸入型的支气管舒张药有沙丁胺醇、特布他林等，如最大呼气量(FEV_1)较用药前增加>12%(绝对值增加>200 ml)，可诊断为舒张试验阳性。

(3) PEF 及其变异率：若昼夜呼吸高峰速度(PEF)变异率≥20%，则支持哮喘诊断。

8. 要注意与心源性哮喘、慢性阻塞性肺病、变态反应性肺浸润等疾病鉴别。

9. 根据哮喘发作的严重程度和治疗反应，GINA 制定了新的分级标准(表 3－9)。

表 3－9　哮喘的控制水平分级

特征	控制 (以下几点均需具备)	部分控制 (任何 1 周内具备任何一点)	未控制
日间症状	无(2 次或更少/周)	＞2 次/周	任何 1 周内有符合部分控制水平的 3 个或 3 个以上特征
活动受限	无	任何程度	
夜间症状/觉醒	无	任何程度	
需用缓解剂/急救治疗	无(2 次或更少/周)	＞2 次/周	
肺功能(PEF 或 FEV_1)★	正常	＜80%预计值或个人最佳值(若知)	
急性加重	无	≥1 次/年＊	任何 1 周内出现 1 次▲

注：＊为确保控制哮喘，任何一次加重均需重新评估原维持治疗方案；▲任何 1 周内有 1 次急性加重即定义该周为哮喘未控制周；★对于 5 岁及其以下的儿童肺功能检查不可靠。

引自 GINA pocked guide 2006。

10. 哮喘严重性发作的危险因素

(1) 既往的严重哮喘发作并需要气管插管和机械通气。

(2) 去年曾急诊或住院。

(3) 目前正在使用或中断口服激素治疗。

(4) 目前未使用吸入性激素治疗。

(5) 过度依赖短效 β_2-受体激动剂，尤其每月使用沙丁胺醇一支以上。

(6) 有精神病或心理问题。

(7) 对哮喘治疗依从性差。

11. 严重哮喘发作的判断　多静息状态下喘息、呼吸频率增加，＞30 次/分；强迫端坐呼吸，不能平卧；讲话不成句，大汗淋漓；焦虑或嗜睡，意识模糊、甚至昏迷。病人处于衰竭状态。

面色苍白、口唇发绀、可有明显的三凹征。呼气期肺满布高调哮鸣音，或哮鸣音明显降低甚至消失即“寂静肺”。可有血压下降，心率＞120 次/分，出现“肺性奇脉”。

PEF 小于预计值(或个人最高值)的 60%。

【治疗措施】

1. 哮喘控制的目标　避免日夜哮喘症状；很少或不需要使用缓解药；充满活力的生活；正常(接近)的肺功能；避免严重发作。

2. 治疗哮喘药物。

1) 缓解哮喘发作药物

(1) β_2-肾上腺素受体激动剂：常用的短效 β_2-受体激动剂有沙丁胺醇、特布他林，作用时间约为 4～6 小时。长效 β_2-受体激动剂有福莫特罗、沙美特罗，作用时间为 10～12 小时。用药方法主要为吸入疗法。

(2) 抗胆碱药：吸入抗胆碱药如异丙托溴铵、噻托溴铵，与 β_2-受体激动剂联合吸入有协同作用。

(3) 茶碱类：包括氨茶碱 0.1～0.2 g，每 8 小时 1 次，控(缓)释茶碱 0.1～0.2 g，每 12 小时 1 次。静脉给药主要应用于重、危症哮喘，可首剂给以负荷剂量每千克体重 5 mg，静脉点滴 30 分钟，继以每日每千克体重 0.4 mg 维持。日用量一般不超过 1.5 g。

2）控制哮喘发作类药物(抗炎药)

(1) 糖皮质激素：是当前控制哮喘发作最有效的药物，可分为吸入、口服和静脉用药。常用吸入药物有倍氯米松、布地奈德、氟替卡松等，通常需规律吸入一周以上方能生效。

(2) 白三烯调节剂：如扎鲁司特、孟鲁司特钠。

(3) 色苷酸钠雾化吸入。

(4) 其他药物：酮替芬、曲尼司特、氯雷他啶。

3. 长期治疗方法　见表 3－10。

表 3－10　GINA 推荐的哮喘长期治疗方案

第1步	第2步	第3步	第4步	第5步
哮喘教育 环境控制				
按需使用速效β_2受体激动剂	按需使用速效β_2受体激动药			
控制药物的选择	选择一种	选择一种	增加一种或一种以上	增加一种或全部
	吸入低剂量ICS*	吸入低剂量加长效β_2受体激动剂	吸入中高剂量ICS加长效β_2受体激动剂	口服糖皮质激素(低剂量)
	白三烯调节剂**	吸入中剂量ICS	白三烯调节剂	抗IgE治疗
		吸入低剂量ICS加白三烯调节剂	缓释茶碱	
		吸入低剂量ICS加缓释茶碱		

注：＊ICS＝吸入型糖皮质激素；＊＊＝白三烯受体拮抗剂或合成抑制剂。

引自 GINA pocked guide 2006。

4. 评价与方案调整

(1) 对大多数新诊断或未经治疗的哮喘，首先选择第二步方案，症状明显者，则从第三步开始。

(2) 如果在当前治疗方案下哮喘未控制，给予升级治疗。一般症状会在一个月内得到改善。但首先要评价病人的用药方法、依从性及避免危险因素的情况。

(3) 如果哮喘部分控制，则根据是否有更加有效、安全、经济的治疗方案，考虑升级治疗，达到病人满意的控制水平。

(4) 如果哮喘控制维持至少 3 个月，可以逐步降级治疗。目标是治疗减少到维持控制所必需的最低的药物治疗。

5. 哮喘发作时的治疗

(1) 吸入短效足量 β_2-激动药,5～10 分钟起效。开始第一小时每 20 分钟 2～4 喷,然后轻度发作每 3～4 小时需要 2～4 喷,中度发作每 1～2 小时 6～10 喷。

(2) 早期使用口服糖皮质激素(泼尼松每日每千克体重 0.5～1 mg)。中重度发作可静脉注射糖皮质激素,琥珀酸氢化可的松(起效时间为 4～6 小时)或甲基氢化泼尼松(起效时间为 1～2 小时),推荐相当于 40～80 mg ,每 6 小时 1 次。

(3) 吸氧:纠正低氧血症,动脉血氧饱和度达到 95%。

(4) 氨茶碱:不推荐首先使用。可用于没有 β_2-受体激动剂时或日常使用氨茶碱的病人,β_2-受体激动剂效果不好的部分病人。

(5) 抗胆碱药与 β_2-受体激动剂联合使用可以增强扩张支气管作用,降低住院率,改善呼气峰流量(PEF)和第 1 秒用力呼气容积(FEV_1)。

(6) 监测治疗反应,哮喘不能控制的病人需要及时转诊或住院治疗。

6. 脱离变应原　找到引起哮喘发作的变应原或其他非特异刺激因素,应立即使病人脱离变应原。

【健康处方】

1. 哮喘管理目标

(1) 尽可能控制、消除有关症状。

(2) 保证正常活动,包括体育运动。

(3) 使肺功能尽可能接近正常水平。

(4) 预防哮喘急性发作。

(5) 药物不良反应最少,或无不良反应。

(6) 预防哮喘病人发生猝死。

2. 建立医患之间的伙伴关系,教育病人学会以下知识。

1) 避免危险因素,了解诱发哮喘的因素,以及避免诱因的方法。危险因素包括:

(1) 室内过敏原(例如床上用品、地毯和毛绒家具、污染和宠物皮屑中的家庭尘螨)。

(2) 室外过敏原(比如花粉和霉菌)。

(3) 烟草烟雾和工作场所的化学刺激物,冷空气。

(4) 剧烈运动,极端情绪激发。

(5) 药物诱发,比如阿司匹林和其他非甾体类消炎药以及 β 受体阻断药。

2) 药物使用方法正确,如掌握使用各种定量雾化吸入器的技术。

3) 了解"缓解药物"和"控制药物"的区别。了解常用药物的作用特点、不良反应及如何减少、避免这些不良反应。

4) 通过症状和 PEF 来监测哮喘控制状况。了解峰流速仪的测定和记录方法,并鼓励记录哮喘日记。

5) 认识哮喘加重的征象,并知道应立即采取的措施。

6) 适时寻求医疗救护。

3. 制订哮喘治疗的书面计划,初始方案选择,如何规则或按需应用药物,自我监测,随访检查,调整治疗方案。

4. 保持稳定良好的精神状态,生活正常有规律。加强锻炼,增强机体抵抗力。

5. 饮食宜温热忌过冷过热,忌过咸过甜,避免吃刺激性食物,忌过敏类饮食,戒烟、酒。

6. 慎用 β 受体阻断药、阿司匹林及非类固醇抗炎药。

胸腔积液

胸腔积液是指液体积蓄在胸膜腔内。胸腔积液不是一种疾病，而是全身性疾病或肺、胸膜疾病多种因素引起。胸腔积液通常分为漏出液和渗出液，是明确胸腔积液诊治过程的关键。

漏出液是由于肺循环、体循环胶体渗透压降低和毛细血管静水压高引起。心力衰竭是最常见原因，其他如肝硬化腹水、肾病、低蛋白血症等。

渗出液常是胸腔局部的病变导致毛细血管通透性增加，使液体、细胞、蛋白和其他血浆成分渗出。其原因众多，常见的有肺炎、肺结核、恶性肿瘤、肺栓塞、病毒感染等。

【诊断要点】

1. 症状　胸闷、胸痛、气促。

2. 体征　胸腔积液量少时可无阳性体征，积液量多时患侧胸廓饱满，呼吸运动减弱，叩诊浊音或实音，语颤消失，呼吸音减弱或消失，大量积液时气管、纵隔向健侧移位。

3. 影像学检查　胸片即可发现胸腔积液。少量积液时肋膈角变钝，中等量积液可见外高内低抛物线样致密阴影，肺底部积液可见患侧"膈肌"升高。胸部 CT 可以发现肺部及胸膜病变，有助于鉴别诊断。

4. 超声波检查　可见液平段，并协助定位胸腔穿刺诊疗。

5. 胸腔积液实验室检查　是胸腔积液鉴别诊断的重要手段。

(1) 常规检查：漏出液透明清亮，静置不凝固，比密(比重)$<1.016\sim1.018$。渗出液则多呈草黄色稍混浊，比重>1.018。脓性胸液为脓胸，血性胸液常见于肿瘤，乳状胸液为乳糜胸。

漏出液细胞数常少于 100×10^6/L，以淋巴细胞和间皮细胞为主。渗出液的白细胞常超过 500×10^6/L。脓胸时白细胞多达 $1\,000\times10^6$/L 以上。中性粒细胞为主提示为急性炎症，淋巴细胞为主则提示结核性或恶性胸腔积液。

恶性肿瘤细胞有诊断意义，反复多次送检可提高阳性率。

(2) 生化检查

①蛋白质：胸液/血清比值大于 0.5。蛋白含量 30 g/L 时为渗出液。

②乳酸脱氢酶(LDH)：含量增高大于 200 U/L，且胸液 LDH/血清 LDH 比值大于 0.6，提示为渗出液。

③腺苷脱氨酶(ADA)：超过 45 U/L 诊断结核性胸膜炎的敏感度较高。

④类脂：乳糜胸三酰甘油含量较高(>4.52 mmol/L)，但胆固醇含量不高。

⑤葡萄糖：漏出液与多数渗出液的葡萄糖含量正常；而结核性、恶性及化脓性胸腔积液中葡萄糖含量可小于 3.35 mmol/L。

(3) 癌胚抗原(CEA)：恶性胸液中 CEA 水平升高较血清出现得更早且更显著。

(4) 病原体：胸液涂片培养，有助于病原诊断。

6. 胸膜活检　有助于肿瘤、结核及其他疾病的诊断，但阳性率不高。

7. 胸腔镜检查　少数病因不明的可行胸腔镜检查有助明确诊断。

【治疗原则】

1. 病因治疗　细菌性感染，抗生素治疗(包括抗厌氧菌)，结核感染行抗结核治疗，肿瘤需要化疗等。

2. 胸腔穿刺　胸腔积液量少而无症状者可以不处理。漏出液大多无需胸腔抽液治疗,除非大量积液产生压迫症状,主要是病因治疗;渗出液一般均需胸腔穿刺抽液以达到诊治目的。脓胸应插管引流。癌肿引起的胸腔积液可予局部化疗及化学性胸膜粘连。

3. 胸腔镜　对癌性胸腔积液可施行滑石粉胸膜粘连术。

4. 对症处理　对胸痛用乙酰氨基酚或 NSAID 常有效,癌性胸痛可用吗啡类镇痛药。必要时口服镇静药。合并肺部感染用止咳化痰药。

【健康教育】

1. 胸腔积液有时发病隐袭,因此有胸闷胸痛应及时就诊,并做 X 线检查。

2. 胸水常需要反复穿刺抽液,尤其癌性胸膜腔积液,做好穿刺前准备,尽量减轻病人心理压力,鼓励病人增强信心,积极配合治疗。

3. 胸腔闭式引流　保持胸腔积液引流管固定牢固,引流通畅,引流瓶位置低于胸腔,在翻身或行动时应注意防止导管脱出。

4. 充分补给高蛋白、高维生素、高热量、营养丰富易消化的食物。

5. 胸痛明显(尤其癌性),可服用止痛药,减轻病人痛苦,保持情绪稳定。

6. 恢复期经常做深呼吸、腹式呼吸,增强呼吸功能,减轻胸膜粘连,并适当进行户外活动。

7. 定期复查　了解胸腔积液吸收、病情恢复情况,并根据医嘱调整治疗方案。

特发性肺纤维化

特发性肺纤维化(IdiOpathic Pulmonary Fibrosis,IPF)为原因不明的进行性纤维化的肺泡壁慢性炎症,属于特发性间质性肺炎(idiopathic interstitial pneumonia,IIP)中的一种。IPF 有特殊的临床和病理特征,病理学上称为寻常性间质性肺炎。IPF 的临床病程呈进行性,平均生存期为 4～6 年。

【诊断要点】

1. 慢性进行性呼吸困难,干咳少痰或无痰。双肺底吸气末连续性高调湿性啰音,约50%有杵状指,晚期出现心力衰竭和呼吸功能衰竭的表现。

2. 肺功能检查　限制性通气功能障碍,弥散功能下降。

3. 高分辨率 CT 异常发现　病变部位多从双下肺和周边开始,呈现磨砂玻璃样改变、弥漫性细网状结节样改变、广泛间质纤维变常伴多数小空腔(蜂窝肺),肺容积缩小。

4. 支气管肺泡灌洗　以中性粒细胞和巨噬细胞增加为主。

5. 肺活检显示 UIP 的组织病理学改变。

6. 排除其他间质性肺病。

【治疗原则】

1. 没有特效治疗。

2. 支持治疗　氧疗以缓解低氧血症;发生细菌性感染,给予抗生素;对晚期病人可以进行肺移植。

3. 激素治疗　泼尼松每日 1.0 mg/kg 开始,每日顿服,持续 3 个月。随后的 3 个月内逐渐减量至每日 0.5 mg/kg,再持续 3 个月。维持治疗量为每日 0.25 mg/kg,持续 6 个月,继续减量每日0.125 mg/kg,持续到12个月。每次减量时,需评估临床,影像学和肺功能反应,无效者尽快减量和停用。

4. 皮质激素无效或不能接受者,可应用免疫抑制剂环磷酰胺或硫唑嘌呤。

【健康教育】

1. 特发性肺纤维化发病隐匿,容易被忽视或误认为其他慢性心肺疾病,要提高对本病的认识。

2. 疾病的早期(肺泡炎阶段)治疗效果较好,要做到及时就诊,及时诊断,及时治疗。

3. 预防和治疗呼吸道感染对控制病情和改善预后的作用不可忽视。

4. 了解应用糖皮质激素的作用和不良反应,如满月脸、诱发或加重感染、诱发或加剧胃十二指肠溃疡、高血压、动脉硬化、医源性肾上腺皮质功能不全等。应严密观察,定期复查。

5. 帮助病人树立治疗疾病的信心,维持良好营养状态和生活能力。

阻塞性睡眠呼吸暂停综合征

阻塞型睡眠呼吸暂停综合征(obstructive sleep apnea-hpnea syndrome,OSAHS)是指各种原因导致睡眠状态下反复出现呼吸暂停和(或)低通气,引起低氧血症、高碳酸血症,从而使机体发生一系列病理生理改变的临床综合征。

睡眠呼吸暂停(SA)是指睡眠过程中口鼻呼吸气流均停止10秒以上。

低通气是指睡眠过程中呼吸气流强度(幅度)较基础水平降低50%以上并伴有动脉血氧饱和度(SaO_2)较基础水平下降≥4%。

低通气指数(AHI)是指每小时睡眠内呼吸暂停加上低通气的次数。

阻塞性睡眠呼吸暂停综合征分为3种类型:中枢型(CSA)、阻塞型(OSA)和混合型(MSA),阻塞型睡眠呼吸阻塞暂停为临床最常见类型,也是研究最多和治疗有效的一种类型。

OSA全称阻塞性睡眠呼吸暂停低通气综合征(OSAHS)是指睡眠时上气道塌陷阻塞引起的呼吸暂停和通气不足。呼吸暂停时口鼻无气流通过,而胸腹呼吸运动存在。

【诊断要点】

1. 有OSA的危险因素　肥胖,男性,颈粗短,上呼吸道解剖异常(鼻咽腔病变,扁桃体Ⅱ度肥大,咽腔狭窄,悬雍垂肥大、舌体肥大、舌根后坠,下颌后缩及小颌畸形等),吸烟,饮酒,服用镇静催眠药物,内分泌疾病(如甲状腺功能减退)等。

2. 简易诊断方法和标准

(1) 至少具有2项主要危险因素。

(2) 中重度打鼾、夜间呼吸不规律,或有屏气、憋醒(观察时间应不少于15分钟)。

(3) 夜间睡眠节律紊乱,特别是频繁觉醒。

(4) 白天嗜睡(ESS评分>9分)。

(5) SaO_2监测趋势图可见典型变化,氧饱和指数超过每小时10次。符合以上5条者即可做出初步诊断。有条件可进一步进行多导睡眠图监测。

3. 嗜睡量表　见表3-11。

表 3-11 Epworth 嗜睡量表

在以下情况有无瞌睡的可能性	从不 (0)	很少 (1)	有时 (2)	经常 (3)
坐着阅读时				
看电视时				
在公共场所坐着不动时(如在剧场或开会)				
长时间坐车时中间不休息(超过1小时)				
坐着与人谈话时				
饭后休息时(未饮酒时)				
开车等红绿灯时				
下午静卧休息时				

4. 多导睡眠图(PSG)监测　每晚 7 小时睡眠中,呼吸暂停反复发作 30 次以上或呼吸暂停低通气指数(AHI)大于等于每小时 5 次以上。

【治疗原则】

1. 病因治疗　纠正引起 OSAHS 的基础疾病。

2. 一般性治疗

(1) 减肥、控制饮食和体重、适当运动;

(2) 戒酒、戒烟、停用镇静催眠药物及其他可引起或加重 OSAHS 的药物;

(3) 侧卧位睡眠;

(4) 适当抬高床头;

(5) 白天避免过度劳累。

3. 口腔矫治器

4. 无创正压通气治疗　经口鼻 CPAP 或经鼻双水平气道正压通气(BiPAP)。

5. 手术治疗。

6. 药物治疗　效果不肯定。

7. 并发症治疗。

【健康教育】

1. 开展睡眠呼吸阻塞暂停综合征相关宣传教育,提高人们对睡眠呼吸障碍的认识,及时检查治疗,避免并发症的发生,避免严重嗜睡造成的不利影响及意外伤害。

2. 对 OSAHS 病人进行疾病相关知识的教育,特别是如何识别疾病,如何观察记录夜间睡眠异常情况和嗜睡的严重性,了解 OSAHS 的主要表现及其对全身各个脏器的影响。

3. 指导 OSAHS 病人进行一般性治疗。

4. 帮助病人选择适当的治疗。

5. 教会病人使用无创呼吸机,并应密切随访,了解病人应用的依从性及不良反应,协助其解决使用中出现的各种问题。

6. 在下列情况下应慎用无创通气治疗:

(1) 胸部 X 线或 CT 检查发现肺大泡;

(2) 气胸或纵隔气肿;

(3) 血压明显降低(血压低于 90/60 mmHg)或休克时;

(4) 急性心肌梗死病人血流动力学指标不稳定者;

(5) 脑脊液漏、颅脑外伤或颅内积气;

(6) 急性中耳炎、鼻炎、鼻窦炎感染未控制时。

慢性阻塞性肺病

慢性阻塞性肺疾病(chronic obstructive pulmonary disease,COPD)是一种具有气流受限特征的肺部疾病,气流阻塞不完全可逆,并呈进行性发展。COPD 的发生与肺部对外界有害颗粒与气体的异常炎症反应有关,发病率和死亡率均高,严重影响病人的劳动力和生活质量,造成巨大的社会和经济负担。COPD 主要包含慢性支气管炎和阻塞性肺气肿。

慢性支气管炎是指支气管壁的慢性非特异性炎症。如病人每年咳嗽、咳痰达 3 个月以上,连续 2 年或更长,并可除外其他已知原因的慢性咳嗽,可以诊断为慢性支气管炎。

肺气肿则指肺部终末细支气管远端气腔出现异常持久的扩张,并伴有肺泡壁和细支气管的破坏而无明显的肺纤维化。

当慢性支气管炎或(和)肺气肿病人肺功能检查气流受限并且不能完全可逆时,则诊断 COPD。

【诊断要点】

1. 40 岁以上男性,长期吸烟史;职业粉尘接触史。

2. 症状

(1) 气喘:最初劳力性气短,进行性加重,以致在轻微活动甚至休息时也感到气喘,是 COPD 的标志性症状。

(2) 咳嗽:常为首发症状,慢性反复,易被吸烟病人忽视。

(3) 咳痰:常晨间或夜间排痰。痰液一般为白色黏液或浆液性泡沫性痰,偶可带血丝,清晨排痰较多。急性发作期痰量增多,可有脓性痰。

(4) 胸闷和喘息:多为重度 COPD 或急性发作期症状。

3. 早期体征可无异常。晚期可出现桶状胸,触觉语颤减弱,叩诊肺部过清音,听诊两肺呼吸音减弱,呼气延长,部分病人可闻及干性啰音和(或)湿性啰音。

4. 肺功能　吸入支气管舒张药后 $FEV_1/FVC<70\%$ 及 $FEV_1<80\%$ 预计值者,可确定为不能完全可逆的气流受限,是诊断 COPD 的重要依据。

5. 胸部 X 线　可见肺部过度充气征象,发现肺大泡、气胸等并发症,排除其他肺部疾病。胸部 CT 不作为常规检查。

6. 血气分析　可以了解低氧血症伴有或不伴有高碳酸血症,以及酸碱紊乱情况。

7. 其他　急性发作期血常规及痰液检查确定是否合并感染及病原鉴别。

8. 严重度分级　根据 $FEV_1\%$ 预计值 COPD 分为:

0 级:高危　有罹患 COPD 的危险因素,肺功能在正常范围。

Ⅰ级:轻度　$FEV_1/FVC<70\%$,$FEV_1\geqslant 80\%$ 预计值。

Ⅱ级:中度　$FEV_1/FVC<70\%$,$50\%\leqslant FEV_1<80\%$ 预计值。

Ⅲ级:重度　$FEV_1/FVC<70\%$,$30\%\leqslant FEV_1<50\%$ 预计值。

Ⅳ级:极重度　$FEV_1/FVC<70\%$,$FEV_1<30\%$ 预计值。

【治疗措施】

1. 治疗目标　减轻症状；控制疾病进展；提高活动耐受性；改善健康状况；防治并发症；预防和治疗 COPD 急性加重；降低死亡率。

2. 稳定期治疗

1）支气管舒张药：短期按需应用以缓解间歇加重的症状，长期规则应用以预防和减轻持续性症状。联合应用不同类型支气管扩张药效果好，不良反应少，并主张使用吸入制剂。

（1）β_2 肾上腺素受体激动剂：主要有沙丁胺醇气雾剂、特布他林气雾剂，还有沙美特罗、福莫特罗等长效剂型。

（2）抗胆碱药：异丙托溴铵或噻托溴氨气雾剂。

（3）茶碱类：茶碱缓释或控释片，0.2 g，早、晚各 1 次口服。

2）糖皮质激素：规则吸入糖皮质激素适用于反复急性发作及 $FEV_1 < 50\%$ 的病人，不推荐长期应用。

3）非急性发作期或无细菌感染不用抗生素。

4）不主张规则使用止咳药。痰液黏稠不易咳出者可应用祛痰药，如盐酸氨溴索，30 mg，每日 3 次口服。

5）长期氧疗，每天吸氧大于 15 小时，用于伴有慢性呼吸衰竭的病人。

6）其他：包括康复治疗、肺减容手术、肺移植等。

3. 急性加重期治疗

（1）控制性吸氧：一般吸入氧浓度为 28%～30%。

（2）支气管舒张药：增加剂量或联合应用。

（3）抗生素：当病人呼吸困难加重，咳嗽伴痰量增加、有脓性痰时，应根据所在地常见病原菌类型及药物敏感情况积极选用抗生素治疗。

（4）糖皮质激素：可考虑每日口服泼尼松龙 30～40 mg，或静脉给予甲泼尼龙 40 mg。连续 7～10 天。

（5）机械通气：应用无创性正压机械通气（NIPPV），可降低气管插管和有创正压机械通气的使用。

【健康处方】

1. 降低发病的高危因素　宣传吸烟有害，督促戒烟是预防 COPD 的重要措施；控制职业和环境粉尘及化学性污染，减少室内和室外有害气体和颗粒的吸入。

2. 对于有 COPD 高危因素的人群，应定期进行肺功能监测，以尽可能早期发现 COPD，及时治疗。

3. 冬季注意防寒，出门带口罩，防止呼吸道感染，减少 COPD 急性加重的诱发因素。

4. 接种疫苗，有益于防止 COPD 病人反复感染，增强机体免疫力。

5. 适当体育锻炼，增加运动耐力，增强体质，可帮助改善机体一般状况。如步行，每日一次，每次 10～15 分钟，运动强度适当（能够耐受）。也可进行上肢锻炼，改善上肢肌肉力量和耐力。

6. 呼吸功能锻炼　缩唇呼吸：每次呼吸时先用鼻吸气，而呼气时则将口唇缩成圆筒状，然后缓慢呼气，尽量将肺内气体呼出，呼气时间是吸气时间的 2 倍之长。每天可练习数次，开始时每次 10～15 分钟，以后可根据情况适当延长时间，以不感觉很疲劳为度，改善呼吸困难症状。

7. 学会急性发作时家庭紧急处理，尤其支气管扩张药的应用。学会正确使用吸入支气管舒张药的方法，如何按需使用（喘息发作、运动），对中重度的COPD按需治疗效果不好，可以规律使用长效支气管舒张药。

8. 心理治疗　COPD是慢性病，症状难以完全缓解，需要长期治疗，病人容易产生焦虑，甚至抑郁症。要让病人对疾病的基本知识有所了解，积极参与和配合治疗，缓解心理压力，也有助于减轻症状。

9. 营养治疗　COPD病人不仅氧耗量大，呼吸功耗大，能量消耗亦大，而摄入往往不足，病程晚期可以恶病质。因此病人要合理膳食，吃富营养高蛋白饮食，维持体重，增强呼吸肌力，同时提高抗病能力。

10. 长期氧疗　根据病人慢性缺氧程度（$PaO_2<50$ mmHg），心肺功能状态及用氧条件，在医务人员指导下，长期吸氧，安全用氧，有利于增加生存率。

呼吸衰竭

呼吸衰竭是指肺通气和（或）换气功能严重障碍，以致在静息状态下亦不能维持足够的气体交换，导致低氧血症伴（或不伴）高碳酸血症，进而引起一系列病理生理改变和相应临床表现的综合征。本病常由于气道阻塞病变、肺实质病变、通气泵衰竭等引起。

临床根据血气分析将呼吸衰竭分为：

Ⅰ型呼吸衰竭：即缺氧性呼吸衰竭，$PaO_2<60$ mmHg，$PaCO_2$ 降低或正常。主要见于肺换气障碍性疾病。

Ⅱ型呼吸衰竭：即高碳酸血症性呼吸衰竭，$PaO_2<60$ mmHg，伴有 $PaCO_2>50$ mmHg。主要见于肺泡通气不足。

【诊断要点】

1. 有引起呼吸衰竭的原发病表现，尽快做出病因诊断。

2. 呼吸困难　是呼吸衰竭最早出现的症状。可表现为呼吸频率增快、节律和幅度改变。严重呼吸困难时辅助呼吸肌活动加强，如三凹征。

3. 紫绀　是缺氧的典型表现。最常见口唇、指端出现发绀。

4. 精神神经症状　按缺氧发生的速度和程度表现不一，可出现精神错乱、躁狂、昏迷、抽搐等症状。伴 CO_2 潴留时可表现为先兴奋后抑制现象，如睡眠昼夜颠倒、烦躁、扑翼样震颤、间歇抽搐、昏睡，甚至昏迷等肺性脑病表现。

5. 血气分析　是呼吸衰竭诊断的主要手段。诊断标准是在海平面、标准大气压、静息状态、呼吸空气条件下，$PaO_2<60$ mmHg，伴或不伴 $PaCO_2>50$ mmHg，同时伴有代偿性或失代偿性呼吸性酸中毒。

6. 缺氧和 CO_2 潴留引起的各系统器官病理生理改变。

【治疗原则】

1. 保持呼吸道通畅　对任何类型的呼吸衰竭，保持呼吸道通畅是最基本、最重要的治疗措施。方法主要有：①若病人昏迷应使其处于仰卧位，头后仰，托起下颌并将口打开；②清除气道内分泌物及异物；③建立人工气道。

2. 氧疗　原则是将 PaO_2 提高到 60 mmHg 或 SpO_2 90%以上的前提下，尽量减低吸氧浓度。Ⅰ型呼吸衰竭可给予较高浓度（>35%）吸氧，迅速缓解低氧血症。伴有高碳酸血症的呼吸衰竭，持续低浓度给氧。吸入氧浓度与氧流量的关系：吸入氧浓度（%）=21+4×氧流量（L/分）。

3. 支气管扩张药　可选用 $β_2$ 肾上腺素受体激动剂、抗胆碱药、糖皮质激素或茶碱类药物等。

4. 正压机械通气　呼吸衰竭时应用机械通气能维持必需的肺泡通气量，降低 $PaCO_2$，改善肺的气体交换效能，使呼吸肌得以休息，有利于恢复呼吸肌的功能。可采用间歇正压通气、经鼻持续气道正压（CPAP）、经鼻双水平气道正压（BiPAP）及呼气末正压（PEEP）。

近年来，无创正压机械通气（NIPPV）广泛用于呼吸衰竭的治疗，已取得了良好效果，并且简单易行，病人耐受性好，方便社区医疗的应用。

5. 抗感染　呼吸道感染是呼吸衰竭发生或急性加重的常见诱因，非感染因素诱发的呼吸衰竭、开放性气道也容易继发感染。抗生素的选择要根据病因、常见病原菌、痰培养及药敏试验结果。

6. 其他治疗　调整水、电解质紊乱和酸碱平衡失调，加强营养支持，积极治疗原发病，防止肺性脑病、肝肾功能不全和消化道出血等并发症。

7. 皮质类固醇激素　不应常规使用在呼吸衰竭。对一些中毒性、血管炎、脂肪栓塞、急性嗜酸细胞性肺炎或过敏反应导致低氧血症病人可能从中受益。激素也对急性哮喘或COPD急性加重期病人有效。

【健康处方】

1. 加大宣传教育。防止发生急性呼吸衰竭的意外发生，如触电、溺水、外伤、误吸等。

2. 严格防范有害气体、化学物质、农药的违规使用和接触。

3. 接受现场心肺复苏方法的培训。

4. 戒烟，积极治疗慢性肺部疾病，控制呼吸道感染。

5. 安全氧疗。家庭氧疗病人，根据医嘱调节氧流量，注意室内环境的用氧安全性。

6. 无创通气治疗，按时清洁鼻面罩及管道，面罩戴得紧松适宜，避免压迫损害面部。根据病情调节通气压力。

7. 多进高蛋白、高维生素食物。

8. 慢性呼吸衰竭要预防上呼吸道感染，季节交换和流感季节少外出，少去公共场所。

9. 运动锻炼，如步行、太极拳、有利于呼吸功能的康复，提高身体的活动能力和耐受性。

10. 在疾病恢复或慢性呼吸衰竭康复期，学会缓解呼吸困难的方法：

（1）缩唇腹式呼吸：见COPD章节。

（2）调整体位：当肌肉放松的时候，呼吸可省劲些。如身体前倾，手放在大腿上，使胸部和肩关节放松以协助呼吸。可以协助病人找到合适自己的舒适体位。

（3）步调性呼吸：帮助行走和负重时减轻呼吸困难。开始站立吸气，然后行走（几步）呼气，休息。循环进行。注意避免在吸气时走动。

（4）提高适应性：生活中出现的一些气喘要逐渐适应而不能害怕。进行步调性呼吸锻炼，融入社会，做一些力所能及的事。

慢性肺源性心脏病

慢性肺源性心脏病，简称慢性肺心病，是由肺组织、肺血管或胸廓的慢性病变引起肺组织结构和(或)功能异常,产生肺血管阻力增加,肺动脉压力增高,使右心室扩张或(和)肥厚,伴或不伴右心功能衰竭的心脏病,并排除先天性心脏病和左心病变引起者。

【诊断要点】

1. 有慢性肺、胸疾患史。

2. 临床特征

(1) 肺原发病表现:如咳嗽、咳痰、气促等。

(2) 肺气肿体征:可有干、湿性啰音。

(3) 肺动脉高压右心室增大体征:$P_2 > A_2$,剑突下心脏搏动增强和(或)心音增强,三尖瓣区可出现收缩期杂音。

(4) 呼吸衰竭:见呼吸衰竭内容。

(5) 右心衰竭:心悸气促,纳差腹胀,紫绀,颈静脉怒张,心率增快,右心室奔马律,肝大且有压痛,肝颈静脉回流征阳性,下肢水肿,重者可有腹水。

3. 辅助检查

(1) X线检查:有肺动脉高压征,如右下肺动脉干扩张,其横径≥15 mm;肺动脉段明显突出或其高度≥3 mm;右心室增大征。

(2) 心电图检查:有右心室肥大的改变,如电轴右偏、额面平均电轴≥+90°、重度顺时针向转位、$Rv_1+Sv_5 \geq 1.05$ mV 及肺型P波。

(3) 超声心动图检查:右心室流出道内≥30 mm、右心室内径≥20 mm、右心室前壁的增厚,左、右心室内径比值<2等右心增大等指标。

4. 要注意与冠心病、风湿性心瓣膜病、原发性心肌病等心脏病及心功能不全鉴别。

【治疗措施】

急性加重期治疗

1. 治疗原发病,如控制感染。

2. 氧疗。

3. 控制心力衰竭　经积极控制原发病、吸氧后心力衰竭多能得到改善,仅对治疗后无效的病人,选择下列治疗:

(1) 利尿药:小剂量、间断使用。选缓和制剂如氢氯噻嗪25 mg,每日2～3次、氨苯蝶啶50 mg,每日2～3次口服。重者可用呋塞米20 mg静脉注射。注意补钾,避免电解质紊乱。

(2) 正性肌力药:选作用快、排泄快的洋地黄类药物,剂量宜小,如去乙酰毛花苷注射液0.2～0.4 mg加于10%葡萄糖液内静脉缓慢推注。

(3) 血管扩张药:钙通道阻断药、ACEI、中药川芎嗪、一氧化氮(NO)等有一定的降低肺动脉压效果。

4. 控制心律失常　慢性肺心病的感染、缺氧控制后,心律失常可自行消失。如果持续存在,可选用抗心律失常药物。

5. 抗凝治疗　应用普通肝素或低分子肝素防止肺微小动脉原位血栓形成。

【健康处方】

1. 积极防治原发病,如慢性阻塞性肺气肿、肺间质纤维化、肺结核等慢性肺部疾病。

2. 积极采取各种措施,提倡戒烟,防止有害气体及粉尘对呼吸道的刺激。

3. 积极预防肺心病加重的诱发因素,如呼吸道感染,减少急性加重期的发生。

4. 积极促进肺、心功能恢复，如长期家庭氧疗、呼吸功能锻炼等。

5. 中西医结合调整免疫功能，增强抗病能力。

6. 加强营养有利于增强呼吸肌肌力，改善呼吸功能。

7. 不要盲目滥用强心药和利尿药。经常监测强心药和利尿药的应用，如心电图、血电解质检查，避免不良反应发生。

8. 家人应在精神上安慰、体贴和鼓励病人，以提高战胜疾病的信心。

9. 急性加重期要及时就诊，合并心肺功能衰竭要积极救治或转上一级医院治疗。

肺结核

肺结核是由结核分枝杆菌引起的肺部慢性传染病，占各器官结核病总数的80%～90%。我国是全球22个结核病高负担国家之一。据2000年全国结核病流行病学抽样调查显示，我国结核病疫情呈现高患病率(367/10万)、高耐药率、高死亡率、高感染率、低递降率的特点。

【诊断要点】

1. 咳嗽、咳痰、咯血，可见于半数病人；胸痛，重者有呼吸困难。病人也可以无任何症状，仅在体检时发现结核病灶。

2. 午后低热、乏力、盗汗、食欲减退、体重减轻、面颊潮红、妇女月经失调等。

3. 可无任何阳性体征，锁骨上下、肩胛间区闻及湿啰音对诊断有帮助。

4. 辅助检查

(1) 结核菌检查：是肺结核诊断、鉴别诊断、化疗方案选择和疗效考核的重要方法。涂片抗酸染色，简单快捷。

(2) 影像学检查：胸部X线检查是早期诊断肺结核的主要方法，肺结核病灶好发于肺上叶、肺下叶背段。表现为片絮状渗出性病灶，干酪性病灶，厚壁空洞病灶，纤维化、钙化、硬结病灶。多种形态病灶可以混合存在。胸部CT对病灶的鉴别有帮助。

(3) 结核菌素(PPD)试验：此试验是诊断有无结核感染的参考指标。成人结核菌素试验阳性仅说明曾有过结核感染，并不一定目前患病，而成人强阳性或3岁以下儿童的阳性反应和新近转阳性者常提示有活动性肺结核的可能。

(4) 其他检查：血象多正常，继发性贫血，红细胞沉降率增快，ELISA检查其血清中特异性抗体，浅表淋巴结活检，少数诊断难以确定的可行纤维支气管镜检查。

5. 结核病分型　共分5型：原发性肺结核(Ⅰ)、血行播散性肺结核(Ⅱ)、继发性肺结核(Ⅲ)、结核性胸膜炎(Ⅳ)、其他肺外结核(Ⅴ)。

6. 肺结核病诊断条件　涂片查结核杆菌阳性肺结核病人：凡符合以下三项之一者为涂片查结核杆菌阳性病人。

(1) 初诊肺结核病人，直接痰涂片镜检2次痰菌阳性。

(2) 1次涂片阳性加1次培养阳性。

(3) 虽一次涂片阳性，但经病案讨论会或主管专业医师确认，胸片显示有活动性肺结核病变阴影。

涂片查结核杆菌阴性肺结核病人：

(1) 初诊肺结核病人，直接痰涂片镜检3次痰菌阴性。

(2) X线胸片显示与活动性肺结核相符的病变。

(3) 具有咳嗽、咳痰、血痰或咯血、胸痛、胸闷气短、低热等症状。

(4) 5个单位结核菌素(PPD)试验阳性。

(5) 肺部病理标本(手术、纤维支气管镜检查、肺穿刺活检等)经病理诊断为肺结核性病变。

注:诊断痰涂片检查阴性的肺结核以1~2为主要指征,3~5为参考指征。

7. 活动性及转归

(1) 活动:痰菌阳性肯定属活动性,X线胸片见渗出、干酪、空洞性病灶属活动性病变。

(2) 静止:纤维化、钙化、硬结病灶属静止性病变。

(3) 进展期:新发现的活动性病变;病变较前增多、恶化;新出现空洞或空洞增大;痰菌阳性。

(4) 好转期:病变较前吸收;空洞缩小或闭合;痰菌转阴。

(5) 稳定期:病变无活动性,空洞关闭,痰菌连续阴性(每月至少查痰一次)达6个月以上。若空洞仍存在,则痰菌需连续阴性一年以上。

【治疗措施】

1. 化疗原则　早期、联合、适量、规则和全程使用敏感药物,以期达到杀灭结核菌和病灶治愈的目的。

2. 化疗方案　目前已将传统的长程化疗疗程18~24个月缩短至6~9个月,为结核病的控制提供了规范化短程化疗方案。

1) 短程化疗的两阶段治疗

(1) 强化治疗阶段:以3~4种药物联用8~12周,尽快杀灭各种菌群保证治疗成功。

(2) 巩固治疗阶段:以2~3种或4种药物联用,其目的是巩固强化阶段取得的疗效,继续杀灭残余菌群。总疗程时间要6个月。

2) 主要推荐短程化疗方案(药物名称前数字表示服药月数,右下方数字表示每周用药次数)

(1) 初治菌阳肺结核: $2H_3R_3Z_3E_3/4H_3R_3$

强化期:异烟肼、利福平、吡嗪酰胺、乙氨丁醇隔日1次,共2个月。

巩固期:异烟肼、利福平隔日1次,共4个月。

治疗中如痰菌持续不能阴转,可适当延长疗程。血行播散性结核病需增加疗程至12个月为宜。

(2) 初治菌阴肺结核: $2H_3R_3Z_3/4H_3R_3$

强化期:异烟肼、利福平、吡嗪酰胺隔日1次,共2个月。

巩固期:异烟肼、利福平隔日1次,共4个月。

(3) 复治菌阳性肺结核: $3H_3R_3Z_3E_3S_3/5H_3R_3E_3$

强化期:异烟肼、利福平、吡嗪酰胺、乙氨丁醇、链霉素隔日1次,共3个月。

巩固期:异烟肼、利福平、乙氨丁醇隔日1次,共5个月。

3. 抗结核药物

(1) 异烟肼(INH):杀灭细胞内外代谢旺盛或代谢缓慢的结核菌。成人每天300 mg,一次口服。不良反应偶见周围神经炎、中枢神经系统中毒、肝脏损害等。

(2) 利福平(RFP):杀灭细胞内外结核菌。成人口服450~600 mg,每天1次。不良反应有过敏反应、转氨酶升高等。

(3) 链霉素(SM):对细胞外结核菌有杀菌作用。成人每天肌内注射 0.75～1 g。不良反应有第 8 对脑神经损害及肾损害,过敏反应较少见。

(4) 吡嗪酰胺(PZA):细胞内酸性环境中杀灭结核菌。每天 1.5～2.0 g,分 3 次口服。不良反应有高尿酸血症、关节痛、胃肠道反应和肝损害。

(5) 乙胺丁醇(EMB):为抑菌药,可延缓结核菌对其他抗结核药物耐药性的出现。成人 150 mg,每天 1 次,口服。剂量过大时引起球后视神经炎,视力减退等,停药后能恢复。

【健康处方】

1. 对肺结核病人,社区要全程督导(直接面视下短程治疗),坚持规律用药;定期痰结核菌检查,指导如何排痰、送检合格痰标本;防止和减少呼吸道传播,不对人咳嗽、大声说话和打喷嚏,不随地吐痰,居住地保持通风;加强营养补给病人充足的热能和营养素,满足结核病灶修复的需要,增强机体抵抗力。鼓励病人治愈疾病的信心。

2. 与肺结核病人密切接触的家人(尤其是孩子)、同事等是结核病的高危人群,必要时应到专业结核病防治机构接受相应的检查和预防性治疗。了解和正确进行肺结核病人和健康人之间的隔离和消毒。

3. 卡介苗接种对象是未受感染的人,主要是新生儿、儿童或结核菌素试验阴性的青少年。

4. 化学药物预防对象主要有:5 岁以下儿童结核菌素试验出现强阳性反应者;与病人密切接触的、结核菌素试验呈强阳性反应的少年儿童;结核菌素皮试反应强阳性并有高度发病可能的人(如长期服用皮质激素、长期进行放射治疗、糖尿病人、艾滋病毒感染、矽肺病人等)。方法可采用 3RH(即利福平、异烟肼每日 1 次顿服,3 个月疗程)。

5. 居室门窗常开,保持室内通风和空气新鲜。

6. 改变随意咳嗽及随地吐痰的陋习。

原发性支气管肺癌

肺癌,是原发于各级支气管上皮的恶性肿瘤,其发病与吸烟及环境污染等因素有关。近年来肺癌的发病率和死亡率均明显增高。2001 年我国城市肺癌占癌症死亡病因的第一位,农村为第二位。

【诊断要点】

1. 男性病人,年龄在 40 岁以上,长期大量吸烟史为高危人群。

2. 刺激性干咳或少量黏液痰;常间断或持续咯血痰,大咯血少见;胸闷、喘息;纳差、体重下降、发热等全身症状。

3. 肿瘤压迫或侵犯周围组织引起的临床表现　胸痛,吞咽困难,声音嘶哑,上腔静脉压迫综合征,Horner 综合征。

4. 肺外表现(又称副癌综合征)　杵状指(趾)和肥大性骨关节病,男性乳房发育,库欣综合征,低钠血症,重症肌无力,类癌综合征等。

5. 肿瘤转移引起的症状　转移至脑时,可发生头痛、呕吐、脑神经麻痹、半身不遂等神经系统症状;转移至骨骼,则有局部疼痛和压痛;转移至肝脏,出现肝区疼痛,肝肿大。

6. 肺部可闻及局限性吸气相哮鸣音;可有肿瘤或肺不张引起的肺实变体征,胸腔积液征;杵状指;锁骨上淋巴结是肺癌常见的转移部位,多固定而坚硬。

7. 辅助检查

(1) 影像学检查：中央型肺癌多表现为一侧边缘毛糙的肺门类圆性阴影；周围型肺癌表现为肺野周围密度增高且边缘清楚的圆形或类圆形影，边缘常呈现小的分叶或切迹，发出细短的毛刺；细支气管肺泡癌呈现弥漫性小结节影，或呈现大片的阴影，易误认为肺炎。

胸部 CT 检查对发现气管、主动脉周围、脊柱旁沟和肺门附近等早期隐蔽性病灶极有帮助，还能辨别肺门和纵隔淋巴结是否肿大，帮助分期诊断。

正电子发射计算机体层扫描(FDG - PET) 是近年用于肺癌诊断的影像技术，具有一定的定性诊断价值。

(2) 痰脱落细胞检查：要求病人从深部咳出痰液或血丝痰，反复多次送检可提高检测阳性率和结果可靠性。

(3) 纤维支气管镜检查：能直接窥视到 4～5 级支气管以内的癌肿或浸润，并做肺活检，或细胞刷片送检。

(4) 其他检查：淋巴结活检、肺针吸活检、胸膜活检、纵隔镜活检、剖胸活检等均可采用。

8. 注意与肺结核、肺炎、肺脓肿进行鉴别。

【治疗措施】

根据肺癌的生物学特点及预后，多将肺癌分为非小细胞肺癌(包括鳞癌、腺癌、大细胞癌)和小细胞肺癌两大类。两者的治疗原则不同。前者采用以手术为主的综合治疗，后者以化疗为主，辅以手术和(或)放疗。

1. 手术治疗　为非小细胞肺癌的主要治疗方法。鳞癌比腺癌和大细胞癌术后效果好，小细胞肺癌国内主张先化疗、后手术。

2. 化学药物治疗(简称化疗)　小细胞肺癌对化疗最敏感，鳞癌次之，腺癌最差。

3. 放射治疗(简称放疗)　放疗对小细胞肺癌效果较好，其次为鳞癌和腺癌，其放射剂量以腺癌最大，小细胞癌最小。

4. 靶向治疗　将与肿瘤相关的特异分子作为靶点，利用靶分子特异制剂或药物进行治疗的手段。

5. 其他　小剂量干扰素、转移因子、集落刺激因子(CSF)等在肺癌的治疗中能增加机体对放疗和化疗的耐受性，提高疗效。

【健康处方】

1. 禁止和控制吸烟　主动吸烟者患肺癌的危险性为不吸烟者的 20～30 倍，被动吸烟者可增加患肺癌危险性的 30%～50%。

2. 合理营养　多食绿叶蔬菜和水果。

3. 控制环境污染　应改善厨房油烟环境；环保部门应加强对工业废气、汽车尾气及煤烟的处理净化力度。做好环境保护工作，有效地控制大气污染，从而达到预防肺癌的目的。

4. 职业防护　对暴露于致癌化合物的工人，必须采取各种切实有效的劳动防护措施，避免或减少与致癌因子的接触。

5. 防治气管炎、慢性支气管炎，特别是劝导患慢性支气管炎的吸烟者戒烟，因为患慢性支气管炎又吸烟人群的肺癌发病率更高。

6. 早期发现、早期诊断和早期治疗病人。对吸烟的高危人群定期进行早期肺癌的筛检，如一年一次胸部 X 线检查。

7. 了解癌症病人饮食、睡眠及心理状态，切实做好心理、营养和生活指导，使病人处于良好的心理状态和机体状态,以利于提高治疗效果。

8. 在化放疗间歇期注意观察病情变化及化放疗的毒副作用,预防和控制合并感染。

9. 对晚期肺癌可适度使用止痛药,提高生存质量。

急性肺栓塞

肺栓塞(pulmonary embolism,PE)是以各种栓子阻塞肺动脉系统为其发病原因的一组疾病或临床综合征的总称,包括肺血栓栓塞症、脂肪栓塞综合征、羊水栓塞、空气栓塞等。肺血栓栓塞症为PE的最常见类型,占其中的绝大多数,通常所称肺栓塞即指肺血栓栓塞症。

深静脉血栓(DVT)是引起肺栓塞的血栓的主要来源。

肺梗死(PI),是指肺栓塞血流供应阻断而发生肺组织坏死者。

【诊断要点】

1. 有肺栓塞发生的高危因素　如高龄、肥胖、心脏病、肿瘤病人、妊娠与分娩、手术后、长期卧床、活动受限等。

2. 突发呼吸困难为最重要的症状,与胸痛、咯血总称为肺栓塞三联征。突发晕厥或休克,提示大面积肺栓塞,易致猝死。

3. 呼吸急促、心动过速、紫绀、颈静脉充盈,肺动脉瓣区第二音亢进。肺部可闻及哮鸣音和/或细湿啰音。严重者可出现血压下降甚至休克。

4. 深静脉血栓表现,下肢肿胀、疼痛或压痛、浅静脉扩张、皮肤色素沉着、行走后患肢易疲劳或肿胀加重等。

5. 实验室检查

(1) 血浆D-二聚体:可作为筛查指标,若其含量低于500 μg/L,可基本除外急性PTE。

(2) 心电图检查:肺型P波,电轴右偏,顺时针向转位等。典型呈现 $S_{I}Q_{III}T_{III}$ 征(即Ⅰ导联S波加深,Ⅲ导联出现Q或q波及T波倒置)。

(3) 影像学检查:典型呈楔形阴影,基底部接于胸膜,尖端对向肺门。右下肺动脉干增宽或伴截断征,肺动脉段膨隆以及右心室扩大。可有少至中量胸腔积液征等。

螺旋CT检查血管造影能够发现段以上肺动脉内的栓子,是肺栓塞的确诊手段之一。MRI、电子束CT检查亦有诊断价值。

(4) 超声心动图检查:表现为肺动脉高压,室壁局部运动幅度降低,右心室和(或)右心房扩大。

(5) 核素肺通气/灌注扫描:通气和灌注均正常,可除外肺栓塞;通气正常伴肺段或肺叶的灌注显像缺损,如临床症状典型,可确诊PE。

(6) 肺动脉造影是肺栓塞诊断的"金标准"。

【治疗措施】

1. 对高度疑诊或确诊肺栓塞的病人,应进行严密监护,监测呼吸、心率、血压、心电图及血气的变化。要求绝对卧床,并保持大便通畅,以防止栓子再次脱落。对于有焦虑、胸痛、发热、咳嗽等症状可给予镇静、止痛、镇咳等相应的对症处理。

2. 呼吸循环支持治疗。

3. 溶栓治疗　溶栓的时间窗一般定为14天以内,主要用于大面积肺栓塞。

4. 抗凝治疗　可有效防止血栓再形成和复发。目前临床上常用的抗凝药物主要有普通肝素、低分子肝素和华法林。一般口服华法林的疗程至少为3～6个月。

5. 手术和介入治疗。

【健康处方】

1. 防止肺栓塞发生的危险因素，戒烟、减肥，术后尽可能早期下地，抬高患肢，穿高统弹性袜。长途旅行，长时间办公、会议，要注意定时(每隔2小时)起立活动，预防下肢深静脉血栓的发生。对长期卧床病人的护理，要协助翻身，四肢的运动和功能锻炼。

2. 静脉血栓形成，可放置下腔静脉滤器。

3. 对重点高危人群，如心肺疾病、肿瘤、手术病人，应制定相应防治预案。药物预防包括小剂量肝素皮下注射、低分子肝素、华法林、口服阿司匹林等。

4. 高危人群，突然胸痛或呼吸困难，其他病因不能解释，要及时就诊并进行相关检查，或转上一级医院诊治。

5. 出院后按医嘱服用抗凝药物，定期复诊，定期测定凝血功能。华法林口服剂量根据凝血酶原(PT)时间调整，一般凝血酶原延长至正常的1.5倍。

6. 学会自我观察出血现象，如口腔黏膜、牙龈、皮肤出血。有出血倾向或血栓复发征象及时就医。

常见心律失常

心律失常是指心脏冲动的频率、节律、起源部位、传导速度或激动次序的异常。在临床上表现为：一是心脏节律紊乱性症状，如心悸，心搏间歇或心跳停顿；二是血流动力学紊乱症状，如全身脏器血液灌注不良。在心电图上可将心律失常分为如下3种类型：①激动起源异常(包括窦房结起搏点本身激动的程序与规律异常和主动性及被动性异位节律)；②激动传导异常(最多见为传导阻滞)，以及传导途径异常；③激动起源和传导异常同时存在，相互作用包括各种并行心律等。

窦性心律失常

窦性心动过速 成人窦性心律的频率超过100次/分，称为窦性心动过速。

心电图表现为频率快而规则的窦性P波，频率在100次/分以上，最高可达160次/分钟；开始和终止时，其心率逐渐增快和减慢。QRS波群紧跟在P波之后，形态是正常的；P-R间期和Q-T间期相应缩短，但仍在正常范围之内。

引起窦性心动过速的原因多见于健康人及代偿状态。正常人情绪激动和运动，烟、酒、浓茶和咖啡的摄入，疼痛或应用药物如阿托品、异丙基肾上腺素、肾上腺素等药物等均可引起窦性心动过速。发热、贫血、甲状腺功能亢进症、出血、低血压、休克、心功能不全、心肌炎和神经官能症等也可引起窦性心动过速。

治疗主要针对病因，必要时可应用镇静药或β受体阻断药控制心率。

窦性心动过缓 一般规定窦性心律的频率＜60次/分钟时称为窦性心动过缓。其心电图表现为缓慢出现的窦性P波，频率在60次/分钟以下，多在40次/分钟以上；每一个P波之后紧跟一个正常 QRS 波群；P-R 间期和 Q-T 间期正常或略延长。约 15%正常人静息心率可<60 次/分，尤其是男性。另外，老年人及运动员可以相对较缓。窦房结功能障碍、颅内压增高、甲状腺功能低下、血钾增高、黄疸、心肌炎、服用某些药物（如 β 受体阻断药、洋地黄等）亦可引起窦性心动过缓。

无症状者无需治疗，如因心率过慢，而出现心排血量不足症状，可应用阿托品、麻黄碱或异丙基肾上腺素等药物，但长期应用往往效果不确定，易发生严重毒副作用，必要时应考虑安装永久性心脏起搏器。

窦性停搏（又称窦性静止）是指窦房结不能产生冲动。

【诊断要点】

1. 心电图表现

(1) 在较正常 P-P 间期显著长的间期内无 P 波发生，或 P 波与 QRS 波群均不出现。

(2) 长的 P-P 间期与基本的窦性 P-P 间期无倍数关系。

(3) 长时间的窦性停搏后，可出现房室交界区性或室性逸搏或逸搏心律。

2. 临床症状取决于停搏时间及低位起搏点有无逸搏，若停搏时间过长而房室交界区或心室未及时发出冲动，病人可有头晕，甚至发生昏厥或抽搐，即阿-斯综合征。

【治疗措施】

1. 窦性停搏频繁伴症状明显者，可用阿托品、麻黄碱、异丙基肾上腺素、氨茶碱和烟酸等治疗。

2. 有阿-斯综合征者应用异丙基肾上腺素 0.5～1 mg 加于 5%葡萄糖液 500 ml 中静脉滴注，如疗效不满意或需长期滴注异丙基肾上腺素者，应考虑装置按需型人工心脏起搏器。

病态窦房结综合征（sick sinus syndrome，SSS）简称病窦综合征，是窦房结及其周围组织病变造成窦房结起搏功能和（或）传导功能障碍，产生多种心律失常和临床症状的综合征。

【诊断要点】

1. 病人出现与心动过缓有关的心、脑等脏器供血不足的症状，如发作性头晕、黑蒙、乏力等，严重者可发生晕厥。如有心动过速发作，则可出现心悸、心绞痛等症状。

2. 心电图表现

1）持续而显著的窦性心动过缓（50 次/分钟以下），且并非药物引起。

2）窦性停搏与窦房传导阻滞。

3）窦房传导阻滞与房室传导阻滞同时并存。

4）心动过缓-心动过速综合征，这是指心动过缓与房性快速心律失常交替发作，后者包括心房扑动、心房颤动或房性心动过速。

5）其他心电图改变：

(1) 在没有应用抗心律失常药物下，心房颤动的心室率缓慢或其发作前后有窦性心动过缓（或）第一度房室传导阻滞；

(2) 房室交界区性逸搏心律等。

6）对于可疑病态窦房结综合征者，需至少有以下一项检查结果阳性才可诊断该病，同时除外药物或迷走神经张力增高的因素：

(1) 24 小时动态心电图出现上述心电图改变。

(2) 激发试验阳性。包括平板运动试验，阿托品试验和异丙基肾上腺素试验，在运动或注射药物后 30 分钟内心率未达到 90 次/分者。

(3) 窦房结固有频率≤80 次/分。

(4) 窦房结恢复时间≥2 000 毫秒。

(5) 校正窦房结恢复时间>525 毫秒。

(6) 窦房结传导时间>150 毫秒。

【治疗措施】

1. 若病人无症状,不必接受治疗,仅定期随诊观察。

2. 对于有症状的病窦综合征病人,首先 针对病因治疗,并应避免应用减慢心率药物。

3. 心动过缓-心动过速综合征在应用起搏治疗后,病人仍有心动过速发作,可同时应用抗心律失常药物。如单独应用抗心律失常药物治疗,可能加重心动过缓。

4. 对因严重窦性心动过缓而引起心、脑等脏器供血不足出现症状者,可选用阿托品、麻黄素及异丙基肾上腺素治疗。

5. 对于有晕厥发作或阿—斯综合征发作者,应尽早安置心脏起搏器。

房性心律失常

房性心律失常可发生于心房的任何部位,多数为远离窦房结位置,故心房激动的形态与窦性心律的 P 波不同,其异位起源不同,P 波形态也各异,大多数房性心律失常依据体表心电图可作出明确诊断,不需创伤性检查,多发生于器质性心脏病病人,也可发生于无心脏病者,虽具有临床意义,但极少为致命性。

房性期前收缩是指起源于窦房结以外心房的任何部位的异位起搏点提前发出的激动,它可能是快速性房性心律失常的先兆。

【诊断要点】

心电图表现即可确诊。

1. 提前出现的异位 P 波,其形态与窦性 P 波不同。

2. P-R 间期>0.12 秒。

3. 多为不完全性代偿间歇,即期前收缩前后两个窦性 P 波的间距小于正常 P－P 间距的两倍。

4. 提前出现的异位 P 波下传的 QRS 波群形态通常正常,有时 QRS 波增宽畸形,多呈右束支阻滞图形,称房性期前收缩伴室内差异性传导。

【治疗措施】

1. 对于无器质性心脏病且单纯房性期前收缩者,去除诱发因素(吸烟、饮酒与咖啡)外,一般不需治疗。

2. 有器质性心脏病的病人,积极治疗原发病,随着原发因素的控制,往往房性期前收缩能够好转,而不主张长期应用抗心律失常药物治疗。

3. 对于可诱发如室上性心动过速、心房颤动的房性期前收缩或症状明显者应给予治疗,包括应用镇静药、β 受体阻断药,也可选用洋地黄类、钙通道阻滞药或普罗帕酮等。

心房颤动(简称房颤)是最常见的心律失常之一,成人发病率 0.3%～0.4%,随年龄的增加成倍增加,75 岁以上者接近 10%。本病好发于有器质性心脏病者,也可发生于心脏结构正常者,发生于无器质性心脏病者,称为孤立性心房颤动,也称为特发性心房颤动。

【诊断要点】

1. 房颤症状的轻重受心室率快慢的影响，心室率超过 150 次/分，病人可发生心绞痛与充血性心力衰竭。心室率不快时，可无症状。可并发体循环栓塞，脑栓塞的发生率更高。心脏听诊第一心音强度变化不定，心律极不规则，脉搏短绌。

2. 心电图表现　包括：①P 波消失，代之以小而不规则频率很快的心房颤动波称为 f 波，f 波形态不一，时距不一，振幅大小不一。它在Ⅱ、Ⅲ、V_1 导联上最清楚。频率为 350～600 次/分。②心室律极不规则。③QRS 波群形态通常正常，当心室率过快时，发生室内差异性传导，QRS 波群增宽畸形。

3. 房颤按发作持续时间分类

(1) 急性房颤：初次发作房颤且在 24～48 小时以内。

(2) 慢性房颤：根据其发作的特点和对治疗的反应可分为：①阵发性房颤：指发作能够终止的房颤，持续时间数秒至数天。②持续性房颤：指发作后不能自行终止，但经过药物或电复律治疗能够恢复窦性心律的房颤，一般持续发作一周以上。③永久性房颤：指用各种治疗手段均不能自行终止的房颤。

【治疗措施】

房颤的治疗原则为消除易患因素，恢复和维持窦性心律，控制心室率及预防血栓栓塞。

1. 急性房颤　可用静脉注射洋地黄类药、β 受体阻断药或钙通道阻滞药来控制心室率，尤其适用于发作期间心功能失代偿而致血流动力学受损的病人，使安静时心室率保持在 60～80 次/分，轻微运动后不超过 100 次/分。如用去乙酰毛花苷注射液每次 0.2～0.4 mg稀释后静脉注射，24 小时总量 0.8～1.2 mg。必要时，洋地黄类药物与 β 受体阻断药或钙通道阻滞药合用。经上述处理后在 24～48 小时内房颤常可自行恢复；仍未恢复窦性心律者，可应用药物复律。IA 类(奎尼丁、普鲁卡因胺)、IC 类(普罗帕酮)或Ⅲ类(胺碘酮)等药物均可能转复房颤。但奎尼丁可诱发致命性室性心律失常，增加死亡率，目前已很少应用。IC 类药亦可致室性心律失常，严重器质性心脏病病人不宜使用。胺碘酮致心律失常发生率很低。如药物复律无效，或病人发作开始时已呈现急性心力衰竭或血压下降明显等表现应施行电复律。心力衰竭与低血压者忌用 β 受体阻断药与维拉帕米，预激综合征合并房颤禁用洋地黄与钙通道阻滞药。

2. 慢性房颤　阵发性房颤常能自行终止。对无明显器质性心脏病，心功能良好的特发性房颤或高血压合并的房颤可首先选用普罗帕酮 150～200 mg，每日 3 次口服，或莫雷西嗪 150～200 mg，每日 3 次口服。如上述药物无效可选用索他洛尔 40～80 mg，每 12 小时 1 次口服，按需要渐增至 320 mg。该药也可应用于心肌梗死后心功能尚好，较年轻的房颤病人。上述治疗可减少房颤发作的次数和持续的时间。对老年人房颤以及心肌梗死后或慢性心力衰竭合并的阵发性房颤首选胺碘酮，每千克体重 5mg 一次静脉滴注，20～120 分钟内滴完，然后每日 600～800 mg 持续静脉用药或 200 mg 每日 3 次，口服 8～10 天，再改为 100～400 mg，每日 1 次口服维持。对于预激综合征合并房颤应立即施行电复律。无电复律条件者可应用胺碘酮。

对持续性房颤，复律成功与否与房颤持续时间长短、左房大小和年龄有关，药物复律可选用普罗帕酮、索他洛尔和胺碘酮。复律后复发机会多，上述药物亦可用作预防复发。药物复律无效也可选用电复律。在各种药物中，低剂量胺碘酮 200 mg 每日 1 次口服的疗效与病人的耐受性均较好。

永久性房颤治疗的目的为控制房颤过快的心室率。首选的药物为地高辛 0.125～0.25 mg，每日 1 次口服，对 70 岁以上或肾衰竭者宜减量可单独或与β受体阻断药或钙通道阻滞药合用。需要紧急减慢心率时，使用静脉内给予，如去乙酰毛花苷注射液、地尔硫䓬(每千克体重 0.25 mg，维持量每小时 5～15 mg 静脉滴注)。疗效不佳时可以使用胺碘酮或美托洛尔，但应注意这些药物的毒副作用与禁忌证。

3. 预防栓塞并发症　目前常用的药物是华法林，该药疗效肯定。一是用于复律前后抗凝，如房颤持续 2 天以上，在复律前应先行接受华法林 3 周治疗，待心律转复后再维持抗凝 3～4 周，紧急复律治疗可选用肝素静脉抗凝。二是对有发生血栓栓塞危险者，应用华法林预防性抗凝治疗。有出血倾向的病人忌用。没有条件检查国际标准化比值(international normal rate INR)或高龄病人也要慎用。华法林初始剂量 3 mg，年龄大于 75 岁或出血的高危病人应从 2 mg 开始，每日 1 次口服，目标以病情而定，要求 INR 控制在 2.0～3.0(正常范围为 1.0±0.1)。

由于各种原因不能使用华法林的病人可以使用肠溶阿司匹林，但疗效不肯定，常用剂量为每日 300～325 mg。

4. 其他治疗措施　房颤时心室率较慢，病人耐受良好者，除预防栓塞并发症外，通常无需特殊治疗。

房颤发作频繁，心室率很快，对药物治疗无效者，可施行房室结阻断消融术，并同时安置频率应答式心室按需起搏器或双腔起搏器。也可行导管射频消融、外科手术(如 COX 迷宫术)、植入式心房除颤器等。

阵发性室上性心动过速(简称室上速)大部分由折返机制引起。本病可包括窦房折返性心动过速、房室结内折返性心动过速与心房性心动过速。

此外，利用隐匿性房室旁路逆行传导的房室折返性心动过速习惯上亦归属室上速的范畴，但折返回路并不局限于房室交界区。因此，室上速这一名称，包含属于不同发病机制、解剖上并非局限于房室结以上部位不同类别的心动过速。在全部室上速病例中，房室结内折返性心动过速与利用隐匿性房室旁路的房室折返性心动过速约占 90%以上。房室结内折返性心动过速是最常见的阵发性室上性心动过速类型。

【诊断要点】

1. 心动过速突然开始与终止，持续时间长短不一，可出现心悸、焦虑不安、眩晕、晕厥、心绞痛，甚至发生心力衰竭与休克。

2. 心电图表现

(1) 心率 150～250 次/分，节律规则。

(2) QRS 波群形态与时限均正常，但发生室内差异性传导或原来存在束支传导阻滞时，QRS 波群形态异常。

(3) P 波为逆行型(Ⅱ、Ⅲ、aVF 导联倒置)，常埋藏于 QRS 波群内或位于其终末部分，P 波与QRS 波群保持恒定关系。

(4) 起始突然，通常由一个房性期前收缩触发，下传的 P－R 间期显著延长，随之引起心动过速发作。

【治疗措施】

1. 急性发作期　应根据病人原有的心脏、既往的情况以及对心动过速的耐受程度作出适当处理。

1）刺激迷走神经：如病人血压与心功能良好，先行此法，可使心动过速终止或减慢。其具体方法为：颈动脉窦按压（病人取仰卧位，先行右侧，每次 5～10 秒钟，切莫双侧同时按压）、Valsalva 动作（深吸气后屏息，再用力作呼气动作）、诱导恶心、将面部浸没于冰水内等。

2）药物治疗

（1）腺苷：腺苷（6～12 mg 静脉快速推注）往往在 10～14 秒内能终止心动过速。不良反应为胸部压迫感、呼吸困难、面部潮红、窦性心动过缓和房室传导阻滞等。由于其半衰期短于 6 秒钟，不良反应即使发生亦很快消失。

（2）维拉帕米：维拉帕米静脉注射（首次 5 mg，加于 5％葡萄糖注射液 50 ml 内。如无效时，隔 10 分钟再注 5 mg）。如病人合并心力衰竭、低血压或为宽 QRS 波心动过速，尚未明确室上速诊断时，不宜选用维拉帕米，宜选用腺苷静脉注射。

（3）普罗帕酮：缓慢静脉注射（每千克体重 1～1.5 mg 加于 5％葡萄糖注射液 50 ml 内）。因有负性肌力作用，也有抑制传导系统功能的不良反应，故对有器质性心脏病、心力衰竭、基本心律为缓慢型心律失常的病人应慎用。

（4）洋地黄类：静脉注射洋地黄类药物（如去乙酰毛花苷注射液 0.4～0.8 mg 稀释后静注，以后每 2～4 小时 0.2～0.4 mg，24 小时总量在 0.8～1.2 mg）可终止发作。目前洋地黄类药物已较少应用，但对心力衰竭病人仍作首选。

（5）胺碘酮、地尔硫䓬也可静脉使用，但终止室上速效率不高。

（6）其他药物：合并低血压者可应用升压药（如去甲肾上腺素、甲氧明和间羟胺），通过反射性兴奋迷走神经终止心动过速。但老年病人、高血压、急性心肌梗死等均属禁忌。

在应用药物过程中，要进行心电监护，当室上速终止或出现明显的心动过缓及（或）传导阻滞时，应立即停止用药。

3）直流电复律：①当病人出现严重心绞痛、低血压、充血性心力衰竭表现，应立即电复律治疗；②急性发作经药物治疗无效应施行电复律；③已应用洋地黄者不应接受电复律治疗。

4）经食管快速心房起搏。

2. 预防复发

（1）射频消融治疗：发作频繁者，应首选经导管射频消融术以根除治疗。

（2）药物治疗：口服普罗帕酮或莫雷西嗪，必要时伴以阿替洛尔或美托洛尔。发作不频繁者不必长年服药。

室性心律失常

室性心律失常心电图表现多种多样，从良性的室性期前收缩到可以导致猝死的室性心动过速和心室颤动。危险性室性心律失常的治疗应是各种心脏疾病治疗的主要任务之一。

室性期前收缩是一种最常见的心律失常，是由于房室交界区远端即希氏束分叉以下的心肌组织提前除极造成的。它可以起源于某一侧心室或室间隔。正常人与各种心脏病病人均可发生，常见于冠心病、心肌病、风湿性心脏病与二尖瓣脱垂病人。

【诊断要点】

1. 可有心悸不适，有器质性心脏病者可出现晕厥，心绞痛、低血压等。

2. 心电图表现

1）提前发生的 QRS 波群，时限通常超过 0.12 秒钟、宽大畸形，其前无相关的 P 波，ST 段与 T 波的方向与 QRS 波群主波方向相反。

2）室性期前收缩与其前面的窦性搏动之间（称为配对间期）恒定。

3）室性期前收缩后出现完全性代偿间歇，即包括室性期前收缩在内前后两个下传的窦性搏动之间期，等于两个窦性 R－R 间期之和。

4）室性期前收缩的类型

（1）插入性室性期前收缩：发生在两个窦性心律之间不打乱窦性节律的室性期前收缩。

（2）频发室性期前收缩：室性期前收缩＞5 次/分；偶发室性期前收缩：室性期前收缩＜5次/分。

（3）单形性室性期前收缩：同一导联内，室性期前收缩形态相同者。

（4）多形性室性期前收缩：同一导联内，室性期前收缩形态不同，配对间期相等。

（5）多源性室性期前收缩：同一导联中，室性期前收缩形态不同，配对间期不等。

（6）成对室性期前收缩室性期前收缩：连续发生两个室性期前收缩。

（7）室性期前收缩二联律、三联律：每个窦性心律后跟随一个室性期前收缩，称室性期前收缩二联律，两个窦性心律后跟随一个室性期前收缩，称室性期前收缩三联律。以此类推四联律、五联律等。

（8）室性并行心律

①配对间期不恒定；

②异位搏动之间间距相等，或长的两个异位搏动之间间距，是最短的两个异位搏动之间间距的倍数；

③易出现室性融合波，其 QRS 波群形态介于窦性心律和室性期前收缩 QRS 波群形态之间。

（9）R-on-T 现象：室性期前收缩落在前一窦性搏动 T 波波峰前 30 毫秒处，即心室易损期，易诱发心室颤动。

【治疗措施】

治疗的主要目的是改善症状和改善病人的长期预后，预防室性心动过速、心室颤动和心源性猝死。

对无器质性心脏病而确有症状需要治疗的病人应予心理治疗。如无效，可用药物治疗。一般应首先用β受体阻断药或钙通道阻断药。也可选用美西律（150～200 mg 每 6～8 小时口服 1 次）、普罗帕酮和莫雷西嗪等。在器质性心脏病病人尤其是伴心力衰竭者，常选用胺碘酮，同时治疗应针对改善血流动力学障碍，同时注意有无洋地黄中毒或电解质紊乱（低钾、低镁）。

对急性心肌梗死病人目前不主张预防性应用抗心律失常药物，若发生窦性心动过速与室性期前收缩，可早期应用β受体阻断药。另外对药物治疗无效者，则可予以电生理检查和导管射频消融。

室性心动过速（简称室速）常发生于各种器质性心脏病病人。最常见为冠心病，特别是曾有心肌梗死的病人。其次是心肌病、心力衰竭、二尖瓣脱垂、心瓣膜病等。其他病因包括代谢障碍，药物中毒、Q－T 间期延长综合征等。室速偶可发生在无器质性心脏病者。

【诊断要点】

1. 临床症状轻重视发作时心室率、持续时间、基础心脏病变和心功能状况不同而异，可有低血压、少尿、气促、心绞痛、晕厥等。听诊心律轻度不规则，第一、二心音分裂，收缩期血压可随心搏变化。

2. 心电图表现

(1) 三个或以上室性期前收缩连续出现。

(2) QRS 波群形态畸形，时限超过 0.12 秒钟，ST - T 波方向与 QRS 波群主波方向相反。

(3) 心室率通常为 100～250 次/分，心律规则，但亦可略不规则。

(4) 心房独立活动与 QRS 波群无固定关系，形成房室分离；偶尔个别或所有心室激动逆传夺获心房。

(5) 通常发作突然开始。

(6) 可出现心室夺获与室性融合波，是确立室性心动过速诊断的最重要依据。

【治疗措施】

一般遵循的原则是：无器质性心脏病病人发生非持续性室速，如无症状及晕厥发作，无需进行治疗；持续性室速发作，无论有无器质性心脏病，均应给予治疗；有器质性心脏病的非持续性室速亦应考虑治疗。

1. 终止室速发作

1) 药物复律：室速病人如无显著的血流动力学障碍，可静脉给药复律。

(1) 常用利多卡因，利多卡因 50～100 mg，稀释后缓慢静脉注射，有效以后每分钟 1～4 mg静脉滴注维持。其优点是半衰期短，数分钟药物作用即可消失，便于继续使用其他药物。

(2) 胺碘酮静脉用药安全有效。胺碘酮 150～300 mg 溶于 10%葡萄糖液 250 ml，静脉滴注。也可选用普鲁卡因胺每千克体重 6～13 mg 稀释后静脉滴注，速度为每千克体重每分钟 0.2～0.5 mg。总剂量不超 1 000 mg。

(3) 普罗帕酮用于心功能正常者安全有效。

(4) 洋地黄中毒所致者，用苯妥英钠 150～250 mg 溶于注射用水 20 ml 中缓慢静脉注射，必要时 5～10 分钟后再予 100 mg。

2) 电复律

(1) 发生低血压、休克、心绞痛、充血性心力衰竭或脑血流灌注不足等症状，应迅速施行直流电复律。

(2) 药物治疗无效应电复律。洋地黄中毒引起的室速，不宜用电复律，应给予药物治疗。

3) 心室起搏 室速病人如病情稳定，可经静脉插入电极导管至右心室，应用超速起搏终止心动过速，但应注意有时会使心率加快，室速恶化转变为心室扑动与颤动。

2. 预防复发

1) 治疗基础心脏病、寻找并去除诱因，常见诱因包括心力衰竭、电解质紊乱、洋地黄中毒等。窦性心动过缓或房室传导阻滞时，心室率过于缓慢，有利于室性心律失常发生，可予阿托品治疗和应用人工心脏起搏。

2) 置入埋藏式心脏复律除颤器

(1) 发生于器质性心脏病病人的持续性室速多预后不良，易引起心脏性猝死。除急性心肌梗死、电解质紊乱或药物等可逆性或一过性因素所致的持续性室速外，应置入埋藏式心脏复律除颤器。

（2）出现非持续性室速的器质性心脏病病人，如果存在左心衰竭或电生理检查诱发出血流动力学障碍的持续性室速或室颤，应该首选置入埋藏式心脏复律除颤器。

3）药物治疗：有置入埋藏式心脏复律除颤器指征但无安置埋藏式心脏复律除颤器条件的病人可行药物治疗，可用胺碘酮，如无效或疗效不满意者可以合用β受体阻断药。β受体阻断药应从小剂量开始，注意避免心动过缓。心功能正常的病人还可选用普罗帕酮与索他洛尔。维拉帕米可应用于“维拉帕米敏感性室速”病人。此类病人通常无器质性心脏病，QRS 波群呈右束支传导阻滞伴有电轴左偏。QT 间期延长的病人优先选用 IB 类药物如美西律，β受体阻断药也可考虑。

4）导管射频消融治疗：用于无器质性心脏病的室速，成功率很高。

心脏传导阻滞

冲动在心脏传导系统的任何部位传导时，均可发生减慢或阻滞。如发生在窦房结与心房之间，称窦房传导阻滞；在心房与心室之间，称房室传导阻滞；位于心房内，称房内阻滞；位于心室内，称室内阻滞。

房室传导阻滞

房室传导阻滞又称房室阻滞，是指房室交界区脱离了生理不应期后，心房冲动传导延迟或不能传导至心室。房室阻滞可以发生在房室结、希氏束以及束支等不同的部位。

【诊断要点】

1. Ⅰ度房室阻滞病人通常无症状。Ⅱ度房室阻滞可引起心悸与心搏脱漏。Ⅲ度房室阻滞的症状取决于心室率的快慢与伴随病变，症状包括疲倦、乏力、头晕、晕厥、心绞痛、心力衰竭等。当Ⅰ度、Ⅱ度房室阻滞突然进展为完全性房室阻滞，因心室率过慢导致脑缺血，病人可出现暂时性意识丧失，甚至抽搐，称为 Adams－stokes 综合征（阿-斯综合征），严重者可致猝死。

2. Ⅰ度房室阻滞可闻第一心音减弱。Ⅱ度Ⅰ型房室阻滞的第一心音强度逐渐减弱并有心搏脱漏。Ⅱ度Ⅱ型房室阻滞亦有间歇性心搏脱漏，但第一心音强度恒定。Ⅲ度房室阻滞的第一心音强度经常变化，第二心音可正常或反常分裂，间或听到响亮清晰的第一心音（大炮音）。如心房与心室收缩同时发生，颈静脉出现巨大的 a 波。

3. 心电图表现

1）Ⅰ度房室阻滞：每个心房冲动都能传导至心室，但 P-R 间期超过 0.2 秒。

2）Ⅱ度房室阻滞

（1）Ⅱ度Ⅰ型房室阻滞：这是最常见的Ⅱ度房室阻滞类型（又称 MorbizⅠ型或称文氏阻滞）。

①P-R 间期进行性延长，直至 1 个 P 波受阻不能下传心室，出现 QRS 波群脱落，称为一个文氏周期。此周期周而复始反复出现。

②相邻 R-R 间期进行性缩短，直至一个 P 波不能下传心室。

③包含受阻 P 波在内的 R-R 间期比 2 个正常窦性 P-P 间期之和为短。最常见的房室传导比率为 3∶2 或 5∶4。

（2）Ⅱ度Ⅱ型房室阻滞（又称 MorbizⅡ型）

①心房冲动传导突然阻滞，即部分 P 波后无 QRS 波群，表现为 2∶1、3∶2、4∶3 或5∶4等。但 P-R 间期恒定不变。

②下传搏动的 P-R 间期正常或延长。

3）Ⅲ度房室阻滞（又称完全性房室阻滞）

（1）心房与心室活动各自独立、互不相关。

（2）心房率快于心室率，心房冲动来自窦房结或异位心房节律（房性心动过速、扑动或颤动）。

（3）心室起搏点通常在阻滞部位稍下方。如位于希氏束及其近邻，心室率约 40～60 次/分钟，QRS 波群正常，心律亦较稳定；如位于室内传导系统的远端，心室率可低至 40 次/分钟以下，QRS 波群增宽，心室律亦常不稳定。

【治疗措施】

1. 治疗原则　首先针对病因，如抗生素控制急性感染，肾上腺皮质激素抑制非特异性炎症、阿托品等解除迷走神经兴奋作用。停用导致房室传导阻滞的药物，氯化钾静脉滴注纠正低血钾等。Ⅰ度与Ⅱ度Ⅰ型房室阻滞心室率不太慢者，无需治疗。Ⅱ度Ⅱ型与Ⅲ度房室阻滞如心室率显著缓慢，伴有血流动力学障碍，甚至阿-斯（Adams-Stokes）综合征发作者，应给予适当治疗。

2. 治疗方法

（1）阿托品 0.5～2.0 mg 静脉注射可提高房室阻滞的心室率，适用于阻滞位于房室结的病人。阿托品有加速房室传导纠正文氏阻滞的作用，但也可加速心房率，使Ⅱ度房室阻滞加重，故对Ⅱ度Ⅱ型房室阻滞不利。

（2）异丙基肾上腺素每分钟 1～4 μg，静脉滴注，适用于任何部位的房室阻滞，但应用于急性心肌梗死时应十分慎重，因可能导致严重室性心律失常。

（3）心脏起搏治疗，上述药物使用超过数天往往效果不佳且易发生严重不良反应。因此，对于症状明显、心室率缓慢的急性病人如急性心肌梗死、重症心肌炎等，应及早给予临时性或永久性心脏起搏治疗。

室内传导阻滞

室内传导阻滞又称室内阻滞，是指希氏束分叉以下部位的传导阻滞。室内传导系统由 3 个部分组成：右束支、左前分支和左后分支，室内传导系统的病变可波及单支、双支或三支。

【诊断要点】

1. 单支、双支阻滞通常无临床症状，间或可听到第一、二心音分裂。完全性三分支阻滞的临床表现与完全性房室阻滞相同。

2. 心电图表现　是确立诊断的依据。

1）完全性右束支阻滞

（1）QRS 时限达 0.12 秒或以上。

（2）V_1 导联呈 rsR’，R’波粗钝，V_5、V_6 导联呈 qRS，S 波宽阔。

（3）T 波与 QRS 波主波方向相反。

（4）不完全性右束支阻滞的图形与上述相似，但 QRS 时限小于 0.12 秒。

2）完全性左束支阻滞

(1) QRS时限达0.12秒或以上。

(2) V_5、V_6导联R波宽大，顶部有切迹或粗钝，其前方无q波，V_1、V_2导联呈宽阔的QS波或rS波形。

(3) T波与QRS主波方向相反。

(4) 不完全性左束支阻滞图形与上述相似，但QRS时限小于0.12秒。

3）左前分支阻滞

(1) 额面平均QRS电轴左偏达$-45°\sim-90°$。

(2) Ⅰ、aVL导联呈qR波，Ⅱ、Ⅲ、aVF导联呈rS图形。

(3) QRS时限小于0.12秒。

4）左后分支阻滞

(1) 额面平均QRS电轴右偏达$+90°\sim+120°$(或$+80°\sim+140°$)。

(2) Ⅰ导联呈rS波，Ⅱ、Ⅲ、aVF导联呈qR波，且RⅢ>RⅡ。

(3) QRS时限小于0.12秒。

确立诊断前应先排除常见引起电轴右偏的病变，如右室肥厚、肺气肿、侧壁心肌梗死与正常变异等。

【治疗措施】

1. 慢性束支阻滞的病人如无症状，无需接受治疗。

2. 双分支与不完全三分支阻滞有可能进展为完全性房室阻滞，但是否一定发生以及何时发生均难以预料，不必常规施行预防性起搏治疗。

3. 急性前壁心肌梗死发生双分支、三分支阻滞或慢性双分支、三分支阻滞，伴有阿-斯(Adams-Stokes)综合征发作者，则应及早考虑心脏起搏治疗。

【健康处方】

1. 加强对病人及其家属的宣传教育和耐心解释，加强心理疏导，减轻病人焦虑与不安。

2. 避免诱发因素，如吸烟、饮酒、咖啡等。

3. 避免过度劳累，保持情绪稳定，注意适当休息，生活有规律。

4. 详细告知病人及家属应用抗心律失常药物应注意的事项。要在医生指导下用药，经常保持医生与病人之间的交流与沟通。

5. 消除病因，治疗原发病及其并发症。

6. 需安置起搏器、导管射频消融等，应转院治疗。

高血压

高血压是以持续性体循环动脉压升高为主要临床表现的综合征，在未服降压药治疗的情况下，两次以上非同日多次血压测定的平均值收缩压≥140 mmHg和(或)舒张压≥90 mmHg即为高血压。目前，我国成人高血压患病率约为20%，超过1.6亿病人；但是预防率、知晓率、治疗率、控制率均很低。高血压95%为原发性，5%为继发性。原发性高血压的原因中40%为遗传因素，60%为环境因素，而且是两者相互作用的结果。本章重点介绍原发性高血压。

【诊断要点】

1. 临床表现　约 1/5 病人无症状，常见症状有头部不适，头痛、头晕、耳鸣、心悸、疲乏等。体检可见血压升高，心尖抬举性搏动，第四心音，主动脉瓣区第二心音亢进，主动脉瓣区可闻收缩期杂音，或收缩早期喷射音。长期持久的高血压可引起心、脑、肾、血管等靶器官损害而出现相应症状、体征。

2. 辅助检查

（1）常规检查：尿常规、血糖、血胆固醇和三酰甘油、肾功能、血尿酸和心电图。部分病人需检查眼底、超声心动图、血电解质、低密度脂蛋白和高密度脂蛋白。

（2）特殊检查：24 小时动态血压检测，24 小时血压＜130/80 mmHg，白昼血压＜135/85 mmHg，夜间血压＜125/75 mmHg；踝/臂血压比值、心率变异、颈动脉内膜中层厚度、动脉弹性功能测定、血浆肾素活性等。

3. 为鉴别继发性高血压还需进行有关的特殊检查，如计算机断层扫描、核磁共振等。

4. 成人血压水平的定义和分类　见表 3－12。

表 3－12　成人高血压的定义和分类

分　类	血压(mmHg)
正常血压	＜120/80
正常高值(高血压前期)	120～139/80～89
高血压 1 级	140～159/90～99
高血压 2 级	160～179/100～109
高血压 3 级	≥180/110
单纯收缩期高血压	≥140/＜90

5. 心血管危险分层　见表 3－13。

表 3－13　心血管危险分层

危险因素	血压水平		
	1 级	2 级	3 级
无其他危险因素	低危	中危	高危
1～2 个危险因素	中危	中危	很高危
≥3 个危险因素或靶器官损伤	高危	高危	很高危
并存临床情况	很高危	很高危	很高危

张维忠 2004 年《内科学》6 版，人民卫生出版社。

1）危险分层的意义：量化地评估预后和指导治疗。

2）用于危险性分层的危险因素：收缩压和舒张压的水平（1～3 级）、男性 ＞55 岁、女性＞65 岁、吸烟、总胆固醇＞5.72 mmol/L(220 mg/dl)、糖尿病和早发心血管疾病的家族史(发病年龄男＜55 岁，女＜65 岁)。

3）加重预后的其他危险因素：高密度脂蛋白胆固醇降低 、低密度脂蛋白胆固醇升高、糖尿病伴微量白蛋白尿、葡萄糖耐量减低、肥胖、以静息为主的生活方式、血浆纤维蛋白原增高。

4）靶器官损害：左心室肥厚(心电图、超声心动图或 X 线)、蛋白尿和(或)血浆肌酐浓度轻度升高[男 114.9～132.6 μmol/L(1.3～1.5 mg/dl)、女 106.1～123.8 μmol/L(1.2～1.4 mg/dl)]、微量白蛋白尿、超声或 X 线胸片证实有动脉粥样斑块(颈、髂、股或主动脉)、超声颈动脉内膜中层增厚≥ 0.9 mm、视网膜普遍或灶性动脉狭窄。

5) 并存的临床情况

(1) 脑血管疾病:缺血性卒中、脑出血和短暂性脑缺血发作。

(2) 心脏疾病:心肌梗死、心绞痛、冠状动脉血运重建和充血性心力衰竭。

(3) 肾脏疾病:糖尿病肾病和肾功能损伤[肝乙酐 男 114.9～132.6 μmol/L(1.3～1.5 mg/dl),女 106.1～123.8 μmol/L(1.2～1.4 mg/dl),或微量白蛋白尿]。

(4) 血管疾病:夹层动脉瘤和症状性动脉疾病。

(5) 重度高血压性视网膜病变:出血或渗出和乳头水肿。

6. 恶性或急进性高血压　病情急骤发展,舒张压持续≥130 mmHg,并有头痛、视力模糊、眼底出血、渗出和视盘水肿,持续蛋白尿、血尿与管型尿。病情进展迅速,如不及时有效地降压治疗,预后很差,常死于肾衰竭、脑卒中或心力衰竭。

7. 并发症　高血压危象、高血压脑病、脑血管病、心力衰竭、肾衰竭和主动脉夹层。

【治疗措施】

1. 目标

(1) 减少心血管疾病和肾脏疾病的发病率和死亡率。

(2) 血压控制目标是<140/90 mmHg;有糖尿病或肾病的高血压病人,降压目标是<130/80 mmHg;年龄>50 岁的病人,应注意收缩压达标,老年人<150/90 mmHg。

2. 非药物治疗　生活方式干预。

3. 药物治疗

(1) 利尿药:降压较慢,作用缓和,增加其他降压药物的敏感性,适合于老年人、心力衰竭病人,联合用药。常用噻嗪类(氢氯噻嗪每日 12.5～25 mg),吲达帕胺(寿比山)每日 2.5 mg 等口服。不良反应:低血钾,糖脂代谢异常,高尿酸。痛风病人禁用。

(2) β受体阻断药:口服降压较慢,适用于心率较快的中青年或冠心病病人。常用美托洛尔 25～50 mg 每日 2 次;阿替洛尔 25～50 mg,每日 2 次;比索洛尔 5～10 mg,每日 1 次;卡维洛尔 12.5～25 mg,每日 2 次等。不良反应:负性肌力,负性节律,负性传导。禁忌证:支气管哮喘发作、病态窦房结综合征、房室传导阻滞、严重外周动脉疾病。慎用于:充血性心力衰竭(收缩功能衰竭)、糖尿病。不宜与维拉帕米合用。

(3) 钙通道阻断药:降压迅速,作用稳定,分 3 类:二氢吡啶类(硝苯地平控释片每日 1 次 30 mg;氨氯地平每日 1 次 5～10 mg;尼群地平每日 3 次,每次 10～20 mg;非洛地平每日 1 次 2.5～5 mg);维拉帕米缓释片每日 1 次 240 mg;地尔硫䓬缓释片每日 1 次 90～180 mg 等口服。不良反应:心率增快、头痛、潮红、水肿。宜选用制剂:长效、缓释、控释。

(4) 血管紧张素转换酶抑制药:降压速度较快,作用稳定,尤适于伴心力衰竭、心肌梗死后、糖尿病肾病病人。常用药物:卡托普利每日 3 次,每次 25～50 mg;依那普利每日 2 次,每次 2.5～5 mg;苯那普利每日 5～10 mg ;雷米普利每日 2.5～10 mg 等口服。不良反应:干咳(10%～20%)、血管神经性水肿、高血钾、肾功能恶化。禁忌证:严重肾动脉狭窄·高血钾、妊娠、血肌酐超过 235.2μmol/L(3 mg/dl)、既往严重过敏反应。

(5) 血管紧张素Ⅱ受体阻断药:降压较慢,作用平稳,尤适于伴心力衰竭、糖尿病肾病病人。常用药物:缬沙坦每日 80～160 mg,厄贝沙坦每日 150～300 mg,氯沙坦每日 50～100 mg

等口服。本品作为不能耐受 ACEI 的替代药物。

（6）α 受体阻断药：降压较快，较强。常用药物：酚苄明每日 5 mg，特拉唑嗪每日 2 mg 等口服。一线用药少，易产生耐药性，适用于前列腺肥大病人。不良反应：体位性低血压。

（7）用药应注意的问题

① 自最小剂量开始，以减少不良反应的发生。如降压有效但血压控制仍不理想，可视情况加量以获得最佳疗效。

② 强烈推荐使用每日 1 次、24 小时有效的长效降压制剂，以保证一天内稳定降压。这样有助于防止靶器官损害，并能防止从夜间较低血压到清晨血压突然升高而导致猝死、脑卒中和心脏病发作。这类制剂还可大大增加治疗的依从性，便于病人坚持规律性服药。

③ 单一药物疗效不佳时不宜过多增加单药剂量，而应及早采用两种或两种以上药物联合治疗，这样有助于提高降压效果而不增加不良反应。

④ 判断某一种或几种降压药物是否有效以及是否需要更改治疗方案时，应充分考虑达到最大疗效所需的时间，在药物发挥最大效果前过于频繁的改变治疗方案是不合理的。

⑤ 高血压是一种终身性疾病，一旦确诊后应坚持终身治疗，应用药物时尤为如此。

⑥ 长期服药治疗，突然停药可发生停药综合征，即出现血压迅速升高，交感神经活性增高，如心悸烦躁、多汗和心动过速等，合并冠心病可出现心肌缺血发作及严重心律失常。因此，在血压平稳控制 1～2 年后，可以根据需要逐渐减少降压药物的品种和剂量。

4. 高血压急症的治疗

1）治疗原则：①迅速降低血压；②控制性降压；③合理选择降压药；④避免使用利舍平（利血平）、强力利尿降压药。

2）降压药物选择与应用：静脉用药可选择以下药物。

（1）硝普钠：每分钟 10～200 μg 静脉滴注。

（2）硝酸甘油：每分钟 10～200 μg 静脉滴注。

（3）尼卡地平：每分钟每千克体重 0.5～6 μg 静脉滴注。

（4）乌拉地尔：10～50 mg 静脉注射，每分钟 0.4～2 mg 静脉滴注。

（5）地尔硫䓬：每分钟每千克体重 0.5～5 μg 静脉滴注。

（6）酚妥拉明：5～15 mg 静脉注射。

（7）艾司洛尔：每千克体重 0.5 mg 静脉注射，每分钟每千克体重 50～300 μg 静脉滴注。

（8）拉贝洛尔：每分钟 0.5～2 mg 静脉滴注。

舌下含服可选择：

（1）硝苯地平 10 mg 。

（2）卡托普利 25 mg。

【健康处方】

1. 控制体重，体重指数 18.5～24.9 kg/m^2。

2. 合理膳食。限盐每天≤6 g；低脂肪，少吃动物脂肪和胆固醇含量高的食物，多吃鱼，少吃肉，多食豆制品；多吃蔬菜和水果；补充钾、钙。

3. 不吸烟，节制饮酒。

4. 合理运动，加强锻炼。

5. 保持平稳的心态。

6. 保持大便通畅。

7. 从卧位到立位不宜太快，以防发生直立性低血压。

8. 坚持服药，监测血压。

9. 恶性或急进性高血压病人需住院治疗。

冠心病

冠心病是冠状动脉性心脏病的简称，指冠状动脉粥样硬化使血管腔狭窄或阻塞或(和)因冠状动脉功能性改变(痉挛)导致心肌缺血、缺氧或坏死而引起的心脏病，又称缺血性心脏病。冠心病是一个全球性的健康问题，为当今人类一大灾难性疾病。20 世纪 50 年代以来，国内冠心病发病率呈逐年增加趋势。

冠心病传统分型法可分为无症状性心肌缺血、心绞痛、心肌梗死、缺血性心肌病、猝死、冠心病现行分型法、隐匿型冠心病(无症状性心肌缺血)、心绞痛型、心肌梗死型、心肌硬化型(心力衰竭或心律失常型)、缺血性心肌病(充血型与限制型)、X 综合征(微血管性心绞痛)、心性猝死。心绞痛分为稳定型心绞痛和不稳定型心绞痛；心肌梗死分为 ST 段抬高型心肌梗死和非 ST 段抬高型心肌梗死，其中不稳定型心绞痛、ST 段抬高型心肌梗死、非 ST 段抬高型心肌梗死，共称急性冠状动脉综合征。本章主要介绍心绞痛和心肌梗死。

心绞痛

(一) 稳定型心绞痛

稳定型心绞痛是由于短暂性心肌缺血所引起的以胸痛为主要特征的临床综合征，是冠心病最常见的表现，是在冠状动脉狭窄的基础上由于心肌负荷的增加引起心肌急剧的暂时的缺血与缺氧的临床综合征。

【诊断要点】

1. 临床表现

1) 典型的胸痛症状

(1) 部位：胸骨体中上段之后及心前区伴放射。

(2) 性质：压迫、发闷或紧缩感、偶伴濒死感可伴烧灼感。

(3) 持续时间：逐步加重，3～5 分钟内消失，可数天或数周一次，亦可一日内发作数次。

(4) 诱发因素：劳累、情绪激动、饱食、寒冷、吸烟、心动过速和休克等。

(5) 缓解的方式：停止诱发症状的活动即可缓解；含服硝酸甘油也能在几分钟内缓解。

2) 体征有心率增快、血压升高、表情焦虑、皮肤湿冷或出汗，有时出现第四或第三心音奔马律。可有暂时性收缩期杂音，第二心音逆分裂或出现交替脉。

2. 辅助检查

1) 心电图：发现心肌缺血，是诊断心绞痛最常用的方法。

(1) 静息心电图可正常，可有 ST-T 改变。

(2) 发作时心电图 ST 段水平或下斜形压低≥0.05 mV，ST 段水平延长≥0.12 秒；T 波对称高大或不对称倒置，$Tv_1 > Tv_6$；U 波倒置。

(3) 负荷心电图运动中出现典型心绞痛,心电图 ST 段水平或下斜形压低≥0.1 mV(J 点后 80 mV)持续两分钟。

(4) 24 小时动态心电图三个"一",即心电图 ST 段水平或下斜形压低≥0.1 mV;持续≥1 分钟;两次发作间隔≥1 分钟。

2) 超声心动图:缺血发作 30 分钟,可观察到局部收缩性室壁运动异常。

3) 核素心肌显像:稀疏缺损再充填。

4) 多层 CT 或电子束 CT:钙化积分高。

5) 磁共振冠状动脉造影。

6) 冠状动脉造影:是金标准。

7) 冠脉内超声:最准确、客观。

鉴别诊断:需与下列疾病鉴别即急性心肌梗死、消化系统疾病、胸壁疾病、肺部疾病、可引起心肌需氧增加的其他非心脏疾病以及非冠心病心脏性疾病。

【治疗措施】

治疗的主要目的:预防心肌梗死和猝死,改善生存;减轻症状和缺血发作,改善生活质量;均应积极处理危险因素。

1. 发作时的治疗

1) 休息

2) 药物治疗

(1) 硝酸甘油 0.3～0.6 mg 舌下含服 1～2 分钟见效。

(2) 硝酸异山梨酯 5～10 mg 舌下含服 2～5 分钟见效。

(3) 镇静药。

2. 缓解期的治疗

1) 减轻症状、改善缺血的药物

(1) β 受体阻断药,只要无禁忌初始治疗。

(2) 硝酸酯类药:联合 β 受体阻断药或者非二氢吡啶类钙通道阻断药,长效药不宜心绞痛急性发作的治疗。严重的主动脉瓣狭窄、肥厚梗阻型心肌病所致的心绞痛不宜使用。

(3) 钙通道阻断药:非二氢吡啶类钙通道阻断药,地尔硫䓬、维拉帕米适用于伴有心房扑动、心房纤颤的心绞痛,不用于严重的心动过缓、病态窦房结综合征、高度房室传导阻滞。

长效二氢吡啶类钙通道阻断药:减少心绞痛发作,减少心血管事件,改善预后。

2) 改善预后的治疗

(1) 抗血小板治疗:①肠溶阿司匹林,降低心肌梗死、脑卒中或心血管性死亡危险;每日 75～100 mg;毒副作用主要为胃肠道出血和过敏。②氯吡格雷每日 75 mg,支架植入后及阿司匹林过敏者。

(2) β 受体阻断药:美托洛尔长期应用相对死亡率下降 24%,应用无交感兴奋性 β 受体阻断药。禁忌证:严重心动过缓、窦房结功能紊乱、明显的支气管痉挛或支气管哮喘。相对禁忌证:外周血管疾病、严重的抑郁、慢性阻塞型肺病。

(3) 调脂治疗:①他汀类药:使总胆固醇、低密度脂蛋白下降,降低心血管事件危险,延缓斑块进展,稳定斑块,抗炎等。目标:低密度脂蛋白<2.6mmol/L(100 mg/dl),强化治疗<2.08mmol/L(80 mg/dl)。②依折麦步:抑制胆固醇、低密度脂蛋白吸收,从而控制血脂。③贝特类药物:主要用于三酰甘油升高者。④烟酸:主要用于高密度脂蛋白低者。

(4) 血管紧张素转换酶抑制药:所有的冠心病均获益,合并糖尿病及心力衰竭、左室血分数低下者应该应用。

3) 介入治疗:经皮冠状动脉介入治疗,只改善症状,不改善预后。

适应证:

(1) 稳定型心绞痛经药物治疗后仍有症状,狭窄的血管供应中到大面积处于危险中的存活心肌的病人。

(2) 有轻度心绞痛或无症状但有心肌缺血的客观证据,狭窄病变显著,病变血管供应中到大面积存活心肌的病人。

(3) 介入治疗后心绞痛复发,管腔再狭窄的病人。

(4) 急性心肌梗死时的经皮冠状动脉介入治疗。

(5) 冠状动脉旁路成形后心绞痛复发的病人。

(6) 不稳定型心绞痛经积极药物治疗,病情未能稳定;心绞痛发作时心电图 ST 段压低 ≥0.1 mV;持续>20 分钟,或肌钙蛋白升高的病人。

4) 外科手术:冠状动脉旁路成形术。

适应证:

(1) 左冠状动脉主干病变狭窄>50%。

(2) 左前降支和回旋支近端狭窄≥70%。

(3) 冠状动脉三支病变伴左室射血分数<50%。

(4) 稳定型心绞痛对内科药物治疗效果不佳,影响工作和生活。

(5) 不稳定型心绞痛或非 ST 段抬高型心肌梗死内科治疗效果不佳。

(6) 有严重室性心律失常伴左主干或三支病变。

(7) 介入治疗失败仍有心绞痛或血流动力学异常。

(二) 不稳定型心绞痛

劳力型心绞痛以外的缺血性胸痛均称之为不稳定型心绞痛。

【诊断要点】

1. 临床表现与稳定型心绞痛相似,但有以下特点。

(1) 原为稳定型心绞痛,在一月内疼痛发作的频率增加,程度加重、时限延长、诱发因素变化,硝酸类药物缓解作用减弱。

(2) 一个月之内新发生的心绞痛,并因较轻的负荷诱发。

(3) 休息状态下发作心绞痛或轻微活动即可诱发,发作时心电图表现有 ST 段抬高(肢导≥0.1 mV、胸导≥0.2 mV)的变异型心绞痛也属此列。

2. 辅助检查同稳定型心绞痛;需注意心肌坏死标记物在正常范围。

【治疗措施】

1. 发作期治疗

1) 一般治疗:卧床休息 1~3 天,24 小时心电监测;有缺氧者给吸氧。

2) 缓解疼痛

(1) 硝酸酯类药含服一般无效,硝酸甘油或硝酸异山梨酯以每分钟 10 μg 开始,每 3~5 分钟增加每分钟 10 μg,注意血压。

(2) 非二氢吡啶类钙通道阻断药,地尔硫䓬静脉滴注每分钟每千克体重 1~5 μg。

(3) 吗啡 5～10 mg 皮下注射。

(4) β受体阻断药。

3) 抗栓、抗凝治疗。

4) 严重者可行急诊介入或外科手术。

2. 缓解期治疗同稳定型心绞痛。

急性心肌梗死

冠状动脉粥样斑块破裂\出血\血栓形成等导致冠状动脉血供急剧减少或中断使得心肌严重而持久的缺血导致心肌坏死。为冠心病的严重类型,发病率逐年上升,死亡率极高,我国年发病率 0.2‰～0.6‰。

【诊断要点】

1. 临床表现

1) 先兆:以新发生心绞痛,或原有心绞痛加重为最突出。

2) 症状

(1) 疼痛:是最先出现的症状,多发生于凌晨,疼痛部位、性质与心绞痛相同,但程度重、时间长,休息或含化硝酸甘油无效。

(2) 全身症状:发热、心动过速。

(3) 胃肠道症状:恶心、呕吐、上腹胀痛。

(4) 心律失常:最多见,尤其室性期前收缩、房室传导阻滞。

(5) 低血压和休克:在疼痛期间未必是休克。休克发生率约 20%,主要为心肌广泛坏死 >40%,心排血量急剧下降所致。

(6) 心力衰竭:主要是急性左心衰竭,严重者可发生肺水肿。

3) 体征:心界轻至中度增大、心率多增快,少数可减慢;第一心音减弱; 可出现第四心音奔马律;心包摩擦音;收缩期杂音;血 压一般都降低,且可能不再恢复。

4) 并发症

(1) 乳头肌功能失调或断裂,高达 50%,二尖瓣脱垂并关闭不全。

(2) 心脏破裂,一周内发生 ,少见;心包压塞-心室游离壁,室间隔缺损-室间隔破裂。

(3) 栓塞。

(4) 心室壁瘤发生率 5%～20%,主要见于前壁心肌梗死,可致心力衰竭和心律失常。

(5) 心肌梗死后综合征,表现为心包炎、胸膜炎、肺炎。

2. 辅助检查

1) 心电图特征性改变

(1) ST 段抬高型心肌梗死:ST 段抬高, 呈弓背向上型抬高,病理性 Q 波,T 波倒置。有动态演变:超急性期, 起病数小时内 ,无/高大 T 波;急性期, 数小时～ 2 天,ST 段抬高呈单相曲线,病理性 Q 波;亚急性期,数日～2 周,ST 段逐渐回到基线,T 波平坦或倒置;慢性期,数周至数月,“冠状 T”形成 。

(2) 非 ST 段抬高型心肌梗死:相应导联 ST 段压低 ≥0.1 mV,无病理性 Q 波 ,ST 段普遍性压低到 T 波倒置,ST-T 改变持续存在 1～2 天以上。

(3) ST 段抬高型心肌梗死心电图定位:见表 3－14。

表 3-14 心肌梗死心电图定位

导联	前间壁	局限前壁	前侧壁	广泛前壁	下壁	下间壁	下侧壁	高侧壁	正后壁
V1	+			+		+			
V2	+			+		+			
V3	+	+		+		+			
V4		+		+					
V5		+	+	+			+		
V6			+				+		
V7			+				+		+
V8							+	+	
aVR									
aVL		±	+	±	—	—	—		+
aVF		—	—	—	+	+	+	—	
Ⅰ		±	+	±	—	—	—		+
Ⅱ		—	—	—	+	+	+	—	
Ⅲ		—	—	—	+	+	+	—	

注:“+”为正面改变,表示典型 ST 段上抬、Q 波及 T 波变化;“—”为反面改变 QRS 主波向上,ST 段下降及与“+”部位的 T 波方向相反的 T 波;“±”为可能有反面改变。

摘自陈灏珠 2004 年《内科学(6)版》,人民卫生出版社。

2) 实验室检查

(1) 一般实验室检查:白细胞总数升高,中性粒细胞增多,血沉增快。

(2) 心肌酶及坏死性标记物的动态变化

①肌酸激酶同功酶在发病后 4 小时内增高,16~24 小时达高峰,3~5 天恢复正常。

②肌红蛋白发病后 2 小时内增高,12 小时达高峰,24~48 小时恢复正常。

③肌钙蛋白 I/T 增高,在发病 3~4 小时后增高,血清肌钙蛋白 I 11~24 小时达高峰,7~10 天恢复正常。血清肌钙蛋白 T24~48 小时达高峰,10~14 天恢复正常。

④肌酸激酶在发病后 6~10 小时内增高,12 小时达高峰,3~4 天恢复正常。

⑤天门冬氨酸转移酶在发病后 6~10 小时内增高, 24 小时达高峰,3~6 天恢复正常。

⑥乳酸脱氢酶在发病后 6~10 小时内增高,2~3 天达高峰,1~2 周恢复正常。

3) 超声心动图:了解室壁活动(节段性运动异常)和左室功能情况,诊断室壁瘤及乳头肌功能不全。

4) 放射性核素心肌显像和血池扫描。

5) 心向量图。

【治疗措施】

保护和维持心脏功能;挽救濒死的心肌,防止梗死扩展;及时处理严重心律失常、泵衰竭和各种并发症。

1. 一般治疗

(1) 急性期 12 小时卧床休息、解除恐惧、焦虑。

(2) 无并发症者,鼓励病人早活动。

(3) 缺氧者吸氧。

(4) 心电图、生命体征监测。

(5) 解除疼痛。

2. 再灌注心肌

1) 直接介入治疗

适应证:

(1) ST 段抬高和新出现左束支传导阻滞的心肌梗死。

(2) ST 段抬高的心肌梗死并心源性休克。

(3) 适合再灌注而有溶栓禁忌证者。

(4) 无 ST 段抬高的心肌梗死,但梗死相关动脉严重狭窄,血流≤TIMIⅡ级。

注意:发病 12 小时以上的心肌梗死不宜直接介入,不宜对非梗死相关动脉施术,应有有经验者施术。

2) 静脉溶栓治疗

(1) 常用溶栓药

①链激酶(SK):普遍使用的剂量已标准化为:SK 或重组链激酶 150 万 U+0.9%氯化钠液 100 ml / 1 小时内静脉滴注;由于 SK 有抗原性,故 1 年内不宜重复使用。

②尿激酶(UK):UK150 万 U+0.9%氯化钠液 30 分钟 60 ml 静脉滴入。

③组织型纤溶酶原激活物(tPA):标准的 3 小时 tPA 输注方案:首先静脉注射 10 mg,之后的第 1 小时内 50 mg,之后两小时内每小时 20 mg;加速用药方案(称为 90 分钟加速给药方法):静脉注射 15 mg,随后的 30 分钟内静脉滴注 50 mg 之后 60 分钟内静脉滴注 35 mg,即在 90 分钟内给入总剂量 100 mg。

④Reteplase (rPA):rPA 的最佳剂量是相隔 30 分钟的 2 次 1000 万 U 快速静脉注射。

(2) 静脉溶栓治疗的适应证

①胸痛持续≥30 分钟。

②心电图 ST 段在 2 个或 2 个以上肢体导联抬高≥0.1 mV,或在相邻 2 个或 2 个以上胸前导联抬高≥0.2 mV,或新出现的或可疑新出现的左束支传导阻滞。

③年龄≤75 岁。

④距离发病在 12 小时以内,若病人来院时已是发病后的 12~24 小时,心电图 ST 段抬高仍然明显,伴有严重胸痛者仍可入选。

(3) 静脉溶栓治疗的禁忌证

①既往任何时候的出血性卒中,1 年内的其他卒中或脑血管事件。

②已知的颅内肿瘤,或新近(6 个月以内)头颅外伤。

③两周以内大手术或创伤。

④活动性内脏出血。

⑤可疑的主动脉夹层。

⑥凝血功能障碍。

⑦对溶栓药物(链激酶或阿尼普酶)过敏。

(4) 静脉溶栓治疗的相对禁忌证

①入院时严重并且不能控制的高血压(>180/110 mmHg)。

②既往非出血性脑血管意外病史（>1年）。

③已知的出血倾向或目前正在使用治疗量的抗凝药（国际标准化比值≥2～3）。

④近期（2～4 周内）创伤或外科手术。

⑤较长时间的心肺复苏（>10 分钟）。

⑥无法压迫的血管穿刺。

⑦近期（2～4 周）的脏器出血。

⑧曾使用（尤其在近 6～9 个月）链激酶或阿尼普酶。

⑨妊娠。

⑩严重肝、肾功能障碍。

⑪心源性休克。

（5）临床评价静脉溶栓再通的标准

①开始给药后 2 小时内心电图 ST 段抬高最明显的导联 ST 段较给药前迅速下降超过 50%。

②开始给药后 2 小时内缺血性胸痛完全消失或明显缓解至少 80%。

③开始给药后 2 小时内出现再灌注心律失常。

④CK－MB 的峰值提前到发病 14 小时以内或 CK 峰值 16 小时以内。

⑤ST 段抬高导联 T 波 12～24 小时内倒置。

具备上述 5 项中 2 项或以上者，考虑血管再通；但第 2 与第 3 项组合者不能判为再通。

（6）溶栓治疗的并发症：①过敏；②出血。

（7）溶栓治疗的"早期危险"原因：心脏破裂的危险性增加（尤其是老年病人）、致命的颅内出血、心肌再灌注不充分引起泵功能衰竭和心源性休克、心肌的再灌注损伤，少见并发症的报道有脾破裂、主动脉夹层以及胆固醇栓塞。

（8）静脉溶栓治疗的注意事项

①早期溶栓十分重要，心肌梗死发病后越早使用病人得益越大，死亡率越低。时间就是心肌，时间就是生命。

②晚期溶栓亦得益。

③以最小风险获取最大效益。

④不同溶栓剂之间的临床净收益并没有任何显著差异。

注意：非 ST 抬高心肌梗死溶栓治疗无效反而有害，故宜抗凝而不溶栓。原因是由于血栓中凝血酶暴露导致血小板聚集、黏附促进血栓形成，加重心肌缺血。

3）外科手术：冠状动脉旁路血管移置术。适应证：介入治疗失败或溶栓治疗无效有手术指征者，宜 6～8 小时内施术。

3. 其他药物治疗

1）抗血小板治疗

（1）阿司匹林：每日 150～300 mg（负荷量、嚼服），快速起效；维持量每日 75～100 mg，口服。

（2）噻氯匹啶：每次 250 mg，每日 2 次，维持量每日 250 mg，口服。

（3）氯吡格雷：负荷量 300 mg，急性冠状动脉综合征在阿司匹林等的标准基础上加用氯吡格雷每日 75 mg，并长期服用 12 个月。对于阿司匹林抵抗的病人或阿司匹林过敏而禁忌的病人，氯吡格雷优选于噻氯匹啶。氯吡格雷耐受性好，总胃肠不良反应（腹痛、消化不良、胃炎和便秘）明显低于阿司匹林，但腹泻较多见。血液系统：严重粒细胞减少、再生障碍性贫血、严重血小板减少均少见。严重出血发生率1.4%。氯吡格雷总的耐受性与阿司匹林相当。

(4) 血小板糖蛋白Ⅱb/Ⅲa受体拮抗剂：适用于常规药物治疗无效者及接受介入治疗者；发病24小时内行介入治疗的病人。药物有阿昔单抗、整合素、替罗非班等。

2) 抗凝治疗

(1) 静脉普通肝素用法及用量：一般为首次5 000 U静注，继以每小时700～1 000 U静滴，6小时测定一次部分激活凝血酶原时间，据部分激活凝血酶原时间调整剂量，维持部分激活凝血酶原时间为正常的1.5～2倍或60～80秒钟。

(2) 低分子肝素5 000 U皮下注射，12小时1次，5～7天。

(3) 华法林：中强度华法林抗凝(国际标准化比值2～2.5)，抗凝效果优于阿司匹林。

3) 极化液(高渗糖＋氯化钾＋胰岛素)：中性，未见改善预后。

4) 血管紧张素转换酶抑制药和血管紧张素Ⅱ受体阻断药。

5) 抗缺血药物：β受体阻断药、钙通道阻断药、硝酸酯类药(详见稳定型心绞痛)。

6) 抗心律失常药物的应用：不预防应用利多卡因(可增加心脏停搏的危险)；对于频发复杂早期前收缩不应用Ⅰ类抗心律失常药，宜用β受体阻断药(可明显减少再梗死和猝死)；心室颤动、多形室性心动过速者尽快电除颤或同步直流电复律；梗死48小时后出现单形性持续性心动过速，应选胺碘酮，无效者同步直流电复律；胺碘酮第1周每日600 mg，第2周每日400 mg，第3周每日200 mg，维持，预防室性心动过速复发；有适应证者可植入植入式除颤器。对于缓慢型心律失常，阿托品0.5～1 mg肌内注射或静脉注射。必要时行临时心脏起搏。

7) 抗休克治疗：多巴胺每分钟每千克体重3～10 μg，或多巴酚丁胺每分钟每千克体重3～10 μg；适当扩容；应用血管扩张药硝普钠每分钟15 μg或硝酸甘油每分钟10～20 μg，每5～10分钟增加每分钟5～10 μg。必要时主动脉内球囊反搏术。

8) 抗心力衰竭治疗：呋塞米20～40 mg口服或静注，右室梗死者慎用利尿药；急性左心衰竭者用吗啡3～5 mg静脉注射；多巴酚丁胺每分钟每千克体重10 μg静脉滴注；心肌梗死24小时内慎用洋地黄制剂，合并房颤者可予去乙酰毛花苷0.2～0.4 mg静脉注射。

9) 并发症处理：乳头肌功能失调或断裂、心脏破裂(急性心脏压塞)、栓塞、心室壁瘤大多要手术治疗。心肌梗死后综合征：激素、非类固醇抗炎药治疗。

4. 恢复期的处理

(1) 近年来主张出院前作症状限制性负荷心电图、放射性核素和超声检查，提示心肌缺血或心功能较差宜行冠状动脉造影检查以进一步处理。

(2) 提倡急性心肌梗死恢复后进行康复治疗，逐步做适当的体育锻炼，有利于体力和工作能力的恢复。

【健康处方】

1. 少吃动物脂肪和胆固醇含量高的食物，如蛋黄、鱼子、动物内脏等。少吃肉，多吃鱼和豆制品，多吃蔬菜、水果。配合药物治疗，努力使血脂达标，低密度脂蛋白＜2.6 μmol/L (100 mg/dl)，高危者低密度脂蛋白＜2.1 μmol/L(80 mg/dL)。

2. 节制主食量，控制体重。

3. 限制食盐的摄入，每日以6g以下为宜。

4. 坚持服药使血压保持在正常或较低水平，血糖管理达标，糖化血红蛋白＜6.5%。

5. 不吸烟,节制饮酒。

6. 生活要有规律,避免过度紧张和情绪波动。保持大便通畅、睡眠充足。

7. 可做轻微的体育活动,如打太极拳、做广播操、散步等。

8. 常备缓解心绞痛的药物,以便随时服用。若有持续疼痛或服药不能缓解,应立即到就近的医院急诊。

9. 急性冠状动脉综合征病人需住院治疗。

10. 有介入治疗或手术治疗指征者需转院治疗。

心力衰竭

心力衰竭是指心脏不能排出足够的血量以满足机体组织在静息或活动时代谢的需要,同时尚伴有肺循环和(或)体循环淤血的一种病理生理状态。目前临床上心力衰竭常用的分类方法有:①根据主要受累心腔的不同可分为左心衰竭、右心衰竭、全心衰竭;②根据起病的缓急可分为急性心力衰竭和慢性心力衰竭。在疾病的发展过程中,慢性心力衰竭可以急性加重,同样急性心力衰竭经过治疗后可以转变为慢性心力衰竭;③根据心肌收缩功能异常和舒张功能异常在心力衰竭中所起的作用不同可分为收缩性心力衰竭和舒张性心力衰竭。

(一) 慢性心力衰竭

慢性心力衰竭是大多数心血管疾病的最终归宿,也是最重要的死亡原因。临床上以左心衰竭最为常见,单纯的右心衰竭少见。左心衰竭后继发右心衰竭而至全心衰竭者以及由于广泛严重心肌疾病,同时波及左、右心腔而发生全心衰竭者临床上更为多见。

【诊断要点】

1. 病人往往都有长期或慢性心血管病病史,如陈旧性心肌梗死、病毒性心肌炎、心肌病、瓣膜性心脏病,等等。就临床症状总体而言,以左心衰竭为主者,主要表现为程度不同的呼吸困难。常见症状如下。

(1) 劳力性呼吸困难:这是病人的早期表现,通常是活动后发生呼吸困难,休息后缓解。而随着病情的加重,病人对活动的耐力亦逐渐下降。

(2) 夜间阵发性呼吸困难:此为左心衰竭特征性的表现。病人入睡后因憋气而惊醒,被迫端坐,休息后缓解。一夜可反复发作多次。多数病人喜欢把枕头垫高入睡。少数病情严重者甚至端坐入睡,拒绝平卧。

(3) 端坐呼吸:这是严重左心衰竭的表现。病人往往同时还伴有严重的呼吸困难和呼吸急促、大汗、发绀 、烦躁,严重者神志恍惚。

(4) 咳嗽、咳痰、咯血:具有特征性的是这种咳嗽、咳痰往往于体力活动或夜间平卧时发生,严重者可咳出粉红色泡沫痰甚至血痰。

(5) 多数病人平时常感乏力、疲倦、头晕、心慌、食欲不振、恶心等。

2. 查体除原有的心脏病体征外,病人多有心脏扩大,肺动脉瓣第二心音亢进及舒张期奔马律。双肺程度不一的湿啰音,有时亦会有哮鸣音。以右心衰竭为主者,主要表现为体循环的淤血。如水肿,其特征性的为首先出现于身体低垂部位,双侧对称,可凹性,如双侧足背、踝部、双下肢。少数病人可有肝脾肿大及腹水。颈静脉怒张,如伴有肝颈静脉反流征阳性则更具有特征性。

3. 辅助检查

1）X线检查：可以判断心脏哪个房室扩大，肺淤血、肺水肿的程度，有无肺部感染及胸腔积液。

2）心电图检查：提供既往有无心肌梗死，心房、心室有无扩大或肥厚，有无各种性质的心律失常等信息。

3）彩色多普勒超声心动图检查：主要观察以下几个方面的内容，并重点评估心脏收缩功能与舒张功能。

（1）心脏各房室大小：尤其是左室的大小。它往往与病情严重程度及病程长短有关。

（2）室壁厚薄及活动情况分析：室壁广泛变薄且伴心室扩大及活动度减弱，往往提示扩张性心肌病或其他类型的终末期心力衰竭；室壁局灶性变薄伴活动异常，往往提示陈旧性心肌梗死或室壁瘤；室壁局灶性增厚，往往提示梗阻性心肌病或心肌淀粉样变性。

（3）射血分数(EF值)：是由左心室收缩期末与舒张期末容积差计算而来，表示心脏收缩功能，正常值>50%，运动时增加5%。

（4）E/A值：舒张早期左心室充盈速度最大值为E峰，舒张晚期左心室充盈速度最大值为A峰。正常人E/A值不应小于1.2，中青年应更大。舒张功能不全时，E峰下降，A峰增高，E/A值降低。

（5）各瓣膜的情况：应注意观察有无关闭不全或狭窄。

（6）有无心包积液。

4）放射性核素检查(ECT)：放射性心血池显影除有助于判断心腔大小及推算EF值外，还可以推算心脏舒张功能。心肌显影可以提供有无陈旧性心肌梗死、室壁瘤、心肌病等信息。

通过对上述病史、症状、体征、辅助检查等相关信息的综合分析，绝大多数心力衰竭是不难诊断的。但是临床应注意要与一些非心源性呼吸困难相区别，如气管炎、哮喘、气胸、胸腔积液等。以右心衰竭为主者要注意与肝硬化、缩窄性心包炎、布加综合征相区别。

【治疗措施】

对慢性心力衰竭的治疗要实现两个目标：①就短期而言，要尽可能地改善病人症状，提高病人生活质量，使之尽可能地长期稳定在心功能代偿或半代偿的状态。②就长期而言，通过使用对神经内分泌途径有阻滞作用的药物，实现对心肌的“抗重塑”治疗，以阻止心肌的进一步损害，从而减缓或逆转慢性心力衰竭进一步恶化的趋势，减少病人死亡率。

1. 病因治疗　如针对冠心病心力衰竭的心肌再灌注治疗；高血压性心脏病心力衰竭的抗高血压治疗；瓣膜性心脏病心力衰竭的瓣膜手术或介入治疗，都属于病因治疗的范畴。

2. 消除诱因　及时治疗和控制各种感染、心律失常、甲亢、贫血，减少液体的输入都有助于心力衰竭的纠正。平时注意控制钠盐摄入。有呼吸困难者可给予吸氧。

3. 利尿药的应用　利尿药是心力衰竭治疗中的最基础用药，对于慢性心力衰竭病人原则上应长期维持，水肿消退后以最小剂量无限期使用。但应注意防止出现电解质紊乱，以及血容量过分下降影响心室灌注。常用氢氯噻嗪25～50 mg，氨苯蝶啶50～100 mg，每天2～3次口服；呋塞米20～40 mg，每天1～3次口服，重者可用呋塞米40～100 mg静脉注射，每天2～3次；对于少数水肿严重，而又利尿效果不好者，可给予呋塞米每分钟1～4 mg，多巴胺每分钟每千克体重1～4 μg持续泵入，最大剂量呋塞米每天不超过1 g。

4. 洋地黄类药　洋地黄对心力衰竭的治疗效果因心力衰竭的病因不同而不同。对于左心室明显扩大且心室率过快或伴有快速房颤者效果最好。对于肺心病所致的心力衰竭，洋地黄效果不好，且易中毒。对于瓣膜性心脏病心力衰竭洋地黄效果亦不好。洋地黄使用的禁忌证包括以下几个方面：肥厚梗阻性心肌病、旁道下传的阵发性室上性心动过速、房颤、房扑合并预激综合征、病窦综合征、严重的房室传导阻滞、单纯二尖瓣狭窄合并窦性心律。洋地黄中毒最常见的反应是各种心律失常及消化道反应和中枢神经症状，如恶心、呕吐、视力模糊、黄视等。临床应立即停药，并予适当处理。及时处理低钾血症和从小剂量开始用药是预防洋地黄中毒的重要方法。

(1) 地高辛：口服主要在小肠上部吸收，正常 2～3 小时血药浓度达高峰，4～8 小时达高峰效应，80% 经肾排泄，半衰期 1.4～1.7 天，连服 7 天血药浓度可达稳定。一般用量每天 0.25 mg，对于高龄或肾功能损害者可适当减量。

(2) 去乙酰毛花苷：经静脉用药 10～30 分钟发挥作用，1～2 小时达高峰效应，维持作用时间 1～2 天，半衰期 1.5 天，主要经肾排泄。常规用量 0.2～0.4 mg 稀释后静脉注射，24 小时总量 0.8～1.2 mg。

5. 多巴胺和多巴酚丁胺　特别适合心力衰竭合并窦性心动过缓或其他类型心室率缓慢者。多巴胺的作用随应用剂量的大小不同而表现不同，小剂量（每分钟每千克体重 2～5 μg）表现为心肌收缩力加强，血管扩张，特别是肾小动脉扩张，心率加快不明显，这些都是治疗心力衰竭所需要的。但如用大剂量（每分钟每千克体重 5～10 μg ），由于兴奋了 α 受体引起血压增高、心率增快而不利于心力衰竭的治疗。多巴酚丁胺是多巴胺的衍生物，可通过兴奋 β 受体增强心肌收缩力，扩张血管作用不如多巴胺明显。常规用量每分钟每千克体重 2～7.5 μg 。最大剂量每分钟每千克体重 15 μg 。

6. 磷酸二酯酶抑制剂　最常用的是米力农。由于有研究证明长期应用米力农可增加心力衰竭病人的死亡率，因而临床仅限于重度心力衰竭或其他药物治疗效果不佳的顽固性心力衰竭。常规用量每分钟每千克体重 25～75 μg，稀释后静脉注射，以后以每分钟每千克体重 0.25～1.0 μg，静脉滴注维持。

7. 血管扩张药　主要是通过对外周血管的扩张作用以减轻心脏前后负荷。

(1) 硝酸甘油：主要扩张小静脉，大剂量时亦可以扩张小动脉，引起血压下降。静脉滴注起始剂量每分钟 10 μg 开始，然后逐步增加，直到收缩压下降到 90～95 mmHg，最大剂量不超过每分钟每千克体重 3.0 μg。

(2) 硝普钠：同时扩张小动脉和小静脉，主要适用于急性左心衰竭或左心衰竭同时伴有高血压者。初始静脉滴注时用量每分钟每千克体重 0.5 μg 开始，根据血压情况逐步增加剂量到每分钟每千克体重 2.0～3.0 μg，最大剂量不超过每分钟每千克体重 10 μg 。连续应用 1 周要注意氰化物中毒，但罕见。使用时要避光。

(3) 酚妥拉明：主要扩张小动脉。用于左心衰竭同时伴有严重高血压者，首先 5～10 mg加 5%葡萄糖 20 ml 静脉注射，随后维持，开始每分钟 40 μg ，每 10 分钟增加 50 μg ，一般每分钟每千克体重 3.0～8.0 μg 维持。

8. 血管紧张素转换酶抑制剂（ACEI）　主要是通过抑制肾素－血管紧张素系统，实现抗心肌重塑，以改善心力衰竭病人的预后。是慢性心力衰竭的基本用药。应用时应掌握以下原则：①从小剂量开始，逐渐增加到靶剂量；②在可以耐受的前提下，终身使用；③长期应用可能引起醛固酮逃逸，可加用螺内脂；④在心功能好转，血液动力学稳定的前提下使用可能有助于减少其诱发急性肾功能不全的概率；⑤双侧肾动脉狭窄，肾功能不全（肌酐 ＞350 umoL/L），高血钾(>5.5 mmoL/L),低血压(收缩压<90 mmHg),妊娠及哺乳妇女禁用。常用药物如卡托普利、苯那普利、依那普利。

9. 血管紧张素Ⅱ受体拮抗剂(ARB) 使用目的,使用范围,注意事项基本同ACEI。常用药物如缬沙坦、坎贝沙坦等。

10. β受体阻断药 通过阻断β肾上腺素能系统实现抗心肌重塑,有时亦可以改善血液动力学紊乱。临床应用中应掌握以下原则:①从小剂量开始,逐渐增加到靶剂量;②用药初期可能会加重心力衰竭,但坚持应用心功能会在6~12周内逐渐恢复;③用量较大时不能突然停药,应逐渐减量;④一般应坚持终生服药;⑤下列情况禁用或慎用:急性左心衰竭、心功能严重受损、水钠严重潴留者;明显的窦性心动过缓、窦房传导阻滞者;心室率低而又未安装起搏器者;哮喘病人;血压过低者。常用的β受体阻断药如美托络尔、比索洛尔、卡维地洛尔。

11. 醛固酮拮抗剂 常用的是螺内脂,能在受体水平拮抗醛固酮,而发挥抗心肌重塑效应。尤其是与ACEI合用时可以对抗后者造成的醛固酮逃逸现象。

如经上述积极治疗仍不见改善,甚至加重者,我们称之为"顽固性心力衰竭"。对于这种情况要积极寻找潜在的诱因并纠正,如风湿活动、感染、贫血、甲状腺功能亢进症、电解质紊乱、洋地黄过量、肺栓塞、心内膜炎等。必要时重新评估血液动力学紊乱的性质或特点,有针对性地调整血管活性药、利尿药及强心药。

【健康处方】

1. 饮食要淡,食盐每日不超过4.5~5.5 g,病情严重者应控制在1.0 g左右,高龄病人要定期查电解质,防止低钠血症及其他电解质紊乱。一日三餐不能过饱,饮食应易消化,多食含纤维素食物,防止便秘。日常生活应规律,防止受凉,预防感冒。

2. 在疾病缓解期可适当进行有氧活动,如散步、太极拳,有利于疾病康复。禁做无氧运动。

3. 注重日常护理,按医嘱服药,不能随意停药,如遇病情变化应及时就诊。

4. 一旦病情突然加重,短期处理无明显改善应及时转院。

(二)急性心力衰竭

急性心力衰竭是由于急性心脏病变引起心排血量急骤降低而导致组织器官灌注不足和急性肺淤血的一类综合征。有时一些慢性心力衰竭病人由于某些诱因而导致心功能急骤恶化亦属于急性心力衰竭的范畴,因而,有时亦把急性心力衰竭称之为失代偿性心力衰竭。由于急性左心衰竭比急性右心衰竭更为常见,因而,临床上所称的急性心力衰竭往往暗指急性左心衰竭。急性左心衰竭常见的病因或诱因如下:①急性大面积心肌梗死、重症心肌炎;②急性室间隔穿孔、瓣膜穿孔、腱索断裂,高血压危象;③导致慢性心力衰竭急性加重的一些诱因,如输液过快、劳累、感染、心律失常等等。

【诊断要点】

1. 对于首次发作者应重点询问与急性心肌梗死、重症心肌炎、高血压危象等相关的一些病史。对于非首次发作者应重点询问基础性心脏病的一些情况。临床上主要症状以突发的呼吸困难、气喘为主要表现。严重的急性左心衰竭主要表现为急性肺水肿,呼吸频率可达每分钟30~40次,强迫端坐,面色灰白、发绀、大汗、烦躁,同时伴咳嗽、咳粉红色泡沫血痰。极重者可因脑缺氧而神志模糊。查体一部分病人可出现严重高血压,收缩压可超过200 mmHg。听诊时两肺满布湿啰音和哮鸣音。心尖部第一心音减弱,心率快,同时有由舒张期第三心音构成的奔马律，肺动脉瓣第二心音亢进。有时明显而广泛的湿啰音可将心音掩盖。如病情进一步发展则进展为心源性休克，并出现相应的症状，体征。

2. 由于急性左心衰竭发作时一般都比较凶险，不允许也没有时间进行太多的辅助检查。但是，我们仍认为在病情相对平稳后对每例病人(尤其是首次发病者)进行心电图及心肌酶学等检查都是必要的，因为这样可以及时发现急性心肌梗死而不至于错失再灌注治疗的时间。如条件允许对每例病人要进行包括血气、血糖、电解质、肝肾功能、甲状腺功能、床边X线胸片的相关检查。在鉴别诊断方面急性左心衰竭应注意与一些非心源性呼吸困难相区别，如肺栓塞、哮喘、气胸、胸腔积液等。

【治疗措施】

一旦急性左心衰竭诊断成立，应积极迅速地采取有效措施，缓解症状，改善心脏功能，抢救病人的生命，使之过渡到心功能代偿或半代偿的慢性稳定状态。

1. 病人端坐、双下肢下垂，以减少回心血量。

2. 吸氧　应高流量高压给氧，必要时面罩加压给氧，氧流量每分钟4～6 L。其日的一是可以使气体交换增加，二是可以对抗肺泡内渗出。

3. 镇静　吗啡5～10 mg缓慢静脉注射，必要时15分钟后重复一次，共2～3次。老人可减半或改为肌内注射。其目的，一是使病人镇静，减少由烦躁带来的额外心脏负担，二是扩张小血管，减轻心脏负担。

4. 氨茶碱　不但能减轻气道痉挛，同时亦可以强心、利尿。一般0.25 g加入50%葡萄糖40 ml缓慢静脉注射。

5. 利尿药　可以减轻心脏前负荷。常用呋塞米40～80 mg静脉注射，10分钟起效，可以维持3～4小时。如症状无明显缓解或病情危重，半小时后可重复。少数对利尿药反应差的危重病人亦可以采用放血方法。对于由尿毒症所引起的急性左心衰竭病人应尽快上机血透超滤。

6. 血管扩张药　常用硝酸甘油、硝普钠、酚妥拉明等等。治疗剂量见慢性心力衰竭节。

7. 洋地黄　可先用快速制剂，如去乙酰毛花苷0.2～0.4 mg加入50%葡萄糖40 ml缓慢静脉注射，必要时半小时到1小时可重复一次。但应注意，如怀疑洋地黄过量、风心病二尖瓣狭窄(合并心动过速或快速房颤者除外)、急性心肌梗死早期、肥厚梗阻性心肌病者禁用或慎用。

8. 其他增强心肌收缩力药物　常用多巴酚丁胺、氨力农、米利酮(米力农)。

9. 控制病因消除诱因　如急性心肌梗死者应尽早进行再灌注治疗，纠正心律失常及电解质紊乱，控制感染，减少不必要的液体输入，等等。

一般而言，处理急性左心衰竭病人可首先应用上述1、2、3、4四类非特异性治疗手段。因为它们适合几乎所有性质的急性左心衰竭的处理。但是对于强心药、血管扩张药、利尿药的应用一定要建立在对急性左心衰竭血液动力学特点正确判断的基础上，否则，反而会加重病情。如恶性高血压所诱发的以后负荷加重为主要特点的急性左心衰竭，应首先用酚妥拉明、硝普钠降压为主，同时配合利尿药，只有血压下降到安全水平且左心衰竭仍未纠正时才能适当应用洋地黄类药；而以血容量增加、前负荷加重为主的急性左心衰竭，应以利尿、硝酸甘油扩张小静脉减少回心血量为主，辅以强心药的应用；二尖瓣狭窄和梗阻型心肌病所致的急性左心衰竭，一般禁用强心药以及以扩张小动脉为主的血管扩张药，而应适当选用β受体阻断药;急性左心衰竭合并心室率过快或快速型房颤者,最适合选用洋地黄类药;急性左心衰竭合并心室率过缓者宜选用多巴酚丁胺,等等。

【健康处方】

见慢性心力衰竭节。

心脏瓣膜病

心脏瓣膜病是由于炎症、黏液样变性、退行性改变、先天性畸形、缺血性坏死、创伤等原因引起的单个或多个瓣膜结构(包括瓣叶、瓣环、健索或乳头肌)的功能或结构异常,导致瓣口狭窄及(或)关闭不全。心室和主动脉、肺动脉根部严重扩张也可产生相应房室瓣和半月瓣的相对性关闭不全。二尖瓣最常受累,其次为主动脉瓣。风湿性心脏病简称风心病,仍是我国常见的心脏病之一,瓣膜黏液样变性和老年人的瓣膜钙化在我国日渐增多。

二尖瓣狭窄

二尖瓣狭窄是我国很常见的心脏瓣膜病,主要病因为风湿性,极少数为先天性畸形,2/3的病人为女性。本病10年存活率在未开展手术治疗前为84%,死亡原因为心力衰竭、血栓栓塞和感染性心内膜炎。

【诊断要点】

1. 病人可有风湿热,反复链球菌性咽峡炎、关节炎等病史。

2. 风湿性二尖瓣狭窄病人临床表现与瓣口狭窄程度、左心房压力及肺动脉高压演变过程相关,常呈缓慢进展过程。劳力性呼吸困难为最早出现的症状,以后可发展为阵发性夜间呼吸困难甚至端坐呼吸,多为干咳,还可出现咯血,可痰中带血、大量咯血。急性肺水肿时多有大量粉红色泡沫状痰,也可出现胸痛、吞咽困难和声音嘶哑。右心室衰竭时可出现食欲减退、腹胀、恶心等。

3. 可发现双颧紫红色,口唇轻度紫绀,称二尖瓣面容。心尖搏动可向左移。心尖区可触及舒张期震颤,左侧卧位时较明显。轻度狭窄者,心界正常,随着狭窄加重,心尖稍向左增大,心腰消失,胸骨左缘第三肋间心浊音界增宽,即呈梨形。心尖区可闻第一心音亢进,有局限性舒张中、晚期隆隆样杂音,左侧卧位更为清晰,胸骨左缘3～4肋间或心尖区内侧可闻开瓣音。肺动脉瓣区第二心音亢进、分裂,可有相对性收缩期吹风样杂音,如肺动脉扩张可闻及舒张期杂音(Graham Steell 杂音)。右心室扩大时,在三尖瓣区闻及全收缩期吹风样杂音。晚期病人可出现心房颤动,心音强弱不等,心律绝对不规则,有脉搏短绌。可出现血栓栓塞的表现。

4. X线检查　可见左心房和右心室增大,主动脉结缩小,肺动脉干和次级肺动脉扩张,肺淤血、间质性肺水肿(如 Kerley B线)和含铁血黄素沉着等征象。

5. 心电图检查　重度二尖瓣狭窄可有"二尖瓣型P波",P波宽度>0.12秒伴切迹,QRS波群示电轴右偏和右心室肥厚表现。

6. 超声心动图检查　为明确和量化诊断二尖瓣狭窄的可靠方法。M型示二尖瓣城墙样改变(EF斜率降低,A峰消失)。二维超声心动图可显示狭窄瓣膜的形态和活动度。

【治疗措施】

1. 内科治疗　主要处理并发症。

1）大量咯血：应取坐位，用镇静药，静脉注射利尿药以降低肺静脉压。如呋塞米 20～40 mg静脉注射。

2）急性肺水肿：处理原则与急性左心衰竭所致的肺水肿相似，但应注意：

（1）避免使用以扩张小动脉为主，减轻心脏后负荷的血管扩张药物，应选用扩张静脉系统减轻心脏前负荷为主的硝酸酯类药物。可用硝酸甘油每分钟 10 μg 静脉滴注。

（2）正性肌力药物对二尖瓣狭窄的肺水肿无益，仅在心房颤动伴快速心室率时可选用去乙酰毛花苷注射液（西地兰）0.2～0.4 mg。稀释后缓慢静脉注射。

3）心房颤动：治疗目的为满意控制心室率，争取恢复和保持窦性心律，预防血栓栓塞。房颤时用于控制心室率，常用地高辛 0.125 mg～0.25 mg，每日 1 次口服。窦性心动过速或房颤心室率控制不满意时，可加用 β 受体阻断药如美托洛尔 12.5～25 mg，每日 2 次口服。为预防血栓栓塞，如无禁忌证，应长期服用华法林。

4）右心衰竭：限制钠盐摄入，应用利尿药和地高辛。

2. 介入和手术治疗　为治疗本病的有效方法。当二尖瓣瓣口有效面积＜1.5 cm^2，伴有症状，尤其是症状进行性加重时，应进行介入和手术治疗。如肺动脉高压明显，即使症状不重，也应及早干预。其方法有：经皮球囊二尖瓣成形术最常用，为缓解单纯二尖瓣狭窄的首选方法。可有效增加病人二尖瓣口面积，减轻左房和肺循环压力，改善症状，提高生活质量，延缓或避免瓣膜置换术。闭式分离术已较少用。还可采用直视下瓣膜分离术和人工瓣膜置换术等。

二尖瓣关闭不全

二尖瓣的正常关闭依赖于二尖瓣装置（瓣叶、瓣环、腱索与乳头肌）结构与功能的完整性，其中任一部分发生异常均可导致二尖瓣关闭不全，因此二尖瓣关闭不全可由多种病因引起，包括风湿性和非风湿性（感染性心内膜炎、胶原-血管性疾病、心肌病和缺血性心脏病）。二尖瓣关闭不全可分为急性和慢性两类。

【诊断要点】

1. 有基础心脏病病史。

2. 急性轻度二尖瓣关闭不全大多无自觉临床症状或仅有轻微劳力性呼吸困难。严重关闭不全（如乳头肌断裂）很快发生急性左心衰竭，甚至出现急性肺水肿或心源性休克。

慢性二尖瓣关闭不全临床表现与二尖瓣关闭不全程度、进展速度、肺动脉压水平和其他瓣膜、心肌及冠状动脉病变情况有关，病程多较长，轻度可终生无症状，严重关闭不全首先出现的突出症状是疲乏无力、心悸、咳嗽、劳力性呼吸困难等。咯血和栓塞少见。

3. 轻度二尖瓣关闭不全，除心尖区听到收缩期杂音外，可无其他异常体征。中等度以上二尖瓣关闭不全心尖搏动向左下移位，搏动强，发生心力衰竭后减弱；心浊音界向左下扩大；单纯二尖瓣关闭不全者心尖区第一心音减弱，可听到性质粗糙响亮 3/6 级以上时限较长，全收缩期吹风样杂音，传导广泛，向左腋下或左肩胛下区传导。病程进入晚期可呈现颈静脉怒张，肝肿大，下肢水肿等右心衰竭症状。

4. X线检查　轻度二尖瓣关闭不全者，可无明显异常发现。严重者可见左心房左心室增大，左心室衰竭可见肺淤血和间质性肺水肿征。

5. 心电图　慢性重症可示左心房增大，部分有左心室肥厚伴非特异性ST－T改变，少数有右心室肥厚征，心房颤动常见。

6. 超声心动图　M型和二维超声心动图不能确定二尖瓣关闭不全。脉冲式多普勒超声和彩色多普勒血流显像可于二尖瓣心房侧和左心房内探及收缩期反流束，诊断二尖瓣关闭不全的敏感性几乎达100%，且可半定量反流程度。还可行放射性核素心室造影和左心室造影检查。

【治疗措施】

1. 急性　治疗目的是降低肺静脉压，增加心排血量和纠正病因。可用硝普钠静脉滴注及利尿药静脉注射。

2. 慢性　发生心房颤动时处理同二尖瓣狭窄，超声检查见左心房血栓者，应长期行抗凝治疗。发生心力衰竭者，应限制钠盐摄入，使用利尿药、血管紧张素转换酶抑制药、β受体阻断药和洋地黄类药物。

3. 外科治疗是恢复瓣膜关闭完整性的根本措施。可行人工瓣膜置换术和二尖瓣修补术。

主动脉瓣狭窄

主动脉瓣狭窄主要病因有风湿性，先天性及老年退行性主动脉瓣钙化等。

【诊断要点】

1. 病人相当长的时间内可无明显症状，呼吸困难、心绞痛和晕厥为典型主动脉瓣狭窄常见的三联征，也可见胃肠出血、脑栓塞、心房颤动、心力衰竭等表现，还可发生猝死。

2. 心尖搏动增强，位置可稍移向左下。心尖搏动有力，呈抬举样。可触及收缩期抬举样搏动。心浊音界正常或可稍向左下增大。在胸骨右缘第二肋间或胸骨左缘第三肋间可闻及3/6级以上收缩期粗糙响亮喷射性杂音，向颈部传导，有时向胸骨下端或心尖区传导，常伴有收缩期震颤。主动脉瓣区第二心音减弱。呼气时闻及第二心音逆分裂。心尖区有时可闻及第四心音，左心室扩大和衰竭时可听到舒张期奔马律。在晚期收缩压和脉压均下降。

3. X线检查　心影正常或左室轻度增大，左心房可能轻度增大，升主动脉根部常见狭窄后扩张，可见主动脉钙化。晚期可有肺淤血征象，左心衰竭时左心室明显扩大，左心房也可增大。

4. 心电图检查　重度狭窄者有左心室肥厚伴ST－T继发性改变和左心房增大，可有房室传导阻滞、室内阻滞(左束支阻滞或左前分支阻滞)、心房颤动或室性心律失常。

5. 超声心动图检查　为明确诊断和判定狭窄程度的重要方法，可见主动脉瓣叶及瓣环增厚，钙化，并可计算出跨瓣压差以及瓣口面积。

【治疗措施】

1. 首先应确定狭窄程度，观察狭窄进展情况，为有手术指征的病人选择合理手术时间。如有频发房性期前收缩，应予抗心律失常药物，一旦出现心房颤动，应及时转复为窦性心律。心绞痛可应用硝酸酯类药物。心力衰竭者应限制钠盐摄入，可小心应用洋地黄类药物和利尿药，过度利尿可发生直立性低血压，不可使用作用于小动脉的血管扩张药，以防血压过低。β受体阻断药等负性肌力药物亦避免应用。

2. 外科治疗关键是解除主动脉瓣狭窄，降低跨瓣压差。

(1) 人工瓣膜置换术：为治疗成人主动脉瓣狭窄的主要方法。重度狭窄（平均跨瓣压差>50 mmHg）伴心绞痛、晕厥或心力衰竭症状以及钙化性主动脉瓣狭窄为手术的主要指征。无症状的重度狭窄病人，如伴有进行性心脏增大和（或）明显左心室功能不全也应考虑手术。

(2) 经皮球囊主动脉瓣成形术：它的主要治疗对象为高龄、有心力衰竭和手术高危病人，因此在不适于手术治疗的严重钙化性主动脉瓣狭窄病人仍可改善左心室功能和症状。

主动脉瓣关闭不全

主动脉瓣关闭不全可由风湿性与非风湿性病因（先天性、感染性心内膜炎等）引起，可分为急性与慢性两类。

【诊断要点】

1. 急性轻者可无症状，重者出现急性左心衰竭和低血压。慢性可多年无症状，甚至可耐受运动。一旦出现症状则进展较快。最先的主诉为心悸，心前区不适，乏力，呼吸困难，头部强烈搏动感等症状。晚期才出现左心衰竭表现，心绞痛少见，常伴有体位性头晕或眩晕，晕厥罕见。

急性病人可无明显周围血管征。心动过速常见，心尖区第一心音减低或消失。第三心音常见。有相对性二尖瓣狭窄，心尖区出现柔和、低调的舒张中、晚期隆隆样杂音（Austin Flint 杂音 ）。主动脉瓣区可有舒张期杂音。

2. 慢性病人收缩压升高，舒张压降低，脉压增大。周围血管征常见，包括随心脏搏动的点头征（De Musset 征）、颈动脉和桡动脉扪及水冲脉、股动脉枪击音（Traube 征）、听诊器轻压股动脉闻及双重杂音（ Duroziez 征）和毛细血管搏动征等。在胸骨旁右第二、三肋间可扪及收缩期搏动。心尖搏动向左下移位，呈心尖抬举性搏动。主动脉瓣区第二心音主动脉瓣成分减弱或缺如（但梅毒性主动脉炎时常亢进），第二心音多为单一音，心底部可闻及收缩期喷射音，强度 2/6～4/6 级，可伴有震颤。心尖区常有第三心音。主动脉瓣区或主动脉瓣第二听诊区可闻及叹气样、递减型舒张期杂音，向胸骨左下方和心尖区传导，以前倾坐位和深呼气时最易听清。重度关闭不全者心尖区可听到柔和、低调的舒张中、晚期隆隆样杂音（Austin Flint 杂音）

3. X 线检查　急性病人心脏大小正常。常有肺淤血或肺水肿征。慢性病人左心室增大，可有左心房增大。升主动脉继发性扩张，并可累及整个主动脉弓。左心衰竭时有肺淤血征。

4. 心电图检查　急性者常见窦性心动过速和非特异性 ST－T 改变。慢性者常见左心室肥厚劳损。晚期左心房增大，并可见束支传导阻滞。

5. 超声心动图检查　M 型超声显示二尖瓣前叶或室间隔纤细扑动为主动脉瓣关闭不全的可靠诊断征象，但敏感性低。脉冲式多普勒和彩色多普勒血流显像为最敏感的确定主动脉瓣关闭不全的方法，并可通过计算反流血量与搏出血量的比例判断其严重程度。二维超声可显示瓣膜和主动脉根部的形态改变，有助于病因确定。

其他还可进行放射性核素心室造影、磁共振显像、主动脉造影等检查。

【治疗措施】

1. 急性者　外科治疗（人工瓣膜置换术或主动脉瓣修复术）为根本措施。内科治疗一般仅为术前准备的过渡措施。

2. 慢性者

(1) 有严重主动脉瓣关闭不全和左心室扩张者，即使无症状，也可使用血管紧张素转换酶抑制药；高血压和左心衰竭时应用血管紧张素转换酶抑制药、利尿药和血管扩张药，必要时可加用洋地黄类药物；心绞痛可用硝酸酯类药物；积极预防和控制心房颤动和其他心律失常；如有感染应尽早积极控制；有高血压者需应用降压药。

(2) 人工瓣膜置换术为严重主动脉瓣关闭不全的主要治疗方法，应在不可逆的左心室功能不全发生之前进行。手术治疗指征：①有症状和左心室功能不全者；②无症状伴左心室功能低下者，有持续或进行性左心室收缩末容量增加或静息射血分数降低者应手术；③有症状而左心室功能正常者，先试用内科治疗，如无改善，不宜再拖延手术时间。手术禁忌证为左室射血分数≤0.15～0.20、左心室舒张末内径≥80 mm 或左室收缩末期容量指数＞300 ml/m^2。

【健康处方】

1. 预防风湿热复发，有风湿活动的病人应长期甚至终身应用苄星青霉素 120 万 U，每月肌内注射一次。
2. 预防感染性心内膜炎。
3. 避免剧烈体力活动。
4. 无症状或心功能正常者应每 1～2 年定期随访复查，包括超声心动图检查。
5. 梅毒性主动脉炎应给予一个疗程青霉素治疗。
6. 避免和控制诱发急性肺水肿的因素如急性感染和贫血等。
7. 限制钠盐摄入。
8. 有手术适应证的病人应转院治疗。

心肌疾病

心肌疾病是指以心肌病变为主要表现的一组疾病（需除外心脏瓣膜病、冠心病、高血压性心脏病、肺源性心脏病、先天性心血管病和甲状腺功能亢进性心脏病）。

心肌疾病可分为两大类：一类为原因未明的心肌疾病，称为原发性或特发性心肌病，简称心肌病；另一类为原因已明或与全身疾病有关的心肌疾病，称为继发性或特异性心肌病。心肌炎是以心肌炎症为主的心肌疾病，与心肌病关系密切。本节重点介绍原发性心肌病和病毒性心肌炎。

原发性心肌病

1995 年世界卫生组织和国际心脏病学会（WHO/ISFC）工作组根据病理生理学将心肌病分为四型即扩张型心肌病、肥厚型心肌病、限制型心肌病和致心律失常型右室心肌病。据统计，在住院病人中，心肌病可占心血管疾病的 0.6％～4.3％。近年心肌病有增加趋势。

扩张型心肌病

扩张型心肌病主要特征是以左心室或双心室扩大及心肌收缩功能减退，伴或不伴有充血性心力衰竭。本病常见于中青年,男性多于女性(2.5∶1),在我国发病率为13/10万~84/10万不等。近年来本病的发病呈增长趋势。

【诊断要点】

1. 应除外各种病因明确的器质性心脏病及各种继发性心肌病等。

2. 起病缓慢,最初表现为疲乏和虚弱,以后逐渐出现心悸,活动后气急,夜间阵发性呼吸困难,甚至端坐呼吸。晚期常为全心衰竭。

3. 心脏扩大 可能是本病最早的临床表现。心脏多呈普遍性扩大,而在充血性心力衰竭控制后心脏可以缩小是其特征。由于心腔扩大,可形成相对性二尖瓣或三尖瓣关闭不全而出现收缩期杂音。此杂音在心功能改善后可减弱或消失。

4. 充血性心力衰竭可表现为颈静脉怒张,肝肿大,下肢水肿,血压偏低而脉压变小,晚期可有胸腔积液或腹腔积液,听诊第一心音减低,常有第三心音或第四心音,心率快时呈奔马律。

5. 心律失常 约半数病人以心律失常为早期表现,可出现各种类型的心律失常,室性期前收缩最为常见,20%病人有心房颤动,个别病人可因心室颤动而猝死。

6. 栓塞症状 约20%病人可引起脑、心、肾、肺、肠系膜或肢体动脉的栓塞。

7. X线检查 心影常明显增大,心胸比>50%,肺淤血及间质水肿,晚期外观如球形,颇似心包积液。

8. 心电图检查 以ST段与T波改变为主,可有左心室及双心室增大表现,异常病理Q波酷似心肌梗死,但无演变过程,晚期可呈低电压,心律失常多见且多变。

9. 超声心动图检查 左右心室后期各心腔均扩大,以左心室扩大早而且显著,室间壁与左室后壁运动减弱,彩色血流多普勒显示二、三尖瓣反流。

还可进一步进行放射性核素检查、心导管检查、心血管造影和心内膜心肌活检。

【治疗措施】

治疗原则是保护心肌代偿能力、纠正心力衰竭、控制心律失常和防治栓塞并发症。

1. 心力衰竭的治疗 一般限制体力活动,低盐饮食,应用洋地黄和利尿药。但本病较易发生洋地黄中毒,故应慎用。洋地黄适用于心力衰竭伴心房颤动室率增快者以及经应用利尿药、血管扩张药治疗心力衰竭仍未能控制者。血管紧张素转换酶抑制药长期服用可改善远期预后和降低病死率。

2. 心律失常的治疗 首先应针对引起心律失常的诱因加以处理;其次根据心律失常的类型选用相应的抗心律失常药物,但此类病人通常药物耐受量小,且有引起其他心律失常的危险,应予以注意。伴心力衰竭者,不宜选用显著抑制心肌收缩力的药物。

3. 抗凝治疗 如无禁忌证可给抗血小板药物(如肠溶阿司匹林)或抗凝血药物(华法林),注意监测有无出血并发症。

4. β受体阻断药 从小剂量开始,视症状、体征调整用量,长期口服可使心肌内β受体密度上调而延缓病情进展,这样不但能控制心力衰竭而且还能延长存活时间。

5. 改善心肌代谢药物 如维生素C、辅酶A、ATP、泛癸利酮(辅酶Q_{10})、肌苷、极化液、能量合剂等可作为辅助治疗。

6. 中药治疗 黄芪、生脉散和牛磺酸等有抗病毒、调节免疫、改善心功能等作用,长期服用对改善症状及预后有一定辅助作用。

7. 安装起搏器 对一些重症晚期病人,合并左束支传导阻滞可在药物治疗的基础上,考虑植入双腔或三腔起搏器，可改善心脏功能，缓解症状有一定的疗效。

8. 外科治疗　包括心脏移植、左室成形术等。心脏移植是治疗本病的重要手段。

【健康处方】

1. 注意充分休息，避免劳累，预防呼吸道感染，戒绝烟酒等。

2. 因本病原因未明，尚无特殊的防治方法，在病毒感染时密切注意心脏情况并及时治疗有一定的实际意义。

3. 需安装起搏器及外科手术治疗的病人应转院治疗。

肥厚型心肌病

本病是以左心室(或)右心室肥厚为特征，常为不对称肥厚并累及室间隔，左心室血液充盈受阻、舒张期顺应性下降为基本病态的心肌病。

根据左心室流出道有无梗阻又可分为梗阻性肥厚型和非梗阻性肥厚型心肌病。梗阻性病例主动脉瓣下部室间隔肥厚明显，过去亦称为特发性肥厚型主动脉瓣下狭窄。本病常为青年猝死的原因。后期可出现心力衰竭。

【诊断要点】

1. 本病常有明显家族史，约占 1/3，目前被认为是常染色体显性遗传病。

2. 部分病人可无自觉症状，往往可出现：①呼吸困难：多在劳累后出现，并发二尖瓣关闭不全者可使呼吸困难加重。充血心力衰竭仅见于晚期病人。②心绞痛：常发生在劳累时，病人有心悸、胸闷、心前区疼痛。③头晕和晕厥：多发生在运动后和情绪激动时，或发生于长时间直立位。严重者甚至神志丧失。④猝死：多见于儿童和青年，与剧烈活动有关，猝死的原因多为严重室性心律失常。常有猝死家族史。

3. 心脏轻度增大，能听到第四心音，流出道有梗阻的病人可在胸骨左缘第三四肋间听到较粗糙的喷射性收缩期杂音。凡能影响心肌收缩力，改变左心室容量及射血速度的因素均可使杂音的响度有明显变化，如使用β受体阻断药、取下蹲位、举腿或体力运动均可使杂音减轻；相反，如含硝酸甘油片或做 ValsalVa 动作，均可使杂音增强。心尖部也常可听到收缩期杂音。

4. X 线检查可显示左心缘明显突出。

5. 心电图最常见的表现为左心室肥大，ST－T 改变，常在胸前导联出现巨大倒置 T 波。深而窄的 Q 波可在 Ⅰ、aVL 或 Ⅱ、Ⅲ aVF、V_4、V_5 导联上出现。有时在 V_1 可见 R 波增高，R/S 比增大。心尖部肥厚型病人常有以 V_3、V_4 为中心的 R 波增高伴巨大的倒置 T 波。传导阻滞和期前收缩亦常见。

6. 超声心动图检查　是临床上主要诊断手段，可显示室间隔的非对称性肥厚，舒张期室间隔的厚度与后壁之比≥1.3，室间隔运动低下，有梗阻的病例可见室间隔流出道部分向左心室内突出、二尖瓣前叶在收缩期前移、左心室顺应性降低致舒张功能障碍等。心尖部肥厚型则心肌肥厚仅限于心尖部，以前侧壁心尖部尤为明显。彩色多普勒和频谱多普勒血流显像可评价左室流出道有无压力阶差，可了解杂音的起源。

有条件还可进行放射性核素检查。磁共振心肌显像、心导管检查和心血管造影、心内膜心肌活检。24 小时动态心电图可帮助检出各种严重心律失常。

【治疗措施】

本病的治疗原则为弛缓肥厚的心肌，防止心动过速及维持正常窦性心律，减轻左心室流出道狭窄和抗室性心律失常。

1. 药物治疗

（1）β受体阻断药：能改善病人的胸痛和劳力性呼吸困难。普萘洛尔是首选药物，剂量每日30～120 mg，以静息心率不慢于60次/分为准。美托洛尔有逆转心肌肥厚作用，可望改善预后，剂量每日25～100 mg。

（2）钙通道阻断药：能改善症状，提高运动耐量，降低左心室流出道压力阶差，明显改善左室顺应性和舒张功能。常用维拉帕米每日120～180 mg。在用大剂量时应注意观察血压、心律、心率及心功能的改变，部分病人用药后可使血流动力学情况恶化。此外，地尔硫䓬每日90～270 mg，硝苯地平每日20～30 mg也可应用对本病的治疗。

（3）心律失常治疗：胺碘酮对防治肥厚型心肌病合并室性心律失常极其有效，还能改善症状和运动耐量，预防猝死。按每日600 mg服1周左右，改为每日200 mg维持，但长期应用有多种不良反应。室性心律失常也可选用丙吡胺（吡二胺）或美西律治疗，发生心房颤动常用胺碘酮复律，如药物无效，可行电复律治疗。

2. 对重症病人可作介入或手术治疗，植入双腔DDD型起搏器，消融或切除肥厚的室间隔心肌。

【健康处方】

本病由于病因不明，又多与遗传基因有关，故难以预防。

1. 对病人进行生活指导，避免剧烈运动、持重或屏气等，减少猝死的发生。

2. 避免使用增强心肌收缩力的药物如洋地黄等以及减轻心脏负荷的药物，以减少加重左室流出道梗阻。

3. 需安置起搏器、介入和手术治疗者应转院治疗。

限制型心肌病

该病的特点为一侧或两侧心室有充盈受限及舒张期容量减少，其收缩功能正常或接近正常，心室壁增厚，可能伴增生的间质纤维化。

【诊断要点】

起病比较缓慢。早期可有发热、全身倦怠、头晕，气急。嗜酸性粒细胞增多明显。随着病程进展心力衰竭和体循环栓塞为本病的主要临床表现。病变以左心室为主者有左心衰竭和肺动脉高压的表现，可逐渐出现心悸、呼吸困难、咳嗽、咯血、肺基底部啰音、肺动脉瓣区第二音亢进。病变以右心室为主者可出现水肿、肝大、颈静脉怒张、腹水等症状。其表现酷似缩窄性心包炎。可有舒张期奔马律及心律失常。

心电图常呈窦性心动过速、低电压、心房或心室肥大，T波低平或倒置，可出现各种心律失常，以心房颤动多见。

此外，还可行X线检查，超声心动图，心导管、CT和磁共振成像和心内膜心肌活检等检查。

【治疗措施】

本病无特殊治疗手段，只能对症治疗，心力衰竭对常规治疗反应不佳，往往成为难治性心力衰竭。栓塞并发症可使用抗凝药物，近来用手术剥离增厚的心内膜，收到较好效果，肝硬化前可作心脏移植。

【健康处方】

1. 主要避免劳累和呼吸道感染，预防心力衰竭，避免栓塞等并发症。

2. 需手术治疗者应转院治疗。

致心律失常型右室心肌病

本病旧称为致心律失常右室发育不良，其特征为右室心肌被进行性纤维脂肪组织所取代的一种原因不明的心肌疾病。早期呈典型的区域性，逐渐可累及整个右心室甚至部分左心室，而室间隔相对很少受累。本病常为家族性发病。

【诊断要点】

1. 病人常以症状性心律失常特别是室性心动过速就诊。部分儿童和青年首发症状为晕厥、猝死，常发生在体力活动时。

2. 体格检查大多无明显异常发现，少数可闻及第四心音或第三心音，亦可闻及第二心音宽分裂。可有右心室扩大。

3. X线检查 约半数病人心脏可呈球形增大。

4. 心电图检查

(1)V_1 导联 QRS 波群时限＞0.11 秒，诊断敏感性本病达 100%，特异性为 55%。通常 V_1 导联 QRS 波群时限宽于Ⅰ、V_6 导联的 QRS 波群。反映右心室激动延迟。

(2)可有不完全或完全性右束支传导阻滞。

(3)30%的病人在 QRS 波群终末部分(常见于 V_1 导联)可见一直立的尖波，系因右心室的一部分激动延迟所产生。

(4)半数病人右胸导联 T 波倒置。

(5)可有室性期前收缩、室性心动过速、室颤。

5. 超声心动图检查与放射性核素心室造影为诊断本病的两项最主要的无创伤性检查方法。若上述两项检查结果均显示右心室与左心室的收缩末期容量比＞1.8，或运动时右心室射血分数＜0.50，或运动时右心室壁运动记分＞1，几乎可以肯定本病的诊断。

此外，还可进行磁共振心肌显像及心内膜、心肌活检。

【治疗措施】

控制心律失常应用索他洛尔、维拉帕米、胺碘酮及β受体阻断药对本病治疗有效，胺碘酮与其他抗心律失常药物合用是预防本病病人室性心动过速复发的最有效药物。对室速病人也可采取导管射频消融。高危病人可植入埋藏式自动复律除颤器或行外科手术如右心室游离壁分离术及心脏移植以提高生存率。

病毒性心肌炎

心肌炎指心肌中有局灶性或弥漫性的急性、亚急性或慢性炎性病变。心肌炎分为感染性和非感性两大类。近年来，风湿热和白喉等所致心肌炎逐渐减少，而病毒性心肌炎的发病率显著增多。

【诊断要点】

1999年全国心肌炎心肌病专题研讨会提出的成人急性心肌炎诊断参考标准如下：

1. 病史和体征　在上呼吸道感染、腹泻等病毒感染后3周内出现心脏表现，如出现不能用一般原因解释的感染后严重乏力、胸闷、头晕（心排血量降低）、心尖部第一心音明显减弱、舒张期奔马律、心包摩擦音、心脏扩大、充血性心力衰竭或阿-斯综合征等。

2. 上述感染后3周内出现下列心律失常或心电图改变者。

(1) 窦性心动过速、房室传导阻滞、窦房阻滞或束支阻滞。

(2) 多源、成对室性期前收缩，自主性房性或交界性心动过速，阵发或非阵发性室性心动过速，心房或心室扑动或颤动。

(3) 两个以上导联ST段呈水平型或下降型下移≥0.05 mV或ST段异常抬高或出现异常Q波。

3. 心肌损伤的参考指标　病程中血清心肌肌钙蛋白I或肌钙蛋白T（强调定量侧定）、肌酸激酶同功酶（CK-MB）明显增高。超声心动图示心腔扩大或室壁活动异常和（或）核素心功能检查证实左室收缩或舒张功能减弱。

4. 病原学依据

(1) 在急性期从心内膜、心肌、心包或心包穿刺液中检测出病毒、病毒基因片段或病毒蛋白抗原。

(2) 病毒抗体第2份血清中同型病毒抗体（如柯萨奇B组病毒中和抗体或流行性感冒病毒血凝抑制抗体等）滴度较第1份血清升高4倍（2份血清应相隔2周以上）或一次抗体效价≥640者为阳性，320者为可疑（如以1∶32为基础者则宜以≥256为阳性，128为可疑阳性，根据不同实验室标准作决定）。

(3) 病毒特异性IgM（免疫球蛋白M）以≥1∶320者为阳性（按各实验室诊断标准，需在严格质控条件下）。如同时有血中肠道病毒核酸阳性者更支持有近期病毒感染。

注：同时具有上述1. 2. ［(1)、(2)、(3)中任何一项］、3. 中任何两项。在排除其他原因心肌疾病后临床上可诊断急性病毒性心肌炎。如具有4项中的第1项者可从病原学上确诊急性病毒性心肌炎；如仅具有4. 中第(2)、(3)项者，在病原学上只能拟诊为急性病毒性心肌炎。

如病人阿-斯综合征发作、充血性心力衰竭伴或不伴心肌梗死样心电图改变、心源性休克、急性肾衰竭、持续性室性心动过速伴低血压发作或心肌心包炎等在内的一项或多项表现，可诊断为重症病毒性心肌炎。如仅在病毒感染后3周内出现少数期前收缩或轻度T波改变，不宜轻易诊断为急性病毒性心肌炎。

对难以明确诊断者，可进行长期随访。有条件时可做心内膜心肌活检进行病毒基因检测及病理学检查。

在考虑病毒性心肌炎诊断时，应除外β受体功能亢进、甲状腺功能亢进症、二尖瓣脱垂综合征及影响心肌的其他疾患如风湿性心肌炎、中毒性心肌炎、冠心病、结缔组织病、代谢性疾病以及克山病（克山病地区）等。

【治疗措施】

1. 心力衰竭时使用利尿药、血管扩张药、血管紧张素转换酶抑制药等。但应用洋地黄时须谨慎，且从小剂量开始。通常剂量应为常规用量的1/3～1/2。合用利尿药时，应注意监测血钾浓度，适当补钾。

2. 心律失常，如高度或完全性房室传导阻滞、快速室性心律失常或窦房结功能损害而出现晕厥或明显低血压时可考虑使用临时起搏器或电复律。其他类型心律失常者,根据心律失常类型选择药物治疗。

3. 糖皮质激素　目前不主张早期使用,但对有高度房室传导阻滞、难治性心力衰竭、重症病人或考虑有自身免疫的情况下则可应用。

4. 近年来用黄芪、牛磺酸、泛癸利酮(辅酶 Q_{10})(20～60 mg,每日 3 次口服)等中西医结合治疗病毒性心肌炎有抗病毒、调节免疫和改善心脏功能等作用,具有一定疗效。

5. 促进心肌代谢药物　如三磷酸腺苷 10～20 mg,或辅酶 A50U,或肌苷 200～400 mg,或环化腺苷酸 20～40 mg,或细胞色素 C15 mg,以及大剂量维生素 C 每日每千克体重 100～200 mg 溶于 10%葡萄糖液 500 ml 静脉滴注,一般用 2～4 周。

6. 近年来提出用干扰素或干扰素诱导剂预防和治疗心肌炎。因其具有抗病毒调节免疫作用,但价格昂贵,非常规用药。此外,也可用免疫核糖核酸每周 6 mg 皮下注射或胸腺素 10 mg 每天 1 次肌内注射。

7. 心源性休克的处理　若循环血量不足,应及时补充血容量,如血压仍不稳定,可给予各种血管活性药物,如多巴胺、多巴酚丁胺、间羟胺等,并在血流动力学监测下调整补液量及药物剂量。可加用糖皮质激素。

【健康处方】

病毒性心肌炎病人应卧床休息,卧床休息的时间视病情轻重、实验室检查和心电图等检查提示的病情而决定。有严重心律失常、心力衰竭的病人,卧床休息 1 个月,半年内不参加体力活动;无心脏形态、功能改变者,3 个月内不参加体力活动。进易消化和富含维生素及蛋白质食物。

该病预后一般良好 ,大多数病人经适当治疗和休息能完全恢复,极少数死于充血性心力衰竭、心源性休克或因严重心律失常而猝死。少数病人急性发病后炎症持续存在,病变继续进展,转变为迁延性或慢性心肌炎,其中部分可演变为扩张型心肌病。

胃食管反流病

胃食管反流病是指过多的胃、十二指肠内容物反流入食管引起烧心、胸痛等症状,并可导致食管炎和咽、喉、气道等食管以外的组织损害的疾病。目前认为食管末端环形肌束一过性松弛(正常情况下食管下端为一高压区)是引起胃一食管反流的主要原因。

【诊断要点】

1. 临床表现

(1) 烧心和反酸:为常见症状,烧心是指胸骨后或剑突下烧灼感,往往胸骨下段向上伸延。往往餐后 1 小时出现,卧位、弯腰或腹压增高时可加重。

(2) 吞咽困难:由食管痉挛或功能紊乱引起,呈间歇性,进食固体或液体食物均可发生,食管狭窄引起者可呈持续性进行性加重。

(3) 吞咽痛:严重食管炎或并发食管溃疡,可伴吞咽疼痛。

(4) 胸骨后痛:疼痛发生在胸骨后或剑突下,严重时剧烈刺痛,可放射到后背、胸部、肩部、颈部、耳后,应与心绞痛鉴别。

(5) 其他:癔球症表现咽部不适，异物感、堵塞感,但无真正意义上的吞咽困难,常伴有咽喉炎、声音嘶哑、气管炎和肺炎,甚至出现肺间质纤维化、哮喘。

2. 内镜检查　是最准确的检查方法，能确立胃食管反流病的诊断，但当未见到食管炎黏膜改变时不能排除胃食管反流病，只要存在典型的症状，同时排除了心源性胸痛等疾病，可诊断为内镜阴性的胃食管反流病。遇普通内镜检查有疑问时最好做染色内镜检查。

3. 分级　洛杉矶分级法：A 级为单个或几个非融合性病变，表现为红斑或浅表糜烂病变<5 mm；B 级为浅表糜烂病变>5 mm，但未弥漫或环周；C 级为融合性病变，<75%的周径；D 级为病变弥漫环周，> 75%的周径，表现为溃疡、狭窄、食管缩短及 Barrett 食管。

4. 24 小时食管 pH 监测是诊断胃食管反流病的重要诊断方法，一般认为正常食管内 pH 为 5.5～7.0，当 pH<4 时被认为是酸反流指标。

5. 食管吞钡 X 线检查　诊断敏感性不高，但可排除食管癌等其他食管疾病，对严重反流性食管炎可发现阳性 X 线征。

6. 食管测压　测定 LES 的长度和部位、食道下段括约肌收缩压、食道下段括约肌松弛压、食管体部压力及食管上括约肌压力等。LES 静息压为 10～30 mmHg，如 LES 压<6 mmHg 易导致反流。

7. 鉴别诊断　与心绞痛鉴别，可作心电图和运动试验；还需与一些肺部、纵隔疾病如非季节性哮喘相鉴别。

【治疗措施】

1. 一般治疗　将床头端的床脚略抬高，餐后尽量采取立位，减少腹压增高的因素如肥胖、便秘、剧烈咳嗽、紧束腰带，避免应用降低 LES 压的药物及影响胃排空延迟的药物如硝酸甘油制剂、钙通道阻断药、氨茶碱、β_2-受体激动剂等。

2. 药物治疗　H_2 受体拮抗剂，雷尼替丁每次 150 mg，每日 2 次，或一次 300 mg，睡前 1 次口服；法莫替丁每次 20 mg，每日 2 次口服，适用于轻、中症病人。质子泵抑制剂适用于症状重、有严重食管炎的病人，奥美拉唑每次 20～40 mg，每天 1 次口服（如为片剂应整片吞服）；兰索拉唑每次 15～30 mg，每天 1 次口服；泮托拉唑每次 40 mg，每天 1 次早晨口服，疗程 8～12 周，疗效不佳可与促胃肠动力药合用：莫沙必利每次 5～10 mg，每日 3 次，饭前口服；多潘立酮（吗丁啉）每次 5～10 mg，每天 3～4 次饭前口服。老年人使用后两种药需注意观察，适当减量用药。对停药后易复发、伴有食管炎并发症（食管溃疡、食管狭窄、Barrett食管）的病人应维持治疗，维持治疗药物有 H_2 受体拮抗剂、质子泵抑制剂、莫沙必利，其中以质子泵抑制剂效果最好。

3. 抗反流手术治疗　外科可做胃底折叠手术。

4. 内镜治疗　病理提示 Barrett 食管或有重度异型增生改变可内镜下治疗，如局部黏膜切除、氩离子凝固治疗等。

5. 并发症的治疗　食管狭窄可行内镜下食管扩张术、手术切除，对年轻病人考虑抗反流手术。Barrett 食管应积极药物治疗（必须使用质子泵抑制剂治疗及长程维持治疗），加强随访，早期识别异型增生，发现重度异型增生或早期食管癌应及时手术切除。

【健康处方】

1. 减轻症状和预防并发症，科学的生活方式及饮食习惯很重要，首先要戒烟戒酒，少食多餐。

2. 饭后不要立即去睡觉，最好 2 小时后再休息，睡觉时应抬高床面头侧的高度约 15°左右。

3. 肥胖的病人要配合减肥。

4. 少吃酸性的食物和甜食，同时高脂食品以及巧克力、咖啡、可口可乐因容易诱发该病，也应减少食用。

5. 对 Barrett 食管、伴有异型增生的食管炎应定期复查胃镜、严密随访。

胃 炎

胃炎是指任何病因所致的胃黏膜的炎症，分为急性胃炎和慢性胃炎。

（一）急性胃炎

急性胃炎是多种病因所引起的急性胃黏膜的炎症。急性发病，以上腹部症状为突出表现。急性胃炎可分为 3 类。第一类指幽门螺杆菌感染所致的急性胃炎，表现为一过性的上腹部症状，难以及时确认和治疗，但可以发展为慢性胃炎；第二类指其他病原体及其毒素所致（非幽门螺杆菌）的急性胃炎，当伴有肠炎症状，如腹泻、腹痛 、肠鸣音亢进时称为急性胃肠炎。本节主要讨论第三类急性胃炎，即急性糜烂出血性胃炎。

【诊断要点】

1. 常有诱因，服用某些药物，如非类固醇抗炎药（如阿司匹林）、某些抗肿瘤药、口服氯化钾制剂、铁剂等；急性应激状态，如严重创伤、大手术、大面积烧伤、颅内病变、败血症及其他严重脏器病变或多功能衰竭；大量饮酒也是其诱因。

2. 急性起病，主要症状为上腹部不适、腹痛、恶心、呕吐及厌食，如出现呕血（呕吐物可呈咖啡渣样）、黑粪、血便表明存在上消化道出血。

3. 实验室检查常见红细胞计数、血红蛋白下降，大便隐血试验阳性。

4. 确诊有赖急诊胃镜检查，可见胃黏膜弥漫分布的多发性糜烂、出血甚至溃疡。

5. 该病需与急性腐蚀性胃炎（有服强酸、强碱史）、胆囊炎、胆石症鉴别，还应与发病初期的急性阑尾炎、大叶性肺炎、心肌梗死等鉴别。

【治疗措施】

1. 如发生休克应当首先积极抢救休克（详见上消化道出血章节）。

2. 止血治疗和抑制胃酸分泌、保护胃黏膜（详见消化性溃疡章节）。

3. 卧床休息，流质饮食，必要时禁食。

4. 支持治疗　维持酸碱平衡，休息，禁食或流质饮食。

5. 祛除病因（如停用某种药物），积极治疗引起应激状态的原发病。

【健康处方】

1. 尽量不服用或少服用对胃黏膜有损害作用的药物。

2. 戒酒。

3. 对处于急性应激状态病人可预防性用药（如奥美拉唑 40 mg，每日 1～2 次，静脉注射或静脉滴注）。

4. 插入胃管可以观察引流液的性状，了解出血情况，必要时可以注入止血药物，如凝血酶冻干粉，使用等渗盐水或温开水（不超 37℃）溶解成 10～100 U/ml 的溶液，局部灌注，根据出血部位及程度增减浓度、次数。

5. 对于原发病难以控制或可能再次发生上消化道大出血者，在积极抗休克、维持血压稳定的同时创造条件转诊至上级医院。

（二）慢性胃炎

慢性胃炎是各种原因引起的胃黏膜的慢性炎症，分为慢性浅表性胃炎、慢性萎缩性胃炎和特殊类型慢性胃炎 3 大类。以慢性浅表性胃炎最常见，它是指不伴有胃黏膜萎缩性改变、胃黏膜层有以淋巴细胞和浆细胞为主的慢性炎症细胞浸润的慢性胃炎。幽门螺杆菌感染是这类慢性胃炎的主要病因。慢性萎缩性胃炎是指胃黏膜已发生了萎缩性改变的慢性胃炎，常伴有肠上皮化生。该型胃炎又可再分为多灶萎缩性胃炎和自身免疫性胃炎两大类。

【诊断要点】

1. 病因和诱因　幽门螺杆菌感染、长期服用损害胃黏膜药物及饮酒、高盐饮食和缺乏新鲜蔬菜、水果等等。

2. 上消化道症状　上腹部不适、隐痛、饱胀、嗳气，常餐后明显，可有反酸等类似消化性溃疡的症状。病程长，迁延反复，一般大于半年。自身免疫性胃炎（萎缩性胃炎的一种）可有明显厌食、体重下降，存在恶性贫血时可出现舌萎缩和周围神经病变。

3. 确定诊断主要依赖于胃镜检查和胃黏膜活检。

4. 胃镜检查见浅表性胃炎胃窦黏膜红白相间，以红相为主，花斑状，白色分泌物增多；萎缩性胃炎时胃窦黏膜红白相间，以白相为主，黏膜菲薄，可有血管透见，如有小凹上皮增生可见颗粒状小结节。

5. 胃黏膜活检病理检查见到胃黏膜层以淋巴细胞和浆细胞为主的慢性炎症细胞浸润，如较多的中性粒细胞浸润称为慢性活动性胃炎。萎缩性胃炎可见腺体破坏、萎缩、消失，黏膜变薄；萎缩常伴有肠化生，表现为胃固有腺体为肠腺样腺体所代替；出现胃黏膜细胞增生和发育异常，称为异型增生，是一种胃癌的癌前病变。

6. 幽门螺杆菌（HP）检测有助于病因诊断。

7. 怀疑自身免疫性胃炎应检测相关自身抗体（壁细胞抗体、内因子抗体等）及血清胃泌素。

8. 慢性胃炎应与功能性消化不良、慢性胆囊炎、胃癌等进行鉴别。

【治疗措施】

1. 根除幽门螺杆菌治疗　适应证为存在幽门螺杆菌感染的慢性胃炎病人，尤其是存在明显异常的慢性胃炎（胃黏膜有糜烂、中至重度萎缩、肠化生及异型增生）、有胃癌家族史、伴糜烂性十二指肠炎和消化不良症状经过常规治疗疗效不佳的病人（根除幽门螺杆菌治疗方案详见消化性溃疡章节）。

2. 反酸、上腹部疼痛症状可予抑制胃酸治疗　雷尼替丁每次 150 mg，每日 2 次，口服；或奥美拉唑，每次 20 mg，每日 1～2 次，口服。

3. 上腹部不适餐后明显、隐痛症状为主，可用胃黏膜保护药

（1）硫糖铝每次 1.0 g，每日 4 次，口服。

（2）胶体次枸橼酸铋每次 150 mg（以铋计），每日 4 次，餐前 1 小时及睡前口服。

（3）枸橼酸铋钾胶囊，每次 1 粒（以铋计 110 mg），每日 4 次，前 3 次于三餐前半小时，第 4 次于晚餐后 2 小时服用；或早晚各 2 粒口服，每日 2 次。服药期间大便呈灰黑色，停药后即自行消失。

（4）铝碳酸镁咀嚼片，每次 0.5～1.0 g，每日 3 次，餐后 1～2 小时、睡前或胃部不适时咀嚼后咽下。

4. 饱胀、嗳气症状为主可用促胃肠动力药

(1) 甲氧氯普胺(胃复安)可显著增强胃和食管蠕动、促进胃排空,另有较明显的抗呕吐作用,每次 10 mg,每日 2～3 次,口服(剂量大时可引起锥体外系的不良反应,儿童发生率较高)。

(2) 多潘立酮每次 10 mg,每日 3～4 次,口服。

(3) 莫沙必利为 5－HT_4受体激动剂,对全消化道有促动力作用,每次 5～10 mg,每日 3～4次,饭前及睡前口服;另有西沙必利每次 10 mg,每日 3 次,饭前口服,但有严重心脏病病人、心电图显示 Q－T 时间延长、低血钾及低血镁者禁用此药。现有新型胃肠动力药盐酸伊托必利(瑞复啉),成人每次 50 mg,每日 3 次,饭前服用,根据年龄症状适量酌减。

5. 伴有消化不良者可加用复合酶片、复方阿嗪咪特等助消化药。

6. 猴头菌片、甘珀酸钠(生胃酮)等中药均可试用。这些药物除对症治疗作用外,对胃黏膜上皮修复及消除炎症也有一定作用。

7. 缺铁性贫血病人可口服硫酸亚铁、琥珀酸亚铁薄衣片(速力菲)等补铁剂,亦可肌内注射右旋糖酐铁针剂(注意需要深部肌内注射)。患有自身免疫性胃炎出现恶性贫血时可注射维生素 B_{12}。

【健康处方】

1. 避免进食对胃黏膜有强刺激的饮食及药品。

2. 注意饮食卫生,分餐进食为宜,预防幽门螺杆菌感染。

3. 防止暴饮暴食,养成定时定量的饮食习惯。

4. 戒烟忌酒。

5. 积极治疗口腔、鼻咽部的慢性疾患。

6. 目前对慢性萎缩性胃炎、肠化生无特效治疗方法,补充叶酸等维生素有一定益处,同时提倡进食新鲜的蔬菜和水果。

7. 胃黏膜细胞轻度、中度异型增生是可逆的,除给予上述积极治疗以外,关键在于定期随访,进行胃镜检查,必要时采用内镜下染色的方法及早发现恶性病变。

8. 重度异型增生宜采用预防性手术,如内镜下胃黏膜切除术(EMR)。

消化性溃疡

消化性溃疡指发生在胃和十二指肠球部的慢性溃疡,即胃溃疡和十二指肠溃疡,其溃疡的形成与胃酸和胃蛋白酶的消化作用有关。溃疡是指黏膜缺损超过黏膜肌层,时常穿入甚至穿通其他各层,愈合后留瘢痕。本病可发生于任何年龄,十二指肠溃疡多见于青壮年,而胃溃疡多见于中老年,胃溃疡发病高峰比十二指肠溃疡约晚 10 年。男性患病比女性较多。临床上十二指肠溃疡比胃溃疡多见,两者之比约为 3∶1,在胃癌高发区胃溃疡所占的比例有增加。近十多年来大量研究充分证明,幽门螺杆菌(HP)感染是消化性溃疡的主要病因。消化性溃疡的最终形成是由于胃酸-胃蛋白酶自身消化胃黏膜所致。

【诊断要点】

1. 症状、体征　上腹痛为主要症状,部位多位于中上腹;腹痛范围直径 2.0～10.0 cm;性质可为钝痛、灼痛、胀痛、剧痛,有的为“堵胀感”、饥饿样不适感;十二指肠溃疡节律为疼痛→进食→缓解→疼痛(饥饿痛),胃溃疡为疼痛→缓解→进食→疼痛。部分病人疼痛还会在午

夜发生(夜间痛),十二指肠溃疡病人较多见。部分病人无上述典型表现的疼痛,而仅表现为无规律性的上腹隐痛或不适。

2. 病史特点 ①呈慢性病程,持续时间长。②上腹痛症状呈周期性发作:病程中发作期与缓解期交替,发作期可达数周至数月不等;发作的季节为冬秋和冬春之交,甚至整个冬季都在发作期中,药物、疲劳、情绪、呼吸道感染、饮食不当、纵酒、受凉均可诱发。③发作时上腹部疼痛呈节律性,上腹痛常可在服用抗酸药后缓解。

3. 特殊类型的消化性溃疡

(1) 无症状性溃疡:占15%~35%,老年人多见。

(2) 老年性消化性溃疡:发病率有增高的趋势,症状不典型,无症状者多见,疼痛多无规律,食欲不振、恶心、呕吐、体重减轻、贫血等症状较突出。

(3) 复合性溃疡:胃和十二指肠同时发生的溃疡,伴发幽门梗阻发生率较高。

(4) 球后溃疡:夜间痛及背部放射痛多见、疗效差、易并发出血。

(5) 幽门管溃疡:症状常不典型,餐后痛多见,对抗酸药反应差,易出现呕吐、幽门梗阻、出血和穿孔。

4. 胃镜检查及黏膜活检病理改变

(1) 好发部位:十二指肠球部(球部前壁更多见)、胃小弯(窦部、窦体交界处常见)。

(2) 形态、数目:圆形、椭圆形多见,一般直径<1.0 cm,如直径>2.0 cm称为巨大溃疡;通常溃疡边缘光整,底部洁净,上覆灰白或灰黄纤维蛋白渗出物。

(3) 累及范围:溃疡浅者累及黏膜肌层,深者达肌层甚至浆膜层;溃破至血管可出血;溃疡如累及肌层达浆膜层可穿孔;愈合时黏膜重建,肉芽组织纤维化成瘢痕,如发生在十二指球部易造成幽门梗阻。

5. X线钡餐检查 龛影是直接征象,对溃疡有确诊价值,活动性出血是钡餐检查的禁忌证。

6. 幽门螺杆菌检查

(1) 侵入性:快速尿素酶试验是首选的方法(操作简便、费用低),一般在做胃镜检查时进行,所取组织块与试剂接触一分钟后就可以得出结果;另有组织学检查、黏膜涂片染色镜检、幽门螺杆菌培养等检测方法。

(2) 非侵入性:^{13}C或^{14}C-尿素呼气试验、血清学检查、粪便幽门螺杆菌抗原检测。

7. 胃液分析和血清胃泌素测定 胃液分析提示基础酸排量(BAO)和最大酸排量(MAO)明显高于正常人,血清胃泌素测定有利于排除胃泌素瘤。

8. 鉴别诊断 消化性溃疡需与胃炎、胃癌、胃泌素瘤、慢性胆囊炎、胆石症、功能性消化不良以及钩虫病等鉴别。

9. 演变与转归 溃疡修复愈合一般需4~8周。当溃疡发展损伤血管时出现上消化道出血。溃疡如穿透浆膜层时并发消化道穿孔,若穿孔发生于消化管后壁则易与胰、肝、横结肠粘连称为穿透性溃疡。溃疡瘢痕收缩或浆膜层与周围组织粘连使病变部位畸形,最常见为反复十二指肠溃疡所致幽门狭窄甚至幽门梗阻。胃溃疡可以恶变(1%以下)。

【治疗措施】

1. 抑制胃酸分泌 抗酸剂及抑制胃酸分泌的药物,如奥美拉唑每次20 mg,每日1~2次口服,每日晨起吞服或早晚各1次,一个疗程6~8周;雷尼替丁每次150 mg,每日2次口服,或每次300 mg,每日1次,睡前口服,一个疗程6~8周。

2. 保护胃黏膜　枸橼酸铋钾，具有保护黏膜的作用和杀灭幽门螺杆菌的作用，目前同类产品很多。用法为每次 110 mg（以铋计），每日 4 次口服，前 3 次于三餐前半小时、第 4 次于晚餐后 2 小时服用。一个疗程 4～6 周；硫糖铝每次 0.75 g～1.0 g，每天 3～4 次，睡前及空腹服用；氢氧化铝凝胶每次 10～20 ml，每日 4 次口服；米索前列醇（喜克溃）每次 200 μg，每日 4 次口服，一个疗程 4～8 周。

3. 根除幽门螺杆菌治疗　凡有幽门螺杆菌感染的消化性溃疡，无论初发或复发、活动或静止、有无并发症，均应予以根除幽门螺杆菌治疗，而且必须联合用药。根治幽门螺杆菌三联方案：一种质子泵抑制剂（如奥美拉唑）或一种铋剂（胶体次枸橼酸铋每次 120 mg，每日 4 次口服）合用两种抗细菌药物（羟氨苄青霉素每次 1.0 g，每日 2 次口服；或克拉霉素每次 0.5 g，每日2 次口服；甲硝唑每次 0.4 g，每日 2 次口服；或替硝唑每次 0.5 g，每日 2 次口服；或呋喃唑酮每次 0.1 g，每日 2 次口服），一个疗程 7～10 天。

4. 溃疡复发的预防　去除危险因素、确定幽门螺杆菌是否根除、维持治疗指征有：①不能停用非类固醇抗炎药（NSAID）的溃疡病人，无论 HP 阳性还是阴性；②幽门螺杆菌相关溃疡，幽门螺杆菌未能被根除；③幽门螺杆菌相关溃疡，幽门螺杆菌虽已被根除，但曾有严重并发症的高龄、有严重伴随病的病人；④幽门螺杆菌阴性的溃疡（非幽门螺杆菌、非 NSAID 溃疡）。维持治疗可选用一种抑制胃酸分泌药或一种胃黏膜保护剂，服用 2～3 个月。

5. 并发症的治疗

（1）上消化道出血：是最常见的并发症。十二指肠溃疡的并发症高于胃溃疡，十二指肠球部后壁和球后溃疡易伴有出血。需与急性糜烂性胃炎、食管胃底静脉曲张破裂、贲门黏膜撕裂症和胃癌出血相鉴别。出血治疗见上消化道出血一节。

（2）穿孔：分为急性、亚急性和慢性 3 类。急性穿孔常位于十二指肠前壁和胃前壁，引起急性腹膜炎，应及时选择外科治疗，同时要与急性阑尾炎、急性胰腺炎、宫外孕、缺血性肠病相鉴别。

（3）幽门梗阻：主要症状是上腹部不适和呕吐。因黏膜明显充血水肿所致者为功能性幽门梗阻，可以内科保守治疗观察，但因溃疡瘢痕所致幽门梗阻则应选择外科手术治疗。

（4）癌变：长期胃溃疡病史、年龄大于 45 岁、溃疡顽固不愈者应警惕胃癌癌变，需及时内镜下活检，病理确诊一般采取手术治疗。

6. 外科治疗适应证　消化性溃疡出现急性穿孔、大出血，内科治疗无效或幽门梗阻者，胃溃疡严格内科治疗 8～12 周溃疡不愈合；半年至一年内复发以及巨大溃疡或高度怀疑恶性变者。

【健康处方】

1. 戒除烟酒嗜好及不良生活习惯，进餐应有规律，少吃多餐，停止进食一切对胃黏膜有刺激作用的食品，如辣椒、过咸的食物、浓茶、咖啡，牛乳与豆浆可刺激胃酸分泌，故不宜多服。

2. 尽可能停用损伤胃黏膜的药物如非类固醇抗炎药（阿司匹林等）。

3. 急性发作期应注意休息，劳逸结合，避免精神紧张及情绪不稳定，必要时可给予镇静剂。

4. 根除幽门螺杆菌感染，正确服用各类抗 HP 药物，应给予合理搭配的联合用药。

5. 定期复查，遇有症状明显变化或出现并发症，应及时就诊检查。

6. 胃溃疡有一定的癌变率，病人出现腹痛的节律变化、消瘦和大便隐血试验阳性时应及时检查。

7. 少数溃疡型胃癌会出现短暂的假性愈合，应注意与消化性溃疡鉴别，对疑似病例缩短胃镜复查间隔时间并同时取活检做病理检查。

肝硬化

肝硬化是一种以肝组织弥漫性纤维化、假小叶和再生结节形成为特征的慢性肝病。临床上有多系统受累，以肝功能损害和门静脉高压为主要表现，晚期常出现消化道出血、肝性脑病、继发感染等严重并发症。

【诊断要点】

1. 病史

(1) 既往可有病毒性肝炎病史或肝炎持续多年，以乙型及丙型病毒性肝炎多见，甲型、戊型病毒性肝炎一般不会导致肝硬化。

(2) 长期大量饮酒(每日摄入乙醇 80 g 达 10 年以上)可由脂肪肝、乙醇性肝炎发展成为肝硬化。

(3) 胆汁淤积：持续肝内淤胆或肝外胆管阻塞时，可引起原发性或继发性胆汁性肝硬化。

(4) 肝脏血循环障碍：慢性充血性心力衰竭、缩窄性心包炎、肝静脉和(或)下腔静脉阻塞，可致肝细胞长期淤血缺氧、坏死，最终演变成淤血性肝硬化。

(5) 工业毒物或药物：长期接触四氯化碳、磷、砷等或服用甲基多巴、四环素等，可引起中毒性肝炎，最终演变为肝硬化。

(6) 代谢障碍：如肝豆状核变性(Wilson 病)、血色病。

(7) 营养障碍：慢性炎症性肠病、长期食物中缺乏蛋白质、维生素、抗脂肪肝物质等，可引起吸收不良和营养失调、肝细胞脂肪变性和坏死。

(8) 免疫紊乱：自身免疫性肝炎可进展为肝硬化。

(9) 血吸虫病：血吸虫卵在门静脉分支中堆积，造成肝窦前区门静脉高压，发展为血吸虫性肝纤维化。

2. 临床表现　肝功能代偿期症状较轻，缺乏特异性。以乏力和食欲减退出现较早，且较突出，可伴有腹胀不适、恶心、上腹部隐痛、轻微腹泻等。失代偿期主要是肝功能减退表现和门脉高压表现。

(1) 肝功能减退表现：①全身表现：一般情况与营养状况较差，消瘦乏力，精神不振，严重者衰弱而卧床不起。皮肤干枯，面色黝黯无光泽(肝病面容)，可有不规则低热、夜盲及浮肿等。②消化道表现：食欲不振，甚至厌食，进食后常感上腹饱胀不适、恶心和呕吐，对脂肪和蛋白质耐受性差，稍进油腻肉食易引起腹泻，病人因腹水和胃肠积气终日腹胀难受。部分病人有轻度至中、重度黄疸。③出血倾向及贫血：鼻出血、牙龈出血、皮肤紫癜和胃肠道出血等倾向，病人常有不同程度的贫血。④内分泌功能异常：雄、雌激素平衡失调可引起周围毛细血管扩张、蜘蛛痣 、肝掌、男性乳房发育、女性月经失调、闭经；醛固酮升高、抗利尿激素增多及肾上腺皮质功能减退皮肤色素沉着。⑤胆汁分泌、排泄障碍：黄疸的程度往往反映病情的轻重。⑥神经精神症状：肝性脑病有意识障碍、神经系统表现、脑电图的改变和扑翼样震颤。

(2) 门脉高压表现：脾肿大及脾功能亢进，伴有白细胞、血小板和红细胞计数减少；侧支循环的建立与开放，即食管胃底静脉曲张，痔静脉扩张，腹壁静脉曲张，脐周有水母头样改变；腹水的形成是肝硬化最突出的临床表现。

3. 体格检查　①肝脏触诊早期表面尚平滑，晚期可触及结节，质地较硬，通常无压痛；②脾脏触诊时脾肿大；③中量以上腹水时移动性浊音阳性。

4. 实验室检查　谷丙转氨酶 ALT(GPT)、谷草转氨酶 AST(GOT)升高、血清胆红素升高、白蛋白降低、球蛋白升高、白蛋白/球蛋白的比值下降及倒置，血清前白蛋白下降；凝血酶原时间延长；血清胆固醇下降，胆碱酯酶下降，血清Ⅲ型前胶原肽(PⅢP)，透明质酸升高、层粘连蛋白升高，自身抗体及肝炎病毒标记阳性。

5. 影像学检查　超声波探查常提示门脉静脉主干内径＞1.3cm 脾静脉内径＞0.8cm，肝内光点增多、增强，颗粒粗大，肝内血管走向紊乱，肝包膜不光整，脾肿大，可有腹水。X线钡餐检查往往见到食管下段呈虫蚀状、蚯蚓状充盈缺损。CT、MRI 检查可见早期肝肿大，晚期肝左、右叶比例失调，左叶增大，右叶萎缩，肝脏密度高，肝表面不平整，脾肿大，肝功能失代偿时常见到腹水。

6. 肝硬化病理改变　肝硬化肝硬化大体病理根据结节形态分为 3 型：①小结节性肝硬化；②大结节性肝硬化；③大小结节混合性肝硬化。病理活检肝穿刺活组织检查可见有假小叶形成，自汇管区和肝包膜有大量纤维结缔组织增生，形成纤维间隔，包绕再生结节或将残留肝小叶重新分割，改建成为假小叶。后者是肝硬化已经形成的典型形态改变。

7. 鉴别诊断　①与存在肝脾肿大的疾病进行鉴别，如慢性肝炎、原发性肝癌、白血病、肝吸虫病、包虫病；②与存在腹水或腹部胀大的疾病进行鉴别，如结核性腹膜炎、缩窄性心包炎、慢性肾炎、腹腔内脓肿；③还需与肝硬化并发症(上消化道出血、肝肾综合征、肝性脑病等)有类似表现的疾病进行鉴别。

【治疗措施】

1. 祛除病因和并发症的诱因　及早诊断，针对病因治疗，如治疗肝炎，严格戒酒，停用损害肝脏药物，避免劳累、大量使用利尿药等。

2. 支持治疗　病情较重者可应用复方氨基酸、人血白蛋白或新鲜冰冻血浆等。

3. 辅助治疗　甘草酸二铵每次 150 mg，每日 1 次，以 10%葡萄糖注射液 250 ml 稀释后缓慢静脉滴注；还原型谷胱甘肽每次 1 200～1 800 mg，每日 1 次，缓慢静脉滴注；多烯磷脂酰胆碱注射液成人每次 5～10 ml，每日一次，缓慢静脉注射，注意若要静脉输液只能用不含电解质的葡萄糖溶液如 5%或 10%葡萄糖溶液配制。肌苷胶囊，成人每次 200～600 mg，每日3次口服；马洛替酯缓释片每次 0.3g，每日 2 次，口服；硫普罗宁每次 100～200 mg，每日 3 次口服，2～3 月为1疗程；一些中医药如丹参、虫草菌丝等对改善肝功能有一定作用。

4. 抗肝纤维化药物应用　秋水仙碱(每次 1～2 mg，每日 1 次口服，1 月 1 疗程)，因毒副作用较大目前已很少用。

5. 腹水的治疗

(1) 限制水、钠的摄入：给无盐或低盐饮食，每日摄入氯化钠 1.2～2.0 g，进水量宜限制在每日 1 000 ml 左右，如有显著低钠血症，则应限制在 500 ml 以内。

(2) 应用利尿药：螺内酯(安体舒通)开始 100 mg 每日口服，最大剂量每日 400 mg；呋塞米(速尿)开始每天 20 mg 口服，最大剂量每日 160 mg，呋塞米单独使用时应同时服用氯化钾。使用螺内酯和呋塞米的剂量比例为 100∶40。利尿治疗以每天体重减轻不超过 0.5 kg

为宜。利尿速度不宜过猛，以免诱发肝性脑病、肝肾综合征。腹水渐消退时可将利尿药逐渐减量。

(3) 对利尿药耐药和难治性腹水者，如无其他并发症(肝性脑病、上消化道出血、感染)、无出血倾向可放腹水，每次 4 000～6 000 ml，如同时输注人血白蛋白(放 1 000 ml 腹水应输注 8～10 g 人血白蛋白)能提高疗效。

(4) 腹水浓缩回输方法简便，但需在严格无菌的条件下进行，有心肺功能不全、消化道出血、严重凝血障碍为禁忌，当腹水感染或为癌性腹水时亦不能采用此方法。

(5) 腹腔-颈静脉引流术和经颈静脉肝内门体分流术可使腹水明显减少，但均属创伤性治疗，并发症亦较多。

6. 上消化道出血治疗

(1) 禁食、静卧、严密监护生命体征。

(2) 积极治疗休克，补充血量。

(3) 降低门静脉压力。

(4) 积极采用止血措施。

(5) 抑制胃酸分泌。

(6) 外科治疗：上述措施仍出血不止、肝功能储备较好者可行断流术。止血措施详见上消化道出血章节。

7. 自发性腹膜炎治疗　①早期、足量、联合应用抗菌药物。②选用主要针对革兰阴性杆菌兼顾革兰阳性球菌的抗菌药物，如头孢噻肟钠每次 2.0 g，每 12 小时 1 次静脉滴注；头孢他啶每次 2.0～3.0 g，每日 2 次，静脉滴注；头孢曲松钠每次 2.0 g，每日 1～2 次静脉滴注；环丙沙星每次 0.2 g，每天 2 次，静脉滴注，滴注时间不少于 30 分钟。③选择 2～3 种抗菌药物联合应用，根据治疗的反应和细菌培养及药物敏感试验结果调整抗菌药物。④开始数日剂量宜大，病情稳定后减量。⑤应用抗菌药物时间不得少于 2 周。

8. 肝性脑病治疗

(1) 饮食以碳水化合物为主，病情较严重者禁食蛋白质，随病情好转逐渐增加蛋白质饮食，但应以植物性蛋白质为主。昏迷者需鼻饲。

(2) 酸化肠道环境，用等渗盐水 100 ml 加白醋 30 ml 保留灌肠，每日 1～2 次；乳果糖口服液，成人每次 10ml，每日 3 次口服；乳果糖散剂每次 10～20 g，每日 3 次口服。

(3) 纠正和消除诱因，如消化道出血、感染、大量利尿药应用、大量放腹水等。

(4) 促进氨代谢及氨基酸药物，精氨酸每次 10～20 g，每日 1 次葡萄糖液稀释后静脉滴注；支链氨基酸每次 250 ml，每日 1～2 次，静脉滴注；醋谷胺(乙酰谷酰胺)每次 0.1～0.25g，每日 1 次静脉滴注；门冬氨酸鸟氨酸每次 2～4 支，每日 1 次静脉滴注。

(5) 病情较重必要时行脱水治疗，20%甘露醇每次 150 ml，每日 1～2 次静脉滴注。

9. 肝肾综合征治疗

(1) 控制上消化道大量出血、感染等诱发因素。

(2) 严格控制输液量，量出为入，纠正水、电解质和酸碱失衡。

(3) 要在扩容治疗(如输注右旋糖酐注射液、白蛋白或浓缩腹水回输)的基础上应用利尿药。

(4) 酌情使用血管活性药以利改善肾脏血流灌注，增加肾小球滤过率。多巴胺按每分钟每千克体重 0.5～2 μg，静脉滴注；依前列醇每分钟每千克体重 5 mg，静脉滴注。

10. 肝移植　晚期肝硬化是肝移植手术的适应证，尤其是原发性胆汁性肝硬化和原发性硬化性胆管炎的最佳治疗方法。

【健康处方】

1. 去除引起肝硬化的病因最重要。

2. 实施乙肝疫苗免疫注射。

3. 忌酒，建立健康科学的生活方式。

4. 饮食给予高热量，高蛋白质，高维生素，易消化软食，适量摄入蔬菜和水果，适当增加蛋白质饮食（瘦肉、河鱼、豆制品、牛奶、豆浆），但当肝功能显著损害或有肝性脑病先兆时，应限制或禁食蛋白质。食管静脉曲张者禁食坚硬粗糙食物。

5. 有腹水时应控制食盐的摄入。

6. 注意避免和消除并发症的诱因，如感染、低血钾、强烈利尿、单纯大量放腹水及使用损害肾功能药物等。

7. 肝功能代偿期可参加轻微活动，但不可疲劳。失代偿期病人应充分休息，出现并发症者需绝对卧床。

8. 所谓保肝治疗应适可而止，过多使用会加重肝脏代谢负担以致损害肝脏。

原发性肝癌

原发性肝癌是肝细胞或肝内胆管细胞发生的恶性肿瘤。在消化系统恶性肿瘤中列第三位，目前发病有上升趋势。该病可发生于任何年龄，以40～49岁为高发年龄，男性多见。其病因不清，可能与病毒性肝炎、黄曲霉毒素污染食物等有关。该病较早发生血行转移，也常发生淋巴转移和种植转移。

【诊断要点】

1. 症状　以肝区疼痛最为突出，与肝包膜被牵拉有关，表现为持续性胀痛或钝痛。多有消化道症状和全身状况下降的表现，如进行性消瘦、发热、食欲不振、乏力、营养不良和恶病质等，原有慢性肝炎和肝硬化的病人常常同时存在肝功能减退的表现和门静脉高压的表现。

2. 体格检查　肝脏呈进行性增大，质地坚硬，表面凹凸不平；可有巩膜、皮肤黄染、腹水征阳性等肝硬化征象以及进行性消瘦等恶性肿瘤的全身性表现。

3. 转移情况　肝内血行转移最常见，很容易侵犯门静脉分支形成癌栓，脱落后在肝内引起多发性转移灶，如门静脉的干支有癌栓阻塞，可引起门静脉高压和顽固性腹水。在肝外转移中，转移至肺的几达半数，其次为肾上腺、骨、主动脉旁淋巴结，锁骨上淋巴结，肾，脑。当发生种植转移时引起血性腹水、胸水。

4. 临床分型分期　三型：①单纯型，临床和化验检查无明显肝硬化表现者；②硬化型，有明显肝硬化的临床和化验表现者；③炎症型，病情发展迅速，并伴有持续性癌性高热或丙氨酸氨基转移酶（ALT）升高一倍以上者。三期：Ⅰ期，无明确肝癌症状与体征者亦称亚临床期；Ⅱ期，介于Ⅰ期与Ⅲ期之间者；Ⅲ期，有黄疸、腹水、远处转移或恶病质之一者。

5. 实验室检查　①甲胎蛋白（AFP）：是最重要的肝癌肿瘤标志物，用于肝癌的普查、诊断、治疗效果判断。②γ-谷氨酰转移酶同工酶Ⅱ、异常凝血酶原、α-L-岩藻糖苷酶、酸性同工铁蛋白等也有一定的诊断意义。

6. 影像学检查　超声显像、电子计算机X线体层显像（CT，可显示直径2 cm以上的肿瘤,阳性率在90%以上)、磁共振显像(MRI)提示肝脏的占位性病变,并依据病变的大小和分布将肝癌分为块状型、结节型、弥漫型和小癌型(孤立的癌结节直径小于3 cm或相邻两个癌结节直径之和小于3 cm)。

7. 其他检查　X线肝脏血管造影(能显示直径在1.0 cm以上的癌结节,常用于诊断小肝癌)、放射性核素肝显像、肝穿刺活检(在超声或CT引导下用细针穿刺癌结节,吸取癌组织检查癌细胞)有助于诊断。

8. 2001年中国抗癌协会肝癌专业委员会修订的肝癌临床诊断标准如下。

(1) AFP>400 μg/L,排除活动性肝病、妊娠、生殖系胚胎源性肿瘤及转移性肝癌等,并能触及明显肿大、坚硬及有结节状肿块的肝脏或影像学检查有肝癌特征的占位性病变者。

(2) AFP ≤ 400 μg/L,能排除活动性肝病、妊娠、生殖系胚胎源性肿瘤及转移性肝癌等,并有两种影像学检查具有肝癌特征的占位性病变,或有两种肝癌标志物阳性及一种影像学检查有肝癌特征的占位性病变者。

(3) 有肝癌的临床表现,并有肯定的远处转移灶,并能排除继发性肝癌者。

9. 并发症　①肝性脑病,通常是肝癌终末期的并发症;②上消化道出血;③肝癌结节破裂出血,常可出现局部疼痛和腹膜刺激征,如出血量大导致休克和死亡;④继发感染,容易并发肺炎、败血症、肠道感染等。

10. 鉴别诊断

(1) 继发性肝癌:如腹膜后的软组织肿瘤、肾脏、胰腺和结肠等处转移来的肿瘤。

(2) 肝硬化:原发性肝癌多发生在肝硬化的基础上,两者的鉴别常有困难。若肝硬化病例有明显的肝大、质硬的大结节,或肝萎缩变形而影像检查发现占位性病变,肝癌的可能性很大,应反复检测AFP或AFP异质体,密切随访病情。

(3) 活动性肝病(急性肝炎、慢性肝炎):肝病活动时血清AFP往往呈短期升高,提示肝癌的可能性,定期多次随访测定血清AFP和ALT。如AFP和ALT动态曲线平行或同步升高,或ALT持续增高至正常的数倍,则活动性肝病的可能性大;如AFP升高而ALT正常或由高降低,则应多考虑原发性肝癌。

(4) 肝脓肿:有炎症的临床表现,肝脏区触痛明显,右上腹肌紧张。白细胞计数升高,超声检查可探得肝内液性暗区。但当脓液稠厚,尚未形成液性暗区时,诊断较为困难,必要时在超声导引下做诊断性穿刺。

(5) 邻近肝区的肝外肿瘤:腹膜后的软组织肿瘤,来自肾、肾上腺、胰腺、结肠等处的肿瘤也可在上腹部呈现腹块,造成混淆。超声检查有助于区别肿块的部位和性质,AFP检测应为阴性,鉴别困难时,需剖腹探查方能确诊。

(6) 肝非癌性占位性病变:肝血管瘤、多囊肝、包虫病等,影像学检查及AFP检测帮助诊断。

【治疗措施】

1. 手术治疗　手术切除仍是目前根治原发性肝癌的最好方法,凡有手术指征者均应不失时机争取手术切除。普查发现血清AFP浓度持续升高并得到定位诊断者,应及时进行手术探查。手术适应证为:①诊断明确,估计病变局限于一叶或半肝者;②肝功能代偿良好,凝血酶原时间不低于正常的50%,无明显黄疸、腹水或远处转移者;③心、肺和肾功能良好,能耐受手术者。

2. 肝动脉栓塞化疗(TAE)　对肝癌有很好的疗效,可明显提高病人的3年生存率,已成为肝癌非手术疗法中的首选方法。TAE 是经皮穿刺股动脉，在 X 线透视下将导管插至肝固有动脉或其分支，注射抗肿瘤药和栓塞剂。一般每 4～6 周重复 1 次，需 2～5 次治疗。如经 TAE 治疗肝癌病灶明显缩小可再行手术切除治疗。

3. 放射治疗　原发性肝癌对放射不甚敏感，近年技术上改进采用局部或半肝移动条野照射，对一些病灶较为局限、肝功能较好的早期病例疗效已显著提高。

4. 生物和免疫治疗　一般在手术切除或化疗、放疗后，应用生物和免疫治疗起到增强疗效的作用。多用细胞因子和细胞因子激活的细胞进行过继免疫治疗(如干扰素、肿瘤坏死因子、白细胞介素-2)。这些都是通过激活体内杀伤细胞起攻击肿瘤细胞的作用。近年来基因治疗也为肝癌的治疗提供新的方法。

5. 综合治疗　对中期大肝癌进行综合治疗有时可使大肝癌缩小变得可以切除。一般以 TAE 为基础，加上放射治疗和免疫治疗，肿瘤缩小后再手术治疗。

6. 支持治疗和中医治疗　加强营养支持，同时可用中药以扶正、健脾、滋阴等，改善症状，调动机体免疫功能，减少化疗、放疗的毒副作用并提高疗效。

7. 局部治疗　有乙醇注射疗法、射频消融 (RFA)、微波凝固、激光、高功率超声聚焦(PMCT)、电化学疗法 (ECT)等治疗方法，使肿瘤组织凝固坏死。

8. 并发症的治疗　上消化道出血、肝性脑病、感染等并发症的治疗，参考肝硬化章节，并发肝癌结节破裂时，应考虑肝动脉结扎等手术治疗，但多数病人此时已难以耐受手术，只宜作补液、输血、止痛、止血等对症处理。

【健康处方】

1. 对原发性肝癌高危人群(肝炎史 5 年以上，乙型或丙型肝炎病毒标记阳性，35 岁以上)应进行 AFP 检测和超声显像检查，每年 1～2 次。

2. 提倡肝癌的普查(普查中阳性发现可早于症状出现 8～11 个月)。

3. 防止肝区的外力作用以致诱发肝癌结节破裂出血。

4. 预后的估计　瘤体小于 4.5 cm 并能早期手术者、癌肿包膜完整、机体免疫状态良好者预后相对较好；合并肝硬化或有肝外转移者、发生消化道出血、肝癌破裂、ALT 显著升高者预后差。

急性胰腺炎

急性胰腺炎是胰酶在胰腺内被激活后引起胰腺组织自身消化的化学性炎症。临床以急性上腹痛、血淀粉酶与尿淀粉酶增高为特点。病变轻重不等，轻者以胰腺水肿为主，病情有自限性，数日后可完全恢复，预后良好。少数病情严重尤其是发生胰腺出血坏死，伴腹膜炎、休克等各种并发症时，病死率高。

【诊断要点】

1. 诱因　主要有胆管疾病发作、饱食、高脂餐或饮酒等，能够明确胆管疾病所诱发的急性胰腺炎称为胆源性胰腺炎。

2. 症状　腹痛、恶心、呕吐及腹胀、发热、低血压或休克、水电解质及酸碱平衡紊乱。可发生急性肾衰竭、心力衰竭与心律失常、胰性脑病 、急性呼吸衰竭或急性呼吸窘迫综合征(ARDS)等严重并发症。

3. 体征　轻症急性胰腺炎多数有不明显的上腹压痛，与病人自觉腹痛程度不相符，肠鸣音减少,无肌紧张和反跳痛。重症急性胰腺炎呈急性腹膜炎体征,腹肌紧张,全腹压痛和反跳痛,肠鸣音减弱或消失,常伴麻痹性肠梗阻、腹水(多呈血性,淀粉酶明显增高),出现 Grey-Turner 征(两侧胁腹部皮肤呈暗灰蓝色)及 Cullen 征(脐周围皮肤青紫),有时可触及肿块,也可见到黄疸、低血钙引起手足搐搦等。

4. 实验室和其他检查

(1) 白细胞计数:白细胞增多及中性粒细胞核左移。

(2) 淀粉酶测定:血清淀粉酶超过正常值 3 倍即可确诊为本病。一般血清淀粉酶于起病后 6~12 小时开始升高,48 小时开始下降,持续 3~5 天。但淀粉酶的高低不一定反映病情轻重,严重病例偶可正常或者低于正常。有些急腹症(如消化性溃疡穿孔、胆石症、胆囊炎、肠梗阻等)也可引起血清淀粉酶升高,但一般不超过正常值 2 倍。尿淀粉酶升高发生较晚,于发病后 12~14 小时开始升高,下降较慢,可持续 1~2 周。

(3) 血清脂肪酶测定对诊断的特异性较高,发病 24~72 小时开始上升,持续 7~10 天。

(4) C 反应蛋白可升高 。

(5) 生化检查常出现暂时性血糖升高,持久的空腹血糖高表示病情重,也可出现高胆红素血症、高三酰甘油血症、低钙血症(下降幅度往往与临床严重程度平行),低于 1.5 mmol/L 表明预后差。

5. 影像学检查

(1) X 线腹部平片可排除其他急腹症,寻找间接指征、判断有无肠梗阻。

(2) 腹部 B 超检查可了解胰腺肿大、脓肿及假性囊肿 、胆囊、胆管情况。

(3) CT 检查轻型胰腺增大和增厚,胰腺周围边缘不规则。重症则肾周围区消失,网膜囊和网膜脂肪变性,密度增加。

6. 鉴别诊断　消化性溃疡伴急性穿孔、胆石症和急性胆囊炎、急性肠梗阻、心肌梗死。

【治疗措施】

重症胰腺炎预后差,必须采取综合性措施,积极抢救治疗。

1. 内科治疗

(1) 严密观察病情:观察体温、脉搏、呼吸、血压和尿量;动态进行腹部检查,了解有无腹肌紧张、压痛程度及范围、腹水;检查白细胞计数、血和尿淀粉酶值、电解质与血气情况变化;必要时急诊行胸腹部 X 线、CT 或超声检查。

(2) 维持内环境稳定:注意水电解质平衡,维持有效循环血量。重型病人常有休克,应给予白蛋白、鲜血及血浆代用品。

(3) 营养支持:此点对重症胰腺炎病人尤为重要,可由全胃肠外营养(TPN)到空肠插管过渡到肠内营养(EN)。

(4) 抗菌药物:轻型胰腺炎不一定使用,与胆管疾病有关的急性胰腺炎应使用,对重症病例应及时、合理应用。①喹诺酮类:左旋氧氟沙星(左氧氟沙星)每次 0.2 g,每日 2 次,静脉滴注;培氟沙星每次 0.4 g,加入 5%葡萄糖溶液 250 ml 中缓慢静脉滴入,每 12 小时 1 次。有黄疸的病人,每天用药 1 次。②第二、三代头孢类抗菌药物:头孢噻肟,每次 2 g,每日 2~3 次,静脉注射或静脉滴注;严重感染者可加量,但一日最高剂量不超过 12 g。头孢他啶每次 2~3 g,每日 2 次,静脉滴注或静脉注射。③甲硝唑每次 0.5g,每日 1 次,静脉缓慢滴注,严重感染者可加量至每次 0.5g,每日 2 次(以消化道反应最为常见,包括恶心、呕吐、食欲不振等)。替硝唑每次 0.4~0.8 g,每日 1 次,静脉缓慢滴注。重症胰腺炎合并严重感染者可使用亚氨培南/西司他汀钠(泰能,每次 0.5g,每 6～8 小时 1 次,静脉滴注)。

(5) 减少胰腺分泌的药物:生长抑素是目前抢救重症胰腺炎首选药物。十四肽天然生长抑素首次 250 μg,静脉注射后,3 mg 维持 12 小时静脉滴注,连续数日至病情明显缓解可减量;八肽生长抑素首次 100 μg 静脉注射,每小时 250 μg 持续静脉滴注,连续数日至病情明显缓解可减量。

(6) 抑制胰酶活性的药物:加贝酯用于重型胰腺炎的早期(每次 100 mg,治疗开始 3 天每日用量 300 mg,静脉点滴滴速为每小时每公斤体重 2.5 mg,症状减轻后改为每日 100 mg,疗程 6～10 天,点滴速度不宜过快,应控制每千克体重每小时 1 mg 以内,不宜超过2.5 mg)。胰蛋白酶抑制剂乌斯他丁每次 10 万 U,每日 1～3 次,静脉滴注,每次静脉滴注时间不少于 1～2 小时。

(7) 解痉止痛:抗胆碱能药物(山莨菪碱 每次 10 mg,肌注)和镇痛药(盐酸哌替啶每次 100 mg,肌内注射)可酌情使用。

2. 内镜下治疗　应用十二指肠镜经十二指肠乳头插管行胰胆管的逆行造影(ERCP),进而使用内镜技术解除胆管梗阻,去除胆石、引流胆汁,使胆管紧急减压。ERCP 已成为治疗胆源性胰腺炎的重要方法,尤其对胆源性胰腺炎效果佳。

3. 中医中药的治疗　大黄 10 g 煮水自胃管注入可减轻腹胀。

4. 改善病变胰腺的微循环　可酌情使用人血白蛋白、低分子右旋糖酐。

5. 外科治疗适应证　①诊断未明确;②重型胰腺炎经内科治疗无效;③胰腺炎并发脓肿、假囊肿、腹膜炎、肠麻痹坏死;④胆源性胰腺炎内镜下治疗失败需外科手术解除梗阻。

6. 腹腔灌洗　适应证有:①应在确诊重症胰腺炎后 48 小时进行;②灌洗要充分,洗净腹腔中的渗出液和坏死组织碎屑;③因腹胀而加重呼吸窘迫者,应减少冲洗量和次数;④灌洗过程中应注意血糖的变化,避免高血糖;⑤灌洗时间一般不短于 5 天;⑥定时做灌洗液的细菌培养和淀粉酶变化测定。

【健康处方】

1. 积极治疗胆管疾病。

2. 养成良好的饮食习惯,勿暴饮暴食、避免酗酒。

3. 治疗甲状旁腺肿瘤、家族性高脂血症等内分泌与代谢障碍疾病。

4. 注意某些药物如噻嗪类利尿药、硫唑嘌呤、糖皮质激素、四环素、磺胺类药等不良反应,可在服药最初 2 月引起急性胰腺炎,与剂量不一定相关。

5. 如曾经发生过胰腺炎应仔细寻找原因,尤其要进行胆管胰管的形态学检查并进行相应处理,预防胰腺炎的再次发生。

6. 患过胰腺炎的病人还应密切检测血糖水平,警惕继发性糖尿病,尤其对重症胰腺炎病人如此。

7. 重症胰腺炎病情变化快,易出现呼吸衰竭、休克等,最好在重症监护病房(ICU)内治疗。

溃疡性结肠炎

溃疡性结肠炎是一种病因不明的直肠和结肠炎性疾病。病变主要限于大肠黏膜与黏膜下层。临床表现为腹泻、黏液脓血便、腹痛。病情轻重不等,多呈反复发作慢性病程。

【诊断要点】

1. 消化系统表现

(1) 腹泻:黏液脓血便是活动期的重要表现。大便次数及便血的程度可反映病情轻重,病变局限在直肠,可见鲜血附于粪便表面,病变扩展至直肠以上可见血混于粪便之中。

(2) 腹痛:轻型、缓解期可无腹痛或仅有腹部不适。一般左下腹或下腹部阵痛,可涉及全腹,有疼痛→便意→便后缓解的规律,中毒性结肠扩张、炎症波及腹膜出现持续性剧烈腹痛。

2. 全身症状 多见于中、重型病人,活动期出现低度至中度发热,如果有并发症或为急性暴发型则出现高热,重症或病情持续活动有衰弱、消瘦贫血、低蛋白血症、水与电解质平衡紊乱等表现。

3. 肠外表现 外周关节炎、结节性红斑、坏疽性脓皮病、巩膜外层炎、前葡萄膜炎、口腔复发性溃疡等,骶髂关节炎、强直性脊柱炎、原发性硬化性胆管炎。

4. 临床分型

(1) 根据病程临床类型分为:①初发型;②慢性复发型;③慢性持续型;④急性暴发型。

(2) 根据病情程度分为:①轻型:腹泻每日 4 次以下,便血轻或无,无发热、脉快,贫血无或轻,血沉正常;②中型:介于轻型与重型之间;③重型:腹泻每日 6 次以上,有明显黏液血便,体温>37.7℃至少持续 2 天以上,脉搏>90 次/分,血红蛋白≤75 g/L,血沉>30 mm/h,血清白蛋白<30 g/L,体重短期内明显减轻。

(3) 根据病变范围分为直肠炎、直肠乙状结肠炎、左半结肠炎(结肠脾曲以下)、全结肠炎病变扩展至结肠脾曲以上或全结肠。

(4) 根据病期分型分为活动期和缓解期。

5. 体征 轻、中型表现为左下腹轻压痛;重型和暴发型有明显压痛和鼓肠;存在中毒性结肠扩张、肠穿孔时出现腹肌紧张、反跳痛、肠鸣音减弱。

6. 实验室检查

(1) 血液检查:血红蛋白在轻型病例多正常或轻度下降,中、重型病例有轻或中、重度下降。白细胞计数在活动期可有增高。血沉和 C 反应蛋白增高是活动期的标志。严重或病情持续病例可有白蛋白下降、电解质平衡紊乱、凝血酶原时间延长。

(2) 粪便检查:粪便常规检查肉眼观常有黏液脓血便,显微镜检见红细胞和脓细胞,急性发作期可见巨噬细胞。进行细菌培养和找溶组织阿米巴滋养体以排除某些肠道细菌感染和阿米巴病。粪便的病原学检查目的是要排除感染性结肠炎,需反复多次进行。

(3) 自身抗体检测:抗中性粒细胞胞浆抗体、抗酿酒酵母菌抗体等。

7. 结肠镜检查 是最重要的诊断方法,可直接观察肠黏膜和肠腔的情况。黏膜表面呈细颗粒状,弥漫性充血、水肿和血管纹理不清、弥漫性糜烂、多发性浅溃疡,还可伴有假息肉(炎性息肉)形成。

8. 黏膜活检组织学检查 黏膜呈炎症性反应改变,糜烂、溃疡、隐窝脓肿,后者是本病的典型病理学特征。

9. X 线钡剂灌肠检查 黏膜皱襞粗乱、黏膜溃疡呈小龛影,炎症息肉形成见到小的圆形充盈缺损。

10. 诊断标准

(1) 持续或反复发作腹泻和黏液血便、腹痛,伴有(或不伴)不同程度全身症状者。

(2) 排除细菌性痢疾、阿米巴痢疾、慢性血吸虫病、肠结核等感染性肠炎、Crohn 病、缺血性肠炎及放射性肠炎。

(3) 具有上述结肠镜检查特征改变中至少 1 项及黏膜活检组织学所见符合可以诊断本病。同时须重视排除诊断，应做出一个完整的诊断，"疑诊"病例需严密随访。

11. 鉴别诊断　需要与慢性细菌性痢疾、阿米巴肠炎、血吸虫病 、克罗恩病、大肠癌 、肠易激综合征、缺血性结肠炎、放射性肠炎、白塞病和结肠息肉病等鉴别。

【治疗措施】控制急性发作、维持缓解、减少复发和防治并发症。

1. 一般治疗

(1) 活动期病人应有充分休息，进食富含营养、少渣的流质饮食，牛乳过敏或不耐受者应限制乳制品摄入。

(2) 重症或暴发型者应纠正水、电解质平衡紊乱，贫血者输血，低蛋白血症者应输注人血清白蛋白。病情严重应禁食，给予完全胃肠外营养治疗。

(3) 腹痛、腹泻可用双八面蒙脱石(思密达)每次 3 g，每日 3 次，口服对症治疗。

(4) 存在感染可用抗菌药物(如喹诺酮类)治疗。

2. 药物治疗

(1) 氨基水杨酸制剂：①柳氮磺吡啶(SASP)每次 1.0 g，每日 4 次口服，维持 1～2 年，用于轻型、中型或重型经糖皮质激素治疗已有缓解者，毒副作用有恶心、呕吐、食欲减退、头痛、可逆性男性不育等，餐后服药可减轻消化道毒副作用，药物过敏出现皮疹，另有粒细胞减少、自身免疫性溶血、再生障碍性贫血等毒副作用。服药期间必须定期复查血象。②美沙拉秦[5-氨基水杨酸，(5-ASA)]制剂，其疗效与 SASP 相仿，毒副作用明显减少，适用于对 SASP 不能耐受者。如新型制剂美沙拉秦缓释颗粒(艾迪沙)每次 1 000 mg，每天 3～4 次，口服；缓解期每次 500 mg，每天 3 次口服；美沙拉秦肠溶片每次 1.0g，每日 4 次口服，用于治疗急性发作，每次 0.5 g，每日 3 次口服，用于维持治疗；对于直肠型病人可用美沙拉秦栓剂，排便后 1 粒，每日 1 次，经肛门塞入直肠。

(2) 糖皮质激素：其适应证为对氨基水杨酸制剂疗效不佳的轻、中型病人，特别适用重型活动期病人及暴发型病人，泼尼松每次 10～15 mg，每天 3～4 次口服。如使用氢化可的松应在治疗初始几天给予较大剂量应用，每次 200～300 mg，每天 1 次静脉滴注，病情缓解后逐渐减量至停药。病变局限在直肠、乙状结肠的病人宜灌肠治疗，选用美沙拉秦 2～3 g、双八面蒙脱石或锡类散 3 g 加地塞米松 5 mg，加入到米汤或等渗盐水 100 ml 中，每天 1 次保留灌肠。

(3) 免疫抑制剂：硫唑嘌呤可试用于对糖皮质激素疗效不佳或对糖皮质激素依赖的慢性活动性病例，每日每千克体重 1～2.5 mg 口服，也可以应用甲氨蝶呤、环孢素静脉滴注控制病情。

3. 手术治疗　适应证有并发大出血、肠穿孔、中毒性结肠扩张经积极内科治疗无效者、并发结肠癌变、慢性活动性病例内科治疗效果不理想而严重影响生活质量者，或虽然用糖皮质激素可以控制病情但不良反应明显不能耐受者。

【健康处方】

1. 注意良好的休息，避免病人过度紧张，必要时可适当镇静治疗。

2. 改善病人营养状况很重要，进食易消化少渣甚至无渣食物，少食多餐。

3. 切勿滥用解痉止痛药物。

4. 对拟用 SASP 的病人要询问有无磺胺药过敏史。

5. 一定要个体化治疗,在密切监测药物的毒副作用的同时尽量避免减药、停药过快过早。

上消化道出血

上消化道出血系指 Treitz 韧带以上的消化道包括食管、胃、十二指肠或胰胆等病变引起的出血。胃空肠吻合术后的空肠病变出血亦属此范围。此为一临床常见急症,主要临床表现呕血和(或)黑粪,常伴有血容量减少引起的急性周围循环衰竭。在短期内失血超出 1 000 ml 或丢失循环血容量的 20%称为大量出血。病情严重者,如不及时抢救,可危及生命。

【诊断要点】

1. 最常见的病因　消化性溃疡、肝硬化并发食管胃底静脉曲张破裂、急性胃黏膜损害及胃癌。

2. 其他病因　①食管疾病:食管炎、食管癌、食管溃疡、食管裂孔疝、食管放射性损伤及化学损伤等;②胃十二指肠疾病:胃泌素瘤(Zollinger-Ellison 综合征)、胃血管异常(血管瘤、动静脉畸形、胃黏膜下恒径动脉破裂,后者又称 Dieulafoy 病)、胃癌以外的胃肿瘤(胃平滑肌瘤、平滑肌肉瘤、胃息肉、胃淋巴瘤);③胃肠道邻近器官或组织的疾病:胆管出血、胰腺疾病累及十二指肠、动脉瘤破入上消化道、纵隔肿瘤或脓肿破入食管;④全身性疾病:血管性疾病如过敏性紫癜、遗传性出血性毛细血管扩张、血友病、尿毒症、某些结缔组织病、流行性出血热、钩端螺旋体病等。

3. 临床表现

(1) 呕血与黑粪:是上消化道出血的特征性表现。上消化道大量出血之后,均有黑粪,出血部位在幽门以上者常伴有呕血,如出血量较少、速度慢亦可无呕血。空肠、回肠出血如出血量不大可表现为黑粪。呕吐物及黑粪隐血试验呈强阳性。

(2) 失血性周围循环衰竭:头昏、心悸、乏力,突然起立可产生晕厥、口渴、肢体冷感、心率加快、血压偏低,重者烦躁不安或神志不清。休克状态指收缩压<90 mmHg、脉压差<25～30 mmHg 、心率>120 次/分。如尿量减少应警惕并发急性肾衰竭。

(3) 血象变化:血红蛋白浓度下降,红细胞计数下降,血细胞比容下降,24 小时内网织红细胞增高,4～7 天达高峰。

(4) 发热:24 小时内出现低热,一般不超过 38.5℃,持续 3～5 天。

(5) 氮质血症:血中尿素氮浓度增高,24～48 小时达高峰,多数在 14.3 mmol/L 以下,称为肠源性氮质血症。

4. 诊断上消化道出血时需排除消化道以外的出血因素,如呼吸道出血,口腔及鼻咽喉部出血,进食动物血、炭粉、含铁剂的药物或含铋剂的药物也引起黑粪,应加以鉴别。

5. 要注意判断是上消化道出血还是下消化道出血　呕血提示上消化道出血,黑粪大多来自上消化道出血,而血便大多来自下消化道出血。但当上消化道短时间内大量出血时亦可表现为暗红色甚至鲜红色血便,此时如不伴呕血,常难与下消化道出血鉴别,应在病情许可情况下行急诊胃镜检查。

6. 器械检查

(1) 内镜检查:胃镜检查是诊断上消化道出血病因的首选检查方法,可直视胃黏膜,对大多数病例能确定病变的部位和性质。

(2) 影像学检查：可行 X 线钡餐检查(应待活动性出血停止以后检查)、选择性动脉造影、放射性核素标记红细胞扫描等。

7. 临床上出现下列情况应考虑存在继续出血或再发出血。

(1) 反复呕血、黑粪次数增多、粪质稀薄，伴有肠鸣音亢进。

(2) 周围循环衰竭的表现虽经充分补液输血而未见明显改善，或暂时好转而又恶化。

(3) 血红蛋白浓度、红细胞计数与红细胞比积继续下降，网织红细胞计数持续增高。

(4) 在补液与尿量足够的情况下，血尿素氮持续或再次增高。

8. 对每一位上消化道出血的病人诊断上确定是否为上消化道出血、出血的原因、出血的部位，判断出血停止否，同时对出血的严重程度和周围循环状态做出判断。一般来讲一日出血 5～10 ml，大便隐血试验为阳性；一日出血 50～100 ml 可见到黑粪；当胃内储积血量在 250～300 ml 时可引起呕血；一次出血量＜400 ml，多数不引起全身症状；但当出血量＞400～500 ml 可出现全身症状，短期出血＞1 000 ml，往往出现周围循环衰竭表现。

【治疗措施】

上消化道大出血是临床急危症之一，应高度重视、积极采取措施进行抢救，抗休克、迅速补充血容量，避免急性循环障碍的进一步恶化。

1. 积极补充血容量　尽快建立有效的静脉输液通道，尽快用大号针静脉输液或股静脉、锁骨下静脉插管输液，积极补充血容量。在配血过程中，可先输平衡液或葡萄糖盐水、血浆代用品如右旋糖酐(24 小时不应超过 1 000 ml)、羟乙基淀粉(24 小时不应超过 800 ml)。当出现改变体位后晕厥、血压下降、心率快、收缩压低于 90 mmHg 及血红蛋白低于 70 g/L 时为紧急输血指征。输血量视病人的出血量、尿量而定。应尽快使收缩压升至 90 mmHg、每小时尿量大于 30 ml。改善急性失血性周围循环衰竭的关键是要输足量全血。肝硬化病人宜输用新鲜血。补液按先盐后糖、先晶体后胶体、先快后慢、见尿补钾的原则进行。

2. 一般急救措施　病人取卧位，避免窒息，给予吸氧；活动性出血期间禁食；严密监测病人生命体征、尿量及神志变化，必要时行中心静脉压测定、心电监护；观察呕血与黑粪情况；定期复查血红蛋白浓度、血尿素氮。

3. 止血措施

1) 食管胃底静脉曲张破裂大出血的止血措施

(1) 药物止血：①血管加压素(垂体后叶素以每分钟 0.2～0.4 U 持续静脉滴注)，可同时使用硝酸甘油(静脉滴注或舌下含服，如舌下含服每次 0.4～0.6 mg，每 30 分钟 1 次)，以减少加重心肌供血不足的不良反应。②十四肽天然生长抑素(施他宁)首剂 250 μg 静脉缓慢注射(5 分钟以上)，继以 250 μg 每小时持续静脉滴注。③八肽生长抑素（奥曲肽)，常用量为首剂 100 μg 静脉缓慢注射，继以每小时 250 μg 持续静脉滴注。生长抑素止血效果肯定，不伴全身血流动力学改变，短期使用几乎没有严重不良反应。④血凝酶及抗纤溶药物的应用。

(2) 气囊压迫止血：用充气气囊直接压迫曲张之静脉以达止血效果，食管囊和胃囊注气后的压力要求在 35～40 mmHg，使之足以克服门脉压。第一次充气维持 12～24 小时，以后每 4～6 小时放气一次，视出血活动程度，每次放气 5～30 分钟，然后再注气，以防止黏膜受压过久发生缺血性坏死。另外要注意每 1～2 小时用水冲洗胃腔管，以免血凝块堵塞孔洞，影响胃腔管的使用。止血 24 小时后，放气观察 1～2 天才能拔管。虽然该方法止血效果肯定，常作为肝硬化病人并发食管静脉破裂出血的紧急止血方法，但病人耐受性差，并发症较多，如气囊向上移位，堵塞咽喉引起窒息、吸入性肺炎、食管黏膜受压过久发生坏死、食管穿孔等。停用后早期再出血率高，现已不作为首选止血措施。

（3）内镜治疗：①内镜直视下硬化疗法，可作为紧急止血措施或择期预防出血方法，一般适于对手术不能耐受的病人或手术后再出血病人。②经内镜皮圈套扎曲张静脉疗法。③经内镜注射组织黏合剂治疗。④外科手术或经颈静脉肝内门体静脉分流术。

2）其他病因所致上消化道大量出血的止血措施

（1）应用抑制胃酸分泌药，这一点十分重要，因为出血后新形成的凝血块在 pH＜5.0 的胃液中迅速被消化，只有 pH＞6.0 时才能发挥止血作用，故治疗上消化道出血常规使用抑制胃酸分泌药物。给予 H_2 受体拮抗剂（雷尼替丁每次 100～150 mg，每日 1～2 次，静脉滴注）或质子泵抑制剂（奥美拉唑每次 40 mg，每 8～12 小时 1 次静脉滴注）。

（2）使用止血药物：①血凝酶，每瓶含一个 KU（克氏单位），每次 1.0 KU，静脉注射或肌内注射，每 12～24 小时 1 次；紧急情况下，立即静脉注射 1.0 KU，同时肌内注射 1.0 KU。②氨甲环酸每次 0.25～0.5 g，每日 1 次，静脉滴注，必要时每日 2 次给药。

（3）内镜止血方法：内镜下直接对出血灶喷洒止血药物，可用去甲肾上腺素 8 mg 加入等渗盐水 100 ml 中使用，亦可喷洒凝血酶，每次 500～2 000U（用等渗盐水溶解稀释）。使用特殊的仪器止血方法有：氩等离子凝固治疗术，激光、热探头、高频电灼、微波止血治疗术，另可采用注射硬化剂、组织黏合剂和某些药物（如 1∶10 000 肾上腺素在出血灶周围黏膜下注射）等方法止血治疗。经内镜置放金属止血夹对消化性溃疡、Dieulafoy 病等出血治疗效果较好。

（4）经鼻胃管的局部治疗：灌入低温水使胃部降温有利于止血，分次注入去甲肾上腺素稀释液或血凝酶。

（5）介入治疗：无法行内镜治疗，又不能耐受手术时可选择动脉造影找到出血灶进行血管栓塞治疗。

（6）手术治疗：内科治疗仍大量出血不止危及生命者选择手术治疗。

【健康处方】

1. 嘱病人平时注意察看粪便颜色的变化，当大便呈柏油状、深褐色、黑色等应高度重视。

2. 肝硬化病人应避免粗糙食物，以免加重食道静脉破裂；忌长时间下蹲、用力憋气排便，防止腹压骤增致出血。

3. 消化性溃疡病人及肝硬化病人避免进食刺激胃黏膜的药物，如阿司匹林、吲哚美辛（消炎痛）、吡氧噻嗪（炎痛喜康）及肾上腺皮质激素等。

4. 当发生严重创伤、脑血管意外、重要脏器功能衰竭等应激情况时可预防性使用胃黏膜保护剂和抑制胃酸分泌药物。

5. 凡发生过上消化道出血的病人均应积极寻找病因，提倡急诊胃镜检查。该方法往往能明确出血原因及部位同时还可进行内镜下止血治疗。

6. 对老年病人快速补液收缩压升至 90 mmHg 以上时应注意有无心功能不全的表现，如心率加快、呼吸困难应取半卧位，加大吸氧流量，减慢甚至停止补液。

肾小球肾炎

（一）急性肾小球肾炎

急性肾小球肾炎简称急性肾炎，临床特点是急性起病，病人出现血尿、蛋白尿、高血压、水肿、少尿等症状，可伴有一过性氮质血症。本病有多种病因，以链球菌感染后急性肾炎为最常见，偶可见于其他细菌或病原微生物感染之后。

【诊断要点】

1. 起病前1～3周有咽部或皮肤链球菌感染史，血液抗链球菌溶血素"O"阳性。

2. 短期内发生血尿、蛋白尿、少尿、水肿、高血压等表现。

3. 严重病例在病期2周以内，可出现循环充血、高血压脑病、急性肾功能不全。

4. 血清补体C3及总补体在急性期4～8周内显著下降，8周后渐恢复正常。

5. 肾活检病理类型为毛细血管内增生性肾小球肾炎。

6. 鉴别诊断

（1）急性全身性感染发热性疾病。

（2）急性泌尿性感染或急性肾盂肾炎。

（3）以急性肾炎综合征起病的肾小球疾病：①其他病原感染后急性肾炎；②其他原发性肾小球肾炎：IgA肾病及非IgA系膜增生性肾炎、急进性肾炎、系膜毛细血管性肾炎。③全身系统疾病肾脏受累：系统性红斑狼疮肾炎、过敏性紫癜肾炎、各种中小血管炎性疾病、冷球蛋白血症等。

（4）非肾小球疾病：急性过敏性间质肾炎、溶血尿毒综合征、血栓性血小板减少性紫癜、恶性高血压等。

【治疗措施】

治疗目的在于减轻症状，预防严重并发症，促进肾脏修复。

1. 一般治疗　起病2～3周内常需卧床休息，待水肿消退、血压降至正常、肉眼血尿消失，可下床轻微活动或户外散步，但应避免剧烈运动。急性期低盐饮食，肾功能正常者不需限制蛋白质摄入量，氮质血症时应限制蛋白质摄入，并以优质动物蛋白为主。明显少尿的急性肾衰竭者应限制液体及钾的摄入量。

2. 对症治疗

（1）利尿：控制水摄入量后水肿仍明显者，应加用利尿药。常用噻嗪类利尿药，必要时用袢利尿药，如呋塞米（速尿）20 mg，每日3次口服，或20～40 mg静脉推注。儿童每次每千克体重1～2 mg，每日1～2次。

（2）降血压：通常在利尿后即可达到控制血压的目的，必要时可用钙通道阻断药，如氨氯地平5 mg，每日1次，口服。

3. 严重病例的治疗

（1）高血压脑病的治疗：出现高血压脑病症状时应立即用硝普钠静脉点滴，5～10 mg溶于100 ml葡萄糖溶液中（相当于50～100 μg/ml），开始可按每分钟每千克体重1 μg速度滴注，严密监测血压，随时调节药物滴速，每分钟不宜超过每千克体重8 μg，以防发生低血压。除降压药外，还应注意辅以止痉、吸氧和脱水治疗。

（2）严重循环充血的治疗：利尿、降压以及应用酚妥拉明或硝普钠静脉点滴，以减轻心脏前后负荷。必要时应用血液滤过脱水治疗。

(3) 高钾血症的治疗:注意限制饮食中的钾以及应用排钾性利尿药均可防止高钾血症的发生。如尿量极少,导致高钾血症时,可用葡萄糖酸钙静脉注射、葡萄糖加胰岛素或碳酸氢钠静脉滴注,但应注意避免加重水钠潴留。必要时可用腹膜透析或血液透析治疗。

(4) 急性肾功能不全的治疗:①静脉推注呋塞米,开始剂量为每千克体重 1～2 mg;若效果不明显,可加至每千克体重 3～5 mg。②同时严格控制入液量。③必要时进行透析治疗。

4. 感染灶治疗　一般每日用青霉素 400 万～800 万 U,分 2 次静脉滴注,治疗 1 周左右。对于反复发作的慢性扁桃体炎,待病情稳定后(尿蛋白少于"+",尿沉渣红细胞少于 10 个高倍视野)应考虑行扁桃体摘除术,术前及术后两周须注射青霉素。

5. 中医药治疗　主要针对表邪、水湿、清热三个环节进行治疗。

【健康处方】

1. 增强体质,改善身体防御功能。

2. 注意清洁卫生,预防呼吸道、皮肤感染及猩红热。

3. 发生上述感染后应积极治疗,起病 2～3 周内观察尿常规、血抗"O",以便及时发现本病,尽早处理。

(二) 急进性肾小球肾炎

急进性肾小球肾炎简称为急进性肾炎,为一组病情发展快、由蛋白尿、血尿迅速发展为急性肾衰竭、预后恶劣的肾小球肾炎。其病理特征为肾小球囊内细胞增生、纤维蛋白沉积、形成新月体,故又称为新月体肾炎。本病可呈急骤起病,但多数呈隐袭发病,较快发展至尿毒症。

【诊断要点】

1. 有急性起病、尿少、水肿、高血压、血尿等症状,并有严重的血尿、少尿及进行性肾功能下降。

2. 病理特点为新月体形成,即肾小球囊内细胞增生、纤维蛋白沉积。其标准为:①超过 50%的肾小球有新月体形成;②新月体面积超过肾小球的 50%以上;③构成新月体的细胞或组织不少于 3 层;④所取肾小球数不少于 10 个,最好超过 15 个。

符合上述 2 项可确诊为急进性肾小球肾炎。

3. 分型

(1) I 型:又称为抗肾小球基底膜型(抗 GBM 型),春秋季多发,男性青壮年多见,部分有肌痛、关节痛及发热等流感前驱样症状,起病后贫血较重,血尿、高血压常见,大量蛋白尿较少见,肾脏病理检查有抗 GBM 抗体线样沉积。

(2) II 型:又称为免疫复合物型,较多表现为肾病综合征,部分病人有前驱感染性疾病;循环免疫复合物阳性,约占 40%,多继发于系统性疾病,肾脏病理检查有颗粒状免疫复合物沉积。

(3) III 型:又称为非免疫复合物型,多见于中、老年人,病人乏力、体重下降、发热、肌痛等全身症状较重,血尿明显,约占 40%。肾脏病理检查肾小球免疫复合物少或无。70%～80%病人血液和肾脏抗中性粒细胞胞浆抗体(ANCA)阳性,多为 C－ANCA(胞浆型 ANCA)。

三种类型新月体肾炎免疫荧光检查各有其特征:① I 型(抗 GBM 型):IgG 沿 GBM 呈

线性、连续性沉积，IgG 也可呈线性不连续性沉积于 GBM、肾小囊及肾小管基底膜。②Ⅱ型(免疫复合物型)免疫球蛋白和补体呈颗粒状沉积，多见于系膜区、内皮下及沿 GBM 上皮下，弥漫或局灶分布；纤维蛋白原沉积可见于各型新月体肾炎，与肾小球坏死区域相伴。③Ⅲ型(非免疫复合物型)：无免疫复合物沉积，在坏死性新月体内可有纤维蛋白原广泛沉积。

4. 鉴别诊断　注意与以下疾病相鉴别：①急性肾小管坏死；②急性间质性肾炎；③急性肾后性梗阻；④继发性急进性肾炎：肺出血-肾炎综合征、系统性红斑狼疮肾炎、过敏性紫癜肾炎等；⑤原发性肾小球疾病：重症系膜毛细血管内增生性肾小球肾炎、重症系膜毛细血管性肾小球肾炎。

【治疗措施】

1. 急性期治疗

(1) 抗 GBM 型急进性肾炎的治疗

方案 1：甲基氢化泼尼松，每日每千克体重 7～15 mg(每日总量≤1 g)，每日 1 次静脉滴注，共 3 次，继以泼尼松 60 mg，每日 1 次，口服，共 7 天，然后每日服泼尼松分别为 45 mg、30 mg、20 mg、15 mg、10 mg、5 mg，各 1 周。

方案 2：血浆置换(用白蛋白)，每日置换量为 4 L，连续 14 天，直到抗 GBM 抗体消失。无尿或肾小球新月体形成>85％的病人不用血浆置换，但有肺出血者可用。

方案 3：环磷酰胺(CTX)口服，对于<55 岁的病人，每日每千克体重 3 mg(每日总量>50 mg)，分 2～3 次口服，共 8 周。对于>55 岁的病人，每日每千克体重 2 mg(每日总量>50 mg)分 2～3 次口服，共 8 周。

方案 4：血浆置换加免疫抑制药物(即方案 3)，用于方案 2 治疗后抗 GBM 抗体仍阳性者，可改善肾功能的预后，血浆置换推荐用白蛋白，因其并发症少。该方案不应用于无尿病人。

(2) 非免疫复合物型急进性肾炎的治疗

方案 5：甲基氢化泼尼松每日每千克体重 7～15 mg(每日总量<1 g)，每日 1 次静脉滴注，共 3 次，继以泼尼松每日每千克体重 1 mg，早晨一次口服，30 天后减量，在 6～12 个月内逐渐减量并停药。

方案 6：CTX 每日每千克体重 2 mg(每日总量>50 mg)分 2～3 次口服，治疗期间血液白细胞计数须维持在(3～5)×10^9/L 或 CTX 每月 0.5 g/m^2，每月增加 0.25 g/m^2 直到每月 1 g/m^2。

方案 7：有肺出血、病情严重者和对上述治疗无反应者应考虑血浆置换。

(3) 复发病例治疗：临床复发病例应检查肾功能，进行 ANCA 检测。复发病例的治疗同初发病例。

(4) 急性肾衰竭的治疗：血液透析为常用。

2. 慢性期治疗　本病活动性病变控制后并不能阻止肾脏病变的慢性化发展，进入慢性期后，应停止免疫抑制治疗，改为保护残余肾功能的慢性期治疗。

【健康处方】

1. 增强体质，改善身体防御功能。

2. 注意清洁卫生，预防感染。

3. 有疑似病例及时转诊。

(三) 慢性肾小球肾炎

慢性肾小球肾炎简称为慢性肾炎，是由多种原因、多种病理类型组成的原发于肾小球的一组疾病。临床特点为病程长，可有一段无症状期，病变呈缓慢进行性进展。

【诊断要点】

1. 起病缓慢，病程迁延，临床表现可轻可重，随着病情发展，可有肾功能减退、贫血、电解质紊乱等情况出现。

2. 可有水肿、高血压、蛋白尿、血尿及管型尿等表现中的一种或数种。临床表现多种多样，有时可伴有肾病综合征或重度高血压。

3. 病程中可有肾炎急性发作，常因感染诱发，发作时有时类似急性肾炎的表现。有些病例可自动缓解，有些病例则逐渐病情加重。

4. 肾活检病理类型有系膜增生性肾炎、局灶节段增生性肾炎、局灶节段性肾小球硬化、膜增生性肾炎、硬化性肾炎等。

符合上述第1、2项，伴或不伴有第3项，排除继发性肾小球疾病即可临床诊断为慢性肾炎，同时具有第4项可确诊。

5. 注意与以下疾病相鉴别：狼疮性肾炎、Alport综合征、原发性高血压肾损害、慢性肾盂肾炎。

【治疗措施】

治疗目的在于防止或延缓肾功能的进行性恶化；改善或缓解临床症状及防治严重合并症，尽可能降低尿蛋白。

1. 积极控制高血压　是延缓肾功能恶化的重要措施。应努力将血压控制在理想水平，蛋白尿每日＞1 g者，血压应控制在125/75 mmHg以下；蛋白尿每日＜1 g者，血压应控制在130/80 mmHg以下。应选择能延缓肾功能恶化、具有肾脏保护作用的降压药物。

有高血压的病人应限盐（每日摄入氯化钠少于3 g）；有水钠潴留的容量依赖性高血压可选用噻嗪类利尿药，如氢氯噻嗪每日12.5～50 mg，单次或分次口服。对肾素依赖性高血压则首选血管紧张素转化酶抑制剂（ACEI），如卡托普利，每次6.25～25 mg，或依那普利，每次5～10 mg，每日2次，口服；也可选用血管紧张素II受体拮抗剂（ARB），如氯沙坦50～100 mg或缬沙坦（代文）80～160 mg，每日2次，口服；其次也可选用β受体阻断药，如美托洛尔（倍他乐克）或阿替洛尔12.5～25 mg，每日2次，口服。此外，还常用钙通道阻断药，如氨氯地平（络活喜）5～10 mg，每日1次，口服。顽固性高血压可选用不同类型降压药联合应用。

2. 限制蛋白质和磷的摄入　病人应根据肾功能减退程度控制蛋白入量；肾小球滤过率（Ccr）＞50 ml/min者一般限制在每日每千克体重0.8 g；如果Ccr＞20 ml/min，每日每千克体重0.6 g，再加5 g蛋白质；Ccr＜20 ml/min者，每日每千克体重0.6 g，其中60%为富含必需氨基酸的蛋白质，并可适当辅以α-酮酸（开同）每次4片，每日3次，口服。同时应适当增加碳水化合物以保证机体基本能量需要，防止负氮平衡。低磷饮食。

3. 降低蛋白尿　选用任意一种长效ACEI或ARB。

4. 抗凝和血小板解聚药物　对于有明确高凝状态和某些易引起高凝状态的病理类型（如膜性肾病、系膜毛细血管增生性肾炎）可考虑选用，低分子肝素如低分子肝素钙4 100 U或低分子量肝素钠5 000 U皮下注射，每日2次；双嘧达莫（潘生丁）每次50～100 mg，每日3次，口服。

5. 免疫抑制剂　对于尿蛋白每日大于5 g的病人，如病理类型为轻度系膜增生性肾炎、轻微病变等较轻病变，如无禁忌证可酌情选用糖皮质激素和细胞毒药物。

6. 中药　如雷公藤多苷每次10～20 mg，每日3次，口服。

7. 其他　避免可加重肾脏损害的因素，如感染、劳累、妊娠及肾毒性药物的使用。

【健康处方】

1. 注意休息，避免过度疲劳，预防上呼吸道感染。

2. 有扁桃体炎、中耳炎、鼻窦炎、龋齿时应及时诊治。注意个人卫生，保持皮肤清洁，防止皮肤感染。

3. 水肿明显、大量蛋白尿而肾功能正常者可适量补充蛋白质饮食。无水肿及低蛋白血症时，每日蛋白质摄入量应该限制在每千克体重 0.8g（每瓶牛奶约含 6g 蛋白质，每只鸡蛋约含 6g 蛋白质，每 50g 米饭约含 4g 植物蛋白质）。

4. 有水肿、高血压和心功能不全者，应注意低盐饮食，每天摄盐应少于 3g。

5. 避免服用含非那西丁一类的解热镇痛药及其他对肾功能有损害的药物如卡那霉素、庆大霉素、木通等。

6. 经常检查尿液，如尿中红细胞每高倍视野超过 10 个，需要卧床休息。

（四）隐匿性肾小球肾炎

隐匿性肾小球肾炎也称为无症状性血尿和（或）蛋白尿，一般病人无水肿、高血压及肾功能损害等，仅表现为肾小球性蛋白尿和（或）肾小球性血尿。它是一组包括了不同病因和发病机制的肾小球疾病。

【诊断要点】

1. 无急性肾炎、慢性肾炎或其他肾脏病的病史，肾功能基本正常。

2. 无明显临床症状和体征，仅表现为单纯性蛋白尿和（或）血尿。

3. 排除非肾小球性血尿或功能性蛋白尿。

4. 以持续或间歇性镜下血尿为主要表现，尿常规检查除红细胞形态呈多样变形性外无其他异常者，称为单纯性血尿；而以蛋白尿为主要表现，尿蛋白定量＜1.0 g/24 小时（多以白蛋白为主）、无其他异常者，称为单纯性蛋白尿。

5. 肾活检则可确诊病理类型。

【治疗措施】

隐匿性肾小球肾炎无特殊疗法，可采取以下措施：

1. 定期检查病人的尿常规、24 小时尿蛋白定量、肾功能、血糖和肝功能，至少每 3～6 个月检查 1 次。女性病人在妊娠前及妊娠过程中须加强监测。

2. 注意保护肾功能，避免各种加重肾损害的因素，如感染、劳累、妊娠以及应用肾毒性药物。

3. 有反复发作的慢性扁桃体炎且与血尿、蛋白尿的发作关系密切者，可待急性期过后行扁桃体摘除术。

4. 可用中医药辨证施治。

5. 肾活检病理改变较重者按慢性肾炎治疗。

【健康处方】

1. 注意休息，避免过度劳累。

2. 定期到医院检查。最好是入院作肾穿刺活组织检查，以明确血尿和（或）蛋白尿的原因，然后再制订正确的治疗方案。

3. 避免服用含非那西丁一类的解热镇痛药及其他对肾功能有损害的药物如卡那霉素、庆大霉素、木通等。如患感冒可选用感冒冲剂、板蓝根冲剂等对肾无损害的中成药。

肾病综合征

肾病综合征是肾小球疾病的常见表现，是一组由多种病因引起的肾小球基底膜通透性增高、导致大量蛋白尿的临床综合征，以大量蛋白尿、低蛋白血症、高脂血症和明显水肿为其特征。肾病综合征按病因可分为原发性、继发性和遗传性三大类，可由不同病理类型的肾小球疾病引起。

【诊断要点】

1. 病因诊断　必须首先除外继发性和遗传性疾病，才能诊断为原发性肾病综合征。

2. 临床诊断　①尿蛋白每日大于 3.5 g，儿童超过 40 mg/(h·m^2)或大于每日每千克体重 50 mg；②血浆白蛋白低于 30 g/L，儿童低于 25 g/L；③水肿；④血脂升高。其中①、②两项为诊断所必需。

3. 临床分型诊断　原发性肾病综合征主要病理改变在肾小球，常见以下 5 种病理类型，肾活检做出病理诊断。①微小病变；②局灶和(或)节段性肾小球硬化；③系膜增生性肾炎；④膜性肾病；⑤膜增生性肾炎。

4. 鉴别诊断　应注意与以下疾病相鉴别　①过敏性紫癜肾炎；②系统性红斑狼疮肾炎；③乙型肝炎病毒(HBV)相关性肾炎；④糖尿病肾病；⑤肾淀粉样变性；⑥骨髓瘤性肾病。

【治疗措施】

肾病综合征的治疗除了减少、消除尿蛋白外，还应重视保护肾功能，延缓肾功能恶化并防治并发症。

1. 一般治疗

(1) 休息与活动：大量蛋白尿时应卧床休息，这有利于增加肾血流量及利尿，但应保持适度的床上及床旁活动，以防止肢体血管血栓形成；肾病综合征缓解时可逐渐增加活动量，以利于减少合并症及降低血脂，活动量以活动后尿蛋白不增加为度。

(2) 饮食治疗：肾功能正常者给予正常量的优质蛋白(每日每千克体重 1.0 g，富含必需氨基酸的动物蛋白)饮食，肾功能下降的病人可给予低蛋白饮食。保证充足热量，每日每千克体重不应少于 126～147 kJ(30～35 kcal)。水肿时低盐(＜3 g/d)饮食。少进食富含饱和脂肪酸的饮食，多吃富含多聚不饱和脂肪酸(如植物油、鱼油)及富含可溶性纤维(如燕麦、米糠等)的饮食。

2. 对症治疗

(1) 利尿消肿：①噻嗪类利尿药，如氢氯噻嗪 25 mg，每日 3 次口服，但长期应用应防止低钾、低钠血症；②潴钾利尿药，如氨苯蝶啶 50 mg 或醛固酮拮抗剂螺内酯 20 mg，每日 3 次，口服。长期服用潴钾利尿剂须防止高钾血症，肾衰竭者应慎用。③袢利尿药，呋塞米(速尿)每日 20～120 mg，或布美他尼(丁脲胺)每日 1～5 mg，分次口服或静脉注射。常在渗透性药物应用后随即给药以增强利尿效果。应用袢利尿剂应防止低钠血症及低钾、低氯血症性碱中毒。④渗透性利尿药，右旋糖酐 40(低分子右旋糖酐)、淀粉代血浆(706 代血浆)，一般 250～500 ml 静脉滴注，隔日 1 次。但对少尿病人应慎用此类药物，因其可诱发“渗透性肾病”，导致急性肾衰竭。应用血浆或白蛋白等静脉输注可提高血浆胶体渗透压，促进组织中水分的回吸收而利尿，如随后应用呋塞米 120 mg 加于葡萄糖溶液中缓慢静脉滴注，常能获得良好的利尿效果。但可引起肾小球高滤过及肾小管高代谢，造成肾小球和肾小管细胞损伤，促进肾间质纤维化，延缓疾病缓解，甚至损害肾功能，故应严格掌握适应证。

（2）减少尿蛋白：首选血管紧张素转化酶抑制剂，如苯那普利 10～20 mg，每日 1 次，口服，或血管紧张素Ⅱ受体拮抗剂（ARB），如氯沙坦 50～100 mg，每日 1 次，长效二吡啶类钙通道阻断药（如氨氯地平 5 mg，每日 1 次）等。此外，ACEI 和 ARB 具有不依赖降低全身血压的减少尿蛋白作用。

3．主要治疗—抑制免疫与炎症反应的治疗。

1）糖皮质激素

（1）使用原则和方案：①起始足量：常用药物为泼尼松，每日每千克体重 1 mg，儿童每日每千克体重 2 mg，最大量每日 60 mg，口服 8～12 周。②缓慢减药：足量治疗后每 1～2 周减原用药量的 10%，当减至每日 20 mg 左右时病情易反复，应更加缓慢减量。③长期维持：最后以最小有效剂量（每日 10 mg）作为维持量，再维持半年左右。泼尼松一般采用全日量晨间顿服，在维持用药期间将两日量隔日 1 次顿服。水肿严重、肝功能异常者，可更换为氢化泼尼松（同等剂量）口服。长期应用糖皮质激素的病人易出现感染、药物性糖尿、骨质疏松等毒副作用，少数病人可能发生股骨头无菌性缺血坏死，应加强监护。

（2）糖皮质激素疗效判断：根据对糖皮质激素的治疗反应，可将病人分为 3 类：①激素敏感型：用药 8～12 周内肾病综合征缓解；②激素依赖型：激素减少到一定程度即复发；③激素抵抗型：糖皮质激素治疗无效。复发（包括反复和频繁复发）是指尿蛋白由阴转阳＞2 周，如在激素用药过程中尿蛋白转阴后又出现（2＋）。频繁复发是指肾病半年以内复发≥2 次，1 年内≥3 次。

2）细胞毒药物：可用于“激素依赖型”或“激素抵抗型”的病人，以协同糖皮质激素治疗。常用环磷酰胺（CTX）。

（1）口服每日每千克体重 2 mg，分 1～2 次口服；或 CTX 200 mg 加入等渗盐水中，静脉注射，隔日 1 次，累计量达 6～8 g 后停药。主要毒副作用为骨髓抑制及中毒性肝损害，并可出现性腺抑制、脱发、胃肠道反应及出血性膀胱炎。

（2）CTX 冲击疗法：①CTX 每日每千克体重 10～12 mg，加入适量等渗盐水或 10% 葡萄糖液静滴，静滴时间约 1～2 小时，连续 2 天，每 2 周重复一疗程，累积剂量＜每千克体重 150 mg～200 mg。②CTX 每平方米 0.5～0.75 g 加入适量等渗盐水或 10% 葡萄糖液静滴，静滴时间约 1～2 小时，每月 1 次，连用 6 次，必要时再加 2～3 次。

（3）环孢素 A：可作为二线药物用于糖皮质激素及细胞毒药物治疗无效的难治性肾病综合征。每日每千克体重 5 mg，分 2 次口服，服药期间应检测并维持血药浓度值为 100～200 ng/ml，服药 2～3 个月后缓慢减量，疗程为半年左右。主要毒副作用为肝肾毒性、高血压、尿酸血症、多毛及牙龈增生等。

（4）麦考酚吗乙酯（MMF）：近年来试用于治疗难治性肾病综合征，须在糖皮质激素治疗的基础上应用。常用剂量为每日 1.5～2 g，分 1～2 次口服，共用 3～6 个月，减量维持半年。

4．其他治疗

（1）抗凝和抗血小板药物：可用于系膜毛细血管性肾炎、局灶节段性肾小球硬化、重度系膜增生性肾炎及膜性肾病等病理类型。一般当血浆白蛋白低于 20 g/L 时，提示存在高凝状态，即应开始预防性抗凝治疗。常用低分子肝素钙 5 000 U 皮下注射，每日 2 次，维持凝血时间长于正常 1 倍；同时辅以抗血小板药物，如双嘧达莫 50～100 mg，每日 3 次，或阿司匹林每日 40～300 mg，口服。对已发生血栓栓塞性并发症者，应尽早给予尿激酶全身或局部溶栓，同时配合抗凝治疗，抗凝药多持续应用半年以上。抗凝和溶栓治疗时应避免药物过量而导致出血。

(2) 中医药治疗:一般主张与糖皮质激素和细胞毒药物联合应用。常用雷公藤多苷20 mg,每日3次口服。主要毒副作用为性腺抑制、肝功能损害及外周血白细胞减少。

(3) 降脂治疗:可选择降胆固醇为主的羟甲戊二酸单酰辅酶A(HMG-CoA)还原酶抑制剂,如洛伐他汀10~20 mg,每日1次口服,或氟伐他汀40 mg,每日1次口服;或选用降三酰甘油为主的氯贝丁酯类,如非诺贝特100~300 mg,每日1次口服。

(4) 透析治疗:对于并发急性肾衰竭达到透析指征者,应及时给予透析治疗。

【健康处方】

1. 注意休息,避免过度疲劳,预防感染。

2. 水肿明显、大量蛋白尿而肾功能正常者可适量补充蛋白质饮食。在每日热量达每千克体重146.5 kJ(35 kcal)前提下,每日蛋白质摄入量以每千克体重0.8~1.0 g为宜(每瓶牛奶约含6g蛋白质,每只鸡蛋约含6g蛋白质,每50g米饭约含4g植物蛋白质)。

3. 轻、中度水肿的病人应给予低盐饮食(每日2~3 g),重度水肿应限制在每日1 g或无盐饮食(即食物内不加盐)。

4. 避免服用含非那西丁一类的解热镇痛药及其他对肾功能有损害的药物如卡那霉素、庆大霉素、木通等。

5. 定期检查尿液,注意激素的正确使用方法。

尿路感染

尿路感染(简称尿感)可分为上尿路感染(主要是肾盂肾炎)和下尿路感染(主要是膀胱炎),肾盂肾炎又有急性和慢性之分。除细菌外,很多微生物侵入尿路均可引起尿路感染,例如结核分枝杆菌、真菌、衣原体和某些病毒等。病人以育龄已婚妇女最多见。尿路感染最常见的致病菌是肠道革兰阴性杆菌,以大肠杆菌最多见,占70%以上。

(一) 急性膀胱炎

【诊断要点】

1. 膀胱刺激症状,即尿频、尿急、尿痛、膀胱区不适感。

2. 白细胞尿(脓尿),即清洁尿标本尿沉渣镜检每高倍视野白细胞>5个。可有血尿。

3. 清洁中段尿细菌定量培养,尿菌落计数$>10^5$/ml。

符合上述第1、2项并除外急性肾盂肾炎、尿道综合征等疾病后,可临床诊断为本病,同时具有第3项可确诊。

4. 注意与以下疾病相鉴别:①急性肾盂肾炎(上尿路感染);②尿道综合征;③尿路结核。

【治疗措施】

临床上急性膀胱炎在尿路感染中最为常见,可不做尿细菌培养而先给予治疗。

1. 初诊用药　抗菌药物短期疗程通常能治愈非复杂性膀胱炎,目前多采用3天疗法。复方磺胺甲噁唑(SMZco)2片或氧氟沙星0.2 g,每日2次,连用3天。嘱病人疗程完毕后1周查尿细菌培养。

2. 复诊处理　停服抗菌药物1周后病人复诊,做清洁中段尿细菌培养。

(1) 如已无尿路刺激症状且尿培养阴性,表明病人原先确为细菌性膀胱炎,已治愈;尿培养阳性且为同一种致病菌，提示尿路感染复发，应按照致病菌药物敏感试验敏感的药物给予治疗。

(2) 如仍有尿路刺激症状，且有细菌尿及白细胞尿，可诊断为症状性肾盂肾炎并给予相应处理；如无细菌尿，但病人有白细胞尿，可拟诊为感染性尿道综合征给予相应治疗；如无细菌尿，也无白细胞尿，则很可能为非感染性尿道综合征。

【健康处方】

1. 每天多饮水，每 2～3 小时排尿 1 次，以冲洗膀胱和尿道，避免细菌在尿路繁殖。

2. 勤换内裤，常清洗。注意会阴部清洁，注意性交卫生。

3. 每次排尿宜排尽，不让膀胱有残余尿。每次性生活后宜排尿 1 次。

4. 注意经期卫生，有反复膀胱炎病史的妇女在经期可服用抗生素以预防。

5. 尽量避免使用尿路器械，必要使用时要严格无菌操作。

6. 必须留置导尿管时，在插导尿管的同时给予服用抗菌药可延迟尿路感染的发生，但 3 天后虽继续服用抗菌药，则亦无预防作用。

（二）急性肾盂肾炎

【诊断要点】

1. 病人有尿路刺激征，即尿频、尿急、尿痛。

2. 有全身感染症状，如寒战、发热、头痛、血白细胞升高等。

3. 腰痛、输尿管压痛点压痛、肋脊角压痛和(或)叩击痛。

4. 尿中白细胞＞5 个/高倍视野。

5. 真性细菌尿，即在排除假阳性的前提下，膀胱穿刺尿培养有细菌生长；清洁中段尿定量培养细菌菌落＞10^5/ml。但如临床上无尿路感染症状，则要求两次清洁中段尿培养的细菌菌落均＞10^5/ml，且为同一菌种，才能确定为真性细菌尿。

符合上述第 1～4 项可临床诊断为急性肾盂肾炎，同时具有第 5 项可以确诊。

6. 注意与以下疾病相鉴别：①慢性肾盂肾炎；②肾结核；③尿道综合征；④下尿路感染。

【治疗措施】

在无药物敏感试验结果时，应选用对革兰阴性杆菌有效的抗菌药物。

1. 轻型肾盂肾炎　经 3 天疗法治疗失败的尿路感染，或有轻度发热和(或)肋脊角叩痛的肾盂肾炎，采用口服抗菌药物 14 天疗程，常用抗菌药物有复方磺胺甲噁唑(SMZ－TMP，复方新诺明)2 片或氧氟沙星 0.2 g，每日 3 次，口服。如用药 72 小时仍未显效，应按药物敏感试验换药。

2. 较严重的肾盂肾炎　发热超过 38.5℃，血白细胞升高等全身感染中毒症状较明显者，宜采用静脉注射抗菌药物。在无药物敏感试验结果之前，可暂时使用环丙沙星 0.25 g，每 12小时 1 次，或氧氟沙星 0.2 g，每 12 小时 1 次，必要时可改用或加用头孢噻肟钠 2 g，每 8 小时 1 次。在获药物敏感试验后可酌情调整。疗程 14 天。

3. 重症肾盂肾炎　有寒战、高热、血白细胞显著升高、核左移等严重的全身感染中毒症状，甚或出现低血压、呼吸性碱中毒，疑为革兰阴性杆菌败血症者，这些病人多是复杂性肾盂肾炎，在尚未获得药物敏感试验之前，可选用下列抗菌药物联合应用：①半合成广谱青霉素如哌拉西林 3 g，每 6 小时 1 次，静脉滴注；②第 3 代头孢菌素类，如头孢曲松钠 1 g，每 12 小时 1 次，静脉滴注。在获得药物敏感实验后再酌情调整用药。疗程 14 天。在病情允许时，应尽快做有关尿路影像学检查，以确定有无尿路梗阻，因为尿流不畅又不能加以纠正时，复杂性肾盂肾炎很难彻底治好。

【健康处方】

1. 每天多饮水，每 2～3 小时排尿 1 次，以冲洗膀胱和尿道，避免细菌在尿路繁殖。

2. 勤换内裤，常清洗。注意会阴部清洁，注意性交卫生。

3. 每次排尿宜排尽，不让膀胱有残余尿。每次性生活后宜排尿 1 次。

4. 注意经期卫生，有反复膀胱炎病史的妇女在经期可服用抗生素以预防。

5. 尽量避免使用尿路器械，必要使用时要严格无菌操作。

6. 必须留置导尿管时，在插导尿管的同时给予服用抗菌药可延迟尿路感染的发生，但 3 天后虽继续服用抗菌药，则亦无预防作用。

慢性肾衰竭

慢性肾衰竭是一个临床综合征。它发生在各种慢性肾实质性疾病基础上，缓慢地出现肾功能减退而至衰竭。国外引起慢性肾衰竭的病因主要有糖尿病、高血压、慢性肾小球肾炎和多囊肾等，而国内主要病因为慢性肾小球肾炎、梗阻性肾病、糖尿病肾病、狼疮性肾炎、高血压肾病和多囊肾等。具有慢性肾脏疾病病史，恶心、呕吐、贫血、高血压等尿毒症引起的全身症状，内生肌酐清除率下降，血尿素氮、血肌酐增高，双肾固缩，可诊断为慢性肾衰竭。

【诊断要点】

1. 有慢性肾炎或糖尿病、高血压、慢性间质性肾炎、原发性痛风、多囊肾等病史。

2. 水、电解质和酸碱平衡失调　①钠、水平衡失调；②钾平衡失调；③酸中毒；④钙和磷平衡失调；⑤高镁血症；⑥代谢性酸中毒。

3. 有浮肿、蛋白尿、血尿、高血压等肾病综合征表现。

4. 常有不同程度的贫血。

5. 其他系统表现，如恶心、呕吐、食欲减退、心律失常、心力衰竭、心包炎、肾性骨病、尿毒症脑病等。

6. 血尿素氮、肌酐升高，内生肌酐清除率≤70 ml/分。

7. 影像学检查双肾缩小。

【分期诊断】

1. 肾储备能力下降期　当肾单位受损未超过正常的 50%(GFR50～80 ml/分)，肾功能因能代偿而不至于出现血尿素氮(BUN)等代谢物质潴留，血肌酐(SCr)能维持正常水平(血肌酐 133～177 μmol/L，1.5～20 mg/dl)，临床上无症状。

2. 氮质血症期　肾单位受损，剩余肾功能低于正常之 50%(GFR 50～20 ml/分)，SCr 达 186～442 μmol/L(2～5 mg/dl)，BUN 上升，超过 7.1 mmol/L(20 mg/dl)，临床出现乏力、轻度贫血、食欲减退等全身症状。

3. 肾衰竭期　SCr 升至 451～707μmol/L(5～8 mg/dl)，肌酐清除率降至 20～10 ml/分，BUN上升至 17.9～28.6 mmol/L(50～80 mg/dl)。病人出现贫血，代谢性酸中毒，钙、磷代谢紊乱，水、电解质紊乱等。

4. 尿毒症期　SCr 达 707μmol/L(8 mg/dl)以上，肌酐清除率在 10 ml/分以下，BUN 在 28.6 mmol/L(80 mg/dl)以上，酸中毒症状明显，全身各系统症状严重。

5. 注意与以下疾病相鉴别。

慢性肾衰竭主要需与慢性肾衰竭重叠急性肾衰竭进行鉴别。依靠病史,实验室检查血肌酐、B超检测双肾大小可予鉴别,必要时行经皮肾穿刺活检。

【治疗措施】 慢性肾衰竭早、中期治疗主要目的在于延缓肾功能恶化,保护残余肾功能,并开始肾衰竭并发症的预防治疗;晚期以肾替代治疗为主,并积极治疗各种并发症,提高病人的生活质量。

1. 饮食治疗

(1) 限制蛋白饮食:蛋白质摄入量应根据 GFR 调整:慢性肾衰竭代偿期病人每日每千克体重应为 0.5～0.8 g;失代偿期病人应控制在每日每千克体重 0.3～0.6 g;尿毒症期病人为每日每千克体重 0.5 g,透析治疗开始后每日每千克体重 1～1.5 g。蛋白摄入应以优质蛋白为主(60%以上),尽可能少食富含植物蛋白的食物。

(2) 保证足够的能量摄入:一般认为慢性肾衰竭病人每日能量摄入应为 126～127 kJ(每千克体重 30～40 kcal),可多食用植物油和食糖。

(3) 其他:有水肿、高血压、少尿者应限制钠盐摄入,每日 3 g 左右,根据病情调整;限制磷的摄入,每日不超过 600 mg;尿少者应限钾。每日应口服补充叶酸 5 mg、维生素 C 0.1 g、维生素 B_6 5～10 mg。不必补充维生素 A,需补充活性维生素 D,如阿法骨化醇(阿法 D3)、骨化三醇(每日 0.25～0.5 μg)等。

2. 必需氨基酸的应用 低蛋白饮食超过 3 周,会发生蛋白质营养不良症,须加用必需氨基酸(EAA)或 EAA 与 α 酮酸混合制剂(开同)。EAA 一般用量为每日每千克体重 0.1～0.2 g。不能口服者可静脉输注;α 酮酸混合制剂 4～8 片,每日 3 次。

3. 控制高血压 首选血管紧张素转换酶抑制剂(ACEI)或血管紧张素 II 受体拮抗剂(ARB),即使血压不高者,若血肌酐水平在 350 μmol/L 以下,也可使用以降低肾小球内压力。控制血压尚可用钙通道阻断药和 β 受体阻断药等。

4. 吸附剂使用 包醛氧化淀粉(析清) 5～10 g,每日 2～3 次,其他类似氧化淀粉类药物也可选用。

5. 纠正水、电解质和酸碱失衡

(1) 钠、水平衡失调:有水肿者应限盐、限水;较重者,可用呋塞米(速尿)20 mg,每日 3 次,已透析者应加强超滤;发展至肺水肿时应紧急透析治疗。

(2) 高钾血症:寻找引起高钾血症的诱因,如严重的酸中毒、ACEI 或含钾药物特别是中草药合剂的应用。血钾轻、中度升高者,首先应去除上述诱因,同时限钾的摄入。若血钾>6.5 mmol/L,心电图有高钾表现时应紧急处理。方法是首先应用 10%葡萄糖酸钙20 ml,稀释后缓慢静脉注射;继而 5%碳酸氢钠 100 ml 静脉推注,5 分钟注射完毕;然后用 50%葡萄糖液 50～100 ml 加普通胰岛素 4～8 IU 静脉滴注。经上述处理后,还应立即透析治疗。

(3) 代谢性酸中毒:不严重者应用碳酸氢钠片(小苏打)1～2 g,每日 3 次,口服;严重者(二氧化碳结合力 < 13.5 mmol/L)应静脉补碱。

(4) 钙磷平衡失调:高磷血症者除饮食限磷外,应积极用肠道磷结合剂,如碳酸钙 1～2 g,每日 3 次,口服;醋酸钙(结磷钙)500～700 mg,每日 3 次,口服;酮酸钙(开同中含有)疗效更佳。上述制剂在肠道结合清除磷的同时,也能补充体内钙水平。活性维生素 D 能提高肠道钙剂吸收。

6. 慢性肾衰竭贫血的治疗 促红细胞生成素(EPO)疗效显著,常用重组人红细胞生成素(宁红欣)等。用量每次 50 U/kg,每周 3 次,皮下注射,直至血红蛋白上升至 100～120 g/L

或红细胞比容上升到0.35后，EPO可逐渐减量，但不能完全停药，而应使用维持量，因为完全停药后不久，病人又会再发生贫血。用EPO时，必须同时补充铁剂，目前国内多用口服制剂。如多糖铁复合物胶囊0.15 g，每日1～2次；琥珀酸亚铁片0.1～0.2 g，每日3次。若铁缺乏严重，要考虑静脉用药，如右旋糖酐铁100～200 mg，静脉滴注，每周1～2次；蔗糖铁100～200 mg，静脉滴注，每周1～2次；葡萄糖酸铁也可使用，但每次量不超过62.5 mg。此外还需补充叶酸、维生素 B_6 等。

7. 肾性骨营养不良症的防治　慢性肾衰竭早期即应开始，主要措施有纠正钙磷平衡失调，使用骨化三醇，如罗钙全0.25～0.5 μg，每日1次，口服，或阿法D3 0.25～0.5 μg，每日1次，口服。若甲状旁腺激素（PTH）水平大于200 pg/ml，则对上述治疗无效，可考虑用骨化三醇冲击治疗。如影像学检查证实有甲状旁腺腺瘤或增生，可用无水乙醇或1,25—$(OH)_2D3$ 注射剂行局部瘤体注射。甲状旁腺全切加前臂移植术对继发性甲状旁腺亢进治疗效果更佳。

8. 中药治疗　大黄及其制剂能延缓慢性肾衰竭进展；尿毒清、肾衰竭宁及其他冬虫夏草制剂可用于慢性肾衰竭的辅助治疗。

9. 肾脏替代治疗

(1) 血液净化：当肌酐清除率低于10 ml/分钟时，即可行血液净化治疗。常用的血液净化疗法有血液透析、血液滤过、血液透析滤过、高通量透析（HFD）、连续性肾替代治疗（CRRT）和腹膜透析等，应根据病情选择合适的治疗技术。

(2) 肾移植：成功的肾移植可恢复正常的肾功能。移植肾供体可来源于尸体或亲属供肾。组织相容抗原（HLA）配型佳者，移植肾的存活率高。肾移植后须长期服用免疫抑制剂，以防排斥反应。常用的药物有糖皮质激素、环孢素A、FK506、酶酚酸酯等。

【健康处方】

1. 注意休息，可适当活动，如打太极拳、做广播操等。

2. 每日摄入蛋白质限制在30克左右，可吃些牛奶和蛋，少吃肌酐含量高的猪肉、牛肉和鱼等。多吃麦淀粉、山芋、土豆等，少吃含有植物蛋白的米饭。

3. 避免应用对肾功能有损害药物如氨基比林、卡那霉素、庆大霉素、木通等。

4. 保持乐观的情绪，树立战胜疾病的信心。

5. 在医师监护下生活和工作，定期检查，坚持治疗。

贫　血

贫血是多种病因通过不同的发病过程而引起的一个共同的病理情况，系指外周血液在单位体积中的血红蛋白（Hb）浓度、红细胞计数（RBC）和（或）红细胞比容低于正常最低参考值，其中以血红蛋白浓度低于正常最为重要。贫血是一种综合征，可出现于许多疾病。形成贫血主要有三类原因：造血功能不良（常由于造血干细胞缺陷、造血原料不足、骨髓受到外来细胞或物质侵占等原因）、红细胞过度破坏及失血。血红蛋白为输氧的载体，故贫血后可发生全身器官组织缺氧。因贫血本身的临床症状缺乏特异性，又常兼有原发病的表现，致使因果难辨，容易造成诊断的疏漏。

【诊断要点】

1. 临床表现　贫血症状的轻重不仅取决于贫血的程度，更重要的是取决于贫血出现的

速度、心血管功

能代偿能力。

(1) 皮肤黏膜:眼结合膜、口唇、甲床苍白。

(2) 心血管系统:心悸、气短,心音亢进,心率加快,功能性杂音,心脏扩大甚至心力衰竭——贫血性心脏病。

(3) 中枢神经系统:头昏、耳鸣、眼花、嗜睡、注意力不集中,记忆力减退、反应迟钝、手脚发麻、发冷或有针刺感等。贫血严重者可发生昏厥。

(4) 消化系统:食欲不振、腹胀、恶心、便秘、舌乳头萎缩、黄疸及肝脾肿大等。

(5) 泌尿生殖系统:月经失调、闭经、性功能减退、多尿、夜尿、蛋白尿,发生血管内急性大量溶血时,尿色可呈红茶或酱油样颜色。贫血严重者可发生少尿、无尿和急性肾衰竭。

(6) 其他:皮肤干燥、毛发枯干、创口愈合慢。严重贫血可有低热、基础代谢率增高。

2. 实验室检查

(1) 血常规检查:血红蛋白(Hb)、红细胞(RBC)、平均红细胞体积(MCV)、平均红细胞血红蛋白量(MCH)、平均红细胞血红蛋白浓度(MCHC)等。

(2) 血片观察:观察细胞的数量及形态,以提供诊断线索。

(3) 网织红细胞计数:反映红系增生情况、判断疗效。

(4) 骨髓检查:原因不明的贫血均应进行此项检查。

(5) 其他病因检查:特殊试验,消化道内镜、妇科检查、骨髓活检、染色体、免疫分型。

3. 贫血诊断标准　国内标准都按单位容积血液内血红蛋白量低于正常参考值95%的下限,作为贫血的诊断依据。在非高原地区血红蛋白含量成年男性<120 g/L,成年女性<110 g/L,孕妇<100 g/L。

4. 贫血的形态学诊断　根据外周血涂片的形态学观察及红细胞平均指数分为:

(1) 正常细胞性贫血:MCV80～100 fl,MCH26～32 pg,MCHC320～360 g/L。常见于再生障碍性贫血、单纯红细胞再生障碍性贫血、溶血性贫血、白血病、急性失血性贫血等。

(2) 大细胞性贫血:MCV>100 fl,MCH>32 pg,MCHC320～360 g/L。常见于巨幼细胞性贫血、肝病性贫血、骨髓增生异常综合征(MDS)等。

(3) 单纯小细胞性贫血:MCV<100 fl,MCH<32 pg,MCHC320～360 g/L。常见于慢性感染、炎症、尿毒症等。

(4) 小细胞性低色素性贫血:MCV<100 fl,MCH<32 pg,MCHC<320 g/L。常见于缺铁性贫血、海洋性贫血、铁粒幼细胞贫血、慢性失血性贫血等。

【治疗措施】

1. 病因治疗　消除贫血的病因是治疗贫血的首要原则。

2. 药物治疗　明确病因之后进行化学治疗、免疫治疗等,包括铁剂、叶酸和维生素 B_{12}、维生素 B_6、糖皮质激素、雄激素及红细胞生成素。

3. 成分输血　红细胞成分输血能迅速减轻或纠正贫血,是对症治疗的主要措施。

4. 脾切除　对遗传性球形细胞增多症、自身免疫性溶血性贫血、脾功能亢进、海洋性贫血等疾病有效。

5. 造血干细胞移植　主要用于重型再生障碍性贫血、部分重型珠蛋白生成障碍性贫血和骨髓发育不良综合征等。

【健康处方】

1. 贫血的原因很多，应仔细检查病因才能对症下药，不要自己随便吃“补血药”。

2. 贫血病人不可偏食、挑食，注意经常进食含铁及叶酸丰富的食物，如绿色蔬菜、蛋、肉、鱼、大豆、菠菜、红枣、黑木耳、水果等。

3. 小儿生长发育期和妇女妊娠期、哺乳期造血物质需要量大，应加强营养，如食物补充不够，可在医生指导下口服铁剂和叶酸。

4. 月经量过多的妇女也要及时补充铁剂，应查明有否妇科疾病，先治好妇科病，堵住出血漏洞，贫血才能恢复。有痔疮出血或钩虫病的病人，应及时治疗，否则长期慢性失血也会导致缺铁性贫血。

5. 胃、小肠手术后病人，慢性胃炎胃酸减少者会引起造血因子缺乏，应注意检查，如发现有贫血应积极治疗。

6. 老年人发生贫血一定要去医院查清病因，以防遗漏肿瘤性疾病。

缺铁性贫血

缺铁性贫血是体内贮存铁（包括骨髓、肝、脾及其他组织内）缺乏，影响血红蛋白合成的小细胞低色素性贫血，是临床上最常见的一种贫血。其发病遍及全球，妊娠妇女、月经期妇女、婴幼儿和儿童是高危人群，其中以 2 岁以下婴幼儿和妊娠妇女的患病率最高。调查显示全国 2 亿多人患缺铁性贫血。缺铁性贫血是一种综合征，系由不同病因引起或伴发于许多疾病。如体内铁贮存量低于正常而血红蛋白和红细胞比容尚在正常范围，称为隐性铁缺乏症。

【诊断要点】

缺铁性贫血的诊断应包括是否系缺铁性贫血及明确缺铁性贫血的病因或原发病。临床上将缺铁性贫血分为缺铁、缺铁性红细胞生成及缺铁性贫血三个阶段。

1. 临床表现

1）贫血的一般表现：贫血的发生较为缓慢，早期可无症状或症状很轻。常见的症状为头晕、头痛、面色苍白、乏力、易倦、心悸、活动后气短、眼花、耳鸣、劳动耐力降低及抗寒能力下降等。

2）含铁酶或铁依赖酶活性降低的表现

（1）黏膜组织变化：舌炎、舌乳头萎缩、口角炎、萎缩性胃炎伴胃酸缺乏、吞咽困难或吞咽时有梗塞感（Paterson-Kelly 或 Plumer-Vinson 综合征）等。

（2）外胚层组织营养障碍：毛发干枯脱落、皮肤干燥、指（趾）甲缺乏光泽、变薄、脆而易折，出现直的条纹状隆起，重者指（趾）甲变平，甚至凹下呈勺状（反甲）。

（3）神经精神症状：头痛，注意力不集中，易激惹、精神迟滞、对外界反应差及麻木、针刺感等感觉异常。有些缺铁病人有异食怪癖，有嗜食泥土、煤球、石灰、墙泥、生米、冰块、糨糊及橄榄等怪癖。

（4）缺铁对儿童的影响：缺铁可影响小儿生长发育，缺铁的幼儿可伴近期和远期神经功能和心理行为障碍，缺铁影响小儿细胞免疫功能等。

（5）缺铁性贫血的一些特殊症状：由于贫血及缺氧而引起脑水肿，视盘苍白及水肿，边缘模糊，视网膜水肿。有的病人可有腮腺肿大、肝脾肿大。少数异食癖病人给予铁剂治疗后可迅速改善或消失。

2. 实验室检查

1）血象：呈现典型的小细胞低色素性贫血，MCV<80 fl，MCH<26 pg，MCHC<320 g/L。成熟红细胞大小不一，中心淡染区扩大。红细胞分布宽度（RDW）>0.14。网织红细胞大多正常或轻度增多。白细胞计数正常或轻度减少。血小板计数高低不一。

2）骨髓象：增生活跃或明显活跃，粒、红比值减低，红细胞系增生显著，以中幼红为主，有核红细胞胞体小，核染质致密，胞浆少，染色偏蓝，边缘不整齐。骨髓铁染色显示骨髓小粒可染铁消失，铁粒幼红细胞<15%。骨髓可染铁检查可反映网状内皮细胞中的贮存铁，直接测定贮存铁是诊断缺铁的金标准。

3）生化检查

（1）血清铁<10.7 μmol/L，总铁结合力>64.44 μmol/L。运铁蛋白饱和度<15%是缺铁性红细胞生成的指标。

（2）血清铁蛋白<14 μg/L。血清铁蛋白系反映缺铁的较敏感指标，可用于早期诊断和人群铁缺乏症的筛检。

（3）红细胞游离原卟啉>0.9 μmol/L（全血）。血液锌原卟啉>0.96 μmol/L（全血）。

（4）如在有合并症的情况下（感染、炎症、肿瘤等）需要测定红细胞内碱性铁蛋白，每个细胞<6.5 μg，始能诊断缺铁或借助骨髓铁染色显示骨髓小粒可染铁消失作为标准。

（5）铁动力学检查：静脉注射放射性铁（^{56}Fe）显示铁从缺铁性贫血病人的血浆中被清除速度加快。铁被利用合成血红蛋白的速度正常或加快。

3. 鉴别诊断　主要与慢性疾病性贫血、海洋性贫血、铁粒幼细胞性贫血、维生素 B_6 反应性贫血、先天性运铁蛋白缺乏症相鉴别。

【治疗措施】

1. 病因治疗　应尽可能除去导致缺铁的病因。因慢性失血而引起的贫血，如果出血原因未纠正，即使给予铁剂，贫血也不易减轻。治疗引起贫血的基本疾病，例如胃肠道癌肿当然比铁剂治疗更重要。钩虫病引起的贫血，驱虫和补充铁剂可同时进行。

2. 铁剂治疗

（1）一般原则：①口服为佳，慎用注射铁剂；②补充贮存铁，防止复发。铁剂治疗在血红蛋白恢复正常后至少还要持续4～6个月。

（2）口服铁剂：硫酸亚铁0.3 g或富马酸亚铁，每次0.2 g，每日3次口服，用量从小开始，饭后服用可减少胃肠道反应。琥珀酸亚铁（速力菲），每次0.2 g，每日3次口服；维铁缓释片（福乃得），每次525 mg，每日1次口服。

（3）注射用铁：严格掌握适应证。常用的是右旋糖酐铁及枸橼酸山梨醇铁肌内注射。右旋糖酐铁复合物，英国制剂商品名 Imferon 尚可静脉注射。

3. 中医药治疗　如大温中丸、绛矾丸。中药有党参、白术、神曲、陈皮、鸡内金等。

【健康处方】

1. 改进膳食习惯和生活方式　纠正不良的饮食习惯，做到不偏食、不挑食。良好的膳食习惯包括母乳喂养；摄入足量的肉禽鱼、瘦肉和肝脏食物，豆腐、芝麻、绿叶蔬菜、蘑菇、木耳、虾皮、海带等含大量铁的食物；避免摄入铁吸收的抑制剂，如富含多酚类和钙的饮料；通过烹调手段来减少抑制铁吸收的植酸盐和多聚磷酸，如热处理、发酵和发芽使用铁锅烹调。

2. 正确选用强化含铁食品，如强化奶粉、强化铁饼干、猪血饼干、含铁酱油、强化铁的面粉等。一般强化铁的日摄入量为10 mg左右，是防治贫血的好办法。

3. 出生前照顾和围生期措施，包括通过在怀孕后半期补铁来预防和控制妊娠铁缺乏；预防早产、出血和感染；推迟脐带结扎时间；尽早进行母乳喂养；充分的怀孕间隔时间。

4. 补充铁剂 这种措施几乎完全是针对妊娠贫血的控制。目前也提倡从断奶开始对3岁前的孩子进行补铁。对低出生体重儿来说，建议从2～3个月起开始补铁。

在许多国家，补铁是以治疗为主要导向的。健康机构的日常补铁的效果和覆盖率都是很低的。很明显，改革目前的针对（健康机构以外的）社区人群的出生前补铁计划势在必行。

5. 搞好环境卫生和感染的控制 包括控制寄生虫病（蛔虫病、钩虫病等）、发展中国家儿童中常见的（细菌性和病毒性）反复感染以及慢性细菌性和病毒性疾病，如腹泻、慢性肠炎、结核病和艾滋病等。

巨幼细胞贫血

巨幼细胞贫血是由于叶酸和（或）维生素 B_{12} 缺乏或其他原因引起细胞核 DNA 合成障碍所致的大细胞性贫血。骨髓造血细胞的特点是核与胞质的发育及成熟不同步，前者较后者迟缓，其结果是形成了形态、质和量以及功能均异常的细胞，即细胞的“巨幼变”。由于骨髓红细胞、粒细胞和巨核细胞三系细胞及上皮细胞均可受累，严重者可表现为全血细胞减少。维生素 B_{12} 缺乏者还可有各种神经系统和精神方面的异常。多见于婴幼儿、妊娠妇女和老年人。

【诊断要点】

1. 临床表现

(1) 血液系统表现：起病一般缓慢，逐渐发生贫血，表现苍白、乏力、易倦、头昏、活动后心悸、气促。由于无效性造血及成熟红细胞寿命缩短，可有轻度黄疸，因此皮肤黏膜常呈柠檬色。由于血小板减少，可有紫癜、鼻衄及月经过多等出血表现。

(2) 消化系统表现：恶心、食欲不振、舌炎、舌痛、舌红、舌乳头萎缩呈牛肉舌、腹胀、腹泻等。脾脏可轻度肿大，经B超探测肿大者占1/3，经临床仅10%脾可触及。

(3) 神经精神的异常表现：主要为周围神经和骨髓后索、侧索受损的表现，如四肢麻木、感觉异常、共济失调、步态不稳、Romberg 征阳性、双下肢无力、甚至瘫痪、肌张力减低或增高、腱反射减低或亢进，锥体束征阳性；精神症状可能有狂躁、妄想、人格变态以及企图自杀等。小儿病人可影响智力、动作发育迟缓、对周围事物反应迟钝。神经症状主要见于维生素 B_{12} 缺乏，叶酸缺乏时可有抑郁症等精神症状，但少有周围神经病变或脊髓病变。

(4) 其他：免疫力下降，易罹感染。叶酸缺乏时常有明显的体重下降。维生素 B_{12} 缺乏时可有皮肤色素改变，可有直立性低血压。

2. 实验室检查

(1) 血象：属大细胞性贫血，MCV>100 fl。可呈现全血细胞减少。血涂片红细胞大小不等和大卵圆形红细胞为主，可见 Howell-Jolly 小体和 Cabot 环，中性粒细胞核分叶过多。网织红细胞可正常或稍高，但其绝对值减少。白细胞计数和血小板计数正常或减低。

(2) 骨髓象：骨髓增生活跃或明显活跃，以红系细胞为显著，粒、红比值减低。各系细胞均可见到“巨幼变”，细胞体积增大，核发育明显落后于胞浆，呈“幼核老浆”现象。成熟红细胞大小不等，有巨大红细胞、Howell－Jolly 小体、Cabot 环、点彩红细胞等。巨核细胞数目不少，有巨型变，核分叶过多。骨髓铁染色增多。

(3) 生化检查:血清胆红素可稍增高,放射免疫法测定血清叶酸<6.81 nmol/L(3 ng/ml),红细胞叶酸<227 nmol/L(100 ng/ml),血清维生素 B_{12}<74 pmol/L(100 ng/ml)。如怀疑恶性贫血,还可进行内因子抗体测定。如无条件测定维生素 B_{12} 和叶酸,可行诊断性治疗,但不宜使用大剂量叶酸作诊断性治疗,以免使维生素 B_{12} 缺乏病人的神经症状加重。

3. 鉴别诊断　主要与骨髓增生异常综合征、红血病或红白血病、溶血性贫血、无巨幼细胞增多的大细胞性贫血相鉴别。

【治疗措施】

1. 一般治疗　①积极做好各项预防措施,治疗原发病是根本;②婴儿期要合理喂养,及时添加辅助食品;③预防和及时控制感染;④对孕妇或营养不良者应积极补充营养物质。

2. 补充缺乏的相应物质

(1) 叶酸缺乏的治疗:叶酸,每次 5~10 mg,每日 3 次口服。如病人恶心、呕吐或腹泻明显,则可肌内注射亚叶酸钙(四氢叶酸钙),每次 5~10 mg,每日 1 次,直至血红蛋白恢复正常。如同时有维生素 B_{12} 缺乏存在,则需同时注射维生素 B_{12},否则容易导致神经系统症状的发生或加重。

(2) 维生素 B_{12} 的治疗:维生素 B_{12} 每次 100~500 μg,每日 1 次或隔日一次肌内注射,直到血红蛋白恢复正常。对恶性贫血或全胃切除术者需终生用维生素 B_{12} 维持(500 μg,每月 1 次肌内注射)。补充缺乏的维生素 B_{12} 或叶酸后 1~3 天内病人即感精神体力好转,恶心、呕吐消失,食欲增加,舌痛消失,舌乳头逐渐恢复。治疗后 8~12 小时骨髓内巨幼红细胞即可转变为正常幼红细胞,48~72 小时可完全恢复正常。

(3) 补充铁剂和钾盐:对于重度缺乏叶酸或维生素 B_{12} 者,治疗后贫血不能完全纠正,考虑有缺铁的可能,应及时予以补充。重症病人开始治疗阶段会有血钾下降,应及时补充钾,尤其是老年病人及原有心血管病者。

(4) 食物治疗:补充富含叶酸和维生素 B_{12} 的食品(如动物内脏、酵母、乳制品),新鲜蔬菜和水果等。

3. 病因治疗　应积极去除病因,治疗原发疾患。营养性巨幼细胞贫血可同时补充维生素 C、B_1、B_6。药物所致巨幼细胞贫血,常见有苯妥英钠、甲氨蝶呤、6-巯基嘌呤、乙胺嘧啶、异烟肼、格鲁米特(导眠能)等,停药或加用叶酸后可使之缓解。

【健康处方】

1. 加强营养知识教育,改变不良的饮食习惯,不偏食,不挑食,不长期素食,从食物中摄取叶酸和维生素 B_{12}。

2. 注意补充叶酸和维生素 B_{12}　多吃新鲜蔬菜,以增加叶酸的摄入量。含叶酸丰富的蔬菜,如菠菜、油菜、小白菜、西红柿、花生仁、酵母发面食品、豆类及豆制品以及动物的肝肾等。多吃含维生素 B_{12} 的食物,如动物的肝、肾和肉类、蛋黄、牛乳、面粉等。

3. 改善烹调技术　叶酸极易被高温破坏,故烹调时不易高温和时间过长。若在食物中加入维生素 C,可促进叶酸吸收;加入钙片,可促进维生素 B_{12} 吸收。

4. 禁忌饮酒　慢性乙醇中毒的病人,多数伴有叶酸缺乏。因此,巨幼细胞性贫血的病人不应饮酒。

再生障碍性贫血

再生障碍性贫血(再障)是一组由于化学、物理和生物因素及不明原因引起的骨髓造血干(祖)细胞及(或)造血微环境损伤,导致红骨髓被脂肪髓代替,造血功能衰竭,全血细胞减少,在我国平均发病率为0.74/10万。临床上以贫血、出血及并发感染为主要表现的一组综合征。病人以青壮年居多,男性多于女性。临床分重型再障(Ⅰ型、Ⅱ型)和轻型再障。

【诊断要点】

1. 临床表现　主要的临床表现为进行性贫血、体表及内脏出血、发热以及反复感染。根据症状发生的急缓、贫血的严重程度以及病变的广泛程度不同,临床表现各异。

(1) 重型再障:往往起病急,进展迅速,病程短,死亡率极高。贫血进行性加重,伴明显的乏力、头晕及心悸等。出血症状严重并多伴有内脏出血,如血尿、消化道出血、眼底出血和颅内出血等。发热及感染较为严重,除呼吸道感染和口腔感染外,蜂窝织炎、皮肤和肛周感染及败血症等也较多见。

(2) 轻型再障(非重型再障):发病多渐缓,贫血往往是首先或主要表现。出血症状轻,常见的出血为鼻衄、牙龈出血、皮肤淤点淤斑,很少有内脏出血,但青年女性可有不同程度的子宫出血。合并严重感染者少见。

2. 实验室检查

(1) 血象:全血细胞减少,但三系减少的程度不一定平行,重型再障全血细胞减少更为突出。重型再障的血象诊断标准是:①网织红细胞<0.01,绝对值<15×10^9/L;②中性粒细胞绝对值<0.5×10^9/L;粒细胞≤0.2×10^9/L称为极重型再障;③血小板<20×10^9/L。

(2) 骨髓象:多部位骨髓检查显示至少一个部位增生减低,如增生活跃则晚幼红细胞(炭核样)比例增加,巨核细胞减少,骨髓小粒中非造血细胞及脂肪细胞增加。

(3) 骨髓细胞培养:CFU-GM、CFU-E、BFU-E、CFU-Meg的集落形成均明显减少。

(4) 其他:中性粒细胞碱性磷酸酶阳性率和阳性指数增加;T淋巴细胞亚群T_8增加,T_4/T_8减少,甚至倒置;再障演变为阵发性睡眠性血红蛋白尿症(PNH)的病例,其外周血或骨髓中查见缺乏GPI锚蛋白的血细胞。

3. 鉴别诊断　本病需与PNH、MDS、低增生性急性白血病、急性造血功能停滞、肝炎后再障、恶性细胞病、免疫性相关性全血细胞减少症等疾病相鉴别。

【治疗措施】

1. 支持及对症治疗

(1) 一般措施:①注意个人卫生,减少与无关人员的接触。②中性粒细胞<0.5×10^9/L宜于空气层流室隔离护理。③加强口腔护理,2%~4%碳酸氢钠,0.1%依沙吖啶液(利凡诺液)、0.05%洗必泰含漱液漱口。④保持大便通畅,便后坐浴等。⑤月经过多可选用丙酸睾丸酮100 mg,每日1次肌内注射,月经来潮前14天用,或用避孕药I号按避孕方法用。

(2) 成分输血:输血要掌握指征,对于有可能接受骨髓移植治疗的病人,应尽可能避免输血,重要的是避免家庭成员间的输血。

(3) 预防与控制感染。

2. 轻型再障的治疗

(1) 雄激素:大量雄激素可刺激骨髓造血,其发生疗效时间往往在服药2~3个月后,雄激素的剂量及剂型可能会影响其疗效。常用雄激素有:丙酸睾丸酮,每次50~100 mg,每日1次,肌内注射,司坦唑醇(康力龙),每次2~4 mg,每日3次口服,十一酸睾酮,每次40~80 mg,每日2~3次,其他还有美雄酮(大力补),复合睾丸酮酯(巧理宝)等,疗程至少6个月以上。

(2) 脊髓兴奋药：硝酸一叶萩碱，硝酸士的宁等，现趋于不用。

(3) 莨菪类药物：山莨菪碱，东莨菪碱等，亦趋于少用。

(4) 免疫调节剂：左旋咪唑、胸腺喷丁(胸腺肽)、多抗甲素等；环孢素 A(CsA)用于慢性再障治疗疗效较好，每日 3～6 mg/kg，分 2 次口服，维持血药浓度 200～400 μg/L，单用有效率 30%～50%左右。环孢素(CsA)主要毒副作用是肾毒性，其他有消化道反应、牙龈增生、多毛、皮肤色素沉着、肌肉震颤，肝功能损害及末梢感觉异常等。

(5) 肾上腺皮质激素：适用于小儿及出血趋势严重以其他方法治疗无效时。

(6) 胎肝造血干细胞移植及输注。

(7) 脾切除术：疗效并不肯定。

(8) 中医用药：补肾为本，兼益气活血。中成药有再障出血片，每次 5 片，每日 3 次，氨肽素每次 1 g，每日 3 次口服。国内治疗慢性再障常用雄激素合并中医补肾法治疗。

3. 重型再障的治疗

(1) 骨髓移植：是治疗干细胞缺陷引起再障的最佳方法，且能达到根治的目的。一旦确诊严重型或极重型再障，年龄<40 岁，有 HLA 配型相合供者，应首选异基因骨髓移植，移植后长期无病存活率可达 60%～80%，移植排斥、移植物抗宿主病(GVHD)、间质性肺炎是异基因骨髓移植最常见的并发症。

(2) 抗胸腺细胞球蛋白(ATG)/抗淋巴细胞球蛋白(ALG)：适用于年龄>40 岁或无条件施行骨髓移植的重型再障。德国产 ATG(Rabbit)1～5 mg/(kg·d)，法国产 ALG(Horse)15～20 mg/(kg·d)，静脉滴注。ALG 用药前先进行静脉过敏试验。ATG/ALG 的疗效要1～3个月后开始出现。单用 ATG/ALG 的疗效约为 40%，联合应用其他免疫抑制剂如 CsA、雄激素和造血生长因子可将疗效提高到 50%～80%。本品主要毒副作用有发热、寒战、皮疹等过敏反应，以及中性粒细胞和血小板减少引起感染和出血，静脉滴注可发生静脉炎，血清病在治疗 7～10 天出现。

(3) CsA：目前应用 CsA 治疗再障日益广泛，国内外已将 CsA 作为一线药物用于重型再障的治疗，疗效可达 50%～60%，出现疗效的时间也需 1～2 月以上。国外成人剂量每日 10～15 mg/kg。

(4) 大剂量静脉输注免疫球蛋白(HD-IVIG)：HD-IVIG 治疗重型再障的疗效不及 ATG/ALG 和 CsA，因此不宜作为首选治疗。IVIG 的常用用法有两种：①每日 0.4 g/kg，5 天；②每日 1.0 g/kg，2 天。

(5) 大剂量甲基氢化泼尼松(甲基强的松龙)：短程冲击治疗每日 20～30 mg/kg 静脉滴注，连用 3 天，以后每隔 4～7 天剂量减少一半，减至 1 mg/kg，随后酌情用维持量。

(6) 造血生长因子：严重粒细胞缺乏、发热、感染时可应用重组人粒细胞集落刺激因子(rhG-CSF)或粒-巨噬细胞集落刺激因子(GM-CSF)每日 3～5 μg/kg 皮下注射或静脉滴注。重组人红细胞生成素(EPO)治疗再障必须大剂量才可能有效，一般剂量不会取得任何效果。

【健康处方】

1. 严格掌握用药指征　尽量避免使用影响造血的药物，氯霉素、对乙酰氨基酚(扑热息痛)、苯妥英钠、磺胺类等要慎用。必须使用这类药物时，要勤查血象，早期发现问题。

2. 加强防护　与有毒化学药品接触及与电离辐射接触的工作人员要加强防护措施，严格掌握操作规程，定期去医院检查，早期发现，早期治疗，防止有害物质污染环境。

3．应重视个人和周围环境的卫生。注意口腔卫生，饭后、睡前须漱口，宜用软牙刷刷牙。保持皮肤清洁，洗澡时擦洗皮肤不宜过重，以免引起皮下出血。预防感冒或其他感染，不去人群多的场所，以免交叉感染。

4．饮食方面注意营养，少食辛辣食物，进食易消化、高蛋白、高维生素、低脂饮食。病重者则须卧床休息，病轻者亦应多注意休息，同时要有适量的室内外活动。

5．生活调理　①病人应树立坚持长期治疗获得痊愈的信心，保持心情舒畅，按时服药。②病人居室或病房空气要新鲜，阳光充足，定时紫外线消毒，重型再障病人有条件可住层流室或隔离病房。

白血病

白血病是一组高度异质性的恶性血液病，俗称血癌。本病起源于造血干细胞基因突变并呈克隆性增生，其克隆中的白血病细胞失去进一步分化成熟的能力而停滞在细胞发育的不同阶段。在骨髓和其他造血组织中白血病细胞大量异常增生积聚，导致三系正常血细胞生长受抑，并浸润体内各器官、组织，引起一系列症状。临床上常有贫血、出血、感染和不同程度的肝、脾、淋巴结肿大、胸骨压痛等症状和体征，外周血白细胞有质和量的变化。根据白血病细胞的成熟程度和自然病程将白血病分为急性白血病和慢性白血病，并再按其不同的白细胞系列作出相应的分类。急性白血病的细胞分化停滞在较早阶段，多为原始细胞及早期幼稚细胞，根据细胞形态学可分为急性淋巴细胞白血病（ALL）和急性非淋巴细胞白血病（ANLL）。ALL 分为 L_1、L_2、L_3 型，ANLL 共分为 8 型：M_0（急性髓细胞白血病微分化型）、M_1（急性粒细胞白血病未分化型）、M_2（急性粒细胞白血病部分分化型）、M_3（急性早幼粒细胞白血病）、M_4（急性粒-单核细胞白血病）、M_5（急性单核细胞白血病）、M_6（急性红白血病）、M_7（急性巨核细胞白血病）。慢性白血病的细胞分化停滞在较晚阶段，多为较成熟幼稚细胞和成熟细胞，可分为慢性粒细胞白血病、慢性淋巴细胞白血病及少见的多毛细胞白血病、幼淋巴细胞白血病等。

（一）急性白血病

急性白血病（AL）是一类造血干细胞克隆性恶性疾病。骨髓中异常的原始细胞（白血病细胞）无限地增殖并浸润各种器官、组织，引起正常造血功能的抑制和衰竭，临床上表现为贫血、出血、浸润和继发感染。AL 进展迅速，若不予治疗，大多数病人于诊断后数月内死亡。经过适当治疗，其自然病程将明显延长，不少病人可以治愈。

【诊断要点】

1．临床表现　症状的缓急主要取决于白血病细胞在体内的蓄积增长速率和程度。

1）贫血：往往是首发表现，呈进行性加重，约 2/3 AL 在确诊时有中度以上贫血。

2）出血：约 1/3 以上病人起病时伴出血倾向，出血可发生在全身各部，以皮肤淤点、淤斑、鼻出血、牙龈出血、月经过多、血尿、黑便、眼底出血为多见。ANLL－M_3 伴发弥散性血管内凝血（DIC）时出血最明显。颅内出血是 AL 较常见的死亡原因。

3）发热和感染：约半数以上病人以发热起病，当体温＞38.5℃时常由感染引起。感染以咽喉炎、口腔炎、牙龈炎最常见，肺部感染、肛周炎、肛旁脓肿也常见，严重时致败血症。胃肠道感染是脓毒血症的主要来源。革兰阴性杆菌所占比例持续增多，但近几年又有所下降，而革兰氏阳性球菌则有增加趋势。

4）器官和组织浸润的表现

（1）淋巴结和肝脾肿大：50%ALL 诊断有淋巴结肿大，纵隔淋巴结肿大常见于 T－ALL，在 ANLL 中以 M_4 及 M_5 发生淋巴结肿大多见。肝脾肿大以 ALL 最为显著，少数 ANLL 也有轻至中度肝脾肿大。

（2）骨和关节：关节、骨骼疼痛及胸骨压痛常见，尤以 ALL 多见，伴发骨髓坏死可出现剧烈骨痛。

（3）口腔及皮肤：牙龈增生和肿胀以 M_4 及 M_5 多见，皮肤浸润的表现有白血病疹、结节、斑块和溃疡等。

（4）局部肿瘤形成：浸润骨膜、眼眶、乳腺、皮肤等器官组织，可形成瘤块。有的肿瘤呈绿色称绿色瘤。

（5）中枢神经系统白血病(CNSL)：以 ALL 最常见，儿童病人尤甚。蛛网膜及硬脑膜浸润最多见，其次为脑实质、脉络膜及脑神经，可发生在白血病活动期或缓解期。病人可出现头痛、恶心、视力模糊、视盘水肿、脑神经麻痹，甚至抽搐、昏迷等。

（6）性腺：睾丸白血病和卵巢白血病。

2. 实验室检查

（1）血象：初诊时多有不同程度的贫血和血小板减少，外周白细胞计数可降低、正常或显著增高。白细胞超过 100×10^9/L 称为高白细胞性白血病，白细胞计数正常或减少称为白细胞不增多性白血病。外周血细胞分类示原始和幼稚(早幼)细胞百分比显著增多，但白细胞不增多性白血病外周血仅有极少量，甚至没有原始细胞出现。

（2）骨髓象：增生极度活跃，明显活跃或增生活跃，白血病原始细胞占非红系细胞的 30%以上，呈现所谓的"白血病裂孔"现象。正常造血细胞如幼红细胞和巨核细胞明显受抑。约 10%ANLL 骨髓增生减低，但原始细胞仍占非红系细胞的 30%以上，称为低增生性白血病。Auer 小体是白血病细胞的形态标志，有助于鉴别 ALL 和 ANLL，前者不见 Auer 小体。

（3）细胞化学染色：对 AL 分型有重要意义，过氧化物酶在 ALL 中常阴性，特异性酯酶在 ANLL 中常阳性，非特异性酯酶在 M_5 及 M_3 中为阳性。但前者能被氟化钠抑制，后者不被氟化钠抑制。

（4）细胞免疫学检查：单克隆抗体还可将 ALL 分为若干亚型(Common、未分化、T 细胞、前 B 细胞及 B 细胞型)。B 细胞分化抗原包括 CD_9、CD_{10}、CD_{19}、CD_{20}、CD_{21}、CD_{22}、CD_{24} 等，CD_{19} 为鉴别 B 系 ALL 敏感而又特异的标志，CD_9 有助于诊断非 T－ALL，CD_{10} 为诊断 Common 型 ALL 必不可少的标记。CD_2、CD_3、CD_4、CD_8、CD_{1a} 为特异性和相对特异性 T 细胞标记。CD_2 和 CD_7 对 T－ALL 特异性最高。粒－单核细胞的主要标志有 CD_{33}、CD_{13}、CD_{14}、CD_{15}、和 CD_{11}，巨核细胞和血小板的主要标志有 CD_{41a}、CD_{41b}、CD_{61}、及 PPO 等。

（5）染色体和基因改变：M_{2b} 染色体改变 t(8;21)(q22;q22)，融合基因为 AML1/ETO；M_3 的染色体改变为 t(15;17)(q22;q21)，融合基因为 PML/RARα；M_4Eo 染色体改变为 inv/del(16)(q22)，融合基因 CBFB/MYH_{11}。约 20%成人 ALL 和 5%儿童 ALL 具有 Ph 染色体即 t(9;22)(q34;q11)，融合基因为 bcr/abl，m－bcr/abl。

3. 鉴别诊断　本病需与 MDS、传染性单核细胞增多症、急性粒细胞缺乏症恢复期、再生障碍性贫血、特发性血小板减少性紫癜及神经母细胞瘤转移至骨髓等相鉴别。

【治疗措施】

随着医学科学及其相关学科的发展，对 AL 生物本质认识的深化，新药的出现和治疗方法的改进，支持疗法的加强和骨髓移植的应用，AL 的疗效不断提高，不少病人可长期生存并得以治愈。AL 的治疗是一个系统工程，必须强调个体化治疗。

1. 支持治疗

(1) 保护性隔离。

(2) 发热病人应查找原因并予广谱抗生素，如果是真菌感染可予氟康唑、伊曲康唑、伏立康唑、二性毒素 B 等。

(3) 严重贫血给予浓缩红细胞输注；出血严重，血小板<20×10^9/L 可输浓缩血小板。

(4) 发生弥散性血管内凝血时，除病因治疗外，予以新鲜血浆、血小板输注，可用小剂量肝素。

(5) 严重粒细胞缺乏时，可予 G-CSF 或 GM-CSF，每日 3～5 μg/kg 皮下注射，如无条件可连续输注浓缩粒细胞。

(6) 防止高尿酸血症：别嘌呤醇，每次 0.1～0.2 g，每日 3 次口服；碳酸氢钠，每次 1 g，每日 4 次口服。

2. 化学治疗

1) 化学治疗的策略：白血病病人发病时体内有 10^{11}～10^{12} 以上白血病细胞，化学治疗首先要求白血病进入完全缓解(CR)，即临床症状及体征消失，血象正常，骨髓造血功能回复到正常而原始细胞<5%，这一阶段的治疗称为诱导缓解。CR 后体内尚可残留 10^8～10^9 白血病细胞。为了延长缓解期，防止复发，还需积极地继续治疗，称为缓解后治疗或维持缓解治疗，包括间歇应用原诱导缓解方案甚至更为强烈的方案，进一步杀灭残留的白血病细胞，以达到强化、巩固疗效的目的。

2) ANLL 的化学治疗

(1) 诱导缓解治疗：①DA 方案：为目前标准的诱导缓解方案。柔红霉素(DNR) 40 mg/m² 静脉注射，第 1～3 日，阿糖胞苷(Ara－C)100～150 mg/m² 静脉滴注，第 1～5 或 1～7 日。其他诱导缓解方案尚有 IDA＋Ara－C、HA、DAE 方案等。②M_3 的诱导缓解治疗：维 A 酸(全反式维甲酸，ATRA) 每次 20～30 mg，每日 2～3 次口服，第 1～30 日或 1～60 日，部分病人出现维甲酸综合征，地塞米松有特效。对 ATRA 耐药者，予三氧化二砷注射液 10 ml 稀释后静脉滴注，第 1～28 日为一疗程，肝肾功能异常时需停药。

(2) 缓解后治疗：近代主张以标准或更强烈巩固或早期强化治疗：①用原方案巩固 4～6 疗程；②大或中剂量 Ara－C(联合 DNR 或安吖啶/米托蒽醌)；③与诱导药物无交叉耐药如米托蒽醌、表鬼臼类、安吖啶等组成的新方案早期强化 2～3 个疗程。每 1～2 个月化疗 1 次，共计 1～2 年。

3) ALL 的化学治疗

(1) 诱导缓解治疗：VDLP 方案为标准诱导缓解方案。长春新碱(VCR)2 mg 静脉推注，第 1,8,15,22 日，DNR30～40 mg/m² 静脉注射，第 1～3 日，泼尼松 40～60 mg 口服，第 1～28 日，左旋门冬酰胺酶(Lasp)5 000 U/ m²，第 19～28 日。其他诱导缓解方案尚有 VD(C)P、COAP、VP＋MTX＋Lasp 等。

(2) 缓解后治疗：巩固强化多数主张联合化疗，交替序贯应用，剂量要大，大剂量 MTX，大剂量 Ara－C，大剂量 Cy 使 ALL 的预后大为改观。维持治疗可考虑 MTX 20 mg/ m²，每周 1 次口服或静脉注射，6-巯基嘌呤 75 mg/ m² 分次口服。

(3) CNSL 的防治：①MTX 10 mg/ m² 或 Ara－C 30～50 mg/ m² 加地塞米松 5～10 mg，

每周2次鞘内注射,共4～6次,以后每6～8周鞘内注射1次。②头颅放射24Gy。③大或中剂量MTX－四氢叶酸疗法或大剂量Ara－C静脉滴注。

(4) 睾丸白血病治疗:双侧睾丸放射治疗20Gy有一定效果。

3. 造血干细胞移植　目前认为除ANLL－M_3及儿童标危型ALL外,如有HLA匹配的同胞供髓者都应在第一次缓解后进行异基因骨髓移植,无合适供者亦可行自体骨髓移植。因外周血分离收集干细胞比较方便,供体无需麻醉,造血重建快,免疫功能恢复早,外周血中肿瘤细胞污染少等优点,外周血造血干细胞移植大有替代骨髓移植的趋势。脐血中含大量造血干细胞,由于受脐血采集量的限制,目前主要用于治疗儿童病人。

(二) 慢性粒细胞白血病

慢性粒细胞白血病(CGL)是累及造血干细胞的恶性骨髓增殖病。90%以上病人具有Ph染色体,少数病人为阴性。临床上以脾肿大、粒细胞增多及外周血中出现多量的中幼及晚幼粒细胞为特征。临床过程分为慢性期、加速期及急变期,最终大多转化为急性白血病。Ph阴性病人病程短、预后差。

【诊断要点】

1. 临床表现

(1) 慢性期:起病隐袭,常见症状为乏力、低热、多汗或盗汗、消瘦、食欲减退、左上腹坠胀等,少见有呼吸窘迫、言语不清、耳鸣、木僵、阴茎异常勃起等。常见体征为脾大、肝大、胸骨压痛、苍白。

(2) 加速期:①脾脏进行性肿大,慢性期有效药物失效。②不明原因的发热、贫血、出血加重和(或)骨骼疼痛。③非药物引起的血小板进行性降低或增高。④血及骨髓象中原始粒细胞增多＞10%,嗜碱粒细胞增高＞20%。

(3) 急变期:外周血或骨髓中原始细胞(Ⅰ型＋Ⅱ型)＞20 %,外周血原粒＋早幼粒＞30%或骨髓中原粒＋早幼粒＞50%。可转变为急粒、急淋、急粒单、急单、急性巨核细胞白血病和急性红白血病等。

2. 细胞遗传学及分子生物学改变　90%以上CGL病人的血细胞中出现Ph染色体,t(9;22)(q34;q11),转入变异期时可检出双倍Ph、＋8、i(17q)t(3;21)(q26;q22)等染色体核型异常。Ph阳性病人可示bcr/abl基因重排,其编码的蛋白为P_{210},少数Ph阴性病人亦可见。

3. 鉴别诊断　本病需与类白血病反应、原发性骨髓纤维化、真性红细胞增多症、原发性血小板增多症、慢性中性粒细胞白血病等相鉴别。

【治疗措施】

1. 化学治疗

(1) 羟基脲:为当前首选药物,因其毒性低且中位存活期较长,起效快,毒副作用较少,但持续时间较短。用法为:每次1 g,每日3次口服,白细胞＜20×10^9/L减至每日1 g,白细胞＜5×10^9/L减量维持或停药。

(2) 白消安(马利兰):每次2 mg,每日3次口服,根据白细胞计数调整剂量,白细胞＜20×10^9/L可每日或隔日2 mg,＜5×10^9/L停药。

(3) 靛玉红或甲异靛:靛玉红 每次50～100 mg,每日3次口服。其毒副作用有腹泻、腹痛等。甲异靛为其衍生物。

(4) 联合化疗:有 DOAP、HA、COAP 方案等,目前多不主张。

(5) 干扰素 α(IFN-α)300～500 万 U/m^2,每周 3 次,皮下注射,可减少部分病人的 Ph 阳性细胞,延长生存期,30%～40%病人出现细胞遗传学反应。

(6) 格列卫(STI 571)为酪氨酸酶抑制剂,可诱导 bcr/abl 阳性细胞凋亡和分化,治疗慢性期 CGL 效果显著,每日 300 mg 以上治疗 3 个月,细胞遗传学反应率约为 54%,对 CGL 急变和 Ph^+ AL 也有一定的疗效。

2. 造血干细胞移植　异基因造血干细胞移植有可能将 CGL 治愈,实际上亦是目前能根治 CGL 的唯一方法。移植时机以慢性期疗效最佳,无病生存率可达 50%～90%,而于加速期或急变期进行移植者无病生存率仅 10%～30%,即使同是慢性期,诊断确立后 1 年内移植的疗效又优于 1 年后移植的疗效。

3. 白细胞单采　高白细胞致中枢神经系统症状如木僵状态或成人呼吸窘迫综合征的呼吸困难、青紫等症状经白细胞单采术+羟基脲治疗,可迅速缓解。

4. 放射治疗　在脾区作深度 X 线照射,主要适用于脾极度肿大及白细胞数明显增多病人。本治疗显效快但缓解期短。

5. 加速期和急变期治疗　应按急性白血病治疗,急变期的化疗方案根据急变类型而定。在加速期行骨髓移植仍有 15%～25%病人长期无病生存,但急变期时的骨髓移植疗效很差。

【健康处方】

1. 避免接触过多的 X 射线及其他有害的放射线。对从事放射工作的人员需做好个人防护。孕妇及婴幼儿尤其应注意避免接触放射线。

2. 防治各种感染,特别是病毒如 C 型 RNA 病毒等感染。

3. 慎重使用某些药物　如氯霉素、保泰松、某些抗病毒药物、某些抗肿瘤药物及免疫抑制剂等,应避免长期使用或滥用。

4. 避免接触某些致癌物质,做好职业防护及监测工作。如在生产酚、氯苯、硝基苯、香料、药品、农药、合成纤维、合成橡胶、塑料、染料等的过程中,注意避免接触有害、有毒物质。

5. 对白血病高危人群应做好定期普查工作,特别注意白血病警号及早期症状。白血病治疗期间,应保持情绪稳定,乐观向上,树立战胜疾病的信心。

恶性淋巴瘤

恶性淋巴瘤是一组起源于淋巴结或结外淋巴组织的恶性肿瘤,临床特征为无痛性、进行性淋巴组织增生,尤以浅表淋巴结肿大为显著,可伴发热、盗汗、消瘦、肝脾肿大等,晚期出现全身衰竭、恶病质。发病率 2.2/10^6,死亡率 1.5/10^6,居恶性肿瘤死亡率第 11～13 位。由于起病方式、淋巴结外组织器官的涉及率、病程进展以及对治疗反应的不同,根据组织病理检查中淋巴细胞和(或)组织细胞的肿瘤性增生不同,可将本病分为霍奇金淋巴瘤(HL)和非霍奇金淋巴瘤(NHL)两大类。我国病人中 NHL 占 90%,而 HL 约 10%。诊断主要依靠病理检查。淋巴瘤是目前可以被治愈的实体肿瘤之一。

【诊断要点】

1. 霍奇金淋巴瘤(HL)的确诊依靠病理组织学检查,并没有特征性的临床表现或实验室检查可据以做出诊断。通常系由临床征象引起注意而进行活体组织检查而确诊。临床分期采用 Ann Arbor 分期标准。

(1) 临床表现:①无痛性淋巴结肿大;②不同部位淋巴结肿大引起相应的器官压迫症状;③可伴有发热或不伴发热、消瘦、盗汗、皮肤瘙痒等全身症状;④随着病情进展,可侵犯腹膜后淋巴结以及肝、脾、肾、骨髓等结外组织并引起相应症状。

(2) 实验室检查:①可有中性粒细胞增多及不同程度的嗜酸粒细胞增多;②血沉增快及NAP活性增高往往反映疾病活跃;③在本病较晚期,骨髓穿刺可能发现典型R-S细胞或单个核的类似细胞;④少数病人可并发Coombs试验阳性或阴性溶血性贫血。

(3) 病理组织学检查:系诊断本病的主要依据。应选取较大的淋巴结完整取出,避免挤压,迅速置固定液中送检,尽量避免选取腹股沟淋巴结。HD病理可分4型,即淋巴细胞为主型、结节硬化型、混合细胞型、淋巴细胞消减型。

(4) 临床分期诊断(Ann Arbor分期标准)

Ⅰ期:病变涉及一个淋巴结区(Ⅰ)或一个结外的器官或部位($Ⅰ_E$)。

Ⅱ期:膈肌一侧的两个或多个淋巴结区(Ⅱ)或一淋巴结区一个结外器官或组织的局部侵犯。

Ⅲ期:膈肌两侧的淋巴结区(Ⅲ)或伴结外器官或组织的局部侵犯($Ⅲ_E$),或脾脏的侵犯,或两者均受侵犯。

Ⅳ期:淋巴结、脾脏、咽淋巴环之外,一个或多个结外器官或组织的广泛受累,如骨髓、肺、胸膜、肝、骨骼、皮肤等。

每期又可再分为A、B两组。无全身症状的为A组;有发热、消瘦(6个月内原因未明体重减轻10%)、盗汗的为B组。

2. 非霍奇金淋巴瘤(NHL)是指HL以外的各种淋巴瘤。NHL早期即可远隔转移或呈多中心发生,原发于结外病变较HL为多。由于NHL的病理类型和累及部位不同,其临床表现和预后的差别亦较大。其分期标准参照HL的Ann Arbor分期标准。

(1) 临床表现:以无痛性淋巴结肿大为主(约发生于2/3的病人),结外病变可侵犯韦氏咽环、胃肠道、骨、骨髓、皮肤、唾液腺、甲状腺、神经系统、睾丸等。分别表现为局部肿块、压迫、浸润或出血等症状。除浅表淋巴结肿大外,可有肝脾大,脾大多于肝大,多呈轻至中度脾大,原发于脾的淋巴瘤少见,多呈巨脾。骨髓累及者约1/3～2/3。皮肤表现较HL为常见,多为特异性损害,如肿块、皮下结节、浸润性斑块、溃疡等。20%～30%病人出现发热、体重减轻、盗汗等全身症状。

(2) 实验室检查:骨髓受累时,可发生血细胞减少。骨髓出现肿瘤细胞浸润时,淋巴细胞增多,原始淋巴细胞(淋巴瘤细胞)>5%,若>30%即诊断为白血病。可并发Coombs试验阳性的溶血性贫血,可见单克隆或多克隆球蛋白增高。某些类型NHL易侵犯中枢神经系统,有脑脊液异常。血清乳酸脱氢酶水平升高,可作为预后不良的指标。染色体易位t(14;18)和t(8;14)是NHL最常见的染色体标志。

(3) 病理组织学检查:系确诊本病的主要依据。其特点为:淋巴结正常结构消失,为肿瘤组织所取代;恶性增生的淋巴细胞形态呈异形性,无R-S细胞;淋巴结包膜被侵犯。近年通过免疫组化技术将淋巴瘤的淋巴细胞分成T细胞和B细胞型,同一病理分型中T细胞型恶性度大于B细胞型;弥漫性恶性度大于滤泡性。CD_{20}^{+}、CD_{43}^{-}、CD_{45RO}^{-}和CD_{20}^{+}、CD_{43}^{+}、CD_{45RO}^{-}显示淋巴瘤源于B细胞,CD_{20}^{-}、CD_{43}^{-}、CD_{45RO}^{+}显示淋巴瘤源于T细胞。淋巴组织肿瘤WHO(2000)分型方案正在国内外推广和沿用。

3. 鉴别诊断

(1) 与肿大淋巴结相鉴别：如单纯性淋巴结炎、结核性淋巴结炎、淋巴结转移性癌、传染性单核细胞增多症、Castleman 病、结节病及反应性淋巴结增生等。

(2) 与发热为主的疾病鉴别：如结核病、败血症、结缔组织病、坏死增生性淋巴结炎、恶性组织细胞病等。

【治疗措施】

淋巴瘤是第一种可被治愈的常见实体瘤，因此成为联合化疗的策略和原则试验模型。由于化学治疗进展，正逐渐取代放射治疗成为主要治疗手段。目前放射治疗的适应证为Ⅰ期和ⅡA 期 HL 和Ⅰ期 NHL。

1. 化学治疗

1) HL 化学治疗：Ⅲ期和Ⅳ期 HL 通过联合化疗完全缓解率为 80%～95%，约 1/3 复发，需要补救治疗，晚期 HL 的总治愈率约为 75%。

(1) 常用联合化疗方案：治疗时应尽量按照剂量和时间表进行化疗，有骨髓侵犯时，不应减少剂量。大多数病例需要 6 个疗程治疗，但仍有 15%～20%病例需要接受进一步治疗。治疗时间的判定取决于第 4～6 疗程后对病人的重新分期。主要方案如下：

①MOPP(或 COPP)方案：M(氮芥)6 mg/m^2 静脉注射，第 1、8 日，O(VCR)1.4 mg/ m^2 静脉注射，第 1、8 日，P(盐酸丙卡巴肼，甲基苄肼)100 mg/ (m^2 · d)，第 1～14 日，P(泼尼松)40 mg/(m^2 · d)第 1～14日；M 改为 C(环磷酰胺)即 COPP 方案，C 600 mg/(m^2 · d)静脉注射，第 1、8 日。两疗程间可间隔 2～3 周，至少用 6 个疗程。

②ABVD 方案：对于 MOPP 方案治疗复发者的完全缓解率约 59%，其中 1/3 可获长期缓解。A(阿霉素)25 mg/m^2 静脉注射，第 1、15 日，B(博莱霉素)6～10 mg/m^2 静脉或肌内注射，第 1、15 日，V(长春花碱)6 mg/m^2 静脉注射，第 1、15 日，D (达卡巴嗪，甲氮咪胺)375 mg/m^2 静脉滴注，第 1、15 日。每四周重复一次，至少 6 个疗程。

(2) 补救治疗措施：主要依据初始时治疗方案而定。MOPP 初始治疗后缓解期超过 1 年的病例，复发后再次用 MOPP 方案治疗，约 90%可获第二次缓解。对 MOPP/ABVD 耐药的病人可试用 CEP 和 EVA 等方案。

2) NHL 化学治疗

(1) 低、中度恶性选用下述方案：①CHOP 方案：CTX 750 mg/m^2 静脉注射，第 1 日，吡柔比星或表柔比星 40～50 mg/m^2 静脉注射，第 1 日，VCR 1.4 mg/m^2 静脉注射，第 1 日，泼尼松 100 mg/日口服，第 1～5 日。间歇 14～21 日可继续治疗，共 6 疗程。②COPP 方案：同 HL 治疗。

(2) 高度恶性可选用下述方案：①CHOP－B 方案，CHOP 剂量同上述，B(博莱霉素)每日 8～10 mg 静脉或肌内注射第 1 日。②CHOP－E 方案，CHOP 剂量同上述，E(VP_{16})100 mg 静脉滴注，第 1～5 日。③m－BACOD 方案。④ProMACE/Cyto－BOM 方案等。

(3) 复发侵袭性淋巴瘤主要化疗方案：$IMVP_{16}$(异环磷酰胺，MTX，VP_{16})、ESHAP[VP_{16}、甲基氢化泼尼松(甲基强的松龙)、HD－Ara－C、顺铂]方案等。

2. 放射治疗

(1) HL 的放射治疗：放射治疗仍是治疗 HL 最有效的单一治疗手段。放射治疗原则除根据分期而定外，还要考虑病变的部位、病理和年龄等因素。对淋巴细胞为主型、结节硬化

型及混合细胞型 I_{A-B}、II_{A-B}病人以放疗为主，对Ⅲ期病人无结外病变时可考虑全淋巴结照射。HL 的根治放射剂量为每 4 周 40Gy，常用的放射源为^{60}Co和 4～8MeV X 线。

(2) NHL 的放射治疗：同 HL 相比，NHL 的放射治疗应用范围有限，一般用于低度恶性淋巴瘤Ⅰ期、Ⅱ期及侵袭性淋巴瘤 I/I_E 期。

3. 外科手术治疗　原发于结外器官的 NHL，如胃、小肠、脾、泌尿生殖器官等，多需先行手术治疗，然后再予放、化疗。

4. 造血干细胞移植　尽管现代治疗学进展迅速，仍有约 30%HL 和 50%侵袭性 NHL 病人死亡。对 50 岁以下病人，能耐受大剂量放、化疗的联合治疗，结合异基因或自体骨髓移植，可望取得较长缓解期和无病生存期。对第一线药物治疗不敏感或复发扩散至全身病人是干细胞移植的适应证。如骨髓未累及，可用自体骨髓或外周血干细胞移植。自体外周血干细胞移植用于淋巴瘤治疗时移植物肿瘤污染机会小，造血功能恢复快，并适用于骨髓受累或经过盆腔照射的病人。

5. 生物修饰反应疗法　利妥昔单抗(美罗华)、干扰素及免疫毒素治疗。

【健康处方】

1. 注意气候变化，预防和积极治疗病毒感染。

2. 密切注意浅表肿大的淋巴结消长情况，对于家族成员中有类似疾病病人，更应高度警惕。

3. 积极治疗与本病发生可能相关的其他慢性病，如慢性淋巴结炎、自体免疫性疾病等。

4. 化疗期间应多休息，减少外出，避免交叉感染。化疗间歇应加强营养，适量锻炼，提高机体的免疫力与抗病能力。

5. 淋巴瘤系可治愈疾病，病人应对治疗有信心，安心配合治疗护理。

过敏性紫癜

过敏性紫癜为一种常见的毛细血管变态反应性出血性疾病，最早由许兰(Schönlein)和亨诺(Henoch)报告，因此又称许兰-亨诺综合征。基本病变为广泛的毛细血管和小动脉无菌性炎症反应。临床特点除紫癜外，常有皮疹及血管神经性水肿、关节炎、腹痛及肾炎等症状。本病多数可以治愈，仅少数演变为慢性反复发作。

【诊断要点】

1. 临床表现　本病主要见于儿童及青少年，6 岁以上占多数。春秋季好发。起病前 1～3 周有上呼吸道感染史。可有倦怠、乏力、低热、纳差等前驱症状。根据其病变主要累及部位的不同，可分为如下几种类型。

(1) 单纯型(紫癜型)：为最常见类型。主要表现为皮肤紫癜，常对称性分布，以下肢及臀部多见，分批出现，紫癜大小不等，呈紫红色，颜色深浅不一，略高出皮面，融合成片，常伴荨麻疹、多形性红斑及局限性或弥漫性水肿。严重的紫癜可融合成大疱，发生中心出血性坏死。一般经 7～14 日逐渐消退。

(2) 腹型(亨诺型)：表现为腹痛、恶心、呕吐、呕血、腹泻及黏液便、便血等。腹痛最为常见，常为阵发性绞痛，腹痛部位可涉及全腹，多为脐周、下腹。常误诊为外科急腹症。

(3) 关节型(许兰型)：关节症状多见于膝、踝等大关节，呈游走性，可有明显的红、肿、痛及活动障碍，反复发作，但不遗留关节畸形，易误诊为风湿性关节炎。

（4）肾型：病情最为严重，发生率可高达12%～40%。一般于紫癜出现后1～8周内发生，可持续数月或数年，主要表现为血尿、蛋白尿、水肿、高血压。约6%发展为慢性肾炎或肾病综合征，个别严重病例进展为尿毒症。

（5）混合型：除皮肤紫癜外，其他三型中有两型或两型以上合并存在。

（6）少见类型：少数病人可在紫癜出现后出现各种神经系统症状，如头痛、头晕、呕吐、癫痫、偏瘫、意识模糊、昏迷等。病变累及呼吸系统时可出现咯血、哮喘、胸膜炎等。

2. 实验室检查

（1）血常规检查：感染时白细胞数增高，合并肠道寄生虫病嗜酸粒细胞增高，血小板计数及功能均正常。

（2）尿常规及肾功能检查：肾型或混合型者，尿中可见红细胞、蛋白和管型。少数可发生肾功能不全。

（3）出、凝血功能检查：30%～50%毛细血管脆性试验阳性，出血时间可能延长，凝血时间、凝血酶原时间无异常。

（4）免疫检查：约50%的病人血清IgA增高，IgG、IgM、C_3补体及IgA型类风湿因子亦可增高，在皮肤和肾血管基底膜上还可发现IgG、IgM和$C_{5b\sim9}$复合物。

3. 鉴别诊断　单纯皮肤型需与血小板减少性紫癜、单纯性紫癜、坏血病、血管性假性血友病等鉴别，关节型主要与风湿热及风湿性关节炎相鉴别，腹型过敏性紫癜与急腹症相鉴别，肾型过敏性紫癜与肾炎、肾病综合征相鉴别。

【治疗措施】

1. 去除可能的病因　原则上应停止接触任何可能引起过敏的物质，停用可能引起过敏的食物和药物，防治感染，清除局部病灶（如扁桃体炎等），驱除肠道寄生虫等。

2. 抗组胺药物　异丙嗪、氯苯那敏、阿司咪唑、去氯羟嗪等任选一种，亦可用10%葡萄糖酸钙静脉注射。

3. 改善血管通透性药物　维生素C以大剂量（每日5～10 g）静脉注射疗效较好，持续用药5～7日。卡巴克络（安络血）每次5～10 mg，每日3次口服，芦丁每次20 mg，每日3次口服。

4. 肾上腺皮质激素　对腹型和关节型疗效显著，而对肾型效果较差。常用泼尼松1～2 mg/kg每日，短期应用，直至紫癜消失后逐渐停药。对重症病人宜先静脉滴注氢化可的松每日200～500 mg或地塞米松每日10～20 mg。

5. 免疫抑制剂　如以上疗法效果不佳时可试用免疫抑制剂，特别是合并肾脏损害的病例。常用环磷酰胺或硫唑嘌呤每日2～3 mg/kg，分2～3次口服，有效后减量至每日0.5～1 mg/kg；雷公藤多苷，每次10～20 mg，每日3次口服；环孢素A、雷酚酸酯（骁悉）亦可试用。

6. 抗凝治疗　适用于肾型过敏性紫癜病人，初以标准肝素钠每日100～200 U/kg静脉滴注，4周后改为华法令，每日4～15 mg，2周后改用维持量每日2～5 mg，2～3个月。

7. 静脉封闭治疗　皮试阴性时以0.5%普鲁卡因10 ml静脉推注；或普鲁卡因150～300 mg加于5%葡萄糖500 ml中静脉点滴，每日1次，7～14日为1疗程。

8. 中医中药　可用凉血解毒法辨证施治。中药紫草片，每次3片，每日3～4次口服或紫草根涂擦紫癜患处。花生红衣加红枣水煎服。

【健康处方】

1. 注意避免与致病原接触,如花粉、化学物品、油漆、汽油、尘螨等。

2. 过敏体质者不要养宠物,尽量减少与动物皮毛的接触,特别是已经明确致敏原的病人更应当注意。

3. 注意饮食卫生,勤洗手,不吃不干净的瓜果及水生植物,以杜绝肠道寄生虫感染的机会。

4. 避免鱼、虾、蟹、花粉、牛乳等可能诱发紫癜性肾炎的饮食,对于血尿病人,应忌食辛辣、香燥刺激物及海鲜发物,如公鸡、海鱼、牛肉、羊肉、鹅等,尿蛋白多者,应注意不过多食用高蛋白饮食。

5. 注意运动锻炼,增强体质,提高机体对各种感染的免疫力,避免过敏性紫癜的发生诱因。

6. 注意气候变化,防寒保暖,预防感冒,房间内定时通风换气以保持居室内空气清新。

7. 在病情未痊愈之前,不要接触各种预防疫苗,必须是痊愈 3～6 月后,才能进行预防接种,否则可能导致病情的复发。

特发性血小板减少性紫癜

特发性血小板减少性紫癜(ITP)是一种自身免疫性疾病,血小板在单核巨噬细胞系统内过度破坏,临床表现为皮肤和黏膜甚至重要脏器内出血。90%病人血小板表面或循环血中可检出自身抗体,其中有些自身抗体针对血小板膜糖蛋白。由于抗体影响,骨髓巨核细胞发育和成熟受到阻滞,血小板功能也有异常,所以导致血小板生成减少、髓内破坏增多和血小板质量缺陷。本病多见于儿童和青年,女性发病率较高。根据发病机制、诱发因素和病程,ITP 分为急性型及慢性型两类。

【诊断要点】

1. 临床表现

1) 急性型:半数以上发生于儿童,临床常有以下特点:

(1) 发病最常见于冬春季,发病前 1～2 周有上呼吸道感染,特别是病毒感染史。

(2) 起病急骤,常伴发热,皮肤黏膜出血较严重,皮肤出血常见于四肢,以下肢为主,呈出血点、紫癜或淤斑,黏膜出血多见于鼻腔、齿龈、口腔可有血疱。严重者可有内脏出血,如消化道、泌尿道、阴道出血,甚至发生致命性的颅内出血,少数尚有球结膜下及视网膜出血。

(3) 肝脾及浅表淋巴结不大。

(4) 该病常有自发缓解趋势,平均病程 4～6 周。仅 10%～20%病例病情迁延不愈,最后变成慢性型。

2) 慢性型:常见于年轻女性,女性为男性的 3～4 倍,临床特点如下:

(1) 起病隐袭,有长期皮肤黏膜反复出血史及妇女月经过多,病程常达半年以上。

(2) 出血症状相对较轻,呈持续性或反复发作性,以皮肤出血多见,脏器严重出血少见。

(3) 一般脾脏不大,约 10%病例肋下可刚刚触及。

(4) 少数因反复发作可引起贫血,但贫血的轻重应与失血量呈平行关系。

2. 实验室检查

(1) 血象:急性型血小板减少严重,常低于 20×10^9/L,甚至仅(2～3)$\times10^9$/L,慢性型多在(30～80)$\times10^9$/L,外周血涂片可见巨型及畸形血小板,表明血小板更新加速。白细胞计数大多正常，少数病人因明显出血而引起贫血。

(2) 骨髓象：巨核细胞正常或增多，急性型幼稚型巨核细胞比例增多，慢性型颗粒型巨核细胞比例增多。但两型中产板型巨核细胞均减少。骨髓中血小板少见。

(3) 血小板相关抗体（PAIg）及血小板相关补体（PAC_3）80%以上 ITP 病人 PAIg 及 PAC_3 阳性，主要抗体成分为 IgG，亦可为 IgM，偶有两种以上抗体同时出现。一般而言，PAIgG 高低和血小板计数相关，但有假阳性或假阴性报告。

(4) 出血和凝血功能检查：出血时间延长，血块退缩不良，束臂试验阳性，血清凝血酶原消耗不良。凝血酶原时间及凝血时间均正常。放射核素^{51}铬或^{111}铟测定，血小板寿命缩短。

3. 鉴别诊断　本病需与继发性血小板减少性紫癜、Evans 综合征、过敏性紫癜、血栓性血小板减少性紫癜、继发于自身免疫性疾病的免疫性血小板减少症等相鉴别。

【治疗措施】

1. 紧急治疗　治疗指征包括血小板计数$<10\times10^9/L$；重要脏器出血；可疑中枢神经系统出血；严重鼻衄和口腔黏膜出血；手术前和分娩准备等。

(1) 血小板成分输注：血液成分分离机单采出一个供者 3 000 ml 血的血小板，一次输注，尽管输入病人体内后血小板寿命缩短，但仍可起到暂时出血效果。

(2) 大剂量丙种球蛋白：丙种球蛋白每日 50～400 mg/kg 静脉滴注，连用 5 日为 1 疗程，可减轻血小板的破坏，一般于用药第 2 天血小板开始回升，5～10 天血小板计数迅速上升。毒副作用罕见，表现为头痛和局部静脉炎，动脉粥样硬化病人有致死性血栓形成的报道。

(3) 大剂量甲基氢化泼尼松（甲基强的松龙）：甲基氢化泼尼松（甲基强的松龙）每日 500～1 000 mg/kg，静脉滴注，连续 3 月。疗效基本同静脉丙种球蛋白，可迅速减轻出血症状。

(4) 血浆置换：血浆置换量为每天 2 000～3 000 ml，以将血小板抗体移出，持续 3～5 日。出血严重时可选用该种治疗方案，效果较好。

(5) 脾切除术：采用上述治疗措施后，一般可以迅速止血，若出血继续存在，可以考虑紧急切脾。副作用为脾切术后继发感染。

(6) 中枢神经系统出血治疗：怀疑中枢神经系统出血时，应迅速作头颅 CT，检查出血部位。若后室出血，为切脾和开颅手术适应证，其他部位出血不考虑切脾治疗。手术前后连续输注血小板悬液和静脉注射丙种球蛋白，使血小板计数持续大于 $100\times10^9/L$ 7 天以上。

2. 长期治疗　治疗目的是使病情长期稳定，血小板计数达到正常范围。若治疗不成功，治疗应基于维持“安全”血小板计数，即血小板计数大于$(20\sim30)\times10^9/L$，保持病人无症状生存。

1) 肾上腺皮质激素：泼尼松每日 1～2 mg/kg 口服治疗，是目前为止治疗 ITP 的首选治疗手段。约 80%病人血小板计数在 4 周内逐渐上升。若 4 周仍小于 $50\times10^9/L$，或 6 周小于 $100\times10^9/L$，此时应开始其他治疗。血小板计数正常后应逐渐减量，开始可稍快，减至每日 20 mg 时，每 1～2 周最多减 5 mg，直至用最小剂量使血小板计数达到安全水平，再维持3～6 个月或更久。

2) 免疫抑制剂：可选用下列一种药物，但常首选长春新碱。可与肾上腺皮质激素合用。

(1) 长春新碱：每次 1～2 mg，每周 1 次静脉注射，如溶于 500 ml 等渗盐水避光持续静脉点滴 8 小时，疗效更佳，4～6 次为 1 个疗程。

(2) 环磷酰胺:每日100~200 mg分次口服。血小板升至高峰于开始治疗后2~10周,显效后应全量维持2~3月。应注意定期检查血象。

(3) 硫唑嘌呤:每日100~150 mg,分次口服,约50%病人有治疗反应,时间3~6个月。

(4) 环孢素A:每日4~12 mg/kg,分2次口服,治疗后1~4周血小板升高。用于严重难治性ITP的辅助治疗。

(5) 抗淋巴细胞免疫球蛋白:通过对淋巴细胞的破坏而达到免疫抑制目的。治疗有效率高达80%以上,不良反应为过敏。

3) 脾切除术:脾切除适应证为:①用肾上腺皮质激素等内科方法积极治疗6个月以上无效者;②临床出血症状严重,经各种治疗仍无法控制者;③肾上腺皮质激素治疗虽然有效,但维持量大于每日15 mg者。一般45岁以内者效果较好,70%~90%切脾后可获明显疗效。

4) 其他治疗:①达那唑:每日400~600 mg,分次口服,用于难治病例,应注意肝功能损害。②维生素C:每次2 g,每日1次口服,2~12周显效。③氨肽素:每次1 g,每日3次口服,常用于门诊轻症病例。④干扰素:每日300万U,肌内注射,共12次。主要为免疫调节治疗。停用药物后1个月,血小板逐渐升高。不良反应多为发热反应。

【健康处方】

1. 不宜剧烈活动,不宜担重物,不宜久立,否则因为血管脆性增高容易发生皮肤紫癜和淤斑。

2. 常吃维生素C或富含维生素C的食物如新鲜蔬菜或水果等,以保护血管,减少出血。

3. 如没有胃病可常吃花生衣煎汤,多少随意。

4. 如需抽血检查或肌内注射时,在拔出针头后需多压迫一些时间,以利止血。

5. 女病人每次月经来潮前应在医生指导下用药,以免月经过多引起贫血。

6. 如有牙龈出血过多,最好去口腔科诊治。如有牙周炎等口腔科疾病应及时治疗。

7. 发病较急,出血严重者需绝对卧床休息。缓解期应注意休息,避免过劳,避免外伤。

血友病

血友病是一组最常见的遗传性凝血活酶生成障碍所致的出血性疾病,以阳性家族史、幼年发病、自发或轻度外伤后出血不止、血肿形成、关节出血及凝血时间延长为特征。根据遗传特征分为3种:血友病甲,又称Ⅷ因子缺乏症或抗血友病球蛋白(AHG)缺乏症;血友病乙,又称因子IX缺乏症或血浆凝血成分(PTC)缺乏症;因子Ⅺ缺乏症,又称血浆凝血活酶前质(PTA)缺乏症。

【诊断要点】

1. 临床表现　出血是本病的主要表现,两型的出血特点基本相同,只是出血程度不同,血友病甲重,血友病乙较轻。

(1) 关节腔出血:这是本病的特征之一,膝关节最多见,其次为踝、髋、肘、腕、肩和手足小关节及脊柱,反复出血可致关节畸形,肌肉萎缩,最后丧失功能。

(2) 肌肉血肿:深部组织内严重出血,可形成血肿,并压迫附近血管发生坏疽,压迫神经可产生疼痛、麻痹等症状,口腔、喉、舌或颈部的严重出血可引起窒息。粗针肌内注射可引起难以制止的出血和血肿,应当避免。

(3) 皮肤、黏膜出血:大多由于轻微创伤或小手术后引起出血不止,而皮肤出血点少见。

(4) 内脏出血:消化道出血表现为呕血、便血及黑粪,泌尿道出血发生血尿,如有输尿管血块形成可产生肾绞痛,颅内出血及硬脊膜下血肿不常见,多发生于外伤后,病死率高。

2. 实验室检查

1) 初筛试验:两种血友病有共同的出凝血检查结果。

(1) 血小板计数、出血时间、束臂试验和凝血酶原时间均正常。

(2) 试管法凝血时间延长,但此试验不敏感,当因子Ⅷ的活性>4%时,凝血时间一般正常。

(3) 凝血酶原消耗试验 较敏感,约70%病人凝血酶原消耗不良。

(4) 激活的部分凝血活酶时间(APTT)延长,此试验敏感性好,是必做的筛查试验,在因子Ⅷ活性为30%~40%时即可延长。

2) 确诊试验

(1) 凝血活酶生成试验:能直接反映内源性凝血活酶生成阶段中各因子是否异常,试验敏感性高,特异性强,但不能确定血友病的类型。

(2) 纠正试验:当凝血活酶生成试验异常时,则分别加正常人硫酸钡吸附血浆(缺乏因子Ⅱ、Ⅶ、Ⅸ和Ⅹ)和正常人血清(缺乏因子Ⅰ、Ⅱ、Ⅴ、Ⅷ、Ⅻ和ⅩⅢ)做纠正试验。正常人硫酸钡吸附血浆能纠正而正常人血清不能纠正者为血友病甲,正常人血清能纠正而正常人硫酸钡吸附血浆不能纠正者为血友病乙。另外也可分别测定Ⅷ或Ⅸ因子活性。以血友病甲为例,根据血浆中凝血因子活性减低程度和出血症状轻重不同分为4型:①重型:Ⅷ因子活性<2%;②中间型:Ⅷ因子活性2%~5%;③轻型:Ⅷ因子活性为5%~25%;④亚临床型:Ⅷ因子活性为25%~45%。

3. 鉴别诊断 血友病甲应与血管性血友病鉴别。

【治疗措施】

1. 局部止血疗法 可用浸有凝血酶的明胶海绵或肾上腺素棉球压迫出血。关节腔内出血应减少活动,局部冷敷,当肿胀不再继续加重时改为热敷。

2. 替代疗法是治疗血友病的有效治疗方法,目的是将病人血浆因子水平提高到止血水平。

(1) 输血浆:为轻型血友病甲、乙的首选治疗方法。应输新鲜血浆(采血后6小时内输入)和新鲜冷冻血浆(所含成分同全血,凝血因子较全血高一倍)。Ⅷ因子在体内的半衰期为8~12小时,故要保持体内Ⅷ因子在一定的水平,需每8~12小时再输1次,剂量为首剂的1/2~2/3。病人需要提高Ⅷ因子的量和维持时间视个人出血轻重、部位和止血目的而定。

(2) 冷沉淀物:每袋含Ⅷ因子活性平均为100 U,可使体内因子Ⅷ的血浆浓度提高到正常的50%以上。具有效力大而容量小的优点。

(3) 因子Ⅷ、Ⅸ浓缩剂:为冻干制品,每瓶内含200 U,因子Ⅷ及Ⅸ在循环中的半衰期短,必须每12小时补充一次。

(4) 凝血酶原复合物(PPSB):每瓶200 U,相当于200 ml血浆中含有因子Ⅸ,适用于血友病乙。

3. DDAVP(1-去氨基-8-右旋-精氨酸加压素)0.4 μg/kg,以30 ml等渗盐水稀释,每12小时静脉注射1次,连用2~4日,对轻症有效。

4. 出现抗凝血因子抗体后的处理 ①血浆置换;②肾上腺皮质激素或其他免疫抑制剂的应用;③输注凝血酶原复合物;④换用其他Ⅷ因子制剂,如猪的Ⅷ因子制剂等。

5. 其他药物治疗 ①抑制纤维蛋白溶解产物如6-氨基已酸、氨甲环酸(止血环酸);②达那唑每次200 mg,每日2～3次口服;③女性避孕药如复方炔诺酮,每次1 mg,每日1次口服,连用1～2个月;④西咪替丁(甲氰咪胍)每次200 mg,每日3次口服,对轻症有效。

6. 基因治疗将有关的凝血因子的正常基因转移给病人,使之在体内表达并产生相应的凝血因子。这是本病的根治疗法,目前正在探索中。

【健康处方】

1. 血友病病人应该知道自己患血友病,并知道自己的血型,遇有紧急情况时要主动告知医生。

2. 避免对病人进行静脉注射及肌内注射。

3. 因本病属一种遗传性疾病,故要使病人本人及家属懂得优生优育的道理。若产前羊膜穿刺确诊为血友病,应终止妊娠,以减少血友病的出生率。

4. 血友病的病人不要参加剧烈运动,避免碰伤、跌伤而引起出血。一旦由外伤或其他原因引起出血,应即刻包扎压迫止血,并去医院就诊以妥善止血并进行药物治疗。

5. 若需手术,必须在手术前按血浆Ⅷ:C水平及手术大小、部位把Ⅷ因子提到替代治疗效果。

6. 禁服抑制血小板聚集的药物,如阿司匹林、保泰松、双嘧达莫(潘生丁)和前列腺素E等。

甲状腺功能亢进症与Graves病

甲状腺功能亢进症简称“甲亢”,是指由多种病因导致体内甲状腺激素过多而引起的甲状腺毒症。临床上以弥漫性毒性甲状腺肿(Graves病)为常见,其次为桥本甲状腺毒症、结节性甲状腺肿伴甲亢、亚急性甲状腺炎伴甲亢和药物性甲亢等。

Graves病

Graves病(GD),也称弥漫性毒性甲状腺肿,是甲状腺功能亢进症(hyperthyroidism)最常见的病因,约占全部甲亢的80%。男女比例为1∶(4～6),育龄女性显著高发。主要临床表现为甲状腺毒症、弥漫性甲状腺肿和眼征,可有胫前黏液水肿。

Graves病的发生与自身免疫有关。病人的血液中存在针对甲状腺细胞TSH受体的特异性自身抗体,即TSH受体抗体(TRAb)。TRAb中的一种类型——TSH受体刺激性抗体(thyroid-stimulating antibody,TSAb)是Graves病的直接致病原因。

【诊断要点】

1. 甲状腺功能亢进症的诊断

(1) 甲状腺毒症的症状和体征:病人常有疲乏无力、怕热多汗、多食善饥、体重下降、多言好动、紧张易怒、心悸气短、大便次数增加等症状。检查可见皮肤潮湿、手和眼睑震颤、舌震颤、心动过速、第一心音亢进、房性期前收缩、心房颤动、收缩压增高、舒张压降低、脉压增大。也可表现有甲亢性周期性麻痹,以20～40岁男性多见,剧烈运动和高碳水化合物饮食为常见诱因,主要累及下肢,伴低钾血症。女性可有月经减少、闭经;男性可有阳痿。

(2) 甲状腺肿:多数病人有不同强度的甲状腺肿大,多为弥漫性、对称性甲状腺轻、中度肿大,质地柔软,无压痛,部分病人在甲状腺上极和下极可触及血管震颤、闻及血管杂音。

(3) 甲状腺功能检查:血清游离甲状腺素(FT_4)升高、促甲状腺素(TSH)降低,也可伴总甲状腺素(TT_4)升高、游离三碘甲腺原氨酸(FT_3)升高和总三碘甲腺原氨酸(TT_3)升高。

2. Graves 病的诊断

(1) 甲状腺功能亢进症的诊断成立。

(2) 弥漫性甲状腺肿大。

(3) 眼征:包括突眼、瞬目减少、上睑挛缩、睑裂增宽、双眼向下看时上眼睑不能随眼球下落、双眼向上看时前额皮肤不能皱起、双眼看近物时辐辏反射不良。浸润性突眼者眼球突出显著(突眼度大于 18mm),有畏光流泪、胀痛、复视等症状,查体见眼睑肿胀、结膜充血水肿等。

(4) 血 TSH 受体抗体(TRAb)测定阳性、TSH 受体刺激性抗体(TSAb)测定阳性。

(5) 甲状腺^{131}I 摄取率增高,摄取高峰前移。

(6) 少数病例可有胫前黏液水肿。

3. 鉴别诊断　需与非甲状腺毒症、非甲亢所致的甲状腺毒症及其他原因所致的甲状腺功能亢进等相鉴别。

【治疗措施】

迄今,尚无针对 Graves 病的病因治疗,临床上常采用抗甲状腺药物(antithyroid drugs, ATD)治疗、放射性碘(radioactive iodine, RAI)治疗和手术治疗,也有试用介入方法治疗者。

1. 抗甲状腺药物治疗　抗甲状腺药物治疗是甲亢的基础治疗,单纯使用复发率较高(可达 60%)。抗甲状腺药物按化学性质可分为硫脲类和咪唑类。硫脲类包括丙基硫氧嘧啶和甲基硫氧嘧啶;咪唑类包括甲巯咪唑和卡比马唑,国内常用丙基硫氧嘧啶(propylthiouracil, PTU)和甲巯咪唑(methimazole, MM,他巴唑)。

(1) 适应证:病情轻、中度病人,甲状腺轻中度肿大者,年龄小于 20 岁者,孕妇、老年人或因其他疾病不宜手术者,放射性碘治疗前的准备,手术治疗前的准备,手术治疗后复发且不宜放射性碘治疗者。

(2) 不良反应:最常见的不良反应为白细胞减少症,严重者可发生粒细胞缺乏症。常发生于开始治疗的前 2～3 个月内。治疗前和治疗期间应定期复查外周血细胞计数,当白细胞低于 3.0×10^9/L 或中性粒细胞低于 1.5×10^9/L 时应立即停药。少见的不良反应有皮疹、血管神经性水肿、胆汁淤积性黄疸等。

(3) 剂量与疗程:初治期丙基硫氧嘧啶每次 100～150 mg (或甲巯咪唑每次 10～15 mg),每日 2～3 次口服,待临床症状缓解后开始减量,定期复查甲状腺功能(一般每 4 周 1 次)。减量期症状缓解、血甲状腺激素恢复正常后即可减量。每 2～4 周减量 1 次,每次减量丙基硫氧嘧啶每天 50～100 mg (或甲巯咪唑每天 5～10 mg),3～4 个月减至维持量。症状完全缓解、体征明显好转后减至最小维持量。维持期:丙基硫氧嘧啶每天 50～100 mg (或甲巯咪唑每天 5～10 mg)顿服,维持治疗 1.5～2 年。在减量期和维持期应根据情况及时复查甲状腺功能以调整用药。

(4) 停药指标:Graves 病的临床症状和体征得到控制,维持治疗 1.5～2 年以上,甲状腺肿消失,血甲状腺激素、促甲状腺素水平正常,TSAb 转阴性。

2. 放射性碘治疗

(1) 适应证:中、重度甲亢,年龄大于 25 岁者,抗甲状腺药物治疗无效或对抗甲状腺药物过敏者,有手术禁忌证或不愿接受手术者,手术后复发者。

(2) 禁忌证:年龄小于20～25岁者,妊娠期妇女,哺乳期妇女,伴严重心、肝、肾疾病者,活动性肺结核者,外周血白细胞计数低于3.0×10^9/L或中性粒细胞低于1.5×10^9/L者,伴重症浸润性突眼者,甲状腺危象病人。

(3) 并发症:最常见的并发症为甲状腺功能减退,可为一过性,也可为持久性,持久性甲状腺功能减退者需给予甲状腺激素终身替代治疗。甲状腺功能减退的发生与电离辐射损伤、继发自身免疫损伤有关。^{131}I治疗后甲状腺功能减退的发生率逐年递增,可高达30%～40%。其他尚有放射性甲状腺炎、诱发甲状腺危象、加重浸润性突眼等。

3. 手术治疗

(1) 适应证:中、重度甲亢,长期服药无效,停药复发,不能坚持服药者;甲状腺肿大显著者,有压迫症状者;不能除外伴有恶性甲状腺疾病者;伴有胸骨后甲状腺肿;结节性甲状腺肿伴有甲亢。

(2) 手术方式与评价:通常行甲状腺次全切除术。术后复发率为5%～10%。主要并发症为喉返神经损伤和甲状旁腺功能减退。

4. 碘剂治疗　仅限于准备行甲状腺次全切除术的病人术前使用和甲状腺危象时使用,常以复方碘化钠溶液口服。

5. β受体阻断药　可协助减轻或控制临床症状,多用于抗甲状腺药物治疗的初治期。可使用普萘洛尔、阿替洛尔和美托洛尔。常用普萘洛尔剂量为每次10～30 mg,每日3～4次口服。

6. 甲状腺危象的治疗　甲状腺危象是甲状腺毒症急性加重的表现,可有原有甲亢症状的加重,高热、心动过速、烦躁不安、大汗淋漓、呼吸急促、恶心呕吐、谵妄、昏迷、心力衰竭、急性肺水肿、休克等表现,是内分泌科急危重症之一,病死率较高。

治疗:抑制甲状腺激素合成——首先以丙基硫氧嘧啶600 mg口服,继以250 mg每6小时1次口服;抑制甲状腺激素释放——服丙基硫氧嘧啶1小时后可加用复方碘溶液口服;普萘洛尔口服或静脉滴注;氢化可的松50～100 mg加入液体中静滴,每6～8小时1次;祛除诱因的治疗;腹膜透析治疗;避免使用乙酰水杨酸类药物。

7. 妊娠期甲亢的治疗　妊娠全程均可使用抗甲状腺药物治疗,丙基硫氧嘧啶不易通过胎盘,也不易进入乳汁,所以首选丙基硫氧嘧啶口服,维持血FT_4在正常值的上限水平。妊娠中期,可行甲状腺次全切除手术治疗。哺乳期妇女也首选丙基硫氧嘧啶治疗。妊娠期和哺乳期均禁止行放射性碘治疗。对甲亢妇女所分娩的婴儿,应注意监测甲状腺功能。

【健康处方】

1. 饮食与运动　Graves病病人摄入过量的碘有可能加重病情、延长病程、增加复发的可能性,故病人宜食用无碘盐、低碘盐,忌口服或注射含碘药物。饮食以易消化吸收的食物为主,注意补充热量与维生素。治疗初期适当的休息有助于病情的控制,待症状消失或减轻后可逐步增加活动量。

2. 情绪与心理　病人因甲状腺激素过多而有紧张、焦虑、烦躁、易怒,暴怒有可能加重症状,故应在药物治疗的同时提醒病人注意控制情绪、家人与同事注意谅解与照顾,必要时可酌情对症用药。

3. 疗程与随访　抗甲状腺药物的疗程常在2年左右,放射性碘治疗后需注意及早发现可能出现的甲状腺功能减退,手术治疗也需注意防止术后复发,故应告知并督促病人按时复诊,遵嘱行甲状腺功能等检查,以便根据病情调整治疗方案,及时发现治疗的不良反应与并发症。

4. 丙基硫氧嘧啶和甲巯咪唑均可有白细胞减少症、粒细胞缺乏症、皮疹、血管神经性水肿、胆汁淤积性黄疸等不良反应。用药期间应定期复查血常规、肝功能,注意有无相应症状与体征,及时转送有条件的医院治疗。

5. 甲状腺危象是内分泌科急危重症之一,应及时转送有条件的医院救治。

6. Graves 病病人妊娠是一种特殊情况,涉及母婴健康。应在准备怀孕前3~6个月即至专科医生处咨询,妊娠期间定期去有条件的医院产科和内分泌科复诊,提前住院待产,产后随访产妇和婴儿的甲状腺功能。

7. Graves 病病人虽经适当的治疗,也仍有一定的复发率,单纯行抗甲状腺药物治疗者复发率大于50%。故在疗程结束后还应注意有无症状的再次出现,避免过度劳累与情绪激动,预防各种感染尤其是上呼吸道感染,定期复诊。目前认为 Graves 病的发生与遗传因素相关,和自身免疫有关,高碘治疗后有病人增多现象。故在未诊断 Graves 病的人群,对于有甲状腺疾患史、自身免疫性疾病史或 Graves 病家庭史者,应注意碘的适量摄入、定期检查,以期预防 Graves 病和早期发现、早期诊断 Graves 病。

甲状腺功能减退症

甲状腺功能减退症(hypothyroidism)简称“甲减”,是由多种原因引起的甲状腺激素合成、分泌或生物效应不足所引起的全身性低代谢综合征。按照病变部位和原因的不同,可将甲减分类为:由于甲状腺本身疾病所致者称为原发性甲减,约占甲减的90%以上,多为自身免疫性甲状腺炎(又称桥本甲状腺炎,桥本病)所致;由于垂体疾病致促甲状腺激素(TSH)不足所致者称为继发性甲减;由于下丘脑疾病引起促甲状腺素释放激素(TRH)不足所致者称为三发性甲减。发生于胎儿或新生儿的甲状腺功能减退症,称为呆小病,又称克汀病。病情严重时各型甲减均可表现为黏液性水肿。

【诊断要点】

1. 中年女性多见,起病隐袭,发展缓慢。

2. 常有乏力、怕冷、记忆力减退、厌食、腹胀、便秘、嗜睡。

3. 体格检查可见表情淡漠、反应迟钝、面色苍白、眼睑水肿、皮肤干燥脱屑、头发眉毛稀疏、反应迟钝、声音嘶哑、心动过缓、心音低钝。

4. 血清 TSH 和甲状腺激素测定 血清 TSH 升高是原发性甲减的最早表现。血清总甲状腺素(TT4)和游离甲状腺素(FT4)降低。血清总三碘甲状腺原氨酸(TT_3)和游离三碘甲状腺原氨酸(FT3)可以正常,重者降低。亚临床甲减者仅有血清 TSH 增多,而血清 FT_4 和 TT_4 正常。

5. 甲状腺摄^{131}I率降低。

6. 甲状腺自身抗体 血清甲状腺过氧化物酶抗体(TPOAb)、甲状腺球蛋白抗体(TGAb)增高,提示甲减是由自身免疫性甲状腺疾病所致。

7. TRH 兴奋试验 可用于协助鉴别原发性甲减、垂体性甲减和下丘脑性甲减。

8. 病人可有轻、中度贫血,血胆固醇、三酰甘油、肌酸磷酸激酶(CK)增高。X线检查可见心包积液、胸腔积液。

9. 应注意与其他原因所致的水肿、贫血、心包积液鉴别,和垂体瘤、低 T_4 综合征、低 T_3

综合征鉴别。

【治疗措施】

1. 不论是何种甲减，均需以甲状腺激素替代治疗，永久性甲减则需终身替代治疗。

2. 替代治疗

(1) 药物种类：首选左甲状腺素($L-T_4$)口服，半衰期约 7 天、吸收缓慢、较为安全。左三碘甲状腺原氨酸($L-T_3$)起效快，持续时间短，一般不用于常规替代治疗。甲状腺片(甲状腺干制剂，甲状腺粉)的甲状腺激素含量不恒定，已较少使用。

(2) 用法：一般初始剂量为左甲状腺素每日 25～50 μg，可于清晨一次服用，每 4～6 周增加剂量每日 12.5 μg，直至达到最佳疗效，长期维持量约为每千克标重每日 1.4～1.6 μg(成人约每日 75～150 μg)。

(3) 注意事项：①宜以最小剂量的药物纠正甲减而不产生明显毒副作用为原则，将血甲状腺激素水平和 TSH 水平控制在正常范围之内。②强调替代治疗剂量的个体化，病人的年龄、体重、生活环境、生理状况、甲减病情的严重程度、伴随疾病、联合用药等均影响用药剂量。③替代治疗必须从小剂量开始，视病情需要每 4～6 周增加剂量一次，直至达最佳疗效。老年人、合并冠心病、病情重、病程长者更要从小剂量开始、缓慢加量。④长期治疗须注意避免加重冠心病、引起骨质疏松，应监测心功能和体重等。⑤老年人、合并冠心病者用量宜小。

3. 黏液水肿性昏迷病人的治疗　病情严重的甲减病人在某种诱因存在时可发生黏液水肿性昏迷，为危急重症之一。宜在严密观察下，迅速进行以下治疗：

(1) 即刻补充甲状腺激素：首选左三碘甲腺原氨酸 10 μg，每 4 小时 1 次静脉注射，至清醒后改口服；或左甲状腺素钠静脉注射(首剂 300 μg，以后每日 50 μg)至清醒后改口服；如无注射制剂，可以左甲状腺素鼻饲，首剂 100～200 μg，以后每日 50 μg，至清醒后改口服。

(2) 保暖、供氧、保持呼吸道通畅。

(3) 氢化可的松每日 200～300 mg 加入 5%葡萄糖等渗盐水中静脉滴注，至病人清醒后减量。

(4) 补液，但入水量不宜过多。

(5) 控制感染，抢救休克。

【健康处方】

1. 甲减病人中主要是原发性甲减，常由自身免疫性甲状腺炎、缺碘、放射治疗、手术等引起。加强自身免疫性甲状腺炎的早期发现、早期诊断、合理治疗、定期随访，可以预防和减少甲减的发病率。在缺碘地区，应推行食用碘化食盐并加强缺碘性甲状腺肿的临床治疗。因患非甲状腺疾病而行放射治疗者，应注意甲状腺的防护。因患甲状腺疾病而行放射治疗者应注意掌握好放疗剂量，定期复查甲状腺功能。使用抗甲状腺药物者，应注意及时调整剂量。

2. 推广筛选诊断方法(孕妇血 TSH 测定、脐血 TSH 测定等)，进行宫内甲减和新生儿甲减的早期诊断，有利于胎儿甲减、新生儿甲减的早期治疗、改善预后。

3. 部分甲减病人需终身替代治疗，应告知病人坚持服药、定期复诊。

4. 替代治疗期间，宜每 2～3 个月检测血清 TSH 和 FT_4 水平，以及时调整替代用药剂量。长期替代者，宜每 6～12 个月检测一次。

5. 黏液水肿性昏迷是一危急重症，有一定的死亡率，应注意预防，及时转送到有条件的医院救治。已行替代治疗的甲减病人应坚持用药，遇应激情况应遵医嘱调整用药，以预防黏液水肿性昏迷的发生。

6. 甲减妇女准备妊娠时，应在妊娠前将甲状腺功能调整至最佳状态，妊娠期间密切监测血 TSH 和 FT_4 水平，及时调整替代治疗剂量，分娩后检测产妇和新生儿的血 TSH 和 FT_4 水平，以利母婴平安。

7. 伴贫血的病人，可酌情补充铁剂、叶酸、维生素 B_{12} 等。如贫血在替代治疗后无明显改善，应注意进行相关检查以排除可引起贫血的其他疾病。

8. 亚临床甲减的治疗尚有争议。一般认为，如伴有血胆固醇水平增高、轻度充血性心力衰竭或甲状腺肿大，可给予治疗。

糖尿病

糖尿病(diabetes mellitus,DM)是一组以慢性高血糖(血葡萄糖升高)为共同特征的内分泌代谢性疾病。病人因胰岛素分泌缺陷和(或)胰岛素作用缺陷导致胰岛素作用不足，从而引起高血糖，可同时伴有蛋白质代谢异常、脂代谢异常。典型病人可有多尿、多饮、多食、体重减轻即“三多一少”症状，可合并糖尿病酮症酸中毒、高渗性非酮症性糖尿病昏迷(简称高渗性昏迷)等急性代谢紊乱，久病可致眼、肾、神经、心脏、血管等脏器、组织的慢性病变，不仅缩短病人寿命，也降低病人的生活质量。

目前一般将糖尿病分为 4 种类型：

1. 1 型糖尿病　分为免疫介导 1 型糖尿病和特发性 1 型糖尿病两种类型，前者和自身免疫有关。

2. 2 型糖尿病　占本病病人总数的 95%，发病与遗传因素和环境因素有关。

3. 特殊类型糖尿病　包括青年成熟期突发性糖尿病(MODY)、线粒体基因突变糖尿病、胰腺炎、胰高糖素瘤、Cushing 综合征等。

4. 妊娠期糖尿病(GDM)　是指妊娠过程中初次发现的任何程度的糖耐量异常或糖尿病，不论需要采取何种治疗，也不论妊娠结束后糖耐量异常是否持续存在，均认为是妊娠期糖尿病。妊娠期糖尿病病人的妊娠属于高危妊娠，应予单独处理，分娩 6 周后应予以复查并重新分类。

【诊断要点】

1. 病史　病人可有多尿、口渴、多饮、多食、易饥饿、日渐消瘦、疲乏无力、体重减轻。儿童生长迟缓。1 型糖尿病病人，多有明显的“三多一少”。2 型糖尿病病人，常可无明显“三多一少”症状，可因慢性并发症就诊，因伴发疾病就诊，因反应性低血糖就诊，也可以在“健康”体检中偶然发现。特殊类型糖尿病多伴有原发疾病的表现。

2. 急性并发症　伴酮症酸中毒者，可有“三多一少”症状的加重，随之出现恶心、呕吐、嗜睡、烦躁、呼吸深快、呼出气有烂苹果味、严重失水、皮肤弹性差、尿量减少，重者出现严重脱水、血压下降、嗜睡、昏迷。伴高渗性昏迷者可有严重脱水、循环衰竭、休克以及嗜睡、昏迷、抽搐等神经精神症状。

3. 伴发疾病　糖尿病病人常反复发生疖、痈等皮肤化脓性感染，常见足癣、体癣等皮肤真菌感染，女性病人易患真菌性阴道炎、前庭大腺炎(巴氏腺炎)。病人易患肺结核且以渗出干酪型为主，易形成空洞，肺下叶病灶多见。也可合并肾盂肾炎、膀胱炎等尿路感染。

4. 慢性并发症　可累及全身各重要器官，可单独出现或以不同组合先后出现或同时出现。

(1) 动脉粥样硬化：糖尿病病人动脉粥样硬化的发生率高，起病年龄轻，进展快，主要累及主动脉、冠状动脉、脑动脉、肾动脉和肢体动脉，引起相应的症状。

(2) 微血管病变：糖尿病肾病是主要的糖尿病微血管病变，以结节性肾小球硬化型有高度特异性，弥漫性肾小球硬化型最常见。按肾损害的发生发展可将糖尿病肾病分为5期：Ⅰ期为初期；Ⅱ期为间歇性微量白蛋白尿期，尿白蛋白排泄率(UAER)在运动后增高；Ⅲ期为持续性微量白蛋白尿期，UAER20～200 μg/分；Ⅳ期为临床肾病期(UAER≥200 μg/分)，Ⅴ期为尿毒症期。糖尿病性视网膜病变是微血管病变的重要表现，是失明的主要原因之一。按照眼底改变可将糖尿病性视网膜病变分为6期，Ⅰ、Ⅱ、Ⅲ期为背景性视网膜病变，Ⅳ、Ⅴ、Ⅵ期为增殖性视网膜病变。

(3) 神经病变：以周围神经病变为最常见，常为对称性、下肢较重、缓慢进展，先出现手套、袜套样感觉异常如麻木、刺痛、灼热感、痛觉过敏，以后可有肢痛以及运动神经受累的表现。

(4) 其他：白内障、青光眼、糖尿病足等。

5. 辅助检查　尿糖阳性是诊断糖尿病的重要线索，尿糖阴性不能排除糖尿病，合并酮症酸中毒时可出现酮尿。血糖升高是诊断糖尿病的依据，常用葡萄糖氧化酶法测定。血糖高于正常范围而又未达到糖尿病诊断标准者，可行口服葡萄糖耐量试验(OGTT)。糖化血红蛋白A1c(HbA1c)可反映采血前2～3个月血糖的总体水平，糖化血浆白蛋白(果糖胺)测定可反映采血前2～3周血糖的总体水平。如需了解病人B细胞的功能以指导治疗，可行血浆胰岛素测定和C－肽测定。针对胰岛B细胞的抗体如谷氨酸脱羧酶抗体(GAD_{65})、酪氨酸磷酸酶样蛋白抗体(IA－2A，IA－2B)、胰岛素自身抗体(IAA)的测定有助于糖尿病的分型。

6. 诊断标准　有糖尿病症状(多尿、烦渴、多饮、难以解释的体重减轻)者，任意时间血糖≥11.1 mmol/L(200 mg/dl)即可诊断；或有糖尿病症状者，空腹血浆葡萄糖(FPG)水平≥7.0 mmol/L(126 mg/dl)即可诊断；或者有糖尿病症状者，OGTT2 hPG≥11.1 mmol/L即诊断。如无糖尿病症状，则需再测一次予以证实，才能诊断。

7. 鉴别诊断　需与其他原因所致尿糖阳性、药物引起的暂时性血糖升高和特殊类型糖尿病相鉴别。如与慢性胰腺炎、库欣综合征、甲亢、肢端肥大症和嗜铬细胞瘤鉴别，与长期使用糖皮质激素引起的糖代谢紊乱鉴别，与各种应激引起的高血糖鉴别。

【治疗措施】

1. 糖尿病健康教育　是重要的基础治疗措施之一，是治疗成败的关键。应让病人和亲属了解糖尿病的基础知识、治疗要求，学会测定尿糖，学会以便携式血糖计测量血糖，掌握饮食治疗和运动治疗的要求与具体措施、用药注意事项，生活规律、戒烟限酒、讲究卫生。

2. 饮食治疗　是重要的基础治疗措施之一，应长期执行。应根据病人的理想体重和工作性质计算每日所需总热量，按照碳水化合物占饮食总热量的55%～65%、脂肪占总热量的25%～30%、蛋白质不超过总热量的15%进行分配；成人每日每公斤体重摄入蛋白质0.8～1.2 g，伴糖尿病肾病而肾功能正常者不超过0.8 g，血尿素氮较高者不超过0.6 g，儿童、孕妇、哺乳期妇女、营养不良、伴消耗性疾病者可增至1.5～2.0 g。要求控制总热量、分次进餐、定时定量、平衡膳食，提倡食用富含可溶性食物纤维素的食物，注意食用富含微量元素、维生素的食物，限制食盐的摄入。

3. 运动治疗　有规律的适当的有氧运动，有利于控制血糖、提高组织的胰岛素敏感性、维持合理的体重、增强体质、增强战胜疾病的信心，宜循序渐进、长期坚持。应由医生根据病人的年龄、体力、血糖、血压、慢性并发症、伴发疾病、用药情况等制定恰当的运动处方，并随访调整。运动一般宜在餐后进行，并需注意补充水分，预防低血糖。

4. 口服降糖药治疗　临床使用的口服降糖药主要有5大类，即磺脲类、双胍类、葡萄糖苷酶抑制剂、苯甲酸衍生物、噻唑烷二酮类。

1) 磺脲类(sulfonylureas，SUs)：促进胰岛素释放，不刺激胰岛素合成。降血糖作用有赖于机体尚有相当数量(30%以上)的有功能的B细胞。

磺脲类口服降糖药的适应证：

(1) 经饮食治疗和运动治疗血糖仍不能得到良好控制的2型糖尿病病人。

(2) 2型糖尿病应用双胍类药物治疗后不能良好控制或不能耐受者。

(3) 2型糖尿病使用胰岛素治疗，但每日需要用量在30 U以下者。

(4) 胰岛素不敏感者可试用。

下列情况不适宜使用磺脲类口服降糖药：

(1) 1型糖尿病者。

(2) 2型糖尿病合并严重感染、酮症酸中毒、高渗性昏迷、大手术者。

(3) 糖尿病合并妊娠与妊娠期糖尿病，哺乳期妇女。

(4) 2型糖尿病伴肝、肾功能不全者。

(5) 2型糖尿病伴严重慢性并发症者。

使用降糖药的注意事项：

(1) 使用磺脲类口服降糖药时宜从小剂量开始，餐前半小时服用，同时注意与其他药物的相互作用。

(2) 磺脲类口服降糖药可分为两代。第一代磺脲类口服降糖药包括甲苯磺丁脲(Tolbufamine，D860)和氯磺丙脲，现已少用；第二代磺脲类口服降糖药包括格列苯脲(Glibeclamide，优降糖)、格列齐特(gliclazide，达美康)、格列吡嗪(Glipizide)、格列喹酮(Gliquidone)、格列波脲(Glibormuride)和格列美脲(Glimepiride)等。各种磺脲类口服降糖药之间不宜联合使用。

(3) 磺脲类口服降糖药的主要不良反应是低血糖反应，与用药剂量过大、饮食不当、使用长效制剂、合并用药等有关。其他少见不良反应有恶心呕吐、胆汁淤积性黄疸、肝功能损害、白细胞减少、再生障碍性贫血、溶血性贫血、血小板减少、皮肤瘙痒、皮疹、光敏性皮炎等，一旦出现应立即停药并予以积极的治疗。

2) 双胍类口服降糖药：对正常血糖者无降血糖作用，单独使用不引起低血糖，与SUs合用可增强其降血糖作用。

双胍类口服降糖药的主要适应证是：

(1) 超重或肥胖的2型糖尿病。

(2) 2型糖尿病经磺脲类口服降糖药治疗效果不佳者可加用双胍类药物。

(3) 已使用胰岛治疗者加用双胍类可有助于稳定血糖、减少胰岛素的用量。

双胍类药物主要有二甲双胍(Metformin，甲福明)，常用剂量每次250－500 mg，每日2～3次服用，餐后服用可减少胃肠道反应；苯乙双胍(Phenformin，降糖灵)毒副作用大，现已少用，有些国家已经禁用。

常见不良反应是胃肠道反应，严重不良反应是乳酸酸中毒，老年人应慎用。

3) α葡萄糖苷酶抑制剂(glucosidase Inhibitors):其主要作用机制是竞争性抑制小肠黏膜刷状缘的α-葡萄糖苷酶(葡萄糖淀粉酶、蔗糖酶、麦芽糖酶、异麦芽糖酶等),从而延缓葡萄糖和果糖等的吸收,降低餐后血糖。

(1) 作用:可单独用于2型糖尿病;可与其他口服药联合使用治疗2型糖尿病;也可与胰岛素联合应用于1型或2型糖尿病病人,以改善血糖控制情况、减少胰岛素用量。

(2) 禁忌证:葡萄糖苷酶抑制剂不适用于:①对此药过敏者;②有炎症、消化性溃疡、消化不良等胃肠疾病者;③严重肝肾损害者;④合并严重感染、创伤、大手术、酮症酸中毒、高渗性昏迷者;⑤在孕妇和乳母尚无使用经验。

(3) 主要药物:有阿卡波糖(Acarbose)和伏格列波糖(Voglibose)。阿卡波糖常用剂量为每次50~100 mg,每日3次口服。伏格列波糖常用剂量为每次0.2 mg,每日3次口服。应与第一口主食同时服用。

(4)主要不良反应:是腹胀、排气增加、腹痛、腹泻等。数周后可逐渐减轻。单独用药不引起低血糖,与磺脲类或胰岛素合用时可发生低血糖。正在使用α-葡萄糖苷酶抑制剂的病人,一旦出现低血糖,应通过口服葡萄糖或静脉使用葡萄糖的方法处理。

4) 苯甲酸衍生物(benzoic acid derivatives):为新型短效口服促胰岛素分泌药。口服后吸收快、半衰期短(约1小时)。用于经饮食治疗、适当运动不能有效控制血糖的2型糖尿病病人。不适用于1型糖尿病、糖尿病酮症酸中毒、高渗性昏迷、妊娠妇女、哺乳期妇女、严重肝功能不全病人以及12岁以下的儿童。用法为瑞格列奈(Repaglinide),每次0.5~4 mg,每日3次,餐前15分钟内服药。最大日剂量不应超过16mg。常见不良反应为低血糖反应,其次为消化道反应、肝功能异常、过敏反应等。

5) 苯丙氨酸衍生物:为新型口服促胰岛素分泌药,用于经饮食治疗、适当运动不能有效控制血糖的2型糖尿病病人。不适用于1型糖尿病、糖尿病酮症酸中毒、高渗性昏迷、妊娠妇女、哺乳妇女、严重肝功能不全病人以及儿童。用法为那格列奈(Nateglinide),每次60~120 mg,每日3次,主餐前30分钟内口服。常见不良反应为低血糖反应,其次为消化道反应、过敏反应、肝功能异常。

6) 噻唑烷二酮类(Thiazolidinedione,TZD):也被视为胰岛素增敏剂,适用于使用其他口服降糖药疗效不佳的2型糖尿病病人,尤其适用于伴高胰岛素血症、胰岛素抵抗的2型糖尿病病人。不适用于1型糖尿病、糖尿病酮症酸中毒、妊娠妇女、哺乳妇女以及儿童。有活动性肝病的证据或血ALT水平超过正常上限2.5倍者不用。可单独使用,可与其他口服降糖药联合应用于2型糖尿病病人,也可与胰岛素联合使用。

主要药物有:罗格列酮(Rosiglitazone),常用剂量为每日4~8 mg,1次服用或分2次服用;吡格列酮(Pioglitazone),常用剂量为每日15~30 mg,1次顿服。

常见不良反应有水肿、头晕、头痛、恶心、腹泻。部分病人可出现肝功能异常,少数可发生肝损害。与胰岛素或其他口服降糖药联合使用时,有发生低血糖反应的风险。与胰岛素联合使用时,水肿的发生率增高。有充血性心力衰竭倾向或肝病者不用或慎用。

5. 胰岛素治疗

(1) 适应证:①1型糖尿病;②妊娠和哺乳期;③糖尿病酮症酸中毒、高渗性昏迷、乳酸酸中毒;④伴严重糖尿病肾病、增殖型视网膜病变、神经病变者;⑤伴严重感染、消耗性疾病、急性心肌梗死、脑卒中等严重应激者;⑥因伴发病需要治疗的围手术期;⑦2型糖尿病经饮食和口服降糖药治疗未获良好控制者；⑧全胰腺切除后所致的继发性糖尿病；⑨同时患有需使用肾上腺糖皮质激素治疗的疾病(如系统性红斑狼疮)者。对于2型糖尿病，为保护胰岛B细胞功能、解除高血糖对B细胞的毒性，近年主张早期使用胰岛素治疗。

(2) 类型：根据分子结构的不同胰岛素可分为猪胰岛素、牛胰岛素和人胰岛素。根据胰岛素的纯度可分为普通、单峰、单组分胰岛素。根据作用快慢和持续时间，胰岛素可分为超短效、速效(短效)、中效、长(慢)效和预混胰岛素5类。超短效胰岛素Lispro(赖脯胰岛素)是将人胰岛素B链28、29位的脯氨酸(proline)、赖氨酸(lysine)对换，成为一种人胰岛素类似物，不易形成六聚体，皮下注射15分钟起效，30～60分钟达血浆峰值，持续4～5小时，6小时降至基础水平。门冬胰岛素(insulin apart)是将人胰岛素B链28位的脯氨酸以门冬氨酸取代，成为另一种胰岛素类似物，皮下注射后10～20分钟起效、40分钟达峰值、持续3～5小时。甘精胰岛素(insulin glargine)是将人胰岛素A链21位的门冬氨酸换成甘氨酸，同时在B链的C末端增加两分子精氨酸，成为一种长效胰岛素类似物，皮下注射后吸收，持续24小时，无明显高峰。

常用速效胰岛素有普通胰岛素(regular insulin RI)，皮下注射后起效快(30分钟起效)、高峰2～4小时、持续6～8小时，也是唯一可供静脉注射的胰岛素。中效胰岛素有低精蛋白锌胰岛素(NPH)等，皮下注射1～3小时起效、高峰6～12小时，持续18～26小时。长效胰岛素有精蛋白锌胰岛素(PZI)、特慢胰岛素锌混悬液等，皮下注射3～8小时起效，高峰14～24小时，持续28～36小时。预混胰岛素是短效胰岛素与中效胰岛素预先混合的制剂，有短效胰岛素占30%和占50%两种制剂。

当从使用动物胰岛素改为使用人胰岛素时，发生低血糖的危险增加。皮下注射的部位中，以腹壁皮下注射吸收最快，其余依次为上臂、大腿外侧、臀部。胰岛素制剂宜低温保存，避免冰冻与剧烈摇晃。我国常用胰岛素制剂有每毫升含40 U和每毫升含100 U两种规格，应予注意。胰岛素笔可以使用预先装满速效、中效或预混胰岛素的笔芯，使用与携带方便。使用胰岛素泵(continuous subcutaneous insulin infussion，CSII，持续皮下胰岛素输注)可以模拟胰岛素的持续基础分泌与进餐时的脉冲式释放，低血糖发生率增加，需一定的经济费用。

胰岛素的主要不良反应是低血糖反应，与剂量过大、饮食不当等有关。如在夜间有未察觉的低血糖，次晨可有低血糖后的反应性高血糖，称Somogyi效应。夜间无低血糖且血糖控制良好，而仅于黎明一段时间出现高血糖，称为“黎明现象”(down phenomenon)。胰岛素引起的局部过敏反应少见。

6. 糖尿病合并妊娠的治疗　无论是妊娠前已患糖尿病还是妊娠期糖尿病，糖尿病对孕妇和胎儿以及妊娠对糖尿病均有复杂的相互影响。孕妇的空腹血糖低于妊娠前水平，血游离脂肪酸和酮酸浓度升高，胰岛素需要量增加，分娩后胰岛素需要量骤减。

饮食治疗原则与非妊娠者相同，应允许孕妇体重正常增长，密切监护孕妇的血糖水平、胎儿的生长发育与成熟情况，选用胰岛素治疗，忌用口服降糖药，在妊娠32～36周时应住院治疗直至分娩，必要时行引产或剖宫产。产后注意新生儿低血糖症的预防和处理，监测产妇血糖、调整胰岛素用量。

7. 糖尿病酮症酸中毒(diabetic ketoacidosis，DKA)的治疗　糖尿病酮症酸中毒是糖尿病急性并发症之一，也是内科常见急症，应积极治疗。

(1) 输液:输液是抢救DKA极其关键的措施,常先补等渗盐水,当血糖降至13.9 mmol/L(250 mg/dl)时改为5%葡萄糖液或糖盐水;补液总量可先按体重的10%估计;补液速度宜先快后慢;开始治疗前已有低血压、休克,快速补液仍不能有效升高血压者,应及时输入胶体液、采取其他抗休克措施。对老年或伴心脏病者,应注意心脏功能,必要时在监护中心静脉压下调节输液速度和输液量。

(2) 胰岛素治疗:最常采用小剂量速效胰岛素持续静脉滴注治疗(每小时每公斤体重0.1 U),也有采用胰岛素输注泵(CSII)持续皮下输注胰岛素治疗者。血糖下降速度以每小时降低4~6 mmol/L为宜。尿酮消失后,根据情况可逐步过渡到平时的治疗。

(3) 纠正电解质紊乱:DKA病人总体钾丢失较严重,治疗前血钾已低于正常者,开始治疗时即予补钾;如尿量少于每小时40 ml则暂缓补钾;治疗前血钾高于正常者,暂不补钾。治疗期间应监测血钾水平和尿量,行心电监护。

(4) 纠正酸中毒:轻、中度DKA经输液和胰岛素治疗后,酸中毒随代谢紊乱的纠正而恢复,不需补碱。严重酸中毒,当血pH≤7.1或血CO_2CP≤10 mmol/L时,给予5%碳酸氢钠84 ml,稀释成1.25%的等渗溶液后静脉滴注。

(5) 诱发病的治疗与并发症的防治:严重感染常为DKA的诱因,也可继发于DKA后,应积极处理。同时注意抗休克治疗,防治心律失常、心力衰竭、肾衰竭、脑水肿、急性胃扩张等。

8. 高渗性昏迷的治疗　高渗性非酮症性糖尿病昏迷(hyperosmolar nonketotic diabetic coma)简称高渗性昏迷,是糖尿病急性并发症之一,属内分泌科急症。其病情危急,病死率高,应早期诊断、积极治疗。

(1) 输液:应积极补液。一般先用等渗盐水1 000~2 000 ml后再测血浆渗透压和血钠。如无休克或有休克但已纠正,经输注等渗盐水1 000~2 000 ml后仍血浆渗透压>350 mmol/L,血钠>155 mmol/L,可考虑在中心静脉压、血浆渗透压监护下输一定量的0.45%氯化钠溶液(低渗溶液);如治疗前已有休克,宜先输注等渗盐水和胶体溶液,尽快纠正休克。输液总量可先按体重的10%~12%计算,输液速度先快后慢,严密监护心功能。

(2) 胰岛素治疗:小剂量速效胰岛素持续静脉滴注,当血糖降至16.7 mmol/L(300 mg/dl)时,可开始输入5%葡萄糖溶液并酌情加用胰岛素。

(3) 补钾:高渗性昏迷病人体内钾丢失较重,补钾方法可参考DKA的治疗。

(4) 其他:处理诱发疾病,防治感染、脑水肿、心律失常、心力衰竭、肾衰竭,加强护理。

【健康处方】

1. 糖尿病的治疗目标　糖尿病治疗目前尚无有效的病因治疗,治疗目标是纠正代谢紊乱,消除糖尿病症状,维持良好的学习工作能力,维持儿童病人正常生长发育;防治糖尿病急性并发症;预防和延缓糖尿病慢性并发症的发生和发展,提高生活质量,延长寿命,降低病死率。强调早期治疗、长期治疗、综合治疗、个体化治疗的原则。

糖尿病控制的生化指标,尚无统一规定。表3-15为亚太地区2型糖尿病政策组制定的控制目标,可供参考。

表 3-15 糖尿病控制目标
（亚洲-太平洋地区 2 型糖尿病政策组 2002 年第 3 版）

	理想	尚可	不良
血浆葡萄糖(mmol/L)			
空腹	4.4～6.1	≤7.0	＞7.0
非空腹	4.4～8.0	≤10.0	＞10.0
糖化血红蛋白(%)	＜6.5	6.7～7.5	＞7.5
血压(mmHg)	＜130/80	＞130/80～140/90	＞140/90
体重指数	男＜25，女＜24	男＜27，女＜26	男≥27，女≥26
血脂(mmol/L)			
总胆固醇	＜4.5	≥4.5	≥6.0
高密度脂蛋白胆固醇	≥1.1	1.1～0.9	＜0.9
低密度脂蛋白胆固醇	＜2.5	2.5～4.4	＞4.4
三酰甘油	＜1.5	＜2.2	≥2.2

2. 坚持治疗　糖尿病一般是终身性疾病，需长期治疗、定期检查。故应帮助病人树立战胜疾病的信心，明确糖尿病及糖尿病的各种并发症是可以预防、可以治疗的，从而积极主动地、自觉地坚持饮食治疗、运动治疗、自我血糖监测，正确使用口服药、正确使用胰岛素，并定期进行血糖、血脂检查和相关并发症的筛查。

3. 预防与筛查　健康的生活方式有助于预防糖尿病，尚未患糖尿病者也应多了解一些糖尿病的相关知识、心态平和、生活规律、平衡膳食、适量运动、戒烟限酒、定期体检。对于有糖尿病家族史、已有糖耐量异常者、脑力劳动者、超重肥胖者、有分娩巨大儿史者，患有高血压病、冠心病、高脂血症者，更应注意定期检查空腹血糖，必要时行餐后 2 小时血糖或口服葡萄糖耐量试验(OGTT)以利于早期发现，早期诊断。妊娠妇女除在准备妊娠前应进行健康体检外，妊娠阶段还应定期检查空腹血糖和餐后 2 小时血糖，以利于母婴平安健康。

4. 糖尿病酮症酸中毒、高渗性昏迷、乳酸酸中毒均为糖尿病的急性代谢紊乱，属急危重症，有一定的病死率，应及时转送有条件的医院救治。

5. 已患糖尿病的妇女妊娠或妊娠期新诊断糖尿病，均增加母婴风险。应至有条件的医院定期检查复诊、调整治疗方案，使用胰岛素治疗，在妊娠 32～36 周时应住院治疗直至分娩。

6. 胰岛素有不同的种类、剂型，应用时要注意识别。初次使用胰岛素的病人以住院治疗为宜。需安装使用胰岛素泵的病人也以住院治疗为宜。胰岛素应低温、避光、原封保存，防止冻结，以保持其生物活性。

7. 接受口服降糖药或胰岛素治疗的病人在治疗期间有发生治疗性低血糖的可能，应注意预防并向病人和病人家属告知低血糖的识别与处理知识，及时将发生低血糖昏迷的病人在紧急处理的同时转送有条件的医院进一步观察、治疗。老年糖尿病病人的血糖控制目标可适当放宽。

8. 老年糖尿病病人需使用磺脲类口服降糖药时，以选用格列齐特、格列喹酮、格列吡嗪和格列苯脲为宜，并注意监测血糖、防止低血糖反应。部分中成药含有口服降糖药，如每 10 粒消渴丸含有 2.5 mg 格列苯脲。

9. 糖尿病病人应定期行眼科常规检查(每年至少一次),必要时去有条件的医院行眼底荧光造影检查。以便及早发现白内障、青光眼和视网膜病变等,及时处理、争取保存视力。对有视网膜血管渗漏及视盘新生血管者,应尽早行激光治疗。

10. 糖尿病病人应做好足部保健,鞋、袜应宽松、柔软、干燥、无异物,温水洗脚,足部皮肤干燥者可使用护肤品,有足病者及时去有条件的医院专科处理。一旦发生足部水疱、红肿、溃烂、感染,应及时转送有条件的医院治疗,以防糖尿病足发展引致截肢而致残。

11. 糖尿病病人应定期行尿常规检查(每年至少两次),必要时去有条件的医院行尿微量白蛋白测定、肾小球滤过率测定、血尿素氮和肌酐检查,以及早发现糖尿病肾病,做出相应评估,早期治疗,延缓糖尿病肾病的发展,推迟肾衰竭的发生。

类风湿关节炎

类风湿关节炎(rheumatoid arthritis,RA)是一种病因不明、累及周围关节为主的系统性、炎症性自身免疫病,多见于中年女性,特征性的症状为慢性、对称性、进行性多关节炎,表现为受累关节疼痛、肿胀、功能障碍。基本病理改变是滑膜炎,侵犯关节软骨、软骨下骨、韧带和肌腱等,造成关节软骨、骨和关节囊破坏,终致关节畸形和功能丧失。血管炎也可发生在类风湿性关节炎病人关节外的任何组织,累及中、小动脉和(或)静脉,引起种种关节外表现。其病因尚不清楚,发病与感染和遗传因素有关。

【诊断要点】

1. 症状和体征　常缓慢起病,关节症状出现前可有数周的低热、乏力、全身不适、体重下降,少数急骤起病。受累关节以近端指间关节、掌指关节、腕、肘、肩、膝和足趾关节最为多见,髋关节受累者少见。关节炎常表现为对称性,有持续性的疼痛、肿胀和压痛,常伴有晨僵[病变关节在夜间或日间静止不动后,出现较长时间(≥1 小时)的僵硬,如黏粘着的感觉]。晚期病人可见关节畸形,常见的畸形是腕和肘关节强直、掌指关节半脱位、手指向尺侧偏斜、天鹅颈样畸形。重症病人关节呈纤维性强直、骨强直,生活不能自理。

类风湿关节炎的关节外表现包括类风湿结节、类风湿血管炎以及肺、心、胃肠道、肾、神经系统、血液系统损害的表现。类风湿结节是本病较特异的皮肤表现,见于 20%～30%的病人,多位于关节隆突部及受压部位的皮下,大小不一,对称性分布,质硬,无压痛。肺间质病变是最常见的肺病变,见于 30%的病人,可出现气短和肺功能不全,早期诊断有赖于高分辨 CT。伴慢性纤维性肺泡炎者预后较差。30%的病人经超声心动图检查可发现少量心包积液。

2. 实验室检查　多数病人有轻、中度正细胞性贫血。血清补体水平正常或轻度升高。70%的病人血类风湿因子(RF)阳性。RF 是抗人 IgG Fc 片段抗原决定簇的抗体,也可见于系统性红斑狼疮、原发性干燥综合征、慢性感染(结核、肝炎等)和正常的老年人。抗核周因子抗体(APF)、抗角蛋白抗体(AKA)、抗环瓜氨酸多肽抗体(CCP)等,对诊断类风湿关节炎的特异性达 90%,敏感性达 30%～40%。

3. 关节 X 线检查　为明确诊断,确定病期,鉴别病情的发展演变,应行关节 X 线检查。病初应摄双腕关节和双手 X 线片,以及其他受累关节 X 线片。根据关节破坏程度可将 X 线改变分为 4 期:1 期——关节周围软组织肿胀、关节端骨质疏松;2 期——关节软骨破坏、关节间隙狭窄;3 期——关节面出现虫凿样破坏;4 期——关节半脱位、纤维性强直、骨强直。

4. 诊断标准 类风湿关节炎的诊断主要依据临床表现、X 线改变和自身抗体测定。典型病例,依 1987 年美国风湿病学院标准,诊断不难。不典型类风湿关节炎、早期类风湿关节炎常被漏诊、误诊,可行关节磁共振显像(MRI)检查,必要时密切随访、定期复查。

1987 年美国风湿病学院类风湿关节炎分类标准为:①晨僵持续至少 1 小时,病程至少 6 周;②有 3 个或 3 个以上关节的关节炎,至少 6 周;③腕、掌指、近端指间关节炎,至少 6 周;④对称性关节炎,至少 6 周;⑤有类风湿结节;⑥手部 X 线改变(至少有骨质疏松和关节间隙狭窄);⑦血清类风湿因子阳性。在上述 7 项中,符合其中 4 项或 4 项以上即可诊断类风湿关节炎。

5. 鉴别诊断

(1) 强直性脊柱炎:多见于青壮年男性,以非对称性下肢大关节炎为主,如骶髂关节炎(X 线、CT 或 MRI 检查可证实)。90%的病人血 HLA - B27 阳性,血清 RF 阴性。常有家族史。

(2) 骨性关节炎:多见于 50 岁以上者,主要累及膝、脊柱等负重关节。活动后关节痛加重、休息后缓解。手指以远端指间关节出现骨性增生和结节为特点。X 线检查示关节间隙狭窄、关节边缘呈唇样增生或骨疣形成。血清 RF 阴性。

(3) 银屑病关节炎:以手指或足趾的远端指间关节受累更为明显,且为该关节的附着端炎和手指炎,可有骶髂关节炎和脊柱炎,伴有银屑病的皮肤病变或指甲病变,血清 RF 阴性。

(4) 痛风:多见于中老年男性,好发于单侧第一跖趾关节,急性发作者通常血尿酸水平增高,慢性痛风性关节炎者可在关节和耳郭等处出现痛风石。血清 RF 阴性。

(5) 系统性红斑狼疮:多见于育龄女性,关节症状较轻,有突出的关节外表现如蝶形红斑、脱发、蛋白尿、浆膜腔积液,血清抗核抗体阳性,抗双链 DNA 抗体多数阳性,血抗 Sm 抗体阳性则意义更大,较早出现血补体下降。

【治疗措施】

类风湿关节炎病因不明,尚缺乏针对性的病因治疗。目前的治疗措施包括药物治疗、外科治疗和康复治疗等,而以药物治疗最为重要。

1. 一般性治疗 急性期适当休息、关节制动,恢复期关节功能锻炼、物理疗法等。

2. 药物治疗 当前应用的所有药物均不能完全控制关节破坏,而只能减轻疼痛,减轻或延缓炎症的发展。

1) 非固醇类抗炎药(NSAIDs):有镇痛、消肿作用,不能延缓病情的进展。其通过抑制环氧化酶活性,减少前列腺素合成而发挥抗炎、止痛、退热、消肿作用。常见不良反应有:胃肠道不良反应(恶心、呕吐、腹痛、腹泻、食欲不佳、消化性溃疡、出血穿孔等),肾脏不良反应(水钠潴留、高血钾、蛋白尿、间质性肾炎、肾功能不全等)以及凝血障碍、肝功能损害、听力下降、耳鸣等。

常用的药物有:布洛芬(Ibuprofen),每日剂量 1200 mg～3200 mg,分 3～4 次服用;萘普生(Naproxen),每日剂量 500 mg～1000 mg,分 2 次服用;双氯芬酸(Diclofenac),每日剂量 70～150 mg,分 3 次口服;吲哚美辛(Indometacin),每日剂量 75 mg,分 3 次口服;美洛昔康(Meloxicam),每日剂量 15 mg,1 次顿服;塞来昔布(Celecoxib),每日剂量 200～400 mg,分 1～2 次服用,磺胺过敏者禁用。

选择使用 NSAIDs 时,剂量应个体化;一种药物用足剂量 1～2 周后仍无效可更改为另一种 NSAIDs;避免同时使用两种或两种以上的 NSAIDs,因为此时不良反应增多,而疗效并不增加；老年人宜慎重使用，宜选半衰期短的NSAIDs或选择性COX-2抑制剂。

环氧化酶有两种异构体，即环氧化酶-1（COX-1）和环氧化酶-2（COX-2），选择性COX-2抑制剂（如塞来昔布）能明显减少胃肠道不良反应。

2）改变病情抗风湿药（DMARDs）：包括若干不同的药物，它们发挥作用较NSAIDs慢，不具有即刻止痛和抗炎作用，症状改善需1～6个月。此类药除能改善类风湿关节炎病人的关节症状外，还可延缓关节结构的破坏，即有改善和延缓病情进展的作用。但它们不能彻底阻止滑膜炎性反应。一般首选甲氨蝶呤，并将甲氨蝶呤作为联合治疗的基本药物。

(1) 甲氨蝶呤（MTX）：抑制二氢叶酸还原酶，使嘌呤合成受抑制，同时具抗炎作用。口服、肌注或静注均有效，多采用每周一次给药，常用剂量为每周7.5～15 mg。4～6周起效，疗程至少6个月。本品毒副作用有胃肠道不良反应、肝损害、脱水和骨髓抑制等，也可引起流产、畸胎和影响生育能力。

(2) 柳氮磺吡啶（Sulfasalazine，SSZ）：常用剂量为每日2.0 g，分次服用，宜从小剂量开始。4～8周后起效，如4个月内无明显疗效，则应改变治疗方案。不良反应少，主要是胃肠道不良反应和转氨酶升高。对磺胺过敏者禁用。

(3) 来氟米特（Leflunomide，LEF）：抑制二氢乳酸脱氢酶，从而抑制嘧啶合成、抑制活化淋巴细胞的生长分化。常用剂量为每日10～20 mg，1次顿服。本品和MTX有协同作用。本品主要不良反应有腹泻、高血压、肝酶升高、脱发和一过性白细胞下降等。有致畸作用，孕妇禁用。

(4) 羟氯喹和氯喹：常用量为氯喹每日250 mg，羟氯喹每日200～400 mg。用药后3～4个月疗效达高峰。本品可引起视网膜变性以致失明，每6～12个月应检查眼底；少数人出现心肌损害，用药前后应查心电图，有心动过缓、传导阻滞者禁用。

(5) 金诺芬（auranofin）：每日剂量6 mg，分2次服用，宜从小剂量开始。3个月后起效。毒副作用有腹泻、皮炎、口炎和肝损害等。孕妇、哺乳期妇女不用。

(6) 青霉胺（D—Penicillamine）：常用剂量每日250～750 mg，分2～3次服用，宜从小剂量开始，症状改善后减量维持。本品不良反应较多，有胃肠道不良反应、皮疹、骨髓抑制和肝损害等。

(7) 硫唑嘌呤（Azathioprine，AZA）：每日口服剂量为100 mg，病情改善后改为每日50 mg维持。毒副作用有脱发、骨髓抑制和胃肠道反应等。本品对精子、卵子均有一定损伤，可致畸、致癌。

(8) 环孢素（cyclosporin，Cs）：常用剂量每天每千克体重3～5 mg，维持量每天每千克体重2～3 mg。可用于重症类风湿性关节炎。本品无骨髓抑制作用，主要不良反应有高血压、肝毒性和肾毒性等。

(9) 糖皮质激素：可迅速缓解关节疼痛、减轻关节肿胀、改善关节功能，不能根治类风湿关节炎，停药后症状可复发，长期使用可致停药困难和多种毒副作用。本品适用于关节炎急性发作者和伴有心、肺、眼等器官受累的重症病人。宜尽量使用小剂量、短疗程。

(10) 雷公藤多苷：常用剂量每日30～60 mg，分3次饭后服。本品主要毒副作用是性腺抑制、骨髓抑制。

3. 外科治疗　外科手术治疗可以防止关节破坏、纠正关节畸形、改善生活质量，但不能根治类风湿关节炎。手术后仍需药物治疗。

早期的部分病人，如经积极药物治疗仍无效，滑膜肥厚，X线示关节软骨受侵犯，受累关节局限，病情相对稳定者可行滑膜切除术。如能行关节镜下滑膜切除术，则手术创伤较小、术后恢复较快。

中晚期病人如关节严重破坏，因病变关节疼痛、畸形、功能障碍影响日常工作和生活，则可行人工关节置换术。如髋关节人工关节置换术和膝关节人工关节置换术。

【健康处方】

1. 类风湿关节炎的自然病程不尽相同，大多数病人病情迁延，如不能得到积极、正确的治疗，可致关节破坏甚至最终致残，不仅丧失学习、劳动的能力，甚而日常生活也不能自理。极少数病人在短期发作后可以自行缓解。积极正确的治疗可使80%以上的病人病情缓解，避免致残。

2. 类风湿关节炎病人渴望治疗、精神压力大、信心不足，应及时行心理疏导。伴关节外症状或关节炎急性发作者应卧床休息，保持关节功能位。一旦病情许可，宜进行关节的主动活动训练和被动活动训练，防止肌肉萎缩。缓解期病人可行运动锻炼，在康复科医师指导下进行相应治疗。

3. 类风湿关节炎目前仍不能根治，为了保护关节功能、防止关节破坏、提高病人的生活质量，应在使用非固醇类抗炎药的同时，尽早使用改变病情抗风湿药。选择安全、有效、经济、简便的治疗方案，早期、积极、合理地使用改变病情抗风湿药，是保护关节功能、减少致残的关键。

4. 使用改变病情抗风湿药时，为观察药物毒副作用与疗效，以住院使用、密切观察为宜。

强直性脊柱炎

强直性脊柱炎(ankylosing-spondylitis，AS)是一种以中轴关节慢性炎症为主的慢性进展性风湿疾病，也可累及内脏及其他组织，多见于青少年，男性多见。

病理性标志和早期表现之一为骶髂关节炎。典型病例影像学检查示骶髂关节明显破坏，后期脊柱呈“竹节样”变化。本病病因未明，和 HLA-B27 密切相关，并有明显家族发病倾向；肠道细菌及肠道炎症也参与发病。

【诊断要点】

1. 青年男性多见，起病隐袭，发展缓慢。

2. 早期症状常为腰骶部疼痛，晨僵。症状在静止、休息时加重，活动后减轻或消失。夜间腰痛常影响睡眠。约半数病人出现外周关节病变，以反复发作的非对称性、少数关节或单关节、下肢大关节的关节炎为特征，常累及膝、髋、踝关节。随着病情的进展，脊柱可自下而上发生强直，甚至颈椎活动受限。重症者可有发热、倦怠、消瘦。部分病人可伴有眼脉络膜炎、肺上叶纤维化、主动脉瓣关闭不全。

3. 体格检查见有骶髂关节压痛、椎旁肌肉压痛。脊柱前屈、后伸、侧弯和转动等各方向活动受限，腰椎前凸变平，枕墙距>0，胸廓活动度减低。

4. 影像学检查　骨盆X线正位片可见骶髂关节炎；脊柱X线片可见椎旁韧带钙化及骨桥形成、椎小关节模糊、椎体骨质疏松及方形变，呈“竹节样脊柱”、脊柱生理弯曲度改变等，腰椎是脊柱最早受累的部位。骶髂关节计算机断层(CT)检查有利于早期诊断，假阳性少。骶髂关节磁共振成像(MRI)检查价格昂贵。

5. $HLA-B_{27}$检查　90%病人阳性，但无诊断特异性。

6. 诊断标准　常用1984年修订的纽约标准：①下腰背痛的病程至少持续3个月，活动后改善，休息无改善；②腰椎前后和侧屈方向活动受限；③胸廓活动度低于同年龄和同性别的正常人；④骶髂关节炎，双侧II～IV级，或单侧II～IV级（Ⅰ级为可疑改变；II级有局限性侵蚀、硬化，关节间隙正常；Ⅲ级有侵蚀、硬化、关节间隙增宽或狭窄，部分强直；IV级为完全性关节强直）。符合④并符合①～③中1项或1项以上，即可确诊为强直性脊柱炎。

7. 鉴别诊断

（1）类风湿性关节炎：常见于青年女性，多为多发性、对称性多关节炎，常侵犯掌指关节、近端指间关节，可见类风湿结节，血类风湿因子阳性。罕有骶髂关节病变，如有脊柱病变只侵犯颈椎。血 HLA－B_{27}阴性。

（2）应注意与椎间盘突出、骶髂关节结核、弥漫性特发性骨肥厚综合征、髂骨致密性骨炎、肿瘤、外伤、骨折等相鉴别。

【治疗措施】

1. 目前尚无根治方法，主要目标为缓解症状、保持良好姿势、延缓病情进展和改善病人生活质量。

2. 非甾体类抗炎药　为各期病人缓解症状的首选药物。如为年轻病人，无胃肠、肝、肾疾病，亦无其他禁忌证，可首选吲哚美辛，用法为吲哚美辛每次25 mg，每日3次，饭后服用；夜间疼痛显著或晨僵显著的病人，可予吲哚美辛栓剂50 mg或100 mg每晚1次，塞肛。也可给予美洛西康15 mg、每日1次口服；或塞来昔布200 mg，每日2次口服。已证明阿司匹林对本病疗效不佳。针对每一病人只宜使用一种非甾体类抗炎药，不宜同时使用两种或两种以上的抗炎药。如使用2～4周后疗效仍不明显，则改用其他不同类别的抗炎药。如使用有效，则待用药2个月左右，症状控制后，再逐渐减少剂量，直至以最小有效剂量巩固治疗数月后方可考虑停药。

3. 慢作用抗风湿药　现已证明，抗疟药、金制剂、青霉胺和硫唑嘌呤对强直性脊柱炎无效。

（1）柳氮磺吡啶：对轻型病例、以外周关节炎为主者有效，可减轻眼脉络膜炎并可预防其复发。本品起效慢、抗炎作用不强，常选用一种非固醇类抗炎药与之合用。磺胺过敏者禁用。常用剂量为每次0.25g、每日3次、口服，以后每周递增日剂量0.25g，直至每次1.0g、每日2次口服。不良反应有消化道症状、皮疹、白细胞减少、男性精子数量减少与精子形态异常等。

（2）甲氨蝶呤：活动性强直性脊柱炎病人经非甾体抗炎药、柳氮磺吡啶治疗无效者可使用，可同时合并应用一种非固醇类抗炎药。常用剂量为甲氨蝶呤7.5～15 mg，每周1次，口服或静脉注射，疗程半年至三年。本品不良反应有消化道症状、肝损伤、肺间质纤维化、白细胞减少等，用药期间应定期复查肝功能、血常规等。

4. 糖皮质激素　小剂量糖皮质激素可用于对非固醇类抗炎药不能耐受者；对少数使用大剂量非固醇类抗炎药不能控制者，可使用泼尼松每日20～30 mg口服，也可采用甲基氢化泼尼松冲击治疗（甲泼尼龙每天每千克体重15 mg，连用3天），起效后尽快减量。也有行CT引导下糖皮质激素骶髂关节注射治疗者。

5. 外科治疗　髋关节强直、畸形者，可行人工全髋关节置换术，以改善关节功能、提高生活质量。

【健康处方】

1. 应注意相关线索，以便早期诊断强直性脊柱炎。凡有强直性脊柱炎家族史者，腰骶部(下腰背)疼痛、不适、发僵者,特别是 40 岁以前发病,起病缓慢、有腰背疼痛伴发僵、活动后症状可减轻或消失,持续超过 3 月者,均应行相应检查以争取尽早明确诊断。

2. 强直性脊柱炎不危及病人生命,但有的病人可因脊柱严重畸形、髋关节僵直等而致残,影响病人的工作和生活,应教育病人主动参与治疗并与医生合作,坚持长期治疗。

3. 病人应保持良好的姿势,防止脊柱、关节变形。站立时尽量挺胸、收腹、双眼平视前方,坐位时保持胸部直立,卧位时尽量取仰卧位,睡硬板床、枕低枕头。

4. 鼓励病人谨慎、不间断地适当锻炼,坚持脊柱、胸廓、髋关节活动,增强脊柱旁肌肉的力量、增加肺活量。必要时可行物理治疗。

5. 定期测量并记录身高,有助于及时发现早期脊柱弯曲。

6. 教育病人坚持用药,注意有无相关药物不良反应发生,定期检查脊柱 X 线片、髋关节 X 线片、血沉、C 反应蛋白、免疫球蛋白、肝肾功能、血常规等。

系统性红斑狼疮

系统性红斑狼疮(systemic lupus erythematosus,SLE)是一种自身免疫介导的、血清中出现以抗核抗体为代表的多种自身抗体,临床表现有多系统损害的慢性系统性自身免疫病。本病多见于 20～40 岁的育龄女性。有内脏损害(肾损害、中枢神经损害和肝损害)者预后较差。病因不明,发病与遗传因素、环境因素和雌激素有关。

【诊断要点】

1. 系统性红斑狼疮临床表现复杂多样、早期表现不典型。多数隐匿起病,早期可仅侵及 1～2 个系统,以后可侵犯多个系统。自然病程多表现为病情的急性发作与缓解交替。

2. 约 90%病人可有各种热型的发热,以长期低热、中度热为常见。疲倦、乏力亦常见。80%病人有皮疹,以颧颊部蝶形红斑最具特征性,也可有光敏感、脱发、盘状红斑、手足掌面和甲周红斑等。多数有口腔溃疡。常有多关节痛和关节炎,也可有肌痛、肌无力。35%病人有胸膜炎,多为双侧中小量渗出性胸腔积液,也可发生狼疮肺炎。中枢神经系统受累以脑为多见,可有头痛、性格改变、癫痫发作、偏瘫、意识障碍等。约 30%病人有心血管表现,以心包炎最常见,也可有心肌炎、血栓性静脉炎等。约 30%病人有食欲不振、恶心、呕吐、腹泻、腹痛等。约 15%病人可有眼底出血、视盘水肿、视网膜水肿等。也有部分病人表现为消化道症状、发热、黄疸和肝酶升高。

3. 肾活检示几乎所有系统性红斑狼疮病人均有肾脏病理学变化。50%～70%病人出现临床受累,可有蛋白尿、血尿、管型尿、肾性高血压、肾衰竭,又称为狼疮性肾炎(lupus nephritis,LN)。肾脏病理可分为 I～VI 型,对估计预后、指导治疗有意义,不同类型预后有所区别,但病理类型也可转换。肾脏病理还可作为判断狼疮性肾炎是否活动的指标。

4. 贫血、血小板减少、白细胞减少常见,也可出现自身免疫性溶血性贫血;血沉增快;20%病人有无痛性、轻中度淋巴结肿大。

5. 免疫学异常 免疫荧光抗核抗体(ANA)检查是系统性红斑狼疮的筛选检查,敏感性 95%,特异性 65%。抗双链 DNA(ds－DNA)抗体,敏感性 70%,特异性高达 95%,是系统性红斑狼疮的标记性抗体之一,且与疾病的活动性及预后有关。抗 Sm 抗体,敏感性仅 25%,但特异性高达 99%,是系统性红斑狼疮的标记性抗体之一,有助于疾病的早期诊断、回顾性诊断和不典型病人的诊断,而与疾病的活动性无明显关系。其他尚有抗核糖体 P 蛋白抗体、抗SSA抗体、抗SSB抗体、抗磷脂抗体、抗红细胞抗体等。血补体低下，尤其是补体C_3下降是系统性红斑狼疮活动的指标之一。

6. 诊断标准　目前多采用美国风湿病学会1982年的分类标准，在该标准的11项中，符合4项或4项以上，在排除感染、肿瘤、其他结缔组织病后可诊断系统性红斑狼疮，敏感性95%、特异性85%。在11项中，以免疫学异常和高滴度抗核抗体更具有诊断意义。这11项分别是：①颊部红斑；②盘状红斑；③光过敏；④口腔溃疡；⑤关节炎；⑥浆膜炎；⑦肾脏病变；⑧神经病变；⑨血液学异常；⑩免疫学异常；⑪抗核抗体。各项都另有相应的要求。

【治疗措施】

1. 糖皮质激素　是治疗系统性红斑狼疮的基础药物。一般选用泼尼松、氢化泼尼松或甲基氢化泼尼松。不同的糖皮质激素、不同的剂量其药理作用有所不同，不同的病人、不同的病情对激素的敏感性也有差异，故临床用药强调个体化。

重型系统性红斑狼疮，常用泼尼松每天每千克体重1 mg，晨起1次顿服，如有高热可分次服用。待病情稳定2周后或疗程达8周后，逐渐减量，每1～2周减量10%，减至泼尼松每天每千克体重0.5 mg后，减量的速度宜放慢，可加用免疫抑制剂，如病情许可，维持治疗剂量宜尽量小于泼尼松每日10 mg。

重要脏器受累者、急性暴发型危重病人、出现狼疮危象者，可使用较大剂量泼皮松(泼尼松每天每千克体重用量可超过2 mg)，也可使用甲基氢化泼尼松冲击治疗：甲基氢化泼尼松500～1 000 mg加入5%葡萄糖液中缓慢静脉滴注1～2小时，每天1次，连续3天为一疗程，两疗程间应间隔5～30天。

2. 免疫抑制剂　加用免疫抑制剂有利于更好地控制狼疮病情活动，减少激素的需要量。

(1) 环磷酰胺：现普遍采用的标准疗法是：环磷酰胺每平方米体表面积0.5～1.0g，加入0.9%氯化钠溶液中缓慢静脉滴注1～2小时，每3～4周一次，多在6～12个月后病情缓解，然后逐渐延长用药间歇期，继续冲击治疗，直至约每3个月一次维持治疗数年，或活动静止后1年停止冲击治疗。本品毒副作用有胃肠道反应、脱发、肝损害、出血性膀胱炎、性腺抑制、白细胞减少等。

(2) 硫唑嘌呤：对系统性红斑狼疮的浆膜炎、血液系统病变、皮疹等疗效较好。常用剂量为每日50～150 mg口服。毒副作用有骨髓抑制、胃肠道反应、肝损害等。

(3) 甲氨蝶呤：对以关节炎、肌炎、浆膜炎和皮肤损害为主的系统性红斑狼疮疗效较好。常用剂量为10～15 mg，每周一次，口服或稀释后静脉注射。本品毒副作用有胃肠道反应、骨髓抑制、肝功能损害、口腔黏膜糜烂等。

(4) 环孢素：如以大剂量激素联合免疫抑制剂治疗4～12周，病情仍不改善，可加用环孢素。环孢素对狼疮性肾炎有效，常用剂量为每天每千克体重3～5 mg，分2次口服。本品毒副作用有肝功能损害、肾损害、高血压、高血钾等。

(5) 霉酚酸酯：对狼疮性肾炎有效。可与激素、其他免疫抑制剂同时使用。常用剂量为每天每千克体重10～30 mg，分2次口服。

(6) 羟氯喹：对皮疹、关节痛、轻型系统性红斑狼疮有效。常用剂量为每次0.2 g，每日2次口服。毒副作用为视力损害等。

3. 静脉注射大剂量丙种球蛋白　用于病情严重而体质极度虚弱或(和)全身性严重感染的系统性红斑狼疮病人。常用剂量为每千克体重0.4 g，静脉滴注，每日1次，连用3～5天为一疗程。

4. 控制并发症及对症治疗 根据病人病情选择相应的治疗，狼疮肾炎者可给泼尼松治疗、甲基氢化泼尼松冲击治疗、环磷酰胺冲击治疗、环孢素治疗、霉酚酸酯治疗。神经系统狼疮可以甲基氢化泼尼松冲击治疗、环磷酰胺冲击治疗、地塞米松鞘内注射、甲氨蝶呤鞘内注射。抗磷脂抗体综合征可以抗血小板药及华法林治疗。

【健康处方】

1. 系统性红斑狼疮早期表现可能很不典型，易与各系统的疾病混淆，应提高警惕、注意鉴别。对不明原因反复发热、反复关节炎、反复胸膜炎、难以解释的皮疹、有肾损害者、癫痫发作、精神症状者，均应注意可能是系统性红斑狼疮的早期不典型表现。

2. 系统性红斑狼疮病人，经正规治疗，1 年存活率可达到 96%、10 年存活率可达到 75%，应教育病人树立战胜疾病的信心、定期随诊、谨遵医嘱、规范治疗。

3. 病人应避免阳光暴晒和紫外线照射，使用防紫外线用品(防晒霜等)；避免过度疲劳；急性期应卧床休息；避免使用可能诱发狼疮的药物(如避孕药)。

4. 病人使用较大剂量泼尼松、甲泼尼龙冲剂治疗时，可有血压升高、血糖升高、低钾血症、并发感染、消化道出血、水钠潴留等不良反应，故应住院在严密观察下进行。使用环磷酰胺冲击治疗时，也以住院观察下进行为宜。需行肾脏穿刺活检的系统性红斑狼疮病人应提前住院做好相关准备。狼疮危象病人均应收入有条件的医院及时救治、严密观察。

5. 病情不稳定的病人，暂不应怀孕。病情稳定一年以上，无重要脏器损害，免疫抑制剂停用半年以上，仅用小剂量激素维持者，可以怀孕。妊娠期内的前三个月如病情明显活动，应终止妊娠。妊娠中、晚期病情活动，应加大泼尼松用量，但泼尼松用量以每日不超过 30 mg 为宜。妊娠期间使用激素应使用泼尼松。孕期达 28 周而有可能在 7 日内分娩者，可以地塞米松 6 mg 肌内注射，每 12 小时 1 次，共 4 次，以促使胎儿肺发育成熟。妊娠期之前的 3 个月及整个妊娠期禁用免疫抑制剂。

6. 长期使用糖皮质激素，可出现真菌感染、结核感染、结核复燃、细菌感染、病毒感染、高血压、高血糖、低血钾、股骨头无菌性坏死、骨质疏松、水钠潴留等，还可出现下丘脑-垂体-肾上腺轴抑制，均应注意预防和早期发现、早期处理。

原发性痛风

痛风(gout)是嘌呤代谢紊乱和(或)尿酸排泄减少所引起的一组异质性疾病，是晶体性关节炎。临床表现为高尿酸血症、痛风性急性关节炎、痛风石形成、痛风石性慢性关节炎，并可发生尿酸性肾病和尿酸性尿路结石形成。痛风可分为原发性和继发性两类。继发性痛风系由肾脏病、血液病、肿瘤放化疗、服用某些药物等原因所引起。原发性痛风绝大多数发病原因不明，有一定的家族遗传性，绝大多数病人为男性，中、老年多见，常伴有肥胖、原发性高血压、糖尿病、冠心病等。

【诊断要点】

1. 中、老年男性常见。

2. 突发下肢远端单一关节红、肿、痛、热和功能障碍，最常见于第一跖趾关节，常于夜间因疼痛而惊醒，24 小时左右达到高峰，数天至数周内自然缓解。症状可反复发作，劳累、酗酒、饱餐为常见诱因，间歇期无明显症状。皮下痛风石常见于耳郭，也可见于手指、足趾、腕、踝、肘等处，破溃后排出豆腐渣样白色物质，瘘管经久不愈。可有肾绞痛、血尿、夜尿增多。

3. 尿酸检查　血尿酸升高:男性≥416μmol/L(7 mg/dl),女性≥357μmol/L (6 mg/dl),需反复测定。部分病人24小时尿尿酸排出量增多(低嘌呤饮食5天后仍大于600 mg)。

4. 滑囊液及痛风石检查　行关节腔穿刺抽取滑囊液,或穿刺痛风石结节内容物或自行破溃物,置于偏振光显微镜下,在滑液中或白细胞内见负性双折光针状尿酸盐结晶,具有确诊意义。

5. X线检查　典型者骨质呈穿凿样或虫蚀样透亮缺损。

6. 超声波检查 可发现X线检查不显影的尿酸性尿路结石。

7. 应注意与化脓性关节炎、创伤性关节炎、类风湿关节炎、银屑病关节炎、假性痛风等相鉴别。

【治疗措施】

1. 秋水仙碱　是治疗急性痛风性关节炎的特效药物,多数病人于用药24小时内疼痛明显缓解,但治疗剂量与中毒剂量十分接近,胃肠道反应发生率高,还可引起白细胞减少、血小板减少、脱发等。常用口服方法:初始剂量1 mg,继以每小时0.5 mg或每2小时服1 mg,直至症状缓解或出现胃肠道不良反应,但24小时用药总量不应超过6 mg。静脉给药法:秋水仙碱1~2 mg溶于0.9%氯化钠20ml中,缓慢静脉注射(大于5分钟),24小时总量不超过4 mg。静脉注射时如药液外漏可引起局部剧烈疼痛和局部组织坏死。本品因严重毒副作用多,国内少用。

2. 非固醇类抗炎药　开始使用足量,症状缓解后减量。常用吲哚美辛,初次剂量75~100 mg口服,随后每次50 mg,每6~8小时1次口服,症状缓解后减量,5~7天后停用。如不能耐受,也可初次剂量25~50 mg口服,随后每次25 mg,每日2 ~3次,连服2 ~3天。常见不良反应为胃肠道反应。

3. 糖皮质激素　起效快、缓解率高,但易出现症状的"反跳"现象。用于秋水仙碱和非固醇类抗炎药无效或不能耐受者。用法:地塞米松5~10 mg溶于葡萄糖溶液中静滴;也可口服泼尼松每日20~30 mg,用3~7天后迅速减量或停用。

4. 促尿酸排泄药　用于间歇期和慢性期。用药后血尿酸迅速下降可诱发急性关节炎,故应从小剂量开始、逐渐增加至治疗量,起效后改为维持量长期服用,使血尿酸维持在327μmol/L(5.5 mg/dl)以下。用于肾功能正常或轻度异常、无尿酸性尿路结石、无尿酸盐性肾病者。用药期间应服用碱性药物,如碳酸氢钠每次1~2 g,每日3次口服,以使尿液pH保持在6.5左右。同时应多饮水以增加尿量。

(1) 丙磺舒:常用剂量为每次0.25 g、每日2次口服,2周后可增加至每次0.5 g、每日3次口服,每日最大剂量不超过2 g。毒副作用有胃肠道反应、皮疹、过敏反应、骨髓抑制等。磺胺过敏者禁用。

(2) 苯溴马隆:常用剂量为50 mg每日1次顿服,可逐渐增加至100 mg每日1次顿服,毒副作用有胃肠道反应、皮疹、粒细胞减少等。

5. 抑制尿酸生成药　用于间歇期和慢性期。为防止诱发急性关节炎,也应从小剂量开始、逐渐增加剂量。用法为别嘌醇100 mg每日1次顿服,逐渐增加至每次100~200 mg,每日3次口服。每日最大剂量不超过800 mg。肾功能不全者应减量使用。毒副作用有胃肠道反应、皮疹、药物热、肝损害、骨髓抑制等。

【健康处方】

1. 原发性痛风常与肥胖、原发性高血压、糖尿病、动脉粥样硬化、冠心病等伴发,故应对相关病人进行血尿酸筛查，以利早期发现、早期诊断、早期治疗。

2. 原发性痛风是一种终身性疾病，如能遵医嘱治疗，多数病人可正常生活、工作。

3. 为预防尿酸性尿路结石和尿酸盐性肾病，除积极控制血尿酸水平外，还应碱化尿液、多饮水、多排尿。每日饮水量应大于 2 L。

4. 劳累、酗酒、饱餐、高蛋白高嘌呤饮食、受冷受潮、外伤、手术、感染等均为急性关节炎的发作诱因，应注意避免。病人应限制总热量摄入，保持理想体重，严格禁饮各种酒类，避免高嘌呤饮食。嘌呤含量高的食物有动物内脏、鱼类、虾类、海蟹、豆制品、浓肉汤等，均应尽量避免食用。而谷类、水果、蔬菜、奶制品、鸡蛋等嘌呤含量较少，可以食用。

5. 某些药物可影响尿酸排泄，如病情许可应停用或换用他药。如噻嗪类利尿药、小剂量阿司匹林等。

短暂性脑缺血发作

短暂性脑缺血发作（transient ischemic attack，TIA）是由颅内血管病变引起的一过性或短暂性、局灶性脑或视网膜功能障碍，临床症状一般持续 10～15 分钟，多在 1 小时内，不超过 24 小时。不遗留神经功能缺损症状和体征，结构性影像学（CT、MRI）检查无责任病灶。本病多见于中老年病人，男性多于女性，常有动脉粥样硬化、高血压病、糖尿病等病史。主要表现为突然、反复发作的运动、感觉、语言等短暂的功能障碍。

【诊断要点】

绝大多数 TIA 病人就诊时症状已消失，临床诊断主要依靠病史，症状典型者诊断不难。

1. 多在中老年人发病，男性多于女性。

2. 发病突然、短暂的局灶性神经功能障碍，如轻偏瘫、偏身麻木、失语、一过性黑矇、眩晕、头晕、构音障碍、跌倒发作、共济失调等。在 24 小时内完全恢复正常。常有反复发作，少者 1～2 次，多至数十次，且临床表现刻板。

3. 发作间歇期没有任何神经系统体征。

4. 每次发作持续时间通常数分钟至 1 小时，症状和体征在 24 小时内完全消失。

5. 头颅 CT 或 MRI 检查排除其他脑部疾病。

【治疗措施】

TIA 治疗目的是消除病因、减少及预防复发、保护脑功能，对短时间内反复发作的病例应采取有效的治疗措施，防止脑梗死发生。

1. 控制危险因素，如动脉粥样硬化、高血压病、糖尿病高脂血症和颈椎病等，消除微栓子来源和血液动力学障碍，戒除烟酒，坚持体育锻炼等。

2. 药物治疗

(1) 抗血小板聚集药物：对 TIA 尤其是反复发生 TIA 的病人应首先考虑选用抗血小板药物。肠溶阿司匹林 75～150 mg，每晚 1 次，口服。噻氯匹定 125～250 mg，每日 1～2 次，口服。氯吡格雷 75 mg，每日 1 次，口服。

(2) 抗凝药物：用于心源性栓子引起 TIA、预防 TIA 复发和一过性黑矇发展为卒中。低分子肝素 4 000～5 000 U 每日 2 次，皮下注射，连用 7～10 日。华法林 6～12 mg，每晚 1 次口服，3～5 日后改为 2～6 mg 维持，定时检测凝血酶原时间(PT)。

(3) 降纤药物：TIA 病人存在血液成分的改变，如纤维蛋白原含量明显增高，或频繁发作时可考虑降纤治疗。第 1 日，巴曲酶 10U 溶于等渗盐水 100 ml 静脉滴注；第 3 日、5 日分别再使用巴曲酶 5U 溶于等渗盐水 100 ml ，静脉滴注，剂量和疗程可根据病情酌情增减。

(4) 脑血管扩张药和扩容药：低分子右旋糖酐 500 ml，静脉滴注，每日 1 次，10～15 日为一疗程。倍他司汀(培他啶)注射液 20 mg 溶于等渗盐水或 5％葡萄糖注射液 250 ml 静脉滴注，每日 1 次，10～15 日为一疗程。

(5) 脑保护治疗：尼莫地平 20～40 mg，每日 3 次，口服。盐酸氟桂利嗪 5 mg，每晚口服。桂利嗪(脑益嗪)25～50 mg，每日 3 次，口服。

(6) 中药治疗：丹参注射液 30ml 溶于等渗盐水或 5％葡萄糖注射液 250 ml 静脉滴注，每日 1 次，10～15 日为一疗程。葛根素 0.4 g 溶于等渗盐水或 5％葡萄糖注射液 250 ml 静脉滴注，每日 1 次，10～15 日为一疗程。

3. 血管介入治疗　通过血管介入治疗，使病变动脉管腔再通或扩张，以达到防治短暂性脑缺血发作的目的。常用方法有以下几种：经皮血管成形术、颈动脉内支架置入术、经皮血管内膜斑块旋磨术、血管内超声成形术等。

4. 手术治疗　导致短暂性脑缺血发作的严重动脉狭窄或闭塞，经血管介入治疗无效者，可选择手术治疗。常用方法有如下几种：颈动脉内膜切除术、脑血管重建术、硬脑膜-脑膜动脉-脑贴合术等。

【健康处方】

1. 预防性用药　已发生 TIA 的病人或高危人群可长期服用抗血小板药，阿司匹林仍是目前最主要的预防用药，我国建议剂量是每日 75～150 mg。也可用噻氯匹定每日 125～250 mg，口服。

2. 预防 TIA 复发应重视高血压、糖尿病、高胆固醇血症和心脏病等致病因素的治疗。

3. 纠正不良生活习惯，戒烟，戒酒。

4. 适当运动。

脑梗死

脑梗死(cerebral infarction)是各种原因导致脑动脉血流中断，局部脑组织发生缺氧、缺血性坏死，而出现相应神经功能缺损。脑梗死约占全部脑卒中的 60％～80％。导致脑梗死的主要原因有动脉壁外受压，动脉管壁病变，血液成分改变；血液流变学变化。临床上，有时根据起病方式和病情进展情况将缺血性脑卒中分为完全性卒中、进展性卒中、可逆性缺血性神经功能缺失。

【诊断要点】

1. 多发生于中老年人。多数在静态下急性起病，动态起病者以心源性脑梗死多见，部分病例在发病前可有短暂性脑缺血发作。

2. 病情多在几小时或几天内达到高峰，部分病人症状可进行性加重或波动。

3. 临床表现决定于梗死灶的大小和部位，主要为局灶性神经功能缺损的症状和体征，如偏瘫、偏身感觉障碍、失语、共济失调等，部分可有头痛、呕吐、昏迷等全脑症状。

4. 脑 CT 提示症状相应的部位有低密度影或脑 MRI 显示长 T1、长 T2 异常信号。

5. 明确的脑动脉粥样硬化症、高血压、糖尿病、高脂血症及短暂性脑缺血发作等既往史。

6. 腰穿检查，脑脊液常规和生化正常。

【治疗措施】

脑梗死的治疗不能一概而论，应根据不同的病因、发病机制、临床类型、发病时间等确定针对性强的治疗方案，实施以分型、分期为核心的个体化治疗。在一般内科支持治疗的基础上，可酌情选用改善脑循环、脑保护、抗脑水肿降颅压等措施。通常按病程可分为急性期（1 个月）、恢复期（2～6 个月）和后遗症期（6 个月以后）。重点是急性期的分型治疗，腔隙性脑梗死不宜脱水，主要是改善循环；大、中梗死应积极抗脑水肿降颅压，防止脑疝形成。在＜6 小时的时间窗内有适应证者可行溶栓治疗。

1. 内科综合支持治疗　监测和控制体温、血压、血糖和血气对减轻缺血性脑损害有重要作用。

2. 抗脑水肿、降颅高压

（1）一般处理：卧床，避免头颈部过度扭曲；避免引起颅内压增高的其他因素，如激动、发热、癫痫、呼吸道不通畅、咳嗽、便秘等。

（2）脱水降颅内压治疗：必须根据颅内压增高的程度和心肾功能状况选用脱水剂的种类和剂量。20％甘露醇 125～250 ml，快速静滴，每日 2～4 次；20％人体白蛋白 10 g，静脉滴注，每日 1～2 次；呋塞米 20～40 mg 静脉推注，每日 2～4 次；甘油果糖 500 ml，静脉滴注，每日 1～2 次。

3. 溶栓治疗　目的是溶解血栓，迅速恢复梗死区血流灌注，减轻神经元损伤。适应证：①年龄 18～75 岁。②发病在 6 小时以内。③脑功能损害的体征持续存在超过 1 小时，且比较严重（NIHSS 7～22 分）。④脑 CT 已排除颅内出血，且无早期脑梗死低密度改变及其他明显早期脑梗死改变。⑤病人或家属签署知情同意书。禁忌证：①既往有颅内出血，包括可疑蛛网膜下隙出血；近 3 个月有头颅外伤史；近 3 周内有胃肠或泌尿系统出血；近 2 周内进行过大的外科手术；近 1 周内有不可压迫部位的动脉穿刺。②近 3 个月有脑梗死或心肌梗死史。但陈旧小腔隙未遗留神经功能体征者除外。③严重心、肾、肝功能不全或严重糖尿病者。④体检发现有活动性出血或外伤（如骨折）的证据。⑤已口服抗凝药，且 INR＞1.5；48 小时内接受过肝素治疗（aPTT 超出正常范围）。⑥血小板计数＜100×10^9/L，血糖＜2.7 mmol/L。⑦血压：收缩压＞180 mmHg，或舒张压＞100 mmHg。⑧妊娠。⑨不合作。

尿激酶 100 万～150 万 U，静脉滴注，1 小时左右静滴完；组织型纤溶酶原激活物（t—PA）每千克体重 0.9 mg，总量＜90 mg。首剂为总量的 1/10，静脉推注，随后余量 1 小时左右静滴完。

4. 降纤药物　同短暂性脑缺血发作。

5. 抗凝药物　同短暂性脑缺血发作。

6. 抗血小板聚集药物　同短暂性脑缺血发作。

7. 扩容剂　同短暂性脑缺血发作。

8. 中药治疗　同短暂性脑缺血发作。

9. 神经保护剂　吡拉西坦 4～8 g，静脉滴注，每日 1 次，10～14 天为一疗程；胞二磷胆碱 500～1 000 mg，静脉滴注，每日 1 次，14 天为一疗程。

10. 亚低温治疗　当前国内外研究表明，使脑温降到 34～36℃能明显减少脑梗死面积，改善神经功能障碍，临床前景广阔。

11. 外科治疗　大面积脑梗死导致颅内高压、脑疝，危及生命时，可行开颅去骨瓣减压术，以挽救生命。

【健康处方】

1. 康复治疗　生命体征稳定后，宜早期进行系统、规范及个体化的康复治疗，有助于神经功能恢复，降低致残率，也可减少并发症和后遗症，如肩周炎、肢体挛缩、废用性肌萎缩、痴呆等。

2. 重视高血压、糖尿病、高胆固醇血症和心脏病等致病因素的治疗。

3. 纠正不良生活习惯，戒烟、戒酒。

4. 阿司匹林仍是目前最主要的预防用药，我国建议剂量是每日 75～150 mg；也可用噻氯匹定每日 125～250 mg，口服。

脑出血

脑出血是指非外伤性脑实质内的出血，占急性脑血管病的 30%左右。本病最常见原因是高血压合并脑动脉硬化，其他病因包括脑动脉粥样硬化、血液病（白血病、再生障碍性贫血、血小板减少性紫癜、血友病、红细胞增多病和镰状细胞病等）、脑淀粉样血管病、动脉瘤、动静脉畸形、Moyamoya 病、脑动脉炎、脑部恶性肿瘤、梗死后出血、抗凝或溶栓治疗等。少数脑出血原因不明。脑出血常见诱因是情绪激动、兴奋、疲劳、排便、用力过度等。在脑出血中，大脑半球出血约占 80%，脑干和小脑出血约占 20%。脑出血多发于中老年人，血压控制不良的高血压病人。

【诊断要点】

1. 大多数发生在 50 岁以上的高血压病病人。

2. 常在情绪激动或体力活动时突然发病。

3. 头痛、呕吐、不同程度意识障碍和血压升高显著。

4. 具有典型的脑出血好发部位的症状和神经体征，病情进展快。

5. 脑脊液检查，压力多增高，出血破入脑室可呈血性脑脊液。

6. 头颅 CT、MRI 检查，可显示出血部位、血肿大小和形态，脑室有无受压、移位和积血，以及脑水肿等改变。

【治疗措施】

1. 一般治疗　卧床休息、保持呼吸道通畅、吸氧、鼻饲、镇静、通便、预防感染等。

2. 调控血压　脑出血病人血压的控制并无一定的标准，应视病人的年龄、既往有无高血压、有无颅内压增高、出血原因、发病时间等情况而定。脑出血病人不要急于降血压，应先降颅内压后，再根据血压情况决定是否进行降血压治疗。

3. 脱水降低颅内压　颅内压升高是脑出血病人死亡的主要原因，因此降低颅内压为治疗脑出血的重要任务。脑出血的降颅压治疗首先以高渗脱水药为主，如甘露醇或甘油果糖、甘油氯化钠等，也可酌情选用呋塞米、白蛋白。

4. 止血药物　一般不用，若有凝血功能障碍可应用，时间不超过 1 周。

5. 亚低温治疗　亚低温治疗是辅助治疗脑出血的一种方法，初步的基础与临床研究认为亚低温是一项有前途的治疗措施，而且越早用越好。有条件的单位可以试用，并总结经验。

6. 神经细胞营养剂及促进脑细胞代谢治疗　如胞二磷胆碱、吡拉西坦、脑神经生长素、维生素 B 族类、维生素 E 等药物可选用。

7. 手术治疗　手术宜在发病后 6～24 小时内进行，预后直接与术前意识水平有关，昏迷病人通常手术效果不佳。手术适应证:①脑出血病人颅内压增高伴脑干受压体征,如脉缓、血压升高、呼吸节律变慢、意识水平下降等;②小脑半球血肿量≥10 ml或蚓部>6 ml,血肿破入第四脑室或脑池受压消失,出现脑干受压症状或急性阻塞性脑积水征象者;③重症脑室出血导致梗阻性脑积水;④脑叶出血,特别是脑动静畸形所致和占位效应明显者。手术禁忌证:脑干出血、大脑深部出血、淀粉样血管病导致脑叶出血不宜手术治疗。常用方法如小脑减压术、开颅血肿清除术、钻孔扩大骨窗血肿清除术、钻孔微创颅内血肿清除术、脑室出血脑室引流术。

【健康处方】

1. 康复治疗 早期将患肢置于功能位,如病情允许,危险期过后,应及早进行肢体功能、言语障碍及心理的康复治疗。

2. 重视高血压、糖尿病、高胆固醇血症等治病因素的治疗。

3. 纠正不良生活习惯,戒烟,戒酒。

蛛网膜下隙出血

各种原因致颅内血管破裂,血液流入蛛网膜下隙,称为蛛网膜下隙出血。蛛网膜下隙出血可分为自发性和外伤性,其中自发性蛛网膜下隙出血又可分为原发性和继发性。软脑膜血管裂,血液流入蛛网膜,称原发性蛛网膜下隙出血。脑实质内出血,血液突破脑组织进入脑室和蛛网膜下隙称为继发性蛛网膜下隙出血。通常所说的蛛网膜下隙出血即原发性蛛网膜下隙出血。

【诊断要点】

1. 各年龄组均可发病,青壮年常见。

2. 多在情绪激动或用力等情况下急骤发病。

3. 突发剧烈头痛,持续不能缓解或进行性加重;多伴有恶心、呕吐;可有短暂的意识障碍及烦躁、谵妄等精神症状,少数出现癫痫发作。

4. 脑膜刺激征明显,眼底可见玻璃膜下出血,少数可有局灶性神经功能缺损的征象,如轻偏瘫、失语、动眼神经麻痹等。

5. CT 显示蛛网膜下腔内高密度影。

6. 脑脊液检查示均匀血性脑脊液。

7. 脑血管影像学检查有时可发现颅内的异常血管。

【治疗措施】

1. 一般处理及对症治疗

(1) 保持生命体征稳定:本病确诊后有条件应争取监护治疗,密切监测生命体征和神经系统体征的变化;保持气道通畅,维持稳定的呼吸、循环系统功能。

(2) 脱水降低颅内压:临床上常用的脱水剂有甘露醇、呋塞米(速尿)、甘油果糖或甘油氯化钠、白蛋白。用法同脑梗死。

(3) 纠正水、电解质平衡紊乱:注意液体出入量平衡。适当补液补钠、调整饮食和静脉补液中晶体胶体的比例可以有效预防低钠血症。低钾血症也较常见,及时纠正可以避免引起或加重心律失常。

(4) 对症治疗:烦躁者予镇静药,头痛予镇痛药。癫痫发作时可以短期采用抗癫痫药物如地西泮(安定)、卡马西平或者丙戊酸钠。

(5) 加强护理:就地诊治,卧床休息,减少探视,避免声光刺激,保持尿便通畅,注意预防尿路感染。预防褥疮、肺不张和深静脉血栓形成等并发症。

2. 防治再出血

(1) 安静休息:绝对卧床 4～6 周,镇静、镇痛,避免用力和情绪刺激。

(2) 调控血压:保持血压稳定在正常或者起病前水平。可选用钙离子通道阻断药、β 受体阻断药或 ACEI 类等。

(3) 抗纤溶药物:6-氨基己酸 6 g,15～30 分钟内静脉滴注完,再以每小时 1g 静脉滴注 12～24 小时;之后每日 24 g ,持续 3～5 日,逐渐减量至每日 8 g,维持 2～3 周。氨甲苯酸(抗血解溶芳酸)0.2～0.4 g,静脉滴注,每日 1 次,连用 2～3 周。氨甲环酸(止血环酸) 0.2 g,静脉滴注,每日 2 次,连用 2～3 周。

(4) 外科手术:动脉瘤性 SAH,Hunt 和 Hess 分级≤Ⅲ级时,多早期行手术夹闭动脉瘤或者介入栓塞。

3. 防治脑动脉痉挛及脑缺血

(1) 维持正常血压和血容量:血压偏高给予降压治疗;在动脉瘤处理后,血压偏低者,首先应去除诱因如减或停脱水和降压药物;给予胶体溶液(白蛋白、血浆等)扩容升压;必要时使用升压药物如多巴胺静滴。

(2) 尼莫地平注射液(尼莫同注射液):每日 10 mg,微泵下缓慢静滴给药,给药时间不应小于 8 小时,最好能 24 小时维持。7～14 日后改为口服,尼莫地平 40 mg,每日 3 次。

(3) 腰穿放 CSF 或 CSF 置换术:在早期(起病后 1～3 天)行脑脊液置换可能利于预防脑血管痉挛,减轻后遗症状。

4. 病变血管的处理

(1) 血管内介入治疗:用于颅内动脉瘤、颅内动静脉畸形(AVM)治疗。

(2) 外科手术:需要综合考虑动脉瘤的复杂性、手术难易程度、病人临床情况的分级等以决定手术时机。

(3) 立体定向放射治疗(γ-刀治疗):主要用于小型颅内动静脉畸形以及栓塞或手术治疗后残余病灶的治疗。

【健康处方】

一旦诊断蛛网膜下隙出血,应尽快转至有条件的医院作脑血管造影检查,明确病因(动脉瘤等)诊断,进一步病因治疗。

癫　痫

癫痫是由多种病因引起的慢性脑部疾患,以大脑神经元过度放电导致的突然、反复和短暂的中枢神经系统功能失常为特征。根据所侵犯神经元的部位和发放扩散的范围,功能失常可表现为运动、感觉、意识、行为、自主神经功能等不同障碍,或兼而有之。常见病因:遗传性疾病、外伤、颅内感染、颅内肿瘤、脑血管病、中毒、营养代谢性疾病、变性疾病、先天性因素等。癫痫临床表现形式多样化,但均提示为暂时性中枢神经系统功能失常。

【诊断要点】

1. 详细的病史询问是诊断癫痫的最重要的依据,依靠其临床发作具有刻板性、反复性及短暂性特点考虑癫痫诊断。

2. 发作时脑电图的改变有辅助诊断依据，但脑电图正常不能排除诊断，24 小时动态脑电图有助于诊断。

3. 病因诊断依据神经影像学、脑脊液检查以及系统性症状的诊断。

4. 除外了其他非痫性发作疾病。

【治疗措施】

（一）治疗原则

1. 病因治疗　对症状性癫痫必须仔细查找病因，包括头颅 CT、MRI 及全身系统的检查，针对病因给予相应的处理。

2. 对症治疗　对原发性癫痫或无特殊治疗的症状性癫痫应控制发作，通常采取服抗痫药的方法。药物治疗一般原则如下：

（1）用药时机：一旦确诊为癫痫发作后应及早开始治疗。

（2）根据发作类型选药：癫痫的发作类型较多，应用抗癫痫药要根据不同的发作类型。

（3）坚持单药治疗：目前多主张用一种药治疗，只有排除选药有误、剂量不足、未规律用药等因素，确认单药治疗失败后，才能加用第二种抗癫痫药。

（4）换药原则：换药时应采取加用新药的同时递减旧药，至少要有 3～7 天的过渡期。

（5）从小量开始，逐渐加量：使用抗癫痫药应从小剂量开始，根据病情逐渐加量，以既能控制发作，又不产生毒性反应的最小有效剂量为宜。

（6）由于存在个体差异，药量应个体化。

（7）减量及停药：一般不应过急，在最后一次癫痫发作后，需根据发作类型、以往发作频率、药物毒性反应大小和病人工作情况，继续服药 2～5 年，然后逐步减量停药，减量一定要慢，以免诱发癫痫发作。

（二）治疗方法

1. 失神性发作

1）典型失神发作（小发作）

（1）一线药物（可任选一种）：乙琥胺，儿童每日每千克体重 10～75 mg，成人每日 750～1 500 mg，每日 2～3 次，口服。丙戊酸钠，儿童每日每千克体重 10～70 mg，成人每日 1 000～3 000 mg，每日 3 次，口服。

（2）二线药物（可任选一种）：氯硝西泮常用剂量范围每日每千克体重 0.1～0.3 mg，每日 2～3 次，口服。乙酰唑胺单独使用效果有限，与以上任何一种止惊药物联合用可改善发作，每日每千克体重 20～25 mg，每日 3 次，口服。

2）非典型失神发作

（1）丙戊酸钠：首选治疗方案。

（2）次选或合用 1～2 种：托吡酯（妥泰）成人每日 200～400 mg，每日 2 次，口服。苯巴比妥（鲁米那）儿童每日每千克体重 2～6 mg，成人每日 60～300 mg，每日 2～3 次，口服。苯妥英钠 儿童每日每千克体重 4～12 mg，成人每日 300～500 mg，每日 2～3 次，口服。氯硝西泮、乙琥胺。

2. 全面性强直-阵挛发作可任选下列药物中的一种：苯妥英钠、苯巴比妥（鲁米那）、丙戊酸钠(德巴金)、卡马西平(得理多),儿童每日每千克体重 10～40 mg,成人每日 600～2 000 mg,每日 2～3 次,口服。

3. 部分性发作

(1) 一线药物(可任选一种):卡马西平(得理多)、苯妥英钠、丙戊酸钠(德巴金)、苯巴比妥。

(2) 二线药物(可任选一种):氯硝西泮、托吡酯(妥泰)、乙酰唑胺、拉莫三嗪,儿童每日每千克体重 5～15 mg,成人每日 150～300 mg,每日 2 次,口服。

4. 癫痫持续状态

(1) 地西泮:是成人或儿童各型癫痫状态有效的首选药。成人剂量 10～20 mg,单次最大剂量不超过 20 mg,儿童每千克体重 0.3～0.5 mg。以每分钟 3～5 mg 速度静脉推注。15 分钟后复发可重复给药,或用地西泮 100～200 mg 溶于 5%葡萄糖盐水中,于 12 小时内缓慢静脉滴注。地西泮偶可抑制呼吸,需停药。

(2) 10%水合氯醛:成人 25～30 ml,小儿每千克体重 0.5～0.8 ml,加等量植物油保留灌肠。

(3) 氯硝西泮:成人首次剂量 3 mg 静脉注射,以后每日 5～10 mg。

(4) 异戊巴比妥钠:成人剂量 0.5 g 溶于注射用水 10 ml 静脉注射;儿童 1～4 岁每次 0.1 g,5 岁以上每次 0.2 g。

(5) 利多卡因:2～4 mg/kg,加入 10%葡萄糖内,以每小时 50 mg 速度静脉滴注,有效或复发时均可重复应用。

【健康处方】

1. 预防　对产期护理不当、颅内感染、新生儿和婴幼儿传染病、婴儿脱水、高热和头部外伤等导致的癫痫,可采取相应的预防措施。

2. 避免诱发因素　疲劳、缺睡、饥饿、饮酒、发热、感情冲动等。

吉兰-巴雷综合征

急性炎症性脱髓鞘性多发性神经病又称为吉兰-巴雷(原译名格林-巴利)综合征、急性多发性神经根炎,为可能与感染有关、免疫机制参与的急性或亚急性多发性神经病。年发病率约为 0.6～1.9/10 万人,病前可有非特异性病毒感染或细菌感染、疫苗接种、手术外伤史,临床特点为肢体对称性的自远端开始的进行性弛缓性瘫痪、感觉减退、腱反射减弱乃至消失,脑脊液蛋白-细胞分离。早期血浆置换或静脉应用球蛋白可加速恢复,减少后遗症的发生率。

【诊断要点】

1. 病前 1～4 周有胃肠道或呼吸道的感染症状,或有疫苗接种史。

2. 急性或亚急性起病。

3. 运动障碍有双侧对称性弛缓性瘫痪,少数也可不对称,轻则下肢无力,重则四肢瘫痪,甚至呼吸肌麻痹而危及生命。

4. 感觉障碍可有感觉异常、末梢型感觉障碍,有的可出现神经根的刺激症状,约 1/4 病例可无感觉障碍。

5. 脑神经损害主要损害脑神经的运动神经,以双侧面神经瘫痪常见,次为舌咽迷走神经损害,三叉神经损害较为少见。

6. 自主神经功能障碍如手足肿胀、皮肤营养障碍、心动过速、高血压、低血压、血管运动障碍、多汗及一过性排尿困难。

7. 常有脑脊液蛋白细胞分离现象，蛋白增高而细胞数正常，出现于病后2～3周。

8. 神经电生理检查可有神经传导速度减慢，远端潜伏期延长，F波反应近端神经干传导速度减慢。

【治疗措施】

1. 急性期应卧床休息，多翻身，防止褥疮，注意营养，呼吸肌麻痹者需保持呼吸道通畅，必要时做气管切开，用呼吸机辅助呼吸，及时吸痰，翻身拍背，适当用抗生素防治感染。

2. 人免疫球蛋白每千克体重0.4 g，静脉滴注，每日1次，连用5日。

3. 血浆置换疗法可去除血浆中致病因子如抗体成分。

4. 肾上腺皮质激素　在无条件使用大剂量免疫球蛋白和血浆置换的条件下可选用甲基氢化泼尼龙500 mg，静脉滴注，每日1次，连用5～7日；或地塞米松10 mg，静脉滴注，每日1次，连用7～10日。

5. 抗渗出、消除肿胀和改善微循环药物　β-七叶皂苷钠20 mg，静脉滴注，每日1次，连用7～14日。

6. 改善神经营养代谢药　维生素B_1 100 mg，肌注，每日1次，连用7～14日；维生素B_{12} 500 μg，肌注，每日1次，连用7～14日；地巴唑10 mg，口服，每日3次；加兰他敏2.5 mg，肌注，每日1次，连用7～14日；神经生长因子4～12 μg，肌注，每日1次；神经节苷酯20 mg，肌注，每日1次。

【健康处方】

1. 及早开始康复治疗，肢体主动或被动运动防止挛缩，针灸、按摩、理疗、步态训练。

2. 出现呼吸肌麻痹，呼吸困难者，应及时转上级医院进一步治疗。

帕金森病

帕金森病（Parkinson disease，PD）是一种以静止性震颤、运动迟缓、肌张力增高和姿势平衡障碍为主要临床特征，选择性中脑黑质多巴胺（DA）能神经元丧失、纹状体DA含量显著性减少，以及黑质和蓝斑存在Lewy小体为其病理特点的老年神经退行性病变。帕金森病病因目前仍不十分清楚，有下列几种可能：环境毒物造成代谢障碍 、氧化应激和自由基的损害 、遗传易感性 、老化的加速。帕金森病多于60岁以后发病，偶有20岁以上发病。本病起病隐袭，缓慢进展。

【诊断要点】

1. 中老年发病，缓慢进行性病程。

2. 四项主征（静止性震颤、肌强直、运动迟缓、姿势步态障碍）中至少具备两项，前两项至少具备其中之一，症状不对称。

3. 左旋多巴治疗有效。

4. 病人无眼外肌麻痹、小脑损伤体征、体位性低血压、锥体束损害和肌萎缩等。PD临床诊断与死后病理证实符合率为75%～80%。

5. 血及脑脊液常规检查无异常，CT、MRI检查也无特征性所见。

【治疗措施】

目前抗帕金森病的药物都是治疗症状，依据病人的具体情况制定预期治疗目标。一般认为，治疗目标可分 3 种情况：①对年轻的、早期病人的治疗目标是保持或恢复工作能力，为第一个目标；②对中、晚期病人的治疗目标是保持或恢复生活自理能力，为第二个目标；③对晚期 PD 病人的治疗目标是减轻痛苦、延长生命，为第三个目标。

1. 药物治疗　药物治疗的一般原则为长期服药、控制症状；对症用药、辨证加减；最小剂量、最佳效果；权衡利弊、联合用药。常用的药物如下：

1）抗胆碱能药：苯海索（安坦）1～2 mg，口服，每日 3 次。

2）金刚烷胺：起始剂量 50 mg，口服，每日 3 次。1 周后可增至 100 mg，口服，每日 2～3 次。一般每日不宜超过 300 mg，老年人剂量每日不宜超过 200 mg。

3）左旋多巴及复方左旋多巴：

(1) 多巴丝肼（美多芭）62.5～125 mg，口服，每日 2～3 次，逐渐增量，每隔 5～7 日增加 62.5～125 mg，一般剂量每日不超过 4 片（每片 0.25 g），分 3～4 次服用。药物剂量因人而异，以最低的有效剂量为原则。

(2) 左旋多巴/卡巴多巴（息宁）控释片 55 mg（10/100 规格的息宁控释片 1/2 片），口服，每日 2～3 次，逐渐增量，剂量因人而异，增至疗效最好而不良反应最轻的用量，一般 1 剂量每日不超过 25/250 规格的息宁控释片 3～4 片，分 3～4 次服用。

4）多巴胺受体激动剂：

(1) 吡贝地尔（泰舒达）50 mg，口服，每日 1 次，缓慢增量，一周左右增加到 50 mg，口服，每日 2 次。

(2) 溴隐亭 0.625 mg，口服，每日 1 次，2 周后缓慢增量，以减少不良反应的发生和确定最佳剂量，每 2～4 周增加 2.5 mg，一般剂量为 7.5～15 mg，分 3 次服用。

5）单胺氧化酶 B(MAO-B)抑制剂：丙炔苯丙胺（deprenyl）2.5～5 mg，口服，每日 2 次。

6）儿茶酚－氧位－甲基转移酶（COMT）抑制剂：托卡朋（答是美）100～200 mg，口服，每日3 次。恩地卡朋（柯丹）200 mg，口服，每日 5 次。

7）中药或针灸对帕金森病治疗有一定的辅佐作用，需与西药合用，单用疗效不理想。

2. 外科手术治疗　神经外科立体定向手术治疗帕金森病包括苍白球毁损术、丘脑毁损术、深部脑刺激术和细胞移植术。

【健康处方】

1. 康复治疗　根据病人情况可选用以下训练方法：①松弛和呼吸锻炼；②关节运动范围训练；③平衡训练；④视觉和听觉暗示锻炼；⑤姿势恢复和肢体舒展锻炼；⑥步态训练；⑦耐力训练；⑧语言训练；⑨动作锻炼；⑩日常生活能力训练。

2. 保护治疗或抗自由基治疗　维生素 C 0.1 g，口服，每日 3 次；维生素 E 0.1 g，口服，每日 3 次；银杏叶制剂 2 片，口服，每日 3 次。

偏头痛

偏头痛为临床常见的原发性头痛之一，多年来被认为是一种血管性头痛。目前越来越多证据显示偏头痛是一种遗传性疾病，以不同程度的反复发作的血管性头痛、畏光、睡眠障碍和抑郁为特征。主要临床类型：①有先兆的偏头痛，又称典型偏头痛；②无先兆的偏头痛，又称普通型偏头痛；③特殊类型的偏头痛，包括眼肌麻痹型偏头痛、偏瘫型偏头痛、基底动脉型偏头痛、晚发型偏头痛及偏头痛等位发作。

【诊断要点】

1. 女性多于男性，多在青春期和青年期。发作频率不定，自每年一次至数次或每月一至数次不等。少数可每周发作数次。

2. 一侧眶后或额颞部搏动性头痛，可扩展到半侧头部或全头部，每次发作可持续4～72小时，常伴有恶心、呕吐、畏光、畏声等症状。服用止痛药或睡眠后醒来头痛缓解。

3. 有先兆偏头痛临床发作可分为5个阶段：前驱期、先兆期、头痛期、缓解期和后遗症期。以视觉先兆最常见。

4. 特殊类型的偏头痛包括眼肌麻痹型偏头痛、偏瘫型偏头痛、基底动脉型偏头痛及偏头痛等位发作等。

【治疗措施】

治疗目的是减轻或终止头痛发作，缓解伴发症状，预防头痛复发。

1. 非药物治疗，如休息、生物反馈及针灸等。

2. 前驱症状的治疗　潘立酮10 mg，口服，每日3次；甲氧氯普胺5 mg，口服，每日3次。

3. 先兆期的治疗　丙戊酸钠0.2 g，口服，每日3次；氟桂利嗪（西比灵）5 mg，口服，每晚1次。

4. 头痛期的治疗　轻-中度头痛任选下列治疗中的一种：萘普生0.5～0.75 mg，口服，每晚1次；布洛芬0.6～1.0 mg，口服，每日1次。

中-重度头痛任选下列治疗中的一种：①二氢麦角胺0.25～0.5 mg，肌注或静脉注射；②麦角胺0.6～1.0 mg，口服，或2.0 mg，舌下含服。

严重头痛：二氢麦角胺1.0 g肌内或静脉注射；可待因15～60 mg口服；氯丙嗪12.5～25 mg，肌注；派替啶100～150 mg，肌注。

【健康处方】

1. 避免诱发因素以预防发作。

2. 预防治疗　普萘洛尔（心得安）10 mg，口服，每日3次；氟桂利嗪5 mg，口服，每晚1次；尼莫地平20～40 mg每日3次；盐酸多塞平片（多虑平）25 mg，口服，每日3次。

精神分裂症

精神分裂症是一组精神科最常见的严重精神障碍，病因未明，具有思维、情感、行为等多方面的障碍，以精神活动和环境不协调为特征。其基本特点是病程迁延，有慢性化倾向和衰退的可能，给社会和家庭带来沉重的负担。根据临床特征分为偏执型、紧张型、青春型、单纯型4种亚型。

【诊断要点】

1. 感知觉障碍　精神分裂症最突出的感知觉障碍是幻觉，以幻听最为常见。幻听内容多半是争论性的，如两个声音议论病人的好坏；或评论性的，声音对病人的所作所为评头论足；也可以是命令性的，病人听到有人在命令他做某事或执行某一动作，因而可能产生危害自己或他人、社会的行为。幻听也可以以思维鸣响的方式表现出来，病人体验到自己的思维变成一种声音读了出来。

2. 思维及思维联想障碍

(1) 妄想：妄想的荒谬性虽然显而易见，但病人深信不疑。最多见的妄想是被害妄想和关系妄想。他人的一举一动都暗有所指、别有深意。妄想的内容与病人的生活经历、教育背景有一定程度的联系。

(2) 被动体验：病人丧失了对自己精神和躯体活动的支配感，感到自己的躯体运动、思维活动、情感活动、冲动都受到外力支配、操纵，有一种被强加的被动体验，常描述自己身不由己。

(3) 思维联想障碍：病人在交谈时联想松弛、内容散漫，回答问题不够切题，令听者抓不住要点(思维散漫)。病情严重时思维联想过程破裂，言语支离破碎，根本无法交谈(思维破裂)。还可能出现思维中断、强制性思维、思维化声、象征性思维等。

(4) 思维贫乏：病人联想数量减少，概念与词汇贫乏，表现为沉默少语，缺乏主动语言，回答简单。

3. 情感障碍　表现为情感反应迟钝或平淡。病人表情呆板，缺乏变化，对亲人感情淡漠，对周围事物和环境缺乏兴趣。

4. 意志与行为障碍　病人适应能力降低，社交活动减少，对自己的前途毫不关心，没有任何打算。病人可能出现紧张综合征，全身肌张力增高，包括紧张性木僵和紧张性兴奋两种状态。两者可交替出现，是精神分裂症紧张型的典型表现。木僵时以缄默、随意运动减少或缺失以及精神运动无反应为特征。木僵病人突然出现冲动行为，即紧张性兴奋。

5. 诊断标准　中国精神疾病分类及诊断标准第3版(CCMD-3)中有关精神分裂症的症状学标准规定至少应有以下2项(以下症状并非继发于意识障碍、智能障碍、情感高涨或低落)。包括：①反复出现的言语性幻听；②明显的思维松弛、思维破裂、言语不连贯、思维贫乏或思维内容贫乏；③思想被插入、被撤走、被播散，思维中断，或强制性思维；④被动、被控制，或被洞悉体验；⑤原发性妄想(包括妄想知觉、妄想心境)或其他荒谬的妄想；⑥思维逻辑倒错、病理性象征性思维，或语词新作；⑦情感倒错，或明显的情感淡漠；⑧紧张综合征、怪异行为或愚蠢行为；⑨明显的意志减退或缺乏。单纯型精神分裂症另规定。

不同的诊断标准都从4个角度上对精神分裂症做出评定。这4个角度是：①症状标准；②病程标准(从1个月到6个月不等)；③严重程度标准(都规定严重损害了社会、生活功能)；④排除标准(排除器质性精神障碍及精神活性物质和非成瘾物质所致精神障碍，还应与心境障碍和神经症鉴别)。

【治疗措施】

1. 药物治疗　抗精神病药物按作用机制可分为经典药物与非经典药物两类。经典药物又称为神经阻断药，主要通过阻断 D_2 受体起到抗幻觉妄想的作用，按临床特点分为低效价与高效价两类。前者以氯丙嗪为代表，镇静作用强，抗胆碱能作用明显，对心血管和肝功能影响较大，锥体外系副作用较小，治疗剂量比较大；后者以氟哌啶醇为代表，抗幻觉妄想作用突出，镇静作用很弱，心血管及肝脏毒性小，但锥体外系毒副作用较大。

近年来问世的非经典抗精神病药通过平衡阻滞 5-HT 与 D_2 受体，不但对幻觉妄想等阳性症状有效，对情感淡漠、意志减退等阴性症状也有一定疗效。代表药物有利培酮、奥氮平、氯氮平等。

精神分裂症药物治疗应系统而规范，强调早期、足量、足疗程的“全病程治疗”。一旦明确诊断应及早开始用药。药物应达到治疗剂量，一般急性期治疗为期2个月。维持治疗对于减少复发和再住院具有肯定的作用。第一次发作维持治疗1～2年，第二次或多次复发者维持治疗时间应更长些，甚至终生服药。维持治疗的剂量应个体化，一般为急性期剂量的1/2～2/3。原则上单一用药，作用机制相似的药物原则上不宜合用。

2. 心理治疗　心理治疗不但可以改善病人的精神症状，促进自知力的恢复，也可改善家庭成员间的关系，促进病人与社会的接触。

行为治疗有助于纠正病人的某些功能缺陷，提高人际交往技巧。家庭治疗可使家庭成员发现存在已久的沟通方面的问题，有助于宣泄不良情绪，简化交流方式。

3. 心理与社会康复　仅仅让病人消除精神症状是不够的。临床症状消失，自知力恢复，仅达到临床治愈的标准。理想状态是病人恢复了疾病所致的精力与体力下降，达到并保持良好的健康状态，恢复原有的工作或学习能力，重建恰当稳定的人际关系，这样才是达到了全面的社会康复。应鼓励临床痊愈的病人参加社会活动和从事力所能及的工作。对慢性有退缩表现的病人，可进行日常生活能力、人际交往技能的训练和职业劳动训练，使病人尽可能地保留一部分社会生活功能，减轻残疾程度。应对病人亲属进行健康教育，对社会公众普及精神卫生知识，使社会对精神分裂症病人多一分宽容与关爱，少一些歧视和孤立。

【健康处方】

1. 保持良好的心情，日常生活规律，适当家庭、社会体力活动。

2. 遇到困难时，与家属及时沟通，避免家属成员歧视生病的成员。

3. 定期去社区心理咨询或专科医生就诊，及时调整药物剂量，避免精神药物的严重反应。

4. 开展优生优育咨询，严重精神分裂症的家庭成员建议节育或绝育。

焦虑症

焦虑症是神经症的一种，以广泛和持续性焦虑或反复发作的惊恐不安为主要特征，常伴有自主神经紊乱、肌肉紧张与运动性不安，临床分为广泛性焦虑障碍与惊恐障碍两种主要形式。

【诊断要点】

1. 广泛性焦虑症　又称慢性焦虑症，是焦虑症最常见的表现形式。本病缓慢起病，以经常或持续存在的焦虑为主要临床相，如过分担心、紧张、害怕等。伴自主神经功能紊乱症状，如口干、出汗、心悸、气急、尿频、尿急等，运动症状，如头痛、轻微震颤、坐卧不安等。病人的睡眠常表现为入睡困难。

2. 惊恐障碍　又称急性焦虑症。病人常在日常生活中无特殊的恐惧性处境时，突然感到一种突如其来的惊恐体验，伴濒死感或失控感以及严重的自主神经功能紊乱症状。临床特点为焦虑症状严重，反复发作，每次持续时间短，常为数分钟。

3. 诊断标准　根据焦虑症的临床特点，诊断一般不难。应注意的是，焦虑症的焦虑症状是原发的，凡是继发于躯体疾病和其他精神障碍如妄想、抑郁、强迫等，均不能诊断为焦虑症。惊恐障碍要求1个月之内至少有3次惊恐发作，或首先发作后继发害怕再发的焦虑持续1个月。而广泛性焦虑症病程要求6个月。

【治疗措施】

1. 心理治疗及咨询　最常用于焦虑症病人的是认知治疗、行为治疗或认知－行为治疗。应用认知治疗改变病人对疾病性质的不合理和歪曲的认知，告知病人伴发的躯体症状并非都是躯体疾病的症状，专注于躯体症状会增加恐惧感，焦虑情绪得到控制后躯体症状则会缓解。应用行为治疗如指导病人进行放松训练，鼓励病人恢复一些过去愉快的活动或锻炼。减少生活中的应激因素也有助于疗效。

2. 药物治疗　苯二氮䓬类药物是应用最广泛的抗焦虑药，抗焦虑作用强，起效快，安全，很少有药物间的相互不良作用。短时服用苯二氮䓬类药物对病人有一定帮助，长期服用则可导致依赖，停药后也可导致复发。抗抑郁剂可减轻焦虑症状，而且不引起依赖或症状反跳。目前常用帕罗西汀 20 mg，每天 1 次晨服，盐酸多塞平（多虑平）25 mg，每天 3 次口服。

【健康处方】

1. 保持良好的心态，多参加集体活动，锻炼社交能力，转移对自身的过度注意。

2. 定期到社区心理咨询或心理健康指导，服药期间生活规律，症状消失不要突然停药，应在专科医生指导下逐渐停药。

3. 坚持各种生活兴趣，适当的体育锻炼如太极拳、瑜伽等有助调整生理心理功能。

癔　症

癔症又称歇斯底里，是由于明显的心理因素作用于易感个体所引起的一组病症。病人在社会心理刺激因素下起病，无器质性疾病的基础，病前具有癔症性人格特征，临床表现为癔症性精神障碍和癔症性躯体障碍两大类症状，症状具有做作、夸大或富有情感色彩等特点，有时可由暗示诱发，也可由暗示而消失，有反复发作的倾向。

【诊断要点】

1. 癔症性精神障碍　又称分离性障碍，初次发作由明显的精神因素所诱发，疾病发作具有明显的使病人摆脱困境、发泄怨恨、寻求同情的特点。

(1) 癔症性朦胧：病人意识范围狭窄，精神活动局限于与精神创伤有关的内容，对外界反应迟钝。事后部分遗忘。

(2) 情感暴发：是癔症的常见表现，精神创伤后突然行为紊乱，例如号啕大哭、撕衣服、在地上打滚等，有明显的发泄情绪的特征。一般发作短暂，但若周围有围观或劝慰者时则持续时间长。发作后部分遗忘。

(3) 癔症性神游：白天觉醒时从住所出走，不辞而别，伴有意识范围狭窄，事先无目的或构想，漫游时生活可自理，与人简单交往，可有对原身份的觉察障碍，历时数小时到数月不等。发作后不能回忆。

(4) 癔症性痴呆：为假性痴呆，表现为对简单问题给予近似回答，也有的病人表现为明显的幼稚行为。

(5) 癔症性木僵：精神创伤后出现木僵状态，表现为肌肉紧张，对外界无反应，检查其瞳孔时紧闭双眼，或将眼球上翻。

(6) 癔症性遗忘：精神创伤后对某些相关的重大事件不能回忆，其遗忘往往能达到回避的目的。

(7) 多重人格：急性起病，常以亡灵、鬼魂等形式取代病人的身份。其注意范围狭窄，意识内容与所改变的身份相联系，言谈内容与心理因素有关。病人常表现出两种或以上的身份，对原身份不能识别。

2. 癔症性躯体障碍　又称转换性障碍，是指精神刺激引起的情绪反应以躯体症状的形式表现出来。

(1) 运动障碍：较常见的为痉挛发作、局部肌肉抽动或阵挛、肢体瘫痪、行走不能等。痉挛发作与癫痫大发作十分相似，但无舌咬伤、跌伤及大小便失禁，持续时间较长，抽动幅度大，多发生于有人在场时。癔症性肢体瘫痪无神经系统损害的体征，但病程持久者可有废用性肌萎缩。

(2) 感觉障碍：包括感觉过敏、感觉缺失（感觉缺失范围与神经的分布不符合）、感觉异常（如咽部梗阻感、异物感，又称癔症球，头部紧箍感，心因性疼痛等）、癔症性失明、癔症性失聪等。

3. 癔症的特殊表现形式　癔症的集体发作是癔症的特殊形式。多发生在生活在一起的群体中，由于相互暗示和自我暗示而相继出现类似症状，短时间内暴发流行。

4. 诊断标准　癔症的症状可见于多种神经精神疾病和躯体疾病，诊断一定要慎重，做出诊断前需要充分证据排除能导致癔症症状的神经、精神和躯体疾病。

(1) 症状标准：在一定社会心理因素下发病，病前具有癔症性人格特征，临床症状具有明显夸张、做作、寻求继发获益的特点，且至少有下列症状之一：癔症性遗忘，癔症性漫游，癔症性双重或多重人格，癔症性精神病，癔症性运动和感觉障碍，其他癔症形式，并且没有可以解释上述症状的躯体疾病。

(2) 严重标准：社会功能受损。

(3) 病程标准：病程多反复迁延。

(4) 排除标准：有充分根据排除器质性病变和其他精神病、诈病。

【治疗措施】

癔症治疗主要采用心理治疗和药物治疗相结合的疗法。

1. 心理治疗　向病人及家属说明，症状可能由应激引起，症状有可能在短时间内缓解而不留后遗症。针对症状的治疗可采用暗示治疗或行为治疗，催眠治疗对一些病人也有效。治疗者不可在感情上与病人对立，以防止症状发展成慢性。过分地关注症状或简单、粗暴地不给予帮助，都可使症状强化。围绕着心理冲突进行分析性心理治疗，对一些病人也可取得较好的疗效。

2. 药物治疗　药物治疗主要是适当服用抗焦虑、抗抑郁药，一方面可以强化心理治疗效果，另一方面可通过药物消除伴发的焦虑、抑郁和躯体不适症状，从而减少癔症病人自我暗示的基础。

【健康处方】

1. 平时注意人际关系的调节，磨炼个人的意志，避免各种不良暗示。

2. 及时解决个人心理冲突，通过合理途径解决存在的问题，定期到社区或专科医生就诊，疏导遇到的烦恼和挫折。

3. 加强科学知识的学习，提高自我判断能力和认识能力。

4. 家庭成员要注意生活环境、亲子关系和生活事件的应对。

抑郁症

抑郁症是一种心境障碍又称情感性精神障碍，临床上是以情感低落、思维迟缓、意志活动减退和躯体症状为主。

【诊断要点】

1. 情感低落　主要表现为显著而持久的情感低落、抑郁悲观。病人终日忧心忡忡、郁郁寡欢、愁眉苦脸、长吁短叹。凡事缺乏兴趣，程度重的可痛不欲生，悲观绝望，有度日如年、生不如死之感。部分病人可伴有焦虑、激越症状。自我评价低，自感一切都不如别人，常产生无用感、无价值感。此时，可出现罪恶、疑病、贫穷、被害妄想。

2. 思维迟缓　病人思维联想速度缓慢，反应迟钝，思路闭塞，注意困难，记忆力减退。表现为主动言语减少，语速明显减慢，声音低沉，工作和学习能力下降。

3. 意志活动减退　病人意志活动呈显著持久的抑制。临床表现行为缓慢，生活被动、疏懒，不想做事，不愿和周围人接触交往，常独坐一旁，或整日卧床，闭门独居，疏远亲友，回避社交。严重的病人常伴有消极自杀的观念和行为。

4. 躯体症状　很常见，主要有睡眠障碍、食欲减退、体重下降、性欲减退、便秘、身体任何部位的疼痛、阳痿、闭经、乏力等。躯体不适主诉可涉及各脏器。自主神经功能失调的症状也较常见。睡眠障碍主要表现为早醒。

5. 诊断标准　以心境低落为主要表现，且相对持久，伴有思维迟缓和意志活动减少。大多数病人的思维和行为异常与低落的心境相协调。可伴有躯体不适症状，若出现早醒、食欲减退、体重下降、性欲减退及抑郁心境表现为晨重夜轻的节律特点，有助于诊断。大多具有发作性病程。

【治疗措施】

1. 抗抑郁药　抗抑郁药种类很多，有较大的选择余地，目前仍把三环类抗抑郁药作为治疗抑郁症的第一线药，主要用于抑郁症的急性期和维持治疗。三环类抗抑郁药的不良反应较多，表现抗胆碱能和心血管等不良反应，常见的有口干、便秘、视物模糊、排尿困难、心动过速、体位性低血压和心率改变等。选择性5-羟色胺(5-HT)再摄取抑制剂(SSRIs)是新一代抗抑郁药，目前已在临床应用的有氟西汀、帕罗西汀、舍曲林、氟伏草胺、西酞普兰。SSRIs不良反应较少而轻微。此外，其他新型抗抑郁药也较多，使用方便，不良反应少。

2. 电抽搐治疗　有严重消极自杀企图的病人及使用抗抑郁药治疗无效的抑郁症病人可采用电抽搐治疗。

3. 心理治疗　对有明显心理社会因素作用的抑郁症病人，在药物治疗的同时常需合并心理治疗。认知治疗、行为治疗、人际心理治疗、婚姻及家庭治疗等一系列的治疗技术，能帮助病人识别和改变认知歪曲，矫正病人适应不良行为，提高病人解决问题的能力和应对处理应激的能力。

【健康处方】

1. 家庭成员多关心病人，严密注视日常生活起居，保管好药物，避免病人接触大量药物，尽可能杜绝自杀行为发生。

2. 定期到社区或专科医生就诊，及时调整药物剂量和坚持服药，注意药物毒副反应。

3. 坚持日常生活能力培养，适当阳光下体育活动，尽量避免负性生活事件，保持良好心情。

4. 足够的服药疗程对于预防复发极其重要。

躁狂症

躁狂症是另一种心境障碍，典型临床症状是情感高涨、思维奔逸和活动增多。

【诊断要点】

1. 情感高涨　病人主观体验特别愉快，自我感觉极为良好，从没有如此幸福、健康，精神从没有如此旺盛。情感生动、鲜明、持久，而且与内心体验相一致，故具有感染性，常博得周围人共鸣。有时情绪反应不稳定，表现明显的易激惹性，难以控制自己的行为。

2. 思维奔逸　表现为联想过程明显加快，自觉思维非常敏捷，思维内容丰富多变，头脑中的概念接踵而至，言语跟不上思维的速度，表现为言语增多、滔滔不绝，别人无插话余地。注意力随境转移，可出现意念飘忽和音联、意联。

3. 活动增多　主动热情，好管闲事，喜欢热闹场面。要求多，意见也多。终日忙忙碌碌，片刻不停，表现特别活跃，但往往做事有头无尾，不能善始善终。有的病人行为轻浮，好接近异性。

4. 躯体症状　很少有躯体不适主诉，可有交感神经亢进的症状如便秘。病人食欲增加，性欲亢进，睡眠需要减少。

5. 诊断标准　以显著而持久的心境高涨为主要表现，伴有思维奔逸及意志活动的增多。大多数病人的思维和行为异常与高涨的心境相协调，可伴有躯体不适症状，常伴有食欲增加、性欲亢进、睡眠需要减少。大多具有发作性病程。

【治疗措施】

1. 锂盐　临床上常用碳酸锂，它既可用于躁狂的急性发作，也可用于缓解期的维持治疗，有效率约80%。但锂盐的治疗剂量与中毒剂量比较接近，应对血锂浓度进行监测。

2. 抗精神病药治疗　各种抗精神病药物可作对症治疗，氯丙嗪、氟哌啶醇、氯氮平、奥氮平、利培酮等均能有效地控制躁狂发作，且疗效较好。

3. 电抽搐治疗　电抽搐治疗对急性重症躁狂发作或对锂盐治疗无效的病人有一定疗效。

【健康处方】

1. 家庭成员多关心病人，避免讽刺、歧视和取笑，指导其承担一定的工作任务，及时监督检查和鼓励病人，保持良好的家庭环境。

2. 定期到社区或专科医生就诊，及时调整服药剂量，注意各种副反应；出现抑郁时注意防止自杀行为，日常自我情绪评估，及时疏导不良情绪。

3. 足够的服药疗程对于减少复发极其重要。

急性应激障碍

急性应激障碍又称为急性应激反应，是指遭遇急剧、严重的精神打击后的一过性状况，病人在受刺激后几分钟或几小时内发病，并且在几天内消失，快者几小时就可恢复。急性应激障碍出现与否以及严重程度取决于个体的心理素质和应对方式，因为大多数人即使在面临重大打击时也不出现这一障碍。

【诊断要点】

1. 临床症状最初多表现为茫然、注意狭窄、意识清晰度下降、定向困难，可有激越兴奋、活动过多，也可表现为抑郁退缩，甚至达到木僵的程度。焦虑症状常见，如出汗、心率加快、面红，有时病人不能回忆创伤件事件。

2. 诊断标准

(1) 以异乎寻常的和严重的精神打击为诱因，且至少有下列一项：有强烈恐惧体验的精神运动性兴奋，行为有一定的盲目性；有情感迟钝的精神运动性抑制（如反应性木僵），可有轻度意识模糊。有一种临床亚型，称为“急性应激性精神病”，以妄想、严重情感障碍为主。

(2) 严重标准：社会功能严重受损。

(3) 病程标准：在受刺激后几分钟或几小时内发病，病程短暂，一般持续数小时至1周，通常在1个月内缓解。

(4) 排除标准：排除癔症、器质性精神障碍等。

【治疗措施】

1. 治疗原则　治疗干预的基本原则是及时、就近、简洁、紧扣重点。

2. 心理治疗　由于本病由强烈的应激性生活事件引起，心理治疗具有重要的意义。首先帮助病人尽快脱离创伤情境，借此可最大限度地避免进一步的刺激和丧失。与病人讨论创伤性事件的经过，病人的所见所闻，所感受到的所想到的以及所做过的事情，这样的讨论能够减少可能存在的对自身感受的消极评价。有些人会因为自己在事件中的无能为力而感觉内疚，认为自己应该做点什么，这类消极评价是对创伤性事件很常见的反应。事实上大多数情况下，人们面临紧急意外时，不大可能做得更加令人满意。

将对创伤性事件常见反应和如何应对的知识教给病人，鼓励他们面对创伤，与家人、朋友交谈，告诉他们急性应激障碍不会持续很长时间，尽可能动员更多的人提供社会支持。可采用一些简单的放松方法应对伴随的焦虑和紧张。如果症状持续存在应给予药物治疗和专门的心理治疗。

【健康处方】

1. 经常参与集体、社会活动，适应各种人际关系和环境。

2. 坚持适当体育锻炼有助培养良好的性格和意志。

3. 及时调整心态，到社区心理咨询和取得支持、同情；服药期间定期咨询专科医生，注意药物不良反应。

4. 良好的社会和家庭支持系统是减少该病的重要措施。

人格障碍

人格障碍是指明显偏离正常且根深蒂固的行为方式，具有适应不良的性质，其人格在内容上、质上或整个人格方面异常，由于这个原因，病人遭受痛苦和（或）使他人遭受痛苦，或给个人或社会带来不良影响。

【诊断要点】

1. 常见人格障碍的临床表现

(1) 偏执型人格障碍：这类人格障碍以猜疑和偏执为特点，始于成年早期，较多见于男性。这类人固执，心胸狭窄，敏感多疑，自尊心过强，总怀疑周围人对自己有敌意，傲慢，嫉妒心强。这类人易发生偏执型精神病。

(2) 分裂样人格障碍：以观念、行为和外貌服饰的奇特、情感冷漠及人际关系明显缺陷为特点，男性略多于女性。这类人情感冷淡，人际关系有明显缺陷，他们常使人感觉古怪，不可理喻，不修边幅或穿戴奇特，行为不合时宜。在人群中他们孤僻，不合群，不与人交往，甚至退缩，活动能力差，无进取心。这类人童年就有此类迹象，终生如此。

(3) 反社会性人格障碍：以行为不符合社会规范、经常违法乱纪、对人冷酷无情为特点，男性多于女性。这类人从小就表现逃学、说谎、打架、欺负小同学、违反校规。长大后旷工，常闹事，不遵守厂规和社会常规。他们脾气暴躁，感情冷酷而肤浅，无任何责任感，做事无计划，冲动好斗，具有高度攻击性，最终常触犯法律，给社会和他人造成伤害的同时也损害了自己。他们对自身的人格缺陷浑然不知，不论做出多么损害他人的事情也没有内疚和羞惭感。反社会性人格和违法犯罪具有较密切的关系。

(4) 冲动型人格障碍：以情感暴发伴明显行为冲动为特征，男性明显多于女性。发作没有先兆，不考虑后果，不能自控，易与他人发生冲突。他们常因一些不必要的小事而大发雷霆，情绪激烈可到狂暴的程度，甚至丧失控制，做出伤人、毁物或自伤的行为。发作之后能认识不对，间歇期一般表现正常。

(5) 强迫型人格障碍：以过分的谨小慎微、严格要求与完美主义及内心的不安全感为特征，男性较多见。他们常以高标准要求自己，凡事追求完美，否则就焦虑不安。做事要先计划，且考虑问题过于详细，按部就班。平时拘谨小心，办事犹豫不果断，缺乏自信，事后爱反复检查，追究细节，此类型与强迫性神经症的发生有关。

(6) 癔症性人格障碍：以过分的感情用事和夸张言行吸引他人注意为特点，女性较多见。这类人日常行为夸张、做作，表情生动，暗示性和依赖性极强，极其情绪化，情感不稳定，待人似乎很热情，但感情肤浅、不真诚，很难长久与人保持良好的社会关系。高度自我中心，总是想尽办法引起他人的注意，耐不住寂寞，盼望生活像演戏一样热闹而富于刺激。这类人有时为了引起他人的注意，会采取过激行为。

(7) 焦虑性人格障碍：以一贯感到紧张、提心吊胆、不安全及自卑为特征，总是需要被人喜欢和接纳，对拒绝和批评过分敏感，因习惯性地夸大日常处境中的潜在危险而有回避某些活动的倾向。

2. 诊断标准

(1) 症状标准：个人的内心体验与行为特征（不限于精神障碍发作期）在整体上与其文化所期望和所接受的范围明显偏离，这种偏离是广泛、稳定和长期的，并至少有下列 1 项：①认知（感知，及解释人和事物，由此形成对自我及他人的态度和形象的方式）的异常偏离；②情感（范围、强度，及适当的情感唤起和反应）的异常偏离；③控制冲动及对满足个人需要的异常偏离；④人际关系的异常偏离。

(2) 严重标准：特殊行为模式的异常偏离，使病人或其他人（如家属）感到痛苦或社会适应不良。

(3) 病程标准：开始于童年、青少年期，现年 18 岁以上，至少已持续 2 年。

(4) 排除标准：人格特征的异常偏离并非躯体疾病或精神障碍的表现或后果。

【治疗措施】

1. 心理治疗　人格障碍治疗的目的之一就是帮助病人建立良好的行为模式，矫正不良习惯，总的原则是改善病人的社会和心理环境。医生通过深入接触，同他们建立良好关系，帮助他们认识个性的缺陷，进而使其明白个性是可以改变的，努力鼓励他们重建自己健全的行为模式。可在社区成立治疗性团体，制造一种健康的生活和学习环境，让他们在团体中，通过有益的活动,控制和改善自己的偏离行为,纠正既往的不良习惯。

2. 药物治疗　一般而言药物治疗难以改变人格结构,但在出现异常应激和情绪反应时少量用药仍有帮助。对具有冲动、攻击行为者,用少量抗精神病药物或碳酸锂治疗往往能收到较好效果。有焦虑表现者给予少量苯二氮䓬类药物或其他抗焦虑药物。

【健康处方】

1. 要从幼儿期注意预防,多参加游戏、集体性活动,培养团结协作精神。

2. 家庭成员关系,尤其亲子关系要诚实、相互信任,避免溺爱或暴力对待儿童。

3. 学校尽可能多组织集体活动,让青少年充分认识"人人参与,人人负责",遵守规则的重要性。

4. 对出现人格问题的个体,避免歧视、排斥,适当的鼓励和良好工作环境,可以减少过激行为出现。

精神发育迟滞

精神发育迟滞是一组起病于18岁以前,由于遗传因素、母孕期不利因素或社会心理因素等各种原因所引起,以智力发育低下和社会适应困难为临床特征的心理发育障碍。

【诊断要点】

1. 精神发育迟滞分级　WHO根据智商将精神发育迟滞分为以下4个等级。

(1) 轻度:智商在50～69之间,成年以后可达到9～12岁的心理年龄,在全部精神发育迟滞中约占85%。幼儿期发育较正常儿略迟,不易被识别。上学后因学习明显困难,方被发现。患儿读写、记忆、计算、理解、抽象概括能力均差,虽可获得一定的阅读和计算能力,但只能勉强完成小学学业。病人能进行日常的语言交流,成年后生活能自理,能从事简单非技术性工作。该度患儿一般无神经系统异常体征和躯体畸形。

(2) 中度:智商在35～49之间,成年以后可达到6～9岁的心理年龄,在全部精神发育迟滞中约占10%。智力及运动发育均明显落后于同龄正常儿,语言发育最终能达到的水平也有限,言语简单,只能理解简单指令。计算能力为个位数加减法水平。不能适应普通小学的就读。成年后不能完全独立生活,但可学会自理简单生活,在监护下可从事简单劳动。少数患儿伴有神经系统异常体征和躯体发育缺陷。

(3) 重度:智商在20～34之间,成年以后可达到3～6岁的心理年龄,在全部精神发育迟滞中约占3%～4%。患儿在出生后即可出现明显的发育延迟,只能学会简单词语,但不能进行有效的语言交流。不会计数,不能学习,不会劳动,日常生活需人照料,无社会行为的能力。常伴有神经系统功能障碍和躯体畸形。

(4) 极重度:智商在20以下,成年以后可达到3岁以下的心理年龄,在全部精神发育迟滞中约占1%～2%。患儿完全没有语言能力,不能分辨亲疏,不会躲避危险,以原始性的情绪如哭闹、尖叫等表达需求。完全缺乏生活自理能力。常有明显的神经系统功能障碍和躯体畸形。

2. 诊断标准　对于该类患儿,应详细采集病史,运用适当的方法评定智力,进行全面的体格检查,并进行必要的辅助检查,如染色体检查、头颅CT检查等。在确定诊断的同时,尽可能寻找病因。国内常用韦氏智力量表评估儿童智商。近年来将社会适应能力也作为诊断方法之一。

起病于18岁以前，智商低于70，有不同程度的社会适应困难，以上为精神发育迟滞的诊断要点。再根据智商确定精神发育迟滞的严重程度。

【治疗措施】

该病的治疗原则为早期发现，早期诊断，查明原因，尽早干预。应运用教育训练、药物治疗等综合措施改善患儿症状，促进患儿智力和社会适应能力的发展。

1. 照管和教育训练　对于该病重度和极重度患儿，因其生活不能自理，故照管养护非常重要，但同时也要进行长期的训练以使患儿学会简单的卫生习惯及基本生活能力。对于中度患儿，照管的同时要加强教育训练，通过学校、家庭和社会的帮助使患儿学会生活自理或部分自理，并能在他人指导照顾下进行简单劳动。对于轻度患儿，更应加强教育训练，加强职业培训，使其学会简单的非技术性劳动或半技术性劳动，以利其独立生活。

2. 医学方面的治疗干预

(1) 病因治疗：适合于病因明确者，如苯丙酮尿症、半乳糖血症、先天性甲状腺功能低下等。早期诊断后应尽早开始低苯丙氨酸饮食或无乳饮食治疗，或甲状腺激素替代治疗。可防止精神发育迟滞的发生，或降低其对患儿智力的损害。

(2) 促进和改善脑细胞功能的药物治疗：如谷氨酸、吡拉西坦、脑蛋白水解物（脑活素）等药物可促进和改善患儿脑细胞功能，从而改善患儿智力，应尽早使用。

(3) 对症治疗：对伴有躯体疾病的患儿，应选用适当的方法予以治疗。精神发育迟滞的患儿30%～60%伴有精神症状，应选用适当的药物控制和缓解其症状。对伴有感觉和运动障碍的患儿，应加强康复训练以利其功能恢复。

【健康处方】

1. 加强日常生活训练，轻度者尽可能做简单重复性强的工作，避免生活能力退化。
2. 家庭和社会成员关心患病个体，不要歧视和取笑，让其生活在良好社会环境。
3. 遗传咨询和优生优育咨询。

病毒性肝炎

病毒性肝炎(viral hepatitis)是由多种肝炎病毒引起的，以肝脏损害为主的一组传染病。目前已确定引起病毒性肝炎的病毒有甲型肝炎病毒（hepatitis A virus ，HAV)、乙型肝炎病毒（hepatitis B virus，HBV)、丙型肝炎病毒（hepatitis C virus，HCV)、丁型肝炎病毒（hepatitis D virus，HDV)、戊型肝炎病毒（hepatitis E virus，HEV)。其中HAV和HEV经消化道途径传播，HBV、HCV和HDV主要经血液、体液等消化道外途径传播。各型肝炎的临床表现以疲乏、食欲减退、厌油、肝大、肝功能异常为主，部分有黄疸。五型肝炎病毒均可引起急性肝炎、重型肝炎和淤胆型肝炎。HBV、HCV和HDV还可引起慢性肝炎。病原学诊断要依据血清学和分子生物学的检查结果，临床诊断依靠临床表现和生化检查，两者结合为完整的诊断。有条件者做肝病理检查，做出病理诊断。

【诊断要点】

1. 流行病学资料　①甲型肝炎和戊型肝炎：病前去过流行区，有进食未煮熟海产如毛蚶、蛤蛎及饮用污染水，冬春季多发病。HAV儿童多见，HEV多累及成年人。②乙型肝炎：有输血、不洁注射史，与HBV感染者接触史，家庭成员有HBV感染者，特别是婴儿的母亲HBsAg阳性等有助于乙型肝炎的诊断。③丙型肝炎：有输血及血制品史，静脉吸毒，血液透析，多个性伴侣，母亲为HCV感染者等病史的肝炎病人应怀疑丙型肝炎。④丁型肝炎：危险因素同乙型肝炎，我国以西南部感染率较高。

2. 临床诊断　主要依据临床特点和生化检查。

(1) 急性肝炎：起病较急，常有畏寒、发热、乏力、头痛、纳差、恶心、呕吐等急性传染或黄疸前期症状。肝肿大质偏软，ALT显著升高。黄疸型肝炎的黄疸前期、黄疸期、恢复期三期经过明显，病程6个月以内。黄疸期可有一过性白陶土样大便。无黄疸者为急性无黄疸型。HAV、HEV引起的急性肝炎以急性黄疸型为主。戊型肝炎黄疸较重，临床经过较长。

(2) 慢性肝炎：病程超过半年或发病日期不明确而有慢性肝炎症状、体征、实验室检查改变病人。常有乏力、厌油、肝区不适等症状，可有肝病面容、肝掌、蜘蛛痣、面部及前胸毛细血管扩张、肝大质偏硬、腹水等体征。根据病情可分为轻、中、重3度。

(3) 重型肝炎：主要表现为极度疲乏；严重消化道症状如频繁呕吐、呃逆；黄疸迅速加深出现胆酶分离现象，肝脏进行性缩小；出血倾向明显，凝血酶原时间延长，皮肤、黏膜出血点或淤斑；出现睡眠颠倒、行为异常、意识不清等轻重不等的肝性脑病症状，可出现肝肾综合征、腹水等并发症。急性黄疸型肝炎病情迅速恶化，2周内出现II度以上肝性脑病或其他重症肝炎表现者，为急性重症肝炎。15天至24周出现上述表现者为亚急性重症肝炎。在慢性肝炎或肝硬化基础上出现的重症肝炎为慢性重症肝炎。

(4) 淤胆型肝炎：起病类似急性黄疸性肝炎，黄疸持续时间长，症状轻，有肝内梗阻的表现。

(5) 肝炎肝硬化：多有慢性肝炎病史，有乏力，腹胀，尿少，肝掌，蜘蛛痣，脾大，腹水，下肢水肿，胃底食管下段静脉曲张，白蛋白下降，A/G倒置等肝功能受损和门脉高压表现。

3. 病原学诊断　主要依据血清学和分子生物学检查。

(1) 甲型肝炎：有急性肝炎的临床表现，并具备下列任何一项可确诊：抗HAV IgM阳性；抗HAV IgG发病初期阴性，恢复期阳性。

(2) 乙型肝炎：具备急、慢性肝炎临床表现，有以下任何一项阳性，可诊断为乙型肝炎。血清HBsAg、HBeAg、HBV DNA、抗HBc IgM；肝组织HBcAg和/或HBsAg，或HBV DNA。有以上一项阳性但无任何症状和体征，肝功能和肝组织学正常者为无症状HBV携带者。

(3) 丙型肝炎：具备急、慢性肝炎临床表现，抗HCV阳性或HCV RNA阳性，可诊断为丙型肝炎。无任何症状和体征，肝功能和肝组织学正常者为无症状HCV携带者。

(4) 丁型肝炎：具备急、慢性肝炎临床表现，血HBsAg阳性，同时血清HDAg或抗HD IgM阳性或高滴度抗HD IgG或HDV RNA阳性，或肝内HDAg或HDV RNA阳性，可诊断为丁型肝炎。低滴度抗HD IgG有可能为过去感染。不具备临床表现，仅血清HBsAg和HDV血清标记物阳性时，可诊断为无症状HDV携带者。

(5) 戊型肝炎：具备急性肝炎临床表现，抗HEV IgG高滴度，或由阴性转为阳性，或由低滴度到高滴度，或由高滴度到低滴度甚至阴转，均可诊断为HEV感染。抗HEV IgM阳性，可作为诊断参考，但需排除假阳性。

病毒性肝炎诊断包括病原和临床两部分的诊断。诊断举例：①戊型病毒性肝炎，急性黄疸型；②乙型病毒性肝炎，慢性重型。

【治疗措施】

病毒性肝炎治疗时应根据不同病原、不同临床类型及组织学损害区别对待。各型肝炎的治疗原则均以足够的休息、营养为主,辅以适当药物,避免饮酒、过劳和损害肝脏药物。

1. 急性肝炎　以一般治疗及对症治疗为主。急性期应进行隔离。症状明显者及有黄疸者应卧床休息,恢复期逐渐增加活动量,可先室内活动,但要避免过劳。肝功能正常1～3个月后可恢复工作。给予清淡易消化食物,如青菜、豆腐,补充维生素C、复合维生素B、维生素E。每日摄入蛋白质1～1.5 g/kg。进食过少、热量不足者应静脉补充葡萄糖。

治疗用药物不宜太多,以免加重肝脏负担。可适当选用降酶退黄药,如中药茵陈蒿汤口服;甘草酸二铵注射液150 mg加入5%葡萄糖注射液中静脉滴注,每日1次,连续1～2周。

一般不用抗病毒治疗。急性丙型肝炎容易转为慢性,早期在专科医师指导下应用抗病毒药治疗。

2. 慢性肝炎　根据病人具体情况采用综合性治疗方案,包括合理的休息和营养,心理平衡,改善和恢复肝功能,调节机体免疫,抗病毒和抗纤维化等治疗。

病人要适当休息。病情轻者以运动后不觉疲乏为度。症状明显或病情较重者应强调卧床休息,卧床可增加肝脏血流量,有助恢复。

消化道症状明显及黄疸较深者要转上级医院住院治疗,避免病情加重。

合理饮食:适当的高蛋白、高热量、高维生素的易消化食物有助于肝脏修复,不必过分强调高营养,以防发生脂肪肝,避免饮酒。

可适当选用药物改善和恢复肝功能。维生素C每日1～2 g。肌苷片,每片0.2 g,每次1～2片,每日3次口服。补充氨基酸,可选用支链氨基酸静脉滴注。保护肝细胞可用还原型谷胱甘肽每日1.2～1.8 g,静脉滴注。降酶药有联苯双酯滴丸,每粒1.5 mg,每次6～10粒,每日3次;甘草酸二铵每日150 mg静脉滴注;还有齐墩果酸片等具有降酶作用的中药。部分病人停药后有ALT反跳现象,故显效后逐渐减量至停药为宜。具有退黄作用的药物有丹参、茵栀黄、熊去氧胆酸、茴三硫(胆维他)、门冬氨酸钾镁、前列腺素E、腺苷蛋氨酸、低分子右旋糖酐、苯巴比妥、皮质激素等,还有一些中成药,如肝苏片、清肝利胆胶囊、茵栀黄胶囊。以上药品的作用机制各有不同,应根据具体情况在专科医师指导下选用。

可依病人的免疫状态选用胸腺制剂,如胸腺素(胸腺肽),特异性免疫核糖核酸,某些中草药提取物如猪苓多糖、香菇多糖等亦有免疫调节功效。

抗肝纤维化的药物主要有丹参、冬虫夏草、核仁提取物、γ干扰素等。含有以上成分的中成药有安络化纤丸、复方鳖甲软肝片。

慢性乙型肝炎的抗病毒治疗:

(1) 干扰素α(IFNα)

适应证:HBeAg阳性及HBV DNA阳性同时ALT异常者。肝炎处于活动期,ALT升高;病程较短者;女性;HBV DNA滴度低;HCV为非1b基因型及组织病理有活动性炎症存在者,干扰素疗效较好。干扰素α毒副作用较多,有下列情况之一者不宜用IFN-α:血清胆红素大于正常值上限2倍;失代偿性肝硬化;有自身免疫性疾病;有重要疾病,如严重心、肾疾患,糖尿病,甲状腺功能亢进或低下以及神经精神异常等。

治疗期间应定期进行随防,防治毒副作用,如类流感综合征,骨髓抑制,神经精神症状,肾病综合征,间质性肺炎和心率失常,及时发现是否诱发自身免疫性疾病。

长效干扰素(聚乙二醇化干扰素)治疗慢性乙型肝炎,目前结果显示其抗病毒效果优于普通干扰素。

(2) 拉米夫定、阿德福韦、恩替卡韦、替比夫定为口服的抗乙肝病毒的药物。目前我国均批准用于乙型肝炎的临床治疗。本品具有较强的抑制 HBV DNA 作用,可使血清 HBVDNA 下降或阴转、ALT 恢复正常、改善肝组织病变,减少肝癌的发生。因不能清除细胞核内 cccDNA,停药后 cccDNA 又启动病毒复制循环,故需长期服药,病人要有良好的依从性。

拉米夫定每片 0.1 g,阿德福韦每片 10 mg,恩替卡韦每片 0.5 mg,替比夫定每片 600 mg,用法均为每天 1 片,连续服用。均不可自主停药,以防病情复发、加重。

应在专科医生的指导下,根据病情选择药物的品种,2～3 月复查病毒复制指标和肝功能,观察疗效。一旦发生病毒变异,要在专科医生的指导下,调整药物的品种与剂量。

慢性丙型肝炎抗病毒治疗的适应证:血清 HCV RNA 阳性和(或)抗 HCV 阳性,伴 ALT 升高者,IFN－α 联合利巴韦林可提高疗效。目前认为长效干扰素联合利巴韦林 48 周治疗的效果好于普通干扰素联合利巴韦林。利巴韦林用药期间少数病例可发生溶血性贫血。孕妇禁用,用药期间及治疗结束后至少 6 个月应避孕。余注意事项见乙型肝炎。

3. 重型肝炎　采用积极的综合性治疗,包括必要的抗病毒治疗,促进肝细胞再生,预防和治疗各种并发症。对于危重病人,有条件时可采用人工肝支持系统治疗。肝细胞再生不好可争取行肝移植。重型肝炎病死率高,一旦发现病人食欲极度降低、极度乏力、黄疸迅速加深、出血倾向明显,具有重肝倾向,要尽早住院、休息、综合治疗。

4. 淤胆型肝炎　早期治疗同急性黄疸型肝炎,黄疸持续不退时,应在专科医师指导下加用肾上腺皮质激素治疗,先中等量,2 周后如血清胆红素显著下降,则逐步减量。应住院治疗和观察。

5. 肝炎肝硬化　代偿期参照慢性肝炎。有病毒复制者应积极抗病毒治疗。失代偿期应住院治疗。有脾功能亢进或门脉高压明显时可选用手术或介入治疗。失代偿期反复消化道出血或合并顽固性腹水者争取做肝移植。

【健康处方】

1. 急性病人应充分休息,甲型和戊型肝炎应住院隔离治疗至发病后 3 周,进行传染病报告。

2. 慢性病人和携带者可根据病毒复制指标评估传染性大小。凡现症感染者不能从事食品加工,饮食服务,托幼保育等工作。对献血员进行严格筛选,不合格者不得献血。慢性乙型肝炎表面抗原携带者和慢性乙型肝炎病人要依体力情况适当参加工作或进行力所能及的家务劳动。

3. 肝炎肝硬化的病人要多休息,代偿期可依体力情况适当活动、工作。有食道胃底静脉曲张者进食要注意,勿吃过硬、过热的食物。有腹水的病人要低盐饮食。

4. 搞好环境卫生和个人卫生,加强粪便、水源管理,做好食品卫生、食具消毒等工作,防止"病从口入",是预防甲型和戊型肝炎的主要措施。

5. 加强托幼保育单位及其他服务行业的监督管理,严格执行餐具、食具消毒制度。理发、美容、洗浴等用具应按规定进行消毒处理。提倡使用一次性注射用具,各种医疗器械及用具实行一用一消毒措施。对带血及体液污染物应严格消毒处理。加强血液制品管理,每一个献血员和每一袋血液都要经过最敏感方法检测 HBV 和 HCV 的标记,阳性血液不得使用。

6. 乙型肝炎病原携带者和慢性乙型肝炎病人应注意养成良好的生活习惯,勿传染家人。如不与家人共用牙刷牙膏,有血液污染时及时用含氯消毒剂消毒,性生活用安全套。

7. 抗 HAV IgG 阴性者均可接种甲型肝炎减毒活疫苗。主要用于幼儿、学龄前儿童及其他高危人群。对近期与甲型肝炎病人密切接触的易感者,可用人丙种球蛋白进行预防注射以获得被动免疫,时间越早越好,免疫期 2～3 个月。

8. 乙型肝炎疫苗　易感者均可接种,新生儿应进行普种,与 HBV 感染者密切接触者、医务工作者、同性恋者、药瘾者等高危人群及从事托幼保育、食品加工、饮食服务等职业人群亦是主要的接种对象。现普遍采用的 0、1、6 的接种程序证实是有效的。抗 HBs 水平如果少于 100 mIU/ml,最好加强注射一次。母亲为 HBV 慢性感染者的新生儿一次注射乙肝疫苗 30 μg,并加用 HBIG,即生后立即注射 HBIG 及乙肝疫苗,生后 1 个月和 6 个月时分别注射一次乙肝疫苗,保护率可达 95%以上。如母亲为 HBsAg 和 HBeAg 双阳性的新生儿,采用此方案保护率亦可达 90%以上。

乙型肝炎免疫球蛋白(HBIG):属于被动免疫。目前国产 HBIG 为 100IU/支。主要用于新生儿及暴露于 HBV 的易感者,应及早注射,保护期约 3 个月,必要时可在 3 月后重复注射。

目前对丙、丁、戊型肝炎尚缺乏特异性免疫预防措施。

9. 教育慢性肝炎病人,使之有正确的疾病观,对肝炎治疗应有耐心和信心。切勿乱投医,以免延误治疗。保肝药物要适当,不可滥用。

10. 进行抗病毒治疗的慢性肝炎病人要督促其定期进行专科随防,进行正规治疗。

11. 慢性乙型和丙型肝炎病毒携带者可照常工作,但应定期检查,随访观察,并动员其做肝穿刺活检,争取病理诊断,以便进一步作相应治疗。

12. 肝炎肝硬化病人要定期由专科医生随访,调整、指导常用药。

细菌性痢疾

细菌性痢疾(bacillary dysentery)简称菌痢,是志贺痢疾杆菌引起的肠道传染病。其主要病理损伤为直肠、乙状结肠的炎症和溃疡。典型的临床表现为发热、腹痛、腹泻、里急后重、排脓血便。临床可分为急性期和慢性期。目前本病仍为我国多发病之一。

【诊断要点】

1. 流行病学资料　常年散发,夏秋季节多见。有不洁的饮食史,有与细菌性痢疾病人的接触史。在托儿所、幼儿园和全日制寄宿小学等机构有时会出现暴发流行。

2. 急性菌痢的临床表现　典型病人起病急,常有发冷、发热、全身不适,腹痛、腹泻。起初大便为稀便,1～2 日内即转为典型的脓血便,每次量很少,常有脓血而少有粪质,血为鲜红色。每日数次,多者可达 10 次以上,常伴有里急后重。同时伴有全腹压痛,以左下腹更明显;严重病人,尤其是老弱者,常大便失禁,同时可有酸中毒、电解质紊乱、鼓肠、神志模糊、循环衰竭等。学龄前儿童有时可发生中毒型菌痢,又依临床表现分为脑型、休克型和混合型。中毒型菌痢预后凶险。

3. 慢性菌痢的临床表现　病程超过 2 个月者为慢性菌痢。平时表现为肠功能紊乱,受凉、劳累及饮食不当可有急性发作,似急性菌痢,但较轻。

4. 实验室检查

(1) 血象:急性期白细胞总数和中性粒细胞中度增加。

(2) 粪便:典型粪便为少量脓血黏液便,无粪质。显微镜下可见大量脓细胞或白细胞、红细胞,可见巨噬细胞。结合典型的临床表现可做出临床诊断。

(3) 粪细菌培养:志贺痢疾杆菌阳性是确诊的依据。

【治疗措施】

1. 一般治疗　急性期宜卧床休息。肠道隔离。饮食以流质、半流质为主,忌多渣难消化食物。高热、脱水或因呕吐不能饮食者可静脉补液,亦可口服补液,配方详见"霍乱"。口服加盐的面汤或糖盐水,少量多次,对轻度或中度脱水者可达补液的目的。

2. 病原治疗　可在以下药品中选用一种。依诺沙星 200～400 mg,每日 2 次口服。诺氟沙星 400 mg,每日 2 次口服。氧氟沙星每日 300～800 mg,分 2～3 次口服。左氧氟沙星 100～200 mg,每日 3 次口服或每日 300～500 mg,静脉注射。黄连素及中草药等也可用。急性菌痢疗程不短于 5～7 天。做大便培养者依药敏报告选抗菌药。

3. 中毒型菌痢病人、老年菌痢病人及合并有心肺疾病人应尽快送医院急救。

【健康处方】

1. 发现可疑病例,及早隔离并彻底治疗病人。进行传染病报告。对病人的吐泻物要进行消毒处理。

2. 及时报告病情,有利于控制病情。

3. 搞好环境卫生和个人卫生。加强粪便、水源管理,做好食品卫生、食具消毒等工作,把住"病从口入"关。

4. 对近期与病人密切接触者的易感者,可服用抗菌药。目前无疫苗。

细菌性食物中毒

细菌性食物中毒(bacterial food poisoning)指食入被细菌或细菌毒素污染的食物所引起的急性感染性中毒性疾病。按其临床表现可分为胃肠型食物中毒和神经型食物中毒。引起胃肠型食物中毒的常见致病菌有沙门菌、副溶血性弧菌、大肠杆菌、变形杆菌和金黄色葡萄球菌。引起神经型食物中毒的致病菌主要是肉毒杆菌。

【诊断要点】

1. 流行病学资料　夏秋季节是发病高峰。该病夏秋季多见。有不洁饮食史。沙门菌的致病食物以肉、奶、动物内脏和蛋类为主。海产品中副溶血性弧菌的带菌率高。金黄色葡萄球菌常因炊事员带菌而污染食物。肉毒杆菌常见于发酵的豆面制品。

2. 各种细菌性食物中毒的潜伏期均较短。同进食者集体发病是显著的特点。胃肠型食物中毒一般为 2～24 小时,超过 72 小时基本可排除。神经型食物中毒的潜伏期一般为 12～36 小时,长者可达 8～10 天。

3. 胃肠型食物中毒的临床表现　以急性胃肠炎为主,如恶心、呕吐、腹痛、腹泻。沙门菌食物中毒可有发热、阵发性腹绞痛和黏液脓血便。金黄色葡萄球菌食物中毒病人呕吐明显,腹痛以上腹部及脐周多见,腹泻频繁,解黄色稀便和水样便。部分肠出血性大肠杆菌和副溶血性弧菌食物中毒病人大便呈血水样。变形杆菌病人可发生面部潮红、头痛、荨麻疹等过敏症状。腹泻严重者可有脱水、酸中毒。

4. 神经型食物中毒的临床表现　起病突然,神智清楚,感觉正常,不发热。以神经系统症状为主,如头痛、头昏、眩晕、乏力、恶心、呕吐。眼肌瘫痪可见视力模糊、复视、眼睑下垂、瞳孔散大,对光反射消失。重者可有吞咽、发音及呼吸困难。四肢对称性肌力低下。内脏平滑肌的肌力低下可致顽固性便秘、腹胀、尿潴留。

5. 对可疑食物、病人呕吐物及粪便均要保留，进行细菌学培养、鉴定菌型。留取早期及病后两周的双份血清与培养分离所得可疑细菌做血清凝集试验。

【治疗措施】

1. 一般治疗　严格卧床休息。进食后4小时内的病人可洗胃，服泻药或灌肠。给予流质或半流质饮食，补充糖水、盐水、床边隔离。

2. 对症治疗　泻吐重者暂禁食，并可用溴丙胺太林（普鲁本辛）15～30 mg口服，或654-2注射液10 mg肌内注射。高热病人给予物理降温。纠正水电酸碱失衡。呼吸困难者吸氧，必要时进行人工呼吸。

3. 抗菌治疗　一般无需使用抗生素，对症疗法即可治愈。若症状较重、发热明显、白细胞增多应及时选用抗菌药物，见细菌性痢疾。

4. 抗毒素治疗　对肉毒杆菌致神经型食物中毒者要及早使用多价肉毒杆菌抗毒血清。

【健康处方】

1. 加强饮食卫生监督及管理。

2. 讲究饮食卫生，不吃腐烂变质、不洁、不熟的食物，不吃变色、有异味的罐头食品，把住"病从口入"关。

3. 对高危人群及常需食用罐头食品者，注射肉毒杆菌混合类毒素预防。

4. 发现可疑病例，及时报告病情，及早控制病情。

霍　乱

霍乱是由霍乱弧菌所致的烈性肠道传染病，《中华人民共和国传染病防治法》规定为甲类传染病。病人和带菌者是霍乱的传染源，可通过水、食物、日常生活接触和苍蝇等不同途径进行传播或蔓延，其中水源污染的作用最突出。人群普遍易感。

霍乱弧菌经口感染，通过胃进入小肠，黏附于肠黏膜表面，迅速大量繁殖，产生霍乱肠毒素。霍乱肠毒素作用于小肠黏膜和肠腺上皮细胞，引起肠液的过度分泌，超过肠管吸收的能力，同时由于胃肠排空蠕动增加，结果出现水样腹泻，丧失大量水分和电解质，从而使病人产生不同程度的脱水、电解质紊乱和低钾综合征。

【诊断要点】

1. 流行病学资料　流行地区，与病人或带菌者有密切接触史，或有不洁饮食史，或当地有水源污染。

2. 临床表现　多数以剧烈腹泻开始，继以呕吐。多无腹痛，亦无里急后重，每日大便数次至十多次或更多。大便性状初为稀便，后即为水样便，典型为米泔水样或洗肉水样。部分病人有恶心、呕吐，呕吐呈喷射状，呕吐物与大便性质相仿，多无发热。

由于严重泻吐引起水和电解质丧失，可出现脱水、周围循环衰竭和电解质紊乱。低钠可引起腓肠肌及腹直肌痉挛；低钾可引起全身肌张力减低，甚至麻痹、心律失常等；碳酸氢根离子大量丧失可产生代谢性酸中毒。病情严重者可出现急性肾衰竭。

3. 实验室检查

(1) 粪便常规检查：粪便中可有黏液，镜检仅见少数白细胞。

(2) 病原学检查：粪便涂片镜检可见革兰阴性的弧菌，排列呈鱼群状。粪便制动试验：

可见到运动力强、穿梭快速运动的弧菌呈流星样的运动，此运动能被特异性抗血清所抑制。粪便培养：粪便标本直接接种于碱性蛋白胨水增菌后，于碱性琼脂培养基上做分离培养。

(3) 血清学检查：血清中可出现抗菌的凝集素、杀弧菌抗体及抗毒抗体。双份血清抗体效价4倍以上增长，有追溯性诊断意义。

【治疗措施】

1. 病人应住院，按肠道传染病隔离。

2. 积极补充液体和电解质是治疗本病的关键环节。病情较重的病人可用静脉补液。补液原则为早期、迅速、足量，先盐后糖、先快后慢，纠酸补钙、见尿补钾，但对老人、婴幼儿补液不可过快，防止发生肺水肿、心力衰竭。轻、中型病人可口服补液。口服补液可按以下配方配制：每升水中含葡萄糖20 g、氯化钠3.5 g、碳酸氢钠2.5 g、氯化钾1.5 g。如不能做按此配方可服加盐的面汤或糖盐水。

3. 抗菌药物治疗　输液的同时给予抗菌药物，能减少腹泻量和缩短排菌期。常用的有诺氟沙星、环丙沙星、多西环素及复方磺胺甲噁唑。可选择其中一种，连服3日。依诺沙星200～400 mg，每日2次。诺氟沙星400 mg，每日2次。氧氟沙星每日300～800 mg，分2～3次口服。左氧氟沙星100～200 mg，每日3次口服或每日300～500 mg，静注。多西环素及复方磺胺甲噁唑。

4. 抗肠毒素治疗　口服黄连素，每次200～300 mg，每日3次。

5. 对症治疗　酌情应用5%碳酸氢钠纠正酸中毒。出现低血钾较重者应静脉滴入氯化钾，轻度低血钾可口服补钾。及时纠正休克和心力衰竭。输液速度过快可出现心力衰竭、肺水肿。应暂停或减慢输液，口服或静注呋塞米加强利尿，并用强心药。急性肾衰竭时可采用透析疗法。

【健康处方】

1. 发现霍乱病人应及时进行传染病报告。病人是传染源，应及早隔离治疗，直至症状消失，隔日一次大便培养，连续2次大便培养阴性方可出院。病人的大小便、便器、食具、衣服、生活用品等均须消毒处理。

2. 接触者要进行预防服药，一般用多西环素200 mg顿服。亦可用诺氟沙星，每次200 mg，每日3次，连服2天。

3. 对腹泻病人要及时进行口服补液。

4. 应大力开展爱国卫生运动，加强饮用水源和饮食卫生的管理。

5. 养成良好个人卫生习惯。饭前、便后洗手，不吃不清洁食物，不饮用生水。

败血症

败血症(septicemia)是指病原菌及其毒素侵入血流所引起的临床综合征，是一种严重的全身感染。病原菌通常指细菌，也可为真菌、分枝杆菌等。病原菌及其代谢产物，可引起寒战、高热、心动过速、呼吸急促、皮疹、神志改变、肝脾肿大等临床表现。重者可致休克、弥散性血管内凝血和多器官衰竭。菌血症(bacteremia)是指细菌在血流中短暂出现，一般无明显毒性症状，在国外文献中，常与败血症通用。近年来，将机体对微生物及其毒素所产生的全身反应称为Sepsis，又称为脓毒血症。

【诊断要点】

1. 常见的引起败血症的诱因 有外伤史，皮肤有化脓感染或挤压疮疖。有口腔黏膜感染、呼吸道感染、泌尿道感染，体内有局部的感染病灶，尔后细菌随血流扩散发生败血症。体内有异物留置，如人工瓣膜、人工关节、各种导管及起搏器等。原有重要疾病而致免疫功能低下，如糖尿病、肝硬化、慢性肾衰竭、恶性肿瘤、白血病，均为败血症好发的原因。

2. 败血症的主要临床表现

(1) 明显的毒血症症状：起病大多急骤，常有寒战与高热。伴全身不适、头痛、肌关节酸痛、软弱无力、不思饮食，脉率与呼吸均加速。重者可出现中毒性脑病、中毒性心肌炎、肝炎、肠麻痹、感染性休克、弥散性血管内凝血等。

(2) 可出现皮疹：球菌引起败血症多见淤点，散在分布于躯干、四肢、眼和口腔黏膜等处。亦可有荨麻疹、猩红热样皮疹、脓疱疹等。铜绿假单胞菌败血症可见坏死性皮疹。

(3) 关节症状：多见于革兰阳性球菌和产碱杆菌败血症，表现为大关节红肿、疼痛、活动受限。少数有关节腔积液、积脓。

(4) 肝脾轻度肿大。

(5) 细菌栓子播散至身体其他部位而引起迁徙性损害。

3. 不同致病菌败血症的临床特点

(1) 金黄色葡萄球菌败血症：病前一般情况大多良好。原发炎症病灶以皮肤外伤及疖痈等为多见，从口腔黏膜和呼吸道入侵者多数为免疫功能低下的院内感染。临床表现较典型，急起发病，寒战高热，弛张热多见。皮疹常为多形性，以淤点为多，脓疱疹出现有助于诊断。关节症状较明显。迁徙性损害是其特点，常见多发性肺部浸润(约 20%)，甚至可形成脓肿；其次为肝脓肿、化脓性脑膜炎、骨髓炎、皮下脓肿等。

(2) 表皮葡萄球菌败血症：以医院内感染为多。常见于体内异物留置后，如人工瓣膜、人工关节、各种导管及起搏器等。

(3) 革兰阴性杆菌败血症：病前病人一般情况多较差，多数伴有影响机体免疫防御功能的原发病。致病菌多从泌尿生殖道、肠道或胆管入侵，也继发于恶性肿瘤、淋巴瘤、白血病。临床上革兰阴性杆菌败血症双峰热、相对缓脉等较多见，部分病人体温可不升；迁徙性病灶较少见；约 40%发生感染性休克，低蛋白血症更易发生。严重者可出现多脏器功能衰竭、弥散性血管内凝血等，铜绿假单胞菌败血症较一般革兰阴性杆菌败血症凶险，可有中心坏死性皮疹。

(4) 肠球菌败血症：泌尿生殖道是常见的入侵途径，易并发于消化道肿瘤和腹腔感染病人。

(5) 厌氧菌败血症：动脉硬化、肝硬化、糖尿病、恶性肿瘤、尿毒症、褥疮溃疡和新生儿等易发生。厌氧菌败血症的临床表现常与需氧或兼性厌氧者大致相似，但常见高胆红素血症。易并发血栓性静脉炎和迁徙性感染。此外婴幼儿厌氧菌败血症易并发肺炎。

(6) 真菌败血症：多发生在免疫功能低下者，多数伴细菌感染。病情进展缓慢，临床毒血症症状可被原发病及伴发的细菌感染掩盖。当免疫缺陷者感染在应用足量抗菌药物后感染未能控制者应考虑本病的可能。

(7) 新生儿败血症：多由母亲产道感染，吸入感染羊水，脐带或皮肤等感染而入侵。主要病原菌为大肠埃希菌、B 组溶血性链球菌、金黄色葡萄球菌等。主要临床表现为食欲减退、呕吐、腹胀、精神萎靡、呼吸困难、黄疸、惊厥等，仅部分患儿有发热。由于新生儿血脑屏障功能尚不健全,因此25%~30%的患儿可并发中枢神经系统感染。

(8) 老年人败血症:致病菌以革兰阴性杆菌为多见,肺部感染后发生败血症较青年人为多。由褥疮入侵者不少,致病菌多数为金葡菌、大肠埃希菌、铜绿假单胞菌、厌氧菌等。易并发心内膜炎。

(9) 血中白细胞总数明显增高,一般在$(10\sim30)\times10^9$/L或更高。中性粒细胞比例明显上升,核左移及出现中毒颗粒。

(10) 血和骨髓培养对确诊、确定病原菌和选用抗菌药具有决定性作用。在临床上同一血培养可检得两个或两个以上的致病菌,或在72小时以内从同一病人不同血培养标本中检得两种以上(含两种)致病菌的称为复数菌败血症。

【治疗措施】

1. 一旦考虑有败血症可能,应送上级医院住院治疗。

2. 积极治疗原发病。处理好体内置入物。清除原发病灶。

3. 抗菌药物的应用时,要依照我国的抗菌药物指导原则的要求,先送血培养,再根据经验或药敏试验的结果进行抗菌治疗。

4. 在积极的抗菌治疗同时给予对症和支持治疗。

【健康处方】

1. 对人群进行健康教育,注意个人卫生,常洗澡换衣。

2. 安全生产,减少外伤。

3. 及时治疗皮肤的化脓感染,不要挤压疖肿。

4. 有口腔黏膜感染、呼吸道感染、泌尿道感染,体内有局部的感染病灶时,要及时进行治疗,彻底清除原发病灶内的细菌。

5. 减少不必要的体内留置物。

肾综合征出血热

肾综合征出血热又称流行性出血热(epidemic hemorrhagic fever,EHF),为汉坦病毒感染引起的自然疫源性疾病。鼠为主要传染源。鼠尿蒸发形成气溶胶可通过呼吸道、污染食物经消化道、直接接触等途径传播。

【诊断要点】

1. 流行病学资料　全年可发病,但有季节高峰,野鼠型11月至次年1月为高峰,5月至7月为小高峰,家鼠型3月至5月为高峰。男性青壮年农民和工人发病较多,居住地常有鼠类活动。

2. 临床表现　主要有发热、出血、肾损害,常称为“三大主症”。典型的临床经过可分为5期,依次为发热期、低血压休克期、少尿期、多尿期、恢复期。“三大主症”和“五期经过”是诊断的主要临床依据。

3. 发病早期的症状有发热、“三痛”(头痛、腰痛、眼眶痛)和胃肠道症状。体征主要有:颜面、颈、上胸部毛细血管扩张,称为“三红”。面容似酒醉貌,眼结膜、软腭出血、腋下抓痕样出血点,重者可见大片淤斑或腔道出血,以及球结膜水肿,肾区可有叩痛。热退反而病情加重是本病特点。热退出现低血压休克期。继之为少尿期,在少尿期病人出现急性肾衰竭的表现。少尿期过后出现多尿,而后病情恢复。

4. 实验室检查

(1) 血常规检查:白细胞计数升高,中性粒细胞增多,可出现异型淋巴细胞。血红蛋白和红细胞明显升高,血小板减少。

(2) 尿常规检查:有蛋白尿,管型和红细胞,尿中出现尿膜状物对诊断的意义较大。

(3) 血清学检查:血清中检出特异性 IgM 抗体。

(4) 尿沉渣细胞:可检出 EHF 病毒抗原。

【治疗措施】

1. 发热期治疗 早期应用利巴韦林抗病毒;输注平衡盐液、甘露醇等;可应用肾上腺皮质激素改善中毒症状;复方丹参注射液 20～30 ml 加入 5%葡萄糖注射液 250～500 ml 中静脉滴注,每日 1 次,预防弥散性血管内凝血;用胸腺素(胸腺肽)免疫调节治疗。一旦明确诊断应就近住院治疗。

2. 低血压休克期治疗 早期、快速、适量扩充血容量是治疗关键;纠正酸中毒;需要时予血管活性药和强心药;应结合实验室检查给予肝素或抗纤溶药物治疗。

3. 少尿期治疗 稳定内环境,严格控制输入量,供给充足的热量,有酸中毒时纠酸。促进利尿,适当导泻。有明显氮质血症、高血钾或高血容量综合征病人,可应用血液透析或腹膜透析。

4. 多尿期治疗 维持水、电解质平衡,防治继发感染。

5. 恢复期治疗 补充营养。出院后要休息 1～3 月后,再逐步恢复工作。

【健康处方】

1. 做好防鼠灭鼠工作,不吃被老鼠排泄物污染过的食物。

2. 对野外工作人员及实验室工作人员进行教育,做好防护,避免被咬鼠伤,防止螨虫叮咬;对有动物的实验室定期检疫、消毒。

3. 流行地区或高危人群可进行疫苗注射。

4. 重危的出血热病人出院后要注意休息,定期进行随防,复查尿常规。

伤 寒

伤寒(Typhoid fever)是由伤寒杆菌引起的急性肠道传染病。病理组织改变主要是全身单核-巨噬细胞系统增生性反应,以回肠下段淋巴组织病变最明显。临床特征为持续发热、相对缓脉、全身中毒症状与消化道症状、玫瑰疹、肝脾肿大与白细胞减少等。肠出血、肠穿孔为主要的严重并发症。由副伤寒杆菌甲、副伤寒杆菌乙、副伤寒杆菌丙引起的疾病分别称为副伤寒甲、副伤寒乙、副伤寒丙,其传播途径与临床表现与伤寒相似。

【诊断要点】

1. 流行病学资料 夏季发病多见。当地有伤寒正在流行、有与伤寒病人接触史但既往无伤寒病史有助于诊断。预防接种史可作参考。

2. 潜伏期为 7～23 天,一般为 10～14 天。

3. 典型的临床经过可分为 4 期,即初期(侵袭期)、极期、缓解期和恢复期。

4. 发病初期为病程第 1 周。起病缓慢,发热是最早出现的症状,体温呈阶梯形上升,可在 5～7 天内高达 39～40℃。发热前可有畏寒,少有寒战,出汗不多,可伴有全身不适、乏力、食欲减退、腹胀、腹泻或便秘等症状。

5. 极期为病程第2～3周。出现伤寒的典型表现。持续高热1周以上,多为稽留高热,少数为弛张热或不规则热,持续10～14天。腹胀、便秘或腹泻,少数右下腹轻压痛。可出现伤寒舌,舌尖及边缘无苔,舌质红绛。常有相对缓脉,病人体温高达39～40℃,脉搏仅90次/分左右。可出现神经系统中毒的表现,如表情淡漠,听力减退,又称重听。肝脾轻度肿大。在病程第7～13天可出现淡红色小斑丘疹,称为玫瑰疹,常见于胸腹部,分批出现,约2～3天隐退。外周血中白细胞减少。此期可出现各种并发症。肠出血、肠穿孔是较常见的肠道并发症,其他还有中毒性肝炎、中毒性心肌炎、溶血性尿毒综合征、脑膜炎、肾盂肾炎等。

6. 缓解期为病程第3～4周。体温出现波动,并开始逐步下降。仍有可能出现各种并发症。

7. 小儿伤寒胃肠道症状明显,肝脾肿大较常见,易并发支气管肺炎。外周血白细胞数一般不减少,甚或增高。老年伤寒通常发热不高,易出现虚脱,常可并发支气管肺炎和心力衰竭,持续胃肠功能紊乱,病程迁延,病死率较高。

8. 外周血中白细胞减少,淋巴细胞相对增多,嗜酸性粒细胞减少或消失。肥达反应阳性。本条加上典型的临床表现可作出临床诊断。

9. 血或(和)骨髓检出伤寒沙门菌是确诊的依据。其他还可取粪便、尿液、经十二指肠引流胆汁做培养。

【治疗措施】

1. 病人按肠道传染病隔离　高热期间应卧床休息。饮食控制很重要,给予流质或无渣半流质饮食,饮食不当,有可能诱发肠出血、肠穿孔。消化道症状重者,静脉注射10%葡萄糖注射液,补足热量。

2. 对症处理　高热时酌情用冰敷、乙醇擦浴等物理降温方法。不宜用大量退热药,以免虚脱。毒血症状严重者,在足量、有效的抗菌治疗同时,可加用肾上腺皮质激素减轻毒血症状;腹胀显著者激素慎用,以免诱发肠穿孔或肠出血。

3. 病原治疗　喹诺酮类为首选药物。诺氟沙星400 mg,每日2次。氧氟沙星每日300～800 mg,分2～3次口服。左氧氟沙星100～200 mg,每日3次口服,或每日300～500 mg,静注。疗程2～3周。

4. 并发症治疗　一旦发现并发症要及时送医院住院治疗。有肠出血时应暂禁饮食。严密观察血压、脉搏、神志变化及便血情况。适当输液并注意水、电解质平衡。使用止血药,酌情输入新鲜全血。经积极的内科治疗无效时,需手术处理。肠穿孔应禁食,胃肠减压,静脉补给热量,加强抗菌药物治疗,控制腹膜炎,视具体情况及时手术。

5. 慢性带菌者的治疗　应用氨苄西林与丙磺舒联合治疗,氨苄西林每日3～6 g,分次口服;丙磺舒 每日1～1.5 g,连用4～6周。亦可用喹诺酮类,氧氟沙星每次300 mg,每天2次,疗程6周。内科治疗效果不佳,合并胆管炎症、胆石症者,可考虑手术切除胆囊。

【健康处方】

1. 病人是传染源,应及早隔离治疗,至体温正常后15天方可解除隔离。病人大小便、便器、食具、衣服、生活用品等必须消毒处理。

2. 带菌者也是传染源。排菌期限在3个月以内称为暂时性带菌者,3个月以上称为慢性带菌者。对饮食行业从业人员定期检查,及时发现带菌者。对带菌者进行治疗、监督管理。

3. 接触者要进行医学观察23天(副伤寒为15天)。有发热的可疑病人,应及早隔离治疗观察。

4. 应大力开展爱国卫生运动,做好卫生宣教,搞好"三管一灭"(管理粪便、水源和饮食卫生、消灭苍蝇)。

5. 养成良好个人卫生习惯与饮食卫生习惯。饭前便后洗手,不吃不清洁食物,不饮用生水、生奶等。

6. 锻炼身体,提高机体的免疫力。预防接种。伤寒、副伤寒甲、乙三联菌苗不良反应较大,实际应用已较少。近几年来,口服伤寒菌苗的研究有了较大的发展。

7. 病后免疫力持久,少有第二次发病者。伤寒、副伤寒之间并无交叉免疫。

疟 疾

疟疾(malaria)是经按蚊叮咬传播,由疟原虫寄生在红细胞内所引起的寄生虫病,临床主要表现为间歇性定时发作的寒战、高热、大汗,尔后缓解,多次发作可引起贫血和脾肿大。寄生于人体的疟原虫有4种,即间日疟原虫、卵形疟原虫、三日疟原虫和恶性疟原虫,分别引起间日疟、卵形疟、三日疟和恶性疟,三日疟较少见,卵形疟仅发现几例。4种疟疾临床表现类似,恶性疟常见凶险型发作,间日疟、卵形疟常有复发。

【诊断要点】

1. 流行病学资料　凡是有以下情况的发热病人均应考虑患疟疾的可能:生活在疟疾的流行区,有流行季节到流行区旅游暂住史者,近期有输血史,近年有疟疾发作史。

2. 周期的定时发作的畏寒、寒战、高热、大汗,间歇期症状消失。此特点是临床诊断疟疾的重要依据。反复发作后伴有贫血和脾大对诊断更有帮助。

3. 疟疾的凶险型发作常见的临床类型有脑型、超高热型、胃肠型。脑型、超高热型预后凶险。胃肠型病人除有畏寒、发热外,常常有明显呕吐、腹痛、腹泻和里急后重,胃肠型多数预后较好,重者呕吐、腹泻、脱水严重,可由于休克、肾衰竭而死亡。

4. 应注意临床症状不典型的疟疾,初次进入疫区者、年龄小的患儿、两种以上疟原虫的混合感染、恶性疟原虫的感染均可使症状不典型。诊断的关键是对于临床有发热的病人均应考虑到疟疾的可能,并做进一步的血液检查查症原虫。

5. 实验室检查　在血液、骨髓、组织液涂片找到疟原虫的确诊依据。骨髓涂片检查疟原虫的阳性率高于外周血涂片。恶性疟原虫感染还可皮内穿刺压出组织液涂片染色后找疟原虫。一次血检阴性的可疑病人应在48～72小时反复涂血片镜检以提高原虫检出的阳性率。当临床高度怀疑时应多次做血片检查,必要时作骨髓涂片提高阳性率。找到疟原虫不仅可作出诊断还可确定所感染疟原虫的种类。

6. 诊断性治疗　如有可疑的流行病学资料,临床特征与疟疾相符,病原学检查阴性或无条件检查疟原虫时可用抗疟药作诊断性治疗。在氯喹敏感区可用氯喹10 mg/kg,最大一次量不超过0.6 g,顿服。在耐氯喹疟区可用喹哌10 mg/kg,最大不超过0.6 g,顿服,在24～48小时后热退并不再发作者,可做出临床诊断。待确诊后,再按抗疟方案治疗。若用药后无效可排除疟疾。

【治疗措施】

1. 一般间日疟、三日疟和卵形疟的治疗　氯喹加伯氨喹啉联合应用为首选方案。

成人:氯喹(基质)总量1.2 g～1.5 g(8～12片)分3日口服。 第1日0.6(4片),分2次口服。第2、3日各0.3～0.45 g(2～3片)。伯氨喹啉(基质)总量90～180 mg(12～24片)分4 ～8日口服。

儿童:氯喹(基质)首日10 mg/kg,第2、3日各5 mg/kg,最大不超过成人剂量。伯氨喹啉。

2. 一般非耐药的恶性疟治疗方案

成人:氯喹(基质)总量1.5 g(12片)分3日口服。第1日0.6 g(4片),分2次口服。第2、3日各0.45 g(3片)。恶性疟只需杀灭配子体防止传播,无远期复发,无需再加伯氨喹啉。

儿童:氯喹(基质)首日10 mg/kg,第2、3日各5 mg/kg,最大不超过成人剂量。

3. 对氯喹敏感的重症疟疾治疗　氯喹(基质)10 mg/kg(不超过600 mg),于4～8小时内缓慢静脉滴注,并每小时测量一次血压,继以氯喹10～15 mg/kg在16～24小时内缓慢静脉滴注,每日最大不超过25 mg/kg。一旦能够口服,即可改为口服给药。

当血中原虫密度高,被寄生的红细胞在5%以上时,可考虑换血疗法,以减轻抗疟治疗时的溶血反应。

4. 耐氯喹的恶性疟抗疟治疗　可选用以下方案。

(1) 青蒿琥酯钠:每支60 mg,成人1.2 mg/kg(或每次60 mg),儿童可用至1.5 mg/kg,用时加入5%碳酸氢钠0.6 ml,完全溶解后再以5%葡萄糖液稀释至6 ml,缓慢静脉注射。首剂之后每隔4、24、48小时各1次。

(2) 咯萘啶:成人3～6 mg/kg,儿童2～3 mg/kg,加入5%～10%葡萄糖250～500 ml内静脉滴注,滴速每分钟40～60滴,儿童酌减滴速,8小时后重复。

(3) 蒿甲醚:成人第1、2日,每日160～200 mg,分2次肌内注射。第3、4日,每日80 ～100 mg肌内注射。总量不超过600mg。儿童首日3.2 mg/kg,第2～5日,1.6 mg/kg。孕妇慎用。

(4) 二盐酸奎宁:首剂20 mg/kg,溶于5%～10%葡萄糖液500 ml于4小时内缓慢静脉滴注,8小时后可重复给药,24小时内不超过3次。

当受感染地区的恶性疟原虫对多种抗疟药耐药时可以联合用药,常用奎宁加四环素、青蒿琥酯加甲氟喹、蒿甲醚加甲氟喹、甲氟喹加四环素,疗程均为7天。

5. 对于超过38℃的发热即应给予处理防止发生高热和惊厥。可用物理降温,安乃近滴鼻,对乙酰氨基酚(扑热息痛)口服,柴胡注射液肌注,将体温控制在38℃以下。体温过高者可用肾上腺皮质激素,或采用亚冬眠疗法。发生惊厥应在积极降温的同时给予解痉镇静药,地西泮0.2～0.4 mg/kg(成人每次10～20 mg)肌注或缓慢静脉注射。地西泮的半衰期短,可重复使用,直到抽搐控制为止。

6. 黑尿热系疟原虫引起急性溶血危象,一旦诊断成立,应立即停用伯氨喹啉、奎宁等药物,改用蒿甲醚、青蒿琥酯钠抗疟治疗。病人应送上级医院治疗。合并急性肾衰竭者有少尿、无尿,血尿素氮、肌酐增高明显者可行血液透析治疗。

7. 脑型疟疾及早选用有效抗疟药物治疗。昏迷者选用静脉给药,积极控制高热及惊厥。可采用低分子右旋糖酐脱水,或选用20%的甘露醇、呋塞米。应用肾上腺皮质激素具有降温、解毒和预防脑水肿的作用。

【健康处方】

1. 根治现症疟疾病人和带原虫者,有效地控制传染源。

2. 休止期根治。治疗的对象为近两年内有疟疾史者，常用伯氨喹啉 4 日加乙胺嘧啶 2 日疗法：伯氨喹 30 mg×4 天，半个月或 1 个月再重复一个疗程，每个疗程加服乙胺嘧啶 50 mg×2 天。

3. 灭蚊是切断传播途径的有效措施。在早春灭蚊、消灭越冬蚊效果较好。结合爱国卫生运动，清除积水和杂草，消灭蚊子幼虫的孳生地。夏季可进行药物灭蚊，降低蚊子的密度。常用二二三、六六六、马拉硫磷等。

4. 保护易感人群的重要措施是防蚊。提倡疟区居民使用菊酯类杀虫剂浸泡的蚊帐。溴氰菊浸泡或喷洒，每平方米帐面 15～25 mg；二氯苯醚菊酯，每平方米 300～500 mg，每年处理 1 次。皮肤暴露部位涂避蚊剂可减少蚊叮机会。

5. 对年发病率＞5％的村庄中的居民及外来人口，在疟疾流行季节进行。每 10 天服乙胺嘧啶 50 mg 加伯氨喹啉 22.5 mg。孕妇用氯喹 0.3 g。

在耐氯喹疟疾流行区，可用甲氟喹啉每次 0.25 g，每周 1 次。亦可选用乙胺嘧啶每次 25 mg，或多西环素每次 0.2 g，每周 1 次。

日本血吸虫病

血吸虫病有多种，我国的血吸虫病是由日本血吸虫引起的。日本血吸虫病(schistosomiasis japonicum)是日本血吸虫寄生在门静脉系统所引起的疾病。因皮肤接触含尾蚴的疫水而感染。日本血吸虫在人体内的各个发育阶段均可造成机体损害，主要的病变为虫卵引起的肝脏和结肠的肉芽肿。日本血吸虫病可分为急性期和慢性期。急性期有发热、肝肿大有压痛，伴腹泻或排脓血便，血中嗜酸性粒细胞显著增多；慢性期以肝脾肿大为主；晚期出现门静脉周围纤维化，临床表现为门静脉高压症、巨脾与腹水。

【诊断要点】

1. 流行病学资料　急性血吸虫病多发生于夏秋季，以 7～9 月为常见。男性青壮年与儿童居多。病人常有明确疫水接触史，如捉鱼、摸蟹、赤脚下水田劳动、游泳等。初次重度感染常发生急性血吸虫病。

2. 急性血吸虫病临床表现　从尾蚴侵入至出现急性临床症状，潜伏期长短不一(23～73 天)，大多数在 1 个月左右。约半数病人在尾蚴侵入部位出现蚤咬样红色皮损，2～3 天内自行消退。起病较急。临床症状以发热等全身反应为主。

(1) 发热：病人均有发热。感染重者热度高、热程长。间歇热、弛张热常见。傍晚高热，伴畏寒，少有寒战，次晨热退盛汗。不规则低热、稽留热少见。热退后中毒症状不重，但重型病人可有意识淡漠、重听、腹胀等。相对缓脉可见，故易误诊为伤寒。发热期 2 周至数月，大多数为 1 个月左右。重症迁延型多长期发热，伴有严重贫血、消瘦、浮肿，恶病质状态，甚至死亡。

(2) 过敏反应：荨麻疹多见，还可见血管神经性水肿，全身淋巴结轻度肿大等。血中嗜酸性粒细胞常显著增多，具有重要诊断参考价值。

(3) 消化道症状：病程中半数以上病人有腹痛、腹泻，而排脓血便者仅 10％左右。腹泻次数不多，有时与便秘交替出现。重型病人腹部有压痛与柔韧感，可有腹水形成。

(4) 肝、脾肿大：90％以上病人肝脏肿大，伴有不同程度压痛，尤以左叶肝脏为显著。黄疸甚为少见。约半数病人伴有轻度脾肿大。

3. 慢性血吸虫病在流行区占绝大多数，主要的临床表现有：

（1）无症状病人：慢性血吸虫病中以无明显症状者最多，仅在粪便普查或因其他疾病就医时发现。

（2）有症状病人：以腹痛、腹泻为常见，每日2～3次稀便，偶尔带血，时发时愈，重型病人有持续性脓血便，伴里急后重。慢性血吸虫病病人常有肝、脾肿大。在病程早期以肝肿大为主，尤以肝左叶为主，但随着病程进展，脾脏逐渐肿大，故有肝脾型血吸虫病之称。

胃与十二指肠血吸虫病甚为少见。这类病人多在手术或胃镜检查取活组织检查发现血吸虫卵而确诊。

4. 晚期血吸虫病可根据主要症状分为巨脾、腹水和侏儒型。

（1）巨脾型：最为常见。脾脏下缘可达脐平线以下，或向内侧肿大超越正中线，质地坚硬，常可扪及明显切迹。因食管下段静脉曲张破裂出血时，脾脏可缩小。均伴有脾功能亢进。

（2）腹水型：腹水是晚期血吸虫病肝功能显著失代偿的表现。腹水程度轻重不等，病程长短不一，可反复发作。腹胀，腹部膨隆，脐疝与腹壁静脉曲张。有时于脐周可听到连续性血管杂音——克-鲍综合征。少数出现轻度黄疸。蜘蛛痣与肝掌较门脉性肝硬化少见。下肢浮肿常见。

（3）侏儒型：现在已很少见。儿童期因反复重度感染，影响生长发育而引起侏儒症。侏儒型病人身材呈比例性矮小，性器官不发育，睾丸细小，无月经，为类似垂体性侏儒症。

5. 血吸虫卵经血流扩散至全身其他部位可引起异位损害。

（1）肺血吸虫病：多见于急性血吸虫病，表现为轻度咳嗽与胸部隐痛，痰少，咯血罕见。肺部体征也不明显，有时可闻干、湿啰音。但重型病人肺部有广泛病变时，胸部X线检查可见弥漫云雾状、点片状、粟粒样浸润阴影，边缘模糊，以中下肺野为多。肺部病变经病原学治疗后3～6个月内逐渐吸收消失，并不发展为肺源性心脏病。

（2）脑血吸虫病：可分为急性与慢性，青壮年多见。急性脑血吸虫病主要在急性血吸虫病的病程中出现，有意识障碍、脑膜刺激征、瘫痪、抽搐、腱反射亢进、锥体束征阳性等脑膜脑炎症状。脑脊液正常或蛋白质与白细胞轻度增多。慢性脑血吸虫病的主要症状为癫痫发作，尤以局限性癫痫为多见。颅脑CT扫描显示病变常位于顶叶，亦可见于枕叶。脑血吸虫病病人肝、脾肿大有时并不明显。如能及早诊断与治疗，预后较好。颅脑CT可恢复正常，癫痫也停止发作。

（3）常见并发症：急性阑尾炎、腹膜炎、腹腔局限性脓肿。不完全性肠梗阻，以位于乙状结肠与直肠为多。结肠肉芽肿可并发结肠癌。

6. 白细胞总数多在(10～30)$\times 10^9$/L之间，嗜酸性粒细胞一般占20%～40%，最高达90%。但极重型急性血吸虫病，病人血中嗜酸性粒细胞常不增多，甚至消失，代之以中性粒细胞增多。慢性期仍有轻度增多。晚期则因脾功能亢进，白细胞与血小板减少，并有不同程度的贫血。

7. 肝功能试验　急性血吸虫病病人血清中球蛋白显著增高，血清丙氨酸氨基转移酶(ALT)也轻度增高。晚期病人血白蛋白明显降低，并常有白蛋白与球蛋白比例倒置现象。无症状的慢性血吸虫病病人肝功能试验大多正常。

8. B型超声波检查　显示门静脉壁回声带增强，呈线状者为轻度，呈管状者为中度，呈网状分隔者为重度。后者结合图像中肝表面结节与脾脏肿大，可提示肝纤维化。

9. CT检查　可见晚期血吸虫病的肝包膜与肝内门静脉区常有钙化现象，CT扫描显示较特异现象：肝包膜增厚钙化，与肝内钙化中隔相垂直；在两者交界处并有切迹形成。重度肝纤维化可表现为龟背样图像。

10. 寄生虫学诊断的确诊的依据　粪便涂片找虫卵，方便但阳性率不高。加藤法粪便中虫卵计数可区分感染程度，以50 mg粪便中虫卵数<100为轻度，100～400为中度，>400为重度。虫卵毛蚴孵化法，提高检出阳性率。粪便检查的诊断方法有一定的局限性，轻型病人从粪便中排出虫卵数少，而且间歇性出现，需多次反复检查。晚期血吸虫病由于肠壁纤维化，虫卵不易从肠壁排出，故阳性率很低。直肠黏膜活组织检查，发现血吸虫卵阳性率很高。

11. 免疫学检查　方法很多，包括皮内试验以及检测成虫、童虫、尾蚴与虫卵抗体的血清免疫学试验，如环卵沉淀试验、间接荧光体试验、酶联免疫吸附试验、尾蚴膜试验等。免疫学检查方法的敏感性与特异性较高，有采血微量与操作较简便的优点，但由于病人血清中抗体在治愈后持续时间很长，不能区别过去感染与现症病人，并有假阴性、假阳性及与其他吸虫存在交叉反应的缺点。近年来采用单克隆抗体检测病人血中循环抗原的微量法有可能诊断活动性感染，并可作为考核疗效参考，是目前免疫学诊断发展的动向。

【治疗措施】

1. 病原治疗　主要用药为吡喹酮。吡喹酮口服后，迅速吸收。门静脉血药浓度较外周血液高10倍以上。主要在肝内代谢，其代谢产物于24小时内大部分从肾脏排泄，在体内无积蓄作用。毒性低，治疗剂量对心血管系统、肝、肾、造血器官与神经组织均无损害，并且证明无突变、致畸胎与致癌作用。适用于各期各型血吸虫病病人。

治疗血吸虫病的剂量与疗程：①慢性血吸虫病：住院成年病人总剂量为60 mg/kg（体重以60 kg为限），每次10 mg/kg，每日3次，连续2天。儿童体重<30 kg者，总剂量为70 mg/kg。近年来在现场大规模治疗，轻流行区用40 mg/kg，一剂疗法；重流行区用50 mg/kg，分2次1天内口服，也取得满意效果。②急性血吸虫病：成人总剂量为120 mg/kg，每日剂量分2次或3次服用，4～6天疗法。一般病例可采用每次10 mg/kg，每日3次，连续4天。③晚期血吸虫病：晚期血吸虫病病人口服常规剂量后，药物在肝脏内首次通过效应差，而且药物由门静脉侧支循环直接进入体循环，故血药浓度较高，药物半衰期明显延长，故以适当减少总剂量或延长疗程为宜，否则有引起严重心律失常的可能。

毒副作用：轻而短暂，于服药后0.5～1小时出现，不需处理，数小时内消失。少数病人出现心脏期前收缩（房性或室性）。心电图检查发现5%～10%病人有T波与ST段极度变化；偶有QT延长与Ⅰ度房室传导阻滞，为时短暂，迅速恢复正常。神经肌肉反应以头昏、头痛、乏力较常见。消化道反应轻微，可有轻度腹痛与恶心，偶有食欲减退、呕吐等。应当指出，少数重症感染病人发生大量便血。晚期血吸虫病病人如果剂量偏大或过量有引起严重心律失常的可能。

本品具有广谱、高效、低毒、毒副作用轻、口服方便、疗程短的优点，是治疗血吸虫病较理想的药物。

2. 对症治疗　急性血吸虫病应住院治疗。

晚期血吸虫病按肝硬化采取内外科结合，病原学治疗与对症治疗结合以及中西医结合的原则。巨脾型病人为降低门脉高压，消除脾功能亢进，可作脾切除加大网膜腹膜后固定术。术后长期随访发现：病人生存率与保持劳动力达80%以上。对食管静脉曲张并发上消化道大出血病人可采用硬化剂注射疗法,或静脉断流手术。脾-肾静脉分流手术也可选择性采用。腹水型病人应给予低盐、高蛋白饮食,间歇使用利尿药。对顽固性腹水可试用腹水浓缩回输法治疗。其他并发症如肝性脑病、原发性腹膜炎等治疗与门静脉性肝硬化相同。

【健康处方】

1. 在流行区普查,对病人与病牛进行大规模同步治疗。人用吡喹酮治疗。耕牛血吸虫病可采用硝硫氰胺混悬液 1.5~2 mg/kg 体重,一次静脉注射,可使传染源大幅度下降,是整个防治工作中重要的一环。

2. 切断传播途径　查螺灭螺。在水网地区可采取改变钉螺滋生环境的物理灭螺方法如土埋法等。在湖沼地区可采用筑坝、围垦、种植的方法。在居民点周围建立防螺带等。化学灭螺可结合物理灭螺进行。防止人粪与畜粪污染水源,并对粪便进行无害化处理,如采取粪尿 1∶5 混合后密封、沉淀发酵,夏季贮存 3~5 天,冬季 7~10 天,可杀死血吸虫卵。在农村采用沼气粪池,应大力推广。保护水源不受污染。提倡用清洁水,或将河水贮存 3 天后使用。必要时用含氯石灰,每担水(约 50 kg)加 1 g,消毒 15 分钟后即可使用。

3. 加强个人防护　重视自我保护,在流行区尽量避免与疫水接触,严禁儿童在河沟中戏水。湖沼地区下田作业,应采取个人防护措施,以脂肪酸为基质,加碱皂化后,掺入氯硝柳胺(2%)和松节油制成防护剂,有杀死尾蚴作用。

4. 在接触疫水后预防性服药　蒿甲醚用法:在接触疫水后 15 天服用 1 次,每次 6 mg/kg,以后每 15 天 1 次,连服 4~10 次。青蒿琥酯用法:在接触疫水后 7 天服用 1 次,每次 6 mg/kg,以后每周 1 次,连服 8~15 次,可有效地预防血吸虫感染。在 1996~1998 年间近 20 万人群预防服用青蒿琥酯,其保护率为 88.2%~100%;蒿甲醚应用 2000 多人(1994~1996),保护率为 60%~100%。

疖

疖是由于金黄色葡萄球菌自毛囊或汗腺侵入所引起的单个毛囊及其所属皮脂腺的急性化脓性感染,炎症常扩展到皮下组织。疖可发生在任何有毛囊的皮肤区,往往以头、面、颈、腋下及臀部等常受摩擦的部位多见。多个疖同时或反复发生在身体各部,称为疖病,常见于营养不良的小儿或糖尿病病人。

【诊断要点】

1. 局部红、肿、热、痛的小结,呈圆锥形,炎症继续发展,结节增大,疼痛加剧。

2. 数日后结节中央组织坏死,溶解形成脓肿,硬结变软,疼痛减轻,中央脓头大多自行破溃,排出脓液,炎症消退痊愈。

3. 一般无明显全身症状,但若发生于血流丰富的部位,全身抵抗力减弱时,可引起不适,畏寒,发热,头痛和厌食等毒血症症状。

4. 面部疖肿如合并颅内感染时,面部肿胀严重,可伴寒战,高热,头痛等海绵窦感染性栓塞。

5. 实验室检查白细胞升高。

【治疗措施】

1. 局部治疗为主,如热敷、理疗、涂 10%鱼石脂软膏。面部疖肿应卧床休息,切忌挤压或挑刺疖肿,以免扩散至颅内。

2. 肿胀范围较大或有明显全身症状者，应给全身抗生素治疗（如第三代头孢抗生素）。

3. 形成脓肿者，应及时切开引流，但面部疖肿应尽量避免切开。

【健康处方】

1. 保持个人皮肤清洁卫生。

2. 积极治疗糖尿病。

3. 疖肿未成熟禁忌挤压。

痈

痈是由于金黄色葡萄球菌所引起的多个相邻的毛囊和皮脂腺或汗腺的急性化脓性感染。病因好发于皮肤韧厚的颈项、背部，有时也见于上唇和腹壁。糖尿病人或身体比较衰弱的病人易患痈。

【诊断要点】

1. 早期呈大片紫红色炎症浸润区，隆起高于正常皮肤，硬、肿；中期逐渐中央部皮肤坏死，脱落，中心部塌陷，状如蜂窝，有脓血样分泌物溢出；后期脱落形成溃疡，常伴有畏寒、发热、全身不适及患处剧痛等全身症状。

2. 常伴有发冷、发热、纳差等症状。区域淋巴结肿大。

3. 血白细胞及中性粒细胞计数增加。

【治疗措施】

1. 局部治疗可用50％硫酸镁湿热敷，理疗或70％乙醇湿敷。

2. 抗生素治疗可选用红霉素、氨苄青霉素、头孢类抗生素等治疗。

3. 手术治疗　经上述治疗炎症不能控制时应及时引流，并将炎症坏死组织彻底切除。常用“＋”或“＋＋”形切口，应深达筋膜下。

4. 根据情况可用止痛及镇静药。

【健康处方】

1. 保持清洁卫生。

2. 及时治疗疖肿防止感染扩散。

3. 卧床休息，输液，加强营养。

4. 有糖尿病者应积极治疗糖尿病。

5. 面部痈应减少说话和咀嚼动作。

急性蜂窝组织炎

急性蜂窝组织炎是皮下、筋膜下或深部结缔组织的急性、弥漫性、化脓性炎症。其特点是不易局限，且迅速扩散，与正常组织无明确界限。病因往往为溶血性链球菌、金黄色葡萄球菌、厌氧菌或腐败性细菌感染所致。炎症常在皮肤、软组织损伤后发生，化学性物质刺激如药物注射不当或异物存留于软组织可诱发感染。临床表现常因细菌的种类、毒性和发病的部位、深浅而不同。病情严重时可引起败血症。

【诊断要点】

1. 局部表现为红、肿、热、痛，红色较暗无明显界限，中央部颜色较周围深；中央部常因缺血发生坏死。部位表浅者症状明显，部位深者常只有局部水肿及深压痛。由产气的厌氧菌引起的急性蜂窝组织炎，局部可闻及捻发音。

2. 可伴有高热、寒战、头痛、全身无力、白细胞计数增加。

3. 常易并发淋巴管炎及淋巴结炎。

4 实验室检查血白细胞及中性粒细胞增加。

【治疗措施】

联合使用抗感染药物，广泛多处切开引流防止扩散。

1. 一般治疗包括卧床休息、止痛、患肢抬高和局部治疗(热敷，理疗，外敷药物)。

2. 药物治疗可选用有效抗生素(如第三代头孢抗生素)。

3. 脓肿形成时，应及时切开引流。有时虽无脓肿形成，但为了减轻组织张力或压迫，也应作切开减压。

【健康处方】

1. 防治皮肤软组织损伤。

2. 及时治疗局部化脓菌感染。

丹　毒

丹毒系β型溶血性链球菌所致的急性皮肤炎症。病原菌大多经过皮肤黏膜的微小损伤侵入引起组织感染，故鼻部炎症、抠鼻、掏耳、足癣等因素常成为丹毒的侵入门户，病原菌可潜伏于淋巴管内，引起复发。

【诊断要点】

1. 皮损好发于小腿、颜面部。

2. 发病前常有畏寒、全身不适等先驱症状，继之发生高热(体温可达 39～40℃)。

3. 皮损为略高出皮面的鲜红色水肿性斑，表面紧张发亮，边界较清楚，严重者可发生水疱，压痛明显，局部皮温高。

4. 局部淋巴结肿大。

5. 白细胞总数增高，其中以中性粒细胞为主。

【治疗措施】

1. 治疗原则　积极抗菌，早期、足量有效的抗生素治疗。首选青霉素，每日 480～800 万 U，滴注，过敏者可用红霉素每日 1～1.5g，静脉滴注，或选用环丙沙星(环丙氟哌酸)每次 0.2g，每日 2 次，静脉滴注。口服头孢拉啶(先锋霉素 V 号)每日 6 g 静点。一般疗程为 10～14 天。

2. 局部治疗　有水疱破溃者可用 0.1%雷凡诺尔液湿敷，可外用抗生素类软膏如莫匹罗星(百多邦)软膏、诺氟沙星乳膏等。

3. 物理疗法　采用紫外线照射、音频电疗、超短波、红外线等，均有一定疗效。

4. 积极治疗局部病灶　如足癣、鼻炎等，下肢损害应抬高患肢。

疼　痛

疼痛是一种与实际的或潜在的组织损伤相关联、或者可以用组织损伤描述的一种不愉快的感觉和情绪上的体验，是一种主观感受，是理性因素、情感因素、生理因素相互作用的结果。疼痛可以引起神经系统、内分泌系统、循环系统、呼吸系统、消化系统、血液系统等生理变化。本章介绍社区最常见的慢性疼痛和癌性疼痛的治疗。

(一) 慢性疼痛

慢性疼痛是指疼痛持续超过一种急性疾病的一般病程,或超过损伤愈合所需的一般时间、或疼痛复发持续超过1个月。它既是医疗问题,又是社会问题,值得社区关注。

【慢性疼痛诊治范围】

1. 头痛,包括偏头痛、紧张性头痛等。

2. 颈肩痛和腰腿痛,包括颈椎病、肩周炎、腰椎间盘突出症、腰椎骨质增生症、腰肌劳损等。

3. 四肢慢性损伤性疾病,包括滑囊炎、腱鞘炎、腱鞘囊肿、肱骨外上髁炎等。

4. 神经痛,包括三叉神经痛、肋间神经痛、幻肢痛、带状疱疹和带状疱疹后遗神经痛等。

5. 血栓闭塞性脉管炎、雷诺综合征等周围血管疾病。

6. 癌性疼痛。

7. 心理疼痛。

【慢性疼痛治疗方法】

1. 药物治疗 药物治疗是疼痛治疗最基本、最常用的方法。

(1) 解热消炎镇痛药物:阿司匹林、对乙酰氨基酚、保泰松、吲哚美辛、布洛芬、双氯芬酸。适用牙痛、头痛、神经痛、肌肉痛和关节痛。

(2) 麻醉性镇痛药:吗啡、哌替啶、酚酞尼、美沙酮、可待因、喷他佐辛等。适用急性剧痛和晚期癌症疼痛。

(3) 催眠镇静药:地西泮、硝西泮、艾司唑仑、咪达唑仑、苯巴比妥等。适用于幻肢痛、带状疱疹和带状疱疹后遗神经痛、癌性疼痛、心理疼痛。

(4) 抗癫痫药:苯妥英钠、卡马西平。适用于三叉神经痛。

(5) 抗抑郁药:丙咪嗪、阿米替林、多塞平、马普替林。

2. 痛点注射 1%利多卡因或0.25%布比卡因1～4 ml,加泼尼松龙混悬液0.5 ml痛点注射,每周1～2次,3～5次为一疗程。适用腱鞘炎、肩周炎、肱骨外上髁炎、腰肌劳损。

3. 针灸推拿疗法 依据中医辨证施治原则进行诊断和治疗,选穴和手法因病而异。适用于偏头痛、颈椎病、肩周炎、肱骨外上髁炎、腰肌劳损、腰椎间盘突出症等。

4. 物理治疗 电疗有短波、超短波、微波等;高频电疗有低中频、直流电离子导入、电兴奋;光疗有近红外线和远红外线两种;其他有磁疗和蜡疗等。主要作用是消炎、镇痛、解痉、改善局部血液循环、兴奋神经肌肉等,应用广泛。

5. 心理治疗 心理疗法中的支持治疗就是医护人员采用解释、鼓励、安慰和保证等手段,帮助病人消除焦虑、忧郁和恐惧等不良心理因素,调动病人主观能动性,积极配合治疗。治疗适当,常有奇效。

6. 神经阻滞 选用长效局麻药,阻滞神经,以达到长期止痛目的。常用的交感神经阻滞法有星状神经节阻滞和腰交感神经阻滞。因易发生各种并发症,须有一定经验和熟练操作技术医师完成。

(二) 癌性疼痛

癌性疼痛是癌症直接或间接引起的。在中、晚期肿瘤病人中,疼痛是他们的主要痛苦之一。为了改善他们的生活质量，采取必要的措施，减轻和控制癌性疼痛，这已成为肿瘤病人治疗的一部分。为此，世界卫生组织制定了三阶梯止痛法及使用原则。对癌症病人的疼痛治疗应予以足够的重视。

【癌性疼痛分类】

1. 直接由癌症引起的疼痛，如肿瘤浸润、神经系统受累等。

2. 与癌症相关的疼痛，如因癌症引起的骨关节的疼痛。

3. 与癌症治疗相关的疼痛，如因手术后及放化疗后所致的疼痛。

4. 与癌症无关的疼痛，如患有其他与本病无关的疾病引起的疼痛。

【癌性疼痛的分级】

疼痛的发生通常意味着疾病的存在，由于疼痛是一现象，不能用客观的方法测量。通常采用口述法和画线法来表述疼痛的程度。

1. 口述分级法　根据病人主诉将疼痛度分为5级。

0级：无痛；

1级：轻度，虽有痛感，但可以忍受，睡眠不受干扰，能正常生活；

2级：中度，疼痛明显，不能忍受，要求止痛，睡眠受干扰；

3级：重度，疼痛剧烈不能忍受，需用强镇痛药物，可伴有植物神经功能紊乱表现或被动体位，睡眠严重受干扰；

4级：极度疼痛，病人所能想象的最严重的疼痛。

2. 画线法　即在10 cm水平线上，左端"0"表示无痛，右端"10"表示极痛，让病人自己在线上最能代表其疼痛程度之处画一交叉线，以表示疼痛的程度及服止痛药后疼痛的变化。这种方法是一种主观测试法，不受除病人之外的其他因素影响，是作为评价药物止痛效果的主要方法。

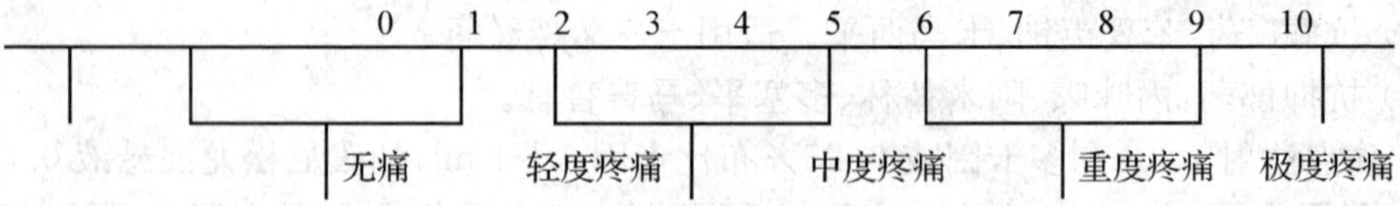

图3-30　线法与口述法的疼痛分级相关示意图

【癌性疼痛的治疗方法】

癌性疼痛的治疗包括：①放疗、化疗和外科手术等抗癌治疗；②心理治疗；③理疗；④神经外科治疗(选择性切断传入神经等)；⑤药物治疗。

然而根据国内外多年来的临床经验认为药物治疗仍是癌症疼痛治疗的主要方法。WHO推荐的三阶梯癌痛治疗方案已广泛为临床医师和病人所接受。只要正确地遵循该方案的基本原则，90%的癌痛病人能得到很好的控制。

1. 三阶梯止痛法　三阶梯止痛法是指癌症病人因癌性疼痛服用三类不同级别的止痛药物的基本方法。

癌症病人服用止痛药，应从第一级(非阿片类)药物开始，以阿司匹林为代表。治疗一段时间后，即使增加药物剂量也不能有效地控制疼痛时，可改用第二级(弱阿片类)止痛药物。第二级(弱阿片类)止痛药物以可待因为代表，弱阿片类止痛药物除可待因外，大多数是弱阿片药物与解热镇痛药物的复合制剂。在第二级药物止痛失效后，应改用第三级(强阿片类)药物，这类药物以吗啡为代表。吗啡口服片是目前用于癌症病人止痛药物中最常用的药物，吗啡口服片成瘾性小，止痛效果较好。

三级止痛药物都已有了缓释片或控释片。这些缓释或控释剂型可以使止痛药物在血液内保持稳定的有效止痛的浓度，可有效地减轻或控制癌性疼痛。除了口服吗啡缓释片和控释片外，现已有了控释型的贴剂——芬太尼控释型贴剂（多瑞吉），可给予不能口服的癌症病人使用。

2. 三阶梯止痛的原则　止痛剂应按三阶梯的原则给药。三阶梯止痛的原则有以下四项基本原则：

(1) 按阶梯给药：按阶梯给药应由弱至强，对有特殊适应证的病人如特殊性神经或精神症状病人，均应加用辅助药物。

(2) 口服给药：口服给药方便，能应付各种多发疼痛，不良反应小，并将药物耐受性及依赖性减少到最低限度。若不能口服，也可采用无创性的直肠给药或止痛贴剂。

(3) 按时给药：止痛药应当有规律地“按时”给药（3～6 小时给药 1 次），而不是“按需”给药（只在疼痛时给药）。缓释片和控释片一般每十二小时服药 1 次，这样可以保证疼痛连续缓解。

(4) 个体化给药：止痛药剂量应当根据病人的需要由小到大直到病人疼痛消失为止。而不应对药量限制过严，导致用药不足。

3. 镇痛剂及其分类　根据其作用机制可分为三类：非阿片类止痛药、阿片类止痛药、辅助性药物。详见表 3－16、3－17、3－18。

表 3－16　非阿片类止痛药物

药名	常用有效剂量（mg/4～6 小时）	给药途径	主要毒副作用
阿司匹林＊	300～600	口服	过敏、胃刺激、血小板功能障碍
对乙酰氨基酚（扑热息痛）	500～1000	口服	肝、肾毒性
布洛芬	200～400	口服	胃肠道刺激、血小板减少
吲哚美辛（消炎痛）	25～50	口服	胃肠道刺激
奈普生	250～500	口服	胃肠道刺激

＊为代表性药物

表 3－17　弱阿片类药物

分类	常用有效剂量（mg/4～6 小时）	给药途径	主要毒副作用
可待因＊	250～1000	口服	便秘、呕吐
	30	肌注	头痛
右旋丙氧酚	50～100	口服	幻觉、精神错乱
氧可酮	5～30	口服	便秘、恶心
曲马	50～100	口服或肌注	头晕、恶心、呕吐、多汗
可待因/对乙酰氨基酚（舒尔芬）	50－100	口服	头晕、恶心

＊为代表性药物。

表 3-18　强阿片类药物

分类	常用有效剂量 (mg/4～6 小时)	给药途径	主要毒副作用
吗啡*	5～30	口服	便秘、呕吐
	10	肌注	低血压及晕厥、缩瞳
吗啡控释片 (美司康定)	5～30 (10～30 mg/12 h)	口服	便秘、呕吐
美沙痛	5～20	口服	便秘、恶心、呕吐
	10	肌注	抑制呼吸、蓄积而引起镇静
氧吗啡	6	口服	便秘、恶心、呕吐、低血压眩晕、恶心、口干、直立性低血压
哌替啶	300	口服	抑制血压、呼吸,类阿托品中毒症状
二氢吗啡酮	8	口服	与吗啡同,作用时间较短
芬太尼透皮贴剂控释剂	2.5～5.0 mg 每日 3 次	外贴	便秘、恶心、呕吐

*为代表性药物

辅助用药:主要以三种方式用于癌性疼痛的治疗(表 3-19):①治疗特殊类型的疼痛。②缓解癌性疼痛病人伴发的其他症状。③增加镇痛剂效果,减轻其毒副作用。

表 3-19　辅助用药

分类	常用有效剂量	途径	主要不良反应
抗焦虑药			
地西泮	5～10 mg 每日 2～3 次	口服	嗜睡、运动失调
羟嗪	10～25 mg	口服	镇静、过度兴奋多发性肌痉挛
皮质类固醇			
泼尼松	10 mg 每日 3 次	口服	水肿、消化不良、胃肠道出血
地塞米松	4 mg 每日 3 次	口服	水肿、消化不良、胃肠道出血

颅脑外伤

(一) 脑震荡

脑震荡是一种轻度的原发性脑损伤,表现为一过性脑功能障碍,主要表现为头部受伤后立即出现短暂性的意识障碍,清醒后神经系统检查无阳性体征。部分病人可遗留头痛、头晕等后遗症。

【诊断要点】

1. 有确切的头部外伤史。

2. 有短暂的意识丧失史，时间不超过30分钟，醒后对受伤的经过乃至伤前一段时间内的情况不能记忆，称逆行性遗忘

3. 神经系统检查无器质性损害表现。

4. 可伴有头晕、恶心、呕吐等症状。

5. 颅内压及脑脊液成分正常。

6. CT及MRI检查未见明显异常.

【治疗措施】

1. 主要治疗原发性脑损伤。

2. 可给予神经营养支持，常用的药物有吡拉西坦(脑复康)、康脑灵、脑力静等。

3. 对症处理、镇静、止痛。

【健康处方】

1. 伤后注意观察神志、头痛、呕吐及生命体征改变。向病人及家属交代本病的特点。

2. 安静休息。

(二) 颅骨骨折

颅骨受到外力的直接作用而导致颅骨结构的改变称颅骨骨折。颅骨骨折的存在提示病人受到的外力较重，但不一定就合并严重的脑损伤，相反没有颅骨骨折的病人，有可能存在严重的颅脑损伤。

颅盖骨骨折

在外力的直接作用下，造成颅盖骨的形态结构改变，最常见有线形骨折和凹陷性骨折，前者包括颅缝分离，后者包括粉碎性骨折。颅盖骨骨折的重要性并不在于骨折的本身，而在于与骨折同时存在的脑、脑膜、脑内血管及脑神经损伤的合并症与并发症。

【诊断要点】

1. 头部外伤史。

2. 骨折部位常伴有头皮的挫裂伤。

3. 头颅X光平片和CT平扫可显示骨折线的数目、形态、部位。骨折线跨越静脉窦及脑膜血管沟特别是脑膜中动脉沟时，要特别注意形成硬膜外血肿的可能。

4. 骨折凹陷较深者可出现神经系统定位体征。压迫较大的静脉窦时可出现颅内压增高症。

【治疗措施】

1. 线形骨折本身无需处理，但骨折线跨越静脉窦或脑膜中动脉沟时要严密观察。

2. 凹陷性骨折位于功能区或深度超过1 cm以上者应手术复位。

3. 粉碎凹陷性骨折，当骨折片刺入或压迫较大静脉窦时，如无脑受压及脑内压增高者可暂不手术，若病情严重者应在充分准备下进行骨折片清除、静脉窦修补止血术。

颅底骨折

颅底骨折绝大多数为颅盖骨折延伸到颅底，有极少数可在枕骨基底部或蝶骨大翼处发生凹陷性骨折。颅底骨折常合并脑脊液漏或脑神经损伤症状。按解剖部位分为颅前窝骨折、颅中窝骨折、颅后窝骨折。颅底骨折的诊断主要依靠临床表现。

【诊断要点】

颅底骨折仅有30%病例能被头颅X光线平片检查所证实，故颅底骨折不一定常规摄头颅X线平片。

1. 颅前窝骨折　①"熊猫眼"，眶周皮下及眼结膜下淤血所致；②口鼻出血或脑脊液鼻漏；③若筛板或视神经管的骨折可有嗅神经、视神经损伤。

2. 颅中窝骨折　①外耳道出血或脑脊液漏，亦可合并脑脊液耳漏；②可合并听神经、面神经、外展神经及三叉神经损伤症状；③少数因颅内动脉损伤引起颈内动脉海绵筛漏而出现搏动性突眼症。

3. 颅后窝骨折　乳突处皮下淤血、肿胀、压痛，可合并后脑神经、小脑或脑干损伤。

【治疗措施】

1. 抗生素及止血药物应用。

2. 着重脑损伤、脑神经损伤及其他并发症的处理。

3. 合并脑脊液耳鼻漏者，注意局部消毒，勿擤鼻、填塞冲洗，一般3～7天可自行停止。

4. 脑脊液漏持续4周以上者，应开颅修补手术。

（三）脑挫裂伤

头部在外力打击下，着力部位及其附近产生脑器质性损伤，脑组织有肉眼可见的器质性损伤，常有不同程度的蛛网膜下隙出血，引起一系列的临床症状和体征，可有生命体征的变化。

【诊断要点】

1. 意识障碍在受伤后立即出现。时间超过30分钟，数日、数周或更长时间，应警惕继发性脑水肿或颅内血肿的可能。

2. 受伤当时出现与伤灶相应的神经功能障碍和体征，如偏瘫、失语、癫痫及脑神经损伤症状。

3. 头痛与呕吐可能与颅内压增高或蛛网膜下腔出血有关，可有脑膜刺激症表现。

4. 脑脊液呈血性，测量颅内压可超过200 mmH_2O(2.0 kPa)。

5. 生命体征有轻度改变，如脉搏加快，血压偏高，呼吸急促等。

6. CT或MRI检查显示脑挫裂伤处出血、水肿，中线移位或蛛网膜下隙出血征象，可有颅骨骨折。

【治疗措施】

1. 严密观察生命体征变化。警惕继发性颅内出血、脑水肿的出现。

2. 躁动不安者给予镇静药或冬眠疗法。

3. 给予脱水药及肾上腺皮质激素。

4. 给予改善脑代谢和神经营养药，如ATP、辅酶A、胞二磷胆碱、β-七叶皂苷钠等。

5. 给予抗生素治疗，预防呼吸、泌尿系统感染。

6. 手术治疗脑挫裂伤、脑水肿，合并颅内血肿、脑疝者，行去骨瓣减压术。

【健康处方】

1. 脑挫裂伤康复期，常有头痛、精神异常，大部分病人持续一段时间会好转，应向家属交代清楚，适当对症治疗，但应当避免滥用药物。

2. 康复期应适当运动，参加力所能及的活动，注意均衡营养，不要过分依赖神经营养药物。

（四）脑干损伤

脑干损伤分为原发性和继发性两种。原发性脑干损伤是外力直接作用后颅窝引起。继发性脑干损伤是颅内占位病变致脑移位和脑疝，使脑干受压变形、水肿、出血引起的脑干损害。脑干损伤对机体功能的影响和生命的威胁非常大，主要表现为持续昏迷、去脑强直，生命体征严重变化。

【诊断要点】

1. 意识障碍在受伤后立即出现，持续时间长，可出现去脑强直性发作，表现为四肢过度伸直、颈后仰，呈角弓反张状态。

2. 双侧瞳孔大小不等、形态不一，两眼球分离或同向凝视。

3. 呼吸浅慢、间歇、不规则或出现潮式呼吸等生命体征改变，脉搏细弱而快，血压低而不稳，可伴有持续性高热。

4. 椎体束征　双侧肢体瘫痪，肌张力增高，腱反射亢进，病理反射阳性。

5. CT 或 MRI 检查可显示脑干出血、水肿等。

【治疗措施】

1. 保持呼吸道通畅，昏迷时间较长应尽早气管切开。按气管切开护理。

2. 减轻脑干水肿。脱水利尿剂常用的有 20%的甘露醇 250 ml 静脉快速滴注，每 6～12 小时1 次，呋塞米 20～40 mg，每 6～12 小时 1 次，静脉推注，皮质激素如地塞米松 10mg 静脉推注，6～8 小时 1 次。

3. 早期采取冬眠低温疗法。

4. 应用抗生素及改善脑代谢药物，常用药物有胞二磷胆碱、三磷酸胞苷二钠（美洛宁）、吡拉西坦（脑复康）等。

【健康处方】

1. 积极加强护理，预防褥疮和坠积性肺炎，减少并发症发生。

2. 鼻饲疗法改善病人营养状况，增强机体抗病能力。

3. 对脑损伤后遗症积极进行康复，以尽量恢复身体功能。

（五）硬膜外血肿

硬膜外血肿为血液凝聚于颅骨与硬脑膜之间，表现为脑受压及颅内压增高症状。多见于颞部、额顶部及颞顶部。

【诊断要点】

1. 有确切的头部外伤史，血肿多位于头部直接着力部位。

2. 昏迷有中间清醒或好转期，或者昏迷呈进行性加深，或无原发性昏迷，尔后渐出现昏迷者。

3. 剧烈头痛呕吐，或出现一侧瞳孔散大，对侧肢体瘫痪，提示有脑疝形成。

4. 头颅X光片显示颅骨骨折，尤其是跨越脑膜中动脉或静脉窦的骨折。

5. CT或MRI检查可确定血肿部位、大小及中线有无移位。

【治疗措施】

1. 手术清除血肿，以解除脑受压。

2. 治疗其他并发症。

3. 对症治疗。

（六）硬膜下血肿

硬脑膜下血肿是出血积聚在硬脑膜下腔，主要为脑挫裂伤及桥静脉破裂所致，多见于枕部着力额颞部的对冲性脑挫裂伤伴硬膜下血肿。临床分急性（3天内）、亚急性（3周内）和慢性（超过3周）三种类型。

【诊断要点】

1. 急性和亚急性硬膜下血肿　因常伴有严重的脑挫裂伤，其临床表现常为脑挫裂伤、脑水肿、颅内高压的表现。

（1）头部外伤后昏迷程度进行性加深，中间清醒期不明显。

（2）颅内压增高症状显著，由于血肿形成，加上脑挫裂伤病灶和其周围水肿，迅速出现脑受压或脑疝症状。

（3）CT或MRI检查显示硬膜下新月形高密度或高信号影像。

2. 慢性（3周以上）硬膜下血肿　几乎都发生在额顶部的大脑表面。

（1）头部外伤轻微或不明显。好发50岁以上的老人。

（2）慢性进行性颅内压增高症状，如头昏、恶心呕吐和视神经乳头水肿、眼花。由于症状不典型，常导致误诊。

（3）智力障碍、精神异常和记忆力减退，类似脑萎缩、脑供血不足的症状。

（4）血肿压迫所致的偏侧肢体无力或瘫痪。

（5）CT或MRI检查显示低密度影或等信号的血肿区。

【治疗措施】

1. 急性硬膜下血肿需立即钻孔探查，清除血肿，伴有颅内压增高者，行扩大骨窗或去骨瓣减压术。亚急性硬膜下血肿亦行骨瓣开颅清除血肿。

2. 慢性硬膜下血肿行钻孔引流术，治疗效果较好。婴幼儿可行前囟穿刺引流术。

3. 对症及防治并发症。

（七）颅内压增高

颅内压增高亦称颅内高压症，是一种综合征，是因颅内占位病变或脑组织肿胀引起颅腔容积与颅内容物体积之间平衡失调的结果。其颅内压持续超过200 mmH_2O(2.0 kPa)。病人表现以头痛、呕吐和视盘水肿为主。严重者因意识障碍、脑疝综合征及呼吸循环衰竭而死亡。

【病因分类】

1. 颅内占位病变　包括各种颅内肿瘤、脑脓肿、颅内血肿、肉芽肿、囊肿及脑脊液通路受阻所引起的颅内积水等。

2. 颅脑损伤　引起脑组织出血和(或)弥漫性水肿可导致颅内压升高。

3. 脑缺血与缺氧。

4. 动脉硬化性高血压,引起以颅内压增高为主要表现的高血压脑病。有两种原因:①因脑血管显著痉挛而致脑缺血及脑水肿;②因脑动脉失去了它固有的阻力,使血管内压没有降而直达于毛细血管,引起渗出增多,毛细血管床扩大及脑静脉压增高而导致颅内压增高。

5. 中毒及代谢失调,如砷、铅、锡等金属中毒、尿毒症及酮血症等。其主要病理变化为血管的淤血扩张、毛细血管型坏死及脑组织水肿。

6. 假脑瘤综合征又名良性颅内压增高。

7. 其他少见情况　如慢性呼吸道疾病包括肺气肿、慢性支气管扩张等,由于长期过度换气及肺动脉高压所致;内分泌失调,特别是长期应用激素治疗的病人;维生素A缺乏或过多、真性血红细胞增多症等。

【诊断要点】

1. 颅内压增高"三主症",即头痛、呕吐、视盘水肿,是颅内压增高的典型表现。头痛多在额部及双颞部。可在用力、咳嗽、体位改变时加剧。常随颅内压力的不断增高而进行性加剧。呕吐,常呈喷射性,与进食无关,但病人常常拒食而引起营养不良。视盘水肿表现为视盘充血,边缘模糊不清,中央凹陷消失,视盘隆起,静脉扩张,动脉曲张,晚期可有视力下降、眼花。另外可有外展神经麻痹、复视、意识障碍、血压增高、脉搏徐缓等。

2. 腰椎穿刺可取得脑脊液检查,同时测量压力。CT或MRI对明确颅内压增高的原因具有重要意义。头颅X线摄片可见到颅内压增高的特有表现。脑血管造影,对怀疑有脑血管疾病可明确诊断。

3. 鉴别诊断

(1) 首先排除全身疾病影响心血管、肺、肝、肾及代谢疾病引起的颅内压增高,一般可从病史及系统体检中得到要点。药物及有机金属的中毒可以从病人的职业及接触毒物史取得线索,然后通过实验室检查来验证。

(2) 必须区别因神经功能紊乱和五官疾病所引起的头痛,如屈光不正、中耳炎、副鼻窦炎等头面部器官疾病与颅内压增高的头痛。

(3) 视盘水肿需与视神经乳头炎区别,后者多为一侧而且充血较明显,早期就出现视力减退。

【治疗措施】

治疗措施是去除引起颅内压增高的病因,如占位病变,作手术切除;如属炎症,用抗生素治疗;如系缺血缺氧,予以纠正。必须尽快去除病因,如病因还未明确,病人已处于紧急状态可暂时给予对症处理,包括:

1. 降颅压治疗　口服脱水利尿药物,可用氢氯噻嗪、乙酰唑胺,静脉用药可用20%的甘露醇、20%甘油果糖和呋塞米。

2. 激素应用　地塞米松5～10 mg静脉注射,可减轻脑水肿,有助于缓解颅内压增高。

3. 冬眠低温疗法体表降温,可降低脑的新陈代谢率,对降低颅内压起一定的作用。

4. 巴比妥治疗可降低脑的新陈代谢率,缓解颅内压增高。

5. 辅助过度换气　借辅助呼吸、间断呼吸、正压呼吸或正负压通气等方法,将$PaCO_2$降低,可取得一定降压效果。

6. 抗生素治疗防止继发性感染和控制颅内感染。

7. 对症治疗癫痫病人可用抗癫痫药,头痛者可用镇痛药。

【健康处方】

1. 积极协助检查颅内压增高原因,及早作去病因治疗。

2. 严密观察病人的意识、瞳孔、血压、呼吸、脉搏及体温的变化,掌握病情的发展动态。

3. 卧床休息,保持安静。呕吐频繁者,暂禁食改用静脉输注,以防吸入性肺炎。但须注意维持水电平衡,补充足够水分。

4. 防止病人用力排便,可用轻泻药疏通大便,但不能作高位灌肠,以免颅内压突然增高。

(八) 颅脑损伤的健康处方

1. 精神刺激　病人尚有意识障碍或神志恍惚、定向力不全或与周围人(家属和医务人员等)不能正确交流时,用病人最熟悉的语言、音乐等进行刺激,皮肤的触摸有时是非常有用的。一些昏迷较轻的病人,甚至可在亲人熟悉的呼唤声中被唤醒。采用各种方法刺激各种感觉器官(视、听、皮肤等),对早期进行精神刺激是十分必要的。实际上,病人对刺激的微小的反应如呼唤后上睑或眉、嘴角微微抽动也意味着病人意识的恢复。

2. 鼓励病人活动　多同病人聊天、谈话,扶病人原位坐起和躺下,尽量避免使用镇静药。对过于兴奋的病人也尽量只给小剂量的抗焦虑类药物。

3. 饮食和营养　尽早进入胃肠道营养,有吞咽功能障碍时,喂食要特别注意防止呛咳。有严重吞咽障碍时,要及早放置鼻饲管。无吞咽障碍者的饮食和营养问题,要由医生、营养师和家属共同商量,具体的营养食谱参见有关章节。

4. 早期下地活动　长期卧床会产生一系列废用综合征。只要病人情况允许(生命体征稳定,意识清醒,没有肢体骨折等合并症),就应当争取及早下地活动。

5. 防止关节挛缩　中、重度颅脑损伤病人的卧床时间较长,要正确摆放床上体位,并从早期开始进行被动性肢体活动。一旦肢体可以自主运动,应尽早开始主动性肢体活动。

6. 大小便管理　如有可能,争取及早拔除导尿管,因为长期插导尿管常会引起泌尿系感染,而且即使是最轻的大肠杆菌感染,也会大大减弱病人的身体体质。对于丧失大便控制能力的病人,护理人员必须设法保持每日的排便常规,并注意会阴部清洁,以减少泌尿系感染的机会。

脑脓肿

脑脓肿是化脓性细菌经各种途径侵入脑组织引起的脓肿,并导致颅内压增高及局灶性神经损害症状。常见的致病菌为葡萄球菌、链球菌、肺炎杆菌、大肠杆菌和变形杆菌等。

【诊断要点】

1. 可有感染病灶,如中耳炎、乳突炎、副鼻窦炎、颅内静脉窦炎、头部开放性伤等。

2. 有头痛、呕吐、发热、全身乏力、精神不振、眼底水肿和意识障碍等症状。

3. 根据脓肿部位及大小不同,可出现不同的神经损害症状和体征。如颞叶脓肿,可出现视野缺损、偏瘫及精神障碍;额叶脓肿常出现性格改变,表情淡漠、记忆力障碍、癫痫发作;顶叶脓肿,可出现偏瘫、失语、偏身感觉障碍等;小脑脓肿可出现眼球震颤及共济失调等症状。

4. 腰椎穿刺检查　急性期颅内压增高,脑脊液白细胞数增高,蛋白质增高,糖及氯化物降低。但在脓肿形成后逐渐只有颅内压增高而脑脊液检查则正常。

5. 头颅 CT 或 MRI 检查可确定诊断。

6. 须与脑肿瘤、化脓性脑膜炎鉴别。

【治疗措施】

1. 当脓肿尚未局限时，可仅采用抗生素和降低颅内压的药物，常用抗生素有：①青霉素 600 万～800 万 U，静脉滴注，每日 1～2 次。②氯霉素 1～1.5 g，静脉滴注，每日 1 次。③磺胺嘧啶钠 2～4 g，静脉滴注，6 小时 1 次。④中枢神经系统严重感染时，可选用头孢曲松(头孢三嗪)1～3 g，静脉滴注，每日 1 次。头孢他啶 3～6 g，静脉滴注，每日 1 次。抗氧头孢钠每天 2～4 g，分 2 次给药。

2. 手术治疗，包括穿刺法、引流法以及脓肿切除法。

3. 原发病灶的治疗。

4. 对症治疗。

【健康处方】

1. 应及时治疗感染病灶。

2. 加强全身营养支持。

3. 及早对神经损害症状实行康复治疗。

颅内动脉瘤

颅内动脉瘤系颅内动脉壁的囊性膨出，多为先天性或动脉硬化、感染、创伤等原因所致。它是颅内出血的常见原因之一。本病好发于颈内动脉的后交通动脉的起始部，其次是大脑前动脉及前交通动脉、大脑中动脉、椎基底动脉等。本病以 40～60 岁发病最多，临床上以出血及局部神经损害症状为多见。

【诊断要点】

1. 局灶神经损害症状　由于动脉瘤的位置、大小、形态不同，临床出现的症状也不同。瘤体的压迫或动脉瘤出血或有血肿形成均可引起压迫症状。

(1) 位于颈内动脉海绵窦段动脉瘤，若破裂出血可出现搏动性突眼，眶部血管杂音。

(2) 位于后交通动脉起始部的动脉瘤，最常见的症状是动眼神经麻痹，前额部疼痛及感觉减退，外展神经麻痹或视野缺损等症状。

(3) 大脑中动脉动脉瘤，可出现偏头痛，半身感觉障碍，癫痫等症状。

(4) 椎基底动脉瘤可出现枕部疼痛，一侧动眼神经麻痹或交叉性瘫痪等症状。

2. 出血症状　主要为蛛网膜下隙出血，其次为颅内血肿。表现为突然头痛、呕吐、意识障碍、癫痫发作、脑膜刺激症。出血的诱因有运动、情绪激动、排便、咳嗽、头部外伤、性交、分娩等。

3. 脑缺血及脑动脉痉挛症状。

4. 腰椎穿刺，动脉瘤破裂出血时，脑脊液为血性，但颅内压增高时，腰穿有诱发脑疝的可能。

5. 头颅 CT 或 MRI 检查可明确诊断。

6. 脑血管造影可明确动脉瘤部位、形态、大小及与周围组织的关系。

【治疗措施】

1. 非手术治疗　防止再出血，包括绝对卧床休息、镇痛、抗癫痫、安定药、导泻药物、控制血压。控制动脉痉挛可用钙离子拮抗剂如尼莫地平、脑脊液引流、皮质类固醇。

2. 手术治疗　①直接手术:动脉瘤蒂夹闭、结扎或动脉瘤切除术。②间接手术:颈内动脉系统动脉瘤可行颈总动脉结扎术或动脉瘤孤立术。③应用神经介入放射学行动脉瘤栓塞术。

脑肿瘤

(一) 脑胶质瘤

胶质瘤是来源于神经上皮的肿瘤,在颅内各种类型肿瘤中占第一位,其发病率约占颅内肿瘤的40%～45%,常见有星形细胞瘤、星形母细胞瘤、多形性胶质母细胞瘤、髓母细胞瘤、少突胶质细胞瘤、少突胶质母细胞瘤、脉络丛乳头状瘤、松果体瘤等。此类肿瘤以恶性多见,呈浸润性生长,手术及其他疗法常不易根治,治疗效果也不理想。目前多采用手术、化学药物治疗、放射治疗及中医中药治疗等综合疗法。

【诊断要点】

1. 颅内压增高,出现头痛、呕吐、视力减退、复视和癫痫以及精神症状。

2. 脑组织受肿瘤压迫、浸润、破坏所产生的局部症状、造成的神经功能缺失。

3. 头颅CT平扫加强定位准确率100%,定性准确率90%。

4. 核磁共振检查较CT更为准确,影像更为清楚,可发现CT检查所不能发现的微小肿瘤。

【治疗措施】

1. 手术治疗　在保存神经功能的前提下尽可能切除肿瘤。

2. 放射治疗　体内照射,如^{32}P体内照射。体外照射,分普通放射治疗、X刀治疗、伽玛刀治疗。

3. 化学治疗　常用的化疗药物有卡莫司汀(卡氮芥,BCNU)、环己亚硝脲(CCNU)、甲基环己亚硝脲、尼莫司汀(ACNU)、顺铂、氨甲蝶呤和长春新碱等。

(二) 脑膜瘤

脑膜瘤为仅次于脑胶质瘤的第二种常见颅内肿瘤,约占颅内肿瘤总数的20%。脑膜瘤具有部位表浅、生长缓慢、与脑组织分界清楚等特点。大多数脑膜瘤属良性。瘤的组织形态可分为内皮细胞型与纤维型两大类。脑膜瘤来源于蛛网膜内皮细胞,以大脑凸面、矢状裂旁和大脑镰旁最多,其次为蝶骨嵴、鞍结节、嗅沟、小脑幕及颅后窝等几个部位,脑室内少见。可发生于任何年龄,但老人、儿童少见。

【诊断要点】

1. 属良性肿瘤,故病程比较长,一般3～5年,也有长达15年或更久者。

2. 初期症状轻,如轻微头痛,呈间歇性,容易被忽视。经过数月、数年,临床症状进行性加重,并持续性存在。

3. 常伴有癫痫发作。

4. 局灶性症状因肿瘤的部位不同,还出现视力、视野、嗅觉、听觉、及肢体运动的障碍。

5. 头颅X线片约半数以上有阳性征象,如颅骨骨质增生、吸收和破坏,颅骨血管沟增多、扩大等。

6. 脑血管造影可确定诊断,了解肿瘤的血供情况,供手术参考。

7. 头颅CT或MRI检查,可明确肿瘤部位、性质、大小。结合脑血管造影是诊断脑膜瘤最佳方案之一。

【治疗措施】

手术切除是最有效的治疗手段，脑膜瘤大多属良性，是目前颅内肿瘤治疗效果最好的一种，应争取完全切除，达彻底治愈之目的。彻底切除应包括受侵犯的硬脑膜及与之相邻的颅骨，否则仍有机会复发。特殊部位的脑膜瘤或恶性脑膜瘤可行放射治疗及化学治疗。复发的肿瘤可再次手术。

胸部外伤

（一）胸骨骨折

胸骨骨折常发生在撞车的机动车司机身上。骨折部位多在胸骨上部，但很少是粉碎性骨折。胸骨骨折常伴有不同程度的心脏损害。

【诊断要点】

1. 外伤史　胸骨撞击伤或减速伤史，多为剧烈撞击。老年人骨质疏松，较小的撞击力量亦可能引起胸骨骨折。

2. 胸骨疼痛，呼吸或活动时加重。

3. 多有胸骨畸形或皮肤损伤，有明显压痛及骨折断端或骨擦感。

4. X线检查侧位片更有助于明确骨折部位和错位情况。

5. 心电图检查了解心脏受损情况。

【治疗措施】

1. 对症止痛处理。

2. 局部固定，除非开放性骨折或严重错位一般都不需要手术复位或内固定术。

3. 并发心脏损伤应立即转医院急诊处理。

（二）肋骨骨折

肋骨骨折是胸部最常见的闭合性损伤。骨折最常发生在第4～7肋。第9～12肋骨骨折可能伴有潜在的肝、脾损伤，应仔细观察腹部并监测血细胞压积。第1、2肋骨骨折都是胸部严重创伤的标志，注意排除胸廓出口处血管损伤。

【诊断要点】

1. 有外伤史，可由直接暴力和间接暴力所引起。常见的原因有车祸、坠落及挤压等。老年病人骨质疏松，有时因剧烈咳嗽、喷嚏引起骨折。

2. 有较典型的临床表现　①症状：胸痛最为常见，深呼吸或活动后症状加重，可合并呼吸困难；②连枷胸，软化的胸廓出现矛盾呼吸，并可伴严重缺氧和呼吸困难症状；③体征有局部压痛、胸廓挤压痛，胸部有时可见红肿或充血，有时可触及骨折端或骨擦感。

3. X线检查可明确骨折部位及受损伤骨折的数目及类型，有无血、气胸等并发症。肋软骨、软骨与骨连接处的骨折X线是不能显示的。30%～50%的肋骨骨折可以被X线诊断漏诊。有时数周后复查胸片时才可见骨折线。

【治疗措施】

1. 止痛　局部疼痛可口服或注射止痛药物，也可同时行肋间神经封闭。

2. 局部固定　主要用于止痛和控制反常呼吸。目前,常用的固定方法是胸带外固定。多头带捆扎繁琐,现应用较少。

3. 连枷胸的处理　范围小、不影响呼吸功能的“连枷胸”,通常不用特殊处理。范围较大,但呼吸功能未受严重损害者,可行软化胸壁的压迫固定:用纱布、棉垫压于软化胸壁之上,用绷带或胸带捆扎固定,使局部内陷,限制其随呼吸运动,防止反常呼吸并可减轻疼痛。外牵引固定,需用专门器械。严重的“连枷胸”伴有呼吸功能受损者,采取胸壁外固定同时,予气管插管机械通气,改善呼吸功能。切开复位内固定创伤较大,主要针对以上方法仍不能解决问题者。

（三）气胸

胸膜腔积气称为气胸,是胸部闭合性和开放性损伤中最常见的一种损伤。胸部外伤病人约有60%～70%发生气胸,而且常并发血胸。在闭合性损伤中,气胸来源于肺刺伤(通常由肋骨断端所致)、肺撕裂伤(急骤减速所致)、肺泡破裂(胸内压突然剧增所致),或支气管破裂,少数可来源于气管破裂。根据损伤的性质和所造成的气胸内压的不同,一般将气胸分为3种:单纯闭合性气胸、开放性气胸和张力性气胸。

【诊断要点】

1. 外伤史。

2. 胸痛、胸闷为最常见表现,严重时有呼吸困难,甚至发绀、休克,开放性损伤时,有时可闻及气体进出胸壁伤口的气流声。

3. 创伤性气胸可见胸部有创伤、出血,开放性伤口有时可感到气流自伤口出入,自发性气胸无以上表现。胸廓饱满,叩诊呈鼓音,呼吸音减弱或消失,纵隔移位。

4. 胸部X线检查能明确气胸的存在、程度及有无胸部合并伤(如骨折、血胸等)。胸部CT能更精确描述肺压缩及损伤情况,但不能代替摄胸片。

5. 张力性气胸病情凶险,需紧急处理。呼吸困难十分明显,并有进行性加重,甚至出现发绀或休克症状;患侧胸廓饱满,皮下气肿通常十分明显、范围较广,气管明显偏向健侧。叩诊呈鼓音。呼吸音消失。X线下可见肺压缩,纵隔向健侧移位明显,有广泛皮下气肿,常伴有合并外伤。

【治疗措施】

1. 单纯性闭合性气胸　肺压缩<30%、症状不明显者,可不做特殊处理。肺压缩大于30%,症状明显者,行胸穿抽气或放置胸腔闭式引流管。同时给予止痛和预防性抗生素治疗。

2. 张力性气胸　应急情况下可用粗针头于锁骨中线第二肋间穿刺排气减压,可暂时缓解症状,然后行胸腔闭式引流术。一旦明确或高度怀疑有严重肺裂伤及大气道损伤,经引流后症状改善不明显者,应及时剖胸处理胸内损伤。

3. 开放性气胸　首先用无菌敷料封闭胸壁开放的伤口,变开放性气胸为闭合性气胸,然后胸穿抽气或放置胸腔闭式引流管,清创缝合伤口。伴有合并损伤者,给予相应处理。如考虑有肺损伤或胸内异物,需剖胸探查。并给予抗生素及破伤风抗毒素预防治疗。

（四）创伤性血胸

胸部外伤后胸膜腔内积血,在临床上称为创伤性血胸。胸部创伤中70%伴有不同程度的血胸。出血通常来源于肺撕裂伤、肋间血管损伤、胸壁损伤、支气管动脉损伤或胸内大血管损伤。

根据胸内积血量多少，血胸可分为：少量血胸（胸腔积血少于 500 ml，立位正位胸片：积液低于或平膈顶），中等量血胸（胸内积血量 500～1 500 ml，胸片：液面低于或平肺门）和大量血胸（胸内积血量大于1 500 ml，胸片：液面高于肺门）。胸内积血由于肺、膈及心包运动产生去纤维作用通常是不凝的，但急性大量出血时胸腔内可形成凝血块，即“凝固性血胸”。

【诊断要点】

1. 明确的胸部外伤史。

2. 有较典型临床表现　少量血胸可无明显症状，或仅在 X 线检查时发现肋膈角变钝、消失；中等量血胸表现为不同程度的内出血症状，如面色苍白、口渴、呼吸浅快、脉快、皮肤湿冷等，有时出现较明显的休克症状；大量血胸时表现为明显的内出血症状及休克，如脉搏速弱，冷汗，烦躁不安，血压下降，呼吸急促困难等。肺有损伤时，可咳血痰或咯血。

3. 胸穿检查抽出鲜红不凝血即可确立诊断。但凝固性血胸时，胸穿不一定抽得血液。

4. 血红蛋白及红细胞比积有不同程度的下降。合并感染时，白细胞计数可增高。

5. X 线检查示少量血胸仅见肋膈角变钝或消失；中等量血胸的液面可从膈顶到肺门水平不等；大量血胸的液面可达肺门水平以上。患侧肺组织相应受压，纵隔可移向健侧。合并气胸时，可见气液平面。

【治疗措施】

1. 少量血胸　需注意观察病情变化，同时给予止血及预防性抗生素治疗，无需特殊处理。

2. 中量血胸　首先可试行胸穿抽液。部分病人经几次胸穿而治愈。效果不佳者，可行胸腔闭式引流术，同时给予抗生素和对症处理。胸腔内仍有活动性出血，有以下征象者应急诊手术止血。这些征象有①经胸腔闭式引流后其引流血量仍在每小时 200 ml 以上，观察 2～3小时无减少趋势；②经积极补液、输全血后，病人血液动力学指标仍不稳定，同时急性失血症状及胸腔积血体征仍无改善；③胸穿或引流血液很快凝固者。手术止血的方法可经常规剖胸手术或电视胸腔镜手术止血。

3. 大量血胸　多伴有较严重的休克。应在积极抗休克治疗的同时行胸腔闭式引流术，出现上述活动性出血征象者，在有效补充血容量的同时，行手术止血。

（五）肺挫伤

肺挫伤是比较严重的肺损伤。肺挫伤不是单纯肺实质内出血，而是血液和蛋白液在肺泡结构内的弥漫性渗出，常可导致严重的肺内分流和低氧血症。此病是成人呼吸窘迫综合征（ARDS）的高危因素。同时多伴有肋骨骨折、血气胸或其他部位损伤。

【诊断要点】

1. 多见于严重胸部闭合性损伤，常发生于高速车祸、坠落和猛烈钝器伤等。

2. 呼吸困难、胸痛、胸闷或休克。

3. 胸部皮肤有挫伤，有时皮下有淤血，胸壁有压痛与挤压痛，常合并有肋骨骨折体征。伤侧肺呼吸音减弱 并可闻及湿啰音。

4. 胸部 X 线检查示伤后早期胸片上一般无典型肺挫伤改变。有时伤后 24～48 小时方在胸片上出现异常。单纯肺挫伤的胸片改变为肺内局限性斑点或斑片状、边缘模糊的浸润阴影，如及时处理 3～4 天内吸收。严重的肺挫伤则表现为单肺或双肺大片浸润阴影，并可能有胸廓合并损伤征象。

5. 动脉血气分析示单纯肺挫伤改变不大。严重肺挫伤早期即出现低氧血症，二氧化碳分压($PaCO_2$)可为正常或偏低，有严重肺泡通气不良时可明显升高。

【治疗措施】

1. 单纯肺挫伤　仅进行一般对症处理(止痛、吸氧、排痰、预防肺部感染)，不需特殊处理。

2. 严重肺挫伤　保持呼吸道通畅，充分供氧，有效镇痛，加强胸部物理疗法(背部叩击、多频振荡治疗)，使病人能有效排痰。为减少肺内渗出，要适当控制输液量。适当利尿和应用皮质激素。气管插管不作为肺挫伤的一种预防性治疗手段。但对呼吸功能不全者要及时行气管插管并用呼吸机辅助呼吸。

3. 手术治疗　肺挫伤病变弥散者，一般不主张手术治疗，只有当合并其他并发症或出血、咯血不能控制时，方剖胸探查。

(六) 肺裂伤

肺裂伤常见的原因是肋骨骨折，肺裂伤是创伤性血气胸最常见的血气来源。肺裂伤的程度可由浅表裂伤到大而深的严重裂伤不等，都伴有程度不同的血气胸。

【诊断要点】

1. 有胸部严重闭合性损伤或钝器伤史。
2. 不同程度的呼吸困难。
3. 叩诊呈鼓音或浊音，呼吸音降低或消失，纵隔移位。
4. 不同程度的肺裂伤可致不同程度的血气胸，严重时可造成张力性气胸。此时呼吸困难较明显。失血量较多，可出现休克。咯血也是肺裂伤较常见的症状之一，其程度与肺裂伤程度及部位有关。
5. 胸部X线检查示不同程度的血气胸、皮下气肿，有时可见大块肺不张阴影、纵隔移位。

【治疗措施】

1. 轻度肺裂伤　血气胸不明显者，仅给予对症治疗，一般不需特殊处理(止痛、吸氧、排痰、预防肺部感染)。血气胸较重并有加重趋势者，行胸穿或胸腔闭式引流术治疗，同时用抗生素预防感染。

2. 严重肺裂伤　尽早放置胸腔闭式引流管，以便观察胸腔出血和漏气的情况，借以判断肺裂伤的程度和进展情况。肺内持续出血或漏气严重者，应及时剖胸探查，行肺修补术。对肺裂伤严重，肺组织损坏严重无法修补者，需行肺切除术。

(七) 气管和支气管损伤

气管和支气管损伤是指外伤所致的从环状软骨至肺段支气管间气道的损伤。严重胸部创伤可引起胸内气管支气管损伤。气管、支气管损伤分为两型：I型为损伤之气道与胸膜腔相通，导致胸腔闭式引流无法控制的严重气胸；II型是损伤气道不与胸膜腔相遇，而是缩埋在纵隔内，伴有程度不同的纵隔气肿。

【诊断要点】

1. 胸部严重外伤史。

2. 典型的临床表现有气短、血痰和不同程度的呼吸困难。喉或气管上部损伤时，还会出现哮鸣音。严重气管支气管损伤时，出现发绀或休克。

3. 纵隔气肿和皮下气肿是十分常见的体征，其严重程度与气道损伤的部位和轻重有关。常伴有气胸，多属张力性气胸。轻度气道损伤病人，有时仅有纵隔气肿和颈部皮下气肿。

4. 肺部感染症状　支气管部分损伤后，远端肺组织感染，甚至并发肺脓疡或脓气胸，出现高热、咳嗽、咳脓痰、胸痛等症状。部分支气管完全断裂者，远端肺组织可不发生感染而仅表现为持续性肺不张。

5. X线检查　可见纵隔气肿、皮下气肿、气胸或胸腔积液。一侧主支气管完全断裂时，胸片可见伤侧肺完全塌陷下垂于心膈角处或胸腔低位，即肺坠落征。气管支气管断层片可显示支气管锐角扭曲或中断现象。颈部侧位片显示椎前筋膜积气，则是气道或食管损伤最好的直接证据。胸部CT扫描对支气管损伤的诊断作用不大，其最大价值在于能及时发现纵隔血肿和大血管的损伤。

6. 纤维支气管镜检查　早期支气管镜检查是气管支气管损伤有效的诊断定性方法。呼吸衰竭时用支气管镜引导气管或支气管插管可使插管位置更准确，并使其越过断裂处，实施有效通气。避免因盲目插入引起并发症，如加重气道损伤等。

7. 胸腔闭式引流的观察　胸腔引流持续大量气体排出而患肺仍不复张者，是大气道损伤的证据之一。尤其是加负压引流后，病人呼吸困难仍在加重，体征及X线检查无改善者则提示有大气道损伤。

【治疗措施】

气管、支气管损伤的外科治疗：应根据损伤的严重程度、范围、时间，有无合并损伤及全身情况，而采取不同的处理原则和方法。

1. 检查确定气管或支气管的损伤仅为＜1 cm的小型伤，临床上无张力性气胸或气胸及其他并发症，早期经气管切开术后损伤常可自行愈合。

2. 经支气管镜检查明确损伤仅占支气管周径1/3以下者，经胸腔闭式引流后肺能迅速复张，并能保持长久而不再萎陷者，严密监测病人症状、体征及胸部X片变化条件下可继续保守观察。

3. 如合并其他严重损伤、全身情况危重、呼吸极度困难者，应立即行胸腔闭式引流，必要时进行气管切开，以缓解呼吸困难和有利于清除呼吸道分泌物。根据血气分析与呼吸情况，决定是否需要辅助呼吸。待伤势、病情好转、血液动力学稳定后，再做进一步处理。

4. 除上述情况外，气管、支气管损伤的诊断和部位一旦明确后，只要伤员的全身情况允许，都应立即进行开胸探查，争取早期缝合修补。

5. 部分支气管损伤包括部分断裂和完全断裂，或因损伤当时未能做出正确诊断，或因当时病情危重未能行早期修复重建者，在后期仍因继发肺内感染或因肺不张影响肺功能而需进一步外科处理。通常以伤后6个月内进行为宜。

6. 术后处理原则　修复重建术后，要严密观察远侧肺复张情况。根据体征及胸片做出判断。保持呼吸通畅。加强胸部体疗和雾化吸入，鼓励伤者咳痰。如远侧肺膨胀不良或有肺不张时，应尽早行支气管镜检查，以了解吻合口的情况并充分吸净支气管内分泌物。

（八）食管损伤

食管损伤是一种常由于器械或异物引起的以食管破裂、穿孔为主要病变的疾病，如不及时处理，几乎毫无例外地发生急性纵隔炎、食管胸膜瘘，并可能致死。闭合性食管损伤很少见，在临床胸部外伤的鉴别诊断中应考虑到食管外伤存在的可能性。

【诊断要点】

1. 病史　①胸部开放性损伤，常见病因为利器、枪弹伤等；②医源性损伤，包括食管镜检查、食管扩张、相邻器官手术时的误伤；③亦常见饮酒后剧烈呕吐或单纯剧烈呕吐导致食管破裂。

2. 对所有行食管内器械操作后出现颈部、胸部或腹部疼痛的病人，应想到发生食管穿孔的可能性。

3. 有 Mackler's 三联症即呕吐、下胸痛、下颈部皮下气肿时，更应迅速怀疑有食管穿孔的可能。

4. X 线检查　胸片可见纵隔气肿、气胸或液气胸征。但仍有约 1/3 食管穿孔病人胸片未能发现异常。食管造影对食管损伤诊断有帮助，但可出现假阴性，而且造影剂(钡剂)可能进入纵隔内而残留。

5. 食管镜检查　发现食管破裂或局部出血时，即可诊断为食管损伤或穿孔。然而食管镜的假阴性率很高(40%)。

少数病例早期未能及时诊断，直至后期出现脓胸，甚至在胸穿或胸腔引流液中发现食物方做出诊断。

【治疗措施】

外伤性食管穿孔均应在早期剖胸探查和手术修补。伤后 16 小时以内者应行一期缝合。食管损伤时间过久或食管缺损较大不能一期缝合者，放置"T"型引流管于食管腔内，减少唾液等对纵隔的进一步污染，同时加做胃或空肠造口术。也可将近侧食管旷置于颈部，以后再做食管重建术。

（九）心包破裂

几乎所有心包破裂均为复合伤之一，多为纵行裂口。单纯损伤裂口小不发生心脏疝出脱位，则无症状或仅有胸痛。发生心脏疝出脱位、嵌顿者，则有虚脱、低心排血甚至猝死。

【诊断要点】

1. 胸部外伤史。

2. 临床表现可无症状或仅有胸痛，心前区听到一种特殊的收缩期杂音，其特点是开始粗糙，突然中断后转为柔和。有此症时应怀疑本病。

3. 胸部 X 线示心脏偏位，形态异常。并发脏层胸膜损伤时可伴有心包积气。

4. 超声心动图可见到心脏或其中一部分的异常运动。

【治疗措施】

裂孔较小者可行缝合术。缺损大而闭合困难者，可用涤纶片修补缝合。若发生心脏疝脱出者，应急症手术，迅速复位，修补裂孔处。疑有渗血时，留置心包内引流管持续低压吸引数日。有些病人应扩大破口，仅放置引流即可。

（十）心肌挫伤

在非穿透性胸外伤中心肌挫伤占10％～75％。此症有突然死亡的可能，故应慎重处理。心肌挫伤是由于冠状动脉血流受阻、心肌缺血、心肌细胞直接受损所致。进一步发展会出现心功能障碍和心力衰竭等表现。急性期重症者有类似典型心绞痛症状（胸痛、呼吸困难、心力衰竭），并常见有各种房性或室性心律不齐及传导阻滞。急性期后有的会出现室壁瘤。

【诊断要点】

1. 年轻人在钝性非穿透性胸外伤后，可有心绞痛样胸痛。

2. 心电图会有异常表现，如ST段抬高、T波低平倒置、Q波出现、室上性心动过速、室性期前收缩、QT延长、室性心动过速、室颤等。

3. 超声心动图有室壁运动受限、心包积液表现时，应怀疑本病。

4. 血生化检查血清心肌酶谱测定血清谷草转氨酶（SGOT）、肌酸磷酸激酶（CPK）、肌酸磷酸激酶同工酶（CPK－MB）均有上升。

5. 放射性核素检查可确诊损伤范围。

6. 极少数形成房间隔血肿，可用CT、MRI检查来与黏液瘤相鉴别。

7. 心血管造影检查可见真性室壁瘤，几乎都发生在左室。形成可早可晚，可无症状。只有通过心血管造影进行确诊。

【治疗措施】

1. 高度怀疑心肌挫伤时，应按心肌梗死处理。以镇静、抗心律失常药物治疗为主。但与心肌梗死处理不同点在于绝对不能用抗凝药物，否则会加重心肌内出血。

2. 心包压塞的处理　心包穿刺，留置心包引流管，持续低负压吸引引流。

3. 并发症处理　心肌挫伤不是外科手术的适应证，但这时常合并重要脏器损伤，所以必要时应急诊手术。一旦确诊室壁瘤时，不管有无症状，都应尽快手术治疗，因为有发生心脏破裂、动脉血栓、严重心律紊乱、猝死的潜在危险。单纯心肌挫伤后2～5周，心功能可恢复到正常。

（十一）心脏破裂

心脏破裂见于直接暴力后的即刻，也有广泛心肌挫伤后几小时或2周内软化而破裂者。伤后2周左右心脏破裂的危险性最大。伴有心包破裂者，可导致出血性休克，或许可免于猝死。

【诊断要点】

1. 本病大多猝死，几乎不可能在术前或生前得到确诊。

2. 超声心动图或胸部CT可确诊心包积液。

3. 一旦有心包积液，应立即行心包穿刺减压并留置心包引流管。

4. 有持续性出血时，即可确诊此病。

【处理措施】

1. 心包积液时立即行心包穿刺减压，同时做好急诊手术准备。

2. 若有持续出血诊断无疑时，应立即手术治疗。

先天性心脏病

（一）动脉导管未闭

动脉导管未闭(patent ductus arteriosusi，PDA)占所有先天性心脏病的5%～10%,女性是男性的2倍。早产儿发生率高于足月儿,妊娠龄越短,发生率越高。足月儿动脉导管功能性关闭常在出生后数小时内,解剖上常在6周内关闭。在1岁后每年关闭率为0.6%。

【诊断要点】

1. 病人的症状取决于导管的大小,肺血管的阻力以及合并的心内畸形。①小的PDA,左向右分流少,小儿可无任何临床症状。胸骨左缘第二肋间可闻及典型的连续机器样杂音。②中等大小的PDA,患儿常表现为发育迟缓、反复呼吸道感染、乏力、脉压差大、心脏搏动有力和连续性杂音。③大的PDA在婴儿出生后数周内发生心力衰竭伴呼吸急促、心动过速和喂养困难。

2. 超声心动图及二维彩色超声多普勒可明确诊断。

【治疗措施】

1. 药物治疗　可用吲哚美辛(消炎痛)治疗早产儿PDA,对足月儿效果不佳。

2. 心导管术。

3. 胸腔镜下血管夹闭术。

4. 剖胸结扎或缝合导管。

（二）房间隔缺损

房间隔缺损(atrial septal defects，ASD)即房间隔上存在开口。主要分三型:继发孔型(80%)、原发孔型(10%)、静脉窦性(10%)。心房水平的左向右分流的程度取决于房间隔缺损的大小和左右心室的顺应性。

直径大于8 mm的房间隔缺损自发闭合的可能性极小;小于4 mm,在4岁之前常能自愈,4岁以后自发闭合痊愈的可能性非常小。

【诊断要点】

1. 单纯房间隔缺损症状不典型,就诊时仅可闻及心脏杂音,胸骨左缘第2肋间可闻及收缩期杂音及第二心音固定分裂。

2. 胸片示心脏增大,肺动脉段突出,肺纹理可增多。

3. 心电图示右心室肥厚,V_1 导联 rSr′或 rsR′和电轴右偏的典型表现。电轴左偏可能提示原发孔房间隔缺损。

4. 超声心动图及二维彩色超声多普勒可明确诊断。

【治疗措施】

凡认为无法自行闭合的房间隔缺损均应手术闭合。唯一的手术禁忌证为艾森曼格(Eisenmenger)综合征的产生。随着肺动脉压的增高,手术风险相应增加。

1. 介入封堵法。

2. 心内直视手术。

（三）室间隔缺损

室间隔缺损（ventricular septal defects，VSD）指在室间隔上存在开口，是最普遍被认识的先天性心脏病。单纯 VSD 根据位置不同分为 4 型：Ⅰ型 VSD，也称为圆锥隔型、室上嵴上型、漏斗隔型、动脉下型，位于右室流出道漏斗部，肺动脉瓣正下方；Ⅱ型 VSD 即膜旁型最常见，缺损临近室间隔膜部；Ⅲ型 VSD 即房室通道型或流入道型，缺损位于室间隔流入道和三尖瓣隔瓣后下方；Ⅳ型 VSD 即肌型，位于室间隔小梁部。另外，还有其他分型：Anderson分类法、Van Praagh 命名法。

直径小于 5 mm 的 VSD 在 1 岁以内自发变小或愈合的可能性较大，多数不需手术。随年龄增加闭合率逐渐降低，到 5 岁以后闭合可能性已很少。

【诊断要点】

1. 临床表现与 VSD 大小有关。分流量小的 VSD 病人常症状不明显。分流量大的患儿可出现充血性心力衰竭，表现为呼吸急促、喂养困难、反复上呼吸道感染、生长发育迟缓。

2. 胸骨左缘 3～4 肋间收缩期响亮杂音，随着肺血管阻力增高，杂音简单短促、柔和，也可完全消失。

3. 胸片示不同程度的肺充血和双心室肥大。

4. 心电图可能正常，或右、左室或双室肥大。

5. 超声心动图及二维彩色超声多普勒检查可明确诊断。

【治疗措施】

凡认为无法自行闭合的房间隔缺损均应手术闭合。虽然国内已有单位尝试应用介入封堵室缺，但成功率较低，并发症多。因此，仍主张采取心内直视手术修补 VSD。

1. 大型 VSD　表现为严重难治性充血性心力衰竭的大型 VSD 婴儿应在出生后 3 个月内手术纠治。肺血管阻力 $\geq 4\ U/m^2$，或者左向右分流 $> 2:1$ 时应马上手术。

2. 小型 VSD　1 岁后定期评价无症状的膜周或肌部 VSD 病人生理和解剖指标，以判断是否闭合。有以下情况时考虑手术治疗：出现任何主动脉瓣脱垂的表现，即使无主动脉瓣反流；有心内膜炎史；有任何心室扩张的表现，即使左向右分流小于 2∶1。

3. 圆锥隔型 VSD　有很高的主动脉瓣脱垂和关闭不全的危险，不论左向右分流量，均应手术闭合。

（四）法络四联症

法络四联症是最为常见的发绀型先天性心脏病。法国内科医生 Etienne Fallot 早在 1888 年首先完整的描述了本病，故名。组成法洛四联症的标准为室间隔缺损、右室流出道梗阻、主动脉骑跨和右心室肥厚。每个畸形都是由一个基本的形态学异常引起，本病是由漏斗部或动脉圆锥、室间隔的向前和向左移位产生。

【诊断要点】

1. 主要症状为发绀。发绀程度取决于右心室流出道梗阻的程度。通常出生时仅轻度发绀。随着年龄的增长，由于右心室漏斗部肥厚的进展而加重，少部分病例在出生时或出生后不久即出现严重的发绀。

2. 患儿发育不良，口唇、眼结膜和指甲发绀，指（趾）呈杵状。胸骨左缘第 2、3、4 肋间听到收缩期杂音，有时可扪及震颤。肺动脉瓣区第二音减弱或消失，主动脉瓣第二音似亢进。

3. 血液检查示红细胞可达$(5\sim8)\times10^{12}/L$,血红蛋白增至150～200 g/L以上。动脉血氧饱和度下降至90%～40%。

4. 心电图示电轴右偏,右心室肥大。

5. X线检查示肺动脉段凹陷,心尖圆钝,呈“木靴形”,主动脉影增宽。肺野清凉。

6. 超声心动图示主动脉骑跨于室间隔上方,室间隔连续中断,流出道狭小。多普勒示右向左分流。

【治疗措施】

均应手术治疗。

1. 姑息性手术　体肺分流术,经典的和改良的Blalock－Taussing分流术应用最普遍。

2. 根治术　尽可能采取此手术方法。如左心室容量<25 ml/m^2、左右肺动脉直径之和小于横膈水平降主动脉的直径,则患儿难以承受根治术。

纵隔肿瘤

纵隔可划分为前纵隔(胸骨与气管心包之间的间隙)、后纵隔(气管心包后方—包括食管和脊柱旁纵隔)和中纵隔(前后纵隔之间)。纵隔内器官组织较多,胎生结构来源复杂,所以纵隔区内肿瘤种类繁多。

常见的肿瘤:

1. 神经源性肿瘤　多起源于交感神经,少数起源于周围神经。多位于后纵隔脊柱旁肋脊区内。

2. 畸胎瘤与皮样囊肿　多位于前纵隔。分为表皮样囊肿、皮样囊肿和畸胎瘤(含外、中、内胚层),发生学相同。10%畸胎类瘤为恶性。

3. 胸腺瘤　多位于前上纵隔。分上皮细胞型、淋巴细胞型和混合型三类。本病多为良性,包膜完整,但临床上常视为有潜在恶性。约15%合并重症肌无力;反之,重症肌无力病人约半数以上有胸腺瘤或胸腺增生,但两者的关系仍不明确。

4. 纵隔囊肿　较常见的有支气管囊肿、食管囊肿和心包囊肿。若为良性,呈圆形或椭圆形,壁薄,边界清楚。

5. 胸内异位组织肿瘤　有胸骨后甲状腺肿、甲状旁腺瘤、淋巴源性肿瘤等。后者多为恶性,如淋巴肉瘤、Hodgkin病等。肿块常呈双侧性不规则。淋巴源性肿瘤不宜手术,多采用放射治疗或化学药物治疗。

6. 其他肿瘤　一般有血管源性、脂肪组织、结缔组织等组织的肿瘤。较为少见。

7. 转移瘤。

【诊断要点】

1. 临床表现　与肿瘤的大小、部位、生长方式和速度、质地、性质有关。常见症状有胸痛、胸闷、刺激或压迫呼吸系统、神经系统、大血管、食管的症状,还可出现一些与肿瘤性质相关的特异性症状。

(1) 压迫神经系统:压迫交感神经干时,出现Horner综合征;压迫喉返神经出现声音嘶哑;压迫臂丛神经出现上肢麻木、肩胛区疼痛及向上肢放射性疼痛;哑铃状的神经源性肿瘤可压迫脊髓引起截瘫。

(2) 刺激或压迫呼吸系统：可引起剧烈咳嗽、呼吸困难甚至发绀。破入呼吸系统可出现发热、脓痰甚至咯血。

(3) 压迫大血管：压迫头臂静脉可致单侧上肢及静脉压增高。压迫上腔静脉可出现面部上肢肿胀发绀、颈浅静脉怒张、前胸静脉迂曲等征象的上腔静脉综合征。

(4) 压迫食管：可出现吞咽困难。

(5) 特异性症状：对诊断意义较大，如随吞咽运动上下为胸骨后甲状腺肿，咳出头发样细毛或豆腐渣样皮脂为破入肺内的畸胎瘤，伴重症肌无力为胸腺瘤等。

2. 胸部X线检查　可显示肿瘤的部位、外形、边缘清晰光滑度、有无钙化或骨影等。胸部CT和MRI能进一步显示肿瘤与邻近组织器官的关系。

3. 超声波检查　有助于鉴别实质性、血管性或囊性肿瘤。

4. 放射性核素^{131}I扫描　可协助诊断胸骨后甲状腺肿。

5. 颈部淋巴结活检　有助于鉴别淋巴结源性肿瘤或其他恶性肿瘤。

6. 食管镜、气管镜、纵隔镜等检查有助于鉴别诊断。

7. 诊断性放疗　在短期内能否缩小，有助于鉴别对放射性敏感的肿瘤，如恶性淋巴瘤等。

【治疗措施】

除恶性淋巴源性肿瘤适合放射性治疗外，绝大多数原发性纵隔肿瘤无禁忌证时均应手术治疗。

食管癌

食管癌是较为常见的一种恶性肿瘤。食管分为颈、胸、腹3部。胸段食管分为上、中、下三段。中段食管癌较为多见，下段次之，上段较少，多系鳞状细胞癌。贲门部腺癌也可向上延伸累及食管下段。

【诊断要点】

1. 进行性吞咽困难　先是难咽干的食物，继则难咽半流质饮食，最后水和唾液也不能咽下。出现消瘦和脱水。当肿瘤引起的食管痉挛、水肿及炎症消退或部分肿瘤组织脱落后，梗阻症状可暂时减轻，之后可出现持续胸痛或背痛、声音嘶哑、大呕血、气管食管瘘等极晚期表现。

2. 可无明确体征　应特别注意锁骨上淋巴结有无转移，肝有无肿块和有无腹腔积液、胸腔积液等体征。

3. 食管吞钡检查　早期食管癌表现：①局限性黏膜皱襞增粗和断裂；②局限性管壁僵硬；③局限、小的充盈缺损；④小龛影。晚期表现为充盈缺损、管腔狭窄和梗阻。

4. 带网气囊食管脱落细胞检查　用于食管癌的筛查。

5. 食管镜、胃镜检查　可以更准确的反映黏膜病变，并可取组织活检明确诊断。

6. 胸部CT检查　可了解肿瘤向腔外扩展情况和有无纵隔转移、腹内脏器或淋巴结转移，对决定手术有参考意义。

【治疗措施】

食管癌强调早期发现、早期诊断和早期治疗。方法有手术、放射治疗、药物治疗及综合治疗。

1. 手术治疗　手术治疗是治疗食管癌的首选方法。

2. 放射疗法　①与手术疗法综合应用。②单纯放疗：用于禁忌手术而肿瘤局限，一般情况尚好的病人。③上段食管癌的手术并发症多，多采用放射疗法。

3. 药物治疗　抗癌药物治疗可使晚期病人症状缓解。常与其他疗法综合应用，以提高疗效。

【健康处方】

1. 改变不良饮食习惯，可使食管癌发病率明显下降。

2. 发现吞咽困难等症状时，要及早到医院进行食管钡剂或食管镜检查。

3. 一旦确诊为食管癌，也要保持心情平和，积极配合医护人员依情况分别予以手术、抗癌化疗药或放射治疗。中药可作为辅助治疗。

4. 在饮食上提倡饮用新鲜果汁、牛奶、豆浆、蜂蜜等；食用蕹菜泥，可减少食管区疼痛；不要吃霉变食物，也不要吃硬、粗糙、油炸等食品。每日可定时饮用一杯热开水，继以一杯冷或冰开水，作食管按摩，有利于康复。

5. 每日定时做咽气及嗳气活动，也可以做一些适宜的气功锻炼。

急性阑尾炎

阑尾腔梗阻、细菌侵入阑尾壁、阑尾腔内粪石和黏膜下淋巴滤泡增生是形成急性阑尾炎的主要因素。急性阑尾炎是外科最常见的急腹症，是腹部外科需要急诊手术的一种疾病。

【诊断要点】

1. 转移性右下腹痛，是本病的典型特点，少数病人始于右下腹。

2. 胃肠道症状如恶心、呕吐、腹胀、腹泻、里急后重。

3. 全身症状如寒战、发热、头痛、乏力。

4. 右下腹麦氏点固定压痛，反跳痛，肌紧张。阑尾脓肿形成时右下腹可触及痛性包块。

5. 血白细胞计数及中性粒细胞比例升高。实验室检查：白细胞计数和分类升高。

6. 临床上主要应与十二指肠溃疡穿孔、右侧输尿管结石、宫外孕破裂、附件炎、卵巢囊肿破裂、黄体囊肿破裂和小儿肠系膜淋巴结炎等疾病相鉴别。

【治疗措施】

1. 诊断明确后，如无手术禁忌证，原则上都应及时行阑尾切除术。在坏死穿孔前手术，操作简单，术后并发症少，安全，而穿孔发生腹膜炎后手术，并发症及死亡率远较未穿孔者增多。但遇下列情况时，可先采用非手术疗法。

(1) 发病已 3～4 天，右下腹形成一局限性肿块而炎症无扩展趋势。

(2) 诊断不肯定。

(3) 伴有其他全身性疾患不宜手术者。

2. 非手术疗法　根据病情适当控制饮食，输液，应用抗生素或中药。一般在 24～48 小时后，炎症应逐渐消退，如效果不明显或炎症扩散，病情加重，应及时手术。中西医结合非手术治疗可使多数单纯性阑尾炎消退，但远期复发率较高，仍需手术治疗。

3. 手术治疗　行阑尾切除术。

4. 对右下腹阑尾周围炎性肿块，一般先采用非手术疗法，如炎症得到控制，肿块有缩小趋势，可继续采用非手术疗法，也可在炎性肿块尚能活动时，及早将肿块整个切除，术中注意避免感染扩散或损伤肠管。对固定的肿块经非手术治疗后，肿块逐渐增大，感染症状加重或已有脓肿形成则应手术治疗。阑尾脓肿手术的目的是引流脓液，不强求切除阑尾，也可在超声波检查引导下经皮置管引流。待引流切口完全愈合 2～3 个月后再行手术切除阑尾。

5. 术后并发症处理。

【健康处方】

避免过度疲劳，防止机体抵抗力下降。

腹外疝

腹内组织通过腹壁缺损向外异常突出称为腹外疝。腹股沟疝是最常见的一种疝，占腹外疝的 75%～80%。腹壁缺损和腹内压力增高是腹外疝发病的两个主要原因。

【诊断要点】

1. 腹股沟区可复性包块，站立时出现，平卧时消失。

2. 体检腹股沟区可触及肿块，可回纳腹腔，并听到肠音。

【治疗措施】

1. 非手术治疗　适合半岁以下婴幼儿和年老体弱或伴有其他严重疾病而禁忌手术者。

2. 手术治疗　有单纯疝囊高位结扎术、传统疝修补术、无张力疝修补术和腹腔镜疝修补术等方法。

3. 嵌顿性疝和绞窄性疝的治疗措施

(1) 嵌顿性疝试行手法复位的指征：①嵌顿时间在 3～4 小时以内，局部压痛不明显，也无腹膜刺激征者。②年老体弱或伴有其他严重疾病而估计肠袢尚未绞窄坏死者。

(2) 嵌顿性疝原则上需要紧急手术治疗，以防止疝内容物坏死并解除伴发的肠梗阻。

(3) 绞窄性疝的内容物已坏死，更需紧急手术。

【健康处方】

1. 疝病人应避免重体力劳动。

2. 慢性咳嗽病人在季节变化时注意保暖，防止咳嗽引起的腹内压增高。

3. 前列腺增生病人应及时治疗，防止继发性疝的发生。

4. 长期便秘病人要保持大便通畅，消除腹内压增高的因素。

急性胆囊炎

急性胆囊炎是胆囊发生的急性化学性和(或)细菌性炎症。约 95%的病人合并有胆囊结石，称结石性胆囊炎；5%的病人未合并胆囊结石，称非结石性胆囊炎。

【诊断要点】

1. 急性胆囊炎主要见于 30～80 岁的成人，女性比男性多见。

2. 多数病人既往有慢性胆囊炎、胆石症、胆管蛔虫症或胰胆管疾患等病史。

3. 病人有上腹疼痛、恶心、呕吐、发热以及右上腹触痛，Murphy 征阳性。

4. B 超检查可提示胆囊壁增厚、周围水肿和结石。

5. 血中白细胞升高，分类中性粒细胞增多并伴核左移及有中毒性颗粒。

6. 应与急性胰腺炎、急性胃肠穿孔、急性心肌梗死、右侧大叶性肺炎或胸膜炎、绞窄性肠梗阻、急性高位阑尾炎、右肾绞痛和肠系膜血管栓塞等疾病相鉴别。

【治疗措施】

1. 非手术疗法

(1) 禁食、输液、纠正水、电解质及酸碱代谢失衡。

(2) 全身支持疗法。

(3) 首先以针对革兰阴性杆菌为主，兼顾球菌，有血或胆汁细菌培养及药物敏感试验结果后再作相应的调整。抗生素的疗程常需 10～14 天。

(4) 解痉镇痛等对症处理。

2. 手术治疗

(1) 大部分病人最终需要手术治疗。手术时机的选择应视病人及病情而定，多数可在控制急性炎症后择期进行，少数病例病情急、重且有明显的并发症而需要紧急手术处理。

(2) 急诊手术指征：①发病在 48～72 小时以内者；②经非手术治疗无效且病情恶化者；③有胆囊穿孔、弥漫性腹膜炎、急性化脓性胆管炎、急性坏死性胰腺炎者。

(3) 手术方式可选择常规胆囊切除术、腹腔镜下胆囊切除术、胆囊造口术等。

【健康处方】

1. 调整饮食结构，不要过于油腻。

2. 少食动物内脏等含高胆固醇的食物。

胆石症

胆石症包括发生在胆囊和胆管的结石，是常见病多发病。按胆石成分的不同分为胆固醇结石、胆色素结石和混合性结石。

(一) 胆囊结石

【诊断要点】

1. 消化不良等胃肠道症状。

2. 典型的胆绞痛表现　饱餐或高脂餐后出现右上腹痛，向右肩背部放射。

3. Mirizzi 综合征。

4. B超检查　是诊断胆囊结石的首选方法，正确率达 95%以上。

【治疗措施】

治疗原则包括：①胆囊切除是治疗胆囊结石的首选方法，效果确切；②对于有症状和(或)并发症的胆囊结石，应及时行胆囊切除术；③对于无症状的胆囊结石，一般认为不需立即行胆囊切除，只需观察和确诊。

1. 溶石治疗

口服药物溶石：

(1) 适应证：①胆囊内直径小于 15 mm 的、可透 X 线的胆固醇结石；②造影检查显示胆囊功能良好、胆囊管通畅者；③年老或因其他原因不能耐受手术治疗者；④作为灌注药物溶石或体外冲击波碎石治疗的辅助治疗。

(2) 禁忌证：①不透 X 线的富含钙的胆色素结石；②直径大于 15 mm 的胆固醇结石；③胆囊功能不良者；④有症状的胆囊结石；⑤有胆管梗阻者；⑥伴发肠炎、肝炎、肝硬化者；⑦妊娠期妇女。

(3) 药物及用法:①鹅去氧胆酸(Chenodeoxycholic acid,CDCA),每日750～1 000 mg,分3～4次于日间及睡前口服。②熊去氧胆酸(Ursodery cholic acid,UDCA),每日250～500 mg,分3～4次于日间及睡前口服。③CDCA 5 mg/kg加UDCA 5 mg/kg,每天1次睡前服用。

(4) 疗程及注意事项:①治疗至结石完全溶解后3个月,总疗程常需半年以上;②治疗期间每半年复查B超及胆囊造影一次,结石完全溶解后每年复查1～2次观察是否有结石复发;③如治疗2年结石无缩小者,为溶石治疗无效,应终止治疗;④复发的病例可试用原来的方法再次进行治疗。

灌注药物溶石:是将溶石的药物经过一定的途径直接注入结石局部而达到溶石作用的。常采用不同的药物配方,组成复合制剂联合用药,分别用于胆固醇结石与胆色素结石。

2. 有症状的胆囊结石

(1) 急性发作胆绞痛时作相应的对症处理。

(2) 有急性胆囊炎发作者应在积极控制炎症的同时争取手术,手术方式可相应选择:①常规胆囊切除术;②腹腔镜下胆囊切除术;③胆囊部分切除术;④胆囊造瘘术。

(3) 主要表现为慢性胆囊炎者,可选择行常规胆囊切除或在腹腔镜下行胆囊切除。

(4) 体外冲击波碎石治疗

适应证:①有症状的胆囊结石而胆囊功能存在者;②结石必须为非钙化结石;③单颗结石直径<25 mm,<15 mm的结石不能超过3颗。

禁忌证:①胆囊功能不良或胆囊萎缩者;②钙化结石;③结石过大或过多者;④胆囊炎急性发作;⑤有凝血功能障碍者;⑥有严重心肺、肝肾病变者;⑦妊娠妇女。

【健康处方】

同急性胆囊炎。

(二) 胆管结石

【诊断要点】

1. 典型Charcot三联症　腹痛、寒战高热和黄疸。

2. 体格检查　剑突下和右上腹深压痛。

3. 实验室检查　白细胞及中性粒细胞增高;胆红素及转氨酶升高。

4. 影像学检查　腹部B超、经皮胆囊造影、胰胆管逆行造影及磁共振胆管造影。

【治疗措施】

1. 以手术治疗为主。手术治疗的原则是:

(1) 术中尽可能取尽结石。

(2) 解除胆管狭窄和梗阻,去除感染病灶。

(3) 术后保持胆汁引流通畅,预防胆石再发。

2. 手术方式

(1) 胆总管切开取石加T管引流术。

(2) 胆肠Roux-en-Y吻合术。

(3) Oddi括约肌成形术。

(4) 经内镜下括约肌切开取石术。

【健康处方】

同急性胆囊炎。

胃、十二指肠溃疡急性穿孔

急性穿孔是胃、十二指肠溃疡严重并发症，为常见的外科急腹症。本病起病急、病情重、变化快，需要紧急处理，若诊治不当可危及生命。

【诊断要点】

1. 可有溃疡病史。
2. 突发上腹部刀割样剧痛，迅速遍及全腹。
3. 腹膜炎体征　压痛、反跳痛、肌紧张和板状腹。
4. X线立位片可见膈下游离气体。

【治疗措施】

1. 非手术治疗　适用于一般情况较好，症状体征较轻的空腹小穿孔。具体措施是：

(1) 禁食、胃肠减压。

(2) 输液维持水、电解质平衡及营养支持。

(3) 应用抗生素控制感染。

(4) 给予 H_2 受体阻断剂制酸。

2. 手术治疗　是胃、十二指肠溃疡急性穿孔的主要疗法。手术方法有：

(1) 单纯穿孔缝合术。

(2) 彻底性溃疡手术。

【健康处方】

1. 溃疡病病人饮食要规律，忌过饥过饱。
2. 溃疡病病人忌辛辣和过酸食物。
3. 避免过度疲劳和精神紧张。
4. 溃疡病病人应接受正规的内科治疗，防止并发症的发生。
5. 及时转上级医院，转运途中派医护人员陪送，途中防止颠簸，并注意血压变化。

肠梗阻

肠内容物不能正常运行或通过发生障碍称为肠梗阻。

【诊断要点】

1. 四大症状　痛(腹痛)、吐(呕吐)、胀(腹胀)、闭(肛门停止排气、排便)。
2. 三大体征　波(胃肠蠕动波)、型(肠型)、响(肠鸣音亢进或减弱)。
3. X线表现　积气、液平。

【治疗措施】

1. 一般治疗

(1) 四禁：禁食、禁止灌肠、禁用强导泻剂、禁用强镇痛剂。

(2) 四抗：抗腹胀(胃肠减压)、抗生素、抗水电酸碱紊乱、抗休克。

2. 非手术治疗　麻痹性和单纯性不全性肠梗阻可考虑非手术治疗。

3. 手术治疗

(1) 适应证：绞窄性肠梗阻、闭襻性肠梗阻和非手术治疗无效的单纯性肠梗阻。

（2）手术原则：①去除病因；②排尽肠道毒素；③恢复肠道通畅；④腹腔清洗、引流。

（3）手术方法：①解决引起梗阻的原因；②肠切除吻合术；③短路手术；④肠造口或肠外置术。

【健康处方】

1. 腹部手术病人提倡早期下床活动，防止发生粘连性肠梗阻。

2. 有腹部手术史的病人注意饮食要规律，不要暴饮暴食。

肠套叠

一段肠管套入其相连的肠管腔内称为肠套叠。肠套叠是小儿肠梗阻的常见病因，80%发生于2岁以下的儿童。最多见的为回肠末端套入结肠。

【诊断要点】

1. 肠套叠三主征　腹痛、血便和腹部肿块。

2. 体检在脐右上方可扪及腊肠形痛性肿块。

3. X线气钡灌肠可见"杯口状"或"弹簧状"阴影。

【治疗措施】

1. 早期可用空气（或氧气、钡剂）灌肠复位，疗效可达90%以上。

2. 手术治疗　对套叠不能复位，或病期已超过48小时，或怀疑有肠坏死，或空气灌肠复位后出现腹膜刺激征及全身情况恶化，都应行手术治疗。具体方法有手法复位和肠切除吻合术。

【健康处方】

2岁以下的儿童不明原因哭闹不安、面色苍白、出汗，伴有呕吐和果酱样血便，应及时到医院就诊。

单纯性下肢静脉曲张

单纯性下肢静脉曲张系指单纯涉及隐静脉、浅静脉伸长、迂曲而呈曲张状态。多见于从事持久站立工作、体力活动强度高，或久坐少动的人。

【诊断要点】

1. 局部疼痛和酸胀不适。

2. 浅静脉扩张。

3. 局部出血。

4. 局部炎症、湿疹、瘙痒、色素沉着和溃疡形成。

5. 大隐静脉瓣膜功能试验（Trendelenburg试验）。

6. 深静脉通畅试验（Perthes试验）。

7. 交通静脉瓣膜功能试验（Pratt试验）。

【治疗措施】

1. 非手术疗法　患肢穿弹力袜使下肢浅静脉处于萎瘪状态，降低静脉压力，减轻静脉扩张。

2. 手术疗法　是根本的治疗方法，包括大隐静脉高位结扎加剥脱术和交通静脉结扎术。手术方法包括:①高位结扎大隐静脉或小隐静脉;②剥脱大隐静脉或小隐静脉;③结扎功能不全的交通支。

硬化剂注射疗法:适于术后残留或术后复发者,或伴皮肤并发症的小腿交通静脉瓣膜功能不全者。

【健康处方】

1. 下肢静脉曲张病人注意抬高患肢,减缓病程发展。

2. 注意保护患肢,防止碰破而形成经久不愈的溃疡。

3. 避免瘙抓而导致破溃。

4. 平时加强体育锻炼,增强体质。长期站立或妊娠期,应平躺,抬高下肢,加强下肢运动,或自我按摩或行热水浸浴。长途步行或长久站立工作者,应穿弹力袜。

血栓闭塞性脉管炎

血栓闭塞性脉管炎又称 Buerger 病,是一种原因不清楚、发病机制复杂、治疗比较困难和病残率比较高的肢体动脉缺血性疾病,病变主要累及中小动静脉,呈节段性、周期性发作。

【诊断要点】

1. 青壮年男性,多数有吸烟史。

2. 患肢有不同程度的缺血表现。

3. 有游走性浅静脉炎病史。

4. 患肢足背或胫后动脉搏动减弱或消失。

5. 双侧肢体对应部位温差达 2℃以上。

6. 动脉造影可以明确患肢阻塞的部位、程度、范围及侧支循环建立情况。

7. 超声多普勒可协助诊断。

【治疗措施】

1. 药物治疗

(1) 中医中药:主要以活血化淤为主,如“通塞脉片”、“脉络宁注射液”等。

(2) 血管扩张药:如前列腺素 E_1、妥拉苏林、硫酸镁溶液等。

(3) 抗生素。

(4) 祛聚治疗:如肠溶阿司匹林。

2. 高压氧疗法

3. 手术治疗

(1) 血管重建术。

(2) 交感神经节切除术。

4. 创面处理

(1) 干性坏疽创面,预防继发感染。

(2) 感染创面可作湿敷处理。组织坏死已有明确界限者,需作截肢(指、趾)术。

【健康处方】

1. 严格戒烟。

2. 防冻防寒。

3. 避免外伤。

4. 加强锻炼。

5. 禁用热疗。

下肢慢性溃疡

慢性下肢溃疡是指小腿下 1/3 部位溃破难愈的疾病。临床表现以下肢溃破经久不愈，反复发作为主要特征。本病好发于体力劳动及长期从事站立工作的病人，以中老年为多见。

【诊断要点】

1. 病人为体力劳动及长期从事站立工作者。

2. 有多年下肢静脉曲张病史。

3. 患肢常有皮肤色素沉着和瘙痒。

4. 常因抓破或碰破后创面经久不愈。

5. 下肢彩超和深静脉造影可发现血管变化。

【治疗措施】

原则为活血化淤、改善血供。

1. 一般治疗　局部外用活血中药，溃疡清创换药和去腐生肌。

2. 药物治疗　包括扩张血管、改善微循环和抑制血小板聚集等，可应用口服降血脂药物、活血化淤中药(红花、丹参等)和前列腺素 E1(凯时)。

3. 有严重下肢静脉曲张者可考虑手术治疗　包括血管架桥术、静脉动脉化和腰交感神经节切除以及大网膜移植等。

【健康处方】

1. 抬高患肢。

2. 有严重下肢静脉曲张者尽早手术治疗。

3. 如患肢有皮肤色素沉着和瘙痒，避免抓破或碰破。

4. 下肢静脉曲张病人可穿弹力袜，延缓病程的发展。

痔

人体直肠末端黏膜下肛管及肛门缘皮下静脉丛发生扩大或曲张所形成的柔软静脉团称为痔，也有学者认为是肛垫下移及病理性肥厚所致。痔是临床的常见病、多发病，其发病率约为 46.3%，任何年龄均可见，20～40 岁多见。

【诊断要点】

1. 便血　是内痔最常见的早期症状，主要为鲜红色。

2. 脱出　内痔痔核发展到一定程度可从肛门脱出。

3. 肛门部的疼痛。

4. 肛周潮湿、瘙痒、异物感。

5. 便秘　往往与痔互为因果，形成恶性循环。

6. 肛门部视诊往往可以发现外痔及脱出的内痔，指诊检查可触及柔软、表面光滑、无压痛的黏膜结节或无明显异常。

7. 肛门镜下可见齿状线附近黏膜和(或)皮肤有暗紫色或深红色肿物隆起，可伴有溃疡面或出血点。

8. 痔分类与分期　以痔与齿线的位置关系，痔可分为内痔、外痔及混合痔。

(1) 内痔：位于齿线以上。可分4期。

Ⅰ期 便血，无痔核脱出。

Ⅱ期 便血，便时痔核脱出，便后脱出痔核可自行回纳。

Ⅲ期 可有便血，便时或咳嗽、劳累、负重时痔核脱出，需手托方能回纳。

Ⅳ期 痔核脱出，不能回纳，可有嵌顿。

(2) 外痔：位于齿线以下，可分4种。①静脉曲张性外痔：病人感肛门肿胀不适，可见肛缘不规则肿物隆起，质软。②结缔组织外痔：肛门皱襞增大，病人有肛旁异物感，便后不易清洁，可有潮湿瘙痒。③血栓性外痔：多因用力排便或负重而引起，肛缘皮下血栓形成，肛旁出现类圆形暗紫色肿物隆起，疼痛明显。④炎性外痔：肛旁皱襞肿胀充血，感肛门部灼痛，排便时加重，局部触痛明显。

(3) 混合痔：在同一位置，齿线上方与下方痔核连成一体，可同时具有内痔与外痔的症状。肛门镜下见跨齿线痔核隆起。

9. 需与导致肛门部肿物脱出的疾病相鉴别。①直肠息肉：多见于儿童，脱出息肉一般为单个，带蒂，表面光滑，质较痔核稍硬，活动度大，容易出血；②肛乳头瘤：呈锥形或鼓槌状，灰白色，表面为上皮，一般无便血，常有肛门部坠胀不适感；③脱肛：直肠黏膜或直肠环状脱出，表面光滑，有螺旋状皱折，一般不出血。

与导致便血的疾病相鉴别：①直肠癌：粪便中混有脓血、黏液、腐臭的分泌物，可有大便性状及排便习惯的改变。指检常可触及菜花状肿物或凸凹不平的溃疡，质地坚硬，不能推动，触之可出血。②肛裂：便血，量较少，主要表现为便后肛门部呈周期性的剧烈疼痛，多伴有便秘，局部检查可见肛管有梭形裂口。③可引起下消化道出血的各种疾病，如溃疡性结肠炎、克罗恩病等，需行肠镜检查或X线钡剂灌肠造影才能鉴别。

【治疗措施】

无症状的痔不需治疗，有症状的痔的治疗目的是消除或缓解症状，而非针对体征的治疗。痔的治疗首选保守疗法，只有当保守疗法无效时才选用手术疗法。

1. 保守疗法

(1) 局部外用药物，如马应龙痔疮膏、复方角莱酸酯(太宁栓)等。

(2) 口服消脱止、地奥司明片、槐角丸等以消肿、止血。

(3) 如大便干燥可口服通便药物，如聚乙二醇散剂，麻仁软胶囊等。

(4) 药物熏洗，可对症使用中药，或用温水坐浴。

(5) 注射疗法：适应于Ⅰ、Ⅱ期内痔，以1∶1消痔灵注射液在痔核处齿线上方约0.5 cm处15°斜向进针，每个痔核注射0.3～0.5 ml，一般一次注射不超过3个痔核。

2. 手术疗法

(1) 外切内扎术：是目前混合痔的主要手术方法。可用局麻或骶麻。常规消毒铺无菌巾。提前内痔，在对应位置肛缘做放射状“V”形切开，切口向上延伸至约齿线上方0.3 cm，血管钳沿直肠纵轴方向钳夹痔核基底部，7号线在钳下做“8”字缝扎，切除结扎部分约2/3。注意观察有无出血。

(2) 环状混合痔可采取分段手术。选取母痔区(截石位3、7、11点位痔核)或较大痔核分别予以外切内扎，需注意每段之间必须保留皮桥与黏膜桥。

(3) 单纯外痔可予切除、血栓剥离等。

(4) 吻合器痔上黏膜环切术(PPH):自2000年在我国开展以来,因其在环形脱垂内痔治疗中具有创伤小、手术时间短、病人疼痛轻、住院时间以及并发症少而迅速在全国范围内得到广泛应用。对于以内痔为主的环状痔较适宜于该种手术方法。其缺点是价格较贵,在广大农村难以得到普及。

(5) 其他治疗方法:枯痔疗法、胶圈套扎法、冷冻疗法、热灼疗法等。

【健康处方】

1. 养成良好的饮食习惯,少食辛辣刺激的食物,避免过度饮酒。

2. 适当参加体育锻炼与体力劳动。

3. 养成良好的排便习惯,不久蹲厕所,及时治疗便秘及腹泻。

4. 注意肛门部的清洁卫生。

5. 注意孕期保健,怀孕期间应适当增加活动,并注意保持大便的通畅。

肛　裂

肛裂是肛管齿线以下的皮肤纵行裂口溃疡,以周期性疼痛为特点,多发于肛管后正中或前正中。本病以20～30岁青壮年多见,男性多于女性,男性多见于后部,女性多见于前部。

【诊断要点】

1. 疼痛　其特点为周期性疼痛,灼热样。排便后经过短暂的缓解期后再次出现剧烈疼痛,可持续数小时,甚至1天。

2. 便血　大便时出血,量少,色鲜红,一般附着于粪块表面或手纸染血,有时有滴血。

3. 便秘　为避免肛门疼痛,病人常恐惧排便,导致便秘。便秘粪块干硬,撕裂原裂面,加重肛裂,从而产生恶性循环。

4. 检查　①肛管皮肤有肛裂溃疡,肛缘可见前哨痔,有时可发现皮下瘘管;②肛门指检可及肛门勒指感明显,可扪及肥大肛乳头;③肛门镜下看见肛窦及肛乳头充血、水肿,甚至可见肥大的肛乳头。

5. 病理改变包括　①肛管皮肤裂伤,经过感染,形成纵行裂口或纵行梭形溃疡,多位于6点和12点;②肛裂下端因炎症改变,浅部静脉和淋巴回流受阻,引起水肿,组织增生,形成结缔组织性外痔;③溃疡上端与齿线相连,炎症扩散,常引起肛窦炎和肛乳头炎,最后形成肛乳头肥大;④肛窦与肛管溃疡之间、溃疡基底与裂口下端皮肤之间有瘘管相通;⑤因肛裂的炎症刺激,形成增厚变硬的栉膜带,妨碍括约肌舒张,影响溃疡愈合。

6. 分期　国内常用的是三期分类法(1978年银川全国肛裂专题会议协定)。

I期 肛管上皮浅表的撕裂伤,无溃疡,无并发症。

II期 肛管上皮组织全层裂开,有溃疡形成,但无其他并发症。

III期 肛管溃疡,同时并发肛窦炎,肛乳头肥大,裂痔、瘘管、栉膜带形成。

7. 肛裂需要与结核性溃疡、肛门皲裂、梅毒性溃疡以及克罗恩病并发肛裂、溃疡性结肠炎并发肛裂和肛管上皮癌等相鉴别。

【治疗措施】

治疗原则:I～II期肛裂用保守疗法,II～III期肛裂用手术疗法。

1. 口服通便药物,保持大便通畅。

2. 外用药物涂抹及中药坐浴治疗。

3. 局部封闭治疗。用麻醉药物或长效止痛剂注射到肛周,解除疼痛和括约肌痉挛。

4. 扩肛疗法　适用于无并发症的Ⅰ期肛裂。

5. 手术疗法　①肛裂切除术,在裂口处作三角形切口,注意需将溃疡面、哨兵痔、肥大肛乳头、潜行瘘管一并切除,打开栉膜带。②括约肌松解术:主张在侧方行括约肌松解术,在肛缘做放射状切口,以弯钳挑出部分内括约肌头部,予以切断约 1 cm。

6. 其他　如挂线法、针刺法、穴位埋线法等。

【健康处方】

1. 保持大便通畅,如大便偏干须及时进行饮食及药物的调理,可多食用香蕉、蜂蜜等,或口服乳果糖,麻仁丸等通便药物。

2. 注意饮食调理,多食用一些富含粗纤维的食物,如红薯,芹菜等,以利于排便。

3. 少食辛辣刺激的食物,以免导致大便干结。

4. 适当参加体力活动,以增强胃肠蠕动,防止便秘发生。

肛门直肠周围脓肿

肛门直肠周围脓肿简称肛周脓肿,是肛门直肠周围软组织感染所形成的化脓性疾病。一般由肛门腺感染,向肛门直肠周围间隙组织蔓延所引起。发病急骤,疼痛剧烈,可伴高热。任何年龄均可发生,但以 20～40 岁青壮年多见,男多于女,自溃或切开排脓后常形成肛瘘。临床上将肛周脓肿按其与肛提肌的位置关系分为高位脓肿及低位脓肿两大类,包括提肛肌以上的高位肛周脓肿(骨盆直肠间隙脓肿、直肠后间隙脓肿、直肠黏膜下脓肿、高位肌间脓肿)和提肛肌以下低位肛周脓肿(肛旁皮下脓肿、坐骨直肠间隙脓肿、肛管后间隙脓肿)。

【诊断要点】

1. 局部症状主要表现为肛旁的剧烈疼痛。

2. 全身症状可表现为寒战高热,乏力等。低位肛周脓肿病人局部症状较明显,高位肛周脓肿者全身症状较重。

3. 检查　低位者局部可发现有红、肿、热、痛的包块,可有波动感;高位者有时可透过直肠壁扪及痛性有波动感包块,局部穿刺可抽出脓液。

4. 血细胞分析可见白细胞计数及中性粒细胞增多。

5. 彩超检查有助于了解肛周脓肿的大小、位置及与肛门括约肌和肛提肌的关系。

6. 肛周脓肿需与肛周毛囊炎、疖肿、骶骨前畸胎瘤继发感染、骶髂关节结核性脓肿、化脓性汗腺炎等相鉴别。

【治疗措施】

一旦确诊,应立即进行手术治疗,忌用抗生素保守治疗。引流要彻底,通畅。

1. 低位脓肿切开引流术　在包块波动感明显处做放射状切口,引出脓液后,修剪创缘呈梭形。

2. 低位脓肿一期切开根治术　按低位脓肿切开引流术方法做放射状切口,以探针从切口探入,探查内口,在探针引导下切开内口与切口间皮肤及皮下组织,清除坏死组织,修剪切口,使引流通畅。

3. 黏膜下脓肿切开引流术　在肛门镜下穿刺抽出脓液后，切开脓腔引流。

4. 高位肛周脓肿可行切开置管引流术。

【健康处方】

1. 本病的预防重在增强身体的免疫力，预防便秘及腹泻的发生，注意肛门部清洁卫生。

2. 如发生本病，应及早就医，以免延误病情。

肛管直肠癌

发生在肛管直肠的恶性肿瘤，称为肛管直肠癌，是消化道常见的恶性肿瘤之一。

【诊断要点】

1. 便血　可为鲜红或暗红色，可夹有黏液或脱落的坏死肿瘤组织，带有恶臭。

2. 排便习惯改变　排便次数增多，里急后重，排便不尽感。

3. 粪便形状改变　因肿瘤瘤体挤压，粪便形状可发生改变。

4. 肛门部的疼痛　可为持续性，排便后加重。

5. 肛门指检可扪及肿块、结节及硬性溃疡等，局部可有触压痛，指套可血染。肛门镜检查可发现病灶。

6. 病理检查可明确诊断，分清病理类型。

7. 临床上需与肛管部尖锐湿疣、非特异性溃疡、肛门窦道、肛裂和痔等鉴别。

【治疗措施】

1. 必须坚持"早发现、早诊断、早治疗"的原则。一旦发现，首选手术治疗。

2. 手术治疗　可根据病情选择局部切除术、Dixon 手术、Hartman 手术、Mile's 手术等。

3. 化学治疗　可选用 5-氟尿嘧啶、丝裂霉素、阿糖胞苷等。

4. 放射治疗。

5. 生物治疗。

6. 中医中药治疗　根据病情，辨证施治。

【健康处方】

1. 加强健康意识，定期健康检查，提高早期发现率。

2. 保持良好的排便习惯，避免便秘及久忍大便，以免刺激局部，并增加毒素吸收。注意观察大便形状及性状的改变。

3. 饮食避免过于精细，避免长期高脂饮食，可适当食用抗癌防癌的食物，如菌类食物，大蒜等。

4. 及时治疗可能导致癌变的疾病，如直肠息肉、肛门部尖锐湿疣等。

甲状腺肿瘤

（一）甲状腺腺瘤

甲状腺腺瘤是最常见的甲状腺良性肿瘤，可分为滤泡状和乳头状囊性腺瘤两种。滤泡状腺瘤多见，乳头状囊性腺瘤少见。

【诊断要点】

1. 本病多见于 40 岁以下女性。

2. 最常见的表现是颈部出现圆形或卵圆形结节，不痛，多为单发，生长缓慢，表面光滑。

3. 乳头状囊性腺瘤囊内出血时，肿瘤可迅速增大，局部出现胀痛。

【治疗措施】

应采取手术治疗。

（二）甲状腺癌

甲状腺癌是最常见的甲状腺恶性肿瘤，约占全身恶性肿瘤的 1%。除髓样癌外，绝大部分甲状腺癌起源于滤泡上皮细胞。按肿瘤的病理类型可分为：乳头状癌、滤泡状腺癌、未分化癌和髓样癌。

【诊断要点】

1. 乳头状癌

(1) 发病率：约占成人甲状腺癌的 60% 和儿童甲状腺癌的 80%。多见于 30～45 岁女性。

(2) 特点：①肿瘤生长缓慢；②50% 有区域淋巴结转移，血行转移在 5% 以下；③约 80% 肿瘤为多中心性，约 1/3 累及双侧甲状腺。

(3) 预后：较早出现颈淋巴结转移，低度恶性，预后较好。

2. 滤泡状腺癌

(1) 发病率：约占 20%，常见于 50 岁左右中年人。

(2) 特点：①肿瘤生长较快；②颈淋巴结转移仅占 10%；③易侵犯血管，33% 可经血行转移到肺、肝、骨以及中枢神经系统。

(3) 预后：颈淋巴结转移很少，主要为血运行转移，中度恶性，预后不如乳头状癌。

3. 未分化癌

(1) 发病率：约占 15%，多见于 70 岁左右老年人。

(2) 特点：①发展迅速；②约 50% 早期便有颈淋巴结转移；③除侵犯气管和(或)喉返神经或食管外，还经血行向肺、骨远处转移。

(3) 预后：无论采用何种方式治疗，预后均极差。一般在半年内死亡。

4. 髓样癌

(1) 发病率：约占 7%，可发生于任何年龄，无性别差异。

(2) 特点：①肿瘤生长较快；②早期即有颈淋巴结转移，血运转移也常见；③髓样癌源自甲状腺滤泡旁细胞(C 细胞)，病人血中降钙素升高。

(3) 预后：比乳头状癌和滤泡状腺癌差，较未分化癌好。

【治疗措施】

1. 手术治疗　甲状腺癌的手术治疗包括甲状腺本身的手术，以及颈淋巴结清扫。未分化癌除外。

2. 内分泌治疗　甲状腺癌作次全或全切除者应终身服用甲状腺素片，以预防甲状腺功能减退及抑制 TSH。可用甲状腺素片，每天 80～120 mg，也可用左旋甲状腺素片，每天 100 μg。

3. 放射性核素治疗　对乳头状癌和滤泡状腺癌，术后应用 ^{131}I 适合于 45 岁以上病人、多发性癌灶、局部侵袭性肿瘤及存在远处转移者。

4. 放射外照射治疗　主要用于未分化癌的治疗。

【健康处方】

重视颈部肿块和无痛淋巴结的肿大，发现后及时就诊。

乳腺癌

乳腺癌是女性最常见的恶性肿瘤之一。在我国占全身恶性肿瘤的7%～10%。其发病率有逐年上升的趋势，部分大城市乳腺癌已占女性恶性肿瘤之首位。

【诊断要点】

1. 乳房肿块　乳腺癌最多见于外上象限(45%～50%)，表现为质硬、表面不光滑、活动差的肿块。可有乳头内陷、酒窝征、橘皮征。

2. 疼痛　绝大多数乳腺癌无疼痛，有疼痛者占11%。

3. 乳头溢液　如为血性溢液，应警惕导管内乳头状癌的可能。

4. 转移灶　可以是首发症状。主要表现为同侧淋巴结转移，也可远处转移。

5. 影像检查　钼靶X线最有意义；B超检查可明确肿物是实质性还是囊性。

6. 穿刺吸取细胞学检查。

7. 切除活检　切除活检是乳腺肿块的理想诊断手段。

【治疗措施】

1. 手术治疗

(1) 乳腺癌根治术：手术应包括整个乳房、胸大小肌、腋窝及锁骨下淋巴结的整块切除。

(2) 乳腺癌扩大根治术：在乳腺癌根治术的基础上，切除二、三、四肋软骨和胸廓内动、静脉及其周围淋巴结。

(3) 乳腺癌改良根治术：在乳腺癌根治术的基础上，保留胸大小肌。

(4) 全乳房切除术：适用于原位癌、微小癌及年迈体弱不宜做根治术者。

(5) 保留乳房的乳腺癌切除术：手术包括完整切除肿块及腋淋巴结清扫。术后必须辅以放疗、化疗。

2. 化学药物治疗　乳腺癌是实体肿瘤中应用化疗最有效的肿瘤之一，化疗在整个治疗中占有重要的地位。目前常用的有CMF、CEF等方案。

3. 内分泌治疗　常用的有雌激素受体拮抗剂三苯氧胺和芳香化酶抑制剂来曲唑等。

4. 放射治疗　是乳腺癌局部治疗的手段之一。

5. 生物治疗。

【健康处方】

1. 适龄婚育，降低乳腺癌发病的危险因素。

2. 提倡母乳喂养，减少乳腺癌发病的机会。

3. 定期体格检查，提高早期乳腺癌的诊断率，提高生存率。

泌尿系统损伤

(一) 肾损伤

【诊断要点】

1. 外伤病人受伤当时的环境，受伤的时间，首先着力的部位，受伤的经过对外伤的判断是非常重要的。病人有腰痛，不同程度的血尿，从镜下血尿到肉眼血尿。

2. 腹部检查　肾区有无膨隆，上腹部有无包块。局部有无肌紧张。观察血尿的程度，病人排尿在白色的容器中，观察尿色的变化，从而判断出血减缓或加快。开放性肾外伤要注意伤口情况，贯通伤的路径，判断有可能损伤的脏器。

3. 尿常规检查　镜下血尿或肉眼血尿，尿中白细胞说明并发感染。

4. 血常规检查　血红蛋白、红细胞比积的进行性下降，说明有活动性出血。

5. B超检查　为无创性检查，特别是能提示肾损伤的程度，包膜下血肿和尿外渗范围。

6. CT检查　可清晰显示肾皮质裂伤、尿外渗和血肿范围，以及其他脏器的损伤情况，为首选的检查方法。

【治疗措施】

轻微的肾挫裂伤经短暂休息可以康复，多数肾挫裂伤可用保守治疗，仅少数需手术治疗。

1. 紧急治疗　出血性休克的病人需要迅速抢救，观察生命体征变化，复苏，输血，并作好手术前准备，以便随时手术。

2. 保守治疗　绝对卧床休息2～4周，病情稳定，血尿消失后才可离床活动，恢复后2～3个月不宜参加体力劳动或竞技运动；密切观察生命体征变化，注意腰部、腹部肿块范围有无增大，定期检测血红蛋白和血细胞比容；及时补充血容量，热量，维持水电解质平衡，保持足够尿量，必要时输血；应用广谱抗生素预防感染；应用止痛药、镇静药、止血药物。

3. 手术治疗

(1) 开放性肾损伤：几乎所有开放性肾损伤病人都要施行手术探察。手术中采用腹部入路，同时探查有无腹部脏器损伤。

(2) 闭合性肾损伤：一旦确认为严重肾裂伤，肾碎裂伤及肾蒂损伤需及早手术探查。肾损伤病人在保守期间发生如下情况，需施行手术：①经积极抗休克后生命体征仍未改善；②血尿逐渐加重，血红蛋白和血细胞比容进行性持续下降；③腰腹部肿块明显增大；④合并有腹腔脏器损伤可能。

【健康处方】

1. 加强营养。

2. 受伤后2～3个月不能参加重体力劳动或竞技性运动。

3. 注意泌尿系统的变化。

（二）膀胱损伤

【诊断要点】

1. 有外伤史，对于下腹部、会阴部损伤的病人，伤后感到腹部疼痛，有尿意而不能排尿或仅能排出少量血尿者，应高度怀疑膀胱损伤。由于创伤和出血，可发生休克。

2. 下腹部疼痛，可放射至会阴、直肠、阴茎或下肢。

3. 排尿困难　腹膜外型膀胱破裂，多能排出少量血性尿液并伴有排尿痛。腹膜内型膀胱破裂，主要表现为急性腹膜炎症状，多数病人虽有尿意但不能排尿。

4. 腹肌紧张，有压痛反跳痛，有移动性浊音，肠鸣音消失。尿液进入会阴部和盆腔，可有下腹壁、阴囊、大腿内侧水肿。

5. 导尿及注水试验　疑有膀胱损伤者，可经尿道插入导尿管，如仅导出少量血性尿液，膀胱可能已有损伤。可经导尿管注入300 ml无菌等渗盐水，5分钟后抽出，如抽出量少于注入量时，可能有膀胱破裂及尿外渗，但此种方法有一定的假阳性率。如同时因尿道断裂而无法置入导尿管，宜先行尿道造影检查。

6. X线检查　膀胱造影是诊断膀胱破裂最有价值的方法。膀胱有较大裂口，可见造影剂外溢。有时因为裂口较小，加之逼尿肌痉挛可呈假阴性。如为腹膜外型膀胱破裂，可见膀胱周围出现火焰状影像。腹膜内型膀胱破裂，因造影剂进入腹腔，常可见少量造影剂存留影像。

【治疗措施】

1. 紧急处理　抗休克治疗如输血、输液、镇静、止痛。尽早使用广谱抗生素预防感染。

2. 保守治疗　膀胱挫伤一般不需要手术治疗。可留置导尿管、抗感染、镇痛、解痉等，几天内可自愈。腹膜外型膀胱破裂，如果裂口小，损伤在12小时内且无尿路感染者，在严密观察下，采用大口径导尿管引流2周，可使创口愈合。而大多数腹膜内型膀胱破裂都有较大的裂口需要手术修补。

3. 手术治疗　手术治疗的目的为清创、止血、缝合修补裂口及对外渗的尿液作充分引流。对于腹膜内型膀胱破裂，术中首先探查腹腔内各脏器有无损伤，然后探查修补膀胱损伤。腹膜外型膀胱破裂，除修补膀胱破裂外，应彻底引流膀胱周围尿外渗。修补膀胱后行耻骨上膀胱造口术，或单纯留置导尿管。

【健康处方】

1. 加强营养，注意适当休息。

2. 多饮水。

3. 定期尿常规检查。

（三）尿道损伤

【诊断要点】

1. 骑跨伤导致前尿道损伤，骨盆骨折导致损伤。

2. 前尿道损伤最常见的临床表现有　①尿道出血；②疼痛：前尿道损伤时，疼痛向尿道外口及会阴部放射，排尿时加重；后尿道损伤，疼痛多发生在耻骨后和下腹部；③尿道损伤后因为疼痛多有不同程度的排尿困难及尿潴留；④尿外渗：多见于尿道全层裂伤，会阴部，下腹部可见皮下淤血肿胀；⑤严重尿道损伤，特别是骨盆骨折后尿道损伤或合并其他内脏损伤者，常发生休克，后尿道损伤休克发生率为40%左右。

3. 直肠指检　前尿道损伤时，无异常发现；后尿道断裂时，前列腺抬高，并有浮动感。指套有血迹，说明直肠亦有损伤。

4. 骨盆平片　疑有骨盆骨折时，应摄骨盆平片。

5. 尿道造影　尿道显影且无造影剂外溢，提示尿道仅有挫伤或部分裂伤；如尿道显影并有造影剂外溢，提示导部分破裂；如造影剂未进入近端尿道而大量外溢，提示尿道严重破裂或断裂。

6. 诊断性导尿　诊断性导尿应慎重，因导尿有可能使部分损伤成为完全损伤，加重出血或诱发感染，有指征时可在严格无菌条件下轻柔地试插导尿管。如试插尿管不成功，不要反复进行。

【治疗措施】

1. 前尿道损伤　如试插导尿管能顺利成功者，应留置1～2周，作为尿道支架及引流尿液之用。导尿失败，明确为尿道断裂，行尿道吻合术，留置导尿管3～4周。

2. 后尿道损伤　多伴有骨盆骨折，病情复杂，先行耻骨上膀胱造口术，6个月后再行后尿道断裂修补、吻合术。

3. 后遗症的处理　最常见的后遗症是尿道狭窄，行定期尿道扩张，若尿道扩张无效，可行冷刀尿道狭窄切开或尿道吻合。

【健康处方】

1. 排尿困难，尿线变细，立即行尿道扩张。

2. 定期行尿道扩张。

3. 勿长途骑自行车。

（四）阴茎损伤

阴茎损伤包括阴茎挫伤、切割伤、皮肤撕裂伤、阴茎绞窄和阴茎折断。

【诊断要点】

1. 各种类型阴茎损伤局部表现

(1) 阴茎挫伤：阴茎勃起时受外力打击、挤压或坠落，阴茎被挤压于外和与耻骨弓之间，引起皮下组织或部分海绵体损伤，皮下组织发生淤血、水肿、血肿等。

(2) 阴茎切割伤：多为他伤或自伤所致。通常为部分切割，严重可将阴茎连同尿道完全截断，伤口整齐，出血量多，可导致休克。

(3) 阴茎皮肤撕裂伤：阴茎突出体外，且皮下组织疏松，被暴力拉扯时，皮肤可以从Buck筋膜外分离撕脱。

(4) 阴茎脱位：较大暴力作用于阴茎根部，阴茎从原位置撕脱，移至阴囊、会阴、腹股沟等处，此时多合并尿道损伤。

(5) 阴茎绞窄：多为精神失常、性欲异常或恶作剧，将金属环、橡皮筋等环状物套入阴茎，至其血供和血液回流障碍，引起组织水肿、缺血、甚至坏死。

(6) 阴茎折断：阴茎在勃起情况下受到直接外力作用，造成白膜及阴茎海绵体破裂。受伤时有响声、剧痛，随即阴茎勃起消退，继而阴茎肿胀，皮下出血。出血一般局限于阴茎，但若Buck筋膜破裂，出血沿阴囊和会阴延伸。

2. 出血　严重出血可发生休克。

【治疗措施】

1. 挫伤　一般可自行愈合。较为严重的挫伤，有较大血肿、出血、淤血严重或并发感染时，应切开止血、引流，并抗感染治疗。

2. 阴茎切割伤　部分切割术累及海绵体者行清创包扎或清创缝合。阴茎离断应尽可能予以再植。单纯缝合阴茎海绵体及皮肤，能使阴茎成活。但阴茎头及皮肤可能发生坏死。应用显微外科技术行阴茎再植术，效果良好。

3. 阴茎撕裂伤　应在8小时内彻底清创修补，以防感染。皮肤缺损少，可用周围游离皮肤修补；缺损较大者，可利用大腿内侧、腹股沟或下腹部带蒂皮瓣植皮。

4. 阴茎脱位　应尽早清创、止血、清除血肿，将阴茎复位。如有尿道损伤视具体情况按尿道损伤处理。

5. 阴茎绞窄　应以取出异物而不发生附加损伤为原则，先行多处穿刺清除血肿和水肿，亦可局部注入透明质酸酶，使远端消肿后局部涂以润滑剂，将异物除去。

6. 阴茎折断　早期手术，以免血肿扩大、继发感染，形成纤维瘢痕，导致疼痛和阴茎成角畸形而影响性生活。手术治疗包括清理血肿、彻底止血及缝合破裂的白膜。

【健康处方】

1. 引导正确的性心理。

2. 指导正确的性生活。

3. 普及性知识。

泌尿系统结石

（一）上尿路结石

上尿路结石包括肾、输尿管结石，输尿管结石以下1/3处最多见。

【诊断要点】

1. 疼痛　可为腰部钝痛和绞痛，绞痛可向腹股沟、阴茎、阴唇等部位放射。

2. 血尿　活动后镜下血尿多见，也可有肉眼血尿，在疼痛后出现。

3. 合并感染可发热，有肾功受损表现。

4. 可根据情况进行以下检查：①血钙、血磷、尿钙、尿磷、尿常规、尿培养等检查；②结石成分分析；③X线检查：包括腹部平片、静脉尿路造影、逆行插管造影，可了解结石大小、数目、梗阻程度等；④B超检查：可显示小结石及阴性结石及肾积水程度；⑤CT：可显示X线片上不显示的阴性结石；⑥肾图检查：了解肾功能；⑦输尿管肾镜检查，直接看到结石。

5. 常见并发症有结石合并感染；双侧上尿路梗阻或单独肾梗阻可引起无尿、肾衰竭、肾积水、肾功能受损。

【治疗措施】

1. 保守治疗　适用于结石小于0.6 cm，且光滑，无尿路梗阻者。主要措施包括：①大量饮水，每天超过2 000 ml；②针对结石诱因的处理：控制感染、调整饮食；③肾绞痛的处理：哌替啶100 mg，肌内注射，加用阿托品0.5 mg，肌内注射，也可用针灸治疗，诊断明确可行体外冲击碎石术或输尿管镜碎石、取石；④中西医结合疗法：排石药物。

2. 体外冲击波碎石术（ESWL）　大多数上尿路结石均适用于此法，ESWL后结石复发率高于开放手术，5年复发率达20.3%，应严格掌握适应证及禁忌证。

3. 非开放性手术治疗　包括经皮肾镜取石术及输尿管肾镜取石术，随着ESWL的开展，前者应用减少，后者主要用于中下段输尿管结石的处理。

4. 开放性手术治疗　手术方法有输尿管切开取石、肾盂切开取石、肾部分切除、肾实质切开取石、肾切除术。随着ESML的开展，手术治疗者越来越少。

5. 溶石治疗　适用于胱氨酸结石及尿酸结石。

6. 治疗方案的选择　①肾盂结石：直径＜2 cm用体外冲击碎石术，＞2 cm用体外冲击碎石术加双丁管或经皮肾镜取石术；②肾盏结石：直径＞0.4 cm可用体外冲击碎石术，若失败再考虑经皮肾镜取石；③鹿角型肾结石：单纯体外冲击碎石术或联合经皮肾镜取石术；④输尿管结石：上1/3段采用体外冲击碎石术，中段先用体外冲击碎石术，若失败再考虑输尿管镜取石，最后考虑开放手术，下1/3段原位体外冲击碎石术或输尿管镜取石；⑤一侧肾结石，对侧输尿管结石，先处理输尿管结石；双肾结石者先处理容易取石、安全侧；两侧输尿管结石处理梗阻严重侧，若梗阻无尿者采用逆行插管或肾造瘘，如情况允许可取石。

【健康处方】

1. 大量饮水，每天饮水 2 000 ml，少进高蛋白、高脂肪食物，多进纤维素。

2. 感染性结石的预防　控制感染、酸化尿液、尿素酶抑制剂应用。

3. 尿酸结石的预防　碱化尿液、限制嘌呤饮食，抑制尿酸合成，口服别嘌呤醇。

4. 胱氨酸结石的预防　碱化尿液及抗胱氨酸尿药物的应用。

5. 草酸钙结石的预防　应用无机磷酸盐类，噻嗪类利尿药、维生素 B_6、镁制剂等可防治草酸钙结石的发生。

（二）膀胱结石

【诊断要点】

1. 排尿突然中断伴阴茎头部疼痛，但病人体位改变使结石移动时，常使排尿又通畅，症状缓解。

2. 血尿。

3. 合并感染者有膀胱刺激症。

4. X 线检查　尿道和膀胱造影或静脉尿路造影可明确诊断。

5. B 超检查　可以看到膀胱内的结石，随体位移动。

6. 膀胱镜检查　直接看到结石。

【治疗措施】

1. 经尿道碎石术　适用结石直径小于 2 cm 者，包括机械碎石术、液电碎石术，超声碎石术、气压弹道碎石术。

2. 膀胱切开取石术　适用于结石直径大于 2 cm 者，术前需抗感染。

3. 对继发性膀胱结石者需去除病因。

【健康处方】

多饮水，以防复发。

（三）尿道结石

【诊断要点】

1. 排尿困难，滴尿伴明显排尿疼痛，血尿甚至急性尿潴留。后尿道结石直肠指检可触及，前尿道结石在相应部位可触及。

2. X 线片可了解结石部位及大小等。

3. 尿道镜检查可直接看到结石。

4. 尿道探子可以触及结石。

【治疗措施】

1. 前尿道结石　可采用直接取石，或腔内碎石后取出，一般不作尿道切开取石术。

2. 后尿道结石　将结石推入膀胱内，再按膀胱结石治疗。

【健康处方】

多饮水防治结石复发。

前列腺炎

前列腺炎分4种类型，包括Ⅰ型（急性前列腺炎）、Ⅱ型（慢性细菌性前列腺炎）、Ⅲ型（慢性非细菌性前列腺炎或前列腺痛）、Ⅳ型。

【诊断要点】

1. Ⅰ型（急性前列腺炎）

（1）起病急，表现为急性发热，为高热。

（2）伴有轻微或明显的下尿路感染症状，如尿频、尿急、尿痛，下腹部或会阴部疼痛，排尿困难。

（3）肛门指检可发现前列腺质地变软，注意有无明显的波动感，检查时不要按摩。

（4）血常规白细胞数量升高，中性粒细胞比值升高；尿常规尿中白细胞升高；B超检查排除有无前列腺脓肿；中段尿培养在应用抗生素前进行。

2. Ⅱ型（慢性细菌性前列腺炎）

（1）慢性起病，排尿刺激征，如尿频、尿急、尿痛、排尿困难。

（2）会阴、肛周、耻骨上下腹部、腰骶部、腹股沟、阴囊、大腿内侧及睾丸、尿道内有不适感或疼痛，偶有射精后疼痛、血精、早泄和勃起功能障碍。

（3）尿道口“滴白”。

（4）肛门指诊前列腺质地软，或前列腺有结节。前列腺按摩液中持续有致病菌存在；直肠指诊前列腺按摩液白细胞＞10个/高倍镜视野。

（5）B超前列腺结构紊乱，界限不清。

3. Ⅲ型［慢性非细菌性前列腺炎和（或）前列腺痛］ 症状和Ⅱ型相同，不同的是前列腺按摩液中无细菌存在。

4. Ⅳ型 病人无症状，仅仅在前列腺按摩液、精液、前列腺按摩后尿液、前列腺组织活检及前列腺切除标本的病理检查时发现。

【治疗措施】

Ⅰ型：

1. 支持治疗 加强营养，补充液体，休息。

2. 对症治疗 降温，发生尿潴留行耻骨上膀胱穿刺造瘘，持续导尿不能超过12小时。

3. 抗生素的应用 开始静脉用抗生素，如广谱青霉素、三代头孢菌素、氨基糖苷类或氟喹诺酮等。待病人的体温正常后，口服抗生素（氟喹诺酮）。疗程为4周。

Ⅱ型：

1. 一般治疗 戒酒，忌食辛辣刺激食物。避免憋尿、久坐，注意保暖。

2. 药物治疗 ①抗生素：疗程4～6周。种类有氟喹诺酮类（环丙沙星、左氧氟沙星、洛美沙星等）、四环素类（米诺环素）、磺胺类（复方新诺明）。②β-受体阻断药：疗程不少于12周；种类有阿呋唑嗪、多沙唑嗪、萘哌地尔、坦索罗辛、特拉唑嗪。③植物制剂：疗程以月为单位；种类有普适泰、槲皮黄素、沙巴棕。④M受体阻断药（托特罗定）：有尿频、尿急和夜尿但无尿路梗阻者。⑤抗忧郁药及抗焦虑药：三环类抗忧郁药如5-羟色胺再摄取制剂、苯二氮䓬类。⑥中医中药：翁沥通、前列安栓、泽桂癃爽胶囊、龙金通淋胶囊，

3. 其他治疗 包括针灸、前列腺按摩、生物反馈治疗和热疗等。

Ⅲ$_A$ 型:抗生素建议用2～4周,其他同Ⅱ型。

Ⅲ$_B$ 型:不推荐使用抗生素。

Ⅳ型:无需治疗。

【健康处方】

1. 健康的生活方式。

2. 不要憋尿。

3. 禁食辛辣及刺激食物,禁止饮酒。

4. 禁止长时间骑自行车。

5. 规律的性生活。

前列腺肥大症

【诊断要点】

1. 尿频,以夜间为多;排尿困难呈进行性加重,尿线细、无力、分叉、排尿不尽,甚至滴沥状。严重者有尿潴留,并出现充溢性尿失禁。

2. 血尿。

3. 可伴尿路感染,合并膀胱结石,腹股沟疝、脱肛、痔等;晚期可出现肾积水、肾功能不全。

4. 检查身体注意下腹部膀胱区有否膨胀;直肠指诊(排尿后),注意前列腺大小、质地、光滑度、中央沟是否变浅或消失,肛门括约肌张力。

5. 尿常规注意有无蛋白尿、血尿、脓尿及尿糖;超声检查了解前列腺大小、形态、有无异常回声,双肾有无积水、扩张、结石及占位性病变。

国际前列腺症状评分(I-PSS):0～7分,轻度症状;8～19分,中度症状;20～35分,中度症状。生活质量评分0～6分。

【治疗措施】

1. 观察等待　I-PSS评分小于7分,I-PSS评分≥8分,但不合并相关并发症,或下尿路症状未影响到生活质量。

(1) 病人教育:讲解相关的前列腺增生症的知识。

(2) 生活方式的指导:适当的饮水,适当限制刺激性食物如咖啡、酒。

(3) 合并用药的指导:了解病人合并全身性疾病的用药对泌尿系统的影响。

(4) 随访:开始每6个月进行一次随访,之后每一年进行一次随访。了解病情的发展情况,有无并发症的出现,有无手术指征的出现,并根据病人的愿望转为药物治疗或外科手术治疗。

2. 药物治疗　短期目标是缓解病人的下尿路症状,长期目标是延缓疾病的临床进展,预防并发症的发生。

(1) α-受体阻断药:坦索罗辛,0.2 mg,每日1次;多沙唑嗪,5 mg,口服,每日2次;特拉唑嗪,2 mg,口服,每日1次。毒副作用为头晕、头痛、无力、困倦、直立性低血压、逆行射精等。

(2) 5-α还原酶抑制剂:非那雄胺,5 mg,口服,每日1次。毒副作用为勃起功能障碍、射精异常、性欲低下、男性乳房女性化、乳腺痛。

(3) 联合治疗:联合应用5-α还原酶抑制剂和α-受体阻断药。

(4) 中药和植物制剂:普适泰,1片,口服,每日3次;泽桂癃爽胶囊等。

3. 外科治疗

(1) 适应证:反复尿潴留;反复血尿;反复泌尿系感染;膀胱结石;继发性上尿路积水(伴或不伴肾功能损害),BPH合并膀胱大憩室、腹股沟疝、严重的痔疮和脱肛。

(2) 外科治疗方式:①一般手术:经尿道前列腺电切术(TURP)、经尿道前列腺电气化术(TUVP)、经尿道前列腺切开术(TUIP)、经尿道前列腺等离子双极电切术(TUPKP)、开放性前列腺摘除术。②激光治疗:经尿道钬激光前列腺剜除术(HOLRP),经尿道激光汽化术,经尿道激光凝固术。③其他治疗:经尿道微波热疗(TUMT)、经尿道针刺消融术(TUNA)、前列腺支架(stents)。

【健康处方】

同前列腺炎。

鞘膜积液

【诊断要点】

1. 单侧鞘膜积液多见。

2. 阴囊内囊性肿块,慢性无痛性逐渐增大。

3. 积液量多可感到阴囊下坠、胀痛和牵扯感。巨大睾丸鞘膜积液,影响排尿、行走和劳动。

4. B超检查可有囊性暗区。

5. 鉴别诊断 ①睾丸鞘膜积液阴囊肿大,无压痛,不能触及睾丸,精索可触及,透光实验阳性;②精索鞘膜积液沿精索生长,成椭圆形、梭形或哑铃形,睾丸和附睾可触及;③睾丸、精索鞘膜积液(婴儿型)从阴囊到精索,睾丸无法触及,但和腹腔不通;④交通性鞘膜积液:鞘膜囊有孔和腹腔相通,肠管和大网膜可进入鞘膜囊。

【治疗措施】

1. 婴儿的鞘膜积液可自行消退,不需治疗。

2. 成人的鞘膜积液,如积液量小,无任何症状,不需手术。

3. 积液量大,可行鞘膜翻转术。

4. 交通性鞘膜积液,在内环口高位结扎鞘膜,并翻转鞘膜。

5. 乳糜鞘膜积液中有微丝蚴,口服乙胺嗪(海群生),行鞘膜翻转术。

【健康处方】

1. 防止阴囊外伤。

2. 出现阴囊肿大,注意观察大小变化。

泌尿系肿瘤

(一) 肾肿瘤

【诊断要点】

1. 肾肿瘤病人中出现血尿,腰痛,腹部肿块的临床发生率不足15%,近些年无症状性肾肿瘤的发病率明显增高，达到13.8%～48.9%；10%～40%病人表现为副瘤综合征，如高血压、贫血、体重减轻、恶病质、发热、红细胞增多症、肝功能异常、高钙血症、高血糖、血沉增快、神经肌肉病变、淀粉样变、溢乳症、凝血机制异常等；30%的病人表现为肿瘤转移所致的症状如骨痛、骨折、咳嗽、咯血等。

2. 检查身体时，要注意肾脏的触诊，全身的体检以免遗漏重要的阳性体征。

3. 必须进行的实验室检查为尿素氮、肌酐、肝功能、全血细胞计数、血红蛋白、血钙、血糖、血沉、碱性磷酸酶和乳酸脱氢酶等。

4. 必须进行的影像学检查，包括腹部B超或彩色多普勒超声、胸部X线片（正、侧位片）、腹部CT平扫和增强扫描。

【治疗措施】

1. 局限性肾癌的治疗

(1) 根治性肾切除术：开放进行或经腹腔镜进行，切除范围包括肾周筋膜、肾周脂肪、患肾、同侧肾上腺、肾门淋巴结及髂血管分叉以上输尿管。

(2) 保留肾单位手术（nephron sparing surgery，NSS）：绝对适应证：解剖性或功能性的孤立肾，如先天性孤立肾，对侧肾功能不全或无功能者以及双侧肾肿瘤等。相对适应证：肾癌对侧肾存在某些良性疾病如肾结石、慢性肾盂肾炎或其他可能导致肾功能恶化的疾病（如高血压、糖尿病、肾动脉狭窄等）。NSS手术对肾肿瘤大小没有具体限定。

(3) 腹腔镜手术：≥T3期的肾癌、曾有患肾手术史以及其他非手术适应证的病人为腹腔镜手术的禁忌证。

(4) 微创治疗：射频消融（radio－frequency ablation，RFA）、高强度聚焦超声（high-intensity focused ultrasound，HIFU）、冷冻消融（cryoablation）。

2. 局部进展性肾癌的治疗　首选方法为根治性肾切除术，对转移的淋巴结或血管瘤栓需根据病变程度选择是否切除。

(1) 区域或扩大淋巴结清扫术：对少数病人有益，手术后需联合免疫治疗或化疗。

(2) 下腔静脉瘤栓的外科治疗：临床分期为$T_{3b}N_0M_0$的病人行下腔静脉瘤栓取出术。

(3) 术后辅助治疗：目前尚无标准辅助治疗方案。

3. 转移性肾癌（临床分期Ⅳ期）的治疗　无标准的治疗方案，应采用以内科治疗为主的综合治疗。外科手术主要为转移性肾癌辅助性治疗手段，极少数病人可通过外科手术而治愈。

(1) 手术治疗：切除肾脏原发病灶可提高IFN－1或(和)IL－2治疗转移性肾癌的疗效。根治性肾切除术后出现的孤立性转移瘤以及肾癌伴发孤立性转移、行为状态良好、低危险因素的病人可选择外科手术治疗。

(2) 内科治疗：目前IFN－1或(和)IL－2为转移性肾癌的一线治疗方案。

(3) 放疗：局部瘤床复发、区域或远处淋巴结转移、骨骼或肺转移病人，姑息放疗可达到缓解疼痛、改善生存质量的目的。

【健康处方】

1. 年龄超过45岁，每年进行双肾B超筛查。

2. 出现无痛性血尿要寻找血尿原因。

3. 肾癌术后严密随访。

4. 肾癌术后加强营养，保持乐观的态度，积极配合治疗。

（二）膀胱癌

【诊断要点】

1. 间歇全程无痛肉眼血尿是最常见的症状，有些病人以尿频、尿急、尿痛和盆腔疼痛为首发表现。

2. 膀胱癌病人触及盆腔肿块多是局部进展性肿瘤的证据；下腹部双合诊在早期肿瘤中无明显的价值。

3. 影像学检查　超声检查可以发现肿瘤的大小，浸润深度；泌尿系统 X 线平片＋静脉尿路造影可以发现并存的上尿路肿瘤；胸部 X 线片检查有无肺部感染；CT 检查可发现较大的肿瘤，还可与血块鉴别。

4. 尿常规检查红细胞增多；尿脱落细胞对于高分级肿瘤，特异性较高。

5. 膀胱镜检查和活检，是诊断膀胱癌最可靠的方法，可发现膀胱肿瘤的部位、数量、和输尿管开口的关系。

【治疗措施】

1. 非基层浸润性膀胱癌（或表浅性膀胱癌）

（1）手术治疗：①经尿道膀胱肿瘤切除术（TUR－BT）：可以切除肉眼可见的全部肿瘤，并且对组织进行病理分级和分期。②经尿道激光手术。③光动力学治疗：膀胱原位癌、控制膀胱肿瘤出血、肿瘤多次复发、不能耐受手术治疗等情况选择此法。

（2）术后辅助治疗：①术后膀胱灌注化疗：包括 TUR－BT 后即可膀胱灌注化疗，术后早期膀胱灌注化疗和维持膀胱灌注化疗。灌注的化疗药物有表柔比星、丝裂霉素、吡柔比星和羟基喜树碱。②术后膀胱灌注免疫治疗：卡介苗（BCG）和免疫调节剂如干扰素、钥孔嘁血蓝素等，卡介苗的剂量为：高危非肌层浸润性膀胱尿路上皮癌 120～150 mg，预防非肌层浸润性膀胱尿路上皮癌复发 60～75 mg；治疗中危非肌层浸润性膀胱尿路上皮癌 30～40 mg。

2. 肌层浸润性膀胱癌的治疗

（1）根治性膀胱切除术：T2－T4a，N0－x，M0 浸润性膀胱癌，高危非肌层浸润性膀胱癌 T2 G3 肿瘤，冻干卡介苗治疗无效的 Tis，反复复发的非基层浸润性膀胱癌，保守治疗无法控制的广泛乳头状病变，保留膀胱手术后非手术治疗无效的肿瘤复发者和膀胱非尿路上皮癌。

（2）保留膀胱的手术：手术方式有两种，经尿道膀胱肿瘤切除术（TUR－BT）和膀胱部分切除术。

3. 膀胱癌的化疗和放疗

（1）化疗：常用的方案有 GC（吉西他滨和顺铂）方案和 MVAC（氨甲蝶呤、长春碱、阿霉素、顺铂）方案。

（2）放疗：根治性放疗、辅助性放疗、姑息性放疗。

【健康处方】

1. 加强劳动保护，注意染料、纺织、皮革、橡胶、塑料、油漆、印刷等工种的劳动保护。

2. 嗜烟者戒烟。

3. 定期随访，定期治疗。

（三）前列腺癌

【诊断要点】

1. 早期前列腺癌通常无症状，肿瘤侵犯尿道膀胱颈时，出现下尿路梗阻或刺激症状，严重者出现急性尿潴留、血尿、尿失禁;骨转移引起骨骼疼痛、病理性骨折、贫血、脊髓压迫导致下肢瘫痪。

2. 全身的体检　注意局部的压痛;肛门指检非常重要,对前列腺癌的诊断有非常重要的意义,指检可发现前列腺体积增大、质地变硬、前列腺表面不光滑和有坚硬的结节等。

3. 前列腺特异性抗原(prostate－specific antigen, PSA)　PSA 为特异性的瘤标,但测定 PSA 应在前列腺按摩后 1 周,导尿、膀胱镜检查 48 小时后,射精 24 小时后,前列腺穿刺一个月后进行,排除急性前列腺炎、急性尿潴留,否则结果不准确。测定时应同时测定总 PSA(tPSA)和游离 PSA(fPSA)。

4. 前列腺穿刺活检

(1) 诊断前列腺最可靠的指标。

(2) 直肠指检前列腺有结节,任何 PSA 值;B 超前列腺低回声结节或 MRI 发现异常信号,任何 PSA 值;PSA＞10 ng/ml,任何 f/t PSA 和 PSAD 值;PSA 4～10 ng/ml,f/t PSA 和 PSAD 值异常。

(3) 穿刺的针数:超过 10 针阳性率明显增高。重复穿刺的时机:1－3 个月;重复穿刺的次数:2 次穿刺结果阴性,有 PSA 异常,建议 2 次以上的穿刺;如果 2 次穿刺结果阴性,但病人合并前列腺增生症并有严重的排尿症状,则行前列腺电切术,标本病理检查明确。

5. 前列腺的影像学检查

(1) CT 检查:对于盆腔淋巴结的肿大观察较好。

(2) MRI 检查:显示前列腺包膜的完整性、是否侵犯前列腺周围的组织及器官,盆腔淋巴结受侵犯的情况及骨转移的病灶。

(3) ECT 检查:比常规 X 线片提前 3～6 个月发现骨转移病灶。

【治疗措施】

1. 观察等待治疗

(1) 低危前列腺癌(PSA4～10 ng/ml,Gleason 评分≤6,临床分期≤T2a)和预期寿命短的病人。

(2) 晚期前列腺癌病人,治疗伴随的并发症大于延长生命和改善生活质量的情况。

2. 前列腺癌根治性手术治疗

(1) 治疗手术方式有经会阴、经耻骨后、腹腔镜。

(2) 手术适应证:①临床分期 T1～T2c。②预期寿命≥10 年。③健康状况良好,没有严重心肺疾病的病人。④PSA＞20 分,Gleason 评分≥8 分的局限前列腺癌病人,手术后给予其他辅助治疗。

3. 前列腺癌外放射治疗　前列腺癌外放射治疗具有疗效好、适应证广、并发症少等优点,适用于各期病人。

4. 前列腺近距离照射治疗　包括腔内照射、组织间照射。将放射源密封后直接放入人体的天然腔内或放入被治疗的组织内进行照射。永久粒子种植治疗常用 ^{125}碘(^{125}I)和 ^{103}钯(^{103}Pd),短暂插植治疗常用 ^{192}铱(^{192}Ir)。适应证:①临床分期 T1～ T2a 期。②Gleason分级 2～6 分。③PSA＜10 ng/ml。

5. 前列腺癌内分泌治疗

(1) 前列腺细胞的生长对雄激素有依赖,前列腺细胞在无雄激素刺激下将发生凋亡。内分泌治疗的目的是降低体内雄激素的浓度、抑制肾上腺来源雄激素的合成、抑制睾酮转化为双氢睾酮或阻断雄激素与其受体的结合,从而抑制或控制前列腺癌细胞的生长。

(2) 内分泌治疗方法：最大限度阻断雄激素，间歇性内分泌治疗，根治性治疗前新辅助内分泌治疗，辅助内分泌治疗。

(3) 适应证：①转移前列腺癌；②局限早期前列腺癌或局部进展前列腺癌，无法进行根治性前列腺切除术或放射治疗；③根治性前列腺切除术或根治性放疗前的新辅助内分泌治疗；④配合放射治疗的辅助内分泌治疗；⑤治愈后局部复发，但无法再行局部治疗；⑥治愈性治疗后远处转移；⑦雄激素非依赖期的持续抑制。

【健康处方】

1. 注意饮食均衡，给予适量的脂肪和动物蛋白。

2. 保持健康的生活方式，积极的生活态度。

3. 50 岁以上，每年进行 PSA 的测定。

骨　折

骨质的连续性完全或部分性中断称骨折。骨折的病因可分为外伤性和病理性两大类。外伤性骨折可由直接暴力或间接暴力引起。病理性骨折是骨骼本身有病，在正常或轻微外力的情况下造成的骨折。

【骨折分类】

1. 依据骨折端是否和外界相通分类

(1) 开放性骨折：骨折附近的皮肤和黏膜破裂，骨折处与外界相通。

(2) 闭合性骨折：骨折处皮肤或黏膜完整，不与外界相通。

2. 依据骨折的程度分类

(1) 完全性骨折：骨的完整性或连续性全部中断。

(2) 不完全性骨折：骨的完整性或连续性仅有部分中断。

3. 依据骨折的形态和程度分类

(1) 裂缝骨折：如长骨干或颅骨伤后可有骨折线，但未通过全部骨质。

(2) 青枝骨折：多发生在小儿，骨质部分断裂，骨膜及部分骨质未断。

(3) 横形、斜形及螺旋形骨折：多发生在骨干部。

(4) 粉碎性骨折：骨碎裂成两块以上，称粉碎性骨折。

(5) 嵌入骨折：发生在长管骨干骺端皮质骨和松质骨交界处。骨折后，皮质骨嵌插入松质骨内。

(6) 压缩性骨折：松质骨因压缩而变形，如椎体和跟骨。

(7) 凹陷性骨折：如颅骨因外力使之发生部分凹陷。

(8) 骨骺分离：通过骨骺的骨折，骨骺的断面可带有数量不等的骨组织，是骨折的一种。

4. 依据骨折稳定程度分类

(1) 稳定性骨折：骨折复位后经适当的外固定不易发生再移位者称为稳定性骨折。

(2) 不稳定性骨折：骨折复位后易于发生再移位者称为不稳定性骨折。

【骨折的移位】

1. 侧方移位　远侧骨折端移向侧方。

2. 成角移位　两骨折段之轴线交叉成角。

3. 旋转移位　骨折段围绕骨的纵轴而旋转。

4. 分离移位　骨折段在同一纵轴上互相分离。

5. 缩短移位　骨折段互相重叠或嵌插，骨长度因而缩短。

【诊断要点】

1. 临床表现

(1) 休克：多见于多发性骨折、股骨骨折、骨盆骨折、脊柱骨折和严重的开放性骨折。

(2) 体温增高：只有在严重损伤如股骨骨折、骨盆骨折有大量内出血，血肿吸收时，体温略有升高。开放性骨折时，应考虑感染。

(3) 畸形：骨折段移位后，受伤体部的形状改变，并可出现特有畸形。

(4) 反常活动：在肢体非关节部位，骨折后出现不正常的活动。

(5) 骨擦音或骨擦感：骨折端接触及互相摩擦时，可听到骨擦音或摸到骨擦感。

(6) 疼痛与压痛：骨折处均感疼痛，在移动肢体时疼痛加剧，骨折处有直接压痛及间接叩击痛。

(7) 肿胀及淤斑：因骨折发生后局部有出血、创伤性炎症和水肿改变，可产生张力性水疱。浅表的骨折及骨盆骨折皮下可见淤血。

(8) 功能障碍：由于骨折失去了骨骼的支架和杠杆作用，活动时引起骨折部位的疼痛，使肢体活动受限。

2. 相关检查

(1) X线：用X线摄片或透视来确定骨折类型和移位情况，为骨折诊断提供依据。

(2) 一般实验室检查：血常规检查，由于失血可以有血红蛋白降低。开放性骨折病人如果发生伤口感染，可以有白细胞的升高。

(3) 其他特殊检查：有些部位的骨折在普通的X线片上难以显示清楚，通过CT检查可以明确显示骨折的部位、类型及骨折移位情况。

畸形、反常活动、骨擦音或骨擦感是骨折的特有体征，只要有其中之一即可确诊骨折的存在。

【骨折的并发症】

1. 早期并发症

(1) 脂肪栓塞综合征：骨折暴力和手法复位使骨髓腔内脂肪进入破裂的血管内，可引起肺或脑血管脂肪栓塞。

(2) 内脏损伤：颅骨骨折常合并颅脑损伤、颅内出血；肋骨骨折可刺破胸膜和肺引起血气胸；骨盆骨折，可刺破膀胱、尿道和直肠。

(3) 血管损伤：骨折后邻近骨折的大血管可被刺破或受压，引起肢体循环障碍。

(4) 神经损伤：对骨折伤员，都应检查患肢的运动和感觉，判断有无神经损伤。

(5) 骨筋膜室综合征：多发生在前臂和小腿。原因包括小夹板或石膏过紧影响静脉回流和动脉血供，肢体动脉受压、血管破裂、血栓形成和血管痉挛等。

2. 晚期并发症

(1) 坠积性肺炎：年老体弱的骨折病人，由于长期卧床，翻身困难，抵抗力低下，易发生坠积性肺炎。

(2) 压疮：多由于长期卧床，自己不能翻身或石膏压迫引起。脊柱骨折合并截瘫时更易发生。

(3) 下肢深静脉栓塞：较为少见，因血管挫伤引起，多发生在股骨骨折，有股静脉或髂外静脉栓塞。

(4) 感染：开放性骨折容易发生感染，如化脓性骨髓炎、蜂窝织炎、败血症、破伤风与气性坏疽等。

(5) 损伤性骨化:骨折后骨膜被撕裂移位,其下有血肿形成,机化成肉芽组织,然后骨化,并非因肌肉创伤形成骨质,因此又称损伤性骨化。

(6) 创伤性关节炎:关节内骨折或骨折刺入关节,关节面不平整,晚期形成创伤性关节炎等。

(7) 关节僵硬:关节的长期固定可引起关节僵硬,关节内的骨折由于关节粘连,可发生关节强直。

(8) 急性骨萎缩:长期的肢体制动可引起废用性骨质疏松和肌肉的萎缩。

(9) 缺血性骨坏死:即骨折后因循环不足引起骨质坏死。

(10) 缺血性挛缩:肢体由于严重缺血,造成肌肉坏死或挛缩,因神经缺血和瘢痕压迫,常有神经部分瘫痪,使肢体严重残废。

【治疗措施】

1. 骨折的急诊处理

(1) 抢救休克首先应判断伤员有无心脏骤停、窒息、大出血、休克及开放性气胸等,有针对性地进行急救。

(2) 包扎伤口:伤员情况平稳后再进行骨折的处理。

(3) 妥善固定可以避免加重损伤,减少活动性疼痛,便于转运。

(4) 迅速转移。

2. 骨折的治疗

1) 骨折的复位

(1) 手法复位:凡能手法达到功能复位和用外固定保持的,都应采用手法复位。

(2) 持续牵引复位:多用于肌肉较强有移位的复位,或用于手法复位困难,局部肿胀较重的情况,以及不能用外固定保持对应的骨折。持续牵引使肌肉松弛,恢复骨骼的长度及轴线,达到逐渐复位的目的。持续牵引有一定的固定作用。牵引可分为皮肤牵引和骨牵引。

(3) 手术切开复位:切开复位指征包括:手法复位与外固定未能达到功能复位的标准而将严重影响功能者;关节内骨折手法复位后对位不好,将影响关节功能者;骨折并发主要的血管损伤,在处理血管时,宜同时开放复位与内固定手术;骨折端有肌肉、筋膜或肌腱等软组织嵌入;多处骨折为了便于护理及治疗,防止并发症,可选择适当的部位切开复位和内固定。

2) 骨折的固定

(1) 石膏外固定:固定应包括骨折处上下关节,固定作用可靠。

(2) 小夹板的固定:治疗四肢闭合性骨折,复位后采用夹板作固定物。这种夹板不超过骨折上、下关节。

(3) 牵引固定法:持续牵引既可用于复位,也可用来固定。

(4) 内固定:手术暴露骨折部位,在直视下复位,同时做内固定,如接骨板、螺丝钉、髓内钉。

(5) 其他:如外固定器和外展架。

3) 功能锻炼:骨折或关节损伤后功能的恢复必须通过病人的自主锻炼才能获得,任何治疗都无法代替。功能锻炼也有利于损伤后出现的一系列病理反应的消退。

【健康处方】

骨折影响了人们的日常生活和工作,也增加了经济开支,还有可能产生各种并发症,预防非常重要。

1. 日常生活和工作中注意保护,防止损伤发生。

2. 发生损伤后,注意正确的救护措施,防止新的损伤产生,或加重原有损伤。

3. 适当参加体育活动，提高身体的协调性，减少损伤发生的机会。

4. 注意预防骨质疏松，减少老年骨折的发生。

关节脱位

关节脱位是指组成关节各骨的关节面失去正常的对合关系，俗称脱臼。多数是外伤性脱位，还有先天性和病理性脱位。

根据脱位的原因可分为创伤性脱位和病理性脱位。因暴力作用于正常关节引起的脱位为创伤性脱位；因关节的结构被病变（如肿瘤、结核等）破坏后发生的脱位为病理性脱位；由于先天因素在出生时就已存在的关节脱位为先天性脱位。按脱位的程度可分为：完全脱位和半脱位。根据脱位的时间可分为新鲜脱位和陈旧性脱位。发生脱位在3周内为新鲜脱位，脱位后超过3周者为陈旧性脱位。如同一个关节多次发生脱位称为习惯性脱位。根据关节腔是否与外界相通可分为闭合性脱位和开放性脱位。

【创伤性脱位的原因】

1. 直接暴力　因直接暴力打击引起的关节脱位，较少见，常伴有骨折。

2. 间接暴力　这是引起关节脱位较常见的原因。根据其作用方式和性质可分为传导力和杠杆力两种。体育运动和日常生活中以肘关节后脱位和肩关节前脱位最多见，髋、膝关节脱位较为少见，常常由于较大的暴力所致，例如车祸。

【诊断要点】

1. 关节脱位的征象

(1) 局部疼痛与压痛：发生关节脱位后，局部肌肉、韧带和关节囊等软组织破损，引起较剧烈的疼痛和压痛。

(2) 局部肿胀：由于受伤关节周围的软组织内血管破裂出血及软组织损伤后的炎症反应，关节脱位发生后短时间就会出现明显肿胀。

(3) 关节活动功能丧失：由于正常的关节结构被破坏，关节失去枢纽作用，同时伴有软组织严重损伤、疼痛和肌肉痉挛等，使损伤的关节失去了正常的活动功能。

(4) 畸形：与健侧相比，关节脱位处可发现明显的畸形，移位的骨端常可在异常位置摸到，肢体形态异常，并可发生肢体屈伸、旋转或缩短等畸形。

(5) 弹性固定：由于关节囊、韧带的作用和肌肉的痉挛，将患肢保持在异常的位置，被动运动时可感到弹性抗力。

(6) 关节盂空虚：可在体表摸到原关节盂处空虚。

2. 畸形、弹性固定、关节盂空虚为关节脱位的专有体征，只要发现其中之一即可确诊关节脱位。

3. 通过X线检查可进一步明确脱位的程度、方向以及有无合并骨折、陈旧性脱位，有无骨化性肌炎或缺血性坏死等。

4. 在关节的屈侧常有重要血管和神经的走行，脱位还可能牵拉和压迫邻近的神经和大血管，并造成损伤，检查时应注意脱位关节远端肢体的血液供应及感觉、运动情况。

【治疗措施】

1. 对脱臼的关节，要限制活动，以免加重伤势。并且争取时间及早复位，即用正确的手法将脱出的骨端送回原处，然后予以固定。如果对骨骼组织不大熟悉，那就不要随意地复位，以免引起血管或神经的更大损伤。复位不成功，应将脱臼的关节用绷带等固定好，送医院处理。

2. 局部冷敷，可以减轻疼痛。脱臼有可能合并骨折，遇到这种情况，应及早送往医院治疗。

3. 脱位的急救原则和注意事项

1）抗休克：关节脱位或合并其他损伤时，伤员可能会因疼痛、失血等原因而发生休克，急救时要注意预防休克的发生，早期发现休克并及时处理。

2）固定：用夹板和三角巾固定伤肢后伤员应尽快转送医院，争取尽早复位。没有整复技术和经验的救护者，不可随意做试图复位的动作，以免加重伤情，影响功能的恢复。

急救固定方法：

（1）肩关节脱位：将患肢肘关节屈曲 90°，取两条三角巾，用一条悬臂带将患肢吊于胸前，另一条折成宽带后，包绕患肢上臂后在健侧腋下打结。

（2）肘关节脱位：一种方法是将夹板弯成 135°左右，置于患肘后，用绷带缠绕扎紧，用悬臂带悬于胸前。另一种方法是用两条三角巾折成宽带，一条悬挂患臂后斜挎于胸背部在健肩上打结，另一条则绕过患肢上臂后在健侧腋下打结。

（3）髋、膝关节脱位：可参照下肢骨折的急救固定方法，固定后用担架转送医院进行整复。

3）复位：以手法复位为主，时间越早，复位越容易，效果越好。但应由有经验的专科医生进行复位。当手法复位失败，关节内有软组织卡入，合并血管、神经损伤，合并骨折无法手法复位时，应使用手术切开复位，同时处理合并损伤。

复位后，将关节固定在稳定的位置上，使受伤的关节囊、韧带和肌肉得以修复愈合。固定时间通常为 3 周。

4）功能锻炼：固定期间应经常进行关节周围肌肉的舒缩活动和患肢其他关节的主动运动，以促进血液循环、消除肿胀，避免肌肉萎缩和关节僵硬。固定去除后以恢复关节的功能为主要目标，逐步加大关节活动范围，加强肌肉力量。

【健康处方】

加强劳动保护，防止创伤发生是预防的关键。

（一）肩关节脱位

肩关节脱位最常见，约占全身关节脱位的 50%，这与肩关节的解剖和生理特点有关，如肱骨头大，关节盂浅而小，关节囊松弛，其前下方组织薄弱，关节活动范围大，遭受外力的机会多等。肩关节脱位多发生在青壮年，男性较多。

【诊断要点】

1. 外伤性肩关节脱位均有明显的外伤史。

2. 肩部疼痛、肿胀和功能障碍，伤肢呈弹性固定于轻度外展内旋位，肘屈曲，用健侧手托住患侧前臂。

3. 外观呈“方肩”畸形，肩峰明显突出，肩峰下空虚。在腋下、喙突下或锁骨下可摸到肱骨头。

4. 伤肢轻度外展，不能贴紧胸壁，如肘部贴于胸前时，手掌不能同时接触对侧肩部(Dugas征，即搭肩试验阳性)。上臂外侧贴放一直尺可同时接触到肩峰与肱骨外上髁(直尺试验)。

5. X 线检查可明确脱位类型和确定有无骨折情况。

6. 应注意检查有无合并症，肩关节有脱位病例约30%～40%合并大结节骨折，也可发生肱骨外科颈骨折，或肱骨头压缩骨折，有时合并关节囊或肩胛盂缘自前面附着处撕脱，愈合不佳可引起习惯性脱位。肱二头肌长头肌腱可向后滑脱，造成关节复位障碍。腋神经或臂丛神经内侧束可被肱骨头压迫或牵拉，引起神经功能障碍，也可以损伤腋动脉。

【治疗措施】

1. 手法复位　脱位后应尽快复位，选择适当麻醉（臂丛麻醉或全麻），使肌肉松弛并使复位在无痛下进行。习惯性脱位可不用麻醉。复位手法要轻柔，禁用粗暴手法以免发生骨折或损伤神经等附加损伤。常用复位手法有三种。

（1）足蹬法（Hippocrate's 法）：病人仰卧，术者位于患侧，双手握住患肢腕部，足跟置于患侧腋窝，两手用稳定持续的力量牵引，牵引中足跟向外推挤肱骨头，同时旋转、内收上臂即可复位。复位时可听到响声。

（2）科氏法（Kocher's 法）：此法在肌肉松弛下进行容易成功，切勿用力过猛，防止肱骨颈受到过大的扭转力而发生骨折。手法步骤：一手握腕部，屈肘到90°，使肱二头肌松弛，另一手握肘部，持续牵引，轻度外展，逐渐将上臂外旋，然后内收使肘部沿胸壁近中线，再内旋上臂，此时即可复位，并可听到响声。

（3）牵引推拿法：伤员仰卧，一助手用布单套住胸廓向健侧牵拉，第二助手用布单通过腋下套住患肢向外上方牵拉，第三助手握住患肢手腕向下牵引并外旋内收，三方同时徐徐持续牵引。术者用手在腋下将肱骨头向外推送还纳复位。两人也可做牵引复位。

复位后肩部即恢复钝圆丰满的正常外形，腋窝、喙突下或锁骨下再摸不到脱位的肱骨头，搭肩试验变为阴性，X线检查肱骨头在正常位置上。如合并肱骨大结节撕脱骨折，因骨折片与肱骨干间多有骨膜相连，在多数情况下，肩关节脱位复位后撕脱的大结节骨片也随之复位。

复位后处理：肩关节前脱位复位后应将患肢保持在内收内旋位置，腋部放棉垫，再用三角巾、绷带或石膏固定于胸前，3周后开始逐渐作肩部摆动和旋转活动，但要防止过度外展、外旋，以防再脱位。后脱位复位后则固定于相反的位置（即外展、外旋和后伸拉）。

2. 手术复位　有少数肩关节脱位需要手术复位。其适应证为：肩关节前脱位并发肱二头肌长头肌腱向后滑脱阻碍手法复位者；肱骨大结节撕脱骨折，骨折片卡在肱骨头与关节盂之间影响复位者；合并肱骨外科颈骨折，手法不能整复者；合并喙突、肩峰或肩关节盂骨折，移位明显者；合并腋部大血管损伤者。

3. 陈旧性肩关节脱位的治疗　肩关节脱位后超过三周尚未复位者，称为陈旧性脱位。关节腔内充满瘢痕组织，与周围组织粘连，周围的肌肉发生挛缩，合并骨折者形成骨痂或畸形愈合，这些病理改变都阻碍肱骨头复位。

（1）脱位在三个月以内，年轻体壮，脱位的关节仍有一定的活动范围，X线片无骨质疏松和关节内、外骨化者可试行手法复位。

（2）复位前，可先行患侧尺骨鹰嘴牵引1～2周；如脱位时间短，关节活动障碍轻亦可不作牵引。

（3）在全麻下进行，先行肩部按摩和做轻轻的摇摆活动，以解除粘连，缓解肌肉痉挛，便于复位。

（4）复位操作采用牵引推拿法或足蹬法，复位后处理与新鲜脱位者相同。

必须注意，操作切忌粗暴，以免发生骨折和腋部神经血管损伤。若手法复位失败，或脱位已超过三个月者，对青壮年伤员，应考虑手术复位。如发现肱骨头关节面已严重破坏，则应考虑人工关节置换术。肩关节复位手术后,活动功能常不满意,应加强肩部功能锻炼。

4. 习惯性肩关节脱位的治疗 习惯性肩关节前脱位多见于青壮年,通常因首次外伤脱位后造成损伤,虽经复位,但未得到适当有效的固定和康复,关节囊撕裂或撕脱和软骨盂唇及盂缘损伤没有得到良好修复,肱骨头后外侧凹陷骨折变平等病理改变,在轻微外力下或某些动作,如上肢外展外旋和后伸动作时可反复发生脱位。肩关节习惯性脱位诊断比较容易,X线检查时,除摄肩部前后位平片外,应另摄上臂60°~70°内旋位的前后X线片,如肱骨头后侧缺损可以明确显示。

对习惯性肩关节脱位,如脱位频繁宜用手术治疗,目的在于增强关节囊前壁,限制外旋、外展活动,稳定关节,以避免再脱位。

(二) 桡骨小头半脱位

1671年由Fournier首先描述,是婴幼儿常见的肘部损伤之一。发病年龄1~4岁,其中2~3岁发病率最高,占62.5%,男孩比女孩多,左侧比右侧多。小儿桡骨头发育不完全,桡骨头环韧带松弛,当肘关节伸直,前臂旋前位忽然受到纵向牵拉时,桡骨小头嵌压在环韧带内,称为桡骨小头半脱位。常见的是大人拎患儿上台阶时,牵拉胳膊时出现。

【诊断要点】

1. 有上肢被牵拉病史。

2. 患儿哭闹。

3. 肘部半屈曲,前臂中度旋前,不敢旋后和屈肘,不肯举起和活动患肢,桡骨头部位压痛。

4. X线检查阴性。

【治疗措施】

1. 复位时不用麻醉。

2. 施术者坐于患儿对面,与患侧呈握手位,另一手托于患儿肘下,先将前臂旋后,伸肘稍加牵引,拇指压肘前桡骨小头处,屈曲肘关节,必要时前后旋转前臂,可感到复位的响声,复位后肘部及前臂可活动自如。

3. 复位后用三角巾悬吊1周。如活动时疼痛或复发,宜悬吊患肢于屈肘位2周。

【健康处方】

对儿童应注意勿提拉小儿手臂,穿脱上衣时也有可能发生。4~6岁后桡骨头发育长大,即不易脱出。

(三) 肘关节脱位

构成肘关节的肱骨下端呈内外宽厚,前后薄扁。侧方有坚强的韧带保护,关节囊前后部相当薄弱。肘关节的运动,主要为屈伸。尺骨冠状突较鹰嘴突小,因此对抗尺骨向后移动的能力要比对抗向前移动的能力差。所以肘关节后脱位远比其他方向的脱位较为常见。新鲜脱位经早期正确诊断及适当处理后,不会留下明显的功能障碍。如早期未能得到及时正确地处理,则可能导致晚期严重的功能障碍。此时无论何种精心治疗,都难以恢复正常功能,而仅仅是得到不同程度的功能改善而已。

【诊断要点】

1. 有外伤史,以跌倒手掌撑地最多见。

2. 患处肿、痛、不能活动,病人以健手托住患侧前臂,肘关节处于半伸直位,被动运动时伸不直肘部。

3. 肘后空虚感,可摸到凹陷处。肘部三点关系完全破坏,失去正常关系。

4. 肘关节脱位可合并肱骨内上髁骨折,有时骨折片嵌在关节内阻碍复位,可有尺神经损伤。

5. X线检查可确诊。

6. 注意有无合并神经损伤。

【治疗措施】

1. 新鲜肘关节后脱位:

(1) 手法复位,多用牵引复位法。在臂丛麻醉下,术者一手握住伤肢前臂、旋后,使肱二肌松弛后进行牵引,助手作反牵引,先纠正侧方移位,再在继续牵引下屈曲肘关节,同时将肱骨稍向后推,复位时可感到响声,如已复位,关节活动和骨性标志即恢复正常。如果一人操作,可用膝肘复位法或椅背复位法。

(2) 复位注意事项:复位前应检查有无尺神经损伤,复位时应先纠正侧方移位,有时要先将肘稍过伸牵引,以便使嵌在肱骨鹰嘴窝内的尺骨喙突脱出,再屈肘牵引复位,若合并肱骨内上髁骨折,肘关节复位后,肱骨内上髁多可随之复位;但有时骨折片嵌入肱尺关节间隙,可高度外展前臂,利用屈肌的牵拉作用将骨折片拉出。

(3) 复位后的处理:复位后,用石膏或夹板将肘固定于屈曲90°位,3～4周后去除固定,逐渐练习关节自动活动,要防止被动牵拉,以免引起骨化肌炎。

肘关节脱位合并肱骨内上髁骨折或桡骨小头骨折,手法复位失败者,可行手术复位,成人可作桡骨小头切除。

2. 陈旧性脱位　陈旧性肘关节脱位,损伤在3个月以内,可试行手法复位,如不能复位时,切不可强力复位,应采取手术复位。如合并有尺神经损伤,手术时应先探查神经,在保护神经的前提下进行手术复位。复位后宜将尺神经移至肘前,如关节软骨已破坏,应考虑作肘关节成形术或人工关节置换术。

(四) 先天性髋关节脱位

先天性髋关节脱位又称为发育性髋关节脱位,是一种导致儿童肢体残疾的主要疾病之一,如能做到早期诊断和早期治疗,临床效果是满意的。主要病理改变是:①髂腰肌紧张、挛缩,压迫髋臼的入口;②关节囊变形呈葫芦样;③股骨头颈变形,主要有股骨头呈椭圆形,股骨颈短,股骨颈前倾角增大;④髋臼变形,主要有髋臼窝浅小,呈三角形,髋臼指数增大,关节盂唇内卷;⑤股圆韧带增粗变长,关节软骨变性等。

【分型】

1. 单纯性先天性髋脱位

(1) 髋关节发育不良:又称为髋关节不稳定,X线片常以髋臼指数增大为特点,多数采用髋关节外展位而随之自愈,约1/10将来发展为先天性髋脱位,还有少数病例持续存在髋臼发育不良,年长后出现症状。

(2) 髋关节半脱位:X线片有髋臼指数增大,髋臼覆盖着部分股骨头,这是一种独立的类型,可长期存在而不转化为全脱位。

(3) 髋关节全脱位:股骨头完全脱出髋臼,根据股骨头脱位的高低可分为4度。

Ⅰ度:股骨头仅向外方移位,位于髋臼同一水平。

Ⅱ度:股骨头向外、上方移位,相当于髋臼外上方水平。

Ⅲ度:脱出的股骨头位于髂骨翼的部位。

Ⅳ度：脱出的股骨头上移达骶髂关节水平。

2. 畸形型先天性髋脱位 典型者呈双髋脱位，双膝关节处于伸直位僵硬，不能屈曲，两足平足呈外旋位，还常合并上肢畸形。

3. 根据先天性髋关节脱位发现时患儿年龄划分为新生儿及婴儿先天性髋脱位，幼儿及儿童期先天性髋脱位。

【诊断要点】

1. 外观 大腿、小腿与对侧不对称，可表现为增粗变短或变细、外旋（单侧）；臀部增宽（双侧）。皮纹：臀部、腹股沟与大腿皮纹增多、加深和上移不对称。肢体活动：患肢活动少，在换尿布时最易发现。

2. 走路较晚，步态异常 开始走路时步态不稳呈蹒跚、摇摆或摇动步态（单侧）；双侧者为鸭行步态，肢体不等长，躯干呈代偿性侧弯。

3. 患肢股动脉搏动减弱或消失；内收肌紧张性痉挛；Barlow 试验阳性（仅适用于新生儿检查，因髋关节不稳定随月龄的增加而减少，相反外展受限随月龄的增加而增加）；Ortolani征或外展试验阳性（此法可靠）；Nelaton 线征破坏。

4. X 线检查。

5. 骨盆平片 髋臼指数正常为 20°～25°，至 12 岁时基本恒定于 15°，异常为＞30°；Perkin's方格正常股骨头骨骺位于内下象限；Shenton 线不连续。

【治疗措施】

1. 先天性髋脱位在新生儿期诊断较为困难，一旦确诊治疗容易，且会获得理想的治疗效果。因为新生儿期病理改变最轻，易于矫正；生后第一年骨盆发育最快，尤其在新生儿期更快。新生儿及婴儿期先天性髋脱位的治疗方法：

(1) 尿布枕；

(2) 连衣挽具；

(3) Pavlik harness；

(4) Von-Rosen 铝制夹板；

(5) 内收肌切断闭合复位石膏固定＋支架。

2. 复位后髋关节发育的观察，保持头、臼同心是髋关节发育的基本条件。保守治疗一般头 3 个月用石膏固定，以后改用支架固定，保持髋关节的有限制动；固定时间一般为就诊月龄时间或加 3 个月，一般每三个月复查一次并复查骨盆平片进行监测。

3. 不能闭合复位的应采用手术治疗。手术方式包括：①Salter 骨盆截骨术：手术适用于年龄在 1.5～6 岁，髋臼指数在 45°以下，股骨头大小与髋臼基本适应者的先天性髋关节脱位患儿。②Pemberton 髋臼成形术：手术适用于年龄在 2 岁以上，髋臼发育不良，髋臼角大于 45°以上，头臼比例不适合髋臼不能包容股骨头者；手法或手术复位后，经一定时间观察，髋臼仍发育不佳或未发育，股骨头仍处于半脱位或全脱位；年龄超过 7 岁以上，耻骨联合软骨已愈合，虽髋臼指数未超过 45°者也适应此术式。③其他手术：Gill 手术、Steell 三相髂骨截骨术、改良沙拉尼契克手术（Zahradnick）、Chiari 骨盆内移截骨术、Stahali 髋臼盖成形术等。

【健康处方】

1. 对新生儿的初查筛选非常重要。先天性髋关节脱位的最早表现是患髋的外展外旋受限制，即将患侧的髋部屈曲至 90°，外展下肢不能平置于床上。

2. 怀疑有先天性髋关节脱位的摄 X 线检查确认。

3. 发现异常的步行状态时，也应及时去医院检查。

腰椎间盘突出症

腰椎间盘突出症是指由于腰椎间盘髓核突出压迫其周围神经组织而引起的一系列症状。由于腰椎椎间盘变性，纤维环破裂，髓核脱出，突出物的机械性压迫和周围炎症的化学性刺激相应节段的神经根和马尾神经所造成。临床主要表现为腰痛及下肢放射痛。

【诊断要点】

1. 腰痛伴下肢放射痛　疼痛沿神经根分布区放射；疼痛与腹压有关；疼痛与体位和活动有明显关系，一般于活动或劳累后疼痛加重，卧床休息后好转。

2. 下肢运动、感觉异常受累神经根所支配的区域产生肌力和感觉异常。早期感觉过敏，晚期感觉减退、消失。

3. 马尾神经受压产生大小便功能障碍，马鞍区感觉异常。

4. 脊柱侧弯、腰部活动受限和骶棘肌痉挛。

5. 直腿抬高试验（Lasegue 征）及加强试验（Bragard 征）阳性正常情况下可抬高 70°。直腿抬高在 70°以内便可产生坐骨神经痛，称为直腿抬高试验阳性。在直腿抬高试验时，维持下肢不出现症状的最大角度，背屈踝关节，出现坐骨神经痛的，称为加强试验阳性。其意义在于排除了髋关节疼痛的干扰。

6. CT 和 MRI 检查可明确诊断。

7. 诊断中需注意与下述疾病鉴别。

(1) 腰肌劳损及棘上韧带和棘间韧带损伤好发于长期弯腰工作者。主要症状为腰部酸痛，劳累后加重，卧床休息后好转，但卧床过久后，又感腰部不适，稍事活动后好转。有较固定的压痛点。

(2) 第 3 腰椎横突综合征第 3 腰椎的横突较长。其主要症状为腰痛，少数可向下肢放射，第 3 腰椎横突处压痛，无坐骨神经症状。

(3) 椎弓根峡部不连和腰椎滑脱症，X 线摄片可行鉴别诊断。

(4) 腰椎结核和肿瘤可引起腰部疼痛。

(5) 腰椎管狭窄症，主要症状是间歇性跛行。CT 和 MRI 检查有助于诊断。

(6) 神经根及马尾部肿瘤的症状呈进行性加重，常无明显原因诱发的病史。鉴别主要靠脊髓造影、MRI。

【治疗措施】

治疗包括非手术治疗和手术治疗，大部分病例通过保守治疗可获缓解，保守治疗无效的应考虑手术治疗。

1. 非手术治疗

(1) 卧硬板床休息，辅以理疗和按摩，常可缓解症状。

(2) 骨盆牵引，牵引重量一般为 10 kg，牵引时间 1～2 周。

(3) 药物治疗：非固醇类消炎镇痛药、肌松药等可改善局部炎症、水肿；神经营养药。

2. 手术治疗

(1) 手术适应证：①正规保守治疗无效；虽然保守治疗有效，但反复发作者，症状较重影响工作和生活者；②神经损伤症状明显、广泛，甚至继续恶化，疑有椎间盘纤维环完全破裂，突出之椎间盘已脱垂至椎管内；③中央型腰椎间盘突出有马尾神经功能障碍者；④合并明显的腰椎管狭窄症者。

(2) 手术方法：有经皮穿刺介入髓核摘除、后路椎间盘镜手术、传统开放术式“开窗”、半椎板或全椎板椎间盘摘除术，对合并腰椎不稳或有潜在腰椎不稳的应考虑椎间融合手术。

术后半年内应避免重体力劳动。

【健康处方】

腰椎间盘突出症是一种常见病、多发病，预防非常重要。

1. 慎重选择治疗方法，积极采用正规治疗。

2. 注意卧床休息。睡硬板床是最基本的治疗措施。

3. 保守治疗是首选疗法，在经过正规系统的保守治疗无效后，再选择手术治疗。但部分病人初次就诊就已经表现出明显的神经受压表现，已具有手术指征，则应选择手术治疗，以免神经受压过久不能恢复。

4. 不要长时间应用激素，以免掩盖病情，并产生严重不良反应。

5. 注意腰部保暖。由于腰部肌肉损伤，血液循环较差，腰部比其他部位更容易受凉。受凉可致腰肌纤维炎、痉挛，导致腰椎关节僵硬、椎间盘突出复发和神经根水肿。

6. 注意腰部活动姿势。为防止复发，不要做既弯腰又转腰的动作，如扫地和拖地，不要弯腰搬重物等，避免腰部长时间保持一个姿势。

7. 加强腰部功能锻炼，使腰肌强壮，对腰椎起保护作用，减少复发可能。

骨肿瘤

凡发生在骨内或起源于骨的各种组织成分的肿瘤，不论是原发性，还是继发性，或转移性肿瘤，均统称骨肿瘤。男性比女性稍多。原发性良性比恶性多见。

【分类】

骨肿瘤的分类基于细胞来源，特别是根据肿瘤细胞所显示的分化类型及所产生的细胞间物质类型进行的(表 3－20)。

表 3－20　骨肿瘤的分类

成骨性肿瘤	良性	骨瘤、骨样骨瘤和骨母细胞瘤
	恶性	成骨肉瘤、皮质旁成骨肉瘤
成软骨性肿瘤	良性	软骨瘤、骨软骨瘤、软骨母细胞瘤、软骨黏液样纤维瘤
	恶性	软骨肉瘤、近皮质软骨肉瘤、间叶性软骨肉瘤
骨巨细胞瘤		
骨髓肿瘤	恶性	尤文氏肉瘤、骨网织细胞肉瘤、骨淋巴肉瘤、骨髓瘤
脉管肿瘤	良性	血管瘤、淋巴管瘤、血管球瘤
	中间型或未定型	血管内皮瘤 血管外皮瘤
	恶性	血管肉瘤

续表 3-20

其他结缔组织肿瘤	良性	成纤维性纤维瘤、脂肪瘤
	恶性	纤维肉瘤、脂肪肉瘤、恶性间叶瘤、未分化肉瘤
其他肿瘤		脊索瘤、长管骨"牙釉质瘤"、神经鞘瘤"神经纤维瘤"
未分化类肿瘤		
瘤样病变		孤立性骨囊肿、动脉瘤样骨囊肿、近关节性囊肿、干骺端纤维缺损、嗜伊红肉芽肿、纤维结构不良骨化性肌炎、甲状旁腺功能亢进性"棕色瘤"

良性肿瘤中以骨软骨瘤、软骨瘤多见，恶性肿瘤以骨肉瘤，纤维肉瘤多见。

【诊断要点】

多数骨肿瘤的诊断较为复杂，有时存在一定的困难，因为不同骨肿瘤可有相近似的表现，良性骨肿瘤可发生恶变；有些骨肿瘤组织学检查显示分化良性，但临床上表现为高度恶性，常常早期出现肺转移。还有一些病变的临床，X线或病理表现与骨肿瘤相似。在诊断过程中，应注意区分几个问题：①骨肿瘤与非骨肿瘤性病变；②良性骨肿瘤与恶性骨肿瘤；③原发性骨肿瘤与转移性骨肿瘤。

诊断必须是临床、影像和病理三结合，生化检测也是必要的辅助诊断手段。

1. 发病年龄　骨肿瘤的年龄分布有一定的规律。人群中因恶性肿瘤死亡者有两个年龄的高峰。一个为15～20岁，另一个为30～75岁。第一个高峰大多为原发性恶性肿瘤，如6个月婴儿恶性骨肿瘤几乎全为神经母细胞瘤。尤文氏瘤（Ewing′s sarcoma）多发生在儿童，成骨肉瘤多发生在青少年，淋巴瘤及其他小圆细胞瘤、骨巨细胞瘤等多发生在20～40岁，多发性骨髓瘤及转移性肿瘤大多为50岁以上的病人。

2. 疼痛与压痛　是骨肿瘤的一个主要症状，休息后不能缓解，由于外界刺激减少而夜间疼痛加重，尤其是恶性骨肿瘤夜间痛，静止痛更明显，是与创伤及炎症疾病造成的疼痛的主要区别。良性肿瘤恶变或合并病理性骨折疼痛可突然加重。

3. 局部肿块和肿胀　往往表现在肢体或躯干的异常隆起，需注意肿块部位、大小、局部温度、质地、边界、有无压痛、表面性质、活动度及其生长速度。良性肿瘤表现为质硬而无压痛，肿胀迅速多见于恶性肿瘤，局部血管怒张反映肿瘤血管丰富，多属恶性。

4. 功能障碍和压迫症状　脊柱肿瘤不论良性、恶性，都可能引起截瘫。邻近关节的肿瘤，由于疼痛和肿胀而使关节功能障碍。若肿瘤有丰富的血管，局部皮肤可发热，浅静脉怒张。

5. 部位特征　许多肿瘤多见于长骨干骺端，也是生长最活跃的部位，如股骨下端、胫骨上端、肱骨上端，而骨骺通常很少受影响。患部常呈梭形肿胀，肿块边界不清，质地较硬，局部血管扩张，皮肤温度升高，早期出现疼痛并呈进行性加重。后期出现贫血及恶病质，并可发生多处转移病灶，其中以肺部转移最多见。

6. X线检查对明确骨肿瘤性质、种类、范围及决定治疗方针都能提供有价值的资料，是骨肿瘤重要的检查方法。普通X线片不能很好地显示时，CT扫描、B超、MRI、ECT等新型显像技术可以帮助判明肿瘤的部位和范围。

7. 凡患恶性骨肿瘤，除血尿便常规及肝肾功外，还需对血钙、血磷、碱性和酸性磷酸酶进行测定。凡骨迅速破坏如广泛溶骨性骨转移，血钙常升高，碱性磷酸酶明显升高，提示晚期前列腺癌转移。尿 Bence－Jones 蛋白阳性可能为浆细胞骨髓瘤。

8. 病理检查是确认肿瘤唯一可靠的检查，分切片与穿刺活检。

9. 良性与恶性骨肿瘤的区别　见表 3－21。

表 3－21　良恶性骨肿瘤的鉴别

鉴别点	良性骨肿瘤	恶性骨肿瘤(原发性)
症状	先有肿块 生长缓慢 疼痛轻或无 无全身症状	先有疼痛 生长迅速 疼痛重，夜间重 发热、贫血，晚期有恶液质
局部体征	界限清楚 表面无改变 无压痛、轻压痛 无转移、少复发	不清楚，周围组织有浸润粘连 皮肤发热、静脉扩张 压痛明显 可转移，复发率高
X线表现	膨胀性生长 界限清楚 骨皮质完全或变薄 无骨膜反应	浸润性生长 界限不清楚 早期有破坏 骨膜反应明显
细胞形态	分化成熟，近乎正常排列	紊乱，异形明显，大小不等，排列紊乱，核大深染，有核分裂
实验室检查	多无异常	贫血、血沉增快，碱性磷酸酶可增高
预后	预后好	死亡率高

【治疗措施】

1. 良性肿瘤　采用手术治疗，多以局部刮除植骨或切除为主，如能彻底去除，一般不复发，预后良好。

2. 恶性肿瘤

(1) 以手术为主，方法包括截肢、关节离断以及瘤段切除或全股骨切除，用人工假体置换等。

(2) 术后化疗：化学治疗分全身化疗、局部化疗，常用的药物有阿霉素及大剂量氨甲蝶呤，但药物的作用选择性不强；局部化疗包括动脉内持续化疗及区域灌注，其中以区域灌注效果较好。

(3) 放疗：放疗方法对骨肿瘤的治疗只能作为一种辅助治疗，目前也有一些改进(如快中子、射频等的作用)。

3. 其他　免疫治疗、热疗(包括微波及超声治疗)、中药治疗等。

【健康处方】

1. 如怀疑有发生肿瘤的可能，应积极到正规医院进行必要的检查。

2. 慎重选择治疗方法，积极采用正规治疗。

自然流产

流产系指妊娠不足 28 周、胎儿体重不足 1 000 g 而终止者。在妊娠 12 周前终止者称早期流产，妊娠满 12 周而不足 28 周终止者称晚期流产。广义上的流产包括自然流产和人工流产。自然流产的发生率为10%～15%,多数为早期流产。自然流产的临床类型有先兆流产、难免流产、不全流产、完全流产、稽留流产、习惯性流产、流产感染。

(一) 先兆流产

【诊断要点】

1. 停经后出现少量阴道出血,偶有下腹隐痛,早孕反应或胎动仍存在。

2. 妇科检查宫颈口未开,胎膜未破,子宫大小与停经时间相符。

3. 血、尿人绒毛膜促性腺激素(human chorionic gonadotropin,HCG)测定阳性;B型超声显像示子宫大小与孕龄相符、宫腔内球形胚囊、有胎心搏动或成形胚胎与胎儿等。

【治疗措施】

1. 口服药物　苯巴比妥(鲁米那)30 mg,每日3次;维生素E 100 mg,每日1次;叶酸5 mg,每日3次。甲状腺功能低下者,同时口服甲状腺素40 mg,每日1次。

2. 黄体酮20 mg,每日1次肌内注射;HCG1 000～2 000 U,每日1次或隔日1次肌内注射。

3. 晚期先兆流产者,可予25%硫酸镁10 ml+10%葡萄糖溶液20 ml静脉注射,继之25%硫酸镁40～60 ml+5%葡萄糖溶液1 000 ml缓慢静脉滴注或口服沙丁胺醇2.4～4.8 mg,每6小时1次。

【健康处方】

1. 绝对卧床休息,禁止性生活。

2. 尽量减少刺激。如必须,应轻柔进行阴道检查。

3. 加强心理治疗,使其情绪安定,增强信心。

4. 避免便秘与腹泻。

5. 积极治疗2周症状不缓解或反而加重者,应行B超检查。如提示胚胎发育不良或停止发育或血、尿HCG定量测定值进行性降低,应考虑终止妊娠。

(二) 难免流产

【诊断要点】

1. 可有先兆流产的经过,此后阴道出血增多,阵发性腹痛加剧。

2. 妇科检查宫口已扩张,胎膜已破,宫口可见妊娠组织堵塞,子宫可略小于妊娠周数。

3. B型超声示无胎心搏动或胎动,或胚囊下降、变形。

【治疗措施】

1. 一旦确诊应尽早促使妊娠组织完全排出。早期流产者及时行负压吸宫术或钳刮术。晚期流产者可用缩宫素10 U+5%葡萄糖溶液500 ml静脉滴注,促进宫缩,待妊娠产物排出后应检查是否完全,必要时予以清宫。

2. 酌情使用抗生素,如出血量多或休克应立即输血、输液、抗休克治疗。

(三) 不全流产

【诊断要点】

1. 妊娠产物部分排出,子宫收缩不良,阴道出血不止,甚或发生严重失血性休克。

2. 妇科检查宫口扩张,血液自宫口内流出,妊娠组织嵌于宫颈口内。子宫小于妊娠周数。

3. B型超声检查示子宫小于孕龄、妊娠组织残留、宫腔积血等。

【治疗措施】

1. 一经确诊，立即行负压吸宫术或钳刮术，清除宫腔内残留组织，刮出物送病理检查。

2. 出血多者输血、输液，使用宫缩药。

3. 出血时间较长者，常规给予抗生素预防感染。

（四）完全流产

【诊断要点】

1. 短时间内妊娠产物完全排出，阴道出血渐止，腹痛消失。

2. 妇科检查宫口关闭，子宫接近正常大小。

3. B型超声示宫腔内无残留物。

【治疗措施】

此型流产如无感染迹象，一般不需特殊处理，如需要可给予生化汤煎服。

（五）稽留流产

稽留流产系指胚胎或胎儿已死亡，仍滞留于子宫腔内未自然排出者，又称过期流产。

【诊断要点】

1. 曾有先兆流产症状，早孕反应突然消失。

2. 孕妇自感腹部不再继续增大，无胎动感或胎动消失。

3. 妇科检查宫颈口未开，子宫小于停经时间、质地欠软，未闻及胎心。

4. B型超声显示胎心搏动消失，羊水量减少而浑浊。

【治疗措施】

1. 检查血常规、凝血功能和肝肾功能，常规备血。

2. 口服乙烯雌酚5 mg，每日3次，连续3～5天，以提高子宫肌对缩宫素的敏感性。

3. 子宫小于12孕周者，可行刮宫术，术中使用缩宫素，刮出物常规送病理检查。子宫大于12孕周者，静脉滴注缩宫素，也可酌情用前列腺素或依沙吖啶引产。

4. 术后使用宫缩剂和预防性抗生素。

【健康处方】

1. 此型流产因妊娠产物滞留过久，可能发生凝血功能障碍，导致弥散性血管内凝血(DIC)，应完善辅助检查并在有输血、输液的条件下进行手术。

2. 因胎盘组织机化，与子宫壁紧密粘连，往往造成刮宫困难，术前应充分医患沟通。

3. 手术应特别小心，防止子宫穿孔，如一次难以刮净，可间隔5～7天后再次刮宫。

4. 如凝血功能异常，建议治疗后手术或转上级医院治疗。

（六）习惯性流产

习惯性流产系指连续发生3次或以上自然流产者。

【诊断要点】

明确习惯性流产的病因是诊断的关键。可从以下几方面入手：

1. 详细询问病人月经史，既往史，孕产史，每次流产的特点与状况，有无家族史及内科疾病史。

2. 细致的全身体格检查及妇科检查。

3. 实验室及其他检查包括夫妇双方染色体检查、男方精液检查、基础体温测定、性激素测定、子宫内膜活检、甲状腺功能测定、空腹血糖和糖耐量试验、血清病原学检查、宫腔镜、子宫输卵管碘油造影、B 型超声、夫妇双方血型及抗体效价、抗精子抗体等。

4. 对病因不明的习惯性流产，有条件者可进一步做下列检查：抗心磷脂抗体、抗子宫内膜抗体、子宫内膜活检、抗 HCG 抗体、红细胞抗体、血小板抗体、抗核抗体、抗 DNA 抗体、白细胞抗体、白细胞混合培养、组织相容性抗体的血细胞分型、混合淋巴细胞试验、母体抗父系淋巴细胞抗体测定等。

5. 对于习惯性晚期流产者，应做宫颈扩张试验。

【治疗措施】

1. 针对病因进行治疗。

2. 一旦妊娠，按先兆流产进行保胎治疗直至妊娠 10 周或超过以往发生流产的月份。

3. 黄体功能不全者，于基础体温上升第二天或确定妊娠后，给予黄体酮 10～20 mg 或 HCG1 000～3000 U，隔日交替肌内注射。

4. 宫颈内口松弛者于妊娠 14～16 周或既往发生流产前 2～3 周行宫颈内口环扎术。手术前后均需保胎治疗。

【健康处方】

1. 对染色体异常而不宜妊娠者，应终生避孕，否则应行早孕期产前诊断。

2. 导致习惯性流产的可逆性因素有黄体功能不全、甲状腺功能低下、感染性疾病、免疫性因素、子宫畸形、宫颈功能不全、宫腔粘连、子宫肌瘤等，孕前应予以治疗。

3. 行宫颈内口环扎术者，至妊娠 38 周或出现流产、早产征象时应立即住院拆除缝线。

4. 加强孕期保健与孕期管理，消除精神紧张情绪，同时补充维生素 E 和叶酸。

（七）流产感染

【诊断要点】

1. 流产后阴道出血时间长、宫腔内可有妊娠组织残留。

2. 体温升高，脉搏加快，下腹部疼痛。

3. 阴道分泌物呈脓血性、味臭，子宫、附件压痛，炎性肿块或脓肿，严重者可并发腹膜炎、败血症、感染性休克。

4. 白细胞总数和中性粒细胞计数增高。

5. 病原学培养及药物敏感试验。

6. 影像学检查可示炎性肿块和脓肿。

【治疗措施】

1. 治疗原则为迅速控制感染，尽快清除宫腔妊娠产物。

2. 若阴道出血少，应用广谱抗生素 2～3 天，待感染控制后再清除宫腔残留物。若阴道出血量多，静脉滴注广谱抗生素和输血的同时，用卵圆钳钳取宫腔残留组织，减少出血，待感染控制后再行全面刮宫，彻底清除宫腔残留物。

3. 如合并感染性休克，应积极纠正休克；若感染严重或盆腔脓肿形成，应行手术引流，必要时需切除子宫。

4. 严重流产感染无论术前、术中、术后均可能伴发感染性休克、急性肾衰竭、弥散性血管内凝血，应及时转上级医院治疗。

5. 治疗过程中加强支持疗法和对症治疗。

【健康处方】

1. 做好各种流产手术的卫生宣传，严禁非法堕胎。

2. 严格掌握手术指征，做好术前准备。

3. 术时注意规范无菌操作。

4. 术后做好护理，预防感染。

早　产

早产系指妊娠满 28 周至不满 37 足周间分娩者。早产发生率 5%～15%。早产儿出生体重低，各器官发育不成熟，约 15%死于新生儿期。

【诊断要点】

1. 既往有流产、早产史或本次妊娠有阴道出血史者。

2. 于妊娠 28～37 足周之间出现阴道见红、规律宫缩（持续时间≥30 秒、间隔≤5 分钟）伴宫颈消退≥75%。如宫颈扩张>2 cm 则可诊断早产临产，如宫颈扩张达 4 cm 或胎膜破裂则早产不可避免。

【治疗措施】

1. 治疗原则为尽可能延长孕龄，努力降低早产儿死亡率。

2. 左侧卧位休息及吸氧，减少自发性宫缩，增加子宫胎盘灌注量。

3. 抑制宫缩治疗　常用药物有①β_2 -肾上腺素受体激动剂，如羟苄羟麻黄碱（利托君）150 mg＋5%葡萄糖溶液 500 ml 缓慢静脉滴注至宫缩消失后维持 12 小时以上，或沙丁胺醇首次口服 4.8 mg，每 6 小时重复 1 次。②将 25%硫酸镁 16 ml＋5%葡萄糖溶液 100～250 ml缓慢静脉滴入，继而用 25%硫酸镁 20～40 ml＋5%葡萄糖溶液 500 ml 缓慢滴入至宫缩停止。③前列腺素合成酶抑制剂。常用药物为吲哚美辛等，因可能导致胎儿动脉导管早闭或新生儿颅内出血，现已少使用，必要时应用不能超过 1 周。

4. 促胎肺成熟　地塞米松 5 mg 肌内注射，每日 3 次，连用 3 日。

5. 预防性使用抗生素　适用于胎膜早破而阴道分泌物培养阳性者。

6. 如早产临产，则加强产时处理和产程观察。慎用吗啡、哌替啶。分娩时可行会阴切开术，预防早产儿颅内出血。

7. 加强早产儿喂养、护理及并发症的防治。建议转入有条件的新生儿科治疗。

【健康处方】

1. 定期产前检查，指导孕期卫生。妊娠晚期应减少性生活的次数。

2. 应重视可能引起早产的因素，如生殖道感染、胎膜早破、妊娠并发症、妊娠合并症、子宫畸形、宫颈内口松弛、吸烟、酗酒等。

3. 加强对高危妊娠的管理，积极治疗妊娠并发症，预防亚临床感染。

4. 提前治疗宫颈内口松弛。

过期妊娠

过期妊娠系指平素月经周期规律，妊娠达到或超过42周尚未分娩者。其发生率3%～15%。过期妊娠中10%有胎盘功能减退，故增加围生儿患病率及死亡率。同时由于胎儿巨大或胎头可塑性降低，导致头盆不称、产程延长而增加手术产率。

【诊断要点】

1. 核实预产期　详细询问月经情况，尤其是末次月经；了解孕前排卵监测情况；两地分居夫妇的性交日期；早孕反应及胎动时间，产前检查闻及胎心时间；早孕期妇科检查子宫大小，孕中、晚期子宫高度；B型超声检查胚囊直径、头臀长、双顶径、股骨长、胎盘分级等。既往是否有过期妊娠史。

2. 判断胎盘功能　通过胎动计数，测孕妇单次尿雌三醇与肌酐(E/C)比值，用胎儿电子监护仪(NST、OCT)、B超监测、羊膜镜检查等了解胎盘功能情况。

3. 了解宫颈成熟度　采用Bishop宫颈成熟度评分法。

【治疗措施】

1. 终止妊娠的时机与指征　宫颈成熟、胎儿体重≥4 000 g或胎儿生长受限、胎盘功能减退、羊水过少或羊水粪染、合并有其他产科并发症者。

2. 终止妊娠方式的选择　阴道分娩适于宫颈成熟(Bishop评分>7分)、胎头衔接、无头盆不称及胎盘功能减退者。胎盘功能减退、胎儿窘迫、引产失败或产程进展缓慢以及伴其他产科并发症、合并症者，应以剖宫产结束分娩为宜。

3. 产时处理　产妇吸氧、加强胎儿监护；加强产程观察与处理，及早发现羊水粪染和胎儿窘迫。做好新生儿抢救复苏准备工作。

【健康处方】

1. 充分认识过期妊娠处理的复杂性，确切的妊娠期限往往难以判定。
2. 胎儿宫内安危状况与围生儿预后密切相关，须严密监测。
3. 综合分析胎盘功能、胎儿大小和宫颈成熟度，选择恰当的分娩方式。

输卵管妊娠

受精卵着床、发育在子宫体腔外，称异位妊娠，是妇产科常见的急腹症之一。发生部位有输卵管、卵巢、子宫颈、子宫角部、阔韧带、子宫残角、腹腔等，其中以输卵管妊娠最常见，约占95%以上。输卵管妊娠的发生部位以壶腹部最多(78%)，其他依次为峡部(12%～15%)、伞部(5%)、间质部(2%～3%)。

【诊断要点】

1. 停经后出现少量阴道出血。20%病人无明显停经而仅表现为不规则阴道出血。腹痛是输卵管妊娠病人的主要症状。可表现为下腹隐痛、胀痛、撕裂样痛伴肛门坠胀感。出血多时可有肩胛区放射痛。腹腔内出血及剧烈腹痛可致晕厥与休克。陈旧性血肿病灶周围组织粘连、包裹形成腹部包块。

2. 腹腔内出血多者可有痛苦表情、贫血貌及休克征象。腹部检查腹膜刺激征(腹直肌紧张、压痛、反跳痛)阳性、移动性浊音阳性，并可触及包块。盆腔检查：阴道血染、后穹隆饱满触痛、宫颈举痛与摇摆痛；宫体饱满而软、漂浮感，在宫体侧方可触及伴有明显触痛的包块。输卵管妊娠未破裂或腹腔少量内出血时，上述体征不典型。

3. 辅助检查

(1) HCG测定是早期诊断异位妊娠的重要方法，并可用于治疗效果监测，阳性率80%～90%。

(2) B型超声的诊断准确率为70%～94%。如超声检查宫腔空虚，宫旁出现低回声，其内探及胚芽及原始心管搏动，可确诊。

(3) 阴道后穹隆穿刺简单快捷，较为可靠，适用于疑有腹腔内出血的病人。

(4) 子宫内膜病理检查可见子宫内膜呈蜕膜样改变，无绒毛。

(5) 腹腔镜检查是早期诊断输卵管妊娠的金标准，并可同时进行治疗。

4. 本病需与自然流产、急性盆腔炎、黄体破裂、卵巢囊肿、卵巢蒂扭转、急性阑尾炎等鉴别。

【治疗措施】

1. 手术治疗　手术指征：①严重的腹腔内出血、休克，在抗休克同时手术；②保守治疗期间，血压、血红蛋白进行性下降；③保守治疗期间，包块继续增大，或HCG持续不降或阳性；④间质部妊娠；⑤内出血量多，难以吸收或合并严重的感染；⑥同时要求绝育的病人。手术方式有两种：①输卵管切除术：适用于内出血、休克的急症病人；②保守性手术：适用于有生育要求的年轻病人。根据受精卵着床部位和输卵管病变情况可选择伞端挤压术、输卵管切开缝合术、输卵管峡部切除端－端吻合术等。

2. 保守治疗　适用于：①无腹腔内出血，病情稳定；②包块直径≤3 cm；③血β-HCG＜2 000 U/L；④要求保留生育功能；⑤无药物使用禁忌证者。常用药物为甲氨蝶呤(MTX)。用法每日每公斤体重0.4 mg，肌内注射，5日为一疗程。用药期间注意观察腹痛及阴道出血情况，随诊行β-HCG定量测定和B超检查。

3. 期待疗法　适用于：腹痛轻微、出血少；随诊可靠；输卵管妊娠未破裂；血β-HCG＜1 000 U/L且呈下降趋势；包块直径＜3 cm或未探及；无腹腔内出血。期待治疗过程中注意观察生命体征、腹痛及阴道出血情况，随诊行β-HCG定量测定和B超检查。

妊娠高血压疾病

妊娠高血压疾病是妊娠期特有的疾病。多数病例在妊娠期出现一过性高血压、蛋白尿等症状，在分娩后即随之消失。其基本病理变化为全身小动脉痉挛，导致全身各系统各器官灌注减少，引起心、脑、肝、肾、肺、眼底、胎盘等充血、出血、渗出、水肿、梗死、坏死等一系列病变，是孕产妇和围生儿死亡的主要原因之一。

【诊断要点】

1. 有本病高危因素的孕妇(初产妇、年龄＜18岁或＞40岁、多胎妊娠、有高血压、慢性肾炎、糖尿病病史、营养不良、低社会经济状况、家族史等)。

2. 妊娠20周后出现高血压、水肿、蛋白尿或头痛、头晕、眼花、上腹部不适等自觉症状或在此基础上出现抽搐，不能用其他原因解释者。

3. 高血压定义为持续血压升高至收缩压≥140 mmHg或舒张压≥90 mmHg，血压升高至少应出现2次以上，间隔6小时以上。

4. 尿蛋白的定义是24小时尿蛋白定量≥300 mg，或至少间隔6小时的2次随机尿液检查中尿蛋白浓度为0.1 g/L，其准确率达92%。

5. 体重异常增加常为本病的首发症状，孕妇体重增加每周≥0.9 kg是子痫前期的信号。

6. 下列检查有助于诊断和判断病情：血常规、血液流变学、凝血功能、肝肾功能、尿液分析、24小时尿蛋白定量、眼底检查、超声心动图、胎盘功能测定、胎儿成熟度检查等。

7. 本病应与慢性肾炎合并妊娠相鉴别。子痫应与癫痫、脑炎、脑肿瘤、脑血管畸形破裂、糖尿病高渗性昏迷、低血糖昏迷等鉴别。

8. 诊断本病同时应进行分类：见表3-22。

表3-22 妊娠期高血压疾病分类

分类	临床表现
妊娠期高血压	血压≥140/90mmHg，妊娠期首次出现，并于产后12周恢复正常；尿蛋白阴性；病人可伴上腹部不适或血小板减少，产后方可确诊
子痫前期	
轻度	血压≥140/90 mmHg，孕20周以后出现；尿蛋白≥300 mg/24小时或(+)。可伴有上腹不适、头痛等症状
重度	血压≥160/110 mmHg；尿蛋白≥2.0 g/24小时或(2+)；血肌酐>160 μmol/L；血小板<100×10^9/L；微血管病性溶血；转氨酶升高；持续头痛或其他脑神经或视觉障碍；持续性上腹不适
子痫	子痫前期孕妇抽搐不能用其他原因解释
慢性高血压并发子痫前期	高血压孕妇妊娠20周以前无尿蛋白，若出现尿蛋白≥300 mg/24小时；高血压孕妇孕20周前突然尿蛋白增加，血压进一步升高或血小板减少
妊娠合并慢性高血压	血压≥140/90 mmHg，孕前或孕20周以前或孕20周以后首次诊断高血压并持续到产后12周后。

选自《妇产科学》(第6版) 乐杰主编。

【治疗措施】

1. 妊娠期高血压的治疗

(1) 一般治疗：保证充足的睡眠、左侧卧位。每日吸氧2次，每次30分钟。保证充足的蛋白质、热量摄入，无水肿者可不限盐和液体。

(2) 对于精神紧张、焦虑或睡眠欠佳者可给予镇静药，如地西泮2.5～5 mg，每日3次，或5 mg睡前口服。

(3) 密切监护母儿状态。每日测血压及体重，每2日复查尿蛋白，定期监测血液、胎儿状况和胎盘功能。

2. 子痫前期的治疗　应住院治疗，防止子痫及并发症发生。

(1) 一般治疗同妊娠期高血压。

(2) 镇静治疗：可选用地西泮2.5～5 mg，每日3次口服或10 mg肌内注射或静脉缓慢推注(不少于2分钟)。对于子痫抽搐者或硫酸镁治疗效果不佳者可考虑使用冬眠合剂，但可导致血压急剧下降，且对母儿肝脏有一定损害作用。

(3) 解痉治疗：硫酸镁为首选药物。用药方案为首次负荷量25%硫酸镁20 ml加于

10%葡萄糖 20 ml 中，缓慢静脉推注，5～10 分钟推完；继之以 25%硫酸镁 60 ml 加入 5%葡萄糖液 1 000 ml 静脉滴注，滴速为每小时 1～2 g。用药过程中应注意监测血镁浓度，定时检查膝腱反射是否减弱或消失，呼吸不少于 16 次/分；尿量每小时不少于 25 ml，床边备 10%葡萄糖酸钙拮抗。

(4) 降压治疗：对于血压≥160/110 mmHg 或舒张压≥110 mmHg 或平均动脉压≥140 mmHg者，以及原发性高血压、妊娠前已服用降压药者。常用药物有肼屈嗪、拉贝洛尔、硝苯地平等。

(5) 扩容治疗：仅用于严重的低蛋白血症、贫血，可选用人血白蛋白、血浆、全血等。

(6) 利尿治疗：仅用于全身水肿、急性心力衰竭、肺水肿者，常用利尿药有呋塞米、甘露醇等。

(7) 适时终止妊娠：是治疗妊娠期高血压疾病的有效措施。终止妊娠的指征：①子痫前期病人经积极治疗 24～48 小时仍无明显好转者；②子痫前期病人孕周已超过 34 周；③子痫前期病人孕龄不足 34 周，胎盘功能减退，胎儿已成熟者；如胎儿未成熟，可予地塞米松促使胎肺成熟后终止妊娠；④子痫控制后 2 小时。病情控制满意，宫颈成熟者，可经阴道试产。第一产程严密观察，保持产妇安静和充分休息；第二产程尽量缩短；第三产程预防产后出血。整个产程应严密监测母儿安危状况及血压变化。对于有产科指征，宫颈条件不成熟，或有胎儿窘迫征象者应选择剖宫产结束分娩。

3. 子痫的紧急处理　子痫是妊娠高血压疾病最严重的阶段，是母儿死亡的主要原因。

(1) 保持环境安静，避免声光刺激；防止口舌咬伤；病人头偏于一侧，防止窒息；防止坠地受伤。严密观察生命体征、尿量、神志等。

(2) 控制抽搐：25%硫酸镁 20 ml 加入 25%葡萄糖液 20 ml 静脉推注（推注速度>5 分钟）。继之静脉滴注（用法同子痫前期）。

(3) 20%甘露醇 250 ml 快速静脉滴注降低颅内压（心力衰竭、肺水肿禁用）。

(4) 面罩给氧。血压过高给予降压药，有效镇静。根据血气分析纠正酸中毒。

(5) 子痫控制 2 小时后终止妊娠。

【健康处方】

1. 建立健全三级妇幼保健网，加强健康教育，规范进行产前检查，尽可能早期诊断。

2. 指导产妇合理饮食，保证足够的休息，心情愉快。

3. 积极开展预测性诊断。如平均动脉压测定、翻身试验、血液流变形检查、尿钙测定等。

4. 自第 20～24 周起，每日补钙 1～2 g 可有效降低妊娠期高血压疾病的发生。

5. 子痫前期者应尽早转入上级医院治疗。

前置胎盘

妊娠 28 周后，胎盘附着于子宫下段，其下缘达到或覆盖宫颈内口，位置低于胎儿先露部，称为前置胎盘。它是妊娠晚期的严重并发症，是妊娠晚期出血最常见的原因。根据胎盘边缘与宫颈内口的关系，将其分为完全性前置胎盘、部分性前置胎盘和边缘性前置胎盘 3 种类型。

【诊断要点】

1. 病史中有多次刮宫、分娩、子宫手术、多胎妊娠等危险因素。

2. 妊娠晚期或临产时发生无诱因、无痛性反复阴道出血。出血的时间、反复发生的次数、出血量的多少与前置胎盘的类型有关。

3. 产科检查子宫软，无压痛，大小与妊娠周数符合；先露高浮，易并发胎位异常。子宫下段可闻及胎盘杂音。

4. B型超声检查胎盘定位的准确率在95%以上，为诊断最简单、最安全、最有价值的方法，并可重复进行。但需结合妊娠期考虑（妊娠中期应诊断"胎盘前置状态"）。

5. 产后胎膜破口距该处胎盘边缘＜7 cm，有助于回顾性诊断。

6. 本病应与胎盘早剥（轻型）、血管前置破裂、早产、宫颈病变相鉴别。

【治疗措施】

1. 治疗原则　抑制子宫收缩，控制出血，纠正贫血，预防感染，适时终止妊娠。

2. 期待疗法　目的是在保证孕妇安全的前提下尽可能延长孕周，以提高围生儿存活率。适于妊娠＜36周、胎儿体重＜2 000 g、胎儿存活、阴道出血量少、一般情况良好的病人。处理措施包括绝对卧床休息，纠正贫血，抑制宫缩，促胎肺成熟，止血，吸氧，抗生素应用以及对母、儿病情的监护与观察等。

3. 终止妊娠

（1）终止妊娠指征：反复多量阴道出血或休克者，无论胎儿成熟否；胎儿成熟度检查提示胎儿成熟或孕周＞36周者；孕周＜36周，出现胎儿窘迫或胎儿电子监护异常者。

（2）终止妊娠方式：剖宫产是终止妊娠的主要手段。对于出血量多，先露高浮、短时间内不能结束分娩者或胎儿窘迫、胎位异常者，子宫切口尽可能避开胎盘，胎儿娩出后尽快徒手剥离胎盘，宫体注射缩宫素，按摩子宫，快速缝合子宫切口。阴道分娩适于边缘性前置胎盘，阴道出血少，枕先露，短时能结束分娩者。人工破膜后静脉滴注缩宫素，促进产程进展。产后应预防产后出血和产褥感染。

（3）紧急情况下转送：如病人阴道大量出血而医院无条件处理，应予以静脉输液或输血，并在外阴消毒后，用无菌沙条填塞阴道、腹部加压包扎以暂时压迫止血，迅速护送转院处理。

【健康处方】

1. 加强卫生宣教及避孕指导，避免多次刮宫、引产、分娩等造成子宫内膜损伤的机会

2. 正规进行产前检查，争取早诊断、早治疗。重视高危因素的管理。

3. 治疗期间禁止肛查及灌肠；禁止用力屏气，并常规备血。

4. 无诊治条件应尽早转院。

胎盘早剥

胎盘早剥系指妊娠20周以后或分娩期，正常位置的胎盘在胎儿娩出前，部分或全部从子宫壁剥离，是妊娠晚期严重的并发症。其起病急，发展快，若处理不及时，危及母儿生命。主要病理变化是底蜕膜出血形成胎盘后血肿。按病理类型分为显性剥离（外出血）、隐性剥离（内出血）和混合性剥离3种。严重内出血可致子宫胎盘卒中。

【诊断要点】

1. 有母体高血压、血管病变、脐带过短、外伤、宫腔压力骤降、羊膜腔穿刺、子宫静脉压突然升高等病史。

2. 阴道出血与胎盘早剥的类型有关，与病情不成比例。根据病情的严重程度分为3度。

(1) Ⅰ度：多见于分娩期。胎盘剥离面积小，腹痛轻微，子宫软，大小与妊娠周数相符，胎位清楚，胎心正常。

(2) Ⅱ度：胎盘剥离面积1/3。突发持续性腹痛，子宫大于孕周，宫区压痛明显。

(3) Ⅲ度：胎盘剥离面积超过1/2。病人出现恶心、呕吐、面色苍白、四肢湿冷、脉搏细数、血压下降等休克症状。子宫板状硬，宫缩无间歇，胎心消失。此期易出现弥散性血管内凝血、产后出血、急性肾衰竭和羊水栓塞等并发症，孕产妇及围生儿死亡率明显升高。

3. B型超声检查　显示胎盘与子宫壁之间出现边缘不规则的液性低回声区(胎盘后血肿)，胎盘异常增厚或胎盘边缘"圆形"裂开。但应警惕假阴性可能。

4. 实验室检查　全血细胞计数、凝血功能检查、DIC筛选试验及肝、肾功能测定。

5. 产后检查　胎盘母体面见陈旧性凝血块压迹即可诊断。

6. 本病应与前置胎盘、子宫破裂鉴别。

【治疗措施】

1. 纠正休克　迅速建立静脉通道，输注新鲜血及血浆。维持红细胞比积≥0.3、尿量≥30 ml/h。

2. 及时终止妊娠　一旦确诊重型胎盘早剥应及时终止妊娠。阴道分娩适于Ⅰ度胎盘早剥、以外出血为主、宫颈口已扩张、短时能结束分娩的病人。行人工破膜及缩宫素静脉滴注，阴道助产缩短第二产程。剖宫产适于Ⅰ度但有胎儿窘迫征象；Ⅱ度胎盘早剥初产妇、短时间内不能结束分娩者；Ⅲ度胎盘早剥，病情恶化，胎儿死亡但不能立即分娩者，或观察产程无进展者。取出胎儿和胎盘后，立即注射宫缩剂，按摩子宫。发生难以控制的大出血时，行次全子宫切除术。

3. 积极治疗凝血功能障碍、急性肾衰竭以及产后出血等严重并发症。

【健康处方】

1. 加强产前检查，重视高危因素的观察和处理。

2. 羊膜腔穿刺应在B超引导下进行，以免误伤胎盘。

3. 母、儿预后取决于处理是否及时、恰当，应当争取早期诊断，及时处理。

4. 治疗过程中警惕严重并发症的发生。

5. 无诊治条件尽早转院。

高危妊娠

凡妊娠期或分娩期有某种并发症、合并症或致病因素可能危害孕妇、胎儿及新生儿，或造成难产者，均称为高危妊娠。

【诊断要点】

1. 致病因素　有各种妊娠并发症及合并症的诊断。

2. 胎儿宫内生长发育及安危的监测

1) 胎儿生长发育的监护

(1) 临床检查确定胎龄：根据末次月经、早孕反应及胎动出现的时间、基础体温曲线、早孕妇科检查子宫大小、宫高、腹围及B超等辅助检查。

(2) 测量宫高、腹围:从 24～34 周,宫高平均每周增加 1 cm,34 周后宫高增长缓慢。如宫底高于第 10 百分位数,提示胎儿生长受限(FGR)或羊水过少,若宫底高于第 90～95 百分位数,则可能为胎儿过大、多胎或羊水过多。

(3) 胎儿发育指数:胎儿发育指数＝宫高(cm)－3×(月份＋1),＜－3 提示 FGR 可能,－3～＋3 表示胎儿发育正常,＞＋3 表示胎儿过大、多胎或羊水过多可能。

(4) B 超监测:测量孕囊大小、头臀长(CRL)、胎头双顶径(BPD)、胎儿股骨长度(FL)等。临床上常采用测量 BPD 估计胎龄,30 周前每周增加 3 mm,30～36 周每周增长 2 mm,37 周后增长较慢。

(5) 绘制妊娠图:根据孕妇体重、宫高及腹围的增加、BPD 的增长等绘成妊娠图,与标准曲线图对比,可以了解胎儿发育状况。

2) 胎儿成熟度检查

(1) 正确推算胎龄:胎龄≥37 周,可认为胎儿已成熟。

(2) 产科检查测量宫高、腹围。

(3) B 超检查:测量胎头 BPD 及胎盘成熟度。如 BPD≥85 mm 提示胎儿成熟。根据胎盘实质、基底板和绒毛膜板将胎盘分为 0、Ⅰ、Ⅱ、Ⅲ级。

(4) 胎肺成熟度:检测羊水中卵磷脂/鞘磷脂(L/S)比值≥2 表示胎肺已成熟,与临床符合率达 95%～99%。泡沫试验或振荡试验亦是判断胎肺成熟度简便、快捷、经济、便于推广的方法,准确率 93.6%。

(5) 胎肾成熟度:羊水中肌酐值≥176.8 μmol/L,提示胎肾成熟。

(6) 胎儿肝脏成熟度:检测羊水中胆红素含量 OD_{450}＜0.02,表示胎儿肝脏成熟。

(7) 脂肪细胞计数 羊水中脂肪细胞检出率＞20%,提示胎儿皮脂腺成熟。

(8) 淀粉酶测定 羊水中的淀粉酶含量≥450 IU/L,胎儿唾液腺成熟。

3) 胎儿宫内安危情况监测

(1) 胎动计数:若孕妇自觉胎动减少,12 小时胎动次数≤10 次或低于自我测胎动规律的 50%,在除外药物影响后,要考虑胎儿有宫内缺氧危险。

(2) 听诊发现胎心异常:正常胎心 120～160 次/分。听诊应持续 1 分钟,并于宫缩减弱后即进行,同时结合胎动及羊水情况进行判断。注意药物影响。

(3) 胎儿电子监护:观察胎心率基线(FHR)、胎心基线变异或基线摆动、周期性胎心率改变等来综合判断胎儿胎盘储备功能。临床上常用无应激试验(NST)、缩宫素激惹试验(OCT)、宫缩应激试验(CST)。如 NST 20 分钟内胎动不足 3 次、胎动时 FHR 加速不明显或不足 15 次/分,或胎心加速持续时间不足 15 秒钟,称无反应型,表明胎儿、胎盘储备功能差;如 OCT 或 CST 出现连续 3 次以上的晚期减速,则表明胎盘功能减退、胎儿窘迫,有死亡危险。

(4) B 超下根据胎儿呼吸运动、肌张力、胎动、羊水量评估有无胎儿宫内缺氧危险存在。

(5) 胎儿头皮血 pH 值测定:胎儿头皮血 pH 值 7.20～7.24 提示轻度胎儿窘迫,pH＜7.20 提示严重胎儿窘迫。

3. 胎盘功能的监测 见本章过期妊娠节。

4. 胎儿畸形的诊断

(1) 超声检查无脑儿、脊柱裂及脑积水儿等畸形胎儿。

(2) 甲胎蛋白(α-fetoprotein,AFP)测定:正常羊水 20～48 μg/ml,如较正常升高 10 倍,应疑开放性神经管缺陷畸形。

(3) 孕早期取绒毛或孕16～20周抽取羊水行染色体核型分析，同时行酶测定，诊断染色体异常及胎儿代谢缺陷病。亦可抽取孕妇外周血提取胎儿细胞或直接抽取胎儿脐带血行遗传学检查。

(4) 胎儿镜检查宜在18～20周进行，可诊断先天性白化病、体表畸形，并行皮肤活检。

(5) 羊膜腔造影可以诊断胎儿消化道畸形、联体双胎、胎儿水肿及其他体表畸形。

【治疗措施】

1. 一般处理　补充营养。卧床休息(左侧卧位为佳)。间断吸氧可静脉滴注10%葡萄糖溶液500 ml加维生素C 2.0 g，每天1次，连续5～7天。

2. 病因治疗　积极治疗各种妊娠并发症及合并症。对有不良孕产史或曾经有过畸胎史者孕前或早孕期间适当补充叶酸及其他营养素；避免感染、放射线、药物、有毒化学物质等致畸原；加强孕期监护、管理及产前诊断，对于确诊遗传性疾病、先天性畸形，严重影响出生后生活质量或功能者应劝其尽早终止妊娠。

3. 适时终止妊娠，争取良好的结局，并可根据下列因素慎重选择终止妊娠的时机和方式：孕妇病情的进展状况及治疗效果；胎儿生长发育状况及宫内安危情况；羊水量及胎盘成熟度；骨产道及软产道情况。

4. 不具备处理高危妊娠条件的医疗机构应及早将高危孕妇转至上级医院治疗。

【健康处方】

1. 实行孕产妇系统保健的三级管理，健全相互挂钩、转诊等制度。

2. 使用孕产妇系统保健手册，提倡早孕建卡，及早发现高危因素，并于卡上标明。

3. 加强对高危妊娠的管理，预防其发生、发展。对于病情复杂、严重者及早转入上级医院。

4. 有不良孕产史者，应进行孕前及早孕期的优生咨询及早孕期产前诊断工作。必要时应劝其在孕早期终止妊娠。

5. 孕晚期在积极治疗高危孕妇同时要注意胎儿宫内生长发育及安危情况的监测与评估。

分娩期并发症

(一) 子宫破裂

子宫破裂系指在妊娠晚期或分娩期子宫体部或子宫下段发生破裂，是产科极严重的并发症，如不及时诊断和处理，可致母儿死亡。产妇主要死于出血、休克和感染。

【诊断要点】

1. 存在梗阻性难产、高龄多产、瘢痕子宫等子宫破裂的高危因素。

2. 以妊娠晚期、分娩期多见。产妇突感撕裂样剧痛，伴恶心、呕吐、阴道出血。宫缩停止或消失，继而出现全腹持续性疼痛伴休克、腹膜刺激征，腹部可清楚地扪及胎体，胎心、胎动消失。

3. 病理性缩复环、下腹部压痛、胎心率改变和血尿是先兆子宫破裂的四大主要征象。

4. 完全性破裂者，阴道检查可见先露部升高、可触及子宫破裂口。不完全性破裂症状、体征不典型，可表现疼痛、胎心率改变、出血及阔韧带血肿。

5. B型超声可确定破裂部位、胎儿与子宫的关系。

【治疗措施】

1. 一般治疗　立即建立静脉通道，予以输液、输血、吸氧、抢救休克。

2. 先兆子宫破裂立即抑制宫缩（哌替啶、硫酸镁、乙醚吸入麻醉等），尽快行剖宫产术。

3. 子宫破裂在积极进行抗休克的同时，行剖腹探查术。紧急取出胎儿及胎盘，然后根据具体情况作出不同处理：破裂时间短、无明显感染、破裂口小而边缘整齐、产妇有生育要求，行子宫裂伤缝合修补术；破裂时间长、有明显感染，或破裂口大或多处、边缘不整齐，应行次全子宫切除术；若破裂口累及宫颈时，应行全子宫切除术；若破裂口为瘢痕裂开者，可行裂口缝合修补术；无生育要求或不宜再妊娠者，征得同意后行双侧输卵管结扎术；如发现阔韧带血肿，应打开阔韧带，清除血块，并严密止血；仔细探查，如发现伴有阴道、膀胱裂伤等，应同时进行修补。术毕应清理、冲洗腹腔，如感染严重，应放置腹腔引流。

4. 术时、术后给予大剂量、有效的抗生素防治感染。

5. 子宫破裂发生休克者，尽可能就地抢救，以免因搬运而加重休克与出血。但如限于当地条件必须转院时，也应在大量输液、输血、抗休克条件下以及腹部包扎后再行转运。

【健康处方】

1. 加强计划生育知识的宣传，普及避孕方法，减少多次人流、分娩、引产。

2. 建立健全的妇幼保健制度，加强围产期保健，系列孕期检查应从确定早孕开始。

3. 密切观察产程，及早诊断异常分娩，及时识别先兆子宫破裂的征象。

4. 严格、规范使用缩宫制剂。

5. 对于子宫瘢痕、子宫畸形产妇的试产，要严密观察，放宽剖宫产指征。

6. 严格各种阴道手术指征，规范进行手术操作。避免损伤较大的阴道助产操作，如高位产钳、忽略性肩先露的内转胎位术；人工剥离胎盘困难时，严禁用手强行挖取。

（二）产后出血

产后出血指胎儿娩出后 24 小时内失血量达到或超过 500 ml，是分娩期严重并发症，居我国孕产妇死亡原因之首。引起产后出血的常见原因有：子宫收缩乏力，胎盘因素（包括胎盘滞留、胎盘部分残留和胎盘粘连或植入），软产道损伤，凝血功能障碍。

【诊断要点】

1. 有胎儿娩出后阴道出血过多及休克的相关症状与体征。

2. 准确测量出血量

（1）称重法：敷料湿重—敷料干重＝失血量（血液比重为 1.05 g＝1 ml）。

（2）容积法：专用产后接血容器收集血液后用量杯测定失血量。

（3）面积法：血湿面积按 10 cm×10 cm ＝10 ml（每 1 cm^2 ＝1 ml 计算失血量）。

（4）按照失血性休克程度（粗略）估计失血量：休克指数＝脉率/收缩压。指数＝0.5，血容量正常；指数＝1，失血量 10％～30％（500～1 500 ml）；指数＝1.5，失血量 30％～50％（1 500～2 500 ml）；指数＝2，失血量 50％～70％（2 500～3 500 ml）。

3. 产后出血原因的诊断　根据阴道出血发生时间、量及与胎儿、胎盘娩出的关系可初步判断，但有时产后出血的原因可互为因果，也有多种原因同时存在的可能。

（1）子宫收缩乏力：宫底升高，子宫质软、袋状，胎盘娩出后阴道出血量多，有血凝块；按摩子宫或用宫缩剂后阴道出血量减少或停止。

（2）胎盘因素：胎儿娩出后胎盘未娩出伴大量阴道出血，或胎盘娩出后仍有多量阴道出血，检查胎盘、胎膜是否完整或有无血管中断，可判断胎盘滞留、残留或副胎盘残留。

(3) 软产道裂伤：胎儿娩出后即刻发生阴道出血，色鲜红，检查软产道可助诊断。宫颈裂伤常发生在宫颈 3 点及 5 点处，有时可延及子宫下段或阴道穹隆。会阴裂伤按撕裂程度分为 4 度：Ⅰ度为会阴部皮肤及阴道入口黏膜裂伤；Ⅱ度裂伤累及会阴体肌层、筋膜、阴道黏膜；Ⅲ度裂伤累及肛门外括约肌；Ⅳ度裂伤累及直肠阴道隔、直肠壁及黏膜，或暴露直肠肠腔。

(4) 凝血功能障碍：有凝血功能障碍的病史，持续性阴道出血，出血不凝，止血困难，全身出血倾向，凝血功能相关检查异常。

【治疗措施】

1. 处理原则　迅速对因止血，补充血容量、纠正休克，防治感染及并发症。开放静脉通路，积极补充血容量，必要时静脉切开。

2. 针对出血原因予以止血措施

(1) 针对宫缩乏力应加强宫缩，迅速有效止血。具体措施包括：有效地按摩子宫（产妇排空膀胱下，术者一手置于子宫下腹部，拇指及其余四指分别置于下腹两侧，上托子宫。另一手在子宫底部均匀有节律地按摩子宫，直至子宫收缩恢复正常）、使用宫缩剂止血（缩宫素肌内注射、宫体注射、静脉推注或滴注，前列腺素类药物舌下含化、局部塞用或注射）、压迫止血（双手压迫法、宫腔纱条填塞法）、手术止血（上述止血措施无效时，结扎子宫动脉或髂内动脉，或髂内、子宫动脉栓塞，子宫切除等）。

(2) 胎盘滞留：徒手剥离、宫腔探查取出胎盘，钳刮或刮宫术清除宫腔残留胎盘、胎膜组织；如剥离困难，高度疑诊完全性植入胎盘者，不宜强行剥离，可结合病人失血情况、对生育的要求采取保守治疗或子宫切除，无诊治条件者，尽快宫腔填塞下转院治疗。

(3) 软产道裂伤：按解剖层次正确缝合裂伤，以求彻底止血。缝合时第一针应超过裂伤顶端 0.5～1 cm，不留死腔，避免缝线穿透直肠黏膜。

(4) 凝血功能障碍：输注新鲜全血，补充血小板、纤维蛋白原、凝血酶原复合物、凝血因子。若并发弥散性血管内凝血，请血液内科协助处理。

3. 出血性休克处理　①正确估计出血量，判断休克程度。②针对出血原因进行止血治疗，同时积极抢救休克。③建立有效静脉通道，行中心静脉压（CVP）测定指导补液。④综合治疗包括给氧，纠正酸中毒；应用升压药物及肾上腺皮质激素，改善心、肾功能等。

4. 应用有效抗生素防治感染。

【健康处方】

1. 加强产前保健，积极治疗营养不良、心血管疾病、肝病、贫血、血液病等妊娠合并症，必要时应在早孕时终止妊娠。

2. 重视能引起产科弥散性血管内凝血的妊娠并发症，如死胎、胎盘早剥、妊娠高血压疾病等。

3. 重视对高危孕妇的产前检查，提前在有抢救条件的医院住院待产，并做好准备工作。

4. 正确处理产程。第一产程注意产妇休息、饮食，防止产妇疲劳，产程延长，合理使用镇静药；第二产程认真保护会阴，正确掌握会阴切开的指征和时机。阴道手术轻柔规范。正确指导产妇使用腹压，避免胎儿过快娩出；第三产程不过早牵拉脐带。仔细检查胎盘、胎膜，有异常随时处理。仔细检查软产道，并规范缝合。

5. 产后 2 小时是产后出血发生的高峰期，此时仍应于产房观察，无异常方可送回病房。

（三）羊水栓塞

羊水栓塞是指在分娩过程中，羊水突然进入母体血循环引起急性肺栓塞、休克、弥散性血管内凝血、肾衰竭或猝死等严重的分娩期并发症，是我国孕产妇死亡的重要原因之一。发生于足月分娩时死亡率高达70%～80%。

【诊断要点】

1. 本病多发生于胎膜早破、宫缩过强、前置胎盘、胎盘早剥、子宫破裂、钳刮术、羊膜腔穿刺所致生理或病理性血窦开放时。

2. 起病急，孕产妇突然发生寒战、烦躁不安、尖叫、呛咳、呼吸困难、青紫以及不明原因休克，继之发生难以控制的全身皮肤、黏膜广泛性出血，血不凝。典型临床经过可分为休克、弥散性血管内凝血、急性肾衰竭 3 个阶段。重症病人发病急骤，可无先兆而于数分钟内死亡。

3. 下列检查有助于明确诊断　①与弥散性血管内凝血相关的实验室检查。②血涂片找羊水中的有形物质(胎脂、胎粪、毳毛、脱落细胞等)。③床边胸片示双肺弥散性点片状浸润影，沿肺门分布，伴右心扩大。④床边心电图示右心房、右心室扩大及心肌劳损(ST 段下降)。⑤肺动脉造影是诊断肺动脉栓塞最准确、最可靠的方法，阳性率可达 85%～90%。可以确定栓塞的部位及范围。

4. 死亡后诊断　①抽取右心血液找羊水有形成分。②尸体解剖可见肺水肿、肺出血，心腔内、肺小血管内、子宫阔韧带血管内可见羊水有形成分形成栓塞。

5. 本病应与心力衰竭、子痫、脑血管意外、癫痫、癔病等鉴别。

【治疗措施】

一旦发现羊水栓塞的临床征象，应立即进行抢救；边抢救，边完善相关辅助检查，以明确诊断及指导治疗。抢救重点是针对过敏和急性肺动脉高压所致呼吸、循环衰竭，防治弥散性血管内凝血和肾衰竭。

1. 纠正呼吸循环衰竭

(1) 立即面罩加压给氧，保持呼吸道通畅，必要时气管插管或切开。

(2) 解除肺动脉高压，改善低氧血症：常用药物有盐酸罂粟碱 30～90 mg 加入 5%～10%葡萄糖溶液 20ml 缓慢静脉推注。每日剂量不超过 300 mg；阿托品 lmg 加入 10%葡萄糖溶液 10 ml 静脉注射，每 15～30 分钟重复 1 次，至面色潮红、症状缓解为止；氨茶碱 250 mg加于 25%葡萄糖溶液 20 ml 缓慢静脉注射；酚妥拉明 5～10 mg 加入 10%葡萄糖溶液 500 ml 中静脉滴注，滴速为每分钟 0.3 mg。

(3) 防治心力衰竭：毛花苷丙 0.2～0.4 mg，加入 10%葡萄糖溶液 20 ml 中，静脉缓慢推注。

(4) 能量合剂：10%葡萄糖溶液 500 ml 加入三磷酸腺苷 40 mg，辅酶 A 100 U，静脉滴注。

2. 抗过敏　应早期使用大剂量糖皮质激素。

(1) 氢化可的松 100～200 mg 加入 5%～10%葡萄糖溶液 50～100 ml 中快速静脉滴注，再用 300～800 mg 加入 5%葡萄糖溶液 250～500 ml 静脉滴注。

(2) 地塞米松 20 mg 加入 25%葡萄糖溶液中静脉注射，再用 20 mg 加入 5%～10%葡萄糖溶液中静脉滴注。

3. 抗休克

(1) 补充血容量可选用右旋糖酐、新鲜血、血浆，根据中心静脉压(CVP)指导输液量及速度，并检查羊水有形成分。

(2) 升压药物：多巴胺 10～20 mg 加入 10%葡萄糖溶液 250 ml 静脉滴注。间羟胺 20～80 mg加入 5%葡萄糖溶液 250～500 ml 中静脉滴注，滴速每分钟 20～30 滴。

(3) 根据血气分析及血电解质测定，纠正酸中毒和电解质紊乱。

4. 防治弥散性血管内凝血　尽早使用抗凝剂是控制弥散性血管内凝血发展的关键。

(1) 肝素钠。

(2) 抗血小板凝集药物：双嘧达莫 400～600 mg 口服或静脉注射。

(3) 输新鲜血或血浆、纤维蛋白原等，及时补充凝血因子。

(4) 处于纤溶亢进时，用氨基己酸(4～6 g)、氨甲苯酸(0.1～0.3 g)、氨甲环酸(0.5～1.0 g)加入等渗盐水或 5%葡萄糖溶液 20～100 ml 静脉滴注。

5. 防治肾衰竭　补足血容量后仍少尿，可用呋塞米 20～40 mg 静脉注射，或 20%甘露醇 250 ml 快速静脉滴注(但心衰竭时慎用)。必要时行透析治疗。

6. 预防感染　选用肾毒性小的广谱性抗生素。

7. 产科处理　①处于第一产程应尽快剖宫产，以去除病因。②处于第二产程并具备助产条件，行产钳或胎头吸引术助产。③若发生难以控制的大出血，应不失时机地施行子宫切除术。④子宫收缩剂有促使羊水进一步进入血液循环的可能，应结合病人具体情况及用药反应决定取舍。

【健康处方】

1. 注意前置胎盘、胎盘早剥、过强宫缩、急产、羊膜腔压力高等诱发因素。

2. 人工破膜时应避开宫缩最强时期，且避免与剥膜同时进行。

3. 适当掌握剖宫产指征。预防子宫切口裂伤。手术操作规范，子宫切开后及时吸净羊水再娩出胎儿。不应无指征放宽手术。

4. 正确使用缩宫素。专人看护。注意使用剂量、滴注速度，避免宫缩过强。有宫缩过强时可适当考虑应用镇静药。

5. 行钳刮术时，应先破膜，待羊水流净后再行钳刮。孕中期引产行羊膜腔穿刺术时，针头要细，穿刺不超过 3 次，在 B 超引导下进行。

(四) 胎膜早破(PROM)

在临产前胎膜破裂，称为胎膜早破(PROM)。PROM 可引起早产、脐带脱垂及母儿感染。

【诊断要点】

1. 孕妇突感有较多的液体自阴道流出，可混有胎脂及胎粪。肛诊时上推先露部，阴道流液量增多。羊膜腔感染时，母儿心率加快，子宫压痛，白细胞计数增高，C 反应蛋白阳性。

2. 阴道窥器检查　可见自宫口流出或阴道后穹隆有较多混有胎脂及胎粪的液体。

3. 阴道液酸碱度(pH)测定　若 pH≥6.5 提示 PROM，其可靠性为 90%。阴道液涂片干燥后镜检可见羊齿状结晶。0.5%硫酸尼罗蓝染色可见橘黄色胎儿上皮细胞，用苏丹Ⅲ染色可见黄色脂肪小粒。羊膜镜检查可直视胎先露，但看不到羊膜囊。胎儿纤维结合蛋白(fFN)测定，是 PROM 的最佳检测方法。PROM 合并羊膜腔感染时，可行羊水细菌培养、羊水涂片革兰染色检查细菌、羊水白细胞计数、羊水白细胞介素 6(IL-6)测定、血 CRP 测定等。

【治疗措施】

1. 期待疗法　适于妊娠 28～35 周、无感染征象、羊水平段≥3cm 者。病人绝对卧床，保持外阴清洁，避免不必要的肛诊与阴道检查，密切观察孕妇体温、心率、白细胞计数及有无宫缩；破膜12小时以上应预防性应用抗生素；应用沙丁胺醇、利托君、硫酸镁等宫缩抑制剂（详见早产节）；给予地塞米松10 mg或倍地米松12 mg静脉滴注，每日1次，共2次，促胎肺成熟。对于妊娠＜35周、羊水平段≤2 cm，可行经腹羊膜腔输液。

2. 终止妊娠　阴道分娩适于孕周＞35周，胎肺成熟，宫颈成熟者，可行人工引产。对于胎头高浮，胎位异常，宫颈不成熟，胎肺成熟，明显羊膜腔感染，或伴有胎儿窘迫者，应在抗感染的同时行剖宫产术，并做好新生儿复苏的准备工作。

【健康处方】

1. 定期孕期检查，积极预防与治疗生殖道感染。

2. 避免突然加于子宫的外力打击，如负重、骑自行车等。

3. 及早治疗宫颈功能不全。

4. 妊娠晚期避免频繁性生活。

5. 孕期应补充足量的维生素及钙、锌、铜等营养素。

阴道炎

（一）滴虫性阴道炎

滴虫性阴道炎是由阴道毛滴虫引起的常见的阴道炎，可由性交直接传播，也可由公共污染传染，如通过被污染的各种浴具、坐便器甚至医源性交叉感染传播。

【诊断要点】

1. 外阴瘙痒，间或有灼热、疼痛及性交痛。合并尿路感染者可有尿频、尿急、尿痛。

2. 阴道分泌物增多，呈稀薄的泡沫状。

3. 阴道黏膜充血，严重者见散在出血点，后穹隆有多量黄白色或黄绿色脓性分泌物。

4. 阴道分泌物中查见滴虫即可确诊。

【治疗措施】

1. 全身用药　甲硝唑2 g，顿服；或甲硝唑400 mg口服，每日2～3次，7日为一疗程。性伴侣应同时治疗。

2. 局部用药　甲硝唑阴道泡腾片200 mg，每晚塞入阴道一粒，7天为一疗程。

【健康处方】

1. 保持局部清洁，为避免重复感染，内裤及洗涤用的毛巾，应煮沸5～10分钟以消灭病原体。

2. 滴虫性阴道炎主要由性行为传播，性伴侣应同时治疗，治疗期间禁止性交。

3. 部分滴虫阴道炎可于月经后复发，治疗后需随访至症状消失。

（二）外阴阴道假丝酵母菌病

假丝酵母菌为条件致病菌，可存在于健康人的皮肤、黏膜及阴道等部位。当抵抗力降低或长期应用抗生素或激素类药物致阴道局部环境改变时，假丝酵母菌可大量繁殖，侵犯阴道浅表上皮细胞，引起外阴阴道炎。

【诊断要点】

1. 外阴瘙痒、灼痛,严重时坐卧不安,异常痛苦。可伴有尿频、尿痛及性交痛。

2. 阴道分泌物增多,分泌物特征为白色稠厚、呈凝乳块或豆渣样。

3. 外阴可见抓痕、水肿、潮红,小阴唇内侧面及阴道黏膜附有白色薄膜,擦去后可见阴道黏膜红肿或糜烂面及浅表溃疡。

4. 阴道分泌物涂片检查找到白假丝酵母菌即可确诊。

【治疗措施】

1. 局部用药　可选用下列药物放于阴道内:咪康唑栓,200 mg,连用 7 天;或 400 mg,连用 3 天。克霉唑栓剂或片剂,150 mg 连用 7 天;或 500 mg,单次用药。制霉菌素栓剂,20 万U,连用 10～14 天。

2. 全身用药　局部用药效果差或病情顽固者可全身用药。常用药物:氟康唑 150 mg,顿服。伊曲康唑 200 mg,口服,每日 1 次,连用 3～5 日;或用 1 日疗法,每日 400 mg,分 2 次服用。

【健康处方】

1. 对合并糖尿病者应给予积极治疗;及时停用广谱抗生素、雌激素及皮质类固醇激素。

2. 勤换内裤,用过的内裤、盆及毛巾均应用开水烫洗。

3. 约 15%男性与女性病人接触后患龟头炎,对有症状男性应进行假丝酵母菌检查及治疗,预防女性重复感染。无症状者无需治疗。

(三) 细菌性阴道病

细菌性阴道病为阴道内正常菌群失调所致的一种混合感染,乳酸杆菌有抑制与细菌性阴道病相关的微生物过度生长的作用。因本病与一般的阴道炎不同,无炎症的临床及病理特征,故称为细菌性阴道病。

【诊断要点】

1. 阴道分泌物增多,有鱼腥臭味,尤其性交后加重,可伴有轻度外阴瘙痒或烧灼感。

2. 检查见阴道黏膜无充血的炎症表现。

3. 阴道分泌物均匀、稀薄,常黏附于阴道壁。

4. 阴道 pH 大于 4.5(一般为 5.0～5.5)。

5. 阴道分泌物氨臭味试验阳性。

6. 线索细胞阳性(线索细胞占全部上皮细胞 20%以上者为线索细胞阳性)。

以上后 4 条中符合 3 条即可诊断为细菌性阴道病。

【治疗措施】

1. 全身用药　甲硝唑,400 mg,口服,每日 3 次,7 日为一疗程;或甲硝唑 2 g,单次口服;但单次口服不如连用 7 日效果好。克林霉素,300 mg,口服,每日 2 次,7 日为一疗程。

2. 局部药物治疗　2%氯洁霉素膏,阴道上药,每晚 1 次,共 7 日;或甲硝唑阴道泡腾片 200 mg,阴道上药,每晚 1 次,连用 7～10 日。口服与局部用药疗效相似,治愈率 80%左右。

【健康处方】

1. 本病为阴道内正常菌群失调所致的混合感染,与乳杆菌减少有关,可能与频繁性交、多个性伴侣或阴道灌洗使阴道碱化有关。

2. 注意培养健康卫生的生活习惯,避免不必要的过度阴道灌洗。

慢性宫颈炎

慢性宫颈炎多由急性宫颈炎未治疗或治疗不彻底转变而来，病原体侵入并隐居于宫颈黏膜内导致病程反复，迁延不愈，形成慢性炎症。常见的病原体包括葡萄球菌、链球菌、大肠杆菌、淋病奈瑟菌、沙眼衣原体、单纯疱疹病毒及人类乳头状瘤病毒等。

【诊断要点】

1. 阴道分泌物增多，可有性交后出血。

2. 腰骶部疼痛及下腹坠痛。

3. 宫颈有不同程度的糜烂、肥大、质硬，或可见宫颈息肉、宫颈腺囊肿等。

4. 分类诊断

(1) 宫颈糜烂：宫颈外口处的宫颈阴道部外观呈细颗粒状的红色区，为宫颈糜烂。根据糜烂面积大小可分为3度：轻度糜烂指糜烂面小于宫颈面积的1/3；中度糜烂指糜烂面占宫颈面积的1/3～2/3；重度糜烂指糜烂面占宫颈面积的2/3以上。

(2) 宫颈肥大：宫颈不同程度地肥大，表面多光滑，质硬。

(3) 宫颈息肉：宫颈局部黏膜增生并向外口突出，可见一个或多个赘生物，色红，舌形，软而脆，易接触后出血。

(4) 宫颈腺囊肿：宫颈表面突出多个青白色小囊泡，内含无色黏液。

(5) 宫颈黏膜炎：宫颈阴道部外观光滑，外口有脓性分泌物堵塞，有时可见宫颈口充血。

5. 鉴别诊断　本病需与宫颈上皮内瘤样病变或早期宫颈癌鉴别。这些疾病患处外观与宫颈糜烂相似，做宫颈刮片或宫颈活检可明确诊断。

【治疗措施】

1. 物理治疗　物理治疗包括电熨治疗、冷冻治疗、激光治疗、微波治疗等方法。在月经干净后3～7天进行，要求术前宫颈刮片正常。创面愈合需一段时间，一般需4～8周，其间禁盆浴及性生活。

2. 药物治疗　局部药物治疗适用于糜烂面积小和炎症浸润较浅的病例。

3. 手术治疗　有宫颈息肉者行息肉摘除，并送病理检查。

【健康处方】

1. 积极治疗急性宫颈炎；定期作妇科检查，发现宫颈炎症予以积极治疗。

2. 避免分娩时或器械损伤宫颈；产后发现宫颈裂伤应及时缝合。

宫颈癌

宫颈癌是最常见的妇科恶性肿瘤。由于宫颈癌有较长癌前病变阶段，因此宫颈细胞学检查可使宫颈癌得到早期诊断和早期治疗，从而使本病发病率及死亡率有明显下降。

【诊断要点】

1. 阴道流血　为接触性出血，常发生在性生活后或妇科检查后。出血量不定。年轻病人表现为月经周期缩短，经期延长，经量增多。绝经后妇女出现绝经后阴道出血。

2. 分泌物增多　分泌物呈白色或血性，稀薄似水样或米泔水样，有腥臭味。继发感染可呈脓性白带，且伴恶臭。

3. 晚期症状

(1) 下肢水肿、疼痛,坐骨神经痛。

(2) 尿频、尿急、血尿,肾盂积水、尿毒症。

(3) 肛门坠胀、里急后重、便血、粪瘘。

(4) 贫血、恶液质。

4. 妇科检查

(1) 宫颈光滑或糜烂,宫颈赘生物呈菜花状、结节状、溃疡或空洞,宫颈呈桶状。

(2) 子宫大小正常或增大,固定。

(3) 宫旁组织被浸润可形成团块,或冰冻骨盆。

(4) 阴道穹隆部被浸润可见赘生物。

5. 辅助检查

(1) 细胞活检:宫颈脱落细胞涂片检查,巴氏染色Ⅱ级以上阳性。

(2) 碘试验:宫颈、阴道壁不着色呈阳性,提示为宫颈病变的危险区。

(3) 阴道镜检查:检查肿瘤固有荧光诊断呈紫色或紫红色阳性,阴道镜下有异常上皮及毛细血管等。

(4) 宫颈活组织及宫颈管搔刮术检查:组织送病理检查,是确诊宫颈癌最可靠的方法。

(5) 宫颈锥切术:组织连续切片检查以确诊。

6. 分期诊断标准 见表 3-23。

表 3-23 宫颈癌的分期诊断

期别	肿瘤范围
Ⅰ期	癌灶局限在宫颈
Ⅰa	肉眼未见癌灶,仅在显微镜下可见浸润癌。间质浸润深度最深为 5 mm,宽度<7 mm
Ⅰa_1	间质浸润深度<3 mm,宽度<7 mm
Ⅰa_2	间质浸润深度 3～5 mm,宽度<7 mm
Ⅰb	临床可见癌灶局限于宫颈,肉眼可见浅表的浸润癌,临床前病灶范围超过 Ⅰa 期
Ⅰb_1	临床癌灶体积<4 cm^3
Ⅰb_2	临床癌灶体积>4 cm^3
Ⅱ期	癌灶已超出宫颈,但未达盆腔壁。癌累及阴道,但未达阴道下 1/3
Ⅱa	癌累及阴道为主,无明显宫旁浸润
Ⅱb	癌累及宫旁为主,无明显阴道浸润
Ⅲ期	癌灶超越宫颈,阴道浸润已达下 1/3,宫旁浸润已达盆腔壁,有肾盂积水或肾无 功能者(非癌所致的肾盂积水或肾无功能者除外)
Ⅲa	癌累及阴道为主,已达下 1/3
Ⅲb	癌浸润宫旁为主,已达盆腔壁,或有肾盂积水或肾无功能者
Ⅳ期	癌播散超出真骨盆或癌浸润膀胱黏膜及直肠黏膜
Ⅳa	癌浸润膀胱黏膜或直肠黏膜
Ⅳb	癌浸润超出真骨盆,有远处转移

7. 鉴别诊断

(1) 宫颈糜烂、宫颈息肉可引起接触性出血，外观难以鉴别，可用宫颈刮片、阴道镜下活检除外癌变。

(2) 宫颈结核在宫颈部有多个溃疡或菜花样赘生物，宫颈活检可鉴别。

(3) 宫颈乳头状瘤、子宫内膜异位症，有时在宫颈表现为息肉样病变，肉眼不易鉴别，病理检查可确诊。

【治疗措施】

1. 手术治疗　Ⅰa_1期：全子宫切除术，可保留正常卵巢。Ⅰa_2～Ⅱb早期：广泛子宫切除术及盆腔淋巴结清除术。

2. 放射治疗　包括腔内照射及体外照射。用于晚期或无法手术者。

3. 化疗　主要用于晚期或复发转移的病人。

【健康处方】

1. 普及防癌知识，提倡晚婚、少育，开展性卫生宣教，是减少宫颈癌发病率的有效措施。

2. 凡已婚妇女，特别是围绝经期妇女有月经异常或性交后出血者，应警惕生殖道癌的可能，及时就医。

3. 定期进行宫颈癌的普查普治，每1～2年1次，做到早发现、早诊断和早治疗。

4. 积极治疗中、重度宫颈糜烂；及时诊断和治疗CIN，以阻断宫颈癌的发生。

子宫肌瘤

子宫肌瘤是女性生殖器官中最常见的良性肿瘤，也是人体中最常见的肿瘤之一。子宫肌瘤多见于30～50岁之间的妇女，以40～50岁发生率最高，20岁以下少见。绝经后肌瘤可逐渐萎缩。子宫肌瘤的发生率较难统计，据尸解统计，35岁以上妇女20%患有子宫肌瘤，很多病人因无症状或因肌瘤较小，临床不易发现。

【诊断要点】

1. 月经过多，经期延长或不规则阴道流血，可引起继发性贫血。

2. 子宫增大、质硬。下腹部可出现硬块，少数可有腰腹部疼痛、下腹坠胀及压迫症状。

3. 用子宫探针探测宫腔，可发现其增长或变形。

4. 诊断性刮宫，可在宫腔内触及凸起面。

5. 超声检查见子宫增大，切面呈凹凸不平隆起，可见浆膜面、肌壁间或突向宫腔的肌瘤回声图像。

6. 鉴别诊断

(1) 妊娠子宫：妊娠者有停经史及早孕反应，子宫随停经月份的增加而增大，质软；肌瘤表现无停经史，月经增多，子宫增大，表面不规则，质硬。临床上凡遇已婚生育年龄妇女，以往月经规则而有停经史，妇科检查子宫增大者应首先考虑妊娠可能，再辅以妊娠试验、超声检查等，鉴别诊断应无困难。但也应想到肌瘤可以同时合并妊娠，否则易漏诊。

(2) 卵巢肿瘤：子宫肌瘤质硬，居下腹正中，随子宫移动，而卵巢肿瘤位于下腹一侧，亦可为双侧，推动子宫并不随之活动；肌瘤常有月经变化，而卵巢肿瘤较少有月经改变。实质性的卵巢肿瘤常被误认为带蒂的浆膜下肌瘤，而肌瘤囊性变时亦可被误诊为卵巢囊肿。临床应详细询问病史，仔细做妇科检查，注意子宫与肿块关系，必要时可用子宫探针探测宫腔长度及方向，对鉴别有困难者经 B 型超声显像、腹腔镜检查即可确定诊断。

(3) 子宫腺肌病及腺肌瘤：两者都可使子宫增大，但在腺肌病时，子宫常是对称性、均匀性增大，腺肌瘤则表现子宫有局限性结节状突起，质地较硬，病人也常有月经增多，与子宫肌瘤较难鉴别。但腺肌瘤及腺肌病病人多数有继发性渐进性痛经，痛经往往比较严重，检查时子宫很少超过 2～3 个月妊娠大小，且有经期增大、经后缩小的特征，B 超检查可见子宫肌壁回声不均，腺肌瘤与周围组织分界不清，虽然如此，有时与子宫肌瘤的鉴别仍很困难。

(4) 子宫畸形：双子宫或残角子宫易误诊为子宫肌瘤，但畸形自幼即有，经量正常，子宫输卵管碘油造影可明确诊断，B 超及腹腔镜检查更有助于两者鉴别。

(5) 盆腔炎性包块：子宫附件炎性包块与子宫紧密粘连，尤其是输卵管结核，有时也需与子宫肌瘤相鉴别。盆腔炎性包块往往有急性或亚急性生殖道感染史，表现为发热，反复发作的下腹部、腰骶部疼痛等症状。妇科检查肿块以双侧性为多，固定且有压痛，质地不如肌瘤坚硬，炎性色块虽与子宫相连，有时仔细检查仍可摸清子宫轮廓，B 超检查也可帮助诊断。

【治疗措施】

子宫肌瘤的治疗必须根据病人年龄、生育要求、症状、肌瘤的大小等情况全面考虑。

1. 随诊观察　若肌瘤小且无症状，通常不需治疗，尤其近绝经期妇女，期待绝经后肌瘤可以自然萎缩，每 3～6 个月复查 1 次。随访期间若发现肌瘤增大或症状明显时，再考虑进一步治疗。

2. 手术治疗　对肌瘤大于 10 周妊娠子宫大小或症状明显致继发贫血者，可采用以下治疗。

(1) 肌瘤摘除术：为不切除子宫、保留生育功能的手术，适于≤40 岁妇女，有生育要求或病人虽无生育要求，但不愿切除子宫者。方法有经腹肌瘤摘除术、经阴道肌瘤摘除术等。

(2) 子宫切除术：凡肌瘤大于 10 周妊娠子宫或肌瘤虽不大但症状明显，流血量多而引起继发性贫血，经药物治疗无效，肌瘤有恶变可能等均可行次全子宫或全子宫切除术。

3. 药物治疗　凡肌瘤未超过 10 周妊娠子宫大小、症状不明显、近绝经年龄或全身情况不能胜任手术者均可给予药物对症治疗。

(1) 雄激素：可对抗雌激素，使子宫内膜萎缩，直接作用于子宫使肌层及血管的平滑肌收缩，减少出血，并使近绝经期妇女提早绝经，常用药物：甲睾酮（甲基睾丸素）5 mg，每日 2 次，舌下含服，每月用药 20 天。丙酸睾丸酮 25 mg，每 5～7 天肌内注射 1 次，经期时每日注射25 mg连续 3 天，每月总量不超过 300 mg，以免引起女性男性化反应。

(2) 促黄体生成激素-释放激素(LHRH)类似物：LHRH 类似物可抑制垂体、卵巢的功能，有效地降低雌激素水平，近年来用于治疗子宫肌瘤获得效果。亮丙瑞林3.75 mg植入剂皮下注射，每 4 周注射 1 次，疗程 3～6 个月。LHRHa 的不良反应主要是由于低雌激素所引起的绝经期综合征、骨质疏松、脂代谢变化，这些不良反应使其长期使用受到限制。

(3) 米非司酮：为孕激素受体拮抗剂。目前常用的方案为每日 12.5～25 mg，每日1 次，连服 3 个月。不宜长期服用，以防其拮抗糖皮质激素的不良反应。

【健康处方】

1. 肌瘤小且无症状的病人，需每 3～6 月随访 1 次，警惕肌瘤短期内快速增大或疑有恶变可能。

2. 妊娠合并肌瘤对妊娠、分娩及产褥期均有影响，故应加强孕期保健及监护、分娩期产程的观察和处理、产后出血的预防。产褥期肌瘤发生红色变性，可采用保守对症治疗。

子宫内膜癌

子宫内膜癌又称子宫体癌，是指发生于子宫内膜的恶性肿瘤，其高峰发病年龄是58～61岁，为女性生殖器三大恶性肿瘤之一。近年发病率有上升趋势，与宫颈癌比较，已趋于接近甚至超过。

【诊断要点】

1. 有下述因素应视为高危人群。若有症状，可立即进行分段诊刮，组织进行病理学检查。

(1)肥胖、不育、未产、延迟绝经(52岁后)。

(2)有与垂体功能失调相关的疾病，如糖尿病、高血压。

(3)有与雌激素增高有关的妇科疾病，如多囊卵巢综合征、卵巢颗粒细胞瘤，有子宫内膜增生或不典型增生史和子宫肌瘤不规则出血。

(4)有使用外源性雌激素史。

(5)有癌家族史、多发癌和重复癌倾向(乳腺癌、卵巢癌)。

2. 阴道出血　主要表现为绝经后阴道出血或月经紊乱。

3. 有阴道不正常排液，可为浆液性或血性分泌物，并发感染时有脓血性排液，并有恶臭。

4. 下腹疼痛，可由宫腔积脓、积液或肿瘤扩散所致。

5. 早期盆腔检查多正常，晚期可有子宫增大、盆腔肿块。

6. 阴道B超检查有以下发现　绝经后妇女子宫内膜厚度>5 mm，应进一步检查排除子宫内膜病变；内膜增厚，边缘不规则，进而肿瘤侵入肌层，宫腔内见实质的回声区，边缘不规则。子宫可呈萎缩或正常大小，中晚期子宫增大。彩色多普勒超声检查显示混杂的斑点状或棒状血流信号，流速高，方向不定，呈低阻抗血流频谱。

7. 分段诊刮为确诊或排除子宫内膜癌的重要方法。

8. 宫腔镜可直接观察，直视下取材，减少对早期癌的漏诊。

9. 临床分期诊断标准见《国际妇产科协会（FIGO，1971）规定》(表3-24)。

表3-24　子宫内膜癌临床分期

Ⅰ期	癌局限于宫体
Ⅰa	子宫腔长度≤8 cm
Ⅰb	子宫腔长度>8 cm
	腺组织学分级：G1　高分化腺癌
	G2　中分化腺癌(有部分实质区域的腺癌)
	G3　低分化腺癌(大部分或全部为未分化癌)
Ⅱ期	癌累及宫颈，但局限于子宫，无子宫外癌灶
Ⅲ期	癌播散于子宫外，局限于盆腔内(阴道、宫旁组织可能受累，但未累及膀胱、直肠)
Ⅳ期	癌播散于盆腔内，累及膀胱及直肠(黏膜明显受累)，或有盆腔外远处转移
Ⅳa	膀胱、直肠受累
Ⅳb	远处转移

10. 手术后病理分期 见表 3-25。

表 3-25 子宫内膜癌手术后病理分期

Ⅰa 期 G123	癌局限在子宫内膜
Ⅰb 期 G123	侵犯肌层≤1/2
Ⅰc 期 G123	侵犯肌层>1/2
Ⅱa 期 G123	累及宫颈黏膜腺体
Ⅱb 期 G1	侵犯宫颈间质
Ⅲa 期 G123	癌侵犯浆膜和(或)附件,和(或)腹腔细胞学检查阴性
Ⅲb 期 G1	阴道转移
Ⅲc 期 G123	盆腔和(或)主动脉旁淋巴结转移
Ⅳa 期 G12	癌侵犯膀胱和(或)直肠黏膜
Ⅳb 期 G123	远处转移,包括腹腔内和(或)腹股沟淋巴结转移

11. 鉴别诊断

(1) 老年性子宫内膜炎及阴道炎:主要表现为血性白带或阴道少量持续流血,伴下腹隐痛及其他感染表现,但经抗感染治疗后好转。必要时可先行抗炎治疗后做诊断性刮宫,排除子宫内膜癌。

(2) 围绝经期功能性子宫出血:主要表现为月经紊乱。妇科检查无异常发现,与内膜癌的症状和体征相似,应做分段诊刮活组织检查确诊。

(3) 子宫黏膜下肌瘤或内膜息肉:有月经多或经期延长症状,可选用 B 型超声检查、宫腔镜及分段诊刮确定诊断。

(4) 宫颈管癌、子宫肉瘤及输卵管癌:均可有阴道排液增多,或不规则阴道流血;若病灶位于宫颈管内,宫颈管变粗、硬或呈桶状。子宫肉瘤可有子宫增大、软。输卵管癌以阴道排液、阴道流血、下腹隐痛为主要症状,可有附件包块。分段诊刮及 B 型超声可协助鉴别诊断。

【治疗措施】

1. 手术治疗 为首选方法,尤其对早期病例。通过手术可以了解病变的范围、与预后相关因素,术后采取相应的治疗。临床Ⅰ期:术式为筋膜外子宫切除及双侧附件切除术及选择性盆腔淋巴结及腹主动脉旁淋巴结切除术。Ⅱ期子宫内膜癌变已累及宫颈,应行广泛子宫及双附件切除术、盆腔淋巴结及腹主动脉旁淋巴结清扫术。

2. 放射治疗 单纯放疗用于高龄、有严重内科并发症、无法手术或晚期病人。术前放疗可缩小癌灶,创造手术条件或消除隐匿的转移灶,降低术中癌肿播散的危险,预防复发,提高生存率。术后放疗用于手术无法切除的病灶、盆腔及阴道残留或可疑转移癌灶,术后照射可补充手术范围不足,减少术后复发,提高生存率。

3. 药物治疗 孕激素治疗多用于晚期癌或复发癌、不能手术切除或年轻、早期、要求保留生育功能者,孕酮受体(PR)阳性者有效率可达 80%。孕激素以高效、大剂量、长期应用为宜(应用 12 周以上方可评定疗效)。甲羟孕酮每日 200～400 mg 口服;己酸孕酮每次 500 mg,肌内注射,每周 2 次。

他莫昔芬(TAM)为非甾体类抗雌激素药物,亦有弱雌激素作用。他莫酚与雌激素竞争受体,抑制雌激素对内膜增生作用,并可提高 PR 水平;大剂量可抑制癌细胞有丝分裂。常用剂量为每日 20～40 mg,或与孕激素同时应用。不良反应有潮热、急躁等类更年期综合征表现,少量阴道流血或闭经。

化疗为晚期或复发癌综合治疗措施之一,亦用于有术后复发高危因素病人治疗以期减少盆腔外复发。常用化疗药物有紫杉醇、阿霉素、顺铂、环磷酰胺、氟尿嘧啶等。

晚期病人治疗应以综合治疗为主。一般首选放疗或经放疗后癌灶缩小后再手术,术后补充化疗和激素综合治疗。

【健康处方】

1. 普及防癌知识,定期进行防癌检查。注意高危因素、重视高危病人。

2. 正确掌握使用雌激素的指征。

3. 绝经过渡期妇女月经紊乱或不规则阴道流血应先排除外膜癌。

4. 绝经后妇女出现不规则阴道流血应警惕内膜癌可能。

卵巢肿瘤

卵巢肿瘤是女性生殖器常见肿瘤,是女性生殖器三大恶性肿瘤之一。卵巢恶性肿瘤发病率近年上升,死亡率居妇科恶性肿瘤第一位。卵巢位于盆腔深部,组织复杂。70%病人就诊时已为晚期,5 年生存率仅在 25%～30%。卵巢肿瘤的分类目前按 WHO(1973 年)制定的组织学分类法:体腔上皮来源的肿瘤占 50%～70%,生殖细胞肿瘤占 20%～40%,特异性性索间质肿瘤占 5%,转移性肿瘤占 5%～10%。随着宫颈癌及子宫内膜癌诊断和治疗的进展,卵巢癌已成为严重威胁妇女生命的肿瘤。

【诊断要点】

1. 诊断依据

(1) 下腹不适及盆腔下坠感。由于肿瘤生长较大或浸润邻近组织,引起尿频、尿急、便秘等压迫症状。

(2) 月经紊乱,绝经期后阴道出血,尤其多见于产生较高水平雌激素的性索间质肿瘤。

(3) 急腹痛:肿瘤破裂、扭转所致。

(4) 由于腹膜种植引起的腹水,肠道转移引起消化道扩散及转移症状。

(5) 体格检查发现腹部膨隆,扪及肿块等。盆腔检查可于子宫一侧或双侧扪及囊实性包块,不规则、不活动,子宫直肠窝有结节等。

(6) 腹腔穿刺抽腹水,离心浓缩涂片找肿瘤细胞。

(7) B 超检查:检测肿块大小、部位、质地,鉴别良、恶性,显示腹水。通过彩色多普勒超声扫描,测定卵巢等组织血流变化,协助诊断。

(8) 肿瘤标志物:80%卵巢上皮性癌病人 CA125 升高,尤其浆液性腺癌更有特异性。卵巢生殖细胞肿瘤的胚胎癌、绒毛膜癌 HCG 为阳性;内胚窦瘤、未成熟畸胎瘤 AFP 常呈阳性。颗粒细胞瘤、卵泡膜细胞瘤产生高水平的性激素。

(9) CT 及 MRI 检查可显示肿块定位,鉴别良、恶性肿瘤,并显示脏器、淋巴结有无转移。MRI 检查软组织对比优于 CT,可准确定位。胸腹部摄片、胃肠摄片、肾图、静脉肾盂造影等检查可协助诊断卵巢癌转移状况。

(10) 腹腔镜检查可对卵巢癌病人做腹水或组织学诊断及临床分期。

2. 分期诊断　见表 3－26。

表 3-26 原发性卵巢恶性肿瘤的分期(FIGO 1986)

Ⅰ期 肿瘤局限于卵巢

Ⅰa 肿瘤局限于一侧卵巢,包膜完整,表面无肿瘤,无腹水

Ⅰb 肿瘤局限于两侧卵巢,包膜完整,表面无肿瘤,无腹水

Ⅰc Ⅰa或Ⅰb肿瘤,但一侧或双侧卵巢表面有肿瘤;或包膜破裂;或腹水含恶性细胞;或腹腔冲洗液阳性

Ⅱ期 一侧或双侧卵巢肿瘤,伴盆腔内扩散

Ⅱa 蔓延和(或)转移到子宫和(或)输卵管

Ⅱb 蔓延到其他盆腔组织

Ⅱc Ⅱa或Ⅱb肿瘤,但一侧或双侧卵巢表面有种植;或包膜破裂;或腹水含恶性细胞;或腹腔冲洗液阳性

Ⅲ期 一侧或双侧卵巢肿瘤,盆腔外有腹膜种植和(或)腹膜后或腹股沟淋巴结阳性,肝表面转移

Ⅲa 肉眼见肿瘤局限于真骨盆。淋巴结阴性,但组织学证实腹膜表面有显微镜下种植

Ⅲb 一侧或双侧卵巢肿瘤,有组织学证实腹膜表面种植,其直径<2 cm,淋巴结阴性

Ⅲc 腹膜表面种植>2 cm和(或)腹膜后或腹股沟淋巴结阳性

Ⅳ期 一侧或双侧卵巢肿瘤,有远处转移。胸水内有癌细胞,肝实质转移

3. 鉴别诊断

(1) 卵巢良、恶性肿瘤的鉴别诊断:见表3-27。

表 3-27 卵巢良性肿瘤和恶性肿瘤的鉴别

鉴别内容	良性肿瘤	恶性肿瘤
病史	病程长,逐渐增大	病程短,迅速增大
体征	单侧多,活动,囊性,表面光滑,通常无腹水	固定,实性或半实半囊性,表面不平呈结节状,常伴腹水,多为血性,可能查到癌细胞
一般情况	良好	逐渐出现恶液质
B超	为液性暗区,可有间隔光带,边缘清晰	液性暗区内有杂乱光团、光点,肿块界限不清

(2) 输卵管卵巢囊肿:为炎性囊肿,有盆腔炎史、不孕史、两侧附件有囊性肿块,但边界不清,活动受限。

(3) 子宫肌瘤:浆膜下肌瘤易与卵巢肿瘤混淆。但妇科检查,子宫肌瘤质地硬,随子宫活动,有时有月经异常。探针检查子宫方向、大小可协助诊断。

(4) 盆腔子宫内膜异位症:进行性痛经、月经过多等。子宫内膜异位症形成的囊肿与周围脏器子宫、乙状结肠、阔韧带紧密粘连,包块固定,可通过B超、腹腔镜检查鉴别。必要时剖腹探查可以确诊。

【治疗措施】

1. 首选手术治疗 根据病人年龄、对生育的要求、肿瘤的性质、临床分期及病人全身状况等综合分析而确定手术范围。

2. 化学药物治疗 为主要的辅助治疗。卵巢上皮性癌对化疗敏感,即使广泛转移也能取得一定疗效。化疗既可用于预防复发,也可用于手术未能全部切除的病人。对已无法施行手术的晚期病人,化疗可缩小病灶,为手术创造条件。恶性肿瘤术后均需化疗。

3. 放射治疗　为手术和化疗的辅助治疗。无性细胞瘤对放疗最为敏感，颗粒细胞瘤中度敏感。无性细胞瘤即使是晚期、复发者亦能取得较好疗效。

【健康处方】

1. 大力开展宣教，加强高蛋白、富含维生素A的饮食，避免高胆固醇食物。高危妇女宜用口服避孕药预防。

2. 开展普查普治。30岁以上妇女每年应行妇科检查。高危人群应每半年检查一次，以排除卵巢肿瘤。

3. 早发现、早诊断、早治疗。对卵巢实性肿瘤或囊肿直径>5 cm者，应及时手术切除。盆腔包块诊断不清或治疗无效者，应及早做腹腔镜检查或剖腹探查。

功能失调性子宫出血

功能失调性子宫出血(简称功血)是因下丘脑-垂体-卵巢轴内分泌功能调节失衡所导致的异常的子宫出血而没有器质性原因。功血可发生在青春期至绝经期之间的任何年龄，表现为月经周期的缩短、经期的延长、和(或)月经量的增多，是妇产科的常见和多发病之一。临床上一般分为无排卵型和有排卵型两大类，85%的病人为无排卵型。

【诊断要点】

1. 临床表现

(1) 无排卵性功血表现为月经周期紊乱，经期长短不一，经量不定，甚至大量出血。

(2) 排卵性月经失调表现为月经周期缩短或月经周期正常，但经期延长，长达9～10天，且出血量多。

2. 分类诊断

1) 无排卵型功血

(1) 基础体温(BBT)测定为单相。

(2) 不规则出血时、月经来潮6小时内或经前诊断性刮宫提示子宫内膜组织学无分泌期改变。

(3) B超动态监测卵巢无优势卵泡可见。

(4) 激素测定提示孕激素分泌始终处于基础水平。

(5) 宫颈黏液始终呈单一雌激素刺激征象，见典型羊齿状结晶，主支直而粗硬，分支密而长。

无排卵功血临床分类诊断：

(1) 青春期功血：是指初潮后1～2年内发生的功血，一般不大于18岁，由于下丘脑-垂体-卵巢轴发育不完善，雌激素对下丘脑和垂体的反馈机制不健全，不能形成血LH的峰值诱发排卵，使子宫内膜缺乏孕激素作用而长期处于雌激素的刺激之下，继而出现子宫内膜不能同步脱落引发的子宫多量的不规则出血。

(2) 围绝经期功血：该类病人由于卵巢功能衰退，雌激素分泌显著减少，不能诱导垂体的LH峰而发生排卵，出现周期、经期和经量不规则的子宫出血。

(3) 育龄期的无排卵型功血：该组病人常常由于下丘脑-垂体-卵巢轴以及肾上腺或甲状腺等内分泌系统功能紊乱造成。例如，多囊卵巢综合征造成的慢性无排卵现象，在临床上除了闭经、月经稀发外，也常常表现为功血。

2）有排卵型功血

（1）基础体温（BBT）测定为双相，但高相期小于 11 天，或下降缓慢。

（2）经期前诊断性刮宫提示子宫内膜组织学检查呈分泌期改变，分泌反应至少落后 2 天，或月经第 5～6 天诊断性刮宫，病理检查仍能见到呈分泌反应的内膜，且与出血及增生期内膜并存。

（3）宫颈黏液呈周期性改变。

（4）B 超动态监测卵巢可见优势卵泡生长。

有排卵型功血的临床分类：

（1）黄体功能不足：因不良的卵泡发育和排卵以及垂体促性腺激素、LH 分泌，导致的黄体期孕激素分泌不足造成的子宫异常出血。表现为：①周期缩短和经期延长；②基础体温高温相持续短于 12 天；③黄体期子宫内膜病理提示分泌相有 2 天以上的延迟，或分泌反应不良；④黄体中期的孕酮值持续 5～15 nmol/L。

（2）子宫内膜不规则脱落：发育良好的黄体萎缩时间过长，雌、孕激素下降缓慢，使子宫内膜不能同步剥脱，出现异常子宫出血。表现为：①经期延长，子宫出血淋漓不净；②基础体温高温下降缓慢，伴有子宫不规则出血；③月经期第 5 天子宫内膜病理检查，提示仍可见到分泌期子宫内膜，并呈残留的分泌期子宫内膜和新增生的子宫内膜混合现象。

（3）围排卵期出血：排卵期生理性的雌激素水平下降，造成一部分妇女子宫少许点滴出血数天。基础体温测定可观察到出血发生在排卵期前后。

3. 鉴别诊断

（1）子宫肌瘤：可表现月经的改变，特别是黏膜下肌瘤或肌壁肌瘤多见，B 超检查可确诊肌瘤存在。

（2）凝血功能障碍：有全身其他部位出血证据，凝血功能检查异常。

【治疗措施】

1. 无排卵型功血

1）支持治疗：对长期出血造成贫血的病人，要适当补充铁剂和其他造血营养成分；对急性大量出血的病人，要及时扩容，补充血液成分，防止休克发生；对已经发生休克的病人，在争分夺秒止血的同时，积极抗休克治疗，防止重要器官的衰竭；对长期出血的病人，要适当给予预防感染的治疗。

2）止血

（1）刮宫：适用于绝经前和育龄期出血的病人，可以同时进行子宫内膜的病理诊断；如果青春期功血在充分的药物治疗无效和生命体征受到威胁时，也可在麻醉下进行刮宫；雌激素低下的病人在刮宫后可能出现淋漓不净的子宫出血，需补充雌激素治疗。

（2）固醇类激素：雌激素适用于内源性雌激素不足的病人。如苯甲酸雌二醇 2 mg，每 6 小时1 次，肌内注射，共 3～4 天血止；此后每 3 天减量 1/3，直至维持量 2 mg，每天 1 次，总时间约 22 天。己烯雌酚 1～2 mg，每 6 小时 1 次，血止后每 3 天减量 1/3，直至维持量每天 1 mg，共 22 天。

孕激素适用于有一定内源性雌激素水平的无排卵型功血病人。如炔诺酮 2.5 mg，每 6 小时1 次，3～4 天血止后，继以每 3 天减量 1/3，直至维持量 2.5 mg，总时间约 22 天。

雌孕激素联合止血：是最常用和推荐的方法。①在孕激素止血的基础上，加用结合雌激素 0.625～1.25 mg，每天 1 次。②在雌激素止血的基础上，于治疗第 2 天起每天加用甲羟孕酮 10 mg 左右，共 22 天。③短效避孕药 2～4 片，每天 1 次口服，共 21～22 天。

雄激素适用于绝经前功血。如甲基睾丸素 5 mg，每天 3 次口服。每月总量不超过 300 mg。

其他药物：抗前列腺素制剂氟芬那酸 200 mg，每天 3 次口服；一般止血药，如氨甲苯酸（止血芳酸）、卡巴克络（安络血）等也可采用。

3）调整周期：止血治疗后调整周期的治疗是提高治愈效果的关键。止血撤药性出血后即开始周期治疗，共连续 4～6 个周期。

（1）对子宫内膜增生过长的病人，可给甲羟孕酮 10 mg，每天 1 次口服，共 22 天。

（2）对高雄激素血症，长期无排卵的病人，可给半量或全量短效避孕药周期用药。

（3）对雌激素水平较低的病人，可给雌孕激素序贯治疗调整周期，结合雌激素 0.625 mg，或己烯雌酚 1 mg，于周期第 5 天起，每天 1 次口服，共 22 天，于用药第 12 天起，加用甲羟孕酮 8～10 mg，每天 1 次口服，共 10 天，两药同时停药。

4）促排卵：对要求生育的病人，在调整周期后进行促排卵治疗。

（1）氯米酚：50～100 mg，于经期第 3～5 天起，每天 1 次口服，共 5 天；可于周期第 8 天起用戊酸雌二醇 2～4 mg，每天 1 次口服，至排卵。

（2）尿促性腺激素（HMG 或 FSH）：于周期第 3 天起，每天 1～2 支（75 U/支）肌内注射，直至卵泡生长成熟；也可和氯米酚合用，于周期第 5～10 天，氯米酚 50 mg，每天 1 次口服，同时于周期第 5 天起，肌内注射 HMG 或 FSH 75 U，隔日 1 次，直至排卵。

（3）人绒毛膜促性腺激素（HCG）：于卵泡生长成熟后，肌肉注射 HCG 5000 U，模拟内源性 LH 峰值完成卵子的成熟分裂，诱发排卵。

（4）促性腺激素释放激素（LHRH）：对下丘脑性功能失调的病人，可给 LHRH 泵式脉冲样静脉注射 25～50 pg，每 90～120 分钟的频率，可促使垂体分泌促性腺激素和 LH 刺激卵巢排卵。

5）手术治疗：对药物治疗无效，并且已经没有生育要求的病人，可以行手术治疗。

（1）子宫内膜去除术：现有的子宫内膜去除术包括热球法、微波法、电切法、热疗法、滚球法等。可以有效地破坏子宫内膜达基底层结构，起到止血的作用。

（2）子宫血管选择性栓塞术：在大出血的急诊情况下，可以在 X 线下进行放射介入子宫血管栓塞术，能够紧急止血，并减少日后的出血量。

（3）子宫切除术：对合并子宫器质性病变、不能或不愿行子宫内膜去除术的病人，可行子宫次全或全切术。

2. 有排卵型功血　针对病人的不同病因，采用个体化的治疗方案。

（1）黄体功能不足：主要是促排卵治疗以促进黄体功能，通常采用氯米酚方案刺激卵泡生长，并辅以黄体酮 20 mg 每天肌内注射，或 HCG 2 000 U 每 3 天 1 次肌内注射的促黄体治疗。

（2）子宫内膜不规则脱落：于排卵后开始，黄体酮 20 mg 每天肌内注射，或甲羟孕酮 10 mg每天 1 次口服，共 10～14 天，促使黄体及时萎缩。

（3）排卵期出血：雌孕激素序贯疗法可以改善症状，一般需要连续治疗 4～6 个月。

【健康处方】

1. 贫血者应补充铁剂、维生素 C 和蛋白质，严重贫血者需输血治疗。

2. 出血期间避免过度疲劳，保证充分休息。

3. 出血时间长者给予抗生素预防感染。

围绝经期综合征

围绝经期综合征是妇女在绝经前后或双卵巢功能开始衰退直至丧失后，由于雌激素水平波动或下降所致的以自主神经功能紊乱为主，伴有神经心理症状的一组症状群，多发生在45～55岁，有人在绝经过渡期这些症状已开始出现，可持续到绝经后2～3年，少数人可持续到绝经后5～10年症状才有所减轻或消失。在绝经前后的一段时间，2/3的妇女都有轻重不等的绝经期综合征的表现，其症状轻重不一，受社会环境及个性特征等因素影响。绝大多数妇女通过自身调节及适宜的保健服务都能适应而顺利渡过，但也有1/10妇女症状较严重，影响正常生活和工作。

【诊断要点】

1. 月经紊乱　为围绝经期最常见症状。表现为月经周期不规则、持续时间长及月经量增加。

2. 雌激素下降相关症状

(1) 潮热：表现为面部和颈部皮肤阵阵发红，伴有烘热感，继之出汗，持续时间短者30秒钟，长则5分钟，每日发作数次，夜间及应激状态易促发。

(2) 精神神经症状：兴奋型表现为情绪烦躁易激动，睡眠障碍，注意力不集中，多言多语，大声哭闹等神经质样症状。抑郁型：情绪低落，焦虑不安，恐惧，记忆力减退，缺乏自信，行动迟缓，严重者对外界冷淡，丧失情绪反应，或有自杀行为，可发展成为围绝经期抑郁症。

(3) 泌尿生殖道改变：表现为阴道干燥，性交痛，尿失禁。

(4) 皮肤改变：皮肤变薄干燥，皱纹增多，瘙痒，色素沉着等。

(5) 心血管系统表现：病人常伴有心血管系统症状，如假性心绞痛，有时伴心悸、胸闷等，但心电图大多正常。此外，有些病人出现轻度高血压，阵发性发作。绝经后妇女血胆固醇水平升高，易发生动脉粥样硬化、心肌缺血、高血压和脑卒中。

(6) 骨质疏松的表现：骨痛，易发生骨折。

(7) 阴道细胞学涂片：显示以底、中层细胞为主。

(8) 血雌二醇E＜20 pg/L或＜150 pmol/L，也可以不低；促性腺激素FSH＞40 IU/L。

(9) 盆腔超声检查显示子宫和卵巢体积缩小，子宫内膜薄(≤5 mm)。

3. 鉴别诊断　围绝经期也是许多器质性疾病的好发阶段，因此应认真地进行鉴别诊断，如冠心病、高血压病、甲亢、精神病及经前期紧张综合征等，临床诊断时应注意鉴别。

【治疗措施】

1. 一般治疗　积极主动地进行有关围绝经期保健知识的宣教。围绝经期精神症状应进行心理治疗，必要时可选用适量的镇静药以助睡眠，如夜晚服用地西泮2.5～5 mg。谷维素有助于调节自主神经功能，每日服用30～60 mg。伴围绝经期抑郁症者每日服用氟西汀(百忧解)20 mg。对绝经过渡期功血病人，给予必要的治疗(详见“功能性子宫出血”节)。

2. 激素补充治疗　性激素补充治疗应个体化地进行选择，在医师监测下应用。

1) 适应证：绝经症状严重影响生活质量，有血管舒缩功能失调症状，有泌尿生殖道萎缩症状，有神经精神症状，需要预防绝经后骨质疏松症，需要预防冠心病及早老性痴呆等。

2) 禁忌证：雌激素禁用于严重肝肾疾病，雌激素依赖性肿瘤，原因不明的子宫出血，复发性血栓性静脉炎病史或深静脉血栓性疾病等。

3）制剂及剂量的选择:尽量选用天然雌激素及对子宫内膜作用弱的雌激素。剂量个体化,以取最小有效剂量为佳。

4）用药时间:若用于解除更年期症状,待症状消失后即可停药。若用于防治心血管疾病或骨质疏松症,则鼓励长期应用。

5）药物不良反应及随访:若用药期间出现乳房胀痛,白带多,头痛或水肿不能忍受时,可以适当减量或停用。用药期间每6～12个月测子宫内膜厚度、宫颈刮片及乳房检查。治疗期间子宫出血,多为突破性出血所致,必须高度重视,查明原因,必要时行诊断性刮宫以排除子宫内膜病变。

6）用药方法:单用雌激素,适用于子宫切除病人;联合应用雌、孕激素。孕激素可对抗雌激素引起的子宫内膜增生。常用的给药模式有:

（1）周期联合疗法:雌激素于月经周期第1～25日应用,第16～25日加用孕激素,每周期停用4～6日,模拟自然周期。

（2）序贯联合疗法:雌激素每日应用,孕激素每月加用10～14日,孕激素用药结束后可预测撤药性出血。

（3）连续联合疗法:雌、孕激素同时于周期第1～25日应用,不发生撤药性出血,可出现不规则淋漓出血。

【健康处方】

1. 积极进行有关围绝经期保健知识的宣教,针对围绝经期精神症状应进行心理治疗,必要时可选用适量的镇静药。

2. 警惕围绝经期生殖器异常出血,及时排除生殖器恶性肿瘤。

新生儿破伤风

新生儿出生时,由破伤风杆菌经脐带侵入机体后产生的外毒素所引起的一种严重感染疾病,俗称“脐带风”。通常是在接生断脐时,由于接生人员的手或所用的剪刀、纱布未经消毒或消毒不严密,脐部被破伤风杆菌感染后产生毒素,引起全身肌肉强直性痉挛和牙关紧闭、角弓反张等,是一种特异性传染病。

【诊断要点】

1. 有脐部消毒不严接生史。

2. 常于生后4～8天发病,病初表现为张口及吸吮困难,牙关紧闭。1～2天内出现抽搐,面肌痉挛,口角外牵,呈苦笑面容,四肢呈阵发性、强直性痉挛,可呈角弓反张。可有低热或高热,也可体温不升。

3. 光线、声响、检查操作等刺激可诱发抽搐发作 。

4. 晚期常并发肺炎和败血症 。

5. 创伤部位(脐部)可分离到破伤风杆菌。

6. 临床上主要应与新生儿颅内出血、化脓性脑膜炎、低血糖症、低钙血症、败血症等疾病相鉴别。

【治疗措施】

1. 脐部处理清除局部坏死组织,脐周注射破伤风抗毒素(TAT)3 000 U。用3%过氧化氢或1∶5 000高锰酸钾溶液清洗脐部,再涂以碘附,每日1次。

2. 精心护理、隔离、保温、保持安静,减少声及光刺激。

3. 供给足量的热能和液体。能吸吮者尽量母乳喂养,不能吸吮者可用滴管、鼻饲喂养或静脉补充营养。痉挛频繁者重症儿初3天禁食。

4. 控制惊厥 首选药物地西泮(安定)。①地西泮每次0.2～0.3 mg/kg,缓慢静脉滴注,每4～6小时一次;②氯丙嗪每次0.5～1 mg/kg,静脉滴注作维持治疗,每6～8小时可重复使用;③苯巴比妥钠负荷量15～20 mg/kg肌内注射,维持量每日5 mg/kg,均分4～8小时1次肌注或静脉注射。

5. 抗炎 青霉素钠盐每日10万～20万U/kg体重,分两次静脉滴注。

6. 必要时可应用肾上腺皮质激素。

7. 中医中药和针灸治疗 包括解痉、解毒、镇静。

【健康处方】

1. 预防破伤风 破伤风抗毒素(TAT)1万～2万U,先皮试后一次静脉滴注或肌内注射。

2. 侧卧位,及时清理口鼻分泌物,防止吸入。

3. 抽搐频繁者,注意保护舌。

4. 皮肤清洁,预防褥疮及皮肤感染。

5. 重者应及时转上级医院,转诊途中应注意:①保持呼吸道通畅,及时清除痰液;②有缺氧者可间歇给氧;③出现窒息可行人工呼吸。

新生儿颅内出血

新生儿颅内出血是指新生儿在分娩过程中,由于缺氧或产伤引起的颅腔内任何部位的出血。本病是新生儿围产期死亡的重要原因之一。按出血部位,可分为硬膜外出血、硬膜下出血、蛛网膜下隙出血、脑实质出血、脑室内出血、混合型出血等。新生儿以硬膜下出血、蛛网膜下隙出血、脑实质出血、脑室内出血最常见。临床以颅内压增高、呼吸不规则、中枢神经系统的兴奋或抑制症状为临床主要特征。

【诊断要点】

1. 母亲有异常分娩史,患儿有围生期产伤或窒息史。

2. 颅内出血部位不同,临床特点不同

(1) 硬膜下出血:小脑幕上出血先表现为激惹、脑性尖叫、两眼凝视、惊厥等兴奋症状;若病情进一步发展,可出现抑制症状。小脑幕下出血因积血压迫延髓,症状较严重,可致呼吸不规则,阵发性呼吸暂停或肌张力低下。

(2) 脑室内出血:症状多在生后24～48小时出现。患儿病情迅速恶化,在数分钟或数小时内进入昏迷、全身抽动、呼吸不规则、前囟饱满,出现贫血,血压下降。

(3) 蛛网膜下隙出血:出血量少者可无症状。出血量多者,常在出血的第2天开始出现惊厥,可伴有颅内压增高的症状。

(4) 脑实质出血:往往有惊厥,小脑出血表现为延髓受压,有严重的呼吸功能障碍,病情进展很快。

3. 血液检查 血红蛋白、血小板、红细胞比积下降,凝血酶原时间延长,间接胆红素增高。血气分析呈代谢性及呼吸性酸中毒,低氧血症。

4. 脑脊液检查　蛛网膜下隙及脑室内出血，脑脊液呈血性，镜检可见皱缩红细胞。

5. B超检查对脑室内出血可肯定诊断；CT检查可精确了解病变类型、部位、出血程度，对预后做出估价。

6. 动态观察前囟及头围的变化。

7. 临床上应与新生儿化脓性脑膜炎、新生儿败血症、新生儿破伤风、新生儿低血糖、低血钙、低血镁以及呼吸系统病变如肺透明膜病、肺炎等相鉴别。

【治疗措施】

1. 静卧3天，抬高头肩部，右侧卧位，减少扰动，减少哭闹，注意保温及呼吸道通畅。

2. 供氧，保证液体及热量供给，重者延迟24～48小时喂奶，必要时插胃管鼻饲，补液量每日50～60 ml/kg。

3. 镇静　烦躁不安和惊厥时给予苯巴比妥钠或地西泮等镇静药(参阅新生儿破伤风)。

4. 止血　可用维生素$K_1$5 mg/kg，静脉注射或肌内注射，每日1次，共3天；酚磺乙酸(止血敏)1.25 mg/kg静脉滴注，每日1次，共3～5天；输新鲜血或血浆每次10 ml/kg。

5. 降低颅内压、控制脑水肿　①20％甘露醇0.25～0.5 g/kg，静脉滴注，每4～6小时1次，病情好转后减量及延长间隔时间，共治疗2～5天；②地塞米松0.5～1 mg/kg，静脉注射，每6小时1次，连用3天；③呋塞米每次1 mg/kg，加入10％葡萄糖液2 ml内静注，可于每次使用甘露醇后即予呋塞米1次以利尿，减轻心脏负担；④肾上腺皮质激素(早期应用有持续缓解脑水肿的作用，可减少甘露醇的重复使用)，常用地塞米松，每次0.5～mg/kg，每6～12小时1次，多在48小时内应用，48小时后根据病情决定停用或减量。

6. 改善脑细胞代谢　①胞二磷胆碱每日100～125 mg，加入10％葡萄糖液100～150 ml内，静脉滴注，生后第2日开始，每日1次，直至症状好转或出院时。②脑蛋白水解物(脑活素)每日1～2 ml，静脉或肌内注射，每日1次，7～10天为一个疗程，可用2～3个疗程。③其他可应用细胞色素C、ATP、辅酶A等。

【健康处方】

1. 保持呼吸道通畅　应及时清除呼吸道分泌物。

2. 防止继续出血　应注意保暖、给氧，避免啼哭加重出血。

3. 转诊　重者颅内出血患儿应立即送专科医院进一步诊治。转诊途中应注意：①头肩略垫高15°～30°，侧卧位，尽量减少搬动；②保暖、给氧，保持患儿体温在35.5～36.5℃之间。

4. 定期随访　新生儿颅内出血经治疗出院后仍应定期随访(开始2周1次，以后逐渐延长)，观察有无脑性瘫痪、癫痫、智力发育不全和脑积水等后遗症。

5. 康复训练　有脑性瘫痪、智力发育不全的患儿，康复训练是很重要的，可结合肢体运动训练、语言和针灸等治疗，帮助患儿及早康复。

新生儿寒冷损伤综合征

新生儿寒冷损伤综合征简称新生儿冷伤，主要由寒冷和感染引起低体温和多器官功能损伤，因多有皮肤硬肿，亦称新生儿硬肿症。

【诊断要点】

1. 多发生在冬、春寒冷季节，可有感染病史。

2. 出生3日内或早产新生儿出现吮乳差或拒乳、哭声弱等症状。

3. 低体温 发病初表现为体温降低,肛温(肛门内5 cm处温度)常降至<35℃,重症<30℃。

4. 皮肤硬肿 由皮脂硬化和水肿形成的。其特点为皮肤硬肿,紧贴皮下组织,不能移动,有水肿者压之有轻度凹陷。硬肿发生顺序是:小腿→大腿外侧→整个下肢→臀部→面颊→上肢→全身。硬肿范围可按头颈部20%、双上肢18%、前胸及腹部14%、背及腰骶部14%、臀部8%、双下肢26%计算。

5. 多器官功能损害 早期常有心音低钝、心率缓慢、微循环障碍表现,严重时可呈现休克、弥散性血管内凝血、急性肾衰竭和肺出血等多器官功能衰竭。

6. 根据临床表现,可分为轻、中和重度(表3-28)。

表3-28 新生儿寒冷损伤综合征病情分度

分度	体温(℃) 肛温	腋-肛温差	硬肿范围(%)	器官功能改变
轻	≥35	负值	<20	无明显改变
中	<35	0或正值	25~50	反应差及心率慢等
重	<35 或<30	负值	>50	休克、弥散性血管内凝血、肺出血 及急性肾衰竭等

7. 血液检查 可根据病情需要选择动脉血气分析,血糖、血电解质、尿素氮、肌酐以及血小板、凝血酶原时间、凝血时间、纤维蛋白原等检查。

8. 心电图和胸部X线摄片等检查。

【治疗措施】

1. 复温 ①保持产房和新生儿室适宜的内环境温度,不应低于24℃;②凡肛温>30℃且腋温高于肛温者,可置于预热至适中温度的暖箱中,一般经6~12小时即可恢复正常体温;③体温低于30℃置于比肛温高~2℃的暖箱中,待肛温恢复至35℃时,维持暖箱的温度于适中温度,亦可采用恒温水浴法等快速复温措施;④复温中应观察患儿的腹壁温、肛温及腋温的变化,随时调节暖箱温度,并同时监测呼吸、心率、血压及血气等;⑤亦可用热水袋、火炕或电热毯包裹等方法,也可置婴儿于怀抱中紧贴人体,比较安全。

2. 热量和液体供给 经静脉给予热量者应达到每日210 kJ/kg(每日50 kcal/kg);可进乳者应尽早喂哺,热量渐增至每日419~502 kJ/kg(100~120 kcal/kg)。体温低时,静注葡萄糖的速度宜慢,一般为每分钟6~8mg/kg;体温恢复后可根据血糖检测结果加快输注速率。补液量可按0.24 ml/kJ(1 ml/kcal)计算。

3. 纠正器官功能紊乱 ①有微循环障碍、休克者应进行纠酸、扩容,可用2:1液15~20 ml/kg(明显酸中毒可用1.4%碳酸氢钠液代替),在1小时内经静脉滴入;继续用1/3或1/4张液70~90 ml/kg缓慢滴入,早期心率低者可给血管活性药多巴胺,每分钟5~10 μg/kg静脉滴注。②有肺出血时应及早气管内插管,进行正压通气治疗。③及时处理肾功能障碍和弥散性血管内凝血。

4. 其他 根据并发症选用适当抗生素防止感染;给予对症处理。

【健康处方】

1. 新生婴儿应立即擦干羊水,注意保暖和用温热毛毡包裹。

2. 加强母乳喂养,补充热量。

3. 预防早产、感染、窒息等新生儿高危因素。

4. 转诊　体温不升，并有左心衰竭和肺出血征象的患儿，应立即到专科医院救治。转运过程中应有合适的保暖措施。

新生儿黄疸

新生儿黄疸分生理性黄疸和病理性黄疸。生理性黄疸是因出生后孩子体内红细胞破坏增加，使血中间接胆红素增加，新生儿肝脏发育不成熟，肝细胞产生的酶（葡萄糖醛酸转移酶）活性不足，不能有效地将间接胆红素胆转化为直接胆红素胆而由胆道排泄，引起皮肤黄染，属正常生理过程，一般不需要治疗。病理性黄疸意味着婴儿患有某些较严重的疾病，如溶血性疾病、败血症、胆汁淤积综合征以及其他代谢性疾病，且黄疸严重者，可引起发生核黄疸（又称胆红素脑病），应全面检查、分析和及早治疗。

另外，出生后孩子由于母乳的因素引起的黄疸称母乳性黄疸。母乳性黄疸发生率约为0.5%～2%，分为早发性和晚发性两型。随着母乳喂养的普及，该病发生率有明显上升趋势。本病发病机制不清。其特点是非溶血性未结合胆红素增高。现在认为该症是由于母乳内β葡萄糖醛酸苷酶活性特高，使胆红素在肠道内重吸收增加而引起黄疸。

【诊断要点】

1. 生理性黄疸

(1) 出现的时间多在生后2～4天。

(2) 黄疸主要见于颜面、躯干和巩膜，比较淡，要在日光下才能看清，四肢及手心足心等处不明显。

(3) 黄疸出现后不会快速短时内加深。自黄疸出现算起，2～3天内达最高峰，其后即逐渐消退，大约两周左右即退完。早产儿可延迟至3～4周。

(4) 黄疸出现期间，孩子的食欲、睡眠、哭声、精神状态和平常一样，没有改变。

(5) 血清胆红素足月儿≤205 μmol/L(12 mg/dl)、早产儿≤256.5 μmol/L(15 mg/dl)；血清胆红素以未结合为主，结合胆红素不超过25.7 μmol/L(1.5 mg/dl)。

2. 病理性黄疸　任一下列情况均应考虑为病理性黄疸。

(1) 出现过早。黄疸多在生后24小时内出现。

(2) 黄疸程度重。血清胆红素>205 μmol/L(12 mg/dl)，或每日上升超过85.5 μmol/L(5 mg/dl)。

(3) 黄疸持续过长。足月儿在第2周末或早产儿于第3～4周末肉眼检查仍有黄疸，或黄疸退而复现，或进行性加重。

(4) 血清结合胆红素>25.7 μmol/L(1.5 mg/dl)。

(5) 发生核黄疸。

3. 母乳性黄疸

(1) 生理性黄疸迟迟不退，在第2周末黄疸反达高峰，历时1～2个月才退清。

(2) 虽然黄疸较深而持久，但小儿并无其他异常。

(3) 如暂停母乳2～3天，黄疸会明显减轻，再哺母乳，黄疸可有些加深但不会达到原先的程度。

(4) 血清胆红素高时可达342 μmol/L(20 mg/dl)以上，但尚无发生核黄疸的报告。

【处理要点】

1. 生理性黄疸 不需要特殊处理，注意保暖和提早喂养即可；可以做日光浴，多饮葡萄糖水，口服一些扶持肠道正常菌群的药物，以利退黄。

2. 病理性黄疸

(1) 积极寻找病因和治疗原发病；积极纠正低氧、失水、酸中毒，以防核黄疸发生。

(2) 注意保暖，以免低体温后游离脂酸过高与胆红素竞争和白蛋白结合。

(3) 补充脂溶性维生素(对粪便儿无胆色素的患儿应给维生素 A、D、K 等)；禁用磺胺类药。不用对肝有损害及可能引起溶血及黄疸的药物。

(4) 药物退黄疸处理：①酶诱导剂苯巴比妥每日 5 mg/kg，分 2～3 次口服；②中药“三黄汤”(黄连、黄柏、黄芩)等有助于退黄；③白蛋白，可以减少游离的胆红素，一般用于生后 1 周内的重症高胆红素血症，用量为 1 g/kg，加入葡萄糖液 10～20 ml 中静脉滴注。也可用血浆每次 25 ml，静脉滴注，每日 1～2 次。

(5) 光疗：用蓝光或光谱广的白光。光疗被证实在治疗新生儿黄疸中是安全有效的。

(6) 换血：达危险水平的高胆红素血症通过经脐静脉插管进行换血治疗。

3. 母乳性黄疸

(1) 可以口服酶诱导剂或调整肠道菌群药物。

(2) 必要时可考虑暂时停止母乳喂养 3 天。

(3) 母乳性黄疸不会造成不良后果，诊断明确后不要终止母乳喂养。

【健康处方】

1. 出生前，产前对母亲进行血型筛查，母亲 Rh 阴性的病例应在产前通知儿科医生。

2. 出生时，应送检脐血血样，尽快测定血清胆红素、血色素、红细胞比积和网织红细胞。

3. 做好孕期保健。发现异常及时治疗，避免胎儿宫内缺氧、窒息、感染等情况的发生。

4. 精心护理，注意保暖(室温应恒定于 24～27℃)，空气新鲜、流通，上下午各通风 30 分钟。保持新生儿体温在 36.5～37.5℃。

5. 母乳喂养，并供给足够的水分。母乳喂养促进肠蠕动和肠道菌群生长。

6. 转诊 ①引起新生儿病理性黄疸的原因很多，尤其在生后 24 小时内出现黄疸更应高度重视，常提示有急性的严重的疾病，需立即转上级医院诊治。②胆道闭锁需手术治疗的，应尽早转院。

婴儿肝炎综合征

婴儿肝炎综合征，在婴幼儿期由多种病因或病原引起，主要病原是乙型肝炎病毒(HBV)、甲型肝炎病毒(HAV)、单纯疱疹病毒、柯萨奇病毒、风疹病毒，也可为巨细胞病毒(CMV)、弓形体及各种细菌。常见于新生儿及 1 岁内婴儿，可以在新生儿期发病而延续至婴儿期，伴有黄疸、病理性肝脏体征和血清丙氨酸转氨酶增高为主要临床特点。根据临床特点一般将婴儿肝炎综合征分为两型：①肝炎型：胃肠道症状一般较为明显，可有纳差、恶心、呕吐、腹胀、腹泻，大便色泽正常或较黄。黄疸轻至中度，肝脏轻度到中度肿大，质地一般偏硬或中等硬度。随病情好转黄疸逐渐消退，肝脏回缩。少数患儿表现为急性重症或亚急性重症肝炎，黄疸进行性加重，有明显的精神神经症状和出血倾向，以及多系统功能衰竭，预后恶劣。②淤胆型：黄疸较深，持续较久，大便浅黄或呈白陶土色。肝脏进行性肿大，质地中度到重度坚硬。由于胆汁淤积，十二指肠胆汁量减少或缺乏，常伴发脂肪泻、脂溶性维生素吸收障碍、生长停滞及出血。若病情进一步恶化，导致胆汁性肝硬化。

【诊断要点】

1. 黄疸　起于新生儿期1～3周生理性黄疸不退或退后复现，并逐渐明显，皮肤与巩膜由黄色变成黄绿色。

2. 肝脏或脾脏肿大，重症者发展为肝硬化。

3. 尿深黄，大便或白或黄。

4. 营养障碍　患儿常有腹泻、营养不良。重者伴蛋白尿、热量不足。淤胆型常伴脂溶性维生素缺乏。

5. 肝功能检查　血清胆红素血中结合胆红素和非结合胆红素值均升高，常以结合胆红素升高为主。血清丙氨酸转氨酶(ALT)升高程度不一，与肝细胞损害程度有关，当病情恢复时逐渐降至正常。

6. 凝血酶原时间，尿液培养能提高诊断率。

7. 病毒感染标记物检查　如血抗 HAV－ILM 检查有无甲型肝炎病毒感染；血清 HBsA g、HBV－DNA 检查有无乙型肝炎病毒感染；血清抗 CMV－ILM 和血清抗 EBV－ILM 检查有无巨细胞病毒和 EB 病毒感染。在新生儿因为产生 ILM 抗体的能力较弱，因而会有假阴性存在。

8. 肝脏超声、CT 或 MRI 检查或经皮胆管造影可发现肝内胆管发育障碍。

9. 应与先天性肝外胆道闭锁症进行鉴别。

【治疗措施】

1. 护理要耐心，房间要保持空气新鲜，阳光充足。

2. 加强营养，保肝、对症处理。

3. 补充维生素及微量元素，包括维生素 A、B、C、D、E、K。

4. 合理选用药物　①葡醛内脂(肝泰乐)，促进解毒功能；②肌苷，促进能量代谢；③胆酸钠，每次服0.05 g，每日3次，可促进脂肪消化；④有出血倾向，可用维生素 K_1 10 mg，每2周静脉滴注一次。

5. 中药护肝退黄　茵栀黄每次5～10 ml，加于50 ml葡萄糖液中，每日静脉滴注一次；大黄每公斤体重0.5 g，每日泡服。

6. 白蛋白　按每次1 g/kg静脉滴注，每1～2日1次。

【健康处方】

1. 阻断母婴传播乙肝病毒，可防止由乙型肝炎病毒引起的婴儿肝炎综合征发生。

2. 对诊断未明确的患儿，应密切观察病情及时转上级医院。

3. 新生儿出生后有生理性黄疸加重或时间延长，均要转上级医院诊治。

4. 对遗传代谢性、肝纤维化等引起者有条件时可予以肝移植治疗，应尽早转院。

新生儿败血症

新生儿败血症是指致病菌侵入新生儿血循环并在血液中生长繁殖，产生毒素，使患儿出现严重感染中毒症状的全身感染性疾病。生后3天内发病者常为宫内或产时感染，以大肠杆菌和B组溶血性链球菌多见；3天以后发病者多为产后感染，以金黄色葡萄球菌最常见。

近年来，条件致病菌（如表葡菌、肠球菌、变形杆菌、克雷伯杆菌、铜绿假单胞杆菌、不动杆菌属等）感染有上升趋势。其发病除受病原菌种类及毒力影响外，还与新生儿自身非特异性免疫和特异性免疫功能不成熟有关。临床上患儿以精神萎靡、呕吐、体温不升或发热，皮肤苍白以及进行性加重的黄疸，肝脾肿大，重者皮肤有出血点为主要特征。

【诊断要点】

1. 母亲有产前或临产感染、胎膜早破、羊水污染、急产、滞产、产程延长等病史。患儿有脐炎、皮肤感染性病灶或皮肤黏膜破损等感染病史。

2. 临床表现无特异性症状，一般感染中毒症状表现为反应差，哭声低微，吸吮无力，少动，面色苍灰，黑疸，体温异常（早产儿常表现为体温不升或体温不稳定，足月儿多有发热）。

3. 体检常可发现脐或皮肤黏膜有化脓性病灶，肝脾肿大及皮肤出血点。感染可波及全身各系统器官，出现肺炎、肺脓肿、脓气胸、化脓性脑膜炎、肝脏肿、肾盂肾炎等。

4. 血培养对明确诊断很重要，但阴性结果不能排除诊断，两份血培养为同一细菌或一次血培养阳性，但从尿液、脑脊液、浆膜腔液或非暴露病灶处分离出或涂片找到同一细菌时有诊断意义。

5. 血白细胞总数增高（出生 3 天后＞20×10^9/L）或减少（＜4×10^9/L），中性粒细胞增高，核左移，有中毒颗粒，杆状核细胞/中性粒细胞（I/T）比值≥0.2；血小板计数常降低。

6. C 反应蛋白升高≥15 mg/ml，微量血沉≥15 mm/h。

7. 临床上主要应与颅内出血、新生儿黄疸、脱水热和其他感染（病毒、弓形虫、真菌等）以及呼吸系统疾病等相鉴别。

【治疗措施】

1. 抗生素疗法　①生后 3 天内发病或估计由消化道入侵者以肠杆菌类可能性大，宜选用氨苄青霉素加用庆大霉素或阿米卡星（丁胺卡那）霉素。②3 天以后发病，尤其是脐部或皮肤黏膜有化脓性病灶者，以金黄色葡萄球菌感染的可能性大，可选用青霉素，但金黄色葡萄球菌大多数对青霉素耐药，故常用耐酸青霉素，如苯唑青霉素、邻氯青霉素、双氯青霉素，或用万古霉素加上述耐酶青霉素。③如考虑铜绿假单孢菌可用庆大霉素加羧苄青霉素、厌氧菌可用甲硝唑或林可霉素（洁霉素）等。④在病原菌未明确前，应选用两种以上抗生素联合应用静脉途径给药，其中一种针对阳性球菌，另一种则针对阴性杆菌。⑤获得细菌培养结果和药物敏感试验后，可参照其结果调整选择抗生素。抗生素疗程一般 7～14 天，有并发症者应治疗 3 周以上。

2. 免疫治疗　少量多次输新鲜全血或血浆。可静脉注射免疫球蛋白，有条件时可输中性粒细胞或交换输血。

3. 一般治疗　供给足够的热量和液体，维持水电解质平衡，注意保温。局部有脐炎、皮肤化脓灶、口腔黏膜溃烂等应作相应处理，切断感染源。

4. 对症治疗　有高胆红素血症予及时光疗或换血；有心功能不全者应用毛花苷丙（西地兰）或地高辛；发生休克时用多巴胺及肾上腺糖皮质激素；合并弥散性血管内凝血者应用肝素治疗。

5. 治疗并发症　如并发化脓性脑膜炎、肺炎等则作相应治疗。

【健康处方】

1. 注意围产期保健，积极防治孕妇感染，以防胎儿在宫内感染。

2. 做好新生儿护理，保持口腔、脐部皮肤黏膜的清洁，免受感染或损伤，并应严格执行消毒隔离制度。

3. 注意观察新生儿面色、吮奶、精神状况及体温变化,如有感染性病灶,应及时处理。

4. 早产儿因患儿免疫球蛋白水平低,生后极易发生低免疫球蛋白血症而致严重感染,可考虑尽早用免疫球蛋白。

5. 怀疑败血症时,应转到专科医院进一步明确诊断及治疗。

营养性维生素D缺乏性佝偻病

营养性维生素D缺乏性佝偻病是由于儿童体内维生素D不足使钙、磷代谢紊乱,产生的一种以骨骼病变为特征的全身慢性营养性疾病。婴幼儿,特别是小婴儿,生长快、户外活动少,是发生营养性维生素D缺乏性佝偻病的高危人群。因我国冬季较长,日照短,北方佝偻病患病率高于南方。胎儿可通过胎盘从母体获得维生素D,食物中的维生素D是婴幼儿维生素D营养的外源性来源,皮肤的光照合成是人类维生素D的主要来源。

【诊断要点】

1. 有维生素D缺乏病因,如围生期维生素D不足,母亲严重营养不良、肝肾疾病、慢性腹泻,以及早产、双胎均可使婴儿的体内贮存不足。婴幼儿被长时间留在室内活动,日照不足,使内源性维生素D生成不足;或者生长速度快需要维生素D增多,食物中补充维生素D不足;或疾病影响、长期服用抗惊厥药物等。

2. 临床表现

(1) 初期(早期):多为神经兴奋性增高的表现,如易激惹、烦闹、汗多刺激头皮而摇头等。常无骨骼病变,骨骼X线可正常,或钙化带稍模糊;血清25-(OH)D3下降,PTH升高,血钙下降,血磷降低,碱性磷酸酶正常或稍高。

(2) 活动期(激期):有典型骨骼改变。如6月内婴儿可有颅骨软化,有压乒乓球样的感觉,至7~8个月时,变成"方盒样"头型,即方头(从上向下看),骨骺端因骨样组织堆积而膨大可出现佝偻病串珠手、足镯。1岁左右的小儿可见到胸廓畸形,形成"鸡胸样"畸形,严重佝偻病有郝氏沟。小儿开始站立与行走后双下肢负重,可出现股骨、胫骨、腓骨弯曲,形成严重膝内翻("O"型)或膝外翻("X"型)。此期血生化除血清钙稍低外,其余指标改变更加显著。X线显示长骨钙化带消失,干骺端呈毛刷样、杯口状改变;骨骺软骨盘增宽(>2 mm);骨质稀疏,骨皮质变薄;可有骨干弯曲畸形或青枝骨折,骨折可无临床症状。

(3) 恢复期:临床症状和体征逐渐减轻或消失。血钙、磷逐渐恢复正常,碱性磷酸酶约需1~2月降至正常水平。治疗2~3周后骨骼X线改变有所改善,出现不规则的钙化线,以后钙化带致密增厚,骨骺软骨盘<2 mm,逐渐恢复正常。

(4) 后遗症期:多见于2岁以后的儿童。因婴幼儿期严重佝偻病,残留不同程度的骨骼畸形。无任何临床症状,血生化检查正常,X线检查骨骼干骺端病变消失。

3. 要注意与黏多糖病、软骨营养不良、低血磷、抗维生素D佝偻病、远端肾小管性酸中毒、维生素D依赖性佝偻病、肾性佝偻病、肝性佝偻病等鉴别。

【治疗措施】

1. 目的在于控制活动期,防止骨骼畸形。

2. 治疗的原则应以口服为主,大剂量治疗应有严格的适应证。

3. 注意加强营养,及时添加其他食物,坚持每日户外活动。如果膳食中钙摄入不足,应补充适当钙剂。

4. 治疗方法 ①维生素D，一般剂量为每日50～100 μg(2 000～4 000 U)，或1,25-$(OH)_2D_3$ 0.5～2.0 μg，一月后改预防量400 U。②重症佝偻病有并发症或无法口服者可大剂量肌内注射维生素D 20万～30万U 1次，3个月后改预防量。

【健康处方】

1. 治疗一个月后应复查，如临床表现、血生化与骨骼X线改变无恢复征象，应与抗维生素D佝偻病鉴别。同时应注意维生素D中毒。

2. 确保儿童每日获得维生素D 400 U是预防和治疗的关键。①孕母多户外活动，食用富含钙、磷、维生素D的食物。妊娠后期适量补充维生素D(每日800 U)。②生后2～3周后即可让婴儿坚持户外活动，每日1～2小时，早产儿、低出生体重儿、双胎儿生后2周开始补充维生素D每日800 U，3个月后改预防量。足月儿生后2周开始补充每日维生素D 400 U，至2岁。夏季户外活动多，可暂停服用或减量。一般可不加服钙剂。

3. 严重营养不良合并维生素D缺乏性佝偻病的患儿容易出现电解质紊乱及脱水等危及生命的情况，要注意及时诊断并转上级医院治疗。

蛋白质-能量营养不良

蛋白质—能量营养不良是由于缺乏能量和(或)蛋白质所致的一种营养缺乏症，主要见于3岁以下婴幼儿。临床上以体重明显减轻、皮下脂肪减少和皮下水肿为特征，常伴有各器官系统的功能紊乱。急性发病者常伴有水、电解质紊乱，慢性者常有多种营养素缺乏。临床常见三种类型：能量供应不足为主的消瘦型、以蛋白质供应不足为主的浮肿型以及介于两者之间的消瘦-水肿型。

【诊断要点】

1. 多有长期喂养不当和(或)慢性疾病，寄生虫病等病史。

2. 体重不增是营养不良的早期表现。体重逐渐下降，其体重低于同年龄、同性别参照人群值的中位数—2SD，如在中位数—2SD～—3SD为中度；在中位数—3SD以下为重度。

3. 消瘦或水肿，皮下脂肪逐渐减少以至消失，皮肤干燥、苍白、皮肤逐渐失去弹性、额部出现皱纹如老人状、肌张力逐渐降低、肌肉松弛、肌肉萎缩呈“皮包骨”时、四肢可有挛缩。皮下脂肪层消耗的顺序首先是腹部，其次为躯干、臀部、四肢、最后为面颊。皮下脂肪层厚度是判断营养不良程度的重要指标之一。

4. 血浆白蛋白明显下降时，总蛋白＜40 g/L，白蛋白＜20 g/L，可有凹陷性水肿、皮肤发亮，严重时可破溃、感染形成慢性溃疡。

5. 生长迟缓，其身长低于同年龄、同性别参照人群值中位数即2SD，如在中位数2SD～3SD为中度；在中位数3SD以下为重度。

6. 常见的并发症有营养性贫血，以小细胞低色素性贫血最为常见，可有多种维生素缺乏，如维生素A、D缺乏，约有3/4的病儿伴有锌缺乏，易患各种感染，婴儿腹泻常迁延不愈加重营养不良。重度营养不良可有重要脏器功能损害，如心脏功能低下可有心音低钝，血压偏低，脉搏变缓，呼吸浅表等。营养不良可并发自发性低血糖，患儿可突然表现为面色灰白、神志不清、脉搏减慢、呼吸暂停、体温不升但无抽搐，若不及时诊治，可致死亡。

【治疗措施】

1. 处理危及生命的并发症　如腹泻时的严重脱水和电解质紊乱、酸中毒、休克、肾衰竭、自发性低血糖、继发感染及维生素A缺乏所致的眼部损害等。

2. 积极治疗原发病，如纠正消化道畸形，控制感染性疾病，根治各种消耗性疾病、改进喂养方法等。

3. 调整饮食，供给热量　轻度营养不良可从每日250～330 kJ/kg(60～80 kcal/kg)开始，中、重度可参考原来的饮食情况，从每日165～230 kJ/kg(40～55 kcal/kg)开始，逐步少量增加；若消化吸收能力较好，可逐渐加到每日500～727 kJ/kg(120～170 kcal/kg)，并按实际体重计算热能需要。提倡母乳喂养，按需哺喂；人工喂养儿从给予稀释奶开始，适应后逐渐增加奶量和浓度。可适当给予蛋类、肝泥、肉末、鱼粉等高蛋白食物，必要时也可添加酪蛋白水解物、氨基酸混合液或要素饮食。蛋白质摄入量从每日1.5～2.0 g/kg开始，逐步增加到3.0～4.5 g/kg，食物中应含有丰富的维生素和微量元素。

4. 促进消化　①可给予B族维生素和胃蛋白酶、胰酶等以助消化。乳酸杆菌素片每次1～3片，每日3次；多种维生素片，每日1片；蛋白质同化类固醇制剂如苯丙酸诺龙，每次肌内注射10～25 mg，每周1～2次，连续2～3周。②对食欲差的患儿可给予胰岛素注射，降低血糖，增加饥饿感以提高食欲。每日一次皮下注射正规胰岛素2～3 U，注射前先服葡萄糖20～30 g，每1～2周为一疗程。每日可口服元素锌0.5～1.0 mg/kg。③中药参苓白术散能调整脾胃功能，改善食欲。针灸、推拿、抚触、捏脊等也有一定疗效。

5. 病情严重、伴明显低蛋白血症或严重贫血者，可考虑成分输血。静脉点滴高能量脂肪乳剂、多种氨基酸、葡萄糖等也可酌情选用。

【健康处方】

1. 营养不良有严重并发症危及生命时及时转上级医院治疗。

2. 营养不良发病年龄愈小，其远期影响愈大，应采取综合措施预防，如合理喂养、合理安排生活作息制度、防治传染病和先天畸形、监测生长发育等。

急性上呼吸道感染

急性上呼吸道感染系由各种病原引起的上呼吸道炎症，简称上感，俗称“感冒”，是小儿最常见的疾病。该病主要侵犯鼻、鼻咽和咽部，如上呼吸道某一局部炎症特别突出，即按该炎症处命名，如急性鼻炎、急性咽炎、急性扁桃体炎等。各种病毒和细菌均可引起，但90％以上为病毒，病毒感染后可继发细菌感染，最常见为溶血性链球菌。

【诊断要点】

1. 鼻塞、流涕、干咳、咽部不适、发热、烦躁不安、头痛、全身不适、乏力等。

2. 发热程度高低不一，婴幼儿常骤然高热，体温可高达39～40℃，可因高热引起惊厥，部分患儿有食欲不振、呕吐、腹泻、腹痛等消化道症状。如腹痛持续存在，多为并发急性肠系膜淋巴结炎。

3. 咽部充血，扁桃体肿大。有时可见下颌和颈淋巴结肿大。肠道病毒感染者可见不同形态的皮疹。

4. 肺部听诊一般正常。

5. 病毒感染者外周血白细胞计数偏低或正常，细菌感染者白细胞总数升高，中性粒细胞比例增加。病毒分离和血清学检查可明确病原。

两种特殊类型上感的诊断要点：

1. 疱疹性咽峡炎　病原体为柯萨奇A组病毒。好发于夏秋季。起病急骤，临床表现为高热、咽痛、流涎、厌食、呕吐等。体检可发现咽部充血，在咽腭弓、软腭、悬雍垂的黏膜上可见数个至十多个2～4 mm大小灰白色的疱疹，周围有红晕，1～2日后破溃形成小溃疡，疱疹也可发生于口腔的其他部位。病程为1周左右。

2. 咽结合膜热　以发热、咽炎、结膜炎为特征。病原体为腺病毒3、7型。好发于春夏季，散发或发生小流行。临床表现为高热、咽痛、眼部刺痛，有时伴消化道症状。体检发现咽部充血，可见白色点块状分泌物，周边无红晕，易于剥离；一侧或双侧滤泡性眼结合膜炎，可伴球结合膜出血；颈及耳后淋巴结增大。病程1～2周。

【治疗措施】

1. 一般治疗　防止交叉感染及并发症，注意休息、多饮水和补充大量维生素C等。

2. 抗感染治疗　根据病原体不同选用合适的抗病毒或抗生素治疗。①病毒感染初期者选利巴韦林颗粒每日10～15 mg/kg，分2～3次口服或利巴韦林针每日10～15 mg/kg，分2～3次静脉滴注。②细菌感染者选用羟氨苄青霉素（阿莫仙）干糖浆每日50～100 mg/kg，分3次口服或青霉素针每日10万～20万U/kg，分2～3次肌内注射或静脉滴注。

3. 对症治疗　①退热可口服对乙酰氨基酚或布洛芬，亦可用冷敷、温湿敷降温；②发生高热惊厥者可予以镇静、止惊，如10%水合氯醛每次0.5 ml/kg（每次总量不大于10 ml）灌肠或者地西泮每次0.3～0.5 mg/kg（最大剂量10 mg）静注。

4. 中成药治疗　清开灵半包至1包，每日2次，或者小柴胡冲剂，半包至1包，每日3次。

【健康处方】

1. 上呼吸道感染合并有严重并发症如严重心肌炎时应转上级医院治疗。
2. 加强体格锻炼以增强抵抗力。
3. 提倡母乳喂养。
4. 防治佝偻病及营养不良。
5. 避免去人多拥挤的公共场所。

急性支气管炎

急性支气管炎是指由于各种致病原引起的支气管黏膜炎症，由于气管常同时受累，故称为急性气管支气管炎。本病常是继发于上呼吸道感染或为急性传染病的一种表现，是儿童时期常见的呼吸道疾病，婴幼儿多见。病原为各种病毒或细菌，或为混合感染。

【诊断要点】

1. 上呼吸道感染后出现明显咳嗽，开始为干咳，以后有痰。婴幼儿症状较重，常有发热、呕吐及腹泻等。

2. 婴幼儿可发生一种特殊类型的支气管炎，称为哮喘性支气管炎，除咳嗽外，还具有以下特点：①多见于3岁以下，常有湿疹或其他过敏史；②有类似哮喘的表现，如呼气性呼吸困难，肺部叩诊呈鼓音，听诊双肺满布哮鸣音及少量粗湿啰音；③部分病例复发，大多与感染有关；④近期预后大多良好。

3. 一般无全身症状。双肺呼吸音粗糙，可有不固定的散在的干啰音和粗中湿啰音。

4. X线检查胸片多正常，亦可有肺纹理增多、粗乱或肺门阴影增浓；外周血白细胞正常（病毒性）或升高（细菌性）。

【治疗措施】

1. 一般治疗　同上呼吸道感染，经常变换体位，多饮水，使呼吸道分泌物易于咳出。

2. 控制感染　由于病原体多为病毒，一般不采用抗生素。怀疑有细菌感染者则可用β-内酰胺类，如系支原体感染，则应予以大环内酯类抗生素。全身症状较重者给予静脉使用抗生素。

3. 对症治疗　应使痰易于咳出，故不用镇咳药。多使用止咳化痰、平喘药治疗。

（1）病初干咳为主：羟氨苄青霉素（阿莫西林）干糖浆或头孢拉定干糖浆 50～100 mg/kg，分 2～3 次口服；止咳糖浆每次每岁 1 ml，每天 3 次。

（2）反复咳嗽痰多者：复方甘草合剂、急支糖浆或沐舒坦等，每次每岁 1 ml，每天 3 次，口服头孢或大环内酯类抗炎。

（3）止喘：对喘憋严重者，可雾化吸入布地奈德（令舒）、沙丁胺醇（喘乐宁）或特布他林（博利康尼）、异丙托溴铵（爱全乐）。喘息严重者可短期静脉使用糖皮质激素，同时使用抗过敏药物如氯雷他啶（开瑞坦）、氯苯那敏（扑尔敏）和异丙嗪（非那根）等可缓解支气管炎症性分泌和支气管痉挛。气喘严重者治疗同支气管哮喘。

【健康处方】

1. 治疗前应查痰培养、血常规检查等明确病原，尽早使用敏感药物。

2. 加强体格锻炼以增强抵抗力。

3. 避免受凉。

4. 防治佝偻病及营养不良。

5. 避免去人多拥挤的公共场所。

支气管肺炎

支气管肺炎是小儿时期最常见的肺炎，2 岁以内儿童多发。一年四季均可发病，细菌和病毒感染最为常见，也可由病毒、细菌“混合感染”。发达国家中小儿支气管肺炎病原以病毒为主，发展中国家则以细菌为主。

【诊断要点】

1. 轻症肺炎

（1）发热：热型不定，新生儿、重度营养不良患儿体温可不升或低于正常。

（2）咳嗽：较频繁，早期为刺激性干咳，极期咳嗽反而减轻，恢复期咳嗽有痰。

（3）气促：多在发热、咳嗽后出现。呼吸加快、鼻翼扇动，重者点头呼吸、吸气“三凹征”，唇周发绀。

（4）全身症状：精神不振、食欲减退、烦躁不安，轻度腹泻或呕吐。

（5）肺部啰音：早期不明显，可有呼吸音粗糙、减低，以后可闻及较固定的中、细湿啰音，以背部两侧下方及脊柱两旁较多，于深吸气末更为明显。

（6）血液检查：细菌性肺炎白细胞计数和中性粒细胞比例增高，核左移，病毒性肺炎白细胞计数正常或降低。细菌感染时血清 C-反应蛋白（C-RP）浓度上升，而非细菌感染时则上升不明显。

(7) X线检查：早期肺纹理增强，透光度减低，以后两肺下野、中内带出现大小不等的点状或小片絮状影，或融合成片状阴影。有肺气肿、肺不张。伴发脓胸、脓气胸或肺大泡者则有相应的X线改变。

2. 重症肺炎 除呼吸系统改变外，可发生循环、神经和消化系统功能障碍。

(1) 循环系统：可发生心肌炎，表现为面色苍白、心音低钝、严重者可闻奔马律，心电图ST段和T波低平倒置。

(2) 神经系统：发生脑水肿时出现烦躁或嗜睡、意识障碍、惊厥、前囟隆起、球结膜水肿、瞳孔对光发射迟钝或消失，呼吸节律不齐甚至呼吸停止。

(3) 消化系统：一般为食欲减退、呕吐和腹泻，发生中毒性肠麻痹时表现为严重腹胀、膈肌升高，加重了呼吸困难。听诊肠鸣音消失，重症患儿还可呕吐咖啡样物，大便潜血阳性或柏油样便。

(4) 发生弥散性血管内凝血时，可表现为血压下降，四肢凉，脉速而弱，皮肤、黏膜及胃肠道出血。

(5) 有以下情况提示心力衰竭：①安静时心率增快，婴儿>180次/分，幼儿>160次/分，不能用发热或缺氧解释者；②呼吸困难，青紫突然加重，安静时呼吸达60次/分以上；③肝大达肋下3 cm以上，或在密切观察下短时间内较前增大，而不能以横膈下移等原因解释者；④心音明显低钝，或出现奔马律；⑤突然烦躁不安，面色苍白或发灰，而不能用原有疾病解释；⑥尿少、下肢浮肿，已除外营养不良、肾炎、维生素B_1缺乏等原因造成者。

【治疗措施】

采用综合治疗，原则为控制炎症、改善通气功能、对症治疗、防止和治疗并发症。

1. 一般治疗及护理 ①室内空气要流通，温度18～20℃，湿度60%为宜；②供给足够水分和营养，经常变换体位，拍背，及时清理呼吸道分泌物，保持呼吸道通畅，注意隔离，以防交叉感染。

2. 根据不同病原选择抗生素治疗 ①肺炎链球菌：青霉素敏感者首选青霉素或羟氨苄青霉素(阿莫西林)；青霉素低度耐药者仍可首选青霉素，但剂量要加大，青霉素过敏者选用红霉素类；②金黄色葡萄球菌：甲氧西林敏感者首选苯唑西林钠或氯唑西林钠，耐药者选用万古霉素或联用利福平；③流感嗜血杆菌：首选羟氨苄青霉素加克拉维酸(或加舒巴坦)；④大肠杆菌和肺炎杆菌：首选头孢曲松或头孢噻肟，铜绿假单胞菌肺炎首选替卡西林加克拉维酸；⑤肺炎支原体和衣原体：首选大环内酯类抗生素如红霉素、罗红霉素及阿奇霉素。

3. 用药时间 一般应持续至体温正常后5～7天，症状、体征消失后3天停药。支原体肺炎至少使用抗菌药物2～3周。葡萄球菌肺炎在体温正常后2～3周可停药，一般总疗程≥6周。

4. 对症治疗 ①氧疗：多用鼻前庭导管给氧，经湿化的氧气的流量为0.5～1 L/分，氧浓度不超过40%。新生儿或婴幼儿可用面罩、氧帐、鼻塞给氧，面罩给氧流量为2～4 L/分，氧浓度为50%～60%。②气道管理：及时清除鼻痂、鼻腔分泌物和吸痰，雾化吸入布他奈德(普米克令舒)有助于解除支气管痉挛和水肿，口服止咳化痰药；呼吸衰竭加重时，应行气管插管以利于清除痰液。严重病例宜短期使用机械通气(人工呼吸机)。③其他：高热患儿可用物理降温，或口服对乙酰氨基酚(扑热息痛)或布洛芬等。若伴烦躁不安可2次给予氯丙嗪、异丙嗪各0.5～1.0 mg/kg肌内注射，或2次给予苯巴比妥5 mg/kg肌内注射镇静。④腹胀的治疗：低钾血症者，应补充钾盐。中毒性肠麻痹时，应禁食和胃肠减压。⑤糖皮质激素可减少炎症渗出，解除支气管痉挛，改善血管通透性和微循环，减轻颅内压。使用指征为：严重憋喘或呼吸衰竭、全身中毒症状明显、合并感染中毒性休克。出现脑水肿，可用琥珀酸氢化可的松每日 5～10 mg/kg 或用地塞米松每日 0.1～0.3 mg/kg 静脉点滴，疗程 3～5 天。⑥心力衰竭的治疗：毛花苷丙(西地兰)总量 0.03～0.04 mg/kg，首剂为总量的 1/2，加 5%～10%葡萄糖 5 ml 缓慢静推，余量分 2 次(8～12 小时 1 次)静推。

5. 并发症及并存症的治疗　①发生感染中毒性休克、脑水肿和心肌炎者，应及时予以处理；②脓胸和脓气胸者应及时进行穿刺引流，若脓液黏稠，经反复穿刺抽脓不畅或发生张力性气胸时，宜考虑胸腔闭式引流；③对并存佝偻病、贫血、营养不良者，应给予相应治疗。

【健康处方】

1. 注意治疗过程中监测患儿的呼吸心率，有条件的监测经皮血氧饱和度，必要时监测动脉血气。

2. 严重肺炎并发心力衰竭或有中毒性脑病、感染性休克时及时强心、纠正呼吸衰竭、抗休克、治疗脑水肿，尽快转上级医院治疗。

3. 加强体格锻炼以增强抵抗力；避免受凉；提倡母乳喂养；合理饮食；避免去人多拥挤的公共场所。

先天性心脏病

先天性心脏病是胎儿期心脏及大血管发育异常而致的先天畸形，是小儿最常见的心脏病，根据左、右两侧及大血管之间有无分流分为三大类：①左向右分流型(潜伏青紫型)，如室间隔缺损、动脉导管未闭和房间隔缺损等；②右向左分流型(青紫型)，如法洛四联症和大动脉转位等；③无分流型(无青紫型)，如肺动脉狭窄和主动脉缩窄等。

【诊断要点】

1. 以下病史有助判断

(1) 有无反复呼吸道感染、喂养困难，活动后气急，气促，多汗，声音嘶哑，易疲劳，生长发育迟缓、体重不增，易激惹不安。

(2) 青紫出现的时间、分布的部位、程度和演变情况。

(3) 平时青紫不明显，仅在特殊情况下，如肺炎、用力啼哭。

(4) 持续青紫患儿应了解有无反复出现神志不清、蹲踞、缺氧发作、晕厥等病史。

(5) 母亲妊娠初 3 个月内有无风疹、流行性感冒、腮腺炎和柯萨奇病毒等病毒感染，孕母有无与大剂量的放射线接触和服用影响胎儿发育的药物。有无酗酒、吸食毒品等。

(6) 孕母在妊娠期间是否患有糖尿病、高钙血症等代谢紊乱性疾病及引起子宫内缺氧的慢性疾病。

2. 可有以下症状和体征

(1) 体格瘦小，生长发育落后，易感疲乏，活动耐力减低，有活动后气促，多咳等症状。

(2) 发绀，青紫分布部位，区别中央性青紫和周围性青紫，并注意上下肢青紫有无差异，青紫是否仅在特殊情况下，如肺炎、用力啼哭时。

(3) 心脏检查 注意有无胸骨隆起，心尖搏动的部位和范围；检查有无震颤和心前区抬举感；叩出心脏的大小和位置，听诊需注意第一、第二心音的强弱，有无减低或亢进，杂音的性质、时期、响度、位置以及传导方向，心率和心律。

(4) 血压和周围血管征 尤其要强调的是同时测量上、下肢血压。

(5) 其他体征 有无肝脏增大,颈静脉充盈,水肿、杵状指趾,有无心外畸形。

3. 青紫的病儿血红蛋白可较正常儿增高,低于 140 g/L 可视为相对贫血。

4. 超声心动图可明确心脏解剖结构异常;64 排螺旋 CT 三维成像可显示心脏及大血管的结构。

5. 心导管和心血管造影能检测心脏和大血管的生理参数和探查到异常通道。

6. X 线可判断肺野血流正常还是增多、减少,观察心脏位置和形态,心尖位置和内脏位置的关系,内脏有无反位;确定心脏大小,主动脉弓的走向,主动脉和肺动脉段有无扩大、缩小和凹陷,并测量心胸比例;观察左右支气管的形态、位置以判断左右心房的位置。

【治疗措施】

1. 先天性心脏病一旦出现症状,均应选择介入或手术治疗。若并发心功能不全或(和)肺部感染等并发症,应先控制心力衰竭或(和)感染,病情稳定后行手术或介入根治。

2. 内科治疗　包括建立合理的生活制度、控制感染、控制心力衰竭和治疗缺氧发作。

3. 介入治疗　球囊房间隔造口术、球囊瓣膜血管成形术、异常通道填塞术等。

4. 外科治疗　手术根治。

【健康处方】

1. 左向右分流先天性心脏病注意观察体征的变化;右向左分流先天性心脏病观察青紫的程度、并发症的发生、发热、神经系统定位体征、出血倾向等。

2. 注意休息,预防感染。

3. 缺损小不需立即手术的,应密切观察,定期随访。

4. 并发心功能不全暂时不能手术,应继续口服强心药物,定期复查。

5. 经介入治疗的病儿,应定期复查。

急性风湿热

风湿热是 A 组乙型溶血性链球菌感染后发生的一种自身免疫性疾病,引起全身结缔组织病变,主要侵犯心脏和关节,偶可累及脑、皮肤、血管、胸膜、肺及肾等组织器官。临床上多表现为心脏炎、关节炎、皮下结节、环形红斑、舞蹈病,但以心脏损害最为严重且多见。初次发作大多为 5～15 岁儿童及青少年。

【诊断要点】

1. 发病之前 1～4 周,常有咽峡炎或扁桃体炎、中耳炎、猩红热等链球菌感染的临床表现。

2. 发热　早期可有低热或中度发热,热型多不规则,少数为短期高热后再转为低热,可持续数周。

3. 心脏炎　小儿风湿热以心脏病变最为突出,风湿性心脏炎为小儿风湿热的最重要表现。

(1) 心肌炎:心界轻度至明显扩大,心动过速,心尖部第一心音低钝,有时呈奔马律。

(2) 心内膜炎:心尖部可出现 2/6～3/6 级收缩期高调、吹风样杂音,约半数可有心尖区短促低调舒张中期杂音。主动脉瓣区如出现舒张期杂音有重要的病理意义。

(3) 心包炎:在心底部或胸骨左缘听到心包摩擦音或心音遥远。

4. 关节炎　以游走性和多发性为其特点。膝、踝、肩、肘、腕等大关节受累为主,偶见小关节同时受累。关节局部出现红、肿、热、痛,而以疼痛及功能障碍为主要症状。

5. 舞蹈病　系风湿活动的主要表现。

(1) 初起多缓慢。

(2) 早期以精神症状为突出表现,如感情易冲动、神经过敏、喜怒无常。

(3) 全身或部分肌肉不能自主的无意识运动,多见于四肢和面部,表现为肢体屈曲、伸直、内收、外展等动作交替出现,致使不能持物,不能进食。

(4) 面部肌肉抽搐,可出现奇特面容,皱眉闭眼,耸肩缩颈,伸舌歪嘴,语言障碍。

6. 皮肤损害　包括皮下结节和环形红斑等,其中环形红斑具有诊断意义,是风湿热的特征性体征。

(1) 皮下结节:皮下结节主要分布于肘、腕、膝、踝等关节伸侧的骨质隆起或肌腱附着处。

(2) 环形红斑:环形红斑多见于躯干及四肢屈侧,呈环形或半环形,如钱币大小,色淡红或暗红,边缘可有轻度隆起。环内肤色正常,可互相融合成弧形、多环形或地图形。

7. 链球菌感染的证据

(1) 咽拭子培养:溶血性链球菌培养阳性。

(2) 血清溶血性链球菌抗体测定:抗链球菌溶血素"O"(ASO)>500 U 为增高。

8. 风湿炎症活动的证据

(1) 血常规:白细胞计数轻度至中度增高,中性粒细胞增多,核左移;常有轻度红细胞计数和血红蛋白含量的降低,呈正细胞性、正色素性贫血。

(2) 非特异性血清成分改变:①红细胞沉降率(血沉,ESR)加速;②C 反应蛋白增高;③血清中黏蛋白浓度增高;④蛋白电泳检查白蛋白降低,α_2 和 γ 球蛋白常升高;⑤免疫指标检测血清总补体和补体 C3 降低,免疫球蛋白 IgG,IgM,IgA 急性期增高;⑥心电图检查表现为 P－R 间期延长,呈动态变化,常有 ST－T 改变;⑦心脏的 X 线检查心肌炎病儿表现为心脏扩大;⑧超声心动图检查观察心脏大小、房室瓣及动脉瓣的活动情况。

【治疗措施】

1. 急性期无心脏炎患儿卧床休息 2 周。

2. 心脏炎无心力衰竭患儿卧床休息 4 周。

3. 心脏炎伴充血性心力衰竭患儿则需卧床休息至少 8 周。

4. 清除链球菌感染　青霉素 80 万 U 肌内注射,每日 2 次,持续 2 周,青霉素过敏者可改用其他有效抗生素如红霉素等。

5. 抗风湿热治疗　①心脏炎时宜早期使用糖皮质激素,泼尼松每日每公斤 2 mg,最大量每天≤60 mg,分次口服,2～4 周后减量,总疗程 8～12 周。②无心脏炎的患儿可用阿司匹林,每日每千克体重 100 mg,最大量每天≤3 g,分次服用,2 周后逐渐减量,疗程 4～8 周。

6. 有充血性心力衰竭时应视为心脏炎复发,及时给予大剂量静脉注射糖皮质激素,如氢化可的松或甲基氢化泼尼松每日 1 次,每千克体重 10～30 mg,共 1～3 次。

7. 应慎用或不用洋地黄制剂,应予以低盐饮食,必要时氧气吸入、给予利尿剂和血管扩张剂。

8. 舞蹈病时可用苯巴比妥、地西泮等镇静药。

9. 关节肿痛时应予制动。

【健康处方】

1. 交代预防风湿热复发的重要性及预防措施。

2. 长效青霉素120万U,肌内注射,每3～4周1次,预防注射期限至少5年,最好持续至25岁。有风湿性心脏病者,宜终身药物预防。对青霉素过敏者可改用红霉素类药物口服,每月口服6～7天,持续时间同前。

3. 风湿热或风湿性心脏病患儿,当拔牙或行其他手术时,术前、术后应用抗生素以预防感染性心内膜炎。严重充血性心力衰竭及时转上级医院。

4. 注意询问居住的地区、气候、环境、营养状况及医疗条件等。

小儿腹泻病

小儿腹泻病是一组多病原、多因素引起的以大便次数增多和大便性状改变为特点的消化道综合征。该病发病年龄多在2岁以内,1岁以内占半数,是造成小儿营养不良、生长发育障碍以及死亡的主要原因之一。

【诊断要点】

1. 病史

(1) 询问小儿年龄以及起病情况,有助于区别急性、迁延性或慢性腹泻。

(2) 询问有无类似腹泻病原接触史、不当喂养或饮食史、食物过敏史、外出旅游和气候变迁史等。

(3) 有无腹泻史,有无消化系统其他疾病史。

(4) 询问呕吐、腹泻、腹痛情况,有无发热、精神改变等。

(5) 近期有无服用可致肠道功能紊乱、菌群失调的药物。

(6) 询问近期尿量以及起病后饮食情况。

2. 检查精神状态,有无全身中毒症状。

3. 检查呕吐、腹泻、腹胀情况,注意大便的量、质和气味。

4. 判断脱水程度,有无循环障碍表现,有无电解质紊乱及酸碱平衡失调。

5. 细菌性腹泻时白细胞计数和中性粒细胞比例升高,严重感染者可出现血小板计数降低。

6. 粪常规注意有无脓血以及细胞数,大便培养＋药物敏感试验,坚持首诊送检培养制度,进行相关病原学检查,如轮状病毒、腺病毒等。

7. 尿常规检查需注意酮体的出现。

【治疗原则】

原则:调整饮食,预防和纠正脱水,合理用药,加强护理,预防并发症。

1. 急性腹泻的治疗

1) 调整饮食,加强护理。

2) 纠正水、电解质及酸碱平衡紊乱。

(1) 口服补液:口服补液盐(ORS)溶液适用于预防脱水及纠正轻、中度脱水。轻度脱水每千克体重50～80 ml,中度脱水每千克体重80～100 ml,于8～12小时内将累计损失量补足。新生儿和有明显呕吐、腹胀、休克、心肾功能不全者不宜采用。

(2) 静脉补液:适用于中度以上脱水、呕吐剧烈或腹胀者。

第一天补液:

A. 补液总量(累积损伤量＋继续损失量＋生理需要量):轻度每日每千克体重90～

120 ml，中度每日每千克体重 120～150 ml，重度每日每千克体重 150～180 ml。

B. 补液种类(根据脱水性质决定)：等渗性脱水补 1/2 张含钠液，低渗性脱水补 2/3 张含钠液，高渗性脱水补 1/3 张含钠液。临床判断脱水性质有困难时，可按等渗性脱水处理。

C. 输液速度：取决于脱水程度和继续损失的量和速度。对重度脱水伴有明显周围循环障碍者应先扩容，选用等张含钠液每公斤 20 ml，30～60 分钟内快速输入；补充累积损失量(扣除扩容量)一般 8～12 小时内补完，约每千克体重每小时 8～10 ml。

D. 维持补液量：为继续损伤量＋生理需要量，补充速度宜减慢，一般 12～16 小时内补完，约每千克体重每小时 5 ml。

E. 纠正酸中毒：轻、中度酸中毒无需另行纠正，重度酸中毒可应用碱性溶液。

F. 纠正低钾：补钾的原则 不宜过早(见尿补钾)，不宜过浓(≤0.3%)，不宜过快(每日时间≥8 小时)，不宜过短(4～6 天)，不宜过量，严禁静推。

G. 纠正低钙：10%葡萄糖酸钙每次每公斤 1～2 ml(≤10 ml)。

第二天及以后的补液：主要是补充继续损失量(防止发生新的累积损失量)和生理需要量，继续补钾，供给热能。能口服者尽量口服。如若仍需静脉补充，继续损失量一般遵循丢失多少补多少、随时丢失随时补充的原则，用 1/2 或 1/3 张含钠液；生理需要量用 1/3～1/5 张含钠液。两部分相加，12～24 小时均匀静脉滴注。

(3) 药物治疗

A. 控制感染：用于黏液、脓血便者，或粪便常规、粪便培养提示细菌感染者选择敏感抗生素。

B. 微生态治疗：有利于维护肠道正常菌群的生态平衡，抑制病原菌的定植和侵袭。

C. 肠黏膜保护剂：能吸附病原体和毒素，维持肠细胞的吸收和分泌功能，增加肠道屏障功能，阻止病原菌攻击，如蒙脱石散(思密达)。

D. 避免应用止泻剂。

2. 迁延性和慢性腹泻病的治疗

(1) 积极寻找引起病程迁延的原因，切忌滥用抗生素。

(2) 预防和治疗脱水，防止并纠正电解质和酸碱平衡紊乱。

(3) 营养支持治疗。

【健康处方】

1. 重度脱水伴严重电解质紊乱、酸碱失衡及时转上级医院。

2. 迁延或慢性腹泻病儿可继续服药，如微生态制剂、蒙脱石散(思密达)、多种维生素、微量元素及消化酶等改善消化功能，门诊随访。

3. 合理喂养。

4. 卫生宣教，培养良好卫生习惯，注意气候变化。

5. 避免长期滥用广谱抗生素。

急性坏死性小肠结肠炎

急性坏死性小肠结肠炎是以腹胀、呕吐和便血为主要临床表现，肠壁囊样积气为 X 线特征的一种严重疾病。90%发生于早产儿，同时伴有肠壁积气和门静脉积气者死亡率高达 86%。

【诊断要点】

1. 大多于生后 2～12 天发病。

2. 初起时常有体温不稳、呼吸暂停、心动过缓、嗜睡等全身表现。

3. 同时或相继出现不同程度的胃潴留、腹胀、呕吐、腹泻及血便。

4. 查体可见肠形、腹壁发红，腹部压痛，右下腹包块，肠鸣音减弱或消失。

5. 严重者常并发败血症、肠穿孔和腹膜炎等。

6. 腹部 X 线平片　肠壁囊样积气和门静脉充气征为本病的特征性表现。

7. 严重者常伴有重症感染、代谢性酸中毒和(或)呼吸性酸中毒、血小板和中性粒细胞减少、弥散性血管内凝血等，因此，血气分析、大便潜血及培养、血常规及培养以及弥散性血管内凝血筛查和确诊试验等对病情判定均十分重要。

同时具备以下三项者，即可确诊。①全身中毒表现：如体温不稳、面色苍白、呼吸不规则和心动过缓等；②胃肠道表现：胃潴留、呕吐、肉眼血便、腹胀及肠鸣音消失；③腹部 X 片表现：肠梗阻和肠壁积气。

【治疗措施】

1. 禁食　疑似患儿 3 天，确诊病例 7～10 天，重症病例 14 天或更长。待临床情况好转，腹胀消失，大便潜血转阴后可逐渐恢复饮食。恢复喂养要从水开始，再喂糖水、稀释奶、根据病情逐步增加稀释奶浓度；禁食期间需进行胃肠减压。

2. 抗感染　①根据细菌培养及药敏试验选择抗生素，细菌不明时可用氨苄青霉素、氧哌嗪青霉素或第 3 代头孢菌素，如为厌氧菌首选甲硝唑。②疗程：疑似患儿 3 天，确诊病例 7～10天，重症 14 天或更长。

3. 禁食期间予以静脉营养维持能量及水电解质平衡，每日每千克体重供给 209.2 kJ (50 kcal)，逐渐增加至 418.4～502.1 kJ(100～120 kcal)，液体量每日每千克体重 120～150 ml。有凝血机制障碍时可输新鲜冰冻血浆。出现休克时给予抗休克治疗。

4. 明显腹膜炎时可考虑手术，肠穿孔时应立即手术治疗。

【健康处方】

1. 保守治疗无效或危重患儿及时转上级医院。

2. 治疗痊愈应随访 3～6 月。

营养性缺铁性贫血

营养性缺铁性贫血是由于体内铁缺乏导致血红蛋白合成减少所致。临床上以小细胞低色素性贫血、血清铁蛋白减少和铁剂治疗有效为特点。缺铁性贫血是小儿最常见的一种贫血，以婴幼儿发病率最高，严重危害小儿健康，是我国重点防治的小儿常见病之一。

【诊断要点】

1. 病史

(1) 先天储铁不足：早产、双胎或多胎、胎儿失血和孕母严重缺铁。

(2) 铁摄入量不足：这是缺铁性贫血的主要原因。

(3) 生长发育因素：婴儿期生长发育较快。

(4) 铁的吸收障碍：食物搭配不合理，慢性腹泻。

(5) 铁的丢失过多：长期慢性失血可致缺铁。

2. 一般表现　皮肤黏膜逐渐苍白，易疲乏，年长儿可诉头晕、眼前发黑、耳鸣等。

3. 髓外造血表现　由于髓外造血，肝、脾可轻度肿大。

4. 消化系统症状　食欲减退，少数有异食癖；可有呕吐、腹泻；可出现口腔炎、舌炎或舌乳头萎缩；重者可出现萎缩性胃炎或吸收不良综合征。

5. 神经系统症状　表现为烦躁不安或萎靡不振，精神不集中、记忆力减退，智力多数低于同龄儿。

6. 心血管系统症状　明显贫血时心率增快，严重者心脏扩大，甚至发生心力衰竭。

7. 因细胞免疫功能降低，常并发感染。可因上皮组织异常而出现反甲。

8. 外周血象血红蛋白降低比红细胞数减少明显，呈小细胞低色素性贫血。外周血涂片可见红细胞大小不等，以小细胞为多，中央淡染区扩大。

9. 骨髓象呈增生活跃，以中、晚幼红细胞增生为主。各期红细胞均较小，胞浆少，染色偏蓝，显示胞浆成熟程度落后于胞核。

10. 血清蛋白(SF)可较敏感地反映体内贮存铁情况，血清铁(SI)、总铁结合力(TIBC)和转铁蛋白饱和度(TS)反映血浆中铁含量。

【治疗措施】

治疗原则：去除病因和补充铁剂。

1. 一般治疗　加强护理，合理饮食，保证充足睡眠，避免感染。

2. 去除病因　纠正不合理的饮食习惯和食物组成，治疗原发病。

3. 铁剂治疗　①口服铁剂：口服铁剂的剂量为元素铁每日每千克体重 4～6 mg，分 3 次口服，以两餐之间口服为宜，同时服用维生素 C，可增加铁的吸收。血红蛋白恢复正常后，再继续服用铁剂 6～8 周，以增加铁储存。②注射铁剂：注射铁剂易发生不良反应，甚至可发生过敏性反应致死，故应慎用。

4. 输红细胞　适应证：①贫血严重；②并发感染者；③急需外科手术者。

【健康处方】

1. 提倡母乳喂养。

2. 做好喂养指导，及时添加含铁丰富且铁吸收率高的辅助食品。

3. 婴幼儿食品应加入适量铁剂加以强化。

4. 对早产儿，尤其是非常低体重的早产儿宜自 2 个月左右给予铁剂预防。

营养性巨幼细胞贫血

营养性巨幼细胞贫血是由于维生素 B_{12} 或(和)叶酸缺乏所致的一种大细胞性贫血。主要临床特点是贫血、神经精神症状、红细胞的胞体变大、骨髓中出现巨幼细胞。用维生素 B_{12} 或(和)叶酸治疗有效。

【诊断要点】

1. 病史

(1) 摄入量不足。

(2) 药物作用：抗生素，抗叶酸代谢药物，长期服用抗癫痫药。

(3) 吸收不良：慢性腹泻、小肠病变、小肠切除等可致叶酸肠吸收障碍。

(4) 需要增加：早产儿、慢性溶血等对叶酸的需要增加。

(5) 代谢障碍:遗传性叶酸代谢障碍、某些参与叶酸代谢的酶缺陷。

2. 以6月～2岁多见,起病缓慢。

3. 一般表现 多呈虚胖或颜面轻度浮肿,毛发纤细稀疏、黄色,严重者皮肤有出血点或淤斑。

4. 贫血表现 皮肤常呈现蜡黄色,睑结膜、口唇、指甲等处苍白,偶有轻度黄疸;疲乏无力,常伴有肝、脾肿大。

5. 精神神经症状 可出现烦躁不安、易怒等症状。维生素 B_{12} 缺乏者表现为表情呆滞、目光发直、对周围反应迟钝,嗜睡、不认亲人,少哭不笑,智力、动作发育落后甚至退步。重症病例可出现不规则性震颤,手足无意识运动,甚至抽搐、感觉异常、共济失调、踝阵挛、Babinski征阳性等。叶酸缺乏不发生神经系统症状,但可导致神经精神异常。

6. 消化系统症状 常出现较早,如厌食、恶心、呕吐、腹泻和舌炎等。

7. 外周血象呈大细胞性贫血,血涂片可见红细胞大小不等,以大细胞为多,易见嗜多色性和嗜碱点彩红细胞,可见巨幼变的有核红细胞,中性粒细胞呈分叶过多现象。网织红细胞、白细胞、血小板计数常减少。

8. 骨髓象增生明显活跃,以红细胞系增生为主,粒、红系统均出现巨幼变,表现为胞体变大、核染色质粗而松、副染色质明显。中性粒细胞的胞浆空泡形成,核分叶过多。巨核细胞的核有过度分叶现象。

9. 血清维生素 B_{12} 和叶酸测定 血清维生素 B_{12} 正常值为 200～800 ng/L,<100 ng/L为缺乏。血清叶酸水平正常值为 5～6 μg/L,<3 μg/L 为缺乏。

【治疗措施】

1. 一般治疗 注意营养,及时添加辅食;加强护理,防止感染。

2. 去除病因 对引起维生素 B_{12} 和叶酸缺乏的原因应予去除。

3. 维生素 B_{12} 和叶酸治疗 维生素 B_{12} 500～1 000 μg 一次肌内注射;或每次肌内注射 100 μg,每周 2～3 次,连用数周,直至临床症状好转,血象恢复正常为止。当有神经系统受累表现时,可予每日 100 μg,连续肌内注射 2 周以上;叶酸口服剂量为 5 mg,每日 3 次,连续数周至临床症状好转、血象恢复正常为止。同时口服维生素 C 有助叶酸的吸收。

【健康处方】

1. 改善哺乳母亲的营养。

2. 婴儿应及时添加辅食,注意饮食均衡。

3. 及时治疗肠道疾病,注意合理应用抗叶酸代谢药物。

蚕豆病

蚕豆病是由于进食干、鲜蚕豆或蚕豆制品(豆腐、酱油)之后引起的急性溶血性贫血,G-6-PD 缺陷是发病的基本内因。本病轻者仅有轻度溶血,其持续 1～2 天或 1 周左右,临床症状逐渐改善而自愈;重者可在短期内出现溶血危象,表现为迅速贫血,伴有黄疸及血红蛋白尿;极重型者病情发展迅速,严重贫血,如不及时治疗,常于发病后 1～2 天内死亡。

【诊断要点】

1. 多发于每年 3～5 月蚕豆成熟季节,多有食用蚕豆或其制品史。

2. 可发生于任何年龄,但以 9 岁以前小儿为多见。

3. 溶血症状，包括贫血、黄疸、血红蛋白尿(尿色呈酱油色、浓茶色或血色)。

4. 重者可出现溶血危象，表现为迅速贫血、伴有黄疸及血红蛋白尿以及畏寒、发热、恶心、呕吐、口渴、腹痛、腰痛等，甚至出现休克、急性肾衰竭等。

5. 血常规红细胞数和血红蛋白量迅速下降，网织红细胞增加，白细胞数正常或增加，血小板数正常，溶血危象时可呈类白血病反应，外周血涂片可见有核红细胞、多染性红细胞、红细胞碎片等。

6. 红细胞自溶试验、高铁血红蛋白还原试验有助诊断，红细胞 G－6－PD 活性测定是确诊的重要根据。

【治疗措施】

1. 去除病因，停止服用蚕豆，纠正贫血及危象。

2. 一般支持治疗和补液治疗；纠正电解质失衡，纠正酸中毒，适当碱化尿液预防肾衰竭。

3. 重症者除上述治疗之外，如果血红蛋白≤6 g/L，或有心脑功能损害症状，需及时输注浓缩红细胞，监护动脉血气分析及尿血红蛋白，直至尿血红蛋白消失；还可试用维生素 E、还原型谷胱甘肽等抗氧化剂治疗，以延长红细胞寿命。

4. 注意控制感染。

【健康处方】

1. 在本病高发地区，进行大面积筛查，可进行新生儿脐血普查，以发现 G－6－PD 缺乏者。

2. 书面告知禁用药物、食物；忌用氧化性药物或使用樟脑丸贮存衣物；哺乳期母亲忌食蚕豆及其制品；积极防治感染。建立诊断卡给病儿携带保存，以便医生参考。

3. 重症病人及时转上级医院。

急性肾炎

急性肾炎又称急性肾小球肾炎，是一组不同病因所致的感染后免疫反应引起的急性弥漫性肾小球炎性病变。临床以浮肿、尿少、血尿及高血压为主要表现。绝大多数为链球菌感染后所致，称之为急性链球菌感染后肾炎。

【诊断要点】

1. 多发生于儿童及青少年，以 3～7 岁多见，男性略多，急性起病前 1～3 周多有上呼吸道或皮肤感染病史。

2. 水肿、尿少　多数为轻、中度水肿，先自眼睑水肿，渐及全身，为非凹陷性水肿，同时出现尿少。随着尿量增多，水肿逐渐消退。

3. 血尿　尿时呈洗肉水样或茶色，显微镜下见大量红细胞；轻者仅镜下血尿。血尿多在 1～2 周消失，少数持续 3～4 周，镜下血尿一般持续数月，运动后或并发感染时血尿可暂时加剧。

4. 高血压　发病后 1 周左右高血压比较多见，大多在第 2 周后随尿量增多而降至正常。

5. 严重病例可出现：①严重循环充血(呼吸急促、端坐呼吸、咯粉红色泡沫痰，心率增快、奔马律，肝脏肿大等症状)；②高血压脑病(剧烈头痛、呕吐、复视或一过性视力障碍、突发惊厥及昏迷)；③急性肾功能不全(严重少尿或无尿患儿可出现暂时性氮质血症、电解质紊乱和代谢性酸中毒)。

6. 尿常规尿蛋白+～3+，镜下除见大量红细胞外，可见透明、颗粒或红细胞管型。

7. 血沉增快、抗链球菌溶血素“O”滴度升高、血清补体(CH50、C3)明显下降。

【治疗措施】

本病治疗原则是注意饮食、休息和对症治疗。

1. 休息

(1) 一般起病2周内患儿应卧床休息。

(2) 水肿消退、血压降至正常、肉眼血尿消失，可下床轻微活动或户外散步。

(3) 病后2～3个月若离心尿每高倍视野红细胞在10个以下，血沉正常可上学，但避免体育活动。

(4) 随着尿红细胞逐步减少、Addis计数恢复正常后恢复正常活动。

2. 饮食

(1) 低盐饮食，每日食盐量1～2 g。

(2) 有氮质血症时限制蛋白质的摄入量，每日0.5 g/kg，以优质蛋白为主。

(3) 供给高糖饮食以满足小儿热量需要。

(4) 严重少尿或循环充血时严格限制入液量。

(5) 在尿量增加、水肿消退、血压正常后，可恢复正常饮食，以保证小儿生长发育的需要。

3. 对症治疗

(1) 利尿：一般病例口服氢氯噻嗪或呋塞米，重症病例呋塞米肌内注射或静脉注射。

(2) 降压：舒张压≥90 mmHg，给予利血平口服，必要时加卡托普利口服，也可硝苯地平(心痛定)口服或舌下含服，高血压脑病首选硝普钠。

(3) 止痉：水合氯醛、苯巴比妥、地西泮。

4. 抗生素　治疗初始应用青霉素7～10天，对青霉素过敏者可用红霉素。

【健康处方】

1. 积极预防感染，特别是上呼吸道和皮肤感染。

2. 向患儿及家属宣传本病是一种自限性疾病，无特异疗法，主要是休息、对症处理、加强护理。

3. 注意观察病情变化和及早发现并发症，包括观察尿量、尿色、血压、体重以及呼吸、心率、脉搏等变化。

4. 一般都应转上级医院进行检查确诊。

过敏性紫癜

过敏性紫癜又称亨－舒综合征，是由于微血管变态反应性炎症所引起的全身性出血性疾病，临床特点为血小板不减少性紫癜，可累及皮肤、关节、胃肠道和肾脏出现相应的症状。本病多见于2～8岁儿童，男孩多于女孩。

【诊断要点】

1. 存在引起本病的相关因素，包括感染、食物过敏、药物以及寒冷、昆虫叮咬、花粉灰尘接触等。

2. 皮肤紫癜　多为首发症状。紫癜多见于四肢远端伸侧，臀背部，呈对称分布，分批出现，大小不一，并可融合成片，甚至形成出血性疱疹和出血性坏死。少数可同时伴有眼睑、口唇、手足部位的血管性水肿或荨麻疹。

3. 胃肠道改变　多为皮肤紫癜后出现腹部症状，但也有以胃肠道症状为首发表现。主要表现为阵发性剧烈肠绞痛，或持续性钝痛，位于脐周或下腹部，伴恶心呕吐，重者出现便血、呕血、肠套叠和肠穿孔。查体腹部可有压痛，但无肌紧张和反跳痛。若以腹部症状为主要表现者，称之为腹型过敏性紫癜。

4. 关节表现　表现为四肢关节的红肿疼痛，以膝、踝、肘、腕等大关节肿痛为多见，伴活动受限，常呈游走性，数日内消退，不留后遗症，可反复发作，发作时常伴有低热。以关节症状为突出表现者，称为关节型过敏性紫癜。

5. 肾脏表现　肾脏改变常在紫癜之后1～8周内出现，表现为蛋白尿、血尿、管型尿，部分病人可伴有水肿、少尿和高血压。应注意偶有以肾脏病变为主而紫癜表现不明显者。

【治疗措施】

1. 一般治疗，包括卧床休息，积极寻找及去除致病因素，如控制感染、清除肠道寄生虫、避免应用过敏性食物和药物。

2. 有荨麻疹或血管神经性水肿　抗组胺药物，氯苯那敏（扑尔敏）、异丙嗪、苯海拉明等；钙剂，10%葡萄糖酸钙每次1～2 mg/kg静脉注射，每日1～2次；大剂量维生素C每日100 mg/kg静脉滴注。

3. 腹痛时可应用解痉药，如肌内注射阿托品每次0.5～1 mg，或654－2每次0.1～0.3 mg/kg，肌内注射或静脉注射；消化道出血应禁食，西咪替丁每日20～40 mg/kg，2～3次静脉滴注，必要时可输血。

4. 糖皮质激素治疗，适用于腹部、关节症状明显者，能迅速缓解症状，但不能预防肾脏损害的发生，可用泼尼松每日1～2 mg/kg，分次口服，必要时氢化可的松静脉滴注。

5. 免疫抑制剂用于重症过敏性紫癜肾炎，可用如环磷酰胺、硫唑嘌呤、雷公藤多苷片。

6. 抗凝治疗　①阿司匹林：每日3～5 mg/kg，一次口服或双嘧达莫（潘生丁）每日3～5 mg/kg，分次口服。②肝素：每次0.5～1 mg/kg，首日3次，次日2次，以后每日1次，持续7天。

7. 其他　①有出血倾向选用止血药物；②硝苯吡啶每日0.5～1 mg/kg，分次服用；吲哚美辛（消炎痛）每日2～3 mg/kg，分次服用，均有利血管炎恢复。中成药，可用复方丹参片、银杏叶片，口服3～6月，可活血化淤。

【健康处方】

1. 慎用易引起过敏的药物及食物。

2. 加强体育锻炼防止上呼吸道感染及病毒感染。

3. 观察皮疹形态、数量、部位，是否反复出现，保持皮肤清洁，如有破溃及时处理，防止出血和感染；关节肿痛者应协助保持患肢于功能位置；腹痛时卧床休息，有血便者留取大便标本送检，给予无动物蛋白、无渣的流质，严重者禁食，予静脉营养。

4. 一般都应转上级医院进行检查确诊。

化脓性脑膜炎

化脓性脑膜炎简称化脑，是小儿、尤其婴幼儿时期常见的中枢神经系统化脓性细菌的感染性疾病，临床表现为急性发热、惊厥、意识障碍、颅内压增高、脑膜刺激征和脑脊液的脓性改变。本病病死率较高，神经系统后遗症较多。

【诊断要点】

1. 一般表现 于发病前数日常有上呼吸道炎症或胃肠道症状，继之高热、头痛、精神萎靡，小婴儿表现易激惹、不安、双目凝视等。

2. 脑膜刺激征 颈强直、克匿格征及布鲁金斯基征阳性。

3. 颅内压增高征 剧烈头痛、喷射性呕吐，婴儿前囟饱满、张力增高、头围增大，重者合并脑疝，出现双瞳孔不等大、对光反应迟钝、呼吸衰竭。

4. 不同程度意识障碍、全身或局限的惊厥发作。

5. 局限性神经系统体征 部分患儿出现Ⅱ、Ⅲ、Ⅵ、Ⅶ、Ⅷ脑神经受损或肢体瘫痪症状。

6. 可有硬脑膜下积液、脑室管膜炎和脑积水等并发症。

7. 白细胞数增高、分类以中性粒细胞增高为主，感染严重白细胞反而减少。

8. 血培养早期、未用抗生素治疗者可得阳性结果，能帮助确定病原菌。

9. 脑脊液检查压力增高、外观混浊、白细胞数增加，分类以中性粒细胞为主，糖含量显著降低，蛋白质含量增多。脑脊液常规涂片检查和培养可进一步明确病因。

【治疗措施】

1. 护理措施

(1) 保持病室安静、空气流通，患儿绝对卧床休息。

(2) 给予高热量、清淡、易消化的流质或半流质饮食。频繁呕吐不能进食者，观察呕吐情况并静脉输液，维持水电解质平衡。

(3) 做好口腔护理及皮肤护理，预防褥疮发生。注意患儿安全，躁动不安或惊厥时防坠床及舌咬伤。

(4) 严密监测生命体征，定期观察意识、瞳孔和呼吸节律的变化，注意脑疝及呼吸衰竭的存在。

(5) 做好氧气、吸引器、人工呼吸机、脱水药、呼吸兴奋药、硬脑膜下穿刺包及侧脑室引流包的准备。

(6) 高浓度的青霉素须避免渗出血管外，防组织坏死，保证静脉输液通畅；静脉输液速度不宜太快，以免加重脑水肿；记录 24 小时出入量。

2. 病原学治疗

(1) 首先应选用易透过血脑屏障的药物，目前多主张用青霉素、氨苄青霉素、氯霉素和第三代头孢菌素，如头孢三嗪、头孢噻肟或第二代头孢菌素如头孢呋欣。

(2) 病原菌未明确者主张选用第三代头孢菌素，头孢三嗪每日 100 mg/kg，头孢噻肟每日 200 mg/kg，疗效不理想时可合用万古霉素每日 40 mg/kg，对β-内酰胺类药物过敏患儿，改用氯霉素每日 100 mg/kg。病原菌明确者根据药物敏感试验选择用药。

(3) 需大剂量由静脉给药，直到疗程结束，疗程一般 2～3 周，不可中途减量及改变给药方法。

3. 对症治疗

(1) 高热：物理降温（冰枕、温水擦浴、乙醇擦浴、冷盐水灌肠）；药物退热（对乙酰氨基酚或布洛芬每次 5～10 mg/kg）。

(2) 控制惊厥：地西泮（安定）每次 0.3～0.5 mg/kg（≤10 mg）缓慢静推，10%水合氯醛每次 0.5～0.8 ml/kg(≤10 ml)灌肠,苯巴比妥每次 5～8 mg/kg 静推或肌内注射,必要时氯丙嗪、异丙嗪每次 1～2 mg/kg 静推或肌内注射。

(3) 降低颅内压:20%甘露醇每次 1.0～2.0 mg/kg;呋塞米每次 1～2 mg/kg,两者可交替使用。

(4) 肾上腺糖皮质激素的应用:地塞米松每日 0.6 mg/kg,分 4 次静脉注射,连用 3 天。

4. 并发症治疗

(1) 硬膜下积液:少量积液无需处理,定期复查;积液较多时应穿刺放液,每次一侧放液量不超过 15 ml。如积液为脓液,必须放液冲洗,且根据病原体注入相应抗生素,个别迁延不愈者,需外科手术引流。

(2) 脑室管膜炎:侧脑室穿刺放液引流,减轻脑室内压,并根据病原注入相应抗生素。

(3) 抗利尿激素异常分泌综合征:积极控制脑膜炎的同时,严格限制低渗液体入量,用呋塞米利尿,低钠症状严重者酌情补充钠盐,但不可过快纠正低钠血症,以免发生不可逆转的中央脑桥脱髓鞘病,现推荐纠正低血钠速度为 24 小时内血钠上升 8～10 mmol/L。

(4) 脑积水:主要依赖手术治疗。

【健康处方】

1. 化脑大多由上呼吸道感染发展而来,因此必须重视婴儿的呼吸道感染,注意保暖,多见阳光,多呼吸新鲜空气,进行必要的户外活动以增强身体抵抗力,少与患呼吸道感染的病人接触,以尽量防止呼吸道感染的发生。

2. 新生儿脑膜炎的预防则与围生期保健有关,应彻底治疗产妇感染。新生儿如果暴露在严重污染环境中,则应使用抗生素预防。

3. 护理措施

(1) 保持病室安静、空气流通,绝对卧床休息。

(2) 给予高热量、清淡、易消化的流质或半流质饮食。频繁呕吐不能进食者,观察呕吐情况并静脉输液,维持水电解质平衡。

(3) 做好口腔护理及皮肤护理,预防褥疮发生。注意患儿安全,躁动不安或惊厥时防坠床及舌咬伤。

(4) 严密监测生命体征,定期观察意识、瞳孔和呼吸节律的变化,注意脑疝及呼吸衰竭的存在。

(5) 做好氧气、吸引器、人工呼吸机、脱水药、呼吸兴奋药、硬脑膜下穿刺包及侧脑室引流包的准备。

(6) 使用高浓度的青霉素须避免渗出血管外,防止组织坏死,保证静脉输液通畅;静脉输液速度不宜太快,以免加重脑水肿;记录 24 小时出入量。

4. 疑似化脓性脑膜炎时,一般应转上级医院进一步诊断和治疗,转诊途中可能出现频繁惊厥、脑疝及呼吸衰竭等危象,根据需要转诊途中必须配备专业医护人员、便携式监护仪、相关急救用品,如氧气、面罩气囊、止惊药、脱水药、呼吸兴奋药等。

5. 对恢复期患儿,应进行功能训练,指导家属根据不同情况给予相应护理,以减少后遗症的发生。

脑性瘫痪

脑性瘫痪是出生前到出生后一个月内非进行性脑损伤所致的综合征，主要表现为中枢性运动障碍和姿势异常。严重病例还伴有智力低下，抽搐及视、听或语言功能障碍。

【诊断要点】

1. 存在与小儿脑瘫发病有关的高危因素，包括：①产前因素：遗传因素、脑发育畸形、多胎、宫内生长发育迟缓、宫内感染性疾病，宫内缺血缺氧和发育畸形，孕妇高龄，孕妇吸毒、酗酒，孕妇有放射线和有害物质的接触以及孕妇患有甲状腺功能亢进症、癫痫、心脏病、糖尿病等慢性疾病；②产时危险因素：出生时窒息、产伤、颅内出血、产时并发症（妊娠高血压、胎盘早剥、前置胎盘等）；③产后危险因素：早产儿、低出生体重儿、小于胎龄儿、核黄疸、新生儿中枢神经系统感染和脑外伤等。

2. 肌张力增高　足尖着地行走，或双下肢呈剪刀状交叉，膝腱反射亢进，可有踝痉挛，巴彬斯基征阳性；有时肌张力低下或肌张力高低变化不定。

3. 常见合并精神发育迟滞、视力、听力、语言障碍和感知觉等认知功能异常。

4. 癫痫发作。

5. 小儿脑瘫的临床分型　①痉挛型；②手足徐动型；③肌张力低下型；④强直型；⑤共济失调型；⑥混合型。

6. 智力测验有助判断智力发育情况、脑电图检查有助癫痫诊断和分型、脑干听觉诱发电位判断是否存在听力障碍、影像学检查以判别是否有脑畸形。

7. 其他　TORCH 感染检查。

【治疗措施】

1. 应根据病人的具体情况进行包括运动、作业疗法、物理疗法、语言训练与矫正视力、听力、感觉等方面的训练与矫正以及心理指导等康复。

2. 痉挛型病人可行外科手术治疗，以纠正畸形，改善肌力、肌张力平衡。

3. 合并癫痫发作者按发作类型给予抗癫痫药物治疗和维持。

4. 中医疗法。

【健康处方】

1. 做好预防本病发生的工作

（1）加强婚前检查，禁止近亲结婚。

（2）定期进行产前的各种检查，早期发现脑发育畸形等可及早终止妊娠。

（3）对宫内胎儿生长发育快慢作出及时判断，从而能及早采取辅助措施。

（4）重视孕期母亲的健康，在保证生理健康同时保证社会生活环境和工作环境的健康。

（5）避免低出生体重儿和早产儿的出生。

（6）积极预防和控制新生儿期的各种感染性疾病。

2. 护理措施

（1）日常生活护理：指导父母和家庭其他成员正确护理患儿，如进食、更衣、洗漱、如厕等。需对其进行日常生活护理及训练。

（2）饮食护理：需供给高热量、高蛋白及富有维生素、易消化的食物。对独立进食困难儿应进行饮食训练，在喂食时，切勿在患儿牙齿紧咬情况下将匙硬行抽出，以防损伤牙齿。

喂食时应保持患儿头处于中线位，患儿头后仰进食可致异物吸入。要让患儿学习进食动作，尽早脱离他人喂食的境地。如患儿进食的热量无法保证，可进行鼻饲。

(3) 皮肤护理：常帮助患儿翻身，白天尽量减少卧床时间，及时清理大小便，保持皮肤清洁，防止褥疮发生或继发其他感染。

3. 改善脑瘫患儿的生活居住条件，提高生活质量。

4. 教会脑瘫患儿正确认识疾病，让他们树立起战胜疾病的勇气和信心，认识生活，热爱生活。

5. 鼓励和帮助患儿积极参与各种社会活动，激发他们刻苦训练，及早康复，从而能够自食其力、走向社会。

麻　疹

麻疹是麻疹病毒引起的急性呼吸道传染病。主要症状有发热、上呼吸道炎、眼结膜炎等。而以皮肤出现红色斑丘疹和颊黏膜上有麻疹黏膜斑为其特征。

【诊断要点】

1. 未患过麻疹，也未接种麻疹疫苗者均为易感者。

2. 急起发热，咳嗽、流涕、喷嚏、畏光流泪，结膜充血、眼睑浮肿等上呼吸道炎症(前驱期开始出现)。

3. 麻疹黏膜斑(Koplik's spots)，表现为起病2～3天第一臼齿对面的颊黏膜上出现针尖大小，细盐粒样灰白色斑点，微隆起，周围红晕。

4. 于第4病日左右开始出现皮疹，先开始于耳后发际，渐及前额、面颈、躯干与四肢，待手脚心见疹时，则为“出齐”或“出透”。皮疹初为稀疏淡红色斑丘疹，直径2～4 mm，逐渐增多，融合呈卵圆形或不规则形，疹间可见正常皮肤。

5. 在出疹期可出现全身中毒症状加重，体温高达40℃，精神萎靡、嗜睡，有时谵妄抽搐。

6. 鼻咽部、眼分泌物或尿沉渣涂片染色查找多核巨细胞(含核5～80个)。前驱期及出疹期均可发现，有早期诊断价值，尿沉渣镜检可发现单核细胞浆内包涵体。

7. 本病需与风疹、幼儿急疹、有皮疹表现的肠道病毒感染相鉴别。

【治疗措施】

1. 呼吸道隔离　病人应在家隔离、治疗至出疹后5天。有并发症病人应住院隔离治疗，隔离期延长5天。

2. 高热者可用小剂量退热药，但体温不得降至39℃以下，或用适量镇静药防止惊厥。忌用强退热药及冰水、乙醇等擦浴，以免影响皮疹透发。

3. 烦躁不安或惊厥者应给复方氯丙嗪、苯巴比妥(鲁米那)、地西泮等，咳嗽重痰多者，可服止咳祛痰药。

4. 前驱期症状严重者，早期给予丙种球蛋白肌内注射，以减轻病情，重型麻疹有DIC者应及早用肝素或输新鲜全血治疗。

5. 对皮疹迟迟不透者应注意有无并发症发生，并作出相应处理。

【健康处方】

1. 保持室内温暖及空气流通，充分利用日光或紫外线照射。

2. 给予易消化营养丰富的流质或半流质饮食，水分要充足。

3. 保持皮肤及眼、鼻、口、耳的清洁，用温热水洗脸，等渗盐水漱口；用抗生素眼膏或眼药水保护眼睛，防止继发感染。

4. 加强管理传染源，对病人应严密隔离，对接触者隔离检疫 3 周；流行期间托儿所、幼儿园等儿童机构应暂停接送和接收易感儿入所。

5. 主动免疫　可在流行前 1 个月，未患过麻疹的 8 个月以上幼儿或易感者皮下注射 0.2 ml麻疹活疫苗。

6. 被动免疫　有密切接触史的体弱、患病、年幼的易感儿应采用被动免疫。肌内注射丙种球蛋白 0.1～0.2 mg/kg，胎盘球蛋白 0.5～1.0 mg/kg。

7. 婴幼儿或症状比较重的病人应转上级医院诊疗。

水　痘

水痘是由水痘－带状疱疹病毒所引起的急性呼吸道传染病。水痘是原发性感染，多见于儿童，临床上以轻微的全身症状和皮肤、黏膜分批出现迅速发展的斑疹、丘疹、疱疹与结痂为特征。

【诊断要点】

1. 对冬春季有轻度发热及呼吸道症状的学龄前儿童，应注意仔细查体，询问有无与水痘病人的接触史。

2. 有发热头痛、全身不适、纳差及上呼吸道症状等前驱期表现(出疹前 1～2 日)。

3. 皮疹，常呈椭圆形，3～5 mm，周围有红晕，疱疹浅表易破。疱液初为透明，后混浊，呈向心性分布，躯干最多，其次为头面部及四肢近端。数目由数个至数千个不等，分批出现，开始为红斑疹，数小时内变为丘疹，再形成疱疹，然后干结成痂，此过程有时只需 6～8 小时，如无感染，1～2 周后痂皮脱落，一般不留瘢痕。

4. 口腔、外阴、眼结合膜等处黏膜可发生浅表疱疹，浅表性溃疡，有疼痛。

5. 外周血象白细胞总数正常或稍增高；疱疹刮片或组织活检查见多核巨细胞，核内包涵体。

6. 取疱疹液做细胞培养可分离出水痘病毒。

7. 血清抗体检测有助于诊断。

8. 本病需与脓疱病、丘疹样荨麻疹等鉴别诊断。

【治疗措施】

1. 呼吸道隔离，卧床休息，加强护理，防止疱疹破溃感染。

2. 继发感染者应及早选用敏感的抗生素。

3. 瘙痒者可给予炉甘石洗剂及抗组织胺药物。

4. 并发肺炎、脑炎按肺炎和脑炎治疗。

5. 一般禁用激素，当合并有严重并发症时，在应用有效抗生素的前提下，酌情使用。病前已用激素者应尽快减量或停用。

6. 抗病毒疗法，可用干扰素每日 10 万～20 万 U，连用 3～5 天；其他如阿糖腺苷、无环鸟苷等也可选用。

【健康处方】

1. 病人应呼吸道隔离至全部疱疹干燥结痂为止。

2. 在集体机构中，对接触病人的易感者应留验 3 周(可自接触后第 11 天起观察)。

3. 被病人呼吸道分泌物或皮疹内容物污染的空气、被服和用具，应利用通风、紫外线照射、曝晒、煮沸等方法消毒。

4. 主动免疫　对易感者进行水痘疫苗接种。

5. 被动免疫　对免疫缺陷、孕妇和母亲现患水痘的新生儿可应用水痘特异性免疫球蛋白(VZIg)预防。

6. 婴幼儿或症状比较重的病人应转上级医院诊疗。

流行性腮腺炎

流行性腮腺炎是儿童和青少年中常见的呼吸道传染病，成人中也有发病。本病由腮腺炎病毒引起，该病毒主要侵犯腮腺，但也可侵犯各种腺组织神经系统及肝、肾、心脏、关节等几乎所有的器官。因此，患儿除腮腺肿痛外常可引起脑脑膜炎、睾丸炎、胰腺炎、卵巢炎等症状。

【诊断要点】

1. 有流行情况及接触史。

2. 有发热、畏寒、头痛、咽痛、食欲不佳、恶心、呕吐、全身疼痛等表现。

3. 有急性发作的腮腺肿痛的特征。腮腺肿胀一般以耳垂为中心，向前、后、下发展，状如梨形，边缘不清；局部皮肤紧张，发亮但不发红，触之坚韧有弹性，有轻触痛；言语、咀嚼(尤其进酸性饮食)时刺激唾液分泌，导致疼痛加剧；通常一侧腮腺肿胀后 1～4 天累及对侧，双侧肿胀者约占 75%。

4. 腮腺管开口处早期可有红肿，挤压腮腺始终无脓性分泌物自开口处溢出。

5. 可出现脑膜炎、睾丸炎、胰腺炎等症状。

6. 外周血象白细胞计数正常或稍低，后期淋巴细胞相对增多。有并发症时白细胞计数可增高；血清和尿淀粉酶增高有助诊断。

7. 血清学检查，包括中和抗体试验、补体结合与血凝抑制试验等有助诊断。

8. 早期病人可在唾液、尿、血、脑脊液中分离到病毒。

9. 本病需与化脓性腮腺炎、颈部及耳前淋巴结炎和其他病毒(如单纯疱疹病毒、副流感病毒 3 型、柯萨奇病毒 A 组和 B 组、甲型流感病毒等)引起的腮腺炎相鉴别。

【治疗措施】

原则：无特效治疗，一般抗生素和磺胺药物无效。可试用干扰素，对病毒有作用。常采用中西医结合方法对症处理。

1. 对症治疗　宜散风解表，清热解毒。用板蓝根 60～90 g 水煎服或银翅散加大青叶 15 g 水煎服；局部外涂可用紫金锭或青黛散用醋调，外涂局部，一日数次；或用蒲公英、鸭跖草、水仙花根、马齿苋等捣烂外敷，可减轻局部胀痛。必要时内服去痛片、阿司匹林等解热镇痛药。

2. 积极治疗包括脑膜脑炎、严重睾丸炎、心肌炎等并发症，病情重时可短期使用肾上腺皮质激素。如氢化可的松，成人每日 200～300 mg，或泼尼松每日 40～60 mg，连续 3～5 天，儿童酌减。

【健康处方】

1. 隔离病人使之卧床休息直至腮腺肿胀完全消退。

2. 注意口腔清洁，饮食以流质或软食为宜，避免酸性食物，保证液体摄入量。

3. 加强管理传染源，早期隔离病人直至腮腺肿完全消退为止。

4. 被动免疫 应用腮腺炎恢复期病人的血液及免疫球蛋白或特异性高价免疫球蛋白可有一定作用(但来源困难)。

5. 自动免疫 腮腺炎减毒活疫苗免疫效果好，免疫途径有皮内注射、皮下注射，还可采用喷鼻或气雾吸入法。

6. 中药预防 板蓝根 30 g 或金银花 9 g 煎服，每日 1 剂，连续 6 天。

7. 婴幼儿或症状比较重的病人应转上级医院诊疗。

百日咳

百日咳是小儿常见的急性呼吸道传染病，百日咳杆菌是本病的致病菌。其特征为阵发性痉挛性咳嗽，咳嗽末伴有特殊的吸气吼声，病程较长，可达数周甚至 3 个月左右，故有百日咳之称。婴幼儿患本病时易有窒息、肺炎、脑病等并发症，病死率高。近年来婴幼儿及成人发病有增多趋势。

【诊断要点】

1. 有咳嗽、流涕、喷嚏、低热、乏力等上呼吸道感染前驱期(卡他期，约 7～10 日)症状。

2. 典型痉咳(2～4 周或更长)表现为突发几十声急促的咳嗽，咳至终未伴深长吸气及高音调鸡鸣样吼声，伴随黏液痰咳出或胃内容物呕出而告终。如此反复发作每日数次至数十次，日轻夜重。痉咳常因冷空气刺激、进食、烟熏或情绪波动而诱发。痉咳频繁者出现颜面浮肿、球结膜下出血(或鼻出血)、舌系带溃疡等百日咳面容。

3. 外周血白细胞计数增高，如有继发感染时，淋巴细胞即相对减少。

4. 细胞培养有助诊断，起病初取鼻咽拭子、痉咳期用咳碟法收集标本。

5. 本病需与急性支气管炎、肺炎、气管支气管异物、百日咳综合征等相鉴别。

【治疗措施】

1. 按呼吸道隔离，保持空气新鲜，避免一切可诱发痉咳的因素。良好护理以预防并发症。注意营养。

2. 抗生素治疗 红霉素每日 40～50 mg/kg，最大剂量每日 2 g，分 3～4 次口服，连服 7～14天，也可加用 TMP 每日 6 mg/kg 分 2 次口服，疗程为 7 天；氨苄青霉素每日 100～150 mg/kg，肌内注射，疗程为 7～10 天。有些需大剂量每次 1～2 g，每日肌内注射 2 次，连用7 天，可能有效；卡那霉素、复方 SMZ 及异烟肼亦可使用，疗程各 7～10 天。

3. 对症治疗 祛痰止咳剂如氯化铵等。沙丁胺醇(舒喘灵)0.5 mg/kg 能减轻咳嗽症状。氯丙嗪等可减少夜间咳嗽，有利睡眠。婴幼儿窒息时应即刻行人工呼吸，给氧，必要时给予止痉排痰。另外，需同时注意心率和血压。百日咳脑病时可用脱水药。有低钙、低血糖等时，予以对症治疗。

4. 并发症的治疗 按并发病种给予相应治疗。

5. 糖皮质激素 短期应用于危重病人，如婴幼儿或有脑病者。氢化泼尼松(强的松龙)每日 15～20 mg 口服，或氢化可的松静脉给药。注意激素的不良反应。

【健康处方】

1. 隔离传染源 对本病病人严格执行呼吸道隔离，隔离期自起病开始，为期 7 周，或痉咳开始，为期 4 周。

2. 主动免疫　目前常用白百破(DPT,白喉类毒素、百日咳疫苗、破伤风类毒素)三联疫苗,对出生3～6个月的婴儿进行基础免疫,皮下注射3次。在流行期,1个月的患儿即可接受疫苗接种。强调全程免疫,以后再按规定加强。

3. 被动免疫　对婴幼儿或体弱者,于接触病人后可给百日咳高效价免疫球蛋白,但预防和减轻症状的效果不显著,故应用者少。

4. 药物预防　婴儿接触病人后,即给红霉素每日50 mg/kg,分4次口服,连用10～14天,效果较好。

5. 婴幼儿或症状比较重的病人应转上级医院诊疗。

猩红热

猩红热为β溶血性链球菌A组引起的急性呼吸道传染病。临床特征是突发高热、咽峡炎、全身弥漫性充血性点状皮疹和退疹后明显的脱屑。少数病人可引起心、肾、关节的损害。

【诊断要点】

1. 有与猩红热或咽峡炎病人接触史者,有助于诊断。

2. 有畏寒、发热、头痛、咽痛、食欲减退,全身不适,恶心呕吐,婴儿可有谵妄和惊厥等前驱期症状。

3. 皮疹　起病1～2天出疹,从耳后、颈底及上胸部开始,1日内即蔓延及胸、背、上肢,最后及于下肢,典型的皮疹为在全身皮肤充血发红的基础上散布着针帽大小,密集而均匀的点状充血性红疹,手压全部消退,去压后复现。

4. "帕氏线"　在皮肤皱褶处如腋窝、肘窝、腹股沟部可见皮疹密集呈线状,称为"帕氏线"。

5. "口周苍白圈"　面部充血潮红,可有少量点疹,口鼻周围相形之下显得苍白称为"口周苍白圈"。

6. "草莓舌"和"杨莓舌"　病初时,舌被白苔,乳头红肿,突出于白苔之上,以舌尖及边缘处为显著,称为"草莓舌"。2～3天后白苔开始脱落,舌面光滑呈肉红色,并可有浅表破裂,乳头仍突起,称"杨莓舌"。

7. 脱皮　退疹后可见脱皮,脱皮部位的先后顺序与出疹的顺序一致。躯干多为糠状脱皮,手掌足底皮厚处多见大片膜状脱皮,甲端皲裂样脱皮是典型表现。

8. 外周血象白细胞数增高、咽拭子培养A组β溶血性链球菌阳性、抗"O"在感染后1～3周可阳性。

9. 需与麻疹、风疹、药疹、金黄色葡萄球菌感染、川崎病相鉴别。

【治疗措施】

1. 呼吸道隔离(至有效抗菌治疗满24小时为止)。

2. 卧床休息,急性期予流质或半流质饮食,恢复期改半流质或软食,肾炎者低盐为佳。因高热进食少、中毒症状严重者可给予静脉补液。

3. 病原治疗　青霉素每日2～4万U/kg,分2～3次肌内注射,疗程7～10天。重症病人应加大剂量和延长疗程。青霉素过敏或耐药者,选用红霉素或第一代头孢菌素。

4. 并发症治疗　并发风湿病的病人,可给抗风湿治疗,阿司匹林每日0.1/kg,分3～4次口服,症状控制后,药量减半。并发肾炎病人,可按内科治疗肾炎的方法处理。

【健康处方】

1. 加强管理传染源。病人及带菌者隔离6～7天。

2. 切断传播途径。流行期间，小儿应避免到公共场所，住房应注意通风。对可疑猩红热、咽峡炎病人及带菌者，都应给予隔离治疗。

3. 保护易感者 对儿童机构、部队或其他有必要的集体，可酌情采用药物预防。如用苄星青霉素，儿童60万～90万U，可保护30天。或用磺胺嘧啶每天1g。

4. 婴幼儿或症状比较重、或出现并发症的病人应转上级医院诊疗。

流行性脑脊髓膜炎

流行性脑脊髓膜炎简称流脑，是冬春季流行的一种急性呼吸道传染病，起病急骤，临床表现为突发高热、呕吐、头痛、皮肤淤点淤斑、惊厥等。2岁以下多发，农村发病率高于城市，病原菌为脑膜炎双球菌，革兰染色阴性，带菌者和病人是本病传染源，由飞沫传播。

【诊断要点】

1. 流行病学资料有助诊断，一般在冬春季节流行。

2. 临床表现 病情复杂多变，轻重不一，一般可表现为三个临床类型即普通型、暴发型、慢性败血症型。

(1) 普通型：①急性高热，伴颅内压增高、头痛、呕吐、惊厥表现，前囟未闭者前囟饱满紧张；②出血性皮疹（淤点、淤斑），特征为分布不均，大小不一，针尖至1～2 cm大小，手压不褪色，肩、肘、臀等易于受压处多见；③出现颈项强直，克氏征、布氏征阳性，角弓反张等脑膜刺激征阳性。

(2) 暴发型：①暴发型败血症（休克型）多见于儿童。突起高热、头痛、呕吐，精神极度萎靡。常在短期内全身出现广泛淤点、淤斑，且迅速融合成大片，皮下出血，或继以大片坏死。面色苍灰，唇周及指端紫绀，四肢厥冷，皮肤呈花纹，脉搏细速，血压下降，甚至不可测出。脑膜刺激征缺如。②暴发型脑膜脑炎亦多见于儿童。除具有严重的中毒症状外，病人频繁惊厥迅速陷入昏迷，血压持续升高，部分病人出现脑疝。③混合型是本病最严重的一型，病死率常高达80%，兼有两种暴发型的临床表现，常同时或先后出现。④慢性败血症型不多见，多发生于成人。

3. 实验室检查

(1) 血象：白细胞总数明显增加，中性粒细胞在80%～90%以上；有弥散性血管内凝血者，血小板减少。

(2) 淤点涂片：革兰染色阴性双球菌。

(3) 脑脊液检查：压力增高，外观混浊，细胞数明显增高，以中性粒细胞为主，蛋白增高，糖降低，脑脊液涂片找菌阳性率高于培养。

(4) 其他：包括细菌培养（血、脑脊液和淤点培养）和血清学检查有助诊断。

【治疗措施】

1. 密切观察病人神志、呼吸、脉搏、血压、瞳孔变化，检查淤点是否增多及有无其他出血倾向。及时清理呼吸道分泌物，防止呕吐物吸入。

2. 经常变换体位以防褥疮发生，有大片淤斑者加强皮肤护理，防止继发感染和皮肤坏死。注意眼部护理，防止角膜溃疡形成。

3. 卧床休息,保持病室安静、空气流通。

4. 给予流质饮食,昏迷者宜鼻饲,并予足量输入液体,保证每日正常尿量。必要时给氧。

5. 病因治疗　磺胺药物每日 0.1～0.15 g/kg,分次给予,仅用于普通型。青霉素每日 15 万～20 万 U/kg,暴发型每日 20 万～40 万 U/kg,分次静脉滴注或肌内注射。

氨苄青霉素每日 200 mg/kg,分次肌内注射或静推。氯霉素首剂为 50 mg/kg,分 3 次静脉滴注,症状好转后改为口服,疗程 5～7 天。但要注意本品对骨髓的抑制作用,一般不作为首选药。

6. 对症治疗

普通型:①退热:物理退热,对乙酰氨基酚或布洛芬每次 5～10 mg/kg;②止惊镇静:用 10%水合氯醛每次 60～80 mg/kg(≤10 ml)灌肠,或用冬眠灵、地西泮等镇静药;③脱水:20%甘露醇每次 1～2 g/kg,每 4～6 小时静脉快速滴注或推注 1 次。

暴发型败血症:①抗菌治疗 青霉素每日 20 万～40 万 U/kg,迅速控制败血症。亦可应用氯霉素,但不宜应用磺胺。②抗休克。③抗凝。

暴发型脑膜炎:①联合脱水:20%甘露醇每次 1～2 g/kg 与 50%葡萄糖每次 40～60 ml(小儿酌减)或呋塞米每次 1～2 mg/kg 交替使用。②亚冬眠疗法:氯丙嗪和异丙嗪各 1～2 mg/kg,肌内注射或静推。③呼吸衰竭处理:呼吸兴奋药应用,必要时作气管插管,吸出痰液和分泌物,辅以人工辅助呼吸。

【健康处方】

1. 本病应及时转移至上级传染病医院,重症者必须专业医护人员随车护送,车中配有氧气、急救药物。

2. 颅内压增高病人,腰穿要慎重,必要时先脱水,穿刺时不将针芯全部拔出,缓慢放出少量脑脊液检查,且腰穿后应平卧 6～8 小时,不要抬头起身,以免引起脑疝。

3. 预防　①发现病人后就地隔离治疗,做好疫情报告工作,接触者医学观察一周。②高危人群进行流脑疫苗接种。③药物预防:国内仍采用磺胺药,密切接触者可用磺胺嘧啶(SD),小儿每日为 100 mg/kg,分 2 次与等量碳酸氢钠同服,连服 3 日。

4. 在流脑流行时,凡具有发热伴头痛,精神萎靡,急性咽炎,皮肤、口腔黏膜出血等四项中两项者,可给予足量全程的磺胺药治疗。

5. 流行期间做好卫生宣传工作,搞好个人及环境卫生,减少集体活动,居室开窗通风,个人应勤晒衣服,多晒太阳,避免到拥挤公共场所。

6. 对恢复期患儿,应尽早进行功能训练,以减少后遗症的发生。

远视眼

在调节放松的状态下,平行光线经眼球屈光系统后聚焦在视网膜之后,称为远视。按远视的程度分:轻度远视:+3.00D 以内者;中度远视:+3.00D～+5.00D 者;高度远视:+5.00D 以上者。按屈光成分分:轴性远视:眼轴过短,屈光力正常;屈光性远视:角膜或晶体的曲率或屈光指数减弱或降低。

【诊断要点】

1. 视力下降　但被调节作用所代偿则视力不下降。

2. 视力疲劳　眼球或眼眶可有隐痛、酸胀感,不同程度的头痛,甚至恶心、呕吐,尤其阅读或近距离工作久后更为明显，休息片刻，上述症状减轻或消失。

3. 内斜视　由于调节过强和集合过度所致。

4. 眼球小，眼球前后轴短。

5. 高度远视眼眼底可表现为黄斑部发育异常和假性视神经炎。

【治疗措施】

1. 框架眼镜　远视度数小，远、近视力都正常，既无视疲劳，也无内斜视，则不需要眼镜矫正；反之，必须配镜。配镜原则是采用获得正常视力或最佳视力的最高度数。

2. 手术治疗

(1) 表层角膜镜片术：适用于儿童无晶状体者及不宜植入人工晶体或戴接触镜者。

(2) 巩膜延伸术：适用于轻、中度远视眼。

(3) 准分子激光屈光性角膜手术治疗远视同样可获得较好的术后视力。

【健康处方】

正确矫正屈光不正，配戴合适的眼镜，选用矫正视力最好、屈光度高的镜片。

近视眼

在调节放松的状态下，平行光线经眼球屈光系统后聚焦在视网膜之前，称为近视。在我国近视的发病率有逐年上升的趋势。近视按程度分为轻度近视：－3.00D 以内者，中度近视：－3.00D～－6.00D 者，高度近视：－6.00D 以上者，又称病理性近视。按屈光成分分为轴性近视：眼轴过长，超过正常；屈光性近视：角膜或晶体曲率过大，屈光力超过正常范围。按近视的性质分为单纯性近视、病理性近视。

【诊断要点】

1. 远视力下降，近视力正常。

2. 视力疲劳。

3. 眼位偏斜，呈隐外斜视或外斜视。

4. 眼球前后轴伸长。

5. 高度近视眼可引起眼底的退行性改变，如豹纹状眼底、近视弧形斑、黄斑区萎缩斑或出血、巩膜后葡萄肿、锯齿缘部囊样变性。

6. 常有玻璃体混浊、液化，晶状体混浊，视网膜裂孔、脱离等。

7. 由于近视眼十分普遍，表现又很典型，容易识别。但要和由于暂时性调节痉挛所引起的假性近视眼相鉴别。

【治疗措施】

1. 框架眼镜　配戴合适的凹透镜进行矫正，配镜之前必须弄清近视的真实度数。青少年验光配镜必须在睫状肌麻痹下进行，以放松调节，排除假性近视。配镜原则为可使近视眼的视力矫正到最佳视力的最低度镜片。

2. 角膜接触镜　可以增加视野，并有较佳的美容效果；还可以减少屈光参差，保持双眼的视觉功能。

3. 准分子激光屈光性角膜手术。

【健康处方】

1. 注意用眼卫生，选择适当的工作，避免过度用眼和不良视觉刺激。

2. 正确矫正屈光不正，配戴合适的眼镜。

散 光

眼球在不同子午线上屈光力不同，形成两条焦线和最小弥散斑的屈光状态称为散光。散光可分为规则散光和不规则散光。规则散光又分为五种：单纯远、近视散光，复性远、近视散光，混合散光。不规则散光是指眼球各径线的屈光力不同，没有规则可循，无法用镜片矫正的一种屈光状态。

【诊断要点】

1. 视力减退。
2. 视疲劳，眼胀痛、流泪，重影，头痛，视力不稳定，近距离工作不能持久。
3. 不正常头位，可有头位倾斜和斜颈。
4. 看远、近物体时常眯着眼看。

【治疗措施】

1. 镜片（柱镜片）进行矫正。
2. 不规则散光配戴角膜接触镜矫正。
3. 手术治疗。

【健康处方】

正确矫正屈光不正，配戴合适的眼镜。

急性泪囊炎

急性泪囊炎为泪囊及其周围组织的急性蜂窝织炎，为毒力较强的细菌感染所致。主要临床特点为泪囊区的红肿热痛症状。本病多由慢性泪囊炎转变而来，亦有无泪溢史而突然发作者。

【诊断要点】

1. 多有慢性泪囊炎病史。
2. 泪囊部红、肿、热、痛，发热，数日后脓肿软化形成脓点、破溃。
3. 结膜充血水肿，结膜囊内有黏液脓性分泌物。
4. 白细胞总数及中性粒细胞比例增高。
5. 需与泪囊区皮肤脓肿、前筛窦炎、上颌窦炎鉴别。

【治疗措施】

1. 早期局部热敷，超短波理疗，滴抗生素眼液。
2. 全身应用大剂量的抗生素或磺胺类药物。
3. 脓肿成熟有波动感时，及时切开引流，并放置引流条，每日换药。
4. 炎症消退后，按慢性泪囊炎处理。

【健康处方】

1. 脓未形成及切开排脓后，均切忌挤压，以免脓毒扩散。
2. 红肿热痛者，切勿采用泪道冲洗及泪道探通术。

慢性泪囊炎

慢性泪囊炎大多继发于鼻泪管高度狭窄或阻塞，泪液潴留在泪囊内，结膜囊内的细菌进入泪囊增生繁殖，使泪囊壁黏膜发炎，产生黏液或脓性分泌物的一种疾病。发病与沙眼、泪道外伤、鼻炎、鼻中隔偏曲、下鼻甲肥大等有关。本病是一种常见病，成人或老年人最多，青年及儿童则较少，女性多于男性。

【诊断要点】

1. 流泪，多见于女性及老年人。

2. 泪囊部皮肤潮红、糜烂，甚至皮肤慢性湿疹。

3. 挤压泪囊部或冲洗泪道有黏液性或黏液脓性分泌物自泪小点溢出。

【治疗措施】

1. 点抗生素眼液。

2. 用等渗盐水或抗生素溶液泪道冲洗。

3. 根据泪道阻塞的部位选用激光泪道探通术、泪囊鼻腔吻合术或泪囊摘除术。

【健康处方】

1. 要积极治疗沙眼、鼻炎、鼻中隔偏曲、下鼻甲肥大等相关疾病。

2. 慢性泪囊炎病人的泪囊可成为眼部潜在的感染灶，在眼外伤或内眼手术时引起眼的化脓性感染，从而发生细菌性角膜溃疡或化脓性眼内炎。因此应高度重视，特别是在内眼手术前必须予以治疗。

3. 在滴眼液之前，要先挤出泪囊内之分泌物。

急性细菌性结膜炎

急性细菌性结膜炎是常见的细菌感染性眼病。本病传染性强，常在温暖季节流行。其特点是眼部明显结膜充血，脓性或黏液性分泌物，有自愈趋势。常见的致病菌有肺炎双球菌、Koch－Weeks 杆菌、流感嗜血杆菌、金黄色葡萄球菌等。

【诊断要点】

1. 起病急，常有接触病人病史，多见于温暖季节。

2. 患眼有异物感、灼热感。

3. 眼睑肿胀，睑、球结膜明显充血，脓性或黏液脓性分泌物。

4. 结膜下出血严重者可有假膜。

5. 结膜囊分泌物涂片或结膜刮片可见细菌和多形核白细胞。

6. 需与急性虹膜睫状体炎 、急性充血性青光眼 、病毒性结膜炎相鉴别。

【治疗措施】

1. 保持局部清洁，不遮患眼，及时彻底控制感染，防止复发和交叉感染。

2. 局部冲洗：分泌物较多时可用等渗盐水、3％硼酸或 1∶10000 高锰酸钾溶液冲洗结膜囊。

3. 局部滴抗生素眼药水，睡前涂眼药膏。

【健康处方】

1. 本病传染性强，常造成广泛流行，故应严格搞好个人卫生及集体卫生，进行操作后要洗手避免交叉感染。

2. 发作期切忌包封患眼。

3. 急性期病人需隔离,以避免传染。

流行性角结膜炎

流行性角结膜炎是由腺病毒或肠道病毒感染所引起,是传染性很强的眼病。

【诊断要点】

1. 通过接触传染。

2. 患眼灼热疼痛、异物感。

3. 结膜充血,分泌物少,且为水样。

4. 穹隆部结膜有滤泡增生,角膜点状浸润。

5. 耳前淋巴结肿大,并有压痛。

6. 分泌物涂片见单核细胞增多。

【治疗措施】

1. 局部滴用抗病毒眼药水如0.1%~0.5%阿昔洛韦(无环鸟苷)、0.5%利巴韦林(病毒唑)。

2. 局部冷敷和使用血管收缩药。

3. 全身治疗　可口服吗啉胍和阿昔洛韦等抗病毒药物。

【健康处方】

1. 本病属接触传染,且传染性极强,易流行。传染期间病人应注意隔离,病人接触过的用具应严格消毒,避免交叉感染。医生检查完病人后应常规洗手。

2. 忌包封患眼。

3. 忌辛辣烟酒之物。

慢性结膜炎

是由多种原因引起的结膜慢性炎症,为常见眼病,多双眼发病。

【诊断要点】

1. 眼痒、干涩、刺痛、异物感及视疲劳。

2. 睑结膜轻度充血,炎症久后有乳头增生,呈绒状。

3. 有黏液性或白色泡沫样分泌物,量少,常聚集于眦部。如为莫—阿双球菌引起的炎症,常有口角充血、糜烂等症状。

4. 实验室检查　涂片或刮片可发现大量淋巴细胞和浆细胞。

【治疗措施】

1. 治疗原则　去除病因,改善生活环境和工作条件,消除不良卫生习惯,积极治疗倒睫、慢性泪囊炎、睑缘炎,矫正屈光不正等。

2. 治疗方法　针对病因处理。可选用抗生素眼药水(膏)或磺胺类眼药水,每日4~6次,晚间可用抗生素眼膏。

【健康处方】

去除病因,抗感染治疗,需长期治疗。

沙 眼

是由沙眼衣原体引起的一种慢性传染性结膜炎，因在睑结膜面形成粗糙不平的外观，呈沙粒样，故称为沙眼。

【临床分期】

Ⅰ期（进行期）：即活动期，乳头、滤泡并存，上穹隆结膜组织模糊不清，有角膜血管翳。

Ⅱ期（退行期）：自瘢痕开始出现至大部变成瘢痕，仍有活动病变存在。

Ⅲ期（结瘢期）：活动病变完全消失，留有瘢痕，无传染性。

根据活动病变（乳头和滤泡）占上睑结膜面积多少分为：占 1/3 面积以下者为轻（＋），占 1/3～2/3 面积者为中（＋＋），占 2/3 以上者为重（＋＋＋）。

【诊断要点】

1. 临床表现

（1）无自觉症状，体检时发现。

（2）有异物感、流泪、畏光、有黏液性分泌物，角膜上有血管翳，视力减退。

（3）检查见睑结膜充血，有乳头增生，滤泡形成，且有角膜血管翳形成，结膜瘢痕出现。

2. 实验室检查

（1）细胞学检查：可找到巨噬细胞、网织细胞，胞质内有沙眼包涵体，进行病毒分离可找到沙眼衣原体。

（2）血清学检查：可发现抗沙眼衣原体抗体。

3. 诊断标准　1979 年中华医学会眼科学会制定：①睑板结膜和上穹隆部结膜血管模糊充血，乳头增生或滤泡形成，或两者皆有。②穹隆和上睑结膜有瘢痕出现。③角膜血管翳。④结膜刮片染色检查有沙眼衣原体。在第一项的基础上，兼有其他三项之一者可诊断沙眼。

4. 并发症

（1）睑内翻倒睫。

（2）上睑下垂。

（3）睑球粘连。

（4）角膜混浊。

（5）实质性结膜干燥症。

（6）慢性泪囊炎。

【治疗措施】

原则上以局部用药为主。重症沙眼除滴眼药水外，还可辅以手术治疗。

1. 局部用药　0.1％利福平、10％～15％磺胺醋酰钠眼药水，每日 4～6 次，0.5％金霉素眼膏，每晚涂眼。

2. 全身用药　口服磺胺制剂、螺旋霉素等。

3. 手术治疗　有乳头、滤泡者可用消毒纱布、棉签摩檫；滤泡多者可行压榨术；有倒睫者应拔除；睑内翻者用手术矫正。

【健康处方】

预防措施和重复治疗应结合进行。应培养良好的卫生习惯，避免接触传染，改善环境。

角膜炎

一、细菌性角膜炎

细菌性角膜炎是由细菌感染引起的急性化脓性角膜炎。一般起病急，发展快，变化多。严重者，可造成角膜溃疡穿孔，甚至引起眼内炎或全眼球炎，最终导致眼球萎缩。即使药物能够控制，也会遗留角膜瘢痕等，严重影响视力，甚至失明。临床上常见为匐行性角膜炎与绿脓杆菌性角膜炎。绿脓杆菌性角膜炎发病迅猛，可在数天内致全角膜坏死穿破。

【诊断要点】

1. 发病急，常有角膜外伤史。

2. 眼痛，畏光、流泪，眼睑痉挛，视力障碍等。

3. 睫状充血或混合性充血，角膜出现致密的炎性浸润，继之病变向周围和深部发展

4. 实验室检查　分泌物细菌培养可发现肺炎双球菌、金黄色葡萄球菌、链球菌或铜绿假单胞菌生长。

5. 铜绿假单胞菌引起的角膜溃疡，则溃疡表面附有黄绿色分泌物，症状剧烈，发展迅速，可于 24 小时内毁坏整个角膜或眼球。

【治疗措施】

1. 使用高浓度的抗生素眼药水频繁滴眼，治疗过程中应根据细菌检查及药物敏感试验结果及时调整使用有效抗生素，减少细菌感染。

2. 控制病情发展，以防角膜穿孔。

3. 充分散瞳，以防治虹膜后粘连。

4. 病情严重者，全身应用抗生素。

【健康处方】

1. 本病常有角膜浅层外伤史，故应注意劳动保护，防止角膜外伤。

2. 如有外伤，须及时滴用抗生素眼药水。

3. 有角膜异物时，要及时到医院处理，切勿用脏手、脏帕、衫袖、衣角等乱加揉擦，更不能用未消毒的器具挑取异物。处理角膜异物时，严格注意无菌操作。

4. 护理上要及时给药，点眼、洗眼时动作要轻巧。

5. 饮食要注意清淡，少食辛热腥发之物，保持大便通畅。

二、真菌性角膜炎

真菌性角膜炎是由真菌感染引起的角膜炎，常因角膜上皮被稻芒、麦杆、树枝、树叶等植物性外伤后，有曲霉菌、镰刀菌、白色念珠菌等真菌侵入所致。这些菌株存在于泥土、农作物及禽兽身上，也可在正常的结膜囊中分离出来；长期使用抗生素、激素，有利于真菌的生长。本病多见于夏秋收割季节，农民发病占大多数。一旦患病，则病程长，又可反复发作，严重者可出现整个角膜坏死，导致失明。

【诊断要点】

1. 农作物引起的角膜外伤。

2. 眼内异物感、疼痛、畏光、流泪、视力障碍等。

3. 混合性充血。角膜溃疡为不规则形状,色呈灰白或黄白,表面隆起,浸润致密,有干燥粗糙感,如舌苔或豆腐渣样外观,溃疡边缘呈纡曲状。周围常有放射状或卫星状小病灶。可伴前房积脓。

4. 前房积脓,量多,黏稠,常不成液平面。

5. 重者可致角膜穿孔。

6. 确定性诊断需找到真菌菌丝或培养结果为阳性者。

本病的诊断较为困难。但对有植物性外伤史,角膜溃疡伴有前房积脓而使用1～2周抗生素后病情未见好转,病情发展缓慢,病变严重而刺激症状轻微等情况者,均可以考虑本病的诊断。

【治疗措施】

及时有效地抗真菌治疗,溃疡愈合后应该用药半个月以上,以防复发。禁用皮质激素。

1. 抗真菌眼药水频繁滴眼,如0.25%二性霉素B眼药水滴眼,每小时1次;或用大扶康液滴眼,每2小时1次。

2. 若有虹膜睫状体炎,予1%阿托品液滴眼扩瞳,每日2～3次,以防治虹膜后粘连。

3. 全身治疗　使用抗真菌药,如静滴咪康唑每日10～30 mg/kg,分3次给药,每次用量一般不超过600 mg,每次静滴时间为30～60分钟。

【健康处方】

1. 预防角膜外伤。

2. 如有足癣者,要注意卫生,不要擦脚又擦眼。

3. 护理上要及时给药,点眼,洗眼时动作要轻巧。

三、单疱病毒性角膜炎

单纯疱疹病毒性角膜炎是临床上常见的眼病,是单纯疱疹病毒引起的角膜炎性病变。这种病毒侵入机体后,在一般情况下是不会致病的,只有在机体抵抗力下降的情况下方会发病。常为单眼为患,也可双眼同时或先后发生,主要表现为树枝状、地图状或圆盘状角膜炎性病灶,病程长,常反复迁延,治疗不及时可严重影响视力,甚至失明。

【诊断要点】

1. 眼痛、畏光、流泪、视力有不同程度障碍。

2. 睫状充血或混合性充血。

3. 树枝状角膜炎　早期角膜有多个如针尖大小的浸润混浊,很快形成小泡,小泡破溃后即相互融合形成条状溃疡,用荧光素着色后呈典型的树枝状形态。

4. 地图状角膜炎　多由树枝状角膜炎发展而来,即溃疡向深部与边缘发展、扩大,相互融合如地图状。溃疡底部之基质混浊,后弹力层皱褶多,病变过程中可并发虹膜睫状体炎。

5. 盘状角膜炎　角膜基质混浊水肿,边缘较整齐,形如圆盘状,但也有不规则形状者。严重者可侵犯整个角膜基质层,出现弥漫性浸润混浊,上皮明显水肿,反复发生小泡,后弹力层皱褶增多,内壁有较多的沉着物,甚至前房积脓等色素膜炎表现。

6. 本病需与细菌性角膜炎相鉴别。

【治疗措施】

1. 使用有效抗病毒药物,减少病毒感染。

2. 控制病情发展,防止病毒扩展到基质深层。

3. 有虹膜睫状体炎，充分散瞳，以防治虹膜后粘连。

【健康处方】

1. 本病常在机体抵抗力下降的情况下发病，故应注意锻炼，身体增强体质。

2. 如有感冒等发生，在发病期和发热后，须注意眼部情况，做到早期发现，早期治疗。

3. 注意眼部清洁，切不可乱揉眼部。

4. 室内光线宜暗，外出可戴防护眼镜。

5. 饮食注意清淡，保持大便通畅。

四、角膜基质炎

角膜基质炎是角膜基质的一种弥漫性炎症，多是梅毒、结核、风湿等引起的一种过敏反应。双眼同时或先后发病，间隔时间可数月或数年不等，病程缓慢，往往要经过数月治疗才能逐渐痊愈，但也有部分病例仍可遗留瘢痕而影响视力。

【诊断要点】

1. 自觉羞明流泪，眼球疼痛，视力障碍。

2. 角膜出现混浊，可蔓延至整个基质层。角膜上皮发生水肿，失去光泽，如哈气的玻璃状。

3. 在混浊进行的同时，即有新生血管伸入，由于混浊与新生血管夹杂存在，形成赤白混杂的角膜深层病变。

【治疗措施】

1. 根据病因治疗，如全身予以抗梅毒、抗结核及抗病毒治疗；

2. 局部应用糖皮质激素，以减轻抗原的免疫反应，如 0.025%地塞米松眼药水点眼，每日 3～6 次。

3. 若为病毒所致，用抗病毒类眼药水滴眼，如阿昔洛韦眼药水点眼，或环胞苷眼药水点眼，每日 6 次，以抗病毒感染。

4. 有虹膜睫状体炎者，用 1%阿托品液滴眼，使瞳孔充分散大，以防治虹膜后粘连。

【健康处方】

1. 饮食清淡而富有营养，多食蔬菜、水果，保持大便通畅。

2. 注意休息，不可长时间阅读、看电视等，要劳逸结合。

3. 本病常在机体抵抗力下降的情况下发病，故应注意锻炼身体，增强体质，以提高机体抗病能力。

白内障

凡由先天或后天因素引起的晶状体混浊均称为白内障。临床上分为先天和后天性白内障。多数先天性白内障是遗传性疾病，与染色体基因遗传有关，也可因母体怀孕时的营养失调以及母体妊娠早期感染病毒而致病。先天性白内障的发病率约为 4‰。后天性白内障指生后因全身或局部眼病、营养代谢异常、中毒变性以及外伤等原因所致后天性晶状体混浊。其中最常见的是老年性白内障。一般认为 50～60 岁老人中的发病率是 60%～70%，而 70 岁以上老人则可达到 80%以上。

【诊断要点】

1. 起病缓慢，常双眼发病。

2. 视物模糊或有暗影,视力逐渐下降。

3. 皮质性白内障　是老年性白内障中最常见的一种类型,根据病程可以分为4期:①初发期:混浊出现在晶状体的周边皮质,呈楔形,瞳孔区晶状体仍透明,视力不受影响;②肿胀期(未成熟期):混浊向中心侵及,瞳孔区晶状体逐渐混浊,视力也明显下降。此期容易引起青光眼急性发作;③成熟期:晶状体完全混浊呈乳白色,水肿消退,视力显著下降,可仅剩光感;④过熟期:晶状体内水分丢失,晶状体缩小,皮质分解液化,晶状体下沉,视力有所提高。此期易引起继发性开角型青光眼或晶状体溶解性青光眼。

4. 核性白内障　混浊从核开始,呈褐色或棕色。

5. 囊下白内障　晶状体囊膜下上皮细胞形成小泡结晶、粗糙不平的盘状混浊,多出现在后囊膜下。

【治疗措施】

1. 处理原则　早期局部点眼药延缓白内障的发展,后期手术为其复明。

2. 药物治疗　障翳散、莎普爱思眼液点眼每日4次。

3. 手术治疗　当视力低于0.4～0.5者可考虑行白内障超声乳化摘除加人工晶状体植入术或白内障囊外摘出术加人工晶状体植入术。

【健康处方】

1. 注意饮食调养,多食新鲜蔬菜、水果。

2. 避免过度受红外线、紫外线的照射。

3. 若患有糖尿病、高血压等全身疾病者,应积极治疗全身病。

青光眼

一、急性闭角型青光眼

原发性闭角型青光眼是指因房角关闭而引起眼压升高的眼病。发病年龄多在40岁以上,尤以50～70岁居多,女性较男性多2～4倍,为双侧性疾患,常一眼先发,冬季多见。按其临床过程分为6期,即临床前期、前驱期、急性发作期、缓解期、慢性期和绝对期。

【诊断要点】

1. 剧烈眼痛,视力极度下降,同侧偏头痛,眼眶胀痛,恶心,呕吐。

2. 睫状充血或混合充血,角膜水肿,呈雾状混浊,后壁有棕色沉着物,虹膜面有节段性萎缩斑,瞳孔中等度散大,呈纵椭圆形,可有轻度虹膜后粘连,晶体前囊下有灰白色斑状、条状混浊,为青光眼斑。棕色沉着物,虹膜萎缩斑及青光眼斑统称青光眼发作三联征。

3. 眼压明显升高,多在50 mmHg以上。

4. 房角关闭,房水流畅系数(C值)异常。

5. 原发性闭角型青光眼急性发作期应与急性虹膜睫状体炎鉴别。

【治疗措施】

1. 处理原则　降低眼压,其目的为急性发作缓解,减少对小梁及视盘的损害和虹膜周边前粘连的形成,预防对侧眼的发作,预防再次急性发作。

2. 药物治疗

(1) 1%毛果芸香碱眼液频点,维持2～3小时,使瞳孔收缩,周边虹膜张力增加,变薄绷紧离开小梁,房角开放。对侧眼用1%毛果芸香碱眼液每6小时1次以防止急性发作。

(2) 碳酸酐酶抑制剂 Diamox 500 mg 口服减少房水生成。高渗剂50%甘油 1.5~4 ml/kg体重,20%甘露醇500 ml每6小时静脉点滴一次。糖尿病病人可用25%异山梨糖醇,减少眼球容量。眼压恢复正常后,再检查前房角,已形成周边虹膜前粘连者,各种治疗应继续。

3. 手术治疗　激光虹膜切除,解除瞳孔阻滞;激光周边虹膜成型术加宽房角;激光瞳孔成型术,解除瞳孔阻滞。经治疗眼压恢复正常,前房炎症消失,如果房角大部或全部开放,做激光或手术虹膜周边切除,预防复发。房角广泛粘连超过50%~75%以上,视盘出现病理性陷凹,或视野缺损,房水流畅系数下降,均需做滤过性手术。

4. 其他治疗　经药物治疗眼压仍未下降时,可采取以下措施:用消毒玻璃棍或湿棉签压迫中央角膜区;球后阻滞麻醉有明显降压作用。

【健康处方】

1. 平日应保持心情舒畅,避免情绪过于激动。

2. 对浅前房、窄房角、并有发作性虹视、视朦、眼胀、头痛、眼眶或鼻根部酸胀病史之中老年女性,应密切观察。

3. 忌阅读时间过长或久处暗室,且慎用散瞳药。

4. 一眼已患青光眼之对侧眼,随时有发作可能,故需定期检查,以免延误治疗,或考虑作预防性虹膜切除术。

5. 饮食方面,忌辣椒、酒类等辛辣刺激物。咖啡、可可与茶叶应少食。

二、原发性开角型青光眼

原发性开角型青光眼因眼压升高时房角开放而命名。本病进展极缓,视力逐渐减退、视野日渐缩小,以至呈管状,故不易早期发现。本病为双眼性疾患,男性略多,有家族史。

【诊断要点】

1. 早期无症状,当病变进展到一定程度时,可有轻度眼胀、视朦和头痛或虹视。中心视力一般不受影响,而视野逐渐缩小,晚期,当双眼视野缩小呈管状时,则出现行动不便和夜盲,中心视力也逐渐减退,以致完全丧失。

2. 眼部检查　早期无异常,晚期瞳孔稍散大,对光反应迟钝,角膜上皮轻度水肿。眼底见视乳头凹陷大而深,C/D>0.5,部分病例早期表现为双侧凹陷不对称,差值≥0.2,视网膜血管移向鼻侧,且呈屈膝状爬行,乳头周围有视网膜色素上皮和脉络膜萎缩,形成"青光眼晕"。

3. 眼压　>24 mmHg,昼夜眼压差>8 mmHg,双眼眼压差>5 mmHg。

4. 眼压描记　早期病例可正常,晚期C值可<0.10,Po/C>150。

5. 房角检查　眼压高时房角依然开放。

6. 视野　①早期改变:可有旁中心暗点、弓形暗点、鼻侧阶梯以及其他非典型的青光眼性视野改变,如扇形视野缺损、周边性视野收缩;②进展期:表现为双弓形暗点、鼻上或全鼻侧视野缺损;③晚期:管状视野或留颞侧小视岛。

7. 原发性开角型青光眼为慢性进行性房水排出受阻导致眼压升高,引起前段视神经病变。眼压高时房角依然开放,因此有别于闭角型青光眼。早期无症状,当病变进展到一定程度时,可有轻度眼胀、视朦和头痛或虹视,有别于急性闭角型青光眼典型的眼前段症状。

【治疗措施】

1. 处理原则 药物治疗为主，应使眼压降至正常，以维持视功能使视乳头的病变及视野不继续恶化。亦可行激光手术如小梁成形术。若药物及激光手术不能维持视功能，则需行滤过性手术。但有人主张及早手术。

2. 常用药物 β受体阻断药抑制房水生成，如0.5%噻吗心安等；眼压控制不满意加用缩瞳药，如1%匹罗卡品等，使小梁网间隙增加，促进房水排出。通过单用和联用两类药品仍不能控制眼压或不能耐受者，可选用1%肾上腺素，该药也能增加房水排出。也可选用新药α受体兴奋剂、前列腺素衍生物。

3. 药物治疗无效或效果不满意，宜采用激光小梁成形术，术后常需辅用药物治疗。

4. 通过上述治疗眼压控制仍不理想，只能选用手术 即滤过性手术治疗。术前眼压较高者可口服醋氮酰胺，口服甘油或(和)静注20%甘露醇，尽可能使眼压降至正常。

【健康处方】

本病关键在于早期诊断和治疗，以减缓视功能的损害，避免致盲，故加强卫生宣传教育及眼病普查尤为重要，发现有下述情况者，应进一步检查。

1. 主述一过性虹视、雾视现象，并伴有头痛，不能用其他原因解释者。

2. 不能解释的视疲劳、不明原因的视力下降，特别是戴镜或频换眼镜仍感不适者。

3. 家族中有青光眼病人，而本人兼有不明原因的视力下降或其他可疑症状者。

4. 一眼已患本病，另眼视盘或视野有可疑变化者。

中心性浆液性脉络膜视网膜病变

中心性浆液性脉络膜病变(简称中浆)是由于视网膜色素上皮屏障功能失常，形成黄斑部神经上皮浆液性脱离为特征的眼底病。多见于20～45岁的青壮年。男多于女，男女之比约为5∶1～10∶1。本病多单眼发病，双眼发病者为7%～15%。有自愈及复发倾向，多次复发后，可导致视力不同程度的障碍。

【诊断要点】

1. 中心视力障碍。

2. 中心暗点。

3. 小视症和视物变形。

4. 眼底可见黄斑有一圆形反光轮，中心凹暗红，光反射消失，可有灰白色视网膜下纤维蛋白沉着，在双目间接检眼镜下，黄斑呈圆顶状盘状脱离区。

5. 荧光血管造影，在静止期于黄斑部有一个或数个荧光素渗漏点，逐渐呈喷射状或墨迹样，扩大为强荧光斑。

6. 本病与下列各病容易混淆，应注意鉴别：①下方周边部低位视网膜脱离，黄斑部受到波及，在小瞳孔下检查易误诊为本病。②视网膜色素上皮脱离：黄斑部中心反射消失，有一灯笼样的灰白色或金黄色的隆起，荧光造影表现为染料积存，其形态、大小始终不变。③中间部葡萄膜炎：其病理性产物侵及黄斑部，引起水肿，产生小视、变形，但本病尚有玻璃体内尘块样混浊，角膜后少量KP，晶体囊后有焦黄色锅粑样炎症渗出物。④视网膜色素上皮炎：症状与中浆相似，眼底见黄斑部有暗灰色斑点绕以淡黄色晕，荧光造影表现为簇集荧光斑点及中黑外亮环状灶。⑤中心性渗出性脉络膜视网膜炎：症状与中浆相似，但无视物变小，黄斑部有一圆形灰白色渗出病灶，其边缘有新月形或环形出血。荧光造影有视网膜下新生血管。⑥老年性黄斑变性：多见于60岁以上老人，症状与中浆相似，多无视物变小。但黄斑部片状出血、渗出或机化物，荧光造影见视网膜下新生血管。⑦脉络膜新生物：通过眼底荧光血管造影与CT检查与中浆相鉴别。

【治疗措施】

1. 本病有很大的自限性，不需特殊药物治疗。

2. 降低毛细血管通透性的药物。

3. 中医中药治疗。

4. 镇静药。

5. 禁用皮质类固醇药物。

6. 如果渗漏点距中心凹200 μm以外，可激光凝固渗漏点，光凝后2～3周有明显改善症状。

【健康处方】

注意休息，避免过度的兴奋或紧张。戒除烟酒等不良嗜好。

视网膜脱离

视网膜脱离是指视网膜组织中的神经上皮与色素上皮层分离。临床上可分为裂孔性、非裂孔性以及牵引性三大类型，以裂孔性视网膜脱离常见。裂孔性多发生于高度近视及老年人，以视网膜囊样、霜样、格子样变性和玻璃体液化为条件，经常发生于锯齿缘、赤道部及黄斑部。非裂孔性常并发于全身及眼部疾患所形成的病变，如继发于高血压性视网膜病变、肾病、妊娠毒血症、白血病、色素膜炎、眼底出血、眼外伤等疾病。牵引性视网膜脱离多因增生性玻璃体视网膜病变的增生条带牵引而引起。

【诊断要点】

1. 视力逐渐或突然下降。发病者初起眼前有闪光，火花幻觉，视物有黑影飘动飞舞。

2. 检查见玻璃体混浊，或有机化条索等增殖性改变。眼底可见脱离的网膜呈灰白色隆起，呈波纹状。血管暗红色，弯曲呈爬行状。裂孔大小不一，形状可呈圆形或马蹄形，大的锯齿缘离断。裂孔可见于眼底任何部分，但以颞侧上下为多见。

3. 眼压检查　眼压偏低。

4. 超声波检查　A超图像在玻璃体平段内出现一个垂直于基线的单高波；B超图像显示视网膜脱离处有一条强光带凹面向前，一端与视神经乳头相连，另一端止于周边部。

5. 视野检查　局限性网脱时，可见相应部位视野缺损。全脱离时，视力极低，不作此项检查。

6. 眼底荧光血管造影检查　如查不到裂孔可做本项检查，鉴别脉络膜渗漏、泡状脱离等改变。

7. 眼电生理检查　ERG b波下降。

本病确诊主要根据眼底检查与B超检查结果。

【治疗措施】

根据视网膜脱离的具体情况，选择不同的手术方式。

1. 激光光凝　干性裂孔，视网膜格子样变性，裂孔周围极少量液体等。

2. 巩膜扣带术　包括巩膜外冷凝,外加压、环扎,眼内填充。

3. 玻璃体切割术　合并C级或D级增生性玻璃体视网膜病变的视网膜脱离,包括部分巨大裂孔、多发裂孔、后极部裂孔及脉络膜脱离型视网膜脱离。

4. 非裂孔性视网膜脱离一般不宜手术,以治疗原发病为主。

【健康处方】

1. 卧床休息、双眼包扎或戴小孔眼镜。

2. 应戒烟、酒,少吃刺激性食物。

3. 保持大便通畅,避免用力大便、咳嗽、打喷嚏而引起头部震动。

4. 注意病员保持乐观情绪,耐心解释,配合治疗。

眼外伤

机械性、物理性和化学性等因素直接作用于眼部,引起眼的结构和功能损害的统称。根据致伤因素,可分为机械性和非机械性眼外伤两大类。机械性眼外伤包括眼的钝挫伤、穿通伤、异物伤等;非机械性眼外伤包括热烧伤、化学伤、辐射伤和毒气伤。

一、眼球钝挫伤

眼球钝挫伤是指眼部受钝力撞击或挫擦而无穿破伤口的眼病。本病多因钝性物体如球类、拳头、棍棒、铁块、砖石等击伤眼部,或高压液体气体冲击眼部,一般除接触处直接受伤外,还可因作用力的传导伤及眼内深部组织。此外,眼球邻近组织损伤或头部受强烈震击,亦可伤及眼球。

【诊断要点】

1. 有钝器损伤眼部的外伤史。

2. 眼部有受伤的表现。

3. 视力下降。

4. 临床表现　根据眼挫伤的部位不同、程度不同而有不同的临床表现。

(1) 眼睑挫伤:可见眼睑青紫肿胀,疼痛难睁或眼睑裂伤,其伤口大小、深浅不一;出血量多时,可越过鼻梁至对侧眼睑而发生青紫肿胀。受伤之初,眼球、眼睑等无明显损害,若数日后眼睑等部位出现由深出浅、进行性向周边蔓延、渗透的淤斑,可考虑为颅底或眼眶骨折的可能,一般X照片可以确定。

(2) 泪器挫伤:若眼睑挫伤,睑内眦韧带撕脱,可致下泪点移位而出现流泪现象。如眶内壁骨折,可伤及泪囊发生阻塞。

(3) 结膜挫伤:表现为球结膜下出血,量少者比较局限,量多者可蔓延到整个结膜。严重的挫伤可有结膜裂口。

(4) 角膜挫伤:角膜擦伤常可见到睑裂部角膜上皮剥脱,荧光素着色可见条状或片状着色,伴有睫状充血以及疼痛、畏光流泪等症。若角膜出现水肿,常在角膜深层见条状皱褶。若角膜严重挫伤,则可出现角膜破裂。裂口小的,常只流出房水;裂口大的,可有虹膜等眼内容物脱出。

(5) 巩膜挫伤:常见巩膜破裂,裂口多位于角膜缘部,可与球结膜穿孔同时存在,但亦可球结膜完整而巩膜破裂,此时更须细心检查。裂口大者,常伴有眼内容物脱出。

(6) 虹膜睫状体挫伤:出现瞳孔散大,一般为永久性损害。若虹膜根部断离,则瞳孔变形如半月状,或有多个瞳孔存在,出现单眼复视现象。严重者可致虹膜根部全部断离,虹膜卷缩成一团,沉于前房或玻璃体内。若前房有积血,量少者在瞳孔缘以下,量多者可积满整个前房。日久不散可致角膜血染,表现为角膜呈圆盘状混浊,开始呈棕红色继之为青灰色,致使角膜失去透明,严重影响视力,有的病人还可以继发青光眼。若睫状体分离,则常伴有眼内严重出血,积满前房及玻璃体。

(7) 晶状体挫伤:晶状体受伤后可发生混浊,成为外伤性白内障。轻者呈点状或网状混浊,重者可致全部混浊。少数情况可历经数月而混浊自行消失。如晶状体悬韧带断离,则可致晶状体脱位。部分脱位表现为前房深浅不一,虹膜震颤,眼底检查可见双眼底相,单眼复视,瞳孔区域可见半脱位的晶状体。如悬韧带全部断离,则晶状体全部脱位,可脱在前房或瞳孔区或玻璃体内,极易继发青光眼,出现眼压高、恶心呕吐、眼球胀痛等症。

(8) 玻璃体挫伤:玻璃体上部或后部脱离。如晶状体全脱位,可致玻璃体脱入前房,形成玻璃体疝;如邻近组织损伤,出现炎症,可致玻璃体混浊;如果血管破裂,其出血常积于玻璃体,成为玻璃体积血;如巩膜有较大穿孔伤口,则玻璃体溢出,嵌于伤口,此时,眼球塌陷变软,视力全失。

(9) 脉络膜挫伤:脉络膜血管破裂,则表现为眼底出血,出血多者可积满玻璃体。若脉络膜破裂,其破裂部位常在视乳头与黄斑部之间,呈弓形半月状,弯曲面朝乳头方向,色淡黄,周围有色素或出血,日久颜色苍白而边缘色素增加,视力常有较大影响。若脉络膜脱离者,常有大量的脉络膜出血或渗出,导致脉络膜与巩膜发生脱离。

(10) 视网膜挫伤:若视网膜震荡,则后极部视网膜出现水肿,色灰白,边缘不清,黄斑部中心凹反光消失,周围有环状或放射状反光。若黄斑部裂孔,则在眼底镜下可见黄斑部有1/2或1/3乳头大小之红色圆形斑。若挫伤损伤视网膜血管,则表现为视网膜或线状、或点状、或火焰状、或片状出血,量多者亦可充满玻璃体。挫伤严重者可致视网膜全部脱离。

(11) 视神经挫伤:眼前部钝力撞击后,视力严重下降,甚至失明。眼底视乳头早期可正常,晚期则萎缩苍白。

(12) 眼外肌挫伤:轻者某一条眼外肌或支配该肌的神经受伤,致使眼球向某侧转动受限,眼球偏斜,;重者可致眼外肌断离,眼球脱出。

(13) 眼眶挫伤:可致眶骨骨折,眶内软组织损伤,或眶内出血,致使眼球突出等。亦可致视神经部分或全部撕脱,造成视力永久性丧失。

上述各症状,在多数情况下常合并出现,也可单独存在。

【治疗措施】

1. 若角膜混浊,局部滴用抗生素类眼药水,如0.3%氟哌酸眼药水,每日3～6次。

2. 若眶内出血、眼球突出者,可加压包扎,并结合冷敷。

3. 若伤情严重,特别有前房出血、眼底出血者,应封盖双眼,半卧位休息。全身用羟苯磺乙胺(止血敏)、氨甲苯酸(止血芳酸)。

4. 若晶状体脱位在前房,或前房出血量多,逾七日而不吸收者,均应结合手术治疗。

5. 外伤性虹膜睫状体炎应用散瞳药、糖皮质激素滴眼及涂眼。视网膜视神经水肿挫伤可用糖皮质激素治疗。

6. 若合并有颅底骨折或眶骨骨折等情况者,需请脑外科会诊,共同诊治。

7. 若有穿孔伤口,参照眼球穿孔伤处理。

【健康处方】

1. 以预防为主,加强安全知识。

2. 多为意外伤,缓解焦虑及紧张心情。

3. 多引起眼组织多部位损伤,并发症多,且严重,应密切观察伤情变化。

二、眼球穿孔伤

眼球穿孔伤是指外界物体伤及眼球,致眼壁穿孔,视力减退甚至失明的眼病。本病多因锐利物体刺伤,如刀、剪、针、竹、木等直接刺伤眼部;或高速溅入金属碎屑、碎片,以致眼球穿孔,异物多存留于眼内;也有因过猛之钝力撞击损破眼球者。

【诊断要点】

1. 有锐利物体或高速飞溅的细小异物进入眼球,或眼部有撞击挤压的外伤史。

2. 角膜、巩膜等部有穿通伤口。

3. 伤眼视力急剧下降。

4. 眼内有异物。

【治疗措施】

处理原则:以处理创口为主,术前术后抗感染治疗。

1. 以处理创口为主。如创口小,对合良好,又无眼内组织脱出者,可不必缝合。如较大的球结膜、角膜、巩膜穿孔伤,在局麻下清洁伤口,球结膜可采用连续缝合,角膜、巩膜采用层间缝合;如合并有较大的眼睑穿孔伤,应仔细分层缝合;如有玻璃体脱出,用剪刀剪除;如有色素膜脱出,原则上也应剪除,但若脱出较少,又未超过 24 小时,在用抗生素液充分清洁后,可考虑送回眼内;如角膜破碎不便于缝合时,可用结膜瓣封盖。如眼球严重破坏,眼内容物脱出较多,视力完全消失,或全眼球脓炎无治愈希望者,可考虑眼球摘除或眼内容物剜出术。如眼内异物,特别是金属性异物,应手术取出;若为非金属性异物,原则上也应取出,但若在晶状体内,可待晶状体混浊后再同异物一并取出。

2. 术前术后均须用抗生素类眼药水频频滴眼,睡前涂抗生素眼膏。

3. 如有交感性眼炎者,用 1%阿托品液滴眼扩瞳,每日 3 次,保持瞳孔充分散大。使用大剂量抗生素同时,应用糖皮质激素。

4. 为预防破伤风,眼球穿孔伤后必须注射破伤风抗毒素 1 500 U,皮试后肌内注射。

【健康处方】

1. 以预防为主。

2. 工厂和车间要制定安全保护措施。

3. 对小孩要进行安全教育,避免玩弄尖锐物品及爆炸物品。

4. 如有外伤,及时就医。

三、化学性眼外伤

化学性眼外伤是指由于强酸、强碱或其他有害的化学物质溅入眼部而造成眼组织损伤。酸只溶于水、不溶于脂肪,接触眼组织后,与蛋白质结合很快凝固形成一层膜。此膜可阻挡剩余酸继续向深部渗透和扩散。碱性物质既可溶于水,又可溶于脂肪,接触眼组织后,水溶液中的氢氧离子与组织内脂肪结合起皂化作用,使组织溶解,以致碱性物质继续向深部渗透和扩散,进一步损害眼内深部组织。因此,碱性伤较酸性伤为重。

【诊断要点】

1. 常有明确的化学物眼外伤史。

2. 畏光流泪，疼痛难睁。

3. 结膜充血或混合充血，角膜混浊，前房积脓，瞳孔缩小，虹膜后粘连，晶状体混浊，甚至眼球塌陷。

4. 酸性伤与碱性伤的区别　主要根据病史、临床区别：酸性伤创面边界清楚，创面较浅，不扩大加深，伤后数天与受伤当时没有太大区别，坏死组织容易分离脱落，眼内组织反应较少也较轻。碱性伤创面边界不清，创面较深，且易扩大加深，伤后2～3日后创口明显扩大加深，坏死组织不易分离，眼内反应较多也较重。

【治疗措施】

处理原则：本病以彻底清除化学物质，减轻局部损伤，预防并发症，提高视力为原则。

1. 当化学物质进入眼内时，应急救处理，争分夺秒，就地取水，现场立即彻底冲洗，浸洗10～20分钟，翻转眼睑，以彻底清除穹隆部残余颗粒。

2. 中和冲洗　酸性烧伤用2%碳酸氢钠或0.5%氢氧化钾碱性溶液冲洗；碱性烧伤用3%硼酸或1～2%醋酸等酸性溶液冲洗；但石灰伤须早期用0.37%依地酸二钠溶液冲洗。病情严重者，可结合中和液注射，酸性伤用5%磺胺嘧啶钠2 mL；碱性伤用10%维生素C注射液2 mL，均作结膜下注射，视病情确定注射次数。但石灰伤须早期用1～2%依地酸二钠溶液滴眼。

3. 局部均用抗生素眼药水频频滴眼，并每日用玻璃棒分离结膜囊2～3次，再涂上抗生素眼膏，以防睑球粘连。

4. 黏膜移植　对结膜广泛坏死者应早期切除坏死组织，用自身球结膜或唇黏膜移植。

5. 激素的应用　可在初期（伤后第一周）和恢复期应用，可减轻初期角膜及虹膜睫状体炎症反应和刺激症状，减少渗出。

6. 滴用1%阿托品眼液，每日3次，保持瞳孔充分散大。

7. 可自血疗法及中药疗法。

【健康处方】

1. 急救处理，争分夺秒，就地取水，现场立即彻底冲洗。

2. 加强眼化学伤的防治知识。

3. 缓解焦虑及紧张心情。

四、电光性眼损伤

电焊、高原、雪地 及水面反光可造成眼部紫外线损伤，又称电光性眼炎或雪盲。

【诊断要点】

1. 照射后3～8小时发作。

2. 强烈的异物感，刺痛，畏光，流泪及眼睑痉挛。

3. 结膜混合性充血，角膜点状上皮脱落。

4. 24小时后症状减轻或痊愈。

【治疗措施】

1. 对症处理。

2. 减轻疼痛。

3. 涂抗生素眼膏。

【健康处方】

配戴防护面罩或眼镜预防。

虹膜睫状体炎

【诊断要点】

1. 视力下降，畏光，流泪，眼痛等刺激症状。

2. 睫状充血，角膜后沉着物（KP）、前房闪辉阳性或有浮游细胞。

3. 虹膜结节、虹膜前、后粘连，虹膜色素脱失、虹膜实质萎缩。

4. 瞳孔缩小，晶状体前囊色素沉着。

5. 前房积脓。

6. 眼压正常，或升高。

7. 实验室检查：部分病例血沉加快。

【治疗措施】

处理原则：首选要充分散瞳、皮质类固醇局部和全身应用，必要时免疫抑制剂和抗菌素治疗。

1. 局部治疗

(1) 散瞳是本病治疗的关键。其目的是防止虹膜后粘连，预防多种并发症；也可以解除瞳孔括约肌及睫状肌痉挛，以减轻临床症状；还可以改善血液循环，有利于病情康复。原则是保持瞳孔充分散大，直至炎症全部消失。常选用：阿托品滴眼液或阿托品眼药膏涂眼；若瞳孔不能散大，可用混合散瞳剂作球结膜下注射。

(2) 局部注射：球结膜下或半球后注射地塞米松或氢化泼尼松（强的松龙）。

2. 全身治疗

(1) 应尽量找出病因，根据病因给以不同治疗。

(2) 全身治疗首选皮质类固醇，如氢化泼尼松（强的松片）每日早上 1 次顿服；地塞米松或氢化可的松注射液静脉滴注。

(3) 其他消炎治疗，如吲哚美辛（消炎痛片）口服。

(4) 免疫抑制剂，如环磷酰胺片口服。

(5) 原因不明，病情严重者，还可用广谱抗菌素，常选用青霉素注射液肌内注射或静脉滴注；妥布霉素注射液静脉滴注。

【健康处方】

1. 患病期间应避免强体力劳动，以室内慢节奏活动为好。

2. 衣着不要忽冷忽热，这样容易感冒发烧，加重病情。

3. 饮食上以清淡食物为主，忌食辛辣刺激性食物，戒烟酒，保持大便通畅。

4. 虹膜炎恢复期，仍要坚持用药，避免劳累。

外耳道疖

外耳道疖是外耳道皮肤的局限性化脓性炎症。由外耳道软骨部皮肤毛囊、皮脂腺和耵耵聍腺被细菌感染所致，致病菌绝大多数是金黄色葡萄球菌。

【诊断要点】

1. 多有挖耳史、水入耳史、化脓性中耳炎史及全身慢性病史。

2. 剧烈疼痛，在牵拉耳郭、按压耳屏、咀嚼或张口时疼痛可加重，严重者可放射至头部。

3. 婴幼儿多表现为烦躁不安或哭闹不止。

4. 严重者体温升高，全身不适。

5. 疖肿或肿胀阻塞外耳道可有耳鸣、耳闷、听力下降表现。

6. 外耳道软骨部有一个或多个局限性红肿隆起，顶部可有白色脓点。脓肿形成后探针触之有波动感。如已流脓，则脓液很稠，并可混有血液。

7. 鼓膜多无异常表现，外耳道肿胀可妨碍对鼓膜的观察。

8. 耳前、耳下或耳后淋巴结肿大、疼痛。

9. 白细胞计数可升高。

【治疗措施】

1. 早期疖肿未成熟时，用10%鱼石脂甘油纱条或2%酚甘油纱条敷于红肿处，每日更换一次。

2. 疖已成熟，有明显的波动，局麻下切开引流。

3. 局部热敷、物理治疗，促进炎症消散。

4. 全身应用抗生素，症状轻者口服，症状重者予肌内注射或静脉滴注。

5. 酌情给予解热镇痛药。

【健康处方】

1. 戒除喜欢挖耳的习惯。

2. 反复发病者需要注意有无糖尿病、肾炎、营养不良等慢性疾病，并给予相应的治疗。

3. 如不能与腮腺炎和急性乳突炎鉴别，转上级医院诊治。

耵聍栓塞

外耳道软骨部的皮肤内有耵聍腺，其分泌物称耵聍。耵聍聚积过多形成较硬的团块，阻塞外耳道，称为耵聍栓塞。

【诊断要点】

1. 常为自觉耳部不适感后发现外耳道内有耵聍来就诊。

2. 可有听力下降、耳闷、耳鸣及耳痛史。

3. 外耳道未完全阻塞者多无症状，有时仅有局部瘙痒感。

4. 耵聍完全堵塞外耳道时，耳闷胀不适，伴听力下降，压迫鼓膜则可引起耳痛、耳鸣和眩晕。

5. 下颌关节活动时可有耳痛或疼痛加重。

6. 进水膨胀后有胀痛；继发局部感染时则疼痛剧烈，并可见外耳道皮肤红肿，或有脓液。

7. 耳镜检查可见外耳道内有棕黑色团块，触之较硬，与外耳道壁可无间隙，外耳道深部结构不能窥及。听力检查为传导性听力损失。

8. 影像学检查较少施行，X 线或 CT 检查无外耳道骨壁破坏和外耳道腔扩大。

【治疗措施】

1. 大多数病人的外耳道耵聍可用耵聍钩和枪状镊取出。

2. 不能用耵聍钩和枪状镊直接取出的病人，采用外耳道冲洗法去除耵聍。滴用3%～5%的碳酸氢钠溶液或抗生素滴耳液软化耵聍，每2～3小时滴一次，3天后用温水(水温与体温相近)将耵聍冲出。

3. 不能用冲洗法取出耵聍的病人，用滴耳液软化耵聍后用吸引器慢慢将耵聍吸出，或是由耵聍钩和枪状镊配合来取出。

4. 非常不合作的儿童可在全麻下取出。

5. 外耳道有炎症者同时给予抗炎治疗。

【健康处方】

1. 外耳道耵聍栓塞常常不能自行取出，需要及时去医院就诊。

2. 洗头、游泳致水入耳，可将干硬的耵聍泡涨，引起较剧烈的疼痛，需要及时去医院就诊。

3. 对听力下降的儿童病人，首先要检查外耳道，排除此病。

4. 使用耵聍钩时注意不要伸入过深，以免损伤鼓膜；对不能合作的儿童，在使用耵聍钩时尤其需要注意避免鼓膜和外耳道壁皮肤的损伤。

5. 冲洗时注意水温，太高和太低都易导致眩晕，压力太大和方向不正确，有引起鼓膜穿孔的可能；外耳道狭窄病人和急、慢性化脓性中耳炎病人，不能采用外耳道冲洗法。

中耳炎

(一) 急性分泌性中耳炎

分泌性中耳炎是以传导性聋和鼓室积液为主要特征的中耳非化脓性炎性疾病，又称渗出性中耳炎、卡他性中耳炎和浆液性中耳炎等。冬春季多发，是小儿和成人常见的听力下降原因之一。多在咽鼓管阻塞的基础上合并感染而致病，急性起病者称急性分泌性中耳炎。

【诊断要点】

1. 多有近期受凉、感冒、上呼吸道感染史；注意有无慢性肥厚性鼻炎、腺样体肥大、鼻咽部肿瘤史及空乘史。

2. 听力下降，自听增强。可有低音调间歇性耳鸣。

3. 可有耳内隐痛，耳内闷塞感或闷胀感，按压耳屏后可暂时减轻。

4. 可有头痛、鼻塞、流涕和咽痛症状。

5. 耳镜检查可见鼓膜松弛部或全鼓膜内陷。鼓室积液时鼓膜失去正常光泽，呈淡黄、橙红或琥珀色，光锥变形或移位。鼓室内有积液时或可见呈凹面状弧线的液平面。

6. 听力检查示传导性聋，重者可达40 dB。声导抗图为平坦型曲线。

7. 鼓膜穿刺可抽出浆液性或黏液性分泌物。

8. 鼻腔检查可见下鼻甲肿大，儿童鼻咽部检查可见腺样体肥大。

【治疗措施】

1. 口服抗生素5～7天。

2. 有变态反应者给予抗组胺药或激素，可用氯雷他啶10 mg，每晚一次，或醋酸泼尼松片，5～10 mg，每日3次。

3. 减充血剂喷鼻，如麻黄素或盐酸羟甲唑啉，以解除咽鼓管阻塞。鼻腔无急性炎症者，可行咽鼓管吹张以解除咽鼓管阻塞。

4. 液体黏稠不能排出者，可行鼓膜穿刺、鼓膜置管术。

【健康处方】

1. 避免受凉感冒，积极治疗上呼吸道感染。

2. 积极治疗邻近组织的慢性疾病。

3. 成人单侧疾病要注意排除鼻咽部占位性疾病。

（二）急性化脓性中耳炎

急性化脓性中耳炎是细菌感染引起的中耳黏膜的化脓性炎症。病变主要位于鼓室，中耳其他各部的黏膜仅有轻微的炎性反应。本病好发于儿童。

主要致病菌为肺炎链球菌、流感嗜血杆菌、乙型溶血性链球菌、葡萄球菌及铜绿假单胞菌等。致病菌主要通过咽鼓管途径侵袭中耳。

【诊断要点】

1. 常有受凉感冒史、急性上呼吸道感染史、急性鼻窦炎史，腺样体肥大或急性扁桃体炎史，有哺乳时婴儿头位过低史，有鼓膜外伤史，有败血症等全身感染史，有鼻腔或鼻咽部填塞史。

2. 耳深部搏动性痛或刺痛，吞咽及咳嗽时加重，可向同侧头部或牙放射；耳痛逐渐加重后可致烦躁不安，夜不能寐。

3. 听力减退和耳鸣。

4. 可有耳流脓，流脓后疼痛明显减轻，听力减退改善。

5. 可有畏寒，发热，倦怠，食欲减退等全身症状，小儿此类症状较重，常伴呕吐，腹泻。

6. 耳镜检查，早期，鼓膜松弛部充血，锤骨柄及紧张部周边上可见扩张的、呈放射状的血管纹。继之整个鼓膜弥漫性充血、肿胀，向外膨出，正常标志难以辨认。鼓膜穿孔大多位于紧张部，局部先出现一小黄点，随后，分泌物从该处涌出，初始耳镜下所见为一闪烁搏动的亮点，穿孔稍扩大后，可以窥及其边界。如穿孔很小而不易窥清时，可用鼓气耳镜检查。

7. 乳突部及鼓窦区有轻微压痛。小儿乳突区皮肤可出现轻度红肿。

8. 听力检查呈传导性听力损失。

9. X线或CT检查可见中耳腔模糊。

10. 白细胞总数增多，中性粒细胞增加。穿孔后血象渐趋正常。

【治疗措施】

1. 一般治疗

（1）及早应用足量抗生素或其他抗菌药物控制感染，务求彻底治愈。症状和局部表现较轻的病人可以口服抗生素，症状较重者可肌内注射或静脉滴注抗生素，至症状消失后5～7天。

（2）减充血剂喷鼻，如1%麻黄素、盐酸羟甲唑啉等，以利恢复咽鼓管功能。

（3）安静休息，酌情给予解热镇痛药。

（4）全身症状较重者注意给予支持疗法。

2. 局部治疗

（1）鼓膜穿孔前，用2%石炭酸甘油滴耳，每日3次，有消炎止痛的作用。但该药遇脓液后可释放石炭酸，可腐蚀鼓膜和鼓室黏膜，因此鼓膜穿孔后应立即停止使用。有下列情况时，应作鼓膜切开术。①全身及局部症状较重，鼓膜膨出明显，经上述治疗后效果不明显者；②鼓膜虽已穿孔，但穿孔太小，分泌物引流不畅者；③疑有并发症可能，但尚无需立即行乳突手术者。

(2) 鼓膜穿孔后，先用3%过氧化氢(双氧水)或硼酸水彻底清洗外耳道脓液，拭干后用无耳毒性的抗生素滴耳剂滴耳，如0.3%氧氟沙星滴耳剂、利福平滴耳剂等。当脓液已减少，炎症逐渐消退时，可用甘油或乙醇制剂滴耳，如3%硼酸甘油，3%硼酸乙醇等。

(3) 理疗。

(4) 手术治疗：并发急性乳突炎，保守治疗不能控制，或有其他并发症者，可行乳突手术治疗。

【健康处方】

1. 患上呼吸道感染、急性鼻窦炎、急性扁桃体炎需及时治疗。

2. 注意休息，饮食宜清淡而易消化，便结者疏通大便。

3. 宣传正确的哺乳姿势，哺乳时应将婴儿抱起，使头部竖直。

4. 陈旧性和外伤性鼓膜穿孔者禁止游泳，洗澡时防止水流入耳内。

（三）慢性分泌性中耳炎

急性分泌性中耳炎病程延续8周以上，中耳炎症未愈者称慢性分泌性中耳炎。慢性分泌性中耳炎亦可缓慢起病，或由急性分泌性中耳炎反复发作、迁延转化而来。

【诊断要点】

1. 可有急性分泌性中耳炎反复发作史；注意有无变应性鼻炎史；有无慢性肥厚性鼻炎、腺样体肥大、鼻咽部肿瘤史；有无急性化脓性中耳炎史。

2. 听力减退，小儿因此对声音反应迟钝，注意力不集中。

3. 低音调耳鸣，早期呈间歇性，日久则为持续性。

4. 耳内闷塞感或闷胀感，一般无耳痛。

5. 鼓膜内陷，失去正常光泽，呈增厚浑浊或萎缩透明状，光锥消失。活动度明显减弱或不活动。

6. 听力检查多呈传导性聋，少数为混合性聋。

7. 影像学检查较少施行，X线或CT检查可见中耳腔模糊。

【治疗措施】

1. 咽鼓管吹张，可自行吹张或行波氏球吹张、导管吹张。

2. 鼓室积液明显者，可行鼓膜置管术。

3. 疑有鼓膜粘连者行鼓室探查术。

4. 1%麻黄素或盐酸羟甲唑啉喷鼻，以解除咽鼓管阻塞。

【健康处方】

1. 积极治疗急性分泌性中耳炎。

2. 积极治疗邻近组织的慢性疾病。

3. 明确诊断者转上级医院进一步治疗。

（四）慢性化脓性中耳炎

慢性化脓性中耳炎是中耳黏膜、骨膜或深达骨质的慢性化脓性炎症。病变除侵犯鼓室外，还经常侵犯鼓窦、乳突和咽鼓管。本病常见，一般认为急性化脓性中耳炎症病程达8周以上未愈者，即为慢性。按病理变化可分为单纯型、骨疡型和胆脂瘤型。各型之间无阶段性联系。常见的致病菌有金黄色葡萄球菌、铜绿假单胞菌、变形杆菌及克雷伯杆菌等。

【诊断要点】

1. 多有急性化脓性中耳炎的病史，可有鼻部及咽部慢性炎症及结核病史。

2. 耳内流脓，量多少不等，骨疡型和胆脂瘤型者脓液可有臭味。

3. 听力下降　单纯型者听力损失一般不重，为传导性；骨疡型和胆脂瘤型者一般均有较重的传导性听力损失，晚期为混合性听力损失。

4. 耳镜检查　单纯型者鼓膜紧张部有穿孔，多为中央性穿孔，鼓室黏膜微红或苍白，鼓室内有分泌物，而静止期则鼓室内干燥；骨疡型者鼓膜紧张部有边缘性穿孔或大穿孔，鼓室内可见肉芽或息肉；胆脂瘤型者鼓膜松弛部穿孔或紧张部后上方边缘性穿孔，从穿孔处可见鼓室内有灰白色鳞片状或豆渣样无定形物质，奇臭。

5. 听力学检查　为传导性聋或混合性聋。

6. 影像学检查　单纯型者颞骨 CT 扫描示中耳各部正常。骨疡型者 CT 示鼓室、鼓窦和乳突内有软组织影。胆脂瘤型者颞骨 CT 片示上鼓室、鼓窦或乳突有骨质破坏区，其边缘浓密，整齐。

7. 检查鼻腔、鼻咽部，了解有无影响咽鼓管功能的疾病。

【治疗措施】

1. 单纯型以局部用药为主。静止期可行鼓膜修补术或鼓室成形术。

(1) 局部用药种类：①抗生素溶液或抗生素与糖皮质激素混合液，如 0.3% 氧氟沙星滴耳液、利福平滴耳液、0.25% 氯霉素滴耳液等，用于鼓室黏膜充血、水肿和分泌物较多时。②乙醇或甘油制剂，如 3%～4% 硼酸甘油，3%～4% 硼酸乙醇，2.5%～5% 氯霉素甘油等，适用于脓液少，鼓室潮湿时。

(2) 局部用药注意事项：①用药前用 3% 过氧化氢或等渗盐水彻底清洗外耳道及鼓室的脓液，并用棉签拭干，然后滴药；②忌用氨基苷类抗生素制剂（如新霉素、庆大霉素等）滴耳，以免耳毒性；③忌用粉剂，否则影响引流，甚至导致并发症；④忌用腐蚀剂。

2. 骨疡型的治疗

(1) 引流通畅者，可先予局部用药，定期复查。

(2) 引流不畅及局部用药无效者，应手术治疗。

3. 胆脂瘤型应及早施行手术。

【健康处方】

1. 积极治疗急性化脓性中耳炎，勿使其迁延成慢性。

2. 积极治疗邻近器官的疾病。

3. 骨疡型及胆脂瘤型中耳炎转上级医院治疗。

4. 疑有颅内外并发症者尽快转上级医院诊治。

梅尼埃病

梅尼埃病是以膜迷路积水为主要病理特征的内耳病，多发于中年人。本病病因不明，可能与内淋巴管机械阻塞与内淋巴吸收障碍、免疫反应、内耳缺血、内淋巴囊功能紊乱、病毒感染、遗传、自身免疫病等有关。

【诊断要点】

1. 常有感冒、劳累、情绪波动史。

2. 多有突发性平衡障碍病史，自觉外物或自身旋转，伴恶心、呕吐，但无意识丧失。

3. 眩晕，多呈突发旋转性，伴有恶心、呕吐、面色苍白、出冷汗、脉搏迟缓、血压下降等自主神经反射症状。眩晕常反复发作，复发次数越多，持续越长、间歇越短。

4. 初期可无自觉耳聋，多次发作后始感明显。一般为单侧，呈波动性听力下降。但极少全聋。可有复听现象。

5. 耳鸣，多出现在眩晕发作之前。初为持续性低音调吹风声或流水声，后转为高音调蝉鸣声、哨声或汽笛声。耳鸣在眩晕发作时加剧，间歇期自然缓解，但常不消失。

6. 发作期患侧耳内或头部有胀满、沉重或压迫感，有时感耳周灼痛。

7. 耳镜检查鼓膜正常。声导抗测试鼓室导抗图正常。咽鼓管功能良好。

8. 颞骨 CT 检查偶显前庭导水管周围气化差，导水管短而直。膜迷路 MRI 成像，部分病人可显示前庭导水管变直变细。

9. 前庭功能检查在发作期可观察到自发性眼震和位置性眼震。动静平衡功能检查结果异常。间歇期自发性眼震和各种诱发试验结果可能正常，多次复发者患耳前庭功能可能减退或丧失。

10. 听力检查呈感音性聋，多年长期发作者可能呈感音神经性聋表现。纯音听力图早期为上升型或峰型，晚期可呈平坦型或下降型。阈上功能检查有重振现象，音衰试验正常。

11. 甘油试验　按 1.2～1.5 g/kg 的甘油加等量等渗盐水空腹饮下，服用前与服用后 3 小时内，每隔 1 小时做 1 次纯音测听。在服甘油后平均听阈提高 15 dB 或以上，或言语识别率提高 16% 以上者为阳性。本病病人常为阳性，但在间歇期、脱水等药物治疗期为阴性。

【治疗措施】

1. 一般治疗　发作期卧床休息，低盐饮食。症状缓解后宜尽早逐渐下床活动。

2. 药物治疗　①安定、镇静药：常用者有地西泮 2.5 mg，艾司唑仑片 1～2 mg，每日 3 次，仅在急性发作期使用。②抗眩晕药：常用者如氟桂利嗪、苯海拉明、地芬尼多（眩晕停）等，在发作期使用。③血管扩张药及钙离子拮抗剂：常用者有桂利嗪（脑嗌嗪）、培他啶、尼莫地平等。④利尿脱水药：常用者有氯噻酮、70% 二硝酸异山梨醇等。依他尼酸（利尿酸）和呋塞米（速尿）等因有耳毒性而不宜采用。

3. 手术治疗　凡眩晕发作频繁、剧烈，长期保守治疗无效，耳鸣且耳聋严重者可考虑手术治疗。手术方法较多，有些手术不能保存前庭功能和听力。

【健康处方】

1. 有发作史者要注意避免感冒、过度劳累、情绪波动。

2. 对频繁发作者要多作耐心解释，消除其思想负担。

耳　聋

耳聋是人耳听觉功能损失的总称。

按发生部位和性质将耳聋分为传导性聋、感音神经性聋和混合性聋三种类型。感音神经性聋可细分为感音性聋（其病变部位在耳蜗，又称为耳蜗性聋）以及神经性聋（因病变部位在耳蜗以后的诸部位，又称为蜗后聋）。

按发病时间分类，以出生前后划分为先天性聋和后天性聋。以语言功能发育程度划分为语前聋和语后聋。先天性聋按病因不同可分为遗传性聋和非遗传性聋两类。

耳聋分级以纯音测听所得 500 Hz 、1 000 Hz、2 000 Hz 三个言语频率听阈的平均值为标准。

耳聋分级，以单耳听力损失为准，分为 5 级：①轻度耳聋，听低声谈话有困难，语频平均听阈 <40 dB；②中度耳聋，听一般谈话有困难，语频听阈在 41～55 dB；③中重度聋：要大声说话才能听清，语频听阈 56～70 dB；④重度耳聋：需要耳旁大声说话才能听到，听阈在 71～90 dB；⑤极度耳聋：耳旁大声呼唤都听不清，听阈 >90 dB 。

【诊断要点】

1. 注意有无先天性耳部畸形史，如先天性外耳道闭锁、鼓膜缺失、听骨链畸形史；有无耳部炎性疾病如急、慢性化脓性中耳炎，急、慢性分泌性中耳炎，粘连性中耳炎史；有无外伤史如颞骨骨折、听骨链中断史；有无外耳道阻塞史；注意有无老年性聋 、传染病源性聋、全身系统性疾病、糖尿病性微血管病变所致的聋、甲状腺功能低下所致的聋、多发性硬化症史；注意有无先天性聋(分为遗传性聋及非遗传性聋两大类)、耳毒性聋、创伤性聋 、特发性突聋、自身免疫性聋、梅尼埃病、耳蜗性耳硬化、小脑脑桥角占位性疾病史。

2. 传导性、感音神经性或混合性听力下降，多有原发疾病的表现。听力损失的程度，因病变部位、程度和性质不同而有差别，最严重者，听力可完全丧失。

3. 耳鼻部检查，可有耳郭畸形，外耳道堵塞、狭窄或闭锁，鼓膜炎症、粘连、穿孔，下鼻甲肥大、腺样体肥大等。

4. 听功能检查常用者有音叉试验、纯音测听、声导抗测试、耳声发射检查、言语测听、听性脑干诱发电位检查等，其中，纯音听阈测试最常使用。

纯音听阈测试：传导性聋骨导听阈基本正常，气导听阈提高，气骨导间距大于 10 dB，低频听力损伤较重；感音神经性聋气骨导听力曲线呈一致性下降，通常高频听力损失较重；混合性聋气导和骨导听阈都提高，低频区有气骨导间距存在。

5. 影像学检查可以根据上述检查结果选定，以协助确定病变的部位、范围及程度。

6. 全身检查有助于致聋原因的评估。

【治疗措施】

1. 传导性聋应根据病因、病变的部位、性质和范围确定不同的治疗方法。在确定咽鼓管功能及耳蜗功能正常后，大多数传导性聋，可以经过耳显微外科手术重建听力。因各种原因不能手术者，可配戴助听器。

2. 感音神经性聋的治疗原则是恢复或部分恢复已丧失的听力，尽量保存并利用残余的听力。具体方法如下：①药物治疗：在排除或治疗病因的同时，尽早选用可扩张内耳血管的药物、降低血液黏稠度和溶解小血栓的药物、维生素 B 族药物、能量制剂，必要时还可应用抗细菌、抗病毒及类固醇激素类药物。②药物治疗无效者可配用助听器。③电子耳蜗植入。④听觉和言语训练。

3. 混合性聋的治疗方法，应根据不同病因及病情综合分析选定，语频区骨导听阈<45 dB，气骨导差 >25 dB 的晚期耳硬化及慢性中耳炎静止期、咽鼓管功能正常者，可以考虑手术治疗；慢性中耳炎伴有糖尿病致混合性聋者，应注意控制血糖和治疗中耳炎症。

【健康处方】

1. 积极治疗外耳和中耳可引起听力下降的各种疾病。

2. 加强孕产期保健，减少产伤。大力推广新生儿听力筛查，以期尽早发现婴幼儿耳聋，尽早治疗或尽早做听觉言语训练。

3. 提高生活水平，锻炼身体，保证身心健康，预防或延缓老年性聋的发生。

4. 尽量避免使用耳毒性药物，严格掌握适应证，用药期间加强监测，发现有中毒征兆者尽快停药。

5. 加强个体防护观念及措施，尽量减少与强噪声等有害物理因素及化学物质接触，避免颅脑损伤。

鼻前庭炎

鼻前庭炎是鼻前庭皮肤的弥漫性炎症，可分为急性和慢性两种。多为鼻腔内分泌物尤其是脓性分泌物经常刺激前庭皮肤所致。

【诊断要点】

1. 常有急、慢性鼻炎和鼻窦炎病史以及挖鼻外伤史。注意有无糖尿病病史、发热性疾病病史，注意职业、生活及工作环境情况。

2. 急性者感觉鼻前庭处疼痛较剧；慢性者感觉鼻前庭发热、发干、发痒、有触痛。

3. 急性者可见鼻前庭内及其与上唇交界处皮肤弥漫性红肿，或有皲裂及浅表糜烂，鼻毛上附有黏脓块；慢性者可见鼻前庭鼻毛稀少，局部皮肤增厚，有痂皮形成，清除痂皮后可有小出血创面。

【治疗措施】

1. 去除病因，彻底消除鼻腔内刺激性分泌物，避免有害粉尘的刺激。

2. 急性者口服抗生素治疗，局部湿热敷，并可用红外线照射，促使炎症消退。

3. 慢性者可先用3%过氧化氢（双氯水）清洗，除去结痂，局部涂抗生素软膏。皮肤糜烂和皲裂处应先用 10%～20% 硝酸银烧灼，再涂以抗生素软膏，每日 3 次。

4. 慢性者可给予抗组胺药，如西替利嗪 10 mg，每晚 1 次，或氯雷他啶 10 mg，每晚 1 次。

【健康处方】

1. 患急、慢性鼻腔鼻窦炎症者需及时治疗，以减少分泌物对鼻前庭皮肤的刺激。

2. 改正喜挖鼻孔的不良习惯。

3. 在有害粉尘（ 如皮毛、水泥、石棉 ）环境工作需要加强防护。

4. 积极治疗糖尿病等全身性疾病。

鼻 疖

鼻疖是鼻前庭毛囊、皮脂腺或汗腺的局限性化脓性炎症，也可发生于鼻尖或鼻翼处。最常见的致病菌是金黄色葡萄球菌。糖尿病病人易患本病。

【诊断要点】

1. 多有挖鼻、拔鼻毛和用力摩擦鼻尖等诱因。

2. 鼻尖部或鼻前庭皮肤红肿、触痛、灼热、肿胀，可侵及面部周围组织，可伴有低热和全身不适。

3. 伴有上唇及颊部蜂窝组织炎者，可有畏寒、发热、头痛、全身不适症状。

4. 检查见一侧鼻前庭内有隆起，周围浸润发硬，发红。有些病人可伴有上唇及面颊部红肿。

5. 疖肿成熟后，顶部出现黄色脓点，溃破则流出脓液，有时排出黄绿色脓栓。

【治疗措施】

1. 全身治疗包括酌情使用抗生素，适当的镇痛药。糖尿病病人要控制血糖。

2. 局部治疗　①疖未成熟者：局部热敷、超短波、红外线照射，以消炎止痛为主，患处涂以 10% 鱼石脂软膏，促其成熟穿破。②疖已成熟者：可待自然穿破或在无菌条件下用小探针蘸少许 15% 硝酸银或纯石炭酸腐蚀脓头，促其破溃排脓，亦可用碘酊消毒后以锋利尖刀将脓头表面轻轻挑破，以小镊子钳出脓栓，也可用小吸引器吸出脓液。③疖破溃后局部消毒清洁，促进引流，使用抗生素软膏保护伤口不使结痂。

【健康处方】

1. 患急、慢性鼻腔鼻窦炎症者需及时治疗。

2. 改正喜挖鼻孔、拔鼻毛的不良习惯。

3. 治疗全身疾病，增强身体抵抗力。

4. 严禁挤压疖肿，未成熟时忌行切开。

5. 面部静脉无瓣膜，血液可正、逆向流动。鼻疖如被挤压，感染可由小静脉、面静脉、眼上静脉向上直达海绵窦，引起非常严重的海绵窦血栓和颅内感染，需尽早转上级医院治疗，绝不能疏忽。

鼻出血

鼻出血可由鼻腔、鼻窦疾病引起，也可由某些全身性疾病或鼻腔、鼻窦邻近结构的病变引起，是常见的临床症状之一。

【诊断要点】

1. 询问出血发生的时间、出血量、持续时间，有无外伤、手术、异物、肿瘤、血液病、传染病、心血管疾病、肝、肾慢性疾病、急性发热性传染病等病史，了解职业和工作性质、环境和营养情况，既往有无出血史或家族史。女性病人还应注意鼻出血和月经周期的关系。

2. 由于引起鼻出血的病因很多，其临床表现不完全一致。多为单侧出血，亦可双侧。可表现为间歇性反复出血，亦可呈持续性出血。出血量多少不一，轻者仅鼻涕带血或倒吸血涕，重者可大量出血、甚至休克，反复出血则可导致贫血。

3. 相关检查　①全身检查：注意循环系统、呼吸系统，特别要注意高血压病、动脉硬化、血友病、白血病等，注意有无肝脾肿大、皮肤紫癜等情况。②鼻外部检查：注意有无鼻梁塌陷、隆起、偏斜、皮肤破裂、骨折和血肿。③鼻腔检查：注意寻找出血点，情况允许可行鼻内镜检查。最常见出血部位大多在鼻中隔前下方的易出血区，少数严重出血发生在鼻腔后部。检查时注意有无黏膜糜烂、破裂、肿瘤等。注意检查下鼻道、嗅裂和鼻咽部情况。④实验室检查：注意血常规、血小板计数、出凝血时间及肝肾功能等。⑤鼻窦 CT 检查：排除鼻窦及鼻咽部可能引起鼻出血的疾病。

【治疗措施】

鼻出血，尤其是大出血属急诊。病人常因出血而情绪紧张和恐惧，故首先应予以安慰，使之镇静。问清是哪一侧鼻腔出血或首先出血，然后仔细检查鼻腔，并选择适宜的止血方法达到止血目的。进而详细了解病史、临床表现并做相应的全面检查以明确出血原因，再进一步治疗原发病，以达真正止血。

1. 一般处理　病人取坐位或半卧位，疑有休克者，应取平卧低头位。嘱病人安静，尽量勿将血液咽下，以免刺激胃部引起呕吐，必要时给予镇静药。已有休克症状出血者，首先处理休克。

2. 常用止血方法 首先要明确出血部位。多在鼻中隔前下部的易出血区，一般出血量较少。用浸有1%麻黄素等渗盐水或0.1%肾上腺素的棉片置入鼻腔暂时止血，以便寻找出血部位。亦可用吸引器管边吸血液，边寻找出血部位。无上述条件可嘱病人用手指捏紧两侧鼻翼10～15分钟后再行检查。常采用的止血方法有如下两种。①烧灼法：适用于反复小量出血且能找到固定出血点者。目前多用激光、射频或微波止血的方法，传统的化学药物或电灼的方法亦可使用。烧灼范围越小越好，应避免烧灼过深，烧灼后涂以软膏。②填塞法：用于出血较剧、渗血面较大或出血部位不明者。鼻腔可用可吸收性材料(如明胶海绵等)、纱条(凡士林油纱条、抗生素油膏纱条和碘仿纱条)填塞。鼻腔纱条填塞未能奏效者，可用后鼻孔填塞。此外，鼻腔或鼻咽部还可用气囊或水囊压迫止血。

3. 全身治疗 引起鼻出血的原因多种多样的，出血的程度亦有不同。因此，鼻出血的治疗及处理除鼻腔止血外，还需要根据病情采取必要的全身治疗，包括：①安慰病人和家属，减轻其紧张情绪；②给予安定镇静药，如地西泮2.5 mg或艾司唑仑片1～2 mg，每日3次，有助于减少出血，对反复出血者尤重要；③止血药：如蛇凝血素酶(立止血)1～2 g，肌内注射或静脉滴注，每日1次；卡巴克络(安络血)10 mg，肌内注射，每日3次；还可使用对氨甲苯酸(抗血纤溶芳酸)、酚磺乙胺(止血敏)、6-氨基己酸(EACA)、凝血酶等。

4. 维生素 如维生素C 0.2 g，每日3次；维生素K_4，4 mg，每日3次。

5. 有贫血或休克者应纠正贫血或抗休克治疗。

6. 因全身性疾病引起者应请相应专科诊治。

【健康处方】

1. 改正挖鼻孔、抠鼻等不良习惯。

2. 注意饮食，多吃新鲜水果和蔬菜，补充足量的维生素，并保持大便通畅。

3. 戒除烟酒。

4. 气候干燥的季节，可用石蜡油滴鼻，以保持鼻黏膜的湿润。

5. 反复少量鼻出血或经常涕中带血者，需做详细的鼻腔、鼻窦和鼻咽部检查。疑为全身病因引起者，需做全身相应的检查。

6. 对大出血的病人，在作局部处理的同时，必须注意全身情况的变化，已有休克症状出血者，首先处理休克。

7. 对采用填塞方法不能止血的病人，立即转上级医院治疗，转院过程中，可给予补液、吸氧等措施，预防休克的发生。

鼻 炎

鼻腔炎性疾病即鼻炎，是病毒、细菌、变应原、各种理化因子以及某些全身性疾病引起的鼻腔黏膜的炎症。根据不同的病因、发病机制及病理改变等分为不同的种类。本节主要介绍急性鼻炎、慢性鼻炎(慢性单纯性鼻炎，慢性肥厚性鼻炎)、萎缩性鼻炎和变应性鼻炎。

(一) 急性鼻炎

急性鼻炎是由病毒感染引起的鼻腔黏膜急性炎症性疾病，俗称“伤风”、“感冒”，有传染性,可继发细菌感染。四季均可发病,以冬、春季多见。

【诊断要点】

1. 可有感冒、疲劳、烟酒过度、营养不良等情况。注意鉴别是否为某种急性传染病的前驱症状。

2. 鼻内干燥、灼热感或痒感和喷嚏。

3. 鼻塞、嗅觉减退和闭塞性鼻音。

4. 流涕,呈水样、黏液性、黏脓性或脓性涕。

5. 有全身不适、倦怠、头痛和发热等情况。小儿全身症状较重,可有高热,甚至惊厥。常出现消化道症状如呕吐、腹泻等。

6. 检查见鼻黏膜充血、肿胀,下鼻甲充血、肿大。

【治疗措施】

1. 全身治疗　①注意休息,多饮水,进清淡饮食,保持大便通畅,生姜、红糖煎水热服,以缓解症状。②口服解热镇痛药,如复方阿司匹林等。③合并细菌感染或可疑并发症时全身应用抗生素,可采取口服、肌内或静脉注射等途径给药。

2. 局部治疗　用1%(小儿用0.5%)麻黄碱等渗盐水滴鼻或盐酸羟甲唑啉喷雾剂。此类药物连续应用不超过7天,最长不超过10天。

3. 出现并发症者,采取相应的治疗措施。

【健康处方】

1. 加强锻炼身体,增强机体抵抗力;提倡冷水洗脸或冷水浴,冬季增加户外活动,增强对寒冷的适应能力。

2. 注意劳逸结合和合理饮食,避免受凉和烟酒过度。

3. "感冒"流行期间应避免与病人密切接触,尽量不或少出入公共场所,注意居室通风。

4. 掌握正确的擤鼻方法有助于减少耳部并发症的产生。

(二)慢性鼻炎

慢性鼻炎是鼻腔黏膜和黏膜下层的慢性炎症性疾病,以鼻腔黏膜肿胀、分泌物增多、无明确致病微生物感染、病程持续数月以上或反复发作为特征,是一个常见的疾病。

【诊断要点】

1. 有急性鼻炎反复发作史,职业、生活及工作环境中长期粉尘接触史,全身及局部慢性疾病史。

2. 鼻塞　慢性单纯性鼻炎多呈间隙性和交替性鼻塞;慢性肥厚性鼻炎多呈单侧或双侧持续性鼻塞。

3. 多涕　慢性单纯性鼻炎一般为黏液涕,继发感染时可有脓涕;慢性肥厚性鼻炎鼻涕不多,黏液性或黏脓性,不易擤出。

4. 可有头痛、头昏、咽干、咽痛。慢性肥厚性鼻炎还常有闭塞性鼻音、耳鸣和耳闭塞感。

5. 慢性单纯性鼻炎病人一般无嗅觉减退,慢性肥厚性鼻炎少数病人可能有嗅觉减退。

6. 慢性单纯性鼻炎病人鼻腔黏膜充血,下鼻甲肿胀,表面光滑,柔软,富于弹性,探针轻压之凹陷,探针移开即复原,对减充血剂敏感。慢性肥厚性鼻炎病人下鼻甲黏膜肥厚,鼻甲骨肥大。黏膜表面不平,呈结节状或桑葚样,以下鼻甲前、后端和游离缘为甚。探针轻压之为实质感、无凹陷,或虽有凹陷,但不立即复原,对减充血剂不敏感。

7. 鼻腔底、下鼻道或总鼻道可见黏液性或黏脓性分泌物。

【治疗措施】

1. 病因治疗　找出全身和局部病因，及时治疗全身性慢性疾病、鼻窦炎、邻近感染病灶和鼻中隔偏曲等。改善生活和工作环境，锻炼身体，提高机体抵抗力。

2. 局部治疗　①慢性单纯性鼻炎可用鼻减充血剂治疗，如盐酸羟甲唑啉喷雾剂或0.5%～1%麻黄碱等渗盐水滴鼻；鼻内分泌物较多或较黏稠者可用等渗盐水清洗鼻腔。②慢性肥厚性鼻炎下鼻甲对减充血剂敏感者，可采用与慢性单纯性鼻炎相同的治疗方法。不敏感者可采取激光、冷冻、微波或射频等治疗。黏膜严重肥厚、对减充血剂不敏感者，可行下鼻甲黏膜部分切除术或下鼻甲黏－骨膜下切除术。

3. 中成药治疗　如鼻炎片，3 片，每日 3 次；霍胆丸，6 g，每日 2 次等。

【健康处方】

1. 加强身体锻炼，增加户外活动，增强机体抵抗力，增强对寒冷的适应能力。
2. 注意劳逸结合和合理饮食，避免受凉和烟酒过度。
3. 注意职业及环境因素的防护。
4. 积极治疗急性鼻炎、鼻中隔偏曲、慢性鼻窦炎等鼻腔鼻窦疾病。
5. 避免鼻腔用药不当或过久，如鼻内滥用滴鼻净或麻黄碱滴鼻液。
6. 注意加强对全身性慢性疾病、营养不良、内分泌疾病的防治。
7. 避免烟酒嗜好，长期过度疲劳，免疫功能障碍，变应性鼻炎等。
8. 激光、冷冻、微波或射频等治疗需注意不要损伤太多的下鼻甲黏膜组织。

（三）萎缩性鼻炎

萎缩性鼻炎是一种以鼻黏膜萎缩或退行性变为其病理特征的慢性炎症。发展缓慢，病程长，女性多见。黏膜萎缩性改变可向下发展延伸到鼻咽、口咽、喉咽等处黏膜。本病可能与营养不良、卫生条件和生活习惯有关。

【诊断要点】

1. 可有慢性疾病史如结核、营养不良、梅毒等；可有鼻窦及鼻腔手术史；可有内分泌功能紊乱及植物神经功能失调史；可有长期有害粉尘、有害气体及干燥高热环境刺激史。

2. 鼻塞　由鼻腔内脓痂阻塞所致，或因鼻黏膜感觉神经萎缩、感觉迟钝，此时鼻腔虽通气，但病人却是感“鼻塞”。

3. 鼻、咽干燥感　由于黏膜腺体萎缩、分泌减少或因鼻塞长期张口呼吸所致。

4. 鼻出血　黏膜萎缩变薄、干燥，或挖鼻和用力擤鼻致毛细血管破裂所致。

5. 嗅觉丧失　由黏膜萎缩所致。

6. 恶臭　呈呼气带特殊腐烂臭味。脓痂之蛋白质腐败分解产生。

7. 头痛、头昏　由于黏膜萎缩后，调温保湿功能减退或缺失，吸入冷空气刺激或脓痂压迫引起。多表现为前额、颞侧或枕部头痛。

8. 鼻外形正常或宽平如鞍状。鼻腔黏膜干燥、鼻腔宽大、鼻甲缩小（尤以下鼻甲为甚）、鼻腔内大量脓痂充塞，黄色或黄绿色并有恶臭。若病变发展至鼻咽、口咽和喉咽部，亦可见同样表现。

【治疗措施】

1. 局部治疗　①用温热等渗盐水或 1∶5 000 高锰酸钾溶液冲洗鼻腔，每日 1～2 次。

②应用1%复方薄荷石蜡油、清鱼肝油、1%链霉素滴鼻、50%葡萄糖滴鼻。③手术可采用鼻腔外侧壁内移加固定术、前鼻孔闭合术、鼻腔黏一骨膜下埋藏术等缩小鼻腔，以减少鼻腔通气量、降低鼻黏膜水分蒸发、减轻黏膜干燥及结痂形成。

2. 全身治疗　补充维生素A、B、C、D、E，特别是维生素B_2、C、E。补充铁、锌等制剂可能对本病有一定治疗作用。

【健康处方】

1. 加强营养，改善环境及个人卫生。
2. 积极治疗慢性鼻炎、慢性鼻窦炎等鼻腔鼻窦疾病。
3. 避免长期在高浓度有害粉尘、气体环境内工作。
4. 鼻腔鼻窦手术避免致鼻黏膜广泛损伤，下鼻甲手术勿切除过度。
5. 注意排除损害鼻黏膜的鼻特殊传染病如梅毒、结核等。

（四）变应性鼻炎

变应性鼻炎又称过敏性鼻炎，是发生在鼻黏膜的变态反应性疾病，以鼻痒、喷嚏、鼻分泌亢进、鼻黏膜肿胀等为其主要特点。本病分为常年性和季节性两种。发病机制属IgE介导的Ⅰ型变态反应。

【诊断要点】

1. 可能有吸入物过敏史、个人或家族中其他系统或部位变态反应疾病史。
2. 鼻痒，季节性鼻炎尚有眼痒和结膜充血。
3. 喷嚏，多呈阵发性发作，从几个、十几个或数十个不等。
4. 大量清水样鼻涕，有时可不自觉地从鼻孔滴下。
5. 鼻塞，程度轻重不一，间隙性或持续性，单侧、双侧或两侧交替性。
6. 部分病人可有嗅觉减退。
7. 鼻黏膜可为苍白、充血或浅蓝色，双侧下鼻甲水肿。总鼻道和鼻腔底可见清涕或黏液性涕。
8. 特异性皮肤试验、鼻黏膜激发试验和体外特异性IgE检测可为阳性。
9. 可能伴全身其他变态反应性疾病，如支气管哮喘等。

【治疗措施】

1. 避免与变应原接触　是最有效的治疗方法，但非常困难。
2. 糖皮质激素　主要在鼻腔局部用药，可选用二丙酸倍氯米松、布地奈德、丙酸氟替卡松等。局部用药后吸收量很小，是糖皮质激素的主要给药途径。全身大剂量冲击疗法主要是短期较大剂量给药，以缓解症状。
3. 抗组胺药　可以迅速缓解鼻痒、喷嚏和鼻分泌亢进。第一代抗组胺药如氯苯那敏(扑尔敏)，大多有中枢抑制作用。第二代抗组胺药克服了传统抗组胺药的中枢抑制作用，包括氯雷他啶、西替利嗪等。
4. 肥大细胞膜稳定剂　包括色甘酸钠、酮替芬等。
5. 减充血剂　如1%麻黄碱、盐酸羟甲唑啉等。由于减充血药具有扩张血管的后作用，长期使用将引起药物性鼻炎。
6. 抗胆碱药　如0.03%异丙托溴铵，可以减少鼻分泌物，但对鼻痒和喷嚏无效。
7. 其他　①降低鼻黏膜敏感性，如下鼻甲冷冻、激光、射频、微波等。②手术不应作为首选治疗。可采用翼管神经切断术、筛前神经切断术等,合并鼻中隔偏曲者可考虑作鼻中隔矫正术。

8. 免疫疗法 主要用于治疗吸入变应原所致的Ⅰ型变态反应。通过特异性免疫治疗达到脱敏和减敏目的。

【健康处方】

1. 加强身体锻炼,增加户外活动。

2. 避免接触已知的过敏原或进食含过敏原的食物。

3. 并发症有支气管哮喘者需同时治疗。

鼻息肉

鼻息肉是鼻腔和鼻窦黏膜的常见慢性疾病,以极度水肿的鼻黏膜在中鼻道形成单发或多发息肉为临床特征。本病发病机制至今仍未阐明。

【诊断要点】

1. 可有慢性鼻窦炎或变应性鼻炎病史。

2. 鼻塞,常表现为单侧或双侧鼻塞并渐加重为持续性。鼻塞重者说话呈闭塞性鼻音,睡眠时打鼾。息肉蒂长者可感到鼻腔内有物随呼吸移动。后鼻孔息肉可致呼气时经鼻呼气困难。

3. 鼻腔流黏液样或脓性涕,间或为清涕,可伴喷嚏。

4. 多有嗅觉减退或丧失。当鼻息肉或分泌物阻塞咽鼓管口,可引起耳鸣和听力减退。

5. 继发鼻窦炎者出现鼻背、额部及面颊部胀痛不适。

6. 鼻外形可有改变,如隆起、鼻背变宽、蛙鼻等。

7. 鼻镜或鼻内镜检查可见鼻腔内有一个或多个表面光滑、灰白色、淡黄或淡红色的如荔枝肉状半透明肿物,带蒂或基广,触之柔软,不痛,不易出血。复发者鼻息肉则基底广,多发,质地韧,伴周围结构破坏或瘢痕。鼻腔内可见到稀薄浆液性或黏稠、脓性分泌物。

8. 影像学检查 鼻窦冠状位和轴位 CT 扫描、MRI 检查有助于明确病变范围。

【治疗措施】

多采取综合治疗。

1. 激素治疗 初发较小息肉可用局部吸入型糖皮质激素喷鼻剂喷鼻,如氟替卡松或布地奈德等,通常每日清晨 1 次用药,严重者每日 2 次。可持续应用 2～3 个月,甚至更长。伴有变态反应或阿司匹林耐受不良或哮喘等鼻息肉病人,或鼻息肉术后,可口服醋酸泼尼松每日 0.5～1 mg/kg,晨起空腹顿服,共 10～14 天,常无需减量停药。

2. 手术治疗 多数鼻息肉,特别是多发和复发性息肉者,必须接受经鼻内镜手术治疗。手术治愈率可达 85%～90%。手术仅仅是治疗疾病的开始,更重要的是手术后的比较长期的随访和综合治疗。

【健康处方】

1. 积极治疗慢性鼻炎、慢性鼻窦炎、变应性鼻炎。

2. 早期采用手术治疗以恢复鼻腔功能。

鼻窦炎

鼻窦炎是鼻窦黏膜的卡他性炎症和化脓性炎症。分为急性和慢性两种，慢性者居多。前组鼻窦较后组鼻窦的发病率高，其中上颌窦最为常见，筛窦次之，额窦和蝶窦较少。可发生于一侧，亦可双侧。可限于一窦发病，亦可累及多窦。若一侧或两侧全部的鼻窦均发病，则为"全组鼻窦炎"。

（一）急性鼻窦炎

急性鼻窦炎多继发于急性鼻炎，是鼻窦黏膜的急性卡他性炎症或化脓性炎症，严重者可累及骨质，并可累及周围组织和邻近器官，引起严重并发症。致病菌以肺炎链球菌、溶血型链球菌、葡萄球菌和流感杆菌等多见。厌氧菌感染亦不少见。

【诊断要点】

1. 多有上呼吸道感染史、全身抵抗力下降史、过度疲劳史。

2. 在上呼吸道感染或急性鼻炎期间，鼻塞、头痛等症状加重，脓涕增多，出现畏寒、发热、食欲减退、便秘、周身不适等。儿童者可发生呕吐、腹泻、咳嗽等消化道和呼吸道症状。

3. 鼻塞　多为患侧持续性鼻塞，若两侧同时罹患，则为双侧持续性鼻塞。

4. 脓涕　鼻腔内大量脓性或黏脓性鼻涕，难以擤尽，脓涕中可带有少许血液。脓涕可后流至咽部和喉部，刺激局部黏膜引起发痒、恶心、咳嗽和咳痰。

5. 头痛或局部疼痛　是本病最常见症状。前组鼻窦炎引起的头痛多在额部和颌面部，后组鼻窦炎的头痛则多位于颅底或枕部。

6. 嗅觉障碍　因鼻塞而出现嗅觉暂时减退或丧失。

7. 局部红肿和压痛　急性上颌窦炎表现为颌面、下睑红肿和压痛；急性额窦炎则表现额部红肿以及眶内上角（相当于额窦底）压痛和额窦前壁叩痛；急性筛窦炎在鼻根和内眦处偶有红肿和压痛。

8. 鼻黏膜充血、肿胀，尤以中鼻甲和中鼻道黏膜为甚。鼻腔内有大量黏脓或脓性鼻涕，前组鼻窦炎可见中鼻道有黏脓或脓性分泌物，后组鼻窦炎者则见于嗅裂。若单侧鼻腔脓性分泌物恶臭，在成人应考虑牙源性上颌窦炎，在儿童则应考虑鼻腔异物。

9. 鼻窦 CT 扫描，可清楚显示鼻窦黏膜增厚，脓性物积蓄、累及鼻窦范围等。在没有 CT 设备的医院，可选择鼻窦 X 线平片检查。

10. 上颌窦穿刺冲洗，须在病人无发热和抗生素控制下施行，观察有无脓液，是较常用的诊断和治疗方法。

【治疗措施】

1. 注意休息，清淡饮食，多饮水。

2. 全身治疗　①足量抗生素控制感染，防止发生并发症或转为慢性。明确致病菌者病菌者应选择敏感的抗生素，未能明确致病菌者可选择广谱抗生素。明确厌氧菌感染者应同时应用替硝唑或甲硝唑。②有变应性鼻炎、哮喘者，必要时全身给予抗变态反应药物。③对邻近感染病变如牙源性上颌窦等慢性疾病等应针对性治疗。

3. 局部治疗　鼻内用减充血剂如 1%麻黄素、盐酸羟甲唑啉。

4. 体位引流　促进鼻窦内分泌物的排出。

5. 物理治疗　局部热敷、短波透熟或红外线照射等，可促进炎症消退和改善症状。

6. 鼻腔冲洗　用注射器或专用鼻腔冲洗器。冲洗液可选择等渗盐水，等渗盐水＋庆大霉素＋地塞米松，或等渗盐水＋甲硝唑＋地塞米松。每日1～2次。此方法有助于清除鼻腔内分泌物。

7. 上颌窦穿刺冲洗　用于治疗上颌窦炎。同时有诊断作用。每周冲洗1次，直至再无脓液冲洗出为止。每次冲洗后可向窦内注入抗生素、替硝唑或甲硝唑溶液。

8. 额窦环钻引流　急性额窦炎保守治疗无效且病情加重时，为避免额骨骨髓炎和颅内并发症，需行此术。

【健康处方】

1. 增强体质，改善生活和工作环境。

2. 及时合理地治疗急性鼻炎以及鼻腔、鼻窦、咽部和牙齿的各种慢性炎性疾病，保持鼻窦的通气和引流。

3. 注意观察病情变化，小儿病人尤应注意，预防并尽早发现、及时处理并发病，如上颌骨骨髓炎等。

（二）慢性鼻窦炎

慢性鼻窦炎多因急性鼻窦炎反复发作、未彻底治愈而迁延所致，可单侧发病或单窦发病，但双侧发病或多窦发病极常见。病因和致病菌与急性化脓性鼻窦炎者相似。牙源性上颌窦炎可慢性起病。

【诊断要点】

1. 病程较长，多有急性鼻窦炎发作史，牙源性上颌窦炎有上列磨牙齿疾病史。

2. 全身症状轻重不等，有时则无。较常见为精神不振、易倦、头痛头昏、记忆力减退、注意力不集中等。

3. 流脓涕　为主要症状之一。涕多，黏脓性或脓性。前组鼻窦炎者，鼻涕易从前鼻孔擤出；后组鼻窦炎者，鼻涕多经后鼻孔流入咽部。牙源性上颌窦炎的鼻涕常有腐臭味。

4. 鼻塞　是慢性鼻窦炎的另一主要症状。由于鼻黏膜肿胀、鼻甲黏膜息肉样变、息肉形成、鼻内分泌物较多或稠厚所致。

5. 头痛　一般情况下无此症状。即使有头痛，亦不如急性鼻窦炎者严重，常表现为钝痛和闷痛。头痛常有下列特点：①伴随鼻塞、流脓涕和嗅觉减退等症状。②多有时间性或固定部位，多为白天重、夜间轻，且常为一侧，若为双侧者必有一侧较重。前组鼻窦炎者多在前额痛，后组鼻窦炎者多在枕部痛。③经鼻内用减充血剂治疗后头痛缓解。咳嗽、低头位或用力时头痛加重(因头部静脉压升高)。吸烟、饮酒和情绪激动时头痛亦加重。

6. 嗅觉减退或消失　多数属暂时性，少数为永久性。

7. 视功能障碍　主要表现为视力减退或失明，还有表现如眼球移位、复视和眶尖综合征等。

8. 前鼻镜检查可见鼻黏膜慢性充血、肿胀或肥厚，中鼻甲肥大或息肉样变，中鼻道变窄、黏膜水肿或有息肉。前组鼻窦炎者脓液位于中鼻道，后组鼻窦炎者脓液位于嗅裂，或下流积蓄于鼻腔后段或流入鼻咽部。怀疑鼻窦炎但检查未见鼻道有脓液者，可用1%麻黄素收缩鼻黏膜并作体位引流后，再做上述检查，有助诊断。鼻内镜检查可清楚准确判断上述各种病变及其部位。

9. 牙源性上颌窦炎者同侧上列第 2 双尖牙或第 1、2 磨牙可能存在病变。后组鼻窦炎者咽后壁可见到脓液或干痂附着。

10. 影像学检查　鼻窦 CT 扫描，可显示窦腔大小、形态以及窦内黏膜不同程度增厚、窦腔密度增高、液平面或息肉阴影等。鼻窦 X 线平片和断层片对本病诊断亦有参考价值。

11. 上颌窦穿刺冲洗　可了解窦内脓液之性质、量、有无恶臭等，并行脓液细菌培养和药物敏感试验，据此了解病变性质并选择有效抗生素。

【治疗措施】

1. 鼻腔内应用减充血剂如麻黄素和盐酸羟甲唑啉喷雾，改善鼻腔通气和引流。

2. 鼻腔冲洗　每天 1～2 次，可用等渗盐水冲洗，目的是清除鼻腔内分泌物，以利鼻腔的通气和引流。

3. 上颌窦穿刺冲洗　每周 1 次。必要者可经穿刺针导人硅胶管置于窦内，以便每日冲洗和灌入抗生素。

4. 负压置换法　用负压吸引法使药液进入鼻窦。应用于额窦炎、筛窦炎和蝶窦炎，最宜用于慢性全鼻窦炎者。也可在鼻内镜下，用吸引器吸除鼻腔和各鼻道的引流物。

5. 鼻腔手术　鼻中隔偏曲、中鼻甲息肉或息肉样变、泡性中鼻甲、肥厚性鼻炎、鼻腔异物和肿瘤等，是窦口鼻道复合体区域阻塞的原因，必须手术矫正或切除，以解除窦口鼻道复合体阻塞、改善鼻窦引流和通气。手术方式可分为传统手术和鼻内镜手术。

【健康处方】

1. 积极治疗上呼吸道感染性疾病，预防急性鼻窦炎的发生。

2. 积极治疗急性鼻窦炎，防止其转化为慢性鼻窦炎。

慢性咽炎

慢性咽炎是咽部黏膜、黏膜下及淋巴组织的慢性炎症，常为上呼吸道慢性炎症的一部分。多见于成年人，病程长，症状顽固，不易治愈。根据其病理变化，可分为慢性单纯性咽炎和慢性肥厚性咽炎两类。

【诊断要点】

1. 了解各种诱发因素、病人的职业和工作环境，有无烟酒过度史、慢性消化道疾病史、精神创伤史。有无鼻炎、鼻窦炎和慢性扁桃体炎反复发作史。

2. 咽部可有各种不适感，如异物感、灼热感、干燥感、痒感、刺激感和轻微的疼痛等。

3. 咽后壁常有较黏稠的分泌物刺激而出现刺激性咳嗽，严重时可引起作呕，咳嗽时常无分泌物咳出。

4. 各种不适症状在用嗓过度、受凉或疲劳时加重。

5. 全身症状一般均不明显。

6. 慢性单纯性咽炎咽黏膜弥漫性充血，血管扩张，呈暗红色，咽后壁常有少许黏稠分泌物附着。慢性肥厚性咽炎咽黏膜肥厚，弥漫充血。咽后壁有较多颗粒状隆起的淋巴滤泡，可散在分布或融合成块。两侧咽侧索也有充血肥厚。

7. 颈部和颌下淋巴结无肿大，鼻咽部检查无异常或可见黏膜充血。

8. 影像学检查了解有无茎突过长、颈椎骨质增生及食管情况。

9. 请相关科室会诊，排除引起咽异感症的其他疾病。

【治疗措施】

1. 去除病因　戒除烟酒及刺激性饮食，避免过度劳累；避免过多用嗓；改善工作和生活环境，避免粉尘及有害气体；积极治疗周围器官的慢性炎症如慢性鼻窦炎、龋齿等；治疗全身性疾病以增强抵抗力。

2. 中医中药治疗　可用玄麦柑橘汤等，亦可用甘草、麦冬、菊花、胖大海单味泡水饮。

3. 局部疗法　①慢性单纯性咽炎：常用复方硼砂溶液、呋喃西林液、淡盐水含漱，或含服喉片，如碘喉片、薄荷喉片、银黄含片及服用六神丸等。②慢性肥厚性咽炎：除了用上述方法处理外，还需对咽后壁淋巴滤泡进行处理，可用化学药物如 10% 硝酸银溶液烧灼肥大的淋巴滤泡，也可用冷冻或激光治疗。但处理范围不宜过大过深，以防日后咽部干燥，咽黏膜萎缩。

【健康处方】

1. 积极锻炼身体，增强体质。提倡冷水洗脸或冷水浴，冬季增加户外活动，增强对寒冷的适应能力。

2. 注意劳逸结合，生活有规律，保持比较充足的睡眠时间。

3. 合理饮食，避免过食辛辣刺激的食物和烟酒过度。

4. 避免过多的大声喊叫，多饮水。

5. 在粉尘较多的环境工作要戴口罩防护。

急性扁桃体炎

急性扁桃体炎为腭扁桃体的急性非特异性炎症，常伴有程度不等的咽黏膜和其他淋巴组织炎症，是一种很常见的咽部疾病。多发生于儿童及青年。乙型溶血性链球菌是主要的致病菌。临床上分为急性卡他性扁桃体炎和急性化脓性扁桃体炎两类。

【诊断要点】

1. 多有受凉、过度劳累等诱因。

2. 起病急，可有畏寒、高热、头痛、食欲下降、疲乏无力、周身不适、便秘等。小儿病人可因高热而引起抽搐、呕吐及昏睡。

3. 咽痛剧烈，吞咽困难，疼痛常放射至耳部。扁桃体肿大较显著者在幼儿还可引起呼吸困难。

4. 急性病容，咽黏膜呈弥漫性充血肿胀；腭扁桃体肿大，表面可见黄白色脓点或在隐窝口处有黄白色或灰白色点状渗出物，可连成一片形似假膜。

5. 下颌角淋巴结常有肿大和压痛。

6. 白细胞计数升高，中性粒细胞达 80%～90%以上。

【治疗措施】

1. 一般疗法　卧床休息，进流质饮食及多饮水，加强营养及疏通大便，咽痛较剧或高热时，可口服退热药及镇痛药。

2. 抗生素治疗　为主要治疗方法。首选青霉素，根据病情轻重，决定给药途径。一般用青霉素 80 万 U，肌内注射，每日 2 次；重症病人静脉滴注大剂量青霉素。若治疗 2～3 天后病情无好转，需分析其原因，改用其他种类抗生素。激素可酌情使用。

3. 局部治疗　常用复方硼砂溶液，1∶5 000 呋喃西林液或 1∶5 000 高锰酸钾液漱口。

4. 中医中药治疗　咽喉部喷雾冰硼散、锡类散等，口服六神丸、牛黄消炎丸等。

5. 手术治疗　如多次反复发作急性扁桃体炎，特别是已有并发症者，应在急性炎症消退后施行扁桃体切除术。

【健康处方】

1. 急性扁桃体炎的诱因甚多，故应注意锻炼身体，增强体质，提高机体的抵抗能力。

2. 急性扁桃体炎的病原体可通过飞沫或直接接触而传染，故病人要隔离。

3. 炎症直接向邻近组织扩展可引起扁桃体周脓肿；也可引起急性中耳炎、急性鼻炎及鼻窦炎、急性淋巴结炎、咽旁脓肿等，需及时治疗，必要时转上级医院治疗。

4. 扁桃体炎可引起全身各系统许多疾病，常见者有风湿热、急性关节炎、心肌炎及急性肾炎等。需注意观察，及时转上级医院治疗。

扁桃体周脓肿

扁桃体周脓肿为扁桃体周隙内的化脓性炎症。早期发生蜂窝组织炎称扁桃体周炎，继之形成脓肿。好发于青壮年。大多继发于急性扁桃体炎，尤其多见于慢性扁桃体炎屡次急性发作者。常见的致病菌有金黄色葡萄球菌、乙型溶血性链球菌、甲型草绿色链球菌等。厌氧菌也可导致本病发生。

本病多为单侧发病，两侧同时发病极少。按其发生部位，临床上分为前上型和后上型两种。前者脓肿位于扁桃体上极与腭舌弓之间，此型最常见；后者位于扁桃体与腭咽弓之间，较少见。

【诊断要点】

1. 多有急性扁桃体炎的病史，尤其是慢性扁桃体炎急性发作者。

2. 急性扁桃体炎发病 3～4 天后，发热仍持续或又加重，一侧咽痛加剧，吞咽时尤甚，常向同侧耳部或牙齿放射。

3. 病人呈急性病容，表情痛苦，头倾向患侧，可有流涎，说话含糊不清，似口中含物，饮水自鼻腔反流。可有张口困难。头倾向患侧，病人常以手托患侧颈部以减轻疼痛。

4. 在早期周围炎时，患侧腭舌弓显著充血。局部明显隆起，甚至张口有障碍，表示脓肿已形成。

5. 前上型者，可见患侧软腭及悬雍垂红肿，并向对侧偏斜，腭舌弓上方隆起。扁桃体被遮盖且被推向内下方。后上型者，患侧腭咽弓红肿呈圆柱状，扁桃体被推向前下方。

6. 隆起处穿刺抽出脓液可确诊。

7. 患侧下颌角淋巴结常肿大、压痛。

【治疗措施】

1. 脓肿形成前的处理　按急性扁桃体炎处理，给予足量的抗生素控制炎症，并给予输液及对症处理。

2. 脓肿形成后的处理　①穿刺抽脓：可明确脓肿是否形成及脓肿部位，有诊断和治疗作用。②切开排脓：对前上型者，在脓肿最隆起处切开排脓。对后上型者，则在腭咽弓处排除。术后第二天复查伤口，必要时可用血管钳再次撑开排脓。③扁桃体切除术：一期切除，即在穿刺确诊后行脓肿扁桃体切除术。二期切除，先穿刺或切开排脓，3～4 日后行扁桃体切除术。常规切除，在炎症消退 2 周后行扁桃体切除术，以避免复发。

【健康处方】

1. 注意休息，避免受凉感冒。

2. 炎症扩散到咽旁隙，可发生咽旁脓肿；向下蔓延，可发生喉炎及喉水肿，迅速出现呼吸困难。少数病例可发生颈内静脉血栓、化脓性颈淋巴结炎、败血症或脓毒血症。如疑有上述并发症，需及时处理，并向上级医院转诊，转诊途中需注意呼吸和全身情况的变化。

慢性扁桃体炎

慢性扁桃体炎多由急性扁桃体炎反复发作或因隐窝引流不畅，窝内细菌、病毒滋生感染而演变为慢性炎症。链球菌和葡萄球菌为本病的主要致病菌。

【诊断要点】

1. 常有急性扁桃体炎反复发作病史，并可有急性风湿热、心肌炎、肾炎等疾病同时发作或相继发作史。

2. 平时多无明显自觉症状，有时有咽内发干、发痒、异物感、刺激性咳嗽、口臭等轻微症状。扁桃体过度肥大，可能出现呼吸、吞咽或言语共鸣的障碍。

3. 可有消化不良、头痛、乏力、低热等症状。

4. 扁桃体和腭舌弓呈慢性充血，隐窝口可见黄白色干酪样点状物，或用压舌板挤压腭舌弓隐窝口有干酪样物排出。扁桃体表面可见瘢痕，凹凸不平，与周围组织常有粘连。

5. 下颌角淋巴结常肿大。

6. 可有心、肾及关节疾病。

7. 血沉、抗O型链球菌溶血素及心电图检查在病灶性扁桃体炎可有异常。

【治疗措施】

1. 手术疗法　对炎症已呈不可逆性病变者手术摘除扁桃体为主要治疗方法。

2. 非手术疗法　包括抗菌药物、免疫疗法、局部涂药、隐窝灌洗等方法，但疗效仍不肯定。

【健康处方】

1. 加强体育锻炼，增强体质和抗病能力。

2. 劳逸结合，适当的户外活动。

3. 合理饮食，避免过多食用辛辣刺激食物。

4. 加强个人防护，避免粉尘和有害气体的刺激。

5. 慢性扁桃体炎在身体受凉受湿、全身衰弱、内分泌紊乱、自主神经功能失调或生活及劳动环境不良的情况下，容易形成病灶，发生变态反应，产生各种并发症，如风湿性关节炎、风湿热、心脏病、肾炎、长期低热等，需要注意。

咽后脓肿

咽后脓肿为咽后隙的化脓性炎症，分为急性与慢性两型。急性型最常见为咽后淋巴结化脓，多发生于3岁以内的幼儿。致病菌与扁桃体周脓肿相似。慢性型多见于成人，由颈椎结核引起。

【诊断要点】

1. 可有上呼吸道感染史、外伤史或结核病史。

2. 急性型者，起病急，发热、烦躁不安。咽痛、吞咽困难、拒食、吮奶时吐奶或奶汁反流入鼻腔，有时可吸入呼吸道引起呛咳。说话及哭声含糊不清，如口中含物。睡眠时打鼾，常有不同程度的呼吸困难。

3. 慢性型者，多有结核病的全身症状，如午后低热、盗汗、虚弱、消瘦，起病缓慢。无咽痛，多在脓肿大而出现咽部阻塞症状时方来就诊。

4. 急性型者可见咽后壁一侧隆起，充血，脓肿较大者可将患侧腭咽弓向前推移。由外伤或异物引起的咽后脓肿，多位于喉咽。患侧或双侧颈淋巴结肿大，压痛明显。白细胞计数升高。

5. 慢性型者可见咽后壁隆起，常位于咽后壁中央，黏膜色泽较淡。

6. 影像学检查　X 线侧位片，急性者可判断脓肿的大小及范围，疑为外伤或结核引起者，可检查有无异物或颈椎骨质破坏。结核性者常有肺部结核病变。CT 检查可以更好的明确病变的大小和范围，同时有助于脓肿与蜂窝织炎的鉴别。

7. 穿刺抽脓可以确诊。

【治疗措施】

1. 急性咽后脓肿一经确诊，须行切开排脓。术后使用抗生素控制感染。卧床休息，给予支持疗法以保证足够的营养和水电解质平衡。

2. 结核性咽后脓肿可在口内穿刺抽脓，但不可在咽部切开。有颈椎结核者，宜与骨科医师共同处理，行颈外进路切开排脓。给予抗结核治疗。

【健康处方】

1. 咽后脓肿发展可引起急性喉炎、喉水肿、纵隔炎、咽旁脓肿；脓肿破裂，可引起窒息或吸入性肺炎，因此需要给予足够的重视，怀疑或确诊后而无处理条件者需及时转上级医院治疗。

2. 检查及转诊过程中，都要注意避免患儿哭闹挣扎，以防脓肿破裂造成窒息。

3. 结核性咽后脓肿需给予规范的抗结核治疗。

急性喉炎

急性喉炎是喉黏膜的急性弥漫性卡他性炎症，是一种常见的呼吸道急性感染性疾病，多发于冬、春季。小儿急性喉炎好发于 6 个月至 3 岁的儿童，具有其特殊性。感染为其主要病因，常见感染的细菌有金黄色葡萄球菌、溶血性链球菌、肺炎双球菌、卡他莫拉菌、流感杆菌等。有害气体 、发声不当或用嗓过度、喉外伤、烟酒过多、受凉、疲劳易诱发急性喉炎。

【诊断要点】

1. 可有急性鼻炎、急性咽炎及其他传染病或化学气体吸入史。

2. 声嘶　是急性喉炎的主要症状，多突然发病，轻者发声时音质失去圆润和清亮，音调变低、变粗。重者发声嘶哑，甚至完全失声。

3. 喉痛　一般较轻微，发声加重，或仅感喉部不适、干燥、异物感。儿童多表现为烦躁不安、拒食等。

4. 咳嗽咳痰　初起时干咳无痰，咳嗽时喉痛，夜间咳嗽常加剧。较晚则有黏脓性分泌物，常较稠厚，不易咳出。儿童多为犬吠样咳嗽，并可出现吸气性喉鸣和吸气性呼吸困难。

5. 全身症状　一般成人全身症状较轻，小儿较重。可有畏寒、发热、疲倦、食欲不振等症状，儿童可因呼吸困难出现面色苍白、发绀、神志不清，甚至因呼吸衰竭而死亡。

6. 鼻部、咽部常有急性炎性的相应表现。

7. 喉黏膜弥漫性充血，声带充血明显，表面呈淡红色或暗红色，边缘圆钝成梭形。有时可见声带黏膜下出血。双侧声带发音时闭合不紧，但运动正常。

8. 儿童因检查不合作，临床工作中很少行喉镜检查。

【治疗措施】

1. 及早使用广谱足量抗生素，充血肿胀显著者或儿童加用糖皮质激素。

2. 超声雾化吸入，常用的雾化液是庆大霉素和地塞米松，也可在水中加入薄荷、糜蛋白酶等。

3. 儿童有重度喉阻塞，药物治疗无好转，需及时行气管切开术。

4. 儿童需给予支持疗法，补充液体，维持水电解质平衡。

5. 禁声或减少发音使声带休息。

6. 调节室内温度、湿度，保持室内空气流通，多饮热水，注意大便通畅，忌烟、酒等。

【健康处方】

1. 急性单纯性喉炎的预后一般良好，注意休息和减少发声非常重要。

2. 儿童喉腔较小，喉内黏膜松弛，炎症肿胀易导致声门阻塞，发生呼吸困难，故对儿童急性喉炎需给予足够地重视。

3. 急性喉炎引起喉阻塞Ⅱ度时应严密观察呼吸，做好气管切开术的准备，Ⅲ度时可考虑行气管切开术。这种情况下最好及时转上级医院治疗。

4. 积极治疗成人急性喉炎是防止其转为慢性的关键。

外耳道异物

外来异物停留在外耳道均称为外耳道异物，多见于儿童，他们在玩耍时喜欢将各种小物体如塑料球、小玻璃球、石子、玉米粒、黄豆等塞入外耳道。成人挖耳时将纸条、火柴棍、棉花球等不慎留在外耳道内。昆虫如飞蛾、蟑螂、蚂蚁等误入人耳内。工作中意外事故发生，小石块、木屑、铁屑等溅入耳内，成为异物。

【诊断要点】

1. 多有明确的异物入耳史。

2. 非膨胀性异物停留在外耳道内可无症状，或因刺激有外耳道不适感。儿童不会诉说，常以手抓挠患耳，若因感染引起疼痛，则可伴哭闹。

3. 膨胀性异物停留在外耳道内，遇水体积膨胀，会很快引起患耳的胀痛或感染，疼痛剧烈，儿童哭闹不止，也会用手抓挠患耳。

4. 活的昆虫进入外耳道，病人常奇痒难忍，可有疼痛和反射性咳嗽。

5. 有些异物存留在外耳道内，病人或家长并不知道，等到因感染流脓方来就诊；有的被耵聍包绕形成耵聍栓塞。

6. 耳镜检查一般多能发现外耳道异物，但需注意在外耳道底壁和鼓膜下缘交界处的细小异物；必要时可行耳内镜检查。

7. 外耳道肿胀看不清异物时，可在抗炎治疗后进一步检查或行 CT 检查了解异物的情况。

【治疗措施】

1. 光滑球形异物，宜用细而头端带钩的异物钩取出。

2. 膨胀的豆类异物，先滴 95% 的乙醇(酒精)脱水收缩后再取出。

3. 有尖锐棱角的异物，用耵聍钩轻轻移动异物，使其尖部离开外耳道皮肤，再设法取出。

4. 遇在外耳道内爬动或扑动的昆虫，可先用无刺激的油类、乙醇或杀虫剂滴入外耳道，使其被黏附不动或杀死后再取出。

5. 异物刺进外耳道皮下甚至骨质中，或嵌顿在外耳道深部，需在麻醉状态下作辅助切口后方可取出。

6. 儿童在取异物时常不合作，而异物又应取出时，需在全麻下取出。

7. 如外耳道异物继发感染者，先行抗炎治疗后再取出，或异物取出后再行抗炎治疗。

【健康处方】

1. 教育儿童勿将各种小玩具塞入外耳道。

2. 异物取出时注意勿损伤鼓膜，尤其是对不合作的儿童。

3. 难以取出的异物和非常不合作的儿童，可在全麻下取除异物。

鼻腔异物

鼻腔异物多见于儿童。异物进入鼻腔方式主要有以下几种：①儿童玩耍时自己或他人将豆类、果核、纸卷、塑料玩物等塞入鼻孔内又难以自行取出，造成鼻腔异物。②野外露营时昆虫可爬入露宿者的鼻内。③工矿爆破、战伤等使石块、木块、金属片、弹丸等经面部进入鼻腔。④医源性异物如纱条、棉片或器械断端遗留在鼻腔，成为异物。

【诊断要点】

1. 多有异物塞入鼻腔的病史，或有面部外伤史、鼻部疾病手术史、露营史。

2. 儿童鼻腔异物多有单侧鼻腔流黏脓涕、涕中带血和鼻塞症状，呼出气有臭味。

3. 面部外伤性异物除有外伤表现外，随异物大小、性质、滞留时间和所在位置症状有所不同。

4. 动物性异物鼻内多有虫爬感，日久可有鼻窦炎。

5. 医源性异物在术后仍有较重鼻塞、脓性分泌物和头痛。

6. 前鼻镜检查或鼻内镜检查，有时须将鼻分泌物吸净、鼻腔充分收敛后方能发现异物。

7. 异物在鼻腔存留过久，可有肉芽组织形成，须用探针辅助检查。

8. X 线检查、CT 检查均有助于异物的诊断。

【治疗措施】

1. 儿童鼻腔异物可用前端为环状或钩状的器械经前鼻孔进入，绕至异物后方向前勾出。切勿用镊子夹取，尤其圆滑异物可因夹取滑脱，将其推向后鼻孔或鼻咽部，甚至误吸入喉腔或气管，给取出带来困难及并发症。

2. 动物性异物须先用 1% 地卡因将其麻醉后，再用鼻钳取出。

3. 外伤性异物在充分估计伤情和妥善准备后，再考虑异物的取出。

【健康处方】

1. 儿童玩耍细小物体时，需加强监护。

2. 教育儿童勿将小的物体塞入鼻腔。

3. 对不合作的儿童在取鼻腔异物时注意预防气道异物的发生。

咽部异物

异物停留在咽部称咽部异物。常由于进食不慎,将鱼刺、肉骨、果核等咽下;儿童嬉戏,将小玩具、硬币等放入口中,不慎坠入下咽;睡眠、昏迷或酒醉时发生误咽(如假牙脱落);企图自杀,有意吞入异物。

【诊断要点】

1. 多有误咽异物的病史。

2. 咽部常有异物感和刺痛感。在吞咽时症状明显,部位大多比较固定而持续。

3. 尖锐异物,刺破黏膜,可见少量出血。

4. 较大异物存留下咽,可引起咽旁间隙气肿甚至纵隔气肿,可导致吞咽困难和呼吸困难。

5. 鼻咽异物可发生鼻塞、存留过久常有腥臭味。

6. 口咽及喉咽部异物,大多存留在扁桃体、舌根、会厌谷及梨状窝等处。一般在口咽视诊或用间接喉镜、纤维喉镜或动态喉镜检查可发现口咽及喉咽部的异物。

7. 鼻咽部异物少见,用鼻咽镜或鼻内镜检查可发现鼻咽部异物。

8. 少数钢针,金属类异物,可能进入咽后隙或咽旁隙,经 X 线片或 CT 检查可确诊。

【治疗措施】

1. 口咽部异物,如扁桃体鱼刺,可用镊子夹出。

2. 位于舌根、会厌谷、梨状窝等处的异物,行黏膜表面麻醉后在间接或直接喉镜下用喉钳取出。

3. 穿入咽壁而并发咽后或咽旁脓肿者,经口或颈侧切开排脓,取出异物。

【健康处方】

1. 进食时不要太急,儿童和老年人牙齿不健全者注意细嚼慢咽。

2. 教育儿童不要口含小玩具玩要。

3. 加强昏迷病人和全麻术后病人的护理。

食管异物

食管异物为食管的常见疾病,多由于进食匆忙,注意力不集中,食物未经仔细咀嚼咽下所致。老年人牙齿脱落、假牙松脱、咀嚼功能差、口腔内感觉减退;小儿磨牙发育不全,食物未经充分咀嚼;口含小玩物、钉与针;吞咽功能失调造成误咽;吞咽异物企图自杀等,都可导致食管异物的发生。食管异物常见于食管入口处,其次为食管中段,发生于下段者较为少见。异物种类以鱼 刺、骨类、枣核、假牙等最多见。

【诊断要点】

1. 多有明确的异物史。

2. 吞咽困难　病情较轻时可进半流质饮食;异物较大、尖锐异物或继发感染时,吞咽困难明显,并可伴有流涎、恶心、反呕等症状。

3. 吞咽疼痛　尖锐异物位于食管入口时,疼痛局限于颈正中或颈侧,伴有压痛。异物位于胸段时，常伴有胸骨后疼痛，可放射至背部。食管穿孔并发纵隔感染与脓肿时，疼痛加剧，且伴有高热。

4. 呼吸道症状　较大异物向前压迫气管可出现呼吸困难，尤其是幼儿。气管穿破形成食管气管瘘者常引起呛咳。

5. 异物位居食管上段时，病人颈部常有轻微压痛。间接喉镜可发现梨状窝有积液。

6. 对 X 线可显影的异物，可行颈、胸正侧位片检查来确定诊断。对在 X 线不显影的异物，应做食管钡剂或钡棉检查，以确定异物是否存在及所处位置。凡疑有食管穿孔时，禁用钡剂食管造影，而改用碘油食管造影。

7. 食管镜检查有诊断和治疗作用，但检查过程中可致异物脱落滑下至胃，仅见食管局部黏膜肿胀炎症表现。

【治疗措施】

1. 在发病后 24 小时以内就诊者，一经确诊，应尽快做食管镜检查，行异物取出。

2. 在发病后 24 小时以上就诊者，或全身情况较差，局部有感染时，可进行短时的支持疗法及控制感染后再行异物取出。

3. 若已发生食管穿孔，仅有气肿或食管周围尚无脓肿形成时，可先采用广谱抗生素静滴与肌注及支持疗法，在适当时机取出异物 。

4. 食管异物合并颈段食管周围脓肿或咽后脓肿且积脓较多时，应考虑施行颈侧切开、咽侧切开术，充分引流脓液。

5. 异物已穿破食管壁，合并有纵隔脓肿等胸外科病变，或异物嵌顿甚紧，食管镜难以取出时，宜请胸外科协助开胸处理。

6. 对嵌顿性巨大异物，怀疑与主动脉弓有关联，应开胸取出异物；对掉入胃内的食管异物，可采用长食管镜或胃镜取出异物。

【健康处方】

1. 进食时要细嚼慢咽，不宜匆忙。

2. 教育儿童不要把玩具放入口内，以免不慎误咽。

3. 睡前、全麻或昏迷病人，应将活动的假牙取下。

4. 误吞异物后，切忌强行吞咽大口食物以图压下，以免加重损伤，增加手术困难，应立即去医院诊治。

5. 疑有纵隔气肿、食管周围炎、食管周围脓肿等并发症者，需立即转上级医院治疗。

喉异物

喉异物多发生于 5 岁以下的幼儿，多因口含异物或进食时，突然大声说话或哭笑将异物吸入喉部，异物种类繁多，如骨片、果核、花生米、果冻等。异物一旦嵌顿在声门裂，立即引起呼吸困难，如不及时抢救可很快窒息死亡。

【诊断要点】

1. 有异物吸入史。

2. 剧烈咳嗽。

3. 呼吸困难，多因反射性喉痉挛及异物阻塞所致。

4. 喉喘鸣、声嘶、喉痛。

5. 喉镜检查可见声门及声门下异物。

6. X线喉侧位片检查和CT检查可以明确异物的位置。

【治疗措施】

1. 尽早在喉镜下取出异物。

2. 呼吸困难明显有窒息可能者，立即行气管切开术。

【健康处方】

1. 教育儿童不要将小玩具放在口中。

2. 进食时不要哭闹和嘻笑，宜细嚼慢咽。

3. 喂食果冻等块状食物时尤应注意。

气管、支气管异物

气管、支气管异物是耳鼻咽喉科常见危重急诊之一，多发生于5岁以下的儿童，老年人因咽反射迟钝易产生误吸，偶见于成年人。治疗不及时可发生窒息及心肺并发症而危及病人生命。

【诊断要点】

1. 有异物吸入病史或可疑病史。明确的异物史对诊断非常重要。

2. 突然发生憋气、剧烈咳嗽、呛咳、呼吸困难、甚至窒息。

3. 异物停留在气管或支气管内，可一段时间内无症状或只有轻微症状，如咳嗽、轻度呼吸困难。

4. 肺不张或肺气肿的症状　异物较小，常造成管腔的不完全性阻塞，发生阻塞性肺气肿；异物较大可导致管腔的完全性阻塞，出现阻塞性肺不张。

5. 支气管炎和肺炎、肺脓肿和脓胸等，临床表现为发热、咳嗽、咳脓痰、呼吸困难、胸痛、咯血及身体消瘦等。

6. 体检　气管异物者置听诊器于胸部气管区可闻及气管拍击声，咳嗽更明显。支气管异物胸部叩诊时患侧呈过清音或浊音，肺部听诊时患侧呼吸音减弱或消失。

7. X线检查，不透光金属异物在正位及侧位X线透视或拍片下可直接诊断；对透光异物则可根据肺气肿、肺不张、纵隔移位等间接证据而诊断。

8. 支气管镜检查可以窥见异物而明确诊断。

【治疗措施】

气管支气管异物是危及病人生命的急重症，应及时诊断，尽早取出异物，以保持呼吸道通畅。

1. 经直接喉镜或支气管镜取出异物。

2. 经由气管切开，再置入支气管镜取出异物。

3. 较小异物可通过纤维支气管镜取出。

4. 通过支气管镜确实无法取出的异物，可行开胸手术、切开支气管取出异物。

【健康处方】

1. 开展宣教工作，教育小孩勿将玩具含于口中玩耍，若发现后，应婉言劝说，使其自觉吐出，切忌恐吓或用手指强行挖取，以免引起哭闹而误吸入气道。

2. 奉劝家长及保育人员管理好小孩的食物及玩具，避免给 3～5 岁以下的幼儿吃花生、瓜子及豆类等食物。

3. 教育儿童及成人吃饭时细嚼慢咽，勿高声谈笑；小儿进食时，不要嬉笑、打骂或哭闹。

4. 重视全身麻醉及昏迷病人的护理，须注意是否有假牙及松动的牙齿；将其头偏向一侧，以防呕吐物吸入下呼吸道；施行上呼吸道手术时应注意检查器械，防止松脱；切除的组织，应以钳夹持，勿使其滑落而成为气管支气管异物。

5. 明确诊断且暂时无窒息困难者立即转上级医院治疗，呼吸困难显著者，先行气管切开术，再立即转上级医院治疗，途中可给予吸氧。

6. 对异物史不明确，但却有咳嗽、发热等症状经久治而不愈，或支气管肺炎反复发生的病人，应仔细询问病史，详细体格检查，并建议其到上级医院行支气管镜检查，以免漏诊与误诊。

龋　病

龋病是牙齿在以细菌为主的多种因素影响下发生慢性进行性破坏的疾病。龋病的临床特征是牙齿硬组织即牙釉质、牙本质和牙骨质在颜色、形态和质地等方面均发生变化。初期龋坏的硬组织发生脱矿，牙釉质呈白垩色。继之病变部位有色素沉着，局部呈黄褐色或棕褐色。随着无机成分脱矿、有机成分破坏分解的不断进行，牙体组织疏松软化，发生缺损，形成龋洞。牙齿一旦形成龋洞，则缺乏自身修复能力。

龋病的好发牙位依次为磨牙、前磨牙、上前牙、下前牙；好发牙面依次为咬合面、邻面、颊面。龋病的临床分类根据破坏程度可分为浅龋、中龋和深龋；根据病变进展速度分为急性龋、慢性龋、静止龋和继发龋；按损害解剖部位分为窝沟龋、平滑面龋、根面龋和线形釉质龋。

【诊断要点】

1. 龋病的诊断一般通过临床检查即可确诊。

(1) 视诊：观察牙的外形、颜色、光泽。牙面有无白垩色斑、褐色斑、墨浸状改变，有无龋洞。

(2) 探诊：用探针探龋损部位有无粗糙感、变软、勾拉、插入的情况，是否对机械刺激有疼痛的感觉，检查龋洞的部位、范围、深度和有无穿髓孔等。

(3) 温度刺激试验：当破坏到达牙本质时，病人对冷水、热牙胶等温度刺激敏感。

(4) X 线检查：可用来检查邻面龋、继发性龋、隐匿性龋等，也可检查龋洞与髓腔的关系。

(5) 透照光导纤维检查前牙邻面龋，可直接观察龋损的部位、深度、范围。

2. 鉴别诊断

(1) 釉质钙化不全亦有白垩状损害，但表面光洁，损害可出现在任何部位。

(2) 釉质发育不全可引起釉质表面不同程度实质性缺损，但探诊时损害硬而光滑，病变呈对称性。

(3) 斑釉症牙面呈白色和黄褐色相间的花斑，大小不一。患牙呈对称性分布，有地区流行情况。

(4) 牙间乳头炎有时也可引起冷、热刺激痛，但检查时可见充血红肿的牙间乳头，触痛明显，有时可发现局部嵌塞的食物。

【治疗措施】

龋病治疗的目的是中止龋病的发展，保护健康的牙髓组织，恢复牙齿的外形和咀嚼功能。

1. 化学疗法　化学疗法是用化学药物处理龋损，使病变终止或消除的方法。临床常用75％氟化钠甘油糊剂、8％氟化亚锡溶液、酸性磷酸氟化钠（APF）溶液、含氟凝胶（如1.5％APF凝胶）及含氟涂料等。前后牙均可使用。在早期釉质龋损处定期用氟化物处理，可使脱矿釉质沉积氟化物，促进再矿化，从而使龋病病变停止。10％硝酸银应用于龋损区，所生成的还原银或碘化银可渗入釉质和牙本质中，从而封闭病变区，终止龋病过程。一般用于乳牙和后牙，不可用于牙颈部龋。

2. 再矿化疗法　用人工的方法使已经脱矿、变软的釉质发生再矿化，恢复硬度，使早期釉质龋终止或消除的方法称再矿化治疗。常用于龋病的初期，已经发生脱矿但还未形成龋洞的早期釉质龋。

再矿化液含有不同比例的钙、磷和氟。可配制成漱口液，每日含漱。亦可将浸有药液的棉球置于患处，每次放置几分钟，反复3～4次。

3. 充填治疗　也称充填术。是采用手术切割，去净龋坏组织，并将龋洞制备成规定形状，在保护牙髓的情况下，用人工材料充填洞形，以终止龋病的发展，恢复牙齿的形态和功能的治疗方法。充填治疗是治疗龋病的主要方法，常用的充填材料有银汞合金、玻璃离子和复合树脂等等。

【健康处方】

1. 认真做好口腔清洁卫生，这是降低龋齿发病率的一个关键性措施。要养成饭后漱口、早晚刷牙、夜间不吃零食的好习惯；要学会正确的刷牙方法，定期更换牙刷。

2. 注意调节饮食结构，养成良好的饮食、生活习惯，多吃含纤维素类食品，少吃含糖较多及黏性较强的食品，劝导孩子在临睡前不要吃糖果、饼干之类食品。

3. 定期到专科医院检查口腔，及时发现早期龋齿并进行治疗。

4. 使用适当的药物防龋，如饮用氟化自来水，这是既经济又有效的好方法。另外还可使用含氟牙膏、氟水漱口等等。

急性牙髓炎

急性牙髓炎的临床特点是发病急. 疼痛剧烈。临床上绝大多数属于慢性牙髓炎急性发作的表现，龋源性者尤为显著。无慢性过程的急性牙髓炎多出现在牙髓受到急性的物理损伤、化学刺激以及感染等情况下，如手术切割牙体组织等导致的过度产热，充填材料的化学刺激等。

【诊断要点】

1. 有急性牙髓炎的典型的疼痛特点

（1）自发痛和夜间痛。

（2）阵发痛。

（3）放射痛。

（4）温度刺激加重疼痛。但急性牙髓炎晚期时，冷刺激反而能部分缓解疼痛。

2. 疼痛侧有引起牙髓炎的患牙

(1) 患牙可有深龋、深牙周袋或其他牙体硬组织的实质缺损,龋洞近髓腔或已穿髓。或见牙冠有充填体存在。

(2) 注意非龋性疾病引起急性牙髓炎的可能:隐裂、颈部楔状缺损,畸形中央尖的折断以及逆行性牙髓炎等。

3. 探诊常可引起剧烈疼痛。有时可探及微小穿髓孔。叩诊无明显不适,晚期时可感到轻度疼痛。

4. 牙髓活力测试　温度刺激使疼痛加重,刺激去除后疼痛仍持续。电活力测试,早期低于正常,晚期往往高于正常。

5. 当病人不能确定患牙,疼痛侧有数个龋齿时,应仔细检查龋的深度、探痛反应、温度试验、叩诊反应等。较难确定是上颌或下颌牙时,可采用局部麻醉法。

6. X线片可显示邻面龋、潜在龋和一些根部和髓腔内病损。

7. 鉴别诊断　急性牙髓炎的主要症状是牙痛,因此须与引起牙痛的其他疾病相鉴别。

(1) 牙间乳头炎:牙间乳头炎由食物嵌塞引起,可有放射痛,温度刺激痛。检查可见充血水肿的牙间乳头,有食物嵌塞或食物嵌塞史,未见引起牙髓炎的牙体疾病。

(2) 急性上颌窦炎:其区别在于:①病人伴有明显的头痛、鼻塞和发热等上颌窦急性感染症状;②疼痛为持续的胀痛;③上颌前磨牙和第一、二磨牙常伴有轻微的叩痛;④上颌窦前壁有压痛。

(3) 三叉神经痛:三叉神经痛疼痛剧烈,为电击样疼痛,很少夜间发作。疼痛发作时间短,几十秒到数分钟,间歇期无任何症状。有疼痛的"扳机点",触及该点即可诱发疼痛,冷热刺激不引起疼痛。

【治疗措施】

由于牙髓腔的特殊解剖结构,发生急性牙髓炎的病理改变后,患牙通常不能保存活髓。其处理原则是对病变牙髓应尽量去除或适当处理使之无害,从而去除病痛,保存患牙,以维持牙列的完整从而维护其咀嚼功能。只有年轻恒牙,根尖孔尚未缩窄.牙髓病变还处于早期阶段,才有可能保存活髓。

1. 迅速而有效地解决病人的疼痛是急性牙髓炎治疗的首要原则。开髓止痛是最有效的止痛方法。开髓后,炎症渗出物得以引流,压力降低,疼痛立即缓解,最好在局麻下开髓。

(1) 先开扩洞口,再去除软龋,动作宜轻柔,勿向洞底加压。

(2) 开髓用裂钻或圆钻在距髓腔最近处磨穿髓角,无牙科设备时,亦可用粗针等锐利工具猛刺以穿通髓角。

(3) 置丁香油小棉球于穿髓孔处,勿加压,以免引流不畅。若开髓后渗血较多,可用温热等渗盐水冲洗数次待渗血停止后再放丁香油棉球。

(4) 局麻下开髓减压,抽去感染的牙髓。达到彻底止痛。

2. 药物镇痛　有一定止痛效果,但对剧烈疼痛的急性牙髓炎很难奏效。

(1) 蘸有丁香油、牙痛水、樟脑酚等的小棉球置于龋洞内。

(2) 局部注射麻醉药。

(3) 口服镇痛剂。

3. 针刺止痛　针刺合谷穴有一定的止痛效果。

4. 在解决病人疼痛的基础上,根据患牙部位、病人牙齿的具体情况以及治疗条件选择合适的牙髓治疗方法。

(1) 一般首选根管治疗术,对牙齿发育完成的牙齿,尽量进行根管治疗。局麻下开髓、拔髓,也可封失活剂后拔髓。

(2) 治疗条件受限或因根管形态复杂时,也可考虑作干髓术或牙髓塑化治疗,但应严格掌握其适应证。

(3) 根尖尚未形成的年轻恒牙则应行根尖形成术。

【健康处方】

1. 认真做好口腔卫生保健工作,预防龋病、牙周病,从而避免牙髓炎的发生。

2. 定期到专科医院进行口腔检查,及时发现早期龋齿病变并进行治疗。

3. 急性牙髓炎疼痛时的家庭应急处理。

(1) 如果发现牙齿上有龋洞时,将小棉球蘸上丁香油或市售的牙痛水放进洞内即可缓解疼痛。

(2) 没有丁香油时,可将花椒、细辛研成细末放进洞内进行止疼。

(3) 急性牙髓炎后期口含冰水亦可镇痛。

(4) 口服止痛药。

4. 及时到专科医院就诊,以防病变发展为根尖周病。

根尖周炎

根尖周组织包括根尖周牙周膜、牙槽骨和牙骨质。根尖周炎病因包括感染、创伤、化学刺激、免疫学因素等,多数继发于牙髓病。根尖周炎根据其病理改变、临床表现和发病特点分为急性根尖周炎和慢性根尖周炎。

【诊断要点】

1. 急性根尖周炎

(1) 有龋齿或不良修复体,夜磨牙症。多有牙髓病史或外伤史。

(2) 早期患牙有轻微钝痛,早期触及浮出感,咬紧牙时疼痛可暂时缓解。晚期患牙伸长感增加,呈持续性和自发性剧烈跳痛,不能咬合,病人能准确定位患牙。除乳牙或年轻恒牙外,牙髓活力检查无反应。

(3) 可发现龋齿或不良修复体,牙冠变色,患牙有不同程度松动,叩痛明显。

(4) 根尖周脓肿形成时根尖区附近软组织红肿并有压痛,颊龈沟变浅。局部淋巴结肿胀疼痛。

(5) 严重者伴有全身症状:乏力、发热、失眠等。

(6) X线检查:①原发性者,根尖周无明显改变或仅有牙周膜增宽;②继发性者,可见根尖部牙槽骨破坏的透射影像。

(7) 鉴别诊断:①急性牙髓炎:急性牙髓炎为阵发性疼痛,并放射到同侧头面部,病人不能明确指出患牙,温度试验阳性。②急性创伤性根周膜炎:急性创伤性根周膜炎牙髓活力基本正常,有近期外伤史或创伤史。③颌骨骨髓炎:颌骨骨髓炎全身情况更严重,患牙相邻的牙齿亦有松动和叩痛。④牙周脓肿:当发展到急性根尖周脓肿阶段时须与牙周脓肿相鉴别。牙周脓肿有深的牙周袋,脓肿部位接近龈缘,肿胀部位较局限,侧向叩痛较垂直叩痛重。牙齿松动明显,多无牙体病。牙髓活力正常,X线示牙槽骨有吸收。

2. 慢性根尖周炎

(1) 患牙有牙髓病史、反复肿痛史或牙髓治疗史。

(2) 一般无明显的自觉症状，有时患牙有咀嚼乏力或不适感。

(3) 患牙可查见深龋洞或充填体，以及其他牙体硬组织病变。牙冠变色。探诊及牙髓活力测验无反应。叩诊无明显异常反应或仅有不适感，患牙有不同程度松动。部分患牙根尖处的唇、颊侧牙龈表面可见瘘管开口。

(4) 根尖周囊肿可由豌豆大到鸡蛋大。较大的囊肿，可在患牙根尖部的牙龈处呈半球状隆起，有乒乓感，富有弹性。并可造成邻牙移位或使邻牙牙根吸收。

(5) X线检查：①根尖周肉芽肿的根尖部有圆形的透射影像，边界清晰，周围骨质正常或稍显致密。透影区范围较小，直径一般不超过1 cm。②慢性根尖周脓肿的透射影像边界不清楚，形状也不规则，周围骨质较疏松而呈云雾状。③根尖周囊肿可见有较大的圆形透影区，边界清晰，并有一圈由致密骨组成的阻射白线围绕。④根尖周致密性骨炎表现为局限性的骨质致密阻射影像。⑤牙龈瘘管内插入牙胶尖的X线片可指示患牙。

(6) 鉴别诊断：①大囊肿与造釉细胞瘤鉴别：造釉细胞瘤与牙齿感染无关，多呈多囊性；②与其他颌骨囊肿的鉴别：牙髓活力正常、临床表现、X线片的特点。

【治疗措施】

消除病灶，尽量保存患牙，是治疗根尖周炎的基本原则。根尖周炎的治疗可分为两个阶段。第一阶段是缓解急性炎症，消除肿胀和疼痛；第二阶段是彻底消除病源，清除病灶，方法有根管治疗、牙髓塑化疗法，有时还需作一些辅助治疗如根尖手术除去难以恢复的病灶。

1. 缓解急性炎症

(1) 髓腔开放引流：龋病引起的急性根尖周炎应及时开放髓腔，进行引流。

(2) 切开排脓：根尖部骨膜下和黏膜下形成脓肿必须及时切开排脓。

(3) 调整咬合：修复体引起咬合创伤时。应及时去除不良修复体，调整咬合使患牙得以休息。

(4) 消炎止痛和全身支持治疗。

(5) 必要时拔牙引流。

2. 急性症状缓解后，根据根尖周病变的范围及性质决定治疗方案。

(1) 根尖周病变范围局限，通过根管治疗或塑化治疗保留患牙，恢复患牙的外形和功能。

(2) 根尖周病变范围较大或为根尖囊肿，应该在根管治疗后观察一段时间，如病变扩大，则做根管外科治疗。

(3) 慢性根尖周囊肿行囊肿刮治术。

(4) 根尖病变范围过大，治疗预后不佳，可考虑拔除患牙。

【健康处方】

1. 认真做好口腔保健工作，按要求刷牙，预防龋病。

2. 定期到医院进行口腔检查，及时发现牙体病变并治疗。

3. 当出现牙髓炎症状时及时到医院就诊以防止其向根尖周病发展和进一步恶化。

急性冠周炎

急性冠周炎是指未全萌出或阻生的牙齿牙冠周围软组织发生的急性细菌感染性非特异性炎症，一般最多见于18～25岁的青年，临床上以下颌第三磨牙冠周炎（又称智齿冠周炎）常见。其主要是因为智齿阻生，牙冠部分被龈瓣覆盖，形成盲袋。一方面食物残渣和细菌极易嵌塞于盲袋内，很难通过漱口或刷牙被清除干净，自洁作用差，有利于细菌生长；另一方面，龈瓣易被咬伤，使细菌侵入，引起炎症。当局部咬合损伤，黏膜发生糜烂和溃疡时，局部抵抗力降低，可发生冠周软组织炎症。全身抵抗力较强时，可能症状不明显或很轻微；而全身抵抗力降低时，如感冒、疲劳和月经期等，可引起冠周炎急性发作。

【诊断要点】

1. 有诱发因素，如疲劳、上感等。以往有类似发病史。

2. 一般无明显的全身症状。如局部炎症未受到控制或继续发展时，可出现全身反应，如畏寒、发热、头痛、全身不适、影响睡眠，白细胞总数稍升高，中性白细胞比例略上升。

3. 患病初期，磨牙后区肿痛不适，吞咽、进食时加重。病情发展，局部出现自发性跳痛，疼痛向耳颞部放射。

4. 常伴不同程度的张口受限。

5. 口腔检查时发现有萌出不全或萌出位置及方向异常的智齿，且周围软组织有红肿、触痛等症状，盲袋内有脓性分泌物，并可在智齿颊侧或远中龈袋内行成脓肿。

6. 可伴有患侧下颌下、颈深上淋巴结肿大、压痛。

7. 严重者并发相邻筋膜间隙感染，最易向嚼肌间隙、翼颌间隙、颌下间隙、舌下间隙扩散，亦可向咽旁间隙、颊间隙以及颞间隙扩散，出现相应症状。

8. 如口腔检查时未能确定是否有智齿时，应拍牙片或口腔全景片。阻生智齿或埋伏智齿的存在是建立诊断的重要依据。

【治疗措施】

急性期应以消炎、镇痛、建立引流、防止炎症扩散及增强机体抵抗力为主。炎症控制后则根据智齿生长情况，拔除阻生智齿或做龈瓣切除术以防复发。

1. 全身治疗　局部炎症较重或已出现全身症状者应口服有效抗生素及清热解毒药。若全身和局部症状较重或合并其他间隙感染者须静滴抗生素，临床常用青霉素320万U，静滴每日2次，合并使用甲硝唑1.0 g，静脉滴注每日1次。同时应积极对症支持治疗，注意休息，勤漱口，保持口腔卫生。

2. 局部治疗

(1) 局部用2%过氧化氢溶液、等渗盐水反复交替冲洗冠周盲袋，拭干后盲瓣内置入碘甘油，每日1次，可取得明显的消炎、镇痛作用。

(2) 保持口腔清洁，每日进食前后用含漱剂含漱。常用含漱剂有0.2%～0.5%氯己啶（洗必泰）溶液、0.1%～0.2%雷呋奴尔溶液等。

(3) 龈瓣下有脓肿形成时应及时行脓肿切开，冲洗后放置橡皮条或碘仿纱条引流，以避免炎症扩散。若感染波及相邻间隙，还应行该间隙切开引流术。

(4) 针对智齿冠周炎的急性期的局部红肿、疼痛、开口受限等症状，可选用物理疗法，如超声波、红外线等在下颌角区理疗，有控制炎症发展及镇痛作用。

(5) 封闭治疗在炎症早期有促进炎症消散或局限、镇痛作用,对有牙关紧闭者,能明显改善开口度。封闭疗法常用咀嚼肌神经封闭,对于无明显开口受限者也可行下牙槽神经封闭。

3. 手术治疗

(1) 阻生智齿拔除术:对反复引起冠周炎的阻生智齿,以及由于解剖位置关系无法萌出的牙齿,待急性炎症消退后,应予拔除。这样不仅能缩短病程,防止并发症的发生,还能收到根治的效果。对阻生智齿的拔除时机仍有争论,大多数人认为应在急性炎症控制后拔牙,同时配合全身应用抗生素。

(2) 冠周龈瓣切除术:病人尚在萌出年龄,有足够间隙萌出且对颌牙正常,萌出后具有咀嚼功能的垂直阻生智齿,在急性炎症消退后,可选用冠周龈瓣切除术。

手术可在局部麻醉下进行。围绕智齿牙冠周围并向远中延伸梭形切除覆盖在牙冠周围的牙龈组织,使牙冠充分暴露,然后将智齿牙冠的远中切口作间断缝合,以防暴露的创面术后出血或感染。

【健康处方】

1. 在儿童时期,应多进食含纤维素较多的食品,刺激颌骨发育,为将来智齿的正常萌出提供足够的位置。

2. 智齿萌出期间应加强口腔卫生保健,按时刷牙,进食前后及时漱口。

3. 智齿冠周炎发作期间应注意休息,不要过于劳累,避免烟酒刺激。饮食清淡,不要进食辛辣食品。

4. 急性冠周炎发病后应及时到医院就诊,防止严重并发症。

5. 对于不可能正常萌出的牙齿要尽早拔除。

颌骨骨髓炎

颌骨骨髓炎是指包括细菌和理化因素作用的各种致病因子入侵颌骨,引起骨膜、骨皮质、骨髓及其中的血管、神经的炎症。根据颌骨骨髓炎的临床病理特点和致病因素的不同,可分为化脓性、特异性、物理性和化学性几类。临床上以牙源性化脓性颌骨骨髓炎最多见,结核、梅毒等引起的特异性骨髓炎较少见。本节主要介绍化脓性颌骨骨髓炎。

根据化脓性颌骨骨髓炎的临床病理特点,病变始发于颌骨中央的骨松质和骨髓者,称为中央性骨髓炎;病变始发于颌骨周围的骨膜和骨皮质者,称为边缘性骨髓炎。接其病变的性质可分为急性期或慢性期;按其炎症范围可分为局限型或弥散型。

【诊断要点】

1. 中央性颌骨骨髓炎

1) 有牙槽脓肿、牙周炎、外伤或败血症或脓毒血症病史。

2) 急性期临床表现

(1) 发病急骤,病牙区疼痛剧烈,向同侧颌骨或三叉神经分支区放射。

(2) 相邻多数牙松动、有伸长感、叩痛。

(3) 牙龈明显肿胀、充血,有脓液从松动牙的龈袋流出,相应面部明显肿胀、压痛。

(4) 下颌骨骨髓炎侵犯下牙槽神经时,可有下唇麻木。

(5) 病变波及下颌支可激惹升颌肌群痉挛出现张口受限。

(6) 炎症波及上颌骨体时常伴有化脓性上颌窦炎，鼻腔与口腔龈袋内均有脓液外溢。

(7) 全身症状较重，高热、寒战，白细胞计数显著增高，核左移，甚至出现中毒症状。

3) 慢性期临床表现

(1) 口腔内及颌面部皮肤形成多个瘘管。有炎性肉芽组织增生，长期排脓，有时排出死骨片，久治不愈。通过瘘管可探及粗糙骨面或活动死骨。

(2) 可发生病理性骨折，引起咬合关系紊乱和面部畸形。

(3) 局部肿胀及剧烈疼痛症状明显减轻，体温恢复正常。

(4) 全身情况较差，机体慢性消耗与中毒，可有贫血和消瘦表现。

4) X线表现：急性期因骨质变化不大，只能看到骨松质内小梁呈点状阴影，骨髓腔增大。病程1周后，X线片可见病变区骨质疏松或不规则破坏。转为慢性期后，X线片显示弥漫性透光区，骨小梁破坏，同时存在骨膜增生及硬化，可见死骨形成或病理性骨折。

2. 边缘性颌骨骨髓炎

1) 常有智齿冠周炎病史。

2) 急性期临床表现

(1) 咬肌局部红肿、跳痛，可扪及咬肌变硬、压痛明显。

(2) 张口受限。

(3) 脓肿形成，不易扪到波动感，可有凹陷性水肿。

(4) 病人可有发热等全身症状。

3) 慢性期临床表现

(1) 病程较长，且反复加重。

(2) 局部弥散型肿胀，组织坚硬，轻微压痛，无波动感。

(3) 不同程度张口受限、进食困难。

(4) 偶有瘘管形成，长期排脓。

(5) 全身症状一般不明显。

3. X线表现　骨质增生型者X线可见下颌支外侧骨皮质有明显的骨膜增厚或骨质增生，呈致密影。骨质溶解破坏型者X线可见病变区骨密质破坏，骨质疏松脱钙，形成不均匀的骨粗糙面。有时可见小块死骨，与周围骨质无明显分界。

【治疗措施】

1. 急性期以全身抗炎治疗为主，应全身使用足量有效抗生素。

2. 必要的全身支持疗法，增强体质，促进死骨尽快分离，为下一步手术创造条件。

3. 及时拔除病灶牙及相邻的松动牙，引流脓液。必要时凿开骨皮质，以保持引流通畅。

4. 如已形成骨膜下或黏膜下脓肿，应切开排脓，置引流条。合并面部蜂窝织炎应尽早切开引流。

5. 局部理疗，缓解疼痛和肿胀。

6. 慢性期已有死骨形成及瘘管时，应行死骨摘除术和瘘管切除术，并根据缺损大小决定是否需修复及修复方法。慢性中央性颌骨骨髓炎应以摘除死骨为主，慢性边缘性颌骨骨髓炎则以刮出病理性肉芽组织为主。

【健康处方】

1. 及时治疗龋病、根尖周病、智齿冠周炎，妥善处理病灶牙齿，防止颌骨骨髓炎的发生。

2. 发病早期，除大量使用抗生素外，也可配以中药以增强病人体质和改善全身情况。

常用的有二陈汤加阳和丸。

3. 须及时转到专科医院进行治疗。

颌面部蜂窝织炎

颌面部蜂窝织炎是指弥散在一个或多个口腔颌面部间隙化脓性炎症的总称。常见原因为牙源性感染，如下颌第三磨牙冠周炎、根尖周炎、颌骨骨髓炎；其次是腺源性感染，可由扁桃体炎、涎腺炎、颌面部淋巴结炎等扩散所致，在婴幼儿中多见。继发于外伤、面部疖痈、口腔溃疡和血源性感染者已少见。颌面部蜂窝织炎的病原菌以金黄色葡萄球菌、链球菌最常见，其次是肺炎球菌、大肠埃希菌等，常为混合性细菌感染。厌氧杆菌、产气梭形杆菌等可引起较严重的腐败坏死性感染。

【诊断要点】

1. 有下颌第三磨牙冠周炎、根尖周炎等牙源性感染病史，或有颌面部淋巴结炎等腺源性感染病史。

2. 化脓性炎症局部常先表现为弥漫性界限不清的肿胀，伴有红、热、疼痛。局部触诊坚硬，常有张口受限、吞咽困难等功能障碍。

3. 腐败坏死性感染局部红热体征不如化脓性感染明显。但由于厌氧、产气性细菌的存在，早期组织内即产生气体，肿胀易向周围扩散，出现广泛的炎性水肿，触诊时常有捻发音。

4. 发生在浅层间隙的炎症局限形成脓肿时可扪及波动感。发生在深层间隙的脓肿一般很难查到波动感，但局部有凹陷性水肿及压痛点。

5. 牙源性感染，局部症状较明显，进展迅速，早期即有脓液形成，功能障碍较明显。腺源性感染则进展缓慢，早期为浆液性炎症，然后进入化脓阶段，脓肿形成较晚。成年人症状相对较轻，婴幼儿有时表现极为严重。

6. 全身症状轻重不等。炎症反应较重者，可出现畏寒、高热、脱水、周身不适、乏力、食欲减退等中毒症状。腐败坏死性感染者全身中毒症状比化脓性感染重，短期内甚至可出现血压下降、昏迷、中毒性休克而危及生命。

7. 化脓性感染者血常规检查白细胞总数及中性粒细胞比例升高。腐败坏死性感染者白细胞可不高或低于正常，水电解质平衡紊乱。

8. 对局部症状不明显的深层间隙脓肿可经穿刺抽脓或超声检查明确诊断。一般化脓性感染，抽出的脓液呈黄色稠脓，而腐败坏死性感染，脓液稀薄呈暗灰色，常有腐败坏死性恶臭。

【治疗措施】

采用综合治疗的原则。根据感染的病因不同，在炎症的不同时期，注意抗感染治疗与全身支持治疗相结合、全身治疗和局部治疗相结合，才能收到良好效果。

1. 全身治疗

(1) 支持治疗：主要目的是增强机体抗病能力，维持水、电解质及代谢平衡，减轻全身中毒症状。可给予高蛋白、高热量及富含维生素的饮食。静脉补液，维持水、电解质平衡。病情危重者，可考虑小量多次输新鲜血，常有较好效果。

(2) 抗生素药物治疗：抗生素药物的应用是治疗炎症的主要措施之一。应根据病情轻重、细菌培养、药敏试验等来选择抗生素的种类、用量和用法，遵循有效、足量原则。

(3) 中医辨证治疗：以祛邪扶正为原则。可服用荆防败毒散、黄连解毒汤等。

2. 局部治疗

(1) 局部外敷：应用中草药方剂外敷可改善局部血液循环，促进炎症早期消散或局限。常用的有金黄散、六合丹、鱼石脂软膏等，敷于患处皮肤表面，可使炎症消散或局限。

(2) 应用超短波、红外线等局部理疗，每日 1 次，每次 10～15 分钟，对各间隙蜂窝织炎早期有效，尤其对腺源性蜂窝织炎消肿效果较显著。

3. 切开引流　对脓肿形成、腐败坏死性感染、多间隙感染出现呼吸道阻塞症状者，应及时行切开引流术，并送脓液作细菌培养和药敏试验，以指导用药。可用 3%过氧化氢或抗生素溶液冲洗脓腔。定期更换引流条，直至脓液排出停止。

4. 去除病灶　口腔颌面部急性炎症经治疗好转后应及时消除引起感染的病灶，以防复发。如拔除病灶牙、刮除死骨、摘除孤立静止呈病理状态的淋巴结肿块等。若为囊肿或肿瘤继发感染，应做手术刮治或切除，才能根治。

【健康处方】

1. 及时治疗淋巴结炎、根尖周病、智齿冠周炎等疾病，妥善处理病灶牙齿，防止颌面部蜂窝织炎的发生。

2. 发病时应注意局部静息，避免不良刺激，尽量减少咀嚼、说话等局部活动。全身应加强营养，多吃高蛋白、易消化的食物。

3. 须及时转到专科医院进行治疗，防止病情进一步恶化。

牙周病

牙周病是指局限于牙龈未侵犯深部牙周组织、以炎症为主的一组疾病。其包括：①炎症为原发变化的慢性龈缘炎；②某些全身因素所致的或伴发的炎症，如药物性牙龈增生；③有些全身情况加重或促发的炎症，如青春期和妊娠期牙龈炎；④局部因素如菌斑等的刺激所表现的良性肿瘤样病变，如牙龈瘤等。本节主要介绍临床上最常见的慢性龈缘炎。

牙周炎是由牙菌斑中的微生物所引起的牙周支持组织的慢性感染性疾病，导致牙周支持组织的炎症、牙周袋形成、进行性附着丧失和牙槽骨吸收，最后可导致牙松动和被拔除，它是我国成年人丧失牙齿的首位原因。牙周炎在临床上表现为多种类型，它们都是由菌斑微生物所引起，但不同类型牙周炎的主要致病菌可能不尽相同。它们的基本病理变化相似，但疾病的发展过程、组织破坏的速度和方式、临床表现特征、对治疗的反应等可能不同。本节主要介绍最常见的成人牙周炎。

【诊断要点】

1. 慢性龈缘炎　炎症一般局限于游离龈和龈乳头，严重时也可波及附着龈。牙龈的炎症一般以前牙区为主，尤其是下前牙区最为显著，也可波及全口牙。

(1) 刷牙或咬硬物时牙龈出血，一般无自发性出血。

(2) 牙龈局部痒、胀、不适及口臭等症状。

(3) 游离龈和龈乳头变为鲜红或暗红色，炎症充血范围可波及附着龈。

(4) 龈缘变厚，不再紧贴牙面，龈乳头变圆钝肥大，点彩也可消失，表面光亮。严重时可出现龈缘糜烂或肉芽增生。

(5) 牙龈松软脆弱，缺乏弹性。

(6) 健康的龈沟探诊深度一般不超过 2～3 mm,当牙龈有炎症时,龈沟的探诊深度可达 3 mm 以上。

(7) 用钝头探针轻探龈沟即可引起出血,这对龈缘炎的早期诊断很有意义。

(8) 龈沟液量增多,有些病人还可出现龈沟溢脓。龈沟液量的增加可作为评估牙龈炎症的一个客观指标。

(9) 鉴别诊断:①与早期牙周炎鉴别:对长时间的较重的龈缘炎病人,应仔细检查有无附着丧失和牙槽骨的吸收,必要时可拍摄 X 线片以确定诊断,并及早治疗。②血液病引起的牙龈出血:白血病、血小板减少性紫癜、血友病、再生障碍性贫血等血液系统疾病,均可引起牙龈出血,故对以牙龈出血为主诉且有牙龈炎症的病人,应注意与上述血液系统疾病相鉴别。有关的血液学检查有助于排除上述疾病。

2. 成人牙周炎　为最常见的一类牙周炎,约占牙周炎病人的 95%。由长期存在的慢性牙龈炎向深部牙周组织扩展而引起。

(1) 本病可开始于青年时期,活动期与静止期交替进行,病程长达十余年甚至数十年。

(2) 一般侵犯全口多数牙,少数病人仅发生于一组牙(如前牙)或个别牙。

(3) 牙面常有大量牙石、菌斑。牙龈呈现不同程度的慢性炎症,颜色暗红或鲜红,质地松软,点彩消失,牙龈水肿,边缘圆钝。

(4) 牙周袋形成、附着丧失,探诊袋内壁有出血、溢脓,牙周袋底上方可探及釉牙骨质界。

(5) 牙齿松动,咀嚼无力或疼痛,最终丧失咀嚼功能。

(6) X 线片显示牙槽骨吸收。

(7) 晚期常可出现其他伴发病变和症状,如牙齿移位、急性牙周脓肿和逆行性牙髓炎等。

【治疗措施】

1. 慢性龈缘炎

(1) 通过洁治术彻底清除菌斑、牙石。

(2) 彻底纠正食物嵌塞、不良修复体等刺激因素。

(3) 对于牙龈炎症较重的病人,可配合局部药物治疗。常用的方法有 2% 过氧化氢溶液冲洗龈沟、碘制剂龈沟内上药、0.12%～0.2% 氯己定(洗必泰) 含漱。

2. 成人牙周炎　需要采取一系列综合治疗,并针对各个患牙的具体情况,逐个制定治疗计划。

(1) 控制菌斑,使有菌斑的牙面只占全部牙面的 20% 以下。

(2) 彻底清除牙石,平整根面,洁治术和刮治术是牙周病的基础治疗。

(3) 牙周袋及根面可用复方碘液、甲硝唑、四环素及其同族药物如二甲胺四环素、氯己定等进行药物处理。

(4) 对严重病人施行牙周手术。

(5) 建立平衡的咬合关系,改善咀嚼功能。

(6) 尽早拔除有深牙周袋、过于松动确无保留价值的患牙。

(7) 积极治疗影响牙周炎的全身系统疾病,如糖尿病、消化道疾病、贫血等。

(8) 牙周支持疗法。

【健康处方】

1. 吸烟者对牙周治疗的反应较差,应劝病人戒烟。

2. 加强口腔卫生和口腔保健,推广正确的刷牙方法和正确使用牙线、牙签等工具,指导并教会病人控制菌斑的方法,可经常做一些叩齿、牙龈按摩等牙齿保健操。

3. 定期到专科医院进行检查和预防性洁治。根据病人口腔卫生情况,一般要求半年或一年一次。

4. 积极锻炼身体,不断提高机体免疫力,及时治疗全身系统性疾病。

5. 饮食营养要全面,平时注意多食用一些富含纤维和维生素的食物。

口疮

复发性口疮又称复发性阿弗它性口炎、复发性阿弗他溃疡、复发性口腔溃疡,是一种具有周期复发性特点的口腔黏膜自限性溃疡性疾病。根据其临床表现不同,分为轻型口疮、重型口疮和疱疹样口疮。

【诊断要点】

1. 本病好发于青壮年,女性较多。

2. 溃疡具有明显的复发规律或有明显的复发史。

3. 轻型口疮的临床表现

(1) 可发生于口腔黏膜的任何部位,好发于黏膜上皮角化较差的区域。

(2) 溃疡数目不多,通常为 1～5 个不等。溃疡多为 2～5 mm 大小,边缘整齐,溃疡中心稍凹陷,表面有黄白色假膜覆盖,周围充血,灼热疼痛感明显。

(3) 一般溃疡 7～10 天可自愈,愈合后不留瘢痕。

(4) 经一定的间歇期后又复发,间歇期长短不一。

(5) 无明显的全身症状和体征。

4. 重型口疮的临床表现

(1) 复发的间歇期不定。

(2) 溃疡数目少,多为单发,2～3 个以上少见,好发于口角内侧、硬、软腭交界处或舌腭弓、咽旁等处。可伴有轻型口疮。

(3) 溃疡较大而深,直径大于 5 mm,可达 10～20 mm 以上,周围黏膜水肿,边缘隆起,中央凹陷,基底微硬,表面有假膜,呈弹坑状。

(4) 病损持续时间长,可达 3 个月到半年。

(5) 疼痛剧烈,吞咽困难,有时伴有相应部位淋巴结肿大。

(6) 溃疡波及黏膜下层及腺体,愈合后留有瘢痕。

5. 疱疹样口疮的临床表现

(1) 溃疡基本特征同轻型口疮,但溃疡小、数目多,直径 1～2 mm,有数十个以上。

(2) 溃疡散在分布于口腔内,可发生于角化黏膜,病变不成簇。

(3) 溃疡周围黏膜充血,范围广泛。唾液增多,疼痛明显。

(4) 相应部位淋巴结肿大,有时伴有头疼、低热等全身反应。

6. 鉴别诊断

(1) 创伤性溃疡:多有明确的创伤史和局部刺激因素。无自限性,无复发特点。

(2) 疱疹性口炎:多发生于儿童,病损为簇状小水疱,破溃后形成较小的溃疡并可互相融合形成边缘不整齐的大溃疡。患儿常有明显的全身症状,如发热、乏力、烦躁、哭闹。

（3）癌性溃疡：癌性溃疡周围浸润广而硬，基底部呈高低不平的菜花状，无自限性，病人全身情况弱或呈恶病质，组织病理学检查可确定诊断。

（4）结核性溃疡：病人有结核病史，溃疡基底有颗粒状肉芽组织，上覆灰黄色的污秽的渗出物，边缘可形成倒凹。病变区涂片或结核菌培养可查到结核菌而确定诊断。

（5）白塞综合征：除复发性口腔溃疡病史外，还有眼、生殖器、皮肤损害，并可伴有全身多器官病变。

【治疗措施】

采用局部治疗与全身治疗相结合的原则，达到缩短溃疡发作期，延长间歇期，减轻疼痛和减少溃疡数量的目的。

1. 局部治疗的主要目的是消炎、止痛、促进溃疡愈合。

（1）消炎药：可用复方皮质散、锡类散、冰硼散等散剂局部涂布；或用氯己定（洗必泰）液、复方硼砂漱口液等含漱，或用有消炎作用的药膜、含片等。

（2）止痛药：例如达克罗宁液、普鲁卡因液、利多卡因液等，溃疡局部涂布，饭前使用。

（3）烧灼剂：例如三氯醋酸液等，于溃疡表面麻醉后，探针蘸少许药液置于溃疡面上，直至表面呈灰白色。适用于溃疡小而少，间歇期长，发作不频繁者。本法不宜经常使用。

（4）局部封闭药：例如曲安西龙（确炎舒松）注射液等，溃疡下局部浸润，适用于经久不愈、疼痛明显、范围较大的溃疡。

（5）理疗：激光、微波辐射、紫外线灯照射等可用于重型口疮。

2. 全身治疗　以对因治疗、减少复发为原则。适用于复发频繁、病情较重或长期不愈的溃疡。

（1）针对可疑的系统性疾病作病因治疗。

（2）肾上腺皮质激素：对于免疫功能亢进又无明显禁忌证的病例，可视病情轻重选用此类药物。例如泼尼龙、地塞米松等。剂量较大时，需注意电解质平衡及其他不良反应。

（3）免疫增强剂：对于免疫功能低下者可考虑选用此类药物。转移因子适用于细胞免疫功能减退者；左旋咪唑调节机体免疫功能，对细胞免疫的效能较体液免疫强；胸腺素具有增强细胞免疫功能的作用。常用的免疫增强剂还有胎盘脂多糖、丙种球蛋白等。

（4）免疫抑制剂：各种免疫抑制剂均有毒性反应，如对整个免疫系统的破坏作用及抑制造血系统等，长期应用应慎重，给药过程中应定期检查血象与免疫功能以及肝肾功能。使用中注意不良反应，一旦出现，立即停药。常用的免疫抑制剂有环磷酰胺、甲氨蝶呤、硫唑嘌呤、昆明山海棠等。

（5）中医中药治疗：可辨证施治。例如实热型凉膈散加减，虚热型六味地黄汤加减，血瘀型桃红四物汤加减，气虚型补中益气汤加减，等等。

【健康处方】

1. 注意休息，养成规律良好的生活习惯。

2. 保持良好的心态，积极应对生活和工作的压力。

3. 加强营养，患病期间忌食辛辣食物，多吃富含维生素的食品。

4. 积极锻炼身体，提高机体的免疫力。

坏死性龈口炎

坏死性龈口炎是指坏死性溃疡性龈炎急性期未能及时治疗且病人抵抗力低时，除了龈缘和龈乳头的急性坏死性炎症外，与牙龈病损相对应的唇、颊侧黏膜也被波及的一种疾病。随着人们口腔保健意识的增强和抗生素的广泛使用，典型的牙龈和口腔黏膜同时发病的情况已比较少见，临床上一般表现为急性坏死性溃疡性龈炎的症状。

【诊断要点】

1. 常发生于青壮年，以男性吸烟者多见，亦可发生于极度营养不良或患麻疹等急性传染病的儿童。

2. 本病起病急，病程较短，常为数天至1～2周。

3. 特征性损害　以龈乳头和边缘龈的坏死为其特征性损害，尤以下前牙多见。初起时龈乳头充血水肿，在个别牙间乳头的顶端发生坏死性溃疡。病变迅速沿牙龈边缘向邻牙扩展，使龈缘如虫蚀状。乳头被破坏后与边缘龈成一直线，如刀切状。病损一般不波及附着龈。当病情继续发展时，牙龈病损相对应的唇、颊侧黏膜也被波及。

4. 患处牙龈极易出血，甚至有自发性出血。

5. 明显疼痛感，或有牙齿撑开感或胀痛感。

6. 有典型的腐败性口臭。

7. 轻症病人一般无明显的全身症状。重症病人可有低热，疲乏等全身症状，部分病人颌下淋巴结可肿大，有压痛。

8. 坏死区涂片可见大量的梭形杆菌和螺旋体。

9. 鉴别诊断　①疱疹性龈口炎：该病多见于婴幼儿，为病毒感染。充血范围波及全口牙龈及口腔黏膜。典型病变为多个小疱及疱破溃后形成的溃疡面，无坏死。②慢性牙龈炎及牙周炎：虽具有牙龈红肿、出血、口臭等症状，但一般病程长久，无自发出血及疼痛，无坏死，口臭为非腐败性。③急性白血病：该病本身不会引起急性坏死性龈炎，但可由于抵抗力的降低而伴发此病。牙龈具有广泛的炎症和肿胀，可波及附着龈。血象检查有助于确诊。

【治疗措施】

1. 急性期的治疗首先要去除坏死物，病情允许时也可初步刮除大块牙石。局部用2%的过氧化氢（双氧水）冲洗或含漱，避免使用腐蚀剂。

2. 必要时全身可服用抗厌氧菌药物如甲硝唑等。

3. 采取支持疗法，加强营养，积极治疗全身性疾病。

4. 指导口腔卫生，劝其戒烟。

5. 急性期后，应彻底治疗龈缘炎或牙周炎，并嘱病人养成良好的口腔卫生习惯，以防止本病复发。

6. 对于慢性病人已造成的牙龈缺损则采用牙龈成形术及牙龈翻瓣术加以矫正。

【健康处方】

1. 加强口腔卫生，及时更换牙刷，保持良好的口腔卫生习惯。

2. 减少吸烟量或戒烟。

3. 保持良好的生活习惯，避免过度劳累，增强机体的免疫力。

4. 培养健康的心态，防止情绪紧张和缓解精神压力。

5. 发病期间，加强营养，补充富含维生素C和高蛋白的食物。

疱疹性口炎

疱疹性口炎是由单纯疱疹病毒引起的口腔黏膜感染性疾病。单纯疱疹病毒属于DNA病毒，分为单纯疱疹病毒Ⅰ型和单纯疱疹病毒Ⅱ型两种类型。Ⅰ型主要引起生殖器以外的皮肤、黏膜和器官的感染；Ⅱ型主要引起生殖器部位的皮肤黏膜以及新生婴儿的感染。疱疹性口炎90%以上为Ⅰ型单纯疱疹病毒引起。因发热、感冒、局部机械刺激因素、疲劳、日晒等因素诱使机体抵抗力降低而发病。疱疹性口炎临床上分为原发性疱疹性口炎和复发性疱疹性口炎。

【诊断要点】

1. 原发性疱疹性口炎

(1) 急性病程，以6岁以下儿童多见，尤其多见于6个月～2岁婴幼儿。

(2) 口内任何部位黏膜均可发生。牙龈、硬腭等角化好的黏膜亦可发生。

(3) 发病前可有接触史，潜伏期约一周，有明显前驱症状。如发热、头痛、疲乏不适、全身肌肉酸痛、淋巴结肿大，流涎等。

(4) 口腔黏膜出现单个或成簇的针头大小的透明小水疱，易破溃形成单个溃疡或融合的大小不等的溃疡面，表面覆有假膜，疼痛明显。因口腔疼痛，患儿常拒绝进食。水疱周围黏膜充血明显，牙龈常表现为急性炎症，龈缘和附着龈充血水肿，触之易出血。

(5) 病程有自限性。一般7～10天体温可恢复正常，病损逐渐愈合。如有继发感染，病程可延长。

(6) 疱疹基底物直接涂片，可发现气球样变性细胞、多核巨细胞和核内包涵体。

(7) 血清抗单纯疱疹病毒抗体效价升高。

(8) 鉴别诊断：①口炎型口疮：多见于中青年，病损为散在性溃疡，无前驱症状，好发于角化较差的区域，无口唇皮肤损害，全身症状轻。②疱疹性咽峡炎：水疱仅分布于口腔后部的黏膜，无牙龈损害，全身症状和前驱症状多不明显。③手足口病：多见于学龄前儿童，全身症状轻，口腔病损为散在的水疱。皮肤损害为手掌、足底、臀部皮肤出现水疱、丘疹与斑疹。斑疹周围有红晕，中央为小水疱。④三叉神经带状疱疹：水疱体积较单纯疱疹大，聚集成簇，沿三叉神经的分支排列成带状，不越过中线。

2. 复发性疱疹性口炎

(1) 临床较为常见，病人多为成人。发热性疾病、感冒、日晒、疲劳、精神紧张等均可诱发。

(2) 没有明显的全身前驱症状，偶有倦怠、乏力或低热。

(3) 损害好发于口角、唇红缘等皮肤和黏膜交界处及鼻周，也可见于颜面部。复发性唇疱疹易在同一部位复发。

(4) 开始患部有烧灼痒感，随即出现红斑及簇集状红色小丘疹，迅速变为绿豆大的水疱。病损分布有成簇性，少数呈散在分布。疱壁薄、疱液透明稍黄，破裂后呈现糜烂面，数日后干燥结痂，愈合后可遗留暂时性褐色色素沉着。

(5) 全病程约1～2周。

(6) 病理表现及实验室检查同原发性疱疹性口炎。

【治疗措施】

1. 抗病毒治疗　禁用肾上腺皮质激素类药物。常用药物有聚肌胞、阿昔洛韦(无环鸟苷)、利巴韦林(三氮唑核苷,病毒唑),5～7天为1疗程。为提高免疫功能可用胸腺素、转移因子、干扰素、免疫球蛋白等。

2. 支持疗法　急性发作者应卧床休息,保持电解质平衡,补充维生素C、维生素B,补充营养。发热者用退热药,继发感染者用抗生素。

3. 局部治疗　以防止继发感染为主,禁用肾上腺皮质激素类软膏。常用药物有阿昔洛韦软膏局部涂布,有渗出结痂者用等渗盐水或硫酸锌液湿敷,金霉素甘油局部涂布等,减轻疼痛可用1%普鲁卡因溶液含漱,或0.5%～1%达克罗宁,或2%地卡因涂布,防止继发感染可用3%硼砂溶液,或2.5%金霉索甘油涂布,促进愈合可用养阴生肌散、锡类散等。

4. 中医中药治疗　以疏风清热、凉血解毒、泻火通腑为主。如板蓝根注射液注射,口服口炎清冲剂、抗病毒冲剂等。

【健康处方】

1. 病人应避免接触其他儿童,以防传染。病人用过的毛巾、餐具等物品应煮沸或乙醇消毒,衣服被褥等要在阳光下曝晒。房间要经常开窗通风,必要时可采用醋熏。

2. 充分卧床休息,多饮水。给予高热量易消化饮食,多吃富含维生素的食物。

3. 注意保持口腔卫生,按正确的方法刷牙,饭后漱口。

4. 避免诱发因素,如过度疲劳、精神紧张、消化功能紊乱等。

口腔颌面部软组织损伤

口腔颌面部软组织损伤包括擦伤、挫伤、裂伤、刺伤、切割伤、咬伤等,可发生在唇、颊、舌、腭、睑、鼻及腮腺等部位。颜面为人体显露部位,创伤将不同程度地影响外形及功能,如邻近呼吸道的创伤可引起呼吸障碍,眶下、颏部及耳前部软组织伤可发生眶下、颏及面神经损伤等。根据不同的病因和伤情可分成多种类型,其处理方法各有特点。

【诊断要点】

1. 擦伤　为皮肤表皮及真皮浅层与粗糙物体摩擦而引起的损伤。

(1) 有与粗糙物摩擦致伤史。

(2) 多发生于面部较突出部位。如颏部、颧部、鼻尖等处,可与挫伤同时发生。

(3) 创面边缘不整齐,有少量渗血,可有淡黄色血浆渗出。

(4) 创面有烧灼样疼痛感。

2. 挫伤　为颌面部受到钝物直接打击或硬质物体直接撞击所致的皮下组织、肌肉、甚至骨与关节的损伤,表面皮肤无开放性创口。

(1) 有钝器打击或硬物撞击史。

(2) 受伤部位皮肤淤血、肿胀、疼痛,组织疏松部位,如眼睑口唇等部位肿胀明显,皮肤无开放性创口。

(3) 同时伤及深部某些部位还可发生相应的症状。

3. 挫裂伤　指由较大力量的钝器造成的颌面部皮肤、软组织及颌骨的开放性损伤,包括钝器所致挫裂伤和其他致伤因素所致组织撕脱伤。此类损伤是软组织损伤中较严重的一类。

（1）挫裂伤：①一般创缘不齐，组织高度水肿，裂口较深；②可伴有开放性骨折；③表面组织常有缺损、淤血、坏死。

（2）撕脱伤：①创口边缘不整齐，出血多，常有肌肉、血管、神经及骨骼暴露，疼痛剧烈；②损伤面积较大，形成组织缺损，可伴发创伤性休克；③常伴有唾液腺及其导管、面神经等损伤。

4. 切割伤　指由锐利器具所造成软组织的开放性创伤。

（1）有锐器切割软组织的病史。

（2）伤口边缘整齐，一般无组织缺损，污染较轻。

（3）如伤及知名血管可大量出血，切断神经可出现面瘫、舌感觉或运动障碍，切断腮腺导管可形成腮腺瘘。

5. 刺伤　由尖锐物器所造成的颌面部软组织损伤。

（1）有尖锐器具如刀、铁钉等损伤史。

（2）创口常为盲管伤，入口小而伤口深，亦可为贯通伤。可同时发生邻近器官的创伤，如眼、腮腺、外耳道、鼻腔、舌及口底等创伤。

（3）如刺伤的锐器折断可作为异物存留于创口内。

（4）伤道疼痛，伤口可有渗血或渗液。

6. 咬伤　指由动物或人的牙齿所造成的颌面部的创伤。

（1）有动物及人的咬伤史。

（2）症状与裂伤大致相同，其创面均污染，易感染。

（3）可见动物或人的牙咬痕。

【治疗措施】

1. 擦伤　治疗主要是清洗创面和预防感染。多数情况下可任创面暴露而无需包扎，待其干燥结痂，自行愈合。如发生感染，应行湿敷，一般1周左右即能愈合。

2. 挫伤　治疗主要是止血、镇痛、预防感染、促进血肿吸收和恢复功能。颞下颌关节挫伤可采用关节减压与休息的方法，双侧磨牙间置薄橡皮垫，以颅颌弹性绷带将下颌向颅部吊紧，缓解关节内压力。如关节内大量溢血，可在无菌条件下抽出。10～15天后开始张口训练，以防关节强直。

3. 挫裂伤　清创时应刮除没有出血的坏死组织，修整创缘，彻底止血，常作减张缝合，充分引流。如伴发骨折，应同时处理骨折。若有组织缺损，可同期或待后期整复。如为撕脱伤又有血管可吻合者，应在清创后行吻合血管再植术，无血管可吻合者，可将撕脱皮肤清创后行全厚层或中厚断层皮片再植。如组织不能利用，应在清创后尽早行游离皮片移植术，消灭创面。伴有创伤性休克者应先纠正休克。

4. 切割伤　如无感染，缝合后，可望一期愈合。遇有神经较大分支或唾液腺导管切断时，应尽可能立即行神经或导管吻合术。

5. 刺伤　治疗清创时彻底清除异物和止血，必要时予以扩创，应用抗生素防治感染。对于颈部大血管附近的异物，需在作好预防继发性出血准备的前提下摘除异物，切不可轻率从事，否则可能造成致命的大出血。

6. 咬伤　首先彻底清洗创面，用含抗生素的溶液湿敷，控制感染。对眼睑、耳、鼻等处的损伤，即使组织大部分游离，也应尽量缝合复位。对已有的缺损应待新生肉芽组织生长后，先行游离植皮，消除创面，遗留畸形留待后期处理。如为犬咬伤，应及时注射狂犬疫苗。

7. 有开放性创面者应注射破伤风抗毒素(TAT)1 500 U。

【健康处方】

1. 口腔颌面部血运丰富，具有特殊的有利条件，因此对有可能存活的软、硬组织，早期缝合的适应证更广，甚至包括已游离的组织应予以保存和复位缝合。

2. 颌面部特殊器官较多，同时该区是人体形象和感情表达的重要部位，对缝合质量的要求较高，因此在软组织损伤合并眼、耳、鼻、舌、唾液腺损伤时应及时到专科医院就诊。

口腔颌面部硬组织损伤

口腔颌面部硬组织损伤主要包括牙槽骨骨折、颌骨骨折、颧骨及颧弓骨折。随着社会发展，交通日益发达，口腔颌面部的硬组织损伤也日益增多。口腔颌面部硬组织骨折有一般骨折的共性，但由于其解剖生理结构的差异，各类骨折的临床表现和治疗原则又有其特殊性。

【诊断要点】

1. 牙槽骨骨折　由外力作用于局部牙槽突而引起，好发于上、下颌骨前牙区，多为局部骨折，也可合并颌骨骨折。

(1) 有颌面部外伤病史。

(2) 骨折部位常伴唇和牙龈肿胀、撕裂、疼痛、出血，可出现咬殆错乱。

(3) 骨折片异常活动，摇动单个牙齿可见相邻牙随之整体活动。

(4) 可伴有牙齿松动、移位、脱位。

(5) X线片可见骨折线。

2. 颌骨骨折　包括上颌骨骨折和下颌骨骨折，可单发、双发或粉碎性，可为闭合或开放性骨折。

(1) 有颌面部外伤的病史。

(2) 面部畸形、不对称。伤处局部肿胀、压痛、麻木，并可发生皮下淤血。

(3) 骨折处牙龈撕裂及出血，可同时伴牙折、牙脱位及牙槽突骨折。

(4) 骨折部位触诊可有台阶状、骨擦音及假关节活动。

(5) 骨折段移位，不同骨折线周围的咀嚼肌群附着不同，其移位方向和程度也不同。

(6) 可发生张口受限、张闭口运动异常，咬殆关系正常或错乱。

(7) 髁突骨折可见后牙早接触、前牙开合、耳前肿胀压痛及张口受限。合并外耳道及颅中窝骨折时，可发生外耳道流血或脑脊液漏。

(8) 上颌骨骨折在高位颅面分离的伤员，可见颜面中段明显增长，同时由于眶底下陷.还可出现复视。

(9) 上颌骨骨折时，由于眼睑周围组织疏松，眶周容易水肿，皮下淤血、青紫，球结膜下也可出现淤斑。咀嚼、呼吸、吞咽、语言等功能障碍。严重的颏部粉碎性骨折，可发生呼吸窘迫和呼吸道堵塞。

(10) X线或CT片可明确骨折部位、类型、范围、性质，以及有无相邻组织的损伤。

3. 颧骨和颧弓骨折　颧骨骨折常见类型有颧骨及其邻近面骨接缝处骨折、颧骨粉碎性骨折、颧骨和颧弓联合骨折；颧弓骨折常见类型有三线骨折、双线骨折。

(1) 有颌面部直接受力损伤病史。

(2) 面部不对称，患侧颧区塌陷，常可在眶下缘处触及阶梯感，压痛明显。一般在伤后数小时之内塌陷较为明显，以后由于局部软组织的肿胀变得不明显。

(3) 颧骨及颧弓骨折发生内陷移位压迫颞肌或喙突可引起张口受限和疼痛。

(4) 眶周皮下、眼睑和结膜下有明显出血形成淤斑。

(5) 颧骨骨折移位致眼球失去支持，可产生复视症状。

(6) 骨折伤及眶下神经可引起眶下区麻木感，伤及面神经颧支可出现患侧眼睑闭合不全。

(7) X线检查鼻颏位可显示颧骨颧弓骨折，颧弓位可显示颧弓骨折，必要时可作CT检查。

【治疗措施】

1. 牙槽骨骨折

(1) 局麻下将移位的骨折片复位，及早关闭口内伤口。

(2) 尽量将移位、脱位的牙齿复位，并选择适当的方法进行固定。

2. 颌骨骨折

(1) 对于颌骨骨折的病人，应首先抢救生命，如心肺复苏、脑外伤处理等，待全身情况稳定和好转以后再进行局部处理。

(2) 如果是开放性骨折应首先清创，关闭软组织伤口。有脑脊液鼻漏者严禁鼻腔填塞。

(3) 尽早进行复位和固定，复位以恢复正常咬骀关系为标准，骨折的复位固定上颌骨应争取在2周内进行，下颌骨应争取在3周内复位固定。

(4) 根据骨折的时间、类型和严重程度可采用手法复位、牵引复位和切开复位。

(5) 固定时间3至4周，4周时即可进行开口训练，防止颞下颌关节强直。

(6) 防止感染、镇痛，全身支持治疗。

3. 颧骨及颧弓骨折

(1) 如果移位不大，畸形不严重，无功能障碍的，可以不作处理。

(2) 有明显的塌陷畸形和开口受限的病人，都要复位。常采用的方法有口内切开复位法，面部小切口切开复位法，经皮巾钳牵拉法，颞部切开复位法及切开复位、坚强内固定方法。

(3) 对于粉碎性颧骨骨折及合并上颌窦前壁骨折者，可采用上颌窦填塞法复位固定。

(4) 如有眶下神经受累，应及时将颧骨复位并探查、松解该神经。

(5) 复位术后应限制张口，防止骨折段再次移位。

【健康处方】

1. 一定要注意整体与局部的关系。口腔颌面部硬组织损伤的病人往往可能伴有休克、脑外伤及全身其他器官的损伤，应以抢救生命为首要任务。颌面部损伤的局部处理可待全身情况稳定后再处理。

2. 对于合并脑脊液漏病人，禁止局部冲洗或填塞。要特别注意预防感染，以免逆行感染进入颅内。

3. 骨折复位固定如有限制下颌运动者，须注意择机进行适当活动，进行开闭口训练，防止颞下颌关节强直。

疣

疣是由人类乳头瘤病毒选择性感染皮肤或黏膜上皮所引起的表皮良性赘生物。临床分四型，即寻常疣、扁平疣、跖疣及尖锐湿疣。

【诊断要点】

1. 寻常疣　为发生于手背、手指、足缘等处的豆大角质增生性丘疹，干燥、粗糙、坚硬，呈灰褐色、棕色或正常肤色。

2. 跖疣　为发生于足底的寻常疣，由于整个损害陷入真皮，故临床表现为淡黄或黄褐色角化性胼胝样斑块或扁平丘疹，周围绕以稍高的角质环，挤压痛明显。若用小刀将表面角质削去，则可见疏松的角质软芯和散在的由于毛细血管破裂出血所致的小黑点。

3. 扁平疣　为发生于面部、手背、前臂等处的正常肤色或淡褐色帽针头至豆大的扁平坚实丘疹，可出现 Köebner 现象。

4. 尖锐湿疣　详见常见性传播疾病一节。

5. 临床诊断有困难时，可行组织病理学检查，组织学上以颗粒层及棘层上部出现空泡细胞，核深染和电镜下出现核内病毒颗粒为共同特征。

【治疗措施】

1. 全身治疗　适用于皮损数目较多或久治不愈者。

(1) 聚肌胞注射液：2 ml，肌内注射，每周 2 次。

(2) 干扰素：100 万 IU，肌内注射，每日 1 次，共 28 天。

(3) 左旋咪唑：50 mg，每日 3 次，连服 3 天，停 11 日，再服 3 日为一疗程。

(4) 转移因子：2 mg，皮下注射，每周 2 次，3 周为 1 个疗程。

2. 局部治疗

(1) 对皮损数目少的寻常疣、跖疣，可选用液氮冷冻、二氧化碳激光烧灼，或电干燥、电凝固、电烙术。

(2) 对皮损数目多，不宜选用上述方法者，可选用下列方法：①0.05%～0.1%维 A 酸软膏或阿达帕林凝胶、5%5 -氟尿嘧啶软膏外用，每日 1～2 次；②0.05%平阳霉素于疣体根部注射，每个疣注射 0.2～0.5 ml，每周 1 次，通常治疗 2～3 次后疣体脱落，对寻常疣、跖疣疗效较好。

【健康处方】

1. 完整健康的皮肤、黏膜是防御病毒感染的天然屏障，故在日常生活、工作中应尽可能避免皮肤外伤，男士剃须、修面时应避免损伤皮肤。

2. 避免接触被人类乳头瘤病毒污染的物品。防止间接接触感染。

3. 积极治疗足部多汗，鞋应宽松合脚，避免长途行走，足底过度受力摩擦。

带状疱疹

带状疱疹是由水痘-带状疱疹病毒引起的病毒性皮肤病。水痘-带状疱疹病毒属 DNA 病毒，具有嗜神经和亲皮肤的特性，人首次感染水痘-带状疱疹病毒后，或表现为水痘或呈隐性感染过程，但该病毒潜伏于脊神经后根或脑神经节的神经元中，当宿主由于各种原因导致机体抵抗力下降，免疫功能减退时，该病毒可再次活动，侵犯周围神经和皮肤，引发带状疱疹。

【诊断要点】

1. 沿某一周围神经呈单侧带状分布的簇集性水疱，伴明显的神经痛和局部淋巴结肿痛。

2. 疱底刮取物涂片找到多核巨细胞和核内包涵体，疱液或脑脊液分离到病毒有助于确诊。

【治疗措施】

治疗原则为抗病毒，消炎、止痛，保护神经，预防继发感染，缩短病程。

1. 抗病毒药物

(1) 核苷类抗病毒药：如阿昔洛韦每次 0.2 g，每日 3 次；或泛昔洛韦每次 0.25 g，每日 3 次；或伐昔洛韦(万乃洛韦)每次 0.3 g，每日 2 次，疗程 7～10 天，病情重者应静脉给药。

(2) 阿糖腺苷：每日 15 mg/kg，每日 1 次，缓慢静滴 12 小时以上。

(3) 干扰素：100 万～300 万 IU，肌内注射，每日 1 次。

2. 维生素 B_1 100 mg，肌内注射，每日 1 次，维生素 B_{12} 500 μg，肌内注射，每日 1 次，维生素 E 0.1 g，每日 3 次；酌情选用止痛药。

3. 糖皮质激素　早期应用可抑制炎症过程，减轻脊髓后根神经节及周围神经的水肿、变性、坏死，有效缓解或减轻神经痛，若无严重并发症或禁忌证，可行早期小剂量短程疗法。在发病一周内应用，一般应用泼尼松每日 15～30 mg，口服，连用 1 周。由于带状疱疹是病毒感染性皮肤病，故糖皮质激素的使用应在足量有效的抗病毒、预防感染的措施下进行。

4. 局部治疗　以收敛、干燥、消炎为原则。

水疱未破时，可用阿昔洛韦软膏或喷昔洛韦软膏外搽，每日 5 次。若水疱已破可用 3% 硼酸溶液或 0.5%新霉素溶液湿敷；若有感染应酌情选用抗生素。

【健康处方】

1. 心情开朗，规律生活，充足睡眠，合理营养和锻炼，使机体的抵抗力和免疫力维持在良好状态。中医认为“正气存内，邪不可干”，可减少带状疱疹的患病几率。

2. 日常生活、工作中避免过度劳累、外伤、上呼吸道感染及各种严重的精神创伤，积极治疗全身性疾病，避免带状疱疹的诱发因素。

手足癣

皮肤癣菌感染手指屈面、指间及手掌皮肤称手癣；感染趾间、足底及足侧缘者称足癣。手足癣的致病菌主要为红色毛癣菌，临床一般分三型，即水疱型、角化过度型和浸渍糜烂型。

【诊断要点】

1. 水疱型　在掌跖、指侧、足侧及趾间出现针头到绿豆大小的深在性厚壁水疱，可融合成多房性水疱，水疱干涸后形成领圈状脱屑。瘙痒剧烈，易发生于夏季，易引起癣菌疹。

2. 角化过度型　手掌、足底片状红斑，皮肤增厚，粗糙、干燥、脱屑，在虎口及足跟处形成较深的皲裂，疼痛、出血。

3. 浸渍糜烂型　指趾间皮肤浸渍，可见白色腐皮，基底为红色湿烂面，足的病变常见于第 3、4 趾间。瘙痒剧烈。常因搔抓引起淋巴管炎、蜂窝织炎或丹毒。

4. 手癣常为单侧性，足癣常为双侧性；由于双手经常洗涤，通风干燥较好，故手癣较少出现浸渍糜烂型改变，主要表现为水疱型和角化过度型。

5. 真菌直接镜检常见菌丝。

【治疗措施】

按不同类型分别处理。

1. 水疱型　选用各种癣药水。

2. 角化过度型　各种癣药膏和癣药水交替外用，必要时可局部封包。有皲裂处禁用癣药水。

3. 浸渍糜烂型　首先应使趾间干燥，可用 1∶5 000～1∶10 000 的高锰酸钾溶液冷浸泡，每日 2 次，每次 20 分钟，外用干燥性粉剂，如足粉。趾间干燥脱屑后，可外用性质温和或浓度较低的抗真菌外用制剂。

4. 如有湿疹化或继发感染，应先进行相应处理。

5. 无论使用何种药物治疗，都要耐心坚持 4～8 周。

6. 口服抗真菌药治疗手足癣的指征

(1) 单纯外用药效果不好，久治不愈者；

(2) 病情严重，影响病人的工作、生活者；

(3) 出现严重并发症。

常用的口服抗真菌药：

(1) 伊曲康唑　每日 0.1 g，连服 15 天。

(2) 特比萘酚　每日 0.25 g，连服 1 周。

(3) 氟康唑　每次 0.15 g，每周 1 次，连服 3～4 次。

【健康处方】

1. 穿透气良好的鞋袜，足部应保持清洁、干燥，趾间可经常使用扑粉。

2. 鞋袜经常换洗，袜子应煮沸消毒。

3. 不穿公用拖鞋，不用公用脚盆、毛巾。

4. 足部多汗者可外用 5%福尔马林液或乌洛托品粉。

5. 足癣是其他浅部真菌病的根源，要坚决摒弃社会上流传的“治好脚气会生大病”的迷信思想，以科学的态度，积极治疗足癣。家庭中其他成员的手足癣要同时治疗。

湿　疹

湿疹是一种真皮浅层和表皮的炎症。病人常有湿疹素质，病因复杂，一般认为与迟发型变态反应有关。

【诊断要点】

根据临床表现可分为急性、亚急性、慢性湿疹。

1. 急性湿疹　在水肿性红斑的基础上有针头到粟粒大小的丘疹、丘疱疹、小水疱，常融合成片，境界不清，以较多的丘疱疹为特点。常因搔抓、摩擦形成点状糜烂面，有明显的渗出或渗出倾向。皮损对称分布，多见于面、耳、手、足、前臂、小腿外露部位。瘙痒剧烈，急性湿疹经适当处理可在 1～2 周痊愈。

2. 亚急性湿疹　皮损以小丘疹、鳞屑、结痂为主，可有少数丘疱疹或小水疱及糜烂，亦可有轻度浸润，仍有剧烈瘙痒。

3. 慢性湿疹　患部皮肤浸润肥厚，表面粗糙，覆以少许糠秕样鳞屑，有色素沉着或色素减退，好发于手、足、小腿、肘窝、腘窝、外阴、肛门等处，多对称发病。常伴阵发性剧痒。易复发，经久不愈。

4. 几种特殊类型的湿疹　包括手部湿疹、乳房湿疹、外阴、阴囊和肛门湿疹、钱币状湿疹、汗疱疹。

【治疗措施】

1. 避免各种可疑的致病因素，如避免可疑致敏食物，忌酒。避免过度烫洗及过度搔抓、摩擦，消除体内慢性病灶及积极治疗全身性疾病。

2. 全身治疗　目的在于抗炎、止痒。可选择抗组胺药、镇静药。急性期还可选用钙剂、维生素 C、硫代硫酸钠等静脉注射。有感染者，可用抗生素。

3. 局部治疗　根据临床表现和外用药治疗原则，选用适当的剂型和药物。

(1) 急性期：皮损表现为红斑、丘疹、丘疱疹或小水疱，外用1%酚炉甘石洗剂，可与糖皮质激素霜剂交替外用。出现糜烂且渗液多时，用3%硼酸或等渗盐水作湿敷，渗出减少后外用氧化锌油或糖皮质激素霜剂，或两者交替外用。

(2) 亚急性期：选用糖皮质激素霜剂、焦油类糊剂，为防止和控制继发感染，可加用抗生素类。

(3) 慢性期：可选用糖皮质激素软膏、焦油类软膏或非固醇类外用抗炎软膏（如乙氧苯柳胺软膏、丁苯羟酸软膏）交替外用。亦可选用硬膏、涂膜剂。对于顽固局限肥厚性损害可用糖皮质激素作局部注射，每周 1 次，4～6 次为一疗程。

【健康处方】

1. 积极寻找病因，尽可能对因治疗是根本的预防之策。

2. 积极做好卫生宣教工作，使病人了解湿疹可能的原因，发展的规律，病人应解除思想顾虑，建立治愈信心。

3. 避免再刺激是湿疹防治工作中的重要一环，避免过度搔抓摩擦，避免用热水、肥皂烫洗，不喝浓茶、咖啡、乙醇饮料，不吃辛辣食物，有鱼、虾、蟹过敏者，忌食鱼、虾、蟹。

4. 积极治疗体内慢性病灶及其他全身性疾病。

接触性皮炎

接触性皮炎是由于接触某种物质后在皮肤、黏膜接触部位发生的急性或慢性炎症反应。致敏物所致的变应性接触性皮炎常为 T 细胞介导的迟发型变态反应，常有 4～5 天的潜伏期，而原发性刺激物引起的刺激性接触性皮炎则为刺激物直接破坏组织细胞所致。

【诊断要点】

1. 有致敏物或刺激物接触史。

2. 在接触部位发生境界清楚的红斑、丘疹、丘疱疹，严重时出现水疱、大疱甚至组织坏死。临床表现常以单一疹型为主。

3. 如接触物为气体、粉尘，则皮炎呈弥漫性而无明确界限；如皮炎发生于组织疏松部位如眼睑、口唇、包皮、阴囊等处时，皮炎界限不清；如病人敏感性高，可扩展到身体其他部位。

4. 若接触物的刺激性较弱、浓度较低，或由于长期反复接触致敏物或急性期处理不当，可出现亚急性或慢性皮炎的表现。

5. 有痒和烧灼感或肿痛感。

6. 本病病程自限，去除病因，处理得当，约 1～2 周可痊愈。

7. 斑贴试验是诊断接触性皮炎最可靠和最简单的方法。

【治疗措施】

寻找病因，脱离接触，积极对症处理。

1. 全身治疗　口服抗组胺药和维生素 C，静脉注射 10％葡萄糖酸钙或硫代硫酸钠，重症泛发者可短期应用糖皮质激素。若有继发感染可加用抗生素。

2. 局部治疗　按急性、亚急性和慢性皮炎的治疗原则处理。

【健康处方】

1. 积极寻找致敏因子，并避免再接触。

2. 有些致敏因子虽较明确，但在日常生活和工作中不可避免地要再接触，此时要提高警惕，做好防护工作，尽可能使皮肤不直接接触致病因子。如家庭主妇因日常烹饪、洗涤，双手皮肤不可避免地要接触肥皂、洗衣粉、洗涤剂等化学物品，理发师在工作中不可避免地要接触染发剂等化学物品，此时，可戴一副薄的纯棉手套，再戴一副橡、塑手套作为防护，然后再从事家务或工作，避免皮肤直接与致病因子接触。

3. 避免再刺激，任何接触性皮炎均应避免再刺激，避免过度搔抓、摩擦，避免热水、肥皂烫洗，避免日光暴晒，避免饮酒及进食辛辣刺激性食物。

4. 化妆品尽可能使用不含香料、颜料的单纯水包油乳剂。

荨麻疹

荨麻疹是由于皮肤、黏膜小血管反应性扩张及渗透性增加而产生的一种限局性水肿。15％～20％的人在一生中至少发生过一次荨麻疹。

【诊断要点】

1. 典型的荨麻疹表现为瘙痒性风团，边缘绕以红晕。发生急，消退后不留痕迹。

2. 根据病程，分为急性荨麻疹（病程在 6 周以内）和慢性荨麻疹（病程在 6 周以上）。前者的炎症介质主要为组胺，多与食物、药物、感染等因素有关，后者的炎症介质除组胺外，还有其他炎症介质参与，病因也较复杂，不易寻找。

3. 急性荨麻疹可累及胃肠黏膜，出现腹痛、腹泻，重者类似急腹症的症状，也可累及气管和喉黏膜，出现喉头水肿，呼吸困难，甚至窒息。病情严重者可出现过敏性休克样症状。若有严重的全身中毒症状，外周血白细胞总数增高或中性粒细胞百分比增高或同时有中毒颗粒时，应特别警惕有严重感染如败血症等可能。

4. 特殊类型的荨麻疹

（1）皮肤划痕症：亦称人工荨麻疹。用手搔抓或用钝器划过皮肤后，沿划痕发生条状隆起，伴瘙痒，不久即消退。可单独发生或与荨麻疹伴发。

（2）寒冷性荨麻疹：可分两种：一种为家族性，为常染色体显性遗传，罕见，于出生后不久或早期发病，终身反复发作；另一种为获得性，较常见，接触冷风、冷水或冷物后，暴露或接触冷物部位产生风团或斑状水肿。有时进食冷饮可引起口腔和喉头水肿。冰块可在局部诱发风团。

（3）胆碱能荨麻疹：多见于青年，由于运动、受热、情绪紧张、进食热饮或乙醇饮料使躯体深部温度上升，促使乙酰胆碱作用于肥大细胞而发生。典型损害为直径 2～3 mm 的瘙痒性小风团，周围有 1～2 cm 的红晕，好发于躯干、上肢。风团可于半小时至 1 小时内消退。偶伴发乙酰胆碱的全身反应。病程经数年后可渐趋好转。以 1∶5 000 乙酰胆碱作皮试或皮肤划痕试验，可在注射处出现风团，周围出现卫星状小风团。

（4）血管性水肿：分获得性及遗传性两种，后者罕见。获得性血管性水肿，主要发生于组织疏松部位，多为单发，为突然发生的局限性肿胀，累及皮下组织，边缘不清，呈正常皮色或淡红色，表面光亮，触之有弹性感。持续1～3日可渐行消退，亦可在同一部位反复发作。发生于喉黏膜者，可引起呼吸困难，甚至窒息死亡。

【治疗措施】

基本原则为抗组胺，降低血管通透性，对症处理，力求做到对因治疗。

1. 急性荨麻疹　根据病情严重程度和病人具体情况选择抗组胺药，通常以2～3种抗组胺药合用。可选用维生素C及钙剂降低血管通透性，且与抗组胺药有协同作用。病情较重者，可酌情使用糖皮质激素。有腹痛者可给予解痉药。对严重感染引起的荨麻疹病人，应选用足量有效的抗生素控制感染，并处理感染灶。

2. 病情严重、伴有休克或喉头水肿及呼吸困难者，应紧急进行以下处理。

(1) 立即皮下注射0.1%肾上腺素0.5 ml，同时立即吸氧。

(2) 肌肉注射盐酸异丙嗪25～50 mg。

(3) 氢化可的松200～300 mg、维生素C 2 g加入5%葡萄糖溶液500 ml中静脉滴注。

(4) 经以上处理，病情仍无缓解者，于首次注射肾上腺素15分钟后可重复注射肾上腺素0.5 ml。

(5) 支气管痉挛者可用氨茶碱0.2 g加入5%葡萄糖溶液250 ml中缓慢静脉滴注。

3. 慢性荨麻疹　应积极寻找病因，不宜使用糖皮质激素，一般以抗组胺药为主。一种抗组胺药无效时，可2～3种联合，并以多种抗组胺药交替使用。给药时间可根据风团发生的时间进行调整。单用H_1受体拮抗剂疗效不佳者，可合并应用H_2受体拮抗剂。风团控制后，可持续服药月余，并逐渐减量。此外，根据病情和治疗反应可酌情选用利血平、氨茶碱、氯喹或羟氯喹、雷公藤多苷等口服。

4. 特殊类型荨麻疹的治疗　常选用兼有抗5-羟色胺、抗乙酰胆碱的药物。如赛庚啶对寒冷性荨麻疹效果较好；胆碱能荨麻疹则可选甲喹吩嗪(玻丽玛朗)和654-2等。

【健康处方】

1. 寒冷性荨麻疹应注意防寒保暖，避免寒冷刺激。可采用冷脱敏治疗，将温水调至21℃，浸泡手足，每日2次，每次15分钟，每周降低3℃，至7～8℃时长期坚持。

2. 日光性荨麻疹应避光，防晒。

3. 胆碱能荨麻疹应保持情绪稳定，避免剧烈体育运动，避免进食过热食品和乙醇饮料。

4. 压力性荨麻疹应避免身体某一部位皮肤长期受压。

5. 生活规律，避免暴饮暴食，可有效预防蛋白胨性荨麻疹。

6. 急性荨麻疹病因相对简单，疑为食物引起者应忌食之；疑为药物致敏者，则应禁用该药；疑为感染引起者应采取相应抗感染措施；慢性荨麻疹病因较难寻找，应积极排除体内各种慢性疾病，如体内慢性感染灶、甲状腺疾病、病毒性肝炎、内脏肿瘤及结缔组织病等。

脓疱疮

脓疱疮是由金黄色葡萄球菌和(或)乙型溶血性链球菌感染引起的细菌性皮肤病。本病好发于儿童，夏秋季多见，传染性强，可致暴发流行。

【诊断要点】

1. 寻常型脓疱疮　本病好发于面部体孔附近及四肢暴露部位，典型损害为粟粒至黄豆大小的薄壁脓疱，周围绕有红晕。脓疱破溃后出现红色糜烂面，脓液干燥可形成蜜黄色或灰黄色厚痂。重者可有高热，伴淋巴结或淋巴管炎，甚至败血症或急性肾小球肾炎。

2. 大疱性脓疱疮　初为散在水疱，1～2 天后水疱增至指头大小或更大，再经 1 天后，水疱内容由清澈变浑浊，脓汁沉积于疱底部呈典型的半月形坠积状脓疱。疱破后形成浅表糜烂并结黄色脓痂。有时痂下脓液向周围溢出，在周围发生新的水疱，呈环状或链环状，称环状脓疱疮。好发于面部、四肢等暴露部位。

3. 新生儿大疱性脓疱疮　又称新生儿脓疱疮，主要由凝固酶阳性噬菌体Ⅱ组 71 型金黄色葡萄球菌引起，多见于生后 4～10 天的新生儿。由于新生儿皮肤娇嫩，功能不健全，对细菌毒力抵抗力低，故起病急，发展快。初在面部、躯干、四肢出现大疱，很快转变为脓疱，周围绕以红晕，疱壁薄而易破，形成红色湿烂面，经数小时或 1～2 天即可波及全身大部分皮肤。常伴高热、腹泻及绿色泡沫样便。若救治不及时可因败血症或毒血症而死亡。

4. 深脓疱疮　又称臁疮，是一种溃疡性脓疱病，致病菌开始时为 β 溶血性链球菌，晚期则可有多种细菌继发感染。本病多见于营养不良的儿童和老人，常继发于昆虫叮咬，好发于下肢和臀部。典型皮损为覆有黑色污秽痂皮的溃疡，痂皮不易剥离，去痂后可见溃疡底部为灰绿色脓苔及肉芽组织增生，边缘陡峭，周围有深红色晕轮。自觉疼痛，病程约 2～4 周。愈后留有瘢痕和色素沉着。

5. 葡萄球菌性烫伤样皮肤综合征　本病又称新生儿剥脱性皮炎或葡萄球菌型中毒性表皮坏死松解症。致病菌为凝固酶阳性噬菌体Ⅱ组 71 型金黄色葡萄球菌，可产生一种可溶性外毒素-表皮松解毒素或称剥脱毒素引起小儿皮肤的坏死松解。有人认为本病可能是新生儿脓疱疮的严重类型。常发生于生后 1～5 周的婴儿。初在口周或眼睑周围发生红斑，迅速蔓延到躯干及四肢近端，甚至泛发全身。皮损特点为在大片红斑的基础上出现烫伤样松弛性大疱，尼氏征阳性，无水疱部位的皮肤出现大片表皮松解，稍用力摩擦，表皮即大片剥脱，口周出现放射状皲裂。有疼痛及触痛，常伴严重的全身中毒症状，重者可因败血症、肺炎而危及生命。

【治疗措施】

1. 局部治疗　原则为杀菌、消炎、收敛、干燥。脓疱未破者，可外搽 5％硫磺炉甘石洗剂、10％鱼石脂炉甘石洗剂或莫匹罗星软膏。脓疱较大时，抽取疱液后再用上述药物。脓疱已破溃结痂者用 1∶5 000～1∶10 000 的高锰酸钾溶液、0.5％新霉素溶液清洗或湿敷后再外搽莫匹罗星软膏或 0.5％新霉素软膏、利福平软膏或红霉素软膏。

2. 对深脓疱疮应去除痂皮后，再涂抗生素软膏，以促进溃疡愈合。

3. 对新生儿脓疱疮、葡萄球菌性烫伤样皮肤综合征应进行床边隔离，采用暴露干燥疗法。

4. 全身治疗　应根据药敏试验结果选择相应抗生素。对新生儿脓疱疮及葡萄球菌性烫伤样皮肤综合征应尽早足量使用有效抗生素，病情严重者可联合用药。加强支持疗法，维持体内水、电解质及酸碱平衡，必要时可输新鲜全血或血浆。

【健康处方】

1. 做好卫生宣教工作，搞好个人卫生和集体卫生，勤剪指甲，勤理发，勤洗澡，勤换衣服，保持皮肤清洁。

2. 积极治疗瘙痒性皮肤病如湿疹、虫咬皮炎、痱子等，对预防脓疱疮有积极意义。

3. 皮肤出现轻微破损时，不可疏忽大意，应及时处理，局部外涂碘附，以防感染。

4. 幼儿园、小学校等集体单位一旦发现脓疱疮患儿，应进行适当隔离，并进行消毒，以免引起集体流行。

头癣

头癣是由皮肤癣菌引起的头皮及头发感染，分为黄癣、白癣、黑点癣和脓癣四种。

【诊断要点】

1. 黄癣　由许兰黄癣菌所致。典型损害为蝶形黄癣痂，其中有一根或数根头发穿出。发际边缘常有一宽窄不一的正常发带。愈合留有萎缩性瘢痕和永久性秃发。真菌直接镜检病发可见发内菌丝，黄癣痂可见孢子及鹿角状菌丝。Wood灯检查病发呈暗绿色荧光。

2. 白癣　又称小孢子菌头癣主要由犬小孢子菌和石膏样小孢子菌所致。临床特点为头皮出现卫星状分布的灰白色鳞屑斑，高位断发，白色菌鞘，青春期趋向自愈。真菌直接镜检可见镶嵌堆积的发外孢子。Wood灯检查病发呈亮绿色荧光。

3. 黑点癣　主要由紫色毛癣菌、断发毛癣菌和须癣毛癣菌引起。典型损害为头皮或枕部的灰白色鳞屑斑，低位断发，残发在毛囊口呈黑点状外观，无菌鞘，愈后可形成瘢痕、秃发。真菌直接镜检可见发内链状排列的孢子。Wood灯检查无荧光。

4. 脓癣　为白癣或黑点癣的一种特殊类型，多由亲动物性或亲土性真菌引起，由于机体反应强烈，出现明显的炎症。临床表现为一至数片胡桃或更大的痈状隆起性肿块，表面有多数蜂窝状排脓小孔，边界清楚，质地柔软，发根松，易拔除。常伴耳后及枕后淋巴结肿大。愈后留有瘢痕。真菌直接镜检可见发内或发外孢子。

【治疗措施】

采用综合疗法，包括剪发、洗头、搽药、服药及消毒等五个方面。疗程2个月左右。

1. 剪发　剪除病发，每周1次。

2. 洗头　用2%酮康唑洗剂洗头，每日1次。

3. 搽药　用5%～10%硫磺软膏或其他咪唑类抗真菌药，每日2次。

4. 服药

(1) 灰黄霉素：儿童按每日15～20 mg/kg，分3次口服；成人0.6～0.8 g，每日1次或分2次服，疗程21日。

(2) 伊曲康唑：儿童按每日每千克体重5 mg，疗程6周。

(3) 特比萘芬：儿童体重＜20 kg者，每日62.5 mg，体重20～40 kg者，每日125 mg，体重＞40 kg者，每日250 mg，疗程6周。

5. 消毒　病人使用过的毛巾、帽子、枕套、梳子等生活用品及理发工具等应煮沸消毒。

6. 脓癣治疗同上，禁忌切开引流，加用抗生素。

【健康处方】

1. 对美发美容店、公共浴室及游泳池、馆等公共场所进行严格的卫生监督管理，对公共场所使用的工具如理发工具、器械、衣物等按规章制度进行严格的消毒处理。

2. 不提倡饲养猫、狗等宠物，家庭中若有猫狗等宠物，应定期检查，发现带菌或患病动物应及时处理，避免患儿与宠物密切接触。

药　疹

药疹亦称药物性皮炎，是药物通过内服、注射、吸入、灌肠、栓剂，甚至通过破损皮肤等途径进入人体后，在皮肤黏膜上引起的炎症性皮疹，严重者可累及机体的其他系统。

【诊断要点】

1. 有明确的用药史。临床上易引起药疹的药物有：①抗生素：以β内酰胺类抗生素为多见；②磺胺类：如复方磺胺甲噁唑、呋喃唑酮（痢特灵）；③解热镇痛类：如阿司匹林、氨基比林、对乙酰氨基酚（扑热息痛）、保泰松等；④镇静安眠药及抗癫痫药：如苯巴比妥、苯妥英钠、甲丙氨酯（眠尔通）、卡马西平等；⑤异种血清制剂及疫苗等：如破伤风抗毒素、狂犬病疫苗、蛇毒免疫血清等；⑥中药。

2. 有一定的潜伏期，多数药疹的发病机制为变态反应。初次用药一般需4～20日，多数经7～8日的潜伏期后才出现药疹，已致敏者，再次用该药后，数分钟至24小时之内即可发生。

3. 常见药疹的临床特点

（1）固定型药疹：多由解热镇痛类、磺胺类或巴比妥类引起。损害好发于皮肤黏膜交界部位，典型损害为直径1～4 cm的圆形、类圆形水肿性暗紫红色斑片，边缘清楚，绕以红晕，重者可出现水疱或大疱，停药后1周左右红斑消退，遗留不易消退的灰黑色色素沉着斑。

（2）荨麻疹型药疹：多由血清制品（如破伤风抗毒素或狂犬病疫苗）、呋喃唑酮（痢特灵）、青霉素引起。临床表现与急性荨麻疹相似，但持续时间较长，可同时伴有血清病样症状，如发热、关节痛、淋巴结肿大、血管性水肿甚至蛋白尿等。少数病人由于不断接触微量致敏原则可表现为慢性荨麻疹。

（3）麻疹样或猩红热样药疹：半合成青霉素（如氨苄青霉素和羟氨苄青霉素）易引起该型药疹。皮损形态类似麻疹或猩红热，于2～3日内可遍布全身，但颜色更为鲜红，瘙痒更加明显，而全身症状相对较轻，且缺少麻疹的Koplik斑、猩红热的草莓样舌和口周苍白圈。病程约1～2周，体温逐渐下降，皮疹颜色转淡，伴有糠状脱屑。若未及时发现病因、停药及治疗，则可向重型药疹发展。

（4）多形红斑型药疹：多由磺胺类、解热镇痛类及巴比妥类引起。临床表现与多形红斑相似，常伴黏膜损害。重症多形红斑型药疹为重型药疹，病情凶险，可致死亡。

（5）大疱性表皮松解型药疹：为重型药疹，常由磺胺类、解热镇痛类、抗生素类、巴比妥类引起。起病急，全身中毒症状重，皮损为弥漫性紫红或暗红斑片，迅速波及全身，在红斑上出现大小不一的松弛性水疱或大疱，尼氏征阳性，可形成大面积的表皮坏死松解，伴大片糜烂和大量渗出，触痛明显，黏膜广泛受累。重者可因继发感染、肝肾衰竭、电解质紊乱、内脏出血、蛋白尿甚至氮质血症而死亡。

（6）剥脱性皮炎型药疹：为重型药疹，多由磺胺类、巴比妥类、抗癫痫药（如苯妥英钠、卡马西平）、解热镇痛药、抗生素等引起。此型药疹多是长期用药后发生，首次发病者潜伏期约20日左右。有的病例是在麻疹样、猩红热样或湿疹型药疹的基础上，继续用药或治疗不当所致。典型损害表现为全身皮肤弥漫性潮红、肿胀，伴大量脱屑，手足部则呈手套或袜套状剥脱。头发、指（趾）甲可脱落，黏膜受累严重。全身浅表淋巴结肿大，可伴发支气管肺炎、药物性肝炎、粒细胞缺乏症。该型药疹病程较长，如不及时停用致敏药物及积极治疗，病人常因全身衰竭或继发感染而死亡。

4. 辅助检查　皮内试验适用于预测皮肤速发型变态反应。通常用于预测青霉素、抗血清和普鲁卡因过敏反应。但阴性不能绝对排除发生临床反应的可能性，有高度药物过敏史者禁用。药物激发试验及体外试验因安全性及结果的不稳定性等问题，目前尚难在临床推广应用。

【治疗措施】

1. 停用一切可疑致敏药物及结构相似药物，加速致敏药物的排泄，注意药物的交叉过敏或多价过敏。

2. 轻型药疹　一般给予抗组胺药、维生素 C 等。必要时给予中等剂量泼尼松（每日 30～60 mg），待皮疹消退后逐渐减量停药。局部治疗按急性皮炎治疗原则处理。

3. 重型药疹

（1）早期足量应用糖皮质激素是降低死亡率的前提。一般可给氢化可的松每日 300～400 mg 静脉滴注，或地塞米松每日 10～20 mg 分两次静脉滴注，尽量在 24 小时内均衡给药。重症大疱性表皮松解型药疹根据病情可进一步加大糖皮质激素的用量。若糖皮质激素剂量足够，病情应在 3～5 日内控制；否则，应加大糖皮质激素用量（原剂量的 1/3～1/2）；待皮疹颜色转淡，无新发皮疹，体温下降，症状缓解后可逐渐减量。

（2）可给两种不同种类的抗组胺药

（3）预防和治疗感染：重型药疹病人皮损面积大，糜烂渗出多，机体抵抗力和免疫力低下，加之治疗过程中需要应用大剂量糖皮质激素，极易发生感染，而感染轻时，由于糖皮质激素的掩盖作用，临床症状常不明显，一旦出现明显的感染征象，则较严重，故预防和治疗感染是降低死亡率的关键。①选用抗生素时应兼顾抗球菌和抗杆菌的药物，以后可根据培养结果和药敏试验及时调整。应注意避免应用易产生过敏反应的药物，注意交叉过敏和多价过敏。②抗生素治疗效果不佳时，应考虑真菌感染的可能。

（4）加强支持疗法：一般可给予高热量、高蛋白质、高维生素饮食。注意蛋白质的摄入量，若有再生障碍性贫血、溶血性贫血、粒细胞缺乏症、衰竭等可少量多次输新鲜全血，每周 2～3 次，每次 200～400 ml，共 5～6 次。有肝损害时应加强保肝疗法。

（5）维持体内水、电解质及酸碱平衡：重型药疹病人因皮肤广泛的炎症、渗出、高热等原因，体内水、电解质丢失量增加，同时由于进食困难，又减少了水、电解质的摄入量，导致水、电解质平衡失调。许多病人就诊时已有不同程度的脱水、酸中毒，若伴肾脏病变，则病情就变得更加复杂。因此，在这类病人中，注意并及时纠正水、电解质平衡失调至关重要。此外，在长时间使用糖皮质激素治疗过程中，也要注意水、电解质的平衡，要注意补钾。

（6）加强眼和口腔的护理，定期冲洗和漱口，减少感染，防止球睑结膜粘连。闭眼困难者应用油纱布盖眼，防止角膜长时间暴露而损伤。

（7）局部治疗：①对皮损面积广，糜烂渗出重者可用等渗盐水湿敷，暴露于温度适宜且干燥的专用灯箱；②加强病室的消毒隔离，每日更换无菌床单，注意房间保暖；③经常翻身，注意防止褥疮发生。

【健康处方】

1. 医师在处方前应详细询问病人有无药物过敏史，禁用已知的致敏药物。

2. 严格掌握用药指征，可用可不用的药物尽可能避免使用，切忌无的放矢，滥用药物。

3. 应用青霉素、链霉素、血清、普鲁卡因等药物时，应按规定作皮肤试验，阳性者不可用该药治疗，皮试前应备好急救药物，以应急需。

4. 注意药疹的警告症状，如在用药过程中突然出现皮肤瘙痒、红斑、发热等反应，应立即停用一切可疑药物，密切观察，及时处理。

5. 已确诊为药疹者，应将致敏药物记入病历首页，或建立病人药物禁忌卡片，并嘱病人牢记，每次看病时应告诉医生勿用该药。

寻常性痤疮

寻常性痤疮是一种青春期常见的慢性阻塞性毛囊皮脂腺炎症。与体内雄激素水平升高，皮脂分泌旺盛、毛囊口上皮角化过度及痤疮丙酸杆菌的大量生长繁殖有关。

【诊断要点】

1. 多见于15～30岁的青年男女。

2. 损害多对称发生于面部、胸部、背部，常伴皮脂溢出。

3. 基本损害为白头粉刺、黑头粉刺，粉刺可发展为炎性丘疹、脓丘疹或脓疱、结节及囊肿等。临床上以炎性丘疹最常见。

4. 病程慢性，时轻时重，常持续数年或到中年缓解而愈。

5. 特殊类型的痤疮　有聚合性痤疮、暴发性痤疮、药物性痤疮、职业性痤疮、婴儿痤疮及月经前痤疮。

【治疗措施】

降低皮脂腺分泌活性，纠正毛囊内异常角化，减少痤疮丙酸杆菌数量，预防继发感染。

1. 全身治疗

(1) 抗生素类：常用四环素类或红霉素，常规剂量服用一月后逐渐减量至每日0.25～0.5 g，再维持1个月。

(2) 维A酸类：能调节毛囊的角化过程、抑制痤疮丙酸杆菌、抗炎，用于囊肿性、聚合性痤疮，维A酸(β-顺式维A酸)口服每日每千克体重0.5～1 mg，连服4～8周；维胺脂每日每千克1 mg，1个月为1个疗程。

(3) 抗雄激素及雌性激素：螺内酯具有调整性激素平衡，降低皮脂腺分泌活性的作用，剂量为20 mg，每日2次，连服1个月。对男性严重病例可考虑口服己烯雌酚每日1 mg，2周为1疗程，需服用数月方可出现疗效。

(4) 糖皮质激素：只用于皮损炎症反应明显，且用其他抗生素治疗无效的病例。开始每日晨8时服用泼尼松20 mg，待炎症明显消退后减量至每日5 mg。此药短期且与抗生素联合应用对严重的结节和囊肿性痤疮有效。待皮损控制后，再单独用抗生素维持。

2. 局部治疗　轻者仅以外用药治疗即可。可选0.05%～0.1%维A酸制剂、2.5%～10%过氧化苯甲酰制剂、1%林可霉素制剂、2%～4%红霉素乙醇、2%氯霉素水杨酸酊等。对结节性囊肿性损害可用曲安西龙混悬液或泼尼松龙混悬液加普鲁卡因少量注入结节、囊肿性损害内，每周1次，连用3～4次。亦可局部注射糜蛋白酶。

3. 物理治疗　对于粉刺可用特制的粉刺挤压器将粉刺内容物挤出。

4. 痤疮瘢痕的治疗　待痤疮得到控制后，萎缩性瘢痕可行铒激光或超脉冲二氧化碳激光磨削术。增生性瘢痕可用糖皮质激素混悬液皮损内注射。

【健康处方】

1. 做好卫生宣教工作，使病人了解痤疮的病因。要保持稳定情绪，正确对待，避免乱医乱治。

2. 规律生活，保证充足睡眠，多吃新鲜蔬菜、水果。少食甜、腻食物及辛辣刺激性食物，忌酒。保持大便通畅。避免使用含油脂及粉质过多的化妆品及糖皮质激素制剂。

3. 工作中避免诱发痤疮的各种职业因素（如矿物油、碘、溴、锂等）。

银屑病

银屑病是一种具有特征性皮损的慢性复发性炎症性皮肤病。目前认为，银屑病是遗传因素与环境因素等多种因素相互作用的多基因遗传病，其发生机制是一种 T 细胞介导性疾病。

【诊断要点】

临床上银屑病分四型：寻常型、脓疱型、关节病型、红皮病型。

1. 寻常型　占 99% 以上，典型皮损为鳞屑性丘疹或斑块，有蜡滴现象、薄膜现象和点状出血现象，好发于四肢伸侧特别是肘、膝关节伸侧，其次是头皮、腰骶部，对称分布。急性点滴状银屑病常见于青年，病前常有咽喉部链球菌感染史，皮损为 0.3～0.5 cm 大小丘疹、斑丘疹，呈点滴状散布全身。头皮损害常沿发际边缘呈带状分布，损害表面毛发呈束状，既不脱落也不折断。黏膜、甲板可以受累。按病程可分为进行期、稳定期、消退期。进行期可出现同形反应，也称 Koebner 现象。大部分病人冬重夏轻。

2. 脓疱型银屑病　分为泛发性和局限性两种。

（1）泛发性脓疱型银屑病：是银屑病中最重的一型。起病急，全身中毒症状重。常伴沟纹舌。皮损初为急性炎性红斑，表面有密集针头到粟粒大小的黄白色无菌性浅表小脓疱，脓疱常融合成片状“脓湖”，皮损短期内泛发全身。病程慢性，脓疱呈周期性复发，持续数日到数周后自行缓解，全身皮肤潮红，脱屑，成为红皮病。如此反复发作，造成病人低蛋白血症，全身情况差，预后不良。

（2）局限性脓疱型银屑病：皮疹限于掌、跖，对称分布。在红斑的基础上出现群集性淡黄色针头到粟粒大小脓疱，1～2 周后，脓疱干涸、结痂、脱屑，在鳞屑下又出现成群的新脓疱，反复发作，时轻时重，经久不愈。常伴甲的病变。

3. 关节病型银屑病　常与脓疱型、红皮病型及寻常型银屑病伴发或在银屑病多次复发恶化后发生，除有银屑病皮损外，同时出现关节炎症状，临床表现为非对称性外周多关节炎。轻者远端指趾间关节红肿、疼痛、梭形肿胀，重者膝、踝、肩、髋、脊柱等大关节也可受累。关节病变呈慢性、进行性发展。

4. 红皮病型银屑病　临床表现为全身皮肤弥漫性潮红、浸润，表面有大量麸皮样鳞屑，其间可见片状正常“皮岛”，甲和黏膜常受累，伴有不同程度的全身症状。病程慢性，易复发。

泛发性脓疱型银屑病和红皮病型银屑病常因在银屑病进行期长期大量服用糖皮质激素或免疫抑制剂过程中骤然停药或减量太快或外用刺激性很强的药物或感染而引发。

【治疗措施】

1. 治疗原则　①向病人说明病情和基本知识，配合心理治疗，解除思想负担，尽量避免各种诱发因素。②寻常型银屑病对身体健康危害不大，切不可盲目追求彻底治疗而采用可导致严重毒副作用的药物，如全身使用糖皮质激素、免疫抑制剂，反而使病情恶化，转化成脓疱型或红皮病型银屑病。③对处于进行期的寻常型银屑病、急性点滴状银屑病、红皮病型银屑病及脓疱型银屑病应外用温和药物，禁用刺激性强的外用药物。④针对不同病因、类型、病期给予相应治疗。如点滴状银屑病常因上呼吸道感染诱发，应给予抗生素治疗，必要时做扁桃体切除术；细胞免疫功能低下，白细胞计数低于正常者，给予提高细胞免疫功能及升高白细胞药物治疗；精神因素诱发者给予镇静药治疗，同时配合心理治疗；⑤局限性银屑病损害，以局部外用药为主，皮损广泛严重时给予综合治疗。

2. 外用药治疗

（1）糖皮质激素制剂，如糠酸莫米松软膏、氯氟舒松乳膏、氟轻松软膏，丙酸倍他米松、丙酸氯倍他索、双醋氟美松、丙酸氯倍他索霜剂或软膏。糖皮质激素制剂常与维A酸制剂或维生素 D_3 衍生物或角质促成剂交替外用，以提高疗效减少不良反应。

（2）维A酸制剂，如0.05%～0.1%维A酸霜剂或软膏，0.05%～0.1%他扎罗汀凝胶。维A酸制剂可与糖皮质激素制剂或紫外线疗法联合应用。

（3）维生素 D_3 衍生物，如钙泊三醇每日2次，连用6周为一疗程，每次治疗不宜超过体表面积的40%，不宜用于面部及皮肤皱褶处。

（4）角质促成剂，包括5%～10%焦油类软膏、5%～10%水杨酸软膏、5%～10%白降汞软膏、0.1%～0.5%地蒽酚（蒽林）软膏，也可用可溶性煤焦油溶液淋浴、煤焦油洗剂洗头，使用中应注意其毒副作用。

3. 全身治疗

1）免疫抑制剂

（1）甲氨蝶呤：2.5 mg，12小时1次，每周连服3次，病情控制后，每周2.5 mg巩固疗效。一般2～3周见效，2～3月治疗后改为维持量。

（2）环孢素A：每日每千克体重3～12 mg，饭前服，视病情连用数日至数月。

（3）雷公藤多苷：10～20 mg，每日3次。

免疫抑制剂适用于红皮病型、脓疱型、关节病型银屑病用其他治疗效果不佳时，近期疗效好，远期复发率高，且复发后更加顽固难治，故免疫抑制剂不是银屑病的治疗方向。医生使用时一定要权衡利弊，谨慎决策，严格掌握适应证。用药前及用药期间应定期作各项实验室检查，以免造血系统和肝肾功能损害。

2）维A酸类：依曲替酯及依曲替酸适用于红皮病型、脓疱型银屑病，前者每日每千克体重0.75 mg，1～2周后见效，1个月后可用每日25 mg维持，后者为每日50 mg。由于本类药物有致畸作用，育龄期妇女停药后，应避孕2年。

3）抗生素类：对于急性点滴型及寻常型进行期银屑病，伴有扁桃体炎及咽炎者，可用青霉素及红霉素，对泛发性脓疱型银屑病可应用克林霉素。甲砜霉素、头孢类抗生素也可选用。

4）糖皮质激素：寻常型银屑病不宜应用，仅在红皮病型、关节病型或泛发性脓疱型银屑病且伴发全身症状者可考虑短期应用。与免疫抑制剂、维A酸类合用时，可减少其用量，长期应用可产生一系列不良反应，且停药后皮疹迅速复发，治疗更加困难，故应权衡利弊，慎重使用。

5）维生素类药：维生素A口服每次5万U，每日3次。维生素 B_{12} 每日200～500 μg，肌内注射，适用于儿童点滴状银屑病。维生素C每次0.1～0.2 g，每日3次口服，或1～3 g加入5%葡萄糖溶液中静脉滴注。维生素 D_2 适用于脓疱型银屑病，成人每日6万～10万U，分次口服。阿尔法 D_3 胶丸每次0.25～0.5 μg，每日3次，1个月为一疗程，连服2～3月。

6）免疫调节治疗：本病细胞免疫功能偏低，可选用免疫调节剂如转移因子、胸腺素、免疫球蛋白及疫苗疗法。

7）中药制剂：可口服复方青黛丸、秦艽丸、六味地黄丸等。

3. 物理疗法

（1）光化学疗法：适用于其他方法不能控制的顽固性银屑病，中青年以上，皮损范围超过 30%体表面积者。方法为口服 8－甲氧基补骨脂素每千克体重 0.6 mg，2 小时后照射紫外线 A（UVA），每周 2～3 次。该方法称为补骨脂素-长波紫外线疗法，即 BPUVA。

（2）Goeckerman 三联疗法：每日外用 2.5%煤焦油软膏，数小时后洗澡，然后照射紫外线（UVB）。

（3）窄谱中波紫外线。

【健康处方】

1. 加强卫生宣教，向病人说明病情及基本知识，解除精神负担和自卑心理，尽量避免各种诱发因素。向社会和公众说明本病无传染性，不要歧视银屑病人。

2. 目前的各种治疗只能达到近期疗效，不能根治，不能防止复发，切不可盲目追求彻底治疗而轻信各种媒体宣传，采用可导致严重毒副作用的药物。

3. 日常生活工作中要保持心情舒畅，合理营养，保证充足睡眠，尽量避免上呼吸道感染，科学忌口，不吃牛羊肉，劝戒烟、酒。

4. 为防止和减少复发，延长缓解期，在皮损消退，临床痊愈时不要立即停止治疗，可再巩固治疗 2 个月，以后到银屑病易发季节，再预防治疗 2 个月。

常见性传播疾病

（一）梅毒

梅毒是由梅毒螺旋体引起的一种危害性极大的性传播疾病。本病主要通过性交传染，也可通过母体胎盘传染给胎儿，早期主要侵犯皮肤黏膜，晚期可侵犯全身各个器官。

【诊断要点】

根据梅毒的传染途径不同，分后天梅毒与先天梅毒，根据感染时间、临床特点可分为早期梅毒、晚期梅毒及潜伏梅毒。

1. 获得性梅毒（后天梅毒）

（1）一期梅毒：①有不洁性交史。②潜伏期 1 周～2 月，平均 2～4 周。③临床多表现为发生于外生殖器部位的单个无痛性硬下疳，腹股沟及患处附近淋巴结肿大。④在硬下疳处取材以暗视野显微镜、镀银染色、吉姆萨染色或直接免疫荧光抗体可检查出梅毒螺旋体。⑤梅毒血清试验阳性。

（2）二期梅毒：①有不洁性交史或硬下疳病史，病程在 2 年以内。②二期皮肤黏膜损害出现之前可出现流感样综合征及全身浅表淋巴结肿大。③梅毒性玫瑰疹为最早出现的皮肤损害；掌跖梅毒疹常见，为浸润性红斑或丘疹，中央角质剥脱，边缘有领圈样黏着性鳞屑，散在，对称而不融合，具有特征性；扁平湿疣是一种特殊类型的大丘疹性梅毒疹，表面糜烂、渗液，含有大量梅毒螺旋体；二期梅毒黏膜疹机会较多，具有特征性。④扁平湿疣、黏膜损害等处暗视野、直接免疫荧光抗体检查可找到梅毒螺旋体。⑤梅毒血清试验强阳性。

（3）三期梅毒：①2 年前有一期或二期梅毒感染史。②三期梅毒的皮肤黏膜损害主要表现为结节性梅毒疹、树胶肿及近关节结节；心血管和神经系统受累后果严重，后者多表现为梅毒性脑膜炎、脊髓痨和麻痹性痴呆。③梅毒血清试验：非梅毒螺旋体抗原试验大多阳性，亦可阴性；梅毒螺旋体抗原试验为阳性。④病理组织学检查：以肉芽肿性炎症为主要表现，伴大量淋巴细胞和浆细胞浸润。⑤脑脊液检查：神经梅毒脑脊液中淋巴细胞≥10×10^6/L，蛋白量>0.5 g/L，VDRL试验(+)。

2. 先天性梅毒(胎传梅毒)

(1) 早期先天梅毒：①其母有梅毒病史。②2岁以内发病。③不出现硬下疳，皮肤黏膜损害与后天二期梅毒大致相似，在口周、肛周的梅毒疹常融合成深红色浸润斑，形成放射状皲裂，愈后遗留放射状瘢痕，具有特征性。梅毒性鼻炎是最常见的早期症状，也是先天梅毒的特殊症状。④实验室检查可查到梅毒螺旋体，梅毒血清试验阳性。

(2) 晚期先天梅毒：①其母有梅毒病史。②2岁以后发病。③皮肤黏膜损害与后天三期梅毒大致相似。以间质性角膜炎、军刀胫及神经系统损害最为常见，可见早期先天梅毒遗留的痕迹，如口腔周围的放射状瘢痕。④晚期先天梅毒的标志性损害有哈钦森齿、桑葚齿、胸锁关节增厚征、间质性角膜炎、神经性耳聋及哈钦森征。⑤梅毒血清试验阳性。

3. 潜伏梅毒 ①有一期、二期或三期梅毒的病史。②无任何梅毒的临床症状和体征。③非梅毒螺旋体抗原试验2次以上阳性或梅毒螺旋体抗原试验阳性，脑脊液检查阴性。④感染时间在2年以内者为早期潜伏梅毒，感染时间超过2年者为晚期潜伏梅毒，感染时间不明确者为病期不明确的潜伏梅毒。

【治疗原则】

治疗原则为早期、足量、足疗程规则治疗，治疗后要定期追踪观察，传染源和其性伴侣应同时接受检查和治疗。具体各期梅毒的治疗方法及药物见表3-29。

心血管梅毒、神经梅毒、先天性梅毒等的治疗可参考相关书籍。

表3-29 梅毒的治疗

病 期	青霉素	其 他	治疗后血清试验
早期梅毒(包括一期、二期及病程短于2年的潜伏梅毒)	苄星青霉素G 240万U，肌内注射，每周1次，2～3次；或普鲁卡因青霉素G 80万U，肌内注射，1次/天×10～15天	四环素0.5 g，4次/天×15天；红霉素0.5 g，4次/天×15天	第1年每3个月复查1次；第2年每半年复查1次
晚期梅毒(包括三期梅毒及病程大于2年的潜伏梅毒、二期复发梅毒)	苄星青霉素G 240万U，肌内注射，每周1次，3～4次；或普鲁卡因青霉素G 80万U，肌内注射，1次/天×15～20天，停2周可重复治疗1次	四环素0.5 g，4次/天×30天；红霉素0.5 g，4次/天×30天	第1年每3个月复查1次；第2年每半年复查1次。应连续观察3年

【健康处方】

1. 梅毒病人是主要的传染源，在临床工作中，医师应该提高警惕，早期发现，早期治愈病人是消除传染源的根本办法。

2. 梅毒病人在治疗期间应避免性生活。

3. 梅毒主要通过性生活直接接触传染，因此，要加强正确的性道德观教育，严格一夫一妻的性生活，注意个人卫生，自洁自爱。

4. 加强婚前及产前检查，梅毒病人，治愈后才能结婚，生育，妊娠期发现梅毒病人，应在妊娠早期积极治疗，防止传染胎儿。

（二）淋病

淋病是由奈瑟淋球菌所致的泌尿生殖系统的化脓性传染性疾病。其发病率居各种性病之首，主要通过性交传染，亦可由间接接触、母体产道分泌物而传染。

【诊断要点】

1. 感染途径　有不洁性交史，性伴侣感染史，与淋病病人间接接触史或新生儿母亲有淋病史。潜伏期1～10天，平均3～5天。

2. 男性淋病主要表现为急、慢性淋菌性尿道炎，可合并淋菌性附睾炎、睾丸炎、前列腺炎。同性恋者常见淋菌性咽炎、肛门直肠炎等。

3. 女性淋病　主要表现为淋菌性宫颈炎、尿道炎，可合并前庭大腺炎、输卵管炎、盆腔炎。

4. 儿童淋病　①新生儿淋菌性结膜炎：由产道感染，生后2～3天发病，表现为眼睑红肿，结膜充血、水肿，伴大量脓性分泌物。②幼女淋菌性外阴、阴道炎：多由于与患淋病的双亲或保姆同床睡觉，共用浴巾、浴盆、便器，污染的手为小孩洗外阴而间接感染，亦有因性虐待而感染者。临床表现为外阴炎、阴道炎和尿道炎。

5. 播散性淋病　由于淋球菌进入血液，随血液循环播散到全身各组织引起，有不同程度的全身症状（菌血症）；轻者无明显皮肤损害，重者可表现为关节炎——皮炎综合征。

6. 实验室检查

（1）直接涂片：多形核白细胞内可见革兰阴性双球菌。

（2）淋球菌培养：用专用培养基可培养出典型菌落。

（3）聚合酶链反应：可检测到淋球菌DNA。

【治疗原则】

1. 淋菌性尿道炎、宫颈炎 头孢曲松250 mg，肌内注射，每日1次，1～3天；或大观霉素2.0 g，肌内注射，每日1次，1～3天。

2. 淋菌性眼炎

（1）新生儿：头孢曲松25～50 mg/kg（单剂不超过125 mg），静脉滴注或肌内注射，每日1次，7日；或大观霉素40 mg/kg，肌内注射，每日1次，7日。

（2）成人：头孢曲松1.0 g，肌内注射，每日1次，7日；或大观霉素2.0 g，肌内注射，每日1次，7日。在以上治疗的同时，用等渗盐水冲洗眼部。

3. 淋菌性附睾炎、睾丸炎　头孢曲松250～500 mg，肌内注射，每日1次，10日；或大观霉素2.0 g，肌内注射，每日1次，10日。

4. 淋菌性盆腔炎　头孢曲松500 mg，肌内注射，每日1次，10日；或大观霉素2.0 g，肌内注射，每日1次，10日；同时加用甲硝唑100 mg，每日2次，10日，口服；或多西环素100 mg，每日2次，10日，口服。

5. 播散性淋病　头孢曲松1.0 g，肌内注射或静脉滴注，每日2次，10日或以上；或大观霉素2.0 g，肌内注射，每日2次，10日或以上。

6. 并发衣原体或支原体感染者　加服多西环素100 mg，每日2次，共7日。

【健康处方】

1. 加强性传播疾病相关知识的宣传教育，避免婚前、婚外性行为，洁身自好。

2. 注意个人卫生，不用他人的衣服、浴具。

3. 早期发现病人，按淋病治疗方案进行正确合理的治疗。

4. 对性伴侣进行检查、治疗。

5. 淋病病人未治愈前，不能进行可能使感染扩散的工作如保育员、医护工作、浴室、理发店工作等。

6. 淋病病人应在彻底治愈后才能结婚，生育，污染物品应进行煮沸消毒。

7. 可在高危人群中进行筛查，发现病人及时治疗，彻底消除传染源。

（三）尖锐湿疣

尖锐湿疣又称生殖器疣或性病疣，是由人类乳头瘤病毒引起的皮肤黏膜良性赘生物。引起尖锐湿疣的病毒主要是人类乳头瘤病毒-6、11、16、18型，人类乳头瘤病毒-6、11型致癌性小，称低危险性人类乳头瘤病毒；人类乳头瘤病毒-16、18型有高度致癌性，称高危险性人类乳头瘤病毒，与生殖器鳞状细胞癌及宫颈癌的发生密切相关。

【诊断要点】

1. 临床表现　本病多见于性活跃的青年男女，有不洁性交史，配偶有感染史，少数通过间接接触传染。婴幼儿尖锐湿疣可能是在分娩过程中胎儿经过人类乳头瘤病毒感染的产道或出生后与患尖锐湿疣的母亲密切接触而感染。潜伏期平均为3个月。损害好发于外生殖器及肛门周围的皮肤黏膜湿润区。典型皮损为乳头样、菜花样、鸡冠状或蕈样增生性损害，表面粗糙，灰白色或粉红色，易发生糜烂、渗出、出血。

2. 特殊类型　Buschke-Lowenstein 巨大型尖锐湿疣常由人类乳头瘤病毒-6引起，常见于未做包皮环切的男性龟头和包皮，组织学上虽无恶性证据，但侵袭较深，易于恶变和复发。HPV 亚临床感染和潜伏感染病人无临床症状，只有通过醋酸白试验或分子生物学方法检查才能证实，可能与尖锐湿疣治疗后的复发有关。

3. 辅助检查　醋酸白试验或甲苯胺蓝试验阳性。诊断有困难时，可行病理组织学检查，可见表皮中上层具有人类乳头瘤病毒感染特征性的空泡化细胞。

【治疗原则】

1. 局部药物治疗

(1) 0.5%足叶草毒素酊：足叶草毒素是从足叶草酯中提取的有效成分，外用，每日2次，每周连续治疗3天、停药4天为一疗程；4～6周为1个治疗周期。本品对典型尖锐湿疣的有效率约60%。本品有致畸作用，孕妇禁用。

(2) 10%～25%足叶草酯酊：足叶草酯为足叶草的粗提物，由医生每周施治（外涂于疣体）1次，4～8小时后由病人用水洗去，连续治疗6周后，40%病人疣体消退，孕妇禁用。

(3) 5%咪喹莫特霜：咪喹莫特是一种局部干扰素诱生剂，外用，隔日1次，每周治疗3天，连用10～16周。可单独作为一种治疗方法来使用，也可应用于其他方法治疗后频繁复发的病人。

(4) 5-氟尿嘧啶：5%的5-氟尿嘧啶软膏、霜，外用，每日1～2次；用注射器每日2次向尿（阴）道内滴入5-氟尿嘧啶可治疗尿（阴）道内尖锐湿疣。间隔治疗（每周2次，连续10周）比每天治疗能更好地被耐受。本品孕妇禁用。

(5) 50%三氯醋酸:外用,每周1次或每2周1次,疗效与冷冻相当或稍低,但更易引起溃疡和疼痛。6周未愈者应改用其他疗法。

2. 物理疗法

(1) 液氮冷冻疗法:液氮冷冻治疗比足叶草酯更为有效,每1～3周对每个疣体进行1～2次冻融治疗,损害周围2 mm内的区域均应被冻结。

(2) 电外科:包括电灼、电烙,可并用或不用切除疣体。比冷冻或足叶草酯更为有效,病人易于接受,治愈率高。

(3) 二氧化碳激光:出血少,适用于巨大损害的治疗。操作者应戴防护面罩,术中应打开吸尘器,去除烟尘。

3. 手术治疗　适用于单发或巨大尖锐湿疣。

4. 免疫疗法　可用干扰素、白介素-2、转移因子和左旋咪唑治疗。

【健康处方】

1. 预防尖锐湿疣的根本措施是树立正确的性道德观,杜绝性乱行为。

2. 为预防间接接触传染,应提倡不用共用毛巾,浴巾,浴具,不在公用浴池或浴盆中沐浴。

3. 由于尖锐湿疣病人易复发,而复发的原因可能与病人同时合并有其他性传播疾病及尖锐湿疣的潜伏感染和亚临床感染有关,故在尖锐湿疣病人的诊疗工作中,应全面检查有无其他性传播疾病,若有应及时治疗,在尖锐湿疣彻底治愈前应避免性生活。

(四) 艾滋病

艾滋病是获得性免疫缺陷综合征的简称,是由人类免疫缺陷病毒感染辅助T细胞引起的一种以进行性细胞免疫功能缺陷,继而发生各种条件致病菌感染和恶性肿瘤为特征的性传播疾病。

【诊断要点】

1. 诊断原则　人类免疫缺陷病毒感染或艾滋病的诊断需结合病史、临床表现和实验室检查等进行综合分析,慎重做出诊断。

人类免疫缺陷病毒抗体的检查方法包括:①初筛试验:血清或尿酶联免疫吸附试验、血快速试验。②确认试验:如血蛋白印迹试验。确诊人类免疫缺陷病毒感染或艾滋病必须是人类免疫缺陷病毒抗体阳性(经确认试验证实)或血浆人类免疫缺陷病毒RNA阳性。

2. 人类免疫缺陷病毒感染或艾滋病分期和诊断标准　艾滋病感染可分为急性人类免疫缺陷病毒感染、无症状人类免疫缺陷病毒感染和艾滋病3期。其中对急性人类免疫缺陷病毒感染期、无症状人类免疫缺陷病毒感染期的病人统称为人类免疫缺陷病毒感染者,对艾滋病期的病人称为艾滋病病人。但在统计人类免疫缺陷病毒感染者人数时,是指所有3期的病人,包括了艾滋病期的病人。

1) 急性人类免疫缺陷病毒感染

(1) 流行病学史:①不安全性生活史;②静脉注射毒品史;③输入未经人类免疫缺陷病毒抗体检测的血液和血液制品史;④人类免疫缺陷病毒抗体阳性者所生子女;⑤其他,如职业暴露或医源性感染史。

(2) 临床表现:①发热、头痛、乏力、咽痛、全身不适等症状;②传染性单核细胞增多症表现;③颈、腋及枕部有肿大淋巴结;④脑膜脑炎或急性多发性神经炎;⑤皮疹;⑥肝脾肿大。

(3) 实验室检查:①人类免疫缺陷病毒抗体由阴性转阳性(经确认试验证实)。在感染早期人类免疫缺陷病毒抗体阴性,但多在2～6周抗体转阳,极少数可能延长至3～6个月才出现抗体。②病人血浆中人类免疫缺陷病毒RNA(+)。

急性人类免疫缺陷病毒感染确诊标准:病人近期有流行病学史和临床表现,加实验室检查2项中任何1项即可确诊,仅具备人类免疫缺陷病毒抗体由阴性转阳性一项也可确诊。

2) 无症状人类免疫缺陷病毒感染

(1) 流行病学史:同急性人类免疫缺陷病毒感染。

(2) 临床表现:常无任何症状,但可有全身淋巴结肿大。

(3) 实验室检查:①人类免疫缺陷病毒抗体阳性,经确认试验证实。②病人血浆中人类免疫缺陷病毒RNA(+)。

无症状人类免疫缺陷病毒感染确诊标准:病人有流行病学史或临床表现,并有实验室检查2项中任何1项即可确诊。

3) 艾滋病

(1) 流行病学史:同急性人类免疫缺陷病毒感染。

(2) 临床表现:①原因不明的持续不规则低热>1个月;②原因不明的持续全身淋巴结肿大>1个月(淋巴结直径>1 cm);③慢性腹泻>3次/天,且3个月内体重下降>10%;④口腔或内脏器官的白色念珠菌感染;⑤卡氏肺囊虫肺炎;⑥巨细胞病毒感染;⑦弓形体脑病;⑧新型隐球菌脑膜炎或隐球菌肺炎;⑨青霉菌感染;⑩败血症;1111 反复发生的细菌性肺炎;1212 皮肤黏膜或内脏器官的卡波西肉瘤;1313 淋巴瘤;1414B14 活动性结核病或非结核分枝杆菌病;1515 反复发作的疱疹病毒感染;1616 中青年病人出现痴呆症。

(3) 实验室检查:①人类免疫缺陷病毒抗体阳性,经确认试验证实。②病人血浆中人类免疫缺陷病毒RNA(+),③$CD_4^{(+)}$ T细胞<200×10^6/L。

确诊标准:实验室检查前2项中任何1项阳性加临床表现中任何一项即可确诊为艾滋病,或实验室检查前2项中任何一项阳性加$CD_4^{(+)}$ T细胞计数<200×10^6/L也可确诊为艾滋病。

【治疗原则】

1. 人类免疫缺陷病毒感染或艾滋病的处理原则

(1) 艾滋病初筛实验室发现的人类免疫缺陷病毒抗体阳性标本,应尽快送确认实验室确认。在确认之前,不得通知受检者。

(2) 经确认的阳性结果原则上只能通知受检者本人或其亲属。确认报告属于个人隐私,不得泄漏。在通知时要给予咨询。

(3) 各地疾病控制中心负责组织对本地人类免疫缺陷病毒感染或艾滋病病人的流行病学调查。

(4) 对人类免疫缺陷病毒感染或艾滋病病人主要由社会进行管理。社会要为他们营造一个良好的生活环境,鼓励他们采取积极的生活态度,积极配合治疗。

(5) 从事艾滋病治疗工作的人员,不得将人类免疫缺陷病毒感染或艾滋病病人的姓名、住址等个人情况公布或传播,防止社会歧视。

(6) 人类免疫缺陷病毒感染或艾滋病病人及其家属不应受歧视,他们享有公民依法享有的权利和社会福利。

(7) 艾滋病病人应暂缓结婚,人类免疫缺陷病毒感染者如申请结婚,双方应接受医学咨询。

(8) 人类免疫缺陷病毒感染或艾滋病病人不得捐献血液、精液、器官、组织和细胞。

(9) 对人类免疫缺陷病毒感染或艾滋病孕妇,规劝其终止妊娠或给予抗人类免疫缺陷病毒治疗阻断母婴传播。

2. 人类免疫缺陷病毒感染或艾滋病的治疗原则 目前仍缺乏根治人类免疫缺陷病毒感染的药物,治疗主要是抗人类免疫缺陷病毒、预防和治疗机会性感染、调节机体免疫功能、支持疗法以及心理方面的关怀,其中以抗病毒治疗最为关键。

1) 抗病毒治疗

(1) 治疗原则:①采用高效抗逆转录病毒治疗,必须联合多种药物。②对病人采取选择性的治疗:对急性人类免疫缺陷病毒感染者和无症状的人类免疫缺陷病毒感染者不建议用抗病毒治疗,但应给予随访及观察,对各种并发症应积极治疗。

(2) 抗病毒治疗指征:①$CD_4^{(+)}$ T 细胞计数$<350\times10^6$/L。②无症状期 $CD_4^{(+)}$ T 细胞在$(350\sim500)\times10^6$/L,但快速减少者。③无论 $CD_4^{(+)}$ T 细胞计数的多少,只要血浆用 bDNA 法测定人类免疫缺陷病毒 RNA$>30\times10^6$ 拷贝/L 者,用 RT-PCR 法测定人类免疫缺陷病毒 RNA$>55\times10^6$ 拷贝/L 者。④艾滋病病人(继发感染被控制后)。

2) 预防和治疗:机会性感染艾滋病死亡原因主要是机会性感染,因此早期发现、早期预防和治疗机会性感染就显得十分重要。人类免疫缺陷病毒感染或艾滋病要进行 fungi 感染和结核病的筛查。对 $CD_4^{(+)}$ T 细胞数$<200\times10^6$/L 的艾滋病病人要常规给予复方新诺明预防卡氏肺囊虫肺炎和弓形体脑病。

3) 调节机体免疫功能:在有效的抗人类免疫缺陷病毒治疗的前提下,可根据情况联合使用白介素-2,以调节机体免疫功能。

【健康处方】

1. 由于艾滋病在我国的传播已进入快速生长期,故各级卫生行政主管部门和医疗机构应认真贯彻执行国务院颁发的《中国预防与控制艾滋病中长期规划(1998~2010 年)》,加强对艾滋病防治工作的领导,以预防为主,宣传教育为主,坚持标本兼治、综合治理的防治策略。

2. 通过各种途径普及艾滋病的防治知识,提倡安全性行为,防止性乱,在娱乐场所推广使用安全套。

3. 远离毒品,防止共用污染针头及未消毒的注射器。

4. 严厉打击非法集体采供血行为,对进口血液制品进行严格检验。

5. 加强海关检疫制度,防止传染源入境。

6. 加强个人性道德修养,洁身自爱,加强个人卫生,避免接触艾滋病人的分泌物和排泄物。

7. 严防医源性感染。

8. 积极推进艾滋病疫苗的研究工作,争取早日应用于临床。

第四章 传统中医治疗技术

一、针刺法

针刺法是指以中医理论为指导，运用各种针具刺激人体的一定部位，达到防治疾病目的的一种治疗方法。常用的针刺法有毫针、三棱针、梅花针、皮内针刺法等，其中毫针刺法是针刺疗法的主体，临床应用最广。

毫针目前都采用不锈钢制成，在结构上分为针尖、针身、针根、针柄、针尾5部分，以针身的直径和长度区分不同的规格，其中以粗细为26～30号(0.30～0.40 mm)和长短为1～3寸长(25～75 mm)者最为常用。选择毫针时要注意毫针的质量，以针身光滑坚韧而富有弹性，针尖圆而不钝，形如"松针"，锐利适度者为佳。

（一）操作方法

1. 进针法　进针法是指将毫针刺入腧穴皮下的技术方法，常用的有单手进针法、指切进针法、夹持进针法、提捏进针法、舒张进针法等。可以根据腧穴部位的解剖特点和所选毫针的针身长短而灵活掌握，主要是要求"治神"和进针相配合，从而达到无痛或微痛的进针。所谓治神，是指要求医者在针刺过程中，必须全神贯注，运气于指下，不可分心。

(1) 单手进针法：以右手拇、食指挟持针柄，中指指端靠近穴位，指腹抵住针尖和针身下端，当拇、食指向下用力时，中指随之屈曲，针尖迅速刺透皮肤。多用于较短的毫针。

(2) 指切进针法：以左手拇指或食指或中指的爪甲切按在穴位旁，右手持针，紧靠指甲将针刺入皮肤。适用于短针的进针。

(3) 夹持进针法：以左手拇、食两指挟持消毒干棉球，挟住针身下端，露出针尖，将针尖固定于针刺穴位的皮肤表面，右手持针柄，使针身垂直，在右手指力下压时，左手拇、食两指同时用力，两手协同将针刺入皮肤。适用于长针的进针。

(4) 提捏进针法：以左手拇指和食指将针刺部位的皮肤捏起，右手持针从捏起部的上端刺入皮肤。适用于皮肉浅薄部位的进针。

(5) 舒张进针法：以左手拇、食两指将所刺腧穴部位的皮肤向两侧撑开绷紧，使针从左手拇、食两指的中间刺入皮肤。适用于皮肤松弛部位腧穴的进针。

在进针过程中，为了加强针刺的疗效和防止异常情况的发生，还要根据针刺部位、病情需要及病人的体质、年龄等情况，灵活的掌握针刺的角度和深度。

针刺的角度一般分直刺、斜刺和平刺三种。直刺是指针体与皮肤面呈90°角垂直刺入，适用于人体大部分腧穴尤其是肌肉丰厚部位的腧穴，如四肢、腹部、腰部的穴位；斜刺是指针身与皮肤呈45°角倾斜刺入，适用于骨骼边缘的腧穴，或内有重要脏器不宜深刺的部位，或为避开血管及瘢痕部位而采用此法，如胸、背部的穴位；平刺是指针身与皮肤呈15°角横向刺入，适用于皮肤浅薄处的腧穴，如头部的穴位。按一般规律说，四肢部穴位可以深刺；对邻近重要器官的部位，如头、颈、项、背、胸、腰等处，针刺不可过深，宜用浅刺或斜刺，以免伤及重要组织器官而产生严重的后果。

2. 行针与得气

(1) 行针:指进针后为了探求或调节针感而采取的各种针刺方法。常用的行针手法有提插法和捻转法两种。

提插法是指针刺达到一定深度后,用右手拇、食、中指持针身,用无名指抵住穴位,将针由深层提至浅层,再由浅层插至深层,如此反复地上提下插进行上下进退的操作方法。操作时要求提插幅度相等,指力均匀,防止针身弯曲。一般提插幅度以3～5分为宜。

捻传法是指针刺达到一定深度后,以右手拇指和食、中两指捏持针柄,进行一前一后左右来回旋传捻动的操作方法。操作时要求指力均匀,动作有连续性,幅度控制在180°～360°,不能单向捻转。

(2) 得气:又称为针感,是指当针刺入腧穴后,针刺部位产生特殊的经气感应,当这种经气感应产生时,医者会感到针下有徐和或沉紧的感觉。同时,病人也会在针下出现相应的酸、麻、胀、重等感觉,这种感觉可沿着一定部位、向一定方向扩散传导。若无经气感应而不得气时,医者则感到针下空虚无物,病人亦无酸、麻、胀、重等感觉。

得气与否以及得气的快慢,往往直接关系到针刺疗效。一般是得气迅速,疗效较好,若得气较迟或不得气,则疗效较差,甚至没有疗效,预后也差。

影响得气的因素很多,主要取决于病人体质的强弱和病情的变化,且与取穴准否和施术手法也有关系。若不得气时,可通过调整针刺的方向、角度和深度,或采用行针催气、留针候气、温针、艾灸等方法,以促使得气。

3. 留针与出针　留针是指将针刺入腧穴行针施术后,将针留置在穴内一定时间。留针的目的是为了加强针刺的作用和便于继续行针施术,对针感较差的病人,留针还有候气的作用。

留针与否或留针时间的长短,应根据具体情况而定,一般病证可酌情留针15～30分钟,而慢性、顽固性、疼痛性、痉挛性疾病,可适当增加留针时间,如急性腹痛、三叉神经痛、痛经等,留针时间可达数小时。有些病证,只要针下得气,施术完毕即可出针,如感冒、发热等。小儿一般不便留针,还有一些腧穴常用快速针刺法,亦不必留针。

出针时,一般左手持消毒棉球按压在针孔周围皮肤上,右手将针轻轻捻转,慢慢提至皮下,然后迅速将针提出,并用干棉球按压针孔,防止出血。出针之后,应核对针数,防止遗漏。

(二) 注意事项

1. 注意防止晕针、弯针、滞针、断针、血肿等针刺意外的发生。针治前,应给病人做好解释工作,勿使精神过度紧张。在过饥、过饱、过于疲劳时,应让病人休息后再作治疗,并尽量选用卧位。针治过程中,让病人不要变动姿势和体位。针刺刺激不宜过强过猛。在血管丰富部位不宜用提插法,出针时用消毒棉球按压针孔。

2. 防止刺伤内脏及重要组织器官。在针刺躯干腧穴时,特别是横膈以上的胸部、背部、胁肋部各穴,一般采取平刺、斜刺、浅刺手法,不可盲目深刺,以免造成气胸。对肝、脾肿大者,两胁下亦不可深刺。针刺眼区、项部和脊椎部的腧穴时,要注意掌握一定的角度,不宜大幅度地提插和捻转、长时间地留针。对于尿潴留病人,在针刺小腹部腧穴时,应掌握适当的针刺方向、角度和深度,以免误伤膀胱等器官。小儿囟门未合时,头顶部的腧穴不宜针刺。妇女怀孕3个月以内者,不宜针刺其小腹部的腧穴,若怀孕3个月以上者,其腹部、腰骶部腧穴也不宜针刺。至于三阴交、合谷、昆仑、至阴等一些影响子宫收缩的腧穴,在怀孕期应予禁刺。

【附】 经络腧穴基本知识

一、经络

中医认为，经络是人体运行气血、联络脏腑、沟通内外、贯穿上下的通路。它由经脉和络脉组成，其中经脉是经络系统中的主干，包括十二经脉和奇经八脉两大内容；络脉是经脉别出的分支，包括十五络脉和难以计数的浮络、孙络等。

十二经脉包括手三阴经（手太阴肺经、手厥阴心包经、手少阴心经）、手三阳经（手阳明大肠经、手少阳三焦经、手太阳小肠经）、足三阳经（足阳明胃经、足少阳胆经、足太阳膀胱经）、足三阴经（足太阴脾经、足厥阴肝经、足少阴肾经），它们是经络系统的主体，所以又称为“十二正经”。

十二经脉的循行有一定的规律：手三阴经从胸经上肢内侧至手，交于手三阳经；手三阳经从手经上肢外侧至头部，交于足三阳经；足三阳经从头经躯干和下肢的后、侧、前方至足，交于足三阴经；足三阴经从足经下肢内侧至胸又与手三阴经相连，从而形成了一个阴升阳降，如环无端，循环不已的十二经脉气血流注系统。

十二经脉在人体内部属于五脏六腑，在人体外部联络皮、肉、筋、骨，从而将脏腑组织器官与四肢百骸联系成为一个有机的整体，并借以运行气血、协调阴阳，使人体各部的功能活动得以保持协调和相对的平衡。

奇经八脉是督脉、任脉、冲脉、带脉、阴维脉、阳维脉、阴跷脉、阳跷脉等八条“别道奇行”的经脉的总称，它们对十二经脉起着沟通和协调的作用。奇经八脉中的任、督二脉与十二经脉各有其所属的腧穴，故常相提并论合称为“十四经”。十四经均具有一定的循行路线、病候和所属腧穴，是经络系统中的主要部分。

经络学说是中医理论体系的重要组成部分，也是针灸学的理论核心。针灸治病的原理就是通过毫针刺激，激发经络气血的调整功能，促使阴阳恢复相对平衡，脏腑组织器官和四肢百骸的功能状态得到相互协调，从而使病体得以康复。

二、腧穴

腧穴是人体脏腑经络之气输注于体表的部位，也是针灸施术的部位。腧穴与经络是密不可分的，经络以腧穴为据点，腧穴以经络为通路，经络的主要功能是由腧穴来反映体现的。

人体的腧穴很多，大体上可归纳为十四经穴、奇穴、阿是穴 3 类。十四经穴简称“经穴”，是指归属于十二经和任脉、督脉循行线上的腧穴，有固定的名称、固定的位置和归经，且有主治本经病证的共同作用，是腧穴的主要部分；奇穴，又称“经外奇穴”，是指既有一定的名称，又有明确的位置，但尚未列入或不便列入十四经系统的腧穴（包括近代发现认可的新穴），这类腧穴的主治范围比较单纯，多数对某些病证有特殊疗效，如四缝治小儿疳积、定喘治哮喘等；阿是穴，又称“天应穴”、“不定穴”、“压痛点”等，这类腧穴既无固定名称，亦无固定位置，而是以压痛点或其他反应点作为针灸施术部位。

针灸临床中，治疗效果好坏与取穴是否准确有着密切的关系，常用定位方法有体表解剖标志定位法、“骨度”折量定位法、指寸定位法和简便取穴法 4 种。

1. 体表解剖标志定位法　是以人体解剖学的各种体表标志为依据来确定腧穴位置的方法。如腓骨小头前下方 1 寸定阳陵泉；眉头定攒竹；脐中旁开 2 寸定天枢等。

2. “骨度”折量定位法　是以体表骨节为主要标志折量全身各部的长度和宽度，定出分寸用于腧穴定位的方法。不论男女、老少、高矮、胖瘦，均可按这一标准在其自身测量。常用的“骨度”折量寸见下表 3－30。

表 3-30 "骨度"折量寸表

部位	起止点	折量寸
头面部	前发际至后发际正中	12 寸
	前两额发角之间	9 寸
胸腹部	胸剑联合中点至脐中	8 寸
	脐中到耻骨联合上缘	5 寸
	两乳头之间	8 寸
背腰部	肩胛骨内缘至后正中线	3 寸
上肢部	腋前、后纹头至肘横纹(平肘尖)	9 寸
	肘横纹(平肘尖)至腕掌(背)侧横纹	12 寸
下肢部	耻骨联合上缘至股骨内上髁上缘	18 寸
	胫骨内侧髁下方至内踝尖	13 寸
	股骨大转子至腘横纹	19 寸
	腘横纹至外踝尖	16 寸

3. 指寸定位法　是指依据病人本人手指所规定的分寸来量取腧穴的定位方法。常用的有中指同身寸、拇指同身寸、横指同身寸 3 种。中指同身寸是以病人中指中节桡侧两端纹头(拇、中指屈曲成环形)之间的距离作为 1 寸;拇指同身寸是以病人拇指的指间关节的宽度作为 1 寸;横指同身寸(一夫法)是令病人将食指、中指、无名指和小指并拢,以中指中节横纹为标准,其四指的宽度作为 3 寸。

4. 简便取穴法　是临床中一种简便易行的方法,如立正姿势,垂手中指端取风市,两手虎口自然平直交叉在食指尽端凹陷处取列缺等。此法是一种辅助取穴方法,为了定穴的准确,最好结合体表解剖标志或"骨度"折量定位等方法取穴。

针刺常用腧穴见表 3-31。

表 3-31 针刺常用腧穴表

部位	穴名	定位	归经	主治	针刺法
头面部	百会	前发际正中直上 5 寸,或两耳尖连线中点处	督脉	头痛、失眠、健忘、休克、中风失语、久泄、脱肛、虚脱	平刺 0.5～0.8 寸
	印堂	前额部,两眉头间连线与前正中线交点处	经外奇穴	头痛、眩晕、鼻出血、鼻渊、失眠、惊风	向下平刺 0.3～0.5 寸
	太阳	颞部,眉梢与目外眦之间,向后约一横指凹陷处	经外奇穴	头痛、眩晕、失眠、面瘫	直刺或斜刺 0.3～0.5 寸
	攒竹	眉头陷中,眶上切迹处	膀胱经	头痛、目眩、目赤肿痛、眉棱骨痛、口眼歪斜	向下斜刺 0.3～0.5 寸;或平刺 0.5～1 寸
	睛明	目内眦角稍上方凹陷处	膀胱经	目赤肿痛、迎风流泪、近视、夜盲	闭目,沿眼眶边缘缓缓刺入 0.3～0.5 寸
	听宫	耳屏前,下颌骨髁状突后方,张口时呈凹陷处	小肠经	耳鸣、耳聋、牙痛	张口,直刺 1～1.5 寸

续表 3-31

部位	穴名	定位	归经	主治	针刺法
	下关	面部耳前方，颧弓与下颌切迹所形成的凹陷中。	胃经	口眼歪斜、牙痛、面痛、牙关开合不利、耳鸣、耳聋	直刺0.5～1寸
	颊车	下颌角前上方约一横指，咀嚼时咬肌隆起处	胃经	口眼歪斜、颊肿、牙痛、牙关紧闭、面肌痉挛	直刺0.3～0.4寸，或向地仓方向平刺0.8～1.5寸
	地仓	面部，口角外侧，上至瞳孔	胃经	口眼歪斜、流涎、牙痛	直刺0.2寸，或向颊车方向平刺1.0～1.5寸
	迎香	鼻翼外缘中点旁，当鼻唇沟中	大肠经	鼻塞、鼻衄、鼻出血、口歪	直刺0.1～0.2寸；或向内上平刺0.5～1.0寸
	水沟	人中沟的中上1/3交点处	督脉	昏迷、晕厥、口角歪斜、挫闪腰痛	向上斜刺0.3～0.5寸
	廉泉	前正中线，喉结上方，舌骨上缘凹陷处	任脉	舌下肿痛、舌僵不语、喉痹	向舌根部斜刺0.5～1寸，不留针
	翳风	耳垂后，乳突与下颌骨之间凹陷处	三焦经	耳鸣、耳聋、口眼㖞斜、瘰疬	直刺0.8～1.2寸
	天柱	项部，约当后发际正中旁开1.3寸，斜方肌外缘凹陷中	膀胱经	后头痛、项强、眩晕、肩背痛	直刺0.5～1寸，不可向上斜刺
	风池	枕骨之下，后发际上1寸，胸锁乳突肌与斜方肌上端之间的凹陷处。	胆经	头痛、眩晕、目赤痛、鼻渊、鼻出血、耳鸣、颈项强痛、感冒、热病、中风	向下颌方向斜刺0.5～0.8寸，或平刺2.0～3.0寸
胸腹部	膻中	胸部，当前正中线上，平第4肋间，两乳头连线中点	任脉	咳嗽、气喘、胸痹、心痛、心悸、乳少	平刺0.3～0.5寸
	中脘	上腹部，前正中线上，当脐中上4寸	任脉	胃痛、腹胀、呕吐、黄疸、脾胃虚弱	直刺1～1.5寸
	神阙	腹中部，脐中央	任脉	腹痛、泄泻、脱肛、中风脱证、虚脱	一般不针，多用灸法
	天枢	腹中部，脐中旁开2寸	胃经	泄泻、便秘、肠痈、月经不调、痛经	直刺0.8～1.5寸
	气海	下腹部，前正中线上，当脐中下1.5寸	任脉	便秘、泄泻、遗精、阳痿、月经不调、痛经、崩漏、带下、疝气、形体羸瘦	直刺1～2寸
	关元	下腹部，前正中线上，当脐中下3寸	任脉	中风脱证、虚劳羸瘦、尿频、遗尿、腹泻、遗精、阳痿、月经不调、崩漏	直刺1～2寸

续表 3-31

部位	穴名	定位	归经	主治	针刺法
	中极	下腹部,前正中线上,当脐中下4寸	任脉	尿频、尿痛、尿急、遗尿、遗精、阳痿、月经不调、痛经、崩漏、带下、疝气	直刺0.5～1.5寸
背腰部	大椎	后正中线上,第七颈椎棘突下凹陷中	督脉	热病、恶寒发热、脊痛、肩背痛	沿棘突间刺入0.5～1寸
	肩井	肩上,前至乳中,当大椎穴与肩峰端连线的中点上	胆经	头项僵痛、肩背疼痛、上肢不遂、乳痈、乳汁不下	直刺或斜向后方斜刺0.5～0.8寸
	定喘	背部,第七颈椎棘突下,旁开0.5寸	经外奇穴	咳嗽、哮喘、肩背痛	向内斜刺0.5～1寸
	天宗	肩胛部,冈下窝中央凹陷处,与第4胸椎相平	小肠经	肩胛疼痛、乳痈、气喘	直刺或斜刺0.5～1寸
	肺俞	背部,当第3胸椎棘突下,旁开1.5寸	膀胱经	咳嗽气喘、胸痛、骨蒸潮热	向内斜刺0.5～0.8寸
	心俞	背部,当第5胸椎棘突下,旁开1.5寸	膀胱经	心痛、心悸、失眠、健忘	向内斜刺0.5～0.8寸
	肝俞	背部,当第9胸椎棘突下,旁开1.5寸	膀胱经	黄疸、胁痛、眩晕、目赤	向内斜刺0.5～0.8寸
	脾俞	背部,当第11胸椎棘突下,旁开1.5寸	膀胱经	腹胀、呕吐、泄泻、黄疸、水肿	向内斜刺0.5～0.8寸
	胃俞	背部,当第12胸椎棘突下,旁开1.5寸	膀胱经	胃痛、胁痛、腹胀、呕吐、顽固不化	向内斜刺0.5～0.8寸
	命门	后正中线上,第二腰椎棘突下凹陷中	督脉	月经不调、带下、遗精、阳痿、遗尿、尿频、腰脊僵痛	向上斜刺0.5～1寸
	肾俞	背部,当第2腰椎棘突下,旁开1.5寸	膀胱经	腰膝酸痛、遗精、阳痿、遗尿、尿频、月经不调、耳鸣、耳聋	直刺0.8～1寸
	大肠俞	腰部,当第4腰椎棘突下,旁开1.5寸	膀胱经	腰痛、腹痛、腹胀、肠鸣、泄泻	直刺0.8～1寸
	腰眼	腰部,位于第四腰椎棘突下,旁开约3.5寸凹陷		月经不调、带下、尿频、遗尿、腰痛	直刺0.5～1寸
	夹脊	背腰部,当第一胸椎至第五腰椎棘突下两侧,后正中线旁开0.5寸,一侧17个穴位		上胸部穴位治疗心肺、上肢疾病、下胸部位治疗胃肠疾病、腰部穴位治疗腰、腹及下肢疾病	稍偏向内侧,胸椎部进针0.5～0.8寸,腰椎部1～2寸
上肢部	肩髃	肩部三角肌上,臂外展或向前平伸时,肩峰前外方凹陷处	大肠经	肩臂疼痛、半身不遂	直刺或向下斜刺1～1.5寸

续表 3-31

部位	穴名	定位	归经	主治	针刺法
	肩髎	肩部，肩髃后方当肩关节外展时肩峰后下方呈现凹陷处		肩臂疼痛不举	直刺1～1.5寸
	尺泽	肘横纹中，肱二头肌腱挠侧凹陷处	肺经	咳嗽、气喘、咽喉肿痛、急性吐泻	直刺0.5～0.8寸
	曲池	肘横纹外侧端；屈肘时尺泽与肱骨外上髁连线的中点	大肠经	热病、咽喉肿痛、牙痛、吐泻、痢疾、上肢不遂、瘾疹、湿疹、高血压	直刺0.8～1.2寸
	内关	前臂掌侧，腕横纹上2寸，掌长肌腱与桡侧腕屈肌腱之间	心包经	心痛、心悸、怔忡、胸闷、胃痛、呕吐、偏瘫、中风昏迷	直刺0.5～1寸
	列缺	前臂桡侧，桡骨茎突上方，腕横纹上1.5寸，肱桡肌与拇长展肌腱之间	肺经	咳嗽、气喘、感冒、发热恶寒、偏正头痛、项部疼痛	向肘或腕方向斜刺或横刺0.3～0.8寸
	合谷	手背第1～2掌骨间，第2掌骨桡侧的中点处	大肠经	头痛、牙痛、目赤肿痛、咽喉肿痛、鼻渊、耳聋、口眼歪斜、痛经、滞产、发热恶寒、热病无汗或多汗、疟疾、瘾疹	直刺或斜刺0.5～1寸，孕妇慎用
	太渊	在腕掌侧横纹桡侧，桡动脉搏动处	肺经	咳嗽、气喘、心痛、无脉症	避开血管，直刺0.3～0.5寸
	神门	腕部，腕掌横纹尺侧端，尺侧腕屈肌腱桡侧凹陷处	心经	心痛、心悸、心烦、惊悸、失眠、健忘	直刺0.3～0.5寸
	四缝	在第2至第5指掌侧，近端指关节的中央，一侧四穴	经外奇穴	疳积、百日咳	点刺0.1～0.2寸
	十宣	手十指尖端，距指甲游离缘0.1寸，左右共10个穴位	经外奇穴	昏迷、休克、中暑、癔病、惊厥	直刺0.1～0.2寸
	外关	在手背腕横纹上2寸，尺桡骨之间	三焦经	热病、头痛、颊肿、耳鸣、耳聋、瘰疬	直刺0.5～1.0寸
	腰痛点	手背侧，当第二、三掌骨及第四、五掌骨之间，腕横纹与掌指关节中点处，一侧2个穴位	经外奇穴	急性腰扭伤	直刺或由两侧向掌中斜刺0.3～0.5寸
	中渚	在手背第四、五掌指关节后方凹陷中	三焦经	咽喉肿痛、耳鸣耳聋、手指不能屈伸	直刺0.3～0.5寸
	八邪	手指背侧，微握拳，第1至第5指间，指蹼缘后方赤白肉际处，左右共8个穴位	经外奇穴	手指麻木、烦热	向上斜刺0.5～0.8寸
下肢部	环跳	侧卧屈股，股骨大转子最凸点与骶骨裂孔连线中外1/3处	胆经	腰腿疼痛、下肢痿痹、半身不遂	直刺2.0～3.0寸

续表 3-31

部位	穴名	定位	归经	主治	针刺法
	风市	大腿外侧部的中线上，腘横纹上7寸	胆经	半身不遂、下肢痿痹、遍身瘙痒	直刺1～1.5寸
	血海	屈膝，大腿内侧，髌底内侧端上2寸，股四头肌内侧头隆起处		月经不调、痛经、崩漏、瘾疹、湿疹、丹毒	直刺1～1.5寸
	犊鼻	屈膝，在膝部，髌骨与髌韧带外侧凹陷中	胃经	膝痛、膝关节屈伸不利	从前向后内斜刺1.0～1.5寸
	膝眼	屈膝，在髌韧带两侧凹陷处，在内侧的称内膝眼，在外侧的称外膝眼	经外奇穴	膝痛、腿痛	向膝中斜刺1～1.5寸，或透刺对侧膝眼
	阳陵泉	小腿外侧，当腓骨头前下方凹陷处	胆经	黄疸、胁痛、膝肿痛、下肢痿痹	直刺或斜向下刺1～1.5寸
	阴陵泉	小腿内侧，当胫骨内侧髁后下方凹陷处	脾经	腹泻、黄疸、小便不利、水肿、膝痛	直刺1.0～2.0寸
	委中	腘横纹中点，当股二头肌腱与半腱肌肌腱中间	膀胱经	腰背痛、下肢痿痹、吐泻、丹毒	直刺0.5～1寸
	胆囊	在小腿外侧，腓骨小头前下方凹陷处直下2寸	经外奇穴	胆囊炎、胆石症、胆道蛔虫症	直刺1～2寸
	足三里	小腿前外侧，犊鼻下3寸，距胫骨前缘一横指	胃经	胃痛、呕吐、泄泻、便秘、水肿、眩晕、心悸、腰腿酸痛、虚老羸瘦	直刺0.5～1.5寸
	阑尾	在小腿外侧，当犊鼻下5寸，胫骨前缘旁开一横指		急慢性阑尾炎	直刺1.5～2寸
	上巨虚	小腿前外侧，犊鼻下6寸，距胫骨前缘一横指	胃经	泄泻、痢疾、便秘、肠痈、下肢麻痹	直刺0.5～1.2寸
	丰隆	在小腿前外侧，外踝尖上8寸，距胫骨前缘二横指	胃经	痰多、咳嗽、眩晕、头痛、水肿、便秘	直刺0.5～1.2寸
	承山	小腿后面正中，伸直小腿或足跟上提时腓肠肌肌腹下尖角凹陷处		痔疾、脚气、腰痛、腿痛转筋	直刺0.7～1寸
	光明	小腿外侧，当外踝尖上五寸，腓骨前缘	胆经	目痛、夜盲、近视、乳房胀痛	直刺0.5～0.8寸
	悬钟	小腿外侧，当外踝尖上3寸，腓骨前缘	胆经	颈项僵痛、半身不遂、下肢痿痹	直刺0.5～0.8寸
	三阴交	小腿内侧，足内踝尖上3寸，胫骨内侧缘后方	脾经	泄泻、月经失调、痛经、带下、难产、小便不利、遗尿、水肿、遗精、阳痿、荨麻疹、失眠	直刺1～1.5寸，孕妇禁针
	昆仑	在足部外踝后方，当外踝尖与跟腱之间的凹陷处	昆仑	头痛、项僵、目眩、鼻出血、腰骶痛	直刺0.5～1寸

续表 3-31

部位	穴名	定位	归经	主治	针刺法
	太溪	足内侧，内踝后方，内踝尖与跟腱之间凹陷处		头痛、目眩、消渴、健忘、失眠、腰痛、遗精、咽喉肿痛、牙痛、耳鸣、耳聋	直刺 0.5～0.8 寸
	公孙	足内侧缘，当第 1 跖骨基底的前下方	脾经	胃痛、呕吐、饮食不化、肠鸣、呕逆、心烦、失眠	直刺 0.5～0.8 寸
	太冲	足背侧，当第一跖骨间隙的后方凹陷处	肝经	中风、癫痫、小儿惊风、头痛、眩晕、耳鸣、口歪、月经不调、崩漏、痛经、带下、黄疸、胁痛	直刺 0.5～1.0 寸
	行间	足背第一、二趾趾蹼缘后方赤白肉际处	肝经	中风、癫痫、头痛、目赤痛、口歪、月经不调、崩漏、痛经、带下、疝气	斜刺 0.5～0.8 寸
	内庭	足背，当 2、3 趾间，趾蹼缘后方赤白肉际处	胃经	牙痛、喉痹、腹痛、足背肿痛、热病	直刺或斜刺 0.3～0.5 寸
	至阴	在足小趾末节外侧，距趾甲角 0.1 寸	膀胱经	头痛、鼻塞、胎位不正、难产	浅刺 0.2 寸，胎位不正用灸法
	八风	足背侧，第一～五趾间，趾蹼缘后方赤白肉际处，一侧四穴，左右共八个穴位	经外奇穴	足背肿痛、脚气	向上斜刺 0.5～0.8 寸
	涌泉	足底部，卷足时足前部凹陷处，约当足底 2、3 趾趾缝纹头端与足跟连线的中上 1/3 处	肾经	癫狂、昏厥、头痛、头晕、大便难、小便不利、咽喉肿痛、足心热	直刺 0.5～0.8 寸

二、灸法

灸法是用艾绒或其他药物为主要灸材，点燃后在腧穴或病变部位上进行烧灼和熏熨，借其温热刺激及药物作用，达到防病和治病目的的一种外治方法。

灸法最常用的材料是艾绒。艾，是一种多年生草本菊科植物。制作时将艾叶晒干，捣碎去梗，反复多次，即成为淡黄色洁净细软的艾绒。艾绒易于燃烧，气味芳香，热力温和，容易渗透肌肤，能起温经通络、行气活血、祛湿逐寒、消肿散瘀、回阳救逆及防病保健等作用。

（一）操作方法

灸法一般有 3 种。

1. 艾炷灸　用手将纯净的艾绒搓揉成上尖下阔呈圆锥形的艾炷，根据需要可制成如麦粒或半截枣核或半截橄榄大小。将艾炷置于应灸的穴位上，以火点燃上端，待病人感到发烫微痛时，移去燃烧的残端，换炷再灸。每燃一个艾柱习称“一壮”。一般灸 3～5 壮或更多。

以局部皮肤充血有红晕，深部感到温热为度。也可根据病情需要，在艾柱与皮肤之间，垫置生姜片、蒜片或食盐等物。

2. 艾条灸　将艾绒平铺在细草纸上，将其卷成直径约 1.5 cm，长约 20 cm 的圆柱形艾卷，外裹以柔软而坚韧的桑皮纸，用糨糊封口。施灸时将艾条一端点燃，置于距离穴位皮肤约 2～3 cm 左右，病人感到温热感为度。一般连续灸 10～15 分钟，以局部潮红即宜。

3. 温针灸　是针刺与艾灸结合应用的一种方法。将针刺入腧穴得气后，将艾绒捏在针尾上，或用约 2 cm 左右的艾条插在针尾上，点燃施灸，使热力通过针身而达于穴位。

（二）适应范围

灸法治疗适应范围较广，总的来说适应于虚证、寒证。如风寒湿痹、呕吐、腹痛、泄泻、哮喘、腰痛、阳痿、早泄、瘰疠、肺痨、痈疡初起或疮疡久溃不敛等，以及用于防病保健。临床上艾条灸应用较广泛。寒性吐泻、腹痛、风寒痹痛等，可用艾炷隔姜灸。痈疖初起、毒虫咬伤、瘰疬、结核病等可用艾炷隔蒜灸。虚脱及腹痛吐泻，可在脐部用艾炷隔盐灸。因命门火衰而致的遗精、阳痿、遗尿等，宜用膈附子饼灸。既需留针又必须施灸者，则用温针灸。

（三）注意事项

灸法一般禁用于热证、颜面、五官及有大血管的部位，孕妇的腹部和腰骶部，以及高血压病人的头部等。灸时应防止火灰掉落，烧伤皮肤和烧坏衣服被褥等。除瘢痕灸外，灸后一般都有红晕现象，无须处理。如局部出现水泡，轻者只要注意不擦破，任其自然吸收。如水泡较大，可用消毒针刺破，放出水液，涂上甲紫药水，用消毒敷料加以保护，以防感染。

三、拔罐法

拔罐法是以罐状器具为工具，利用燃烧排出罐内空气，造成负压，使之吸附于体表腧穴或患处，产生刺激，使被拔部位充血、淤血，以达到治疗疾病目的的一种方法。

常用的罐具有玻璃罐、竹罐等，也可利用广口瓶和杯子，但要求杯口光滑，不致划破皮肤为宜，目前还出现了挤压排气罐、抽气排气罐等新型罐具。

（一）操作方法

常用的拔罐方法有下列两种：

1. 投火法　用纸片或 95%的乙醇棉球点燃投入罐内，立即扣在应拔的部位上，此法适用于侧面横拔的部位。

2. 闪火法　用长镊子挟住点燃的乙醇棉球，在罐内圈绕一周抽出（切勿将罐口烧热，以免烫伤皮肤），迅速将罐扣在患处。在闪火时，罐口向下才能排出空气，便于拔扣。此法罐内无火，比较安全，应用较广。

根据病变的部位与疾病性质，拔罐法尚有以下不同的应用方法。

1. 留罐法　拔罐后将罐留置 10～15 分钟，使浅层皮肤和肌肉吸入罐内，轻者皮肤潮红，重者皮下淤血紫黑。此法多用于深部组织损伤、颈肩腰腿痛、关节病变等，留罐时间长短视拔罐反应与体质而定，肌肤反应明显、皮肤薄弱、年老者与儿童留罐时间不宜过长。

2. 闪罐法　用闪火法将罐吸拔于应拔部位后，随即取下，再吸拔，再取下，反复多次，直至皮肤潮红、充血、或淤血为度。多用于风湿痹痛、中风后遗症，以及肌肤麻木、肌肉萎弱或功能减退等病症。

3. 走罐法　先在施罐部位或罐口上，涂少许凡士林或润滑油，用闪火法吸拔后，以手握住罐底，稍倾斜，稍用力将罐沿着肌肉、骨骼、经络循行线往返推拉(罐具前进方略提起，后方着力)，直至走罐区皮肤潮红、充血或淤血为度。本法适用于面积较大，肌肉丰厚而平整的部位，如脊背、臀及大腿等部位的疼痛、麻木、风寒湿痹等症。

4. 刺血拔罐法　在应拔部位的皮肤消毒后，用三棱针点刺出血或皮肤针叩刺后，再行拔罐，以加强刺血治疗的作用，是拔罐与刺血治疗相配合的治疗方法。多用于治疗扭伤、哮喘、头痛及某些皮肤病如神经性皮炎、皮肤瘙痒症等。

起罐时一手握住罐体稍倾斜，另一手拇指或食指按压罐口边缘的皮肤，使罐口与皮肤之间形成空隙，空气进入罐内，即可将罐取下。切不可硬拉或旋转罐具以免擦伤皮肤。

（二）适应范围

拔罐法具有通经活络、行气活血、消肿止痛、祛风散寒等作用。其适应范围较为广泛，如风湿痹痛、各种神经麻痹，以及一些急慢性疼痛，如腹痛、背腰痛、痛经等均可应用，还可用于感冒、咳嗽、哮喘、消化不良、胃脘痛、眩晕等脏腑功能紊乱方面的病证。此外，如丹毒、红丝疔、毒蛇咬伤、疮疡初起未溃等外科疾病亦可用拔罐法。随着罐具的不断创新，加之作用机制的深入研究，拔罐法的适应证在不断增多，除主要用于治疗疾病外，还可用于预防保健。

（三）注意事项

拔罐时要根据所拔部位的面积大小而选择大小适宜的罐。皮肤有过敏、溃疡、水肿和大血管分布部位，不宜拔罐。高热抽搐者和孕妇的腹部、腰骶部位，亦不宜拔罐。用火罐时应注意勿灼伤或烫伤皮肤。若烫伤或留罐时间太长而皮肤起水泡时，小泡勿需处理，仅敷以消毒纱布，防止擦破即可。水泡较大时，用消毒针将水放出，涂甲紫药水，或用消毒纱布包敷，以防感染。已经拔罐而局部淤血尚未消退时，可暂不使用。

四、刮痧法

刮痧法，是指用边缘钝滑的器具，在病人体表一定部位反复刮动，使局部皮下出现瘀斑或痧痕的一种治疗方法。刮痧法可疏通腠理，使脏腑秽浊之气通达于外，促使周身气血畅通，从而达到治疗疾病的目的。

“痧”字从“沙”字衍变而来，刮痧使体内的痧毒，即体内的病理产物得以外排，从而达到治愈疾病的目的。因很多病证刮拭后，皮肤表面会出现红色、紫红色或暗青色的类似“沙”样的斑点，因此人们逐渐将这种疗法称为“刮痧”疗法。

（一）操作方法

刮痧的工具现多用由水牛角制成的专门的刮痧板。常用的刮痧部位有第七颈椎上下左右四处、喉骨两旁、两臂弯、两腿弯、脊椎两旁、前胸肋骨间、后背肋骨间、内外踝后的足跟肌腱处、左右肋下肝脾区、两肩胛冈上和冈下等处。

刮痧时，先将准备刮痧的部位擦净，刮痧板的边缘蘸上水或刮痧油，在确定部位进行刮拭。刮拭时刮痧板与刮拭方向基本保持 45°～90°，颈、背、腹、上肢、下肢部从上向下刮拭，胸部从内向外刮拭，用力保持均匀，路线尽量拉长，并时时蘸油或水保持润滑。一般每处可刮

3～5 分钟，以刮出紫红色斑痕为度。

（二）适应证

刮痧的最初适应证仅为痧证，痧证不是一种独立的病，而是一种毒性反应的综合征，临床上许多疾病都可以出现。痧证的主要表现是头昏脑胀，胸烦郁闷，全身酸胀，倦怠无力，胸腹灼热，脘腹痞满，恶心呕吐，四肢麻木等，严重者心胸憋闷烦躁，胸腹大痛，或吐或泻，或欲吐不吐，欲泻不泻，甚至眩晕昏倒，面唇青白，口噤不语，昏厥不醒，手足厥冷，或头额冷汗如珠，或全身无汗，青筋外露，痧点时隐时现，唇舌青黑。现代刮痧常用于感冒、发热、中暑、头痛、肠胃病、落枕、肩周炎、腰肌劳损、肌肉痉挛、风湿性关节炎等病症。

（三）注意事项

刮痧时，室内要保持空气流通，冬季要注意保暖，夏季回避风口；饱食后或饥饿时、运动后不宜刮痧，刮治部位的皮肤有溃烂、损伤、炎症，亦不宜刮痧；刮痧前的工具和刮治部位需要清洗和消毒处理，避免引起感染；刮痧出痧后最好饮一杯温开水（最好为淡糖盐水），出痧后 30 分钟内忌洗凉水澡；前一次刮痧部位的痧斑未退之前，不宜在原处再行刮痧，再次刮痧时间需 3～6 天，以皮肤痧退为标准。

【附】 常见病针灸治疗处方举例

中 风

中风以急骤起病，半身不遂，口角歪斜，语言不利，或猝然昏仆，不省人事为临床特征。相当于现代医学的脑溢血，脑血栓形成，脑栓塞，蛛网膜下腔出血等病。

【治疗】

主穴：水沟、风池、百会、合谷透劳宫、太冲透涌泉。

配穴：

上肢瘫痪：加肩髃、曲池、外关、八邪。

下肢瘫痪：加环跳、阳陵泉、足三里、解溪、昆仑。

口角歪斜：加地仓、颊车、下关、迎香。

舌僵不语：哑门、廉泉、通里。

若见突然昏仆，不省人事，牙关紧闭，两手握固，面赤气粗，喉中痰鸣，二便不通者为闭证，可加十二井穴刺血。

若见突然昏仆，不省人事，目合口张，鼻鼾息微，手撒肢冷，二便失禁者为脱证，可加灸关元、气海、神阙，针刺足三里。

急性期每日一次，不留针；恢复期隔日一次，留针 20 分钟，10 次为一疗程。

泄 泻

泄泻，又称腹泻，以大便次数增多，粪便清稀，甚至泻出如水样为主症。可见于现代医学中的急、慢性肠炎，过敏性结肠炎，肠道寄生虫，消化不良，胰、肝、胆道疾病，内分泌、代谢障碍引起的腹泻，以及神经官能性腹泻等病。

【治疗】

主穴：天枢、上巨虚、足三里

配穴：

若发病急骤，大便清稀，水谷相杂，肠鸣腹痛，身寒喜温，属寒湿，可加阴陵泉、灸神阙。

若发病急骤，便稀有黏液，肛门灼热，腹痛，属湿热，可加曲池、内庭。

若腹痛肠鸣，大便恶臭，伴未消化之物，泻后痛减，属伤食，可加中脘、里内庭。

若发病势缓，迁延反复，大便溏薄，面色萎黄，神疲肢软，纳差，喜暖畏寒，属脾虚，可加脾俞、太白。

若见胸胁胀满，嗳气频频，属肝郁，加太冲。

若每于黎明之前，脐腹作痛、肠鸣即泻，泻后病减，腰膝酸软，形寒肢冷，属肾虚，加肾俞、命门、关元。

每日1次，每次留针30分钟，10次为1疗程。腹部和背部诸穴可用灸法。

失　眠

失眠是指经常不能获得正常睡眠，或入睡困难、或睡眠时间不足，或睡眠不深，严重时则以彻夜不眠为特征的一种病证。常见于现代医学的神经衰弱症。

【治疗】

主穴：印堂、神门、三阴交。

配穴：

兼见心悸健忘，头晕目眩，纳差倦怠，面色无华，易出汗等症者，属心脾两虚，可加心俞，脾俞，足三里。

兼见头晕耳鸣，腰膝酸软，五心烦热，遗精盗汗等症者，属心肾不交，可加太溪，大陵，心俞，肾俞。

兼见心悸多梦，善惊恐，多疑善虑者，属心胆气虚，可加丘墟，心俞，内关。

兼见急躁易怒，头晕头痛，胸胁胀闷等症者，属肝火扰心，可加行间，侠溪。

兼见脘闷噫气，嗳腐吞酸者，属脾胃不和，可加内关，足三里。

治疗时间以下午为宜，隔日1次，每次留针20分钟，10次为1疗程。

心　悸

心悸是指病人自觉心中悸动，惊惕不安，甚则不能自主的一类症状。本证多与失眠、健忘、眩晕、耳鸣等并存，故现代医学中各种原因引起的心慌、心动过速、心律失常和贫血、甲状腺功能亢进、神经官能症等，可参照本证治疗。

【治疗】

主穴：内关、郄门、神门、心俞、巨阙。

配穴：

兼见气短神疲，惊悸不安者，属心虚胆怯，加胆俞。

兼见头晕目眩，纳差乏力，失眠多梦者，属心脾两虚，加脾俞，足三里。

兼见心烦少寐，头晕目眩，腰酸耳鸣，遗精盗汗者，属阴虚火旺、心肾不交，加肾俞，太溪。

兼见胸闷气短，形寒肢冷，下肢浮肿者，属心阳不振、水气凌心，加膻中、气海。

兼见心痛时作，气短乏力，胸闷者，属心脉瘀阻，加血海、内关。

每日1次，每次留针30分钟，10次为1疗程。

胃脘痛

胃脘痛是指上腹胃脘部发生疼痛的症状。可见于现代医学中的急、慢性胃炎，胃神经官能症，胃溃疡，十二指肠球部溃疡等。

【治疗】

主穴：中脘、内关、足三里。

配穴：

症见胃痛暴作，恶寒喜暖，泛吐清水者，属寒邪客胃，加胃俞。

症见胃脘胀满疼病，嗳腐吞酸，嘈杂不舒，呕吐或矢气后疼痛减轻，大便不爽者，属饮食停滞，加梁门。

症见胃脘胀满，脘痛连胁，嗳气频频，心烦易怒，吞酸太息，大便不畅，每因情志因素而诱发者，属肝气犯胃，加太冲。

症见胃痛拒按，痛有定处，食后痛甚，或见呕血便黑者，属气滞血瘀，加膈俞、公孙。

症见胃痛隐隐，泛吐清水，喜温喜按，纳差神疲，甚或手足不温，大便溏薄者，属脾胃虚弱，加气海、关元、脾俞、胃俞。

每日 1 次，每次留针 30 分钟，10 次为 1 疗程。脾胃虚弱者腹部和背部诸穴可用灸法。

头痛

头痛是临床上常见的一种自觉症状，可见于多种急慢性疾病，其病因多端，涉及范围很广，常见于高血压、偏头痛、神经功能性头痛、感染性发热等疾患和眼、耳、鼻等疾病中，若为某一疾病过程中出现的兼证，可参照本篇治疗。

【治疗】

主穴：

前额痛：印堂、阳白、合谷。

偏头痛：太阳、率谷、外关。

枕后痛：风池、天柱、昆仑。

头顶痛：百会（或四神聪）、太冲。

全头痛：风池、太阳、百会、印堂、合谷。

配穴：

发病较急，头痛连及项背，兼见恶风畏寒者，属风寒头痛，加风门。

头痛而胀，发热，便秘溲黄者，为风热头痛，加曲池。

头痛如裹，痛有定处，肢体困倦者，为风湿头痛，加头维、阴陵泉。

头痛目眩，心烦易怒，面赤口苦者，为肝阳头痛，加太冲、太溪。

头痛眩晕，耳鸣腰痛，神疲乏力，遗精带下者，为肾虚头痛，加太溪，肾俞，悬钟。

头痛昏重，神疲乏力，面色不华，劳则加甚者，为血虚头痛，加心俞、脾俞、足三里。

有外伤史，痛有定处如锥刺，迁延日久者，为血瘀头痛，加阿是穴、合谷、太冲、膈俞。

每日 1 次，每次留针 20～30 分钟，10 次为 1 疗程。风寒可配合灸法、拔罐。

痹证

“痹”，有闭阻不通之义，是由风、寒、湿、热等外邪侵袭人体，闭阻经络，气血不能畅行，引起肌肉、筋骨、关节等酸痛、麻木、重着、伸屈不利，甚或关节肿大灼热等为主要临床表现的病证。临床根据病邪偏盛和症状特点，分为行痹、痛痹、着痹和热痹。本证可见于现代医学的风湿性关节炎、风湿热、类风湿性关节炎、骨关节炎、纤维织炎和神经痛等病。

【治疗】

主穴：

肩部：肩髃、肩髎、肩贞、臑俞、天宗、曲池。

肘臂部：曲池、手三里、天井、外关。

腕、掌、指关节：外关、阳溪、阳池、阳谷、中渚、八邪。

髋部：环跳、居髎、悬钟。

膝部：膝眼、梁丘、足三里、阴陵泉、阳陵泉。

踝部：解溪、丘墟、太溪、昆仑。

跖趾关节：公孙、束骨、八风。

脊椎关节：相应夹脊穴、委中。

腰骶关节：腰阳关、大肠俞、关元俞、委中。

配穴：

若见肢体关节疼痛，游走不定，痛无定处，关节屈伸不利，为行痹，加膈俞、血海。

若见肢体关节疼痛较剧，痛有定处，遇寒痛增，得热则减，为痛痹，加肾俞、关元。

若见肢体关节疼痛重着不移，酸痛或有肿胀，肌肤麻木不仁，阴雨寒冷每可促其发作，为着痹，加阴陵泉。

若见关节疼痛，局部灼热红肿，痛不可触，为热痹，加大椎、曲池。

每日1次，每次留针30分钟，可配合艾灸，10次为1疗程。

腰 痛

腰痛是一种由多种疾病引起的症状，诸如腰部的肌肉、韧带和关节发生损伤或病变，任何原因导致的姿势失衡和某些内脏疾病都可引起腰痛，如风湿病、肾脏疾患和腰部肌肉、骨骼的劳损，以及外伤、腰椎增生乃至盆腔疾患等。

【治疗】

主穴：阿是穴，肾俞、大肠俞、委中。

配穴：

若腰部冷痛重者，活动转侧不利，拘急不可俯仰，或腰脊痛连臀腿，患部时觉发凉，遇阴雨天疼痛发作或加剧，为寒湿腰痛，加腰阳关。

若有外伤史或劳累史，腰痛触之僵硬，或有牵掣感，痛有定处，轻则俯仰不便，重则转侧困难，为劳损腰痛，加水沟。

若起病缓慢，隐隐作痛，或酸多痛少，腰腿酸软无力，喜按喜揉，劳则更甚，为肾虚腰痛，加命门、志室、太溪。

每日1次，每次留针30分钟，10次为1疗程。酌情可用艾灸或拔火罐。

面 瘫

面瘫是以口眼向一侧歪斜为主要症状的一种疾病，故又称“口眼㖞斜”，相当于现代医学的面神经麻痹症。本病通常急性发作，出现一侧面部表情肌麻痹，额纹消失，露睛流泪，鼻唇沟变浅，口角歪向健侧，病侧不能作皱眉、蹙额、露齿、鼓颊等动作。

至于脑中风引起的中枢性面瘫与本病病理虽然不同，但可参照本病治法进行治疗。

【治疗方法】

主穴：太阳、阳白、地仓透颊车、翳风、风池、合谷。

配穴：

鼻唇沟平坦，加迎香、禾髎。

人中沟歪斜，加水沟。

颏唇沟歪斜，加承浆。

每日或隔日1次、每次留针20分钟，10次为1疗程。早期宜轻刺、浅刺，后期可用电针。

扭 伤

扭伤是指四肢关节或躯体的软组织损伤，主要表现为受伤部位肿胀疼痛、关节活动受限，多发于肩、肘、腕、腰、髋、膝、踝等部位。

【治疗】

主穴：

颈项部：风池、天柱、阿是穴。

肩部：肩髃、肩髎、肩贞、阿是穴。

肘部：曲池、小海、天井、阿是穴。

腕部：阳池、阳溪、阳谷、阿是穴。

腰部：肾俞、腰阳关、委中、阿是穴。

髋部：环跳、秩边、居髎、阿是穴。

膝部：膝阳关、梁丘、血海、阿是穴。

踝部：解溪、昆仑、丘墟、阿是穴。

配穴：

疼痛较重者，加合谷、太冲。

淤血肿胀甚者，加血海、三阴交。

每日1次，每次留针30分钟。陈伤可留针加灸，或加拔火罐。

月经不调

月经不调是指月经的周期、经色、经量、经质出现异常改变，它包括月经先期、月经后期、月经先后无定期。常见于现代医学中垂体前叶或卵巢功能异常所导致的月经紊乱。

【治疗】

主穴：关元、三阴交。

配穴：

1. 月经先期　月经周期提前7日以上，甚至10余日一行。

月经量多，色深红或紫，质黏稠，伴面红口干，心胸烦热，小便短黄，舌红苔黄者，为实热，加血海、太冲。

月经量少或量多、色红、质稠，两颧潮红，手足心热，舌红苔少者，为虚热，加太溪。

月经量多、色淡、质稀，神疲肢倦，心悸气短，纳少便溏者，为气虚，加足三里、脾俞、肾俞、气海。

2. 月经后期　月经推迟7日以上，甚至40～50日一潮。

经期延后，量少色黯，有血块，小腹冷痛，或有凉感，得热则减，畏寒肢冷者，为血寒，加灸命门、肾俞、关元、归来。

经行后期，量少色淡，小腹空痛，身体瘦弱，面色萎黄，头晕眼花，或心悸少寐，为血虚，加足三里，脾俞、肝俞。

经期推迟，色暗，量少，小腹胀满而痛，精神抑郁，胸闷不舒，胁肋乳房涨痛，经前较甚，为气滞，加地机、太冲。

3. 月经先后无定期　月经提前或错后，经量或多或少，色紫黯，质黏稠，经行不畅，胸胁乳房作胀，少腹胀痛，时常叹息，嗳气不舒，为气滞，加太冲。

经来先后不定，量少色淡，腰骶酸痛，头晕耳鸣，为肾虚，加肾俞，太溪。

胸胁胀痛：加膻中，内关。

每于经净时针刺，每日1次，每次留针30分钟，10次为1疗程。虚证者可针后加灸或用温针灸。

痛　经

妇女行经期间或行经前后，出现周期性小腹或腰骶部疼痛或胀痛，甚则剧痛难忍，甚或恶心呕吐者，称为“痛经”。本病以青年妇女较为多见。常见于子宫内膜异位症、急慢性盆腔器官炎症或子宫颈狭窄阻塞、子宫内膜增厚、子宫前倾或后倾等。

【治疗】

主穴：关元、三阴交。

配穴：

经行不畅，少腹疼痛较剧，腹痛拒按，经色紫红而夹有血块，下血块后疼痛缓解，为血瘀痛经，加中极、次髎、地机。

经行不畅，少腹胀痛较剧，以胀为主，或胀痛连及两胁，或经前乳房胀痛，急躁易怒，为气滞痛经，加中极、地机、太冲。

经行不畅，经色紫暗，夹有血块，小腹发凉疼痛，得热痛减，为寒凝痛经，加归来、地机。

腹痛多在经后，痛势绵绵不休，少腹柔软喜按，经量少，伴有腰酸肢倦，纳食减少，头晕心悸，为虚证痛经，加气海、足三里、脾俞、肾俞。

每日一次，下次行经前五日再针刺，每次留针20～30分钟，10次为1疗程。寒证、虚证可艾灸。

耳鸣、耳聋

耳鸣、耳聋都是听觉异常的疾病。多见于现代医学中的神经性耳鸣、耳聋。对少数听觉器官发育不良所致的先天性耳聋、中耳炎、听神经病变、高血压和某些药物中毒引起的耳聋可参照本证治疗。

【治疗】

主穴：翳风、听会、侠溪、中渚。

配穴：

若突然耳鸣、耳聋，或耳中发胀，鸣声如潮不断，按之不减，或兼烦躁易怒，或见外感发热头痛者，为实性耳鸣、耳聋，加太冲、丘墟。

若起病缓慢，其鸣如蝉，时作时止，或昼夜不息，以夜为重，在劳累后加重，听力逐渐减退，伴见头晕，失眠，食欲不振，面色萎黄，遗精，带下者，为虚性耳鸣、耳聋，加肾俞、太溪。

每日1次，每次留针20～30分钟，10次为1疗程。

牙痛

牙痛是多种口腔疾病的常见症状，现代医学中的龋齿、牙髓炎、根尖炎、牙周炎和牙本质过敏等多有本症状出现。

【治疗】

主穴：合谷、地仓、颊车、下关。

配穴：

牙痛阵发性加重，龈肿，兼见恶寒发热，为风火牙痛，加外关、风池。

牙痛剧烈，齿龈红肿，或出脓血，兼见口臭，口渴，便秘等，为胃火牙痛，加内庭。

牙痛隐隐，时作时止，牙龈微红肿，或龈肉萎缩，牙齿松动，为肾虚牙痛，加太溪。

每日1次，每次留针20～30分钟。

晕厥

晕厥是指骤起而短暂的意识和行动的丧失，主要是由各种原因引起的脑组织短暂性缺血、缺氧所致。

【治疗】

主穴：水沟、中冲、涌泉、太冲。

配穴：虚证可加气海、关元、百会，均可灸。

第四篇　社区护理服务

第一章　社区常用基础护理和专科护理技术

一、基础护理技术

（一）生命体征的监测

生命体征是指体温、脉搏、呼吸和血压的总称。其变化反映了机体的健康状况，是护士评估病人身体状态最基本的资料。

1. 体温　正常体温有一定的波动范围，口腔舌下温度为 36.3～37.2℃；腋下温度为 36.0～37.0℃，比口腔温度低 0.3～0.5℃；直肠温度为 36.5～37.7℃，比口腔温度高 0.3～0.5℃。以口腔温度为准，腋下与直肠温度分别加减 0.3～0.5℃。

2. 脉搏　正常成人安静状态下脉率为 60～100 次/分。脉率可随年龄、情绪、活动等因素的变化而变化。正常脉律均匀规则，间隔时间相等，脉搏强弱相同。

3. 呼吸　正常成人安静状态下呼吸节律规则，频率为 16～18 次/分，呼吸运动均匀无声且不费力。呼吸的频率和深度可随性别、年龄、情绪、活动等因素的变化而变化。

4. 血压　正常成人安静状态下的血压范围为收缩压 90～139 mmHg，舒张压 60～89 mmHg，脉压差 30～40 mmHg。正常血压以肱动脉脉压为标准。

1) 准备：测量生命体征要重点评估病人有无采用相应测量方法的禁忌证，如测量者的年龄、神志、疾病情况等以及环境情况。按要求准备好腋表（口表或肛表）、秒钟、消毒擦拭棉球、浸泡容器。测量血压选择校准过的血压计。

2) 流程

(1) 腋下测温法：用干毛巾擦净病人腋下汗液，置体温计汞端于病人腋窝内并紧贴皮肤，嘱病人屈臂过胸夹紧体温计。不能合作者应有人帮助夹紧上臂。10 分钟后取出，读数后将表甩至 35℃以下放入消毒液中。

(2) 口腔测温法：请病人张口抬舌，将体温表汞端斜置舌下系带旁，5 分钟后取出体温计，用消毒液纱布从手持端擦向汞端，读数并记录体温值。测后将体温计甩至 35℃以下放入消毒液内。

(3) 直肠测量法：病人取侧卧、仰卧或俯卧位，暴露臀部。用 20%肥皂液或油剂润滑肛表汞端后轻轻插入肛门 3～4 cm，并用手扶持肛表另一端，5 分钟后取出，用卫生纸擦净病人肛门，用消毒液纱布擦净肛表，读数并记录。甩表 35℃以下放入消毒液中。协助病人整理衣物，取舒适卧位。

(4) 脉搏测量方法：询问病人 20 分钟内活动情况，以确定未做剧烈运动。病人取卧位或坐位,手腕伸展,手掌向上放于舒适位置。测量者以食指、中指、无名指的指端按压在桡动脉处,按压力量适中,以能清楚地触及脉搏为宜。一般测量30秒,将所测量之值乘以2,即为脉率。异常脉搏、危重病人应测1分钟。当脉搏细弱而触不清时,可用听诊器测心率1分钟。如有脉搏短绌,应由两名护士同时测一分钟的脉率和心率,以分数形式记录(心率/脉率)。

(5) 呼吸的测量:测量者在测量完病人的脉搏后,仍保持诊脉姿势,以分散病人的注意力,观察病人胸部或腹部的起伏,一吸一呼为一次呼吸。测30秒钟后,用测得值乘以2即为呼吸频率。

(6) 血压测量:若有运动、情绪激动等因素存在,应嘱咐病人休息20~30分钟,测量的部位可选择肱动脉或腘动脉。测量肱动脉时病人取坐位或仰卧位,被测肢体肘部与心脏处于同一水平,上臂伸直并轻度外展。放平血压计,开启汞槽开关,驱尽袖带内空气,平整地缠于上臂中部,袖带下缘距肘窝2~3 cm,松紧以能放入一手指为宜。操作者戴听诊器,将胸件贴于肱动脉搏动处,关闭气门,充气至肱动脉搏动消失再升高20~30 mmHg,慢慢放气,使汞柱缓慢下降,同时注意动脉波动变化时汞柱所指刻度。听到第一声搏动音时汞柱所指刻度为收缩压。随后搏动渐增强,直到声音突然减弱或消失,此时汞柱所指刻度为舒张压。将血压值记录。测量后排尽袖带内空气,整理袖带,放于盒内,将血压计右倾45°,使汞液回流槽内,关闭汞槽,关上盒盖。

3) 注意事项

(1) 体温测量的注意事项:①测量体温前30分钟避免进食、喝热水、热敷、洗澡、坐浴、灌肠及剧烈运动。②精神异常、昏迷、婴幼儿、口鼻腔手术、呼吸困难及不合作的病人,禁用口腔测量法。③腹泻、直肠或肛门手术病人禁用直肠测温。④测量温度前要检验体温计的准确性。⑤如病人不慎咬碎体温计,应立即清除口腔内玻璃碎屑,避免损伤口腔及胃肠道黏膜,必要时病人可口服蛋清、牛奶或米汤以延缓汞的吸收,或食用粗纤维食物以促进汞的排出。

(2) 脉搏测量注意事项:不能用拇指测量。为偏瘫病人测脉搏时,应选择健侧肢体。病人剧烈运动、紧张、恐惧、哭闹等情况应休息20~30分钟后再测量。

(3) 呼吸测量的注意事项:观察呼吸频率时也要注意观察呼吸的深度和节律。呼吸不规则的病人或婴儿应测1分钟。病人呼吸微弱不易观察时,可用少许棉花置于病人鼻孔前,观察棉花纤维被吹动的次数,测1分钟。

(4) 血压测量注意事项:①每次测量前应检查血压计。血压计应定期由计量部门校验。②测量血压要“四定”即定时间、定部位、定体位、定血压计。③为偏瘫、肢体外伤或手术的病人测血压时,应选择健侧肢体。④排除影响血压的外界因素(袖带过宽测出值偏低;袖带过紧测出值偏低;袖带过窄及袖带过松测得血压值偏高)。⑤发现血压听不清或异常时,应重复测量。一般连续测2~3次,取其最低值。⑥舒张压的变音和消失音之间有差异时,可记录2个读数,即变音至消失音数值,如120/70~40 mmHg。

(二) 口服给药法

口服给药是常用的给药方法,方便、经济、相对安全,但口服给药吸收率较低,药物生效的时间较长,应用时会受到一定的限制。社区护士应指导病人和家属采用正确的给药剂量、时间和方法。

1. 准备　家庭口服给药要评估病人的病情、意识状态、病人营养摄入的途径,按要求准备温开水、药瓶或药袋,必要时准备滴管。

2. 流程　先拿出药瓶或药袋，认真核对标签上的药名、规格、用药剂量和有效期等，将用药剂量换算成相应的片数或粒数取出，观察其外观是否与先前所服用一致，有无变质，确定无误后方可服用。不同药物剂型采用相应的取药方法，一般先备固体，然后备水剂与油剂；固体药用药匙或家庭用汤匙取药，液体用量杯量取，药液不足 1 ml 时用滴管吸取，以 15 滴为 1 ml 计算。一般情况服药的姿势采取站立位、坐位或半坐位，这样不影响药物进入胃内的速度和药物的吸收。服药时间要准确，按查对制度核对无误后，指导病人在合适的时间内服药。服药完毕后将剩余药瓶、药袋妥善放置。

3. 注意事项

(1) 口服药物应完整服下，婴幼儿、鼻饲或上消化道出血病人所用药物，服药前需将药物研碎，如果是需要含服的药物，则不能咽下。

(2) 服药的剂量要准确，多种药物一起口服时，要注意有无药物的配伍禁忌。

(3) 服药时要喝 60～100 ml 温水，不能用茶水或饮料服药，对呼吸道黏膜起安抚作用的止咳糖浆及口内溶化的药片，服药后不应立即饮水，一般 15 分钟后才可饮水，对牙齿有腐蚀作用的或使牙齿染色的药物如酸类和铁剂，可用吸水管吸服，以免药液与牙齿接触，服药后及时漱口。

(4) 注意合理饮食，不吃过于油腻、刺激性强的食物，戒烟、酒。

（三）输液

家庭输液是利用大气压和液体静压原理将大量无菌液体、电解质、药物由静脉输入体内的方法。常用于治疗疾病，纠正人体电解质及酸碱平衡失调、恢复内环境稳定状态。社区护士常在病人家中实施静脉输液，不但要注意输液中静脉保护、输液安全的问题，还应帮助人们认识合理使用静脉输液方法，减少不良反应，以便获得最佳疗效，熟练掌握及准确地运用静脉输液的有关知识和技能，对治疗疾病及挽救生命有十分重要的作用。

1. 准备　重点评估周围的环境、操作者的准备、病人的病情，按要求准备临时治疗台、药液、输液器、注射器、输液器的挂钩，家庭内输液可将桌子或椅子作为临时治疗台，并擦拭干净。选择输液器的挂钩，并放于合适位置备用。

2. 流程

(1) 加药准备：社区护士洗手、戴口罩，核对药液、输液器、注射器在有效期内。按无菌原则加药，打开输液器，与输液瓶连接挂于输液挂钩上，排尽输液器内气体，折叠滴管下段输液管，挤压塑料滴管以产生负压，待液体流入滴管 1/3 或 1/2 处时，放松折叠处，随即顺提上举滴管下段输液管，再慢慢放下，直至排尽输液管内气体，关好输液器，拧紧头皮针。

(2) 穿刺固定：建议病人取合适的体位，选择血管，用 0.5％的碘附消毒局部皮肤，扎止血带，碘附两次消毒。再次检查输液器是否排尽气体。嘱病人握拳，使静脉充盈，核对无误后进行静脉穿刺。取出输液器，手持针柄部摘下护针帽，放松调节器，见有少量液体流出，关紧调节器，绷紧穿刺部位下方皮肤进行穿刺。见回血后将针头再送入少许，固定针柄，嘱病人松拳，放松止血带和调节器，观察液体滴入通畅、病人局部无异常感觉时，即以胶布固定针头。根据年龄、病情、药物的性质调节滴速，一般成人 40～60 滴/分，儿童 20～30 滴/分，再次核对。

(3) 拔针：输液完毕，拧紧调节器，除去胶布，用消毒干棉签按压穿刺上方，迅速拔针，嘱咐病人按压片刻至无出血，整理病人环境，清理用物。

3. 注意事项

(1) 就地取材在家中将衣服架、铁丝、线绳等制成输液架，要保证输液架的牢固、高度适宜。

(2) 病人取合适的体位、输液的肢体要保持放松舒适。

(3) 要有计划安排输液顺序，如需加入药物应注意配伍禁忌。

(4) 老年人、心肺疾病病人要严格控制滴速在 20～30 滴/分。注意保持输液针头的畅通，当病人大小便、进食、饮水时等，活动度不能过大，必要时可使用夹板等进行保护性固定，以防针头滑出血管而造成药液外溢。

(5) 长期输液的病人，要注意保护和合理使用静脉，一般从远端小静脉开始。24 小时连续输液者，应每天更换输液器或者使用留置针。

(6) 加强病人输液过程的巡视，及时处理输液故障。

(7) 操作完毕后将所用的器具如注射器、输液器进行毁损处理，然后带回社区卫生服务站，不能遗留在病人家中。

(四) 皮下注射

皮下注射法是将少量药液或生物制剂注入皮下组织的方法。不能或不宜口服给药，而需要迅速发生药物疗效，如预防接种、局部麻醉、疾病治疗用药等。可以选择作为注射部位的有上臂三角肌下缘、上臂外侧、腹部、后背、大腿外侧。此项技术在预防、诊断和治疗疾病中起着重要作用。社区护士在工作中除了正确掌握给药的方法和技术，指导病人安全正确地接受药物治疗之外，还要教会病人或家属掌握此项技术。

1. 准备　评估周围的环境、操作者的准备、病人的病情，按要求准备注射器(胰岛素注射笔)、药物、消毒棉签、碘附等。

2. 流程

(1) 抽吸药液：社区护士洗手、戴口罩，核对药液、注射器在有效期内。核对药物的名称、剂量、浓度以及注射器是否在有效期内，核对无误后吸取药液备用。如为糖尿病病人注射胰岛素采用胰岛素注射笔，上下颠倒胰岛素 10 次混匀，然后将笔帽取下，按要求换上一次性注射针头，按要求旋转注射笔，将胰岛素注射笔的刻度旋转至所需的刻度待用。

(2) 注射：选择注射部位，用 0.5%碘伏消毒注射部位皮肤，排尽注射器内气体，右手持注射器，示指固定针栓，针头斜面向上与皮肤呈 30°～40°角(采用胰岛素注射笔进行注射时，因针头更短更细，所以注射的角度可选择接近 90°)，迅速刺入皮下，深度为针梗的 1/2～1/3(过瘦者可捏起注射部位皮肤，同时减小注射角度)。松开左手，以左手抽动活塞柄，无回血即可缓慢推注药液。注射完毕，用无菌干棉签轻按针刺处，快速拔针按压片刻(胰岛素注射笔注射后拔针前停留 10 秒钟，按压针眼部位，快速拔针)。

3. 注意事项

(1) 严格无菌操作。

(2) 对刺激性强的药物一般不作皮下注射，需长期皮下注射者要有计划地经常更换注射部位，以使药物充分吸收。

(3) 针头刺入角度要合适，避免刺入肌层，注射少于 1 ml 的药液须用 1 ml 注射器，以保证注入的药物剂量准确无误。

（五）床上洗头

头发的清洁是病人每日清洁卫生的一项重要内容。梳理和清洗头发，可及时清除头皮屑及灰尘，起到保护头皮，促进毛囊的血液循环，增进上皮细胞营养的作用，并可预防感染。整洁美观的头发对人的自尊、自信和身心健康也起到了重要影响。社区内长期卧床、关节活动度受限的病人，应该由社区护理人员协助或指导家属完成清洁与梳理头发。

1. 准备　评估环境情况、用物准备情况。调节室内温度，关闭门窗，室温控制在22～26℃。社区护士可以自制马蹄形垫，准备橡胶单、大中小毛巾各一条，洗发水、梳子、热水、棉球、污物桶，必要时准备电吹风。

2. 流程

(1) 病人体位：病人取仰卧位，上半身斜向床边，置垫橡胶单及大毛巾于枕头上，松开病人衣领向内反折，将中毛巾围于颈部，放马蹄形垫于病人的后颈部，使病人颈部枕于突起处，头部在槽中，槽形下部接污物桶，使病人体位安全舒适。用棉球塞两耳，小毛巾遮盖双眼或让病人闭上眼睛。

(2) 洗发：先用手蘸少许热水于病人头部试温，以确定水温是否合适，然后充分洗湿头发，再均匀涂上洗发液，由发际向脑后部反复揉搓，用指腹轻轻按摩头皮，揉搓力量适中，使用梳子，轻轻梳理，除去落发，用温水边冲边揉搓，直到洗净为止。

(3) 用物处理：解下颈部毛巾，擦去头发上的水分，取下棉球及遮盖眼睛的小毛巾，包好头发，擦干面部，撤去马蹄形垫，帮助病人卧于床正中。将枕、橡胶单、大毛巾一起自肩下移至头部，再用大毛巾擦干头发或用电吹风吹干，梳理成病人习惯的发型。

3. 注意事项

(1) 注意保暖，维持适宜的室温和水温，及时擦干头发，防止病人着凉。

(2) 洗发时要随时观察生命体征的变化，如遇异常，应停止操作，防止水流入眼及耳内，避免沾湿衣服和床单。

(3) 极度衰弱的病人不宜洗头。

（六）压疮

卧床病人长期不改变体位，局部组织受压过久，出现血液循环障碍而发生组织营养不良，常见于昏迷、瘫痪、极度消瘦、年老体弱、营养不良、水肿的病人。长期卧床、坐轮椅、打石膏不平整等是社区内病人产生压疮最常见的原因。压疮好发于受压和缺乏脂肪组织保护、无肌肉包裹或肌层较薄的骨骼隆突处，如枕骨粗隆、耳郭、肩胛部、肘部、脊椎体隆突、髋部、骶尾部、膝关节的内外侧、内外踝、足跟部等。俯卧时，还可发生于髂前上棘、肋缘突出部、膝部等处。

1. 准备　评估病人的病情包括病人的年龄、神志、营养状况、活动能力、皮肤情况、打石膏者肢体末端血液循环的情况，评估病人的床单元或轮椅的情况，了解床单的洁净度，有无渣屑、尿粪、血渍，评估家庭护理者给卧床病人每天翻身的次数，以及家属或护工对增加翻身次数对预防压疮的认识程度，按要求准备按摩用乙醇、靠垫。

2. 方法

1) 压疮分期及护理：根据压疮的发展过程和轻重程度不同，可分为四期。

(1) 淤血红润期：该期为压疮的初期，局部皮肤受压或受到潮湿刺激后，开始出现红、肿、热、麻木或触痛。此期应及时去除致病诱因，加强预防措施，如增加翻身次数，防止局部继续受压、受潮、摩擦。

（2）炎性浸润期：红肿部位如果继续受压，血液循环仍得不到改善，静脉回流受阻，直致静脉淤血，受压表面呈紫红色，皮下产生硬结，表皮有小水疱形成，此期病人有痛感。对未破小水疱要减少摩擦，防破裂感染，让其自行吸收，大水泡用无菌注射器抽出疱内液体（不必剪去表皮），涂以消毒液，用无菌敷料包扎。此期如不积极采取措施，压疮则会继续发展。

（3）浅度溃疡期：表皮水疱逐渐扩大，破溃，真皮层疮面有黄色渗出液，感染后表面有脓液覆盖，致使浅层组织坏死，形成溃疡，病人感觉疼痛，此期要加强创面换药，同时使用抗生素治疗。

（4）坏死溃疡期：为压疮严重期。静脉血液回流受到严重阻碍，局部淤血致血栓形成，组织缺血缺氧。坏死组织发黑，脓性分泌物增多，有臭味，感染向周围及深部扩展，可达骨骼，严重者细菌入血引起败血症，造成全身感染。此期应注意对创面去腐生肌、抗感染治疗。

3. 注意事项　首先要消除发生的原因，做到勤观察、勤翻身、勤擦洗、勤按摩、勤整理、勤更换。还应对病人及家属做好预防压疮的健康教育。做好以下预防工作。

（1）指导家属每天检查病人的皮肤情况，观察有无红肿、硬结、破损等情况，对使用石膏、夹板、牵引的病人，衬垫应平整、松软适度，尤其要注意骨骼突起部位的衬垫，要仔细观察局部皮肤和肢端皮肤的颜色的情况，适当给予调节。

（2）鼓励和协助病人经常更换卧位，是长期卧床病人最简单而有效地解除压力的方法，翻身间隔时间应根据病情及局部受压情况而定，一般 2 小时 1 次，必要时 1 小时 1 次。翻身时应将病人身体抬起，再移动位置，避免拖、拉、推的动作，以防擦破皮肤，有条件可采用翻身床、气垫床、水床、电动床等。

（3）保持病人皮肤和床单的清洁干燥、无渣屑，不可使用破损的便盆以防擦伤皮肤。

（4）对受压部位，根据需要每日用清水清洁皮肤，并进行按摩。受压局部按摩的方法是蘸少许 50%乙醇，以手掌大、小鱼际部分紧贴皮肤，做压力均匀的向心方向按摩，由轻至重，再由重至轻，每次 3～5 分钟。背部按摩的方法是两手掌蘸少许 50%乙醇以手掌的大、小鱼际做按摩，从病人骶尾部开始，沿脊柱两侧边缘向上按摩至肩部，行环形的动作按摩，按摩后轻轻滑至臀部尾骨处，如此反复数次后，再用拇指指腹由骶尾部开始沿脊柱按摩至第七颈椎处，每次 3～5 分钟。按摩中随时询问和观察病人的反应。按摩毕，用大毛巾擦干皮肤上的乙醇，整理好衣服，帮助病人取舒适卧位，根据情况采用适当的支垫方法支持体位。

（5）增加营养的摄入，根据病情给予高蛋白、高维生素膳食，以增强机体抵抗力和组织修复能力。

（七）冷热疗法

冷热疗法是临床常用的物理治疗方法，人体皮肤内分布着大量的皮肤感觉神经感受器，当机体接受寒冷或温热的刺激时，通过皮肤内大量神经末梢传导到大脑皮质，反射性引起皮肤和内脏器官的血管收缩和舒张，达到止血、止痛、消炎、退热的作用，从而改变机体系统的体液循环和新陈代谢活动，以达到治疗目的，同时还可以使病人感到身体舒适、情绪稳定。热疗能达到促进浅表炎症的消散和局限、减轻深部组织的充血、缓解疼痛和保暖的作用，而冷疗能达到减轻局部充血或出血、减轻疼痛、控制炎症的扩散及降温的作用。

1. 准备

(1) 病人评估:病人的年龄,生命体征,可作为用冷或热疗法的指征,也可作为效果评价的标准;体表有无感染,肌腱、韧带、关节有无扭伤,活动是否受限,自理能力;疼痛的部位、性质及引起的原因;病人对冷热敏感度;检查体内有无金属移植物。此外,病人的心理评估包括病人对治疗的反应和态度,病人对治疗的认知程度,有无恐惧、害怕心理,病人的意识状态、合作程度,平时用冷或热的习惯等。

(2) 按要求准备冷疗热疗用物,如加棉套子的热水袋、冰袋、冰囊、冰帽、冰槽、灌肠液、擦浴液等。

2. 方法

1) 热疗方法:分为干热疗法和湿热疗法。干热疗法包括热水袋、红外线灯,湿热疗法包括热敷、热水坐浴、局部浸泡。社区内最常用的方法是热水袋干热疗法。在进行热水袋热敷治疗时,遵循以下的步骤:

(1) 检查热水袋有无破损,测试水温,调至60~70℃,如果是老年人、儿童,水温应调节至50℃。

(2) 打开热水袋塞子,手持热水袋袋口,灌入热水1/2或2/3满,逐渐放平,排尽袋内空气,拧紧塞子,擦干热水袋外的水迹,倒提抖动确定无漏水后装入套内(全棉布套子),避免热水袋与病人皮肤直接接触,以防烫伤。

(3) 将热水袋放至所需部位。如为保暖,应及时更换热水,使用过程中要定期检查局部皮肤,如出现皮肤潮红,应停止使用。

(4) 使用完毕撤掉热水袋,协助病人取舒适卧位,将水倒净,倒挂晾干后吹气,以防热水袋的两层橡胶粘连。

2) 冷疗方法:根据用冷面积及方式,冷疗法可分为局部冷疗法和全身冷疗法。局部冷疗包括冷湿敷法和化学致冷袋法;全身冷疗法包括擦浴、乙醇擦浴、冰盐水灌肠等。

(1) 局部冷疗:使用冰袋时,将冰块装入帆布袋内,用小木锤砸成小块倒入盆内,用水冲棱角,将小冰块装入冰袋内(2/3满),排尽空气,夹紧袋口,擦干,倒提,检查无漏水后,套上布套。冰袋置于所需部位,如高热降温时冰袋置于额头顶部,扁桃体切除术后置于颈前颌下。用冷30分钟后撤去冰袋,将水倒净倒挂晾干,吹入空气,旋紧盖子,存放于阴凉处备用。

(2) 全身冷疗法:乙醇擦浴时,病人脱去上衣,松开裤带,首先置冰袋于头部,防止擦浴时表皮血管收缩、头部充血;热水袋放于足下,可使病人感觉舒适,并减轻头部充血;将浴巾垫于擦浴部位,用浸有乙醇的小毛巾拧至半干呈手套式缠于手上,以离心的方向拍拭进行。两块小毛巾交替使用。拍拭的顺序为:①颈部侧面→肩→上臂外侧→前臂外侧→手背;②侧胸→腋窝→上臂内侧→肘窝→前臂内侧→手心;③颈下肩部→臀部;④髋部→下肢外侧→足背;⑤腹股沟→下肢内侧→内踝;⑥臀下沟→下肢后侧→腘窝→足跟。在擦浴过程中腋窝、肘窝、手心、腹股沟、腘窝处要稍用力擦浴一定时间并适当延长,禁忌擦浴胸前区、腹部、颈后部、足心部位。半小时后测量病人体温,如果体温低于39℃,取下冰袋。

3. 注意事项

(1) 热疗法的禁忌证:①急腹症未明确诊断前;②软组织损伤或扭伤早期;③面部危险三角区感染时;④恶性肿瘤部位;⑤各种脏器出血时;⑥金属移植物治疗部位有金属移植物者。

(2) 冷疗法的禁忌证:①慢性炎症或深部化脓性病灶;②局部血液循环明显不良;③水肿部位;④组织损伤、破裂;⑤特殊部位如枕后、耳郭、阴囊、心前区、腹部、足底及颈后。

（八）鼻饲法

鼻饲法是将胃管经鼻腔插入胃内，从管内注入流质食物、水和药物的方法。对不能经口进食者，可通过胃管供给营养丰富的流质，以保证病人能摄入足够的蛋白质与热量。社区内有一部分昏迷或不能经口进食的病人需要在家庭中休养，长期以来鼻饲管供给营养和药物。

1. 准备　病人的病情包括意识、体位、鼻腔黏膜情况、操作者准备情况及相关用物准备情况，按要求准备治疗碗、压舌板、镊子、胃管、50 ml 注射器、纱布、液体石蜡、胶布、松节油、橡皮圈、别针、弯盘、听诊器、适量温水、食物或药物、餐巾等。

2. 流程

(1) 插胃管：与病人或家属解释，嘱病人取半坐位或坐位（右侧卧位），颌下铺餐巾，检查并清洁鼻腔。润滑胃管前端，轻轻插入，插入的长度（成人：从耳垂到鼻尖到剑突的距离；小儿：从眉间到剑突与脐中点的距离）约 45～55 cm；插管至 10～15 cm 处嘱病人吞咽，用压舌板检查胃管有无盘曲在病人的口腔内。插管过程中，若病人主诉剧烈疼痛或出现恶心、呕吐、咳嗽、发绀、呼吸困难等现象时需立即拔出，休息片刻后再插（昏迷病人插管：头后仰→插管至 15 cm 时→将头部托起→下颌靠近胸骨柄）。检查胃管是否在胃内：一用注射器抽胃液；二将听诊器放在病人胃部，再用注射器打入 10 ml 空气，听有无气过水声。确定在胃内后将胃管固定。

(2) 鼻饲：准备鼻饲液 200 ml，适量温开水，温度 38～40℃，灌注顺序：检查→温开水→饮食→温开水。鼻饲完毕后将胃管末端反折，包好。将鼻饲食物情况记录，嘱咐病人维持原卧位 30 分钟不变。

(3) 拔胃管：病人病情好转或需要更换胃管时需要拔管。拔管前先夹紧胃管末端，轻轻揭去胶布，用纱布包裹接近鼻孔处的胃管，告诉病人做深呼吸，在病人呼气时拔管，到咽喉部时，快速拔管，以防止胃管内残留液滴入气管，放在弯盘内，帮助病人清洁口腔、鼻腔和面部。

3. 注意事项

(1) 插管时动作轻稳，以免损伤食管黏膜。

(2) 每次灌食前都应检查并确定胃管确实在胃内。

(3) 鼻饲食物的温度为 38℃，每次灌入 200～250 ml，间隔时间不少于 2 小时，鼻饲药片时要将药片研碎溶解后再注入，果汁与牛奶不能同时鼻饲，应分别注入。

(4) 长期鼻饲者，每天进行口腔护理，胃管每周更换，晚上拔次日晨由另一鼻孔插入。

二、专科护理技术

（一）新生儿沐浴

新生儿皮肤娇嫩，需细心呵护。沐浴是一种很好的皮肤护理的方法，也是一种良好的卫生习惯。每天给新生儿沐浴一次，不仅能清洁新生儿的皮肤，促进血液循环，增加抵抗能力，还能观察、了解新生儿的全身情况。大多数的新生儿均能适应沐浴，新生儿沐浴不但能促进新生儿胎便的排出、减少黄疸的发生，还可以促进睡眠减少哭闹、促进新生儿的生长发育，提高智商和情商。

1. 准备　重点评估环境、新生儿及操作者的准备情况。环境，要求室温控制在 26～28℃，不低于 22℃，水温 38～42℃，关闭门窗，不要在通风或有穿堂风的地方沐浴，以免新生儿着凉。尤其不要在洗澡时频繁开启房门，以免影响室内温度。哺乳后不宜马上洗澡，至少间隔1～2小时，以免影响消化或引起吐奶。炎热夏季给新生儿洗澡应先喂20～30 ml的温开水。操作者在洗澡前应将手上的首饰全部取下，修剪指甲，以免擦伤新生儿，同时用肥皂和水洗净双手。

2. 流程

(1) 洗头：脱去衣服用浴巾裹住新生儿，拇指和中指将新生儿的两耳向内盖住耳孔，手掌支撑头部，把新生儿夹在左腋窝下，使头后仰，弄湿头发，涂洗发精，洗净后擦干。洗头时避免按压新生儿头顶囟门部位。

(2) 洗脸：先擦一侧眼睛，从眼角由内向外擦，同法擦另一侧，清洁鼻子、嘴巴、面颊部。

(3) 洗身体：解开尿布擦净污物，左臂放在婴儿颈部或肩部，握住婴儿左臂轻轻放入盆中，先洗双手、肩膀、前胸、腿，左手托身体，右手扶前胸，洗背部，擦干全身水。涂护臀油后穿好衣服。

(4) 脐部护理：用2%碘酊及75%乙醇或0.5%碘附棉签从脐部中间向外轻轻擦拭。如果脐部发红、化脓或有难闻的气味，应及时进行治疗处理。

(5) 头发护理：为防止头皮皮脂淤积，应每天用软毛刷梳理新生儿的头发，即使头发稀少，也应该仔细将新生儿的头发梳开。如果有皮脂淤积，可用棉签浸蘸婴儿油涂在头皮上，保持一定的时间，软化淤积的皮脂，然后用婴儿洗发精清洗。如果一次效果不佳，第二天再洗。避免用手指将其抠下，以免损伤新生儿的头皮。

(6) 鼻子和耳朵的护理：如果鼻孔里有鼻屎，可以用干棉签轻轻卷入，然后将鼻屎轻轻牵拉出来。不要给婴儿掏耳垢。耳垢是外耳道里皮肤的天然分泌物，具有杀菌作用，还可以防止灰尘和细小的沙石靠近耳鼓膜。

(7) 指甲护理：一般不剪指甲，除非新生儿挠破自己的皮肤。剪指甲时要用婴儿专用指甲剪。洗澡后是剪指甲的最好时机。

(8) 臀部护理：检查新生儿臀部是否发生红臀。红臀是新生儿最常见的皮肤病，初起臀部发红，继之皮肤破溃，若治疗不及时会发生感染，甚至发展成皮下坏疽或败血症。预防红臀要保持臀部清洁、干燥。红臀发生后轻者涂抹脐膏，重者涂紫草油或1%鞣酸软膏或抗生素软膏。如有破溃，可用红外线局部照射治疗。

3. 注意事项

(1) 沐浴时间不要太长，婴儿的体温调节功能还不完善，不能有效控制体温，皮肤裸露时间太长，易着凉生病；新生儿容易出汗，大小便的次数也比较多，最好每天洗澡，冬季每周至少要洗2～3次；每次洗澡一般以5～10分钟为宜，不要超过15分钟。

(2) 不必每次都使用沐浴液，即使是婴儿专用也含有脱脂剂，频繁使用会损伤婴儿皮肤外面天然的脂质层，不利于皮肤的保护。

(3) 女婴洗澡时要注意清洗会阴部，防止阴道和尿道被粪便污染，但不要将阴唇分开清洗。男婴洗澡时要注意清洗阴茎及阴囊表面，但不要将阴茎的包皮上拉。

(4) 给新生儿洗澡时，如果脐带尚未脱落，不要把全身都浸泡在水中，以免弄湿脐带，应以脐部为界，分上下两部分洗。

(5) 水温保持在40～42℃。调水温时，应先倒入冷水，然后再加热水调匀，如果没有水温计，可用手腕的内侧试水温。半途加热水时应先在另一盆内把水调好，再把新生儿放入。洗澡盆内的水不要太多，水面离盆底保持在8～10 cm的高度为宜。

（二）婴儿抚触

婴儿抚触是通过抚触者双手对婴儿的身体各个部位进行有次序的科学的有计划的抚触，刺激婴儿的触觉，以达到促进婴儿的生长发育，改善情感行为，平复婴儿焦躁的情绪，减少哭泣，增强免疫力的一种护理技术。该操作可以由社区护士、婴儿家长或看护者抚触按摩。

1. 准备 主要评估环境、婴儿及操作者情况。环境，要求室温控制在 26～28℃，不要低于 22℃，关闭门窗，不要在通风或有穿堂风的地方，以免婴儿着凉生病。尤其不要在抚触时频繁开启房门，以免影响室内温度。哺乳后，不能马上抚触，间隔 1 小时后为宜，一般选择婴儿清醒或安静状态下进行，按要求护士洗尽双手，擦干，准备婴儿润肤油。

2. 流程

(1) 头面部：抚触前，操作者双手涂适量婴儿润肤油，两拇指从额部中央向两侧至颞部，从下颌部中央向两侧以上推，让上下唇形成微笑状。双手从前额发际抚向脑后，最后两中指分别停在耳后。可以一边抚触以便和婴儿说话，并注意与婴儿目光的交流，使婴儿感觉舒适，神经精神松弛。

(2) 胸部抚触：两手分别从胸部外下方向对侧上交叉推进，在胸部划成一个大的交叉，若婴儿因突然裸露身体感到不安，甚至发生哭闹时，抚触者可边做操作，边用语言安抚，使婴儿逐渐适应。

(3) 腹部抚触：两手依次从婴儿的右下腹向上腹再向左下腹移动，呈顺时针方向划半圆。腹部抚触可以帮助消化，促进排便、增加胃肠激素的分泌，还可以使迷走神经的活动更加旺盛。

(4) 四肢抚触：两手抓住婴儿的上肢，交替从上臂至手腕轻轻挤捏，然后从下而上搓滚，双下肢的做法和上肢相同。婴儿抚触有助于血液循环，能促进皮肤的新陈代谢，有效提高婴儿抵抗疾病的能力。

(5) 手足抚触：用两拇指的指腹从婴儿脚跟掌面交叉向脚趾方向推进，并捏拉脚趾各个关节。手的做法与足相同。

(6) 背部抚触：以脊柱为中分线，双手与脊柱呈直角，推向反方向重复移动双手，从背部上端开始移往臀部再向肩部。

3. 注意事项

(1) 让婴儿充分休息后进行抚触和按摩，不宜太饱或太饿。

(2) 在抚触中抚触顺序、内容、强度因婴儿状况可有不同的组合变化，按摩手法要轻然后逐渐加力，使婴儿逐渐适应。

(3) 抚触时间不宜过长，一般为 10～30 分钟，每日 2 次，抚触的时间和次数应由少至多逐步增加。

(4) 婴儿情绪反应激烈时，需停止抚触按摩，不要强迫婴儿保持固定的姿势。

(5) 婴儿的脐痂未脱落时，腹部不要进行按摩，等脐痂脱落后再按摩。

（三）乳房自检指导

乳房是女性第二性征，乳腺肿瘤是女性常见疾病之一，早期发现乳腺异常的有效方法是乳房自检。乳房自检可有效提高早期诊断的概率，为女性生活质量改善创造条件。有下列情况之一者应是乳房自检的重点人群，即乳腺癌的高发人群：35 岁以下未育或 35 岁以上生育第一胎者；未曾哺乳者；行经期大于 35 年者（初潮小于 12 岁）；有良性乳腺增生或腺瘤曾多次手术者；母系中有乳腺癌家族史者；一侧乳房曾患乳腺癌者；40 岁以上或肥胖者。乳房的自检应每月一次，高危人群每 3 个月应找专科医生或护士复查一次。

1. 准备　评估的内容应包括病人的年龄、月经来潮时间。绝经后妇女乳腺不再受月经周期的影响，随时可检查，可选择一个固定的日期进行自我检查，并做好记录，以备比较。自检频率为每月一次。未绝经妇女一般自检的时间是月经来潮后的 9～11 天，此时的雌激素对乳腺影响最小，乳腺处于相对静止的状态，容易发现病变，按要求，检查房间应光线良好、有镜子。

2. 方法　检查时应找光线明亮的地方，如卧室或卫生间，打开灯光，脱去上衣和胸罩，面对镜子，充分暴露双侧乳房，取立位或坐位。

(1) 视诊：上半身完全裸露，站在镜前，两手先后采取自然下垂放在身旁、撑腰收紧胸部肌肉，双手高举过头、双手放松下垂，上身向前微倾等姿势。在每一个姿势中都要留意观察乳房外形：双侧是否对称，缓慢对称升降双侧上肢，注意乳房轮廓是否有异常；乳房皮肤：注意乳房皮肤是否光滑，色泽是否正常，有无静脉扩张及水肿，有无点状凹陷像橘皮样改变及局限性皮肤凹陷；乳头：两侧乳头高度是否相同，乳头、乳晕的颜色是否对称，乳头有无脱皮、糜烂，乳头有无回缩、歪斜，是否可以挤压出液体来以及溢液的颜色等。

(2) 触诊：平卧床上，被检查侧手臂上抬，肩部用枕头垫高，用对侧的手触摸乳房由下而上，由内到外看有无包块或增厚。若触及肿块，要注意肿块的大小、硬度、是否活动，有无压痛。无痛性的、较硬的、不活动的包块，常提示肿瘤。触乳房时注意乳头有无溢血、溢液等。最后触摸腋窝淋巴结有无肿大，一般情况下，腋窝淋巴结触不到。如果触到淋巴结肿大，要注意大小、数目、硬度，是否有活动，有无压痛。淋巴结肿大、无压痛、质地较硬、不活动常提示肿瘤已转移到淋巴结。一侧检查完再检查另一侧。

3. 注意事项

(1) 按照一定顺序系统地进行检查。

(2) 检查部位包括整个乳房及腋下。

(3) 应在直立位和卧位时检查。

(4) 将手指并拢平放于乳房上，手指与手掌成一平面，切忌用手指抓捏。

（四）造口护理

肠道及膀胱疾病有时需要进行腹壁造口以解决排泄问题，病人需要长期或终身造口，正确护理好造口能显著改善病人的生活质量。

1. 准备　评估病人造口情况包括肠黏膜的颜色、光泽度，周围环境情况，用物准备情况及病人对正确更换造口袋的认识程度。更换造口袋时要求空气清洁、床单位整齐、房间通风、光线充足。用物准备齐全（造口袋、造口量度表、棉花、纸巾、剪刀等）。

2. 方法

(1) 造瘘口的观察：正常肠黏膜的颜色应呈粉红色、较湿润、富有光泽、稍高于皮肤，如出现回缩、颜色变紫，则说明肠管血运障碍。如果造口流出的尿液无故变得浑浊，且有异味，或发现尿量减少而色素加深甚至有血，可能为感染所致，应尽快处理。如在尿袋里看到黏膜样的东西，这些黏液是肠内正常的分泌物，每日用等渗盐水冲洗（每日 3～4 次，每次 20～30 ml）

或更换导管。如造口表面出血,可能为微细血管受损而引致轻微出血。这时应避免刺激造口,用清洁湿纸巾盖在造口上,并用手指按一会,出血便会停止。如发现尿袋中有白色的小粒样的结晶体聚集在造口周围皮肤上,这主要是因为病人饮用水分不足所致。而那些白色的小粒多是碱性的结晶体,所以只要用一些酸性的溶液(稀释的白醋),就很容易将这些白色的小粒去除,最佳的预防方法就是多喝水,每天最少要喝 2 000 ml 水。

(2) 造口袋更换:按六步洗手法洗净双手;用温水将棉花或纸巾浸湿,由内向外清洁造口周围皮肤,然后轻轻抹干;用造口量度表量度造口的大小,绘线做好标记,沿记号剪下后撕去粘贴面上的纸片,如有需要可以涂上防漏膏;将已剪好的造口保护皮贴在造口的位置上,用棉花棒轻轻按压护养胶片内周,使其更加贴实,做好准备将造口袋胶环套在护养胶片的胶环上,轻按时听到"咯嗒"声表示已装合好。装扣后,轻轻往下拉一拉造口袋以试验是否牢固。

3. 注意事项

(1) 建议病人每日最少摄入水分 2 000 ml,多进维生素 C 丰富的食物或饮料,以减少感染的机会。

(2) 病人沐浴时在造口保护皮四周贴上防水胶布,避免水分渗入造口保护皮下面。

(3) 造口病人要避免经常提举重物,防止出现造口周围疝,避免参加摔跤,以免造口损伤,不宜穿过紧的衣服,以免造口受压。

(4) 尿袋要经常清洗,不能用太烫的水清洗尿袋,以免塑料变质。

(五) 指尖血血糖监测

血糖监测是糖尿病治疗措施中重要措施之一,通过监测血糖可以评估治疗的有效性,确定食物、药物对治疗的影响,指导饮食、运动和药物治疗方案的调整,同时鼓励病人参与糖尿病管理。正常人血糖波动范围为空腹高于 4.0 mmol/L,但低于 5.6 mmol/L,餐后血糖低于 7.8 mmol/L。糖尿病病人的血糖控制目标:4.4 mmol/L≤空腹血糖(FPG)≤6.1 mmol/L、4.4 mmol/L≤餐后血糖(PBG)≤8.0 mmol/L。老年人及糖尿病病史大于 15 年者标准适当放宽,空腹血糖一般控制在 7.0 mmol/L 以内,餐后血糖一般控制在 10.0 mmol/L以下。

1. 准备　评估病人的就餐时间、采指尖血周围的环境、血糖仪的完好情况、试纸的有效期、病人手指皮肤的情况等。采集指尖血进行血糖测试,一般选择空腹或餐后 2 小时。采集指尖血时,最好选择清洁、朝阳的房间。选择的血糖仪应定期校准,并且和试纸配套。手指采血部位一般选择手指指腹外侧,避免选择指腹的两侧,因该部位神经末梢少,疼痛感小。

2. 流程

(1) 监测步骤:用流水和肥皂将手清洗干净,用干净的毛巾擦干,将准备采血的手臂下垂,使手指充血,用乙醇消毒手指,待干,将试纸插入血糖仪,用一次性采血针采集病人指尖血,操作者轻轻挤压病人采血手指至第一指关节处,使血成珠球状渗出。用试纸的吸附膜吸取血液,等待测试结果出现,记录在血糖记录本上。

(2) 监测频率:血糖不稳定的病人每天监测的频率应为 7～9 次,接受胰岛素的病人每天至少监测 4 次(每餐前和睡前),未接受胰岛素治疗的病人每天监测的频率为 3 次(早餐前、主餐前、主餐后 2 小时)。血糖稳定的病人每周测出 7 个点(三餐的餐前和餐后及睡前)。

3. 注意事项

(1) 采血要注意无菌操作,避免交叉感染,还要注意正确的穿刺取血方法。

(2) 如用指尖采血要注意采用无痛技术,经常轮换采血点。

(3) 采用换位采血法的病人在有低血糖症状或可疑低血糖时要换成指尖采血,孕妇最好也用指尖采血法。

(4) 结果要及时记录。

(5) 经济问题不允许频繁监测时,注意错开时间间隔,采用多点位测量(即在不同的日期测量出饮食对三餐的前后及睡前血糖的影响)。

(6) 血糖仪要注意保养,每年校准一次,试纸要注意有效期,避免光照。

(7) 采血针要妥善处理,避免交叉感染。

(六) 腹膜透析

腹膜透析是利用腹膜作为半透膜,向腹腔内注入透析液,借助腹膜两侧的毛细血管内血浆及腹腔内的透析液的溶质浓度和渗透梯度,通过弥散和渗透原理以清除机体代谢废物和潴留的水分随废旧透析液排出体外,同时由腹膜透析液中补充必要的物质。

1. 准备　评估病人的年龄、病情、心理状态、自理能力、透析管通畅情况及透析管周围皮肤的情况。此外评估环境特别是气温情况以及用物准备的情况,按要求准备腹膜透析液、消毒棉球。

2. 流程

(1) 腹膜透析操作:严格无菌操作,透析液注入管内应采用密闭式,每日换管一次。透析过程中密切观察透出液的颜色和澄清度,定期送检做细菌培养及药物敏感试验;按医嘱调配腹膜透析液,认真核对药物和剂量,透析液灌注前需加热至 37～38℃,温热的透析液能使病人感觉舒适,减少腹痛,增加腹膜血管扩张,有利于废物的排出;悬挂透析液高于病人50～60 cm,灌注前排空膀胱取平卧位,一般成人每次灌注 1～2 L,每升输注约 10 分钟,透析液在腹腔内保留约 4～8 小时,每天交换 4 次,交换时间段可选择 8 时、12 时、17 时、22 时;记录每次输入和排出的液体的量,及时排除堵塞、扭转、引流不畅等故障;透析管经腹壁深入腹腔,应妥善固定;观察透出液的性状,如有无混浊、出血、必要时留标本做细菌培养。

(2) 腹膜透析监测:每日应测体重、脉搏、中心静脉压,准备记录 24 小时出入量,还应详细记录透出液每一次进出腹腔的时间、液量、停留时间、定期送透出液做各种电解质及糖的检查,透析过程中观察有无脱水或水潴留、高钠、高糖、低钾、高钾等并发症,及时通知社区医师及时调整。

(3) 透析管的护理:对透析管必须给予良好的护理,而保持清洁则是重要的一环。在插管后的 3 天内如无漏液或出血,不需要更换敷料。以后每次透析后将管子和皮肤出口处轻轻地用碘附消毒,然后包扎起来。包扎的敷料要保持干燥和清洁,如有潮湿应给予更换。病人衣服应以宽松适体为宜,内衣要选择柔软无刺激的衣料。每日观察出口处有无炎症,如是否发红、肿胀、疼痛甚至渗液,并定期触诊检查隧道内的透析管的情况。透析管出口处有炎症,如不及时处理,可引起隧道炎,此时必须立即拆除透析管并给予相应处理。

3. 注意事项

(1) 腹膜透析的病人要加强基础护理如口腔护理、皮肤护理,卧床病人加强翻身以防褥疮,室内温度 18～22℃为宜,相对湿度为 50%,室内家具用消毒液擦拭干净,病人的被褥每周 2～3 次用日光曝晒 4 小时或紫外线消毒 1 小时。

(2) 采用高蛋白、高维生素、低磷、高热量的饮食,以保证机体摄入足够的营养。

(3) 注意观察伤口有无出血、腹痛、呼吸困难、休克等症状，定期做血液化验，包括血常规、电解质、尿素氮、血清白蛋白。

(4) 如透析管被拔离原来的位置，勿将其还纳，必须到专科医院重新手术置放。

(七) 静脉置管术后护理

经外周静脉中心静脉导管(PICC)是指经外周静脉(肘正中静脉、贵要静脉或头静脉)穿刺置入的中心静脉导管，其尖端位于上腔静脉。适用于7天以上的中、长期静脉输液治疗，或用于需要静脉输注高渗性、有刺激性的药物。导管留置时间可长达一年。在PICC留置期间，各种静脉治疗药物都可以通过导管输入，从而大大降低因反复穿刺或药物刺激造成血管的损伤，确保输液的安全，同时提高了病人的生活质量。良好的导管维护技术是PICC正常使用、完成治疗的重要保证，包括导管的冲洗、正压封管、更换贴膜、更换肝素帽，以及观察和处理各种并发症等技术操作。

1. 准备　评估病人的病情及对静脉置管后护理的认识，有无并发症，评估环境情况、相关用物准备情况。

2. 方法

(1) 观察测量：观察穿刺点局部有无红肿、渗血，询问病人有无疼痛感，观察导管外露部分的长短，测量上臂围。

(2) 冲管封管：抽吸10～20 ml等渗盐水，与头皮针和肝素帽连接，并排气预冲等渗盐水，取下原有肝素帽，用0.5%碘附棉球或纱布擦拭消毒连接器，连接备用的肝素帽，脉冲式冲洗导管10～25秒钟0.25 ml，剩余最后0.5～1 ml等渗盐水时，边推住注射器的活塞边撤出注射器。

(3) 更换贴膜：洗手、戴清洁手套，肘下垫无菌治疗巾，去除原有贴膜，用0.5%碘附棉球消毒穿刺点1 cm以外皮肤，直径大于10 cm，连续3次，待干，含碘棉棒消毒穿刺点及周围皮肤，体外导管呈“S”状弯曲。三根胶布一根固定连接器，覆盖透明贴膜，另外一根蝶形交叉固定连接器，最后一根胶布覆盖透明贴膜与第一根胶带接缝处。胶带上注明日期。

3. 注意事项

(1) 每次静脉给药后均应立即冲洗管子，治疗间隙每7天冲1次。

(2) 一般选择10 ml以上的注射器进行脉冲式冲管，型号小的注射器会产生较大的压力，导致导管破裂，刺入肝素帽的针头不可过粗。

(3) 重力输注等渗盐水应以脉冲方式注入等渗盐水后进行正压封管。

(4) 连续使用导管每7天更换1次肝素帽，减少感染机会。

(5) 穿刺置管后24小时更换贴膜和肝素帽，以后每7天换1～2次，如遇污染及时更换。

(6) 注意无菌原则，揭除原有贴膜方向应从下向上，避免牵动导管，将导管带出体外。

(7) 经常观察有无红肿、液体渗出、硬结、水肿或疼痛。

(8) 测量上臂周长时应在手臂外展90°，位于臂与肘之间的部位，如果周长增加2 cm或以上，是发生血栓的早期表现，应引起注意。

第二章　家庭护理

一、家庭访视

家庭访视是指为了维持和促进个人、家庭和社区的健康，在服务对象的家中，与访视对象及其家庭成员进行的有目的交往活动，是家庭健康护理的重要方法和主要服务形式，是开展社区护理的重要工具。护士通过家庭访视，能够实地了解家庭环境、设备、家庭成员的健康状况、家庭结构及家庭功能，从而发现家庭的健康问题，并运用家庭的内在、外在资源，进行护理干预，使家庭重新获得安宁与健康。

（一）家庭访视的工作内容

1. 建立家庭健康档案　为社区居民建立家庭健康档案，能够了解居民的一般情况、健康状况、求医方式、医疗费用承担方式、生活、卫生习惯及环境状况等，为促进人们健康、做好初级卫生保健提供信息。

2. 家庭评估　根据不同家庭的结构类型、所处的不同生活周期、所面临的问题、承受的压力及生活环境等情况，运用家庭评估的工具，分析家庭各成员在家庭中所扮演的角色、家庭成员之间的沟通、情感交流、相互支持等状况，判断家庭功能是否正常，即是否符合健康家庭的特征，从而找出影响家庭发展的健康问题，进行家庭护理干预。

3. 健康知识的普及教育　为居民进行卫生知识的本底调查，了解居民的健康观念、饮食习惯、卫生条件及起居情况等，找出健康知识缺乏的具体问题。通过宣传板报、个别谈话、小讲课和座谈会等多种形式进行健康教育，减少现代疾病的发生，提高人口的综合素质。

4. 孕、产妇、儿童、老年人保健　孕、产妇、儿童及老年人不属于病人的范畴，然而这些人需要有医务人员的照护。由于他们去医院求诊多有不便，更需要社区护理人员通过家庭访视，定期进行检查并进行保健指导，使孕、产妇及儿童能顺利度过人生的特定阶段，使老年人能提高生命质量，安度晚年。

5. 居家病人的护理　老年病人、慢性病人及手术后恢复期的病人常常需要在家庭中接受医疗和护理，社区护理人员应具有高度的责任心与同情心，运用丰富的临床护理知识及熟练的护理操作技能，为居家病人提供整体护理，使病人尽快恢复其家庭和社会角色功能，为社会作出贡献。

（二）家庭访视的基本程序

家庭访视的基本过程包括准备→正式访视→访视记录→预约下次访视时间→评价→访视终止。

1. 准备

（1）选择访视对象：根据初级卫生保健的需要和社区护理服务的需求，选择访视对象。若以居民为单位，进行每户家庭的调查、或建立家庭健康档案、或进行家庭功能评估，访视对象即为家庭中的任何一员。若是实施家庭护理，访视对象则为家庭中的病人。在选择家庭病人的访视顺序时，要根据病情的轻重缓急，合理安排。

(2) 做好与访视对象的联络：联络方式根据访视目的和范围的不同而有区别。群体性的以书面通知、广播通知或上门通知的形式联络，通知每家每户。个体性的则以电话联络为妥，常用于居家病人的护理。了解访视对象目前状况以及护理需求，通知上门时间，使得访视更加有效。

(3) 明确访视的业务要求，并确定目标：在访视前要熟悉访视所用调查表、评估表或健康档案的具体调查要求和填写要求，以便必要时对居民做出准确的解释。要查阅居家病人的护理病历，了解病情的动态变化或护理需求，以确定本次访视的具体目标。访视目标要具有科学性、可行性及可测量性。

(4) 合理安排访视路线：在访视前还需合理安排访视路线，以减少不必要的路途往返时间。其中居家病人有严重问题或居家病人急需护理，则应优先访视，而传染病例非紧急情况则应放在最后访视。

(5) 物品准备：访视前所准备的物品应根据所选访视对象具体情况和访视目的而定，准备一些必要的物品，如血压计、听诊器、消毒用品、等渗盐水等。将以上物品放置访视箱内便于携带。或根据访视目的，准备一定数量的调查表，以便进行调查。访视前的自我准备也是非常重要的。访视者要保持仪态端庄、举止稳重，以取得访视对象的信任。还可根据情况准备雨具、零钱、电话号码等，以防万一。

2. 正式访视

(1) 首先访视者要做自我介绍，说明来自某医疗卫生单位、姓名、来访目的、所需时间等，必要时出示有关证件。态度应和蔼、谦逊，不要以居高临下的口吻与访视对象交谈。要以访视对象的全家为工作单位，耐心倾听访视对象的叙述，尊重其想法并维护其隐私权。

(2) 根据初级卫生保健工作的需要，有时需要为居民建立家庭健康档案，了解家庭成员的年龄、职业、文化程度、个人嗜好、医疗费用承担形式、经济收入、卫生习惯及健康状况等，以全面了解某社区居民的健康状况，为初级卫生保健工作提供科学的依据。在调查过程中，还要耐心向居民解释调查及建档工作的重要性，耐心询问需要了解的相关内容，使建档工作能够顺利进行。

(3) 收集与家庭有关资料，对照健康家庭的条件，找出家庭存在的健康问题，并针对家庭评估出现的健康问题，制定家庭护理计划，为病人提供整体护理。在为病人提供护理的同时，要充分利用家庭资源和社区资源以解决其家庭健康问题，还要指导病人的照顾者，学会简单的护理方法，从而能更好地为居家病人提供连续性、综合性的护理服务。

(4) 根据居家病人缺乏的健康知识，进行相应的健康教育。

(5) 实施社区康复护理，最大限度地发挥伤残后的残余功能，把伤残对生活的影响降低到最低限度，提高生活质量，恢复其应有的社会、家庭角色功能。

3. 访视记录

(1) 访视记录的目的：让其他访视者了解每次护理项目和护理过程，分析病情动态变化；使业务指导者了解护理经过和护理结果，以评价护理干预的效果；可作为科研和教学的资料。

(2) 访视记录的内容：应包括各项护理活动的具体服务项目、所需物品、居家病人的健康问题、护理干预措施、护理预期结果和护理效果评价。如为长期卧床病人实施皮肤护理，应记录所观察到的病人皮肤的情况，所施行的护理措施，护理后皮肤血液循环改善的情况，下次护理应注意什么问题。

家庭访视记录见表 4－1。

表 4－1　家庭访视记录表

姓名________	家庭地址________________		联系电话________
日期/时间	护理项目	访视记录(PIO)	护士签名

(3) 访视记录的原则:正确、及时、简要。各项护理记录要按标准书写,文字通顺规范,字体端正,没有涂改,记录整洁,简练,并签全名,及时完成各项记录。

4. 预约下次访视时间　访视完毕后,根据访视对象健康问题的严重程度,预约下次访视时间。一般调查和健康指导的家庭访视只需一次即可,若遇老年病、慢性病、新生儿疾病等应根据实际情况,与访视对象预约下次访视时间,让病人和家庭做好准备。此外,社区护理人员,可将自己的姓名、社区医疗服务机构的地址和电话号码留给访视对象,以便让病人或家属主动与护理人员联系咨询。

5. 评价　评价工作可在家庭访视的任何一个阶段进行,主要评价家庭访视目标的可行性,所采取护理措施的合理性以及预期访视结果的达成度。根据未解决的和新出现的健康问题,制定下一次家庭访视目标。通过多次家庭访视,实施各项有效的护理措施,最终解决健康问题。

6. 访视终止　在最后的家访中,护士应开始向家庭提及不久将要终止护理服务,并共同确定下一个访视日期和目标作为终止的标志。护士应与家庭讨论有关目标完成情况,与护士交往的满意度,以及继续保持健康的计划等。如果家庭需要其他的安排,就在这段时间进行。护士应让家庭知道什么情形下应再寻求健康服务。如当慢性精神病病人的症状和体征再次出现,家庭须与健康服务机构再联系。

(三) 特殊家庭的家庭访视

1. 问题家庭　指具有特殊问题的脆弱家庭。例如:慢性病人家庭、具有遗传性危险因素的家庭、残疾人家庭、精神疾病病人家庭、仅有老年病人家庭、贫困家庭、结构不完整的家庭(如单亲家庭)、功能不完善的家庭等。此时家庭面临多种压力,缺乏支持,使得家庭不能满足其成员生理、心理、社会和感情的需求。

(1) 评估问题家庭所经历压力源的数量和持续时间;家庭对事件的感受;家庭表现症状严重程度(如抑郁、无力等);与其他卫生保健资源的联系情况。

(2) 帮助问题家庭承认家庭问题,面对家庭问题,鼓励和支持他们自己寻找解决问题的方法。

(3) 帮助问题家庭认识其应对压力的资源及力量,为家庭提供希望,主动应对压力源。

(4) 帮助问题家庭采用健康的应对行为,使他们能更有效和自信地处理问题。

(5) 指导问题家庭掌握病人的一般护理方法和技术(如皮肤护理、呼吸道管理),培养自我护理能力。

(6) 促进照顾的连续性,护士关爱和尊重家庭中的病人。

(7) 恢复和加强问题家庭的功能,发展个体的自尊。

2. 危机家庭　是指在家庭系统中出现持续破坏、混乱或不能正常运作,使家庭陷入危机的状态,最终可能以一个或几个家庭成员心身症状或家庭关系紧张表现出来。危机家庭在家庭组织方面存在严重的混乱，最终导致家庭功能障碍，因此，需要在家庭功能的模式上进行基本的改变以恢复平衡。危机家庭包括：未婚母亲家庭、未成年人家庭、非法同居家庭、充满矛盾的家庭、经济危机的家庭、离婚危机的家庭及养而不教的家庭等。

(1) 评估危机家庭所经历家庭危机的程度和持续时间；家庭对危机事件的感受；家庭表现症状严重程度（如暴力、酗酒等）；家庭成员的身心状态；与社区卫生保健资源的联系情况；家庭功能水平、应对模式及家庭实力。

(2) 了解家庭成员对家庭危机事件的观点，事件对家庭的影响以及他们对自己应对能力的判断。

(3) 帮助家庭成员认识和描述家庭危机的性质。

(4) 提供有关家庭可能未知的潜在家庭危机的性质及需求的信息。

(5) 帮助家庭有效利用家庭内部资源，包括个人力量和家庭力量的发现及使用。

(6) 动员和安排有形的外部支持，如经济支持、卫生保健支持等。

(7) 帮助家庭及时调整适应新的状态，鼓励他们对危机事件进行重新评价。

3. 有新生儿的家庭　新生儿家庭访视一般进行 3 次。第一次访视为新生儿出生后 7 天或出院后 1～3 天，第二次访视为新生儿出生后 12～14 天者，第三次访视为新生儿出生后 28 天。若发现异常应增加访视次数。

1) 第一次访视要点

(1) 询问新生儿出生情况，出生方式，有无窒息史，出生时的身长、体重，有无接种卡介苗、乙肝疫苗，以及哺乳、睡眠情况。

(2) 观察新生儿面色、呼吸、哭声、吸吮力、体温和大小便情况；观察有无黄疸，并鉴别其为生理性还是病理性，后者需送往医院治疗。

(3) 注意新生儿脐带残端是否脱落，有无渗液，发现感染应及时处理。

(4) 秤新生儿体重，观察生理性下降的程度。

(5) 宣传母乳喂养的好处，指导正确的喂养（如哺乳姿势、防止乳头堵塞口鼻）和新生儿沐浴。

(6) 宣传新生儿期的家庭护理知识，并填写访视卡。

2) 第二次访视要点

(1) 了解和观察新生儿的一般情况，如脐窝是否正常，黄疸是否消退，体重是否恢复到出生时体重。

(2) 了解喂养及护理中出现的新情况，并帮助分析原因，给予及时指导。

(3) 指导加喂浓鱼肝油的剂量和方法。

3) 第三次访视要点

(1) 对新生儿进行全面体格检查。

(2) 测量新生儿体重，若体重增加不足 500 g 者，应分析原因，给予指导，并纳入体弱儿管理，预约每月一次的儿童保健门诊的检查。

4. 有产妇的家庭　产妇家庭访视一般进行 2 次。第一次访视在产妇产后 3－7 天内进行，第二次访视在产妇分娩后 28－30 天进行。

(1) 询问分娩日期、产程、产次、有无分娩异常、有无妊娠合并症。

(2) 测量产妇的体温、血压、脉搏，检查子宫收缩和复旧情况，观察恶露的性状，腹部和会阴部伤口愈合情况，乳头有无皲裂、乳房有无肿胀、乳汁分泌情况。发现异常应及时处理。

必要时嘱其到医院检查治疗。

(3) 检查所用的医疗器械和物品，要定期进行严格的消毒处理，防止交叉感染。

(4) 了解产妇的一般情况、精神、睡眠、心理社会状态、饮食和大小便等。

(5) 指导产褥期卫生、母乳喂养和计划生育方法的选择。

(6) 督促产妇在产后 42 天到医院复查全身、盆腔器官及哺乳情况。

(7) 填写产妇访视记录在妇女围产保健手册上。

5. 有老年人的家庭

(1) 了解老年人的一般情况、精神、睡眠、心理社会状态、饮食和大小便等。

(2) 评估老年人身体状况，如有无心血管系统、呼吸系统、内分泌系统、神经系统等疾病。

(3) 观察老年人的生命体征，如体温、血压、脉搏等，发现异常，做适当处理，必要时嘱其到医院检查治疗。

(4) 指导老年人掌握常见老年病防治、合理用药、生活规律、适当体育锻炼等知识。

(5) 指导老年人掌握合理的饮食结构，即高蛋白、低脂肪、多维生素、少食糖、富含纤维素、盐适量。

(6) 指导老年人积极思考，保持脑力活动，防止老年痴呆症。

(7) 督促老年人定期进行健康体检，实施健康保健。

二、家庭病床

家庭病床是以家庭为护理单位，选择适宜在家庭环境中进行医疗或康复的病种，让病人在熟悉的环境中接受医疗和护理，既有利于疾病的康复，同时又可减轻家庭经济负担和人力负担。

(一) 家庭病床的服务对象

1. 老、弱、幼、残、行动不便及季节性发病者。

2. 无需住院治疗的慢性疾病，如高血压、冠心病、肺心病、心脑血管意外、糖尿病、肿瘤、精神病、佝偻病、贫血、营养不良、反复呼吸道感染等。

3. 经医院住院治疗，病情已稳定，但仍需继续治疗或康复的病人。

4. 病情需要住院治疗，但医院由于床位紧张或其他原因暂时不能住院的病人。

5. 晚期肿瘤需要化疗、支持和减轻痛苦的病人。

6. 限于病情和各方面条件，只能在家中接受特殊治疗的病人，如家庭吸氧疗法、家庭中心静脉营养治疗、持续性非卧床腹膜透析等。

7. 适合于家庭内治疗的其他病人，如创伤骨科康复期病人。

8. 其他，如计划生育、妇幼保健等。

(二) 家庭病床的服务内容

1. 建立家庭病床病历，制定具体治疗、护理方案。

2. 定期访视、送医送药、提供各种必要的检查、治疗手段。

3. 观察病情变化并及时向医生汇报。

4. 指导建立合理的生活、营养、运动等制度，以利促进病人机体的康复。

5. 指导有关消毒隔离等措施。

6. 并发症的预防和治疗。

7. 指导病人和家属正确使用家庭医疗器械。

8. 压疮的预防和处置。

9. 健康教育，即进行卫生防病保健知识宣传。

三、家庭护理

家庭护理是社区护士以病人、亚健康人和健康人为中心，以家庭为单位，以护理程序为框架，在护理对象的家中为护理对象实施身心全方位的整体护理。家庭护理是为了促进家庭及其成员达到最高水平的健康而进行的护理实践活动。家庭护理的最终目标是使个体和家庭单位发挥最好的功能，达到最佳的健康水平。

（一）家庭护理的目的与原则

1. 家庭护理的目的

(1) 协助家庭发现有碍健康的问题。

(2) 协助家庭实施保健。

(3) 协助全家获得身心健康。

2. 家庭护理的原则

(1) 与家庭成员建立良好的人际关系。

(2) 为家庭提供有关疾病的医疗协助。

(3) 协助家庭成员达到心理及社会的适应。

(4) 协助家庭有效运用资源。

(5) 协助家庭成员获得或改善健康的环境与生活。

(6) 协助家庭参与社区活动。

（二）家庭护理程序

家庭护理程序包括5个步骤：护理评估、护理诊断、护理计划、护理措施、护理评价。以下介绍家庭护理评估和家庭护理措施。

1. 家庭护理评估

1) 家庭护理评估的内容

(1) 个体需求的评估：服务家庭中通常有一患病的家庭成员，是护理的接受者。病人可以是有已知的健康问题如患脑溢血刚出院；或是有慢性病需要连续监测如高血压、糖尿病；或者是有潜在的健康问题，如初为人母的妈妈需要婴儿护理的相关知识等。充分收集个体服务对象现存或潜在的健康问题资料，是家庭评估的首要部分。个体需求评估的内容可以随着个体年龄和健康状态的差异而有所不同，主要包括：全面的生理健康评估，精神、心理状态评估及有关特殊健康问题重点资料的评估。

(2) 家庭子系统评估：家庭子系统如夫妻、父母与子女、兄弟姐妹、婆媳之间的关系应予评估，了解家庭子系统成员间的相互作用、相互影响，对理解家庭的功能和可得到的支持非常重要。

(3) 家庭单位评估

①家庭基本资料评估：家庭基本资料评估包括家庭名称、家庭地址和电话、家庭类型、家庭成员的基本资料（姓名、性别、年龄、家庭角色、职业、文化程度、婚姻状况、主要的健康问题）、社会阶层、宗教信仰、家庭娱乐或休闲活动等。

②家庭内部结构的评估：a交流方式：评估家庭有效交流和无效交流的范围，感情信息的表达方式和存在范围，家庭交流网络特点，亲密交流范围，家庭和外界语言对交流的影响。b角色功能：评估家庭成员所扮演的正式角色和非正式角色，评估家庭成员之间是否存在角色冲突、角色负荷过重、角色负荷不足、角色分配不当、角色模糊等角色适应不良的角色问题，家庭角色模式等。c权力结构：家庭决策方式，家庭决策程序，家庭权力类型，谁是家庭的主要决策者，家庭统一行动的能力、决策力、解决问题的能力，家庭成员独立性和自由度大小，个性发展要求是否被考虑在内。d价值观：家庭认为重要的事物及其在家庭中的影响，有无价值冲突存在，价值观对家庭健康的影响，是否将成员的健康当作家庭的头等大事，对于健康相关行为如吸烟、酗酒、生活方式等是如何看法等。e家庭界限：主要评估稳定性与开放性程度。f家庭氛围与生活空间：个人的表现风格、表达能力、个性特征、家庭沟通习惯及家庭成员间相爱的程度等，生活空间对健康的影响。

③家庭功能的评估：a情感交互功能：评估家庭满足其成员对感情和理解需求的能力，是否能促进家庭成员心理发展而形成健康的个性。如夫妻、亲子感情是否融洽，是否有爱的氛围，家庭成员是否会彼此满足对方的需要，并给予关怀和体贴。b社会化功能：主要评估家庭成员对家庭的依赖性大小及社会化的程度。c生育功能：评估家庭生育子女、繁衍后代的情况；子女的成长和教育问题。d抚育和赡养功能：评估家庭抚育孩子和赡养老人的情况；家庭对孩子的重视情况。e经济功能：评估家庭成员的职业、家庭的经济来源、家庭收支是否平衡，家庭收入充裕还是不足、家庭消费观、经济目标及家庭提供和分配的物质资源能否满足家庭成员的需求。f卫生保健功能：健康维护和健康促进，如饮食与营养、休息和睡眠、锻炼和娱乐，是否有良好的卫生习惯、日常卫生保健、有无定期检查，免疫接种情况，个人健康评估及疾病史，对健康的关心程度，是否进行自我卫生保健，是否及时做出求医决定。

④家庭生活周期与发展阶段的评估：确定家庭所处的发展阶段，现阶段家庭的发展课题（任务）是什么，发展课题完成情况，有无发展危机等。家庭生活周期及主要家庭问题见表4－2。

表4－2　家庭生活周期及主要家庭问题

阶段	期间	主要家庭问题
家庭形成期	结婚到第一胎出生	双方适应及沟通，性生活协调及计划生育
孩子出生期	最大孩子介于0～30个月	母亲产后恢复，父母角色的适应，经济及照顾压力
有学龄前儿童期	最大孩子介于30个月至6岁	儿童的身心发育，孩子与父母部分分离
有学龄儿童期	最大孩子介于6～13岁	儿童的身心发展，上学问题
有青少年期	最大孩子介于13～20岁	青少年的教育与沟通，青少年的性教育与异性交往
孩子成年期	从最大到最小的孩子离家	将孩子释放到社会，继续为其提供支持，感到孤独
中年家庭期	从所有孩子离家到退休	巩固婚姻关系，计划退休后生活
老年家庭期	退休到死亡	面临老年病、衰老、丧偶、死亡，生活依赖性高

⑤家庭适应与应对的评估：当家庭压力存在时需要家庭进行适应与应对。评估家庭当

前主要的压力源(长期、短期),家庭对压力源正确评估及做出应对决策的能力;家庭采用的有效和无效的应对策略(现在、过去)。

⑥家庭资源的评估:主要评估家庭资源是否充足以及家庭成员对家庭内、外资源的有效利用程度。

⑦ 家庭环境的评估:主要包括家庭自然环境评估和家庭社会环境评估。前者包括家庭的住房条件、卫生条件,邻居和邻近地区的特点,有无环境的污染及意外灾害的可能性;后者则重点评估家庭与重要社区资源、人、机构的关系,了解家庭可利用的社区资源,家庭所在地区的社会稳定性如何等。

2) 家庭护理评估方法

(1) 家系图(家庭谱):用来描述家庭结构、家庭关系、家庭生活事件、家族疾病史、家庭人口学信息、社会和健康问题等信息;它是家庭档案的重要组成部分;是社区护士了解家庭基本情况的最佳工具。

家系图一般由 3～4 代人组成。它的排列方式为长辈在上,子辈在下,同辈中,长者在左,幼者在右。夫妇双方的家庭均可包含在内。个人的符号旁边,根据需要可加注其年龄、职业、文化程度、健康状况等信息,以利于了解家庭疾病史及相互关系。

(2) 家庭亲密度:家庭亲密度是用于理解家庭成员之间的相互关系和亲密关系的程度。

标志 家庭成员关系有点亲密———— 亲密════ 非常亲密▬▬▬▬

家庭成员之间有矛盾～～～～～ 矛盾很大≈≈≈≈≈

(3) 社会支持度:社会支持度体现以护理对象为中心的家庭内、外的相互作用。社区护士可通过阅读社会支持度图,判断家庭目前的社会关系及可利用的家庭内、外资源。

(4) 家庭适应度和凝聚度:适应度和凝聚度是家庭功能的两个方面。适应度表示在家庭受到内外因素影响时,重组结构及适应变化的能力。在适应度方面,应在变化过多和过少之间达成平衡。凝聚度表示家庭成员之间感情的联系及家庭成员的自主性。在凝聚度方面,应在家庭成员关系过度亲密和疏远之间达到平衡。两者与家庭功能存在着曲线关系,只有当适应度和凝聚度都达到平衡时,家庭功能才能处于最佳状态。

2. 家庭护理措施

1) 原则:制定和实施家庭护理措施应注意以下几点:

(1) 将工作重点放在作为整体家庭急需解决的问题上。

(2) 注意护理问题之间的相互联系和资料间的相关性。

(3) 充分利用护理家庭的资源和优势。

(4) 鼓励家庭成员的积极参与,开发家庭自行解决问题的能力。

2) 措施

(1) 帮助家庭应对疾病或各种压力:当家庭成员患病或面对各种压力时,家庭经常使用他们惯用的应对行为和方式,这些应对措施有时有效有时无效。在压力源最初出现时,护士应为家庭提供情感上的支持,帮助家庭正确认识危机,并采取合理的应对方法。虽然应对方法没有完全对错之分,例如消极地否认或逃避在某些情形下却是具有保护作用的。如果家庭选用的应对方法无效或对整个家庭的健康产生不利后果,护士可继续帮助家庭发现和选用其他可能更有效的方法,缓解压力,促进家庭身心健康。

(2) 教育和指导家庭应对发展中的改变:当家庭遇到发展中的重要问题时,护士的角色主要是教育者。为家庭提供有关正常生长、发展及适应的知识和信息,帮助家庭妥善处理家庭不同生活周期的特殊问题,预防潜在的健康问题,处理现存的问题,促进家庭的健康发展。为了有效地对家庭提供教育,护士必须对家庭成员的相关知识水平进行评估,然后取得他们的合作。在进行教育时应该选择合适的时间和方法,并在每个阶段结束后,及时评价并了解家庭对教育内容的理解和吸收程度,最后,护士帮助家庭使用解决问题的方法以满足家庭发展中的需求。

(3) 帮助家庭联系所需的资源:一般家庭需要的资源大体上分为有形资源和无形资源。有形资源包括金钱、食品、衣物、人力和交通工具等,而无形资源则包括情感支持、宗教信仰和家庭氛围等。有些家庭缺乏必要的资源或有困难获得资源。社区护士的重要职责之一就是帮助家庭发展和获得资源,因而具备有关资源的信息提供、联系或协调能力是非常重要的。社区护士在帮助家庭获得资源时,要全面了解家庭可能需要的有形的或无形的资源。鼓励家庭开展自己尝试使用内部资源的新方法。同时还应进一步帮助家庭通过社会支持团体、社会保险机构获取外部资源。封闭式家庭也就是有界限而不容易渗透的家庭,通常喜欢仅仅依靠自己的力量处理问题。社区护士要先了解他们的特点,采用他们能够接受的方法帮助他们接受其他亲属、社区或专业人员的帮助和支持。为家庭联系资源时,一要弄清是否可靠,二要求家庭对可提供的资源有切合实际的企盼。

(4) 帮助创造良好的家庭环境,保持健康:环境中有许多因素威胁着人们的健康,空气、水源、食物、住所、学校、工作场所的污染或有害物质都时常危害着家庭成员的健康。社会环境中的犯罪、暴力、吸毒等也是家庭环境中的有害因素。为了帮助公众意识到潜在危害因素和学会应对它们的措施,对家庭进行环境健康教育是非常必要的,护士也可提供有关信息资源,并积极参与卫生保健决策和制定卫生政策的立法和执行过程。

(三) 家庭等级护理的设立

1. 护理内容及要求

(1) 观察病情变化,根据病情需要测量体温、脉搏、呼吸、血压,并做记录。在护理计划的基础上制定出重点护理内容。

(2) 保持各种管道通畅,防止脱落和扭曲,准确记录出入量,当日进行小结。

(3) 掌握病人的诊断、病情、实验室检查结果、治疗、护理、饮食、心理状态及家庭背景。

(4)家庭基础护理要求做到:"六洁"(口腔、脸及头发、手足、皮肤、会阴、床单位清洁)、"五防"(防压疮、防体位性低血压、防泌尿系感染、防呼吸系统感染、防交叉感染)、"三无"(无粪便、无坠床、无烫伤)、"一管理"(膳食管理)。

(5) 根据需要备好急救药品、器材,严格执行无菌操作规程,用物定时更换、消毒。

2. 家庭护理等级

1) 一级家庭护理

(1) 根据需要对病人的健康状况进行整体评估,内容包括:循环系统、呼吸系统、神经系统、运动、日常生活动作、智力及心理状态等。

(2) 健康教育:指导病人自我护理,纠正不良的生活、卫生习惯,提高综合性的自我护理能力,给予适当的心理护理,避免有害的应激源造成的不良刺激。协助其维持身心平衡,使其在生理、心理各方面均处于接受治疗和护理的最佳状态,达到维护健康、预防疾病、促进康复的目的。

(3) 安全管理:安全用药(用药剂量、用药间隔、药物配伍、食物对药物的影响等)、环境、用餐、外出安全等，并指导病人安全、有效、省力地完成日常生活活动，注意防止发生各种损伤和意外。

(4) 保证“六洁”的实施。要求做到夏季一周洗澡(擦浴)、洗头不少于1次(视病情而定)，冬季两周洗澡(擦浴)、洗头1次，洗后要有皮肤护理措施，并剪指(趾)甲(可视病情和需求增减)。

(5) 保证“五防”的实施，确保病人的健康安全。

(6) 保证“三无”的实施。根据病人的病情和需要制定预防措施。

①肠道及泌尿系护理要有具体计划。

②口腔护理要与预防呼吸道感染结合，并制订出护理计划。

③预防压疮(皮肤损伤)要视病情制定出具体的翻身及保护皮肤的护理计划。

(7) 保证“一管理”的实施，饮食调剂要考虑病情、营养需求、个人口味(饮食习惯)，还要考虑病人的经济条件，协助病人或家属制定合理的膳食配方。

一级家庭护理每周3～5次或每日1次。

2) 二级家庭护理：根据病情和病人存在的问题，指导、教会病人及家属做好以上各项基础护理中的单项护理，如口腔护理、皮肤护理、膀胱护理等护理工作中的具体操作及注意事项，以及生命体征的观察，检查病人的遵医行为(对医嘱、护嘱及服药执行情况等)。二级家庭护理每周1～2次或隔日1次。

3) 三级家庭护理：根据病情需要观察生命体征并做记录，检查遵医行为(服药情况等)。三级护理每周1次或根据病人的需要而定。

(四) 家庭常用护理技术

1. 家庭护理基本技能

(1) 熟知社区个体与人群健康促进有关的保健知识、疾病预防、治疗及康复护理等主要方法技能。

(2) 运用整体护理模式，开展家庭内基础护理，慢性病人、残疾人及临终病人的家庭护理和家庭健康指导。

(3) 掌握常见急危重症的现场紧急处理，根据需要及时联系急救。

(4) 收集病人的健康问题，书写护理病历。家庭护理计划见表4-3。

表4-3　家庭护理计划

日期	家庭护理诊断	目　标	护理措施、评价	
	有关个体分系统、家庭单位及家庭的护理诊断	长期目标和短期目标	执行的护理干预	可观察或可测量的结果

2. 家庭护理主要内容(具体内容参见基础护理与专科护理)

1) 一般护理：一般护理主要为家庭病人提供技术性护理操作与护理指导，包括：

(1) 观察生命体征及病情进展情况。

(2) 各种注射和静脉输液。

(3) 伤口换药与拆除缝线。

(4) 各种导管护理和造口护理。

(5) 病人用药管理。

(6) 卧床病人皮肤护理。

(7) 康复运动与技术指导。

(8) 血标本采集及快速血糖化验。

(9) 膳食及营养指导。

(10) 鼻饲技巧。

(11) 新生儿及妇女产后护理。

(12) 临终护理。

2) 专科护理:专科护理提供某些专科疾病病人的家庭护理及康复护理

(1) 心脑血管疾病。

(2) 呼吸系统疾病。

(3) 糖尿病。

(4) 泌尿系统疾病。

3) 健康教育与指导

(1) 教育病人及家属提高对健康的认知,使家庭成员能承担对病人照顾的责任。

(2) 教会家属一般护理技术,指导病人自我护理。

(3) 做好卫生知识宣教与饮食指导。

4) 协调与咨询服务

(1) 协调、沟通各类资源。

(2) 提供与病人有关的信息及医疗、咨询(含心理咨询)服务,帮助病人尽可能在家庭内康复。

3. 家庭护理操作程序

1) 准备

(1) 了解准备事项,备齐操作所需全部物品。

(2) 严格核查与治疗和操作有关的方法、要求等。

(3) 改善或创造条件以利于无菌操作。

(4) 建立护理记录与交接本。

2) 操作

(1) 查对:操作前严格进行查对和核实。

①对病人已经将药品取到家中进行治疗的,护士与病人或家属核实。核实后进行登记,然后执行并签名。

②对医院内由护士负责取药或需要治疗的病人,要经由第二名护士核实、查对后方可将药品拿出医院,并且在执行前需进行再次查对和核实,方可执行,同时做好登记和签名。

(2) 操作过程:按护理操作规程进行。

(3) 整理和记录:对治疗中的情况如病人主诉、伤口情况等,均应在治疗结束后进行整理,并做简要笔录以备查询和日后工作参考。

(4) 次日工作的安排及准备:在本次工作完成后,根据医嘱或需求安排下一次工作,并事先与病人及其家属进行沟通以便取得支持和帮助,为下次工作提前做好准备。

4. 家庭特殊护理操作

1) 无菌操作前准备

(1) 病人准备:清洁。

(2) 环境准备:整洁。

(3) 操作者及用物准备:可按医院内操作执行。

2) 感染性操作前的准备

(1) 备好消毒和销毁物品的容器,以备操作后及时放入,避免污染病人的居住环境。

(2) 备好消毒溶液,做好初步消毒。

3) 操作后的用物处理

(1) 将用后物品浸泡消毒或放置污染物的容器内。

(2) 到医院内按规定进行消毒处理。

(3) 严禁污染病人的居室和排水管道。

(五) 家庭护理安全管理

1. 家庭护理安全管理制度

(1) 按职称合理配备护理人员,严格按照家庭护理等级要求进行护理。营造家庭护理安全环境(如设备、用物),确保家庭护理安全。

(2) 在从事各项家庭护理技术操作过程中,护士必须具备严肃认真的态度,严格执行操作规程和查对制度(如医嘱查对、用药"三查七对"等)。

(3) 对特殊病人(如昏迷、老年、精神疾病、不合作等病人),护理过程中要根据病情分别采取各种防护措施,确保病人安全。

(4) 熟练掌握消毒隔离方法,严格执行无菌技术操作,防止交叉感染,保证病人健康。

(5) 严格做好病情的交接与记录。

(6) 保持药物良好药效,药物现配现用不得放置过久。

(7) 有计划的检查家庭护理工作质量,及时发现差错事故苗头给予纠正。定期召开会议,分析讨论家庭护理过程中的不安全因素,提出防范及改进措施。

(8) 对所发生的差错事故及时上报,做好调查分析,组织讨论并提出改进意见、处理意见,吸取教训。

2. 家庭医疗物品和药品的管理

1) 医疗物品管理

(1) 家庭医疗物品建账,定期清点,账物相符。

(2) 定期检查,做好维护和保养,保证性能良好。

(3) 急救物品要求定位、定量,用后及时补充。

(4) 无菌物品与有菌物品分开放置,保持干燥和在有效期内,逾期或潮湿应重新灭菌。

2) 家庭用药管理

(1) 建立家庭用药使用登记本,并按要求定时清点和记录。

(2) 抢救药用后及时补充,并做好交接和签名。

(3) 麻醉、精神药品严格按照医嘱使用,用后保留安瓿。

(4) 内服外用药分开放置,口服静脉药分开放置。

(5) 需冷藏保存的药物放置于冰箱内,定期查看。

(6) 保持药物良好疗效,做到无过期、变质、变色。

(7) 熟知药物的药理作用,并严格按要求使用。

3. 家庭护理风险的防范

(1) 建立家庭护理安全管理制度,并有效落实。

(2) 定期分析家庭护理工作中存在的安全隐患,及时采取防范措施。

(3) 认真书写家庭护理病历,记录一切家庭护理活动。

(4) 严格实行告知义务,保护家庭和病人的隐私。

(5) 加强沟通,充分听取病人和家属的意见,取得配合。

(6) 预见家庭危重或临终病人可能发生的问题或意外,并通知家属。

(7) 签订家庭护理医疗协议(内容包括病人的遵医行为、各项制度的执行情况、病情交代),明确医患双方应承担的义务和责任。

(六) 家庭护理的交流技巧

1. 交流的重要性

(1) 有利于病人身心健康,为病人尽快恢复健康创造有利的条件。

(2) 有助于医疗护理计划的顺利执行。

(3) 能更深入地了解病人情况,并可发挥家属的积极性。

2. 交流前的准备

(1) 病人情况:病情、健康档案(家系图)、与家庭医生交谈了解情况等。

(2) 环境要求:安静且不受干扰,注意对病人隐私的保密。

(3) 时间要求:应考虑健康需要及病人的需求,根据内容安排适宜的时间。

(4) 物品及其他准备:交流前应准备笔、记录本或病历,准备提出的问题等。

3. 交流技巧

1) 初始

(1) 使用尊称。

(2) 自我介绍并说明交流目的、时间。

2) 交流阶段

(1) 语言交流:使用语言或文字进行的交流。要求语句简单、明了、切题、表达清楚,通俗易懂,不说忌讳字词和事。

(2) 非语言交流:不使用词语的信息交流。非语言交流包括仪表、姿势和步态、表情、目光的接触、手势、触摸,随时注意面部表情、目光、姿势、声音和语调,表示出认真的倾听或欣赏。

(3) 注意事项

①交流时应耐心主动地倾听。原则是明确对方有诉说问题和解决问题的权利;不过度猜测和错误的理解;不超越对方的情感层,交谈时护士的情感要始终跟随病人的情感,有意识拉近护患之间情感的距离;不遗漏问题和主要内容;不断地学习、总结经验。

②指导性集中:在适当的时机,将话题转入讨论的主题不致离题太远,又不影响病人情绪。

③提出问题:目的是确定交流中心,可通过征求病人或家属的意见,取得对所谈问题的一致认识。

④必要的反馈:掌握适当的时机对病人谈话所涉及的问题向病人提出询问,以求得真实、可靠的资料。

⑤简单的小结：可以在交流中也可以在交流结束或在第二次交流的开始进行。

⑥做到“三心”，即耐心、细心和爱心。

3）结束交流：结束交流前应征求病人对本次交流的看法，提出护士对家庭护理方案的意见及建议，就病人在交流中的表现，用积极的语言鼓励并加以肯定，为下次交流打下良好的基础。

第三章　社区精神卫生护理

精神卫生又称心理卫生或心理健康、精神健康。精神卫生的内容大致分为两种。狭义精神卫生，是指研究精神疾病的预防、医疗和康复。即预防精神疾病的发生，早期发现、早期治疗，促使慢性精神病者的康复，重归社会。广义精神卫生，是指研究健康者，增进和提高精神健康、精神医学的咨询。

随着现代化在我国推进，人们生活节奏加快，产生心理问题和心理疾病的人群急速增加。最近调查表明，心理疾病已跃居我国疾病病人的首位，约占20%。因此，提高人群心理健康水平，预防和控制心理疾病，在社会高度发展的今天具有重要意义。

社区人群保持健康的心理状态，不仅有助于个人成长，提高其社会活动效率，改善个人生活品质，也可维系人群中和谐的社会关系，保持社区生活安定和社会稳定。

一、社区人群精神健康的评估

（一）精神健康的标志

美国人本主义心理学家马斯洛和迈特尔曼修订了十项心理健康标准：①有充分的安全感；②充分了解自己，并能对自己的能力做恰当的估计；③生活目标、理想切合实际；④与现实环境保持接触；⑤能保持个性完整；⑥具有从经验中学习的能力；⑦能保持良好的人际关系；⑧适度的情绪发泄和控制；⑨在不违背集体意志的前提下，有限度地发挥人的基本需要；⑩在不违背社会道德规范的情况下，适当满足个人的基本需要。

（二）精神健康的评估方法

1. 访谈法　访谈法是通过采用积极倾听和适当提问的方式，与来访者及有关知情人面谈，了解来访者心理（精神）状态及疾病个案史，也是护患之间建立治疗同盟关系的过程。

基本访谈形式按提问和反应的不同特点可分为3种。①结构式访谈：也称标准化访谈，是严格遵照事先准备的谈话提纲、问题表，按固定程序进行。②非结构式访谈：事先没有预定的问题和程序，双方自然地随意交流，也叫自由访谈。③半结构式访谈：把前两种形式结合起来，对某些认为缺乏重要细节的回答，临时离开预定内容程序，提出深入探讨的追问性问题。

2. 观察法　观察法是有计划、有目的、系统地观察、记录求助者的言语和非言语外显行为的表现特点及其所在环境背景。方法有：①他人观察法与自我观察法；②自然观察法与控制观察法；③精神状况检查。

3. 心理测验法　心理测验是根据客观与标准化的程序和方法测量个体特定样本行为，判定个体心理行为差异的工具，是采用经过可靠有效研究的数量化或范畴系统作为辅助手段，观察描述个体行为的方法。在社区精神卫生工作中，社区护士可协助心理医师为病人进行心理测验，常用心理测验自评量表有焦虑自评量表（SAS）和抑郁自评量表。

（三）不同年龄阶段的精神卫生问题

1. 儿童期的精神卫生　儿童期是正常心理开始成长和发育阶段，正处于正常发育时期。在父母、教师正确教育和引导下有规律的健康发展。此期儿童可有说谎、逃学、斗殴、甚至吸烟、盗窃等行为和异常行为，且易患儿童期精神疾病。这个时期儿童可能由于心理活动开始发育和精神状态未达到成熟阶段，往往缺乏控制自己的行为和情绪的能力。容易受外界环境的影响，且对各种事物过于敏感，因此急需父母、教师等进行心理、道德、品质和行为的引导和教育。父母对子女不可过于溺爱，但也不要粗暴、过于严苛，使其压抑，更不可挫伤其自尊心。对于精神发育迟滞、儿童多动综合征、神经症的儿童要进行特殊教育、训练和治疗。

2. 青少年期精神卫生　青少年的心理活动是活跃而波动的阶段，是精神卫生保健最关键时刻。由于青少年期处于发育前后时期，内分泌生理改变突出、自主神经不稳定、情绪易波动。这个时期易受家庭、学校和社会不良环境的影响，可出现放荡、出走、流浪、饮酒、吸烟、斗殴、行凶、欺骗和色情行为等，也易患精神分裂症、神经症等疾病。在这关键时期，父母、教师要进一步加强、重视其行为和政治思想教育、道德品质指导、心理卫生保健和性的教导等。在方法上，应给予诱导、劝解、说服、疏通、纠正等耐心教育，不可歧视和用粗暴手段管教。

3. 中年期精神卫生　中年期的心理活动和生理发育是稳定的阶段，正处于脑力和体力充沛、心理活动活跃和思维丰富的时期，日常工作、思考问题和生活处于紧张、兴奋状态，在家庭、夫妻、子女、父母、工作、学习、经济和人际关系诸问题上，易发生矛盾和冲击。这时在心理上或思想上可出现紧张或焦虑、抑郁、恐惧兴奋等状态。可诱发抑郁症、心身疾病、神经症和其他精神病，偶可有饮酒、离婚、药物依赖或有消极、厌世、甚至自杀企图。如发生上述各种异常行为或精神病态，急需进行心理卫生保健工作，如心理咨询、个别心理治疗等，以防止精神疾病的发生。

4. 更年期的精神卫生　更年期由于机体生理功能，特别是内分泌系统功能变动，心理活动不稳定、情绪脆弱、易伤感、易于敏感、激动等，如有子女、婆媳、经济、生活、配偶死亡和其他意外事故等生活事件，最易表现出焦虑、消极、抑郁、哭泣、紧张、惊恐等情感，甚至可有妄想、自伤等行为。有的可患更年期综合征、忧郁症、偏执症和心身疾病等。这些表现都需要在早期进行精神卫生保健工作，防止各类精神疾病的发生发展，如早期心理咨询、早期心理医疗等。

5. 老年期的精神卫生　老龄期躯体的生理衰老、内分泌系统功能衰退，随之心理活动也逐步减弱或改变，遇某些生活事件时，如家庭成员分居、经济困难、配偶疾病或死亡和子女诸问题等，常感孤独、寂寞、悲观、失望、消极，或表现为沉默、少动、怪僻、空想等。智力也可逐渐下降，近事遗忘、思考贫乏等，容易产生老年精神障碍，如老年性偏执症、老年期忧郁症、脑动脉硬化性精神障碍和阿尔茨海默病。现在欧美、日本和我国人口结构出现了高龄社会化。因此，老年期精神卫生是当前重大问题之一，精神卫生保健措施需要加强，要从预防着手，减少发病率，也要增设老年精神卫生机构。

二、社区常见精神卫生问题的护理

（一）社会适应不良

1. 护理评估

(1) 原因:竞争中的失败、自身性格的缺陷、家庭、社会等多重因素的影响,导致某些人产生怯懦和极强的自卑感,日常生活中遇事紧张不安、烦躁、焦虑或抑郁,为达到心理平衡,他们往往采用了过度的防卫手段,导致社会适应不良。

(2) 心身状况:对于过度防卫者,社区其他居民往往避而远之。而过度防卫者则认为是别人轻视自己,不仅损害了自身的心理健康,也使人际关系陷入僵化,导致自己社会适应不良,长期处于沮丧,懊悔、消沉、苦闷、忧伤的状态,严重影响工作情绪和生活质量。

2. 护理措施

(1) 培养病人自我认识和自我接受能力,客观地评价他人和自己的优缺点,找出自身存在的不足,正确处理成功与失败的关系。

(2) 开导病人应根据自身环境和具体情况,确立一个实际目标,不好高骛远,做一些自己满意的事,以求平衡。

(3) 建议病人建立良好的人际关系,同事之间应以诚相待,避免形成过强的嫉妒心理;多向有经验的人学习请教,努力克服自卑、怯懦的不良情感。

(4) 教育病人学会自我解嘲,当自己的需求无法得到满足产生不良情绪时,为了消除或减轻内心的苦闷和烦恼,有意丑化得不到的东西,以此进行自我安慰,求得心理平衡。这种心理防卫方式,可以帮助自己松动一下既定的可望而不可及的追求目标,使自己失望、不满的情绪得到平衡和缓解。

3. 健康教育　社区护士应注意与社区居民的沟通,及时发现居民的担忧以及近期的性情变化,采取有效措施,解开其心理症结,保持社区居民心理健康。在日常生活中多组织心理讲座,为社区居民介绍有益于心理健康的报纸、杂志,提高社区居民整体心理承受能力。

(二) 失眠

1. 护理评估

1) 原因

(1) 心理社会因素:各种原因引起的焦虑紧张、忧愁烦闷、激动愤怒、思虑过度等。

(2) 睡眠环境因素:睡眠环境嘈杂,光线过强,湿度过大,卧室温度过低、过高,床铺过软、过硬,蚊虫叮咬等。

(3) 睡眠-觉醒节律紊乱:时差反应,倒夜班,流动性质的工作等。

(4) 生理因素:过饥、过饱,过度疲劳,性兴奋得不到解决等。

(5) 各种躯体疾病、各种精神障碍、药物和饮料等;长期依赖镇静安眠药的病人,一旦停药后便可诱发失眠。某些抗癌药、抗癫痫药、口服避孕药、甲状腺制剂、糖皮质激素等也可影响病人睡眠。

2) 分型:入睡困难型、维持睡眠困难型、早醒型。在失眠病人中,入睡困难是最常见的主诉,其次是维持睡眠困难和清晨早醒。而半数以上的病人则是以上症状并存。

2. 护理措施

(1) 针对病因进行护理:配合社区医生或心理咨询师进行多方面的检查和调查。对于躯体疾病导致的失眠,要治疗疾病本身。而大量病人失眠的原因在于心理因素或精神疾病,需要相应的心理护理或精神药物治疗。

(2) 合理安排生活:鼓励失眠者建立有规律的休息制度,定时就寝,关灯入睡,形成条件反射,指导病人进行适当的体育锻炼,增强体质。

(3) 日常生活护理：失眠者的晚餐要清淡，忌饮夜茶和咖啡。睡前不应从事紧张和兴奋的活动；此外，热水浴、按摩等措施均有松弛精神的作用，可促进睡眠；应重视病人居住环境的布置，注意使床铺松软舒适，调节室温和光线，减少噪音；对严重失眠，或同时具有精神症状者，社区护士应指导其他家庭成员注意病人安全，防止发生意外。

(4) 督促病人正确服用催眠药物。

(5) 学习有关睡眠的知识，树立正确的治疗观念，配合新的治疗措施的实施。社区护士还应充分调动病人主观能动性，激发机体巨大潜能，促其早日康复。

(6) 协助心理治疗：社区护士可协助社区心理医生或心理咨询师为病人实施心理治疗。在治疗过程中，应注意观察治疗各阶段病人的治疗效果，并注意评析影响或促进病人治疗效果的原因，为下一阶段治疗提供依据。

3. 健康教育　睡眠是一种生理需要，但各人睡眠有其自身习惯，因而遵循生理规律，保持良好的睡眠习惯，是预防失眠的最好办法。有关睡眠卫生的基本要领如下：

(1) 卧室及床仅作睡眠之用，尽量不在卧室或床上看书。注意保持床铺及环境的舒适，光线、声音、温度及寝具应恰到好处。

(2) 每天做中等量的体育运动，但勿在睡前做。定时就寝及起床，养成正常的生活规律，睡前彻底结束所有工作。

(3) 傍晚后不宜饮用茶叶、咖啡或可口可乐等。睡前不宜饮酒，不宜吸烟，睡前热水洗脚或温水洗浴，换上宽松、柔软的睡衣，采取舒适的卧姿，有助于入眠并提高睡眠质量。

(三) 抑郁

抑郁是一种常见的心境障碍，可由各种原因引起，以显著而持久的心境低落为主要临床特征，且心境低落与其处境不相称。

1. 护理评估

1) 病因

(1) 遗传因素：抑郁障碍的发生与遗传素质密切有关。

(2) 性别因素：成年女性患抑郁障碍的比例高于男性，其比例约为 2∶1。

(3) 儿童期的经历：儿童期的不良经历往往构成成年期发生抑郁障碍的重要危险因素。

(4) 人格因素：人格特征中具有较为明显的焦虑、强迫、冲动等特质的个体易发生抑郁障碍。

(5) 心理社会环境：不利的社会环境对于抑郁障碍的发生有重要影响。这些不利的环境为婚姻状况、经济状况、生活事件的影响。

(6) 躯体因素：常见的与抑郁障碍发生相关的躯体疾病有恶性肿瘤、代谢性疾病和内分泌疾病、心血管疾病、神经系统疾病。

(7) 精神活性物质的滥用和依赖。

(8) 药物因素：包括某些抗精神病药物（如氯丙嗪）、抗癫痫药物(如丙戊酸钠、苯妥英钠等)、抗结核药物(如异烟肼)、某些降压药（如可乐定、利血平等)、抗帕金森病药物(如左旋多巴)、糖皮质激素(如泼尼松)等。

2) 抑郁发展倾向：①自杀；②慢性疼痛；③对生活质量和社会功能的影响；④对邻里以及社区造成负面影响。

2. 护理措施

1）心理疏导

（1）指导病人保持乐观、积极的人生观，学会及时肯定自己，可采用写日记的方式，将好的经验、进步、成绩都写在日记里，逐步提高对生活的兴趣和信心。

（2）日常生活中以享受“过程”代替追求“结果”，避免用“应该”来苛求自己，用“可以”代替。

（3）鼓励病人与亲朋好友多沟通，与社区护士密切合作，提高其自信心，激发对外部世界和生活的兴趣。

2）行为引导

（1）告诉病人尽量做自己喜欢的事情，保持快乐心情，而且做事情要循序渐进，制订行为计划要留有余地，可以将复杂的事情分割划解，一次只做一件事情。

（2）鼓励病人在需要的时候积极寻求帮助，不要孤注一掷、独自承担，学会从多方面寻求安慰和支持。

（3）引导病人多参加有益的社会活动，建立可靠的人际关系，多参加体育锻炼，建立正常的生活习惯，保持平衡的生活模式。通过规律与安定的生活，增加抵抗挫折和其他焦虑性心理问题的能力。

（4）抑郁症状严重的病人，有强烈的自杀企图，社区护士应指导家属采取保护性措施，不要让病人独处，随时有人陪伴，防止其自杀、自伤。

（5）注意观察病人的睡眠情况，对难以入眠或易早醒的病人要及时处理，以保证其足够睡眠。睡眠不足本身也可加重抑郁症状。

（6）社区护士可指导病人多食含有抗抑郁成分的食物，例如香蕉、葡萄、菠菜、大蒜、南瓜、樱桃、低脂牛奶、鸡肉、全麦食品。

3. 健康教育　抑郁障碍的发生是多因素的，个人、家庭、社区全方位的预防是减少发生与复发的有效方法。做好抑郁障碍的社区预防工作，首先需要培训一批适于社区防治的专门人员，积极普及与抑郁障碍有关的精神卫生宣传教育，同时落实好“三级”预防工作。第一级预防是病因预防，控制或消除与抑郁障碍有关的病因或危险因素，防止抑郁障碍的发生。第二级预防是对抑郁障碍争取做到早期发现、早期诊断、早期治疗、防止复发。第三级预防是在初级卫生保健系统范围内，对抑郁障碍病人进行社会功能康复训练，达到重返社会的目的。

（四）焦虑

焦虑症即通常所称的焦虑状态，全称为焦虑性神经病。焦虑症是一种具有持久性焦虑、恐惧、紧张情绪和自主神经（植物神经）活动障碍的脑机能失调，常伴有运动性不安和躯体不适感。常发病于青壮年期，男女发病率无明显差异。

1. 护理评估

1）病因

（1）认知过程障碍：认知过程在焦虑症状的形成中起着重要的作用。研究发现，焦虑症病人比一般人更倾向于把模棱两可的、甚至是良性的事件解释成危机的先兆，时常认为坏事情会落到自己头上，往往低估自己对消极事件的控制能力。在有应激事件发生的情况下，有可能出现焦虑状态。

（2）躯体疾病或者生物功能障碍：在某些情况下，病人的焦虑症状可以由躯体因素而引发，如甲状腺功能亢进、肾上腺肿瘤等。研究发现病人处于焦虑状态时，大脑内的去甲肾上腺素和血清素的水平急剧变化，但是两者的因果关系还有待进一步证实。

2）症状

（1）病人常坐卧不宁，缺乏安全感，严重时有恐惧情绪，常伴有睡眠障碍和自主神经（植物神经）不稳定现象，如头痛、入睡困难、做噩梦，易惊醒，面色苍白或潮红，胸闷、心跳、易出汗，四肢发冷，手指发麻，手抖，肌肉跳动，眩晕，心悸，食欲不振，口干，腹部发胀并有灼热感，便秘或腹泻，尿频，月经不调，性欲缺乏等。有些病人为上述躯体不适感而焦虑不安。

（2）容易激怒，注意力无法集中。由于过分紧张或担心影响正常的学习、工作和生活，影响理智时应有的思维和决策，而且这种情况在一段时间内重复出现。

（3）急性焦虑发作时除情绪惊恐外，常有胸闷、窒息感、心跳剧烈、面部发麻、有“要死去”的感觉，或“要发疯”、“要晕倒”的感觉，常以为心脏病发作去急诊。

（4）焦虑性歇斯底里发作，见于部分严重焦虑症病人，可有阵发性恐惧发作，表现心情极度紧张恐惧心慌，呼吸困难，喉部有窒息感，出冷汗，全身颤抖以及晕眩和飘浮不稳感等。病人往往认为这是一种濒死的感觉。它与歇斯底里的区别，在于发作间期仍有上述焦虑、紧张情绪存在。

2. 护理措施

（1）社区护士应协助其正确认识病因，正视困难，消除病人对疾病的恐惧，以良好的状态接受治疗。

（2）指导病人充分发挥自己的积极因素，敢于面对现实。鼓励病人积极参加文体活动，包括听轻松音乐、打球、跳舞等，以减轻焦虑程度。

（3）社区护士根据病人的实际情况让其做些力所能及的或感兴趣的事情，可以很好地转移其注意力，有效地减低焦虑的程度。

（4）焦虑症的治疗需要一段时间，社区护士应做好家属工作，不要在病人面前表现出这些疑虑和困惑，要让病人感受到家属对治疗表现出的积极、有信心、配合治疗的态度。

（5）遵医嘱，给予病人适量的抗焦虑药物，督促病人服药治疗，药物应由家属保管。

（6）指导家属建立安静、平和、自信、协调的家庭氛围，帮助病人治疗。在可能的情况下争取病人同事、组织上的关照、支持，解决好可引起病人焦虑的具体问题。

3. 健康教育

（1）首先要有满足感、适应感。其次应保持心理稳定，不可大喜大悲。其三是要注意不应轻易发脾气。

（2）指导居民学会自我疏导。轻微焦虑的消除主要是依靠个人。当出现焦虑时，首先要意识到焦虑心理，要正视它，不要用自认为合理的其他理由来掩饰它的存在；其次要树立消除焦虑心理的信心，充分调动主观能动性，运用注意力转移的原理，及时消除焦虑。

（3）指导居民学会自我放松。当人们感到焦虑不安时，可以运用自我意识放松的方法来进行调节，就是有意识地在行为上表现得快活、轻松和自信。

（五）产后抑郁综合征

产妇产后数天至数周可因各种原因发生心理障碍，包括产后沮丧和产后抑郁。国外报道产后抑郁发病率高达30%，它是一组非精神病性的抑郁综合征。

1. 护理评估

(1) 病因评估：分娩后体内孕激素和雌激素急速降低，引起情绪不稳。其诱因多种多样，如家属没有来探视，丈夫沉默不语；担心新生儿出现黄疸，担心孩子夜哭或乳汁分泌过少；产科方面的原因如想到分娩疼痛，拖延了出院的日期等。

(2) 症状评估：表现为情绪低落、易哭(无声的哭泣，而非放声大哭)、失眠、对事物缺乏兴趣、社会退缩行为、自责自罪等。这样不仅影响家庭功能和产妇的亲子行为，严重者还可危及产妇和婴儿的健康与安全。由于产后抑郁持续时间较长，因此产后不仅要给予生理上的保健护理，也应在心理与社会诸方面采取相应的心理支持。

2. 护理措施

(1) 要做好产妇早期的心理调适工作，让家属了解产妇产褥期感情很脆弱、易受伤害这一特点，应给予足够的理解、关心、体贴和照顾，对于产妇的哭泣或发脾气，要谦让、安慰。

(2) 解除产妇不良的社会、心理因素，减轻心理负担和躯体症状。

(3) 对于有不良个性的产妇，给予相应的心理指导，减少或避免精神刺激的应激压力。

(4) 倾听产妇诉说心理问题，做好产妇心理疏通工作。

(5) 促进和帮助产妇适应母亲角色，指导产妇与婴儿进行交流、接触，为婴儿提供照顾，培养产妇的自信心。

(6) 发挥社会支持系统的作用，改善家庭关系、改善家庭生活环境。

(7) 高度警惕产妇的伤害性行为，注意安全保护，使产妇避免危险因素。

(8) 重症病人需要请心理医师或到相关医疗机构治疗。

3. 健康教育

(1) 加强围产期保健知识的指导，教会准妈妈要学习“贡献自己”，对新生命的到来要做好准备。

(2) 产褥期母亲身体各器官要自身恢复，还要抚育婴儿，加之产后角色的改变，产妇心理压力较大，要发挥家庭、社会的支持作用。

(3) 社区护士应通过产后家庭访视等方式对产妇提供良好的产褥期保健。

(4) 社区护士在进行新生儿、婴儿家庭访视中，应提供有关母乳喂养的知识，使产妇充分了解母乳喂养的好处及母乳营养素对婴儿生长发育的优点，并进行指导，使其能顺利地进行母乳喂养和家庭的适应与协调。

(5) 指导夫妻双方要各自扮演好自己的角色，以适应家庭角色的转变，减少产褥期母亲的压力。

(六) 躯体疾病所致的精神卫生问题

1. 高血压病伴发精神障碍

1) 护理评估

(1) 神经衰弱综合征：高血压病初期病人多仅有血压升高，没有任何自觉症状。部分病人出现神经衰弱综合征，表现为头部不适、情绪易激惹、自主神经症状如心跳加快或心前区不适感、睡眠障碍。

(2) 焦虑、抑郁状态：在初期神经衰弱阶段，病人过分地注意自己的病情或对卒中发作感到恐惧、焦虑，因而表现为焦虑不安甚至产生死亡恐惧或疑病观念。在高血压病中期阶段伴随血管痉挛、血压升高，可出现明显发作性焦虑和抑郁同时伴兴奋躁动。

(3) 幻觉、妄想状态：高血压病中期某些病人可出现幻觉、妄想状态，症状出现以前常先有头痛、失眠等神经衰弱症状,继而出现焦虑、紧张、恐惧,然后出现幻听、被害妄想及疑病观念。幻觉和妄想内容常常互相联系,但妄想缺乏系统性。

(4) 意识障碍:高血压危象或高血压脑病均可出现意识障碍。这类症状常常突然发作,以夜间为重。发作前数天可有头痛、失眠、情绪不稳等前驱症状,继而出现程度不同的意识障碍,表现为朦胧状态、谵妄状态或精神错乱状态,此时可伴有恐惧性幻觉或片断的妄想,甚至自伤、伤人。精神运动性兴奋、冲动行为,定向力丧失,意识障碍时深时浅,是本病的特点。

2) 护理措施

(1) 心理护理:耐心向病人解释其所患疾病的本质,消除不必要的顾虑、恐惧及悲观情绪,指导他们调整生活,包括病人日常的事尽量让其自己做;调动病人积极性,做自己喜欢做的事;让病人保持分担责任意识,充实病人生活内容。

(2) 药物治疗:护理高血压病早期时,虽然血压增高,不一定使用降压药物,必要时可适当口服镇静药及血管扩张药物。血压超过正常范围,持续不降,则应根据高血压病的临床分期选择适当的降压药物,同时控制精神症状。在用降压药时需加强对体温、脉搏、呼吸、血压的观察,尤其要注意血压的波动,警惕血压突然升高导致各种意外。应注意治疗精神障碍时可能出现的不良反应,密切观察,及时对症处理。

(3) 并发症护理:对于卒中发作的瘫痪、失语等可以施行针灸及坚持恢复功能的训练。失语可引起病人孤独、隔阂等心理反应,应早期进行失语纠正和语言训练。训练时可通过图片、手势、眼神及认字卡片、短句卡片等由浅至深不断地强化,指导并训练其大胆地发声。早期开始训练者较晚期开始训练收到的效果明显。

3) 健康教育:首先要保持规律的生活,保持睡眠的充足,戒烟戒酒,低胆固醇、低盐饮食,控制体重不超重,适当参加文体活动如太极拳等。严重高血压病人,尤其是舒张压在120 mmHg以上时宜卧床休息。有充血性心力衰竭者应绝对卧床休息。根据病人的病情,每日测血压2～4次,必要时坐、卧位、双上肢比较并做好记录。护士应密切观察病人的病情变化,特别注意病人有无剧烈头痛、眩晕、呕吐、抽搐、昏迷等神经精神症状,注意有无呼吸困难、哮喘、端坐呼吸、咳嗽、咳泡沫样血痰、肺水肿等心功能不全症状,病人如果有高血压危象应及时通知医生,并配合医生抢救处置。

2. 脑动脉硬化性精神障碍

1) 护理评估

(1) 精神症状:神经衰弱综合征,情感障碍,性格改变,幻觉妄想状态,意识障碍,痴呆状态,认知功能损害。

(2) 神经系统的症状和体征:一般躯体症状,非定位性神经病理体征,神经系统局灶体征。

2) 护理措施

(1) 神经衰弱综合征:应适当应用安定类抗焦虑药以稳定情绪,解除精神紧张,帮助其睡眠。要理解病人的性格特征以及住院期间的心理状态,保持良好的医患关系,言语要温和,工作耐心细致,既要掌握原则,又要避免简单粗暴。

(2) 情感障碍:可以出现自杀行为或类躁狂状态,疾病逐渐发展可出现情感脆弱、淡漠或强制哭笑,晚期情感淡漠。对有自杀倾向的病人要加强护理,严防自杀。

(3) 妄想状态:病人可以出现夸大妄想、被害妄想、嫉妒妄想、疑病妄想,也可以出现关系妄想、罪恶、被窃妄想。出现上述幻觉妄想症状的病人可出现冲动伤人,应加强护理。

(4) 痴呆:尽量让病人生活自理,不能包办代替。此时护理应采取缓慢、循序渐进的方式。护士发出的指令应简单明了,可先让病人不断复述或用有提示作用的物品加上注释给病人看,耐心地帮助病人领会、记忆,亦可采用示范的方法告诉病人该怎样做、做什么,不可急于求成。

(5) 意识障碍:对意识障碍病人护理时需防止其因意识不清而发生坠床、撞伤、抓伤等意外而加重病情甚至危及生命。在护理过程中宜采取保护性约束的方法来保护病人。约束用具要严加保管,认真交接班。

3) 健康教育:应嘱病人合理饮食,总热量不能过高,预防肥胖;体重超过正常标准者应限制糖类的摄入,经常食用低胆固醇及维生素丰富的食物及含碘食物,尽可能以植物油如豆油、玉米油等为食用油。忌烟酒、咖啡、浓茶及其他刺激性食物,进食勿过饱,同时嘱病人注意劳逸结合或适当参加体力劳动及体育活动,以增强体质。尽量避免病人的激动和烦躁,保证病人足够的休息和睡眠,必要时酌情选用镇静药。注意观察病人的体温、脉搏、呼吸变化,注意预防病人呼吸道感染,加强皮肤护理,预防褥疮的发生。

(七) 常用药物所致的精神卫生问题

很多药物均可引起精神障碍。药源性精神障碍主要有两种形式:①急性中毒:轻者表现为神经症样症状,表现焦虑、抑郁、注意困难及睡眠障碍;重者表现为意识障碍、记忆障碍,对环境的妄想性曲解,幻觉及激动不安。②慢性中毒:表现为智能减退、情绪不稳和人格改变及类精神分裂症、类躁狂样症状。

1. 肾上腺皮质激素所致精神障碍　肾上腺皮质激素多指糖皮质激素。有报道糖皮质激素所致精神障碍的发病率为5%~10%。

1) 护理评估

(1) 精神症状:躁狂抑郁状态,意识障碍,类精神分裂样症状,假性脑瘤状态。

(2) 躯体症状:满月脸、向心性肥胖、毛发增多、皮肤紫纹、无力、易受感染、类似Cushing综合征。另外,还可以出现骨质疏松、消化道溃疡、脂肪肝、高血压、出血倾向、水肿、胰腺炎等。

(3) 依赖与戒断:长期大剂量应用糖皮质激素的病人,可以产生依赖,如果突然停药可以发生戒断症状,出现Addison病危象,伴有兴奋不安、失眠,甚至抽搐、昏迷。

(4) 肾上腺皮质激素所致精神障碍的特点是症状波动性大和症状易变。

2) 护理措施

(1) 兴奋状态:不要让其他人围观,隔离病人可让其单独在专护病房内,以减少病人的兴奋性。对于兴奋、躁动者给予约束,防止出现意外。

(2) 抑郁状态:密切观察病人的病情变化,将病人置于护士的视线之内,病人如果到厕所、走廊,离开病房到其他科室进行检查,应密切观察病情变化,防止出现自杀行为。

(3) 意识障碍:病人的意识障碍多为谵妄状态,病人兴奋冲动伴有紧张性幻觉及妄想,并表现为惊恐不安。对这样的病人应当控制其冲动行为,对妄想涉及的其他病人应及时彻底地分开,防止病人出现意外或对别的病人造成危害,并要及时报告医生,给予及时处置。

(4) 抽搐:多见于Addison病危象时。对抽搐病人应加强护理,在病人抽搐时,一方面要防止病人跌伤,把病人放平于地上或床上,另一方面要防止病人舌咬伤,将压舌板放于病人后磨牙处。病人在抽搐时应适当固定病人肢体,防止病人撞到周围物体或跌于床下,损伤身体。

3）健康教育：应用肾上腺皮质激素出现精神障碍的病人，对服用激素容易出现顾虑。护士应针对病人的这种顾虑，告诉病人这种精神症状的出现是一过性的，是可以治疗的，护士应耐心倾听病人的各种不适感觉主诉，对其不良情绪给予及时疏导，引导病人树立战胜疾病的信心。注意预防感染，如果有感染可应用抗生素治疗。在激素治疗过程中，应留意观察精神障碍的前驱症状，如果发现欣快、失眠、活动增多、不安、烦躁等，应及时报告医生。

2. 降压药所致精神障碍　致精神障碍的降压药主要为利血平、降压灵等药物。

1）护理评估

（1）精神症状：主要是抑郁状态，并呈进行性加重。开始只是兴趣减退、活动减少、失眠，以后可又出现焦虑症状，病人表现为焦虑不安、易激惹、暴躁、恐惧，有时产生自责，最后出现严重的抑郁状态，导致自杀。

（2）躯体症状：病人表现为头痛、头晕、嗜睡、乏力、食欲减退、恶心、呕吐、腹泻、鼻黏膜充血、荨麻疹。长期服用还可以产生消化性溃疡、出血、穿孔或异常泌乳、月经失调、性欲减退、震颤、惊厥。个别病人可以出现血管神经性水肿。

2）护理措施

（1）抑郁状态：服用利血平中毒的病人往往有较重的抑郁症状，对这类病人，护士应将其安排在视野范围内，密切观察病人病情及行为变化，及时发现病人自杀先兆症状，防止病人自杀。

（2）焦虑不安：服用利血平中毒的病人常有焦虑不安情绪，护士要给病人以安慰，许其在病房内来回踱步，表达自己的不安情绪，护士应给病人解释、说明、疏导，最终使病人的不良情绪消除。

3）健康教育：人处于抑郁状态，往往疏于料理个人卫生，护士应该督促病人进行晨晚间个人卫生清理，督促洗漱，照顾病人饮食，对不愿意进食者要劝进食，对拒食者给予鼻饲。鼓励其面对现实、接受现实，积极参加各种工娱活动，使其注意力从自身症状上转移到其他方面，以减轻焦虑及抑郁情绪，使疾病获得缓解。

3. 抗结核药物中毒所致精神障碍　在抗结核药物中，异烟肼（雷米封）容易出现中枢神经系统的毒性反应和显著的精神异常。

1）护理评估

（1）精神症状：主要的精神症状有躁狂状态、意识障碍、类精神分裂症状态、Korsakoff综合征、紧张综合征。

（2）神经系统的症状和体征有周围神经改变、自主神经系统功能障碍、癫痫大发作、代谢性酸中毒、维生素缺乏性皮炎、舌炎，毛细血管脆性增加而易出血，肝损害也常见。

2）护理措施

（1）焦虑不安：服用异烟肼的病人常常有焦虑不安。护士应允许病人表达自己烦躁的情绪，允许病人在病房里来回踱步，发泄自己的负性情绪。护士可以与病人亲切地交谈，改善其不良情绪，鼓励病人参加各种治疗性工娱活动，以转移病人的注意力，减轻焦虑情绪。

（2）兴奋话多：服用异烟肼的病人常常出现兴奋话多。病人情绪高涨、欣快，愿与别人交往，行为轻率。对兴奋的病人，护士最好让其住单人房间，与其他病人隔离开，防止其他病人对病人围观，以减轻病人的兴奋性，必要时给予约束，防止病人受到伤害。护士在与病人交往过程中，应语言亲切，态度和蔼，防止激惹病人。

3）健康教育：合理安排病人的活动与休息，给予病人营养丰富、含有足量蛋白质和维生素的食物。由于用药后常常影响肝脏功能，病人可以有恶心，故食欲差，应鼓励病人进食，必要时喂食。

肺结核久治不愈，且伴有诸多身体不适，病人往往容易产生抑郁情绪，加之抗结核药物毒副作用较大，易引起病人情绪低落。护士在护理过程中，应对病人持同情态度，并及时把这种态度反馈给病人，引导病人正视现实，告诉病人服用抗痨药物所出现的毒副作用，尤其是要克制兴奋，防止行为轻率，在与异性交往过程中，更应慎重，防止犯错误。

三、常见精神疾病病人的家庭护理

家庭护理是现代精神卫生的工作必然趋势。我国精神卫生工作从封闭式向开放式服务发展，社区精神卫生保健有了很大发展，已是精神医学重要的组成部分。现已开展了新型的“家庭社会防治”，建立了精神病人家庭病房，病人可以在家庭环境中接受医疗和护理，同时发挥社区基层医护人员与精神科专业人员相结合的作用，促进病人恢复健康，提高他们社会适应的能力，并管理了社会上散在的精神病人，延缓了精神疾病复发，维持了社会秩序，增强了安定团结。做好精神病人的家庭护理，需要医护人员向病人家属宣讲护理精神病的知识和方法，介绍服药的方法及注意事项，帮助病人家属掌握生活护理和预防意外的基本知识，做好家庭病房医疗护理工作的计划与分工，定期上门巡诊，调整治理方案等。

（一）精神疾病病人特殊状态的家庭护理

1. 攻击行为的护理

（1）有严重冲动、破坏行为的病人，应专人护理，注意安全，根据病情采取相应的保护措施。

（2）仔细观察病情变化，防止由于突然冲动破坏行为而产生伤人、毁物等意外。

（3）清除病室内一切危险物品，做好安全检查。

（4）在家中遇到严重冲动、破坏行为的病人要给予保护性约束。约束时要定时更换体位，查看是否有损伤，约束是否过紧等，发现问题及时处理，必要时及时住院。

（5）多给病人高糖、易消化的饮食及足够的水分，保持大小便通畅。

（6）认真观察病人的反应，及时同医生联系，症状缓解后，可做适当的心理护理。

2. 自杀、自伤的护理

（1）凡有自杀、自伤企图的病人应控制在家属的视线之内，由专人看管监护，保证安全，必要时送医院诊治。

（2）密切观察病情变化，做到心中有数。发现病人有某种可疑迹象时，及时采取有效措施随时严加防护。

（3）随时清理危险物品，病人离开房间时家属必须伴随，禁止病人单独活动。

（4）从医院取回来的药不得交给病人，应由家属保管。家属每天将药物按时按量给病人服用，每次服药后应观察病人是否真的将药物咽下，防止病人藏药。有的病人将每次的药物积攒在一起，一次吞服以达到自杀的目的。妥善保管好精神药物是防止病人自杀的有效措施。

（5）及时掌握病人在不同时期的异常心理活动、病情变化、饮食及睡眠等情况，耐心做好病人的心理护理，使其增强战胜疾病的信心。

3. 拒服药或藏药病人的护理

(1) 耐心地向病人解释服药的必要性，动员劝说病人将药服下。

(2) 指导家人监督病人确实将药服下。

(3) 对坚决拒服药的，可将药研碎混入食物中服下，必要时用鼻饲喂药或使用长效针剂。

(4) 对因不能忍受药物不良反应而拒服药的，要及时解除不良反应。

（二）精神疾病病人康复期的家庭护理

1. 坚持药物维持治疗　使病人和家属了解药物治疗对预防病情复发、恶化的重要意义，学习有关精神药物的知识，学会识别常见药物的不良反应及简单自我处理。大量药物应由家人或社区康复站保管，按时按量给病人服用，以防误服发生意外。

2. 日常生活行为训练　日常生活行为训练主要从满足基本生理需要开始，培训病人自己处理个人卫生、饮食、衣着、排便等，坚持每日数次，要手把手地教导和训练。在训练过程中，结合奖励刺激，强化有益的行为。

3. 家庭生活技能训练　大部分病人经过治疗后，都将回归家庭，如果能学习到有关家庭生活的某些技能，对改善其家庭职能、家庭关系及取得家庭支持可起到重要作用，有利于促进心理与康复。

4. 人际交往技能训练　精神病人的交往技能训练包括如何正确的表达乐感（肯定的感受）或不乐感（否定的感受），如何正确地做出积极请求和寻求帮助等，教会病人交谈技巧包括交谈时的目光对视、体态、姿势、动作、面部表情、语调变化、声音大小、语速快慢及精力是否充沛等。

5. 行为康复训练　是使病人在社会中获得就业技能的训练。主要分为两个部分：一部分是本身无职业或病后劳动能力降低的，适合在康复站内、福利工厂和农场为其安排简单劳动作业；另一部分是病前有职业或康复后能力恢复需再就业的人员，训练的内容就是训练病人根据自身条件限定求职范围，寻求合适的工作目标，如何写求职申请表，求职时衣着、装饰、交谈等与就业有关的各种技能。

6. 现实认知能力训练　适用于老年精神病人和慢性精神衰退的病人。向他们介绍现实的情况，如天气、日期、季节；准备不同的水果，让他们叫出名称、品尝味道；对大自然中植物、动物、鸟声的认知等，训练其认知能力，以提高生活的乐趣和生活的质量。

7. 心理护理　指导病人正确对待社会偏见，经常向家属，学校，工作单位领导宣传，使他们对精神病人有正确认识，给病人更多关爱。指导家属正确对待精神病人，不歧视精神病人，要向家属、单位领导和周围群众做说服解释工作，争取社会舆论的谅解与家属的合作。

（三）精神疾病病人意外事件的处理

防范意外事件最重要之处是了解病人的病情变化。家属要了解病人是哪一种类型的精神病，了解这种精神病可能发生哪些意外。如果病人患有精神分裂症并有幻听症状，就要了解病人幻听的内容是什么，大约在什么时间出现比较多，病人对幻听的反应如何；对有妄想的病人要了解病人的妄想是什么，有无“固定的妄想对象”。只有掌握了病人的精神症状才能有的放矢地采取防范措施。

1. 自杀

(1) 精神症状支配下自杀:对于受被害妄想、自罪妄想、幻听等精神症状支配有自杀观念和(或)行为的病人,要加强精神疾病的治疗,加强监护,要将家中刀、剪、绳索以及药物等危险物品收藏好,检查病人身上及周围环境中有无危险物品,避免发生意外。

(2) 因抑郁自杀:对于抑郁症病人要严防自杀,要注意观察病人的情绪变化,如发现病人有烦躁不安、睡眠不佳、行为反常或有安排“后事”的迹象时,应引起警惕。一方面要安慰病人,另一方面要随时有人陪伴病人的身边,同时应及时带病人到医院就诊。

2. 冲动、攻击行为　一些病人易激惹,常为一点小事大发脾气,甚至出现攻击行为,致伤人毁物。对这样的病人,家属要注意避免与其发生冲突,病人情绪激动时要善于转移其注意力,缓和周围气氛,如控制不了应尽快将病人送往医院。有的病人性格内向,不暴露思维内容,这样往往无法了解病人的情况,这类病人发生意外事件的危险性更大。应根据这类病人情感的流露、行为举止表现来判断病情变化,采取相应的防范措施。另外在护理精神病人时,也应有保护自己的意识,避免与病人发生冲突,处理问题要灵活机动。接触病人时不应站在病人正前方,自己站的位置要有迂回的余地,以防止病人冲动时自己受到伤害。

(四) 精神分裂症病人的护理

1. 护理评估　精神分裂症是一组病因未明的重性精神病,多起病于青壮年,常有感知、思维、情感、行为等多方面的障碍和精神活动的不协调。病人一般无意识障碍和智力缺损,病程多迁延。

精神分裂症以综合治疗为原则。

(1) 对急慢性病例要采取积极治疗措施,抗精神病药物治疗已为目前首选治疗措施。

(2) 在药物治疗的同时配以康复治疗,如音乐治疗、体育治疗等。

(3) 在疾病的缓解期以及恢复期采用适当的心理治疗,发挥病人在治疗中的主观能动性,增强其战胜疾病的信心,帮助病人提高对自身疾病的认识,督促其进行定期门诊复查,并做好家庭随访工作。

(4) 对有精神缺损和衰退的病人,要训练他们的劳动和生活能力,使之将来能够尽快重返社会。

2. 护理措施

(1) 社区护士应注意帮助病人重新建立与社会、家庭成员及家庭周围环境的接触,制定作息制度,使其生活规律,逐渐正常化。

(2) 每天给病人安排一系列有益的活动及工作,重新培养社会技能、生活技能、职业技能及进行体育锻炼。

(3) 鼓励病人广交朋友,尽量为病人提供一个和谐、友好、随和的气氛和环境。

(4) 鼓励、教育病人树立信心,战胜疾病。

(五) 躁狂症病人的护理

1. 护理评估　躁狂症是情感性精神障碍的一种发作形式,以情感高涨、思维奔逸以及言语动作增多为典型症状。本病有复发倾向,病程呈发作性特点,两次发作之间病人精神状态基本正常,病程长短不一,预后一般较好。

(1) 心境高涨:病人表现轻松、愉快、兴高采烈,喜形于色的神态。心境高涨,与内心体验和周围环境相协调，具有感染力，情绪反应不稳定、易激惹。可因细小琐事或意见遭驳斥、要求未满足而暴跳如雷，可出现破坏或攻击行为，有些病人躁狂期也可出现短暂心情不佳。

(2) 思维奔逸：联想过程明显加快，概念接踵而至，说话声大量多，滔滔不绝。因注意力分散，话题常随境转移，可出现观念飘忽、音联意联现象。

(3) 自我评价过高：在心境高涨背景上，自我感觉良好。往往过高评价自己的才智、地位，自命不凡，可出现夸大观念。

(4) 精神运动性兴奋：躁狂病人兴趣广，喜热闹、交往多，主动与人逗乐，爱管闲事，打抱不平。病人虽终日多说、多动，甚至声嘶力竭，却毫无倦意，精力显得异常旺盛。

(5) 其他：食欲、性欲一般是增强的，睡眠需求减少。

2. 护理措施

(1) 提供安全和安静的环境，以免病人受到环境方面的影响，而更加躁动不安。

(2) 维持适当的营养、休息和个人卫生。

(3) 协助病人参与建设性活动发泄过剩精力，如转移病人注意力仍无法避免病人破坏性行为时，可在医护人员与病人达成一致意见前提下，进行保护性约束和隔离，协助病人增加自我控制能力。

(4) 协助病人正确面对疾病，学习应对技巧。让病人实际去体验和描述内心的想法，与病人建立治疗性人际关系。

(5) 协助病人维持用药。了解病人无法持续用药的困难，针对个体进行帮助、分析，并设法解决。

(六) 老年痴呆病人的护理

1. 护理评估　老年期痴呆是指发生在老年期由于大脑退行性病变、脑血管性病变、脑外伤、脑肿瘤、颅脑感染、中毒或代谢障碍等各种病因所致的以痴呆为主要临床表现的一组器质性疾病所致的精神障碍。老年期痴呆主要包括阿尔茨海默病(Alzhei mer's disease，AD)、血管性痴呆、混合性痴呆和其他类型痴呆。以AD和血管性痴呆为主，约占全部痴呆的70%～80%。AD和血管性痴呆在临床上存在一些差异。以AD的病情演变，一般分为三期：

第一期，遗忘期：①首发症状为记忆减退，尤其是近期记忆。②语言能力下降。③空间定向不良，易于迷路。④抽象思维和恰当判断能力受损。⑤情绪不稳，情感可较幼稚。⑥人格改变，对周围环境兴趣减少、对人缺乏热情，敏感多疑。病程可持续1～3年。

第二期，混乱期：①完全不能学习和回忆新信息。②注意力不集中。③定向力进一步丧失，常去向不明或迷路，失语、失用、失认、失写、失计算。④日常生活能力下降。⑤人格进一步改变，如兴趣更加狭窄，对人冷漠，缺乏羞耻感和伦理感，不修边幅，随地大小便，出现本能活动亢进，甚至发生违法行为。⑥行为紊乱，无目的徘徊，出现攻击行为等。本期是护理中的困难时期，多在起病后的2～10年。

第三期，极度痴呆期：①生活完全不能自理，两便失禁。②智能趋于丧失。③无自主运动，缄默不语，成为植物人状态。病人常因吸入性肺炎、压疮、泌尿系感染等并发症而死亡。该期在发病后的8～12年。

2. 护理措施

1) 日常生活护理

（1）老年期痴呆病人的日常生活护理包括穿着、进食、睡眠、排泄、皮肤护理等。

（2）自我照顾能力的训练，对于第一期、第二期痴呆病人，应尽可能给予自我照顾的机会，并进行生活技能训练，以提高老年人的自尊。鼓励并赞扬其尽量自理的行为。

（3）病程进入第三期应专人护理，注意翻身和营养的补充，防止感染等并发症的发生。常见的护理问题有排便障碍（便秘、尿潴留、大小便失禁）、自杀及自伤、冲动行为、外走、睡眠障碍、感染（呼吸道感染、皮肤褥疮的感染、尿潴留所致的泌尿系感染）等。

2）用药护理

（1）全程陪伴：老年人服药时必须有人在旁陪伴，帮助病人将药全部服下，以免遗忘或错服或在无人看管时将药吐掉。

（2）重症老年人服药：吞咽困难的病人最好研碎后溶于水中服用；昏迷的病人由胃管注入药物。

（3）观察不良反应：要细心观察病人的不良反应，及时报告医生。

（4）药品管理：把药品管理好，放到病人拿不到或找不到的地方。

3）智能康复训练

（1）记忆训练：帮助其认识生活中的人和事，以恢复记忆并减少错误判断；对容易忘记的事或经常出错的程序，设立提醒标志。

（2）智力锻炼：进行拼图游戏，对一些图片、实物、单词做归纳和分类，进行由易到难的数字概念和计算能力训练等。

（3）理解和表达能力训练：在讲述一件事情后，提问让老年人回答，或让其解释一些词语的含义。

（4）社会适应能力的训练：结合日常生活常识，训练老年人自行解决日常生活中的问题。

4）安全护理

（1）提供较为固定的生活环境，外出时佩带标志，以助迷路时被人送回。

（2）防止病人跌倒、烫伤、烧伤、误服、自伤或伤人等意外的发生。

5）心理护理

（1）多陪伴、关心、开导、安慰、支持、鼓励老年人。

（2）维护老年人的自尊，多鼓励、赞赏、肯定，切忌使用刺激性语言。

（3）不嫌弃老年人，以实际行动温暖老年人的心灵。

（4）教会照顾者和家属自我放松方法，给照顾者以支持、指导鼓励。

6）健康指导

（1）及早发现痴呆，宣传痴呆的预防知识和痴呆早期症状，做到早期诊断。

（2）早期预防痴呆，预防要从中年开始，积极用脑、劳逸结合，培养广泛的兴趣爱好和开朗性格。多吃富含锌、锰、硒、锗类的健脑食物，如海产品、贝壳类、鱼类、乳类、豆类、坚果类等，适当补充维生素E，戒烟限酒，不用铝制炊具，积极防治高血压、脑血管病、糖尿病等慢性病。许多药物能引起中枢神经系统不良反应，包括精神错乱和倦怠，尽可能避免使用镇静剂。

第四章　社区急救护理

凡是可能出现在大型综合性医院急诊室的各种病症都可能出现在社区。社区紧急救护是指对在社区内发生各种急症、遭受各种意外伤害以及中毒等情况的病人采取紧急抢救措施，包括现场急救以及监护转运。尽管社区急救是短暂的、应急的，但如果没有正确、快速的急救措施，危重病人难以起死回生。社区护士比医院急诊室的医护人员更加接近现场，更早接触伤员。因此社区护士不但要掌握相关的院前急救知识，而且要有独立处理急性事件的能力，还要将院前急救知识普及到社区居民，及早发现病情积极进行自救，对于提高社区急诊病人的抢救率，提高病人的生存几率和生命质量具有重要意义。

社区急救具有社会性强、随机性强、时间紧急、病种复杂多样、急救条件有限等特点，因此要求社区医护人员应具有敏捷的观察能力，丰富的医疗知识以及经验，娴熟的诊疗技能，全方位提高社区急救的工作质量。

社区急救的原则：

(1) 先复苏后固定：当遇有心跳呼吸骤停伴有骨折的病人，应首先采取人工呼吸和胸外按压等心肺复苏技术，恢复其心跳、呼吸，而后再固定骨折部位。

(2) 先止血后包扎：当遇有大创口并伴有大出血的病人，应首先采用指压、止血带或药物等方法止血，而后再消毒创口进行包扎。

(3) 先重伤后轻伤：当接诊的病人中，有病情垂危者和病情较轻者时，应优先抢救危重病人，而后抢救病情较轻的病人。

(4) 先救治后运送：当接诊急诊病人时，社区护士应把握最佳抢救时机，及时给予病人有效救护措施，维持其生命体征，而后再准备转院治疗。在转院途中，仍要积极给予抢救措施，严密观察病人病情变化。

一、社区常见急症的救护

(一) 心脏骤停

1. 护理评估

1) 病因评估

(1) 冠心病：急性冠状动脉供血不足或急性心肌梗死常引发室颤或心室停顿，是造成成人心脏骤停的主要原因，其中70%死于院外，大多数发生在急性症状发作1小时内。

(2) 心肌病变：急性病毒性心肌炎及原发性心肌病常并发室性心动过速或严重的房室传导阻滞，易发生心脏骤停。

(3) 主动脉疾病：主动脉瘤破裂、夹层动脉瘤、主动脉发育异常，如马凡综合征、主动脉瓣狭窄。

(4) 呼吸停止：如气管异物、烧伤或烟雾吸入致气道组织水肿、溺水和窒息等所致的气道阻塞、脑卒中、巴比妥类等药物过量及头部外伤等均可致呼吸停止。

(5) 严重的电解质与酸碱平衡失调：体内严重的缺钾和严重的高钾均可致心脏骤停。

(6) 药物中毒或过敏：锑剂、氯喹、洋地黄类、奎尼丁等药物的毒性反应可致严重心律失常而引起骤停。

(7) 各种原因引起的休克。

(8) 外伤及电击伤。

(9) 有机磷农药、鼠药等中毒。

2) 病情评估

(1) 症状与体征:①意识丧失常伴有抽搐;②心音及大动脉搏动消失;③呼吸困难或停止;④瞳孔散大;⑤发绀。

(2) 心电图特征:①心室颤动:心室肌发生快速而极不规则、不协调的连续颤动。ECG表现QRS消失,代之为室颤波,频率为200～500次/分。此型为心脏骤停最常见,约占80%,复苏成功率最高。②心室静止:心室肌完全丧失了收缩活动,呈静止状态。ECG表现是一直线或仅有心房波,多在心搏骤停3～5分钟时出现。③心电-机械分离:是缓慢而无效的心室自主节律。ECG表现间断出现逐步增宽的QRS波群,频率多为20～30次/分或以下。

以上三种心电图类型及其心脏活动情况虽各有特点,但心脏丧失有效泵血功能导致循环骤停是共同的结果。

2. 救护原则　对于心脏骤停病人,社区护士应在第一时间内给予有效的心肺复苏抢救技术,增加机体重要器官的供血,尤其要保证脑供血,以提高病人生还的几率,降低并发症的发生。

3. 护理措施

(1) 确认病人心搏、呼吸停止后,立即平卧,将其安置为复苏体位,实施心肺复苏术。如有条件,提倡尽早用有储氧袋的面罩呼吸囊辅助呼吸,以节省人力,保证供给气体中有充足的氧气。

(2) 迅速建立静脉通道,首选近心端或中心静脉给药,其次是行气管内给药,其给药剂量是静脉内给药的2～2.5倍。

(3) 遵医嘱给予抢救药物,一般心脏骤停的首选药物是肾上腺素,用法为1 mg,静脉注射,3～5分钟可重复使用。对于室性心律失常病人,常用药物为利多卡因每千克体重1.0～1.5 mg,静脉注射,维持量每分钟1～3 mg。利多卡因过量会出现病人反应迟钝,烦躁、抽搐以及心率变慢等现象,社区护士应注意观察病人用药后的反应。给病人使用升压药时应注意给药局部是否有渗出和各给药管道是否通畅。多种药物静脉维持时应注意配伍禁忌,碳酸氢钠和肾上腺素不能同时在一条静脉上使用。

(4) 给予冰袋降低病人头部的温度,降低脑耗氧。

(5) 做好转院准备,一般心脏骤停病人均需要转入综合性医院接受脑复苏治疗。转院过程中,护士应密切观察病人病情变化,继续提供必要的抢救措施,不应中断吸氧等一般急救措施。

(6) 抢救过程应及时做好记录,包括复苏开始时间、用药、抢救措施、病情变化等情况,为病人转入综合性医院接受进一步治疗提供参考依据。

(二) 昏迷

1. 护理评估

1) 病因评估

(1) 神经系统疾病：社区居民中患有脑瘤、脑血管疾病、脑炎、癫痫或脑部受到严重外伤者易出现昏迷情况。

(2) 内科疾病：各种中毒、糖尿病病人机体内环境紊乱、年老体弱者经受刺激后容易出现昏迷。

2) 病情评估

(1) 询问病史：①了解昏迷的起始及被发现的过程，为进一步诊治提供线索。②了解昏迷的伴随症状，有助于诊断病情。昏迷伴有脑膜刺激症状，常见于脑膜炎、蛛网膜下隙出血等；伴抽搐者常见于高血压脑病、子痫等；反复头痛、呕吐伴有偏瘫，常见于脑出血、脑外伤、颅内血肿等。③注意病人发生昏迷时的年龄及季节。有高血压病史的中老年病人，应想到脑出血的可能，青壮年出血性脑血管疾病者，以脑血管畸形为多。年幼者在春季以流脑多见，夏秋季则常见于中毒性菌痢、乙型脑炎等。④了解病人有无原发疾病、局部感染及既往发作史。⑤注意昏迷现场有无安眠药、农药等遗留。⑥了解病人的思想、生活情况，平时有无精神刺激及服用安眠药的习惯等。

(2) 判断昏迷程度：昏迷量表的使用，目前通用的格拉斯哥昏迷分级(Glasgow comascale，GCS)计分法检查，判断昏迷病人的昏迷程度。该量表根据病人的睁眼反应、语言反应和运动反应来判断昏迷程度，总分 15 分，最低 3 分，13～14 为轻度意识障碍，9～12 为中度意识障碍，3～8 为重度意识障碍(表 4-4)。

表 4-4 Glasgow 昏迷量表

睁眼反应	语言反应	运动反应
自动睁眼 4	回答切题 5	按吩咐动作 6
呼唤睁眼 3	回答不切题 4	疼痛刺激时有定位动作 5
刺激睁眼 2	胡言乱语、用词不当 3	疼痛刺激时有逃避动作 4
任何刺激不睁眼 1	含混的发音 2	疼痛刺激时有屈曲动作 3
	无语言能力 1	疼痛刺激时有过伸动作 2
		疼痛刺激时无任何反应 1

(3) 观察生命体征：①体温：体温升高表示有感染病灶或者是中枢性高热，体温下降可能是病情好转或周围循环衰竭，老年人严重感染时体温也可不升。

②脉搏：昏迷伴有脉搏变慢，可见颅内压增高、房室传导阻滞等；脉搏增快可见于高热或感染性疾病等；脉搏先慢后快伴有血压下降，可见于脑疝压迫脑干、延脑生命中枢衰竭，提示预后不良。

③呼吸：呼吸深而慢，脉搏慢而有力，血压增高，为颅内压增高的表现；昏迷晚期或脑干麻痹时中枢性呼吸衰竭，可出现潮式呼吸、失调性呼吸、叹息样双吸气呼吸等。

④血压：血压急剧上升常见于脑出血、子痫、高血压脑病；血压急剧下降可见于急性失血、心肌梗死、巴比妥类药物中毒、糖尿病昏迷、中毒性菌痢、中毒性肝炎、药物过敏反应等。

⑤意识与瞳孔：意识障碍的情况常作为正确理解颅脑损伤程度和判断预后最有价值的临床症状之一。脑震荡的意识短暂丧失又恢复，一般不超过 30 分钟，如果意识障碍时间延长，则可能有脑挫伤。如脱水治疗后意识障碍逐渐加重，则提示脑受压、颅内血肿可疑。昏迷程度加深，瞳孔不等大(患侧缩小)，对光反射迟钝，以后瞳孔散大，对光反射消失，呼吸不

规则，脉搏快慢不均，血压不稳定等，均为颅内压增高、脑疝的表现，提示预后不良。

2. 救护原则　接诊昏迷病人时，社区护士应注意把握以下急救原则：尽力维持生命体征，避免各脏器的进一步损害，进行周密的检查来确定意识障碍的病因，迅速采取有效的措施，积极挽救生命。

3. 护理措施

(1) 社区护士应密切观察病人的病情变化，根据病人病情的严重程度，确定意识、瞳孔、体温、脉搏、呼吸、血压的观察测量时间，昏迷初期病情严重者测量时间每15～30分钟1次；病情较轻者可0.5～1小时测1次。病情稳定者可逐渐延长观察间隔时间，如每4小时一次。测定结果应及时准确记录，并观察昏迷和清醒的时间，为需转入综合性医院接受进一步治疗的病人提供诊断及治疗依据。在观察过程中，社区护士尤其应注意其GCS指数变化，如发现指数迅速下降，则提示中枢神经系统继发性损害的可能，即可能病人此时发生脑水肿、脑出血以及脑缺血等。必须迅速及时报告社区医生，配合医生给予病人及时的抢救措施，并做好转院准备。

(2) 对于昏迷病人，保持呼吸道通畅尤为重要。社区护士接诊时，对昏迷病人施行呼吸监护，给予病人平卧位，尽量避免搬动，头偏向一侧，立即检查其口腔、喉部和气管有无梗阻，并用吸引器吸除分泌物，予吸氧。注意观察病人呼吸幅度变化、口唇指甲是否有发绀。若有，则提示病人有缺氧征象，必要时进行气管插管，给予加压给氧。

(3) 迅速建立静脉通道，根据病人病情给予相应的输液治疗，并注意维持病人血压在正常范围内。若血压下降，应及时给予多巴胺和间羟胺(阿拉明)类药物，病人平均血压应维持在80 mmHg或以上。

(4) 社区护士应注意监测病人机体电解质、酸碱以及渗透压的变化，采取相应措施以维持三者平衡。

(5) 昏迷病人常伴有脑组织缺血、缺氧以及脑水肿，脱水疗法很重要。常用20%甘露醇125～250 ml静脉快速滴注，每日2～3次。合并有心功能不全者，也可用呋塞米(速尿)。外伤引起的脑水肿，可酌情考虑短期静滴地塞米松或氢化可的松。社区护士应注意，在给予病人脱水期间，及时补充血容量，防止发生肾衰竭。

(6) 采取有效措施降低脑部温度，可以降低脑耗氧量及脑的代谢率，提高脑部对缺氧的耐受性。常用降温措施有冬眠疗法配以头部物理降温。冬眠合剂是氯丙嗪50 mg，哌替啶100 mg，用等渗盐水混合至20 ml，首次用量10 ml肌内注射，再根据体温情况隔4～6小时肌内注射5 ml，将体温控制在37℃以下。同时局部可用冰帽或冰袋给予辅助降温。冬眠低温疗法的有效标志是：镇静好、但呼之能应、病人对物理降温无御寒反应，体温控制在预定范围内(肛温降到33℃)。

(7) 社区护士还应注意昏迷病人的营养支持。病人昏迷期间，营养供给主要通过静脉输液给予，应保证每日给予病人机体6 280～8 370 kJ的热量支持。病人清醒后，能吞咽者可少量多次喂以易消化的食物。如病人吞咽困难或不能吞咽，则可鼻饲牛奶、豆浆或混合奶，也可喂食菜汤、肉汤等。维生素B族有营养神经的作用，应给予补充。

(8) 对于昏迷病人，应勤翻身、勤按摩，必要时留置导尿管，以防止吸入性肺炎、泌尿系感染和压疮。

（三）休克

1. 护理评估

1）病因评估

（1）低血容量性休克：见于严重创伤、大出血、严重呕吐、严重烧伤等情况；

（2）心源性休克：见于急性心肌梗死、严重心肌炎、心律失常等情况。

（3）感染性休克：见于严重感染、体内毒性产物吸收所致。

（4）过敏性休克：见于药物过敏。

（5）神经源性休克：见于外伤、骨折等情况。

（6）梗阻性休克：见于张力性气胸、肺栓塞、严重外伤等情况。

2）病情评估

（1）症状和体征：①早期面色苍白，主诉有口渴、皮肤出冷汗，脉搏加快，脉压减少，尿量轻度减少等。②中期可出现神志淡漠或躁动不安，呼吸急促，面色苍白或发绀，脉搏细弱（>120 次/分），收缩压下降至 70～90 mmHg 以下。③晚期病情进一步加重，可昏迷、点头样呼吸，皮肤出现紫斑、花纹，四肢厥冷，脉搏细弱数不清，收缩压下降至 60 mmHg，甚至测不到，少尿或无尿。

（2）特征性表现

①低血容量性休克：有创伤、胃肠道出血或大量体液丢失（腹泻、呕吐）；血压早期正常，晚期下降；外周静脉塌陷，脉压变小；血流动力学改变，中心静脉压、肺毛细血管楔压和心排血量降低，外周血管阻力增加。

②心源性休克：有心律失常、心肌梗死病史；心脏疾病的症状和体征，心力衰竭时出现端坐呼吸、双肺底湿啰音及心尖部听诊有奔马律；血液动力学改变：心排血量降低，中心静脉压、肺毛细血管楔压升高，外周血管阻力增加。

③梗阻性休克：肺栓塞时出现剧烈胸痛、呼吸困难、颈静脉怒张、肝肿大、压痛等。心包填塞病人可出现奇脉，听诊心音遥远。

④感染性休克：有发热、寒战；早期四肢皮肤温暖、血压正常或偏高，心动过速；晚期四肢皮肤湿冷，血压下降。

⑤过敏性休克：接触某种过敏原后迅速发生呼吸困难、皮肤红肿或发绀、心动过速和低血压等。

2. 救护原则　休克属于一种急危重症，一旦确诊，须立即采取有效救护措施。一般抢救原则是迅速解除致休克因素、尽快恢复有效循环血容量，纠正微循环障碍，改善心脏功能和恢复正常代谢。社区护士应准确理解并掌握抢救原则，在实际抢救过程中，根据病人病情变化，选择正确的抢救措施。

3. 护理措施

1）一般护理

（1）将病人安置在社区卫生服务中心诊室内，室温保持在 22℃～28℃，空气湿度控制在 70%左右。

（2）设专人护理，社区护士不得擅自离开病人，密切观察病人病情变化，建立护理病历，详细记录用药过程及病情监测情况。保证每 5～10 分钟重复测量病人生命体征 1 次，直至病情平稳。

(3) 给予病人休克体位，头和身躯抬高 20°～30°，下肢抬高 15°～20°，松解病人紧身的领口、衣服，使其平卧。该体位有助于增加病人肺活量和静脉回心血量。

(4) 大多数病人有体温下降、怕冷等表现，需适当保暖。可采用加盖棉被、毛毯等方式，切忌使用热水袋和电热毯给予病人加温，因体表加温可使皮肤血管扩张，增加局部组织细胞耗氧量，破坏机体调节作用，减少生命器官的血液供应，对纠正休克不利。但感染性休克持续高热时，可采取适当的降温措施。

(5) 休克病人都有不同程度的缺氧症状，应给予吸氧。可采用鼻塞或面罩给氧法，吸入氧的浓度为 40%左右，氧流量约为每分钟 2～4 L，重度休克病人氧流量应控制在每分钟 4～6 升。社区护士应注意，在给予病人氧气吸入之前，应及时松解病人紧身的衣领口、衣服，检查病人的口咽部有无异物、分泌物和呕吐物，若有，及时清除，以免影响吸氧效果。如遇到伴有舌后坠、颅底骨折、咽部血肿、气道灼伤、喉头水肿、颈部血肿及严重的胸部创伤的病人，为防止出现气道梗阻，应尽早给予气管插管或气管切开。

2) 输液护理

(1) 迅速建立两条静脉通道，尽快给予静脉输液，必要时可采取中心静脉置管输液。静脉穿刺常规选择大隐静脉、头静脉、贵要静脉或正中静脉。深静脉适宜快速输液，浅静脉适宜均匀而缓慢地滴入血管活性药物或其他需要控制滴速的药物。

(2) 护士于输液前后应认真执行查对制度，输液瓶上应写出病人床号、姓名、药名及剂量等。

(3) 严格观察病人病情变化，根据血压及血流动力学监测结果，随时调整液体种类和输液速度，晶体液和胶体液交替输入，低血容量性休克且无心脏疾病的病人，速度可适当加快，老年人或心肺疾病病人速度不宜过快，避免发生急性肺水肿和心力衰竭。

(4) 用药繁多时应注意药物间的配伍禁忌、药物浓度及滴速，及时观察药物的不良反应和毒副作用。

(5) 抢救过程中常有大量的临时口头医嘱，用药后及时记录。

(6) 准确记录病人 24 小时液体出入量，为后续补液计划的制订提供参考依据。

(四) 高热

1. 护理评估

1) 病因评估

(1) 感染性发热：以细菌和病毒感染较常见，占发热的大多数，包括各种急慢性传染病和局部或全身感染。社区居民发生高热以此原因多见。

(2) 非感染性发热

①中枢性发热：见于脑外伤、脑出血、脑肿瘤等。由于体温调节中枢直接受到损害而发生高热。

②变态反应性发热：如药物热、静脉输液中含有致热原等，主要是由于抗原-抗体复合物激活白细胞释放内生致热原所引起。

③内分泌疾病：见于甲亢、嗜铬细胞瘤高血压发作。

④物理因素：如夏季中暑，可因体温调节中枢功能障碍而引起高热，同时伴有温度高、通风不良或在强体力劳动时尤为多见。

2) 病情评估

(1)详细了解病人病史:通过病史询问,了解发热的特点、性质及伴随症状,寻找发热的可能原因和诱因。

(2)急性感染性高热的特点:突然起病,热程小于2周;伴有或不伴有寒战的发热;呼吸道症状明显,如咽痛、流涕、咳嗽;全身不适感,伴肌肉痛或关节痛、头痛;可有恶心、呕吐及腹泻;或伴有淋巴结肿大。

(3)超高热危象的早期发现:凡遇高热病人出现寒战、脉搏快、呼吸急促、烦躁、抽搐、休克、昏迷等,应警惕超高热危象的发生。

2. 救护原则　社区医院中就诊的高热病人并不少见,在病人高热病因尚不明确前,不可轻率应用退热药和抗生素,以免掩盖病情,贻误抢救时机。社区护士应本着对因治疗的救护原则,尽快协助医生查明发热原因,给予相应护理措施。

3. 护理措施

(1)一般护理:使病人卧床,安静休息,减少活动量,降低机体消耗。

(2)补充能量:可给予静脉滴注维生素,口服白糖水等护理措施。高热病人迷走神经兴奋性降低,胃肠活动减弱,消化吸收功能差,同时机体分解代谢率增加,水分和营养物质大量消耗,致使入量不足、营养缺乏,因此,应适当给予高热能、高蛋白的流质或半流质饮食,鼓励病人多饮水,或经静脉补充水分、营养物质及电解质。

(3)物理降温:可用冰袋冷敷头部或置于腋下、腹股沟、颈部等大血管处,每10～15分钟更换1次。体温超过39.5℃时,给予温水擦浴,用30～39℃温水擦四肢,50%乙醇擦浴或用1%冷盐水灌肠。在给予病人乙醇擦浴前,社区护士应详细询问病人疾病史,对于有血液疾病或凝血功能障碍的病人,应禁用乙醇擦浴法。

(4)严密监测病人病情:尤其注意对其体温的监测,应每4小时测体温1次,待体温恢复正常后,可改为每8小时1次。并应注意监测病人水盐代谢情况,观察病人有无脱水及电解质紊乱,及时补充水分,给予相应的治疗措施。

(5)小儿护理:对于小儿病人,应预防其发生高热惊厥。

(6)其他护理:做好口腔、皮肤护理,防止在机体抵抗力降低时并发其他感染。

(五)抽搐

1. 护理评估

1)病因评估

(1)脑部疾病

①先天性疾病:结节性硬化、脑穿通畸形、小头畸形等。

②颅脑肿瘤:原发性或转移性肿瘤。

③颅脑外伤:产伤、颅内血肿、脑挫裂伤及各种颅脑复合伤等。

④颅内感染:各种细菌性、病毒性、真菌性及寄生虫性高热所引起的颅内炎症。

⑤脑血管病:脑出血、脑蛛网膜下隙出血、脑梗死、脑动脉瘤、脑动静脉畸形及脑动脉粥样硬化等。

⑥变性疾病:多发性硬化、早老性痴呆等。

(2)全身或系统性疾病

①缺氧:窒息、缺氧及一氧化碳中毒等。

②代谢疾病:低血糖、低血钙、碱中毒、水潴留等。

③内分泌疾病：甲状旁腺功能减退、糖尿病等。

④心血管疾病：阿－斯综合征、二尖瓣脱垂、高血压脑病等。

⑤中毒性疾病：有机磷、中枢兴奋药及某些重金属中毒等。

⑥其他：如风湿性疾病、子痫等，神经官能症，如癔症性抽搐。

2）病情评估

（1）主要症状

抽搐的类型：①全身性抽搐：呈现全身骨骼肌痉挛；②局限性抽搐：指躯体某一局部的连续性抽动，大多见于口角、眼睑、手、足等部位。

抽搐的伴随症状：①癫痫大发作常伴有意识障碍和大小便失禁；②破伤风有角弓反张、苦笑面容、牙关紧闭等；③颅内病变常有意识障碍、精神症状、颅内高压症等。

（2）主要体征

①癫痫发作时的抽搐可出现心率增快、血压升高、呼吸暂停、皮肤青紫、支气管分泌物增加、瞳孔散大、对光反射消失等。

②低钙性抽搐可有心电图变化，如 ST 段平坦、延长、T 波直立等。

③心源性抽搐可有心音及脉搏消失，血压下降，心律紊乱等。

2. 救护原则　社区护士在接诊抽搐病人时，应首先采取有效措施防止病人发生自伤行为，而后协助医生诊治抽搐症状。

3. 护理措施

（1）将病人置于安全处，解开衣扣，保持呼吸道通畅、防止窒息。社区护士应注意抽搐病人极易将舌咬伤，发生意外，可用纱布裹好的压舌板置于上下磨牙间。若牙关紧闭者，不要强行撬开。病人抽搐时，轻按四肢以防误伤及脱臼，抽搐停止后让病人头转向一侧，以利口腔分泌物流出，防止吸入肺内致窒息或肺炎。同时还应派专人监护，并详细记录呼吸、脉搏、血压、体温、神志、瞳孔变化以及抽搐发作情况。

（2）立即给予氧气吸入，以防止缺氧性脑损伤，必要时遵医嘱可给予脑细胞营养药物，或可于病人醒后喂糖水，以防低血糖损伤脑细胞。

（3）持续抽搐者，视盘水肿、瞳孔两侧不等，提示脑水肿。可用 20％甘露醇、地塞米松和速尿进行脱水，脱水过程中，应注意监测病人血压变化，防止因过度脱水导致血压降低。

（4）高热病人应及时松解其衣裤以利于散热，并采用物理降温。

（5）给予抽搐病人充足的热量和水分，以维持水、电解质、酸碱平衡。抽搐惊厥患儿无严重液体丢失时液体总量，按每日每千克体重 80 ml，钠每千克体重 23～46 mg，钾每千克体重 59 mg 进行补充，使患儿保持轻度脱水及血钠正常偏低状态，以利于控制脑水肿。

（六）中暑

1. 护理评估

1）病因评估：在炎热烈日的暴晒下或高温环境中从事一定时间的劳动，且无足够的防暑措施。诱发中暑的因素有：①肥胖；②缺乏体育锻炼；③过度劳累；④睡眠不足；⑤伴发潜在性疾病，如糖尿病、心血管病、下丘脑病变；⑥某些药物的应用，如阿托品、巴比妥等；⑦饱餐后立即进行高温环境下工作；⑧酷暑季节、老年人、久病卧床者，产妇终日逗留在通风不良、空气潮湿、温度较高的室内，均易发生中暑。

2）病情评估

病史：询问有否在高热环境下突然发生高热、皮肤干燥无汗伴有中枢神经症状的表现。

临床表现：

先兆中暑：在高温环境下劳动工作一定时间后，出现过量出汗、口渴、头晕、眼花、耳鸣、四肢无力、胸闷、心悸、恶心、注意力不集中、体温正常或略升高（不超过38℃）。如及时脱离高温环境，短时间休息后，症状可很快消除。

轻度中暑：除具有先兆中暑症状外，同时兼有以下情况之一而不能继续工作，可诊断为轻度中暑。①面色潮红、胸闷、心率加快、皮肤灼热；②体温在38℃以上；③有早期周围循环衰竭的表现，如恶心、呕吐、面色苍白、四肢皮肤湿冷、多汗、脉搏细速、血压下降等。如进行及时有效的处理，3～4小时可恢复正常。

重度中暑：除具有轻度中暑症状外，同时伴有高热、痉挛、昏厥、昏迷。重症中暑又可分为4种类型：

①中暑高热：多见于老年人。常发生在持续高温数天后，早期表现为大量出冷汗、高热，肛温可超过41℃，甚至高达43℃。继而皮肤干燥无汗，呼吸浅快，脉搏细速达140次/分，血压正常或降低，烦躁不安，神志模糊、谵妄，逐渐转入昏迷伴有抽搐。严重者可发生肺水肿、心功能不全、弥散性血管内凝血、肝肾功能损坏等严重并发症。

②中暑痉挛：多见于健康青壮年。在强体力劳动大量出汗后，饮水量大又未补充钠盐，体液被稀释，使血液中钠和氯化物浓度降低而引起短暂、间歇的肌肉痉挛。其特点为四肢无力、肌肉痛性痉挛、疼痛。以腓肠肌多见，也可因腹直肌、肠道平滑肌痉挛引起急腹痛。阵发性痛性痉挛不超过数分钟，多能自行缓解。

③中暑衰竭：此型最常见，多见于老年人或未能适应高温者。病人体内无过度热蓄积。主要因出汗过多导致失水、失钠，血液浓缩，饮水中又无盐，而形成低渗性脱水。继而出现皮肤血管扩张，血管舒缩功能失调，导致周围循环衰竭。病人出现头痛、头晕、恶心、呕吐，继而胸闷、面色苍白、皮肤湿冷、脉搏细速、体位性昏厥、血压下降、手足抽搐和昏迷。

④日射病：在烈日下劳动时间过长，又没有防护措施者易发生。由于曝晒，脑组织温度可达40～42℃，但体温不一定增高。病人出现剧烈头痛、头晕、眼花、耳鸣、呕吐、烦躁不安，严重者可发生惊厥和昏迷。

2. 救护原则　社区护士接诊时应立即脱离高温环境，将病人置于荫凉通风处，安静休息，吸入氧气。立即降温，保护神经中枢；保持呼吸道通畅，吸出呼吸道内分泌物；积极防治脑水肿和休克，纠正水、电解质和酸碱平衡紊乱；预防感染，全身应用抗生素。

3. 护理措施

（1）迅速脱离高温环境，将病人放置于荫凉通风的病室或打开空调降低室内温度，解开或脱去外衣，取平卧位，安静休息，持续吸氧。

（2）严密观察生命体征、神志、皮肤颜色、温度、湿度及尿量。

（3）轻度中暑者给予清凉的含盐饮料或盐水口服，酌情输入葡萄糖盐水。

（4）迅速降温：①于病人头部、腋下、腹股沟处放置冰袋，如为化学冰袋，使用时应外包毛巾，防止化学冰袋破裂，烧伤皮肤。②给予35%乙醇全身擦浴。③将病人放置于15～16℃的水槽中全身降温，在降温过程中严密观察病人的脉搏、血压、呼吸，并根据水温加冰块调节温度，每10～15分钟将病人抬出水面，测肛温1次，如温度在37.5～38℃，即停止浸浴，如肛温又回升到38℃以上时，可再进行冷水浸浴。④给予冬眠1号（氯丙嗪25 mg、异丙嗪 25 mg、哌替啶 50 mg)或冬眠 2 号(氯丙嗪 25 mg、异丙嗪 25 mg)加入 50%葡萄糖溶液 20 ml,静脉推入,于 15 分钟内注射完毕。上述药物使用后,往往 10 分钟开始降温,当体温降至 38℃时应立即停止降温。有心血管病者慎用。

(5) 对中暑昏迷的病人,应保持呼吸道通畅,平卧位、头偏向一侧,随时吸出呼吸道内分泌物。保持床单位及皮肤清洁、干燥,预防压疮发生。

(七) 毒虫蜇咬伤

1. 护理评估

(1) 病因评估:毒蛇、毒蝎、毒蜂、毒蜘蛛及毒蜈蚣等有毒虫类蜇咬,中毒原因为室外工作或小儿玩耍不慎触动毒虫,被蜇咬中毒。

(2) 病情评估:被有毒虫类蜇咬后出现全身中毒或过敏反应,蜇咬部位多位于裸露肢体或面部,夏秋多于冬春,山区多于平原,乡村多于城市。

2. 救护原则　若被毒刺蜇伤,应立即拔除毒刺,被毒蛇或毒蝎咬伤应迅速阻止毒液的吸收和扩散,尽快排除毒液,中和毒素,预防并发症。

3. 护理措施

(1) 立即拔除毒刺,用拔火罐、吸乳器或对准伤口(口腔有破损者禁用此法),吸出毒汁,轻者局部用虫咬皮炎药水(含薄荷脑 2 g,浓氨溶液 30 ml,70%乙醇 70 ml)涂擦伤处及其周围;重者肿胀严重,应用止血带作近心端结扎,以阻止静脉及淋巴回流为度。止血带每 15 分钟放松 1~2 分钟。并对准伤口做切开排毒处理,用 3%氨溶液、5%碳酸氢钠或 1∶5 000 高锰酸钾清洗创口,伤口周围用 0.25%普鲁卡因作环形封闭。

(2) 口服抗蛇毒药片,每次 5~10 片,每日 3~4 次;某些虫毒已制备抗毒血清(如抗蝎毒血清),必要时可应用,用前应做过敏试验。

(3) 补液利尿,加速毒素排泄,重症可加用肾上腺皮质激素,剂量为地塞米松每日 10~40 mg,根据病情而定。

(4) 防治肌肉痉挛可用 10%葡萄糖酸钙溶液 10 ml 加 50%葡萄糖溶液 20 ml 静脉推注。

(5) 有过敏反应者,用抗组胺类药物和糖皮质激素,过敏性休克者立即皮下注射 0.1%肾上腺素 0.5 ml,必要时重复使用,同时加用地塞米松或氢化可的松。

(6) 对症和支持治疗,出现溶血、急性肾衰竭、休克、中毒性肝损伤、肺水肿及呼吸抑制者,按该症状做相应急救处理。必要时联系输血。血糖高者酌情使用胰岛素。

二、社区急性中毒的救护

(一) 急性食物中毒

1. 护理评估

1) 病因评估

(1) 细菌性食物中毒:中毒是由细菌和细菌毒素所引起,在食物中毒中最为常见,占食物中毒的 70%~80%,主要由动物性食品引起,多发生在气温较高的夏季。细菌性食物中毒又可分成两种:感染型即由细菌本身引起的食物中毒,包括沙门菌属、志贺菌、弯曲菌、大肠埃希菌、副溶血性弧菌等,一般细菌侵害肠系膜,导致血黏液便;毒素型是由细菌毒素引起的食物中毒，包括霍乱弧菌毒素、大肠埃希菌毒素、金黄色葡萄球菌肠毒素、肉毒杆菌肠毒素等。一般毒素干扰肠黏膜的环腺苷酸泵，导致水样腹泻。肉毒杆菌毒素与神经末梢突触的胆碱能受体结合，阻止乙酰胆碱的释放，导致有生命危险的神经麻痹性疾病。

(2) 非细菌性食物中毒：这类中毒较少，占 10%～20%，但病死率较高，散发，中毒无明显季节性。可分为以下几种：有毒动植物中毒，包括河豚鱼、鱼类组胺、发芽的马铃薯、木薯、白果等；化学性食物中毒，如砷、亚硝酸盐等；真菌性食物中毒，如霉变甘蔗、臭米面等。

2) 病情评估

(1)发病特征

①有明显的季节性：由于细菌的生长繁殖或产生毒素受气候条件的影响，因此细菌性食物中毒有明显的季节性，一般多发生在每年的夏秋季节。

②发病与进食有明确的联系：一般中毒病人，发病前在较短的时间内食用过某种有毒食物，家庭中进食者发病，未进食者不发病。

③无传染性：多数细菌性食物中毒病人的临床症状，与某些肠道传染病的临床症状基本相似，如恶心、呕吐、腹痛、腹泻、发热等。由于食物中毒的病原菌与肠道传染病的病原菌不同，因此食物中毒时人与人之间不直接或间接传染。发生食物中毒后，只要停止继续进食可疑引起中毒的食物，就能控制中毒事态发展，不会再出现新发病病人。

(3) 临床表现

①胃肠型食物中毒：以急性胃肠炎症状为主要表现，潜伏期短，常于进食后半小时至 24 小时发病，症状因中毒的病菌种类不同而异，但腹痛、呕吐、腹泻等急性胃肠炎症状为其共同特征。一般起病较急，先有腹部不适，继而出现上、中腹部疼痛，可呈持续性或阵发性绞痛，出现恶心、呕吐，呕吐物为进食的食物。腹泻轻重不一，可从每日数次至数十次，多为黄色稀便、水样便或黏液便。严重者可因腹泻造成脱水、休克、呼吸衰竭而危及生命。

②神经型食物中毒：以神经系统症状为主要表现，潜伏期大多数为 12～36 小时，起病突然，病人先有全身乏力、头痛、头晕或眩晕，继而出现视力模糊、复视、上睑下垂、眼外神经麻痹、眼肌瘫痪、瞳孔散大、对光反射迟钝，严重者可出现吞咽、咀嚼困难、下行性瘫痪并有渐进性呼吸无力甚至呼吸困难等，如不及时抢救，病死率较高。

2. 救护原则　对于急性食物中毒的病人，社区护士应尽快采取有效措施，清除体内毒物，密切观察生命体征变化，预防并发症的发生。

3. 护理措施

1) 对进食后不久即发生中毒但无呕吐及腹泻的病人，社区护士应立即用 1∶15 000～1∶20 000高锰酸钾洗胃，或用温开水洗胃。亦可用手指、筷子、压舌板等物刺激咽后壁催吐，期间可喝温开水协助催吐，使胃内有毒食物尽快地、彻底地排出。

2) 胃肠型食物中毒如腹泻频繁，脱水严重者应积极补充液体、电解质，进行抗休克治疗。能饮水者鼓励口服补液，多喝盐水、糖茶水等，以补充由于呕吐、腹泻所丢失的水分和盐分；不能饮水者可静脉补充 5%葡萄糖、等渗盐水、林格液。对于脱水较重者，遵医嘱静脉输液，最初 1～2 小时快速静滴 500～1 500 ml，收缩压维持在 70 mmHg 后应减慢输液速度。严重休克病人，最初 1～3 小时快速静滴可达 3 000～7 000 ml，以保证血压的维持。酸中毒时可给予 5%碳酸氢钠；低血钾时常以 10%氯化钾 20～30 ml 加入 5%葡萄糖 1 000 ml 内静脉滴注，补钾量不超过每小时 1.5 g。社区护士尤应注意尿量超过每小时 30 ml 方可补钾。

3) 肉毒毒素中毒者可因呼吸中枢麻痹而危及生命。因此，对于肉毒毒素中毒者应加强呼吸道管理，及时清理呼吸道分泌物，呼吸困难者给予氧气吸入。

4）肉毒杆菌食物中毒者可用肉毒抗毒血清。使用前，应遵医嘱给予皮试，阴性后方可应用。在发病24小时内或肌肉瘫痪前一次足量5万～10万U，静脉及肌内各注射半量，效果最佳。必要时可重复1次。若社区医院未备肉毒抗毒血清，应及时联系当地疾病控制中心及各大医院，争取在有效时间内给病人应用。

5）密切观察病人病情变化，根据相应症状采取有效应对措施。

（1）对于腹痛明显者可给予阿托品0.5 mg或山莨菪碱10 mg皮下注射。

（2）高热病人可首先给予物理降温，高热不退者给予退热药治疗。畏寒者，注意保暖，以降低机体耗氧量。

（3）严重腹泻和呕吐病人，体内水分过多丢失，且经观察胃内残留有毒食物已排尽，可给予止吐和止泻药治疗。并且呕吐腹泻严重者，应禁食8～12小时，待病情好转后可给予易消化的半流质食物，在病情好转后的3～5天内不吃油腻食物。

（4）血压下降或休克病人，应让病人平卧，双下肢尽量抬高，以增加重要脏器的血液循环；开放两条静脉通道，宜选择上肢肘部正中静脉和下肢静脉，以保证另一上臂可进行血压监测。

（5）烦躁不安、抽搐者可遵医嘱给予地西泮5～10 mg肌内注射，并给予相应的安全防范措施，必要时给予约束。抽搐者可给予牙垫以防止咬伤舌头。

6）遵医嘱，按致病菌给予有效抗生素治疗。

（二）乙醇（酒精）中毒

1. 护理评估

1）病因评估：乙醇中毒多发生于无节制的过量饮酒后。饮酒后，约80%乙醇由十二指肠及空肠吸收，其余部分在胃内吸收。乙醇经胃和空肠在30分钟至3小时内可完全吸收，胃内有食物时，尤其是脂肪类食物可使乙醇吸收延缓。而空腹状态下饮酒，约1.5小时内95%以上的乙醇即被吸收入血，吸收的乙醇90%～98%由门静脉人血，分布于体内所有含水分的组织和体液中。分布最多的是肝脏，其次为脾、肺、肾、心、脑、肌肉。乙醇首先在肝内氧化为乙醛，后氧化为乙酸。后者进一步转化为乙酰辅酶A进入三羧酸循环，最后代谢为二氧化碳和水。当过多的乙醇进入体内，超过了肝脏的氧化代谢能力则在体内蓄积。由于乙醇具有脂溶性，可迅速通过脑内神经细胞膜，进入脑组织细胞发挥效应，产生中枢神经系统中毒症状。导致乙醇中毒的酒的剂量有明显的个体差异，一般为80 ml左右，在32℃高温条件下，乙醇的毒性可提高1～2倍。酒中所含乙醇浓度高，饮入量大、快速饮酒、空腹饮酒都是容易成为乙醇中毒的原因。

2）病情评估

（1）病史：有饮酒过量或酗酒史。

（2）临床表现

①一般状况：呼出气或呕吐物有较浓的酒气味。

②兴奋状况：球结膜充血，颜面潮红或苍白，头晕、多语、语无伦次、行走时共济失调，严重者恶心呕吐，甚至呕血。

③抑郁状况：皮肤湿冷、脉搏细速、呼吸缓慢、口唇发绀、瞳孔散大、大小便失禁、反射减弱或消失，严重者呼吸中枢麻痹、体温降低、血压下降甚至死亡。

2. 救护原则　接诊乙醇中毒病人时，社区护士应尽快采取有效措施，加快乙醇的排出，降低其在机体内的蓄积浓度，严密监护，预防并发症的发生。

3. 护理措施

(1) 轻症病人阻止其继续饮酒，兴奋躁动者必要时加以约束，防止发生意外伤害。

(2) 严密监测病人生命体征变化。注意保暖，维持正常体温。

(3) 给予病人西瓜汁、梨汁、柑橘、食醋、柠檬汁、绿豆汤等，加速乙醇排出。社区护士应注意尽量避免给予病人浓茶(含茶碱)、咖啡。两者虽能兴奋神经中枢，有醒酒的作用，但由于茶碱和咖啡均有利尿作用，可加重急性乙醇中毒时病人体内失水，并使乙醇转化为乙醛，直接从肾脏排出，损伤肾脏；另外，茶碱和咖啡可兴奋心脏、加快心率，协同乙醇兴奋心脏，可加重心脏负担。

(4) 必要时可刺激病人咽喉部催吐，但此法对于已出现昏睡的病人不适用。催吐时应注意避免呕吐物阻塞病人呼吸道，密切观察其呼吸和脉搏变化。也可用1%碳酸氢钠或5‰的活性炭混悬液洗胃。

(5) 无糖尿病史者，可遵医嘱给予高渗糖加胰岛素输入，加速乙醇在体内氧化，密切注意用药后的观察，详细询问病史，确认病人无糖尿病史方可使用该法。

(6) 昏迷病人可给予纳洛酮0.4～0.8 mg缓慢静脉注射，保护大脑功能。同时应做好转院准备。转院过程中注意维持其呼吸道通畅，给予氧气吸入。

(三) 一氧化碳中毒

1. 护理评估

1) 病因评估：一氧化碳为无色、无臭、无味、无刺激的气体。其发病最常见的原因是生活用煤气外泄或用煤炉取暖时空气不流通所致。

2) 病情评估

(1) 病史：有吸入一氧化碳的病史。

(2) 中毒程度及症状

①轻度中毒：血液中HbCO含量约在10%～30%，病人有头痛、头晕、耳鸣、眼花、恶心、呕吐、心悸、四肢无力甚至有短暂昏厥。

②中度中毒：血液中HbCO含量约在30%～40%，除上述中毒症状加重外尚有面色潮红，口唇呈樱桃红色，脉快、多汗、烦躁。

③重度中毒：血液中HbCO含量在50%以上，迅速出现昏迷、痉挛、呼吸困难及呼吸肌麻痹，即所谓的“闪电样中毒”，可并发水、电解质和酸碱失衡、心律失常、肺水肿等，出现缺氧性脑病及后遗症。

2. 救护原则　社区护士应迅速将病人移离中毒现场至通风处，保持呼吸道通畅，注意保暖，密切观察其意识状态。

3. 护理措施

(1) 一氧化碳的比重为0.967，比空气轻，因此，社区护士现场救护时，应尽量俯伏入室，立即打开门窗，将病人移至通风良好处，使其尽快脱离中毒现场。

(2) 为病人取仰卧位，头偏向一侧，保持呼吸道通畅。注意保暖。

(3) 给予氧气吸入，迅速纠正其缺氧状态。对于轻度中毒者，可给予鼻导管氧气吸入，对于中度或重度中毒者，应给予常压面罩给氧。若缺氧症状持续加重，则应转入综合性医院，接受高压氧疗法。若病人呼吸已停止，则应积极进行人工呼吸，并及时转院接受进一步治疗。

(4) 若病人出现高热症状，社区护士应积极降温，因为高热会严重影响脑功能，并会增加机体代谢率。尽量采用物理降温法，如头部用冰帽，体表用冰袋，使体温保持在 32℃左右。如降温过程中出现寒战或体温下降困难时，可遵医嘱给予冬眠药物。

(5) 给予病人充足的营养支持，必要时给予鼻饲疗法。

(6) 严密监测病人病情变化。当遵医嘱给予病人预防脑水肿的药物，如 20%甘露醇时，应观察血压变化，防止低血压发生。

(四) 安眠药中毒

1. 护理评估

1) 病因评估：病人有自杀倾向或服药方式及药量不当，导致安眠药中毒。

2) 病情评估

(1) 病史：有明显的服药过量史。

(2) 临床表现

①轻度中毒：病人表现为头昏、乏力、共济失调、站立、行走困难、记忆力减退、表情淡漠、嗜睡、短时间的知觉障碍。

②中度中毒：深睡或进入昏迷状态，强烈刺激能唤醒，旋即又沉睡，呼吸略慢，眼球震颤，反射存在或消失，但无呼吸、循环障碍。

③重度中毒：深昏迷，出现呼吸、循环衰竭，严重者发生休克、少尿，皮肤水泡，后期各种反射消失，瞳孔缩小，对光反射消失。

2. 救护原则　社区护士应采取有效措施，尽快将药物排出体外，降低体内药物浓度，同时应注意改善病人机体多个受抑制的器官，使其维持正常生理功能。

3. 护理措施

(1) 病人宜平卧，尽量减少搬动头部。

(2) 刺激病人咽喉部催吐，将残留于胃中的药物排出体外，也可以 1∶15 000 高锰酸钾溶液或清水洗胃。

(3) 遵医嘱使用呋塞米利尿时，应注意此法仅对长效巴比妥类有效，对吩噻嗪类无效，因此社区护士应尽量明确病人吞服安眠药的种类。

(4) 保持病人呼吸道通畅，给予氧气吸入。

(5) 建立静脉通道，输液补充血容量以维持正常血压。因急性安眠药中毒的病人多有血管扩张现象，应严密监测病人生命体征变化。对血压下降者，及时通知医生，采取有效措施抢救。

(6) 明确病人安眠药中毒的种类后，遵医嘱给予相应解毒药。巴比妥类和吩噻嗪类药物中毒时无特效解毒剂。苯二氮䓬类药物中毒时其特效解毒剂为氟马西尼，给予 0.2 mg 缓慢静脉注射，需要时重复注射，总量可达 2 mg。

(7) 协助病人翻身、拍背，定期吸痰，预防肺炎的发生。

(五) 鼠药中毒

1. 护理评估

1) 病因评估：鼠药种类较多，社区中常使用的鼠药有抗凝血杀鼠剂，如敌鼠、杀鼠灵等，另外还有致惊灭鼠剂如氟乙酰胺，毒鼠强等。后者剧毒的化学物质，化学名称为四亚甲基二砜四胺，属有机氮类化合物，呈白色晶体或粉末状，化学性质稳定，对人的致死量为6～12 mg。本品可经消化道及呼吸道吸收，不易经完整的皮肤吸收。毒鼠强吸收后以原形存在于体内，均匀分布于各组织、器官。以原形从尿液和粪便中排泄，排泄速度缓慢，每天以25％LD_{50}浓度排出。

2）病情评估

(1) 病史：有鼠药接触史。

(2) 抗凝血杀鼠剂中毒的临床表现：可有恶心、呕吐、腹痛、腹泻，皮肤、黏膜、内脏出血，严重失血者可致贫血。

(3) 致惊灭鼠药中毒的临床表现

轻度中毒：抽搐前后可伴有头晕、头痛、呕吐和精神症状，病人识别力、记忆力下降，有时呈痴呆样。其抽搐发作短暂，发作间红细胞比积歇期较长，可达60～120分钟。有时仅表现为阵发性惊厥，伴头痛、头晕、乏力、恶心、呕吐、口唇麻木和酒醉感。

重度中毒：

①阵发性惊厥、抽搐：此为毒鼠强中毒最突出的表现。发作时四肢肌张力增强，阵发性强直抽搐，呈癫痫大发作持续状态。重症者每1～2分钟发作一次，每次持续2～3分钟或更长时间，部分呈无间歇性抽搐。

②意识障碍，发作时意识丧失。在发作间歇期所有的病例均有意识障碍。中毒者表现为意识恍惚、谵妄、昏睡、昏迷。中毒者几乎均有尿失禁。抽搐时牙关紧闭，可咬伤舌体。

③眼部异常，发作时双眼睁开、上翻、向上凝视，瞳孔均扩大，对光反射迟钝。间歇期目光呆滞。

④呼吸异常，发作时呼吸停止、屏气，伴发绀，面色苍白。发作终止时呼吸深快，晚期则呼吸表浅，呼吸节律不齐。

⑤发热，见于频繁抽搐者。中毒早期为产热过多所致，抽搐控制之后发热的原因往往为合并吸入性肺炎、肺部感染。

⑥因交感神经兴奋，病人口腔、气道分泌物增多，出汗，几乎所有重度中毒病人均有误吸现象。

2. 救护原则　接诊鼠药中毒病人，应尽快采取有效措施清除体内毒物，明确何种鼠药中毒，对症治疗，严密观察病情变化，预防并发症的发生。

3. 护理措施

(1) 经消化道中毒者，立即催吐或用温清水彻底洗胃，并给予导泻，使毒物尽快排出体外。

(2) 抗凝血杀鼠剂中毒者，可遵医嘱给予维生素K_1 10 mg，静脉滴注，每日3次。皮肤、内脏出血较明显者可输入新鲜全血或血浆，以补充凝血因子，必要时遵医嘱给予肾上腺皮质激素，积极控制出血。用药过程中，社区护士应严密监测病人病情变化，尤其注意病人有无内出血的征象。

(3) 致惊灭鼠剂中毒者抽搐时，遵医嘱给予地西泮、苯巴比妥等药物抗痉止血。

(4) 有机氟杀鼠剂中毒可遵医嘱给予乙酰胺2.5～5 g，肌内注射，每6～8小时1次，用药依病情决定，一般3～7天。

(5) 对于已昏迷病人，应采取有效措施防止发生脑水肿、呼吸衰竭以及循环衰竭。

(6) 对于抽搐病人,应给予牙垫,防止咬伤舌头,并做好安全护理,防止意外伤害发生。

(7) 发热病人应采取有效降温措施,提倡使用物理降温法。并严密监测病人体温变化。

(8) 协助病人翻身,拍背,预防肺部感染。

三、社区意外伤害的救护

(一) 气管异物

1. 救护原则　采取有效措施迅速将异物排出体外,保持病人呼吸道通畅,密切观察病人病情变化,防止并发症的发生。

2. 护理措施

1) 对于气道异物部分堵塞者可鼓励病人咳嗽,排出异物。

2) 对于不能自行排出异物者,则可采取以下措施将异物排出体外。

(1) 立位、坐位海氏法:复苏者站在病人身后,双手环绕病人腰部,用一手握拳,放在病人上腹部肋脐间中线处,另一只手握住拳头压紧腹部,用猛力向上冲击。冲击应重复和连续,直到异物被排除或病人意识恢复。每一次冲击要有所调整,以利于排除异物梗阻。

(2) 卧位海氏法:病人处于仰卧位,复苏者骑跨在病人大腿上,手掌对准病人腹部肋脐间中线处,另一只手放在掌上,快速向上用力向腹部冲击。复苏者太矮小不能环抱病人时,可用这种方法。复苏者可以利用自己身体的重量行冲击法。

(3) 站、坐位胸部冲击法:此法用于晚期孕妇或明显肥胖病人,复苏者站在病人身后,双臂正好在病人腋窝下,环绕病人胸部,把手握拳放在病人的胸骨中央,尽量避免压肋骨缘。另一只手握紧腕部猛力向后冲击,直至把异物排出。

(4) 卧位胸部冲击法:此法只用于海氏法无效时,且意识丧失的晚期孕妇和明显肥胖病人。将病人仰卧,膝盖靠近病人侧面,手放置于胸外按压的位置,成人在胸骨下端。每次冲击要慢和停顿,以利于把异物排出。

(5) 手指清除:此法用于意识丧失病人。病人面朝下,复苏者用拇指和其他手指握住舌和下颌骨,可以牵引舌避开咽喉部,而异物就在该处,可能在一定程度上减轻梗阻;再伸入另一手食指沿面颊、咽喉深至舌根部,手指以钩状清除异物或把异物移到口腔内再清除。有时有必要用食指把异物在咽喉部推向对侧,才能把异物去除,必须注意,不要把异物推向深处而进入气管内。

(二) 出血

1. 救护原则　对于出血病人应采取有效措施止血,防止出现失血性休克,同时应进行必要的检查,查明出血原因,进行对因治疗。

2. 护理措施

(1) 做好病人心理护理,减轻其紧张焦虑情绪。

(2) 严密观察出血部位、出血量,注意有无皮肤黏膜淤点、淤斑、牙龈出血、鼻出血、呕血、便血、血尿,女性病人月经是否过多,特别要观察有无头痛、呕吐、视力模糊、意识障碍等颅内出血症状,若有重要脏器出血及有出血性休克时应给予急救处理。

(3) 按医嘱给予止血药物或输血治疗。各种操作应动作轻柔、防止组织损伤引起出血。避免手术,避免或减少肌内注射,施行必要穿刺后应压迫局部或加压包扎止血。

(4) 病人有明显出血时,应卧床休息,待出血停止后逐渐增加活动。对易出血病人要注意安全,避免活动过度及外伤。

(5) 应避免刺激性食物、过敏性食物以及粗、硬食物,有消化道出血病人应禁食,出血停止后给予冷、温流质饮食,以后给予半流质饮食、软食、普食。

(三) 骨折

1. 救护原则　骨折病人的救护不仅要做好骨折部位的处理,更重要的是要注意病人全身情况的变化,防止休克等并发症的发生。

2. 护理措施

(1) 首先应检查病人全身情况,如处于休克状态,应注意保暖,尽量减少搬动,有条件时应立即输液、输血。合并颅脑损伤处于昏迷状态者,应注意保持病人呼吸道通畅。

(2) 开放性骨折,伤口出血绝大多数可用加压包扎止血。大血管出血,加压包扎不能止血时,可采用止血带止血。最好使用充气止血带,并应记录所用压力和时间。伤口用无菌敷料予以包扎,以减少污染。若骨折端已戳出伤口,并已污染,又未压迫重要血管神经者,不应将其复位,以免将污物带到伤口深处。应尽快送至综合性医院经清创处理后,再行复位。若在包扎时,骨折端自行滑入伤口内,应做好记录,以便为其进行下一步治疗提供依据。

(3) 闭合性骨折病人,急救时不必脱去患肢的衣裤和鞋袜,以免过多地搬动患肢,增加疼痛。若患肢肿胀严重,可用剪刀将患肢衣袖和裤脚剪开,减轻压迫。骨折有明显畸形,并有穿破软组织或损伤附近重要血管、神经的危险时,可适当牵引患肢,使之变直后再行固定。

(四) 电击伤

1. 救护原则　对于电击伤病人。社区护士应使其迅速脱离电源,分秒必争的实施有效的心肺复苏及心电监护。

2. 护理措施

(1) 社区护士现场救护时应迅速关闭电源,拔掉插座,用干燥的竹竿、木棍、木板或绳子拉开触电者身上的电线或电器用具,并妥善处置电线或电用具,以防再触及他人。

(2) 轻型触电者,神志清楚,仅感到心慌、乏力、四肢麻木,于社区医院中观察及休息 1～2 小时即可恢复。观察过程中,社区护士应严密监测病人心率和心律,每次听诊 5 分钟以上,如条件允许,为病人做心电监护,及时发现心律失常,报告医生,妥善处理。注意保护好病人烧伤创面,防止感染。局部电烧伤与烧伤处理相同。必要时遵医嘱给予抗生素预防治疗。同时还应注意观察病人的神志变化,给予其心理安慰,消除其心理恐惧,当病人出现电击后精神兴奋症状时,应强迫病人休息。

(3) 重型触电者,呼吸微弱或不规则,甚至停止,应迅速行人工呼吸。心搏停止者,立即行胸外按压,并转送综合性医院,途中不中断抢救。途中还应注意观察病人有无其他合并伤存在。因病人触电后弹离电源或自高空跌下,常伴有颅脑伤、气胸、血胸、内脏破裂、四肢及骨盆骨折等,及时发现配合医生抢救。

(五) 烫灼伤

1. 救护原则　镇静、止痛、预防休克、抗感染,并及时处理创面是治疗总原则。遇有呼吸道灼伤并出现呼吸困难时,应及时协助医生给予气管插管或气管切开。

2. 护理措施

(1) 口腔、呼吸道黏膜损伤者，可用3%碳酸氢钠溶液、1∶5 000呋喃西林溶液冲洗。

(2) 皮肤损伤者，Ⅰ度用乙醇湿敷，Ⅱ度用肥皂水冲洗局部。对小水疱不需作特殊处理；大水疱可用消毒针刺破；对化脓性水疱，可将剥脱上皮去除，用抗生素液冲洗伤口，创面上涂烫伤膏等。

(3) 对于大面积烫灼伤病人，社区护士应首先去除伤口表面衣物或异物，以干净纱布覆盖伤口，及时送至综合性医院进一步治疗。

第五章　社区常见疾病的护理

一、社区常见慢性病的护理

（一）高血压病护理

原发性高血压系指病因未明的、以体循环动脉血压升高为主要表现的临床综合征，通常简称为高血压。长期高血压是多种心、脑血管疾病的重要病因和危险因素，影响重要脏器如心、脑、肾的结构与功能，最终可导致这些器官的功能衰竭。

1. 护理评估

(1) 详细询问病人的职业特点、生活方式、饮食习惯、有无高血压病家族史。

(2) 评估病人的心率、心律、血压、脉搏、呼吸等情况。

(3) 评估病人的瞳孔、意识、肢体情况，注意有无脑疝的前驱症状。

(4) 评估病人对疾病及治疗方法的了解，对饮食和限盐的认识。

(5) 观察尿量及外周血管灌注情况，评估病人的出入量情况。

(6) 评估病人有无并发症发生。

(7) 评估用药效果和毒副作用。

(8) 评估病人心理状况，家庭社会支持状况。

2. 护理措施

1) 休息：高血压病人不宜剧烈活动，以免血压突然升高出现意外。早期宜适当休息，对血压较高、症状明显或伴有脏器损害者应充分休息。

2) 饮食：低盐、低脂、低胆固醇饮食，肥胖者还需适当控制食量和总热量的摄入，忌烟酒。

3) 药物护理

(1) 遵医嘱给予降压药物，观察血压的变化以判断疗效。

(2) 观察药物的不良反应，警惕服降压药后发生急性低血压反应。

(3) 改变体位或姿势时动作要缓慢，防止体位性低血压。

4) 对症护理

(1) 当病人出现明显头痛、颈部僵直感、恶心等症状，应卧床休息，抬高床头；保持病室安静、光线柔和，尽量减少探视；各项治疗护理操作应相对集中，动作轻柔，减少不良刺激；病人如厕或外出检查时有人陪伴。

(2) 对有心、脑、肾并发症病人应严密观察血压波动情况，详细记录出入液量，对高血压危象病人监测其心率、呼吸、血压、神志等。

(3) 有失眠或精神紧张者，在进行心理护理的同时配以药物治疗。

5) 避免屏气用力排便。

6) 心理护理：根据病人不同的性格特征给予指导，训练自我控制的能力。避免精神紧张、情绪激动，保持乐观情绪。

3. 健康教育

(1) 向病人宣教有关高血压病的知识,合理安排生活,注意劳逸结合,定期测量血压。

(2) 向病人或家属讲解坚持服药的意义,保持血压接近正常水平,防止对脏器的进一步损害。

(3) 日常生活中应保持心情愉快,避免情绪激动。

(4) 注意饮食控制及调节,减少钠盐、动物脂肪的摄入,忌烟酒。

(5) 适当参与运动。

(6) 保持大便通畅,必要时服缓泻剂。

(7) 定期复查,及早发现问题,及早处理。

(二) 冠心病护理

冠状动脉粥样硬化性心脏病指冠状动脉粥样硬化使血管腔狭窄或阻塞,和(或)因冠状动脉功能性改变(痉挛)导致心肌缺血缺氧或坏死而引起的心脏病,统称冠状动脉性心脏病,简称冠心病,亦称缺血性心脏病。

1. 心绞痛　心绞痛是一种由于冠状动脉供血不足,导致心肌急剧的、暂时的缺血与缺氧所引起的,以发作性胸痛或胸部不适为主要表现的临床综合征。

1) 护理评估

(1) 评估有无冠心病的危险因素,如高血压、高血脂、吸烟、糖尿病、肥胖等,以及病人对冠心病危险因素的了解程度。

(2) 评估病人的疼痛情况,如疼痛的部位、性质、程度、持续时间、诱发因素、缓解方式以及有无放射、恶心、呕吐、腹痛等伴随症状。

(3) 评估病人血压、心率、心律的变化,注意病人的面色,有无大汗、胸闷、心悸。

(4) 评估病人的心理状况,有无焦虑、恐惧的心理。

(5) 定期监测心电图变化。

2) 护理措施

(1) 疼痛发作时的护理

①疼痛发作时,立即停止活动,卧床休息,舌下含服硝酸甘油,并监测生命体征的变化,直至缓解。

②给予吸氧,氧流量每分钟 2～4 L,增加血氧含量。

③立即做心电图。

④心绞痛严重时遵医嘱静脉滴注硝酸甘油,注意滴速及血压的变化,以免造成低血压。

⑤维持安静、舒适的环境,保证病人充足的睡眠。

⑥评估疼痛的部位、性质、程度、持续时间、用药效果,严密观察心率、心律、血压变化,警惕心肌梗死。

(2) 疼痛缓解后的护理

①与病人一起讨论心绞痛发作的诱因,总结预防发作的方法。

②避免过度劳累、情绪激动、饱餐、寒冷刺激,改变不良的生活习惯,戒烟酒。

③鼓励病人参与适当的体力劳动和体育锻炼,最大活动量以不引起不适为原则,这样有助于建立侧支循环,从而提高病人活动耐力。

④正确服用抗心绞痛的药物,以防心绞痛再次发作,注意药物的不良反应。

⑤合理饮食,给予低热量、低脂、低盐、低胆固醇、高维生素、易消化的清淡饮食,少量多

餐，多吃蔬菜、水果，保持大便通畅。

3）健康教育

（1）指导病人学会控制自己的情绪，合理安排工作和生活。

（2）去除危险因素，积极治疗高血压、高脂血症、糖尿病等。

（3）消除紧张、焦虑、恐惧情绪，避免各种诱发因素。

（4）指导病人随身携带"保健盒"，按医嘱服药，定期门诊随访。

（5）宣传饮食保健的重要性以取得病人的配合。

2. 心肌梗死　心肌梗死是指因冠状动脉供血急剧减少或中断，使相应的心肌严重而持久地缺血导致心肌坏死。

1）护理评估

（1）评估有无冠心病的危险因素，如高血压、高血脂、吸烟、糖尿病、肥胖等，以及病人对有关疾病知识的了解程度。

（2）评估病人对活动的耐受水平，生活自理能力。

（3）评估病人的血压、脉搏、呼吸情况，注意心率、心律、心音的变化。

（4）评估病人的心理状况，有无焦虑、恐惧的心理。

（5）评估有无潜在的并发症。

2）护理措施

（1）绝对卧床休息 1 周，限制探视，做好生活护理，第二周开始在床上活动肢体，以防静脉血栓形成，以后根据病人病情、耐力情况逐渐增加活动量。

（2）给予心电监护，密切观察 24 小时心电图、血压、呼吸的变化，发现异常及时报告医生。

（3）吸氧：间断或持续吸氧 4～6 L/分，以增加心肌氧的供应。

（4）饮食：第一周以流质食物为主，以后随病情缓解逐渐过渡至半流质、软食和普食。食物以高维生素、低热量、低脂、低盐、少产气易消化、清淡为宜。进食不宜过饱，可少量多餐。

（5）保持大便通畅，避免屏气用力排便，如便秘可给缓泻药。

（6）遵医嘱准确及时使用镇静、镇痛、抗凝、硝酸酯类药物，观察疗效和不良反应。

（7）密切观察生命体征变化，预防并发症。

（8）心理护理，应注意保持病人情绪稳定，建立有效的护患支持系统，给予心理支持。

3）健康教育

（1）应指导病人调整和改变不良生活方式，适当控制进食量，戒烟酒，少吃动物脂肪及胆固醇较高的食物。

（2）避免各种诱发因素，如紧张、劳累、情绪激动、便秘、感染等。

（3）指导病人随身携带"保健盒"，按医嘱服药，定期门诊随访。

（4）注意劳逸结合，当病程进入康复期后可适当进行康复锻炼，锻炼过程中应注意观察有否胸痛、心悸、呼吸困难、脉搏增快，甚至心律、血压及心电图的改变，一旦出现应停止活动，并及时就诊。

（5）告诉家属应对病人的治疗积极配合和支持，并创造一个良好的身心休养环境。

（三）脑卒中护理

脑卒中是急性脑循环障碍导致局限性或弥漫性脑功能缺损的临床事件，通常包括脑出血、脑梗死、蛛网膜下隙出血。

1. 脑出血　脑出血系指原发性非外伤性脑实质内出血，占急性脑血管疾病的 20%～30%。

1）护理评估

(1) 了解起病的方式、速度及有无明显诱因。

(2) 既往有无高血压、动脉粥样硬化、血液病和家族脑卒中病史。

(3) 目前的治疗与用药情况，是否持续使用过抗凝、降压等药物。

(4) 评估病人的生命体征、意识状态、瞳孔变化。

(5) 评估病人神经功能缺损的程度以及有无脑疝的前驱症状。

(6) 评估病人的自理能力和生活习惯。

(7) 病人有无焦虑、恐惧、担忧等心理改变。

2）护理措施

(1) 急性期严格制动，尽量减少搬动，以免加重病情。将病人置于头高脚低位（床头抬高 15°～30°），以减少脑血流量，躁动者应适当约束。

(2) 密切观察病人的意识、瞳孔和生命体征变化，判断病人的意识状态，及时发现脑疝的前驱症状。观察有无呕血和黑便等消化道出血的症状。

(3) 保持呼吸道通畅，舌根后坠者，可放置口咽通气道，或使用拉舌钳。昏迷病人头偏向一侧，取下活动性假牙，以防误吸。呼吸道分泌物不能自行咳出者，床边备吸痰用物。

(4) 使用脱水药时速度要快，尽可能在 30 分钟内滴完。

(5) 防止肺部感染和褥疮形成，每 2 小时翻身、拍背 1 次，翻身时注意保护头部，转动时要轻、慢、稳。

(6) 保持会阴部的清洁干燥，大小便后及时擦洗。高热出汗多的病人，保持肢体干燥，及时更换潮湿衣被。

(7) 饮食给予低脂低盐易消化富含纤维素的食物。病情危重者 24～48 小时内禁食，48 小时后给予鼻饲流质。

(8) 保持大便通畅，便秘者可用缓泻药或开塞露，排便时避免屏气用力，禁止灌肠。

(9) 保持精神愉快、避免情绪激动。

(10) 保持肢体功能位置，做好早期康复护理。

3）健康教育

(1) 指导病人和家属了解本病的基本病因、主要危险因素和预防方法。

(2) 积极控制高血压、高血脂。服降压药时，不能随意增减量或停药。

(3) 避免诱发因素，如紧张、激动、用力排便等。生活规律，劳逸结合，保证足够睡眠，戒烟酒。

(4) 指导家属协助病人进行瘫痪肢体的功能锻炼。

2. 脑梗死　脑梗死又称缺血性脑卒中，是指因脑部血液循环障碍，缺血、缺氧所致的局限性脑组织的缺血性坏死或软化。

1）护理评估

(1) 了解病人起病情况,如起病的时间、方式、有无明显的前驱症状和伴发症状。

(2) 了解病人的既往史,服药史及危险因素。

(3) 了解病人的生活方式、饮食习惯,有无烟酒嗜好,有无家族史。

(4) 评估病人的生命体征、瞳孔、意识及精神状态。

(5) 评估病人颅内压升高的症状,偏瘫的部位和程度,感知觉障碍,认知和语言能力。

(6) 病人有无焦虑、担忧等不良情绪。

2) 护理措施

(1) 急性期应绝对卧床休息,取平卧或低枕位,头部禁止使用冰袋。

(2) 严密观察意识、瞳孔、血压及心率变化,注意有无意识障碍、头痛、呕吐等脑水肿、颅内压增高症状。

(3) 保持呼吸道通畅,清除呼吸道分泌物,遵医嘱给予氧气吸入。

(4) 意识障碍者应用床栏,防止坠床,谵妄躁动不安者作适当约束。

(5) 给予低脂低盐饮食,如有吞咽困难、饮水呛咳可给予糊状流质或半流质小口慢食,必要时鼻饲进食。

(6) 应用抗凝纤溶药物治疗时,严格掌握药物剂量,注意观察有无出血倾向。

(7) 静脉应用血管扩张药,滴速稍慢,注意血压变化。

(8) 观察下肢皮肤颜色、温度及足背动脉搏动等情况。

(9) 肢体应保持功能位置,对轻、中型病人发病 3～4 天后进行康复被动运动,重症病人的康复训练应在发病二周后为宜。

(10) 失语病人应尽早加强语言训练。

(11) 卧床病人协助其翻身、拍背,做好皮肤护理。保持会阴部皮肤清洁,做好大小便的护理。

(12) 了解病人心理状态,及时予以疏导,使病人积极配合治疗。

3) 健康教育

(1) 指导病人和家属了解本病的基本病因、主要危险因素及预防方法。掌握本病的康复治疗知识与自我护理方法。

(2) 合理饮食,高蛋白、低盐、低脂、低热量清淡饮食。戒烟酒。

(3) 保持良好的生活习惯,适当参加体育锻炼,促进血液循环。

(4) 注意定期复查血压、血糖、血脂,坚持在医生指导下正确服药。

(5) 保持情绪稳定,避免过度劳累。

3. 蛛网膜下隙出血　蛛网膜下隙出血是指脑表面血管破裂后,血液流入蛛网膜下隙引起相应临床症状的一种脑卒中,又称为原发性蛛网膜下隙出血。脑实质出血,血液穿破脑组织流入蛛网膜下隙者,称继发性蛛网膜下隙出血。

1) 护理评估

(1) 了解起病缓急及起病时的情况,有无明显诱因和前驱症状。

(2) 了解起病时的症状特征,有无剧烈头痛、呕吐,有无眩晕、抽搐,有无面色苍白、出冷汗等。

(3) 了解有无颅内动脉瘤、脑血管畸形和高血压、动脉硬化病史,有无血液病、糖尿病、冠心病、颅内肿瘤及抗凝治疗史。

(4) 评估病人的意识状态,观察神志是否清楚,有无烦躁不安、定向力障碍等精神症状。

(5) 病人有无肢体功能障碍和失语,有无脑膜刺激征,有无动眼神经麻痹的表现。

(6) 评估病人的心理状态,了解有无恐惧、紧张、焦虑和绝望的心理。

2) 护理措施

(1) 急性期绝对卧床休息 4～6 周,卧床期间禁止起坐、洗头、沐浴、如厕及其他下床活动。保持病室安静,避免声、光刺激。

(2) 给予营养丰富的饮食,食物中应富含维生素和纤维素。昏迷病人鼻饲流质,适当限制入水量。

(3) 密切观察意识、瞳孔、血压、脉搏、呼吸及头痛程度,并做好记录。

(4) 保持呼吸道通畅,取侧卧位或平卧位,头偏向一侧,及时清除呼吸道分泌物。

(5) 做好基础护理,防止褥疮及肺部感染。

(6) 指导病人使用放松技术减轻疼痛,对剧烈头痛、烦躁不安者,可给予脱水、止痛药物。

(7) 防止再出血,急性期尽量减少搬动,做好心理护理。避免精神紧张、情绪激动,保持大便通畅,防止便秘、腹胀或用力排便。

(8) 注意水、电解质平衡,记录出入量。

3) 健康教育

(1) 如确诊为动脉瘤或脑血管畸形需外科手术者,按外科手术指导。

(2) 不宜外科手术治疗者,应保持良好的生活习惯,避免重体力劳动,避免情绪激动。

(3) 指导病人尽量避免使血压骤然升高的各种因素。

(4) 合理饮食,多食水果、蔬菜,保持大便通畅。

(四) 糖尿病护理

糖尿病是由遗传和环境因素相互作用而引起的一组以慢性高血糖为共同特征的代谢异常综合征。

1. 护理评估

(1) 评估病人既往饮食习惯、饮食结构和进食情况。

(2) 详细询问病人的生活方式、休息状况、排泄状况、有无特殊嗜好、有无糖尿病家族史。

(3) 评估病人的神志、精神状况、生命体征等情况。

(4) 评估病人有无泌尿道、皮肤、肺部感染。

(5) 评估病人的视力情况,有无视力减退、失明、青光眼、白内障、眼底视网膜出血等。

(6) 评估有无低血糖表现。

(7) 有糖尿病慢性并发症的病人有无血管、神经系统异常。

2. 护理措施

1) 饮食护理

(1) 让病人明确饮食控制的重要性,从而自觉遵守饮食规定。

(2) 应严格定时进食,对使用胰岛素治疗的病人尤应注意。

(3) 控制总热量,当病人出现饥饿感时可增加蔬菜及豆制品等副食。

(4) 严格限制各种甜食,多食含纤维素高的食物。

2) 根据病情指导病人进行运动。运动前评估糖尿病的控制情况,根据病人具体情况决定运动方式、时间以及所采用的运动量。

3）应用胰岛素的护理

(1) 胰岛素需置于4～8℃冰箱存放

(2) 抽吸胰岛素剂量必须准确，抽吸时摇匀并避免剧烈振荡。

(3) 两种胰岛素合用时，先抽吸短效胰岛素，后抽吸中效及长效胰岛素。

(4) 应用胰岛素必须做到按时注射，严格无菌操作，防止感染。有计划的更换注射部位，以促进胰岛素吸收。

(5) 应用胰岛素过程中，做好血糖的测试和记录，以免发生低血糖。

(6) 如果发生低血糖反应立即测血糖，迅速给病人服甜食或糖水，必要时静脉注射50％的葡萄糖。

4）糖尿病足的护理

(1) 每天检查病人双足1次，了解足部有无感觉减退、麻木、刺痛感。

(2) 动态观察足部皮肤颜色、温度和湿度的变化及足背动脉搏动情况，检查有无异常表现，有表皮破溃时及时处理。

(3) 每天用温水和中性香皂进行足部皮肤的清洗，按摩，趾甲不要修剪得太短，应与脚趾平齐。

(4) 鞋袜要合适、宽松，每天要换袜子，避免袜紧、鞋硬，引起血管闭塞而发生坏疽或皮肤破损而致感染。

(5) 指导和协助病人采用多种方法促进肢体血液循环。

5）并发症的预防(酮症酸中毒、高渗性昏迷)

(1) 定期监测血糖，了解血糖的控制水平。

(2) 在应激状况时每天监测血糖。

(3) 合理用药，不要随意减量或停药。

(4) 保证充足的水分摄入，鼓励病人主动饮水，特别是发生呕吐、腹泻、严重感染等疾病时应保证足够的水分。

(5) 需脱水治疗时，应监测血糖、血钠和渗透压。

6）进行心理护理，帮助病人保持良好的心态，树立战胜疾病的信心。

3. 健康教育

(1) 讲解糖尿病的相关知识，治疗原则及治疗方法。

(2) 讲解饮食控制的重要性，进行饮食指导。

(3) 讲解运动的重要性，如何选择和进行运动，运动时的注意事项，外出时随身携带糖尿病治疗情况卡。

(4) 讲解口服降糖药的服药时间和注意事项。

(5) 示范正确抽吸和注射胰岛素的方法，指导注射部位的选择与更换。

(6) 生活规律，戒烟酒，注意个人卫生，做好口腔、足部、阴部的清洁，预防感染。

(7) 指导病人和家属识别高血糖和低血糖的症状和体征，以及处理方法。

(8) 指导自我监测血糖、尿糖的方法。

(9) 避免精神创伤及过度劳累。

（五）慢性阻塞性肺病护理

慢性阻塞性肺病是一种具有气流受限的肺部疾病，气流受限不完全可逆，呈进行性发展。慢性阻塞性肺病是呼吸系统疾病中的常见病和多发病，其患病率和死亡率高。

1. 护理评估

(1) 评估疾病的病因、诱因及表现。

(2) 评估生命体征、意识与精神状态、呼吸形态的改变，听诊肺部呼吸音。

(3) 评估痰的颜色、性状、黏稠度、气味和量的变化。

(4) 评估脱水状况：皮肤饱满度、弹性，黏膜的干燥程度。

(5) 评估病人的体力情况，能否咳出痰液，咳嗽、咳痰对正常生活活动（包括饮食、休息、睡眠、排泄等方面）有无影响。

(6) 评估心理社会状况。

2. 护理措施

(1) 给予端坐位或半坐位，有利于呼吸。急性发作期，病人有发热，咳喘时应卧床休息。

(2) 给予持续低流量（氧流量每分钟 1～2 L）吸氧，并观察氧疗有效指标。

(3) 补充营养：给予高蛋白、高维生素、高热量易消化的饮食，多饮水，少食易产气的食物，防止腹胀影响膈肌运动。

(4) 鼓励病人咳嗽，指导病人正确的咳嗽，促进排痰，痰液较多不易咳出时，可采用超声雾化吸入或蒸气吸入稀化痰液，必要时吸痰。

(5) 保持室内温暖、空气流通新鲜，避免呼吸道刺激。

(6) 呼吸锻炼

①腹式呼吸：仰卧位，一手放在胸部，一手放在腹部，经口缓慢地吸气，升高腹部顶住手，缩唇缓慢地呼气，同时收缩腹部肌肉，并收腹。

②缩唇呼吸：用鼻吸气、用口呼气。呼气时口唇收拢，作吹口哨样，持续慢慢呼气，同时收缩腹部。呼吸按节律进行，吸与呼时间之比为 1∶2 或 1∶3，尽量将气体呼出，以改善通气。

3. 健康教育

(1) 戒烟。

(2) 积极指导病人防寒保暖预防感冒。

(3) 避免诱发因素。

(4) 指导病人坚持呼吸锻炼和全身运动锻炼，提高抗病能力。

（六）肿瘤护理

肿瘤是各种致瘤因素引起的组织细胞异常增生所形成的新生物。肿瘤细胞与正常细胞相比，有结构、功能和代谢的异常。

1. 肿瘤手术治疗病人的护理

1) 护理评估

(1) 临床已明确的肿瘤名称、治疗经过及效果，病人的血象及各脏器的功能。

(2) 评估疼痛部位、性质；进食情况；睡眠情况。

(3) 评估病人对拟采取的手术方式及预后的认知程度与心理反应。

(4) 病人家庭对其的理解和支持程度,对肿瘤预后的认知程度,以及对住院手术的经济承受能力。

(5) 术后评估病人的生命体征、切口愈合、导管引流等情况。

2) 护理措施

(1) 加强心理护理:肿瘤病人在诊疗过程中,心理反应复杂而强烈,护理人员应通过交流了解其心理和情感的变化,耐心细致地介绍手术的重要性和必要性。

(2) 营养支持:术前增加蛋白质、碳水化合物和维生素的摄入;伴有疼痛或恶心不适者可适当用药减轻症状;对口服摄入不足者,可通过肠内、外营养支持改善营养状况。

(3) 缓解疼痛:护理人员除观察疼痛的部位、性质、持续时间外,还应为病人创造一个安静舒适的环境,鼓励病人适当参加娱乐活动以分散注意力,并与病人共同探索控制疼痛的方法,鼓励家属也关心、参与止痛计划。晚期肿瘤疼痛难以控制者,可按三级阶梯止痛方案处理。

(4) 预防并发症:肿瘤病人以年老者居多,机体的免疫功能低下,术后易并发切口、呼吸系统、泌尿系统感染等。因此术后除常规监测生命体征、加强引流管和切口护理外,应注意保持病室环境清洁,鼓励病人多翻身、深呼吸、有效咳嗽、咳痰,加强皮肤及口腔护理,防止感染。

3) 健康教育

(1) 保持心情舒畅,避免不必要的情绪刺激。

(2) 注意营养,摄入高热量、高蛋白、富含膳食纤维的各类营养素,均衡饮食。

(3) 适量、适时的运动有利于调整机体内在功能,增强抗病能力,减少并发症。

(4) 对手术所致器官、肢体残缺而引起的生活不便者,应早期协助和鼓励病人进行功能锻炼。

(5) 加强出院指导,督促病人按时随访、用药和接受各项后续治疗,减少并发症,降低复发率。

(6) 鼓励病人家属给予病人更多的关心和照顾,增强战胜疾病的信心,提高生活质量。

2. 肿瘤放射治疗病人的护理

1) 护理评估

(1) 病人的一般状况、病情、实验室检查结果、手术治疗方式。

(2) 评估有无放疗适应证和机体对放疗的敏感程度。

(3) 病人对放疗的认知和配合程度、心理承受状态及家庭经济承受能力。

(4) 有无放疗毒副作用出现,如白细胞、血小板减少,皮肤黏膜改变和胃肠道反应等。

2) 护理措施

(1) 指导病人放疗前后静卧 30 分钟,避免不必要的操作或噪声等干扰,保证充足的休息与睡眠。

(2) 制定科学合理的饮食计划,选择高热量、高蛋白、富含维生素、易消化的饮食,注意食物的色、香、味和温度,避免粗糙、辛辣刺激食物,少食多餐。口干者多饮水及富含维生素 C 的果汁;口腔黏膜溃疡严重者进流质饮食或软饭;咀嚼、吞咽困难者给予流质饮食。

(3) 保持皮肤清洁干燥,勤换内衣,穿吸水性强的棉质内衣。照射部位皮肤可用温水、软毛巾沾洗,禁用肥皂、热水,外出时防止日光照射。

(4) 放疗期间加强对照射器官功能状态的观察,对症护理,有严重副反应时暂停放疗。

(5) 放疗期间严密监测体温变化,体温过高者鼓励多饮水,遵医嘱药物降温或使用抗生素。对白细胞计数极低者应做好保护性隔离,限制探视人数,每日用紫外线空气消毒2次,预防感染。

3) 健康教育

(1) 定期检查:督促病人每周查1～2次血白细胞计数及重要脏器功能检查。

(2) 提高自我护理能力:指导病人在放疗期间戒烟、酒,多饮水,保护照射野的定位标记,衣着柔软、宽松,学会对皮肤、黏膜的自我护理方法。

(3) 增强自我保护意识:减少与感染人群的接触,外出时注意防寒保暖,加强营养,增强免疫力,预防感染。

3. 肿瘤化学治疗病人的护理

1) 护理评估

(1) 病人一般状况、相关实验室检查结果、肿瘤的病理类型、临床分型。

(2) 有无化疗的禁忌证,病人对化疗的敏感程度。

(3) 评估是否出现化疗药物的毒副反应,如静脉炎、恶心呕吐、骨髓抑制、脱发、心肝肾等器官功能损害等。

(4) 病人对化疗知识的掌握情况、对治疗的配合程度、心理情绪反应、家庭经济承受能力。

2) 护理措施

(1) 熟悉化疗药物的剂量、治疗效果和毒副作用。注意观察治疗后的反应,发现异常及时报告医生。

(2) 保护静脉:有计划地由远端开始合理选择静脉并注意保护,妥善固定针头以防滑脱、及药液外漏。输注化疗药物前,先用5%葡萄糖或0.9%等渗盐水开通静脉通路,确保无外渗后才将配制的化疗药液注入。使用两种以上的化疗药物,不同药物之间应用5%葡萄糖或0.9%等渗盐水冲洗管路。乳腺癌病人穿刺时应避免穿刺患侧肢体。

(3) 如滴注过程中发现药物外渗,应立即停止输注。药物外渗部位用利多卡因加地塞米松0.9%等渗盐水稀释后做局部封闭,并根据外渗药物的性质选择冷敷或热敷。重新穿刺时应避免选择同一静脉。

(4) 减轻化疗毒副反应,促进身心舒适。化疗前放松身心,遵医嘱选用止吐药;化疗时用冰帽局部降温,预防脱发;协助脱发病人选购合适的发套,纠正因外观改变所致的负性情绪。

(5) 鼓励病人进食,根据病人口味给予高热量、易消化、清淡可口、多样化的饮食。保证充足饮水量,每日饮水2 000 ml以上。做好口腔护理,保持口腔清洁,增进食欲。严重呕吐、腹泻者,予静脉补液,防止脱水,必要时给予肠内、肠外营养支持。

(6) 创造条件,尽可能给病人一个适合休养的环境,以利于病人休息;保持病室整洁,加强病室空气消毒,减少探视,预防感染;对大剂量强化化疗者实施严密的保护性隔离或置于层流室。

(7) 化疗过程中密切观察病情变化,监测血象、肝肾功能,了解病人不适主诉,正确掌握化疗药物的剂量、给药方法,准确记录出入水量,鼓励多饮水、碱化尿液,以减少或减轻化疗所致的毒副作用。

(8) 护士应做好自身防护,用过的安瓿、注射器应单独处理,避免剩余药物挥发,污染环境。

3）健康教育

(1) 介绍相关的化疗知识，有针对性的提供正确、有价值的信息资料，提高其对化疗反应的识别和自我照顾能力。

(2) 指导生活护理，多饮水，忌食辛辣、油腻等刺激性食物，忌烟酒。指导病人睡前及三餐后漱口、用软牙刷刷牙，保持口腔清洁。

(3) 注意休息，避免过度疲劳。

(4) 保持乐观开朗的心境，鼓励病人积极配合治疗。

(5) 督促病人定期检查血常规、肝肾功能，及早发现异常，及时就诊。

二、社区常见传染病的护理

（一）肺结核病人的护理

肺结核是结核分枝杆菌引起的慢性呼吸道传染病，是最常见的一种结核病。其主要临床表现为低热、盗汗、消瘦、乏力、咳嗽、咯血等。

1. 一般护理

(1) 休息：依据病情安排病人休息，活动性肺结核病人增加休息时间，全身毒性症状明显者卧床休息，咯血病人取患侧卧位，遵医嘱使用止血药物。其他病人可进行适当的活动。

(2) 维持足够营养：给予高热量、高蛋白、高维生素的饮食，如牛奶、豆类、鱼、瘦肉、蔬菜、水果等，提供色、香、味俱佳的饮食，提供一个整洁、安静、舒适的进餐环境。

(3) 心理支持：了解病人的情绪反应，向病人及家属介绍有关结核病的知识。指导病人自我调节情绪的方法，根据病情组织病人参加适当的活动，如看电视、听广播、阅读书报、散步等，以分散注意力，消除焦虑，保持情绪的稳定。

2. 用药护理

(1) 了解常用抗结核药物的作用、种类剂量、用法及毒副作用。

(2) 督导用药和全程管理：抗结核用药一般达 6 个月或以上，医护人员按时督促用药，加强访视宣传，取得病人合作。

3. 健康指导

(1) 向病人和家属解释病情，介绍治疗方法、药物的剂量、用法和毒副作用，说明坚持规律用药、全程用药的重要性，以取得病人和家属主动配合。

(2) 向病人和家属宣传消毒隔离的重要性和方法，严禁随地吐痰，接触开放性肺结核病人时注意自我防范。

(3) 病人定期随访，接受有关检查，追踪时间至少一年。

(4) 在家中维持正常的疗养生活，注意环境舒适，防止家庭内的传染，注意个人卫生。合理安排休息、避免精神体力过劳，加强营养，增加抵抗疾病能力。

(5) 教育社区人群改变不良的生活习惯，增强社区人群自我健康保护的意识和能力。

(6) 再次出现发热、咳嗽、咳血痰等症状时及时就诊。禁止病人吸烟及被动吸烟，对免疫力较低的健康小儿要进行保护性隔离，防止造成传染，预防感冒，心情平静勿激动。

（二）病毒性肝炎病人的护理

病毒性肝炎是一组由多种肝炎病毒引起的传染病，以肝脏炎症和坏死病变为主，主要传播途径有粪-口,血液和体液。目前已确定的肝炎病毒有5型,分别为甲型肝炎病毒(HAV)、乙型肝炎病毒(HBV)、丙型肝炎病毒(HCV)、丁型肝炎病毒(HDV)、戊型肝炎病毒(HEV)。

1. 饮食护理　急性期宜进清淡、低脂,富含维生素的流质或半流质饮食。呕吐明显、进食不足者,遵医嘱给予静脉补液。有腹水者予以低盐饮食。黄疸消退、食欲好转后应防止暴饮暴食。慢性肝炎应进食高蛋白质,避免过高热量的饮食;恢复期病人可逐渐进普通饮食。各型肝炎病人均应戒烟酒,避免高糖、高热量饮食。

2. 休息与活动　急性肝炎、重型肝炎、谷丙转氨酶(ALT)升高者应卧床休息。卧床期间缓慢活动肢体,以不感到疲劳为度。慢性肝炎宜采用动静结合的原则,可从事力所能及的轻工作,适当进行体育活动。保证睡眠时间和质量,保持平和心态。肝功能改善后逐渐增加活动量,恢复正常3个月后可恢复日常活动及工作。

3. 用药护理　病毒性肝炎目前尚无特效治疗,一般根据病情合理选择抗病毒、免疫调节剂、中医药等进行支持治疗。针对病人的基础病史、病毒性肝炎的临床症状及所用药物,合理指导用药,通过定期访视观察药物毒副作用及并发症。

4. 心理护理　介绍有关病毒性肝炎的知识,以热情、友好、诚恳的态度鼓励病人说出所关心的问题并耐心解答,给予精神上的安慰和支持。对病程较长、久治不愈、消极悲观的病人,多沟通,勤疏导,解释目前虽无特效药,但现有的治疗和护理完全可以控制病情进展,指导病人保持豁达、乐观的情绪,以利于病情的康复或缓解。取得家属的配合,指导他们对病人多加宽容和理解,使病人保持生活和心情愉快,安心养病。

5. 对症护理

(1) 发热护理:发热病人应卧床休息,鼓励病人多饮水,每日摄入2 000 ml左右;寒战时注意保暖,出汗时及时更换内衣和被褥;做好口腔护理;施行物理降温,或按医嘱给予退热药物,定时测量体温并记录。

(2) 皮肤黏膜护理:保持床单位清洁、干燥;穿着柔软易吸汗的内衣并及时更换,使皮肤舒适、清洁;及时修剪指甲,避免直接用手搔抓,防止皮肤破损,皮肤瘙痒时可用手背或手掌轻擦或轻拍痒处,或按医嘱局部涂擦止痒药或口服抗组胺类药物等,不用有刺激性的肥皂和化妆品。对有出血倾向者,嘱病人注意避免碰撞、损伤,用软毛牙刷刷牙。戒除挖鼻、剔牙等不良习惯,以免诱发出血。对病重或长期卧床者,应定时协助翻身、拍背、局部按摩等,防止皮肤受压。

6. 病情观察　注意发热的程度及持续时间、有无感染危险因素及感染的现象;观察有无肝性脑病的早期表现;注意皮肤黏膜有无出血情况,黄疸有无进行性加重;注意观察24小时尿量、尿常规及尿钠、血尿素氮、血肌酐及血清钾、钠等变化;注意观察抗病毒药物的疗效和不良反应,发现异常情况及时报告医生并积极配合抢救。

7. 并发症护理

1) 肝性脑病

(1) 观察生命体征及精神错乱、自我能力下降、嗜睡、扑翼样震颤等,并及时给予处理。

(2) 禁食蛋白质,给予碳水化合物为主的食物,意识障碍遵医嘱予以鼻饲或静脉补液。

(3) 保持大便通畅,禁用肥皂水灌肠。

(4) 禁用止痛、麻醉、安眠、镇静等类药物。

2) 消化道出血

(1) 观察生命体征变化,观察呕血、黑便的量、色、性质、次数,备好抢救用品和药品。

(2) 卧床休息,及时清理呕血及便血。

3) 腹水

(1) 定期测量腹围,记录出入量及体重。

(2) 大量腹水者半卧位,轻度腹水者取平卧位。

(3) 腹腔穿刺放腹水前,督促病人排尿,术中密切观察病情变化,腹穿后及时送检标。

4) 电解质紊乱

(1) 遵医嘱监测血生化、血气分析指标。

(2) 水电解质紊乱者应及时补充液体及电解质。

(三) 细菌性痢疾病人的护理

细菌性痢疾(简称菌痢)是由志贺菌属细菌感染引起的急性肠道传染病。

1. 隔离　实施消化道隔离,直至急性期结束两次大便培养均未检出细菌。

2. 休息与饮食　急性期病人应卧床休息,能进食者,可给予高蛋白、维生素丰富、易消化的流质或半流质饮食。补充淡盐水以维持水电解质平衡。严重腹泻伴呕吐者应禁食,经静脉补充营养。

3. 症状护理　剧烈腹痛时可行热水袋腹部热敷,遵医嘱使用有效抗生素,注意观察药物毒副作用。可用0.9%盐水低压灌肠,以清除肠道内毒物。加强肛周皮肤护理,便后及时清洗,每日用1∶5 000高锰酸钾坐浴,防止肛周感染。有脑型临床表现者,尽快遵医嘱给予脱水药,保持呼吸道通畅。对休克型病人积极进行抗休克治疗。

4. 休克型中毒型痢疾或呼吸衰竭型痢疾症状时,迅速送往当地医院进行治疗。

(四) 性病与艾滋病病人的护理

性传播疾病是一类主要通过性行为传播的疾病。我国法定报告的性病为淋病、梅毒、艾滋病;监测性病为软下疳、性病性淋巴肉芽肿、尖锐湿疣、非淋菌性阴道炎。淋病是由淋球菌感染引起的疾病。梅毒是由梅毒螺旋体引起的一种慢性传染病。艾滋病又称获得性免疫缺陷综合征,是由人类免疫缺陷病毒引起的。

1. 社区护理

(1) 消毒与隔离:性传播疾病感染者及病人应实施血液-体液隔离。感染者及病人的生活用具应单独使用。被其血液、体液、排泄物、分泌物污染的物品应随时严格消毒,可用0.2%次氯酸钠溶液消毒。

(2) 口腔和皮肤护理:病毒、真菌可引起皮肤、口腔黏膜完整性受损。每日用含漱液漱口,平时保持皮肤清洁干燥。发现破溃、感染及时治疗。

(3) 合理饮食:给予高热量、高蛋白、高维生素、易消化饮食,以补充机体消耗,增强抵抗力。

(4) 休息与活动:合理安排休息与睡眠,避免过度劳累。病情减轻时,可进行适当活动。

(5) 提供心理支持:注意与感染者和病人的沟通交流,避免对病人的歧视。加强对性传播疾病病人、家属和亲友的宣教,使其明确一般的日常接触如握手等不会引起感染。

(6) 密切观察病情变化,按时测量生命体征。

2. 健康教育

1）控制传染源：传染源是病人和无症状病原携带者。病毒主要存在于血液、精液、分泌物和排泄物中。病人及病原携带者的血液、分泌物、排泄物应进行消毒处理。进展期病人应隔离。

2）切断传播途径：性传播、血液传播、母婴传播是目前已确认的性传播疾病的传播途径。性传播是本病的主要传播途径。切断性传播疾病传播途径的措施有：

（1）接触病人的血液、体液时，应戴手套、穿隔离衣；被病人血液、体液污染的物品，应用高温或次氯酸钠消毒；工作台面用0.1％含氯消毒剂消毒。

（2）加强对性传播疾病的宣传教育，防止感染。

（3）加强血站、血库管理以及血制品管理。

（4）禁止吸毒，杜绝共用注射器。

3）保护易感人群：人群对性传播疾病普遍易感，在现有条件下，加强对同性恋者、性乱交者、静脉药物依赖者、多次输血者等高危人群的性传播疾病检测和控制。手术及有创检查和治疗前，常规检测性传播疾病的抗体。

（五）新发传染病病人的护理

1. 传染性非典型肺炎　又称严重急性呼吸综合征（severe acute respiratory syndromes，SARS），是一种新的呼吸道传染病。本病具有极强的传染性与病情的快速进展的主要特点。其病原体是冠状病毒的一个变种，该病毒对外界抵抗力不强，乙醚、氯仿、紫外线处理或加热56℃ 10分钟均可灭活。本病潜伏期2～7天不等，3～5天最常见，最长可至10天。临床主要表现为肺炎，起病急，以发热、干咳、胸闷为主要症状。发热为首发症状，体温一般高于38℃，偶有畏寒，严重者出现呼吸窘迫，可伴随头痛、肌肉僵直、食欲不振、倦怠、意识紊乱、皮疹及腹泻等情况。病人是重要的传染源，尤其是急性期病人。本病多发于冬春季。感染途径有直接的飞沫传染，主要通过近距离空气飞沫和密切接触传播。手口传染，即手部沾染到病人口鼻飞沫后碰触口、鼻、眼而传染。本病具有家庭集聚性、医院集聚性、人群集聚性的特点。

1）隔离：严格实行呼吸道隔离和接触隔离，至病愈后2周。

2）休息与饮食：将病人安置在空气流通的单间病房，绝对卧床休息。给予高蛋白、高维生素、易消化的饮食。病情严重不能进食者可静脉补充液体和维生素，提高机体免疫力。

3）对症护理：呼吸急促者采用头高脚低卧位，吸氧，及时清除呼吸道分泌物，保证呼吸道通畅和气体交换的进行。必要时采用气管插管、气管切开改善通气功能，注意无菌操作，防止感染。高热病人遵医嘱给予药物降温，将病人置于舒适体位，减少体力消耗，鼓励病人多饮水。

4）密切观察病情变化，注意有无进行性呼吸困难、急性呼吸窘迫综合征和多器官功能障碍综合征等表现。定时观察记录神志、瞳孔、面色、心率及生命体征，尤其是呼吸和发绀的变化，准确记录尿量及呼吸机的各种参数。

5）心理护理：及时进行正确的信息沟通交流，告知病人SARS的有关知识和治疗方案，耐心解答病人的疑问，使其对疾病有较正确地认识，以平和的心态接受治疗和护理，以利于疾病的康复。

6）健康指导

（1）厨具、餐具的消毒：餐具以煮沸30分钟以上处理；不能加热或煮沸者，用1∶1 000

含氯消毒剂浸泡 30 分钟，然后用饮用水冲洗干净，待自然风干后备用。

(2) 地板、墙壁、家具、座椅、扶手、门把等可用 1∶1 000 含氯消毒剂充分洗刷，静置 5～10 分钟(待发挥杀菌作用)后再用清水冲洗或擦拭干净。

(3) 钥匙、玩具、计算机键盘、电话等经常触及的对象可用 1∶1 000 含氯消毒剂擦拭，静置 5～10 分钟再用清水冲洗或擦拭干净。

(4) 床单、被套、衣物、毛巾等可用 1∶1 000 含氯消毒剂完全浸泡 30 分钟，取出后再浸泡在肥皂水中，稍经浸泡后依一般洗涤程序清洗并晾干。

(5) 受到痰液及其他呼吸道分泌物污染时，先用一次性的毛巾或纸手巾浸泡在 1∶1 000含氯消毒剂中，用此浸泡过的毛巾或纸手巾覆盖在痰液等污秽物上，静置 15 分钟。污秽物连同毛巾一起清理并小心丢弃，污染处再以 1∶1 000 含氯消毒剂擦拭，静置 5～10 分钟，再用清水冲洗或擦拭干净。

2. 人感染禽流行性感冒　禽流行性感冒是由正黏病毒科的 A 型流感病毒引起的禽类病毒性传染病，至今由禽鸟传人的禽流感有三种：甲型 H5N1、甲型 H7N7 及甲型 H9N2。禽流感多发生在冬、春季节，1、2 月份是一个高峰，任何年龄均可患病，且无性别差异。感染了禽流感的鸡、鸭是主要传染源。迄今为止，尚未发现人传染人的病例。粪便是禽流感传播的主要渠道。传播途径主要有两个：呼吸道和消化道。此外，经过损伤的皮肤和眼结膜也可感染 H5N1 病毒而发病。人群对禽流感病毒普遍易感。人感染禽流感后，潜伏期一般在 7 天以内，早期症状与其他流感非常相似，主要表现为发热、流涕、鼻塞、咳嗽、咽痛、头痛、全身不适等症状。部分病人病程短，恢复快，且不留后遗症，预后良好。部分病人病情迅速加重，出现病毒性肺炎、成人呼吸窘迫综合征、呼吸衰竭、心力衰竭及肾衰竭等多器官衰竭、败血症休克及 Reye 综合征等多种并发症而死亡。禽流感病毒对乙醚、氯仿、丙酮等有机溶剂，热及紫外线均敏感，56℃加热 30 分钟，60℃加热 10 分钟，70℃加热 2 分钟，阳光直射 40～48小时以及使用常用消毒剂如福尔马林、氧化剂、稀酸、脱氧胆酸钠、羟胺、十二烷基硫酸钠和铵离子、卤素化合物(如漂白粉和碘剂)、重金属离子等，都能迅速破坏其传染性。

1) 社区护理

(1) 发现疫情后，按照规定向卫生防疫机构报告。

(2) 对确诊病例应实施消化道、呼吸道和接触隔离观察。

(3) 症状护理，尽早休息和住院治疗，多饮水，高热时给予解热镇痛药物、物理降温。儿童避免使用阿司匹林，以防发生 Reye 综合征。腹痛病人使用热水袋局部热敷等。

(4) 不吸烟，适当进行体育锻炼，避免过度劳累，以增加机体对病毒的抵抗能力。

(5) 做好心理护理，减轻病人的恐惧情绪，树立战胜疾病的信心，积极配合诊疗护理措施。

2) 健康教育

(1) 远离家禽的分泌物，尽量避免触摸活的鸡、鸭等家禽及鸟类。比较喜欢饲养野禽、鸽子等禽类宠物者应注意消毒，包括笼舍的定时消毒。

(2) 保持室内空气流通，每天开窗换气 2 次，每次至少 10 分钟，或使用排气扇保持空气流通。

(3) 保持地面、天花板、家具及墙壁清洁；确保排水道顺畅；使用可清洗的地垫，避免使用难以清理的地毯。

(4) 吃禽肉要煮熟、煮透。避免食用未经煮熟的鸡、鸭。注意生活用具的消毒处理。

(5) 勤洗手，每次接触动物后应立即进行手部清洗和消毒。离开污染区时，脱防护服前用流水和肥皂冲洗手1次，脱防护服后再次用流水及肥皂冲洗手，每次冲洗1分钟左右。手消毒用0.3%～0.5%碘附消毒液或快速手消毒剂揉搓1～3分钟。避免用手直接接触自己的眼睛、鼻、口。

(6) 在疫区的人员要戴口罩。与感染禽流感的家禽密切接触的工作人员，以及对有关场所进行终末消毒的专业人员需要特殊防护。特殊防护要求为穿普通工作服外罩一层防护服(隔离衣)，戴防护口罩、一次性医用乳胶手套，穿长筒靴或可消毒的保护性脚套。

(7) 发现有类似流感症状要及时就诊。

2. 人感染猪链球菌病　猪链球菌病是人畜共患的急性细菌性传染病。感染人的猪链球菌是猪链球菌Ⅱ型。病猪和带菌猪是主要的传染源，其排泄物和分泌物中均有病原菌。该病流行无明显季节性，一年四季均可发生，但在夏秋炎热、潮湿季节较为多发。猪链球菌病可通过猪身上的伤口、皮肤和黏膜，甚至呼吸道传播。感染人类主要通过皮肤。人感染猪链球菌后，最短在感染后一小时即可发病，一般为两天左右。本病起病急剧，起病即有畏寒、高热，全身不适，恶心、呕吐、头痛、头昏、疲乏无力，皮肤出现淤点、淤斑。病程进展十分迅速，很快出现休克或昏迷，病情凶险，部分病人因治疗不及时，可在24小时内死亡。本病死亡率极高，可达20%～40%。根据其临床表现可将本病分为普通型、休克型、脑膜炎型和混合型4型。人感染猪链球菌病的处理原则：早发现、早诊断、早治疗，入住传染病房隔离。人-猪链球菌感染只要及早、足量使用抗生素，一般是可以治愈的。猪链球菌对绝大多数抗生素敏感，尤其是头孢三嗪、头孢噻肟、青霉素等抗生素疗效满意。经过抗感染、抗休克及对症治疗，绝大多数病人可以治愈。

1) 社区护理

(1) 病人安置在严密隔离病房。密切观察病情变化。

(2) 每天用0.1%含氯消毒剂抹拭消毒桌椅、床、物品、门把、门窗等，冲洗洗手池、厕所等。

(3) 医疗废物、生活垃圾全部按感染性废物用双层黄胶袋包装、密封、运送。损伤性废物要放入防水、防刺的容器，再按感染性废物包装、运送。

(4) 被分泌物、排泄物污染的物品要严格消毒处理。

(5) 严格做好病人单元终末消毒处理。

(6) 尸体护理：用消毒液浸湿棉球堵塞所有孔道，有伤口的要包扎，有深静脉留置针的拔管后要按压至无流血，必要时给予包扎，防止液体渗漏，必要时用专用的黑胶袋密封，马上通知殡仪馆直接运送。

2) 健康教育

(1) 保持猪舍的清洁、干燥、通风，防止猪患病，仔猪最好接种猪链球菌苗。

(2) 猪舍和人厕要有一定的距离。人处理病死猪时一定要穿胶鞋，带胶皮手套，不要随便宰杀、销售和食用病死猪肉。

(3) 有家畜猪链球菌疫情的地区强化疫情监测，各级各类医疗机构的医务人员发现符合疑似病例、临床病例诊断的立即向当地疾病预防控制机构报告。

(4) 病(死)家畜应在当地有关部门的指导下，立即进行消毒、焚烧、深埋等无害化处理。

(5) 根据不同情况穿隔离衣：上班穿洗手衣、穿工作服、穿工作鞋、戴工作帽、戴12层棉纱口罩；进入污染区时加穿隔离衣，加一次性帽、口罩，加鞋套、戴手套；执行危险性较大的操作时再加戴眼罩或面罩，穿连衣裤防护服。

(6) 常用医疗器械消毒管理：体温计、血压计、听诊器专用，每周消毒 2 次；抢救、监护仪器使用后用 0.1%含氯消毒剂进行消毒。

三、社区临终关怀护理

临终关怀是以临终病人为中心，以其家庭为单位，提供生理、心理、社会等全面照料，使病人在临终时能够无痛苦、安宁、舒适地走完人生的最后旅程。

(一) 护理评估

1. 家庭评估　包括评估家庭功能，有无家庭压力及压力的来源，家庭成员亲密程度与情感支持，是否存在家庭危机，家庭危机是否与临终病人有关，家庭资源丰富程度，家庭医疗资源利用情况及家庭对病人的照顾能力，家庭能否为病人提供舒适的休息和睡眠环境，符合营养需求及可口的膳食等情况。

2. 病人状况评估　病人主观资料如睡眠与休息、食欲、是否疼痛、大小便情况、各种不适感、心理(认知)及情绪的改变、对疾病恶化程度的了解、以往学习经历及能接受的学习方式等。客观资料包括生命体征、现有疾病及并发疾病、疾病恶化程度、是否存在褥疮危险、病人生活依赖程度等情况。

(二) 临终病人的护理措施

1. 控制疼痛

(1) 评估病人疼痛，找出疼痛规律。评估病人或家属有无对镇痛药不正确认识，以免耽误疼痛的控制。对疼痛进行预测，为疼痛前选择镇痛药物提供依据。

(2) 实施镇痛：尽可能提供既不刺激病人又能起到止痛作用，既方便又可行的口服药，注意预测和控制用药过程中产生的毒副作用，密切观察镇痛效果，采取适合病人个体的镇痛方法。调节其用量以不产生耐药性为宜。

(3) 药物止痛：以世界卫生组织建议的“三级阶梯药物止痛方案”指导镇痛护理工作。

1 级：对一般性疼痛，使用非麻醉性镇痛药，如阿司匹林、复方氨基比林(安痛定)等。

2 级：对中等程度的疼痛，使用弱麻醉性镇痛药，如布桂嗪(强痛定)、美沙酮(美散痛)等。

3 级：对严重的疼痛，使用强麻醉性镇痛药，如哌替啶(度冷丁)、吗啡等。

(4) 非药物镇痛：在药物镇痛的同时灵活掌握和使用各种非药物镇痛疗法，为临终病人带来更多的人道主义关怀的方法。如社区护士在家访时鼓励病人谈论疼痛，充分利用病人自己认为有助于镇痛的方法，提供情绪、宗教上的健康咨询，必要时可用热水袋或冰袋放在疼痛部位，同时根据需要可用松弛术、意念止痛、生物反馈法、音乐疗法、针刺疗法、神经阻滞法、心理疗法与心理护理等方法。

2. 满足基本需求

1) 保证营养：在病情状况允许的情况下，鼓励病人争取多吃一些。适量营养，饮食必须新鲜、易消化吸收、蛋白质丰富的小块食品，应随时备好以满足病人需要。一般鼓励病人每天至少喝半杯牛奶或豆浆；吃 2～3 种以上新鲜蔬菜，多吃水果或饮料，每天至少补充 1 500 ml～2 000 ml 水。尽可能满足临终者的饮食要求，让病人心满意足地告别人生。

2）缓解症状

(1) 恶心、呕吐

①保持环境清洁安静，空气清新；语言和态度上对病人表示关心，消除病人不安情绪；避免引起病人不愉快的事物或不好味道的食物。

②呕吐时协助病人坐起或侧卧位，头部偏向一侧，取容器接呕吐物。吐出来的东西用深色袋子盛装以减少病人的担心。呕吐停止后，用病人喜欢的漱口水或新鲜的茶叶水漱口，进行口腔清洁，避免刺激舌、咽喉、上腭等诱发恶心呕吐。

③清理污染物。

④减少进食量或禁食。

⑤轻轻的拍背或指压内关穴和足三里穴位。

⑥预先给予止吐药物，以口服为佳；呕吐时可注射止吐药物。

(2) 吞咽困难

①进食时宜采取60°～90°坐位，有假牙者，戴上假牙。先以少量开水试喝，避免发生吸入性肺炎。

②喝饮料时，病人勿需倾斜头部。

③进固体食物，小量多餐，慢吃细嚼。将食物切成小块，湿润食物，避免干燥、黏性食物，可吃软面包等。

④病人无法进食固体食物时，给适合病人的食物，如浓汤等，避免食鱼、煮鸡蛋、多纤维食物等。

(3) 呼吸困难

①保持病人居住环境清洁整齐，室内要每日通风换气；温度保持在18～20℃，湿度保持在50%～60%，避免对流风及刺激性气味，如烟、香料、杀虫喷洒剂等，避免直接吸入室外的冷空气。

②保持病人安静，向病人说明安静休息，可减少身体耗氧，从而减轻呼吸负担。

③病人取半卧位、坐位或前倾位，或将小桌放在病人身前，桌上放一枕头，使病人两臂伏在上面。舒适的姿势，可舒缓胸闷的感觉。

④衣着柔软、宽松，尤其是领口、胸围。

⑤保持呼吸道通畅，协助病人排出呼吸道分泌物。对无力排痰者，准备吸痰器。

⑥氧气吸入，保持口腔、嘴唇适度的湿润。

(3) 排泄紊乱

①腹泻

A. 提供安静、整洁、舒适的环境。使用床上便盆，避免腹部按压或按摩，注意腹部保暖，减少肠道机械性刺激。

B. 停止任何助排便的药物。定时给予便盆或每日提醒病人解大便。必要时使用成人纸尿片，但最好先征得病人同意。

C. 每次便后用温水清洗肛门及肛门周围，并以柔软绵质毛巾擦拭，勿用粗糙的卫生纸。同时进行湿热敷，然后擦干，涂氧化锌软膏保护肛门周围皮肤，预防发红、感染。局部用烤灯照射，使肛门周围皮肤保持干燥。

D. 避免吃生冷水果、蔬菜或辛辣食品、含咖啡因、乙醇的饮料，以及蟹、虾等食物。

②便秘

A. 鼓励病人在可能的范围内尽量活动，长期卧床者进行主动或被动的肢体活动，以及腹式呼吸，增加腹肌张力。顺肠蠕动方向做腹部按摩，一日数次，按摩顺序是右下腹→右上腹→左上腹→左下腹。

B. 增加饮食中纤维成分含量(如麦麸)，以增加对肠道刺激，增加水分摄入量，可保证解大便规律。

C. 软化剂，如乳果糖是一种高渗药物，可使水分进入肠道；还有山梨醇溶液、甘露醇溶液等。酚酞(果导)可刺激肠壁蠕动，增加肠壁分泌。

D. 润滑剂：开塞露或液体石蜡 10～20 ml，每晚应用可以使老年人或重病人的排便变得容易。

E. 推动剂：番泻叶直接作用于平滑肌增加肠壁蠕动。

F. 长期便秘者，粪便干结堆积于直肠，一般通便法无效时，可让病人取侧卧位，操作者戴手套、涂上润滑油，食指或中指轻轻插入肛门，由浅逐渐深入，将其松动弄碎，抠出粪块。结束后，用温水清洗局部，必要时给予湿热敷，帮助肛门括约肌回缩。

③小便失禁

A. 定时给予便盆、小便壶，或提醒病人小便。

B. 必要时使用成人纸尿片，使用纸尿片时要注意有无皮肤发红、湿疹，或尿片破损等情况，以防褥疮形成。

C. 失禁情况严重，可在床单下加橡胶单，以保持床褥清洁。必要时可行保留导尿。

D. 鼓励病人适量进水，以减低尿道感染的发生。

3) 皮肤护理

(1) 压疮：见社区常用基础护理技术。

(2) 水肿

①让肿胀的肢体尽可能地活动，休息时肢体抬高。

②避免摩擦、外伤对皮肤造成损伤。

③勿在受损的肢体上进行静脉穿刺或测量血压。

④每天使用润湿乳液保护皮肤，避免干燥造成紧绷。

⑤皮肤受伤时用消炎药治疗。

3. 慰藉情绪与心灵　临终病人对死亡的心理变化经过 6 个阶段。

(1) 回避期：护士应采取相应的回避态度，不急于将真实病情告诉病人，可寻找机会用暗示方法慢慢透露，有的病人需要一直回避至最后。

(2) 否认期：护士应理解和接受病人的否认表现，并认真倾听，不将病情全部揭穿、以维持病人心中一点希望，逐步帮助病人面对自己的病情，使病人逐渐增加勇气来面对死亡。同时争取家属的合作，密切观察以防不幸事件发生。

(3) 愤怒期：护士应提供时间和空间让病人自由的表达或发泄内心之痛苦和不满，耐心倾听，让病人尽量倾诉自己的情感，使病人能够被尊重、理解和关怀，并认识到自己还是有价值的、是受人们关怀的人。必要时适当应用镇静药，制止和防卫病人的破坏性行为。

(4) 协议期：护士对病人的种种"协议"或"乞求"，可采取适度的"欺骗"方法，做出积极治疗与护理的姿态；在生活上给予更多的关心与体贴。理解面临死亡的病人的这些正常表现，并设法满足病人的要求和缓解病人的症状。

(5) 抑郁期：护士应鼓励和关心临终病人，帮助病人解决实际问题，尽量带去欢乐，增加其希望。给病人提供表达自己感情的机会，尊重病人的遗嘱，并耐心倾听病人诉说，使病人有时间做迎接死亡的准备。

(6) 接受期：护士应提供安静、整洁、舒适的环境和气氛，帮助病人了却未了的心愿和事情；让家属多陪伴病人，使病人在无言中感到自己在被爱护和被关怀。

(三) 临终病人家属的护理

1. 认识家属的失落反应和悲哀的过程，鼓励家属将内心的痛苦和真实想法说出。提供适当的场所或机会让家属宣泄内心的悲伤并给予安抚。

2. 尽量满足家属提出的有关对病人治疗、护理和生活上的要求，若不能满足者应给予耐心的解释。对家属过激的言行给予容忍和谅解，避免纠纷。

3. 防止家属因长期精神痛苦和疲劳导致疾病的发生，指导其保持健康、保存精力及进行心理自我疏导的方法，如平衡饮食、合理休息、松弛术等。

4. 指导家属参与病人的护理活动，如计划的制订、生活护理等。

5. 尽量为病人和家属提供相处的机会和环境，有利于交流。

6. 死亡对家属是悲痛的高峰。护理人员应同情家属，帮助其进行调适，重建生活的信心。至少在一年内通过访视、电话、邀请参加聚会、信件等形式与家属保持联系，帮助解决实际问题，继续提供心理支持和健康指导，引导家属走出悲伤。

第六章　社区康复护理

一、社区康复护理技术

（一）卧位及其转换训练

卧位是指病人卧床的姿势，根据治疗、护理要求采取的各种体位。良好的体位能帮助病人更好的恢复。定时更换卧位也有助于预防并发症的发生。

1. 卧位的放置

(1) 患侧卧位：患侧在下。患侧上肢应前伸，与躯干的角度不小于90°，肘关节伸展，前臂旋后，腕被动背伸。健侧上肢可放于身上或身后的枕头。下肢呈迈步位，健腿髋膝屈曲，屈曲小于80°，并由枕头支持。

(2) 健侧卧位：健侧在下。患侧上肢由身后的枕头支持于病人前面，上举约90°伴肩胛骨前伸，肘关节伸展，前臂旋前，腕被动背伸。健侧上肢可放在胸腹部或枕头下。患腿向前稍屈髋、屈膝，完全由枕头支持；健侧下肢平放于床上，稍伸髋，微屈膝。

(3) 仰卧位：头下置枕不宜高，患侧肩胛下放一软枕以防肩胛骨后缩，前臂旋后，手指伸展。患侧臀下及大腿外侧放枕，避免骨盆后缩及髋关节外展外旋，膝关节稍屈曲，足底不放置东西。

2. 体位转换训练

(1) 床上侧向转移：偏瘫病人：先用健腿插在患腿下方，顶托患腿移向床的健侧，再移动臀部，最后依靠健侧上肢将上身转移到该侧。截瘫病人：先坐起，然后用手将下肢移向一侧，再用手撑床面，将臀部移动到该侧。

(2) 床上仰卧转向侧卧：偏瘫病人：转向健侧有困难。训练时先用健腿插在患腿下方，托起患腿，再用健手握住患手，先上举到患侧，然后突然摆动向健侧，利用惯性将躯体翻向侧方，同时用健腿托在患腿下方，帮助患腿完成转移。截瘫病人：因截瘫而不能坐起的病人可以将两手上举，先举向转移的相反方向，然后利用突然向转移的方向摆动，使躯干先产生侧向翻转，再由护理人员将下肢移动到预定的位置。

(3) 从卧位转移到坐位：偏瘫病人：先向健侧侧身，用健手支撑使上身抬起，再调整回中立坐位。截瘫病人：在腹肌肌力不足时，可以采用手拉悬吊带或缚在床尾的牵拉带，使上身抬高坐起。也可以先侧身，用一手支撑上身，从侧面坐起；另一手扶持床面，保持稳定和平衡。

(4) 坐-站转移：从坐位转移到站立位，病人应该具备初级站立平衡能力。偏瘫病人：先将脚跟移动到膝关节重力线的后方，上身前倾，两手交叉握紧，手臂伸直向下，再将手臂突然上举，利用手臂上举的惯性和股四头肌的突然收缩，完成站立动作。截瘫病人：要练习使用矫形器坐起站立，先用双手支撑椅子站起，膝关节向后伸，稳定膝关节，维持站立姿势。用膝踝足矫形器的病人，锁定膝关节后，就可以开始步行练习。

3. 注意事项　每一个病人均为独立个体，体位转移前应倾听病人的意见，取得合作；床应放平，床头不应抬高；体位的摆放应避免半卧位；手中一般不要放置东西来对抗屈肌痉挛；

体位更换时应注意观察全身皮肤及远端肢体血运情况。更换体位时应注意动作轻柔,并尽可能发挥病人的残存能力;体位更换后,一定要保持病人的舒适和正确的肢体位;对病人合并其他损伤或属于疾病严重骨质疏松者,体位更换时要慎重对待,避免发生病理性骨折。

(二) 床和轮椅的转移训练

床-轮椅转移训练是指提高病人床-轮椅之间体位转换能力的锻炼方法。

1. 以偏瘫病人为例的轮椅转移方法

(1) 床-轮椅之间的转移:轮椅放在健侧,与床成 30°~45°夹角,刹住车轮,移开足托。病人健手握住轮椅外侧扶手站起,站稳后以健足为轴心,缓慢转动身体,臀部对准椅子后缓慢坐下。

(2) 轮椅-床之间转移:从健侧靠近床,使轮椅与床成 30°~45°夹角,刹住车轮,移开足托。健手抓住扶手站起,站稳后,健手向前放到床上,以健足为转轴,缓慢转动身体,然后坐下。

2. 以截瘫病人为例的轮椅转移方法

(1) 床-轮椅之间的转移:轮椅靠在床边,刹住车轮,与床的长轴呈 30°~45°,病人应先从床上坐起,用手将自己的瘫痪下肢移动到床边,同时将臀部也挪移到床边,将两腿放下,用一手支撑在轮椅不靠近床边的扶手,另一手支撑在床上,将臀部摆动过渡到轮椅上。

(2) 轮椅-床之间转移:上床时将轮椅正面推向床边,刹住车轮,用手将瘫痪的下肢逐一移到床面上放平,然后用手支撑轮椅扶手,逐步推动臀部和腿移动到床上,完成转移。下床时采用相反的方式,即将臀部移到床边,背对轮椅,再用手支撑床面逐渐移动向轮椅。

3. 辅助转移　指病人需要器械的帮助以及部分或全部需要他人的帮助,才能够完成转移动作。

(1) 滑板:如果病人是四肢瘫,上肢肌力不足,难以自己支撑躯体挪动并转移时,可以采取使用滑板垫于病人臀下,从滑板上将躯体滑动到轮椅,或滑动到床上去。

(2) 协助:如果病人上肢肘关节屈肌肌力达 3~4 级合并手腕无力时,自己无法自己运用滑板完成转移,可由治疗师或家属协助转移。通常病人可以用手搂住辅助者的头、颈或背部,身体尽量前倾;帮助者头可置于病人一侧腋下,两手托扶病人臀部的同时用双膝关节夹压固定病人的两膝,慢慢使用腰部后倾的力量将病人臀部拉向自己的躯干,使病人的膝关节伸直并稳定,再侧身慢慢将病人转移到床上,或从床转移到轮椅上。

4. 注意事项

(1) 根据病人的实际肌力和关节控制能力,选择适宜的转移方式。学习独立转移的时机要适当,太早则病人因失败而失去信心,太晚则因依赖而失去兴趣。

(2) 帮助者必须注意自己衣着方便活动,鞋不能滑;帮助病人转移不能单纯依靠体力,而是需要相当的技巧,帮助者必须了解自己的体力和技能,没有把握时不要单独行事。

(3) 转移前必需准备好必要的设施与空间,使转移过程中无障碍。检查器械是否安全完好,准备好并固定好,并保证空间通畅没有障碍。

(4) 先使病人知道转移的目的和方法,病人预先告知帮助者自己习惯的转移方式,帮助者教会病人利用体重转移的技巧,使病人处于最好的起始位置,并已排空大小便,避免转移中发生大小便失控。

(5) 转移时帮助者与病人应当互相支持,协同用力;病人应当向前看而不是向地板看或向帮助者看;转移动作后应注意身体下面的垫子、床罩和裤子等保持平整,避免造成局部压力过大而导致压疮。

(6) 进行轮椅转移时轮椅必先刹住车轮,轮椅扶手、脚踏板要移开,转移来去的两个平面之间高度尽可能相等且稳定。

(三) 吞咽功能障碍的训练

各种影响正常吞咽生理的因素均可导致吞咽障碍,如神经系统疾病、口咽部疼痛、食管内梗阻及食管腔外压迫等。吞咽训练是指针对吞咽障碍病人的主要功能异常,通过循序渐进的方式进行康复锻炼的方法。本章主要介绍临床常见的对神经系统疾病引起的吞咽障碍训练的基本方法。

1. 准备　首先对病人进行康复训练的教育,有言语障碍者可利用文字或交流图板或其他有效沟通方式,饭前 30 分钟开始训练。作放松准备操:端坐位,双手放在腹前,先吸气、呼气 3 次,左、右摇头部 3 次,左侧、右侧转头 3 次,耸肩、放松 3 次,上半身向左、向右倾斜 3 次,动作应柔和。

2. 基础训练　是针对那些与摄食－吞咽活动有关的器官进行功能训练。

(1) 口腔周围肌肉的运动训练:唇运动:病人用力闭唇,治疗师将食指与中指分别压于上下唇,用力掰开双唇。病人用力噘嘴,治疗师用食指置于唇角稍用力向外拉。病人微笑,治疗师将中指置于嘴角,抵抗病人唇角的上抬。用冰块沿口角向面颊快速轻擦,可促进唇角上抬。舌运动:要求病人尽可能地向外伸出舌头,可用勺子或压舌板在舌中部快速向内压。舌侧伸时,用勺子或压舌板给予阻力。舌在口内将两侧面颊顶起,给予阻力对抗。下颌运动:病人张嘴时,治疗师手放在下颌下,向上推,抵抗下颌的向下力量。闭颌时,病人尽量用力咬合,治疗师向下拉下颌,施加反向阻力。

(2) 寒冷刺激法:首先将湿棉棒冰冻备用。操作时,将冰冻棉棒蘸少许水,轻轻刺激软腭、舌根及咽后壁,给咽部冷刺激然后嘱病人做空吞咽动作。寒冷刺激能有效地强化吞咽反射,使之易于诱发且吞咽有力。

(3) 屏气-发声运动和屏气吞咽运动:病人坐在椅子上,深吸气后屏气,同时双手掌撑向椅面用力推压,此时胸廓固定、声门紧闭;再突然松手,声门陡开,呼气发声。因为病人丧失呕吐反射、咳嗽反射且声带麻痹,可进行声门上吞咽训练,防止吸入性肺炎。其方法是咀嚼、吸气、屏住呼吸、吞咽、咳嗽、吞咽。

(4) 吸吮和喉头上举训练、咳嗽训练:要求病人在吸吮后立即喉头上举。可将 1～2 g 冰条置于病人舌上,将冰条吸进咽部,并吞下它。病人反复咳嗽,清嗓子,促进喉部闭锁的效果。

3. 摄食训练　经过基础训练以后开始摄食训练。摄食训练则是实际进食的训练。训练前应注意选择适于病人进食的体位、食物形态及进食的一口量。摄食训练前后应认真清洁口腔。

(1) 体位:一般让病人取躯干抬高 30°仰卧位,头部前屈,用枕垫起偏瘫侧肩部,头歪向健侧,治疗者站在病人健侧,将食物送进口腔健侧,确认能安全吞咽后,逐步抬高角度。

(2) 食物的形态:食物的形态应根据吞咽障碍的程度及部位,本着先易后难的原则来选择。较好的食物其特征为有适当的黏性、密度均一、不易松散、通过食道时易变形、不易在黏膜上残留等,同时还要兼顾食物的色、香、味及温度等。

（3）一口量：即摄食时，最适于病人吞咽的每次入口量，正常人的每次入口量约为20 ml。对病人进行训练时，如一口量过多，易从口中漏出，而且也易引起咽部残留，导致误咽；一口量过少，则会因为刺激强度不够，难以诱发病人的吞咽反射。一般先以小量试之（3～4 ml），然后酌情增加。①空吞咽与交互吞咽：每次进食吞咽后，应反复作几次空吞咽动作，使食块全部咽下，然后再进食。交互吞咽是每次吞咽后饮极少量的水（1～2 ml），这样既有助于刺激诱发吞咽反射，也有助于除去咽部残留食物。②侧方吞咽：吞咽后让病人下颏分别左右转，同时作吞咽动作，可除去咽部两侧的“梨状隐窝”部的残留食物。③点头样吞咽：让病人颈部后屈，会厌上凹处的残留食物挤出。反复进行几次形似点头的动作，同时做空吞咽动作，便可除去会厌上凹处的残留食物。

（4）定速：指导病人以合适的速度摄食、咀嚼和吞咽。

（5）吞咽的意识化：引导病人有意识地进行过去习以为常的摄食、咀嚼、吞咽等一系列动作，注意力集中在各时相应做的动作，防止噎呛和误咽。

（四）助行器的使用指导

辅助人体支撑体重、保持平衡和行走的工具称为助行器，可分为无动力式助行器、功能性电刺激助行器和动力式助行器3类。其中无动力式助行器结构简单、价格低廉、使用方便，是最常用的助行器。主要包括各种的拐杖和移动式助行架。

1. 移动式助行器的使用指导　助行器适用于初期的行走训练，为准备使用拐杖或手杖前的训练，也适用于下肢无力但无瘫痪、一侧偏瘫或截肢病人，以及下肢功能损害严重无法使用拐杖的、行动迟缓的老年人或有平衡问题的病人。一般如病人两上肢肌力差、不能充分支撑体重时，应选用腋窝支持型步行器。如病人上肢肌力较差、提起步行器有困难者，可选前方有轮型步行器。如上肢肌力正常、平衡能力差的截瘫病人可选用交互型步行器。助行器亦可作为永久性的依靠。

助行器仅适宜在平地使用。助行器行走的方法为，用双手分别握住助行器两侧的扶手，提起助行器使之向前移动20～30 cm后，迈出患侧下肢，再移动健侧下肢跟进，如此反复前进。

使用过程中应注意病人的迈步腿不能太靠近助行器。

2. 拐杖的使用指导

（1）手杖：单侧手扶持以助行走的工具，适用于上肢和肩部肌力正常的偏瘫病人和单侧下肢瘫痪病人。有以下几种：①T形单足手杖：适用于握力好、上肢支撑力强的病人，如偏瘫病人的健侧、老年人等。对于上肢支撑力强、平衡功能较差的病人则不适用。②问号形单足手杖：基本与T形单足手杖相同。③三足手杖：由于3个足呈品字形，比以上两种更稳定。用于平衡能力稍欠佳而用单足手杖不安全的病人。④四足手杖：由于有四足，更为稳定。适用于平稳能力欠佳、用三足手杖也不够安全的病人。

（2）前臂杖：适用于握力差、前臂力较弱但又不必使用腋杖者。用拐手还可自由使用。

（3）腋杖：腋杖用于截瘫或外伤等较严重损伤病人。

（4）平台杖：又称类风湿杖，适用于类风湿关节炎等手关节损害严重的病人。

3. 拐杖长度的选择

（1）腋杖长度：确定腋杖长度的最简单方法是身长减去41 cm的长度即为腋杖的长度。站立时大转子的高度即为把手的位置，也是手杖的长度及把手的位置。也可让病人仰卧位，双足下置足踏板，自腋窝前皮皱处量到脚后跟，再加 5 cm。

(2) 手杖长度：让病人穿上鞋或下肢矫形器站立，上臂自然下垂，屈肘 45°，腕关节背伸，掌心距地面的垂直距离即为手杖的长度。

4. 腋杖的使用方法

(1) 交替拖地步行：将左拐向前方伸出，再伸右拐，双足同时拖地向前移动至拐脚附近。

(2) 摆至步，即同时伸出两支腋杖→两足同时拖地向前，到达腋杖附近。移动速度较快，可减少腰部及髋部用力。双拐同时向前方伸出，病人身体重心前移，利用上肢支撑力使双足离地，下肢同时摆动，双足在拐脚附近着地。此种步行方式适用于双下肢完全瘫痪而使下肢无法交替移动的病人。

(3) 摆过步：拄拐步行中最快速的移动方式。双侧拐同时向前方伸出，病人支撑把手，使身体重心前移，利用上肢支撑力使双足离地，下肢向前摆动，双足在拐杖着地点前方的位置着地。开始训练时容易出现膝关节屈曲、躯干前屈而跌倒，应加强保护。适用于路面宽阔、行人较少的场合，也适用于双下肢完全瘫痪、上肢肌力强壮的病人。病人的躯干和上肢控制力必须较好，否则容易跌倒。

(4) 四点步行：方法为伸出左腋杖→迈出右脚→伸出右腋杖→迈出左脚，是一种稳定性好、安全而缓慢的步行方式。每次仅移动一个点，始终保持四个点在地面，即左拐→右足→右拐→左足，如此反复进行。步行环境与摆至步相同，适用于骨盆上提肌肌力较好的双下肢运动障碍者以及老人或下肢无力者。

(5) 三点步行：是一种快速移动、稳定性良好的步态。患侧下肢和双拐同时伸出，双拐先落地，健侧待三个点支撑后再向前迈出。适用于一侧下肢功能正常，能够负重，另一侧不能负重的病人，如一侧下肢骨折、小儿麻痹后一侧下肢麻痹等病人。

(6) 两点步行：方法是一侧腋杖和对侧足同时伸出→余下的腋杖和足再同时伸出。与正常步态基本接近、步行速度较快。步行环境与摆过步相同。此步行方式适用于一侧下肢疼痛需要借助于拐杖减轻其负重，以减少疼痛的刺激，或是在掌握四点步行后练习。

5. 手杖步行训练

(1) 三点步行：绝大部分偏瘫病人的步行顺序为伸出手杖→迈出患足→迈出健足。此种步行方式因迈健侧足时有手杖和患足两点起支撑作用，因此稳定性较好。除一些下肢运动障碍的病人常采用外，大部分偏瘫病人习惯采用此种步态。

(2) 两点步行：即先同时伸出手杖和患足，再迈出健足。手杖与患足作为一点，健侧足作为一点，交替支撑体重，称为两点步行。该方式步行速度快，适合于瘫痪程度较轻、平衡功能好的病人。

6. 注意事项

(1) 行走训练时，要提供安全、无障碍的环境，着衣长度适中，穿着合适的鞋袜，不可赤足。

(2) 使用四点杖时，手杖把手的开口应向后，把平坦的一侧靠近病人身旁。

(3) 使用腋杖时，使用时应使腋垫顶部抵住腋窝下 2～3 横指的侧胸壁，腋杖与躯干侧面呈 15°，上肢用力夹持腋把；握持在把手上的手依上肢的伸展力支持起负担体重的任务，避免压迫腋下的臂丛神经和血管。

(4) 在选用固定长度手杖时应注意选用合适的长度，行走时手杖不要靠病人太近或太远。同样的要求也适用于前臂杖、助行架的使用及穿戴动力式助行器的训练。

（五）自助具的使用指导

自助具是指为了提高残疾人的自身能力，使其能较省力、省时地完成一些原来无法完成的日常生活活动，以增加其生活独立性的辅助器具。自助具的使用不仅是一种积极的治疗手段，而且还有助于树立病人重返社会的信心。

1. 根据自助具的用途可分为

（1）衣着类自助具：①穿衣棍、尼龙搭扣、系扣钩、拉锁环。②两用穿衣钩、穿衣皮带拌。③穿袜器、弹性鞋带、脱鞋器、长柄鞋拔。

（2）梳洗修饰类自助具：长柄发梳、长柄海绵或牙刷、指甲刷。

（3）饮食类自助具：①餐具：包括自动喂食器、防漏碟边、免握餐具、加大手柄餐具、加长手柄餐具、旋转手柄餐具、弯角手柄餐具。②杯及吸管固定器：双耳杯、吸管固定器、持杯器、U型塑料夹。③轮椅夹杯及台面。

（4）洗澡类自助具：双环毛巾、无指手套、长臂洗澡刷、肥皂手套、防滑地胶、洗澡椅。

（5）厕所用具：轮椅式便池坐位、加高坐厕板。

（6）转移辅助类自助具：扶手、绳梯、帆布扶手装置、转移滑板、轮椅。

（7）书写辅助类自助具：加粗笔、免握笔、弱视辅助器、电子交流辅助设备、折光眼镜、翻书器。

2. 选用与制作原则　自助具的选用应遵守实用、可靠、经济的原则，最好是市场有售的用具，易清洗、保存、维修且安全可靠。作业治疗师制作自助具时应遵循如下原则：

（1）应能达到其使用目的，并能改善病人的自理生活能力。

（2）简便、坚固、耐用、美观、具有可调性。

（3）易清洁、易制作、易学且使用方便。

（六）轮椅的使用指导

轮椅是下肢残疾及全身虚弱病人主要的移动工具，适用于即使借助矫形器、拐杖和助行器等各种步行辅助器也难以步行的病人。轮椅训练是指提高病人独立使用轮椅能力的锻炼方法，包括前后推进、转弯、翘轮和平衡、上下台阶等。对于四肢瘫痪的病人还包括电动轮椅的操纵训练。

1. 轮椅选择

（1）座位宽度：病人坐上轮椅后，测量坐下时两臀间或两股之间的距离，再加 5 cm，即坐下后双大腿与扶手之间应有 2.5～3 cm 的间隙。

（2）座位长度：病人坐上轮椅后，测量坐下时后臀部至小腿腓肠肌之间的水平距离，将测量结果减 6.5 cm，即为轮椅坐位的长度。

（3）扶手高度：坐下时，上臂垂直，前臂平放于扶手上，肘关节屈曲约 90°，测量椅面至前臂下缘的高度，加 2.5 cm。

（4）座位与脚踏板的高度：一般情况下坐在轮椅中的病人双下肢放于脚踏板上时，足跟（或鞋跟）至腘窝的距离再加 4 cm 即为轮椅的座位高度。脚踏板的板面离地面最少应有 5 cm。

（5）靠背高度：一般恰当的轮椅靠背高度是指靠背上缘只达病人肩胛骨下缘 2～3 cm 处，既坐面至腋窝的距离（一臂或两臂向前平伸）减 10 cm。

(6) 坐垫:可用泡沫橡胶垫子或多室充气垫子或凝胶垫子,也可在坐垫下放一张薄三合板防止座位下陷。

(7) 轮椅的其他辅助件:为了满足特殊的病人需要而设计,如增加手柄摩擦面、车闸延伸、防震装置、防滑装置、扶手安装臂托、轮椅桌等方便病人吃饭、写字等等。

2. 轮椅的使用

(1) 打开与收起:打开轮椅时,双手掌分别置于坐位两边的横杆上,同时向下用力即可打开。收起时先将脚踏板翻起,然后双手握住坐垫中央两端,同时向上提拉。

(2) 正确坐姿:头颈及脊柱伸直,保持正常的生理曲线,骨盆位置要端正,要求膝关节髌骨正向前方,两脚尖也正对前方。双手握手轮圈时,以大拇指及大鱼际的部位置于手轮圈的正上方,其余四指在手轮圈的下方。

(3) 自己操纵轮椅:向前推时,操纵前先将刹车松开,身体向后坐下,眼看前方,双上肢后伸,稍屈肘,双手紧握轮环的后半部分。推动时,上身前倾,双上肢同时向前推并伸直肘。当肘关节完全伸直后,再放开轮环,重复进行。如是偏瘫病人可利用健侧上、下肢同时操纵轮椅,先将健侧脚踏板翻起,健足放在地上,健手握住手轮。推动时,健足在地上向前踏步,与健手配合,向前移动轮椅。

3. 注意事项

(1) 在选择轮椅时,需注意轮椅的安全性、病人的肌肉舒缩能力、轮椅的重量、使用的场地、轮椅的价格及外观等因素。

(2) 刚开始训练时,要提供安全、无障碍的环境。训练及使用过程中应定期更换身体位置,预防压疮。

(3) 对病人的上肢肩带肌群的力量的强化应贯穿整个训练始终。

(4) 由他人推轮椅时要注意推轮椅应目视前方,稳步前行。对躯干不稳者,应系好安全带再推。下马路沿时,让轮椅后轮先下。上马路沿时,让轮椅前轮先上。

二、常见社区疾病的康复护理

(一) 脑卒中的康复护理

脑卒中是指脑动脉系统病变引起的血管痉挛、闭塞或破裂,造成急性发展的脑局部循环障碍和以偏瘫为主的肢体功能损害。大多数病人在刚刚发生卒中的早期,肢体肌张力低下,称软瘫期;病后1～3周内肌张力开始增加,出现肌痉挛,称痉挛期;随着肌痉挛逐渐减弱恢复到正常的肌张力,为恢复期。

1. 康复功能评定　通常用脑卒中病人临床神经功能缺损程度评分标准(mESSS)来评定脑卒中损伤的程度。用运动功能评定判断瘫痪肢体残损程度[国际上对偏瘫运动功能评定的方法有 Brunnstrom 方法(表 4－5)、Bobath 方法、上田敏评价法、Fugl－meyer 评价法、mAS 和 mRC 方法等]。其他功能障碍的评定包括日常生活活动能力评定 、生存质量评定量表 、构音障碍或失语症的评定。

表 4－5　运动功能评定：Brunnstrom 偏瘫功能恢复六阶段及功能评定标准

阶段	特点	上肢	手	下肢
Ⅰ	1——无随意活动	无任何运动	无任何运动	无任何运动
Ⅱ	2——引出联合反应、共同运动	仅出现共同运动模式	仅有极细微屈伸	仅有极少的随意运动
Ⅲ	3——随意出现的共同运动	可随意发起共同运动	钩状抓握，不能伸指	坐和站位上，有髋、膝、踝共同性屈曲
Ⅳ	4——共同运动模式打破，开始出现分离运动	出现脱离共同运动的活动：肩肘屈 90°下前臂旋前旋后；肘伸直肩可屈 90°；手背可触及腰骶部	能侧捏及松开拇指，手指有半随意的小范围伸展活动	坐位屈膝 90°以上，可使足后滑到椅子下方，在足跟不离地的情况下能使踝背屈
Ⅴ	5——肌张力逐渐恢复正常，有分离运动、精细活动	出现相对独立的共同运动活动：肘伸直肩外展 90°；肘伸直肩前屈 30°～90°时前臂旋前和旋后；肘伸直前臂取中间位，上肢上举过头	可作球状和圆柱状抓握，手指同时伸展，但不能单独伸展	健腿站，患腿可先屈膝后伸髋，在伸膝下作踝背屈（重心落在健腿上）
Ⅵ	6——精细、协调、控制运动，接近正常水平	运动协调接近正常，手指指鼻无明显辨距不良，但速度比非受累侧慢（＜5 秒）	所有抓握均能完成，但速度和准确性比非受累侧差	在站立位可使髋外展到超出抬起该侧骨盆所能达到的范围；坐位下伸直膝可内外旋下肢，能完成合并足内外翻

选自《社区康复》182 页 2004 年 11 月东南大学出版社 励建安。

2. 康复护理措施

1）软瘫期的主要护理措施：初期或软瘫期相当于 Brunnstrom 偏瘫功能分级的 1～2 级。

（1）正确体位的摆放：在偏瘫早期的康复治疗中，康复护士帮助病人摆放正确的体位并应用抑制性促进手法和肌肉牵伸技术能较好地预防和减轻偏瘫病人典型痉挛模式的出现及发展，同时也能较好地预防压疮，因此提倡应用并及时更换正确的抗痉挛模式体位。患侧卧时，头部用枕头舒适地支撑，患肩前伸，确保肩胛骨的内缘平靠胸壁，避免受压和后缩，肘关节伸直，前臂外旋，指关节伸展，掌心不置物。患侧髋关节微后伸，膝关节微屈，健腿屈曲向前置于体前支撑物上。该体位可以增加患侧感觉刺激输入，牵拉整个偏瘫侧肢体，降低痉挛；健侧侧卧时，头部用枕头支撑不宜高，患肩前伸屈曲 90°～130°，肘、腕、指各关节伸展，放在胸前的枕上，患腿屈曲向前放在身体前面的另一支撑枕上，髋关节自然屈曲，患足与小腿尽量保持垂直位，注意足不能内翻悬于枕头边缘，身后可用枕头支撑。仰卧位时，头部下置枕头不宜高，患臂应放在体旁的枕上，肩关节前伸，保持伸肘，腕背伸，手指伸展，患侧臀部和大腿下放置支撑枕，使骨盆前伸，防止患腿外旋，膝下可置一小枕，使膝关节微屈，足底避免接触任何支撑物。

(2) 床上的体位转换及训练活动：鼓励病人进行体位的转移，要使病人尽快从被动活动开始，通过自助的活动过渡到主动的康复训练上来。早期在床上训练是完成在各种体位下的躯干肢体主动控制训练，目的是独立地完成从仰卧位到床边坐位的转换。床上翻身及床上移动：康复护士要教会病人自主翻身的方法。病人仰卧位，双手手指交叉握于胸前，直臂上举，患手拇指置于健指之上，双下肢屈髋屈膝，双足支撑于床面，头先转于患侧，利用健侧上肢带动患侧上肢左右摆动 2～3 次，最后同时双上下肢用力摆向患侧，带动躯干翻身。注意肘关节要充分伸展。床上移动见社区康复护理技术。桥式运动：病人仰卧位，双手置于体侧或双手手指交叉胸前上举，患手拇指置于最上面；两腿屈曲，双腿平踏床面，按指令伸髋并将臀部抬离床面。如病人无法主动完成，康复护士可将一手放于膝上，向前下方拉压膝关节，另一手拍打患侧臀部帮助患髋伸展。以后可采取加大双足间距、患腿单独作桥式运动等方法增加难度。

(3) 防治关节挛缩和肌肉萎缩：对昏迷或完全偏瘫或病情较为严重的病人，康复护士应作患肢及健侧关节的被动活动。活动顺序应从近端关节至远端关节，活动幅度应由小逐渐至全范围，每日数次，直至主动运动恢复。避免粗暴而造成软组织损伤，也要避免超越病人关节的正常生理活动范围。充分利用病人的健侧肢体功能，多做一些抗痉挛的模式活动，如肩外展、外旋，前臂旋后，腕背伸，指伸展，伸髋，屈膝，踝背伸等。

(4) 日常生活活动能力(ADL)的训练：康复护士应训练病人的日常生活活动能力，包括床椅转移、穿衣、进食、上厕所、洗澡、行走、上下楼梯、个人卫生等。通过作业治疗，使病人尽可能实现生活自理。加强对患侧肢体关节的保护，防止关节的损伤(特别是肩、髋关节)。对脑出血病人在早期康复治疗期间，应在治疗前后注意脉搏、血压的变化，一般心率不超过 120 次/分，收缩压升高不宜超过 20～40 mmHg。

2) 痉挛期的主要护理措施：痉挛期相当于 Brunnstrom 偏瘫功能分级的 3～4 级。

(1) 平衡训练：康复护士应按照发育的顺序和不同姿势反射水平逐步进行运动训练，从翻身→坐→坐位平衡→双膝立位平衡→单膝立位平衡→坐到站→站立平衡→步行来进行。坐位平衡训练，从仰卧位到床边坐，病人能无支撑坐在椅子上，达到一级坐位平衡，康复护士协助病人调整躯干和头至中立位，当感到双手已不再用力时松手，此时病人将维持此位置数秒慢慢倒向一侧，随后康复护士要求病人自己调整姿势至原位；让病人的患侧肢体能做躯干各方向不同摆辐的摆动活动为自动态平衡，康复护理人员让病人十指交叉伸向前、后、左、右、上、下方并伴重心的相应移动；让病人最后完成能抵抗他人外力的他动态平衡，如康复护理人员可在病人进行二级平衡训练时用单手扶抓于病人的肩部突然给予推拉，病人能抵抗此外力并保持平衡。站立的平衡训练：先站起立床边，然后逐步进入扶持站立，平行杠间站立，让病人逐渐脱离支撑，重心移向患侧，注意不能有膝过伸。康复护理人员可用手扶助病人的患侧膝关节保持屈曲 15°，训练患肢的持重能力。能徒手站立后，再实施站立平衡训练，最后达到站立位的三级平衡。

(2) 步行训练：一般病人达到二级平衡、患肢的持重能力达到体重的一半、髋关节可进行后伸动作后，应马上进行步行训练。先进行扶持步行或平行杠内步行，再到徒手步行，改善步态的训练，重点是纠正点步划圈步态。如站立相时，患腿负重能力差，应重点训练患腿的负重能力，如摆动相时，患腿不能很好的屈曲，应重点训练患侧膝关节的屈和踝关节的背曲，屈伸交替进行。

3. 健康教育

(1) 预防：对心脑血管意外的发生和复发的危险因素进行干预，如积极治疗原发病、戒烟节酒、控制体重、合理饮食、适当运动、保持情绪稳定、注意精神卫生、养成良好的生活方式等。

(2) 教育病人正确对待疾病，按时服药，坚持训练，定期检查；对长期卧床病人，要教会家属正确护理方法。

(二) 脊髓损伤的康复护理

脊髓损伤是由各种不同伤病因素引起的脊髓结构或功能损害，造成损伤平面以下的运动、感觉、自主功能的改变。

1. 康复护理评估

1) 脊髓功能损害分级

A — 完全性损害：骶段无感觉或运动功能。

B — 不完全性损害：神经平面以下包括骶段($S_{4\sim5}$)有感觉功能，但无运动功能。

C — 不完全性损害：神经平面以下有运动功能，大部分关键肌肌力<3级。

D — 不完全性损害：神经平面以下有运动功能，大部分关键肌肌力≥3级。

E — 正常：感觉和运动功能正常，但肌肉张力增高。

2) 神经损伤平面的评定标准：神经平面是指脊髓具有身体双侧正常感觉、运动功能的最低节段。用左侧、右侧感觉节段和左侧、右侧运动节段来表示神经平面。感觉平面和运动平面可以不一致，左右两侧也可以不同。神经损伤平面主要以运动平面为主要依据，但 T_2 ~L_1 损伤主要依赖感觉平面来确定神经损伤平面。神经平面采用关键点(表 4-6)和关键肌(表 4-7)的方式。

(1) 感觉损伤平面的确定：关键点是指标志感觉神经平面的皮肤标志性部位(表 4-6)。感觉检查包括针刺觉和轻触觉，检查身体两侧 28 对皮区关键点。缺失为 0 分；障碍为 1 分；正常为 2 分；NT=无法检查。正常者两侧感觉总积分为 112 分。

表 4-6 感觉关键点

平面	部位	平面	部位
C_2	枕骨粗隆	T_8	第八肋间
C_3	锁骨上窝	T_9	第九肋间
C_4	肩锁关节的顶部	T_{10}	第十肋间
C_5	肘前窝的外侧面	T_{11}	第十一肋间
C_6	拇指	T_{12}	腹股沟韧带中部
C_7	中指	L_1	T_{12} 与 L_2 之间上 1/3 处
C_8	小指	L_2	大腿前中部
T_1	肘前窝的尺侧面	L_3	股骨内上髁
T_2	腋窝	L_4	内踝
T_3	第三肋间	L_5	足背第三跖趾关节
T_4	第四肋间(锁骨中线)	S_1	足跟外侧
T_5	第五肋间(T_4 与 T_6 之间)	S_2	腘窝中点
T_6	第六肋间(剑突水平)	S_3	坐骨结节

选自《实用康复医学》514 页东南大学出版社 1998 年 9 月周士枋。

(2) 运动损伤平面的确定:运动平面是保持正常运动神经功能的最低平面。关键肌指确定神经平面的标志性肌肉。以肌力 3 级的关键肌确定运动神经平面,但该平面以上的关键肌的肌力必须≧4 级(表 4-7)。运动积分是将肌力 0~5 级作为分值,把各关键肌的分值相加。正常者两侧运动平面总积分为 100 分。

表 4-7 运动关键肌

平面	关键肌	平面	关键肌
C_5	屈肘肌(肱二头肌,旋前圆肌)	L_2	屈髋肌(髂腰肌)
C_6	伸腕肌(桡侧腕伸长肌、短肌)	L_3	伸膝肌(股四头肌)
C_7	伸肘肌(肱三头肌)	L_4	踝背伸肌(胫前肌)
C_8	中指屈指肌(指深屈肌)	L_5	长伸趾肌(趾长伸肌)
T_1	小指展肌	S_1	踝跖屈肌(腓肠肌、比目鱼肌)

选自《实用康复医学》514 页东南大学出版社 1998 年 9 月周士枋。

(3) 脊髓损伤平面与功能预后的关系:见表 4-8。

表 4-8 脊髓损伤平面与功能预后的关系

神经平面	最低功能肌肉	活动能力	生活能力
C_{1-4}	颈肌	依赖膈肌起搏维持呼吸	完全依赖
C_4	膈肌、斜方肌	需使用电动高靠背轮椅,有时需要辅助呼吸	高度依赖
C_5	三角肌、肱二头肌	可用手在平坦路面上驱动高靠背轮椅,需要上肢辅助具及特殊推轮	大部依赖
C_6	胸大肌、桡侧腕伸肌	可用手驱动轮椅,独立穿上衣,可以基本独立完成转移,可驾驶特殊改装汽车	中度依赖
C_{7-8}	肱三头肌、桡侧腕屈肌、指深屈肌	轮椅实用,可独立完成床一轮椅/厕所/浴室转移	大部自理
T_{1-6}	上部肋间肌/背肌群	轮椅独立,用长腿支具扶拐短距离步行	大部自理
T_{12}	腹肌、胸肌、背肌	长腿支具扶拐步行,长距离活动需要轮椅	基本自理
L_4	股四头肌	短腿支具扶手杖步行,不需要轮椅	基本自理

选自《社区康复》205 页东南大学出版社 2004 年 11 月励建安。

2. 康复护理措施

1) 早期一般康复护理

(1) 皮肤护理:脊柱稳定者可使用减压床或气垫床;脊柱不稳定者可使用动力床或 24 小时不需翻身的减压床。康复护理人员安排病人卧床时应注意保持其肢体处于良好的功能位置。开始时应该每 2 小时翻身一次,然后可以在皮肤无压迫缺血迹象的前提下逐渐延长翻身的时间间隔。对卧床病人应定时变换体位,在病情允许的情况下,逐步让病人由平卧位向半卧位和坐位过渡。一般每 2 小时翻身一次,要求身体均匀地与床接触,防止局部压力过重,出现皮肤压疮。

(2) 关节被动活动:生命体征稳定后即可立即开始对瘫痪肢体进行全身各关节的被动运动训练,每日1~2次,每天每一关节在各轴向活动20次即可。进行被动活动时要注意动作轻柔、缓慢、有节奏。活动范围应达到而不超越最大生理范围,可防止关节挛缩和畸形的发生。髋关节外展要限制在45°以内。禁止同时屈曲腕关节和指关节,以免拉伤伸指肌肌腱。高位脊髓损伤病人应考虑使用肩矫形器和踝足矫形器。

(3) 呼吸及排痰护理:保持呼吸道通畅,对高位脊髓损伤伴呼吸肌麻痹的病人应训练其腹式呼吸运动,采用胸部轻叩击和体位引流的方法促进咳嗽、排痰,以预防及治疗呼吸系统并发症。

(4) 早期坐起及站立训练:对脊髓损伤病人脊柱稳定性良好者应早期(伤后或术后1周左右)开始坐位训练,每日2次,每次30分钟至2小时。开始时将床头抬高或摇起30°,如无不良反应,则每天将床头升高15°,一直到90°,并维持继续训练。一般情况下,从平卧位到直立位需1周的适应时间,适应时间的长短与损伤平面相关。站立训练宜在伤后第3周以后开始。训练时应保持脊柱的稳定性,下肢可使用弹性绷带,也可加用腹带,进行起立训练和站立训练。

(5) 个人卫生的护理:脊髓损伤后常有尿潴留,早期1~2周多采用留置导尿的方法。每天饮水量达到2 500~3 000 ml,膀胱储尿在300~400 ml时,有利于膀胱自主收缩功能的恢复。为判断夹放导尿管的时机应记录出入量。男性留置导尿管时要注意卧位时导尿管的方向必须朝向腹部。留置导尿者发生泌尿系统感染最好的办法是拔除导尿管,之后采用间歇清洁导尿术。协助病人梳洗,注意采用中性肥皂;注意避免局部潮湿,大小便后软纸擦拭,避免皮肤擦伤;便秘可用润滑剂、缓泻药与灌肠等方法处理。脊髓损伤后直肠的主要问题是便秘。灌肠、肛门-直肠润滑剂和缓泻药都可以采用。

(6) 心理护理:几乎所有脊髓损伤病人在伤后均有严重心理障碍,包括极度压抑或忧郁、烦燥,严重的发生精神分裂症甚至自杀。康复护理人员须向病人进行耐心细致的心理疏导工作,帮助病人恢复信心,防止出现意外。

2) 恢复期护理:一旦病人生命体征稳定、骨折部位稳定、神经损害或压迫症状稳定、呼吸平稳后可进入恢复期治疗护理。康复护理人员在此期间应注意病人的心理变化,做好健康教育,指导病人及家属掌握基本的康复训练技能并应用于日常生活当中。

(1) 肌力训练:脊髓损伤病人为应用轮椅、拐杖、助行器等需要,在卧、坐位时均要重视锻炼肌力,尤其要重视锻炼肩带肌力和腰背肌的训练。包括上肢支撑力和握力训练、肱三头肌、肱二头肌训练,以及腹肌、髂腰肌、背肌、股四头肌、内收肌、臀肌等辅助肌群的训练。肌力训练的重点是肌力达2~3级的肌肉。目标是使肌力达到3级以上。卧位时可采用举重、支撑,坐位时可利用倒立架、支撑架等。

(2) 关节牵张训练:康复护理人员需主要牵伸病人下肢的腘绳肌、内收肌和跟腱。牵伸腘绳肌是为了使病人直腿抬高大于90°,以实现独立坐位。为避免病人因内收肌痉挛而造成会阴部清洁困难需牵伸内收肌。牵伸跟腱是为防止跟腱挛缩,以利于步行的训练。牵伸训练可以帮助降低肌肉张力,从而对痉挛有一定的治疗作用。以上三项康复牵张训练是病人治疗过程中必须始终进行的。

(3) 坐位训练:正确的独立坐位是进行转移、轮椅和步行训练的前提。坐位训练可分为长坐位训练和端坐位训练。进行坐位训练前病人的躯干应有一定的控制能力,双侧下肢各关节活动范围,尤其是双侧髋关节活动范围应接近正常水平。坐位训练可分别在长坐位(膝关节伸直)和端坐位(膝关节屈曲 90°)两种姿势下进行。长坐训练的前提是腘绳肌必须牵张度良好,髋关节活动超过 90°。长坐训练是实现各种转移活动的基础,之后才进行穿裤、袜和鞋的训练。坐位训练还包括坐位静态平衡训练,躯干向前、后、左、右侧以及旋转活动时的动态平衡训练,还可逐步从睁眼状态下的平衡训练过渡到闭眼状态下的平衡训练。

(4) 转移训练:转移是脊髓损伤病人必须掌握的技能,包括帮助转移和独立转移。帮助转移有三人帮助、两人帮助和一人帮助。独立转移则由病人独立完成转移动作。转移训练包括床与轮椅之间的转移、轮椅与坐便器之间的转移、轮椅与汽车之间的转移以及轮椅与地之间的转移等。在转移训练时可以借助一些辅助器具,例如滑板。

(5) 步行训练:作步行训练前先要进行步态分析,以确定髂腰肌、臀肌、股四头肌、腘绳肌等肌群的功能状况。完全性脊髓损伤病人步行的基本条件是上肢有足够的支撑力和控制力。不完全性脊髓损伤者,则要根据残留肌力的情况确定步行能力。步行训练分为平行杠内步行训练和拐杖步行训练。先在平行杠内练习站立及行走,包括摆至步、摆过步和四点步,逐步过渡到平衡训练和持双拐行走训练。步行训练的目标是:①治疗性步行:病人佩带矫形器,借助双腋拐可进行短暂步行。②家庭功能性行走:病人可在室内行走,但行走距离不能达到 900 m。③社区功能性行走:病人佩带矫形器,能上下楼,能独立进行日常生活活动,能连续行走 900 m。

(6) 轮椅训练:伤后 2～3 个月病人脊柱稳定性良好,坐位训练已完成,可独立坐 15 分钟以上时,开始进行轮椅训练。病人可以选择合适的姿势,可采用身体重心落在坐骨结节上方或后方(后倾坐姿)或相反的前倾坐姿。上肢力量及耐力是良好轮椅操纵的前提。轮椅训练包括向前、后、左、右转驱动训练,上、下斜坡训练,上、下楼梯训练和跨越障碍训练。注意每坐 30 分钟,须用上肢撑起或侧倾躯干,使臀部离开椅面减轻皮肤压力,以免发生压疮。

3. 健康教育

(1) 教育病人和家属在住院期间完成“替代护理”到“自我护理”的转变,重点是教会病人和家属如何自我护理,避免出现各种并发症。

(2) 注意饮食调节,制订合理膳食食谱,注意营养。

(3) 住院期间要养成良好的卫生习惯,加强大小便管理,一定要病人和家属学会处理二便。

(4) 在康复医师协助下,对病人和家属进行性康复教育,指导病人和家属使用药物和性工具。

(三) 骨折病人的康复护理

骨或软骨的连续性和完整性发生破坏,称为骨折。复位、固定和功能锻炼是骨折的治疗原则。功能锻炼是康复的主要手段,在促进骨折愈合、减轻和消除骨折后的不良影响方面起着重要的作用。

1. 康复护理评估　骨折病人应进行肢体长度和周径测量,肌力和肌耐力的测定,步态分析,ADL 的评估,影像检查等。

2. 康复护理措施　在骨折复位并进行固定或牵引 2～3 天后,局部反应开始减退,即可开始康复。

(1) 应完整评估病人的病情:主要进行关节活动范围和肌力的评定。掌握骨折的愈合进程,摄片检查评估骨折断端的牢固程度,为开始康复及改变康复方案提供依据。

(2) 密切观察骨折局部的情况:康复治疗必须循序渐进,逐渐加量。刚刚开始训练时,由于病人可承受的运动负荷无法精确定量,加之病人对功能恢复的迫切要求,易造成过量运动训练而致局部损伤。轻者局部肿胀疼痛,可暂停或减少训练数天,重者伤处可产生骨痂断裂,骨折断端分离。护理人员应密切观察训练过程中骨折部位的局部表现以防再次损伤。

(3) 抬高患肢:患肢抬高有助于肿胀消退,肢体的远端须高于近端,近端须高于心脏平面。护理人员可在骨折部位的近端与远端未被固定部分进行从远端向近端的向心性按摩,有利于消肿、预防或减轻粘连。

(4) 恢复肌力的训练:早期应叮嘱病人注意休息,等损伤部位炎性反应降低、肌肉无明显疼痛时才可开始肌肉训练。固定区域的肌肉在复位基本稳定、无明显疼痛时可进行该部位肌肉有节奏的等长收缩练习,每日 2～3 次,每次 5～10 分钟,是防止废用性肌萎缩并减轻粘连的重要方法。例如股骨干骨折后以长腿石膏筒固定,应进行股四头肌的静力性收缩练习。解除固定后应尽快从非抗阻练习过渡到抗阻练习,逐步增加肌肉训练强度,要引起肌肉的适度疲劳。有关节损伤时,关节活动应以等长收缩练习为主,以免加重关节损伤性反应。对健肢与躯干应尽可能维持其正常肌力活动,尽早起床站立、负重行走,下肢骨折病人也不应例外。必须卧床的病人特别是年老体弱者,要做深呼吸和咳嗽练习、腹背肌练习、健肢的正常活动及较大肌群的用力收缩等活动,以防止并发症的发生。

(5) 恢复关节活动度的练习:关节活动范围练习应和肌力练习同步进行,以避免病人关节软弱不稳导致关节损伤。①主动运动,伤肢近端和远端未被固定部位的关节进行主动或被动活动训练,必要时给予助力,此种活动应在受累关节所具有的各个活动平面上进行,运动时应遵守循序渐进的原则,逐渐增加运动范围和运动量,避免影响骨折断端的稳定性。每日 2～3 次,每个活动轴位 10～20 次。②助力运动和被动运动,刚解除外固定的病人可先采用主动助力运动,以后随着关节活动范围的增加相应减少助力。对粘连严重、组织挛缩者,可使用动作平稳、缓和、有节律的被动运动,以不引起过于明显的疼痛及肌肉痉挛为宜。③间断固定,对挛缩过于顽固的关节,在作上述各种增进关节活动范围治疗的间隙用夹板、石膏、热成型塑料等材料进行间断固定。关节活动度增加时,应在新的角度进行固定,固定不宜过紧以免发生压疮。④关节松动术,对僵硬的关节,可配合热疗进行手法松动。配合使用夹板,以减少纤维组织的回缩。⑤骨折已经内固定且无需外固定则可早期进行持续被动活动(CPm)治疗。关节内骨折固定 3～4 周后,可于每日取下外固定物,受累关节进行短时间、不负重的主动活动,然后再予以固定,每日 1～2 次,活动幅度及重复次数逐渐增加。局部夹板固定时,关节的主动活动可提前至伤后半月,活动量也应逐渐增加。

(6) 物理治疗:改善肢体血液循环、消炎、消肿、减轻疼痛、减少粘连、防止肌肉萎缩以及促进骨折愈合。依据病人具体情况选择各项物理治疗包括热疗(如蜡疗、药疗、红外线、日光浴等)、超短波疗法、低频磁疗、音频电疗、超声波治疗等。

(7) 做好宣教工作:护理人员了解病人的想法,做好心理疏导,向病人清晰讲解各项练习的目的、方法和要求,整个康复治疗过程中要求病人积极参与、密切配合。

(8) 做好日常生活活动的指导:随着关节活动度和肌力的恢复,可开始日常生活自理能力的训练和职业前训练,可采用作业治疗的方式,上肢着重于完成各种精细动作,下肢着重于正常负重和行走,改善动作技能技巧,逐渐增加肢体动作的复杂性和精确性,增强体能,以恢复其日常生活自理的实用功能。

3. 健康教育

(1) 教会正确的功能恢复方法,注意循序渐进、持之以恒的原则。

(2) 注意劳动保护和交通安全,预防骨折发生。

(3) 老年人要注意预防和治疗骨质疏松症。

(四) 肩周炎的康复护理

肩周炎是是肩关节周围软组织病变而引起的肩关节疼痛和运动功能障碍症状群。康复分3期:疼痛期、僵硬期、恢复期。临床主要表现为肩部疼痛、肩关节活动受限、可伴有肩部肌肉萎缩。症状逐渐加重,经数月至更长时间,肩痛逐渐消退,功能缓慢恢复并能最终自愈。

1. 康复功能评定　肩关节功能评定有多种方法,包括:GEPI法—首先要求得屈曲、伸展、外展、内收、内旋和外旋各自损伤的程度,然后再计算出肩关节损伤的百分比,进一步可评价整个上肢功能的损伤。Rowe法是利用百分制对肩关节功能进行评定的方法。Constant - murley法这是 ·个全面.科学而又简便的方法。总分为100分,共包括4个部分,即疼痛、日常生活活动、关节活动度、肌力。

2. 康复护理措施　康复治疗着重减轻疼痛,解除肌肉痉挛,加速炎症的吸收,可选用镇痛药物,预防肩关节功能障碍的发生。

1) 减轻疼痛的护理措施

(1) 制动与休息:急性期可用三角巾悬吊病人上肢以减轻肩部的活动,必要时可服用镇静药以增进休息和解除疼痛,并于每天坚持肩关节活动数次,防止肩关节周围软组织因制动而发生挛缩、粘连。活动后仍用三角巾悬吊。

(2) 镇痛药物的使用:可使用镇痛药物用于缓解疼痛;对疼痛明显并有固定压痛点者均可使用局部注射,常用醋酸氢化泼尼松0.5～1.0 ml,加1%普鲁卡因2～5 ml,作痛点注射,每周1次,2～3次为1疗程。疼痛剧烈可作颈交感神经节封闭。

(3) 物理因子治疗:超声波、超短波、微波、磁疗、频谱疗法、红外线及局部热敷等方法,均有助于解痉、消炎、止痛。

(4) 传统医学治疗:推拿按摩对解除肌肉痉挛、缓解疼痛具有一定效果,多采用和缓放松的手法;常配合针灸治疗。

(5) 关节松动术的应用:在急性期,因疼痛剧烈,应多用Ⅰ级手法,即在肩关节活动的起始端小范围地松动,以每秒钟1～2次的频率进行,时间为45～60秒钟;在缓解期,因肩关节活动受限,多用Ⅱ、Ⅲ级手法,即在肩关节活动范围内大幅度的松动。两者以是否接触关节活动的终末端来区别,时间为60～90秒钟。每种手法可重复使用2～3次。对严重骨质疏松症的病人应禁用。

2) 恢复肩关节活动功能的护理措施:对缓解期病人应强调解除粘连,恢复肩关节活动功能。病人在接受被动治疗的同时,积极地做主动运动训练,预防解除关节活动障碍,预防并发症。

(1) 使用镇痛药物、理疗、推拿、关节松动术。疼痛仍较明显者,可继续服用消炎镇痛类药物,继续选择使用以上理疗方法,使用推拿和关节松动术采用较重的手法,目的是牵拉局部挛缩和粘连的组织,增进关节活动范围。

(2) 运动治疗:在疼痛基本缓解后或在疼痛能够忍受的范围内,应积极地有计划地进行关节功能的主动运动训练。大运动强度目的是松解粘连,主要方法是使患肩主动作内旋、外旋、外展、环转、上举等运动,早晚练习,循序渐进,持之以恒。同时也应加强肩部肌群力量的锻炼。

(3) 麻醉下手法松解术:适用于上述治疗后关节功能仍无改善或疼痛消失而关节挛缩严重者。在麻醉下,肌肉充分松弛,被动活动关节,松解手法应用力柔和缓慢,可闻及粘连撕裂的声音。结束后可向肩关节腔注入皮质激素和透明质酸酶等药物,以防止粘连。次日即开始功能练习。

3. 健康教育

(1) 对病人应进行有关医学知识的宣传,提高其对疾病的认识,以良好的心理状态配合治疗。

(2) 教会病人正确的锻炼方法;注意疾病的预防如避免肩部受寒受湿,避免肩关节过度劳累,避免肩关节外伤;对肌肉萎缩的病人应加大训练程度,防止废用性萎缩造成长久的功能障碍。

(五) 颈椎病的康复护理

颈椎病是因颈椎间盘退行性改变本身及其继发性改变刺激或压迫邻近的脊髓、神经、血管等组织,引起的一组症状和体征。依据不同的神经、血管受累及表现不同的临床症状,颈椎病主要分为五型:神经根型、脊髓型、交感型、椎动脉型和混合型。

1. 康复护理评估　颈椎病的评定大致可分为一般状况的评定和专项评定。一般状况的评定包括颈椎的活动范围、肌力的测定、感觉和反射的测定、疼痛与压痛点的测定、肌电图和神经传导测定、影像学的评定、日常生活活动能力评定等。专项评定包括颈椎稳定性评定、颈椎间盘突出功能损伤的评定、脊髓型颈椎病的功能评定等。

2. 康复护理措施

颈椎病的康复的目的是缓解或消除症状,延缓或消除疾病的进展,恢复颈椎功能和防止复发。

(1) 卧床休息:要注意枕头的选择与颈部姿势。枕头不宜过高或过低,硬度适中,形状以中间低、两端高为佳。应根据不同个体或不同病情选择枕头的高低。理想的睡眠体位应该使胸、腰部保持自然曲度,髋、膝关节可呈自然屈曲状,可使全身肌肉放松。习惯仰卧位休息,可将枕头高度调至 12～15 cm,枕置于颈后,头部略带后仰;习惯侧卧位休息,可将枕头高度调到与肩等高,这样可维持颈椎的生理曲度,使颈部和肩胛带的肌肉自然放松,解除颈肌痉挛。

(2) 颈椎制动:颈椎术后制动是为了使手术部位获得外在稳定,有利于椎间关节的创伤炎症消退,症状可消除或减轻,有利于手术创伤的早日康复。制动方法包括颈托、围领和支架三类。

(3) 颈椎牵引:颈椎牵引是治疗颈椎病的有效方法之一。康复护士应教会病人自行掌握颈椎牵引的方法,以达到颈椎牵引的最佳治疗效果。颈椎牵引取坐位,一般采用坐位枕颌布带牵引。根据颈椎的病变部位来选择牵引角度:病变颈椎节段在 $C_{1\sim4}$,牵引角度为 0°;病变颈椎节段在 $C_{5\sim6}$,牵引角度为 15°;病变颈椎节段在 $C_{6\sim7}$,牵引角度为 20°;病变颈椎节段在 $C_7 \sim T_1$,牵引角度为 25°。牵引时间:一般认为每次牵引时间以 10～30 分钟较为合适,每日 1 次,每 20～30 次为 1 疗程。牵引重量:一般以 4 kg 开始,根据病人体质及颈部肌群发育情况逐步增加牵引重量,通常可按体重的 1/8～1/12 计算。配合局部热敷、红外线治疗等效果更佳。牵引初期,个别病人可能出现头昏头痛、恶心、颈部酸痛不适等,应对牵引重量、角度和时间等加以调整，如症状仍明显者，应终止牵引。

(4) 病人通过颈背部的肌肉运动训练，可增强局部的肌肉力量，以维持颈椎的稳定性，恢复颈椎的活动范围，改善血液循环，促进炎症的消退，减轻颈部疼痛，防止肌肉萎缩。急性期可在药物治疗或理疗的同时，进行小运动量的主动运动；在慢性期或恢复期，应积极进行较大量的主动运动。

颈部医疗体操

第一节：两脚分开，与肩同宽，两臂自然下垂。头颈慢慢向一侧转动，直至看到肩部，保持3～5秒钟，还原，再转向对侧，重复5～10次。要求动作缓慢，幅度要大，使肌肉、韧带等组织受到充分牵拉。自觉颈部酸胀感。

第二节：头颈向健侧缓慢侧屈，同时患侧手臂伸直并用力下压，保持3～5秒钟，这时患肢可能感到舒松或感到手臂部有发麻感，重复5～10次。如果是双手臂麻痛病人，此节不做。

第三节：两脚分开，与肩同宽，双臂体侧叉腰。两臂用力向后，尽量使两肩胛骨靠近脊柱，同时挺胸、头稍低，后颈项上拔，静止用力，保持10秒钟左右，然后还原，重复10余次。要求做到肩胛部出现酸胀，颈项部感到舒适。

第四节：双手托住颈枕部，用力向前向上提拔，同时头颈用力对抗两手阻力向后靠，静止对抗3～5秒钟左右，还原，重复10次。要求做到颈项部感到发热、酸胀。

第五节：头颈放松，呼吸自然，缓慢转动颈部，幅度要大，顺时针、逆时针旋颈交替进行，重复10次。

(5) 镇痛的护理：理疗是治疗颈椎病的传统方法，对多数病人有较好的治疗效果。其作用是通过改善局部血液循环，缓解肌肉痉挛的症状。常用方法有红外线、超短波、磁疗、微波、离子导入疗法、超声波、光疗、直流电离子导入、低频调制中频电疗等。理疗、针灸、适当的推拿按摩、镇痛药如布洛芬(芬必得)、双氯芬酸(扶他林)、苯丁美酮(瑞力芬)、赛米昔布(西乐葆)等对解除肌肉痉挛、缓解症状也具有一定效果。

3. 健康教育

(1) 加强对颈椎病预防和保健知识的了解，及时对各种致病因素采取有效的预防措施，平时注意必要的保健，纠正与改变工作、生活中的不良体位，长时间工作时应定时改变头颈部体位，定期远视，注意调整桌面或工作台的高度，长时间视物时应将物体放置于平视或略低于平视处，纠正在床上屈颈看书、看电视等不良习惯。

(2) 纠正病人不良的姿势，指导正确的卧、坐、站、行等姿势。

(3) 教会病人一些增加颈椎部活动的体操。

(4) 注意颈部保暖，预防外力伤害。

(六) 慢性阻塞性肺疾病的康复

慢性阻塞性肺疾病是指具有气流阻塞特征的慢性支气管炎以及合并的肺气肿。气流阻塞进行性发展，但部分有可逆性，可伴有气道高反应性。临床表现为咳嗽咳痰，劳力性呼吸困难，严重时可出现呼吸衰竭症状。

1. 康复护理评估　呼吸功能评估、运动能力评定、日常生活能力评定。

2. 康复护理措施

1) 放松训练：用于放松紧张的辅助呼吸肌群，减轻病人的精神紧张，减少呼吸肌耗氧量，缓解呼吸困难症状。可以让病人舒适前倾位，坐于桌前，桌上置叠好的棉被或枕头，病人两手置于棉被或枕下以固定肩带，放松肩带肌群，头靠于被上或枕上放松颈肌，前倾位还可降低腹肌张力，使腹肌在吸气时容易隆起，使膈肌更好收缩，从而有助于腹式呼吸模式的建立。也可采用舒适的前倾站位，病人自由站立，两手指互握置于身后并稍向下拉，同时身体稍前倾以放松腹肌，此体位不仅可放松肩部和腹部肌群，也有利于腹式呼吸的建立。另外，头颈部、躯干、肢体的缓慢摆动也有助于放松。

2）呼吸训练

（1）缩嘴呼气法：其方法为经鼻腔吸气，呼气时缩紧嘴，如吹口哨状，在4～6秒钟内将气体缓慢呼出，吸呼比为1∶（2～5）；呼吸频率每分钟小于20次。

（2）重建生理性呼吸模式：一法病人仰卧位或坐位，双手置于上腹部。吸气时腹部缓缓隆起，双手加压作对抗练习，呼气时腹部下陷，两手随之下沉，在呼气末，稍用力加压，以增加腹内压，反复练习可增加膈肌活动。另一法病人仰卧位或坐位，一手置于胸部，呼气时腹部的手随之下沉，并稍加压，吸气时腹部对抗加压手，使之缓缓隆起。呼吸过程中胸部的手基本不动。也可取坐位，用一宽布带下胸季肋部前交叉，病人两手抓住布带两头，呼气时收紧布带，增高腹内压；吸气时对抗加压的布带而扩张下胸部，同时慢慢放松束带。

（3）缓慢呼吸：这一呼吸有助于减少解剖死腔，提高肺泡通气量，但过度缓慢呼吸可增加呼吸功反而增加耗氧，因此每分呼吸频率宜控制在10次/分左右。通常先呼气后吸气，呼吸方法同前。每次练习呼吸次数不宜过多，即练习3～4次，休息片刻再练，逐步做到习惯于在活动中进行腹式呼吸。

3）胸廓扩张练习：康复护理人员应对病人胸壁局部施加一定压力，让病人对抗压力扩张局部胸壁的同时进行积极的吸气。如病人坐位，用手握拳顶住其两侧胸部，用力程度以病人耐受为度，同时吸气，重复3～5次，休息片刻再练习，一日多次。也可用沙袋放置于病人胸壁局部，方法同上。另外，还可进行牵张胸大肌的练习，吸气时挺胸，呼气时两肩向前、低头缩胸；或坐于椅上，吸气时两上臂上举，呼气时弯腰屈髋同时两手下伸触地，重复5～10次，一日多次。

4）排痰训练：包括体位排痰，胸部叩击及有效咳嗽。

（1）体位引流：不同的病变部位采用不同的引流体位，引流频率视分泌物多少而定，分泌物少者，每天上、下午各引流一次，痰量多者宜每天引流3～4次，一般在餐前进行，每次引流一个部位，时间5～10分钟，如有数个部位，则总时间不超过30～45分钟。

（2）胸部叩击：其方法为康复护理人员手指并拢，掌心中凹，双手轮流运用腕力在引流部位胸壁上叩击拍打30～45秒，病人可自由呼吸。后手按住胸壁加压，嘱病人做深呼吸，在深呼气时作颤摩振动，连续作3～5次，再作叩击，重复2～3次，后嘱病人咳嗽排痰。

（3）有效咳嗽：康复护理人员应当教会病人正确的咳嗽方法，以促进分泌物排出，减少反复感染的机会。第一步深吸气；第二步要有短暂闭气；第三步关闭声门；第四步增加腹内压；第五步声门开放，突然将声门打开，可形成高速气流，促使分泌物随咳嗽排出体外。

5）运动训练：运动训练是肺康复的重要组成部分，主要以步行为主的有氧训练，一般可做最简单的12分钟行走距离测定，了解病人活动功能。后采用步行或登楼梯的方式练习，从5分钟开始渐增至30分钟，注意提醒病人停止训练后心率应在10分钟内恢复至安静值。美国胸科医师学会认为上肢训练可增加上肢活动能力，使用单一上肢活动时，代谢及呼吸需求均下降，从而能有效缓解呼吸困难症状。上肢训练可采取提重物作高于肩部的活动，开始

0.5 kg,以后渐增至2～3 kg,以高于肩部的位置向各个方向活动,每活动1～2分钟,休息2～3分钟,每天2次,出现轻微的呼吸急促及上臂疲劳为度。

3. 健康教育

(1) 康复护理人员应纠正病人不良的生活模式和心理行为,改善生活自理能力,恢复工作能力,做工作前先做好计划安排,尽量节省体力,工作节拍适度,轻重工作交替,注意活动中间休息。

(2) 护理人员应加强病人的健康教育,除一般知识如呼吸道的解剖、生理、病理生理、药物的作用及不良反应、剂量及正确使用方法、症状的正确评估外;还应包括氧气的正确及安全使用,预防感冒的方法如按摩、冷水洗脸、食醋熏蒸、增强体质等放松肌肉、减压的方法。

(七) 冠心病的康复护理

冠状动脉粥样硬化性心脏病是最常见的心血管疾病之一。主要症状是心绞痛,指心前区压迫、缩窄、烧灼性疼痛,可以向左上肢内侧、左颈部、上腹部等部位放射,持续时间一般为数分钟。常见有用力、激动、劳累等诱因。

1. 康复护理评估　包括病史、体格检查、冠心病危险因素的评估、心理和社会评定、心肺功能的专项检查主要是运动试验等。

2. 康复护理措施　根据冠心病康复护理的特征,将康复护理分为三个时期:

(1) Ⅰ期:是指急性心肌梗死2周以内的时期,国际上急性心肌梗死的住院时间已经缩短为3～7天,因此Ⅰ期康复的实际时间是病人发病后住院期间。治疗目标是低水平运动试验阴性,可以按正常节奏连续行走100～200 m或上下1～2层楼而无症状和体征。运动能力达到2～3 mETs。训练以循序渐进地增加活动量为原则,生命体征稳定即可开始。一般如果病人在训练过程中没有不良反应,运动或活动时心率增加<10次/分,次日训练量可以增加。康复护士对病人应反复强调此期训练的目标主要是争取生活自立和及早出院。训练方式包括床上活动、呼吸训练、坐位训练、步行训练等。

(2) Ⅱ期:是指病人自出院开始至病情完全稳定为止的时期,时间为5～6周。治疗目标是逐步恢复一般的日常生活活动能力,包括轻度家务劳动、娱乐活动等。运动能力达到4～6 mETs,提高生活质量。训练强度为40%～50%HRmax,RPE不超过13～15,一般活动无需医疗监测。无并发症的病人可在家属帮助下逐步过渡到无监护活动。此期训练应注意禁止过分用力,不能有任何憋气和用力的现象;活动时不可有气喘和疲劳;应节制性生活;所有上肢超过心脏平面的活动均应避免。注意保持一定的活动量,每周需要门诊随访一次。康复护士对病人强调此期训练的目标是适应出院后生活,安定病人情绪,恢复心脏和机体功能。训练方法包括:室内外散步,医疗体操,静气功,家庭卫生,厨房活动,园艺活动或到附近区域购物。

(3) Ⅲ期:是指病情处于较长期稳定状态的冠心病病人。康复程序一般为2～3个月,康复治疗目标是巩固Ⅱ期康复成果,改善或提高体力活动能力和心血管功能,控制危险因素,恢复正常的生活和工作。运动量要达到一定量才能产生训练效应。运动时如发现上身不适(包括表现为胸、臂、颈的酸痛、烧灼感、缩窄感或胀痛感)、无力、气短、骨关节痛或背痛等症状,服药和休息15分钟后仍不缓解,应停止运动,及时就医。合理运动量的标志是:运动时稍出汗,有呼吸加快,对话流畅,早晨起床时无不适感,无持续的疲劳感。此期训练的目标是为正常生活和工作作准备,预防意外发生。训练一般使用运动处方,强调训练必须持之以恒,如间隔4～7天以上,重新开始运动训练时宜稍减强度;定期检查和修正运动处方,避免过度训练;训练方法包括:有氧训练、力量训练、柔韧性训练、作业训练、医疗体操、气功等。

3. 健康教育

(1) 康复护士必须加强对病人的医学常识宣传,特别强调戒烟、维持低脂低盐饮食、保持规律生活(如规律饮食、坐位大便、便秘使用通便剂等)的好处。

(2) 病人家中应备有硝酸甘油等急救药物并随身携带,定期到医院做健康检查。

(八) 糖尿病的康复护理

糖尿病是一种由遗传因素和环境因素相互作用所致的、以持续性血糖升高为特征的代谢障碍性疾病,是一组常见的代谢内分泌疾病。其特征为高血糖、糖尿、葡萄糖耐量减低及胰岛素释放试验异常。糖尿病必须采取综合治疗的方法,如饮食疗法、运动疗法、药物治疗、糖尿病教育和血糖监测。这种综合治疗适用于各种类型的糖尿病病人,是目前治疗糖尿病最有效的方法。运动锻炼、饮食控制及健康教育是糖尿病康复治疗的重点。

1. 康复护理评估　在进行康复治疗前,康复护理人员必须充分询问病人病史,进行详细的体检检查,并应常规对病人的日常生活能力和运动耐力进行评定。凡年龄超过40岁的糖尿病病人,特别是有10年以上糖尿病史或有高血压、冠心病及脑血管病的症状和体征者,都必须进行运动耐力试验。目的是确定糖尿病病人的心脏负荷能力及身体运动耐力,以保证康复治疗的安全性。方式多数采用运动平板和功率自行车,如合并下肢溃疡、足部畸形、感觉异常等可改用上肢功量计。

2. 康复护理措施　糖尿病治疗的基本原则是饮食疗法、运动疗法和药物治疗三架马车,缺一不可。对Ⅰ型糖尿病病人首先实施胰岛素治疗和饮食控制,待血糖得到较好控制后再实施运动疗法。对Ⅱ型糖尿病病人而言,运动疗法是首选治疗方案。定期进行运动锻炼,配合饮食等教育指导,胰岛素抵抗减轻,冠心病的危险因子和糖代谢异常都有明显改善。有研究表明,每周进行一次运动,Ⅱ型糖尿病的发病率出现明显减少。康复护理人员应观察病人的反应,做好病人的心理疏导,强化基础护理内容,教会病人正确测血糖、尿糖,给予正确的运动指导。

(1) 观察病人进行综合治疗期间的各种反应和效果。监测病人血压、心率等指标变化,及时和治疗医生取得联系。

(2) 加强皮肤护理,尤其是足部的皮肤保护。糖尿病足较常见,应指导病人保持足部卫生,鞋袜柔软宽松,透气通风,及时修剪趾甲,不赤足,每日温水洗脚,及时治疗足癣,适当活动患足。

(3) 心理护理:康复护理人员对病人必须做细致的心理护理疏导,一定要让病人明白过分的担心和顾虑不利于病情的稳定,情绪的大起大落只会加重血糖的波动。使病人减轻思想顾虑,纠正不良的生活方式,以一种积极向上的心理状态对待生活。

(4) 制定运动处方:康复护理人员制定运动处方必须体现个性化的原则。首先要询问和调查病人的日常生活活动方式,掌握日常活动的类型,决定运动种类和运动量,制定出相应的运动处方。对工作较忙的病人,可指导其尽量步行或骑自行车上班,并尽量少乘电梯,鼓励徒步上下楼。①运动种类:以有氧运动为主,有氧运动有利于葡萄糖的代谢和脂肪的分解。比较适合糖尿病病人的运动方式有步行、慢跑、游泳、划船、阻力自行车、有氧体操、太极拳、原地跑或登楼梯等。②运动强度:运动强度的取得首先要做运动试验,取运动试验中最高心率的60%～80%作为靶心率。也可选用公式计算靶心率。有条件者可考虑使用代谢当量来计算运动强度。开始时宜用低运动强度进行运动。通常认为只有当运动强度达到40%～60%最大摄氧量时机体才能改善其代谢和心血管功能。具体计算参见耐力章节。③运动时间:根据肌肉能量代谢特点,推荐每次运动时间超过10分钟。通常自10分钟开始,逐步延长至30～40分钟,不要超过60分钟。指导糖尿病病人避免空腹运动,以餐后运动为宜。并注意与饮食、药物等治疗相互协调,相互配合。在餐后进行运动时,应注意避开药物作用的高峰期,以免发生低血糖。④运动频率:一般认为每周运动训练3～4次较为合理。每周训练起码在3次以上,不应间断。如病人每次运动后不觉疲劳,可改为每天运动一次。

3. 健康教育

(1) 目的是指导病人纠正危险因素,预防并发症。

(2) 康复护理人员应指导病人改变不健康的生活习惯,注意个人卫生,生活有规律,按时就餐,勤洗澡换衣,注意口腔卫生,保持外阴清洁。

(3) 指导病人正确测血糖、尿糖,学会自我正确注射胰岛素,定期到医院复诊。

附录 1　社区常用卫生统计方法

卫生统计方法是运用概率论、数理统计的原理和方法，研究社区卫生服务工作中数据收集、整理、分析的一种科学方法。它是认识医学现象数量特征的重要工具。研究社区卫生服务规律时，既要考虑个体差异，又要考虑到群体差异及其随时间、空间、地点等条件不同而发生的种种变化。因此社区卫生工作者不仅要具有丰富的专业知识，还要学习和掌握一些医学统计方法，透过众多纷繁复杂的现象阐明事物的客观规律，辨别事物间在数量上的差别是否受偶然现象的影响，从而对不确定性事件作出科学推断。

均数和标准差

1. 均数　均数也叫算术均数，适用于描述对称分布资料，特别是呈正态分布或接近正态分布资料的平均水平。样本均数用$\overline{X}$表示，总体均数用希腊字母 μ 表示。其计算方法有两种：

(1) 直接法：当观察值例数较少时，可将各观察值直接相加，再除以观察值的例数。公式为：

$$\overline{X}=\frac{\sum X}{n}$$

式中$\sum$为求和符号，n 为观察值个数，X 为观察值。

(2) 加权法：当资料中观察值个数较多时，用直接法计算较繁琐，易出差错，故可先编出频数分布表，再用加权法计算其均数。公式如下：

$$\overline{X}=\frac{\sum fX}{\sum f}$$

式中 f 为频数，X 为组中值，$\sum f=n$。

第一步　编制频数分布表

① 找出观察值中的最大值、最小值，用最大值减去最小值求得极差，又称全距(range,R)。

② 根据极差决定组段数、组距。组段数多少以能显示分布特征为原则，组段数过多，计算较繁；过少则误差较大，一般取 8～15 个组段。

相邻两组最小值之差称组距(i)，组距(i)＝全距/组数。

第一组段要包括最小值，最末组段要包括最大值。某组段最大值为组的上限，最小值为组的下限。注意最后一个组段应同时写出组的下限和上限。

③ 列表划记。将原始资料用划记法划记得各个组段的频数。

第二步　用加权法求均数

首先求出各组的组中值 X，X=(本组段下限＋下组段下限)/2。将频数 f ×组中值 X 即得 fX，再将各组 fX 相加又可得$\sum fX$。最后将数据代入公式即可。

2. 标准差　标准差可克服极差的缺点，反映资料中每个变量值的变异程度，因此标准差是反映一组变量值变异程度最理想的指标。计算样本标准差 s 的公式为

$$s=\sqrt{\frac{\sum(X-\overline{X})^2}{n-1}}$$

式中 $n-1$ 是自由度，通常用 ν 表示。

当两组或多组观察值单位相同、均数相近时，标准差愈小，说明该组观察值分布得越集中，变异程度愈小；标准差愈大，说明该组观察值分布得越分散，各变量值的大小参差不齐，变异程度愈大。

(1) 标准差的计算：用上面公式计算标准差要先求出均数，计算较繁。为方便计算，可将上面公式进行数学整理后得：

$$s=\sqrt{\frac{\sum X^2-(\sum X)^2/n}{n-1}}$$

式中$\sum X^2$是各观察值平方和；$\sum X$是观察值之和；$n-1$是自由度。

① 直接法：当观察值个数不多时，直接计算出$\sum X$和$\sum X^2$后代入上面公式，即可。

② 加权法：当观察值个数较多时，可用加权法计算标准差。公式如下

$$s=\sqrt{\frac{\sum fX^2-(\sum fX)^2/\sum f}{\sum f-1}}$$

式中f为各组段的频数；X为各组段的组中值；$\sum f-1$为自由度；$\sum fX$为各观察值和的近似值；$\sum fX^2$为各观察值平方和的近似值。

（2）标准差的应用

① 表示一组观察值的变异程度、衡量样本均数对该组观察值的代表性。两组或多组观察值在单位相同、均数相近的条件下，标准差越大，说明变量值围绕均数分布得越分散，变量值的变异程度越大，均数的代表性越差。反之，标准差越小，说明变量值围绕均数分布得越集中，变异程度越小，均数对各变量值的代表性越好。

② 计算变异系数。当两组或多组观察值的单位不同或两均数相差较大时，可用变异系数（CV）比较其变异程度。其公式如下

$$CV=\frac{s}{\overline{X}}\times 100\%$$

由公式可看出变异系数是标准差与均数之比的百分数，实质上是一种相对数，无单位，从而消除了单位不同或均数相差较大的影响，便于资料间的比较。和标准差一样，CV越大，说明变量值的变异程度越大；反之，说明变量值的变异程度越小。

③ 概括地估计观察值的频数分布和参考值范围。在实际工作中，我们常常需要了解观察值围绕均数分布的情况。当资料呈正态且观察值个数较多时，可用$\overline{X}$估计μ，s估计σ，对观察值的频数分布作出估计。

在医疗卫生工作中，医务人员经常要应用各种生理、生化指标的参考值。凡是呈正态分布或近似正态分布生理、生化指标，即可用上述方法求出参考值范围。通常用$\overline{X}\pm 1.96s$的理论范围来估计95%的参考值范围。

所谓参考值范围通常指正常人的解剖、生理、生化指标及代谢产物的波动范围。它的意义是指绝大多数正常人的变量值都在这个范围内。这个绝大多数，习惯上指正常人的80%，90%，95%，99%，其中95%最常用。

这里的正常人不是指没有任何疾病的人，而是指排除了影响被研究指标的疾病及有关因素的人。如研究某年某地正常人的血清谷丙转氨酶（SGPT）活性的正常参考值范围，选择研究对象时应考虑：a. 无肝、肾、心、脑、肌肉等器质性疾病人；b. 近期没有服用过氯丙嗪、异烟肼等影响SGPT活性的药物；c. 测定前不能做剧烈的运动。

确定参考值范围时还要根据指标的实际用途来确定单侧或双侧的界限。对于过高过低都属异常的指标如白细胞总数，应采用双侧参考值范围，即确定低侧和高侧的界值；对于过低无意义、过高属异常的指标如尿铅，应确定其高侧的界值；对于过高无意义、过低属异常的指标如肺活量，应确定其低侧的界值。医学上，身高、红细胞数、脉搏、血压等及实验室的随机误差资料都属于近似正态分布的资料，因而可应用正态分布理论估计医学参考值范围。

④ 计算标准误。

t 检验和 *u* 检验

1. 均数的标准误　统计学中把反映均数抽样误差大小的指标称为均数的标准误。均数的标准误愈大，说明其抽样误差愈大，样本均数的离散程度越大；均数的标准误愈小，说明均数的抽样误差愈小，样本均数的离散程度越小。

我们常用样本标准差s来估计标准误（估计值）：

$$s_{\bar{X}}=\frac{s}{\sqrt{n}}$$

附表1　t 界值表

自由度 υ	概率(P) 双侧：0.10 单侧：0.05	双侧：0.05 单侧：0.025	双侧：0.02 单侧：0.01	双侧：0.01 单侧：0.005	自由度 υ	概率(P) 双侧：0.10 单侧：0.05	双侧：0.05 单侧：0.025	双侧：0.02 单侧：0.01	双侧：0.01 单侧：0.005
1	6.314	12.706	31.821	63.657	21	1.721	2.080	2.518	2.831
2	2.920	4.303	6.965	9.925	22	1.717	2.074	2.508	2.819
3	2.353	3.182	4.541	5.841	23	1.714	2.069	2.500	2.807
4	2.132	2.776	3.747	4.604	24	1.711	2.064	2.492	2.797
5	2.015	2.571	3.365	4.032	25	1.708	2.060	2.485	2.787
6	1.943	2.447	3.143	3.707	26	1.706	2.056	2.479	2.779
7	1.895	2.365	2.998	3.499	27	1.703	2.052	2.473	2.771
8	1.860	2.306	2.896	3.355	28	1.701	2.048	2.467	2.763
9	1.833	2.262	2.821	3.250	29	1.699	2.045	2.462	2.756
10	1.812	2.228	2.764	3.169	30	1.697	2.042	2.457	2.750
11	1.796	2.201	2.718	3.106	40	1.685	2.021	2.423	2.704
12	1.782	2.179	2.681	3.055	50	1.676	2.009	2.403	2.678
13	1.771	2.160	2.650	3.012	60	1.671	2.000	2.390	2.660
14	1.761	2.145	2.624	2.977	70	1.667	1.994	2.381	2.648
15	1.753	2.131	2.602	2.947	80	1.664	1.990	2.374	2.639
16	1.746	2.120	2.583	2.921	90	1.662	1.987	2.368	2.632
17	1.740	2.110	2.567	2.898	100	1.660	1.984	2.364	2.626
18	1.734	2.101	2.552	2.878	200	1.653	1.972	2.345	2.601
19	1.729	2.093	2.539	2.861	500	1.648	1.965	2.334	2.586
20	1.725	2.086	2.528	2.845	∞	1.645	1.960	2.326	2.576

值得注意的是，标准误与标准差不同。均数的标准误是反映样本均数离散程度的指标；而标准差则是反映个体观察值离散程度的指标。

2. 假设检验的基本概念　社区卫生服务实践中经常遇到两个均数作比较的问题。由于抽样误差的存在，从某一总体中随机抽得的样本，所得的样本均数与该总体均数往往不同；从同一总体随机抽得两个样本，这两个样本均数也会因存在抽样误差而不相等。那么，当遇到一个样本均数与某一总体均数有差别，或遇到两个样本均数有差别时，就需要判断这种差别的性质或意义。

如已知一般 20～29 岁健康女子的收缩压平均水平为 114.0 mmHg。现有某高原地区 20～29 岁健康女子 25 人的收缩压平均水平为 119.8 mmHg，标准差为 10.6 mmHg 。能否认为高原地区 20～29 岁健康女子的收缩压平均水平与一般 20～29 岁健康女子不同？

首先，我们可将一般 20～29 岁健康女子的收缩压平均水平看成是一个已知的总体，其总体均数为 μ_0=114.0 mmHg，而某高原地区 20～29 岁健康女子 25 人的收缩压均数 119.8 mmHg，看成是一个样本均数。造成这两个均数不等，应该考虑以下两种可能。

(1) 样本来自已知总体(一般20～29岁健康女子的收缩压),两均数差别仅仅是由于抽样误差所致。

(2) 该25名高原地区健康女子的收缩压的确与一般20～29岁健康女子的收缩压平均水平不同,样本不是来自已知的总体,而是来自另一总体(高原健康女子的收缩压),两均数差别主要是由于环境所造成,而不仅仅是由于抽样误差所致。如何判断属于那一种情况呢?为了对造成两均数之间差别的原因作出正确的估计,就需要做假设检验。

进行假设检验首先要明确研究设计类型、观察指标的类别(如均数或率等)以及分析的目的要求,然后再选择相应的假设检验方法。

3. 假设检验的步骤

(1) 对总体作无效假设 H_0 和备择假设 H_1,并且确定检验水准 α。

根据统计推断的目的,对总体特征提出的假设有两种:无效假设又称检验假设,记为 H_0;备择假设,记为 H_1。

检验水准亦称显著性水平,用 α 表示。在实际工作中,一般取 $\alpha=0.05$。特殊需要时也可取 $\alpha=0.1$ 或 $\alpha=0.2$ 等。

(2) 选定检验方法和计算统计量。通常根据资料设计类型和研究日的,选用相应的统计方法,再选择相应的统计量如 t,u,χ^2 等。假设检验的方法通常是以选定的检验统计量来命名的。两均数比较中常用的统计方法是 t 检验和 u 检验,用特定公式计算的统计量就是 t 值和 u 值。

(3) 确定 P 值,作出推断推论。P 值是指由抽样误差造成两均数差别的可能性。假设检验的结论具有概率性质,拒绝 H_0 或不拒绝 H_0 都有可能发生错误,即第一类错误或第二类错误。

4 . t 检验　t 检验的应用条件是当样本含量 n 较小时,要求样本取自正态分布总体。作两样本均数比较时还要求两个总体方差相等。样本含量 n 足够大时,可以用 u 检验。

(1) 样本均数与总体均数比较的 t 检验:样本均数与已知总体均数(一般为理论值、标准值或经过大量观察所得的稳定值等)比较的目的,是推断样本所代表的未知总体均数 μ 与已知总体均数 μ_0 有无差别。

t 检验判断标准:

$|t| < t_{0.05,\upsilon}, P > 0.05$　差别无统计意义

$|t| \geqslant t_{0.05,\upsilon}, P \leqslant 0.05$　差别有统计意义

样本含量较大时,$t_{\alpha,\upsilon} \approx u_\alpha$,因此可用 u 检验,双侧检验时 $u_{0.05}=1.96$,$u_{0.01}=2.58$,使用起来更为简便。

(2) 配对资料的 t 检验:配对设计是将受试对象按一定条件配成对子,分别给予每对中的两个受试对象以不同的处理。动物实验中,常将同种属,同性别,年龄,体重相近的两个动物配成对子;人群试验中,常将性别相同,年龄、生活、劳动条件相近的人配成对子。这样可增加处理组间的均衡性,提高实验效率。解决配对资料的比较,先要求出各对差值 d 的均数(样本均数)。如果两种处理效果一样,理论上 d 的总体均数=0。所以配对资料可看成是特殊的样本均数与总体均数比较资料。

差数的均数
$$\overline{d}=\varepsilon d/n$$

差数的标准差
$$s=\sqrt{\frac{\sum d^2-(\sum d)^2/n}{n-1}}$$

差数的标准误
$$s_{\overline{d}}=\frac{s}{\sqrt{n}}$$

$$t=\frac{\overline{d}}{s_{\overline{d}}}$$

(3) 两样本均数比较的 t 检验

$$s_c{}^2=\frac{(n_1-1)s_1{}^2+(n_2-1)s_2{}^2}{(n_1-1)+(n_2-1)}$$

$$s_{\overline{x}_1-\overline{x}_2}=\sqrt{s_c{}^2\left(\frac{1}{n^1}+\frac{1}{n_2}\right)} \qquad t=\frac{\overline{x}_1-\overline{x}_2}{s_{\overline{x}_1-\overline{x}_2}}$$

$$\nu=n_1+n_2-2$$

(4) 两大样本均数比较的 u 检验:两样本含量较大时(一般每个样本的 $n>50$),由于 t 分布近似正态分

布，可用 u 检验。

$$u=\frac{\overline{x_1}-\overline{x_2}}{\sqrt{\frac{s_1^{\ 2}}{n_1}+\frac{s_2^{\ 2}}{n_2}}}$$

5. 假设检验应注意的问题

(1) 要有严密的抽样研究设计：在假设检验前，应保证样本是从同质总体中随机抽取的，即要注意被比较组间的均衡性和可比性。从理论上讲，被比较的两组资料除处理因素不同外，其他凡是影响观察指标的因素(如年龄、性别、病情、病程等)都要控制为相同或基本相同。只有这样才能排除干扰，使资料对比建立在均衡的基础上。

(2) 不同的检验方法有不同的应用条件：目前医学上常用的假设检验方法有十余种，选用哪种方法是一个复杂的问题。首先要根据研究目的、资料类型选择最适宜的方法。如计量资料常用 t 检验、方差分析等方法；计数资料常用卡方检验；等级资料可用秩和检验等。同为计量资料 t 检验，理论上要求资料呈正态总体，对于两样本均数的 t 检验要求方差齐性(即两组方差不能相差太大)等。若不满足检验条件，则要考虑其他办法。例如 t 检验条件得不到满足(比如方差不齐等)，处理的方法之一是，先进行适当的数据变换(如对数变换等)，再检验是否满足条件，如还不满足，则可再行其他变换或直接使用非参数统计方法。

不同类型 t 检验，公式也不同。如配对资料与两小样本均数比较的 t 检验公式就不一样，若用两小样本均数比较的 t 检验公式处理配对资料，就会浪费信息，甚至得出错误结论。

(3) 判断结果不能绝对化：下结论时不要使用"肯定"或"证明"之类的词。因为是否拒绝 H_0，取决于研究事物有无本质差异、标准差的大小、例数的多少及检验水准的高低。该资料在 $\alpha=0.05$ 时拒绝 H_0，$\alpha=0.01$ 时可能不拒绝；即使取同一 α 值时，现有样本不拒绝 H_0，但增加样本含量时，抽样误差减少，有可能拒绝 H_0。故统计结论具有概率性质，尤其当 P 值接近 α 时，下结论更要慎重，必要时应增大样本含量，继续观察。

判断结果不能绝对化。如按 $P\leqslant0.05$ 而拒绝无效假设 H_0，意思是由抽样误差造成如此大差别的概率很小，而并不是 H_0 绝对不成立。P 愈小，越有理由拒绝 H_0。反之，如 $P>0.05$，不拒绝 H_0，意思是由抽样误差造成如此大差别的概率比较大，并不是说 H_0 绝对成立。

(4) 正确理解差别有无统计意义：显著性水平的高低，并不代表实际差别的多少。把 $P>0.05$ 理解为两均数无差别；$P<0.05$ 认为两均数有差别；$P<0.01$ 认为两均数有高度差别(如说明某药效果很好)，这是不对的。P 值愈小，只说明我们愈有理由拒绝 H_0，认为两总体不同，从而作出差别有统计意义结论的把握性更大，而不表示两均数的实际差距越大。

检验本身并不能对研究内容作出专业方面的评价。任何检验假设其统计指标必须有专业方面的实际意义，否则无异于数学游戏，一定要避免。当样本足够大时，即使均数间差别很小，也可能 $P<0.05$，但不能认为两者有差别。因此当所比较的均数之差无实际意义时，不必进行假设检验。

相对数

有些统计资料是按观察单位的性质和类别分组，然后清点得到观察单位的个数，即前面提到的分类变量，如某年甲地流感发病 1 500 例，乙地流感发病 1 200 例，这些都是绝对数。绝对数可以表明该时该地流感发病的绝对水平，但绝对数在应用上有一定的局限性。比如这时只能说甲地流感发病人数比乙地多，而不能说甲地流感发病较乙地严重。如果要比较两地流感发病的严重程度就要知道两地的总人数各为多少。如甲地人口为 30 000 人，乙地人口为 15 000 人，则甲地流感发病率为 1 500/30 000×100%=5.0%；乙地流感发病率为 1 200/15 000×100%=8.0%，可见甲地流感发病率反而低于乙地。这样换算成两地每 100 人中的发病人数，就便于比较分析了。所以分类变量在分析对比时，应将绝对数计算成相对数，在基数相同的情况下比较。所谓相对数是指在同一基础上两个有联系事物的指标之比。常用相对数按性质和用途不同分为率、构成比、相对比等。

1. 率　率又称频率指标，它表示在一定条件下某种现象实际发生的例数与可能发生的总例数之比。用来说明某种现象发生的强度和频率。计算公式为：

率＝(某现象实际发生例数/可能发生该现象总例数)×K

式中的 K 为比例基数，可以是 100%、1 000‰、…

选择比例基数时主要依据习惯，使算得的率能保留 1～2 位整数，便于理解、比较。

2. 构成比　构成比又称构成指标，是事物内部某一构成部分的例数与事物各构成部分总例数之比，表示事物各构成部分的比重和分布。计算公式为：

构成比＝(事物内部某一构成部分的例数/ 事物各构成部分例数的总和)×100%

3. 相对比　相对比又称对比指标，表示两个有关指标之比，用来表示一个指标为另一指标的百分之几或几倍。计算公式为：

相对比＝甲指标/乙指标(或×100%)

式中甲乙两指标可以是绝对数、相对数或平均数。同时甲乙两指标可以是同类的，如两年龄组恶性肿瘤死亡率之比，也可以是不同类的如变异系数。

4. 应用相对数的注意事项

(1) 资料的可比性：用率或构成比作为对比分析时，需检查相互比较的两组或几组资料是否可比。这是分析比较的前提。它要求比较的两组或几组资料之间除了被研究的因素外，其余影响研究指标的因素(如年龄、职业、民族、季节等)应尽可能相同。如比较传染病患病水平时，应注意季节、年龄的一致。又如省级医疗单位疑难危重病人比基层医疗单位多，因而不宜用病死率比较省级单位和基层单位的医疗水平。

(2) 计算相对数的分母不宜过小。计算相对数时，调查或实验的观察单位应有一定数量。一般来说，观察单位多，分母大，计算出来的相对数比较稳定，能正确反映实际情况。观察单位少时，以绝对数表示为好，如用某药治疗某病病人，4 例中 3 例治愈，算得治愈率为3/4×100%＝75%，显然是不妥当的。因为例数太少，计算出的相对数可靠性也小。当然，在动物实验中，由于采用相对周密的设计、精选对象，严格控制实验条件，如有的毒理实验每组只用 10 只小白鼠也可求出反应率和病死率。

(3) 分析时不能以构成比代替率。构成比和率是意义不同的两种相对数，使用时不能混淆。以比代率是实际工作中经常发生的错误。构成比通常只能说明某事物各构成部分的比重和分布，不能说明某种现象发生的强度和频率，后者只能靠率来说明。这是正确应用相对数的关键，否则不能对资料作出正确的分析比较。如临床上常以门诊或住院病人的资料分析疾病与年龄、性别、职业等因素的关系，由于缺乏相应的人口资料，计算出来的只能是构成比而不是率。构成比的一个重要特点是各组成部分的百分比总和等于 100% 。所以构成比中某部分所占比重的增减相应的会影响其他部分比重的减少或增加。

(4) 例数不等的几个率不能相加求其平均率(或称总率)。

(5) 两个或多个率(或比)比较要作假设检验。和均数一样，抽样研究中，率、构成比也存在抽样误差问题，不能仅凭表面数值大小下结论，而需进行率(或比)差别的假设检验。

(6) 各率内部构成不同不能直接比较总率。如果比较两个地区总死亡率，当两组资料的年龄、性别构成不同时，只能比较各性别、年龄组的率或计算标准化率。

χ^2 检验

χ^2 检验或称卡方检验，可用于检验两个或两个以上率(或构成比)之间差别有无统计意义，是一种用途较广的假设检验方法。

1. 四格表资料的 χ^2 检验　在比较两个样本率或构成比之间差别有无统计意义时，可用四格表的 χ^2 检验法。

如附表 2 为某地地方性氟中毒与性别的关系资料，试问男、女地方性氟中毒患病率是否不同？

附表 2 某地地方性氟中毒病人与性别关系(χ^2 检验演算表)

性别	患病人数	未患病人数	合 计	患病率(%)
男	307(256.56)	703(753.44)	1010	30.4
女	198(248.44)	780(729.56)	978	20.2
合计	505	1 483	1 988	25.4

下表中，这四个格子的数据是整个表的基本数据，其余数据都是从这四个基本数据推算出来的，故称四格表资料。

307	703
198	780

(1) χ^2 检验基本公式：χ^2 检验的意义和算法，均可用其基本公式来说明。

$$\chi^2=\sum\frac{(A-T)^2}{T}$$

式中 χ^2 为卡方值，A 为实际数，T 为理论数，$\sum$ 为求和符号。

从上式可见 χ^2 值反映了实际数与理论数的吻合程度。我们假设男、女地方性氟中毒患病率相同，即两个样本率是从同一总体中取得的。如果检验假设成立，实际数 A 与理论数 T 相差不会很大，χ^2 值也很小，从理论上讲 $A-T=0$，$\chi^2=0$；反之，如果两个率相差较大，实际数与理论数相差也大，χ^2 值大，这时检验假设成立的可能性就较小。所以当算得 $\chi^2>\chi^2_{0.05,\nu}$ 时，我们就可拒绝检验假设，认为两个率的差别有统计意义。这就是 χ^2 检验的基本思想。但 χ^2 值的大小，除取决于 $A-T$ 之差外，还取决于格子数(严格地说是自由度 ν)的大小。从附表 3χ^2 界值表可知，自由度 ν 越大，χ^2 值越大。只有排除了这种影响，χ^2 值才能正确地反映 $A-T$ 的吻合程度。χ^2 检验基本公式的应用条件是总例数 $n>40$，每个格子均 $T>5$。理论数 T 是按照检验假设的理论患病率推算的男女理论上应该患病和未患病的人数，见附表 2 括号内数值。理论数的代号 T_{RC}，R(row)表示行数，C(column) 表示列数，T_{RC} 表示第 R 行第 C 列的理论数。

附表 3 χ^2 界值表

自由度	概率 P		自由度	概率 P	
ν	0.05	0.01	ν	0.05	0.01
1	3.84	6.63	16	26.30	32.00
2	5.99	9.21	17	27.59	33.41
3	7.81	11.34	18	28.87	34.81
4	9.49	13.28	19	30.14	36.19
5	11.07	15.09	20	31.41	37.57
6	12.59	16.81	21	32.67	38.92
7	14.07	18.48	22	33.92	40.29
8	15.51	20.09	23	35.17	41.64
9	16.92	21.67	24	36.42	42.98
10	18.31	23.21	25	37.65	44.98
11	19.68	24.72	26	38.89	45.64
12	21.03	26.22	27	40.11	46.96
13	22.36	27.69	28	41.34	48.28
14	23.68	29.14	29	42.56	49.59
15	25.00	30.58	30	43.77	50.89

理论数可按下式求得：

$$T_{RC}=n_R n_C/n$$

式中 n_R 为与理论数同行的合计数；n_C 为与理论数同列的合计数；n 为总例数。χ^2 检验中自由度计算公式如下：$\nu=(R-1)(C-1)$.

(2) 四格表专用公式：在实际工作中，为了简化运算，对四格表常采用下面的专用公式：

$$\chi^2=(ad-bc)^2 n/(a+b)(a+c)(b+d)(c+d)$$

式中 a、b、c、d 分别为四个格子内的实际数，n 为总例数。

其计算步骤、结果与基本公式相同，现仍以某地地方性氟中毒病人与性别关系资料说明之(附表 4)。

附表 4　某地地方性氟中毒患病与性别的关系

性别	患病人数	未患病人数	合 计
男	307(a)	703(b)	1 010($a+b$)
女	198(c)	780(d)	978($c+d$)
合计	505($a+c$)	1483($b+d$)	1988(n)

计算结果和用 χ^2 检验基本公式一样。

(3) 四格表 χ^2 值的校正：四格表 χ^2 检验中，如果有任何一格的理论数 $1\leqslant T<5$，同时总例数$\geqslant$40 时，应该用下面的校正公式计算出校正 χ^2 值。否则计算出的 χ^2 值可能偏大，使原来差别无统计意义的结果反而出现差别有统计意义，从而导致判断错误。

基本公式的校正公式：

$$\chi^2=\sum[(|A-T|-0.5)^2/T]$$

专用公式的校正公式：

$$\chi^2=(|ad-bc|-n/2)^2 n/(a+b)(a+c)(b+d)(c+d)$$

请注意，当四格表资料中有一个格子理论数小于 1；或总例数小于 40 时，应用四格表资料的确切概率法(又称直接概率法)，直接计算其概率值 P(参阅有关统计专著)。

2. 配对资料的 χ^2 检验　医学实践和科研中还常遇到配对资料，它和 t 检验中的配对数值变量从配对设计角度来说是一样的，都是把两种处理分别施于条件相同的两个受试对象，或施于同一受试对象某种处理前后(及施于同一受试对象两种处理后)某指标的变化，逐对记录试验结果。若结果为计量数据，用 t 检验；若结果为计数数据，就用配对资料 χ^2 检验。

配对分类变量如附表 5 所示，a、b、c、d 分别表示四种处理结果，其中 a、d 表示两种方法结果相同的对子数，b、c 表示两种方法结果不同的对子数。可用 b 和 c 来推断两个样本所代表的总体率或构成比有无差别。

附表 5　配对分类变量示意表

甲法	乙法		合计
	+	－	
+	a	b	$a+b$
－	c	d	$c+d$
合 计	$a+c$	$b+d$	$n(a+b+c+d)$

当 $b+c\geqslant 40$ 时，

$$\chi^2=(b-c)^2/(b+c)$$

当 $b+c<40$ 时，需要用下面的连续性校正公式：

$$\chi^2=(|b-c|-1)^2/b+c$$

式中 1 为连续性校正数。

3. 行×列表的 χ^2 检验　四格表资料只有两行两列，适用于两个率(或比)的比较。现介绍行数或列数大于 2 的行×列表的 χ^2 检验。当多个率(或比)互相比较时，除可应用 χ^2 检验基本公式外，一般利用下面简化公式：

$$\chi^2=n\left(\sum\frac{A^2}{n_R n_C}-1\right)$$

式中 n 为总例数，A 为每个格子的实际数，n_R、n_C 分别为实际数 A 所在行列的合计数。

行×列表 χ^2 检验应用的注意事项：

当行×列表中有任何一个格子的 $T<1$ 或有 1/5 以上格子 $T<5$ 时，应设法使其理论数 T 增大；对性质相类似的资料合并，增大每组的合计数，使 $T>5$，但应注意不能将不同性质的组别资料合并；还可以继续调查或实验以增加样本含量。

行×列表 χ^2 检验有统计意义，并不表示任何两组间差别均有统计意义。

最后提醒大家注意的是 χ^2 检验是用于检验两个或两个以上率或构成比差别有无统计意义的常用假设检验，但计算 χ^2 值时，均用绝对数进行计算，不能用相对数。

常用统计指标

一、人口学指标

1. 出生率　也叫粗出生率(CBR)，是指某地某年平均每千人口中的出生数(活产数)。

出生率＝某年活产数/年平均人口数×1 000‰

2. 人口自然增长率(NIR)

人口自然增长率＝出生率(‰)－死亡率(‰)

3. 总生育率(GFR)　指某地某年平均每千名育龄妇女的活产数。

总生育率＝同年活产数/某年 15～49 岁妇女数×1 000‰

4. 老年(人口)系数　指老年人口在总人口中所占比重，是说明人口年老程度的指标。

老年系数＝65 岁及以上的人口数/人口总数×100％

5. 少年儿童(人口)系数　指 14 岁及以下少年儿童在总人口中所占比重。

少年儿童系数＝14 岁及以下人口数/人口总数×100％

6. 负担系数　又称抚养比或抚养系数，是指人口中非劳动年龄人数与劳动年龄人数之比。

(1) 总负担系数＝(14 岁及以下人口数＋65 岁及以上人口数)/15～64 岁人口数×100％

(2) 少年儿童负担系数＝14 岁及以下人口数/15～64 岁人口数×100％

(3) 老年负担系数＝65 岁及以上人口数/ 15～64 岁人口数×100％

二、流行病学指标

1. 相对危险度(relative risk，RR)　暴露组某病发病率(或死亡率)与非暴露组该病发病率(或死亡率)之比。是反映暴露因素和疾病关联强度的一个指标。

$$RR=\frac{I_e}{I_o}=\frac{\frac{a}{(a+b)}}{\frac{c}{(c+d)}}=\frac{\text{暴露组死亡率}}{\text{非暴露组死亡率}}$$

2. 比值比(OR)

$$OR=\frac{ad}{bc}= \quad =\frac{\text{病例组暴露比数}}{\text{对照组暴露比数}}$$

RR、*OR* 的关联强度见附表 6。

附表 6　*OR* 及 *RR* 的关联强度

OR 或 *RR*		关联的强度
0.9～1.0	1.0～1.1	无
0.7～0.8	1.2～1.4	弱
0.4～0.6	1.5～2.9	中等
0.1～0.3	3.0～9.9	强
＜0.1	10.0～	很强

3. 漏诊率　又称假阴性率，指一项诊断试验将实际有病的人错误诊断为非病人的比率。

$$\text{漏诊率}=\frac{c}{a+c}\times 100\%$$

4. 误诊率　又称假阳性率，指一项诊断试验能将实际无病的人错误诊断为病人的比率。

$$\text{误诊率}=\frac{b}{b+d}\times 100\%$$

5. 符合率　一项诊断试验正确诊断的病人数与非病人数之和占所有进行诊断人数的比率。

$$\text{符合率}=\frac{a+d}{a+b+c+d}\times 100\%$$

诊断试验	金标准		合计
	病人	非病人	
阳性	*a* 真阳性	*b* 假阳性	$a+b$
阴性	*c* 假阴性	*d* 真阴性	$c+d$
合计	$a+c$	$b+d$	$a+b+c+d$

三、人群健康指标

1. 死亡率　也叫粗死亡率，粗略地反映人口的死亡水平，能用来衡量和评价一个国家的卫生文化水平。其高低受人口的年龄和性别构成影响大，须标化后才能进行比较。

$$\text{死亡率}=\frac{\text{某年死亡总人数}}{\text{年平均人口数}}\times 1\,000‰$$

$$\text{年平均人口数}=\frac{1}{2}(\text{上年底人口数}+\text{本年底人口数})$$

2. 年龄别死亡率　亦称年龄组死亡率

$$\text{某年龄组死亡率}=\frac{\text{同年该年龄组的死亡人数}}{\text{某年某年龄组平均人口数}}\times K$$

一般 0 岁组死亡率较高，以后随年龄的增长迅速下降至 10～14 岁时(在发达国家为 5～9 岁)，死亡率降至最低值，以后略有上升，但在 40 岁以前一直处于低水平，40 岁以后，死亡率随年龄的增长而增高。

3. 死因别死亡率　也叫疾病别死亡率，是死因分析的重要指标，它反映各类病伤死亡对居民生命的危害程度。

$$\text{某死因死亡率}=\frac{\text{同年内某种原因死亡人数}}{\text{某年平均人口数}}\times K$$

4. 死因构成比　某类死因的死亡数占总死亡数的百分数。按死因构成比由高到低排出位次即死因顺位。用于观察何种疾病是造成当地居民死亡的主因。

$$某死因构成比=\frac{因某类死因死亡人数}{总死亡人数}\times 100\%$$

5. 婴儿死亡率　是衡量一个国家卫生文化水平较敏感的指标。

$$婴儿死亡率=\frac{同年不满 1 岁婴儿死亡数}{某年活产总数}\times K$$

6. 新生儿死亡率（neonatal mortality rate）

$$新生儿死亡率=\frac{同年 28 天以内的死亡数}{某年活产总数}\times K$$

7. 5 岁以下儿童死亡率（child mortality under age 5）

$$5 岁以下儿童死亡率=\frac{同年 5 岁以下儿童死亡数}{某年活产总数}\times K$$

四、疾病统计指标

1. 发病率　常用于研究疾病发生的因果和评价预防措施的效果。

$$发病率=\frac{某年新发病例数}{年平均人口数}\times 100\%(1\,000‰、万/万、\cdots\cdots)$$

发病率计算时应注意以下几点：

(1) 一人同时患两种病，统计时作为两个新病例；

(2) 慢性病统计，以确诊那年作为新病例；

(3) 急性病发病一次作为一个新病例 。

2. 罹患率　续程人群中在较短时期新发病例的频率。一般以月、周、日为单位，也可以一个流行期为单位。是观察暴露于危险因素中暴发性发病的频度指标。

$$罹患率=\frac{某病观察期间新病例数}{同期暴露人口数}\times 100\%(1\,000‰，万/万，\cdots\cdots)$$

3. 患病率　指在某时点（或短时期内）检查某一定人群中某病的现患严重程度。最适用于病程较长的疾病统计研究。这是一个时点的指标。

$$患病率=\frac{检查时发现病例数}{受检人口数}\times 100\%(1\,000‰、万/万、\cdots\cdots)$$

4. 感染率

$$感染率=\frac{检查时发现感染某病原体人数}{受检人口数}\times 100\%(1\,000‰、万/万、\cdots\cdots)$$

5. 生存率　指在接受某种治疗的病人或患某病的人中，经若干年随访（通常为 1，3，5 年）后，尚存活的病人数所占的比例。

$$生存率=\frac{随访满 n 年尚存活的病例数}{随访满 n 年的病例数}\times 100\%(1\,000‰，万/万，\cdots\cdots)$$

6. 治愈率　表示受治病人中治愈的频率。

$$治愈率=\frac{治愈病人数}{收治病人数}\times 100\%$$

7. 病死率　表示某病病人中因该病死亡者所占的比例。是衡量疾病预后的指标。

$$病死率=\frac{因病死亡人数}{收治病人数(或同期该病病人数)}\times 100\%$$

8. 有效率　表示受治病人中治疗有效的频率。

$$有效率=\frac{治疗有效人数}{受治病人数}\times 100\%$$

五、计划免疫评价指标

1. 免疫学效果　通过测定接种后人群抗体阳转率、抗体平均滴度和抗体持续时间来评价。如脊髓灰质炎中和抗体≥1∶4或有4倍及以上增高；麻疹血凝抑制抗体≥1∶2或有4倍及以上增高等。

2. 流行病学效果　可用随机对照双盲的现场试验结果来计算疫苗保护率和效果指数。

$$疫苗保护率(\%)=\frac{对照组发病率-接种组发病率}{对照组发病率}\times 100\%$$

$$疫苗效果指数=\frac{对照组发病率}{接种组发病率}$$

3. 计划免疫建卡率　以WHO推荐的群组抽样法，调查12—18个月龄儿童建卡情况，要求达到98%以上。

4. 接种率　对象为12月龄儿童。

$$某疫苗接种率(\%)=\frac{按免疫程序完成接种人数}{某疫苗应接种人数}\times 100\%$$

5. 四苗覆盖率　即四种疫苗的全程接种率。

$$四苗覆盖率(\%)=\frac{四苗均符合免疫要求的接种人数}{调查的适龄儿童人数}\times 100\%$$

6. 冷链设备完好率

$$冷链设备完好率=\frac{某设备正常运转数}{某设备装备数}\times 100\%$$

六、社区卫生服务指标

1. 社区居民基本卫生常识的知晓率

$$社区居民卫生知识回答正确率=答对的总题数/调查总题数$$

$$答对的总题数=\sum每位被调查对象回答正确的题数$$

$$调查总题数=\sum每位被调查对象回答的题数$$

2. 综合满意率

$$综合满意率=\frac{综合满意的人数}{被调查人数}$$

$$综合满意=安全性+经济性+舒适性+方便性$$

3. 机构知晓率

$$社区卫生服务机构知晓率=\frac{知晓社区卫生服务机构的人数}{调查总人数}$$

4. 机构利用率

$$社区卫生服务机构利用率=\frac{利用社区卫生服务机构的人数}{被调查人数}$$

七、卫生服务需要量指标

1. 两周患病率

$$两周患病率=\frac{前两周内患病人(次)数}{调查人数}\times 100\%或1\,000‰$$

2. 慢性病患病率

$$慢性病患病率=\frac{前半年内患慢性病人(次)数}{调查人数}\times 100\%或1\,000‰$$

3. 健康者占总人口百分比

4. 两周卧床率

$$两周卧床率=\frac{前两周内卧床人(次)数}{调查人数}\times 100\%或1\,000‰$$

5. 两周活动受限率

$$两周活动受限率=\frac{前两周内活动受限人(次)数}{调查人数}\times 100\%或1\ 000‰$$

6. 两周休工(学)率

$$两周休工(学)率=\frac{前两周内因病休工(学)人(次)数}{调查人数}\times 100\%或1\ 000‰$$

八、卫生服务利用指标

1. 两周就诊率

$$两周就诊率=\frac{前两周内病人就诊人(次)}{调查人数}\times 100\%或1\ 000‰$$

2. 两周病人就诊率

$$两周病人就诊率=\frac{前两周内病人就诊人(次)}{两周病人总例数}\times 100\%$$

3. 两周病人未就诊率

$$两周病人未就诊率=\frac{前两周内病人未就诊人(次)}{两周病人总例数}\times 100\%$$

4. 住院率

$$住院率=\frac{前一年内总住院人(次)数}{调查人数}\times 100\%或1\ 000‰$$

5. 人均住院天数

$$人均住院天数=\frac{总住院天数}{总住院人(次)}$$

6. 未住院率

$$未住院率=\frac{需住院而未住院病人数}{需住院病人数}\times 100\%$$

九、儿童保健、妇女保健指标

1. Kaup 指数　用于衡量婴幼儿和学龄前儿童的体格营养状况。

$$Kaup指数=[体重(kg)/身高(cm)^2]\times 10^4$$

判断标准:15～19 为正常,＞19 超重,＜15 消瘦。

2. Rohrer 指数　评价学龄期儿童和青少年的体格营养状况。

$$Rohrer指数=[体重(kg)/身高(cm)^3]\times 10^7$$

判断标准:＞156 为过度肥胖,156～140 为肥胖,140～109 为中等,109～92 为瘦弱,＜92 为过度瘦弱。

3. Vervaeck 指数　用于衡量青年的体格发育情况(附表 7)。

$$Vervaeck指数=\{[体重(kg)+胸围(cm)]/身长(cm)\}\times 100$$

附表 7　Vervaeck 指数营养评价标准

营养状况	(男性)	17 岁	18 岁	19 岁	20 岁	21 岁以上
	(女性)		17 岁	18 岁	19 岁	20 岁以上
优	＞	85.5	87.5	89.0	89.5	90.0
良	＞	80.5	82.5	84.0	84.5	85.0
中	＞	75.5	77.5	79.0	77.0	80.0
不良	＞	70.5	72.5	74.0	74.0	75.0
极不良	＜	70.5	72.5	74.0	74.0	75.0

4. 孕产妇死亡率

$$\text{孕产妇死亡率}=\frac{\text{孕产妇死亡数}}{\text{期内产妇数}}\times 1\,000‰(\text{或 }10\text{ 万}/10\text{ 万})$$

5. 新生儿死亡率

$$\text{新生儿死亡率}=\frac{\text{出生后一周内新生儿死亡数}}{\text{期内活产数}}\times 1\,000‰$$

6. 围产期死亡率

$$\text{围产期死亡率}=\frac{\text{孕 28 足周以上之死产、死胎}+7\text{ 天内新生儿死亡数}}{\text{孕 28 足周以上之死产、死胎}+\text{活产数}}\times 1\,000‰$$

7. 妊娠高血压综合征发病率

$$\text{妊娠高血压综合征发病率}=\frac{\text{患妊娠高血压综合征人数}}{\text{期内产妇数}}\times 100\%$$

8. 产后出血率

$$\text{产后出血率}=\frac{\text{产后出血例数}}{\text{期内产妇数}}\times 100\%$$

9. 难产或手术产(臀牵或剖宫产)率

$$\text{难产或手术产(臀牵或剖宫产)率}=\frac{\text{难产、手术产(臀牵或剖宫产)数}}{\text{周期产妇数}}\times 100\%$$

10. 妇女病普查率

$$\text{妇女病普查率}=\frac{\text{实查人数}}{\text{应查人数}}\times 100\%$$

SPSS 简介

SPSS 是软件英文名称的首字母缩写,原意为 Statistical Package for the Social Sciences,即"社会科学统计软件包"。但是随着 SPSS 产品服务领域的扩大和服务深度的增加,SPSS 公司已于 2000 年正式将英文全称更改为 Statistical Product and Service Solutions,意为"统计产品与服务解决方案", SPSS 最新版本为 13.0。

SPSS 有如下特点:

1. 操作简单　除了数据录入及部分命令程序等少数输入工作需要键盘录入外,大多数操作可通过"菜单"、"按钮"和"对话框"来完成。

2. 无须编程　具有第四代语言的特点,告诉系统要做什么,无需告诉怎样做。只要了解统计分析的原理,无需通晓统计方法的各种算法,即可得到需要的统计分析结果。对于常见的统计方法,SPSS 的命令语句、子命令及选择项的选择绝大部分由"对话框"的操作完成。因此,用户无需花大量时间记忆大量的命令、过程、选择项。

3. 功能强大　具有完整的数据输入、编辑、统计分析、报表、图形制作等功能。自带 11 种类型 136 个函数。SPSS 提供了从简单的统计描述到复杂的多因素统计分析方法,比如数据的探索性分析、统计描述、列联表分析、二维相关、秩相关、偏相关、方差分析、非参数检验、多元回归、生存分析、协方差分析、判别分析、因子分析、聚类分析、非线性回归、Logistic 回归等。

4. 方便的数据接口　能够读取及输出多种格式的文件。比如由 dBASE、FoxBASE、FoxPRO 产生的 *.dbf 文件,文本编辑器软件生成的 ASCⅡ数据文件,Excel 的 *.xls 文件等均可转换成可供分析的 SPSS 数据文件。能够把 SPSS 的图形转换为 7 种图形文件。结果可保存为 *.txt 及 html 格式的文件。

5. 灵活的功能模块组合　SPSS for Windows 软件分为若干功能模块。用户可以根据自己的分析需要和计算机的实际配置情况灵活选择。

SPSS 与 SAS 比较,SAS 是目前应用最广泛,国际公认且标准的统计分析软件,二者各擅胜场。SAS 是功能最为强大的统计软件,有完善的数据管理和统计分析功能,是熟悉统计学并擅长编程的专业人士的首选。与 SAS 比较，SPSS 则是非统计学专业人士的首选。

窗口上方的菜单栏提供了 SPSS 系统全部可调用功能，共有 10 个选项，分别为：

1. File　文件管理菜单，有关文件的调入、存储、显示和打印等；

2. Edit　编辑菜单，有关文本的编辑，及系统选项设置等；

3. View　视图菜单，可定义窗口视图；

4. Data　数据管理菜单，可定义及修改变量属性，对记录选择、排序、加权以及对数据文件进行转置、连接、汇总等；

5. Transform　数据转换处理菜单，有关数值的计算、重新赋值、缺失值替代等；

6. Analyze　统计分析菜单，包含 SPSS 提供的所有统计分析过程；

7. Graphs　图形菜单，包含各种统计图的绘制；

8. Utilities　用户选项菜单，可显示变量列表、文件信息，定义及使用集合，运行脚本文件和编辑菜单项等；

9. Windows　窗口管理菜单，有关窗口的排列、选择、显示等；

10. Help　求助菜单，调用各种帮助文件。

除了菜单选项外，系统还提供快捷工具条栏，栏内包含多个常用功能的快捷按钮，用户点击就可直接完成相应功能，快速简便。当鼠标在图标按钮上停留片刻后，还会自动出现文字说明，对该图标按钮所执行功能进行简单的解释。各按钮的对应功能及菜单项如下：

File→Open→Data，打开数据文件。

File→Save，保存文件。

File→Print，打印当前文件。

Dialog Recall，调历史记录。

Edit→Undo，撤销前次操作。

Edit→Redo，重复前次操作。

Go to chart，指向图像。

Data→Go to case，使光标转到特定的记录。

Utilities→Variables，查看变量信息。

Edit→Find，查找。

Insert→Case，插入记录。

Insert→Variable，插入变量。

Data→Split File，拆分文件。

Data→Weight case，对记录加权。

Data→Select case，选择记录。

View→Value Labels，显示变量标签值。

Utilities→Use sets，调用数据集。

下面主要介绍 SPSS 在社区卫生服务中的应用。运行 SPSS 出现的界面。窗口左下角有 Data View 和 Variable View 两个标签。Data View 显示数据记录，Variable View 显示所有变量名及其特征。社区卫生服务的信息资料可以用 SPSS 软件做单因素、多因素等等多方面的统计分析。

对于样本量较小且变量较少的数据资料，可以在 SPSS 中直接录入。对于样本量较大的数据在 Data View 的二维电子表格上录入非常不方便，且容易出错。建议采用 Epi Info、EpiData 或 Visual FoxPro 等软件录入数据。然后再将文件转成 SPSS(.sav)格式数据文件。

数据文件的调用

1）点击 File。

2）选 File 菜单的 Open 命令项。

3）选 Data 项。弹出 Open Data File 对话框，用户确定盘符、路径、文件名、文件格式（居民健康档案选用.dbf格式)。

4) 点击Ok(打开)钮,即可调入数据文件。

用SPSS进行数据管理与分析的一般过程如下:

1) 将数据输入SPSS,也可读取.DBF或.XLS文件,存盘并备份。

2) 进行变量变换。

3) 进行必要的预分析(均数、标准差的描述等),以确定应采用的检验方法。

4) 按要求进行统计分析。

5) 保存和导出分析结果。

录入数据

首先定义变量,变量名可以用实际中文变量名,也可以用英文。双击"Var"或直接单击下方的提示栏"Variable View",系统即弹出定义变量编辑列表如下:

变量的属性有Name(名称),Type(类型),Width(长度),Decimals(小数位数),Label(标签)等10个方面可供选择。当光标在"Type"下方单元格内单击"..."则会弹出相应的菜单。定义好变量后单击Data View标签则回到数据窗口。接着可以在单元格中录入数据。

SPSS软件的数据统计分析功能集中在Analyze菜单上,Analyze菜单有13个统计分析过程。较为常用有Descriptive Statistics(描述性统计),Compare Means(均数比较),Correlate(相关),Regression(回归),Nonparaetric Test(非参数检验)等。

描述性统计

描述性统计分析是统计分析的第一步,做好这第一步是下面进行正确统计推断的先决条件。SPSS的许多模块均可完成描述性分析,但描述性统计主要功能集中在Descriptive Statistics。最常用的有:Frequencies—产生频数表;Descriptives——般统计描述;Explore用于探索性分析;Crosstabs用于计数资料和等级资料的统计描述和一般的统计检验,主要为χ^2检验。

这里主要介绍Frequencies一频数统计。Frequencies过程可以产生详细的频数表,还可以按要求给出某百分位点的数值,并绘制出常用的条图、圆图等统计图。

Display frequency tables选项用来确定是否在结果中输出频数表。单击Statistics后弹出对话框,用于定义需要计算的其他描述统计量。

现将各种选项部分解释如下:

➢ Percentile Values:定义需要输出的百分位数,可计算四分位数(Quartiles)、每隔指定百分位输出当前百分位数(Cut points for equal groups)、或直接指定某个百分位数(Percentiles),如直接指定输出$P_{2.5}$和$P_{97.5}$。

➢ Central tendency:用于定义描述集中趋势的一组指标,包括均数(Mean)、中位数(Median)、众数(Mode)、总和(Sum)。

➢ Dispersion:描述离散趋势,包括标准差(Std. deviation)、方差(Variance)、全距(Range)、最小值(Minimum)、最大值(Maximum)、标准误(S. E. mean)。

➢ Distribution:描述分布特征,即偏度系数(Skewness)和峰度系数(Kurtosis)。

➢ Mode:指所有数值中出现频率最高的一个值,即众数。

➢ Charts命令:单击Charts,弹出Charts对话框,用于设定所作的统计图。

■ Chart Type:定义统计图类型,有四种选择:无、条图(Bar chart)、圆图(Pie chart)、直方图(Histogram),其中直方图还可以选择是否加上正态曲线(With normal curve)。

■ Chart Values选钮组:按照频数或按百分比作图(即影响纵坐标刻度)。

Format命令用于定义输出频数表的格式。另外,还可输出频数分布图。

均数比较

➢ Compare Means 菜单可就不同的研究设计应用相应的 t 检验、单因素方差分析等统计方法。具体有：

➢ Means 过程：平均数分析用于对指定变量计算描述性统计量，其基本功能是可分组计算指定变量的描述性统计量，如均数、总和、标准差、方差等。

➢ One-Samples T Test 过程：进行样本均数与已知总体均数的比较。

➢ Independent-Samples T Test 过程：进行两样本均数差别的比较，即通常所说的两成组资料的 t 检验。

➢ Paired-Samples T Test 过程：进行配对资料的显著性检验，即配对 t 检验。

➢ One-Way ANOVA 过程：进行两组及多组样本均数的比较。

χ^2 检验

➢ χ^2 检验用来检验变量的几个取值所占百分比是否与期望的比例有统计学差异。一般数据库数据的卡方检验可以用 Discriptive 菜单中的 Crosstabs 来完成。

➢ Rows 用于选择行 * 列表中的行变量。Columns 用于选择行 * 列表中的列变量。Layer 是层。

➢ =>Statistics 弹出 Statistics 对话框，确定需要分析的统计量。

➢ 一般选中 Chi－square 复选框：计算 χ^2 值。也可以选中 Correlations 复选框：计算行、列两变量的 Pearson 相关系数和 Spearman 等级相关系数。

➢ 从左到右为：
检验统计量值(Value)；
自由度(df)；
双侧近似概率(Asymp. Sig. 2－sided)；
双侧精确概率(Exact Sig. 2－sided)；
单侧精确概率(Exact Sig. 1－sided)；

➢ 从上到下为：
Pearson Chi－Square：Pearson χ^2 检验；
Continuity Correction：连续性校正的卡方值；
Likelihood Ratio：对数似然比方法计算的卡方；
Fisher's Exact Test：Fisher's 确切概率法；
Linear by Linear Association：线性相关的卡方值；
N of Valid Cases：有效记录数。

➢ 表注：Continuity Correction 和 Pearson 卡方值处分别标注有 a 和 b，表格下方为相应的注解：a. 只为 2＊2 表计算。b. 2 个格子的期望频数小于 5。

➢ 系统支持如下格式的数据文件：
SPSS：SPSS for Windows 版本的数据文件，后缀为. sav；
SPSS/PC＋：SPSS for Dos 版本的数据文件，后缀为. sys；
SPSS portable：SPSS 的 ASCⅡ格式的机器码，可用于网络传输，后缀为. por；
Excel：微软公司电子表格的数据文件，后缀为. xls；
Lotus：莲花公司电子表格的数据文件，后缀为. w＊；
SYLK：多种扩展电子表格的 ASCⅡ格式，后缀为. slk；
dBASE：数据库的数据文件，后缀为. dbf；
Tab－delimited：以空格为分隔的 ASCⅡ格式的数据文件，后缀为. dat。

统计表与统计图

统计表与统计图是整理、表达和分析数字资料的重要工具。运用统计表(statistical table)可避免冗长的方案叙述,能把有关的数字列在一起,既便于计算比较,又易于发现错误和遗漏。绘制统计图(statistical graph)可使数字资料形象化、通俗易懂,并能把资料的变化趋势和各种现象间的关系明确地表示再现,使读者在短时间内获得明晰的印象。统计图只能表示概数,要想了解准确的数字,仍需看统计表。

1. 统计表　统计表可从广义或狭义上看。广义的统计表包括调查表、登记表、过渡表及表达最后结果的统计表在内。狭义的统计表是指表达统计结果的统计表。下面简述狭义统计表的结构和编制。

(1) 统计表的构成:从统计表的外形看,可分为标题、标目、线条和数字等;从表的内容上看,又可分为主语和谓语两部分。统计表中被说明的事物称为表的主语,用来说明主语的统计指标称为表的谓语(附表8)。

附表8　某年某地几种主要传染病的病死率

病种分类	死亡率(1/10万)
白喉	10.9
流行性乙型脑炎	18.0
流行性脑脊髓膜炎	11.0
痢疾	1.2
脊髓灰质炎	3.4
伤寒与副伤寒	2.7

(2) 统计表的种类:统计表可分为简单表、组合表,简单表仅按一种标志来分组,如附表7;组合表是按两种或两种以上标志来分组,如附表9,按年份、性别来分析几种主要传染病病死率。

附表9　某地1975年和1985年几种主要传染病病死率(%)分性别比较

病种分类	1975年		2000年	
	男	女	男	女
白喉	9.8	11.1	5.8	6.4
流行性乙型脑炎	17.4	16.4	11.2	10.0
流行性脑脊髓膜炎	11.0	12.1	7.8	6.4
伤寒与副伤寒	2.5	2.8	2.0	1.8
痢疾	1.2	0.8	0.4	0.2

(3) 统计表的制作要求:①内容:根据研究目的,选择统计表的内容,做到重点突出,简单明了,一个表最好只表示一个中心内容。②标题:应简明扼要地概括表的内容,一目了然,并注明资料的时间和地点,列于表的上端中间,左方可附表号。③标目:用以说明表内数字的含义。横标目列在表的左侧,说明各横行数字的含义,是表的主语,即研究的事物,纵标目列于表的上端,是表的谓语,用以说明横标目的各个统计指标的内容。标目是统计表设计的关键,应简单明了,正确地选择横、纵标目,层次清晰。④线条:线条不宜过多,一般上下两条横线,纵标目下和合计上各一条线,不应有竖线条和斜线条。⑤数字:用阿拉伯数字填写,小数点保留位数一致,位次对齐,暂缺用"…"表示,数字为"0",则填入"0",无数字用"—"表示。⑥备注:文字说明不应列入表内,如需要,用"*"标出,放在表的下方说明。

(4) 统计表的检查和修改:统计表的制作应严格按制表要求逐项进行,实际中常出现一些错误,下面举例说明。如某医院对两种疗法治疗急性心肌梗死并发休克的疗效进行了比较,列于附表10。

附表10　两个治疗组对比

并发症	西药组			中西药结合组		
	例数	结　果		例数	结　果	
		良好	死亡		良好	死亡
休克	13	6	7	10	10	0

本表的目的是对西药组和中西药结合组治疗急性心肌梗死并发休克的疗效比较，但标题太简单，不能概括此内容，横、纵标目排列不合适，线条太多，不能一目了然地进行比较，修改成附表 11。

附表 11　急性心肌梗死并发休克病人的疗效比较(修改表)

组　别	病人例数	治疗结果	
		良好	死亡
西 药 组	13	6	7
中西药结合组	10	10	0

再如，某医院用复方猪胆胶囊治疗老年慢性气管炎，为了分析其效果列于附表 12。

附表 12　复方猪胆胶囊对 403 例不同类型老年性慢性气管炎病例近期疗效观察

分型 / 分度及疗效		单纯性慢性气管炎				喘息性慢性气管炎			
分度	度别	重	中	轻		重	中	轻	
	例数	136	54	31		93	56	33	
疗效	指标	治愈	显效	好转	无效	治愈	显效	好转	无效
	例数	60	98	51	12	23	83	65	11
	小计	95%			5%	94.0			6.0%
	合计	94.4%							

该表缺点为标题过于繁琐，横、纵标目颠倒，层次不清，横线条过多，不应有竖、斜线条，小数点位数保留不一致，可修改为附表 13。

附表 13　复方猪胆胶囊治疗老年慢性气管炎的近期疗效(修改表)

类型	例数	病情			疗效				
		重	中	轻	治愈	显效	好转	无效	有效率(%)
单纯型	221	136	54	31	60	98	51	12	94.6
喘息型	182	93	56	33	23	83	65	11	94.0
合计	403	229	110	64	83	181	116	23	94.3

2. 统计图　常用的统计图种类很多，如条图、构成图、线图、直方图、散点图等，每种图各有其特点和适用范围，正确地使用它们，可直观清晰地反映统计资料的特征。

(1) 制图要求：统计图的制作和统计表一样有其通则，只有严格按这些通则制作出的统计图才具有科学性。①选择适当的图形：统计图种类很多，必须根据资料性质和分析的目的来选择图形。②标题：位于图的下方，能高度概括图的内容，应说明资料来源的地点、时间。③标目：以纵、横轴为坐标绘制的图形，应有纵、横标目，并注明单位，尺度一般自左而右，自下而上，纵、横坐标长度的比例一般为 5∶7。④图例：可用不同线条在同一图内比较不同事物，并用图例说明，图例可置于图的下方或右上角。

(2) 直条图(bar graph)：又称条图，适用于相互独立的资料。常用的有单式和复式两种。绘制直条图的要点：①纵轴尺度必须从 0 开始；②各直条宽度应相等，各直条(或各组直条)之间的间隙应相等；③各直条一般由高到低的顺序排列，除非自然顺序的资料。

如附表 14 的资料绘制成附图 1 的直条图。

附表 14　某年某省部分地区居民三种疾病的死亡率(1/10 万)

病种分类	男	女
脑血管疾病	122.69	107.61
呼吸系疾病	116.77	95.33
心脏病	51.66	50.18

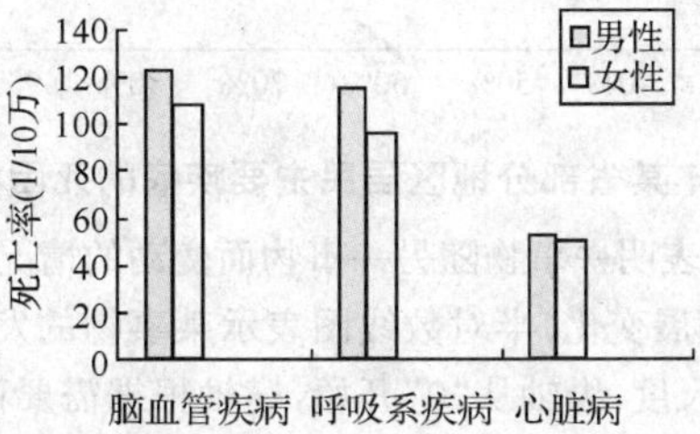

附图 1　某年某省部分地区居民三种疾病的死亡率(1/10 万)

(3) 构成图:表示总体中各部分所占的比重,常用的有圆图与百分条图。圆图(pie graph) 以圆形的总面积代表 100%,各类构成 百分比分别乘以 3.6 度,为各构成部分应占的圆心角度数,从圆的 12 点开始,顺时针从大到小排列。某年某省部分地区居民主要疾病死因构成比见附表 15、附图 2 和附图 3。

附表 15　某年某省部分地区居民主要疾病的死因构成比

死因分类	构成比(%)
循环系疾病	28.41
肿 瘤	26.55
呼吸系疾病	19.66
损伤和中毒	8.08
其 他	17.30
合 计	100.00

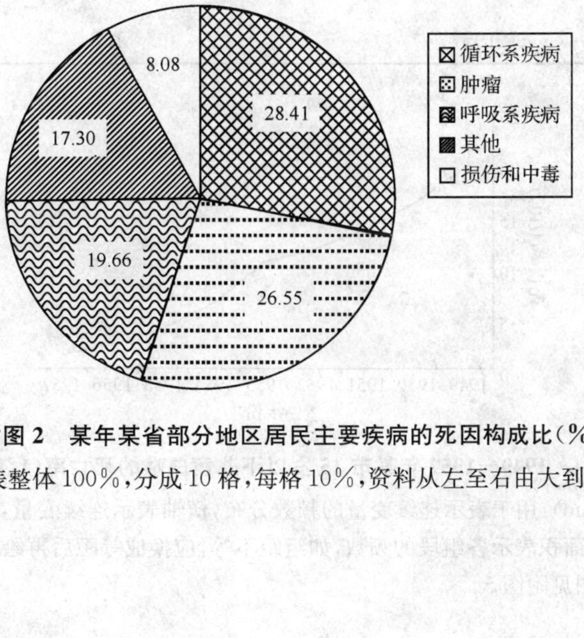

附图 2　某年某省部分地区居民主要疾病的死因构成比(%)

百分条图以长条代表整体 100%,分成 10 格,每格 10%,资料从左至右由大到小排列或按自然顺序,并附图例说明。

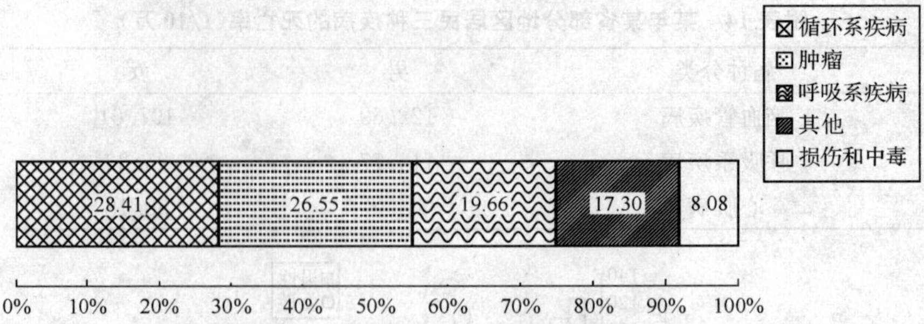

附图 3　某年某省部分地区居民主要疾病的死因构成比(%)

(4) 线图:适用于连续性资料,表明一事物随另一事物而变动的情况。线图分普通线图和半对数线图。普通线图表示某事物在时间上的发展变化,半对数线图表示某事物的发展速度。在此仅介绍普通线图的制作。普通线图纵、横轴都是算术尺度,纵轴从"0"开始,横轴根据需要而定,纵、横轴尺度比例应适当,尽量反映实际情况,避免过分夸大或缩小其尺度,纵、横轴的比例一般为 5∶7,相邻两点用直线连接,中间年份无资料,应以虚线表示。图内线条不宜太多,一般在 5 条之内,同一图内用不同线条表示不同事物的发展变化,在右上角附图例说明。1949－1957 年某市 15 岁以下儿童白喉的死亡率见附表 16,附图 4。

附表 16　1949－1957 年某市 15 岁以下儿童白喉的死亡率

年份	白喉死亡率(1/10 万)
1949	20.1
1950	16.6
1951	14.0
1952	11.8
1953	10.7
1954	6.5
1955	3.9
1956	2.4
1957	1.3

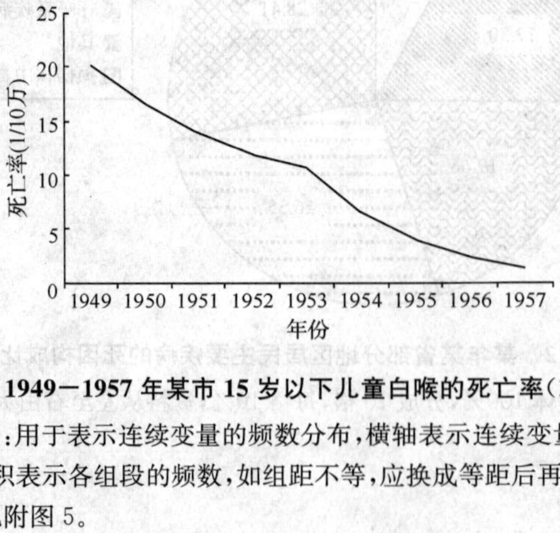

附图 4　1949－1957 年某市 15 岁以下儿童白喉的死亡率(1/10 万)

(5) 直方图(histogram):用于表示连续变量的频数分布,横轴表示连续变量,即某被观察的现象,纵轴表示其频数,以各矩形的面积表示各组段的频数,如组距不等,应换成等距后再绘制图。某年某市 110 名 7 岁男童身高的频数分布图见附图 5。

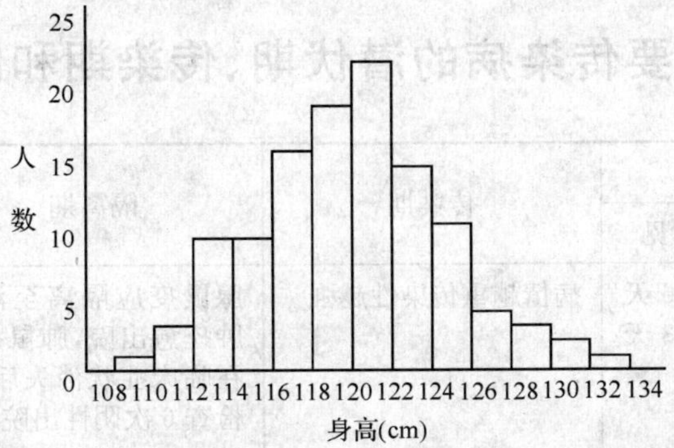

附图 5　某年某市 110 名 7 岁男童身高的频数分布图

附录2　主要传染病的潜伏期、传染期和隔离期简表

病名	潜伏期		传染期	隔离期	接触者观察期
	最长最短	常见			
鼠疫	腺鼠疫： 2～8天 肺鼠疫： 数小时～3天	3～6天 1～3天	病情越重传染性越强	腺鼠疫应隔离至淋巴肿痊愈出院，肺鼠疫应在临床症状消失后，痰检查6次阴性出院	接触者检疫9天，进行预防接种或血清预防者应延至12天
霍乱	数小时～7天	1～3天	潜伏期末即有传染性，症状期传染性最大，多数病人于恢复期2周内停止排菌，个别可超过3个月	临床症状恢复后，隔日连续3次粪便培养；结果阴性者即可解除隔离	接触人员隔离5天同时作医学观察与3次粪检，进行交通及海港检疫
病毒性肝炎	甲型： 15～50天 乙型： 60～160天 丙型： 2～26周 丁型： 4～20周 戊型： 2～9周	甲型： 3～4周 乙型： 100天左右 丙型： 7～14周 丁型： 6～12周 戊型： 6周	甲型： 自潜伏期末至出现黄疸后2～3周或更长 乙型： 自潜伏期末开始有传染性．长者可达一年以上 丙型： 发病前12天．其血液即有传染性，并可持续携带病毒12年以上 丁型： 可能和乙肝病毒相同 戊型： 发病前9天至发病后12天粪便排毒，主要在黄疸发生前排毒	急性病人自发病起不少于30天，托幼机构要隔离40天	疫源地处理后，对密切接触者观察40天
细菌性痢疾	1～7天	1～2天	从发病开始就有传染性，一般症状消失后1～2周内停止排菌，迁延性病人可长期排菌，并有传染性	临床症状消失后隔日连续2次粪便培养，结果阴性者即可解除隔离，或大便正常后一周解除隔离	疫源地施行终末消毒后，观察7天
阿米巴痢疾	2天～数月	3周	传染源不是急性期病人而主要是慢性期病人或排包囊者	症状消失，大便连续3次检查（每天一次）阴性时解除隔离	不需检疫
伤寒	3～60天	7～14天	从潜伏期末就有传染性，相当一部分病人在恢复期头2～3周内继续排出病原体，3%～5%可成为慢性带菌者，在此期间均有传染性	应隔离至退热后15～20天，有条件的地区可于退热后第5天和第10天作两次尿、粪便培养，阴性者可解除隔离	疫源地施行终末消毒后观察21天
副伤寒	2～15天	8～10天			医学观察15天

附录2续表

病名	潜伏期		传染期	隔离期	接触者观察期
	最长最短	常见			
艾滋病	数月至15年	数月～2年	病毒阳性而HIV抗体阴性的窗口期有传染性，约2～6周，血中检出HIV抗体起即有传染性	应立即采取隔离措施，并送至卫生行政部门指定单位治疗	严密观察，长期追踪，并在调查时第6个月及一年时采血检测
淋病	2～10天	3～5天	急性期病人最具有传染性，男性病人未经彻底治疗者症状消失后仍可带菌165天	病程中应性接触隔离	不需检疫，但对性伴侣要追踪观察
梅毒	14～28大	21天	未经治疗的病人在感染后的1年内最具有传染性，到感染后4年通过性接触一般无传染性	早期梅毒病人病程中应隔离	不需检疫，但对性伴要追踪观察
脊髓灰质炎	3～35天	7～14天	在潜伏期、全病程及病后的一段时间内均有传染性，但在发病后头10～14天中传染性较强	消化道隔离不少于发病后40天，第1周同时进行呼吸道隔离	对密切接触者医学观察20天
麻疹	6～21天被动免疫后可延至28天	10～11天	出疹前后各5天	出疹后5天	医学观察21天，若接受被动免疫可延长7天
百日咳	2～21天	10天左右	潜伏期末至卡他期传染性最强，发病40天后无传染性	发病后40天或出现痉咳后30天	医学观察21天
白喉	1～6天	2～4天	发病开始在整个患病期均有传染性，部分病人在恢复期仍可排菌	症状消失后，两次鼻咽分泌物连续培养阴性(间隔2天)，或症状消失后14天可解除隔离	医学观察7天
流行性脑脊髓膜炎	2～10天	2～3天	潜伏期末即有传染性，病后3周大多停止排菌	隔离至临床症状消失后3天，但从发病日算起不得少于7天	医学观察7天
猩红热	12小时～12天	2～5天	潜伏期末及整个疾病期均有传染性，恢复期后一定时间内仍有传染性	病人人院隔离治疗7天或症状消失后咽连续培养3次阴性即可出院	医学观察7～12天
流行性出血热	4～46天	14天	作为传染源意义不大	隔离至急性症状消失为止	不检疫
狂犬病	5天～数年	12～99天	出现症状前4～7天就开始由唾液排出病毒，症状期传染性最大	病程中应隔离	不需检疫，被可疑狂犬咬后医学观察并注射疫苗

附录 2 续表

病名	潜伏期		传染期	隔离期	接触者观察期
	最长最短	常见			
钩端螺旋体病	1～30 天	7～14 天	发病后第 2 周可在尿中发现病原体，可保持 2～3 个月，但作为传染源意义不大	病人隔离至临床痊愈为止	疫水接触者检疫 2 周
布鲁氏菌病	2 天～2 月	7～14 天	发病后第 2 周可在尿中发现病原体，可保持 2～3 个月，但作为传染源意义不大	临床症状消失后可解除隔离	不检疫
炭疽	12 小时～12 天	1～3 天	自病畜及死畜口鼻溢出的血脓分泌物及排泄物污染牧场后，能使该地的牧草及积水在数年内具有传染性	隔离至症状消失后经 2 次细菌检查(间隔 3～5 天)阴性为止	医学观察 12 天
流行性乙型脑炎	4～21 天	14 天	一般在发病后 5 天内有传染性	隔离至体温正常为止	不检疫
疟疾	间日疟：12～24 天 最长 8～12 个月 恶性疟：10～15 天 三日疟：18～35 天	14 天 12 天 28 天	血中有配子母细胞的病人与病原携带者疟疾发作次数愈多，血中配子母细胞也愈多，发病时间愈长，流行病学意义愈大	病人应予以治疗，不隔离，但要灭蚊	不检疫
流行性感冒	数小时～3 天	1～2 天	从潜伏期末至退热时止均有传染性，能迅速侵犯易感人群	退热后 2 天	医学观察 3 天，在大流行发生时可集体单位进行检疫
水痘	10～21 天	15 天	出疹前 24 小时到出疹后 7～10 天全部结痂期均有传染性，出疹期传染性最强	隔离至全部脱痂或从发病起不得早于两周	医学观察 21 天
流行性腮腺炎	8～30 天	18 天	发病前 2～6 天至腮腺肿消退前均有传染性	自发病日起至腮腺肿消退，约 3 周	医学观察 30 天
风疹	14～21 天	8～18 天	出疹前 13 天到出疹后 9 天，无疹型病例同样有传染性	隔离至出疹后 5 日或自发病后 8 天	医学观察 21 天

附录3 《国家扩大免疫计划实施方案》疫苗免疫程序一览表

疫苗	接种对象月(年)龄	接种剂次	接种部位	接种途径	接种剂量/剂次	备注
乙肝疫苗	0、1、6月龄	3	上臂三角肌	肌内注射	酵母苗5 μg/0.5 ml,CHO苗10 μg/1 ml、20 μg/1 ml	出生后24小时内接种第1剂次,第1、2剂次间隔≥28天
卡介苗	出生时	1	上臂三角肌中部略下处	皮内注射	0.1 ml	
脊灰疫苗	2、3、4月龄,4周岁	4		口服	1粒	第1、2剂次,第2、3剂次间隔均≥28天
百白破疫苗	3、4、5月龄,18～24月龄	4	上臂外侧三角肌	肌内注射	0.5 ml	第1、2剂次,第2、3剂次间隔均≥28天
白破疫苗	6周岁	1	上臂三角肌	肌内注射	0.5 ml	
麻风疫苗(麻疹疫苗)	8月龄	1	上臂外侧三角肌下缘附着处	皮下注射	0.5 ml	
麻腮风疫苗(麻腮疫苗、麻疹疫苗)	18～24月龄	1	上臂外侧三角肌下缘附着处	皮下注射	0.5 ml	
乙脑减毒活疫苗	8月龄,2周岁	2	上臂外侧三角肌下缘附着处	皮下注射	0.5 ml	
A群流脑疫苗	6～18月龄	2	上臂外侧三角肌附着处	皮下注射	30 μg/0.5 ml	第1、2剂次间隔3个月
A+C流脑疫苗	3周岁,6周岁	2	上臂外侧三角肌附着处	皮下注射	100 μg/0.5 ml	2剂次间隔≥3年;第1剂次与A群流脑疫苗第2剂次间隔≥12个月
甲肝减毒活疫苗	18月龄	1	上臂外侧三角肌附着处	皮下注射	1 ml	
出血热疫苗(双价)	16～60周岁	3	上臂外侧三角肌	肌内注射	1 ml	接种第1剂次后14天接种第2剂次,第3剂次在第1剂次接种后6个月接种
炭疽疫苗	炭疽疫情发生时,病例或病畜间接接触者及疫点周围高危人群	1	上臂外侧三角肌附着处	皮上划痕	0.05 ml(2滴)	病例或病畜的直接接触者不能接种
钩体疫苗	流行地区可能接触疫水的7～60岁高危人群	2	上臂外侧三角肌附着处	皮下注射	成人第1剂0.5 ml,第2剂1.0 ml,7～13岁剂量减半,必要时7岁以下儿童依据年龄、体重酌量注射,不超过成人剂量1/4	接种第1剂次后7～10天接种第2剂次
乙脑灭活疫苗	8月龄(2剂次),2周岁,6周岁	4	上臂外侧三角肌下缘附着处	皮下注射	0.5 ml	第1、2剂次间隔7～10天
甲肝灭活疫苗	18月龄,24～30月龄	2	上臂三角肌附着处	肌内注射	0.5 ml	2剂次间隔≥6个月

注:1. CHO疫苗用于新生儿母婴阻断的剂量为20 μg/ml。
2. 未收入药典的疫苗,其接种部位、途径和剂量参见疫苗使用说明书。

附录4 主要生物制品使用方法一览表

名称	性质	接种对象	接种方法及剂量	免疫期与复种	保存和有效期
卡介苗	活/自/细菌	初生婴儿及结核菌素试验阴性的儿童	皮内注射0.1 ml		2～8℃，液体菌苗有效期6周，冻干菌苗有效期1年
背髓灰质炎三价混合疫苗糖丸(小儿麻痹糖丸)	活/自/病毒	2个月～7岁儿童为主，其他年龄亦可	口服混合型1粒	免疫期3年以上，3个月、4个月，4岁各复服1次	—20℃保存2年
浓缩吸附百日咳.白喉.破伤风混合制剂(浓吸百.白、破)	死/自/细菌和类毒素	3个月～6岁儿童	出生后3个月、4个月、5个月基础免疫3针。1.5～2岁加强。7岁加强白、破二联类毒素，肌内注射，百、白、破0.2 ml，白、破0.5 ml	免疫期3～5年	2～8℃，有效期1年半
麻疹减毒活疫苗	活/自/病毒	8个月以上的易感儿童	皮下注射0.5 ml	免疫期4年以上，1.5～2岁复种	2～8℃，液体菌苗有效期2～3个月，冻干菌苗有效期1年
吸附精制白喉类毒素	自/类毒素	只作7岁儿童加强用	肌内注射0.5 ml	免疫期3～5年	25℃以下暗处，不可冻结，有效期3年半
乙型肝炎疫苗	死/自/抗原	0～4岁的婴幼儿，HBsAg阳性母亲所产新生儿及未感染过乙肝的医护人员或密切接触者	免疫程序均按0、1、6个月各注射1针。乙肝表面抗原阴性母亲的新生儿注射30 μg、10 μg、10 μg/支疫苗三针。乙肝表面抗原(特别是e抗原)阳性母亲的新生儿注射30 μg/支疫苗三针，出生24小时内接种。一般易感者注射10 μg/支疫苗三针		2～8℃有效期2年
甲型肝炎减毒活疫苗	活/自/病毒	年龄在18月龄，24～30月龄以及成人甲肝易感者	上臂外侧三角肌附着处，皮下注射1.0 ml		避光，低温保存，4～8℃有效期暂定为2个月，－20℃有效期为一年
流脑多糖体菌苗	死/自/细菌	6个月至15岁儿童	皮下注射0.5 ml	免疫期1年，每年加强1次	2～8℃以下暗处，有效期1年
流行性乙型脑炎疫苗	死/自/病毒	6个月～10岁儿童	皮下注射0.5 ml	免疫期1年，第2年起每年加强注射1次	25℃以下存放，有效期1个月。2～8℃，有效期1年

注：附录4所列制品请参照各生产单位该制品使用说明书进行接种。

附录 4 续表

制品名称	性质	接种对象	接种方法及剂量	免疫期与复种	保存和有效期
吸附精制破伤风类毒素	自/类毒素	易致外伤职业者	肌内注射 0.5 ml 全程免疫两针，间隔 4～8 周，第 2 年复种 1 次。	免疫期 5～10 年.每 10 年加强注射 1 次 0.5 ml	25℃以下暗处，不可冻结，有效期 3 年半
狂犬疫苗	死/自/病毒	被狂犬或其他疯动物咬伤、抓伤者	肌内注射 2 ml 全程免疫 5 针：0 天、第 3、7、14、30 天各注射 1 针(0 天即为注射疫苗的当天)	免疫期 1 年左右	2～8℃暗处，有效期 1 年
钩端螺旋体菌苗	死/自/螺旋体	流行地区 7～60 岁的人群，以及进入该地区的人员	皮下注射 2 次.相隔 7～10 天，剂量 0.5、1.0 ml；7～13 岁用量减半	免疫期 1 年，每年加强注射 2 次，剂量同初种	2～8℃有效期 1 年半
伤寒、副伤寒甲、乙三联菌苗	死/自/细菌	重点使用于部队、港口，铁路沿线工地、环境卫生及饮食业工作人员	皮下注射 3 次，相隔 7～10 天，1～6 岁 0.2、0.3，0.3 ml；7～14 岁 0.3、0.5、0.5 ml；15 岁以上 0.5、1.0、1.0 ml	免疫期 1 年，每年加强注射 1 次剂量 1.0 ml	2～8℃有效期 1 年半
人丙种球蛋白	被/球蛋白	丙种球蛋白缺乏症病人，甲型肝炎或麻疹密切接触者	肌内注射，严禁静脉注射治疗丙种球蛋白缺乏症；0.15 ml/kg·次，预防甲肝：0.05～0.1 ml/kg·次(成人每次 3 ml)，预防麻疹：0.05～1.5 ml/kg·次(儿童最大量 3 ml/次)	免疫期 3 周	2～8℃有效期 2 年半
布氏杆菌菌苗	活/自/细菌	牧民、兽医、屠宰、皮毛乳肉业工人，疫区卫生人员	皮上划痕；儿童滴 1 滴，划 1～1.5 cm 长的"井"字；成人滴 2 滴，划 2 个"井"字，间隔 2～3 cm，严禁注射	免疫期 1 年，每年接种 1 次	2～8℃有效期 1 年
鼠疫菌苗	活/自/细菌	疫区中 2～50 岁居民及进入疫区的工作人员	皮上划痕：2～6 岁 1 滴划 1 个"井"字，7～14 岁 2 滴划 2 个"井"字，15 岁以上 3 滴划 3 个"井"字，划痕长 1～1.5 cm，间隔 2～3 cm，严禁注射	免疫期 1 年，每年接种 1 次	2～8℃有效期 1 年
霍乱菌苗	死/自/细菌	根据疫情安排，重点为环境卫生及饮食业工作人员、医务人员及水上居民	皮下注射 2 次。相隔 7～10 天，6 岁以下 0.2、0.4 ml，7～14 岁 0.3、0.6 ml，15 岁以上 0.5、1.0 ml	免疫期 3～6 个月，每年加强注射 1 次，剂量同第 2 针	2～8℃有效期 1 年半

附录5　常用消毒剂性能、使用方法一览表

名称	成分	性能	使用方法	消毒范围	备注
含氯石灰(漂白粉)	主要成分为次氯酸钙，另含氯化钙氧化钙氢氧化钙，有效氯25%～32%	属无机氯氧化蛋白类消毒剂。性质不稳定，易溶于水。HOCl＝OCl＋HOCl次氯酸作用于微生物蛋白和酶，新生态氧作用于细胞浆氯卤化蛋白使微生物死亡	常用1%～2%浓度。澄清液0.2%浸泡清洗、擦拭，喷洒墙面200 ml/m^2，对结核杆菌和肝炎病毒用5%澄清澈作用1～2小时。20%乳剂用于粪、尿、痰及剩余物之消毒，作用1小时。粉剂：用于排泄物、分泌物消毒。300 g粪便加粉200 g，每升尿加5 g干粉，搅匀放1～2小时。每升痰和脓汁加200 g干粉搅匀放1小时。饮用水消毒，余氯0.3～0.5 mg/L 30分钟	对细菌繁殖体，病毒，真菌孢子，细菌芽孢均有杀灭作用。0.1%漂白粉浓度作食具预防性消毒作用30分钟	残渣多对人有刺激，配液时应戴口罩、手套、眼镜。不适宜对衣服针织品，金属品及家具消毒。有效氯低于15%不适合用于消毒
次氯酸钠	工业制含有效氯10%～20%发生器产生含1%～5%	属广谱含氯消毒剂。易溶于水有较强漂白作用，pH值高，杀菌弱	常用10%的制品配成0.1%～0.5%浓度。10%消毒饮用水(井、河、塘水)10～60 ml，30分钟，冷饮具、餐具奶瓶用10%20 ml加10升水，15分钟		对皮肤黏膜有刺激，对金属器械有腐蚀作用
二氯异氰尿酸钠(优氯净)	含有效氯60%～64%	属高效氯消毒剂易溶于水产生次氯酸，性稳(水溶液稳定性差)	常用浓度2.5%～5%，对结核杆菌，肝炎病毒作用15分钟，效果好。消毒用水作用30分钟。用0.08%～0.1%消毒餐具作用5分钟后洗净用		消毒效果优于其他氯制剂。其他同上
甲醛溶液(福尔马林)	本品为含37%～40%的甲醛水溶液	属醛类高效，广谱杀菌剂，醛基与微生物蛋白胺基结合，使蛋白变性死亡	0.2%～0.4%作用30分钟灭活病毒。8%甲醛乙醇液浸泡医疗器械作用5～10分钟消毒。福尔马林消毒室，12.5 ml/m^3加热蒸发消毒皮毛制品和纤维塑料制品，效果很好	能杀灭一切微生物	对人体有刺激，不适用于食品消毒，熏蒸后应通风散气
戊二醛	市售含25%～50%戊二醛	属高效广谱杀菌剂。易溶于水和醇。2%戊二醛水溶液加0.3%碳酸氢钠即碱性戊二醛消毒作用强	浓度2%浸泡，擦拭10分钟到1小时，消毒一般器械，特别适用于金属器械，耐湿忌热精密仪器，浸泡外科、产科、牙科器械等，擦拭门窗、家具等。强化酸性戊二醛能破坏HBsAg，作用10分钟，温度高，作用强	对病毒(含肝炎病毒)结核杆菌作用5～10分钟杀灭，消毒范围广泛	消毒金属器械时加0.5%亚硝酸钠防锈，本品有刺激，应防止损伤机体
过氧乙酸(过醋酸)	一般含过氧乙酸16%～25%溶液	属过氧化物类广谱高效消毒剂，溶于水，破坏蛋白分子结构致死细菌	常用0.1%～0.5%浓度。浸泡消毒。0.2%用于洗手、食具洗后用0.5%～1%泡30分钟。用1 g/m^3熏蒸，关门窗熏30分钟，效果好	杀菌力能杀灭一切微生物	有腐蚀性和漂白性，衣物消毒后应洗净
二氧化氯(ClO_2)	单组分8%～10%粉剂	属氧化型消毒剂，广谱、高效、安全。溶于水、新生态氧具有强烈氧化作用，破坏酶系统，导致代谢障碍，杀灭细菌、病毒	通常用本品200 g加入10 L水中，搅拌均匀，静置5～10分钟，作为母液，常用浓度为50～300 mg，喷洒、擦拭、浸泡、熏蒸消毒	杀菌力强，能杀灭一切微生物	本品易吸潮，高浓度时具有漂白性

附录 5 续表

名称	成分	性能	使用方法	消毒范围	备注
二溴海因	有效溴含量片剂20%～25%，粉剂50%	属氧化型消毒剂，广谱、高效、无毒、安全。水溶液稳定性好，溴离子形成次溴酸，具有强烈的氧化作用，破坏酶系统，杀灭细菌、病毒	室内喷洒常用500～2 000 mg/L，浸泡250～2 000 mg/L，水消毒5～10 mg/L，30～60分钟	杀菌力强，能杀灭一切微生物	置阴凉干燥处，现用现配，果蔬消毒后用净水冲洗
环氧乙烷(氧化乙烯)	常用其和CO_2的混合剂(10%环氧乙烷加90%CO_2)	属烷基化气体消毒剂，广谱强力，能溶于水和乙醇。发生烷基化使细菌酶受阻	对多种病毒有灭活作用，可杀灭各种微生物。穿透力极强，对包装物品，被血迹，泥土污染物件消毒效果好。可用1%～2%溶液浸泡2小时。熏蒸消毒，消毒品置塑袋内密封，通入环氧乙烷用0.5～0.7 kg/m^3，12小时。也可用密封室消毒，消毒后应通风	对病毒(含肝炎病毒)结核杆菌作用5～10分钟杀灭。消毒范围广泛(多用于一次性医疗器械消毒)	对人体有毒性作用，应防中毒，防爆炸
碘酊(碘酒)	含有效碘2%(含碘、碘化钾及乙醇)	高效广谱杀菌剂，在酸性条件下游离碘增多、增强杀菌力，碱性条件下游离碘减少，杀菌作用减小	常用浓度2%～2.5%，主要用于手术前及注射部位皮肤消毒和擦伤及小伤口处理。消毒皮肤后应用75%乙醇脱碘。用于体温计消毒应浸泡1～5分钟后用75%乙醇洗净	对结核杆菌、细菌、芽孢、真菌和病毒有迅速杀灭作用	对皮肤黏膜有强刺激。高浓度可灼伤皮肤。婴儿禁用。不与红汞同涂一处皮肤
碘附(碘伏)	碘加载体即碘与表面活性剂结合之产物。液体含有效碘0.5%～1%，固体含10%～20%，乳剂含0.5%～2%，膏剂含0.85%～1.15%栓剂每粒含0.02 g	含碘中效、广谱清毒剂。性质稳定。分子间具有亲和力的部分相互吸引靠拢或以静电力形成复合物作用于微生物	医院多用途碘附消毒剂有效碘含量为150 mg/L。食堂清洁消毒有效碘含量为25 mg/L。地板、墙壁消毒有效碘含量为50 mg/L。作用时间为1～10分钟	对结核杆菌、细菌、真菌和病毒有迅速杀灭作用(并对阴道滴虫、梅毒螺旋体、沙眼衣原体有杀灭作用)	本品腐蚀性小，对皮肤黏膜无刺激
甲酚皂(来苏尔)	甲酚的甲酚皂液含酚48%～52%	属凝固蛋白类的酚类消毒剂。作用于细胞嘌呤嘧啶，核糖丢失，抑制细胞色素氧化酶而致微生物死亡	1%～5%浸泡，擦拭。用于医疗器械，实验器皿及家具消毒，作用15～30分钟。5%～10%处理排泄物、污染物，作用1小时，效果满意。含2%～3%肥皂可溶解蛋白，使脂肪皂化，增强消毒效果。10%的甲酚皂还有杀虫作用	对病毒(含肝炎病毒)结核杆菌作用5～10分钟杀灭，消毒范围广泛(并能破坏肉毒素)	本品毒性大，不用于食具食品消毒，也不消毒排泄物、呕吐物、分泌物。不用硬水配(因降低杀菌)

附录 5 续表

名称	成分	性能	使用方法	消毒范围	备注
乙醇(酒精)	含乙醇浓度不低于95%	醇类中效消毒剂,作用快。与异丙醇合用效果更佳,易挥发	用75%～80%用于皮肤,医疗器械体温计消毒。不能用作采血针、针刺、注射器消毒,以防传播乙肝等,应保持消毒浓度,否则效果不好	对细菌繁殖体、亲脂病毒、分枝杆菌能杀灭	杀菌作用不强,不能杀灭乙肝病毒及细菌芽孢
氯己定(洗必泰)	含双氯苯双胍乙烷97.5%以上	属广谱低效消毒剂。微溶于水,性稳定,能迅速吸附于细胞表面,破坏胞膜,使胞浆渗漏,抑制细胞脱氢酶活性等	0.1%～0.5%浸泡,可用于皮肤、黏膜消毒。0.02%浓度可冲洗伤口,0.01%～0.1%水溶液冲洗阴道、膀胱和擦洗外阴,0.5%浓度消毒家具墙壁及地板等。0.5%乙醇溶液(含75%乙醇)手术者泡手	能杀灭革兰阳性和阴性细菌繁殖体,对结核杆菌仅有抑制作用,对肝炎病毒无灭活作用	不能与碘酊同时使用。配时先溶于热水再稀释。不与肥皂混用,碱性条件杀菌强,不消毒粪便及痰液、分泌物、排泄物
苯扎溴胺(新洁尔灭)	苯扎溴铵含量不低于83%,市售原溶液含有效成分为5%	属季铵盐类阳离子表面活性剂。改变细胞渗透性,使菌体破裂,蛋白变性,破坏酶系统	用0.1%～0.5%浓度浸泡、擦抹、喷洒消毒桌椅、家具、食具、痰盂,作用10分钟～1小时。0.01%～0.05%浓度作妇产科,泌尿科、眼科黏膜冲洗。0.1%～0.5%浓度洗手后浸泡10分钟作皮肤和手消毒	对化脓菌,肠道菌,某些病毒有杀灭作用。但不能灭活乙肝病毒	不可与阳离子活性剂(皂类,洗衣粉)同用。不适用粪、痰、脓液消毒

注:使用消毒剂时,阅读消毒剂使用说明书,严格按说明书使用。

附录 6　常用杀虫剂性能、使用方法一览表

名称	杀灭性能	使用方法	注
敌敌畏	有机磷杀虫剂。稍溶于水，易溶于有机溶剂。易挥发，其蒸气对昆虫有强烈熏杀作用，也有胃杀及触杀。加入气化松节油与乳化剂，残杀作用增至 7～10 天，具有神经毒作用	浓度 0.05～0.1 ml/m^2 喷洒墙壁、地面，迅速杀灭室内蚊蝇。50%～8o%乳剂浸纱布、棉花，挂在室内，杀灭蚊蝇。0.5%～1.0%敌敌畏水溶液喷地面、墙壁灭蚊、蝇，蟑螂，臭虫等。少量敌敌畏乳剂倒入臭水坑、粪坑，阴阳沟灭蝇蛆和孑孓。毒饵：少量乳剂放入小盛器，拌入少量糖类及水可灭蝇	毒性比敌百虫大 6 倍，对温血动物毒性大，使用时应注意安全
美曲磷脂（敌百虫）	属有机磷杀虫剂。含有效成分 90%以上。有 80%～95%的原粉及 80%可湿性粉剂。脱去氯化氢而形成敌敌畏，主要是胃杀作用，对家蝇的胃毒比触杀大 60 倍，也具有触杀及熏杀作用	2.5%粉剂撒在地面及床缝内杀臭虫及灭蚤，直接撒布灭蛆。粪坑内用量 5 g/m^2，杀灭全部蛆和孑孓。百万分之一浓度灭淡色库蚊幼虫，12 小时内全部杀灭。0.1%～0.5%溶液喷洒灭蚊蝇。1%～5%溶液灭蚤和臭虫。毒饵：敌百虫 1 份，玉米粉 35 份，糖水 13 份灭蟑螂	对哺乳动物毒性小，使用较安全。本品易水解，宜放干燥通风处
马拉松（4049）	属有机磷杀虫剂。难溶于水，可溶于有机溶剂。在碱性溶液中分解。主要为触杀及胃毒，熏杀作用小。对昆虫毒性极大，而且残效长，用于室内喷洒	室内滞留喷洒杀灭蚊蝇，用量 2 g/m^2，残效 3 个月。0.1%～0.7%水溶液喷洒污水坑，100 ml/m^2 灭蛆和孑孓。1∶150 马拉松乳剂（50%）150 ml/m^2 喷洒灭臭虫及蟑螂。50%乳剂浸泡 200 支粉笔后外涂蜡，涂抹衣被灭虱	比敌百虫毒性小，但对鱼类毒性大，不用于处理鱼池。注意安全
杀螟松	属有机磷杀虫剂。不溶于水，可溶于有机溶剂。有触杀，胃杀及熏杀作用。为广谱杀虫剂，而且残效期长	0.1%～1.0%浓度用于室内外喷洒，杀灭全部蚊，蝇，持续一周。0.5 g/m^2 用量熏杀（烟熏）灭蚊蝇，有 90%以上的杀灭作用	对人畜毒性低，使用较安全
马拉硫磷	属有机磷杀虫剂。性质稳定低毒速效。有触杀，胃杀及熏杀作用。遇酸和碱都易分解失效	0.2%乳剂 500 ml/m^3 喷洒灭蛆和孑孓，1%浓度乳剂 200 ml/m^2 喷洒灭蚊、蝇。残效 30 天	对人畜无毒害作用
卡巴立（西维因）	属氨基甲酸酯类杀虫剂。微溶于水，主要为触杀，也有胃毒及熏杀作用。本品为胆碱酯酶活性抑制剂，对昆虫毒力强，击倒快。对有机磷杀虫剂有抗药性的昆虫有高效。而且残效期长	用量 0.2 g/m^2 喷洒或作空间喷雾，10 分钟击倒全部淡色库蚊。5%粉剂用于人体灭虱，用量 2 g/m^2。用 2 g/m^2 水悬液滞留喷洒灭蚊及臭虫，而灭蝇效差些。昆虫中毒麻痹后，有的可复苏，故常与其他杀虫剂合用	对人畜毒性低在体内无蓄积中毒，使用安全

附录6附表

名称	杀灭性能	使用方法	注
残杀威	属氨基甲酸酯类杀虫剂。难溶于水,易溶于有机溶剂。以触杀为主的广谱杀虫剂,有胃杀,熏杀作用	20%乳油剂悬液喷洒杀灭蚊、蝇和蟑螂。50%可湿性粉剂室内滞留喷洒,用量2 g/m^2 灭蚊蝇、蟑螂。残效期在2个月以上	对人畜有一定毒性,使用时应注意安全
四甲司林(胺菊酯)	拟除虫菊酯类杀虫剂。性质稳定。药物经表皮和气孔进入虫体,破坏中枢神经系统致虫死亡	0.3%油剂喷雾,用量0.1 ml/m^2,20分钟杀灭全部蚊、蝇、蚤及蟑螂,0.05%乳剂喷洒杀蚊、蝇、蚤、虱及蟑螂,但有1/4的昆虫可复苏。可做成蚊香和气雾剂使用	对人畜毒性很低,使用安全
奋斗呐(d-氯氰菊酯)	属拟除虫菊酯类高效、广谱杀虫剂。作用迅速,残效期长。防制对有机磷杀虫剂有抗药性的害虫效果好	含5%顺式氯氰菊脂可湿性粉剂,用量为50～100 ml/m^2(50～500倍稀释用量),主要用于室内外滞留喷洒,杀灭蚊、蝇和蟑螂	对人畜毒性低,使用较安全
杀克飞(氟氯氰菊酯)	属拟除虫菊类高效、广谱杀虫剂,作用迅速,残效期长,以触杀和胃杀作用为主,酸性条件下稳定,水中悬浮作用良好	常规滞留喷洒常用200～300倍稀释液,即取10%氟氯氰菊酯可湿性粉剂20 g加入5 L水中。喷洒灭蚊、蝇和蟑螂	对人、畜毒性低,使用较安全
二氯苯醚菊脂	属拟除虫菊酯类高效,广谱杀虫剂.性质稳定。不溶于水,能溶于有机溶剂	有0.4%油剂,1%气雾剂,40%或10%乳油剂,百万分之一浓度下蚊蚴2小时全死。0.1%油剂喷雾,按3 ml/m^2,20分击倒全部成蚊,一日内全部死亡	对人畜基本无害
苏云金杆菌以色列变种植物杀虫剂(包括烟草,百部、除虫菊打破碗花花,苦楝等)	为一种细菌性杀虫剂,有效成分为生物碱,在植物内同有机酸结合形式存在,有触杀和胃杀作用.碱性环境易分解,使生物碱游离出来,发挥更强杀灭作用	取植物有效成分或取全株,捣烂后直接放入粪池、水池,可捣烂后用水浸泡,取浸液加入灭虫池中,可晒干,烤干,磨成粉加入灭虫池中,可取浸液和粉的水溶液喷洒杀灭蚊、蝇、蛆和孑孓,可晒干做成烟熏剂灭蚊蝇	就地取材,经济方便,但用量大、效力低

注:使用杀虫剂时,阅读杀虫剂使用说明书,严格按说明书使用。

附录7 常用化学灭鼠剂性能、使用方法一览表

名称	成分	性能	使用方法	注
磷化锌(Zn_3P_2)	经口速效单剂量灭鼠剂	不溶于水，微溶于碱水和油脂，遇鼠胃酸分解成剧毒磷化氢，破坏代谢致死	制成毒饵，用黏附毒饵或混合毒饵，灭家栖鼠2%～3%，灭野外鼠用3%～10%浓度。鼠多在一天内死亡。可用10%～20%毒粉撒在鼠洞内，也可用毒水，0.5 g/100 ml含量撒于鼠洞内。毒糊：5 g加95 g糨糊灭鼠效果好	对人畜、家禽有剧毒，猫、狗吃毒死鼠发生二次中毒。注意安全，防止意外
毒鼠磷	有机磷毒鼠剂可经口、经皮肤吸收中毒	难溶于水，主要抑制胆碱酯酶，对鼠毒力强，初遇，再遇有较明显拒食性	制成毒饵，灭家栖鼠用0.5%～1.5%，灭野外鼠用1%～3%。鼠吃后4～6小时出现症状，10小时左右死亡，灭鼠效果优于磷化锌，可同样制成毒粉和毒糊使用	对鸭或鸟毒力强，对人、畜毒力也强，中毒时可用解磷定、阿托品救治，注意安全
杀鼠迷	属抗凝血毒鼠剂，适口性好	微溶于苯、溶于丙酮、乙醚。毒饵不拒食，连续食用有蓄积作用	制成毒饵，0.03%～0.05%灭褐家鼠。很少发生致死中毒现象，能完全消灭所有鼠类。对抗药性鼠也有效	
灭鼠宁	属急性杀鼠剂	不溶于水，不挥发，性稳定。主要使末梢血管收缩，生命中枢缺血死亡，毒力很强，鼠半小时死亡	灭家栖鼠0.5%～1.0%，对褐家鼠、黄毛鼠毒性强，吃后半小时死亡。对小家鼠、黑线姬鼠、黄鼠毒力弱。适用于住宅区、食品仓库、饲养场等灭大家鼠	对人、畜安全
二苯茚酮(敌鼠钠盐，敌鼠)	属缓效慢性多剂量灭鼠剂	易溶于热水，性能稳定。主要使末梢血管收缩，生命中枢缺血死亡，毒力很强，鼠半小时死亡	制成粘附毒饵、浸泡毒饵、混合毒饵，浓度0.05%～0.3%、低浓度0.05%多次投法，毒粒连投3天。高浓度0.2%～0.3%，一次投法，每堆谷粒毒饵1 g以上。毒水0.1 g/100 ml浓度，毒粉0.2%～0.5%撒布灭鼠。0.1%～0.2%灭野外鼠效果佳	鼠类可产生耐药性，并可遗传。对人、畜毒性低，中毒后用维生素K解救
杀鼠灵(华法灵)	抗凝血毒鼠剂	难溶于水，能制成易溶于水的钠盐，性能稳定	制成粘附剂或混合毒饵：浓度0.025%～0.05%，主要用于室内灭鼠，每堆投谷物毒饵2 g，连投4～5天，也可用0.08%灭褐家鼠和黄胸鼠效果很好，使用浓度低适口性好的慢性灭鼠剂灭家栖鼠0.02%～0.04%	对人、畜毒性低，但可二次中毒。加等量抑菌剂磺胺喹沙林合成普洛灵防耐药性
磷化铝	属速效单剂量灭鼠剂，主要为熏杀灭鼠，呼吸道毒杀	性质不稳定，易吸潮，分解放出强毒磷化氢，破坏代谢	主要用于仓库密闭熏杀灭鼠，用量6 g～12 g/m³，也可用片分撒，每1～2 m放一药点，灭鼠效果好	熏后谷物应通风3天～5天，散毒，防止谷物自燃

附录7续表

名称	成分	性能	使用方法	注
灭鼠优		难溶于水,易溶于酶	制成粘附毒饵:浓度1%～2%,每堆投放毒饵1 g。灭家栖鼠0.5%～1.5%,灭野外鼠1%～3%	
氯化苦(氯苦)	属经口速效单剂量灭鼠剂。新合成芳基尿素类灭鼠剂,为熏杀灭鼠剂,呼吸道毒杀	难溶于水,易溶于醚,易挥发,主要用于灭野鼠,使鼠流泪、咳嗽,呕吐、肺水肿窒息死亡	消灭洞内野鼠:每洞用量,黄鼠5～10 g,沙鼠5 g,每洞群至少投两个洞。可直接喷入或注入,也可用废旧棉花布类浸泡后投入。毒沙鼠,每千克细沙加氯化苦300 ml配成。用长柄勺投入洞中后堵洞。灭旱獭50～60 g	对人有催泪作用,注意勿吸入
灭鼠炮(灭鼠烟剂)	用灭鼠和杀虫剂加燃料和助燃剂(硝酸钠、硝酸钾、硝酸铵),敌敌畏烟炮	灭鼠烟剂燃烧产生CO、CO_2、SO_2、S_2O_3,对温血动物毒性大,使血红蛋白变性失去交换氧气能力,窒息而死亡	配方有:①木屑炮:木屑60 g、硝酸钾或氯化钾40 g,混匀,每支10 g～15 g,也可木屑50 g,硝酸钾50 g,混匀,每支20 g。②敌敌畏烟炮:敌敌畏20%,木屑40%,硝酸铵40%,每支15 g;3.火硝3份,火药4份,煤粉3份。制作:将纸切片成10 cm×14 cm大小,卷成直径2～3 cm纸筒,一端封闭,中间穿一小孔,插引火线。将药装入10～20 g即成。其上放黑色火药1 g封好,点燃放入鼠洞	点燃后应堵鼠洞,勿使烟雾外逸,约1～5分钟鼠死于洞内。应迎风低位,注意安全

注:使用灭鼠剂时,阅读灭鼠剂使用说明书,严格按说明书使用。

附录 8 合理膳食结构示意图

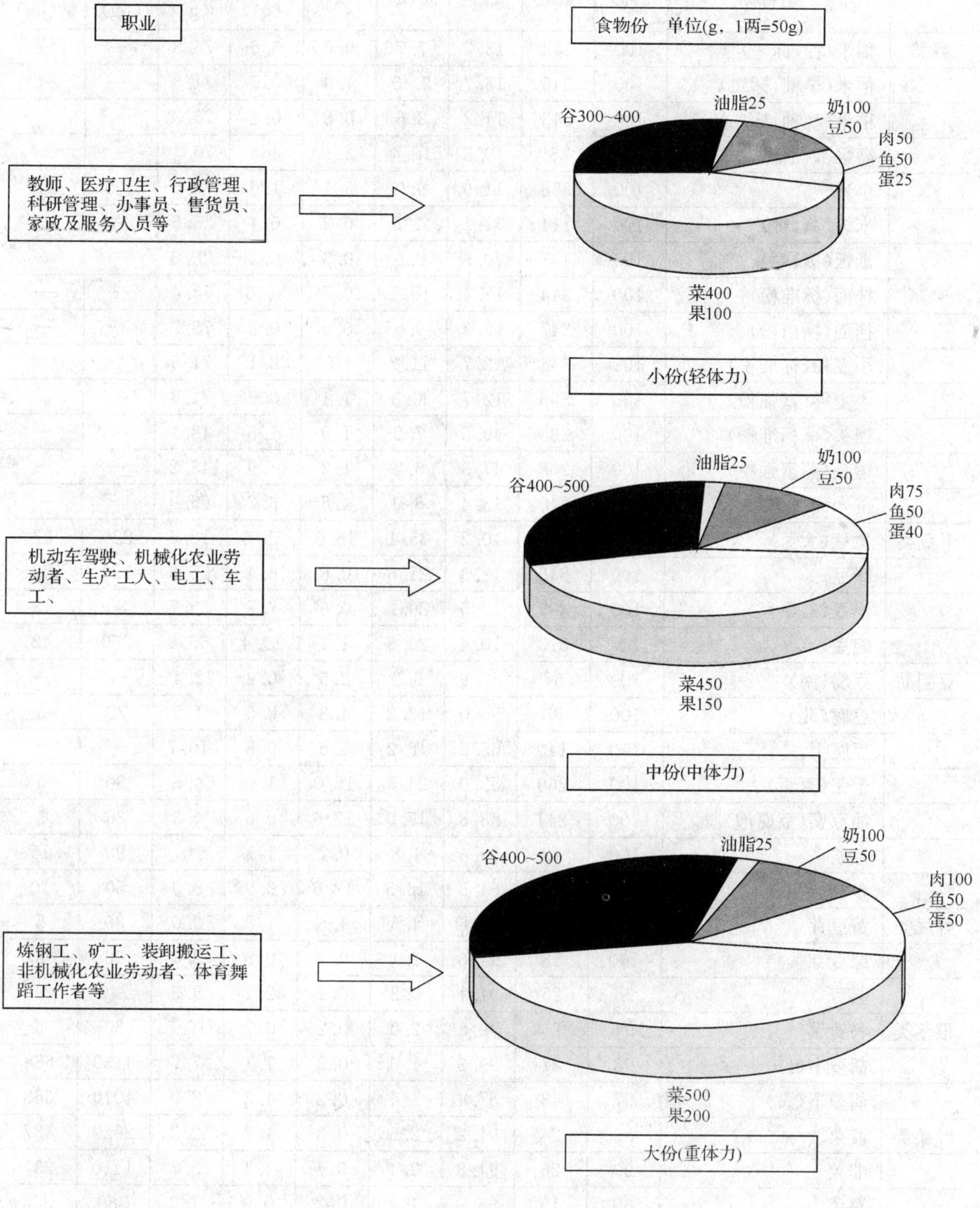

个人的食物需要量主要与年龄、性别、身高、体重、劳动强度、锻炼活动等有关。以上食物份适用于一般健康成人，女性和老年人的需要量可参照相同食物份下限量。

附录 9 常用食物营养成分表(100 g 食部)

类别	食物名称	食部%	能量(kcal)	水分(g)	蛋白质(g)	脂肪(g)	膳食纤维(g)	碳水化合物(g)	胡萝卜素(μg)	视黄醇当量(μg)
谷类	稻米(粳,标一)	100	343	13.7	7.7	0.6	0.6	76.8	—	—
	稻米(早籼,标二)	100	345	13.7	9.5	1.0	0.5	74.6	—	—
	稻米(晚籼,标二)	100	343	14.2	8.6	0.8	0.4	75.3	—	—
	高粱米	100	351	10.3	10.4	3.1	4.3	70.4	—	—
	小米	100	358	11.6	9.0	3.1	1.6	73.5	100	17
	米饭(蒸,籼)	100	114	71.1	2.5	0.2	0.4	25.6	—	—
	米饭(蒸,粳)	100	117	70.6	2.6	0.3	0.2	26.0	—	—
	挂面(标准粉)	100	344	12.4	10.1	0.7	1.6	74.4	—	—
	挂面(精白粉)	100	347	12.7	9.6	0.6	0.3	75.7	—	—
	小麦粉(标准粉)	100	344	12.7	11.2	1.5	2.1	71.5	—	—
	小麦粉(富强粉)	100	350	12.7	10.3	1.1	0.6	74.6	—	—
	馒头(蒸标准粉)	100	233	40.5	7.8	1.0	1.5	48.3	—	—
	馒头(蒸富强粉)	100	208	47.3	6.2	1.2	1.0	43.2	—	—
	玉米面(白)	100	340	13.4	8.0	4.5	6.2	66.9	—	—
干豆类	黄豆(大豆)	100	359	10.2	35.1	16.0	15.5	18.6	220	37
	绿豆	100	316	12.3	21.6	0.8	6.4	55.6	130	22
	小豆(红小豆)	100	309	12.6	20.2	0.6	7.7	55.7	80	13
	豌豆	100	313	10.4	20.3	1.1	10.4	55.4	250	42
豆制品	豆腐(南)	100	57	87.9	6.2	2.5	0.2	2.4	—	—
	豆腐(北)	100	98	80.0	12.2	4.8	0.5	1.5	30	5
	豆腐干	100	140	65.2	16.2	3.6	0.8	10.7	—	—
	千张(百页)	100	260	52.0	24.5	16.0	1.0	4.5	30	5
	油豆腐(豆腐泡)	100	244	58.8	17.0	17.6	0.6	4.3	30	5
	豆浆	100	13	96.4	1.8	0.7	1.1	0	90	15
	素鸡	100	192	64.3	16.5	12.5	0.9	3.3	60	10
鲜豆类	黄豆芽	100	44	88.8	4.5	1.6	1.5	3.0	30	5
	绿豆芽	100	18	94.6	2.1	0.1	0.8	2.1	20	3
	芸豆	96	25	91.1	0.8	0.1	2.1	5.3	240	40
根茎类	马铃薯	94	76	79.8	2.0	0.2	0.7	16.5	30	5
	胡萝卜(红)	96	37	89.2	1.0	0.2	1.1	7.7	4130	688
	胡萝卜(黄)	97	43	87.4	1.4	0.2	1.3	8.9	4010	668
叶菜类	菠菜	89	24	91.2	2.6	0.3	1.7	2.8	2920	487
	韭菜	90	26	91.8	2.4	0.4	1.4	3.2	1410	235
	芹菜	60	13	96.2	1.4	0.2	0.9	1.3	380	63
	油菜	87	23	92.9	1.8	0.5	1.1	2.7	620	103
	大白菜	83	15	95.1	1.4	0.1	0.9	2.1	80	13

硫胺素(mg)	核黄素(mg)	尼克酸(mg)	抗坏血酸(mg)	钾(mg)	钠(mg)	钙(mg)	镁(mg)	铁(mg)	锰(mg)	锌(mg)	铜(mg)	磷(mg)	硒(μg)
0.16	0.08	1.3		97	2.4	11	34	1.1	1.36	1.45	0.19	121	2.50
0.20	0.09	3.0		171	0.8	6	79	1.0	1.84	1.89	0.55	192	1.82
0.18	0.06	2.6		146	0.9	6	60	2.8	1.05	1.89	0.20	141	2.26
0.29	0.10	1.6		281	6.3	22	129	6.3	1.22	1.64	0.53	329	2.83
0.33	0.10	1.5		284	4.3	41	107	5.1	0.89	1.87	0.54	229	4.74
0.02	0.03	1.7		21	1.7	6	10	0.3	0.31	0.47	0.04	—	
	0.03	2.0		39	3.3	7	20	2.2	0.85	1.36	0.08	62	0.40
0.19	0.04	2.5		157	15.0	14	51	3.5	1.28	1.22	0.44	153	9.90
0.20	0.04	2.4		122	110.6	21	48	3.2	0.68	0.74	0.40	112	11.13
0.28	0.08	2.0		190	3.1	31	50	3.5	1.56	1.64	0.42	188	5.36
0.17	0.06	2.0		128	2.7	27	32	2.7	0.77	0.97	0.26	114	6.88
0.05	0.07	—		129	165.2	18	39	1.9	1.27	1.01	0.14	136	9.70
0.02	0.02	—		146	165.0	58	20	1.7	0.29	0.40	0.05	78	7.20
0.34	0.06	3.0		276	0.5	12	111	1.3	0.40	1.22	0.23	187	1.58
0.41	0.20	2.1		1503	2.2	191	199	8.2	2.26	3.34	1.35	465	6.16
0.25	0.11	2.0		787	3.2	81	125	6.5	1.11	2.18	1.08	337	4.28
0.16	0.11	2.0		860	2.2	74	138	7.4	1.33	2.20	0.64	305	3.80
0.49	0.14	2.4		823	9.7	97	118	4.9	1.15	2.35	0.47	259	1.69
0.02	0.04	1.0		154	3.1	116	36	1.5	0.44	0.59	0.14	90	2.62
0.05	0.03	0.3		106	7.3	138	63	2.5	0.69	0.63	0.22	158	1.55
0.03	0.07	0.3		140	76.5	308	102	4.9	1.31	1.76	0.77	273	0.02
0.04	0.06	0.2		94	20.6	313	80	6.4	1.96	2.52	0.46	309	1.75
0.05	0.04	0.3		158	32.5	147	72	5.2	1.38	2.03	0.30	238	0.63
0.02	0.02	0.1		48	3.0	10	9	0.5	0.09	0.24	0.07	30	0.14
0.02	0.03	0.4		42	373.8	319	61	5.3	1.12	1.74	0.27	180	6.73
0.04	0.07	0.6	8	160	7.2	21	21	0.9	0.34	0.54	0.14	74	0.96
0.05	0.06	0.5	6	68	4.4	9	18	0.6	0.10	0.35	0.10	37	0.50
0.33	0.06	0.8	9	112	4.0	88	16	1.0	0.44	1.04	0.24	37	0.23
0.08	0.04	1.1	27	342	2.7	8	23	0.8	0.14	0.37	0.12	40	0.78
0.04	0.03	0.6	13	190	71.4	32	14	1.0	0.24	0.23	0.08	27	0.63
0.04	0.04	0.2	16	193	25.1	32	7	0.5	0.07	0.14	0.03	16	2.80
0.04	0.11	0.6	32	311	85.2	66	58	2.9	0.66	0.85	0.10	47	0.97
0.02	0.09	0.8	24	247	8.1	42	25	1.6	0.43	0.43	0.08	38	1.38
0.01	0.19	1.0	5	212	40.9	38	16	6.9	0.79	0.38	0.10	32	0.81
0.04	0.11	0.7	36	210	55.8	108	22	1.2	0.23	0.33	0.06	39	0.79
0.03	0.04	0.4	28	90	48.4	35	9	0.6	0.16	0.61	0.04	28	0.39

附录9续表

类别	食物名称	食部%	能量(kCal)	水分(g)	蛋白质(g)	脂肪(g)	膳食纤维(g)	碳水化合物(g)	胡萝卜素(μg)	视黄醇当量(μg)
	小白菜	81	15	94.5	1.5	0.3	1.1	1.6	1680	280
	菜花	82	24	92.4	2.1	0.2	1.2	3.4	30	5
	蒜苗(蒜台)	82	37	88.9	2.1	0.4	1.8	6.2	280	47
	圆白菜(甘蓝)	86	22	93.2	1.5	0.2	1.0	3.6	70	12
瓜类	黄瓜	92	15	95.8	0.8	0.2	0.5	2.4	90	15
	西瓜	64	32	92.3	0.5	0.5	0.1	6.4	230	38
匣果类	柿子椒	82	22	93.0	1.0	0.2	1.4	4.0	340	57
	辣椒	84	23	91.9	1.4	0.3	2.1	3.7	340	57
	茄子	93	21	93.4	1.1	0.2	1.3	3.6	50	8
	西红柿	97	19	94.4	0.9	0.2	0.5	3.5	550	92
菌藻类	海带(干)	98	77	70.5	1.8	0.1	6.1	17.3	240	40
	木耳	10	205	15.5	12.1	1.5	29.9	35.7	100	17
	紫菜	100	207	12.7	26.7	1.1	21.6	22.5	1370	228
鲜果类	草莓	97	30	91.3	1.0	0.2	1.1	6.0	30	5
	桔(芦柑)	77	43	88.5	0.6	0.2	0.6	9.7	520	87
	苹果	76	52	85.9	0.2	0.2	1.2	12.3	20	3
	葡萄	86	43	88.7	0.5	0.2	0.4	9.9	50	8
	香蕉	59	91	75.8	1.4	0.2	1.2	20.8	60	10
畜肉类	牛肉(肥,瘦)	100	190	68.1	18.1	13.4		0	9(Vit A)	9
	羊肉(肥,瘦)	90	198	66.9	19.0	14.1		0	22(Vit A)	22
	猪肉(肥,瘦)	100	395	46.8	13.2	37.0		2.4	114(Vit A)	—
	猪肉(瘦)	100	143	71.0	20.3	6.2		1.5	44(Vit A)	44
禽肉类	鸡	66	167	69.0	19.3	9.4		1.3	48(Vit A)	48
乳类	牛乳	100	54	89.8	3.0	3.2		3.4	24(Vit A)	24
	牛乳粉(全脂)	100	466	2.3	19.9	18.9		54.0	272(Vit A)	272
蛋类	鸡蛋	87	138	75.8	12.7	9.0		1.5	310(Vit A)	310
	鸭蛋	78	180	70.3	12.6	13.0		3.1	261(Vit A)	261
鱼类	带鱼	76	127	73.3	17.7	4.9		3.1	29(Vit A)	29
	小黄鱼	63	99	77.9	17.9	3.0		0.1		
油脂类	豆油	100	899	0.1		99.9		0		—
糖	白糖	100	396	0.9	0.1			98.9	—	—
淀粉类	粉条	100	337	14.3	0.5	0.1	0.6	83.6		
调味品	酱油	100	63	67.3	5.6	0.1	0.2	9.9	—	—
	盐	100	0	0.1				0	—	—

硫胺素(mg)	核黄素(mg)	尼克酸(mg)	抗坏血酸(mg)	钾(mg)	钠(mg)	钙(mg)	镁(mg)	铁(mg)	锰(mg)	锌(mg)	铜(mg)	磷(mg)	硒(μg)
0.02	0.09	0.7	28	178	73.5	90	18	1.9	0.27	0.51	0.08	36	1.17
0.03	0.08	0.6	61	200	31.6	23	18	1.1	0.17	0.38	0.05	47	0.73
0.11	0.08	0.5	35	226	5.1	29	18	1.4	0.17	0.46	0.05	44	1.24
0.03	0.03	0.4	40	124	27.2	49	12	0.6	0.18	0.25	0.04	26	0.96
0.02	0.03	0.2	9	102	4.9	24	15	0.5	0.06	0.18	0.05	24	0.38
0.01	0.03	0.2	6	—	—	—	22	—	—	—	—	—	—
0.03	0.03	0.9	72	142	3.3	14	12	0.8	0.12	0.19	0.09	2	0.38
0.03	0.04	0.5	62	209	2.2	15	15	0.7	0.14	0.22	0.11	3	0.62
0.02	0.04	0.6	5	142	5.4	24	13	0.5	0.13	0.23	0.10	2	0.48
0.03	0.03	0.6	19	163	5.0	10	9	0.4	0.08	0.13	0.06	2	0.15
0.01	0.10	0.8		761	27.4	348	129	4.7	1.14	0.65	0.14	52	5.84
0.17	0.44	2.5	—	757	48.5	247	152	97.4	8.86	3.18	0.32	292	3.72
0.27	1.02	7.3	2	1796	10.5	264	105	54.9	4.32	2.47	1.68	350	7.22
0.02	0.03	0.3	47	131	4.2	18	12	1.8	0.49	0.14	0.04	27	0.70
0.02	0.03	0.2	19	54	1.3	45	45	1.4	0.03	0.10	0.10	25	0.07
0.06	0.02	0.2	4	119	1.6	4	4	0.6	0.03	0.19	0.06	12	0.12
0.04	0.02	0.2	25	104	1.3	5	8	0.4	0.06	0.18	0.09	13	0.20
0.02	0.04	0.7	8	256	0.8	7	43	0.4	0.65	0.18	0.14	28	0.87
0.03	0.11	7.4		211	57.4	8	25	3.2	0.03	3.67	0.13	143	19.81
0.05	0.14	4.5		232	80.6	6	20	2.3	0.02	3.22	0.75	146	32.20
0.22	0.16	3.5		204	59.4	6	16	1.6	0.03	2.06	0.06	162	11.97
0.54	0.10	5.3		305	57.5	6	25	3.0	0.03	2.99	0.11	189	9.50
0.05	0.09	5.6		251	63.3	9	19	1.4	0.03	1.09	0.07	156	11.75
0.03	0.14	0.1	1	109	37.2	104	11	0.3	0.03	0.42	0.02	73	1.94
0.08	0.80	0.5	7	541	247.6	659	73	2.9	0.05	2.16	0.12	571	7.98
0.09	0.31	0.2		98	94.7	48	14	2.0	0.03	1.00	0.06	176	16.55
0.17	0.3	0.2		135	106.0	62	13	2.9	0.04	1.67	0.11	226	15.68
0.02	0.06	2.8		280	150.1	28	43	1.2	0.17	0.70	0.08	191	36.57
0.04	0.04	2.3		228	103.0	78	28	0.9	0.05	0.94	0.04	188	55.20
	微	微		3	4.9	13	3	2.0	0.43	1.09	0.16	7	3.32
微	—	0.2	—	2	2.0	6	2	0.2	0.08	0.07	0.02	3	0.38
0.01		0.1		18	9.6	35	11	5.2	0.16	0.83	0.18	23	2.18
0.05	0.13	1.7		337	5 757.0	66	156	8.6	1.11	1.17	0.06	204	1.39
—	—	—		14	2 5127.2	22	2	1.0	0.29	0.24	0.14	—	1.00

附录 10 体质指数(BMI)表

体重(kg) 身高(cm)

体重(kg)	150	152	154	156	158	160	162	164	166	168	170	172	174	176	178	180	185	
40.50	18.0	17.5	17.1	16.6	16.2	15.8	15.4	15.1	14.7	14.4	14.0	13.7	13.4	13.1	12.8	12.5	11.8	40.50
41.75	18.6	18.1	17.6	17.2	16.7	16.3	15.9	15.5	15.2	14.8	14.5	14.1	13.8	13.5	13.2	12.9	12.2	41.75
42.75	19.0	18.5	18.0	17.6	17.1	16.7	16.3	15.9	15.5	15.2	14.8	14.5	14.1	13.8	13.5	13.2	12.5	42.75
43.75	19.4	18.9	18.5	18.0	17.5	17.1	16.7	16.3	15.9	15.5	15.1	14.8	14.5	14.1	13.8	13.5	12.8	43.75
45.00	20.0	19.5	19.0	18.5	18.0	17.6	17.2	16.7	16.3	15.9	15.6	15.2	14.9	14.5	14.2	13.9	13.2	45.00
46.25	20.6	20.0	19.5	19.0	18.5	18.1	17.6	17.2	16.8	16.4	16.0	15.6	15.3	14.9	14.6	14.3	13.5	46.25
47.25	21.0	20.5	19.9	19.4	18.9	18.5	18.0	17.6	17.2	16.7	16.4	16.0	15.6	15.3	14.9	14.6	13.8	47.25
48.50	21.6	21.0	20.5	19.9	19.4	19.0	18.5	18.0	17.6	17.2	16.8	16.4	16.0	15.7	15.3	15.0	14.2	48.50
49.50	22.0	21.4	20.9	20.3	19.8	19.3	18.9	18.4	18.0	17.5	17.1	16.7	16.4	16.0	15.6	15.3	14.5	49.50
49.75	22.1	21.5	21.0	20.4	19.9	19.4	19.0	18.5	18.1	17.6	17.2	16.8	16.4	16.1	15.7	15.4	14.5	49.75
51.00	22.7	22.1	21.5	21.0	20.4	19.9	19.4	19.0	18.5	18.1	17.7	17.2	16.9	16.5	16.1	15.7	14.9	51.00
52.25	23.2	22.6	22.0	21.5	20.9	20.4	19.9	19.4	19.0	18.5	18.1	17.7	17.3	16.9	16.5	16.1	15.3	52.25
53.50	23.8	23.2	22.6	22.0	21.4	20.9	20.4	19.9	19.4	19.0	18.5	18.1	17.7	17.3	16.9	16.5	15.6	53.50
54.00	24.0	23.4	22.8	22.2	21.6	21.1	20.6	20.1	19.6	19.1	18.7	18.3	17.8	17.4	17.0	16.7	15.8	54.00
54.75	24.3	23.7	23.1	22.5	21.9	21.4	20.9	20.4	19.9	19.4	18.9	18.5	18.1	17.7	17.3	13.9	16.0	54.75
55.50	24.7	24.0	23.4	22.8	22.2	21.7	21.2	20.6	20.1	19.7	19.2	18.8	18.3	17.9	17.5	17.1	16.2	55.50
56.00	24.9	24.2	23.6	23.0	22.4	21.9	21.3	20.8	20.3	19.8	19.4	18.9	18.5	18.1	17.7	17.3	16.4	56.00
57.00	25.3	24.7	24.0	23.4	22.8	22.3	21.7	21.2	20.7	20.2	19.7	19.3	18.8	18.4	18.0	17.6	16.7	57.00
57.25	25.4	24.8	24.1	23.5	22.9	22.4	21.8	21.3	20.8	20.3	19.8	19.4	18.9	18.5	18.1	17.7	16.7	57.25
58.50	26.0	25.3	24.7	24.0	23.4	22.9	22.3	21.8	21.2	20.7	20.2	19.8	19.3	18.9	18.5	18.1	17.1	58.50
60.00	26.7	26.0	25.3	24.7	24.0	23.4	22.9	22.3	21.8	21.3	20.8	20.3	19.8	19.4	18.9	18.5	17.5	60.00
61.50	27.3	26.6	25.9	25.3	24.6	24.0	23.4	22.9	22.3	21.8	21.3	20.8	20.3	19.9	19.4	19.0	18.0	61.50
63.00	28.0	27.3	26.6	25.9	25.2	24.6	24.0	23.4	22.9	22.3	21.8	21.3	20.8	20.3	19.9	19.4	18.4	63.00
63.50	28.2	27.5	26.8	26.1	25.4	24.8	24.2	23.6	23.0	22.5	22.0	21.5	21.0	20.5	20.0	19.6	18.6	63.50
64.50	28.7	27.9	27.2	26.5	25.8	25.2	24.6	24.0	23.4	22.9	22.3	21.8	21.3	20.8	20.4	19.9	18.9	64.50
64.75	28.8	28.0	27.3	26.6	25.9	25.3	24.7	24.1	23.5	22.9	22.4	21.9	21.4	20.9	20.4	20.0	18.9	64.75
66.00	29.3	28.6	27.8	27.1	26.4	25.8	25.2	24.5	24.0	23.4	22.8	22.3	21.8	21.3	20.8	20.4	19.3	66.00
66.50	29.6	28.8	28.0	27.3	26.6	26.0	25.3	24.7	24.1	23.6	23.0	22.5	22.0	21.5	21.0	20.5	19.4	66.50
67.75	30.1	29.3	28.6	27.8	27.1	26.5	25.8	25.2	24.6	24.0	23.4	22.9	22.4	21.9	21.4	20.9	19.8	67.75
68.25	30.3	29.5	28.8	28.0	27.3	26.7	26.0	25.4	24.8	24.2	23.6	23.1	22.5	22.0	21.5	21.1	19.9	68.25
69.25	30.8	30.0	29.2	28.5	27.7	27.1	26.4	25.8	25.1	24.5	24.0	23.4	22.9	22.4	21.9	21.4	20.2	69.25
70.00	31.1	30.3	29.5	28.8	28.0	27.3	26.7	26.0	25.4	24.8	24.2	23.7	23.1	22.6	22.1	21.6	20.5	70.00
71.00	31.6	30.7	29.9	29.2	28.4	27.7	27.1	26.4	25.8	25.2	24.6	24.0	23.5	22.9	22.4	21.9	20.8	71.00
71.75	31.9	31.1	30.3	29.5	28.7	28.0	27.3	26.7	26.0	25.4	24.8	24.3	23.7	23.2	22.7	22.2	21.0	71.75
72.50	32.2	31.4	30.6	29.8	29.0	28.3	27.6	27.0	26.3	25.7	25.1	24.5	24.0	23.4	22.9	22.4	21.2	72.50
73.50	32.7	31.8	31.0	30.2	29.4	28.7	28.0	27.3	26.7	26.0	25.4	24.8	24.3	23.7	23.2	22.7	21.5	73.50
74.25	33.0	32.1	31.3	30.5	29.7	29.0	28.3	27.6	27.0	26.3	25.7	25.1	24.5	24.0	23.4	22.9	21.7	74.25
75.25	33.4	32.6	31.7	30.9	30.1	29.4	28.7	28.0	27.3	26.7	26.0	25.4	24.9	24.3	23.8	23.2	22.0	75.25
76.00	33.8	32.9	32.1	31.2	30.4	29.7	29.0	28.3	27.6	26.9	26.3	25.7	25.1	24.5	24.0	23.5	22.2	76.00
77.25	34.3	33.4	32.6	31.7	30.9	30.2	29.4	28.7	28.0	27.4	26.7	26.1	25.5	24.9	24.4	23.8	22.6	77.25
77.75	34.6	33.7	32.8	32.0	31.1	30.4	29.6	28.9	28.2	27.6	26.9	26.3	25.7	25.1	24.5	24.0	22.7	77.75
79.00	35.1	34.2	33.3	32.5	31.7	30.9	30.1	29.4	28.7	28.0	27.3	26.7	26.1	25.5	24.9	24.4	23.1	79.00
81.00	36.0	35.1	34.2	33.3	32.5	31.6	30.9	30.1	29.4	28.7	28.0	27.4	26.8	26.2	25.6	25.0	23.7	81.00
82.00	36.4	35.5	34.6	33.7	32.9	32.0	31.3	30.5	29.8	29.1	28.4	27.7	27.1	26.5	25.9	25.3	24.0	82.00
82.75	36.8	35.8	34.9	34.0	33.2	32.3	31.5	30.8	30.0	29.3	28.6	28.0	27.3	26.7	26.1	25.5	24.2	82.75
84.75	37.7	36.7	35.7	34.8	34.0	33.1	32.3	31.5	30.8	30.0	29.3	28.7	28.0	27.4	26.8	26.2	24.8	84.75
86.75	38.6	37.6	36.6	35.7	34.8	33.9	33.1	32.3	31.5	30.7	30.0	29.3	28.7	28.0	27.4	26.8	25.4	86.75
88.75	39.4	38.4	37.4	36.5	35.6	34.7	33.8	33.0	32.2	31.4	30.7	30.0	29.3	28.7	28.0	27.4	25.9	88.75
90.75	40.3	39.3	38.3	37.3	36.4	35.5	34.6	33.7	32.9	32.2	31.4	30.7	30.0	29.3	28.6	28.0	26.5	90.75
95.75	42.6	41.4	40.4	39.4	38.4	37.4	36.5	35.6	34.8	33.9	33.1	32.4	31.6	30.9	30.2	29.6	28.0	95.75
108.3	48.1	46.9	45.6	44.5	43.4	42.3	41.3	40.3	39.3	38.4	37.5	36.6	35.8	35.0	34.2	33.4	31.6	108.3
	150	152	154	156	158	160	162	164	166	168	170	172	174	176	178	180	185	

注:1. BMI=体重(kg)÷身高(cm)^2。

2. 上线之上为低体重或消瘦;上线与中线之间为正常;中线与下线之间为超重;下线之下为肥胖。

附录 11　临床常用药物应用表

一、抗生素

分类	药品名称	规　格	用法与剂量
青霉素类	青霉素钠(钾) Penicillin G	粉针剂:40 万 u, 80 万 u 160 万 u	成人:肌注,80 万~240 万 U/d,分 2~4 次 静滴,240 万~2 000 万 U/d,分 2~4 次 儿童:肌注,5 万~25 万 U/(kg·d),分 2~4 次 静滴,重症 30 万~80 万 U/(kg·d),分 4~6 次
青霉素类	普鲁卡因青霉素 Procain Penicillin	粉针剂:40 万 u, 80 万 u	成人:肌注,40 万~160 万 U/d,分 1~2 次 儿童:肌注,20 万~40 万 U,一日 1~2 次
青霉素类	青霉素 V Phenoxymethyl Penicillin	片　剂:20 万 u, 40 万 u	成人:口服,20 万~80 万 U,一日 3~4 次 儿童:每日每千克体重 4 万~8 万 U,分 3~4 次
青霉素类	苯唑西林钠 (新青霉素Ⅱ) Oxacillin Sodium	片　剂、胶　囊: 0.25 g	成人:口服,0.5~1.0 g,一日 3~4 次 儿童:每日每千克体重 0.05~0.1 g,分 3~4 次
青霉素类	苯唑西林钠 (新青霉素Ⅱ) Oxacillin Sodium	粉针剂:0.5 g, 1.0 g	成人:肌注,4~6 g/d,分 4 次给药 儿童:肌注,50~100 mg/(kg·d),分 2~4 次
青霉素类	氨苄西林 (氨苄青霉素) Ampicillin	片　剂、胶　囊: 0.25 g	成人:空腹口服,2~4 g/d,分 2~4 次 儿童:口服　50~100 mg/(kg·d),分 2~4 次
青霉素类	阿莫西林 (羟氨苄青霉素) Ampicillin	胶　囊:0.125 g, 0.25 g	成人:口服,2~4 g/d,分 3~4 次 儿童:口服,40~50 mg/(kg·d),分 3~4 次
青霉素类	阿莫西林 (羟氨苄青霉素) Ampicillin	粉针剂:0.25 g	成人:肌注或静滴,1~4 g/d,分 2~4 次 儿童:肌注或静滴,50~100 mg/(kg·d),分 2~4 次
青霉素类	哌拉西林钠(氧哌嗪青霉素) Piperacillin Sodium	粉针剂:0.5 g, 2.0 g	成人:肌注、静注或静滴,2~20 g/d,常用 6~12 g/d,分 2~4 次 儿童:肌注、静注或静滴,80~200 mg/(kg·d),分 2~4 次
头孢菌素类	头孢氨苄 Cefalexin	片(胶囊)剂: 0.125 g,0.25 g	成人:空腹口服,1~2 g/d,分 3~4 次 儿童:口服,25~50 mg/(kg·d),分 3~4 次
头孢菌素类	头孢唑啉钠 Cefazolin Sodium	粉针剂:0.5 g, 1.0 g	成人:肌注或静滴,2~6 g/d,分 2~4 次 儿童:肌注或静滴,30~50 mg/(kg·d),分 2~4 次
头孢菌素类	头孢克洛 Cefaclor	胶　囊:0.25 g	成人:口服,0.25 g 每 8 h 1 次 儿童:口服,20 mg/(kg·d),分 3 次。
头孢菌素类	头孢拉定 Cefradine	粉针剂:0.25 g, 0.5 g,1.0 g	成人:肌注、静注或静滴,2~6 g/d,分 2~4 次 儿童:肌注、静注或静滴,50~100 mg/(kg·d),分 3~4 次
头孢菌素类	头孢呋辛钠 Cefuroxime Sodium	粉针剂:0.75 g, 1.5 g	成人:肌注或静滴,3~6 g/d,分 3~4 次 儿童:肌注或静滴,50~100 mg/(kg·d),分 3~4 次

附录 11 续表

分类	药品名称	规　格	用 法 与 剂 量
头孢菌素类	头孢呋辛酯 Cefuroxime Axetil	片　剂:0.125 g,0.25 g	成人:口服,0.25 g,一日 2 次 儿童:口服,0.125 g,一日 2 次
	头孢噻肟钠 Cefotaxime Sodium	粉针剂:0.5 g,1.0 g	成人:静滴,2～4 g/d,分 2 次 儿童:静滴,50～100 mg/(kg·d),分 2～3 次
	头孢他啶 Ceftazidime	粉针剂:0.25 g,0.5 g,1.0 g,2.0 g	成人:静滴,2～4 g/d,分 2 次,重症 6 g/d 儿童:静滴,50～100 mg/(kg·d),分 2～4 次
	头孢派酮钠/舒巴坦钠 Cefoperazone Sodium and Sulbactam Sodium	粉针剂:1.0 g	成人:静滴、肌注,2～4 g/d,分 2 次,重症 8 g/d 儿童:静滴、肌注,40～80 mg/(kg·d),分 2～4 次
新型β内酰胺类	氨曲南 Aztreonam	粉针剂:0.5 g,1.0 g	成人:静滴,1.0～3.0 g/d,重症可加至 6.0 g/d,分 2～3 次 儿童:每日每千克体重 90～120 mg,分 2～4 次
	阿莫西林/克拉维酸钾 Amoxillin and Clavulanate Potassium	片　剂:0.375 g	成人:口服,1～2 片,一日 3 次
		干混悬剂:0.3125 g (4∶1)	儿童:口服,20～40 mg/(kg·d),分 3 次服用
	亚胺培南西司他汀钠 Imipenem Cilastatin Sodium	粉针剂:0.5 g	成人:静滴,0.5 g,一日 3～4 次 儿童:每日每千克体重 60 mg,分 3～4 次
	舒他西林(氨苄西林钠/舒巴坦钠) Sultamicillin	粉针剂:0.75 g,1.5 g,3.0 g	成人:肌注或静滴,轻度感染 1.5～3.0 g/d、中度感染 6.0 g/d、重度感染 12 g/d,分 2～4 次
	替卡西林钠/克拉维酸钾 Ticarcillin Sodium and Clavulanate Potassium	针　剂:3.2 g/支	成人:静滴,3.2 g,一日 2～3 次
氨基糖苷类抗生类	链霉素 Streptomycin	粉针剂:0.75 g,1.0 g,2.0 g	成人:肌注,1.0 g/d,分 1～2 次 儿童:肌注 15～25 mg/(kg·d),新生儿 10～20 mg/(kg·d),分 1～2 次。
	卡那霉素 Kanamycin	粉针剂:0.5 g,1.0 g	成人:肌注,1～1.5 g/d,分 2～3 次 儿童:肌注,10～15 mg/(kg·d),分 2～3 次
		水针剂:2 ml,0.5 g	成人:静滴,1～1.5 g/d,分 2～3 次 儿童:静滴,10～15 mg/(kg·d),分 2～3 次

附录 11 续表

分类	药品名称	规格	用法与剂量
氨基糖苷类抗生素类	庆大霉素 Gentamycin	针　剂:2 万 u/ml, 4 万 u/ml,8 万 u/ml	成人:肌注,16 万～24 万 u/d,分 2～3 次 静滴,16 万～24 万 u/d,分 2 次 儿童:肌注,3～5mg/(kg·d),分 2～3 次 静滴,3～7.5mg/(kg·d),分 2 次
		片　剂:2 万 u, 4 万 u	成人:口服,24 万～60 万 u/d,分 3～4 次 儿童:口服,10～15 万 u/d,分 3～4 次
	妥布霉素 Tobramycin	粉针剂:80 mg 针　剂:40 mg/ml, 80 mg/ml	成人:肌注、静滴,80 mg,一日 3～4 次 儿童:肌注、静滴,3～5 mg/(kg·d),分 3～4 次
	阿米卡星 (丁胺卡那霉素) Amikacin	粉针剂:50 mg, 200 mg 针　剂:100 mg/2ml 200 mg/2ml	成人:肌注、静滴,0.2～0.4 g/d,分 2 次 儿童:肌注、静滴,5～10 mg/(kg·d),分 2 次
	奈替米星 Netilmicin	针　剂:50 mg/2ml 100 mg/2ml 150 mg/1.5ml 200 mg/2ml	成人:肌注、静滴,4～6 mg/(kg·d),分 2～3 次,一般 0.1,每 8 小时一次或 0.15 小时,每 12 小时一次 儿童:6～7.5 mg/(kg·d),分 2～3 次
大环内酯类抗生素	红霉素 Erytrocina	片　剂:0.1 g, 0.25 g	成人:口服,1.0～2.0 g/d,分 3～4 次 儿童:口服,25～50 mg/(kg·d),分 2～3 次
	麦迪霉素 Medemycin	片　剂:0.1 g,0.2 g 胶　囊:0.1 g,0.2 g	成人:口服,0.8～1.6 g/d,分 3～4 次 儿童:口服,30～40 mg/(kg·d),分 3～4 次
	乙酰螺旋霉素 Acetylspiramycin	片　剂:0.1 g,0.2 g	成人:口服,0.8～1.6 g/d,分 4 次 儿童:口服,20～30 mg/(kg·d),分 4 次
	交沙霉素 Josamycin	片　剂:0.1 g,0.2 g 胶　囊:0.1 g,0.2 g	成人:口服,0.8～1.2 g/d,分 3～4 次 儿童:口服,30～40 mg/(kg·d),分 3～4 次
	罗红霉素 Roxithromycin	片　剂:0.15 g 胶　囊:0.15 g	成人:口服,0.15 g,一日 2 次 儿童:口服,2.5～5 mg/(kg·d),一日 2 次
	阿奇霉素 Azithromycin	片　剂:0.25 g, 0.5 g	成人:口服,0.5 g,一日 1 次 儿童:每日每千克体重 10 mg,日服 1 次
	米诺环素(美满霉素)Minocycline	片　剂:0.1 g	成人:口服,0.1～0.2 g/d,分 1～2 次,首剂量加倍,一日不宜超过 0.4 g,饭前 1 小时或饭后 2 小时服用 儿童:每日每千克体重 2～4 mg,分 1～2 次
磺胺类抗生素	磺胺嘧啶 (磺胺哒嗪) Sulfadiazine	片　剂:0.5 g	成人:口服,1 g,一日 2 次 流脑:一次 1 g,一日 2 次 儿童:口服,25～30 mg/kg,一日 2 次
	复方磺胺甲噁唑 (SMZ－TMP) Compound Sulfamethoxazole	片　剂: SMZ400mg TMP80mg	成人:口服,4 片/d,分 2 次 儿童:口服,SMZ50～70 mg/(kg·d),TMP5～10 mg/(kg·d),分 2 次
	柳氮磺胺吡啶 (SASP) Sulfasalazine	片　剂:0.25 g, 0.5 g	成人:口服,2～3 g/d,分 3～4 次,无不良反应,可增到 4～6 g/d

附录 11 续表

分类	药品名称	规 格	用 法 与 剂 量
喹诺酮类	吡哌酸 (PPA) Pipemic Acid	片 剂:0.25 g	成人:口服,1.0~2.0 g/d,分 2~4 次 儿童:口服,20~40 mg/(kg·d)
	诺氟沙星 Norfloxacin	片 剂:0.1 g 胶 囊:0.1 g	成人:口服,0.2~0.3g,一日 3~4 次
	依诺沙星 Enoxacin	胶 囊:0.1 g 0.2 g	成人:口服,0.2~0.3 g,一日 2~3 次
	氧氟沙星 Ofloxacin	片 剂:0.1 g 胶 囊:0.1 g	成人:口服,0.2 g,一日 2~3 次
		针 剂: 0.2 g/100 ml	成人:静滴,0.2 g,一日 2 次
	洛美沙星 Lomefloxacin	片 剂:0.1 g 胶 囊:0.1 g	成人:口服,0.2 g,一日 2~3 次
	环丙沙星 Ciprofloxacin	片 剂:0.25 g,0.5 g 胶 囊:0.25 g,0.5 g	成人:口服,0.5~1.5 g/d,分 2~3 次
		针 剂: 0.2 g/100ml	成人:静滴,0.2 g,一日 2~3 次
其他	万古霉素 Vancomycin	粉针剂:0.5 g	成人:口服,2.0 g/d,分 4 次 静滴,1.0~2.0 g/d,分 2 次 儿童:口服,50 mg/(kg·d),分 4 次 静滴,20~40 mg/(kg·d),分 2 次
	甲硝唑(灭滴灵) Metronidazole	片 剂: 0.5 g,0.2 g	成人:口服,一般 0.2~0.4 g,一日 3 次;治破伤风 1.6~2.6 g/d,分 3~4 次;假膜性肠炎,0.4 g,一日 3~4 次 儿童:口服,25~50 mg/(kg·d),分 3 次
		针 剂: 0.5 g/100 ml	成人:静滴,0.5~1.0 g/d,分 2 次

二、抗结核药

分类	药品名称	规 格	用 法 与 用 量
	异烟肼 Isoniazide	片 剂:0.1 g	成人:口服,0.3 g,顿服 儿童:口服,6~10 mg/(kg·d),顿服
		针 剂:0.1 g	成人:静滴,200~400 mg,一日 1 次
	对氨基水杨酸钠 (Na-PAS) Sodium Para-aminosalicylate	片 剂:0.5 g	成人:口服,8~12 g/d,分 4 次
		针 剂:2.0 g	成人:静滴,4~12 g,一日 1 次(先从小剂量开始)

附录 11 续表

分类	药品名称	规　格	用 法 与 剂 量
	乙胺丁醇 Ethambutol	片　剂:0.25 g	成人:口服,0.75～1.0 g,顿服 儿童:口服,15～20 mg/(kg·d),顿服
	利福平 Rifampicin	片　剂:0.15 g	成人:口服,0.45～0.6 g,顿服 儿童:口服,10～15 mg/(kg·d),顿服
	利福喷丁 Rifapendin	片　剂:0.15 g	成人:口服,600 mg,一周 1 次,早晨空腹
	吡嗪酰胺 (异烟酰胺) Pyrazinamide (PZA)	片　剂:0.25 g	成人:口服,35 mg/kg,分 3～4 次 儿童:口服,30～40 mg/(kg·d)
	链霉素 Streptomycin	粉针剂:1 g	成人:肌注,0.5～1 g /d,一日 1 次 儿童:肌注,15～25 mg/kg,一日 2 次
	卡那霉素 Kanamycin	针　剂:0.5 g	成人:肌内或静滴,1～1.2 g/d 儿童:肌内或静滴,15～25 mg/kg,一日 2 次
	阿米卡星 (丁胺卡那霉素) Amikacin	针　剂:0.2 g	成人:肌内或静滴,7.5 mg/kg,一日 2 次 儿童:肌内或静滴,7.5 mg/kg,一日 2 次
	氧氟沙星 (氟嗪酸) Ofloxacin	片　剂:0.1 g	成人:口服,0.3 g/d,顿服
	洛美沙星 Lomefloxacin	片　剂:400 mg	成人:口服,400 mg,一日 1 次
	环丙沙星 (环丙氟哌酸) Ciprofloxacin	片　剂:0.25 g	成人:口服, 0.25 g,一日 2 次

三、抗霉菌药

分类	药品名称	规　格	用 法 与 剂 量
	制霉素 Nysfungin	片　剂:50 万 u	成人:口服,50～100 万 u,一日 3～4 次 儿童:每日 5～10 万 u/kg,分 3～4 次服用
		粉针剂:5 万 u	成人:局部使用,100 万 u ＋ 甘油 20 ml ＋ NS 80 ml,外涂一日 3～4 次
		栓剂:10 万 u	成人:塞阴道,10 万 u,一日 1 次
	克霉唑 Clotrimazole	片　剂:0.25 g	成人:口服,0.5～1 g,一日 3 次 儿童:口服,20～60 mg/(kg·d),分 3 次服

附录 11 续表

分类	药品名称	规　格	用 法 与 剂 量
	氟胞嘧啶 Flurocytosine	片　剂:0.25 g, 0.5 g	成人:口服,4～6 g/d,分 3～4 次 儿童:口服,50～100 mg/(kg·d)
	两性霉素 B Amphotericin B	针　剂:50 mg	成人:静滴,首次 0.1 mg/(kg·d),最高 1 mg/(kg·d) 椎管内注射,首次 0.1 mg,最高 0.5 mg,一日或隔日 1 次。 儿童:开始时 0.1 mg/(kg·d),最高 1 mg/(kg·d)
	球红霉素 Globoruseomycin	片　剂:0.1 g	成人:口服,2～6 mg/(kg·d),分 2 次
		针　剂::20 mg	成人:静滴,1.5～2 mg/kg·d,一日或隔日 1 次,起始 0.2 mg/(kg·d)
	酮康唑 Ketoconazole	片　剂:200 mg	成人:口服,200 mg,一日 1 次 儿童:体重低于 20 kg 者,50 mg/d,20～40 kg 者,100 mg/d,高于 40 kg 同成人
	氟康唑 Fluconazole	胶　囊:50 mg	成人:口服,200～400 mg,一日 1 次 预防,50 mg,一日 1 次 儿童:1 周岁以上 1～3 mg/(kg·d)
	大蒜素 Allitrid	针　剂:30 mg	成人:静滴,90～150 mg/次,一日 1 次,小量开始
	伊曲康唑 Itraconazole	片　剂:100 mg	成人:口服,100～200 mg,一日 1～2 次

四、抗病毒病

分类	药品名称	规　格	用 法 与 剂 量
	吗啉胍 Moroxidine	片　剂:0.1 g	成人:口服,0.1～0.2 g,一日 3 次 儿童:口服,10 mg/kg,一日 3 次
	阿昔洛韦 Aciclovir	片　剂:200 mg	成人:口服,200～600 mg,一日 4～6 次 儿童:慎用
		粉针剂:250 mg	成人:静滴,5～10 mg/kg,一日 3 次 儿童:慎用,必要时 12 岁以下儿童按 250 mg/m^2
	更昔洛韦 (丙氧鸟苷) Ganciclovir	粉针剂:500 mg	成人:静滴,5～10 mg/kg,分 2～3 次
	阿糖腺苷 Vidarabine	针　剂:200 mg	成人:静滴,10～15 mg/(kg·d),一日 1 次
	利巴韦林 (病毒唑) Ribavirin	片　剂:100 mg 含　片:2 mg 针　剂:100 mg/ml	成人:口服,200～300 mg/d,分 2～3 次 成人:口含,2h 口含 1 片 成人:静滴,10～20 mg/(kg·d),分 2 次
		气雾剂:6.0 g/ml	儿童:1.8 mg/(kg·h)吸入

五、抗寄生虫药

分类	药品名称	规格	用法与剂量
抗血吸虫	吡喹酮 Praziquantel	片剂:0.2 g	成人:口服,总量每日 60 mg/kg,分 3 次,2 日 儿童:口服,总量每日 60 mg/kg,分 3 次,2 日
抗疟	氯喹 Chloroquine	片剂:0.25 g	成人:口服,首剂 1 g,4 小时内分次服毕,6~8 小时后及第 2、3 d 各服 0.5 g 儿童:口服,首剂 25 mg/kg,分次服毕,6~8 小时后及第 2、3 d 各服 12.5 mg/kg
	伯氨喹 Primaquine	片剂:13.2 mg	成人:口服,39.6 mg/d,连服 8d 或 52.8 mg/d,连服 4d 儿童:口服,按伯氨喹计 0.39 mg/kg,连服 6~8 日
	青蒿素 Artemisinin	针剂:0.3 g	成人:肌注,0.3 g/次,一日 1 次,连用 3 日 儿童:肌注,0.15 g/次,一日 1 次,连用 3 日
	蒿甲醚 Artemether	油针剂:0.1 g/ml	成人:肌注,首剂 160 mg,第 2~5d 各 80 mg,一日 1 次 儿童:肌注,首剂按 3.2 mg/kg,第 2~5d 按 1.6 mg/kg,一日 1 次
抗阿米巴、滴虫	甲硝唑 (灭滴灵) Metronidazole	片剂:0.2 g	成人:口服,用于阿米巴病,0.4 g 一日 3~4 次,连用 5~10 d。用于滴虫病,0.2 g,一日 3 次,连用 7 日 儿童:口服,50 mg/(kg·d)
		栓剂:0.5 g,1.0 g	成人:阴道内塞,每晚 0.5 g,连用 7~10 d
		针剂:0.4 g,0.8 g	成人:静滴 0.8 g,一日 1 次,疗程 5~6 d
	替硝唑 Tinidazole	片剂:0.25 g,0.5 g	成人:口服,厌氧菌感染,1 g,一日 1 次;首剂量加倍,一般疗程 5~6 d;急性阿米巴痢疾 0.6 g,一日 2 次,共 5d 或 2.0 g,一日 1 次,连服 2~3 d;阿米巴肝脓肿,2 g,一日 1 次,3~6 日 儿童:每日 0.06 g/kg 体重,连服 3 天
抗丝虫病	乙胺嗪 (海群生) Diethylcarbamazine	片剂:50 mg,100 mg	成人:口服,大剂量短程:1~1.5 g,一日 1 次,连用 2~3d;大剂量中程:0.3 g,一日 2 次连用 5 日;小剂量间歇:0.2~0.3 g,一周 1 次,用 6~12 周
其他广谱驱虫	阿苯达唑(肠虫清) Albendazole	片剂、胶囊:200 mg	成人:口服,400 mg,顿服 儿童:口服,2 岁以上同成人剂量
	甲苯咪唑 Mebendazole	片剂:100 mg	成人:口服,驱绦虫,300 mg,一日 2 次,连用 3 日;驱蛲虫,200 mg,顿服,第 2、4 周重复 1 次 儿童:200 mg,顿服

六、抗肿瘤药

分类	药品名称	规格	用法与剂量
烷化剂	环磷酰胺 Cyclophos-Phamide (CTX)	针　剂:200 mg	成人:静注,400～1000 mg/次,3周1次,总量4～6 g 儿童:3～4 mg/kg,每日或隔日静脉注射1次
		片　剂:50 mg	成人:口服,50 mg,一日2～3次,总量10～15 g
	苯丁酸氮芥 (瘤可宁) Chlorambucil	片　剂:2 mg	成人:口服,6～8 mg/d,维持量2～4 mg/d,总量400～500 mg
	美法仑 (苯丙酸氮芥) (马法兰) Melphalan	片　剂:0.5 mg,1 mg,2 mg	成人:口服:0.1 mg/(kg·d),7日一疗程或0.25 mg(kg·d),4日一疗程
	洛莫司汀 (环己亚硝脲) (CCNU) Lomustine	胶　囊:40 mg,100 mg	成人:口服,100～200 mg,间隔6～8周可重复使用,3次为一疗程
抗代谢类	甲氨蝶呤 Methotrexate (MTX)	片　剂:2.5 mg,5 mg,10 mg 针　剂:5 mg,10 mg,100 mg	成人:口服、肌注或静注,白血病:5～10 mg/d,1周2～3次,总量50～150 mg 儿童:口服、肌注或静注,2岁以下1.25 mg/d,6岁以下2.5 mg/d,6岁以上5 mg/d,1周2～3次
	氟尿嘧啶 Fluorouracil (5-Fu)	片　剂:50 mg	成人:口服,150 mg/d,分3次,总量10～15 g
		针　剂:250 mg	成人:静滴,0.5～1.0 g/d,连用5d
	替加氟/氟尿嘧啶 Ftorafar/Uracil (UFT)	片剂含:FT_{207} 50 mg 尿嘧啶112 mg	成人:口服,2～4片,1日3～4次,总量400～600片为一疗程
抗生素	丝裂霉素 Mitomycin (MMC)	粉针剂:2 mg,10 mg	成人:静注,0.08～0.1 mg/kg,1周1次或0.2～0.3 mg/kg,6～8周1次
	多柔比星 (阿霉素) Doxorubicin (ADM)	粉针剂:10 mg	成人:静注,40～60 mg/m^2,3周1次或10～20 mg/m^2,1周1次
	表柔比星 (表阿霉素) Epirubicin (E-ADM)	粉针剂:10 mg	成人:静注,50～80 mg/m^2,3周1次或20～30 mg/m^2,1周1次
	米托蒽醌 Mitoxautrone	针　剂:10 mg	成人:静注,10～14 mg/m^2,3周1次

附录 11 续表

分类	药品名称	规格	用法与剂量
植物碱类	长春碱 Vinblastine (VLB)	粉针剂:10 mg	成人:静注,10 mg,1 周 1 次,总量 40～80 mg 儿童:静注,250μg/kg,1 周 1 次
	长春新碱 Vincristine (VCR)	粉针剂:1 mg	成人:静注,1～2 mg,1 周 1 次,总量 10～20 mg 儿童:50～75μg/kg,1 周 1 次
	依托泊苷 (鬼臼乙叉苷) Etoposide (VP-16)	针 剂:10 mg	成人:静注或静滴,60 mg/m²,一日 1 次,连用 3～5 日,3～4 周重复
		胶 囊:50 mg	成人:口服,60～100 mg/m²,连用 5 天或 50 mg,一日 1 次,连用 14～21 天
	替尼泊苷 (鬼臼噻吩苷) Teniposide (VM-26)	针 剂:50 mg	成人:静滴 60 mg/m²,一日 1 次,连用 3～5 日,3～4 周后重复
	紫杉醇 Paclitaxel	针 剂:30 mg	成人:静滴,135 mg/m²,(3 小时内),3～4 周后重复
杂类	顺铂 Cisplatin (PDD 或 DDP)	粉针剂:10 mg, 20 mg	成人:静滴,20 mg/m²,每日 1 次,连用 5 日,3～4 周重复 动脉注射,20～30 mg,一日 1 次用 5 日或 1 次 80～100 mg,3～4 周重复 腔内注射,40～60 mg,1 周 1 次
	卡铂 Carboplatin (CBP)	针 剂:100 mg	成人:静滴,100 mg,一日 1 次,连用 5 日或一次 500 mg,3～4 周后重复
抗白血病	阿糖胞苷 Cytarabine (Ara-c)	粉针剂:50 mg, 100 mg	成人:静滴,5～7.5 mg/kg,连用 4～5 日
	白消安 (马利兰) Busulfan	片 剂:2 mg	成人:口服,4～6 mg/d 或 2.5 mg/m²,分 3 次 儿童:口服,4 mg/(m²·d),分 3 次
	柔红霉素 (正定霉素) Daunorubicin (DNR)	粉针剂:10 mg, 20 mg	成人:静滴,30～75 mg/(m²·d),连用 3 日 儿童:静滴,0.6 mg/(kg·d),连用 3 日,总量小于 600 mg/m²
	三尖杉酯碱 Harrin gtonine	针 剂:1 mg/ml	成人:静滴 2～4 mg,一日 1 次,连用 5～10 日,间隔 7～14 日可重复 儿童:0.05～0.3 mg/kg,一日 1 次,连用 5～10 日,间隔 7～14 日可重复
	羟基脲 Hydroxycarbamide	片 剂:0.25 g, 0.5 g	成人:口服,0.5 g,一日 3～4 次
	维 A 酸 Tretinoin (RA)	胶 囊:20 mg	成人:口服,45～80 mg/(m²·d),一日 3～4 次

附录 11 续表

分类	药品名称	规格	用法与剂量
抗白血病	重组人干扰素 α-2b Recombinant human Interferon α-2b	针剂:100 万 u,300 万 u,500 万 u,1 000 万 u,3 000 万 u,	成人:皮下注射,20 万 u/m²,一周 3 次或隔日 1 次
	米托蒽醌 Mitoxantrone	见抗肿瘤药	
	苯丁酸氮芥 Chlorambucil	见抗肿瘤药	
	依托泊苷(鬼臼乙叉苷) Etoposide (VP-16)	见抗肿瘤药	
	替尼泊苷(鬼臼噻吩苷) Teniposide (VM-26)	见抗肿瘤药	

七、镇痛药

分类	药品名称	规格	用法与剂量
镇痛药	吗啡 Morphine	针剂:10 mg	成人:皮下注射或静注,5～15 mg,一日 15～40 mg 儿童:0.1～0.2 mg/kg
	硫酸吗啡缓释片 Morphine Sulfate Sustained-Release	片剂:10 mg,30 mg,60 mg,100 mg	成人:口服,10～100 mg,一日 2 次
	可待因(甲基吗啡) Codeine	片剂:15 mg,30 mg 糖浆:0.5%	成人:口服,15～30 mg,一日 3 次,极量 250 mg/d 儿童:口服,镇痛 3 mg/(kg·d),分 3～4 次止咳 1～1.5 mg/(kg·d),分 3～4 次
	哌替啶(杜冷丁) Pethidine	片剂:25 mg,50 mg,100 mg	成人:口服,50～100 mg,每日 3 次,极量 200 mg/次 儿童:口服,0.5～1 mg/kg,每日 3 次
		针剂:50 mg/1 ml,100 mg/2 ml	成人:肌注或皮下注射,25～100 mg/次,一日 100～400 mg,极量 150 mg/次 儿童:0.5～1 mg/kg
	酮咯酸氨丁三醇(痛力克) Ketorolac Trometnamina	片剂:10 mg	成人:口服,10～20 mg,一日 1～4 次
		针剂:30 mg	成人:肌注,起始量 30～60 mg,以后每 6 小时 15～30 mg
	盐酸曲马朵 Tramadol Hydrochloride	胶囊:50 mg	成人:口服,50～100 mg/次,每日剂量不超过 400 mg
		针剂:100 mg/2 ml	成人:肌注,50～100 mg,一日 3～4 次

附录 11 续表

分类	药品名称	规格	用法与剂量
镇痛药	布桂嗪 （强痛定） Bucinnazine	片　剂：30 mg，60 mg	成人：口服，30～60 mg，一日 3～4 次 儿童：每次 1 mg/kg
		针　剂：50 mg/ml	成人：皮下注射，50～100 mg/次，一日 1～2 次

八、镇静催眠药

分类	药品名称	规格	用法与剂量
	苯巴比妥 （鲁米那） Phenobarbital	片　剂：15 mg，30 mg	成人：口服，催眠：30～100 mg 晚上一次顿服；镇静：15～30 mg，每日 2～3 次 儿童：口服，0.5～2 mg/kg，一日 2 次，极量每次 3～6 mg/kg
		粉针剂：0.1 g	成人：肌注，0.1～0.2 g，4～6 小时后可重复，极量每次 0.25 g，0.5 g/d 儿童：每次 5～8 mg/kg
	三唑仑 Triazlaon	片　剂：0.25 mg	成人：口服，0.25～0.5 mg，睡前服
	咪达唑仑 （速眠安） Midazolam	片　剂：15 mg	成人：口服，15 mg，睡前服
	佐匹克隆 Zopiclone	片　剂：7.5 mg	成人：口服，7.5 mg，睡前服

九、安定药及抗精神失常药

分类	药品名称	规格	用法与剂量
	氯丙嗪 （冬眠灵） Chlorpromaz-inum	片　剂：12.5 mg，25 mg，50 mg，100 mg 针　剂：50 mg/2 ml，25 mg/1 ml，10 mg/1 ml	成人：口服、肌注或静滴，25～100 mg，一日 3 次 儿童：口服、肌注或静滴，0.5～1 mg/kg，一日 3 次
	异丙嗪 （非那根） Promethazine	片　剂：12.5 mg，25 mg，50 mg 针　剂：25 mg/ml，50 mg/2 ml	成人：口服、肌注或静滴，12.5～25 mg，一日 1～3 次 儿童：口服、肌注或静滴，0.5～1 mg/kg，一日 1～3 次
	奋乃静 Perphenazinum	片剂：2 mg，4 mg	成人：口服 2～4 mg，一日 3 次，精神分裂症：10～20 mg，一日 2～3 次
		针剂：5 mg/ml	成人：肌注，5～10 mg，一日 2～3 次
	氯普噻吨 （泰尔登） Chlorprothixene	片剂：12.5 mg，25 mg，50 mg	成人：口服治疗神经官能症：5～25 mg，一日 3 次，抗精神病：0.3～0.6 g/d 儿童：抗精神病大于 6 岁，12.5 mg～25 mg/次，3～4 次/d
		针剂：30 mg/1 ml	成人：重症可用至 600 mg/d 儿童：肌注，90～150 mg/d

附录 11 续表

分类	药品名称	规　格	用 法 与 剂 量
	地西泮(安定) Diazepam	片剂:2.5 mg	成人:口服 2.5～5 mg,一日 3 次,总量 25 mg/d
		针剂:10 mg/2 ml	成人:肌注、静注或静滴 10～20 mg,可重复 儿童:肌注、静注或静滴 0.3～0.5 mg/(kg·d),可重复
	硝西泮 (硝基安定) Nitrazepam	片剂:1 mg	成人:口服,失眠 5～10 mg,睡前 癫痫:5～30 mg,一日 3 次 儿童:每日 0.4～1.0 mg/kg
	艾司唑仑 (舒乐安定) Estazolam	片剂:1 mg	成人:口服,镇静:1～2 mg,一日 3 次, 催眠:1～4 mg, 抗癫痫:1～2 mg,一日 3 次
	阿普唑仑 Alprazolam	片剂:0.25 mg, 0.4 mg	成人:口服,失眠症:0.4～0.8 mg,睡前 抗惊厥:0.4～1.6 mg/d 焦虑症:0.4～0.8 mg/d,一日 3 次 抑郁症:开始 0.4～1.2 mg/d,最大不超过 4 mg/d
	盐酸氟西汀 Fluozetine	胶囊:20 mg	成人:口服,20 mg,一日 1 次

十、抗震颤麻痹药

分类	药品名称	规　格	用 法 与 剂 量
	苯海索(安坦) Benzhexol	片剂:2 mg,5 mg	成人:口服 2～4 mg,一日 3 次 儿童:大于 5 岁者,1～2 mg,一日 3 次
	左旋多巴 (Levodopa)	片剂:0.25 g	成人:口吸取,初始剂量 0.5～0.75 g/d,分 2～3 次,以后每 3～5 日增加 0.25～0.75 g/d,至 3.5～6.5 g/d,最大 8.0 g/d
	多巴丝肼(美多芭) Levodopa and Benserazide	胶囊:125 mg 片剂:250 mg	成人:口服,每次 125 mg,一日 3～4 次,逐渐递增,最大量不超过 2 000 mg/d

十一、抗癫痫药

分类	药品名称	规　格	用 法 与 剂 量
	苯妥英钠 (大仑丁) Phenytoinum	片剂:0.1 g 针剂:250 mg/5 ml	成人:口服,0.3～0.6 g/d;肌注,0.1～0.25 g/d;静注,0.125～0.25 g/d; 儿童:肌注,5～10 mg/(kg·d),分 2～3 次
	卡马西平 Carbamezepine	片剂:0.1 g,0.2 g	成人:口服,0.1 g,一日 2 次,渐增至 0.2～0.3 g,一日 3 次,最大剂量 1.0～1.2 g/d 儿童:每日 20 mg/kg,分 3 次服用
	丙戊酸钠 (抗癫灵) Sodium Valproate	片剂:0.2 g	成人:口服,初始 100 mg,一日 2 次,渐增至 200 mg～400 mg,一日 2～3 次 儿童:口服,15～30 mg/(kg·d)

十二、平滑肌、骨骼肌兴奋药

分类	药品名称	规格	用法与剂量
	新斯的明 Neosti gmine	片剂:15 mg 针剂:0.5 mg/1 ml 1 mg/2 ml	成人:口服,15 mg,一日 3～4 次;皮下、肌注,0.25～1.0 mg,1 日 1～3 次
	溴吡斯的明 Pyridostigmine Bromide	片剂:60 mg	成人:口服,60 mg,4 小时 1 次

十三、中枢兴奋药

分类	药品名称	规格	用法与剂量
	尼可刹米 (可拉明) Nikethamide	针剂:0.25 g/1 ml, 0.375 g/1.5 ml	成人:皮下、肌注或静注,0.25～0.5 g,2～3 小时 1 次,极量 1.25 g/次 儿童:皮下、肌注或静注,6 个月:75 mg/次,1 岁:125 mg/次,4～7 岁:175 mg/次
	二甲弗林 (回苏灵) Dimefline	针剂:8 mg/2 ml	成人:肌注或静注,8 mg/次 静滴,8～24 mg/次 儿童:2～4 mg/次
	洛贝林 (山梗菜碱) Lobeline	针剂:3 mg,5 mg, 10 mg	成人:静滴,3 mg,极量 6 mg 或 20 mg/d 皮下或肌注,10 mg,极量 20 mg 或 50 mg/d 儿童:静滴,0.3～3 mg/次 皮下或肌注,3 mg/次
	纳洛酮 Naloxone	针剂:0.4 mg/1 ml, 4 mg/10 ml, 0.02 mg/2 ml	成人:肌注、静注、静滴,0.4～0.8 mg/次 儿童:肌注、静注、静滴,0.01 mg/kg
	甲氯芬酯 (氯酯醒) Meclofenoxine	片剂:0.1 g,0.2 g	成人:口服,0.2 g,一日 3 次 儿童:口服,0.1 g,一日 3 次
		粉针剂:0.1 g, 0.25 g	成人:肌注,0.25 g,2 小时 1 次 静滴,0.5～2 g/d,一日 3 次 儿童:肌注,60 mg,2 小时 1 次
	哌甲酯 Methylphenidate	片剂:10 mg	成人:口服,10 mg,一日 2～3 次
		针剂:20 mg/ml	成人:皮下、肌注或静注,10～20 mg,一日 3 次 儿童:皮下、肌主或静注,0.75 mg/kg,必要时 30 分钟重复 1 次
	胞磷胆碱 Citicoline	针剂:0.25 g/2 ml	成人:静滴,0.5～1.0 g/d,10～15 日为一疗程 肌注:0.25～0.5 g/d

十四、解热镇痛抗炎药

分类	药品名称	规格	用法与剂量
	阿司匹林 (乙酰水杨酸) Aspirin	片剂:0.3 g	成人:口服,解热镇痛 0.3～0.6 g,一日 3 次 抗风湿:0.5～1 g,一日 3～4 次 儿童:5～10 mg/kg,高热时 4～6 小时 1 次
		肠溶片:25 mg, 50 mg	成人:口服预防血栓形成:75 mg～300 mg,每晚顿服

附录 11 续表

分类	药品名称	规格	用法与剂量
	对乙酰氨基酚 (扑热息痛) Paracetamol	片剂:0.5 g	成人:口服,0.25～0.5 g,一日 3 次,总量不超过 2 g/d,疗程不超过 10 日 儿童:3 岁以下不用
	吲哚美辛 (消炎痛) Indomethacin	片剂:25 mg	成人:口服,退热:25 mg,一日 2～3 次 抗风湿:25～50 mg,一日 2～3 次 儿童:口服,退热:0.5～1 mg/kg,一日 3 次
		栓剂:50 mg,100 mg	成人:直肠用药,50 mg,一日 1～2 次
	吡罗昔康 (炎痛喜康) Piroxicam	片剂:10 mg,20 mg	成人:口服,20 mg,一日 1 次
		针剂:20 mg/2 ml,10 mg/1 ml	成人:肌注,10～20 mg,一日 1 次
	双氯芬酸 Diclofenac	片剂:25 mg 乳胶剂:1%	成人:口服,25 mg,一日 3 次 外涂,一日 2～3 次 儿童:每日 2～3 mg/kg,分次服用
	布洛芬 Ibuprofen	片剂:0.2 g	成人:口服,0.2 g,一日 3 次 儿童:5～10 mg/kg
		缓释胶囊:0.3 g	成人:口服,0.3 g,一日 2 次 儿童:每日 20 mg/kg,分次服用
	舒林酸 Sulindac	片剂:200 mg	成人:口服,200 mg,一日 2 次 儿童:口服,4.5～6 mg/kg·d,分 2 次

十五、抗凝血及促凝药

分类	药品名称	规格	用法与剂量
抗凝血	华法林 Warfarin	片剂:2.5 mg,5 mg	成人:口服,10～20 mg,一日 3 次,维持量 5～20 mg,一日 1 次或隔日 1 次
	噻氯匹定 Ticlopidine	片剂:250 mg	成人:口服,250～500 mg,一日 1～2 次
	肝素钠 Heparin Na	针剂:12 500 u (相当 100 mg)	成人:静注,0.5～1 万 u,6 小时 1 次;静滴,2～4 万 u/d;皮下注射,2 000～4 000 u 儿童:按体重注入 50U/kg/次
	低分子肝素 Low Molecular Heparin	针剂:0.4 ml	成人:腹壁、皮下静注,0.4 ml,一日 1～2 次
溶栓药	东菱克栓酶 (巴曲酶) Batroxobin (DF-521)	针剂:5 Bu/1 ml,10 Bu/1 ml	成人:静滴,5～10 Bu,一日 1 次或隔日 1 次

附录 11 续表

分类	药品名称	规格	用法与剂量
溶栓药	链激酶（溶栓酶）Streptokinase	冻干针剂：5 万 u，10 万 u	成人：静滴，首次 50 万 u，维持量 2.5 万～10 万 u/h，连用 2～3 天
	尿激酶 Urokinase	冻干针剂：0.5 万 u/支，10 万 u/支，25 万 u/支	成人：静滴，100～150 万 u，30 分钟滴完
	蝮蛇抗栓酶 Arvinum	针剂：0.4u	成人：静滴，0.008u/(kg·d)，用 2～3 周
止血药	维生素 K_3 VitaminK$_3$	片剂：2 mg	成人：口服，4 mg，一日 3 次 儿童：口服，4 mg，一日 1 次
		针剂：4 mg/ml	成人：肌注，4 mg，一日 2～3 次
	维生素 K_1 VitaminK$_1$	针剂：10 mg/ml	成人：肌注或静注，100 mg，一日 2 次，术前 25～50 mg
	酚磺乙胺（止血敏）Etamsylate	针剂：0.25 g/2 ml，0.5 g/2 ml	成人：肌注、静注或静滴，0.25～0.75 g，一日 2～3 次，必要时 4 g/d
	氨基己酸 Aminocaproic Acid（EACA）	针剂：1 g/10 ml，2 g/10 ml	成人：静滴，4～6 g/d，30～60 分钟滴完 儿童：静滴，0.1 g/kg，一日 3 次
		片剂：0.5 g	成人：口服 2 g，一日 3 次 儿童：0.1 g/kg，3～4 次/d
	对羟基苄胺（PAMBA）	针剂：0.1 g	成人：静注或静滴，50～100 mg，最大剂量 600 mg/d
	血凝酶 Hemocoagulase	粉针剂：1u/支	成人：肌注、皮下注射或静注，1～2u，一日 1 次
	凝血酶 Thrombin	粉剂：500 u/瓶，1 000 u/瓶，2 000 u/瓶 4 000 u/瓶，4 000 u/瓶	成人：局部止血，50～1 000 u/ml，溶液创面应用 儿童：口服或灌注，500～2 000 u，6 小时 1 次
	纤维蛋白原 Fibrinogen	粉针剂：1.5 g/瓶	成人：静滴，1.5～8.0 g/d，一日 1 次

十六、抗贫血药及促白细胞增生药

分类	药品名称	规格	用法与剂量
	硫酸亚铁 Ferrous Sulfate	片剂：0.3 g	成人：口服，03～0.6 g，一日 3 次 儿童：口服，0.1～0.2 g，一日 3 次
	维铁缓释片 Ferroids	片剂：（含硫酸亚铁）525 mg	成人：口服，1 片，一日 1 次

附录 11 续表

分类	药品名称	规格	用法与剂量
	琥珀酸亚铁 Ferrous Succinate	片剂:100 mg	成人:口服,预防量:100 mg/d 治疗量:200～400 mg/d 儿童:口服,预防量:30～60 mg/d 治疗量:100～300 mg/d
	右旋糖酐铁 (葡聚糖铁) Iron Dextran	针剂:50 mg/ml	成人:肌注,首次 50 mg,以后 100 mg,一日 1 次,总剂量(mg)=30×(150－Hb)+500 儿童:20 mg～50 mg/次
	维生素 B_{12} (氰钴铵) Vitamin B_{12}	针剂:100 μg, 500 μg	成人:肌注,100 μg,一日 1 次 儿童:肌注,50～100 μg,一日或隔日 1 次
	叶酸 Folic Acid	片剂:5 mg	成人:口服,5 mg,一日 1～2 次 儿童:口服,5 mg,一日 1 次
	基因重组人红细胞生成素 Recombinant Human EPO	针剂:1500 μ/ml, 2 000 μ/ml, 4 000 μ/ml, 10 000 u/ml	成人:静注,初剂量 50 μ/kg,一周 3 次,必要时每月增加 25 μ/kg
	鲨肝醇 Batiolum Batio	片剂:25 mg,50 mg	成人:口服,25～50 mg,一日 3 次
	利可君 (利血生) Leuco genum	片剂:10 mg,25 mg	成人:口服,20 mg,一日 3 次 儿童:10 mg/次,2～3 次/d
	维生素 B_4 VitamineB_4	片剂:10 mg,25 mg 针剂:20 mg/2 ml	成人:口服,10～20 mg,一日 3 次 肌注:20～40 mg,一日 3 次
	人粒细胞巨噬细胞集落刺激因子 Leucomax (GM-CSF)	针剂:300 万 u	成人:皮下注射或静滴,5～10u/kg,一日 1 次
	重组人粒细胞集落刺激因子注射液 Filgrastim (rh G－CSF)	针剂:75μg, 150μg,300μg	成人:皮下注射或静滴,50μg/m^2,一日 1 次

十七、呼吸系统药物

分类	药品名称	规格	用法与剂量
镇咳药	可待因 Codeine	片剂:15 mg,30 mg 糖浆:50 mg/100 ml 针剂:15 mg/1 ml	成人:口服,15～30 mg,一日 3 次 皮下注射,15～30 mg/次 儿童:口服,0.3～0.5 mg/kg,一日 3 次
镇咳药	枸橼酸喷托维林 (咳必清) Pentoxyverine Citrate	片剂:25 mg 糖浆:145 mg/100 ml	成人:口服,12.5～25 mg,一日 3 次 儿童:口服,6.25～12.5 mg,一日 3 次

附录 11 续表

分类	药品名称	规格	用法与剂量
镇咳药	苯丙哌林 Benproperine	糖衣片:20 mg	成人:口服,20～40 mg,一日 3 次
镇咳药	菲迪克 (止咳糖浆) Pheticol cold	糖浆(复方): 120 ml/瓶	成人:口服 15～20 ml,一日 3 次 儿童:13 岁以上 10～15 ml,6～12 岁 10 ml,1～5 岁 3～5 ml
祛痰药	氯化铵 Ammonium Chloride	片剂:0.3 g	成人:口服,0.3～0.6 g,一日 3 次 儿童:口服,10～20 mg/kg,一日 3 次
祛痰药	羧甲司坦 Carbocisteine	片剂:0.25 g	成人:口服,0.5 g,一日 3 次 儿童:婴幼儿每日剂量 30 mg/kg
祛痰药	糜蛋白酶 Chymotrypsin	冻干粉针剂:1 mg,5 mg	成人:肌注,5 mg,一日 1～2 次;气管滴入,0.5 mg/ml,一日 2～4 次
祛痰药	溴己新 (必嗽平) Bromhexim	片剂:8 mg	成人:口服,8～16 mg,一日 3～4 次
		针剂:8 mg/2 ml	成人:静注,8 mg,一日 2 次;雾化,1～2 mg,一日 2～4 次
祛痰药	氨溴索 Ambroxol	片剂:30 mg 糖浆:30 mg/5 ml	成人:口服,30 mg,一日 3～4 次 儿童:口服,15 mg,一日 3～4 次
平喘药	沙丁胺醇 (喘乐宁、舒喘灵) Salbutamol	片剂:2 mg	成人:口服,2～4 mg,一日 3 次 儿童:口服,40～80μg/kg,一日 3 次
		气雾剂:0.2%	成人:雾化吸入 0.1～0.4 mg,一日 3～4 次
平喘药	特布他林 Terbutaline	片剂:2.5 mg	成人:口服,2.5～5 mg,一日 3 次 儿童:3～6 mg/d
		针剂:0.5 mg/2 ml	成人:静滴,0.5 mg/次[0.05～0.20μg/(kg·min)] 儿童:0.05～0.1 mg/d
平喘药	特布他林 (喘康速) Terbutaline	气雾剂:0.25 mg/喷×200 喷	成人:吸入,0.25～0.5 mg,一日 3～4 次
平喘药	特布他林 Terbutaline	干粉气雾剂:0.5 mg/喷×200 喷/瓶	成人:吸入,0.5 mg,一日 3 次
平喘药	氨茶碱 Aminophyline	片剂:0.1 g	成人:口服,0.15～0.2 g,一日 3～4 次 儿童:口服,3～5 mg/kg,一日 3～4 次
		针剂:0.25 g/10 ml	成人:静滴,首剂 5.6 mg/kg,维持量 0.5～0.7 mg/(kg·h) 儿童:每次 2～3 mg/kg
平喘药	茶碱缓释片 Theophylline	片剂:400 mg	成人:口服,400 mg,一日 1 次

附录 11 续表

分类	药品名称	规　格	用 法 与 剂 量
平喘药	异丙托溴铵 Ipratropium Bromide	气雾剂:10 ml/瓶	成人:吸入,每次 2 喷,一日 3~4 次
	丙酸倍氯米松 Beclomethasone	气雾剂: 50 μg/喷×200 喷, 250 μg/喷×200 喷	成人:吸入,100~200 μg,一日 3~4 次

十八、心血管系统及利尿药物

分类	药品名称	规　格	用 法 与 剂 量
(一)强心药	1、洋地黄类强心药		
	地高辛 Digoxin	片剂:0.25 mg	成人:口服,0.062 5~0.25 mg,一日 1~2 次 儿童:口服,饱和量 0.03~0.04 mg/(kg·d),维持量 0.003~0.004 mg/(kg·d)
	甲基地高辛 Medigoxin	片剂:0.1 mg	成人:口服,0.1~0.2 mg,一日 1~2 次 儿童:口服,10 μg/kg,一日 1~3 次
		针剂:0.2 mg	成人:静注,0.2~0.3 mg,一日 1~2 次
	毛花苷丙 Cedilanid C	针剂:0.4 mg	成人:静注,0.2~0.4 mg,一日 1~2 次 儿童:静注,0.01~0.04 mg/(kg·d)
	毒毛旋花子苷 KSrtophanthin K	针剂:0.25 mg	成人:静注 0.125~0.5 mg,一日 1~4 次 儿童:静注 0.005~0.01 mg/(kg·d)
	2、磷酸二酯酶抑制剂类强心药		
	米力农(甲腈吡酮) Milrinone	针剂:50 mg	成人:静注,1 mg/kg,负荷量 25~75 μg/kg 维持,每日最大剂量不超过 1.13 mg/kg
	3、儿茶酚胺类强心升压药		
	多巴胺 Dopamine	针剂:20 mg	成人:静滴,2~4 μg/(kg·min),20~100 mg/次 儿童:静滴,酌减
	多巴酚丁胺 Dobutamine	针剂:20 mg	成人:静滴,2.5~10 μg/(kg·min),20 mg/次 儿童:静滴,酌减
(二)抗心率失常药	1、Ⅰ类		
	莫雷西嗪(乙吗噻嗪) Moracizine	片剂:50 mg	成人:口服,100~200 mg,一日 3~4 次
	利多卡因 Lidocaine	针剂:100 mg	成人:静注,50~100 mg,一日 1~2 次 儿童:静注,酌减
			成人:静滴,1~4 mg/ min(维持),总量 5 mg/kg

附录 11 续表

分类	药品名称	规　格	用 法 与 剂 量
（二）抗心率失常药	慢心律（美西律）Mexiletine	片剂：50 mg	成人：口服，100～200 mg，一日 3～4 次
		针剂：50 mg	成人：静滴，1～2 mg/ min
			成人：静注，100～200 mg
	普罗帕酮（心律平）Propafenone	片剂：50 mg，150 mg	成人：口服，100～300 mg，一日 2～4 次 成人：静注，1～2 mg/(kg·d)
		针剂：70 mg	成人：静滴，0.3～1 mg/min(维持)
	2、Ⅱ类-β 肾上腺素能受体阻断药		
	美托洛尔 Metoprolol	片剂：50 mg，100 mg	成人：口服，12.5～100 mg，一日 2 次
	阿替洛尔（氨酰心安）Atenolol	片剂：25 mg，50 mg	成人：口服，12.5～100 mg，一日 2 次
	比索洛尔 Condor，Bisoprolol	片剂：5 mg	成人：口服，5 mg，一日 1～2 次
	索他洛尔 Sotalol	片剂：80 mg	成人：口服，80 mg，一日 1～2 次
	3、Ⅲ类		
	胺碘酮 Amiodarone	片剂：200 mg	成人：口服，初始 600 mg，分 2～3 次，维持 200 mg，一日 1 次 儿童：口服，3～10 mg/(kg·d)
		针剂：150 mg	成人：静注，2.5～5 mg/kg，慢注
	4、Ⅳ类-钙通道阻断药		
	维拉帕米（异搏定）Verapamil	片剂：40 mg，240 mg(缓释)	成人：口服，120～240 mg，分 2～3 次
		针剂：5 mg	成人：静注，5～10 mg/次
			成人：静滴，1～5 μg/kg
	5、其他		
	氯化钾	片剂：0.25 g	成人：口服，1～2g，一日 3 次
		缓释片：0.5 g	成人：口服，0.5 g，一日 2～3 次
		针剂：1.0 g	成人：静滴，稀释，慢滴 儿童：静滴，0.1～0.3 g/(kg·d)
	门冬酸钾镁	片剂：150 mg	成人：口服，1～3 片，一日 1～3 次
（三）降脂药	1、贝特类		
	吉非罗齐 Gemfibrozil	丸剂：300 mg	成人：口服，300～600 mg，一日 2 次
	非诺贝特 Fenofibrate	片剂：100 mg，200 mg，300 mg	成人：口服，100～300 mg，一日 1 次 儿童：5 mg/(kg·d)

附录 11 续表

分类	药品名称	规格	用法与剂量
(三)降脂药	2、他汀类		
	洛伐他汀 Lovastatin	片剂:10 mg,20 mg	成人:口服,10～20 mg,一日 1 次
	辛伐他汀 Simvastain	片剂:10 mg,20mg	成人:口服,5～20 mg,一日 1 次
	普伐他汀 Pravastain	片剂:10 mg	成人:口服,10～20 mg,一日 1～2 次
	血脂康	胶囊:10 mg	成人:口服,500～1 000 mg,一日 1～2 次
(四)抗心绞痛药	1、硝酸盐类		
	硝酸甘油 Nitroglycerin	片剂:0.5 mg	成人:含服,0.5 mg,一日 3～4 次或必要时用
		贴膜:25 mg	成人:贴胸膜,25 mg,一日 1～2 次
		针剂:5 mg	成人:静滴,5～10 mg,一日 1～2 次
		喷雾剂:1.0 g	成人:0.4 mg/喷,必要时用
	硝酸异山梨酯(消心痛) Isosorbide Dinitrate	片剂:5 mg,10 mg	成人:口服,5～10 mg,一日 3～4 次
			成人:含服,5 mg,必要时用
	硝酸异山梨酯缓释胶囊 Isosorbide Dinitrate Sustained-Release	胶囊:20 mg	成人:口服,20 mg,一日 1～2 次
	单硝酸异山梨酯 Isosorbied (5-ISMN)	片剂:10 mg,20 mg	成人:口服,20～40 mg,一日 1～2 次
	2、β 肾上腺素受体阻断药(见抗心律失常药)		
	3、钙拮抗剂		
	地尔硫卓 Diltiazem	片剂:30 mg	成人:口服,30～60 mg,一日 1～2 次
		针剂:50 mg	成人:静注,50～100 mg,缓注
	4、其他		
	速效救心丸	丸剂	成人:口服或含化,4～6 粒,一日 1～3 次或必要时用
	5、溶栓药		
	尿激酶	(见十五)	
	阿替普酶 Alteplase 重组组织型纤溶酶原激活剂 r-trA	针剂:50 mg	成人:静滴 10 mg,1～2 分钟→50 mg,60 分钟→40 mg,120 分钟

附录 11 续表

分类	药品名称	规　格	用 法 与 剂 量
（五）降血压药	1、α受体阻断药		
	特拉唑嗪 Terazosin	片剂:2 mg	成人:口服,1～2 mg,一日 1 次(睡前)
	乌拉地尔 Urapidil	针剂:50 mg	成人:静滴,首次 25 mg,250 mg 维持
	2、钙拮抗剂		
	硝苯地平(心痛定) Nifedipine	片剂:10 mg	成人:口服,5～20 mg,一日 2～3 次
	维拉帕米 Verapamil	片剂:10 mg	
	地尔硫卓 Diltiazem	片剂:10 mg	
	尼群地平 Nitrendipine	片剂:10 mg	成人:口服,10 mg,一日 2～3 次
	尼卡地平 (佩尔地平) Nicardipine	胶囊:40 mg	成人:口服,40 mg,一日 1～2 次
	硝苯地平控释片 Nifedipine Controlled-Release	控释片:30 mg	成人:整吞,30 mg ～60 mg,一日 1 次
	氨氯地平 A mlodipine	片剂:5 mg	成人:口服,5～10 mg,一日 1 次
	非洛地平 Felodipine	片剂:5 mg	成人:口服,2.5～10 mg,一日 1 次
	拉西地平 Lacidipine	片剂:2 mg, 4 mg	成人:口服,2～4 mg,一日 1 次
	3、β受体阻断药	同前	
	4、血管紧张素转化酶抑制剂(ACEI)		
	卡托普利 Captopril	片剂:12.5 mg, 25 mg,10 mg	成人:口服,6.25～25 mg,一日 2～3 次
	依那普利 Enalapril	片剂:5 mg, 10 mg	成人:口服,2.5～10 mg,一日 1～2 次
	培哚普利 Perindopril	片剂:4 mg	成人:口服,2 ～8 mg,一日 1 次
	贝那普利 Benazepril	片剂:10 mg	成人:口服,10 ～20 mg,一日 1 次
	西拉普利 Cilazapril	片剂:2.5 mg	成人:口服,2.5 ～5 mg,一日 1 次

附录 11 续表

分类	药品名称	规格	用法与剂量
(五)降血压药	福辛普利 Fosinopril	片剂:10 mg	成人:口服,10 ~40 mg,一日 1 次
	赖诺普利 Lisinopril	片剂:5 mg,10 mg,20 mg	成人:口服,5~20 mg,一日 1 次
	5、利尿降压药		
	氢氯噻嗪(双克) Hydrochlorothiazide	片剂:25 mg	成人:口服,12.5 ~25 mg,一日 1~3 次 儿童:口服,1~2 mg/(kg·d),分 1~2 次
	吲达帕胺 Indapamide	片剂:2.5 mg	成人:口服,2.5~5 mg,一日 1 次
	阿米洛利 Amiloride	片剂:2.5 mg	成人:口服,2.5 ~5 mg,一日 1~2 次
(六)升压及抗休克药	肾上腺素 Adrenaline	针剂:0.5 mg,1 mg	成人:肌注,0.25~0.5 mg 儿童:肌注,0.01~0.03 mg
			成人:静注,0.25~0.5 mg 儿童:静注,0.25~0.5 mg
			成人:心腔内,可重复
	去甲肾上腺素 Noradrenaline	针剂:2 mg	成人:静滴,2~10 mg,依血压调整速度 儿童:静滴,0.004 mg/min
	异丙肾上腺素 Isopernaline	针剂:1 mg	成人:静滴,1~2 mg,依血压、心率调速 儿童:静滴,酌减
			成人:心腔内 0.5~1mg,可重复
	间羟胺(阿拉明) Metaraminol	针剂:10 mg	成人:静滴,50~100 mg,依血压调速 儿童:静滴,10~20 mg
			成人:静注,5 mg/次 儿童:静注,0.04~0.2 mg/kg
			成人:肌注,2~10 mg
	阿托品 Atropine	针剂:0.5 mg,1 mg 5 mg,10 mg	成人:静注,1~2 mg,15~30 分钟,可重复 儿童:静注,0.03~0.05 mg/kg,15~30 分钟,可重复

十九、消化系统药物

分类	药名	规格	用法与剂量
(一)抗消化性溃疡药物	氢氧化铝 Aluminium Hydroxide	片剂:0.3 g	成人:口服,0.3~0.9 g,一日 3~4 次 儿童:口服,0.15~0.3 g,一日 3~4 次
		凝胶:4%	成人:10~15 ml,一日 3~4 次
	硫糖铝 Sucralfate	片剂:0.25 g	成人:口服,1 g,一日 3 次

附录 11 续表

分类	药品	规格	用法与剂量
(一)抗消化性溃疡药物	溴丙胺太林 (普鲁本辛) Probanthine	片剂:15 mg	成人:口服,15～30 mg,一日 3～4 次
	西咪替丁 (甲氰咪胍) Cimetidine	片剂:0.2 g	成人:口服,0.2 g,一日 3～4 次,餐后及睡前服
		针剂:0.2 g	成人:缓慢静注或静滴,0.2 g,一日 3～4 次
	雷尼替丁 Ranitidine	片剂:150 mg	成人:口服,0.15 g,一日 1～2 次
		针剂:50 mg	成人:静注或静滴,50 mg,一日 2～3 次
	法莫替丁 Famotidine	片剂:20 mg	成人:口服,20 mg,一日 2 次,早晚餐后或睡前服
		针剂:20 mg	成人:缓慢静注或静滴,20 mg,一日 2 次
	奥美拉唑 Omeprazole	胶囊:20 mg	成人:口服,20 mg,一日 1 次
		针剂:40 mg	成人:静注,40 mg,一日 2 次
	兰索拉唑 Lansoprazole	胶囊:30 mg	成人:口服,30 mg,一日 1 次
(二)助消化及胃肠蠕动促进	多酶片 Multienzyme Tablets	复方片剂	成人:口服,2～3 片,一日 3 次,饭前服
	多潘立酮 (吗丁啉) Domperidone	片剂:10 mg	成人:口服,10 mg,一日 3 次 儿童:口服,0.3 mg/kg,一日 3 次 本品应在饭前 15～30 分钟服用
	西沙比利 Cisapridi	片剂:5 mg, 10 mg	成人:口服,5～10 mg,一日 3 次,三餐前服用 儿童:婴幼儿用混悬剂 0.2 mg/kg,一日 3～4 次
	甲氧氯普胺 (胃复安、灭吐灵) Metoclopramide	片剂:5 mg	成人:口服,5～10 mg,一日 3 次,饭前半小时服用 儿童:口服,1～2.5 mg,一日 2～3 次
		针剂:10 mg	成人:肌注,每次 10～20 mg,每日剂量不宜超过 0.5 mg/kg
(三)泻药及止泻药	酚酞(果导) Phenolphthalein	片剂:50 mg, 100 mg	成人:口服,50～200 mg,一日 1 次,睡前服 儿童:口服,3 mg/kg,一日 1 次
	蓖麻油 Castor Oil	油剂	成人:口服,10～20 ml/次 儿童:口服,2～10 ml/次
	洛派丁胺 Loperamide	胶囊:2 mg	成人:口服,2～4 mg,一日 1～3 次 儿童:口服,1 mg,一日 1～3 次
	嗜酸乳杆菌 Lactobacillus	胶囊:235 mg	成人:口服,2～4 粒,一日 2 次 儿童:口服,酌减
	地芬诺酯 (苯乙哌啶) Diphenoxylate	复方片剂:2.5 mg	成人:口服,2.5～5 mg,一日 2～4 次

附录 11 续表

分类	药　名	规　格	用 法 与 剂 量
（四）止吐与催吐药	昂丹司琼 Ondansetron	片剂：4 mg，8 mg	成人：口服，4～8 mg，一日 1～2 次
		针剂：4 mg，8 mg	成人：静注：4～8 mg，化疗前
	格拉司琼 Granisetron	片（胶囊）：1 mg	成人：口服，1 mg 一日 2 次；儿童 20 μg/kg，一日 2 次
		针剂：3 mg	成人：静注：3～9 mg，化疗前
	托烷司琼 Tropisetron	胶囊：5 mg	成人：口服，5 mg，一日 1 次，餐前 1 小时服用 儿童：0.1 mg/kg，最高可达 5 mg/d
		针剂：5 mg	成人：静注，5 mg，化疗前 儿童：0.2 mg/kg，最高可达 5 mg/d
	阿朴吗啡 （去水吗啡） Apomorphine	针剂：5 mg	成人：皮下，2～5 mg/次 儿童：皮下，0.06～0.1 mg/kg 极量：每次 5 mg，不得重复使用
（五）利胆药	去氢胆酸 Dehydrocholic Acid	片剂：0.25 g	成人：口服，0.25～0.5 g，一日 3 次，饭后服
	熊去氧胆酸 Ursodeoxycholic Acid	片剂：50 mg，150 mg	成人：口服，50～150 mg，一日 3 次
	羟甲烟胺 （利胆素） Nicotinglmethyl-amide	片剂：0.5 g	成人：口服，1.0 g，一日 3 次 儿童：口服，0.25～0.5 g，一日 3 次
		针剂：0.4 g	成人：静滴，0.4～0.8 g，一日 1 次
	二羟基二丁醚 （保胆健素） Dihydroxydibutyl-ether	胶囊：0.5 g	成人：口服，1～2 粒，一日 3 次，饭前口服
（六）肝病辅助用药	联苯双脂 Bifendate	片剂：25 mg，50 mg	成人：口服，片剂，25～50 mg，一日 3 次 滴丸剂：7.5～15 mg，一日 3 次
	谷氨酸钠 Sodium Glutamate	针剂：20 ml；5.75 g	成人：静滴，一次 11.5 g，一日不超过 23 g，用 5%葡萄糖注射液稀释后缓慢静滴 儿童：静滴，酌减
	谷氨酸钾 Potassium Glutamate	针剂：20 ml/6.3 g	成人：静滴，18.9 g，1～2 次/d，常与谷氨酸钠 1∶3 或 1∶2合用
	水飞蓟宾 Silibinin	片剂：35 mg	成人：口服，70 mg，一日 3 次，饭后服
	谷胱甘肽 Glutathione	针剂：600 mg	成人：静滴，1 200 mg，一日 1 次

二十、内分泌系统药物

分类	药品名称	规格	用法与剂量
(一)激素类	1、下丘脑及垂体激素		
	促皮质素 Corticotropin (ACTH)	粉针剂:25 u	成人:静滴,25 u/次,一日或隔日 1 次 儿童:静滴,0.4 u/(kg·d)
		长效注射剂:20 u, 40 u	成人:肌注,25 u/次,一日或隔日 1 次 儿童:肌注,10～20 u/,一日 1 次
		人工合成:250 μg	成人:静滴,25 u/次,诊断用
	奥曲肽 (八肽生长抑素) Ocrteotide	针剂:100 μg	成人:皮下注射,50～100 μg,一日 2～4 次
			成人:静滴,100～200 μg,维持
	垂体后叶素 Prtuitrin	针剂:5U,10U	成人:静注,5～10u,一日 1～2 次
			成人:静滴,5～20u,一日 1 次
	2、肾上腺皮质激素		
	泼尼松(泼尼松) Perdnisone	片剂:5 mg	成人:口服,20～60 mg,一日 1～3 次 儿童:口服,1 mg/kg·d
	地塞米松 Dexamethasone	片剂:0.75 mg	成人:口服,1.5～9.0 mg,分 2～3 次 维持:0.5～0.75 mg/d 儿童:口服,1～2 mg/kg·d
		针剂:1 mg/ml 5mg/ml	成人:静注或静滴,2～4 mg,一日 1～2 次
	泼尼松龙 (氢经泼尼松) Prednisolone	片剂:5 mg	成人:口服,5～15 mg,一日 2～4 次 儿童:口服,1～2 mg/kg·d
		混悬液:125 mg	成人:局部注射,依个体而异
		软膏,眼膏:0.25%	成人:外用,一日 3 次
	氢化可的松 Hydrocortisone	片剂:20 mg	成人:口服,10～20 mg,一日 2 次 儿童:口服,4～8mg/kg·d
		针剂:100 mg	成人:静滴,100～200 mg,一日 2～3 次
		混悬液:125 mg	成人:肌注,50～100 mg,一日 1～2 次 关节腔内注射,25～50 mg;鞘内注射,25 mg
	3、男性激素及同化激素		
	丙酸睾酮 Teststerone Propionate	油剂:25 mg	成人:肌注,25～50 mg,1 周 1～2 次 儿童:肌注,12.5～25 mg/2 W
	甲基酮 Methyltestosterone	片剂:5 mg	成人:口服,5～10 mg,1 周 3 次 儿童:1～2 mg/kg·d,分 1～2 次服

附录 11 续表

分类	药品名称	规　　格	用 法 与 剂 量
（一）激素类药	苯丙酸诺龙 Nandrolone Phenylpropionate	针剂：25 mg	成人：肌注，25～50 mg，1 周 1～2 次 儿童：口服，12.5～25 mg/2 W
	司坦唑醇 （康力龙） Stanozolol	片剂：2 mg	成人：口服，2 mg，1 日 2～3 次
	4、女性激素		
	己烯雌酚 Diethylstilbestrol	片剂：0.5 mg， 1 mg	成人：口服，闭经后替代：1 mg，一晚 1 次； 功血：3 mg，一日 3 次； 更年期：0.25 mg，一日 1 次； 退奶引产：3～5 mg，一日 3 次；
		针剂：2 mg	成人：肌注，0.5～1 mg/次，0.5～6mg/d
	尼尔雌醇 Nilestriol	片剂：5 mg，2 mg	成人：口服，5 mg，一月 1 次或 2 mg，1 月 2 次
	替勃龙 Tibolone	片剂：2.5 mg	成人：吞服，2.5 mg，一日 1 次 维持：1.25 mg，一日 1 次
	黄体酮 Progesterone	针剂：10 mg， 20 mg	成人：肌注，流产：10～20 mg，一日 1 次； 闭经：100 mg，一日 1 次用 3～5 d； 月经失调：10～20 mg，一日 1 次用 5～10 日；
	缩宫素 （催产素） Oxytocin	针剂：5 U，10 U	成人：肌注，产后出血：10u
			成人：静滴，催产：1～5u
（二）甲状腺病用药	左甲状腺素 Levothyroxine	片剂：50 μg， 100 μg	成人：口服，50μg～100 μg，一日 1 次 儿童：口服，6～25 μg，一日 1 次
	甲基硫氧嘧啶 （MTU） Methylthiouracil	片剂：50 mg	成人：口服，100～200 mg，一日 3 次 儿童：口服，50～150 mg/d，分 3 次
			成人：维持，25～100m g/d 儿童：维持，20～50m g/d
	甲巯咪唑 （他巴唑） Thiamazole	片剂：5 mg	成人：口服，30～60 mg，分 1～3 次 儿童：口服，10～20 mg/d，分 1～3 次
			成人：维持，5～15 mg/d 儿童：维持，5～10 mg/d
（三）抗糖尿病药	普通胰岛素 Regular Insulin	针剂：10 ml：400 U 笔芯：3 ml：300 U	成人：皮下注射，餐前 30 min，4 u/次开始 儿童：同成人
			成人：静滴，依血糖维持，4～6 u/h 儿童：每小时 0.1 u/kg，根据血糖变化调整剂量
	甲苯磺丁脲（D860） Tolbutamide	片剂：0.25 g， 0.5 g	成人：口服（餐前），0.5 g，一日 2～3 次

附录 11 续表

分类	药品名称	规　　格	用　法　与　剂　量
（三）抗糖尿病药	格列本脲（优降糖） Glibenclamide	片剂：2.5 mg， 5 mg	成人：口服（餐前），2.5～5 mg，一日 1～2 次
	格列齐特 Gliclazide	片剂：80 mg	成人：口服（餐前），40～160 mg，一日 1～2 次
	格列吡嗪 Glipizide	片剂：2.5 mg， 5 mg	成人：口服（餐前），2.5～10 mg，一日 1～2 次
	苯乙双胍（降糖灵） Phenformin	片剂：25 mg	成人：口服（餐前），25 mg，一日 2～3 次
	二甲双胍 Metformin	片剂：250 mg， 500 mg	成人：口服（餐前），250～500 mg，一日 2～3 次
	阿卡波糖 Acarbose	片剂：50 mg， 100 mg	成人：口服（餐前），50～100 mg，一日 3 次
（四）抗痛风药	秋水仙碱 Colchicine	片剂：0.5 mg， 10mg	成人：口服，1 mg 始，0.5 mg 每 2 h 一次，2～4 次止
	别嘌醇 Allopurinol	片剂：100 mg	成人：口服，100 mg，一日 2～4 次 儿童：口服，50 mg，一日 2～4 次
	苯溴吗隆 Benzbromarone	片剂：50 mg	成人：口服，25～100 mg.，一日 1 次

二十一、诊断用药

分类	药品名称	规　　格	用　法　与　剂　量
	硫酸钡 Barium Sulfate	粉剂	成人：口服，125～150 g/次 儿童：酌减
			成人：灌肠，200～300 g/次
	胆影葡胺 Meglucamine Adipiodon	针剂：50%20 ml	成人：静注，20 ml（先 30%1ml 试验） 儿童：0.3～0.6 ml/kg，不超过 20 ml
	泛影葡胺 Meglumine Diatrizoate	针剂：60%20 ml， 76%20ml	成人：静注，20～40 ml/次 儿童：静注，5～10ml/次
	碘海醇 Iohexol	针剂：300 mg/ml × 50 ml，300，mg/ml×75 ml	成人：静注，依部位而异
	碘普罗安 Iopromide	针剂：300 mg/ml ×50 ml，300 mg/ml×75 ml	成人：静注，50～150 ml/次

二十二、其他用药

分类	药品名称	规格	用法与剂量
(一)解毒药	依地酸二钠 (EDTA-Na_2)	针剂:1 g	成人:静注,1~3 g/次
			成人:静滴,4~6 g/次
	依地酸钙钠 ($CaNa_2$-EDTA)	片剂:0.5 g	成人:口服,1~2 g/次,一日 2~4 次
		针剂:0.2 g,1 g	成人:肌注,0.25~0.5 g,一日 2 次
			成人:皮下静滴,0.5~1 g,一日 2 次(稀释)
	二巯基丙醇 (BAL) Dimercaprol	针剂:2 ml,0.2 g	成人:深部肌注,轻症:2.5 mg/kg,第 1、2 日 4~6 小时 1 次,第 3 日一日 2 次,第 4 日一日 1~2 次;重症:5 mg/kg,第 1、2 日一日 6 次,第 3 日一日 4 次,第 4 日一日 2 次
	青霉胺 Penicillamine	片剂:0.1 g	成人:口服,20~25 mg/kg,分 3~4 次
	解磷定(PAM) Pralidoxime Iodide	针剂:10 ml:0.4 g 20 ml:0.5 g	成人:静注或静滴,0.4~1.2 g/次,必要时 1~2 h 后重复 1 次 儿童:静注或静滴,15~30 mg/kg,1~2 h 后重复 1 次
	亚甲蓝 Methylthioninium Chloride	针剂:20 mg	成人:静注,亚硝酸盐中毒:1~ 2 mg/kg;氰化物中毒:5~10 mg/kg
	硫代硫酸钠 Sodium Thiosulfate	针剂:0.32 g,0.64 g	成人:肌注或静注,砷、汞、铅、碘中毒 0.5~1 g;氰化物中毒 12.5~25 g/次,一日 1 次,共 3~5 次
	盐酸纳洛酮 Naloxone Hydrochloride	针剂:0.4 mg	成人:静注,0.4~0.8 mg/次,每隔 20~60 分钟
(二)抗过敏药	盐酸异丙嗪(非那根) Promethazine Hydrochloride	片剂:12.5 mg,25 mg	成人:口服,12.5~25 mg,一日 1~3 次 儿童:口服,0.5~1 mg/kg,一日 1~3 次
		针剂:25 mg,50 mg	成人:肌注或静注 5~25 mg,一日 1~3 次 儿童:肌注或静注 0.5~1 mg/kg 一日 1~3 次
	盐酸苯海拉明 Diphenhydramine Hydrochloride	片剂:12.5 mg,25 mg	成人:口服,25~50 mg,一日 2~3 次 儿童:口服,2~4 mg/(kg·d),一日 3~4 次
	马来酸氯苯那敏(扑尔敏) Chlorphenamine Maleateeton	片剂:4 mg	成人:口服,4 mg,一日 1~3 次 儿童:口服,0.35 mg/(kg·d),分 3~4 次
	葡萄糖酸钙 Cal. gluconate	片剂:0.5 g	成人:口服,0.5~2.0 g,一日 3 次 儿童:口服,0.5 g,一日 3 次 酌减
		针剂:10% 10 ml	成人:静注,1 g/次
	西替利嗪 Cetirizine	片剂:10 mg	成人及 12 岁以上儿童:口服,10 mg,一日 1 次 儿童:2~5 岁 2.5~5 mg,一日 1 次;6~11 岁为 5~10 mg,一日 1 次

附录 11 续表

分类	药名名称	规　格	用　法　与　剂　量
(二)抗过敏药	特非那丁(丁苯哌丁醇)Terfenadine	针剂:60 mg	成人:口服,60 mg,一日 2 次 儿童:口服,3～5 岁 15 mg,一日 2 次;6～12 岁,30 mg,一日 2 次
	阿斯咪唑 Astemizole	片剂:10 mg 混悬液	成人及 12 岁以上儿童:口服,3～6 mg,每日不超过 10 mg,一日 1 次 儿童:6～12 岁,5 mg,一日 1 次;6 岁以下儿童 0.2 mg/kg,一日 1 次,15 kg 以上小儿,3 mg,一日 1 次
	氯雷他定 Loratadine	片剂:10 mg 糖浆:100 mg/100 ml	成人:口服,10 mg,一日 1 次 儿童:2～12 岁,体重＞30 kg,10 mg,一日 1 次,体重＜30 kg,5 mg,一日 1 次 2 岁以下儿童不用

附录12　临床常用中成药

中成药简便快捷,疗效肯定,有些还具有一定的急救作用。本书从药品名、组成、功效、适应证、剂型规格、用法用量等几个方面,较详细地介绍了常见病、多发病的常用中成药,以供临床选用。值得注意的是,许多中成药具有多种剂型规格,可参阅相关说明书。

(一)内科用药

类别	药名	组成	功效	适应证	剂型规格	用法用量	使用注意
1. 解表类风寒感冒	正柴胡颗粒	柴胡、防风、生姜、陈皮、赤芍、甘草	发汗解表,疏风散寒	外感风寒初起。症见发热、恶寒、无汗、头痛、鼻塞、四肢酸痛者	颗粒剂,每袋10 g	温开水冲服,1次1袋,1日3次,小儿酌减	
	荆防颗粒	荆芥、防风、羌活、独活、柴胡、前胡、川芎、枳壳、茯苓、桔梗、甘草	发汗解表,散风祛湿	外感风寒湿邪。症见头痛身痛、恶寒无汗、鼻塞流涕、咳嗽、苔白润、脉浮者	颗粒剂,每袋15 g	温开水冲服,1次1袋,1日3次	
	明治伤风通	麻黄浸膏、桂枝浸膏、芍药浸膏、甘草浸膏、生姜浸膏、大枣浸膏、葛根浸膏、无水咖啡因、扑尔敏、扑热息痛、盐酸那可汀、人参粉	疏风散寒	外感风寒。症见恶寒,发热,头痛,鼻塞,流涕,苔薄白	颗粒剂,每袋2 g	温开水冲服,1次2克,1日3次	饭后服用
1. 解表类:风热感冒	板蓝根颗粒	板蓝根	清热解毒,凉血利咽	风热毒邪所致之发热、咽喉肿痛。常用于治疗病毒性感冒、扁桃体炎;防治传染性肝炎	颗粒剂,每袋10 g	温开水冲服,1次10克,1日3～4次	
	桑菊感冒片	桑叶、菊花、薄荷、连翘、苦杏仁、桔梗、芦根、甘草	疏散风热,宣肺止咳	外感风热或风温初起。症见身热,咳嗽有痰,口微渴,头痛,鼻塞,脉浮数者	片剂,每片重0.6 g	口服,1次4片,1日3次	
	双黄连口服液	金银花、黄芩、连翘	辛凉解表,清热解毒	外感风热引起的发热,咳嗽,咽痛	口服液,每支装10 ml	口服,1次20 ml,1日2次	
	羚羊感冒片	羚羊角、牛蒡子、淡豆豉、金银花、荆芥、连翘、淡竹叶、桔梗、薄荷油(或薄荷脑)	辛凉透表,清热解毒	外感风热。症见发热、头痛、咳嗽、口干、咽痛,以及流行性感冒等	片剂	口服,1次4～6片,1日2次	

附录 12 续表

类别	药名	组成	功效	适应证	剂型规格	用法用量	使用注意
	通宣理肺丸	紫苏叶、前胡、桔梗、苦杏仁、麻黄、甘草、陈皮、半夏(制)、茯苓、枳壳(炒)、黄芩	散寒解表，宣肺止咳	风寒咳嗽。症见咳嗽痰稀，鼻塞声重，咽痒，或恶寒发热，头痛，苔薄白	浓缩丸	口服，1 次 8～10 丸，1 日 2～3 次	
2. 化痰止咳类	川贝枇杷糖浆	枇杷叶、川贝母流浸膏、桔梗、薄荷脑	清热宣肺，化痰止咳	外感风热咳嗽。症见咳嗽有痰，咳痰不爽，痰色黄质稠，舌苔薄黄者	糖浆剂	口服，1 次 10 ml，1 日 3 次	风寒所致咳嗽痰多者忌用
	三蛇胆川贝糖浆	蛇胆汁、川贝母、桑白皮、麻黄、枇杷叶、桔梗、牛白藤、白薇、肿节风、百部、薄荷油	清热化痰，润肺止咳	痰热蕴肺，肺失润降咳嗽。症见咳嗽，痰黄质稠，口干，咽干疼痛者	糖浆剂	口服 1 次 10～15 ml，1 日 3 次	
	克咳胶囊	麻黄、罂粟壳、苦杏仁、石膏、莱菔子、桔梗、甘草	止咳、定喘、祛痰	肺失宣降之咳嗽，喘急，气短	胶囊剂，每粒 0.3 g	口服，1 次 3 粒，1 日 2 次	
	急支糖浆	鱼腥草、金荞麦、四季青、麻黄、紫菀、前胡、枳壳、甘草	清热化痰，宣肺止咳	外感风邪，热毒壅肺咳喘。症见发热，咳嗽气喘，痰多色黄或白，质黏稠，咽喉肿痛，舌红，苔黄者	糖浆剂	口服，1 次 20～30 ml，1 日 3～4 次，小儿酌减	
3. 平喘类	桂龙咳喘宁胶囊	桂枝、龙骨、法半夏、黄连、白芍、生姜、大枣、炙甘草、牡蛎、瓜蒌皮、苦杏仁	止咳化痰，降气平喘	外感风寒，痰湿阻肺之咳喘。症见咳嗽，气喘，痰多色白的急、慢性支气管炎病人	胶囊剂，每粒装 0.3 g	口服，1 次 5 粒，1 日 3 次	服药期间，忌烟、酒、猪肉及生冷食物
	固本咳喘片	党参、白术（麸炒）、茯苓、麦冬、甘草(蜜制)、五味子(醋制)、补骨脂(盐水炒)	益气健脾，补肾固摄	肺肾两虚咳喘。症见咳嗽气喘，痰少，倦怠乏力，动则喘甚的慢性支气管炎、肺气肿、支气管哮喘及肺心病病人	片剂	口服，1 次 3 片，1 日 3 次	
	止喘灵口服液	麻黄、洋金花、苦杏仁、连翘	宣肺平喘，止咳祛痰	肺失宣降实喘证。用于咳嗽气喘，胸闷痰多的支气管哮喘，喘息性支气管炎	口服液，一支 10 ml	口服，1 次 1 支，1 日 3 次，7 天为一疗程	

附录 12 续表

类别	药名	组成	功效	适应证	剂型规格	用法用量	使用注意
4. 清热泻火类	黄连上清丸	黄连、黄芩、酒黄柏、栀子、生石膏、酒大黄、防风、薄荷、蔓荆子、菊花、荆芥穗、川芎、白芷、桔梗、甘草、旋覆花	清热通便，散热止痛	上焦风热证。症见头晕脑胀、牙龈肿痛、口舌生疮、咽喉肿痛、耳痛耳鸣、爆发火眼、大便干燥者	蜜丸，每丸重6 g	口服，1 次1～2 丸，1日2次	孕妇慎用；忌食辛辣食物；脾胃虚寒者禁用
	一清胶囊	黄连、黄芩、大黄	清热燥湿，泻火解毒，化淤止血	热毒所致身热烦躁、目赤口疮、咽喉、牙龈肿痛。用于咽炎、扁桃体炎、牙龈炎等。亦用于热盛迫血妄行所致吐血、咯血、痔疮出血	胶囊剂，每粒0.5 g	口服，1 次2粒，1日3次	出现腹泻时，可酌情减量
	当归龙荟丸	当归(酒炒)、龙胆草(酒炒)、芦荟、青黛、栀子、黄连(酒炒)、黄芩(酒炒)、黄柏(盐炒)大黄(酒炒)木香、麝香	泻肝胆实火，通大便	肝胆实火证	水丸	口服，1 次6 g，1 日 2次	
5. 泻下通便类	麻仁丸	火麻仁、苦杏仁、大黄、枳实(炒)、厚朴(姜制)、白芍(炒)	润肠通便	肠燥便秘。用于大便干结，习惯性便秘	蜜丸	口服，1 次6 g，1 日 1～2 次	
	苁蓉通便口服液	肉苁蓉、何首乌、枳实(麸炒)蜂蜜	滋肾润肠通便	中老年人、病后、产后等虚性便秘及习惯性便秘	口服液，每支10 ml	口服，1 次10～20 ml，1 日 1 次，睡前或清晨服用	孕妇慎用
	清宁丸	大黄、车前草、绿豆、法半夏、白术(麸炒)、香附(醋制)、桑叶、桃枝、牛乳、厚朴(姜制)、黑豆、麦芽、陈皮、侧柏叶	清热泻火，理气通便	胃肠积热便秘。症见大便秘结，腹部胀满，口舌生疮，咽喉、牙龈肿痛者	丸剂，每瓶装6 g	口服，1 次6 g，1 日 1～2 次	孕妇忌服
6. 补益类	补中益气丸	黄芪、人参、白术、甘草、陈皮、柴胡、升麻、当归	补中益气，升阳举陷	脾胃气虚。症见气短懒言，肢体倦怠，大便稀溏，舌质淡，以及气虚下陷脱肛，子宫下垂等	丸剂	口服，1 次6 g，1 日 2～3 次	

附录 12 续表

类别	药名	组成	功效	适应证	剂型规格	用法用量	使用注意
	生脉饮	人参、麦冬、五味子	益气复脉，敛阴生津	气阴两亏。症见气短自汗，口干舌燥，脉虚细。或暑热多汗，气津大伤，体倦气短，咽干口渴，脉虚细或虚数者	口服液，每支 10 ml	口服，1 次 10 ml，1 日 3 次	
	归脾丸	人参、黄芪（蜜制）、白术（麸炒）、茯神、甘草（蜜制）、当归、龙眼肉、酸枣仁、（炒）远志、木香	益气补血，健脾养心	心脾两虚，气血不足。症见气短心悸，失眠多梦，头晕头昏，肢体倦怠，食少便溏，妇女月经过多，舌淡苔薄白，脉细者	丸剂。每瓶 200 粒	口服，1 次 8～12 粒，1 日 3 次	
	养血饮口服液	当归、黄芪、鹿角胶、阿胶、大枣	补气养血，益肾助脾	气血两虚。体虚羸弱，崩漏下血，以及血小板减少，贫血，放疗、化疗后气血两虚者	口服液，每支装 10 ml	口服，1 次 1 支，1 日 2 次	
	六味地黄丸	熟地黄、山茱萸、山药、泽泻、牡丹皮、茯苓	滋补肝肾	肝肾阴虚。症见腰膝酸软，头晕目眩，耳鸣耳聋，盗汗遗精，口燥咽干，消渴，骨蒸潮热，舌红少苔，以及小儿囟开不合者	浓缩丸	口服，1 次 8 粒，1 日 3 次	
	知柏地黄丸	知母、黄柏、熟地黄、山茱萸、牡丹皮、山药、茯苓、泽泻	滋阴降火	阴虚火旺。症见潮热盗汗，耳鸣遗精，口干咽燥，小便短赤者	浓缩丸	口服，1 次 8 粒，1 日 3 次	
	桂附地黄丸	桂枝、附子、熟地温补肾黄、山茱萸、山药、茯苓、泽泻、牡丹皮	温补肾阳	肾阳不足。症见腰痛脚软，下半身常有冷感，小便不利或小便反多，脉沉细者	浓缩丸	口服，1 次 8 粒，1 日 3 次	
7. 安神类	天王补心丸	生地黄、玄参、天冬、麦冬、丹参、当归、人参、茯苓、柏子仁、远志、酸枣仁、五味子、朱砂、桔梗、甘草、石菖蒲	滋阴养血，补心安神	心肾不足，阴亏血少所致心悸健忘，失眠多梦，口舌生疮，大便干燥，舌红少苔者	丸剂	口服，1 次 9 g，1 日 2 次	

附录12续表

类别	药名	组成	功效	适应证	剂型规格	用法用量	使用注意
	柏子养心丸	党参、炙黄芪、当归、川芎、茯苓、柏子仁、制远志、酸枣仁、五味子(蒸)、半夏曲、肉桂、炙甘草、朱砂	补气、养血、安神	心气不足,血不养心。症见精神恍惚,心悸健忘,失眠多梦,身倦气短者	丸剂	口服,1次9 g,1日2次	
8. 祛暑类	藿香正气软胶囊	广藿香、紫苏叶、白芷、白术、陈皮、法半夏、厚朴、茯苓、桔梗、甘草、大腹皮、大枣、生姜	解表化湿,理气和中	暑湿外感。症见恶寒发热,头身疼痛,胸闷,脘腹疼痛,恶心呕吐,肠鸣泄泻,苔白腻者	软胶囊剂	口服,1次2～4粒,1日2次	
	人丹	石膏、化石、甘草、儿茶、丁香、小茴香、木香、砂仁、桂皮、胡椒、干姜、陈皮、薄荷冰、冰片等	清热祛暑,辟秽止呕	夏令暑热所致之头痛头晕,心烦口渴,身热自汗,恶心呕吐,身体倦怠等	糊丸,每100粒重2.4 g	噙化或用凉开水送服,1次10～20粒	
9. 活血化淤类	速效救心丸	川芎、冰片	活血化淤,行气止痛	气滞血淤型冠心病,心绞痛。症见胸闷气促,胸中刺痛,甚则绞痛,舌质紫暗者	滴丸,每粒40 ml	含服,1次4～6粒,1日3次;急性发作时1次10～15粒	
	复方丹参滴丸	丹参、三七、冰片	活血化淤,开窍止痛	气滞血淤,心脉淤阻之胸痹。症见胸痛胸闷,心悸气短,唇舌紫暗,脉涩者	滴丸,每粒25 mg	口服或舌下含服,1次10粒,1日3次	孕妇慎用
	心脑舒通胶囊	蒺藜草的提取物	活血化淤,舒利血脉	用于淤阻滞之胸痹心痛;中风恢复期之半身不遂,语言障碍;动脉硬化等心脑血管缺血性疾患	胶囊剂,每粒装0.1 g	口服,1次2～3粒,1日3次,饭后服用	颅内出血尚未完全止血者忌用;有出血史或低粘血症病人慎用
	血府逐淤口服液	当归、川芎、生地黄、赤芍、桃仁、红花、牛膝、柴胡、枳壳、桔梗、甘草	活血化淤,行气止痛	淤内阻之胸痛、头痛。症见胸痛或头痛,内热憋闷,失眠多梦,心悸怔忡,急躁善怒,舌暗红或有淤者	口服液,每支装10 ml	口服,1次10 ml,1日3次	孕妇忌服
	华佗再造丸	川芎、吴茱萸、冰片等	活血化淤,化痰通络,行气止痛	淤或痰湿闭阻经络之中风偏瘫,拘挛麻木,口眼歪斜,言语不清者	浓缩水蜜丸	口服,1次4～8 g,1日2～3次	孕妇忌服

附录 12 续表

类别	药名	组成	功效	适应证	剂型规格	用法用量	使用注意
10. 祛风湿类	强力天麻杜仲胶囊	天麻、杜仲、制草乌、附子(制)、独活、藁本、玄参、当归、地黄、川牛膝、槲寄生、羌活	祛风散寒,舒筋止痛	用于中风引起的筋脉掣痛,肢体麻木,行走不便,腰腿酸痛,头痛头昏等症	胶囊剂,每粒装0.2 g	口服,1 次0.8～1.2 g,1 日 2 次	
	正清风痛宁片	盐酸青藤碱	祛风除湿,活血通络,消肿止痛	用于风湿与类风湿关节炎属风寒湿痹证,症见肌肉酸痛,关节肿胀、疼痛,麻木僵硬者	缓释片剂,每片60 mg	口服,1 次60 mg,1 日2 次	有药物过敏史者,过敏性哮喘者慎用。孕妇或哺乳期妇女慎用。长期服用应定期检查血象
	风湿骨痛胶囊	制川乌、制草乌、红花、甘草、木瓜、乌梅、麻黄	温经散寒,通络止痛	风寒湿痹所致的风湿性关节炎	胶囊剂,每粒装0.3 g	口服,1 次2～4 粒,1日 2 次	孕妇忌服
	旭痹颗粒	地黄、熟地黄、续断、附子(制)、独活、骨碎补、桂枝、淫羊藿、防风、威灵仙、皂刺、羊骨、白芍、狗脊(制)、知母、伸筋草、红花	补肝肾,强筋骨,祛风湿,通经络	用于久痹体虚,症见关节疼痛,局部肿大,僵硬畸形,屈伸不利及类风湿性关节炎见上述证候者	颗粒剂,每袋装6 g	开水冲服,1 次 6 g,1日 3 次	
11. 调理脾胃类	香砂六君子丸	党参、茯苓、白术、甘草、陈皮、法半夏、木香、砂仁(生姜、红枣煎汤泛丸)	健脾和胃,理气化湿	脾胃虚弱,湿阻气滞。症见食欲不振,嗳气呕吐,脘腹胀满或疼痛,大便溏泄者	浓缩丸	口服,1 次12 粒,1 日3 次	
	胃苏颗粒	紫苏梗、香附、陈皮、香橼、佛手、枳壳等	理气止痛,降逆和胃	气滞胃痛。症见胃脘胀痛,窜及两胁,嗳气或矢气则舒,胸闷食少,苔薄白,脉弦者	颗粒剂,每袋装15 g	开水冲服,1次 1 包,1日 3 次	
	温胃舒胶囊	党参、附子(制)、黄芪(制)、肉桂、山药、肉苁蓉(制)、白术(炒)、山楂(炒)、乌梅、砂仁、陈皮、补骨脂	温胃养胃,行气止痛,助阳暖中	中焦虚寒胃痛。用于胃脘冷痛,腹胀,嗳气,纳差,畏寒等慢性萎缩性胃炎、慢性胃炎病人	胶囊剂,每粒重0.4 g	口服,1 次3 粒,1 日 2次	

附录 12 续表

类别	药名	组成	功效	适应证	剂型规格	用法用量	使用注意
	养胃舒胶囊	党参、陈皮、黄精(蒸)、山药、干姜、菟丝子、白术(炒)、玄参、乌梅、山楂、北沙参	滋阴养胃，调理中焦，行气消导	阴虚胃痛。用于胃脘灼热胀痛，口干口苦，纳差等慢性萎缩性胃炎、慢性胃炎病人	胶囊剂，每粒重0.4 g	口服，1次3粒，1日2次	
	胃复春片	人参、香茶菜、枳壳	健脾益气，活血解毒	用于治疗胃癌癌前期病变及胃癌手术后辅助治疗	片剂。每片重0.359 g	口服，1次4片，1日3次	
	参苓白术丸	人参、茯苓、白术、山药、白扁豆、莲子肉、薏苡仁、砂仁、桔梗、甘草	补气健脾，渗湿止泻	脾胃气虚夹湿证。症见体倦乏力，食少便溏，胸脘闷胀，面色萎黄，苔白腻者	水丸	口服，1次6 g，1日3次	
	附子理中丸	白术、人参、甘草、干姜、附子	温中散寒，补气健脾	脾胃虚寒。症见脘腹冷痛，呕吐泄泻，肠鸣腹胀，手足不温者	浓缩丸	口服，1次8粒，1日3次	
	四神丸	肉豆蔻、补骨脂、吴茱萸、五味子、生姜、红枣	温肾暖脾，涩肠止泻	脾肾虚寒久泻、五更泄泻	水丸	口服，1次9 g，1日2次	
	保和丸	六神曲、山楂、莱菔子、法半夏、陈皮、茯苓、连翘、麦芽	消食导滞和胃	食积停滞。症见脘腹胀满疼痛，嗳腐吞酸，不思饮食，大便不调者	浓缩丸	口服，1次8丸，1日3次	
12. 调理肝胆类	益胆片	郁金、金银花、白矾、甘草、硝石、滑石粉、玄参	行气散结，清热，排石通淋	用于湿热所致胆结石，肾结石，膀胱结石，阻塞性黄疸，胆囊炎等	片剂	口服，1次3片，1日2次	
	消炎利胆片	穿心莲、溪黄草、苦木	清热祛湿，利胆	用于肝胆湿热引起的口苦，胁痛，急性胆囊炎，胆管炎	片剂	口服，1次6片，1日3次	
	乙肝清热解毒颗粒	虎杖、白花蛇舌草、土茯苓、茜草、北豆根、拳参、茵陈	清肝利胆，解毒利湿	用于肝胆湿热型急、慢性病毒性乙型肝炎初期或活动期；乙型肝炎病毒携带者	颗粒剂，每袋装10 g	开水冲服，1次10～20 g，1日3次	
	益肝灵片	水飞蓟干燥品中提取的水飞蓟素片	清肝利湿解毒	湿热毒邪蕴结所致胁痛，黄疸等急、慢性肝炎	片剂	口服，1次2片，1日3次	

附录 12 续表

类别	药名	组成	功效	适应证	剂型规格	用法用量	使用注意
13. 降压类	牛黄降压丸	牛黄、羚羊角、冰片、黄芪、郁金、白芍、水牛角、党参、甘松、草决明、川芎、黄芩、薄荷、珍珠	清心化痰，平肝安神	心肝火旺，痰热壅盛所致的头晕目眩，头痛失眠，烦躁不安，高血压病见上述证候者	小蜜丸，每20丸重1.3 g	口服，1次20丸，1日2次	腹泻者忌服
	山绿茶降压片	山绿茶	清热解毒，平肝潜阳	用于眩晕耳鸣，头痛头胀，心烦易怒，少眠多梦及高血压、高血脂见上述证候者	片剂，每片重0.2 g	口服，1次2～4片，1日3次	
	松龄血脉康胶囊	松针、珍珠层粉、葛根	平肝潜阳，镇心安神	用于高血压病见有头痛眩晕，急躁易怒，心悸失眠属肝阳上亢证及原发性高脂血症	胶囊剂，每粒0.5 g	口服，1次3粒，1日3次	
14. 清热解毒类	牛黄消炎丸	人工牛黄、珍珠母、蟾酥、青黛、天花粉、大黄、雄黄	清热解毒，消肿止痛	热毒所致咽喉肿痛，疔痈，疮，疖	丸剂	口服，1次10粒，1日3次	孕妇忌用
	连翘败毒丸	连翘、金银花、紫花地丁、天花粉、甘草、白芷、防风、薄荷、荆芥穗、麻黄、柴胡、羌活、当归、赤芍、苦参、黄芩、黄柏、黄连、大黄	清热解毒，疏风散结，活血消肿	风热火毒之疮疡。症见局部红肿，灼热疼痛，溃烂流脓，以及丹毒疱疹，痛痒不止，憎寒壮热者	水丸，每100粒重6 g	口服，1次6 g，1日2次	
	六神丸	人工牛黄、珍珠、蟾酥（酒制）、雄黄、麝香、冰片	清热解毒，消肿止痛	用于热毒咽喉肿痛，单双乳蛾，烂喉丹痧，小儿热疖，痈疽疔疮，无名肿毒等	小水丸，每100粒重0.3 g	将药放在舌中间噙化后，徐徐咽下，或温开水送服，1次5～10粒，1日2次	本品含剧毒，按量服用，不宜多服。孕妇忌服。忌食辛辣食物
	新癀片	肿节分、三七、人工牛黄、猪胆汁膏、肖梵天花、珍珠层粉、水牛角、红曲、吲哚美辛	清热解毒，活血化淤，消肿止痛	热毒淤证。症见咽喉肿痛，牙痛，痹痛，胁痛，黄疸，无名肿痛等	片剂，每片重0.32 g	口服，1次2～4片，1日3次	

(二) 妇科用药

药名	组成	功效	适应证	剂型规格	用法用量	使用注意
乌鸡白凤丸	人参、黄芪、白芍、当归、熟地黄、川芎、乌鸡、鹿角胶、天冬、生地黄、鳖甲、银柴胡、芡实、山药、丹参、香附、鹿角霜、桑螵蛸、煅牡蛎、甘草	益气养血,调经止带	气血两虚。症见身体瘦弱,腰膝酸软,月经不调,崩漏带下者	大蜜丸,每丸重9 g	口服,1次9 g,1日2次	
逍遥丸	柴胡、当归、白芍、白术、茯苓、甘草、薄荷(生姜汁泛丸)	疏肝健脾,养血调经	肝郁血虚脾弱证。症见胸胁胀痛,头晕目眩,口燥咽干,神疲食少,月经不调,乳房胀痛,脉弦而虚者	浓缩丸	口服,1次8丸,1日3次	
妇科十味片	当归、白芍、川芎、熟地黄、生白术、甘草、红枣、赤芍、香附、延胡索	疏肝理气,养血活血,调经止痛	肝郁血虚证。症见月经不调,痛经,经闭者	片剂,每片重0.3 g	口服,1次4片,1日3次	
桂枝茯苓胶囊	桂枝、茯苓、赤芍、牡丹皮、桃仁	活血,化淤,消症	用于妇人宿有症块,或血淤闭经,行经腹痛,产后恶露不尽者	胶囊剂,每粒重0.31 g	口服,1次3粒,1日3次,饭后服。一般于经期服用,或遵医嘱	妊娠者忌服
女金丸	当归、熟地黄、白芍、川芎、茯苓、白术、甘草、党参、肉桂、益母草、牡丹皮、没药、延胡索、藁本、白芷、黄芩、白薇、香附、砂仁、陈皮、鹿角霜、赤石脂、阿胶	益气养血,调经暖宫	气血不足,胞宫寒冷。症见经期错后,经行小腹冷痛,白带过多,腰膝酸痛,四肢乏力者	水蜜丸	口服,1次5 g,1日2次	孕妇忌服
乳癖消片	昆布、海藻、夏枯草、牡丹皮、赤芍、蒲公英、玄参、漏芦、天花粉、红花、鸡血藤、三七、鹿角、木香、连翘	软坚散结,活血消肿,清热解毒	乳癖结块,乳痈初起。症见乳房有结块,可随情志及月经前后而变化;或妇女哺乳期内,乳房硬块肿胀疼痛,乳汁不畅,或局部红肿热痛者	片剂,每片0.32 g	口服,1次5～6片,1日3次	孕妇慎用

(三) 外科用药

药名	组成	功效	适应证	剂型规格	用法用量	使用注意
夏枯草膏	夏枯草	清肝泻火,化痰散结	用于痰火郁结之瘿瘤、痰核、瘰疬、鼠疮、痈疖肿痛等	煎膏剂	口服,1次10 g,1日2次	
小金丸	制草乌、没药、乳香、五灵脂、当归、地龙、白胶香、木鳖子、香墨、麝香	散结消肿,化淤止痛	用于阴疽初起,皮色不变,肿硬作痛,多发性脓肿,瘿瘤,瘰疬,乳岩,乳癖等	糊丸,每丸重0.6 g	打碎后口服,1次2～5丸,1日2次	孕妇禁用
通塞脉片	金银花、玄参、当归、牛膝、石斛、党参、黄芪、甘草	清热养阴,活血通络,补气养血	热毒内阻之脱疽证。症见患肢暗红,微肿灼热,溃烂腐臭,疼痛剧烈,舌红,苔黄,脉数者	片剂,每片重0.35 g	口服,1次5～6片,1日3次	脉管炎属阴寒证者慎用
地榆槐角丸	地榆(炭)、槐角(蜜制)、槐花(炒)、黄芩、大黄、防风、荆芥穗、赤芍、当归、红花、枳壳(麸炒)、生地黄	清肠疏风,凉血止血	湿热蕴结大肠引起的肠风便血,痔疮肿痛	丸剂	口服,1次6 g,1日2次	
如意金黄散	天花粉、黄柏、大黄、姜黄、厚朴、陈皮、甘草、苍术、生南星、白芷	清热解毒,散结化淤,消肿止痛	用于疮疡肿毒,丹毒流注,无名肿毒,跌仆损伤等	散剂	外用。红肿热痛用清茶调敷;漫肿无头用醋调敷	外用药不可内服。痈疽疮疡已溃之创口,阴疽证忌用
京万红软膏	乳香、没药、穿山甲、白芷、土鳖虫、血竭、紫草、地榆、棕榈、血余炭、槐米、金银花、半边莲、黄连、黄芩、黄柏、栀子、苦参、胡黄连、大黄、苍术、当归、地黄、赤芍、川芎、桃仁、红花、木鳖子、罂粟壳、冰片、木瓜、白蔹、乌梅、五倍子	活血消肿,清热解毒,生肌止痛	烧伤、烫伤、褥疮、外伤。症见疮面红肿热痛,皮肤起疱,溃烂化脓者	油膏剂	清洁创面后外用	
复方片仔癀软膏	片仔癀粉、蛇药片	清热,解毒,止痛	病毒性、细菌性皮肤病,如带状疱疹,单纯疱疹,脓疱疮,毛囊炎,痤疮等	软膏剂	外用,涂于患处,1日2～3次	

(四) 儿科用药

药名	组成	功效	适应证	剂型规格	用法用量	使用注意
小儿化食丸	六神曲(炒焦)、山楂(炒焦)、麦芽(炒焦)、槟榔(炒焦)、莪术(醋制)、三棱(制)、牵牛子(炒焦)、大黄	消食化滞，泻火通便	小儿胃热停食，肚腹胀忙，恶心呕吐，烦躁口渴，大便干燥等	蜜丸，每丸重1.5 g	口服，周岁以内1次1丸，周岁以上1次2丸，1日2次	忌食辛辣油腻
儿康宁糖浆	党参、黄芪、白术、山药、薏苡仁、麦冬、制何首乌、大枣、焦山楂、炒麦芽、桑枝	益气健脾，消食开胃	脾虚食积。症见身体瘦弱，食少纳呆，消化不良者	糖浆剂，每支装1 ml，每瓶装150 ml	口服，1次10 ml，1日3次，20～30天为一疗程	
小儿咳喘灵口服液	麻黄、金银花、板蓝根、石膏、苦杏仁、瓜蒌、甘草	宣肺清热，止咳平喘	风热外袭，肺失宣肃。症见身热，咳嗽气促，有痰，口渴，苔薄黄，脉数，以及上呼吸道感染、气管炎、肺炎等见有上述证候者	口服液，每支装10 ml	口服，2岁以内1次5 ml，3～4岁1次7.5 ml，5～7岁1次10 ml，1日3～4次	
小儿麻甘颗粒	麻黄、石膏、苦杏仁、紫苏子、桑白皮、黄芩、地骨皮、甘草	平喘止咳，利肺祛痰	邪热壅肺。症见发热，咳逆喘急，痰稠，口渴，舌红，苔黄，脉数者			

(五) 骨伤科用药

药名	组成	功效	适应证	剂型规格	用法用量	使用注意
云南白药	略	化淤止血，活血止痛，解毒消肿	用于跌打损伤，淤血肿痛，吐血，咯血，便血，痔血，崩漏下血，疮疡肿毒，及软组织挫伤，闭合性骨折等。	散剂，每瓶装4 g，保险子1粒	口服，1次0.25～0.5 g，1日4次(2～5岁按1/4剂量服用，6～12岁按1/2剂量服用)。凡遇较重之跌打损伤可先服保险子1粒，刀、枪、跌打诸伤，无论轻重，出血者用温开水送服，淤肿痛与未流血者用酒送服；妇科淤证用酒送服，但月经过多、红崩，用温开水送服。疮毒初起，服0.25 g，另取药粉用酒调敷患处，如已化脓，只需内服。其他内出血均可内服	孕妇忌服。服药1日内，忌食蚕豆、鱼类及酸冷食物

附录 12 续表

药名	组成	功效	适应证	剂型规格	用法用量	使用注意
接骨七厘片	乳香、没药、当归、土鳖虫、骨碎补(烫)、硼砂、血竭、自然铜(煅)、大黄(酒炒)	活血化淤，接骨止痛	跌打损伤，淤肿痛，骨折筋伤等	片剂	口服，1次5片，1日2次，黄酒送下	孕妇忌服
颈复康颗粒	羌活、威灵仙、秦艽、川芎、葛根、丹参、陶人、红花、乳香、花蕊石、没药、王不留行、土鳖虫、地龙、苍术、黄柏、石决明、黄芪、党参、白芍、生地黄	活血通络，散风止痛，益气养血	正气不足，风寒湿痹引起之颈椎病。症见头痛头晕，颈项强痛，肩背酸痛，手臂麻木者	颗粒剂，每袋装5 g	开水冲服，1次1～2袋，1日2次，饭后服用	孕妇忌服。消化溃疡，肾性高血压等病人慎服或遵医嘱。如有感冒，发热，鼻咽痛等病人暂停服此药
骨刺消痛液	川乌、草乌、(金银花甘草水制)、木瓜、铁丝威灵仙、乌梅、怀牛膝、桂枝、川芎、麻黄、独活、红花、当归	散寒止痛，活血通络	风寒湿痹之骨质增生。症见颈项强同，肩背疼痛麻木，腰腿痛，行步艰难者	酒剂，每瓶装300 ml	口服，1次10～15 ml，1日2次，善饮酒者酌增	肾病病人慎用
仙灵骨葆胶囊	淫羊藿、续断、知母、地黄、补骨脂、丹参	滋补肝肾，活血通络，强筋健骨	肝肾不足骨质疏松症，骨折，骨关节炎，骨无菌坏死等	胶囊剂，每粒重0.5 g	口服，1次2～3粒，1日2次	
抗骨增生丸	熟地黄、肉苁蓉(蒸)、狗脊(盐制)、女贞子、(盐制)、淫羊藿、鸡血藤、莱菔子(炒)、骨碎补、牛膝	壮腰肾，强筋骨，活血利气止痛	肝肾不足增生性脊椎炎，颈椎综合征，骨质增生。症见颈部肩背疼痛麻木，腰脊酸痛，活动受限者	小蜜丸	口服，1次3 g，1日3次	风湿热邪之痹证不宜用，感冒发热或其他原因引起的高热禁用

附录12续表

药名	组成	功效	适应证	剂型规格	用法用量	使用注意
伤湿止痛膏	伤湿止痛流经膏、水杨酸甲酯、薄荷脑、樟脑、芸香浸膏、颠茄流经膏	祛风湿，活血止痛	风湿性关节痛，肌肉痛以及扭伤肿痛等	橡胶膏剂，每片5 cm×7 cm	外用，贴于患处	孕妇慎用。对橡胶膏过敏，皮肤糜烂有渗液者及外伤合并化脓者，不宜贴用
关节止痛膏	辣椒流经膏、颠茄流经膏、薄荷脑、水杨酸甲酯、樟脑、碘化钾、盐酸苯海拉明	活血，消肿，止痛	风湿性关节痛，关节扭伤，淤肿痛，以及寒湿引起的其他疼痛	橡胶膏剂	外用，贴患处	本品含刺激性药物，忌贴于创伤处，皮肤病病人慎用

附录 13　临床检验参考值

一、血液检验

（一）血液一般检验

血红蛋白(Hb)　男性 120～160 g/L
女性 110～150 g/L
新生儿 170～200 g/L

红细胞(RBC)　男性(4.0～5.5)×10^{12}/L
女性(3.5～5.0)×10^{12}/L
新生儿(6.0～7.0)×10^{12}/L

白细胞(WBC)　成人(4.0～10.0)×10^{9}/L
新生儿(15.0～20.0)×10^{9}/L
6 个月至 2 岁(11.0～12.0)×10^{9}/L

白细胞分类计数

百分率
中性杆状核粒细胞 0.01～0.05(1%～5%)
中性分叶核粒细胞 0.50～0.70 (50%～70%)
嗜酸性粒细胞 0.005～0.05(0.5%～5%)
嗜碱性粒细胞 0～0.01(0%～1%)
淋巴细胞 0.20～0.40(20%～40%)
单核细胞 0.03～0.08(3%～8%)

绝对值
中性杆状核粒细胞(0.04～0.5)×10^{9}/L
中性分叶核粒细胞(2.0～7.0)×10^{9}/L
嗜酸性粒细胞(0.02～0.5)×10^{9}/L
嗜碱性粒细胞(0～0.1)×10^{9}/L
淋巴细胞(0.8～4.0)×10^{9}/L
单核细胞(0.12～0.8) ×10^{9}/L

（二）红细胞的其他检验

网织红细胞(Rtc)　成　人　百分数 0.005～0.015(0.5%～1.5%)
绝对值(24～84) ×10^{9}/L
新生儿　百分数 0.02～0.06(2%～6%)

红细胞沉降率(ESR)　Westergren 法　男性 0～15 mm/1 小时末
女性 0～20 mm/1 小时末

平均红细胞容积(MCV)　手工法 82～92 fl
血细胞分析仪法 80～100 fl

平均红细胞血红蛋白(MCH)　手工法 27～31 pg
血细胞分析仪法 27～34 pg

平均红细胞血红蛋白浓度(MCHC)　320～360 g/L(32%～36%)

一氧化碳血红蛋白　定性　阴性
定量　不吸烟者<0.02(2%)

（三）血栓与止血的检验

出血时间(BT) Duke 法 1～3 min,超过 4 min 为异常
lvy 法 2～6 min,超过 7 min 为异常

血小板计数(100～300)×10^9/L

血小板平均容积(MPV)7～11 fl

血小板分布宽度(PDW)15%～17%

活化部分凝血活酶时间(APTT)32～43s(超过对照值 10 s为延长)

血浆凝血酶原时间(PT)11～13s(超过对照值 3s 为延长)

凝血酶原比值(受检血浆 PT/正常血浆 PT)1.0±0.05

血浆纤维蛋白原(Fg)2～4 g/L

血浆纤维蛋白(原)降解产物(FDP)胶乳凝集法＜5 mg/L

血浆 D-二聚体(DD) 胶乳凝集法　阴性

ELISA　　＜200 μg/L

凝血时间(CT)普通试管法 6～12 min

(四) 血液生化检验

血清总蛋白(TP)60～80 g/L

血清白蛋白(A)40～55 g/L

血清球蛋白(G)20～30 g/L

白蛋白/球蛋白比值(A/G)1.5～2.5∶1

血清蛋白电泳　醋酸纤维膜法　白蛋白　0.62～0.71(62%～71%)

球蛋白　α_1 0.03～0.04(3%～4%)

α_2 0.06～0.10(6%～10%)

β 0.07～0.11(7%～11%)

γ 0.09～0.18(9%～18%)

血糖(空腹)全血(Folin～吴法)4.4～6.7 mmol/L(80～120 mg/dl)

血清或血浆(邻甲苯胺法)3.9～6. 4 mmol/L(70～110 mg/dl)

口服葡萄糖耐量试验(OGTT)

空腹血糖＜6.72 mmol/L

服糖后 0.5～1 小时　　升至高峰　7.84～8.96 mmol/L

服糖后 2 小时　　血糖恢复至空腹水平

尿糖均为　阴性

血清胰岛素(空腹)　10～20 u/L (10～20 μu/ml)

胰岛素 (μu/ml)/血糖 (mg/dl)比值＜0.3

血清胰岛素 C 肽 (空腹)　265～1324 pmol/L

胰岛素 C 肽释放试验

服糖后 1 小时　胰岛素及 C 肽均上升至高峰

服糖后 3 小时　两者均下降至空腹水平

糖化血红蛋白(GHb)　(按 GHb 占血红蛋白的百分比计算)

电泳法　5.6%～7.5%

微柱法　4.1%～6.8%

血酮体　　定位　　阴性

定量(以丙酮计)0.34～0.68 mmol/L

血浆乳酸　　0.44～1.78 mmol/L

血清总脂　　成人 4～7 g/L　　儿童 3～6 g/L

血清游离脂肪酸　　0.2～0.6 mmol/L

血清总胆固醇(TC)　　成人　2.86～5.98 mmol/L　儿童　3.12～5.2 mmol/L

血清甘油三酯　(TG)0.56～1.7 mmol/L

高密度脂蛋白胆固醇（HDL－C)0.94～2.0 mmol/L

低密度脂蛋白胆固醇（LDL－C)2.07～3.12 mmol/L

血清钾　3.5～5.1 mmol/L

血清钠　135～147 mmol/L

血清氯　95～105 mmol/L

血清钙　2.25～2.58 mmol/L

血清磷　0.97～1.61 mmol/L

血清镁　0.8～1.2 mmol/L

血清锌　7.56～22.95 μ mol/L

血清铁　亚铁嗪显色法　男性 11～30 μmol/L

女性 9～27 μmol/L

血清铁蛋白(SF)　ELISA 法或 RIA 法　男性 15～200 μg/L

女性 12～150 μg/L

血清总铁结合力(TIBC)　男性 50～77 μmol/L

女性 54～77 μmol/L

未饱和铁结合力 25.2～50.4 μmol/L

转铁蛋白(Tf) 28.6～51.9 μmol/L

转铁蛋白饱和度(Ts)0.33～0.35 μmol/L

血清肌钙蛋白 T(cTnT)ELISA 法 0.02～0.13 μg/L

血清肌红蛋白(Mb) ELISA 法　50～80 μg/L

RIA 法　6～85 μg/L

血清甲胎蛋白(AFP)　定性　阴性

定量　<25 μg/L

β_2 微球蛋白(β_2－M)　0.8～2.4 mg/L

血清总胆红素(STB) 成人 3.4～17.1 μmol/L

新生儿 0～1 天 34～103 μmol/L

1～2 天 103～171 μmol/L

3～5 天 68～137 μmol/L

结合胆红素　0～6.8 μmol/L

非结合胆红素　1.7～10.2 μmol/L

尿素氮　3.2～7.1 mmol/L

肌酐　88.4～176 μ mol/L

尿酸　男性　268～488 μmol/L

女性　178～387 μmol/L

血清碱性磷酸酶(ALP)　成人　<40～110 u/L

γ－谷氨酰转移酶(GGT 或 γGT)　<50 u/L

乳酸脱氢酶(LD 或 LDH)　104～245 u/L

肌酸激酶(CK)　酶偶联法　男性　38～174 u/L

女性　26～140 u/L

肌酸激酶同工酶　CK-MB　<0.05(5%)

CK-MM　0.94～0.96 (94%～96%)

CK-BB　阴性或微量

血清淀粉酶(AMS)　Somogyi 法　总活性 800～1 800 u/L

酶偶联法　20～115 u/L

胆碱酯酶(ChE)

全血胆碱酯酶(AChE) 比色法 80 000～12 000 u/L

连续监测法 为血清 ChE 的 1.5～2.5 倍

血清胆碱酯酶(SchE) 比色法 30 000～80 000u/L

连续监测法 620～1 370u/L

胆碱酯酶活性 0.80～1.00(80%～100%)

(五) 血清学与免疫学检测

免疫球蛋白

IgG 单向免疫扩散法 7.6～16.6 g/L

IgA 单向免疫扩散法 血清型 0.71～3.35 g/L

IgM 单向免疫扩散法 0.48～2.12 g/L

IgD ELISA 法 0.6～2.0 mg/L

IgE ELISA 法 0.1～0.9 mg/L

血清 M 蛋白 阴性

总补体活性(CH_{50}) 试管法 50～100 u/ml

补体 C_{1q} ELISA 法 180～190 mg/L

补体 C_3 单向免疫扩散法 1.14±0.27 g/L

补体 C_4 单向免疫扩散法 0.55±0.11 g/L

类风湿因子(RF) ELISA 法 1～4 ku/L

C 反应蛋白(CRP) 免疫比浊法 阴性

单向免疫扩散法< 8mg/L

抗核抗体(ANA) 免疫荧光法 阴性

血清滴度>1∶40 为阳性

抗双链脱氧核糖核酸抗体(抗 ds-DNA) 阴性

抗甲状腺球蛋白抗体(抗 TG) 间接血凝法 滴度≤1∶32

ELISA 法 阴性

抗甲状腺微粒体抗体(抗 TM)间接血凝法,ELISA 均阴性

甲型肝炎病毒抗原(HAVAg) ELISA 法 阴性

乙型肝炎病毒表面抗原(HBsAg)ELISA 法 阴性

反向间接血凝法 阴性(滴度<1∶8)

乙型肝炎病毒表面抗体(HBsAb) ELISA 法 阴性

乙型肝炎病毒 e 抗原(HBeAg) ELISA 法 阴性

乙型肝炎病毒 e 抗体(HBeAb) ELISA 法 阴性

乙型肝炎病毒核心抗原(HBcAg) ELISA 法 阴性

乙型肝炎病毒核心抗体(抗 HBc)

抗 HBc 总抗体 ELISA 法 阴性

抗 HbcIgM ELISA 法 阴性

抗 HbcIgG ELISA 法 阴性

乙型肝炎病毒 DNA(HBV-DNA) 斑点杂交实验 阴性

聚合酶链反应 阴性

丙型肝炎病毒 RNA(HCV-RNA) 斑点杂交实验 阴性

RT-PCR 法 阴性

丙型肝炎病毒抗体 IgM(抗 HCV IgM) ELISA 法 阴性

丙型肝炎病毒抗体 IgG(抗 HCV IgG) ELISA 法 阴性

丁型肝炎病毒抗原(HDV Ag)　ELISA法　阴性
丁型肝炎病毒抗体(抗HDV)　ELISA法　阴性
丁型肝炎病毒RNA(HDV-RNA)RT-PCR法　阴性
戊型肝炎病毒抗体(抗HEV IgG和抗HEV IgM) ELISA法　阴性
庚型肝炎病毒抗体(抗HGV)ELISA法　阴性
抗链球菌溶血素“O”(ASO)滴度低于1∶400
伤寒沙门菌抗体IgM酶联免疫试验　阴性或滴度低于1∶20
伤寒沙门菌可溶性抗原　乳胶凝集法　阴性
流行性脑脊髓膜炎免疫测定　抗体,抗原测定均为阴性
结核分枝杆菌抗体(TB－Ab)　ELISA法　阴性
结核分枝杆菌DNA　PCR法　阴性
幽门螺旋杆菌抗体(Hp－Ab)　金标免疫斑点法　阴性
出血热病毒抗体IgM　ELISA法　阴性
流行性乙型脑炎病毒抗体IgM　ELISA法　阴性
疟原虫抗体和抗原　IFA法和ELISA法测定抗体　阴性
免疫印迹法测定抗原　阴性
沙眼衣原体(CT)抗体IgM和IgG IFA法　CT－IgM　效价≤1∶32
CT－IgG　效价≤1∶512
梅毒螺旋体抗体　阴性
人获得性免疫缺陷病毒抗体(抗HIV)
筛选实验ELISA法和快速蛋白印迹法　阴性
确认试验　(测HIV-RNA)蛋白印迹法和RT－PCR法　阴性
钩端螺旋体抗体　补体结合实验和ELISA法　阴性(滴度<1∶10)
甲种胎儿球蛋白(AFP)　阴性

二、骨髓检验

有核细胞计数(40～180)×10^9/L
增生程度　增生活跃(即成熟红细胞与有核细胞之比约为20∶1)
粒/红(G/E)2.76±0.87∶1
粒系细胞总数　约占0.50～0.60(50%～60%)
粒系细胞分类　原粒细胞0～0.018(0%～1.8%)
早幼粒细胞0.004～0.039(0.4%～3.9%)
中性中幼粒细胞0.022～0.122(2.2%～12.2%)
中性晚幼粒细胞0.035～0.132(3.5%～13.2%)
中性杆状核粒细胞0.164～0.321(16.4%～32.1%)
中性分叶核粒细胞0.042～0.212(4.2%～21.2%)
嗜酸性中幼粒细胞0～0.014(0%～1.4%)
嗜酸性晚幼粒细胞0～0.018(0%～1.8%)
嗜酸性杆状核粒细胞0.002～0.039(0.2%～3.9%)
嗜酸性分叶核粒细胞0～0.42(0%～4.2%)
嗜碱性中幼粒细胞0～0.002(0%～0.2%)
嗜碱性晚幼粒细胞0～0.003(0%～0.3%)
嗜碱性杆状核粒细胞0～0.004(0%～0.4%)
嗜碱性分叶核粒细胞0～0.002(0%～0.2%)

红系细胞总数　约占 0.15～0.25(15%～25%)
红系细胞分类　原红细胞 0～0.019(0%～1.9%)
早幼红细胞 0.002～0.026(0.2%～2.6%)
中幼红细胞 0.026～0.107(2.6%～10.7%)
晚幼红细胞 0.052～0.175(5.2%～17.5%)
淋巴细胞分类　原淋巴细胞 0～0.004(0%～0.4%)
幼淋巴细胞 0～0.021(0%～2.1%)
淋巴细胞 0.107～0.431(10.7%～43.1%)
单核细胞分类　原单核细胞 0～0.003(0%～0.3%)
幼单核细胞 0～0.006(0%～0.6%)
单核细胞 0～0.062(0%～6.2%)
浆细胞分类　原浆细胞 0～0.001(0%～0.1%)
幼浆细胞 0～0.007(0%～0.7%)
浆细胞 0～0.021(0%～2.1%)
巨核细胞 0～0.003(0%～0.3%)
巨核细胞分类　原巨核细胞 0～0.05(0%～5%)
幼巨核细胞 0～0.10(0%～10%)
颗粒型巨核细胞 0.10～0.50(10%～50%)
产血小板型巨核细胞 0.20～0.70(20%～70%)
裸核 0～0.30(0%～30%)
变性巨核细胞 0.02(2%)
网状细胞 0～0.01(0%～1%)
内皮细胞 0～0.004(0%～0.4%)
组织嗜碱细胞 0～0.005(0%～0.5%)
组织嗜酸细胞 0～0.002(0%～0.2%)
吞噬细胞 0～0.004(0%～0.4%)
脂肪细胞 0～0.001(0%～0.1%)
分类不明细胞 0～0.001(0%～0.1%)

三、排泄物，分泌液及体液检验

(一) 尿液检查

尿量　1 000～2 000 ml/24 h
外观　透明，淡黄色
酸碱度　弱酸性，pH 约 6.5
比重　1.015～1.025
蛋白质　定性　阴性
定量　20～130 mg/24 h(平均 40 mg/24 h)
Tamm－Horsfall 蛋白 (THP)29.8～43.9 mg/24 h
葡萄糖　定性　阴性
定量 0.56～5.0 mmol/24 h
酮体　阴性
尿胆原　阴性或弱阳性
尿胆素　阴性
胆红素　阴性

尿卟啉　0～36 nmol/24 h

尿隐血试验　阴性

尿含铁血黄素试验　（Rous 试验）阴性

Bence－Jones　蛋白　阴性

$β_2$ 微球蛋白　＜0.2 mg/L(370 μg/24 h)

$α_2$ 微球蛋白　0～15 mg/L

肌红蛋白定量　＜4 mg/L

乳糜尿试验　　阴性

钠　130～260 mmol/24 h

钾　51～102 mmol/24 h

钙　2.5～7.5 mmol/24 h

尿 N－乙酰－β－D 氨基葡萄糖酐酶(NAG)＜18.5 u/L

尿淀粉酶 Somogyi 法＜1 000 u

免疫球蛋白　阴性

补体 C_3　阴性

尿沉渣检查　白细胞＜5 个/HP

红细胞＜3 个/HP(0～偶见)

扁平或大圆上皮细胞　少许/HP

透明管型　偶见/HP

12 小时尿沉渣计数　红细胞＜50 万

白细胞＜100 万

透明管型＜5 000 个

中段尿细菌培养计数　＜10^6 菌落/L(10^3 菌落/ml)

（二）粪便检验

量　100～300 g/24 h

颜色　黄褐色

胆红素　阴性

粪胆原定量　75～350 mg/100 g 粪

粪胆素　阳性

隐血试验　阴性

细胞　上皮细胞或白细胞 无或偶/HP

食物残渣　少量植物细胞，淀粉颗粒及肌纤维等

（三）脑脊液检验

性状　无色，清晰透明

压力(侧卧)　70～180 mmH_2O

蛋白　定性(Pangdy)试验 阴性

定量　儿童(腰椎穿刺)0.20～0.40 g/L

成人(腰椎穿刺)0.20～0.45 g/L

白蛋白　0.1～0.3g/L

蛋白电泳　前清蛋白 0.02～0.07(2%～7%)

清蛋白 0.56～0.76(56%～76%)

$α_1$ 球蛋白 0.02～0.07(2%～7%)

$α_2$ 球蛋白 0.04～0.12(4%～12%)

β 球蛋白 0.08～0.18(8%～18%)

γ球蛋白 0.03～0.12(3%～12%)

葡萄糖　成人 2.5～4.5 mmol/L

儿童 2.8～4.5 mmol/L

氯化物(以氯化钠计)120～130 mmol/L

细胞数　成人(0～8)×10^6/L

儿童(0～15)×10^6/L

细胞分类　淋巴细胞占 0.70(70%),单核细胞占 0.30(30%)

（四）精液检验

量　一次排精液量 3.0～5.0 ml

色　灰白色或乳白色,久未排精液者可淡黄色

黏稠度　呈胶冻状,30 分钟后完全液化呈半透明状

pH 7.2～8.6(平均 7.8)

比重　1.033

精子数　(60～150)×10^9/L(0.6 亿～1.5 亿/ml)

一次排精子总数　4 亿～6 亿

活动精子　(30～60 分钟内)0.80～0.90(80%～90%)

精子形态　畸形精子<0.10～0.15(10%～15%)

白细胞　<5 个/HP

（五）前列腺液检验

性状　淡乳白色，半透明,稀薄液状

pH　6.3～6.5

卵磷脂小体　多量或布满视野

上皮细胞　少量

红细胞　<5 个/HP

白细胞　<10 个/HP

淀粉样体　老年人易见到,约为白细胞的 10 倍

细菌　阴性

四、肾功能试验

内生肌酐清除率(Ccr)1.3～2.0 ml·s^{-1}/1.73 m^2(80～120 ml/min)

肾小球滤过率(GFR)总 GFR 100±20 ml/min

昼夜尿比重试验(Mosenthal 浓缩和稀释功能实验)

24 小时尿总量 1 000～2 000 ml

夜尿量<750 ml

昼尿量/夜尿量比值 3～4∶1

尿最高比重>1.020

最高比重与最低比重之差>0.009

尿渗量(尿渗透压)测定

禁饮后尿渗量 600～1 000 mOsm/kgH_2O(平均 800 mOsm/kgH_2O)

血浆渗量 275～305 mOsm/ kgH_2O(平均 300 mOsm/kgH_2O)

尿渗量与血浆渗量比值 3.0～4.5∶1

五、内分泌激素检测

血甲状腺素(T_4)放免法 65～155 nmol/L

血游离甲状腺素(FT_4)放免法 10～30 pmol/L
血三碘甲状腺原氨酸(T_3)放免法 1.6～3.0 nmol/L
血游离三碘甲状腺原氨酸(FT_3)放免法 4～10 pmol/L
血反 T_3(rT_3)放免法 0.2～0.8 nmol/L
血清甲状腺结合球蛋白(TBG)放免法 15～34 mg/L
基础代谢率(BMR) −0.10～+0.10(−10%～+10%)
血甲状旁腺激素(PTH) 免疫化学发光法 1～10 pmol/L
放免法 氨基端(活性端)230～630 ng/L
羧基端(无活性端)430～1860 ng/L
尿 17 羟皮质激素(17−OHCS,17−OH) 男性 13.8～41.4 μmol/24h
女性 11.0～27.6 μmol/24h
尿 17 酮皮质激素(17−KS) 男性 34.7～69.4μmol/24h
女性 17.5～52.5μmol/24h
血皮质醇 放免法 上午 8 时 140～630 nmol/L
下午 4 时 80～410 nmol/L
晚上 8 时 小于上午 8 时的 50%
尿游离皮质醇 放免法 30～276 nmol/24h
血醛固酮(Ald) 放免法 普通饮食(上午 6 时)卧位 238±104 pmol/L
立位 418±245 pmol/L
低钠饮食 卧位 646.6±333.4 pmol/L
立位 945.6±491 pmol/L
尿醛固酮 普通饮食 21.36±7.2 nmol/24h
血促甲状腺激素(TSH)放免法 2～10 mU/L
血促肾上腺皮质激素(ACTH) 放免法 上午 8 时 25～100 mg/L
下午 6 时 10～80 mg/L
血生长激素(GH) 放免法 男性<2.0 μg/L
女性<10.0 μg/L
儿童<20 μg/L

六、肺功能检查

潮气量(TC) 500 ml(成人)
深吸气量(IC) 男性 2 600 ml
女性 1 900 ml
补呼气容积(ERV) 男性 910 ml
女性 560 ml
肺活量(VC) 男性 3 470 ml
女性 2 440 ml
功能残气量(FRC) 男性 2 270±809 ml
女性 1 858±552 ml
残气容积(RV) 男性 1 380±631 ml
女性 1 301±486 ml
静息通气量(VE) 男性 6 663±200 ml/min
女性 4 217±160 ml/min
最大通气量(MVV) 男性 104±2.71 L/min

女性 82.5±2.17 L/min

动脉血氧分压(PaO_2) 95～100 mmHg

动脉血二氧化碳分压($PaCO_2$)　35～45 mmHg

动脉血氧饱和度(SaO_2)0.95～0.98(95%～98%)

血液酸碱度(pH 值)7.35～7.45(平均 7.40)

标准碳酸氢盐 22～27 mmol/L(平均 24 mmol/L)

实际碳酸氢盐 22～27 mmol/L(平均 24 mmol/L)

二氧化碳结合力(CO_2-CP)22～32 mmol/L

阴离子间隙 8～16 mmol/L

碱剩余(BE)　成人 ±2.3 mmol/L

儿童－4～＋2 mmol/L

附录14 内科常用操作技术

胸腔穿刺术

胸腔穿刺术常用于检查胸膜腔积液的性质、抽液减轻压迫症状或通过穿刺给药等。

一、适应证

1. 胸腔积液性质不明者，作诊断性穿刺。
2. 大量胸腔积液、积气压迫，导致呼吸循环障碍者。
3. 结核性胸膜炎有较多积液者。
4. 脓胸、脓气胸、外伤性血气胸病人。
5. 肺炎并发胸膜炎胸腔积液较多者。
6. 脓胸或恶性胸腔积液需胸腔内注入药物者。

二、禁忌证

包括不合作的病人；未纠正的凝血疾病；呼吸功能不全或不稳定（除非是行治疗性胸腔穿刺术进行缓解）；心脏血流动力学不稳定或心律不齐；不稳定型心绞痛。相对禁忌证包括机械通气和大泡性肺疾病，在针穿入胸腔之前必须排除局部感染。

三、方法

1. 病人反向坐于靠背椅上，双手臂平置于椅背上缘，头伏于前臂上。重症病人可在病床上取斜坡卧位，病侧手上举，枕于头下，或伸过头顶，以扩大肋间隙。

2. 穿刺应在胸部叩诊实音最明显的部位进行，一般常选肩胛下角线第7～9肋间，也可选腋中线第6～7肋间或腋前线第5肋间为穿刺点。包裹性积液可结合X线或超声波检查决定穿刺部位。

3. 术者戴口罩和无菌手套，助手协助打开胸穿包，穿刺部位按常规消毒、铺巾，局部用2%利多卡因在肋骨上缘的穿刺点自皮至胸膜壁，进行逐层浸润麻醉达壁层胸膜。

4. 检查穿刺针是否通畅，如无阻塞将针尾乳胶管用止血钳夹紧，然后进行穿刺。左手食指与中指固定穿刺处皮肤，右手将穿刺针沿下位肋骨之上缘垂直缓慢刺入，当穿过壁层胸膜时，针尖抵抗感突然消失。进入胸腔后再接上注射器，松开血管钳，抽吸胸腔内积液（或积气）。注射器抽满后，夹紧胶皮管，取下注射器将液体注入弯盘中，以便记量或送检。助手用血管钳协助固定穿刺针，并随时夹闭乳胶管，以防空气进入胸腔。

5. 抽液完毕，拔出穿刺针，覆盖无菌纱布，稍用力压迫穿刺部位，用胶布固定后嘱病人卧床休息。

四、并发症

胸腔穿刺的并发症有胸膜反应（表现为头晕、胸闷、面色苍白、出汗，甚至昏厥等）、出血、复张性肺水肿、感染、气胸、损伤肋间神经、膈肌及膈下脏器等。

五、注意事项

1. 术前应检查所需物品是否齐全：胸腔穿刺包1件，内有12或16号带有乳胶管的胸腔穿刺针、小镊子、止血钳、5 ml注射器及针头、50 ml注射器、纱布、孔巾，无菌试管数只（留送常规、生化、细菌、病理标本等，必要时加抗凝剂）。

2. 术前应向病人阐明穿刺的目的和大致过程，以消除其紧张情绪，取得配合。对精神紧张者，可于术前半小时给地西泮(安定)10 mg,或可待因 0.03 g 以镇静止痛。

3. 穿刺针应沿肋骨上缘垂直进针,不可斜向上方,以免损伤肋骨下缘处的神经和血管。

4. 抽液不可过多过快,严防负压性肺水肿发生。以诊断为目的者抽液 50~200 ml,以减压为目的者,第一次不超 800 ml,以后每次不超过 1 200 ml。

5. 穿刺中病人应避免咳嗽及转动,必要时可事先服用可待因。术中如发生连续咳嗽或出现头晕、胸闷、面色苍白、出汗,甚至昏厥等胸膜反应,应立即停止抽液,拔出穿刺针。让病人平卧,必要时皮下注射 1∶1 000 肾上腺素 0.3~0.5 ml,或进行其他对症处理。

6. 穿刺与抽液时,应注意无菌操作并防止空气进入胸腔,始终保持胸腔负压。

7. 需要进行药物治疗时,可在抽液完毕后,接上备好盛有药液的注射器,将药物经穿刺针注入。

8. 严重肺气肿、广泛肺大泡者,或病变邻近心脏、大血管者以及胸腔积液量甚少者,胸腔穿刺宜慎重。

腹腔穿刺术

常用于检查腹腔积液的性质,协助确定病因,或行腹腔内给药;当有大量腹水致呼吸困难或腹部胀痛时,可穿刺放液减轻症状。

一、适应证

1. 腹水原因不明,或疑有内出血者。

2. 大量腹水引起难以忍受的呼吸困难及腹胀者。

3. 需腹腔内注药或腹水浓缩再输入者。

二、禁忌证

1. 有肝昏迷前驱症状者。

2. 疑有粘连性结核性腹膜炎、卵巢肿瘤、包虫病等。

三、方法

1. 术前准备　术前须排尿,取平卧位、半卧位或侧卧位;或坐在靠背椅上。

2. 穿刺点　①左下腹脐与髂前上棘连线中、外 1/3 交点,此处不易损伤腹壁动脉;②脐与耻骨联合连线中点上方 1.0 cm、偏左或偏右 1.5 cm 处,此处无重要器官且易愈合;③侧卧位,在脐水平线与腋前线或腋中线相交处,此处常用于诊断性穿刺;④根据需要由 B 超定位选择穿刺点。

3. 穿刺方法

(1) 常规消毒皮肤,术者戴无菌手套,对准穿刺部位铺消毒洞巾,自皮肤至腹膜壁层以 2%利多卡因作局部麻醉。

(2) 术者左手固定穿刺部皮肤,右手持针经麻醉处垂直刺入腹壁,待针锋抵抗感突然消失时,示针尖已穿过腹膜壁层,即可抽取腹水,并留样送检。诊断性穿刺,可直接用 20 ml 或 50 ml 空注射器及适当针头进行。大量放液时,可用 8 号或 9 号针头,并于针座接一橡皮管,助手用消毒血管钳固定针头,并夹持胶管,以输液夹子调整速度。将腹水引入容器中记量并送检。

(3) 腹穿结束时,拔出穿刺针,穿刺点覆盖消毒纱布,以手指压迫数分钟,再用胶布固定。大量放液后,需束以多头腹带,以防腹压骤降,内脏血管扩张引起血压下降或休克。

四、注意事项

1. 术中应密切观察病人,如有头晕、心悸、恶心、气短、脉搏增快及面色苍白等,应立即停止操作,并做适当处理。

2. 放液不宜过快、过多,肝硬化病人一次放液一般不超过 3 000 ml;但在大量输入白蛋白的基础上,也可大量放液。

3. 放腹水时若流出不畅，可将穿刺针稍作移动或稍交换体位。

4. 术后嘱病人平卧，并使穿刺孔位于上方以免腹水继续漏出；对腹水量较多者，为防止漏出，在穿刺时即应注意勿使自皮到腹膜壁层的针眼位于一条直线上；方法是当针尖通过皮肤到达皮下后，即在另手协助下，稍向周围移动一下穿刺针头，尔后再向腹腔刺入。如仍有漏出，可用蝶形胶布或火棉胶粘贴。

5. 放液前后均应测量腹围、脉搏、血压，检查腹部体征，以观察病情变化。

骨髓穿刺术

骨髓穿刺术是采集骨髓液的一种常用诊断技术，其检查内容包括细胞学、原虫和细菌学等几个方面。

一、适应证

1. 各种血液病的诊断、鉴别诊断及治疗随访。

2. 不明原因的红细胞、白细胞、血小板数量增多或减少及形态学异常。

3. 不明原因发热的诊断与鉴别诊断，可作骨髓培养，骨髓涂片找寄生虫等。

二、禁忌证

1. 穿刺部位的组织有感染者。

2. 有出血倾向或严重血小板低下者。

3. 晚期妊娠。

三、穿刺方法及步骤

1. 定位　穿刺部位有髂前上棘、髂后上棘、胸骨柄、脊椎棘及胫骨。

(1) 髂前上棘：该部骨面较平，易于固定，操作方便，无危险性。穿刺点为髂前上棘后 1～2 cm 处。

(2) 髂后上棘：穿刺点在骶骨两侧髂骨上缘下 6～8 cm 与脊柱旁开 2～4 cm 之交点处。

(3) 胸骨柄：胸骨较薄(约 1.0 cm 左右)，其后方为心房和大血管，严防穿通胸骨发生意外；但由于胸骨骨髓液含量丰富，当其他部位穿刺失败时，仍需作胸骨穿刺。穿刺点宜取胸骨中线相当于第 2 肋间处。

(4) 脊椎棘：穿刺点宜选第 11～12 胸椎或第 1～3 腰椎棘突处。

(5) 胫骨(仅适用于 2 岁以内的患儿)：穿刺点为胫骨结节平面下约 1 cm(或胫骨上、中 1/3 交界处)之前内侧面胫骨处。

2. 体位　根据穿刺部位选择不同体位。胸骨、胫骨或髂前上棘穿刺时，病人取仰卧位。棘突穿刺时取坐位或侧卧位。髂后上棘穿刺时应取侧卧位或俯卧位。

3. 常规消毒局部皮肤，术者带无菌手套。铺无菌洞巾，用 2%利多卡因作局部皮肤、皮下及骨膜麻醉。

4. 将骨髓穿刺针固定器固定在适当的长度上(胸骨穿刺约 1.0 cm、髂骨穿刺约 1.5 cm)，用左手的拇指和食指固定穿刺部位，以右手持针向骨面垂直刺入(若为胸骨穿刺，则应保持针体与骨面成 30°～40°角)，当针尖接触骨质后则将穿刺针左右旋转，缓缓钻刺骨质，当感到阻力消失，且穿刺针已固定在骨内时，表示已进入骨髓腔。若穿刺针未固定，则应再钻入少许达到能固定为止。

5. 进入骨髓腔后即可拔出针芯，以 10 ml 或 20 ml 无菌干燥注射器接穿刺针座吸取骨髓 0.1～0.2 ml，取下注射器，将取得的骨髓液滴于玻片上，随即制成均匀薄片，如需做细菌培养，可再取骨髓液 1.5 ml，并应将注射器针座及培养注射器针座及培养基开启处通过乙醇灯火焰灭菌。

6. 如未能抽出骨髓液，则可能是针腔被皮肤或皮下组织块堵塞或干抽，此时，应重新插上针芯，稍加旋转或再钻入少许或退出少许，拔出针芯，如见针芯带有血迹时，再行抽吸即可取得骨髓液。

7. 抽吸完毕，左手取无菌纱布置于针孔处，右手将穿刺针一起拔出，随即将纱布盖于针孔上，并按压 1～2 分钟，再用胶布将纱布加压固定。

四、注意事项

1. 穿刺注意事项

(1) 术前应做凝血时间检查,有出血倾向病人操作时应特别注意,对血友病病人禁止做骨髓穿刺。

(2) 严格执行无菌操作,以免发生骨髓炎。

(3) 注射器与穿刺针必须干燥,以免发生溶血。

(4) 穿刺针头进入骨质后避免摆过大,以免折断;胸骨穿刺不可用力过猛,以防穿透内侧骨板。

(5) 骨髓液取量不应过多(除作细菌培养外),否则会使骨髓液稀释而影响结果的判断。

(6) 穿刺时应注意观察病人面色、脉搏、血压,如发现病人精神紧张、大汗淋漓、脉搏快等休克症状时,应立即停止穿刺,并予处理。

(7) 穿刺后注意局部有无出血,一般静卧 2～4 小时,无任何变化可照常活动。

2. 涂片注意事项

(1) 玻片干净,不能用手指触摸玻片表面。

(2) 骨髓纤维蛋白原含量高,易发生凝固,穿刺后应立即涂片。

(3) 涂片速度均匀,推片和载玻片保持约 30°角平稳向前推进至玻片另一端。应选择骨髓小粒部分涂片。要求厚度适宜,头、体、尾明显,细胞分布均匀。

(4) 涂片干燥后用铅笔在骨髓膜头部写上姓名、日期。

(5) 骨髓涂片不需抗凝,如需做其他检查,一般选择肝素抗凝,不会影响细胞形态和结构。

腰椎穿刺术

腰椎穿刺术常用于检查脑脊液的性质,对诊断脑膜炎、脑血管病变、脑瘤等神经系统疾病有重要意义。有时也可用于鞘内注射药物,以及测定颅内压力和了解蛛网膜下腔是否阻塞等。

一、适应证

1. 诊断性穿刺　腰椎穿刺术常用于检查脑脊液的性质,进行脑脊液常规、生化、细胞学、免疫学和细菌学等检查,对诊断脑膜炎、脑血管病变、脑瘤等神经系统疾病有重要意义,并可向蛛网膜下隙注入造影剂,进行空气或碘水脊髓造影等。还可以测定脑脊液压力。

2. 治疗性穿刺　可以引流血性脑脊液、炎性分泌物或造影剂等,或向蛛网膜下腔注入各种药物。在某些脑膜炎、脑蛛网膜炎、正压性脑积水和脑炎时,也可放取适量脑脊液以降低颅内压和改善临床症状。

二、禁忌证

病情危重者或败血症及穿刺部位的皮肤、皮下软组织或脊柱有感染时,均不宜进行。此外,颅内占位性病变,特别是有严重颅内压增高或已出现脑疝迹象者,以及高颈段脊髓肿物或脊髓外伤的急性期,也属禁忌,因前者可引起脑疝,后者可加重脊髓的受压,均可引起呼吸甚至心跳停止而死亡。

三、穿刺方法及步骤

嘱病人侧卧于硬板床上,背部与床面垂直,头向前胸部屈曲,两手抱膝紧贴腹部,使躯干呈弓形;或由助手在术者对面用一手抱住病人头部,另一手挽住双下肢腘窝处并用力抱紧,使脊柱尽量后凸以增宽椎间隙,便于进针。自腰 2 至骶 1(以腰 3～4 为主)椎间隙穿刺。局部常规消毒及麻醉后,戴橡皮手套,2%利多卡因自皮肤到椎间韧带作局部麻醉。用 20 号穿刺针(小儿用 21～22 号)沿棘突方向缓慢刺入,进针过程中针尖遇到骨质时,应将针退至皮下待纠正角度后再进行穿刺。成人进针约 4～6 cm(小儿约 3～4 cm)时,即可穿破硬脊膜而达蛛网膜下腔,此时,感到阻力突然消失有落空感。抽出针芯流出脑脊液,测压和缓慢放液后(不超过 2～3 ml),再放入针芯拔出穿刺针。穿刺点稍加压止血,敷以消毒纱布并用胶布固定。术后病人去枕平卧4～6小时，以免引起术后低颅压头痛。若初压超过2.94 kPa(300 mmH_2O)时则不宜放液，仅取测压管内的脑脊液送细胞计数及蛋白定量即可。

四、注意事项

1. 严格掌握禁忌证，凡疑有颅内压升高者必须先做眼底检查，如有明显视乳头水肿或有脑疝先兆者，禁忌穿刺。

2. 严格执行无菌操作，以免发生感染。

3. 穿刺时病人如出现呼吸、脉搏、面色异常等症状时，应立即停止操作，并作相应处理。

4. 鞘内给药时，应先放出等量脑脊液，然后再等量转换性注入药液。

附录15　外科常用操作技术

局部麻醉

局部麻醉是应用局部麻醉药，暂时阻断身体某一区域神经传导而产生的麻醉作用，简称局麻。局麻简便易行，安全性大，能保持病人清醒，对生理功能干扰小，并发症少。适用于较表浅局限的中小型手术。局麻包括表面麻醉、局部浸润麻醉、区域阻滞麻醉和神经阻滞麻醉等。

一、适应证

表面麻醉适用于眼、鼻、口腔、咽喉、气管、尿道等处的浅表手术或检查；区域阻滞麻醉常用于囊肿切除，肿块活组织检查等；神经阻滞麻醉用于上肢、肩及锁骨部手术。

二、操作规程

1. 表面麻醉　将麻醉药通过点滴、涂敷、喷雾或灌注于浅表手术或检查的部位。

2. 局部浸润麻醉　先在手术部位皮肤切口一端皮内注射一皮丘，继沿切口走行方向作成一连串皮丘，作新皮丘时注射针应在前一皮丘内刺入，故局麻药只有第一针刺入时才有痛感，此即一针技术；然后分层注射，即由皮丘按解剖层次向四周及深部扩大浸润范围。

3. 区域阻滞麻醉　采用局部浸润的方法，由皮丘向四周及深层组织扩大浸润，由点成线、由线成面，由许多面而成为一立体阻滞区域，对手术区形成一包围圈，以阻滞神经纤维的向心传导。

4. 神经阻滞麻醉

(1) 肌间沟径路：病人仰卧，肩下垫一薄枕，头偏向对侧，病人肩下垂。要求病人抬头以显露胸锁乳突肌的锁骨头，其外侧即为前斜角肌，于前斜角肌的外缘可摸到一上小下大呈三角形的肌间沟，即为前、中斜角肌的肌间沟。此沟位于锁骨中点上方2～2.5 cm或肩胛舌骨肌上方，外缘紧靠颈外静脉，底部有锁骨下动脉，沟内有臂丛神经。一般用22G穿刺针于肌沟中段垂直进针，穿过皮肤和两斜角肌间之筋膜时有突破感，回抽无血或脑脊液，即可注入麻药。如突破感不明显时，可使穿刺针朝内、后下方刺入稍许，常可获得异感，深度为1～2 cm，然后注入麻药。

(2) 锁骨上径路：病人体位同肌沟法。在锁骨下动脉搏动点外侧或锁骨中点上方1 cm处，以22G针作一皮丘，经皮丘向内、后及下方刺入，进针1～2 cm后可刺中第一肋骨，紧贴肋骨面寻找臂神经丛，如上肢出现异感，抽吸无回血，即可注药。

(3) 腋窝径路：病人仰卧，患肢上臂外展90°，前臂屈曲外旋，手掌放于头下。在胸大肌肱骨端止点的下缘，接触腋动脉的搏动，并向腋窝顶方向追踪到搏动的最高位置，即为穿刺点。用左食指固定腋动脉，右手持22G注射针沿腋动脉上方刺入，穿过腋筋膜时常有阻力消失感或异感，并可见针头随腋动脉搏动而跳动，表明针已进入腋鞘管，深度约1～1.5 cm，回抽无血，即可注入麻药。

三、常用药物

见表17。

附表17　常用局麻药物常用浓度

麻醉种类	普鲁卡因		丁卡因		利多卡因	
	常用浓度	一次剂量	常用浓度	一次剂量	常用浓度	一次剂量
表面麻醉			0.5%～1%	40 mg	2%～4%	200 mg
浸润麻醉	0.25%～0.5%	0.75～1 g			0.25%～0.5%	0.4～0.5 g
臂丛麻醉	1.5%～2%	0.5～0.75 g	0.2%～0.3%	80 mg	1.5%～2%	0.4～0.5 g

四、局麻药不良反应及注意事项

1. 毒性反应　指单位时间内血液中局麻药浓度超过了机体的耐受程度而引起的中毒症状。

(1) 主要表现:①中枢兴奋和惊厥;②如局麻药浓度再升高,出现中枢兴奋的全面抑制,表现神志模糊或昏迷、呼吸抑制或停止、循环衰竭等;③局麻中毒时除直接舒张外周血管外,亦抑制心肌的收缩和传导,使心排血量下降,导致低血压、循环衰竭、甚至心跳停止。

(2) 处理:①立即停用局麻药;②支持呼吸和循环功能,如人工呼吸、给氧和使用升压药,心跳停止时应立即复苏;③抗惊厥:静注地西泮(安定)0.1～0.2 mg/kg 或 2.5%硫喷妥钠 3～5 ml,亦可用速效肌松药。

(3) 预防:局麻前应给予适量镇静药。局麻药液中加肾上腺素,浓度为 1∶(20 万～50 万),可使局部血管收缩,减少创口渗血。延长局麻药的吸收,增加麻醉作用时间,减少局麻中毒反应。肾上腺素的浓度不宜过高,以免组织缺血坏死。足趾、手指和阴茎等处作局麻时,不应加肾上腺素。老年、甲状腺功能亢进、心律失常、高血压和周围疾病亦不宜使用。

2. 过敏反应　有极少数病人在使用局麻药后出现皮肤黏膜水肿、荨麻疹、哮喘、低血压或休克等症状,称为过敏反应。有即刻反应和迟缓反应两种。目前尚无可靠的方法预测。皮内或眼结合膜试验均可能有假阳性和假阴性,只供参考而难做定论。凡病人属过敏体质或有过敏史者应小心。酰胺类较酯类局麻药过敏反应发生率低。对疑有对酯类过敏者,可改用酰胺类。

3. 臂丛麻醉要注意防止气胸或张力性气胸(为刺破胸膜或肺泡所致)、阻滞喉返神经出现声音嘶哑,阻滞膈神经出现同侧膈肌麻痹而导致通气不足等并发症。

静脉切开术

人体浅表静脉均可选择进行静脉切开,但通常多采用足内踝前面的大隐静脉,其次外踝后方的小隐静脉,上肢的头静脉,肘正中静脉和腕部的浅静脉等也可考虑选用。如估计上述静脉切开仍不能满足输液的要求,或因病人处于严重休克状况,导致上述静脉切开仍不能保证输液时,可在腹股沟下缘作高位大隐静脉切开。

一、适应证

1. 大出血、休克等危重病人,因外周静脉穿刺困难而急需补充血容量者或输液速度不能满足抢救需要。

2. 帮助施行抢救中的一些特殊检查和治疗,如中心静脉压的测定、心导管检查、人工心脏起搏器的安置等。

二、操作规程

1. 切开部位的选择　首选大隐静脉,也可选择前臂静脉。一般输血、输液可选择内踝上方的大隐静脉,测定中心静脉压可选择肘部贵要静脉、正中静脉及腹股沟的大隐静脉。

2. 步骤(以踝部大隐静脉切开为例)

(1) 病人仰卧,两腿稍微分开,术侧下肢外旋以显露内踝,常规皮肤消毒、铺巾,在内踝上前方静脉最明显处作局部麻醉。

(2) 在内踝前上方,与大隐静脉垂直方向做 2～3 cm 的横切口,依次切开皮肤及皮下组织。

(3) 用弯血管钳进行分离,将大隐静脉游离出 1.5 cm 长的一段,然后在其静脉下方穿过两根细丝线。

(4) 先结扎其远端丝线,暂不剪断,以便安置导管时作为牵引备用,近端丝线暂不结扎。左手轻轻向上牵拉远端结扎线,使静脉提起,用小剪刀在其上方将静脉前壁全层剪一"V"形小口。右手持与静脉输液瓶相连接并已充液驱气的塑料管,轻轻插人静脉管内 5～6 cm 深。

(5) 检查静脉输液通畅后,结扎近端的丝线(把管和静脉结扎在一起),使静脉与塑料管固定。

(6) 将远端和近端的结扎线剪短,用细丝线缝合皮肤,并将皮肤缝线的线尾结扎于塑料管上加以固定,以防滑脱。

(7) 用消毒纱布覆盖切口,外用胶布固定,再用胶皮固定塑料导管于足背部。

三、注意事项

1. 切口不可太深太大,以免伤及血管。切开部位应由远心向近心端分段使用,以保护静脉。

2. 静脉内置管不宜超过 2～3 天,否则易发生静脉炎或脉管栓塞。如出现静脉炎,应立即施行拔管、抬高患肢、局部热敷、使用抗生素等处理措施。

深静脉穿刺术

深静脉穿刺术主要指股静脉、颈内静脉和锁骨下静脉的穿刺操作。

一、适应证

1. 严重创伤、休克以及急性循环衰竭等危重病人的抢救。

2. 需长期输液或静脉药物的治疗而周围静脉已无法利用者。

3. 需经深静脉进行全肠外营养治疗者。

4. 监测中心静脉压。

二、禁忌证

有凝血功能障碍、静脉血栓者禁忌。

三、操作规程

1. 股静脉穿刺术

(1) 穿刺部位:股静脉位于股三角区的股鞘内,在腹股沟韧带下方,紧靠股动脉内侧。

(2) 操作规程:病人仰卧位,将一侧大腿外旋,小腿屈曲成 90°,穿刺侧臀下垫一小枕。常规消毒穿刺部位皮肤及操作者左手食指。在腹股沟韧带中部扪清股动脉搏动明显处。右手持注射器,使针头和皮肤呈直角或 45°,在股动脉内侧 0.5 cm 处刺入,然后缓缓将空针上提并抽吸活塞,见抽出血液后即固定针头位置,抽取需要的血量或输入液体。

2. 颈内静脉穿刺术

(1) 穿刺部位:在以锁骨为底、胸锁乳突肌内侧头为内侧边、胸锁乳突肌外侧头为外侧边所围成的动脉三角为顶点进针。

(2) 操作规程:定位后与皮肤呈 30°～50°朝向同侧髂前上棘或乳头方向试穿刺,一般进入 4 cm 左右,如轻盈回抽见暗红色回血,拔除注射器后穿刺针回血为非喷射性,即表示进入颈内静脉。可先由穿刺点朝向同侧髂前上棘进针,如未穿入血管,再朝向同侧乳头方向进针。如果均不成功,需检查体位,重新确定正确的穿刺部位再操作。

3. 锁骨下静脉穿刺术(以锁骨下入路为例说明)

(1) 体位:仰卧位,去枕,将肩垫置于两肩胛骨中间的脊柱下。双上肢下垂于躯体两侧,头转向穿刺对侧。

(2) 穿刺部位:锁骨中点或中内 1/3 交界处下方 1.0～1.5 cm 处。

(3) 操作规程:皮内和皮下局麻后,用穿刺针沿锁骨后侧面进针,针尖朝向胸锁关节上缘方向。可先用细针试穿以找准进针途径。尽量保持注射器与胸骨呈水平位以避免气胸。穿刺针的斜面向上或朝向病人脚部。如进针后不见回血,可调整针尖略抬高一点。边进针边回抽,如有静脉血流入注射器,说明已刺入锁骨下静脉。

如需置管,则将套管针再向前推进 2～3 cm,让病人呼气后屏气,拔出注射器,用手指堵住套管外口以防止空气栓塞,将充满等渗盐水的导管置入,导管前端朝向心脏方向。置管时要注意固定住套管,插管深度成人一般 12～15 cm。固定导管，慢慢退出套管针。再次证明回血通畅后，局部敷盖无菌纱布。

(4) 如为锁骨上入路，则穿刺点位于锁骨中点内上方 1 cm。局麻后，穿刺针指向胸锁关节，针干与皮肤的角度约 15°～20°，进针深度 1.5～2.0 cm。此处进针点是胸锁乳突肌的锁骨头后方与锁骨下动脉搏动的内侧，进入锁骨下静脉与颈内静脉会合处。与同锁骨下入路。

四、注意事项

1. 严格无菌操作，防止感染。

2. 如抽出为鲜红色血液，提示穿入动脉，应立即拔出针头，用无菌纱布持续压迫穿刺处 5～10 分钟，直至无出血为止；抽血或注射完毕，立即用无菌纱布压迫数分钟，以免引起局部出血或血肿。

3. 导管末端接肝素帽并锁紧；每次输液完毕，用碘伏消毒肝素帽，用肝素稀释液 10 ml(100 ml 等渗盐水加肝素 1.4 ml)脉冲式封管。

4. 置管 24 小时内要注意观察局部有无肿胀、皮下气肿等异常情况。每周 2 次更换无菌敷贴和肝素帽，用碘酒.乙醇消毒局部，注意观察穿刺点有无渗血、渗液、发红、分泌物等，操作时动作要轻柔，防止将导管拉出。

5. 每日更换输液装置，保持导管通畅，输液完毕用肝素盐水封管，如用一条导管时，输液完毕时，另一侧也要同时封管，以免导管堵塞。要避免液体走空，注意连接紧密牢固，防止接头松脱漏血或引起空气栓塞。

6. 注意观察全身情况，若病人出现高热、寒战及穿刺点炎症等表现，应立即拔除导管并做导管血培养及外周血培养。股静脉插管时，应每日测量双下肢腿围，注意置管侧下肢有无肿胀、静脉回流受阻等下肢静脉栓塞等表现，如有异常应立即拔除导管。

7. 拔除导管后，按压穿刺点 5 分钟以上，防止出现局部血肿，用碘酊、乙醇消毒局部，并用无菌敷料覆盖 24 小时上。

耻骨上膀胱穿刺术

一、适应证

1. 梗阻性膀胱排空障碍所致之尿潴留。
2. 阴茎和尿道损伤。
3. 泌尿道手术后。
4. 妇产科和外科手术后。
5. 尿道前列腺电切术时用于冲洗和减压。
6. 化脓性前列腺炎、尿道炎、尿道周围脓肿等。
7. 神经性膀胱功能障碍。
8. 护理需要，如危重病人监护等。

二、禁忌证

1. 以前曾有下腹部及盆腔手术史。
2. 膀胱空虚者。
3. 挛缩膀胱。
4. 出血性疾病。
5. 过于肥胖、腹壁太厚。

三、操作规程

1. 物品准备　无菌包、碘附消毒液、注射器、膀胱穿刺针。

2. 术前做普鲁卡因试验。

3. 备齐用物携至床旁,屏风遮挡病人,并向其介绍膀胱穿刺的目的与方法,取得合作。

4. 叩诊证实膀胱充盈。洗手,戴口罩,打开膀胱穿刺包。

5. 协助病人解衣裤,露出穿刺部位。治疗巾垫于病人臀下。

6. 平卧位,常规消毒穿刺部位皮肤,戴手套,铺洞巾,以布巾钳固定,行局部麻醉。

7. 局麻后,先用普通穿刺针行穿刺定位。于下腹部正中、耻骨联合上二横指处,作 0.5 cm 皮肤切口。穿刺针栓部接无菌橡皮管,并用止血钳夹紧橡皮管,左手拇、食指固定穿刺部位,右手持穿刺针垂直刺入膀胱腔,见尿后再进针 1～2 cm,然后在橡皮管末端套上 50 ml 注射器,松开止血钳,开始抽吸,满 50 ml 后夹管,将尿液注入量杯,如此反复操作。膀胱过度膨胀者,每次抽出尿液不得超过 1000 ml,以免膀胱内压降低,而导致出血或休克的发生。必要时留标本送验。

8. 抽毕,用碘酊消毒穿刺点,盖以纱布,胶布固定,帮助病人卧床休息。

四、注意事项

1. 穿刺时膀胱需膨胀,如有下腹部或膀胱开放性手术史,不宜行穿刺术,否则会造成腹内脏器损伤。

2. 穿刺时膀胱内充满尿液,并用针穿刺证实后方可穿刺。

3. 应注意穿刺部位及穿刺方法。

环甲膜穿刺术

一、适应证

急性喉阻塞,尤其是声门区阻塞,严重呼吸困难,来不及建立人工气道。

二、禁忌证

有出血倾向。

三、操作规程

1. 病人取仰卧位,去掉枕头,肩部垫起,头部后仰。

2. 在环状软骨与甲状软骨之间正中处可触到一凹陷,即环甲膜,此处仅为一层薄膜,与呼吸道相通,为穿刺位置。

3. 局部常规消毒,以 1%利多卡因 1 毫升局麻。

4. 术者左手手指消毒后,以食、中指固定环甲膜两侧,右手持注射器从环甲膜垂直刺及,当针头刺入环甲膜后,即可感到阻力突然消失,并能抽出空气,病人可出现咳嗽反射。

5. 注射器固定于垂直位置可注入少量表面麻醉剂,如地卡因等。然后再根据穿刺目的进行其他操作,如注入药物或换 15～18 号大针头刺入,以解除气道阻塞造成的通气障碍等。

6. 如发生皮下气肿或少量出血予以对症治疗。

四、注意事项

1. 穿刺时进针不要过深,避免损伤喉后壁黏膜。

2. 必须回抽有空气,确定针尖在喉腔内才能注射药物。

3. 注射药物时嘱病人勿吞咽及咳嗽,注射速度要快,注射完毕后迅速拔出注射器及针头,以消毒干棉球压迫穿刺点片刻。针头拔出以前应防止喉部上下运动,否则容易损伤喉部的黏膜。

4. 注入药物应以等渗盐水配制,pH 要适宜,以减少对气管黏膜的刺激。

5. 如穿刺点皮肤出血,干棉球压迫的时间可适当延长。

6. 术后如病人咳出带血的分泌物,嘱病人勿紧张,一般均在 1～2 天内即消失。

泪道冲洗术

一、适应证

1. 检查泪道通畅情况。
2. 为泪道疾病的诊断提供临床依据。
3. 清除泪囊内的分泌物，注入药液，治疗泪囊部炎症。

二、操作规程

1. 嘱病人头略后仰。
2. 先点爱尔卡因麻药1～2滴，以减轻不适症状，取得配合。
3. 操作者左手掰开下眼睑，暴露泪小点，右手持有冲洗液的注射器，把针头先垂直进入下泪小点约1.5～2 mm，再使针头转向水平方向，沿泪小管慢慢进入约4～5 mm，碰到鼻骨壁后再将针头退出1～2 mm，左手固定泪道冲洗针头，右手缓慢注入冲洗液，同时询问病人有无液体流入鼻腔或咽部。同时观察泪小点处有无冲洗液或分泌物回流以及量的多少，推注冲洗液时有无阻力，根据检查以判断泪道的通畅情况：①推注冲洗液时，病人自觉有液体流入鼻腔或咽部表示泪道通畅；②冲洗时有阻力感觉，稍用力后有少量液体流入鼻腔或咽部，上泪小点也有液体反流提示鼻泪管狭窄；③冲洗时，液体从上泪小点反流则提示泪小管阻塞；④液体从原泪小点流出，表示泪小管阻塞；⑤冲洗时有黏膜或分泌物从泪小点溢出，提示有慢性泪囊炎。

三、注意事项

1. 如有慢性泪囊炎者，冲洗前应先挤压泪囊部，排出分泌物。
2. 泪点狭小者，先用泪点扩张器扩大泪点，再行冲洗

导尿术

一、适应证

1. 尿潴留病人；
2. 作细菌培养；
3. 手术需了解、观察肾功能的病人；
4. 需测量膀胱压力，容量等病人。

二、禁忌证

除尿道狭窄或结石嵌顿外无特殊禁忌。

三、操作规程

1. 准备用物　导尿包、弯盘、无菌手套、左手手套一只、橡胶单、治疗巾、消毒液、便盆、屏风、无菌手套、无菌持物钳。

1）女病人导尿

(1) 关闭门窗，屏风遮挡。

(2) 操纵者站于病人右侧，轻病人自行清洗外阴，重病人协助清洗。

(3) 病人取仰卧屈膝位，双腿外展，脱对侧裤腿盖在近侧腿上，盖被包住对侧腿，露出外阴。垫橡胶单、治疗巾于臀下。弯盘置近会阴处。

(4) 打开无菌包，取出治疗碗、镊子各一，持物钳夹棉球于治疗碗中，倒消毒液浸湿棉球。

(5) 治疗碗置于病人两腿之间，左手戴手套，右手持镊取消毒棉球擦洗阴阜、两侧大阴唇，左手分开大

阴唇按从上至下从外到内擦洗小阴唇擦尿道口共11个棉球，每棉球限用一次，污棉球置于弯盘内。

(6) 脱手套于弯盘内，撤去治疗碗。

(7) 导尿包置两腿间打开，倒消毒液，戴无菌手套，铺洞巾，按使用顺序放置导尿包内物品，石蜡油润滑尿管前端，血管钳夹好置于弯盘内，左手分开小阴唇并固定，右手持镊取小棉球按从上至下从内至外顺序消毒尿道口及小阴唇再尿道口共四个棉球，污棉球置弯盘内。

(8) 撤去小药杯，移治疗碗于会阴处，右手持血管钳夹持导尿管，轻插入尿道 4～6 cm，见尿液再插1厘米，松开左手，固定导尿管，治疗碗接尿液，按需要留取标本。夹管，拔出。

(9) 留置尿管的病人两根胶布固定于一侧大阴唇，一根固定于大腿。

2) 男病人导尿(与女病人不同点)

(1) 病人仰卧，脱对侧裤腿盖在近侧腿上，盖被包住对侧腿，露出外阴。

(2) 操作者站于病人左侧，左手用纱布裹住阴茎，将包皮向后推，露出尿道口，进行清洁、消毒。方法自尿道口向外以旋转动作擦洗数次。注意洗净包皮及冠状沟。

(3) 提起阴茎，伸直尿道，使与腹部成60°角，以利导管插入。

(4) 右手持导尿管，润滑，轻轻插入 20 cm 左右，见尿流出，再插入2厘米即可。

四、注意事项

1. 严格无菌操作，预防尿路感染。

2. 插入尿管动作要轻柔，以免损伤尿道黏膜，若插入时有阻挡感可更换方向再插，见有尿液流出时再插入 2 cm，勿过深或过浅，尤忌反复抽动尿管。

3. 选择导尿管的粗细要适宜，对小儿或疑有尿道狭窄者，尿管宜细。

4. 对膀胱过度充盈者，排尿宜缓慢，以免骤然减压引起出血或晕厥。

5. 测定残余尿时，嘱病人先自行排尿，然后导尿。残余尿量一般为 5～10 ml，如超过 100 ml，则应留置导尿。

6. 留置导尿时，应经常检查尿管固定情况，有否脱出，必要时以无菌药液每日冲洗膀胱一次；每隔5～7日更换尿管一次，再次插入前应让尿道松弛数小时，再重新插入。

7. 气囊尿管插入后经侧管注水10毫升固定。

洗胃术

洗胃术即洗胃法，是指将一定成分的液体灌入胃腔内，混合胃内容物后再抽出，如此反复多次。其目的是为了清除胃内未被吸收的毒物或清洁胃腔，为胃部手术、检查作准备。对于急性中毒如吞服有机磷、无机磷、生物碱、巴比妥类药物等，洗胃是一项极其重要的抢救措施。洗胃术有催吐洗胃术、胃管洗胃术等。

一、适应证

1. 催吐洗胃术

(1) 意识清醒、具有呕吐反射，且能合作配合的急性中毒者，应首先鼓励口服洗胃。

(2) 口服毒物时间不久，2小时以内效果最好。

(3) 在现场自救无胃管时。

2. 胃管洗胃术

(1) 催吐洗胃法无效或有意识障碍、不合作者。

(2) 需留取胃液标本送毒物分析者应首选胃管洗胃术。

(3) 凡口服毒物中毒、无禁忌证者均应采用胃管洗胃术。

二、禁忌证

1. 催吐洗胃术

(1) 意识障碍者。

(2) 抽搐、惊厥未控制之前。

(3) 病人不合作,拒绝饮水者。

(4) 服腐蚀性毒物及石油制品等急性中毒者。

(5) 合并有上消化道出血、主动脉瘤、食管静脉曲张等。

(6) 孕妇及老年人。

2. 胃管洗胃术

(1) 强酸、强碱及其他对消化道有明显腐蚀作用的毒物中毒。

(2) 伴有上消化道出血、食管静脉曲张、主动脉瘤、严重心脏疾病等病人。

(3) 中毒诱发惊厥未控制者。

(4) 乙醇中毒,因呕吐反射亢进,插胃管时容易发生误吸,所以慎用胃管洗胃术。

三、操作规程

1. 准备用品　①洗胃包:洗胃盆、漏斗洗胃管或粗胃管、压舌板、治疗碗。②治疗盘:液状石蜡、弯盘、纸巾、胶布、棉签、治疗巾、橡皮围裙、注射器、量杯、开口器、舌钳、牙垫、检验标本容器、听诊器。③洗胃溶液:常用的有等渗盐水、温开水、2%～4%碳酸氢钠溶液,1∶5 000 高锰酸钾溶液等。用量一般 2 000～5 000 ml,中毒病人则需 10 000 ml 以上或更多,温度为 37℃～40℃,另带污水桶 1 只。④其他:有条件者可用洗胃机[控制台,溶液桶(瓶),污水桶(瓶)]。

2. 操作步骤

(1) 协助病人取坐位、斜坡卧位或侧卧于床边。有活动假牙应先取出。将治疗巾及橡胶围裙围于胸前,并予以固定。污水桶放于头部床下,置弯盘于病人口角处。

(2) 胃管前段涂液状石蜡,经口腔或鼻腔将胃管缓慢送入胃内(方法见鼻饲法),先抽尽胃内容物,必要时留标本送检验。

(3) 证实胃管确在胃内后,即可洗胃。

方法一、漏斗洗胃法:

将漏斗放置低于胃部的位置,挤压橡皮球,抽尽胃内容物;抬高漏斗距口腔 30～50 cm,徐徐倒入洗胃液 300～500 ml(小儿酌减),当漏斗内尚有少量溶液时,速将漏斗倒转并低于胃部水平以下,利用虹吸作用引出胃内液体,使其流入污水桶内。如液体不能顺利流出,可将胃管中段的皮球加压吸引(先将皮球前端胃管反折,然后压闭皮球,再放开胃管)。胃内溶液流完后,再抬高漏斗。如此反复灌洗,直至洗出液与灌洗液相同为止。

方法二、注洗器或注射器洗胃法:

用注洗器或注射器接胃管吸尽胃内容物后,注入洗胃液约 200 毫升左右,再抽出弃去,反复冲洗,直至洗净为止。

方法三、自动洗胃机洗胃法:

将配好的洗胃液置清洁溶液桶(瓶)内。将洗胃机上的药液管一端放入溶液桶内液面以下,出水管的一端放入污水桶(瓶)内,胃管的一端和病人洗胃管相连接。调节好液量大小,接通电源后按"手吸"键,吸出胃内容物,再按"自动"键,机器开始对胃进行自动冲洗。待冲洗干净后,按"停机"键。

(4) 洗毕,反折胃管迅速拔出,以防管内液体误入气管。帮助病人漱口、洗脸,安卧休息。

(5) 整理用物并消毒,记录灌洗液及洗出液总量及性质。

四、注意事项

1. 吞入腐蚀性毒物(如强酸、强碱),新近上消化道出血,食管或贲门狭窄或梗阻,主动脉弓瘤病人,均禁忌洗胃。

2. 当中毒性质不明时,应抽出胃内容物送验,洗胃液可选用温开水或等渗盐水,待毒物性质明确后,再采用对抗剂洗胃。

3. 每次灌入量以 300～500 ml 为限。如灌入量过多,有导致液体从口鼻腔内涌出而引起窒息的危险,并可使胃内压上升,增加毒物吸收;可引起迷走神经兴奋,导致反射性心跳骤停。心肺疾病病人,更应慎重。

4. 洗胃过程中，如有阻碍、疼痛、流出液有较多鲜血或出现休克现象，应立即停止施行洗胃。洗胃过程中随时观察病人呼吸，血压，脉搏的变化，并做好详细记录。

5. 幽门梗阻病人洗胃，须记录胃内滞留量（如洗胃液 2 500 ml，洗出液为 2 000 ml，则胃内滞留量为 500 ml）。服毒病人洗胃后，可酌情注入 50%硫酸镁 30～50 ml 或 25%硫酸钠 30～60 ml 导泻。

6. 用自动洗胃机洗胃，使用前必须接妥地线，以防触电，并检查机器各管道衔接是否正确，接牢，运转是否正常。打开控制台上的按钮向胃内注入洗胃液的同时观察正压表（一般压力不超过 40 kPa），并观察洗胃液的出入量。如有水流不畅，进、出液量相差较大，可交替按“手冲”和“手吸”两键，进行调整。用毕及时清洗。

灌肠术

一、适应证

1. 便秘、腹胀、高热、中毒的病人。
2. 手术检查、分娩前的病人。
3. 需从直肠内用药的病人。

二、禁忌证

1. 肛门、直肠、结肠手术的病人。
2. 排便失禁的病人。
3. 急腹症，消化道出血病人。

三、操作规程

1. 保留灌肠

用物：灌肠筒一套、注射器、灌肠液、肛管、橡胶单、治疗巾、温开水（39～41℃）、弯盘、卫生纸、石蜡油、棉签、便盘、屏风、便盆布、尿布垫、水温计。

(1) 关闭门窗，屏风遮挡，嘱病人排便、尿。
(2) 取合适体位，脱裤露臀至床沿。臀下垫橡胶单及治疗巾并抬高臀部 10 cm。
(3) 注射器抽吸药液，连接肛管，石蜡油润滑前端，排气，夹管。
(4) 暴露肛门，插入 10～15 cm，松管，缓慢注入药液，再注入温开水 5～10 ml。
(5) 夹管，持卫生纸拔管，擦净肛门，保留 1 小时。

2. 不保留灌肠

(1) 关闭门窗，屏风遮挡，嘱病人排便、尿。
(2) 取合适体位，脱裤露臀至床沿。臀下垫橡胶单及治疗巾并抬高臀部 10 cm。
(3) 取左侧卧位，少量用注射器吸灌肠液，大量用灌肠筒挂于输液架上，液面距肛门 40～60 cm。
(4) 连接肛管，夹管。左手暴露肛门，右手插入肛管 7～10 cm，松管，固定肛管。观察。
(5) 灌毕，夹管，持卫生纸拔管，放于弯盘内，擦净肛门，保留 5～10 分钟。
(6) 必要时提供便盆，撤去橡胶单、治疗巾。

四、注意事项

1. 灌肠前，了解病变的部位，以便取合适的体位，慢性痢疾取左侧卧位，阿米巴痢疾取右侧卧位。

2. 溶液流速要慢，压力要低，液面距肛门小于 30 cm。

3. 肝昏迷病人禁用肥皂水灌肠，减少氨的吸收。伤寒病人灌肠液面不得高于肛门 30 cm，液量不得超过 500 ml，并选用等渗盐水。

4. 注意观察病情，发现异常，立即停止灌肠。

5. 灌肠过程中如有便意，将灌肠筒适当放低，并嘱病人深呼吸。

表浅脓肿切开引流术

一、适应证

表浅脓肿形成,查有波动者,应切开引流。

二、禁忌证

脓肿未形成,无波动感。

三、操作规程

1. 术前准备　合理应用抗菌药物;全身情况较差者,应注意改善全身状况。

2. 麻醉　局麻。小儿可用氯胺酮分离麻醉或辅加硫喷妥钠肌内注射作为基础麻醉。

3. 操作步骤　在表浅脓肿隆起外用1%普鲁卡因作皮肤浸润麻醉。用尖刃刀先将脓肿切开一小口,再把刀翻转,使刀刃朝上,由里向外挑开脓肿壁,排出脓液。随后用手指或止血钳伸入脓腔,探查脓腔大小,并分开脓腔间隔。根据脓肿大小,在止血钳引导下,向两端延长切口,达到脓腔边缘,把脓肿完全切开。如脓肿较大,或因局部解剖关系,不宜做大切口者,可以作对口引流,使引流通畅。最后,用止血钳把凡士林纱布条一直送到脓腔底部,另一端留在脓腔外,垫放干纱布包扎。

四、注意事项

1. 表浅脓肿切开后常有渗血,若无活动性出血,一般用凡士林纱布条填塞脓腔压迫即可止血,不要用止血钳钳夹,以免损伤组织。

2. 放置引流时,应把凡士林纱布的一端一直放到脓腔底,不要放在脓腔口阻塞脓腔,影响通畅引流。引流条的外段应予摊开,使切口两边缘全部隔开,不要只注意隔开切口的中央部分,以免切口两端过早愈合,使引流口缩小,影响引流。

3. 术后第2日起更换敷料,拔除引流条,检查引流情况,并重新放置引流条后包扎。

皮脂腺囊肿切除术

一、适应证

诊断明确的皮脂腺囊肿,如囊肿继发感染化脓则应行切开引流术。

二、禁忌证

无特殊禁忌证。

三、操作规程

1. 根据囊肿部位、大小准备相应的器械。
2. 采用普鲁卡因或利多卡因局麻。
3. 局部消毒、铺巾,穿手术衣,戴手术。
4. 沿皮纹作梭形切口,切开皮肤皮下组织,分离囊肿。完整切除囊肿。
5. 囊腔缝合,尽量不留死腔,如果囊肿较大残腔不能闭合则应放置皮片引流。

四、注意事项

1. 囊肿切除应尽量剥离完整,不留残留囊壁,否则要复发。
2. 囊肿合并感染时应切开引流,但也要将囊肿壁刮除干净以免复发。
3. 术后6～7日拆线。

附录16 江苏省社区卫生服务先进区(市)评估标准

标准	标准分	评估要点	评估方法
一、加强组织领导,贯彻落实发展社区卫生服务政策	200		
(一)加强组织领导,突出政府责任,将社区卫生服务作为卫生工作重点纳入政府工作目标 1. 政府将社区卫生服务工作纳入经济社会发展总体规划,出台了加快发展社区卫生服务文件,制订社区卫生服务发展规划和政府年度工作目标,并列入政绩考核 2. 区(市)政府建立城市社区卫生服务工作领导机构,各成员单位职责明确,定期召开工作协调会议。各部门制订了参与社区卫生服务建设的指导性文件 3. 制订了创建省城市社区卫生服务先进区活动的实施方案与具体措施,做好宣传发动与组织实施工作 4. 加大宣传力度,创建年度内在广播、电视、报纸等媒体上宣传发展社区卫生服务的重要作用	40	1. 纳入区(市)经济社会发展总体规划 2. 制定区(市)城市社区卫生服务发展规划 3. 列入政府年度工作目标并有措施 4. 建立由区长任组长的社区卫生工作领导小组 5. 各成员单位职责、分工明确 6. 领导机构研究部署工作每年不少于2次 7. 各部门有参与社区卫生工作的措施 8. 区(市)政府制订创建活动实施方案 9. 认真宣传发动和组织实施,市级新闻媒体每年宣传不少于6次,举办大型社区主题活动不少于1次	1. 查阅相关文件和资料,评估要点有一项做不到扣5分,扣完为止 2. 随机抽查区长、相关部门和街道办事处负责人对国务院〔2006〕10号和省政府〔2006〕124号文件的掌握程度,有1人回答不正确扣5分
(二)认真实施区域卫生规划和社区卫生服务机构设置规划,坚持政府主导,多渠道发展社区卫生服务 1. 制订本地区社区卫生服务发展的中长期规划和社区卫生服务机构设置规划,建立以中心为主体、站为补充的社区卫生服务网络 2. 打破行业垄断和所有制界限,合理规划社区卫生服务机构布局,优化城市卫生资源配置,对政府举办的区级医院、街道(镇)卫生院以及隶属于企事业单位的医疗卫生机构,通过重组、改造和功能转换来建设社区卫生服务机构。尚无卫生资源的新建城区,政府应当新建社区卫生服务机构 3. 坚持以政府为主,社会力量为辅,多元化举办社区卫生服务机构	20	1. 有当地居民健康状况、医疗卫生服务需求以及现有卫生资源利用情况 2. 有当地社区卫生服务发展的中长期规划和年度工作计划 3. 市政府制订了社区卫生服务机构设置规划。规划科学合理,机构布局方便居民 4. 政府办的区级医院、街道(镇)卫生院转型为社区卫生服务机构的比例95%以上 5. 社区卫生服务机构以政府举办为主	1. 评估要点1、2、3、5,做不到扣10分 2. 评估要点4每下降5%扣5分

附录 16 续表

标准	标准分	评估要点	评估方法
（三）政府增加对社区卫生服务的投入，建立稳定的财政筹资和投入机制，新增城市卫生投入主要用于发展社区卫生服务 1. 市辖区政府不再办医院，着力发展社区卫生服务，社区卫生经费占卫生投入总额比例≥80％ 2. 区(市)政府对政府办社区卫生服务机构安排人员经费、工作经费以及房屋修缮、设备更新等经费，所需经费纳入财政预算，并按年度对各社区卫生服务中心进行考核后补助。对社会力量举办的社区卫生服务机构提供的公共卫生服务和基本药品零差率使用部分进行全额补助 3. 为全科医师规范化培训和社区卫生服务人员岗位培训提供经费支持 4. 事业单位养老保险制度建立以前，政府办社区卫生服务机构符合国家规定离退休的人员费用，按国家规定补助项目和标准由同级财政负担	40	1. 区级政府不再办医院，原有区医院年内完成向社区卫生服务中心转型 2. 发展城市社区卫生服务的财政投入增长幅度高于财政支出幅度 3. 08 年人均城市社区公共卫生服务补助标准苏南、苏中、苏北分别不低于 15 元、12 元、10 元，09 年分别不低于 25 元、15 元、12 元；考核补助方案科学合理 4. 区级卫生事业经费直接用于社区卫生服务的比例≥80％ 5. 市级财政设立发展城市社区卫生服务专项经费，用于社区卫生服务机构设施设备建设和工作经费补助 6. 市、区两级财政按 1:1 比例承担全科医师和社区护士培训经费，市区两级负担占各类人员培训经费总额的比例≥80％	查阅资料，包括考核方案，区财政局、卫生局财政预算、拨付单，社区卫生服务机构收款凭证等。评估要点有一项做不到扣6.5 分
（四）将社区卫生服务纳入公共卫生建设范畴，统筹规划，协调建设，建立社区防控传染病的长效机制 1. 市、区(市)政府将社区卫生服务机构纳入公共卫生体系建设规划和计划，作为公共卫生服务体系网底来建设 2. 政府办社区卫生服务机构中人员享受区级以上预防保健机构中人员的工资报酬、医疗保险、退休、住房补贴同等待遇	20	1. 政府把社区卫生服务机构纳入公共卫生体系规划和建设计划 2. 社区卫生服务机构建设经费列入公共卫生体系建设资金预算 3. 社区卫生服务机构建设与预防保健机构建设水平相适应 4. 社区卫生服务人员享受区级预防保健机构人员同等待遇	查阅相关文件和资料，现场考察预防保健机构和社区卫生机构。有一项做不到扣 5 分
（五）建立医疗保险进社区的机制，做好与社区卫生服务的衔接工作 1. 经卫生行政部门审批设立的社区卫生服务中心(站)纳入城镇职工和城镇居民基本医疗保险或新型农村合作医疗的定点医疗机构 2. 社区卫生服务机构的住院、门急诊、家庭病床以及老年康复中符合基本医疗保险的服务项目纳入城镇职工城镇居	40	1. 经省辖市卫生局批准的社区卫生服务机构 100％纳入定点医疗机构 2. 社区卫生服务机构提供的基本医疗服务项目纳入医疗保险基金支付范围 3. 参保人员门急诊、住院费用个人自付比例比二、三级医院分别降低 15％和 25％以上	1. 查阅社区卫生服务机构纳入医保的文件、医保收据和医保结算系统数据。社区卫生服务机构纳入基本医疗定点医疗机构比例每下降 5％扣 5 分 2. 住院、门急诊、家

附录 16 续表

标准	标准分	评估要点	评估方法
民基本医疗保险基金支付范围，参保人员有关费用按规定由基本医疗保险基金支付 3. 参保人员在社区卫生服务机构就诊费用的门急诊、住院医药费用个人自付比例分别比二、三级医疗机构低 15%和 25%以上 4. 参保慢性病人在社区卫生服务机构门诊的医药费用，符合当地基本医疗保险政策的部分纳入统筹基金支付范围 5. 城市参保人员在社区卫生服务机构进行健康体检，其费用可由个人账户支付 6. 城镇居民医疗保险对普通门诊费用统筹和实行医保费用预付制，引导社区卫生服务机构主动提供以防为主，防治结合的综合性服务		4. 城市参保人员在社区卫生服务中心健康体检费用可由个人帐户支付 5. 城镇居民医疗保险实行普通门诊费用统筹和医保费用总额预付制，结余归社区卫生服务机构，合理超支部分给予适当补助	家庭病床有一项未纳入基本医疗保险基金支付范围扣 8 分 3. 参保人员在社区卫生服务机构就诊门急诊、住院医药费用个人自付比例每上升 1%扣 5 分 4. 城市参保人员在社区卫生服务中心体检费用不能由个人账户支付扣 5 分 5. 未实行普通门诊费用统筹和医保费用预付制的各扣 5 分
(六) 政府办社区卫生服务中心业务用房纳入社区公共服务设施建设规划，由政府无偿提供，并给予税收优惠措施 1. 政府将社区卫生服务机构业务用房纳入公共服务设施建设规划和实施计划 2. 新建或改扩建居民住宅区时需按城市规划在公共服务设施中预留社区卫生服务中心(站)业务用房，无偿提供给社区卫生服务机构使用 3. 在政府统一规划的社区服务中心内设置的社区卫生服务中心，由政府负责免费提供业务用房，并按省定标准合理设置业务科室 4. 法人、自然人的房屋和土地等不动产，无偿提供给非经营性社区卫生服务机构使用期间，免征房产税和城镇土地使用税	20	区政府按社区卫生服务中心业务用房使用面积 2 000 m^2 以上的标准为政府办社区卫生服务机构无偿提供业务用房	1. 查阅政府相关文件及社区卫生服务机构房产证明、租房合同及房租支付收据。现场核查 4 个社区卫生服务机构的业务用房，有一个机构不符合扣 10 分，扣完为止 2. 市、区(市)政府无优惠政策措施或政策不落实扣 10 分
(七) 规范社区卫生服务项目和价格管理，落实社区卫生服务税收优惠政策 1. 根据社区卫生服务发展，及时调整社区卫生服务收费项目和标准 2. 社区卫生服务开展特需和延伸服务，	20	按标准评估	查阅相关文件和票据，抽查 4 个社区卫生服务机构核实。有一项做不到扣 5 分

附录 16 续表

标准	标准分	评估要点	评估方法
由其自定服务价格，报物价部门备案，服务收入由社区卫生服务机构自主分配 3. 对非营利性社区卫生服务机构的医疗卫生服务收入，免征各项税收，对非医疗卫生服务收入用于改善服务条件的，抵扣其应纳税所得额，其余征收企业所得税 4. 加强监督检查，建立考核评估制度			
二、推行社区卫生服务运行机制综合改革，维护社区卫生服务公益性质	160		
(八) 政府办社区卫生服务机构实行全额预算、收支两条线管理，维护社区卫生服务公益性质 1. 区(市)政府出台有关社区卫生服务机构收支两条线管理文件 2. 以区(市)为单位成立社区卫生服务机构会计核算中心，社区卫生服务中心所有收入全额上缴区(市)财政专户，工资和奖金由财政、卫生部门共同核定，各社区卫生服务中心独立核算 3. 社区卫生服务中心的收入与职工分配脱钩 4. 财政与卫生部门联合制订社区卫生服务机构绩效考核办法	40	1. 区(市)政府出台有关社区卫生服务机构收支两条线管理办法 2. 政府办社区卫生服务机构的收支均纳入财政专户管理 3. 社区卫生服务机构所有收入全额上交区(市)财政专户，支出由财政部门根据预算总额全额拨付至区(市)卫生行政部门，卫生行政部门预拨资金预算总额的70%，其余考核后发放	1. 查阅有关文件、资料 2. 实地查看会计核算中心的运行情况 3. 已纳入收支两条线管理的社区卫生服务机构核定编制，向社区卫生服务中心了解情况。 评估要点1、2做不到各扣15分，要点3做不到扣10分
(九) 实行基本药品政府集中采购、统一配供和零差率使用，减轻群众医药费用负担 1. 制定社区卫生服务基本医疗用药目录 2. 实行基本药品政府集中采购、统一配供，保证药品质量 3. 实施基本药品零差率使用	40	1. 以区(市)或者省辖市为单位制订社区卫生服务机构基本医疗用药目录，药品品种按通用名计算不少于150种以上 2. 以市或(区)市为单位实行社区卫生服务药品集中招标、统一配供 3. 社区卫生服务机构使用目录内的基本药品，以配供价格销售，药品差价部分由同级或市(区)两级财政给予补助	1. 查阅相关文件资料 2. 查看社区卫生服务机构门诊药品价格公布及门诊处方 3. 向社区群众了解 评估要点有1项做不到扣15分，扣完为止

附录 16 续表

标准	标准分	评估要点	评估方法
(十) 深化人事制度和分配制度改革，提高工作效率 1. 社区卫生服务机构定编定岗、实行全员合同聘用和竞争上岗制度 2. 建立人员能进能退机制，完善辞退、解聘制度 3. 实行工资总额管理、岗位工资和绩效工资为主要内容的收入分配办法 4. 建立以服务数量、服务质量和居民满意度为主要指标的绩效考核办法	40	1. 政府办社区卫生服务机构实行定编定岗、公开招聘、合同聘用 2. 社区卫生服务中心人员实施三级聘用制度 3. 将定性与定量考核结合，聘期考核与定期考核相结合 4. 对考核不合格人员，社区卫生服务机构采取调整岗位、解聘的方式退出其原有岗位 5. 社区卫生服务机构从业人员的收入与业务收入脱钩	1. 查阅有关文件资料 2. 分别调查社区卫生服务机构负责人、功能科室主任及具体工作人员 评估要点有 1 项做不到扣 8 分
(十一) 建立社区首诊制度和双向转诊制度，改变服务模式 1. 建立社区首诊制度和双向转诊制度 2. 全面开展社区首诊和双向转诊工作 3. 全面推行全科团队服务 4. 实行责任医师制度，对居民实行网格化健康管理	40	1. 市区卫生行政部门制订社区首诊和双向转诊制度的实施意见等相关文件 2. 组织和引导大中型医院与社区卫生服务机构建立稳定的业务合作关系 3. 大中型医院和社区卫生服务中心均有专门的职能科室或人员负责双向转诊工作并建立双向转诊的流程和处理规范 4. 城镇居民参保人员患病后在社区就诊比例≥50% 5. 下转病人与上转病人的比例≥20% 6. 每个社区卫生服务中心组建 3 个以上全科服务团队，全科团队职责明确并按居住区域分片实行网格化管理 7. 实行责任医师制度，60 岁以上老人责任医师拥有率 100%	1. 查阅相关文件夹资料 2. 分别到社区卫生服务中心和大医院实地调查了解 3. 核算上、下转病人的比例 评估要点有 1 项做不到扣 7 分，扣完为止
三、加强社区卫生服务体系建设	240		
(十二) 社区卫生服务网络科学合理 1. 认真实施社区卫生服务机构设置规划，按照中心和站一体化的要求，构建以社区卫生服务中心为主体、社区卫生服务站为补充的社区卫生服务网络 2. 每个街道(镇)或 3 万～5 万人设置一个社区卫生服务中心，根据需要下设社区卫生服务站，建成 15 分钟健康服务圈，方便群众就医	40	1. 市辖区街道(镇)社区卫生服务中心覆盖率 100% 2. 县级市城区按 3 万～5 万人建设一个社区卫生服务中心，至少建成社区卫生服务中心 3 个以上 3. 95%以上社区卫生服务中心为独立法人 4. 政府办社区卫生服务中心与站一体化率≥90%	1. 查阅资料，实地考察。社区卫生服务中心覆盖率每下降 1%扣 2 分 2. 县级市城区社区卫生服务中心数少于 3 个不得分 3. 中心与站一体化率每下降 10%扣 5 分

附录 16 续表

标准	标准分	评估要点	评估方法
			4. 具备独立法人资格的社区卫生服务中心比例每下降10%扣5分
（十三）社区卫生服务机构建设规范 1. 各社区卫生服务中心（站）业务用房达到规定标准，功能分区合理，流程科学，环境温馨，符合国家卫生学标准， 2. 各社区卫生服务中心（站）按省定标准设置业务科室 3. 各社区卫生服务中心设有坡道、扶手、防滑地面等方便老年人和残疾人的无障碍设施 4. 社区卫生服务中心（站）按省定标准配备基本设备 5. 诊室为单人设置或诊桌之间采用有效隔断，体现一对一服务特点，便于医患交流 6. 积极创建省级示范社区卫生服务中心，提高建设水平	60	1. 社区卫生服务中心业务用房使用面积 2 000 m^2 以上，至少设有5张以上、50张以下，以康复护理为主的住院床位 2. 社区卫生服务中心医疗、预防保健、康复及辅助检查区域相对独立，流程合理 3. 社区卫生服务中心、站按省定标准设置业务科室，取消内、外、儿科，统一设置全科诊室 4. 社区卫生服务中心和站要按省定标准配齐基本诊疗设备和辅助设备 5. 省级示范社区卫生服务中心≥1个	1. 有1个中心业务用房不达标扣5分，一个站业务用房不达标扣3分 2. 有1个中心功能分区或科室设置不合理各扣3分 3. 中心无障碍设施不符合要求扣5分 4. 中心或站基本诊疗设备缺1项扣8分，辅助设备缺1项扣1分 5. 无省级示范社区卫生服务中心扣10分
（十四）建立社区卫生服务机构第三方评价监督机制 1. 区（市）卫生行政部门成立社区卫生监管委员会 2. 社区卫生监管委员会定期召开会议，对全区（市）社区卫生服务机构建设提出意见和建议 3. 责任医生与责任社区居委会主任同述职、同评议、同考核	20	1. 监管委员会要由街道办事处、社区居民委员会、居民代表等参与，其中居民代表数量不少于社区卫生服务中心数 2. 监管委员会至少每个季度召开一次会议 3. 责任医生述职考评结果作为其本人或全科团队绩效考核的重要依据	评估要点有1项做不到扣7分，扣完为止
（十五）合理配备人员 1. 每一万居民至少配备3名全科医师，其中中级以上专业技术职称的全科医师达到50%以上（每个中心至少9名全科医师） 2. 每个中心至少有1名公共卫生医师、2名妇幼保健医师和1名中级以上卫生技术职称的中医执业医师	40	按标准评估	查阅资料和证书，有一项做不到扣8分

附录16续表

标准	标准分	评估要点	评估方法
3. 每5张病床配备医师、护士各1名 4. 每名执业医师至少配备1名注册护士，其中至少有1名为中级以上卫生技术职称 5. 45岁以下医师本科学历80%以上 6. 新进人员中医生应具有医学本科以上学历，其他卫生技术人员应具有大专以上学历或中级以上卫生技术职称			
（十六）医院支持社区卫生服务队伍建设 1. 组织城市医院在职卫技人员到社区卫生服务中心工作 2. 建立由辖区内大型医疗卫生机构的医疗、预防、保健、康复、健康教育等方面专家通过现场指导、会诊等途径对社区卫生服务人员进行业务指导 3. 组织医疗卫生机构免费为社区卫生服务机构人员提供进修培训。每年应有不少于5%的社区卫生服务专业技术人员到医院参加累计不少于两个月的业务知识和技能学习，并纳入继续医学教育管理	30	1. 每个社区卫生服务中心至少保证有1名大医院的医师帮助工作 2. 大型医疗卫生机构对社区卫生服务中心的业务指导每年不少于4次 3. 按标准评估	查看相关制度、组织实施情况和进修学习记录，有一项做不到扣10分
（十七）加强社区卫生服务人员培训 1. 从事临床工作的医师90%以上接受过省级卫生行政部门认可的全科医师岗位培训，并取得合格证书，启动全科医师规范化培训 2. 护士、预防保健人员80%以上接受过为期150学时的区级以上卫生行政部门举办或认可的社区卫生服务基础知识培训 3. 所有负责人接受过为期至少35学时的地市级以上卫生行政部门举办或认可的政策管理与业务技术培训 4. 所有中级以上专业技术人员在一个创建年度内达到继续医学教育规定要求的25学分	50	按标准评估	查阅相关资料和证书，有一项做不到扣10分

附录 16 续表

标准	标准分	评估要点	评估方法
四、完善社区卫生服务功能，提高服务质量	250		
(十八)明确社区卫生服务机构职能 1. 所有社区卫生服务机构为非营利性医疗机构，并提供公共卫生和基本医疗服务 2. 市、区两级卫生行政部门进一步明确医院、疾病预防控制和妇幼保健与社区卫生服务机构的职能分工，实行分级医疗和分级防保	50	1. 所有社区卫生服务中心均能提供“六位一体”的综合性卫生服务，重视发挥中医药的作用。社区卫生服务站提供基本医疗和至少包括健康教育、疾病预防(计划免疫除外)的部分公共卫生服务 2. 市、区两级卫生行政部门将适宜在社区开展的公共卫生服务项目调整到社区 3. 按标准评审	1. 查阅有关资料 2. 实地查看社区卫生服务中心和站 3. 向卫生行政部门了解情况 评估要点中有 1 项做不到扣 15 分，其中，有 1 个中心为营利性机构或未提供“六位一体”的综合性服务各扣 10 分
(十九)落实预防保健任务 1. 各社区卫生服务中心(站)有社区诊断报告，根据本社区的社会经济、人口学特征，分析社区全人群(不能用某个年龄段的数据来代替)居民的总体健康状况、发病态势、影响健康的主要因素并提出针对性干预措施 2. 制订社区健康促进规划及实施计划，在街道办事处和社区居委会组织下，各有关方面予以实施 3. 各社区卫生服务中心每月至少举办一次健康教育讲座，人员健康教育职责明确，社区居民知晓基本卫生常识 4. 社区预防保健工作指标处于良好水平 (1)法定报告传染病报告率 100% (2)计划免疫接种率≥95% (3)7 岁以下儿童保健管理率≥95% (4)孕产妇保健管理率≥95% (5)门诊 35 周岁以上病人首诊测血压≥90% (6) 60 周岁以上老人的慢性病管理率≥90%	60	1. 社区诊断报告每 3 年重做一次 2. 60 岁以上老人高血压、糖尿病、冠心病管理率，即管理人数与发病人数之比≥60% 3. 其余按标准评估	1. 抽查 3 个社区卫生服务中心，查阅资料，核查各项工作任务落实情况，评估要点 1、2、3 有一项做不到扣 10 分 2. 有一项预防保健工作指标不达标扣 5 分

附录 16 续表

标准	标准分	评估要点	评估方法
（二十）提供方便、快捷的医疗服务 1. 各社区卫生服务中心（站）的临床医务人员熟练掌握相关基本理论、基本知识和基本技能，能够开展常见病、多发病和诊断明确的慢性疾病的诊疗及护理，做好院前急救工作 2. 60 岁以上居民健康档案建档率≥90%，健康档案计算机管理率 100% 3. 各社区卫生服务中心 24 小时值班，执业时间不少于 8 小时。全面实行责任医生制度，提供便民医疗服务 4. 开展全科服务团队服务并及时提供家庭出诊、家庭病床等上门服务 5. 所有社区卫生服务中心和 75%以上的社区卫生服务站能开展包括中成药、针灸、推拿、火罐、敷帖、刮痧、熏洗、穴位注射等在内的至少 4 种中医药服务，每个社区卫生服务中心配备 50 种、站配备 30 种中成药 6. 实行"一对一"服务，尊重病人知情选择权，保护服务对象隐私 7. 检验、放射等专业参加市级以上质控	60	按标准评估。	1. 随机抽考 10 名医务人员"三基本"知识（80 分合格），现场考核 3 名医师常规诊疗技术和 3 名护士护理技术操作，有 1 人不合格扣 5 分 2. 健康档案建档率每下降 1%扣 2 分，有 1 个中心未实行计算机管理扣 5 分 3. 标准 4 做不到扣 15 分 4. 标准 3、5、6 有一项做不到扣 10 分 5. 临床化学室间质评和血液学室间质评全年平均合格，有一项不合格扣 5 分
（二十一）开展康复和计划生育技术指导 1. 各社区卫生服务中心（站）开展计划生育技术指导、避孕药具发放和咨询服务 2. 各社区卫生服务中心具备开展康复服务的基本设施和专兼职技术人员 3.各社区卫生服务中心常规开展康复期病人治疗以及残疾人的康复服务 4. 开设 30 张以上以康复为主的病床的社区卫生服务中心不低于 50%	25	按标准评估	现场考察，标准中有一项做不到扣 6 分
（二十二）提高应对突发公共卫生事件的处理能力 1. 所有专业技术人员接受过《中华人民共和国传染病防治法》、《突发公共卫生事件应急条例》以及艾滋病、肺结核防治等法律法规培训，临床医务人员基本掌握疫情报告、医学观察和病例排查、转运以及突发公共卫生事件的应急处理程序	25	1. 有相关法律法规知识的培训记录 2. 临床医务人员掌握疫情报告、医学观察、病例排查、转运及应急处理程序 3. 制订突发公共卫生事件应急预案，每年演练不少于一次 4. 突发公共卫生事件报告及时，协助处理工作落实	查阅资料，现场核查，评估要点有一项做不到扣 4 分

附录 16 续表

标准	标准分	评估要点	评估方法
2. 各社区卫生服务中心(站)制定突发公共卫生事件应急预案,一个年度至少实战演习一次 3. 突发公共卫生事件的处理及时 4. 各社区卫生服务中心建立医院感染控制管理机构,完善管理制度,开展专门培训,配备专(兼)职人员开展消毒处理和质量监控等工作		5. 有医院感染控制管理委员会、制度和专(兼)职人员,并有上岗证 6. 配备专(兼)职人员,开展消毒、医疗废弃物规范化处置及质量监控	
(二十三) 推行惠民医疗 1. 50%以上的社区卫生服务中心开设惠民病区或门诊,为符合条件的居民提供惠民医疗服务,对相关费用实行减免 2. 社区卫生服务机构开设惠民病区、改造惠民门诊所需经费和优惠减免的费用由市、区财政各承担 50% 3. 政府建立医疗救助制度	30	按标准评估 惠民医疗服务主要包括五免五减半:免门诊挂号费、门诊诊疗费、注射费、住院护理费、住院诊疗费;床位费、检查费、治疗费、放射检查费、手术费减半收费	查阅政府相关文件、财政预算、拨付单和收款凭证,核查社区卫生服务机构优惠措施目录、优抚对象名单和服务记录,标准中有一项做不到扣 10 分。五、加强社区卫生服务监督管理,确保服务安全 150
(二十四) 依法实行准入制度 1. 各社区卫生服务机构均依法设立 2. 以社区卫生服务中心作为第一名称进行执业登记,使用国家统一标识 3. 从事社区卫生服务专业技术工作的人员均依法取得执业资格	40	1. 各社区卫生服务机构符合当地社区卫生服务机构设置规划 2. 各机构依法取得《医疗机构执业许可证》,并以社区卫生服务中心作为第一名称进行执业登记 3. 社区卫生服务中心作为独立法人注册 4. 使用国家统一标识 5. 从事专业技术的工作人员符合规定条件	查阅相关资料,评估要点 1、2、3、4 有一项做不到扣 5 分,评估要点 5 做不到各扣 10 分
(二十五) 加强服务质量的监督管理 1. 卫生行政部门明确规定社区卫生服务各类业务技术工作的具体内容、操作规范和考核标准 2. 建立监督检查和奖惩制度 3. 卫生行政部门建立社区卫生服务信息公示制度,至少每季度公布一次社区	60	1. 社区卫生服务各类业务技术工作内容、操作规范和考核标准可暂按总后卫生部第四版执行,也可结合当地情况制订 2. 定期实施监督检查,并对社区卫生服务中心(站)和人员有明确的奖惩制度	1. 查阅相关资料,评估要点 1、2、3、4、6 有一项做不到扣 10 分 2. 门诊病历合格率 100%、处方合格率 100%,甲级病案率

附录 16 续表

标准	标准分	评估要点	评估方法
卫生服务中心(站)服务、管理等基本信息 4. 定期进行法规、规章培训和医德教育 5. 按规定书写并妥善保存病历等各种服务记录资料 6. 各社区卫生服务中心(站)制订防范和处理医疗事故的预案		3. 每季利用媒体、网站、公告栏等形式公布服务质量、管理和收费价格等信息 4. 至少每半年一次对社区卫生服务人员进行医疗卫生管理法律、行政法规、部门规章和诊疗护理规范、常规的培训和医德教育 5. 按规定书写并保存病历等各种服务记录 6. 健全医疗和预防保健业务管理制度(除现有相关制度外,还包括出诊、家庭病床、慢病防治、健康教育等) 7. 制订防范和处理医疗事故预案	≥90%、医疗器械消毒灭菌合格率100%、急救设备和药品完好率100%、一次性注射输液(血)器用后毁型率100%、一人一针一管一用一灭菌执行率100%,每下降1%各扣1分 3. 发生1例医疗事故扣20分,漏报1例医疗事故扣15分,发生2例以上医疗事故不得参加先进区评选
(二十六)社会效果明显 1. 居民对社区卫生服务中心的综合满意率＞85% 2. 居民对社区卫生服务中心的知晓率＞90% 3. 居民卫生知识知晓率＞60% 4. 居民在社区卫生服务机构门诊就诊比例＞40% 5. 社区卫生服务机构门急诊平均人次费用比三级医院低50%以上	50	按标准评估	1. 随机调查10名以上病人就诊的安全性、经济性、舒适性和方便性情况,病人综合满意率≥85%,每下降1%扣1分 2. 随机调查20位居民对社区卫生服务机构知晓率,每下降1%扣1分 3. 随机调查20位居民卫生常识知晓情况,回答正确率每下降1%扣1分 4. 居民门诊利用率≥40%,每下降1%扣2分 5. 社区门诊平均人次费用比三级医院低50%以上,每上升5%扣5分

注:本标准总分1000分,先进区得分不低于800分

附件一：

江苏省城市社区卫生服务中心设置标准

为加强城市社区卫生服务中心建设，根据卫生部《城市社区卫生服务中心基本标准》，结合本省实际，修订本标准。

一、设置原则

城市社区卫生服务中心以社区卫生服务机构设置规划为指导，以社区居民健康需求为导向，依据服务人口、服务半径、行政区划等综合因素设置。原则上每个街道或3万～5万居民设置一个社区卫生服务中心。

二、基本功能

城市社区卫生服务中心应按照国家和省有关规定提供基本公共卫生服务和基本医疗服务。

（一）基本公共卫生服务包括

1. 卫生信息管理。

2. 健康教育。

3. 疾病预防与控制。

4. 妇幼保健与老年保健服务。

5. 计划生育技术服务。

6. 卫生行政部门交办的其他公共卫生任务。

（二）基本医疗服务包括

1. 一般常见病、多发病诊疗和护理。

2. 诊断明确的慢性病治疗和护理。

3. 社区现场应急救护。

4. 家庭出诊、家庭护理、家庭病床等家庭医疗服务。

5. 康复医疗服务。

6. 经省辖市卫生行政部门批准，由一、二级医院转型的社区卫生服务中心，可开展口腔科诊疗、助产技术服务等服务项目及《江苏省手术分级管理规范（试行）》规定的丙、丁类手术。

7. 省辖市卫生行政部门批准的其他适宜医疗服务。

三、基本设施

（一）业务用房使用面积1 500 m^2 以上，布局合理，充分体现保护病人隐私、无障碍设计要求，并符合国家卫生学标准。设病床的，每设一床至少增加30 m^2 建筑面积。设免疫接种门诊的，适当增加房屋面积。

（二）至少设5张日间观察床和少量输液躺椅，有防暑保暖设施。当地居民有需求的，可设一定数量以护理康复为主要功能的病床，原则上不得超过50张。

四、基本设备

（一）诊疗设备：诊断床、听诊器、血压计、体温计、全科医疗诊断系统、观片灯、体重身高计、出诊箱、治疗推车、供氧设备、电动吸引器、简易手术设备、可调式输液椅、手推式抢救车及抢救设备、脉枕、针灸器具、火罐等。

（二）辅助检查设备：心电图机、B超、300 mAX光机、显微镜、离心机、血球计数仪、尿常规分析仪、生化分析仪、快速血糖自动测定仪、心电监护仪、简易呼吸机、电冰箱、恒温箱、药品柜、中药饮片调剂设备、高压蒸汽消毒器等设备。

（三）预防保健设备：妇科检查床、妇科常规检查设备、身长（高）和体重测查设备、听（视）力测查工具、电冰箱、疫苗标牌、紫外线灯、冷藏包、运动治疗和功能测评等设备。

（四）健康教育及其他设备：健康教育影像设备、计算机、打印机及健康档案、医疗保险信息管理与费用结算有关设备等。

设病床的，配备与之相应的病床单元设施。

五、科室设置

坚持精简、效能的原则，一般设置以下业务科室：

（一）预防保健科室：应设妇女保健室、儿童保健室、计划生育室、健康教育室、免疫接种门诊等。

（二）临床科室：应设急诊室、全科诊疗室、中医诊室、康复治疗室、输液室、日间病房、治疗室、处置室等。

（三）医技及其他科室：应设X光室、检验室、B超室、药房、消毒供应间等。

六、人员配备

（一）至少配备9名执业范围为全科医学专业的临床类别、中医类别执业医师，其中至少有1名副高级以上任职资格的执业医师和1名中级以上任职资格的中医执业医师。至少配备1名公共卫生医师。

（二）每名执业医师至少配备1名注册护士，其中至少有1名中级以上任职资格的注册护士。

（三）设病床的，每5张病床至少增加配备1名执业医师、1名注册护士。

（四）其他人员按需配备。

七、规章制度

制定人员岗位责任制、在职教育培训制度，有国家制定或认可的各项卫生技术操作规程，并成册可用。

附件二：

江苏省城市社区卫生服务站设置标准

为加强城市社区卫生服务站建设，根据卫生部《城市社区卫生服务站基本标准》，结合本省实际，修订本标准。

一、设置原则

本着以城市社区卫生服务中心为主体、中心覆盖不到的地方设站的原则设置。一般 1 万居民左右设置一个城市社区卫生服务站。

二、基本功能

城市社区卫生服务站应按照国家和省有关规定，在社区卫生服务中心指导下提供部分基本公共卫生服务和基本医疗服务。

（一）必须开展的基本公共卫生服务

1. 卫生信息管理。

2. 健康教育。

3. 疾病预防与控制。

4. 卫生行政部门交办的其他公共卫生任务。

（二）可根据条件开展的公共卫生服务：

1. 妇幼保健服务。

2. 计划生育技术指导服务。

（三）基本医疗服务：

1. 一般常见疾病治疗和护理。

2. 社区现场应急救护。

3. 康复医疗服务。

三、基本设施

（一）城市社区卫生服务中心延伸下设的社区卫生服务站，业务用房使用面积不低于 100 m^2；以独立法人设置的城市社区卫生服务站，业务用房使用面积不低于 150 m^2。布局合理，充分体现保护病人隐私、无障碍设计要求，并符合国家卫生学标准。

（二）一般应设 3 张日间观察床。不设病床。

四、基本设备

诊断床、听诊器、血压计、体温计、全科医疗诊断系统、心电图机、观片灯、体重身高计、血糖仪、出诊箱、治疗推车、急救箱、供氧设备、电冰箱、脉枕、针灸器具、火罐、必要的消毒灭菌设施、药品柜、档案柜、电脑及打印设备、电话等通讯设备、健康教育影像设备以及与开展工作相适应的其他设备。

五、科室设置

应设全科诊疗室、治疗室、处置室、预防保健室、健康宣教室、药房等科室。有条件的，可设中医（理疗）科。不设其他临床科室。

六、人员配备

（一）至少配备 2 名执业范围为全科医学专业的临床类别、中医类别执业医师。至少有 1 名中级以上任职资格的执业医师和 1 名能提供中医药服务的执业医师。

（二）每名执业医师至少配备 1 名注册护士。其他人员按需配备。

七、规章制度

制定人员岗位责任制、在职教育培训制度，有国家制定或认可的各项卫生技术操作规程，并成册可用。

附件三：

江苏省城市社区卫生服务中心急诊抢救设备和药品目录

一、器械

1. 心电监护仪1台
2. 国产呼吸机1台
3. 除颤器1台
4. 洗胃机1台
5. 心电图机1台
6. 吸引器1台
7. 氧气筒1个
8. 快速血糖自动测定仪1件
9. 抢救车1辆
10. 冰帽1个
11. 血压计1台
12. 颈托和各种类型夹板

二、物品

1. 拆线缝合包
2. 静脉切开包
3. 导尿包
4. 胸穿包
5. 气管切开包
6. 换药包
7. 气管切开、气管插管导管(各型号1个)

三、药品

1. 盐酸肾上腺素10支
2. 利多卡因10支
3. 可拉明10支
4. 洛贝林10支
5. 雷尼替丁2支
6. 多巴胺10支
7. 阿拉明10支
8. 去甲肾上腺素2支
9. 异丙肾上腺素2支
10. 阿托品1 mg、5 mg、10 mg各5支
11. 654-2　5支
12. 地塞米松5支
13. 琥珀酸氢化可的松5支
14. 毛花苷丙(西地兰)2支
15. 呋塞米(速尿)5支
16. 羟苯磺乙胺(止血敏)2支
17. 立止血针2支

18. 氯丙嗪(冬眠灵)针 2 支
19. 地西泮(安定)针 2 支
20. 解磷定 2 支
21. 纳洛酮 5 支
22. 硝酸甘油 2 支
23. 利血平 2 支
24. 酚妥拉明 5 支
25. 多巴酚丁胺 5 支
26. 氨茶碱 2 支
27. 美解眠 2 支
28. 苯巴比妥(鲁米那)2 支
29. 美蓝 2 支
30. 心律平 2 支
31. 垂体后叶素 2 支
32. 非那根 2 支
33. 新福林 2 支
34. 维拉帕米(异搏定)2 支
35. 苯妥英钠 2 支
36. 哌替啶(杜冷丁)1 支
37. 吗啡 1 支
38. 50%葡萄糖注射液 20 ml×2 支
39. 10%氯化钾注射液 10 ml×2 支
40. 10%氯化钠注射液 10 ml×2 支
41. 10%氯化钙 10 ml×2 支
42. 10%葡萄糖液 500 ml、250 ml、100 ml
43. 5%葡萄糖液 500 ml、250 ml、100 ml
44. 复方氯化钠注射液 500 ml、250 ml
45. 706 代血浆 500 ml
46. 低分子右旋糖酐 500 ml
47. 5%碳酸氢钠 250 ml
48. 0.9%氯化钠液 500 ml、250 ml、100 ml
49. 25%甘露 250 ml
50. 口服药:硝苯地平(心痛定)片 10 片,硝酸甘油片 10 片,肠溶阿司匹林 50 片附件四：

江苏省城市社区卫生服务中心康复器材和设备目录

一、器材

1. 平行杠
2. 肋木
3. 阶梯
4. 木钉盘
5. 平衡板
6. 滚桶(球)
7. 常用轮椅、拐杖、助行器
8. 姿势镜(可用其他康复器材替代)

二、设备

1. 中频治疗仪
2. 音频治疗仪
3. 超短波治疗机
4. 低频脉冲治疗机
5. 磁疗机
6. 针灸针
7. 火罐

附录 17　江苏省示范城市社区卫生服务中心评估标准

评估项目	评估内容	评估方法	分值
一、行政管理（14分）	1. 符合当地城市社区卫生服务机构设置规划，中心为独立法人并独立建账	检查区（市）机构设置规划，查看批文及有关帐户	2
	2. 纳入城镇职工和居民医疗保险或新型农村合作医疗定点机构	查看相关协议及收费帐目	2
	3. 各项工作制度和技术操作规程健全，并严格执行	实地查看，现场考核卫技人员，走访职工及社区居民	2
	4. 医护人员、收费标准、药品价格等进行公示，收费合理，有服务预约电话和监督电话		2
	5. 进行人事分配制度改革，全员聘用，竞争上岗，岗位职责明确，实行岗位和绩效工资制度		2
	6. 药品参加集中招标采购		1
	7. 挂号、收费、取药、疫情报告、健康档案实行计算机管理		2
	8. 对辖区内社区卫生服务站进行业务指导和业务管理	查看有关记录，实地了解	1
	9. 有上级专项补助经费，并随着经济发展逐步提高。专项经费包括：在职人员工资补助、基本公共卫生服务经费补助、房屋修缮、设备更新、人员培训以及离退休人员经费补助等	查看经费拨付凭证，实地调查了解	3
二、基本功能（30分）	(一)公共卫生服务		
	1. 卫生信息管理：有完整的社区诊断报告，60岁以上居民健康档案建档率≥90%；健康档案计算机动态管理率100%	查看社区诊断报告和居民健康档案	3
	2. 健康教育：设立健康教育专栏，有健教场所、健教设备及健教材料；开展形式多样的健教宣传并有记录；社区居民卫生保健基本知识知晓率＞80%	实地了解、查看，抽考15～20位辖区居民	3
	3. 疾病预防控制：掌握辖区内慢性病人的基础资料，制订高血压、糖尿病、脑卒中等病人的社区干预管理计划并实施；门诊35岁以上病人首诊测血压＞90%，60岁以上高血压、糖尿病规范化管理率≥90%；计划免疫实行计算机管理，辖区内7岁以内儿童基础疫苗全程免疫接种率＞95%；有社区突发公共卫生事件应急预案，医务人员熟悉应急处理程序；做好辖区内艾滋病、性病、结核等传染性疾病的疫情监测	查看传染病登记簿（册）、突发公共卫生事件应急预案、慢病管理及计免有关资料	5
	4. 妇幼保健：做好辖区内妇幼卫生信息管理和妇女儿童保健服务。孕产妇保健管理率和7岁以下儿童保健管理率＞95%，“三网监测”及时率和准确率100%	查看妇幼卫生报表及相关资料，实地了解	5
	5. 康复：有康复病床、康复器材和专职人员，能提供康复治疗服务；指导康复对象和家属进行康复训练；对残疾人家庭环境设施及工作学习场所提供康复技术咨询	实地查看，并进行了解	3

附录 17 续表

评估项目	评估内容	评估方法	分值
	6. 计生指导:开展计划生育宣传与咨询,免费为已婚育龄妇女提供避孕节育药具。辖区内育龄妇女避孕节育知识知晓率>95%	实地查看并进行了解,调查10名育龄妇女	3
	(二)基本医疗服务		
	1. 实行24小时门诊及值班,设立预约和咨询电话	查看相关资料,实地考察、了解。重点查看出/巡诊记录、双向转诊协议、家庭病床管理等资料	0.5
	2. 做好常见病、多发病的诊断、治疗及护理;诊断明确的慢性病的治疗和护理;辖区内居民在中心门诊比例>40%		3
	3. 做好院前急救及院内急诊抢救		0.5
	4. 组建3个以上全科服务团队,实行责任医生制度,对居民实行网格化健康管理,开展上门巡诊、出诊和预约服务		1
	5. 开设家庭病床并按时上门服务		1
	6. 与上级医院建立双向转诊关系,有合同、有转诊记录		1
	7. 无超范围服务、没有无证执业现象		1
三、科室设置(12分)	(一) 预防保健科室:设立妇女保健室(妇科专用检查床相对隔离)、儿童保健室(检查室与接诊室分设)、计划生育室(开展计划生育手术的应做到四室分开)、免疫接种门诊(至少一苗一桌,并设留观区)、健康教育室等	实地查看	3.5
	(二) 临床科室:设立急诊(抢救)室(应设在一楼)、抢救室(应设在一楼)、全科诊疗室(不少于2个)、中医诊室、康复治疗室、输液室(成人和儿童分设)、日间病房、治疗室、处置室等,其余的可根据功能相应增设诊室	实地查看	3.5
	(三) 医技及其他科室:设立X光室(相对处于盲端)、检验室(生化与常规分开)、B超室、心电图室、药房、消毒供应间等	实地查看	3
	(四) 后勤管理科室:坚持精简、效能原则,根据功能和实际需要设置	实地查看	2
四、基础设施与基本设备(18分)	1. 使用全国统一标志,各部门及科室有分布示意图和醒目标牌;院内绿化面积>20%	实地查看	2
	2. 基本设备符合《江苏省城市社区卫生服务中心设置标准》要求,性能良好	实地查看并测试设备性能	3
	3. 业务用房使用面积>2 000 m^2,功能分区合理、流程科学、环境整齐、清洁	实地查看	3
	4. 设有5张以上、50张以下以康复护理为主的床位,床单元配置符合要求	实地查看	3
	5. 实行开放式窗口服务,设立预检问询台,有电子显示屏幕	实地查看	1

附录 17 续表

评估项目	评估内容	评估方法	分值
	6. 设有方便老年人、残疾人的无障碍设施，污水、污物无害化处理符合卫生学标准	实地查看	1
	7. 病房有电视、空调、厕所，床单元设施齐全；观察室、输液室有电视及空调，输液室有5张以上躺椅，提供开水、轮椅等便民措施	实地查看，并向病人了解情况	3
	8. 各诊室使用面积＞12 m^2，实行一对一服务；每床净使用面积＞6 m^2；康复治疗室使用面积＞40 m^2，健康教育室使用面积＞30 m^2，免疫接种室按甲级接种门诊要求分类设室，使用面积＞50 m^2，；妇女保健室和儿童保健室使用面积均＞20 m^2；计划生育手术室面积＞50 m^2	实地测量	2
五、人员配备（10分）	1. 人员配备精干，至少配备9名全科医师（含1名中医师）和1名公共卫生医师，其余人员按工作需要配备	核对花名册，并实地了解	3
	2. 卫技人员占职工总数的比例≥90%；在岗卫生技术人员具有国家法定执业资格	查看有关人员资格证书	2
	3. 全科医师中副主任以上职称2人以上；中医执业医师1名，需具备中级以上技术职称以上；卫技人员中50%有大专以上学历	查看有关人员学历及职称证明	3
	4. 新进人员中，医师具有医学本科以上学历，其他卫技人员具有大专以上学历或中级以上卫生技术职称	查看有关人员培训证书	2
六、服务质量（16分）	1. 医、护、技"三基本"考核合格率＞90%	现场考核医护人员	4
	2. 门诊处方、病历合格率及住院病历甲级率＞90%	抽查门诊及住院病历	4
	3. 有优质服务和便民措施，并认真落实	现场查看，向病人了解情况	2
	4. 有防范和处理医疗事故预案，三年内无任何医疗事故发生	查看相关资料并向有关人员了解	2
	5. 社区居民满意度＞90%	抽查30位社区居民	4

主要参考文献

1. 江开达主编. 精神病学. 北京:人民卫生出版社,2005
2. 徐斌主编. 生理心理学. 北京:人民卫生出版社,2007
3. 杨德森主编. 行为医学. 长沙:科学技术出版社,2002
4. 王陇德主编. 卫生应急工作手册. 北京:人民卫生出版社, 2005
5. 王陇德主编. 现场流行病学理论与实践. 北京:人民卫生出版社, 2004
6. 叶临湘主编. 现场流行病学. 北京:科学出版社, 2003
7. 卫生部卫生政策法规司. 中华人民共和国卫生法规汇编(2004—2005). 北京:法律出版社,2006
8. 陆召军,庄勋. 流行病学. 南京:东南大学出版社,2007
9. 孙振球. 社区医学. 北京:人民卫生出版社,2001
10. 张文福. 医学消毒学. 北京:军事医学科学出版社,2002
11. 任学锋,林琳. 重大传染病预防健康教育指导手册. 北京:北京医科大学出版社,2005
12. 张建中. 传染病的预防. 北京:化学工业出版社,2004
13. 陈灏珠主编. 实用内科学(上册). 第 11 版. 北京:人民卫生出版社,2001
14. 黄选兆. 实用耳鼻咽喉科学. 北京:人民卫生出版社,1998
15. 姜泗长,杨伟炎. 手术学全集. 耳鼻咽喉—头颈外科手术学. 第 2 版. 北京:人民军医出版社,2005
16. 惠延年. 眼科学. 第 6 版. 北京:人民卫生出版社,2005
17. 裘法祖. 孟承伟. 外科学. 第 4 版. 北京:人民卫生出版社,1997
18. 诸福棠. 实用儿科学. 第 7 版. 北京:人民卫生出版社,2002
19. 杨锡强等. 儿科学. 第 6 版. 北京:人民卫生出版社,2006
20. 张志愿主编. 口腔科学. 第 6 版. 北京:人民卫生出版社,2004
21. 中华医学会编著. 临床诊疗指南口腔医学分册. 北京:人民卫生出版社,2005
22. 刘新民,伍汉文主编. 临床急症. 第 2 版. 沈阳:辽宁科学技术出版社,2006
23. 胡铁辉主编. 乡村医生手册. 第 6 版. 北京:人民卫生出版社,2000
24. 罗文卫,崔天国主编. 全科医师手册. 北京:人民军医出版社,1996
25. 黄醒华,王临虹主编. 实用妇女保健学. 北京:中国协和医科大学出版社,2006
26. 范群. 预防医学. 第 2 版. 南京:东南大学出版社,2007
27. 尹忠诚,刘彦群. 临床实习指导. 第二军医大学出版社,2004
28. 陈文彬,潘祥林. 诊断学. 北京:人民卫生出版社,2004
29. 林菊英. 社区护理. 第 2 版. 北京:科学出版社,2001
30. 周莹. 社区护理概论. 南京:东南大学出版社,2004
31. 尤黎明,吴英. 内科护理学. 第 4 版. 北京:人民卫生出版社,2006
32. 戴宝珍,陶祥龄. 医疗护理常规. 上海:上海科学技术出版社,1999
33. 李凌江. 精神科护理学. 北京:人民卫生出版社,2002
34. 励建安. 社区康复. 南京:东南大学出版社,2004
35. 刘书杰. 康复护理. 北京:科学出版社,2005
36. 李忠泰. 康复护理学. 北京:人民卫生出版社,2004
37. 中华医学会编著. 临床诊疗指南(风湿病分册). 北京:人民卫生出版社,2005
38. 叶任高,陆再英主编. 内科学. 第 6 版. 北京:人民卫生出版社,2004
39. 王贤才,冯世良主译. 西氏内科学. 第 21 版. 北京:世界图书出版社,2003
40. 戚仁铎主编. 诊断学. 第 6 版. 北京:人民卫生出版社,2006
41. 曹泽毅主编. 中华妇产科学. 第 2 版. 北京:人民卫生出版社,2004
42. 乐杰主编. 妇产科学. 第 6 版. 北京:人民卫生出版社,2003
43. 中华医学会编著. 临床技术操作规范(计划生育学分册). 北京:人民军医出版社,2004